ERGEBNISSE DER INNEREN MEDIZIN UND KINDERHEILKUNDE

HERAUSGEGEBEN VON

H. ASSMANN†
OLDENBURG I. OLDBG.

A. SCHITTENHELM
ROTTACH A. TEGERNSEE

R. SCHOEN
GÖTTINGEN

E. GLANZMANN
BERN

B. DE RUDDER
FRANKFURT A. M.

NEUE FOLGE

DRITTER BAND

MIT 261 ABBILDUNGEN

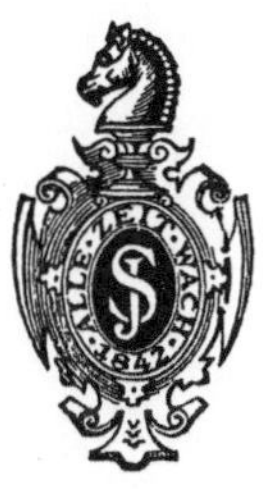

SPRINGER-VERLAG

BERLIN · GÖTTINGEN · HEIDELBERG

1952

ISBN-13: 978-3-642-94591-5   e-ISBN-13: 978-3-642-94590-8
DOI: 10.1007/978-3-642-94590-8

Inhaltsverzeichnis.

Seite

I. ZENKER, Professor Dr. R., Professor Dr. H. SARRE, Dr. K. H. PFEFFER und Dr. H. H. LÖHR unter Mitarbeit von Dr. E. KOPPERMANN und Dr. P. WISSER, Die Sympathektomie beim Hochdruck und ihre Ergebnisse. Mit 17 Abbildungen 1

II. AMELUNG, Professor Dr. med. habil. WALTHER, und Dr. HELMUT LUTHER, Interne Klinik der Herzsteckschüsse. Mit einem Anhang: Die Operationsverfahren beim Herzsteckschuß von Professor Dr. H. H. WESTERMANN. Mit 19 Abbildungen . 68

III. FRITZE, Privatdozent Dr. EUGEN, Die Therapie der Endocarditis lenta und ihre Grundlagen. Mit 1 Abbildung 117

IV. BOENHEIM, Professor Dr. FELIX, und Professor Dr. THOMAS HODGE MCGAVACK, Polyostotische fibröse Dysplasie. Mit 8 Abbildungen 157

V. STEMMERMANN, Dr. WILHELM, Die Ostitis deformans Paget unter Berücksichtigung ihrer Vererbung. Mit 13 Abbildungen 185

VI. HAUSBERGER, Dr. FRANZ X., Die Pathophysiologie des Diabetes mellitus. Mit 9 Abbildungen 220

VII. SCHETTLER, Dozent Dr. med. habil. GOTTHART, Neues vom Cholesterinstoffwechsel. Mit 1 Abbildung 299

'III. BERNING, Professor Dr. HEINRICH, und Professor Dr. ROBERT PRÉVÔT, Die klinischen Verlaufsformen der Pyelonephritis. Mit 29 Abbildungen 320

IX. MUNDT, Privatdozent Dr. ERICH, Das Retothelsarkom und die Retothelsarkomatose. Mit 6 Abbildungen 365

X. HARWERTH, Dr. HANS-GÜNTHER, Die akute Erythroleukämie. Mit 14 Abbildungen 375

XI. HOLLDACK, Privatdozent Dr. K., Die Phonokardiographie, ihre Bedeutung für die sinnesphysiologischen Grundlagen der Herzauskultation und ihre diagnostische Verwendung. Mit 61 Abbildungen 407

:II. ESSELLIER, Dr. A. F., Dr. R. L. JEANNERET und Dr. B. J. KOSZEWSKI. Die Prognose des Coma diabeticum. Ein Sofort-Severitätsindex. Mit 20 Abbildungen 488

II. BALLOWITZ, Dr. LEONORE, Die fetalen Erythroblastosen und der Rhesusfaktor. Mit 11 Abbildungen 538

V. BAMATTER, Privatdozent Dr. FRED, Toxoplasmosis. Mit besonderer Berücksichtigung der Embryopathia toxoplasmotica. Mit 52 Abbildungen 652

nenverzeichnis 829

hverzeichnis 875

I. Die Sympathektomie beim Hochdruck und ihre Ergebnisse[1].

Von

R. Zenker-Marburg/Lahn, H. Sarre-Freiburg i. Br.,

K. H. Pfeffer-Mannheim, H. H. Löhr-Marburg/Lahn,

unter Mitarbeit von

E. Koppermann und P. Wisser.

Mit 17 Abbildungen.

Inhalt.

	Seite
Literatur	2
I. Einleitung	17
II. Das operative Verfahren	19
1. Geschichtliche Entwicklung der Operationsverfahren	19
2. Die Technik der heute gebräuchlichen Operationsverfahren	21
a) Die doppelseitige, subdiaphragmale Resektion der Nn. splanchnici und des oberen Lumbalgrenzstranges (Adson-Craig, Lériche)	21
b) Die supradiaphragmale Grenzstrang- und Splanchnicus-Resektion nach Peet	23
c) Die radikale thorakolumbale Sympathicus- und Splanchnicus-Resektion nach Smithwick	25
d) Die transpleurale Sympathektomie nach Rienhoff-Nissen	25
e) Das endoskopische Verfahren nach Kux	26
3. Operationsvorbereitung, Narkose, Nachbehandlung	26
III. Die Beurteilung der Hypertoniker vor der Operation	28
1. Einteilung des Krankengutes	29
2. Bioptische Nierenbefunde.	30
IV. Eigene Erfahrungen mit der Sympathektomie	33
1. Die Wirkung der Sympathektomie auf die Lebensdauer und die Mortalität der Hypertoniker	34
2. Die Wirkung der Sympathektomie auf die objektiven und subjektiven Symptome der Hypertoniker	36
a) Der Blutdruck	37
b) Der Augenhintergrund	39
c) Hämodynamik	41
d) Orthostatische Regulationsstörungen	43
e) Herzgröße und Ekg	44
f) Die Nierenfunktion	49
g) Die cerebralen Veränderungen	51
h) Die Beschwerden des Hypertonikers	53
i) Die Sexualfunktion	55
k) Gefäßtonus und Schweiß-Sekretion	56
V. Pathophysiologische Probleme und Beurteilung der Sympathektomie als Behandlungsmaßnahme der Hypertonie	59
VI. Auswahl der Kranken zur Sympathektomie	62
VII. Zusammenfassung	65

---

[1] Aus der Chirurgischen Abteilung der Städt. Krankenanstalten Mannheim (Chefarzt Prof. Dr. R. Zenker). Aus der Medizinischen Poliklinik der Universität Freiburg (Direktor Prof. Dr. H. Sarre). Aus der Inneren Abteilung der Städt. Krankenanstalten Mannheim (Chefarzt Prof. Dr. H. Hahn). Aus der Medizinischen Klinik der Universität Frankfurt (weiland Prof. Dr. Volhard).

Literatur.

Adams, W., A. S. Alving, K. S. Grimson and Ch. Scott: The effect of bilateral paravertebral sympathectomy on the cardiorenal system in essential hypertension. Amer. J. Physiol. **133**, 190 (1941).
— and J. Sandford: The effect of paravertebral sympathectomy on circulatory functions in essential hypertension. J. clin. Invest. **21**, 643 (1942).
Adamson, J. D., and S. Dubo: Effect of surgical operation on bloodpressure. Canad. med. Assoc. J. **49**, 161 (1943); Ref. J. Amer. med. Assoc. **123**, 724 (1943).
Adson, A. W.: Essential Hypertension. A report of the results obtained by bilateral ventral rhizotomic (6 th thoracic to 2^d lumbar roots) and bilateral resection of splanchnic nerves. J. nerv. Dis. **82**, 190 (1935).
— Indications for operations on the sympathetic nervous system. J. Amer. med. Assoc. **106**, 361 (1936).
— Physiologic effects produced by ablation of the autonomic central influence. Various forms of sympathectomy in the treatment of diseases. Surgery 1, 425 (1937); Ref. Z.org. Chir. **85**, 405 (1938).
— Surgical treatment of essential hypertension. West. J. Surg. **44**, 619 (1936); Ref. Z.org. Chir. **82**, 443 (1937).
— and E. V. Allen: Essential hypertension. General considerations and report of results of treatment by extensive resection of sympathetic nerves und partial resection of both suprarenal glands. Coll. Pap. Mayo Clin. and Mayo Found **28**, 1001 (1936).
— — Essential hypertension: II. The rationale and methods of surgical treatment. Proc. Staff. Meet. Mayo Clin. **12**, 49 (1937).
— and G. E. Brown: Malignant hypertension: Report of case treated by bilateral section of anterior spinal nerve roots from sixth thoracic to second lumbar inclusive. J. Amer. med. Assoc. **102**, 1115 (1934).
— W. MckCraig and G. E. Brown: Surgery in its relation to hypertension. Surg. etc. **62**, 314 (1936); Ref. Z.org. Chir. **77**, 694 (1936).
— W. Walters and N. W. Barker: The surgical treatment of hypertension. Verh. 11. Kongr. internat. Ges. Chir. 2, 163 (1939); Ref. Z.org. Chir. **97**, 352 (1940).
Agren, O.: Ärztliche Beobachtungen über Hypertonie-Fälle im Zusammenhang mit Operationen. Nord. Med. (Stockh.) **1940**, 1820. Ref. Z.org. Chir. **102**, 531 (1941).
— Beobachtungen an operierten Hypertonie-Kranken. Nord. Med. (Stockh.) **1941**, 742. Ref. Z.org. Chir. **103**, 503 (1941).
v. Albertini, A.: Schweiz. med. Wschr. **44**, 1213 (1944).
Alessandri, R., e P. Valdoni: Indicazioni del trattamento chirurgico e resultati clinici delle operazioni per ipertensione arteriosa. Verh. 11. Kongr. internat. Ges. Chir. 2, 89 (1939); Ref. Z.org. Chir. 2, 89 (1939).
Allen, E. V., and A. W. Adson: The physiological effets of extensive sympathectomy for essential hypertension. Amer. Heart. J. **14**, 415 (1937); Ref. Kongreßzbl. inn. Med. **93**, 562 (1938); Z.org. Chir. **87**, 37 (1938).
— — Physiologic effects of extensive sympathectomy for essential hypertension: Further observations. Ann. int. Med. **11**, 2151 (1938); Ref. Kongreßzbl. inn. Med. **101**, 390 (1939), Z.org. Chir. **95**, 225 (1940).
— — Physiologische Beobachtungen bei der essentiellen Hochdruckkrankheit des Menschen nach ausgedehnter Sympathektomie. Verh. dtsch. Ges. Kreislaufforschg. **1939**, 257; Ref. Kongreßzbl. inn. Med. **103**, 498 (1940), Z.org. Chir. **96**, 33 (1940).
— — The treatment of hypertension: Medical versus chirurgical. Ann. int. Med. **14**, 288 (1940) Ref. Z.org. Chir. **101**, 664 (1941), Kongreßzbl. inn. Med. **106**, 655 (1941).
— J. S. Lundy and A. W. Adson: Preoperative prediction of effects on blood pressure of neurosurgical treatment of hypertension. Proc. Staff. Meet. Mayo Clin. **11**, 401 (1936).
Alpert, L. K., A. S. Alving and K. S. Grimson: Effect of total sympathectomy on experimental renal hypertension in dogs. Proc. Soc. exper. Biol. a. Med. **37**, 1 (1937).
Alving, A. S., W. Adams, K. S. Grimson, C. Scott and J. Sandford: The effect of bilateral sympathectomy on the cardiorenal system in essential hypertension. Proc. Central Soc. clin. Res. **13**, 39 (1940); Ref. Surgery **12**, 64 (1942).
Antoynetti, L.: Die Pendesche Operation und die Blockierung des linken Splanchnicus bei der Behandlung der Hypertonie. Policlinico Soz. prat. **1936**, 1011; Ref. Z.org. Chir. **79**, 513 (1936).
— Die Pendesche Operation und die Blockierung des linksseitigen N. splanchnicus in der Behandlung hypertensiver Zustände. Endocrin., Gynec. si Obstetr. 1, 214 (1936); Ref. Z.org. Chir. **79**, 37 (1936).
Arnand, M.: Traitement opératoire de l'hypertension artérielle permanente. Presse méd. **53**, 243 (1945).

ARNOLD, O. H.: Zur Genese der arteriellen Hypertonie. Dtsch. med. Wschr. **75**, 281 (1950).
— Die Behandlung der chronischen arteriellen Hypertonie. Z. Kreislaufforschg. **39**, 606 (1950).
— Akute Infektionskrankheiten und Hochdruck. Stuttgart: Georg Thieme 1949.
ARRIGONI, A., and A. CIMINATA: Über die chirurgische Behandlung des arteriellen Hochdrucks. Atti e Mem. soc. lomb. Chir. **6**, 349 (1938); Ref. Z.org. Chir. **91**, 529 (1939).
ASCROFT, P. B.: Surgical treatment of arterial hypertension. Lancet **1939**, 113.; Ref. Z.org. Chir. **96**, 647 (1940).
ASK-UPMARK, E.: Den arteriella hypertoniens patofysiologi och terapi. Nord. Med. **13**, 552 (1942).
AUSTIN, B. R., and L. J. FRYMIRE: Pregnancy following the Smithwick operation for hypertension. Amer. J. Obstetr. **56**, 805 (1948); Ref. Kongreßzbl. inn. Med. **121**, 160 (1949).
AYMAN, D., and A. D. GOLDSHINE: Cold as a standard stimulus of blood pressure. A study of normal and hypertensive subjects. New England J. Med. **219**, 650 (1938).
— — Blood pressure determinations in patients with essential hypertension. III. Evaluation of sympathectomy over three-year to five year period. New England J. Med. **229**, 798 (1943).
BACH, A. C., and K. ALDRICH: Splanchnicotomy in a six-year-old child with marked hypertension. Amer. J. Surg. **57**, 373 (1942).
BACQ, J., Z. M. L. BROUHA et C. HEYMANS: Réactions vasodilatatrices chez l'animal totalement sympathectomisé. C. r. Soc. Biol. Paris **114**, 154 (1933).
BADTKE, G.: Veränderungen am Augenhintergrund bei Hochdruck und Nierenkrankheiten. Med. Klin. **1943**, 406.
BARKER, N. W., and W. F. BRAASCH: Collective review: The course of hypertension after nephrectomy for advanced unilateral renal disease. Surg. etc. **84**, 299 (1947).
BARTELS, E. C., J. L. POPPEN and R. L. RICHARDS: Surgical treatment of hypertension. Ref. J. Amer. med. Assoc. **121**, 286 (1943).
BAYER, O., E. BODEN, H. BOEMINGHAUS u. S. EFFERT: Hämodynamische Untersuchungen zur Frage des Wirkungsmechanismus der Sympathektomie beim Hochdruck. Z. klin. Med. **146**, 607 (1950).
— — — — Zur chirurgischen Behandlung des arteriellen Hochdrucks. Dtsch. med. Wschr. **75**, 1593 (1950).
BAUMANN, J., u. P. CHICHE: Die Behandlung der essentiellen Hypertonie durch die radikale thorakolumbale Splanchnikektomie. Europ. med. Rdsch. Nr. 9; Wagnersche Univ.-Buchdruckerei Innsbruck.
— Technique de la splanchnicectomie „radicale" dorsolumbaire (procédé de SMITHWICK). Lyon chir. **43**, 432 (1948).
BAUMGARTNER, A., et P. HARVIER: Hypertension artérielle et splanchnicectomie. Paris méd. **1937** I, 395; Ref. Z.org. Chir. **85**, 409 (1938).
BERGLUND, H., S. HAMMERSTRÖM and G. NORBERG: Sympathicus-Resektion enligt Peet vid essentiell Hypertoni. Indikationer och Sidig-Resultat. Nord. Med. **10**, 738 (1941); Ref. Z.org. Chir. **103**, 502 (1941); Kongreßzbl. inn. Med. **110**, 83 (1942).
— Verh. dtsch. Ges. Kreislaufforschg. Bad Nauheim 1949.
BERNARD, A.: Hypertension d'origine renale. Paris méd. **1941**, 272; Ref. Z.org. Chir. **106**, 283 (1942).
BERWALD, W., and K. DEVINE: Essential hypertension. Surgical treatment. Amer. J. Surg. **64**, 382 (1944).
BIERHAUS, H., u. F. LINDER: Kreislaufanalyse des experimentellen blassen Hochdrucks. Ein Beitrag zur Frage der operativen Behandlung der Hypertonie. Arch. Kreislaufforschg. **10**, 6 (1942).
BILLI, A.: Vorschlag einer neuen Methode chirurgischer Therapie bei arteriellem Hochdruck. Boll. soc. ital. Biol. sper. **16**, 17 (1941); Ref. Z.org. Chir. **103**, 642 (1941).
BIRKNER, K.: Beobachtungen an Nebennierenrindengeschwülsten. Ein Beitrag zum Hypertonieproblem. Königsberg, Diss. 1939; Ref. Z.org. Chir. **99**, 210 (1940).
BLACKFORD, J. M., and J. H. WILKINSON: Hypertension. Study of 202 cases followed for average of 10 years with remarks on causes and treatment. Ann. int. Med. **6**, 54 (1932).
BLALOCK, A., and S. E. LEVY: Studies on the etiology of renal hypertension. Ann. Sur. **106**, 826 (1937); Ref. Z.org. Chir. **87**, 271 (1938).
BLONDIN, S., et CL. ROUVILLONS: La place de la surrénalectomie dans le traitement chirurgical de l'hypertension artérielle. Rev. de Chir. **1944**, 65.
BÖGER, A., u. K. WEZLER: Die Einteilung der verschiedenen Hochdruckformen nach Kreislaufmechanischen Gesichtspunkten. Klin. Wschr. **1939**, 401; Ref. Kongreßzbl. inn. Med. **100**, 587 (1939)
BOEMINGHAUS, H.: Transdiaphragmale Erweiterung der lumbalen Sympathektomie beim Hochdruck. Z. Urol. **42**, 297 (1949).

BOHN, H.: Über den Mechanismus des blassen Hochdrucks. Klin. Wschr. 26, 225 (1948); Ref. Kongreßzbl. inn. Med. 122, 138 (1949).
BORCH-JOHNSEN, E.: Ein operierter Fall von Paraganglioma gland. suprarenalis sin. mit paroxysmaler Hypertension. Zbl. Chir. 1937, 2530; Ref. Z.org. Chir. 86, 188 (1938).
BORDLEY, J., M. GOLDSTON and W. E. DANDY: Tne tretament of essential hypertension by sympathectomy. Bull. Hopkins Hosp. 72, 127 (1943).
BOURNE, G.: Hypertension-aetiology and surgical treatment. Brit. med. J. 1948, 435, Nr. 4548; Ref. Kongreßzbl. inn. Med. 121, 159 (1949), Ref. Z.org. Chir. 114, 255 (1950).
BOYD, C. H., and L. G. LEWIS: Nephrectomy for arterial hypertension. J. of Urol. 39, 627 (1938); Ref. Z.org. Chir. 89, 294 (1938).
BRADEN, S., and E. A. KAHN: The surgical treatment of hypertension. Preliminary report of method of study and result of 264 cases. Yale J. Biol. a. Med. 11, 415 (1939).
BRÄUCKER, W.: Die chirurgische Behandlung der Hypertonie. Verh. dtsch. Ges. Kreislauf-forschg. 1936, 336, Ref. Kongreßzbl. inn. Med. 88, 65 (1937).
BRAUN-MENENDEZ, E., and others (translated by L. DEXTER): Renal hypertension 1946. Springfield: C. C. Thomas.
BRIDGES, W. C., A. L. JOHNSON, R. H. SMITHWICK and P. D. WHITE: Electrocardiography in hypertension (study of patients subjected to lumbodorsal splanchnicectomy). J Amer. med. Assoc. 131, 1476 (1946).
BROSS, W. H., H. HILAROWICZ and P. KUBIKOWSKI: Improved surgical technique of abdomi-nal sympathectomy in the treatment of essential hypertension. Verh. 11. Kongr. internat. Ges. Chir. 2, 243 (1939); Ref. Z.org. Chir. 98, 33 (1940).
BROWN, G. E., W. M. CRAIG and A. W. ADSON: Treatment of severe essential hypertension, effects of surgical produces applied to sympathetic nervous system. Minnesota Med. 18, 134 (1935).
BROWN, G. E., and A. W. ADSON: Physiologic effects of thoracic and of lumbar sympathetic gangliectomy or section of the trunk. Arch. of Neur. 22, 322 (1929).
BROWN, G. E., and W. M. CRAIG: The physiological effects of unilateral and bilateral resection of the major and minor splanchnic nerves in man. Trans. Assoc. Amer. Physicians 48, 213 (1933).
BRÜNING, F.: Die operative Behandlung der angina pectoris durch Exstirpation des Hals-Brustsympathicus und Bemerkungen über die operative Behandlung der abnormalen Blut-drucksteigerung. Klin. Wschr. 2, 777 (1923).
BRUNNER, A.: Die chirurgische Behandlung der Hochdruckkrankheit. Verh. dtsch. Ges. Chir. 68. Tagung (1951).
BRUNNER, W.: Die chirurgische Behandlung der arteriellen Hypertension. Schweiz. med. Wschr. 80, 541 (1950).
BRUNSCHWIG, A.: Paroxysmal hypertension from pheochromocytomas. J. Amer. med. Assoc. 134, 253 (1947); Ref. Kongreßzbl. inn. Med. 119, 76 (1949).
BUFFAT: Hypertension et Chirurgie. Rev. méd. Suisse rom. 70, 454 (1950).
BURGESS: Excessive Hypertension of long duration. New. England J. Med. 239, 75 (1948).
CALO, A.: L'influence della ganlionectomia simpatica lombare sulla funzione renale. Poli-clinico Soz. chir. 45, 398 (1938).
CANABAL, E. J., H. F. WARNEFORD-THOMSON and P. D. WHITE: Electrocardiogram in hypertension. III. Electrocardiograms of hypertensive patients followed for a long time without splanchnic resection in comparison with those in patients who had had splanchnic resection. Amer. Heart J. 30, 189 (1945).
CANNON, W. B.: Organisation for physiological homeostasis. Physiol. Rev. 9, 399 (1929).
— H. F. NEWTON, E. M. BRIGHT, V. MENKIN and R. M. MOORE: Some aspects of the phy-siology of animals surviving complete exclusion of sympathetic nerve impulses. Amer. J. Physiol. 89, 84 (1929).
— The effect of progressive sympathectomy on blood pressure. Amer. J. Physiol. 97, 592 (1939).
CASTLEMAN, B., and R. H. SMITHWICK: The relation of vascular disease to the hypertension state. Based on a study of renal biopsis from one hundred hypertensive patients. J. Amer. med. Assoc. 121, 1256 (1943); New England J. Med. 239, 129 (1948).
CHABANIER, H., C. LOBO-ONELL et P. GAUME: Entkapselung und Entnervung der Nieren bei Hypertensionszuständen. 35. Kongr. franz. Urologen 1935, 611; Ref. Z.org. Chir. 80, 521 (1937).
— — — Dekapsulation und Entnervung der Niere bei arteriellem Hochdruck. Z. Urol. 30, 121 (1936); Presse méd. 1936, 307; Ref. Z.org. Chir. 78, 212 (1936).
CHIASSERINI, A.: Sul trattamento dell' ipertensione essenziale. Verh. 11. Kongr. internat. Ges. Chir. 2, 155 (1939); Ref. Z.org. Chir. 97, 353 (1940), Kongreßzbl. inn. Med. 104, 279 (1940).
CHRIS, S. M.: Sympathectomy for hypertension. Brit. med. J. 4708, 665 (1951).

CIBERT, J., J. PERRIN et F. ROLLAND: Le traitement chirurgical des lésions unilateral des reines dans l'hypertension et les néphrites. Lyon chir. 42, 2 (1947).

CICERI, C.: La splanchnicotomie gauche selon Pende comme traitement électif de l'hypertension artérielle essentielle. Presse méd. 1937 II, 1245; Ref. Z.org. Chir. 85, 638 (1938), Kongreßzbl. inn. Med. 94, 650 (1938).

— Meine Erfahrungen über die Alkoholinjektion des linken N. splanchnicus nach Pende beim essentiellen Hochdruck. Arch. ital. Chir. 51, Donati-Festschr. 2, 374 (1938); Ref. Z.org. Chir. 97, 114 (1940).

CICERO, C.: Betrachtungen über einen Fall von essentieller Hypertonie, der mit Resektion des li. N. splanchnicus behandelt wurde. Arch. ital. Chir. 41, 816 (1935); Ref. Z.org. Chir. 76, 415 (1936).

— Die Technik der Operation nach PENDE (Splanchnicusresektion) zur Behandlung des essentiellen arteriellen Hochdrucks. Clinica 7, 101 (1941); Ref. Z.org. Chir. 104, 80 (1941).

CLARK, S. S.: Anesthesia for thoracolumbar sympathectomy. Anaesthesiology 11, 345 (1950).

COHEN, M.: Fundus oculi in hypertensive vascular disease. Arch. of Ophthalm. 31, 84, 427 (1944).

CONLEY, J. E., and F. RAINE: Sympathectomy for hypertension. Experience with fifty-two patients followed one to three years postoperatively. Arch. Surg. 61, 810 (1950).

CORCORAN, A. C., and J. H. PAGE: Renal blood flow in sympathectomy in hypertension. Arch. Surg. 42, 1072 (1941); Ref. J. Amer. med. Assoc. 117, 643 (1943), Ref. Z.org. Chir. 104, 364 (1942).

— L'hypertension artérielle. Revue des études récentes. Lyon. chir. 42, 281 (1947).

DE COUREY, C., and J. L. DE COUREY: Essential hypertension with treatment by bilateral subtotal adrenalectomy. Amer. J. Surg. 25, 324 (1934).

CRAIG, W. M., and W. E. BROWN: Experiments on the control of blood pressure by operation on the sympathetic nervous system. Proc. Staff Meet. Mayo Clin. 7, 61 (1932).

— Uniteral and bilateral resection of the maior and minor splanchnic nerves. The effect in cases of essential hypertension. Arch. int. Med. 54, 577 (1934); Ref. Kongreßzbl. inn. Med. 78. 710 (1935).

— Evaluation of treatment of hypertension. J. Amer. med. Assoc. 139, 1239 (1949); Ref. Z.org. Chir. 116, 362 (1951).

— and A. W. ADSON: Über die chirurgische Behandlung der Hypertonie. Chirurg 8, 917 (1936); Ref. Z.org. Chir. 82, 917 (1936); Kongreßzbl. inn. Med. 89, 75 (1937).

— — Rationale of surgical treatment of hypertension. Surg. Clin. N. Amer. 17, 1063 (1937); Ref. Z.org. Chir. 86, 400 (1938).

— Surgical approach to and resection of splanchnic nerves for relief of hypertension and abdominal pain. West. J. Surg. 42, 146 (1934).

— Essentieller Hochdruck. Die Auswahl der Fälle und die Ergebnisse der Behandlung durch subdiaphragmale ausgedehnte Sympathektomie. Surgery 4, 502 (1938). Ref. Z.org. Chir. 91, 397 (1938).

— Arterieller Hochdruck. Eine Betrachtung der chirurgischen Behandlung. Verh. 3. internat. neur. Kongr. 791 (1939); Ref. Z.org. Chir. 100, 222 (1949).

— Hypertension. A consideration of its surgical treatment. Brit. med. J. 1939, 1215, Nr. 4120; Ref. Z.org. Chir. 99, 114 (1940).

— and A. W. ALLEN: Hypertension and subdiaphragmatic sympathetic denervation. Surg. Clin. N. Amer. 19, 969 (1939).

— and ABBOT: Surgical considerations in the treatment of hypertension. Ann. Surg. 125, 608 (1947); Ref. Z.org. Chir. 111, 253 (1948/49); Kongreßzbl. inn. Med. 120, 463 (1949).

CRILE, G. W.: The surgical treatment for hypertension. Philadelphia and London 1938.

— Operative treatment of essential hypertension. Surgeon 7, 220 (1938).

— The clinical results of celiac ganglionectomy in the treatment of essential hypertension. Ann. Surg. 107, 909 (1938); Ref. Z.org. Chir. 89, 669 (1938).

— Technic of coeliac ganglionectomy and denervation of the aortic plexus and the clinical results in cases of essential hypertension. Arch. ital. Chir. 51, Donati-Festschr. 2, 479 (1938); Ref. Z.org. Chir. 98, 362 (1940).

CUTLER, E. C.: The surgical treatment of hypertension. Verh. 11. Kongr. internat. Ges. Chir. 2, 158 (1939); Ref. Z.org. Chir. 97, 655 (1940).

DANIELOPOLU, D.: Chirurgie du système végétatif. Bull. méd. 37, 988 (1923).

— Classification pathogénique de l'hypertension Schweiz. med. Wschr. 1949, 123; Ref. Kongreßzbl. inn. Med. 123, 388 (1949).

DAVIS, L., and M. H. BARKER: Clinical and experimental experiences in the surgical treatment of hypertension. Ann. Surg. 110, 1016 (1938).

— — Surgical problem of hypertension. Ann. Surg. 107, 899 (1938).

— — Clinical and experimental experiences in the surgical treatment of hypertension. Ann. Surg. 110, 1016 (1939); Ref. Z.org. Chir. 98, 124 (1940).

Davis, L., H. A. Lindberg and N. V. Treger: The results of specifically coordinated plan of medical and surgical treatment of essential hypertension. Ann. Surg. 128, 770 (1948).

Delius u. Reindell: Z. klin. Med. 143, 29 (1943).

Denk, W.: Zur operativen Behandlung des arteriellen Hochdrucks. Wien. klin. Wschr. 1938, 979; Ref. Kongreßzbl. inn. Med. 98, 263 (1939), Z.org. Chir. 91, 396 (1939).

— Über die chirurgische Behandlung der Hypertonie. Wien. klin. Wschr. 1940, 827; Ref. Kongreßzbl. inn. Med. 106, 456 (1941); Z.org. Chir. 101, 396 (1941).

Derra, E.: Die operative Behandlung der essentiellen Hypertonie. Arch. klin. Chir. 262, 225 (1949).

Dervon, H. A., and M. D. Altschule: The nature of malignant hypertension. Ann. internat. Med. 14, 1768 (1941).

Doris, H. C.: Sympathectomy in peripheral vascular disease and hypertension. Surg. Clin. N. Amer. 1947, 139.

Dragstedt, R. L.: The surgical treatment of hypertension. Surg. etc. 65, 113 (1937); Ref. Kongreßzbl. inn. Med. 92, 200 (1937).

Dressler, W.: Sexualstörungen nach lumbaler Grenstrangresektion. Dtsch. med. Wschr. 74, 739 (1949).

Dumas, A.: Hochdruckkrankheit. Wie sind die Ergebnisse der Physiologie und die Erfolge der chirurgischen Eingriffe zu werten ? Presse méd. 1939, 1245; Ref.Z.org.Chir.95, 668 (1940).

Dworkin, S.: The response of sympathectomized animals to insulin. Amer. J. Physiol. 98, (1931).

Dziembrowski, S. de.: Sur la valeur de la surrénalectomie dans le traitement de l'hyper. tension. Verh. 11. Kongr. internat. Ges. Chir. 2, 211 (1939); Ref. Z.org. Chir. 98, 125 (1940).

Editorial: Lumbodorsal sympathectomy for hypertension. Ann. int. Med. 23, 109 (1945).

Efskind, F.: Surgical treatment of essential hypertension. Acta chir. scand. (Stockh.) 96, 393 (1948).

Egedy: Der heutige Stand der Operationen am sympathischen Nervensystem. Magy. Orv. 18, 17 (1937); Ref. Z.org. Chir. 83, 487 (1937).

Ehrström, R.: Über die Prognose der essentiellen Hypertonie. Klin. Wschr. 5, 469 (1926).

Ellis, A.: Malignant hypertension. Lancet 1, 977 (1938).

Elwyn, H.: Changes in the fundus of the eye in various forms of arterial hypertension. Arch. of Ophthalm. 31, 376 (1944).

Engel, R.: Die Lebensaussichten der Hypertoniker. Kongreßzbl. inn. Med. 51, 328 (1939).

— Katamnese und Prognose der Hypertonie. Dtsch. med. Wschr. 1935, 498.

— Das Lebensschicksal der Hypertoniker der Heidelberger Klinik. Dtsch. med. Wschr. 1943, 296.

Enger, R., F. Linder u. H. Sarre: Die Wirkung quantitativer abgestufter Drosselung der Nierendurchblutung auf den Blutdruck. Z. exper. Med. 104, 1 (1938); Ref. Kongreßzbl. inn. Med. 98, 61 (1939).

— Zur Entstehung und Behandlung des arteriellen Hochdrucks. Dtsch. med. Wschr. 1942, 448; Ref. Kongreßzbl. inn. Med. 112, 326 (1942).

— Prognose und Behandlung jugendlicher Hypertoniker. Ther. Gegenw. 1942, 425.

Evangelisti, T.: Zur pathologischen Anatomie und Histogenese der unreifen Blastome des Sympathicus mit besonderer Berücksichtigung der systematischen Formen. Riv. Pat. nerv. 46, 581 (1935); Ref. Z.org. Chir. 79, 369 (1936).

Evans, H.: Hypertension. Ann. roy. Coll. Surg. 6, 143 (1950).

Evans, J. A., and C. C. Bartels: Results of high dorsolumbar sympathectomy for hypertension. Ann. int. Med. 30, 307 (1949); Ref. Kongreßzbl. inn. Med. 124, 229 (1950); Z.org. Chir. 114, 255 (1950).

Evelyn, K. A., F. Alexander and S. R. Cooper: Effect of sympathectomy on blood pressure in hypertension. A review of thirteen years experience at the Massachusetts General Hospital. J. Amer. med. Assoc. 140, 592 (1949); Ref. Z.org. Chir. 116, 90 (1950).

Everett, H. S.: Hypertension in unilateral renal disease. Urologic Rev. 44, 557 (1940); Ref. Z.org. Chir. 102, 598 (1941).

Ewert: Cardiologie (Schweiz) 2, 106 (1938).

Fabritius, H., and P. Mahn: Den essentiella hypertonicus behandling. Nord. Med. 31, 1713 (1946).

Fahr, Th.: Über Nephrosklerose. Virchows Arch. 226, 119 (1919).

Feldman, I., and E. Gellhovn: Endocrinology 29, 141 (1941).

Findley, F. M.: Chirurgische Beziehungen zur Hypertension. I. Die Bedeutung der Hypertension. West. J. Surg. 46, 567 (1938); Ref. Z.org. Chir. 92. 432 (1939). — II. Definition und Ätiologie der Hypertension. West. J. Surg. 46, 573 (1938); Ref. Z.org. Chir. 92, 432 (1939). — III. Anatomie und Physiologie der Blutdruckregulierung. West. J. Surg. 47, 31, (1939); Ref. Z.org. Chir. 92, 432 (1939).

FINDLEY, F. M.: Operative Behandlung des Hochdrucks. V, 6: Das Nebennierenmark. West. J. Surg. 47, 277 (1939). — VI, 7: The autonomic nervous system and hypertension. West. J. Surg. 47, 339 (1939). — Der chirurgische Zugang zum Hochdruck. West. J. Surg. 47, 485 (1939); Ref. Z.org. Chir. 100, 347 (1941).
— The surgical approach to hypertension. IX, 10: Postoperative case and complications in adrenal surgery. West, J. Surg. 47, 600 (1939). — X, 11: The endresults of adrenal surgery. West. J. Surg. 47, 706 (1939); Ref. Z.org. Chir. 98, 687 (1940). — XI, 12: Splanchnic resection, ganglionectomy and anterior root section. West. J. Surg. 48, 118 (1940); Ref. Z.org. Chir. 99, 269 (1940). — XII, 13: Endresultate der Sympathicuschirurgie und Röntgentherapie der Hypertension. West. J. Surg. 48, 244 (1940).
FINDLEY, F.: Indications for sympathectomy in the treatment of hypertension. Surgery 23, 639 (1948).
— J. C. EDWARDS, E. CLINTON and H. L. WHITE: Clearence of diodrast, phenolsulfophthalein and inulin in hypertension and in nephritis. Arch. int. Med. 70, 935 (1942).
— E. CLINTON and J. C. EDWARDS: The effect of sympathectomy on renal bloodflow in essential hypertension. Surgery 12, 64 (1942).
FISCHER, G. H.: Vergleich des typischen Augenhintergrundbefundes beim Hochdruck mit dem klinischen Bild bei 249 Hypertonikern. Diss. 1941.
FISHBERG, A. M.: Hypertension and Nephritis. Philadelphia 1939.
— Sympathectomy for essential hypertension. J. Amer. med. Assoc. 137, 670 (1948); Ref. Z.org. Chir. 113, 359 (1949).
FLAXMAN, N.: Treatment of hypertension. Comparison of mortality in medically and surgically treated cases. Ann. int. Med. 20, 120 (1944); Ref. Dtsch. med. Wschr. 72, 207 (1947).
FLOTHOW, P. G.: Die chirurgische Behandlung der essentiellen Hypertonie. Amer. J. Surg. 44, 535 (1939); Ref. Z.org. Chir. 95, 24 (1940).
FOÀ, P. P., W. W. WOODS, M. M. PEET and N. L. FOÀ: Studies relative to the physiological basis of splanchnicectomy in the treatment of hypertension. A preliminary report. Univ. Hosp. Bull. Ann. Arbor 8, 9 (1942).
— — — — Effective renal blood flow; glomerular filtration rate and tubular excretory mass in arterial hypertension. Arch. int. Med. 69, 822 (1942); 71, 357 (1943).
— N. L. FOÀ and M. M. PEET: Arteriolar lesion in hypertension. A study of 350 consecutive cases treated surgically. An estimation of the prognostic value of muscle biopsy. J. clin. Invest. 22, 727 (1943).
FONTAINE, R., et P. MANDEL: Les effets immédiats et lointains de la surrénalectomie bilaterale subtotale, complétée par la section des nerfs splanchniques, sur l'hypertension chronique expérimentale. Arch. ital. Chir. 52, Donati-Festschr. 3, 118 (1938). Ref. Z.org. Chir. 97, 68 (1940).
— Contribution expérimentale à l'étude physiopathologique de l'hypertension artérielle chronique et de son traitement chirurgical. Verh. 11. Kongr. internat. Ges. Chir. 2, 180 (1939); Ref. Z.org. Chir. 98, 598 (1940).
— Le Traitement chirurgical de l'hypertension artérielle. Vox med. Sept./Okt. 1939.
— La chirurgie du splanchnique dans l'hypertension artérielle. Les indications et résultats éloiqués. Méd. franç. 6, 247 (1946).
— Die chirurgische Behandlung des Hochdrucks. 2. Österr. Ärztetag Salzburg Sept. 1948. S. 1071 Wien 1949; Ref. Z.org. Chir. 116, 89 (1950).
FONTAINE, R.: A propos de quelques indications de la chirurgie du sympathétique. I. Partie: Hypertension artérielle permanente. Strasbourg Méd. N. s. 1, 75 (1950); Ref. Z.org. Chir. 118, 31 (1951).
FOWLER, E. F., and G. DE TAKATS: Side effects and complications of sympathectomy for hypertension. Arch. Surg. 59, 1213 (1949); Ref. Z.org. Chir. 118, 335 (1951)
FREEMAN, N. E., and J. H. PAGE: Hypertension produced by constriction of the renal artery in sympathectomized dogs. Amer. Heart. J. 14, 405 (1937); Ref. Z.org. Chir. 87, 38 (1938).
— and W. A. JEFFERS: Effect of progressive sympathectomy on hypertension produced by increased intracranial pressure. Amer. J. Physiol. 128, 662 (1940).
FREIS, E. D., and R. H. SMITHWICK: The effect of lumbodorsal splanchnicectomy on the blood volume and „thiocyanate space" of patients with ess. hypertension. Amer. J. med. Sci. 214, 363 (1947).
FREY, E., u. J. FREY: Die Funktionen der gesunden und kranken Niere. Berlin, Göttingen, Heidelberg: Springer 1950.
FREYBERG, R. H., and M. M. PEET: The effect on the kidneys of bilateral splanchnicectomy in patients with hypertension vascular disease. J. clin. Invest. 15, 450 (1936).
FRIEDEMANN, B., and M. PRINZMETAL: Vasomotor effects in patients with hypertension and animals with experimental hypertension. Ann. int. Med. 12, 1617 (1939).

Friedenwald, J. S.: The pathology of the ocular changes in nephritis and hypertension. Kidney in Health and Disease 1935, 638.

Fulde, E.: Einfluß des vegetativen Nervensystems auf die Atmung. Arch. klin. Chir. 191, 161 (1938).

Galata, G.: Sul trattamento chirurgico della ipertensione arteriosa. Policlinico Sez. prat. 1937, 1817. Ref. Z.org. Chir. 86, 401 (1938).

Gambill, E. E., E. A. Hines and A. W. Adson: The effect of certain postures on circulation before and after extensive sympathectomies for essential hypertension. Proc. Staff. Meet. Mayo Clin. 19, 271 (1944).

Gans, J. A.: Classification of the arteriosclerotic hypertension fundus oculi in patients treated with sympathectomy. Arch. of Ophthalm. 32, 265 (1944).

Geissendörfer, H.: Zur chirurgischen Behandlung des sogenannten blassen und roten Hochdrucks. Dtsch. med. Wschr. 1939, 1658; Ref. Z.org. Chir. 98, 125 (1940).

Gelderen, van Ch.: Tatsachen und Gedanken zur Chirurgie des Hochdrucks und verwandte sog. medizinische Pathologie. Helvet. chir. Acta 13, 3 (1946); Die Foerstersche Hochdruckchordotomie. Chirurg 20, 358 (1949).

Gerbi, C., et R. Rizzi: Unmittelbare Resultate einer neuen chirurgischen Therapie bei essentieller arterieller Hypertonie. Boll. Soc. piemont. Chir. 5, 595 (1935); Ref. Z.org. Chir. 73, 591 (1935).

— — Momentanerfolge einer neuen chirurgischen Therapie bei essentieller Hypertonie. Atti e Mem. Soc. lomb. Chir. 3, 1372 (1935); Ref. Z. org. Chir. 74, 22 (1935).

Gilchrist, A. R.: The hypertension. Edinburgh med. J. 48, 752 (1941).

Gillan, R. H.: The prognostic significance of ophthalmoscopic findings in cases of high systolic blood pressure. Brit. med. J. 1939, Nr. 4081, 609.

Gillies, J.: Anaesthesia for the surgical treatment of hypertension. Proc. roy. Soc. Med. 42, 295 (1949).

Glenn, Fr., Ch.G.Child and G.J.Heuer: Production of hypertension by constricting theartery of a single transplanted kidney. Ann. Surg. 106, 848 (1937); Ref. Z.org. Chir. 87,271 (1938).

Goetz, R. H.: The surgical physiology of the sympathetic nervous system with special reference to cardiovascular disorders. Internat. Obstetr. Surg. 87, 417 (1948).

Goldblatt, H., J. Lynch, R. F. Hanzal and W. W. Summerville: Studies on experimental hypertension. — I. The production of persistent elevation of systolic blood pressure by means of renal ischemia. J. of exper. Med. 59, 347 (1937); Ref. Kongreßzbl. inn. Med. 76, 50 (1934). — II. The effect of resection of splanchnic nerves on experimental renal hypertension. J. of exper. Med. 65, 233 (1937); Ref. Kongreßzbl. inn. Med. 90, 333 (1937). — III. The production of persistent hypertension on monkeys by renal ischemia. J. of exper. Med. 65, 671 (1937); Ref. Kongreßzbl. inn. Med. 92, 400 (1937). — V. The pathogenesis of experimental hypertension due to renal ischemia. Ann. int. Med. 11, 69 (1937); Ref. Kongreßzbl. inn. Med. 93, 135 (1938). — VI. The effect of section of anterior spinal nerve on experimental hypertension due to renal ischemia. J. of exper. Med. 66, 527 (1937); Ref. Kongreßzbl. inn. Med. 94, 258 (1938). — VII. The production of the malignant phase of hypertension. J. of exper. Med. 67, 809 (1938); Ref. Kongreßzbl. inn. Med. 96, 368 (1938). — XI. The effect of excision of the carotic sinuses on experimental hypertension produced by renal ischemia. J. of exper. Med. 71, 175 (1940); Ref. Z.org. Chir. 99, 570 (1940). — XII. The experimental production and pathogenesis of hypertension due to renal ischemia. Amer. J. clin. Path. 10, 40 (1940); Ref. Kongreßzbl. inn. Med. 106, 607 (1941).

— Experimental observations on the surgical treatment of hypertension. Surgery 4, 483 (1938); Ref. Z.org. Chir. 91, 459 (1939).

— Experimental hypertension induced by renal ischemia. The Harvey Lectures, Series 33. Baltimore: Williams & Wilkins 1937. The renal origin of hypertension. Physiol. Rev. 27, 120 (1947).

— J. R. Kahn and H. A. Lewis: Experimentelle Beobachtungen über Hochdruck vergesellschaftet mit einseitiger Nierenerkrankung als Auswirkung von Verlegung des Harnleiters und einseitiger Ischaemie der Niere. Arch. Surg. 43, 327 (1941); Ref. Z.org. Chir. 106, 419 (1942).

Goldring, W., and H. Chasis: Hypertension and hypertensive disease. New York: The Common Wealth Fund. 1944; Ref. Z. Kreislaufforschg. 37, 398 (1948).

Goretzky, L.: Vegetatives Nervensystem und Immunität. Dtsch. med. Wschr. 1942,, 114.

Govaerts, J.: L'extirpation du plexus coeliaque dans le traitement de l'hypertension artérielle Verh. 11. Kongr. internat. Ges. Chir. 2, 216 (1939); Ref. Z.org. Chir. 98, 208 (1940). — Indication et résultats du traitement chirurgical de l'hypertension dite essentielle. Acta clin. belg. 1, 2 (1946). — Sympathectomy abdominale ou thoracolombaire dans le traitement de l'hypertension. Acta chir. belg. 47, 386 (1948); Ref. Z.org. Chir. 114, 373 (1950).

Green, D. M.: Pheochromocytoma and chronic hypertension. J. Amer. Med. Assoc. 131, 1260 (1946).

GREEN, D. M., J. N. NELSON and G. A. DODDIS: Effects of adrenal resection on hypertension and diabetes. Fed. Proc. 8, Nr. 1, 60 (1949).

GREGOR MCK., and A. LEE: A review of surgical methods in the treatment of essential hypertension. Brit. J. Surg. 35, 281 (1948).

GRIMSON, K. S., H. WILSON and D. B. PHEMISTER: The early and remote effects of total and partial paravertebral sympathectomy on blood-pressure. Ann. Surg. 106, 801 (1937); Ref. Z.org. Chir. 88, 107 (1938).

GRIMSON, K. S.: Rôle of the sympathetic nervous system in experimental neurogenic hypertension. Proc. Soc. exper. Biol. a. Med. 44, 219 (1940).

— Total thoracic and partial to total lumbal sympathectomy and celiac ganglionectomy in the treatment of hypertension. Ann. Surg. 114, 753 (1941); Ref. Kongreßzbl. inn. Med. 112, 421 (1942); Ref. Z.org. Chir. 106, 418 (1942).

— The sympathetic nervous system in neurogenic and renal hypertension. Experimental correlation and clinical consideration. Arch. Surg. 43, 284 (1941); Ref. Z.org. Chir. 106, 171 (1942).

— The surgical treatment of hypertension. Collective Review. Surg. etc. 75, 421 (1942). — Sympathectomy and circulationanatomic and physiologic considerations and early and late limitations. Surgery 19, 277 (1946).

— The surgical treatment of hypertension. Advances in Int. Med. 2, 173 (1947).

— A. S. ALVING and W. ADAMS: Total and subtotal sympathectomy in man, effect on blood-pressure in hypertension. Amer. J. Physiol. 133, 304 (1941).

— E. S. ORGAIN, B. ANDERSON, R. A. BROOME and F. H. LONGINO: Results of treatment of patients with hypertension by total thoracic and partial to total lumbar sympathectomy, splanchnicectomy and celiac ganglionectomy. Ann. Surg. 129, 850 (1949); Ref. Z.org. Chir. 115, 190 (1950).

GULL, W. W., and H. G. SUTTON: On the pathology of the morbid state commonly called chronic BRIGHTS disease with contracted kidney „arterio-capillary fibrosis". Med.-Chir. Trans London 55, 273 (1872).

HALPERT, B., and A. GROLLMAN: Structural changes in the kidneys of rats with experimental chronic hypertension. Arch. of Path. 43, 559 (1947); Ref. Kongreßzbl. inn. Med. 119, 121 (1949).

HAMMARSTRÖM, S.: Hypertoniens kirurgiska behandling. Nord. Med. 16, 3614 (1942). — Orthostatic hypotension after sympathectomy in hypertensives. The possible key to the beneficial effect of the operation. Acta med. scand. (Stockh.) 110, 126 (1942). — Arterial hypertension. I. Variability of blood pressure. II. Neurosurgical treatment, indications and results. Acta med. scand. (Stockh.) Suppl. Bd. 1947, 192; Ref. Kongreßzbl. inn. Med. 119, 121 (1949).

— and P. BECHGAARD: Prognosis in arterial hypertension. Comparison between 251 patients after sympathectomy and a selected series of 435 nonoperated patients. Amer. J. Med. 8, 53 (1950); Ref. Z.org. Chir. 116, 362 (1951).

HARRISON, T. R., and J. R. WILLIAMS: Urologic problems in patients with hypertension. Urologic Rev. 43, 783 (1939); Ref. Z.org. Chir. 99, 518 (1940).

HEIDERER, W., u. O. LÜRMANN: Zur Prognose der Retinitis angiospastica. Münch. med. Wschr. 79, 2, 1585 (1932).

HEINBECKER, P., and G. H. BISHOP: The mechanism of spastic vascular disease and its treatment. Ann. Surg. 107, 270 (1938).

— Die Bedeutung des Problems der essentiellen Hypertonie für den Chirurgen. Ann. Surg. 112, 1101 (1940); Ref. Z.org. Chir. 102, 452 (1941). — Factors limiting surgery for essential hypertension. Ann. Surg. 126, 535 (1947); Ref. Kongreßzbl. inn. Med. 120, 134 (1949); Ref. Z.org. Chir. 113, 358 (1949).

HARLAND, J. C., and F. D'ABREU: Lumbodorsal sympathectomy in severe hypertension. Brit. med. J. 1, 1019 (1949); Ref. Z.org. Chir. 116, 363 (1951).

HERKEL, W., NÜRNBERGER u. PAPAGEORGION: Über die Dynamik des Kreislaufs bei verschiedenen Hochdruckformen. Z. klin. Med. 138, 578 (1940).

HERMANN, H., u. L. SABADINI: Die Ausschneidung des Splanchnicusnerven als Behandlung der ständigen arteriellen Blutdrucksteigerung. Presse méd. 1937, 41; Ref. Z.org. Chir. 83, 37 (1937).

HERZOG, E.: Prinzipielles zur normalen und pathologischen Histologie des peripheren vegetativen Nervensystems. Klin. Wschr. 26, 641 (1948).

HEUER, G. J.: The surgical treatment of essential hypertension. Ann. Surg. 104, 771 (1936); Ref. Z. org. Chir. 82, 354 (1937). — The evaluation of the surgical treatment of hypertension. N. Y. Acad. Med. 13, 692 (1937).

— and F. GLENN: An evaluation of the surgical treatment of hypertension. N. Y. State J. Med. 41, 1922 (1941).

Heymans, C.: Experimental arterial hypertension. New England J. Med. **219**, 154 (1938).
— et J. Bouckaert: Hypertension artérielle expérimentale et sympathectomie. C. r. Soc. Biol. Paris **120**, 82 (1935); Ref. Kongreßzbl. inn. Med. **85**, 120 (1936). — Verh. 11. Kongr. internat. Ges. Chir. **2**, 153 (1939); Ref. Z.org. Chir. **98**, 282 (1940).
Hilden, T.: Kidney function in essential hypertension before and after sympathectomy a. m. Peet. Acta psychiatr. (Københ.) **24**, 473 (1949); Ref. Z.org. Chir. **118**, 87 (1951). klin. Med. **195**, 1166 (1949); Ref. Kongreßzbl. inn. Med. **123**, 389 (1949); Z.org. Chir. **115**, 85 (1950).
Hiller, F.: Die Zirkulationsstörungen des Rückenmarkes und Gehirnes. Handbuch der Neurologie, Bd. 11, Berlin 1936.
Hines, E. A.: Range of normal blood pressure and subsequent development of hypertension. J. Amer. med. Assoc. **115**, 271 (1940).
— and G. E. Brown: Standard stimulus for measuring vasomotor reactions: Its application in the study of hypertension. Proc. Staff Meet. Mayo Clin. **7**, 332 (1932).
— — Standard test for measuring the variability of blood pressure: Its significance as an index of the prehypertensive state. Ann. int. Med. **7**, 209 (1933).
— — The hereditary factor in the reaction of blood pressure to a standard stimulus (cold): Preliminary Report. Proc. Staff. Meet. Mayo Clin. **10**, 371 (1935).
Hinton, W.: Thorakolumbale Sympathektomie bei essentieller Hypertonie. N. Y. State J. Med. **44**, 884 (1944); Ref. Dtsch. med. Wschr. **72**, 207 (1947).
Hinton, J. W., and J. W. Lord: Surgical treatment of advanced hypertension. N. Y. Med. **1**, 13 (1945). — Analysis of surgical failures and fatalites following thoracolumbar sympathectomy for essential hypertension. N. Y. State J. Med. **46**, 1714 (1946). — Thoracolumbar sympathectomy in the treatment of advanced essential hypertension. N. Y. State J. Med. **46**, 1223 (1946). — Operative technic of thoracolumbar sympathectomy. Surg. etc. **83**, 643 (1946). — The selection of patients for thoracolumbar sympathectomy. Description of a set of rules for the elimination of failures and fatalities. Ann. Surg. **127**, 681 (1948). — The surgical treatment of essential hypertension. S. Clin. N. Amer. **28**, 290 (1948).
Hochrein, M.: Zur Therapie des essentiellen Hochdruckes. Dtsch. med. Welt **1942**, 463.
Höst, H. F.: Experimental investigation of hypertonia. Acta med. scand. (Stockh.) **74**, 28 (1931).
Holten, C.: Behandling af hypertension. Nord. Med. **13**, 483 (1942).
Hortolomei, N., Th. Burghele und Olanescu: Die Exstirpation des Ganglion semilunare beim permanenten Hochdruck. Rev. stiint. med. **28**, 739 (1939); Ref. Z.org. Chir. **97**, 270 (1940).
Hueber, E.: Über die Indikation zur Sympathektomie bei Hypertension. Wien. med. Wschr. **1949**, 139.
Introzzi, A. S.: Experimentelle Studien zur chir. Behandlung des Hochdruckes. Semana méd. **1938** I, 337 (span.); Ref. Z.org. Chir. **89**, 28 (1938).
Jentzer, A.: Der arterielle Hochdruck. Verh. 11. Kongr. internat. Ges. Chir. **2**, 199 (1939); Ref. Z.org. Chir. **98**, 125 (1940).
Jianu, A., T. Firica et C. Popesco: Entfernung der Nebenniere, Ausschneidung des Sympathicus und Entkapselung der Niere bei bösartigem Hochdruck. Rev. de Chir. **44**, 35 (1941); Ref. Z.org. Chir. **104**, 583 (1942).
Johanssen, R.: Zur Chirurgie des sog. essentiellen Hochdruckes. Zbl. Chir. **1939**, 1170; Ref. Z.org. Chir. **95**, 226 (1940).
Joly, F., H. Martin et M. Bonamy: Les nouvelles interventiones chirurgicales dans l'hypertension artérielle. Presse méd. **1947**, 631; Ref. Z.org. Chir. **111**, 82 (1948); Kongreßzbl. inn. Med. **118**, 487 (1948).
Kahn. E. A.: Eine Kritik der chirurgischen Behandlung des Hochdrucks. Ann. Surg. **113**, 1073 (1941); Ref. Z.org. Chir. **106**, 714 (1942). — Surgical treatment of hypertension. Question of priority of supradiaphragmatic splanchnic section. J. Amer. med. Assoc. **116**, 890 (1941).
Kaiserling, H.: Untersuchungen zur Frage der Beziehungen des Nervensystems zur allergisch-hyperergischen Entzündung. Virchows Arch. **299**, 253 (1937).
Kampmann, W.: Über die Ergebnisse der Splanchnicotomie beim Hochdruck. Dtsch. Arch. klin. Med. **195**, 1166 (1949); Ref. Kongreßzbl. inn. Med. **123**, 389 (1949); Z.org. Chir. **115**, 85 (1950).
Keith, N. M.: Classification of hypertension and clinical differentiation of the malignant type. Amer. Heart J. **2**, 597 (1927).
— H. P. Wagener and J. W. Kernohan: The syndrome of malignant hypertension. Arch. int. Med. **41**, 141 (1928).
— — and N. W. Barker: The problem of prognosis in essential hypertension: A follow-up study in 219 cases. Trans. Assoc. Amer. Physicians **53**, 81 (1938). — Some different types of essential hypertension. Their course and prognosis. Amer. med. Sci. **197**, 332 (1939).

KEITH, N. M., B. WOOLF and A. R. GILCHRIST: The results of medical and surgical treatment of essential hypertension. Brit. Heart 11, 287 (1949); Ref. Z.org. Chir. 116, 89 (1950).

MCKEOWN, H. S.: Ocular fundi in essential hypertension pre- and postoperative. N. Y. State J. Med. 44, 2692 (1944).

KIRSCHNER, M.: Große subdiaphragmale Sympathicusresektion. Zbl. Chir. 1938, 48; Ref. Z.org. Chir. 87, 682 (1938).

KLEMME, R. M., and R. D. WOOLSEY: More extensive operation for hypertension: report of cases. J. MISSOURI med. Assoc. 40, 241 (1943).

KOPPERMANN, E.: Das hämodynamische Kreislaufbild Hochdruckkranker vor und nach Behandlung mit salzfreier Kost und Bettruhe. Z. Kreislaufforschg. 39, 2 (1950). — Kreislaufdynamik bei „Blassem Hochdruck" vor und nach Eintritt der Niereninsuffizienz. Z. Kreislaufforschg. 39, 10 (1950). (S. auch WALZ.)

KUX, E.: Der endoskopische transpleurale Zugang zum vegetativen System der Brusthöhle. Dtsch. med. Wschr. 74, 753 (1949); Europ. med. Rdsch. 2, 80 (1949).
— Endoskopische Eingriffe am Brustsympathicus. Acta neurochirurgica 1, 72 (1950);
— Subsidia medica. Wien, März 1951 (Beschreibung des Exhaireseinstrumentes).
— u. VETTER: Die endoskopische Sympathectomie bei Angina pectoris. Dtsch. med. Wschr. 1950, 747.

KYLIN, E.: Die Hypertoniekrankheiten. Berlin: Julius Springer 1930.

LAKE, N. C.: Sympathectomy and sterility. Brit. med. J. 1944, 843.

LANDAWNE, M., and A. S. ALVING: Renal resistance in essential hypertension. Relation to the effect of sympathectomy on blood pressure. Proc. Soc. exper. Biol. a. Med. 67, 115 (1948).

LANGERON, L., et E. CANELOT: Ergebnisse von Eingriffen auf die Nieren in 5 Fällen schweren arteriellen Überdrucks. Arch. Mal. Coeur 30, 955 (1937); Ref. Z.org. Chir. 87, 440 (1938).

LEARMONTH, J.: The surgery of the sympathetic nervous system. Lancet 2, Nr. 6637, 505 (1950).

LEBER, TH.: Die Krankeiten der Netzhaut. Handbuch der gesamten Augenheilkunde II. Teil, Bd. 7, 1915.

LECUIRE, J.: Thérapeutique chirurgicale de l'hypertension artérielle. Lyon 1939. Technique de Peet. J. de Chir. 57, 475 (1941).

LEE, A., and MCGREGOR: A review of surgical methods in the treatment of essential hypertension. Brit. J. Surg. 35, 281 (1948); Ref. Z.org. Chir. 112, 261 (1949).

LEHMANN, K.: Chirurgische Behandlung des Hochdrucks. Nord. Med. (Stockh.) 1942, 2061; Ref. Z.org. Chir. 108, 76 (1943).

LEONARD, J. C., and A. W. OUGHTERSSON: The surgical treatment of hypertension. Internat. Clinic 2, 96 (1941).

LERICHE, R.: Du choix de l'intervention dans l'hypertension artérielle permanente. Effects du blocage novocainique des splanchniques dans l'hypertension artérielle permanente. Rev. de Chir. 55, 635 (1936); Ref. Z.org. Chir. 83, 36 (1937). — Réflexions sur le traitement chirurgical de l'hypertension artérielle solitaire d'aprés 19 cas. Presse méd. 1938 I, 489; Ref. Z.org. Chir. 88, 471 (1938); Kongreßzbl. inn. Med. 98, 325 (1939). — Doppelseitige Splanchnicotomie wegen genuiner Hypertonie. Besichtigung der Nebennieren. Resultate von 4 Jahren. Mém. Acad. Chir. 66, 622 (1940); Ref. Z.org. Chir. 103, 130 (1941).
— L'association de la chirurgie au traitement de l'hypertension artérielle. Thérapeut. Assoc. Paris 1942, 45; Ref. Z.org. Chir. 108, 557 (1943). — Du choix d'une méthode dans le traitement chirurgical de l'hypertension artérielle: de l'opération combinée (surrénalectomie, ablation de la chaîne thoraco-lombaire) d'après 74 opérations en 9 ans. Arch. méd. belges 95, 577 (1942); Ref. Z.org. Chir. 109, 226 (1943). — De la gangliectomie dorsolombaire associée à la section des splanchniques dans le traitement de l'hypertension. Presse méd. 32, 478 (1943). — Physiologie pathologique et traitement chirurgical des maladies artérielles de la vasomotricité. Paris: Masson et Cie 1945.
— R. FONTAINE et F. FROEHLICH: Surrénalectomie et hypertension chronique expérimentale C. r. Soc. Biol. Paris 121, 991 (1936); Ref. Kongreßzbl. inn. Med. 86, 116 (1936).
— — Technique de l'ablation du premier ganglion sympathique lombair. Presse méd. 48, 6 (1940).

LINDER, F.: Einseitige Hydronephrose und Hochdruck. Dtsch. med. Wschr. 1944, 358. — Experimentelle und klinische Untersuchungen zur Frage der Hypertonie bei chirurgischen Nierenerkrankungen. Arch. klin. Chir. 262, 320 (1949).

LINTON, R. R., F. D. MOORE, F. A. SIMEONE, C. E. WELCH and J. C. WHITE: Thoracolumbar sympathectomy for hypertension. S. Clin. N. Amer. 27, 1178 (1947).

LOBO-ONELL u. D. MUNOZ: Hochdruck und einseitige Nierenerkrankungen. Rev. méd. lat.-amer. 26, 1073 (1941); Ref. Z.org. Chir. 106, 480 (1942).

LÖWENSTEIN u. WEISSMANN: Zur Frage der Nierenstielentnervung bei der essentiellen Hypertension. Wien. med. Wschr. 1937, 675; Ref. Z.org. Chir. 85, 29 (1938).

Lord, J. W., and J. W. Hinton: Operative and postoperative management of hypertensive patients undergoing thoracolumbar sympathectomy. New England J. Med. **237**, 840 (1947).

Love, T. R.: The relation of circulatory disturbance of the kidney to hypertension. Urologic Rev. **43**, 801 (1939); Ref. Z.org. Chir. **99**, 677 (1940).

Love, J. G.: Some indications for sympathectomy. N. Carolina med. J. **10**, 349 (1949).

Mandl, F.: Die Grundlagen der chirurgischen Eingriffe bei der arteriellen Hypertension. Wien. med. Wschr. **98**, 382 (1948). — Über zwei durch Entfernung eines Nebennierenmarktumors (Phäochromocytom) geheilte Fälle von paroxysmalem Hochdruck. Wien. klin. Wschr. **59**, Nr. 1; Neues zur Chirurgie des Sympathicus; Wien. klin. Wschr. **60**, Nr. 4. — Die akute Gefäßkrise nach Sympathicusoperationen. Wien. klin. Wschr. **61**, Nr. 29 (1949). — Der praktische Arzt vor dem Problem der Chirurgie der Hochdruckkrankheit. Wien. med. Wschr. **99**, 610 (1949).

Martin, J.: The surgical treatment of hypertension ; a collective review. Internat. Obstetr. Surg. **67**, 419 (1939).

Martin, P. E., et N. Fiessinger: Traitement chirurgical de l'hypertension artérielle. Presse méd. **16/17**, 197 (1941).

— Traitement de l'hypertension artérielle permanente. Rev. Méd. **13**, 161 (1943).

Massel, Th. B., J. Ettinger and J. R. Voskamp: A technique for extensive thoracolumbar sympathectomy without rib resection. Surgery **27**, 82 (1950); Ref. Z.org. Chir. **117**, 294 (1951).

McGregor, A. L.: A standard operation for hypertension. S. Afric. med. J. **1950**, 210.

Meillère, J., et H. R. Olivier: Le traitement chirurgical des hypertensions artérielles. Bull. méd. **49**, 215 (1935).

Michon, L.: La décapsulation et l'énervation rénale dans le traitement de l'hypertension artérielle. Verh. 11. Kongr. internat. Ges. Chir. **2**, 160 (1939); Ref. Z.org. Chir. **97**, 354 (1940).

Mitchel, G. H. G.: An anatomical evaluation of operations for hypertension. Edinburgh med. J. **10**, 529 (1947).

Moia, B., u. F. F. Battle: Chirurgische Behandlung des arteriellen Hochdrucks. Rev. argent. Cardiol. **5**, 345 (1938); Ref. Z.org. Chir. **95**, 25 (1940).

Morris, L.: Anaesthesia for the surgical treatment of hypertension. Proc. roy. Soc. Med. **42**, 298 (1949).

Murphy, F. D., and J. Grill: So called malignant hypertension. A clinical and morphologic study. Arch. int. Med. **46**, 75 (1930).

Nebelhör, R.: Hochdruck und Nierenentnervung. Zbl. Chir. **1935**, 2230; Ref. Z.org. Chir. **75**, 95 (1936).

Neidhardt, K., u. W. Blasius: Schicksal und Krankheitsverlauf bei Kranken mit essentieller Hypertonie. Z. klin. Med. **134**, 467 (1938); Ref. Kongreßzbl. inn. Med. **96**, 539 (1938).

Neuhof, H.: Gangliosympathectomy and bilateral hemiadrenalectomy for severest grade of hypertension. Ann. Surg. **128**, 787 (1948).

Newell, J. L., and R. H. Smithwick: Pregnancy following lumbodorsal splanchnicectomy for essential and malignant hypertension and hypertension associated with chronic pyelonephritis. New England J. Med. **236**, 851 (1947).

Nicole, R.: Zur chirurgischen Behandlung der Hypertonie. Helvet. chir. Acta **15**, 303 (1948).

Niessen, H., u. H. Geissendörfer: Zur chirurgischen Behandlung des renal bedingten Hochdruckes. 63. Tagung Dtsch. Ges. Chir. Berlin **1939**; Ref. Z.org. Chir. **94**, 104 (1939).

Nissen, R.: Chirurgische Möglichkeiten in der Behandlung der Hypertonie. Mschr. Psychiatr. (Schweiz) **117**, 316 (1949); Ref. Z.org. Chir. **118**, 63 (1951).

Nonnenbruch, W.: Über die operative Behandlung des Hochdruckes . Klin. Wschr. **1940**, 409; Ref. Z. org. Chir. **100**, 163 (1941). — Die interne und operative Behandlung chronischer Nierenleiden. Wien. klin. Wschr. **56**, 371 (1943). — Neuropathologische Betrachtung der Hochdruckkrankheit. Schweiz. med. Wschr. **79**, 148 (1949).

— Die doppelseitigen Nierenkrankheiten. Stuttgart: F. Enke 1949.

Nordenfeldt: Z. Kreislaufforschg. **31**, 761 (1939).

Nowak, S. J. G., and S. J. Walker: Experimental studies concerning the nature of hypertension. Their bearing on surgical treatment. New. England J. Med. **220**, 269 (1939).

Oehme, C.: Hochdruck. Klin. Wschr. **29**, 237 (1951).

Olivecrona, H.: Den essentiella hypertoniens kirurgiska behandling. Nord. Med. **9**, 735 (1941). — Chirurgische Behandlung der essentiellen Hypertonie. Nord. Med. **9**, 735 (1941); Ref. Z.org. Chir. **103**, 502 (1941). Kongreßzbl. inn. Med. **110**, 83 (1942).

Page, J. H., and G. J. Heuer: A surgical treatment of essential hypertension. J. clin. Invest. **14**, 22 (1935); Ref. Kongreßzbl. inn. Med. **80**, 223 (1935); Z.org. Chir. **75**, 94 (1936). — The effect of splanchnic nerve resection on patients suffering from hypertension. Amer. J. med. Sci. **193**, 820 (1937); Ref. Z.org. Chir. **85**, 410 (1938).

PAGE, J. H., and G. J. HEUER: Treatment of essential and malignant hypertension by section of anterior nerve roots. Arch. int. Med. **59**, 245 (1937); Ref. Z.org. Chir. **84**, 283 (1937).
— Production of persistent arterial hypertension by cellophane perinephritis. J. Amer. med. Assoc. **113**, 2046 (1939).
— Beitrag zur chirurgischen Behandlung des Hochdrucks. J. Amer. med. Assoc. **110**, 1161 (1938); Ref. Z.org. Chir. **90**, 645 (1938). — A clinical study of malignant hypertension. Ann. int. Med. **12**, 978 (1939).
— and A. C. CORCORAN: Arterial hypertension. Its diagnosis and treatment. Yearbook Publishers Chicago 1945.
PALIARD, F. et ETIENNE-MARTIN: Le traitement chirurgical de l'hypertension artérielle maligne. Ses resultats . Sès indications. Presse méd. **47**, 893 (1939); Ref. Z.org. Chir. **95**, 274 (1940); Kongreßzbl. inn. Med. **101**, 392 (1939).
PALMER, R. S.: Medical evaluation of the surgical treatment of hypertension. J. Amer. med. Assoc. **134**, Mai 1947; Ref. Kongreßzbl. inn. Med. **118**, 488 (1948).
— and R. H. SMITHWICK: Clinical observations on the selection of cases for surgical treatment of essential hypertension. With result in 24 cases. J. clin. Invest. **15**, 460 (1936). — Subdiaphragmatic splanchnic resection for essential hypertension. J. clin. Invest. **17**, 515 (1938). — Dorsolumbar sympathectomy for essential hypertension. Results and bearing on etiological considerations. J. clin. Invest. **20**, 461 (1941).
PATEL, J.: La sympathectomie lombodorsale de R. SMITHWICK. Presse méd. **19**, 262 (1947).
PAULLIN, J. E.: Ultimate results of essential hypertension. J. Amer. med. Assoc. **87**, 925 (1926).
PEET, M. M.: Splanchnic section for hypertension. Preliminary report. Univ. Hosp. Bull. Ann. Arbor **1**, 17 (1935). — The surgical treatment of hypertension. Proc. California Acad. Med. **5**, 58 (1935/36). — The surgical treatment of hypertension. Verh. 11. Kongr. internat. Ges. Chir. **2**, 149 (1939); Ref. Kongreßzbl. inn. Med. **103**, 565 (1940); Z.org. Chir. **99**, 336 (1940). — J. int. Chir. **5**, 1 (1940); Ref. Z.org. Chir. **99**, 268 (1940).
— Results of bilateral supradiaphragmatic splanchnicectomy for arterial hypertension. New England J. Med. **236**, 270 (1947).
— Hypertension and its surgical treatment by bilateral supradiaphragmatic splanchnicectomy. Amer. J. Surg. **75**, 48 (1948).
— and E. M. ISBERG: The surgical treatment of essential hypertension. J. Amer. med. Assoc. **130**, 467 (1946); Ref. Klin. Wschr. **1947**, 541.
— — The problem of malignant hypertension and its treatment by splanchnicresection. Ann. int. Med. **28**, 755 (1948).
— — The treatment of hypertensive cerebrovascular disease by splanchnicectomy. New England J. Med. **240**, 319 (1949); Ref. Z.org. Chir. **113**, 360 (1949). — Some aspects of hypertensive disease of pregnancy treated by splanchnicectomy. Amer. J. med. Sci. **217**, 530, (1949); Ref. Kongreßzbl. inn. Med. **124**, 227 (1950).
— — and R. C. BASSETT: Hypertension complicated by spontaneous subarachnoid hemorrhage. A plan of management. Amer. J. Surg. **78**, 912 (1949).
— — — Toxemia superimposed upon prepregnant hypertension treated by splanchnicectomy. Surgery etc. **86**, 673 (1948).
— W. W. WOODS and J. BRADEN: The surgical treatment of hypertension. Results in 350 consecutive cases treated by bilateral supradiaphragmatic splanchnicectomy and lower dorsal sympathetic ganglionectomy. J. Amer. med. Assoc. **115**, 1875 (1940); Ref. Kongreßzbl. inn. Med. **111**, 90 (1942); Z.org. Chir. **106**, 115 (1942).
PENDE, N.: Chirurgische Behandlung des essentiellen arteriellen Hochdruckes nach der PENDEschen Methode. Paris méd. **1936**, 509; Ref. Z.org. Chir. **79**, 688 (1936). — Der arterielle Hochdruck. Schlußfolgerungen. Verh. 11. Kongr. internat. Ges. Chir. **2**, 255 (1939); Ref. Z.org. Chir. **101**, 87 (1941). — Meine chirurgische Behandlungsmethode der essentiellen arteriellen Hypertonie. Dtsch. med. Wschr. **1939**, 599; Ref. Z.org. Chir. **95**, 330 (1940); Kongreßzbl. inn. Med. **106**, 401 (1941). — Introduzione al problema della cura chirurgica della ipertensione arteriosa. Verh. 11. Kongr. internat. Ges. Chir. **2**, 27 (1939); Ref. Z.org. Chir. **99**, 403 (1940).
PENFIELD, W., et W. CONE: Traitement chirurgical de l'hypertension artérielle. Un. méd. Canada **67**, 1154 (1938); Ref. Kongreßzbl. inn. Med. **101**, 392 (1939).
PENIK, R. M.: An evaluation of the treatment of essential hypertension by sympathectomy. Ann. Surg. **129**, 872 (1949); Ref. Z.org. Chir. **114**, 374 (1950).
PERERA, G. A.: Hypertension. A manifestation of hypertension vascular disease. N. Y. State J. Med. **48**, 1724 (1948).
PERSIKE, E. C., R. W. LIPPMAN, T. ADDIS, F. L. LEICHERT and V. RICHARDS: Surgical treatment for hypertensive complications of advanced renal disease. Arch. int. Med. **83**, 348 (1949); Ref. Kongr. Zbl. inn. Med. **123**, 390 (1949); Z.org. Chir. **115**, 86 (1950).

Pfeffer, K. H.: [1] Vegetative Fehlregulationen mit tödlichem Ausgang nach Sympathektomie bei Hypertonikern. Z. klin. Med. 148, 380 (1951). — [2] Störungen der Kreislauffunktion nach Sympathektomie bei arteriosklerotischen Hypertonikern. Z. Kreislaufforschg. 39, 465 (1950). — [3] Indikationsstellung zur chirurgischen Behandlung der sog. essentiellen Hypertonie. Dtsch. med. Wschr. 76, 261 (1951). — [4] Die Grenzstrangresektion bei Hypertonikern in ihrer Auswirkung auf die Magenfunktion. Dtsch. med. Wschr. 75, 633 (1950).
— u. Hj. Staudinger: Nebennierenrindenfunktion und Hypertonie. Klin. Wschr. 1951, 201.
Phelps, M. L., and D. L. Burdick: Anesthetic management of patients undergoing sympthaectomy for hypertension. Anesthesiology 4, 361 (1943).
Pickering, G. W.: Clin. Sci. 5, 229 (1945); Brit. med. J. 2, 97 (1948).
— and M. Prinzmetal: Some observations on renin, a pressor substance contained in normal kidney, together with a method for its biological essay. Clin. Sci. 3, 211 (1938); Ref. Kongreßzbl. inn. Med. 97, 50 (1939).
Pieri, G.: Le resezione dei nervi splanchnici: Contributo technico alla chirurgica del sistema nervosa vegetativa. Ann. ital. Chir. 6, 678 (1927).
Platt, R.: Sympathectomy in hypertension. Lancet April 1950.
Poppen, J. L.: Technic for supradiaphragmatic and infradiaphragmatic sympathectomy for hypertension. Lahey Clin. Buk. 3, 151 u. 187 (1943).
— and Ch. Lemmon: The surgical treatment of essential hypertension. J. Amer. med. Assoc. 134, Mai 1947.
— Extensive combined thoracolumbar sympathectomy in hypertension. Surgery etc. 84, 1117 (1947); Ref. Z.org. Chir. 111, 83 (1948).
Rasmussen, H., and J. Böe: The prognosis of essential hypertension with remarks respecting the indications for operative treatment. Acta med. scand. (Stockh.) 70, fasc. I—II (1945).
Ratliff, K. R., R. M. Neslith, R. T. Plumb and W. Bohne: Nephrectomy for hypertension with unilateral renal disease. J. Amer. med. Assoc. 133, 296 (1947); Ref. Kongreßzbl. inn. Med. 119, 323 (1949).
Ray, B. S., and A. D. Console: Residual sympathetic pathways after paravertebral sympathectomy. J. Neurosurg. 5, 23 (1948). — The surgical treatment of hypertensive vascular disease. An analysis of results of thoracolumbar sympathectomy in 300 cases. Med. Clin. N. Amer. 1949, 175. — Evaluation of total sympathectomy. Ann. Surg. 130, 652 (1949).
Reichart, F. L., V. Richards, E. Holman, A. L. Bloomfield, T. Addis, D. A. Rytand and J. K. Lewis: The medical and surgical treatment of hypertension. Ann. Surg. 129, 349 (1949).
Rieder, W.: Zur chirurgischen Behandlung der Hypertonie. Chirurg 21, 10 (1950); Ref. Z. org. Chir. 116, 89 (1950).
Riesman, D.: High blood pressure and longevity. J. Amer. med. Assoc. 96, 1105 (1931).
Rochlin: Essai sur le traitement chirurgical des hypertensions. Thèse Fac. Méd. Paris 1946.
Rojas, F., R. H. Smithwick and D. White: Non specific major operations and lumbodorsal sympathectomy. J. Amer. med. Assoc. 126, 15 (1944).
Rosenblath: Zit. nach Hiller.
Rosling, E.: Die Prognose des erhöhten Blutdruckes. Acta med. scand. (Stockh.) 83, 4 (1934).
Rossi, F.: La resezione del tronco simpatico toracico e dei nervi splanchnici nello spatium inframediastinale posterius. Arch. ital. Chir. 21, 729 (1928).
Rostoski, O.: Dtsch. Gesdh.wes. 5, 261 (1950).
Roth, G. M.: The postural effects on blood pressure following interruption of the vasomotor nerves in man. Amer. Heart J. 14, 87 (1937); Ref. Kongreßzbl. inn. Med. 93, 274 (1921).
Rowntree, G., and A. W. Adson: Bilateral lumbar sympathetic neurectomy in the treatment of malignant hypertension. J. Amer. med. Assoc. 85, 959 (1925); 102, 115 (1934).
Russek, H. J., J. L. Southworkh and B. L. Zohman: Continous caudal anesthesia as test in selection of hypertensive patients for sympathectomy. J. Amer. med. Assoc. 128, 1225 (1945); 130, 927 (1946); Presse méd. 31, 351 (1947).
Ryland, D. A., and E. Hohman: Arterial hypertension and section of splanchnic nerves. Arch. int. Med. 67, 1 (1941); Ref. Z.org. Chir. 103, 20 (1941).
Santoro, G.: Il problema chirurgico della ipertensione. Rinasc. med. 15, 471 (1938); Ref. Z.org. Chir. 90, 392 (1938).
Sarre, H., u. H. Wirtz: Die Durchblutung der Niere bei der experimentellen Glomerulonephritis und Folgen ihrer Denervierung. Verh. dtsch. Ges. Kreislaufforschg. 1939, 280.
Sarre, H.: Blutdrucksteigerung bei Jugendlichen und ihre Beurteilung. Dtsch. med. Wschr. 1942, 457.
— Die Bedeutung des diastolischen Blutdruckes für die Klinik. Med. Klin. 1943, Nr. 39/40.
— Frühformen der malignen Sklerose. Zbl. inn. Med. 63, 88 (1942); — Hochdruck nach Trauma (zur Frage des zentrogenen Hochdruckes). Dtsch. Arch. klin. Med. 187, 76 (1940).

SARRE, H.: Über die zentrale Dysregulation bei der Hypertonie (zur Frage des Erfordernis-
hochdruckes). Klin. Wschr. 22, 430 (1943).
— Klinik und Therapie der Hyper- und Hypotonie. Verh. dtsch. Ges. Kreislaufforschg.
1949.
— u. E. LINDNER: Prognose der arteriellen Hypertonie entsprechend Blutdruck und Augenhintergrundveränderungen. Klin. Wschr. 26, 102 (1948).
— u. E. KOPPERMANN: Erfolge und Mißerfolge der Sympathicus-Chirurgie beim Hochdruck.
Dtsch. Arch. klin. Med. 195, 169 (1949); Ref. Kongreßzbl. inn. Med. 123, 389 (1949).
SCHELLONG, F.: Regulationsprüfung des Kreislaufs. Dresden und Leipzig: Th. Steinkopff
1938.
SCHÖRCHER, F.: Die Innervation der Schweißdrüsen und die Bedeutung des peripheren
sympathischen Zellnetzes. Arch. klin. Chir. 197, 614 (1940).
SCHROEDER, H. A., M. L. GOLDMAN and M. S. OLSEN: Pressor substances in hypertensive
blood Fed. Proc. 7, 110 (1948).
— Über einen weiteren Fall von paroxysmalem Hochdruck infolge Nebennierentumor, der
durch Operation geheilt wurde. Münch. med. Wschr. 91, 403 (1944).
— and J. M. STEELE: Studies on „essential" hypertension. — I. Classification. Arch. int.
Med. 64, 927 (1939). — II. The association of hypertension with organic renal disease.
Arch. int. Med. 68, 261 (1941).
SCHWARTZ, PH.: Die Arten der Schlaganfälle des Gehirns und ihre Entstehung. Berlin: Julius
Springer 1930.
SEL'COVSKIJ, P. L.: Die chirurgische Therapie der Hypertonie. Chirurgija 1, 32 (1950); Ref.
Z.org. Chir. 117, 413 (1951).
SELZER, A., and M. FRIEDMAN: Effect of bilateral splanchnicectomy upon renal blood flow
in hypertension. Proc. Soc. exper. Biol. a. Med. 48, 429 (1941).
SHANNON, E. W.: Surgical treatment of hypertension. Ohio State J. Med. 42, 921 (1946).
SHARIMANIAN, S. S.: Resektion der Nn. Splanchnici bei art. Hypertonie. Chirurg 56, 831
(1938); Ref. Z.org. Chir. 93, 711 (1939).
SHAW, CUNLIFFE R.: Hypertension essentielle. Examen de son mécanisme en relation avec
son traitement chirurgical. Amer. J. Surg. 71, 181 (1946); J. de Chir. 63, 53 (1947).
SHUMACKER, H. B.: Transpleural and extraperitoneal approach for extensive sympathectomy
and splanchnicectomy. Surg. etc. 91, 711 (1950).
— and H. H. ZIPERMAN: A simply constructed abdominal support for postural hypertension.
Surgery 29, 124 (1951).
SIMEONE, F. A., and O. RAMIREZ: Some physiologic effects of lumbodorsal sympathectomy for
hypertension. Surgery 28, 282 (1950).
SMITHWICK, R. H.: Technique for splanchnic resection for hypertension. Preliminary report.
Surgery 7, 1 (1940); Ref. Z.org. Chir. 106, 506 (1941). — Some experiences with the surgical treatment of hypertension in man. Transactions a. Studies of the College of Physicians
of Philadelphia. 4. Serie, 12, Nr. 3 (1944). — Hypertension as viewed from its surgical
treatment. Med. Concepts Cardiovascular Dis. 13 (1944); 14 (1945). — Surgical treatment
of hypertension: Some circumstances under which lumbodorsal splanchnicectomy appears
to be inadvisable in hypertensive patients. N. Y. State J. Med. 44, 2693 (1944). — The
effect of radical (lumbodorsal) splanchnicectomy on the hypertensive state of 156 patients
followed 1 to 5 years. Arch. Surg. 49, 180 (1944). — Experiences with the surgical treatment of hypertensive cardiovascular disease in man. Clev. Clin. Quart 12, 105 (1945)
(Frank E. Bunets Just. Lecture).
— Continued hypertension: Prognosis for surgically treated patients. Brit. med. J. 2, 237
(1948). — The surgical treatment of continued hypertension. Med. Soc. New Jersey 44, 304
(1947). — Surgery of the autonomic nervous system. New England J. Med. 236, 662 (1947). —
Surgical treatment of hypertension. Amer. J. Med. 4, 744 (1948). Adv. Surgery 2, 81 (1949).
SIEBECK, R.: Medizin in Bewegung. Stuttgart: Georg Thieme 1949.
SOUTHWORTH, J. L., and H. J. RUSSEK: A technique for testing hypertensive patients pre-
operatively. Ann. Surg. 125, 119 (1947).
STERNE, J.: Choix de l'intervention chirurgicale dans l'hypertension artérielle. Arch. Mal.
Coeur 44, 45 (1951).
STIEGLITZ, E. J.: Arterial hypertension: Evaluation of prognosis Arch. int. Med. 46, 227
(1930).
STOCK, F. E.: The surgical approach to hypertension. Ann. roy. Coll. Surg. 3, 306 (1948).
DE TAKATS, G.: The cortico-adrenal factor in hypertension. Surgery 26, 67 (1949).
— u. E. F. FOWLER: Die Wassertoleranz des Hochdruckkranken. Ihre Beziehungen zur
Operabilität. Amer. Heart J. 38, 234 (1949).
— and L. S. HELFERICH: Sterility of the male after sympathectomy. J. Amer. med. Assoc.
117, 20 (1941).

de Takats, G., H. E. Heyer and R. W. Keeton: The surgical approach to hypertension. J. Amer. med. Assoc. 118, 501 (1942).
— G. H. Graupner, E. F. Fowler and R. J. Fensike: The surgical approach to hypertension. Second report. Arch. Surg. 53, 111 (1946).
— and E. F. Fowler: The „neurogenic" versus renal hypertension from the standpoint of operability. Surgery 21, 773 (1947); Ref. Kongreßzbl. inn. Med. 119, 122 (1949).
— O. C. Julian and E. F. Fowler: The surgical treatment of hypertension. Case selection and·technique as influencing results. Surgery 29, 469 (1948).
Talbott, J. H., B. Castleman, R. H. Smithwick, R. S. Melville and L. J. Pecora: Renal biopsy studies correlated with renal clearance observations in hypertensive patients treated by radical sympathectomy. J. clin. Invest. 22, 387 (1943).
Tammann, H.: Zur chirurgischen Behandlung der Hypertonie. Chirurg 11, 396 (1939); Ref. Z.org. Chir. 93, 104 (1939).
Taylor, R. D., A. C. Corcoran and J. H. Page: Vascular complications incident to lumbodorsal sympathectomy. Amer. J. Med. 4, 781 (1948).
Thiel, R.: Die Veränderungen am Augenhintergrund beim roten und blassen Hochdruck. Gegenwartsprobleme der Augenheilkunde 1937. — Die Bedeutung der Augenuntersuchung für die Diagnose und Differentialdiagnose der Hochdruck- und Nierenkrankheiten. Klin. Wschr. 15, 1785 (1936). Verh. 15. internat. Kongr. Ophthalm. 2, 201 (1938). — Augenhintergrundsveränderungen bei arterieller Hypertonie und Nierenkrankheiten. Dtsch. med. Wschr. 75, 1496 (1950).
Thompson, J. E., N. A. Brose and R. H. Smithwick: Patterns of electrical skin resistence following sympathectomy. Arch. Surg. 60, 431 (1950); Ref. Z.org. Chir. 118, 336 (1951).
Trincas, M.: Cura chirurgica dell'ipertensione arteriosa essenziale. Clinica 4, 308 (1938); Ref. Kongreßzbl. inn. Med. 99, 354 (1939).
Trueta, J., A. E. Barclay, K. J. Franklin, P. M. Daniel and M. M. L. Prichard: Studies of the renal circulation. Springfield 1947, Hl.
Valdoni, P.: Versuche zur chirurgischen Behandlung der essentiellen Hypertonie. Boll. Assoc. med. Triest 28, 85 (1937); Ref. Z.org. Chir. 91, 594 (1939).
Valery-Radot, Blondin, Israel et Cachin: L'hypertension artérielle par ischémie rénale. Presse méd. 1938, 969; Ref. Z.org. Chir. 90, 114 (1938).
Viersma, H. J.: Chirurgische Behandlung der Hypertonie. Nederl. Tijdschr. Geneesk. 1941, 1649; Ref. Z.org. Chir. 104, 80 (1942); Kongreßzbl. inn. Med. 110, 82 (1942).
Volhard, F.: Die Bedeutung der Augenuntersuchung für das Verständnis der Hochdruck- und Nierenerkrankungen. Verh. 15. internat. Kongr. Ophthalm. 2, 194 (1938); Verh. Ges. dtsch. Naturforsch. u. Ärzte Dresden 1936. Berlin: Julius Springer 1937. — Die Behandlung des Hochdrucks. Z. Neur. 167, 485 (1939); Verh. dtsch. Ges. inn. Med. 1939, 299; Ref. Kongreßzbl. inn. Med. 103, 292 (1940).
— Nieren und ableitende Harnwege. Handbuch der inneren Medizin. VI. Band. Berlin: Julius Springer 1931.
Vossschulte, K.: Anatomische Untersuchungen über die Regeneration des Grenzstranges nach Sympathektomie beim Menschen. Arch. klin. Chir. 263, 106 (1949).
Wakerlin, G. E.: Recent advances in the pathogenesis and treatment of essential hypertension. Ann. int. Med. 31, 312 (1949).
Wagener, H. P.: Retinal vascular changes in hypertension. Ann. int. Med. 4, 222 (1930).
— and N. M. Keith: Diffuse arteriolar disease with hypertension and the associated retinal lesions. Medicine 18, 317 (1939).
Walz, L., und E. Koppermann: Elektrokardiogramm-Veränderungen bei Hypertonikern vor und nach Sympathektomie. Verh. dtsch. Ges. Kreislaufforschg. 15, 236 (1949) und Verh. dtsch. Ges. Chir. 1949, 429.
Weiss, S.: Recent advances in the treatment of arterial hypertension. Med. Clin. N. Amer. 1936.
Wertheimer, P.: L'hypertension artérielle. Le problème physiopathologique du point de vue chirurgical. Verh. 11. Kongr. internat. Ges. Chir. 2, 41 (1939); Ref. Z.org. Chir. 99, 336 (1940). — Bilateral supradraphragmatic splanchnicectomy in surgical treatment of arterial hypertension. Presse méd. 48, 689 (1940); Ref. Z.org. Chir. 103, 20 (1941).
— et J. Lecuire: Résultats de la splanchnicectomie bilatérale par voie médiastinale dans l'hypertension artérielle. Lyon chir. 40, 691 (1945). — Le traitement chirurgical de l'hypertension artérielle. A propos de 92 observations. Bull. et Mém. Acad. Chir. 74, 484 (1948).
Westbrook, W. H. L., and S. Tower: An analysis of the problem of emergent fibers in posterior spinal roots dealing with the rate of growth of extraneous fibers into the roots after ganglionectomy. J. comp. Neur. 72, 383 (1940); Ref. Ber. Physiol. 123, 339 (1941).
Westerborn, A.: Über die chirurgische Hypertoniebehandlung. Nord. Med. 31, 1710 (1946).
— Results of operation (splanchnicotomy) for hypertension. A follow-up study of 47 cases. Acta med. scand. (Stockh.) 138, Suppl. Bd. 246, 268 (1950).

Wezler, K., u. A. Böger: Die physiologischen Bedingungen für die Entstehung des Hochdruckes beim Menschen. Med. Klin. 1937 II, 1628; Ref. Kongreßzbl. inn. Med. 94, 129 (1938).

White: In Bancroft and Pilcher: Surgical treatment of the nervous system. Lippincott Cie. 1946.

— J. C.: Progress in surgery of the autonomic nervous system 1940—42. Surgery 15, 491 (1944).

— and R. H. Smithwick: The autonomic nervous system. Anatomy, Physiology and surgical application. New York: Mac Millan 1941.

Wilkins, R. W.: Essential hypertension: Present status of the problem. Med. Clin. N. Amer. 30, 1079 (1946).

— J. W. Culbertson and R. H. Smithwick: The effects of various types of sympathectomy upon vasopressor responses in hypertensives patients. Surg. etc. 87, 661 (1948).

— — and M. H. Halperin: The hemodynamic effects of sympathectomy in essential hypertension. Ann. int. Med. 30, 291 (1949); Ref. Kongreßzbl. inn. Med. 123, 390 (1949).

Wilson, H., N. W. Roome and K. S. Grimson: Complete sympathectomy. Ann. Surg. 103, 498 (1936).

Woods, W. W., and M. M. Peet: Die chirurgische Behandlung des Hochdrucks. Vergleiche der postoperativen Sterblichkeit mit derjenigen einer medikamentöse behandelten Vergleichsserie von Wagener-Keith: Eine Untersuchung an 76 Fällen 5—6 Jahre p. op. J. Amer. med. Assoc. 117, 1508 (1941); Ref. Z.org. Chir. 108, 691 (1943).

— The surgical treatment of hypertension. Preliminary report of comparison of mortality following operation with that of a medically treated control series (Wagener, Keith). Tentative correlation of results with recent experimental work. Ann. Surg. 113, 1072 (1941); Ref. Kongreßzbl. inn. Med. 112, 620 (1942); Z.org. Chir. 106, 714 (1942). — J. of Urol. 48, 16 (1942).

Zenker, R.: Zur chirurgischen Behandlung des Hochdruckes. Tagung Mittelrhein. Chir.-Vereinigung Heidelberg 1947.

— Neue Erfahrungen in der chirurgischen Behandlung des Hochdruckes. Tag. Mittelrhein. Chir.-Vereinigung Freiburg /Br. 1948. — Die Technik der supradiaphragmalen Grenzstrang- und Splanchnicusresektion nach Peet beim Hochdruck. Chirurg 19, 15 (1948). — Zur chirurgischen Behandlung des Hochdruckes. Med. Klin. 43, 620 (1948).

— u. H. H. Löhr: Die Ergebnisse der supradiaphragmalen Grenzstrang- und Splanchnicusresektion nach Peet beim Hochdruck. Klin. Wschr. 1948, 170.

— — Die Ergebnisse der Sympathektomie beim Hochdruck. Verh. dtsch. Ges. Chir. 68. Tagung 1951.

— Zur chirurgischen Behandlung des Hochdruckes. Dtsch. Arch. klin. Med. 195, 174 (1949).

— Chirurgie des Hochdruckes, Methoden und Erfolgsaussichten. Ärztl. Prax. 1950, Nr. 6—7.

Zollinger, H. N.: Zur Pathogenese und patholog. Anatomie der Hypertonie. Schweiz. med. Wschr. 80, 533 (1950).

I. Einleitung.

Die pathogenetischen Probleme der Hypertonie sind heute durch den Aufschwung der endokrinen Forschung, vor allem auf dem Gebiete des Nebennieren-Hypophysensystems, durch unsere neueren Erkenntnisse über die zentralnervösen Ursachen und die pressorischen Substanzen im Fluß. Demgegenüber hat die einseitige Anwendung der Ergebnisse der experimentellen Hochdruckforschung, insbesondere die des renalen Drosselungshochdruckes und des Renin-Hypertensin-Problems auf die Verhältnisse beim Menschen ihren Höhepunkt überschritten und einer mehr biologischen, den komplexen Kausalzusammenhängen beim Menschen besser folgenden Betrachtung Platz gemacht. Der seit 40 Jahren auf diesem Gebiete führende deutsche Forscher Franz Volhard hat in seinen letzten Lebensjahren mit jugendlicher Elastizität des Geistes sein eigenes System der Hypertonien den Fortschritten der neuen Erkenntnisse angepaßt und durch neue Gedanken erweitert. Seiner Initiative dankt der eine von uns (Zenker) die Zuführung eines großen Krankengutes zur Operation. *Wir widmen darum diese Arbeit in Dankbarkeit und Ehrfurcht dem Andenken dieses großen Forschers und Arztes, eingedenk der grundlegenden Klärung und der großen Impulse, die dieses Gebiet der Pathologie und Therapie durch ihn erfuhr,* aber auch in der Verpflichtung gegenüber diesem umfassenden Geiste, an den Gegenwartsproblemen des Hochdruckleidens weiterzuarbeiten und den Wandel der Auffassungen immer wieder von neuem daraufhin zu überprüfen, ob das, was wir gestern für richtig hielten, auch noch heute Bestand hat.

Es wird stets das Verdienst von Volhard bleiben, zwei verschiedene Formen des Hochdruckes erkannt zu haben, den roten und blassen Hochdruck, (nach dem amerikanischen Schrifttum den benignen und malignen Hypertonus). Volhard vertrat als erster den Standpunkt, daß immer dann, wenn eine Durchblutungsstörung der Nieren besteht oder auftritt, der Hochdruck „ein anderes Gesicht" bekommt und in ein progredientes, eben malignes Stadium eintritt. Andererseits haben, wie später auszuführen sein wird, vor allem die bioptischen Untersuchungen von Castleman und Smithwick ergeben, daß viele Fälle von malignem Hochdruck auch ohne entsprechende Nierenveränderungen verlaufen können. Zahlreiche klinische Beobachtungen weisen in dieselbe Richtung, so daß die pathogenetische Unterscheidung roter (benigner) Hochdruck *ohne* Nierenstörung und blasser (maligner) Hochdruck *mit* Nierenstörung heute wohl nicht mehr aufrecht erhalten werden kann. Trotzdem ist nicht zu bezweifeln, daß grundlegende Unterschiede in den Zustandsbildern und im Ablauf der verschiedenen Hypertonieformen bestehen, die weitgehend unser therapeutisches Handeln bestimmen.

Die Hypertonie ist ein sehr häufiges Leiden, das in zivilisatorisch und industriell entwickelten Ländern zuzunehmen scheint. In Deutschland war nach Rostoski die relative Zahl der in Krankenanstalten eingewiesenen Hypertoniker 1941 über doppelt so groß wie 1938. So waren an der Med. Poliklinik Freiburg 1948 fast 14% der Kranken Hypertoniker, von denen $^3/_4$ hypertone Beschwerden hatten. In den USA starben nach einer Statistik von White jährlich 175000 Menschen an Hypertonie. Unter 30000 Autopsien nach Herz-Kreislauftodesfällen stammten 55% und von allen Autopsien 9% von Hypertonikern. *Danach ist die Sterblichkeitsquote höher als beim Carcinom!* Sarre und Lindner verfolgten 1948 an der Volhardschen Klinik 166 Hypertoniker über 7 Jahre lang. Nach 5 Jahren waren 65% gestorben und zwar 93% der Kranken mit malignen Hypertonien, dagegen nur 45% mit benignen Hypertonien. Naturgemäß umfaßt ein solches klinisches Krankengut lediglich eine Auslese der schweren Fälle (mit kardialer Insuffizienz, Apoplexien usw.). In der Allgemeinpraxis dürften die Mortalitätszahlen wesentlich niedriger liegen. Dieselbe Einschränkung gilt auch für die chirurgischen Statistiken mit ihrem ausgewählten Krankengut, das durchweg den schwersten Verlaufsformen angehört. Die Zahlen von Sarre und Lindner entsprechen etwa denen, wie sie von Keith, Wagener und Barker 1938 in den USA an einem ebenfalls internen Krankengut erhoben wurden.

Nach den Erfahrungen aus dem Krankengut der verschiedenen Länder, Rassen, Bevölkerungsgruppen und Lebensbedingungen scheint der Hochdruck ein schicksalmäßiges Geschehen zu sein, das durch äußere Einwirkungen und auch durch die Therapie schwer beeinflußt werden kann. Solche Feststellungen sollen uns jedoch nicht an unseren therapeutischen Bemühungen irre werden lassen. Sehen wir doch immer wieder, wie im Einzelfall unter verschiedenen konservativen, vor allem diätetischen Behandlungsmaßnahmen wesentliche Besserungen auftreten und das Fortschreiten der Erkrankung aufgehalten werden kann. Auch die Einführung neuer blutdrucksenkender Pharmaka, wie der dehydrierten Mutterkornalkaloide, des Veratrum viride und album, haben immer wieder in Einzelfällen Erfolge gebracht, ohne allerdings eine durchgreifende Bedeutung für die kausale Behandlung der arteriellen Hypertonie zu erlangen (Martini).

Wenn demnach bisher die interne Therapie der Hypertonie häufig nicht von ausreichendem Erfolg begleitet wird, so liegt es nahe, Verfahren zu suchen und zu erarbeiten, die von einem bestimmten Angriffspunkt ausgehend, den Blutdruck rechtzeitig, erheblich und dauerhaft zu senken imstande sind. Denn der Hochdruck, welcher Genese er auch immer sei, führt im Laufe der Jahre in den meisten Fällen zur Arteriosklerose der Gefäße, damit zu zunehmenden Durchblutungsstörungen von Gehirn, Herz und Nieren und so in einem eigenartigen Circulus vitiosus zur Progredienz und Verschlimmerung der Hypertonie, ganz abgesehen von den lokalen Organschäden. Gelingt es — und sei es auch auf nicht kausaler Grundlage — den arteriellen Blutdruck zu senken, so kann der Circulus vitiosus unterbrochen werden; die These vom „Erfordernishochdruck": „Jeder hat den Blutdruck, den er braucht", ist nur bedingt gültig, nämlich erst dann, wenn die sklerosierten und verengten Gefäße einen hohen Blutdruck erfordern, um eine genügende Organdurchblutung zu ermöglichen.

Von solchen Tatsachen und Voraussetzungen ausgehend, bemühte sich in Deutschland besonders VOLHARD in gemeinsamer Arbeit mit ZENKER um die Entwicklung der chirurgischen Behandlung des Hochdruckleidens. Über das Verfahren selbst und seine Auswirkung auf die Klinik der Hypertonie möge im folgenden berichtet werden.

II. Das operative Verfahren.

1. Geschichtliche Entwicklung der Operationsverfahren.

Das Verdienst, den ersten Vorschlag zur neurochirurgischen Behandlung der Hypertonie gemacht zu haben, gebührt KRAUS und BRÜNING.

BRÜNING beobachtete 1923, daß bei einem Kranken, bei dem er wegen einer Angina pectoris den unteren Teil des cervicalen Grenzstranges und das Ggl. stellare entfernt hatte, die stenokardischen Schmerzanfälle und die gleichzeitig bestehenden Blutdruckkrisen verschwanden. Auf Grund dieses Erfolges regte BRÜNING die Resektion des N. splanchnicus zur Bekämpfung des krankhaft gesteigerten Blutdruckes an, „um dadurch mit den abdominalen Gefäßen den wichtigsten Faktor für die Blutdruckregulierung zu treffen, wobei der zu erwartende Effekt um so größer ist, je größer das von den exstirpierten Ganglien beherrschte Stromgebiet ist."

Im gleichen Jahr bezog sich DANIELOPOLU auf BRÜNING und schlug ebenfalls die Operation vor. Schon damals wurde die Auffassung vertreten, daß der sog. essentielle Hochdruck im Anfangsstadium durch eine funktionelle Engstellung der Arteriolen im terminalen Stromgebiet verursacht sei. Dieser Spasmus sollte durch eine Ausschaltung des sympathischen Tonus im großen Gebiet der Bauchgefäße gelöst und dadurch der periphere Widerstand herabgesetzt werden.

ADSON hat, soweit wir wissen, als erster in Amerika eine Sympathektomie bei einem Hochdruckkranken ausgeführt. 1925 operierte er auf Anregung von ROWNTREE (zit. nach SMITHWICK) einen Kranken mit maligner Hypertonie durch beidseitige lumbale Sympathektomie, einen andern Kranken durch einseitige cervicothorakale Ganglionektomie. Der italienische Internist PENDE war 1924 bei seiner Anregung zur einseitigen Resektion des linken N. splanchnicus, der nach seiner Vorstellung beide Nebennieren versorgt, der Auffassung, damit die Adrenalinsekretion durch eine Atrophie der Nebennieren herabsetzen und hauptsächlich auf humoralem Wege eine genügende Gefäßerweiterung im visceralen Gebiet herbeiführen zu können. Die PENDEsche Operation hatte also eine endokrine Umstellung zum Ziele. PIERI hat 1927 den ersten Fall nach PENDE operiert. Ihm folgten bald CICERI, DURANTE, DONATI, jedoch ohne den erhofften Erfolg. Die gleiche Absicht, die Nebennieren zu entnerven, verfolgte CRILE 1928 mit seiner „Coeliektomie und Splanchnicus-Resektion", die aber als postganglionäre

Sympathektomie kritisiert und wegen der postoperativ einsetzenden Überempfindlichkeit der Gefäße auf Adrenalin wieder aufgegeben wurde. Cannon hat in Amerika während der dreißiger Jahre die Entwicklung der Sympathektomie durch seine Tierstudien sehr gefördert, die zeigten, daß durch ausgedehnte Resektion des Sympathicus immer stärkere und länger anhaltende Blutdrucksenkungen auftraten, wenn auch unter starker Beeinträchtigung des Regulationsvermögens auf äußere Reize hin. Nach diesen Erfahrungen suchte man nach einem geeigneten Angriffspunkt an der peripheren Erregungsleitung mit dem Ziel, ein relativ wenig eingreifendes Operationsverfahren mit möglichst weitgehender Ausschaltung des zentralen Vasomotoreneinflusses zu entwickeln.

In dieser Richtung schlug zunächst Adsons „intraspinale ventrale Rhizotomie" 1930 fehl (Durchtrennung der Vorderwurzeln vom 6. Thorakal — bis zum 2. Lumbalsegment des Rückenmarkes nach Laminektomie), die sich als zu gefährlich erwies, obwohl Adson, Brown, Craig, Page und Heuer zunächst bemerkenswerte Erfolge mitzuteilen hatten. 1932 berichtete Craig an der Mayoklinik über den subdiaphragmatischen Zugangsweg zu den Nn. splanchnici maiores, ein Eingriff, den Adson 1935 zu seiner „infradiaphragmatischen Splanchnikektomie und oberen lumbalen Ganglionektomie" systematisch ausgebaut hat. Dieses Verfahren ergänzten Lériche und Fontaine, die Hauptvertreter der französischen Schule, durch einseitige Nebennierenresektion und bürgerten diese Operation nach selbständiger Entwicklung der Technik 1940 in Frankreich ein. Eine Zeitlang haben die beiden Autoren ihr Verfahren auch noch mit der Nierendekapsulation kombiniert. Seit 1942 zieht Lériche den thorakalen Grenzstrang durch die Zwerchfellücke zusätzlich herab und reseziert das 12., manchmal auch das 11. Thorakalganglion. Die unterhalb des Zwerchfells angreifenden Verfahren wurden in dem Streben entwickelt, eine bessere Durchblutung der Niere zu erzwingen und damit vielleicht die Bildung pressorisch wirkender Substanzen in der Niere zu verhindern (Volhard und Mitarbeiter, Goldblatt, Page). Inzwischen zeigte sich aber, daß die experimentelle renale Hypertonie durch eine sog. „renale Denervierung" und auch durch die Grenzstrangresektion nicht beeinflußbar war (Elaut, Blalock und Levy, Freeman und Page, Goldblatt). Außer der Möglichkeit, die Nebenniere auf das Vorliegen eines Tumors zu untersuchen und sie teilweise zu resezieren, was besonders Fontaine nachdrücklich empfiehlt, bot dieser subdiaphragmatische Zugangsweg den für die damalige Zeit bedeutenden Vorteil, den Grenzstrang ohne Berührung mit der Pleura erreichen zu können.

In der folgenden Zeit ging die Führung der Entwicklung endgültig in die Hände amerikanischer Chirurgen über, nachdem Peet 1935 über seine erste, im November 1933 begonnene Untersuchungsreihe von Kranken berichtet hatte, bei denen er seine einzeitige „bilaterale supradiaphragmatische Splanchnicusund Sympathektomie" (Th$_{10-12}$) ausgeführt hatte.

Peet hat sein Verfahren an einem sehr großen, sorgfältig durchuntersuchten Material erprobt: 1940 berichtete er über 350 Fälle, 1948 schon über 2000 operierte Kranke, die er bis zu 15 Jahre lang beobachtet hat.

Seine Operation haben Wertheimer und Lériche in Frankreich eingeführt. Die nördlichen Länder folgten mit der chirurgischen Behandlung des Hochdrucks erst später unter Führung von Olivecrona und Berglund. Das Verfahren führte aber außer in Peets Händen zu keinem auf die Dauer voll befriedigenden Erfolg, in anderen Ländern krankt es offenbar unter anderem an der Tatsache, „daß die Operation erst in einem Stadium ins Auge gefaßt wird, wo die fortschreitenden anatomischen Veränderungen die anfangs rein funktionelle Erkrankung irreversibel machen" (Lériche).

In dem Bestreben, möglichst früh und ausgedehnt zu operieren, kombinierte Smithwick 1938 die beiden infra- und supradiaphragmalen Verfahren zu seiner „beidseitigen thorakolumbalen radikalen Splanchnicus- und SympathicusResektion" (Resektion des Grenzstranges vom 9. Thorakal- bis zum 2. Lumbalganglion, der Nn. splanchnici vom Ursprung bis zum Eintritt in das Ggl. coeliacum, das unberührt bleibt) unter querer Durchtrennung des Zwerchfelles, später unter teilweiser Spaltung. Nachdem sich die Erkenntnis langsam durchsetzte, daß der renale Mechanismus in der Pathogenese des menschlichen Hochdruckes nicht die

Rolle spielte, die man ihm auf Grund von GOLDBLATTs Versuchen eingeräumt hatte, erweiterte SMITHWICK seinen Eingriff bis herauf zum 8. Thorakalganglion, um eine gänzliche Denervierung der unteren Körperhälfte zu erreichen, da nach einer „Denervierung der Niere" keine genügende und dauerhafte Senkung des Blutdruckes beobachtet werden konnte. Nun strebte die Entwicklung in Amerika rasch der totalen thorakalen Sympathektomie zu:

Nach WHITE (1947) muß eine Sympathektomie mindestens bis zum 6. Thorakalganglion reichen, um das Splanchnicusgebiet einigermaßen vollständig zu denervieren, da die Splanchnicusfasern noch in Höhe der 6. Rippe zur Aorta abzweigen und entlang der Aorta nach unten zu den Eingeweiden verlaufen. 1946 erweiterte POPPEN die obere Resektionsgrenze bis zum 3. Thorakalganglion. In gleicher Ausdehnung operierten HINTON und LORD. Die untere Resektionsgrenze bleibt auch bei allen folgenden Verfahren das 3. Lumbalganglion und die Einmündung des N. splanchnicus in das Ganglion coeliacum. POPPEN resezierte von zwei getrennten Schnitten aus die 8. und 11. Rippe und entfernte den Grenzstrang zusammen mit den Nn. splanchnici beiderseits in zwei Sitzungen im Abstand von 8 Tagen durch die Öffnungen an der 8. und 11. Rippe.

Als erster wählte GRIMSON 1941 den transpleuralen Zugangsweg zum thorakalen Grenzstrang. Zur Erreichung seiner „totalen thorakalen und partiellen lumbalen Sympathektomie und Coeliacganglionektomie" führt er 2 Thorakotomien in 1 Sitzung durch: die erste im Bett der resezierten 3. Rippe dient der Resektion der 8 ersten Thorakalganglien einschließlich des Ggl. stellare und der oberen Splanchnicusäste, die 2. Thorakotomie im Bett der 10. Rippe dient zur Resektion der unteren thorakalen und oberen lumbalen Ganglien, sowie des N. splanchnicus mit dem Ggl. coeliacum. GRIMSON ist davon überzeugt, daß man mit seiner Operation viel länger anhaltende und stärkere Senkungen des Blutdruckes erreichen kann als mit den früheren Eingriffen. Die ausgedehnten Resektionsverfahren stellten aber an die Kreislaufregulationsfähigkeit und die Nachbehandlung derartige Anforderungen, daß ihre Anwendung nur bei einer ganz begrenzten Zahl von Kranken in den besteingerichteten Kliniken zu rechtfertigen ist. Außerdem nimmt nach den Berichten amerikanischer Chirurgen die Operationsmortalität mit zunehmender Ausdehnung der Resektionsgrenze nach oben ganz bedrohlich zu (PALMER, FINDLEY, SMITHWICK). Die Urteile darüber, ob sich diese ausgedehnten Eingriffe überhaupt lohnen, gehen noch auseinander.

Zwei große Fortschritte haben diese stürmische Entwicklung in den letzten Jahren ermöglicht: Die Erfindung der intratrachealen Narkose, seit deren Einführung das trotz aller Sorgfalt immer drohende Einreißen der Pleura bei den extrapleuralen Verfahren seine Schrecken verloren hat, und die Entwicklung der modernen Antibiotica und Chemotherapeutica, deren großzügige Anwendung die früher so gefürchteten Infektionen der Pleurahöhle mit ihren katastrophalen Folgen für den so stark belasteten Kreislauf verhüten kann.

2. Die Technik der heute gebräuchlichen Operationsverfahren.

a) Die doppelseitige, subdiaphragmale Resektion der Nn. splanchnici und des oberen Lumbalgrenzstranges (ADSON-CRAIG, LÉRICHE) (Abb. 1).

Für diesen Eingriff hat sich neben der Spinalanästhesie die intratracheale Narkose mit Curare wegen ihrer guten Muskelentspannung am besten bewährt. Der Kranke liegt wie bei Nierenoperationen in Seitenlage, Schulterpartien und Beine nach unten gebeugt, um den Abstand zwischen 12. Rippe und Beckenkamm möglichst groß zu gestalten und das Operationsfeld zum obersten Punkt zu erheben. Zur Freilegung des subphrenischen und retrorenalen Raumes dient der sog. Hockeyschlägerschnitt, der zunächst auf der 12. Rippe, an ihrer Spitze dann nach medial abwärts umbiegend auf die Spina iliaca anterior zu verläuft. Im kranialen Winkel durchtrennt man noch einige Bündel des M. latissimus dorsi. Die Resektion der 12. Rippe, wie sie ADSON empfiehlt, ist nicht unbedingt nötig, erleichtert aber den Eingriff sehr. Legt man den hinteren Rand des M. obl. abd. ext. frei, präpariert ihn von der Unterlage ab und zieht ihn mit einem ROUXschen Haken nach außen, so sind Fascia lumbodorsalis und der M. obl. abd. int. zu erkennen. die in der Schnittrichtung etwa querfingerbreit unterhalb der 12. Rippe zwischen dem 12. Intercostal- und dem 1. Lumbalnerven quer durchtrennt werden. Nach Einsetzen zweier großer Bauchdeckenhaken bringt man die Niere ohne Eröffnung der sie umhüllenden Fascia renalis, den Harnleiter und das Bauchfell stumpf nach

ventral und hält diese Organe mit 2 Spateln zurück. Beim Vordringen nach medial quer zum
Faserverlauf des M. iliopsoas gelangt man zu dessen abdominalem Rande und zu der Nische,
die dieser Muskel mit der Wirbelsäule und der V. cava caudalis bzw. Aorta lumbalis bildet.
Hier liegt der lumbale Grenzstrang. Wegweiser zum l. Lumbalganglion bilden rechts die
A. thoracica dextra und die Vv. lumbales, zwei dicke Venen, die aus der Lücke zwischen M.

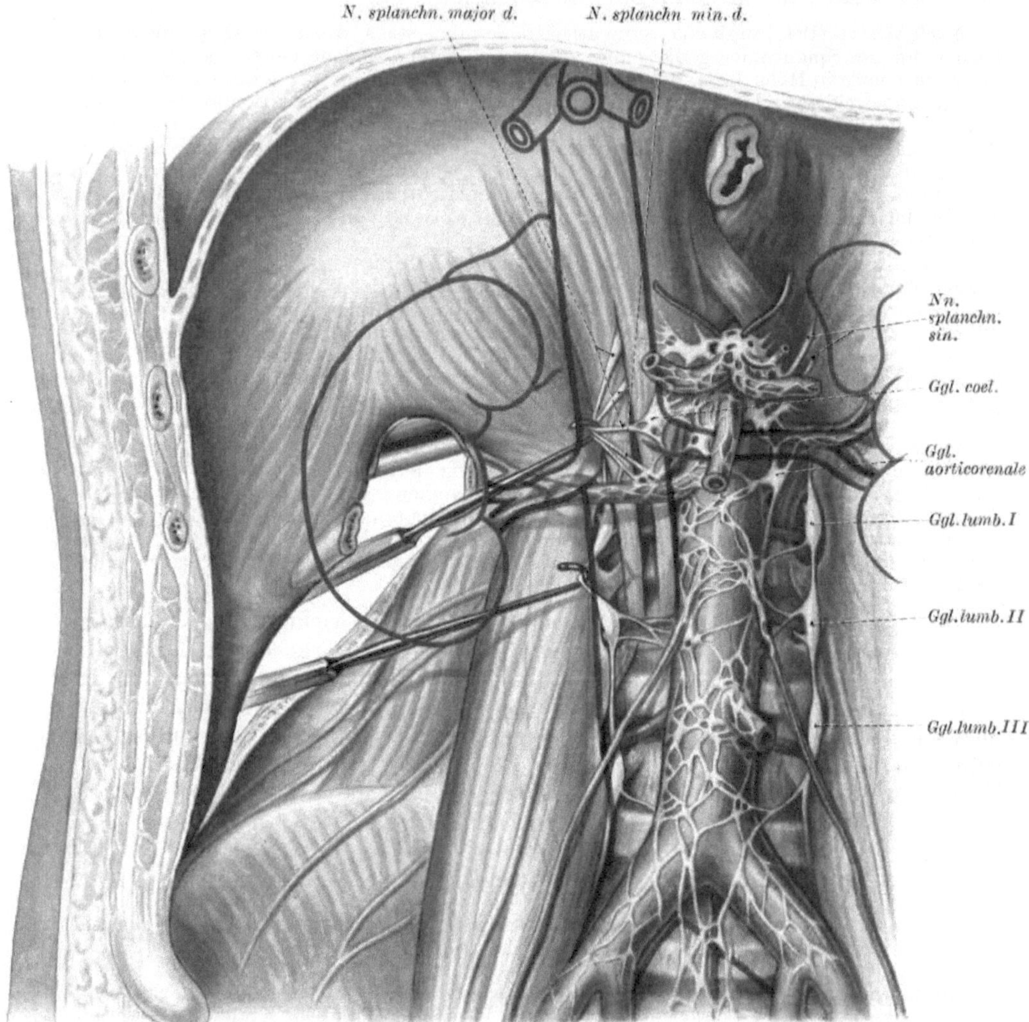

Abb. 1. Die doppelseitige, subdiaphragmale Resektion der Nn. splanchnici und des oberen Lumbalgrenzstranges
(ADSON-CRAIG, LÉRICHE). (Aus KIRSCHNER-ZENKER, Operationslehre, Bd. VII/1).

iliopsoas und medialem Zwerchfellschenkel unter dem Grenzstrang zur V. cava caudalis
ziehen. Verfolgt man den mit einem langen, stumpfen Häkchen angehobenen Grenzstrang
nach kranial, so findet man im Spalt zwischen Crus mediale und intermedium des Zwerchfelles die Nn. splanchnici, die man nun mit einer THIERSCH-Zange fassen und zwischen Zwerch-
fellspalt und Ggl. coeliacum resezieren kann. Vom lumbalen Grenzstrang entfernt man bei
der Frau das 1. bis 3. Ggl., beim Mann nur das 2. und 3. Ggl. Das 1. Lumbalganglion mit
seinen Rr. communicantes muß im Interesse einer ungestörten Genitalfunktion erhalten bleiben. Dann kann die Wunde unter Penicillinschutz ohne Drainage schichtweise verschlossen
werden.

b) Die supradiaphragmale Grenzstrang- und Splanchnicus-Resektion nach PEET (Abb. 2).

Die Technik dieser Operation, die PEET seit 1935 wiederholt beschrieben und auch ZENKER 1948 in der von ihm geübten Form geschildert hat, gestaltet sich folgendermaßen: Lagerung des Kranken in Bauchlage unter Abstützen des Kopfes und des Rumpfes, so daß der Thorax die Möglichkeit zu freien Atemexkursionen behält. Der paravertebrale Hautschnitt reicht drei Querfinger breit von der Dornfortsatzlinie der Wirbelsäule entfernt vom Oberrand der 10. bis zum Unterrand der 12. Rippe und durchtrennt den M. latissimus dorsi und die Fascia lumbodorsalis. Nach der subperiostalen Resektion der von den Ansätzen des M. sacrospinalis

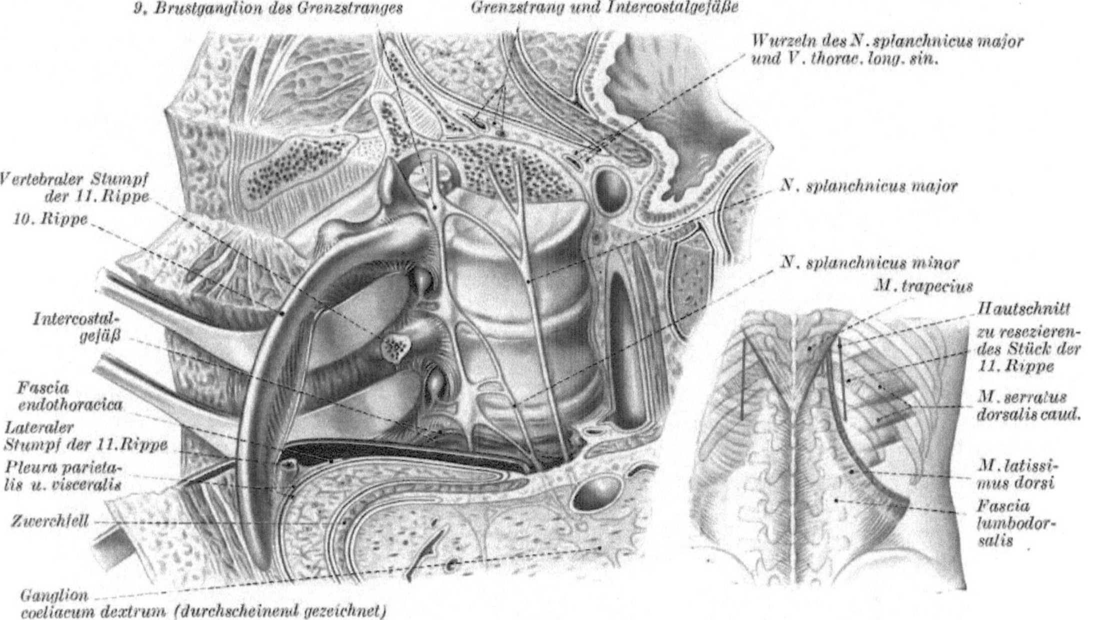

Abb. 2. Die supradiaphragmale Grenzstrang- und Splanchnicus-Resektion nach PEET. (Aus KIRSCHNER-ZENKER, Operationslehre, Bd. VII/1).

befreiten 11. Rippe vom Rippenwinkel bis zum Querfortsatz folgt der schwierigste Teil der Operation, das stumpfe Abdrängen der sehr zarten Pleura von der Seitenfläche der Wirbelkörper mit dem Finger, um den Zugang zu dem hier verlaufenden Grenzstrang und dem in bedrohlicher Nähe der V. thoracica longitudinalis liegenden N. splanchnicus maior freizumachen. Das Einreißen der Pleura, bei Anwendung der gewöhnlichen Inhalationsnarkose wegen der Kreislaufgefährdung des Pneumothorax ein höchst unangenehmes Ereignis, hat seit der Einführung der intratrachealen Narkose erheblich an Bedeutung verloren. Unter Einsetzen eines Leuchtspatels, der die bei der Atmung hin- und herwogende Pleura zurückhält, isoliert man nun zunächst den N. splanchnicus maior am Boden der costovertebralen Rinne dicht neben der V. thoracica mit einem langgestielten Nervenhaken, faßt ihn mit einer THIERSCHschen Zange und reseziert ihn von seiner Wurzel aus dem 9. Brustganglion bis zum Durchtritt durch das Zwerchfell in einer Länge von 9—12 cm. Nun wendet man sich dem Grenzstrang zu. Das 12. Thorakalganglion liegt meist tief in der Zwerchfellmuskulatur, so daß seine Darstellung schwierig ist, dagegen bietet die Isolierung des 10. und 11. Ggl. von den Rr. communicantes keine Schwierigkeiten. Das 9. Ggl. ist wegen des beschränkten Zugangsweges in den wenigsten Fällen erreichbar. Läßt sich das 12. Brustganglion, dessen Ausschaltung wegen des Abganges des direkt zur Niere ziehenden N. splanchnicus imus sehr wichtig ist, nicht aus der Zwerchfelllücke herausziehen, so versucht man, die Durchtrittsstelle des Grenzstranges wenigstens mit der Knopfsonde zu verkochen. Gleichzeitig mit dem Grenzstrang entfernt man auch den N. splanchnicus minor, der aus dem 10. und 11. Thorakalganglion entspringt. Um die Entstehung eines retropleuralen Hämotomes, das wir vereinzelt bei der Sektion beobachteten, zu verhüten, ist sorgfältigste Blutstillung mit der Koagulations-

knopfsonde erforderlich. Das Wiederansammeln von Blut und Gewebsflüssigkeit im retropleuralen Raum läßt sich durch Einlegen eines Katheters vor dem schichtweisen Verschluß
der Wunde vermeiden, durch den man bis zum Schluß der Operation absaugt. Ist die Pleura
eingerissen, so legt man den Katheter intrapleural ein und saugt den Pneumothorax unter
Überdruckatmung ab. Später überzeugt man sich durch Pleurapunktionen mit Hilfe des

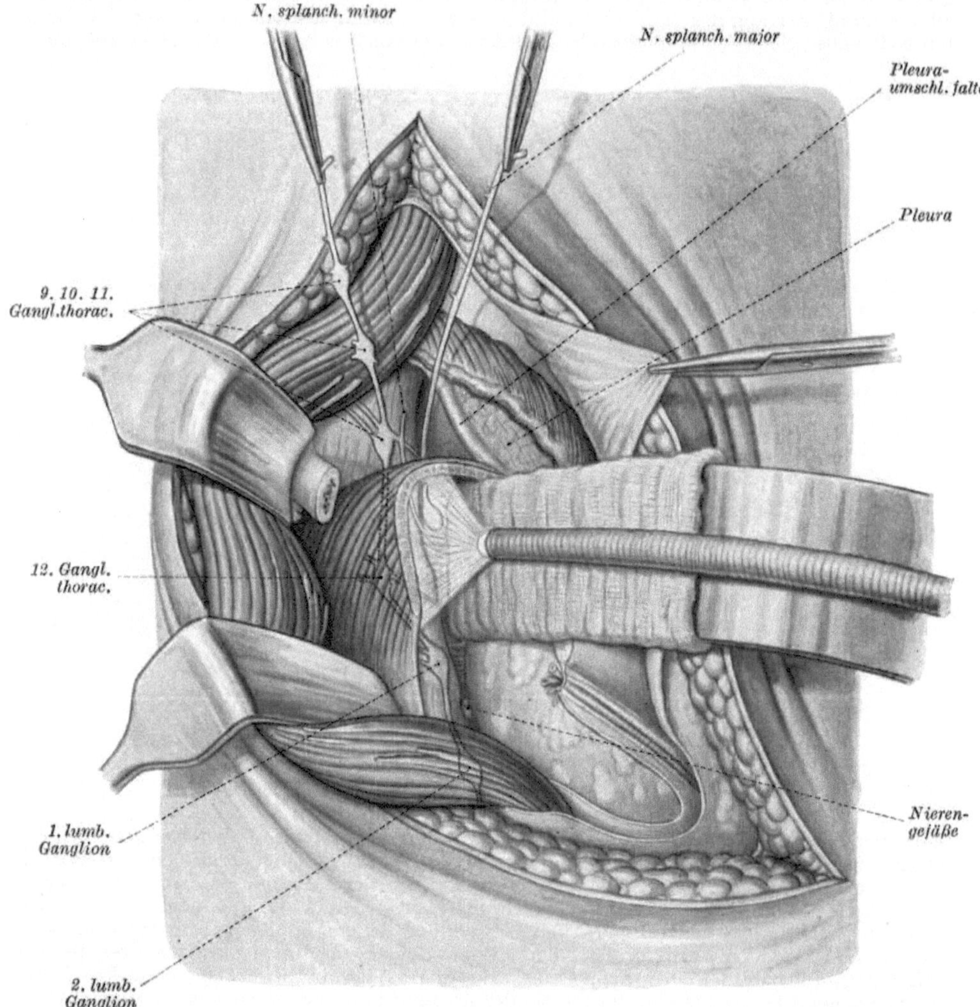

Abb. 3. Die radikale thorakolumbale Sympathicus- und Splanchnicus-Resektion nach SMITHWICK.
(Aus KIRSCHNER-ZENKER, Operationslehre, Bd. VII/1).

Pneumothoraxapparates unter Röntgenkontrolle davon, ob noch Exsudat vorhanden ist.
Mit Hilfe dieser Maßnahmen und unter dem Schutz von Penicillin ließen sich bedrohliche
Pleurakomplikationen und Lungenkollapse, die den postoperativen Verlauf am Anfang
häufig störten, später immer vermeiden.

PEET sieht den Hauptvorteil seiner Methode gegenüber dem infradiaphragmalen Zugangsweg in der Möglichkeit, die Nn. splanchnici an einer höheren Stelle zu resezieren, da man nur
oberhalb des Zwerchfelles die langen Fasern zwischen N. splanchnicus maior und dem Plexus
aorticus mit Sicherheit durchtrennen kann. ZENKER führt den Eingriff wegen der fast durchweg weit fortgeschrittenen Entwicklung des Hochdruckleidens bei seinen Kranken in 2 Sitzungen aus, PEET beiderseits in einer Sitzung.

c) Die radikale thorakolumbale Sympathicus- und Splanchnicus-Resektion nach SMITHWICK (Abb. 3).

Der Kranke liegt in Bauchlagerung, Schulter und Becken sind so unterstützt, daß Brust und Bauch die Möglichkeit zu freien Atemexkursionen haben. Zum Ausgleich der Lendenlordose winkelt man den Operationstisch ab, so daß die Lendenwirbelsäule den höchsten Punkt bildet. Der Hautschnitt beginnt über der 10. Rippe, 5 cm entfernt von der Dornfortsatzlinie, läuft dem lateralen Rande des M. sacrospinalis entlang nach abwärts bis etwa 2 cm unterhalb der 12. Rippe, biegt dann „hockeyschlägerförmig" nach lateral um und verläuft dann 7—10 cm über den seitlichen Rand des M. sacrospinalis hinaus in der Richtung auf den vorderen Darmbeinstachel zu. Nach Spaltung der Fascia lumbodorsalis und der Fascienhülle des M. sacrospinalis präpariert man diesen Muskel von der 11. und 12. Rippe ab, zieht ihn mit stumpfen Haken nach medial und reseziert die 11. und 12. Rippe paravertebral in einer Ausdehnung von 4—5 cm, ebenso die Arterie, die Vene und den Nerven im 12. Intercostalraum. SMITHWICK spaltet nun das Zwerchfell und die Fascia renalis, worauf man nach Abdrängen der Pleura und der Niere einen guten Überblick in den supra- und infradiaphragmalen Raum gewinnt. Außerdem lassen sich die Niere, die Nebenniere und der Ureter gut darstellen. ZENKER sucht ohne Durchtrennung des Zwerchfelles auszukommen. Durch Kippen des Operationstisches vom Operateur weg bringt man sich die Seitenflächen der Wirbelkörper besser zu Gesicht. Nun löst man die Pleura wie bei der PEETschen Operation stumpf mit dem Finger ab und isoliert zunächst den N. splanchnicus maior von der Höhe des 9. Thorakalganglions bis zum Zwerchfell. Durch Zug an diesem Nerven läßt sich ein Teil des Ggl. coeliacum zwischen den Zwerchfellpfeilern nach kranial ziehen. Dicht am Übergang in das Ganglion trennt man nun den N. splanchnicus maior unter sorgfältiger Beachtung des an dieser Stelle liegenden Venengeflechtes ab und vervollständigt den thorakalen Eingriff durch die Resektion der sympathischen Thorakalganglien 10—12 und des N. splanchnicus minor. Nach Einlegen von Rollgazen in den retropleuralen Raum wendet man sich dem lumbalen Teil der Operation zu. Den Zugang zum lumbalen Grenzstrang gewinnt man, indem man den M. psoas mit LANGENBECKschen Haken etwas anhebt und Niere, Nebenniere und retroperitoneales Gewebe mit einem breiten Kaderspatel zur Seite drängt. Um den lumbalen Grenzstrang schnell und sicher zu finden, empfiehlt ZENKER die Verfolgung der auf den 2. Lendenwirbelkörper liegenden und unter dem Ansatz des M. psoas verlaufenden V. renalis. Der Grenzstrang läßt sich an seiner Kreuzungsstelle mit der V. renalis entlang des medialen Randes des M. psoas leicht isolieren und von seiner Durchtrittsstelle durch das Zwerchfell bis unterhalb des 2. Lumbalganglions resezieren. Das Ggl. coeliacum läßt SMITHWICK unberührt, um die postganglionäre Nervenleitung nicht zu zerstören. Nach sorgfältiger Blutstillung, Besichtigung und Abtasten der Niere und Nebenniere kann man eine Probeexcision aus der Niere zwischen 2 vorher gelegten durchgreifenden Catgutligaturen entnehmen. Zur Blutstillung empfiehlt sich die Interposition eines aus der Umgebung entnommenen Fettläppchens. Nun folgt der schichtweise Verschluß der Operationswunde, nachdem das Zwerchfell wieder vernäht ist, unter den gleichen Grundsätzen wie bei der PEETschen Operation, wenn eine Pleuraverletzung eingetreten sein sollte.

d) Die transpleurale Sympathektomie nach RIENHOFF-NISSEN.

Der Eingriff wird in intratrachealer Narkose zuerst auf der rechten Seite ausgeführt, um an die Sympathektomie noch eine beidseitige supradiaphragmale Resektion der Nn. vagi, in denen nach RIENHOFFs Untersuchungen ebenfalls sympathische Fasern verlaufen, anschließen zu können. Die beidseitige Vagotomie läßt sich bequemer auf der linken Seite in der 2. Sitzung durchführen. Der Hautschnitt reicht im 8. Intercostalraum von der Paravertebrallinie bis zur mittleren Axillarlinie. Nach der Durchtrennung der Zwischenrippenmuskulatur eröffnet NISSEN die Pleura in der Hautschnittrichtung und spreizt die Incisionslinie mit einem kräftigen Rippensperrer. Postoperative Neuralgien lassen sich durch Resektion des 8. Intercostalnerven vermeiden. Gibt man nun der Lunge durch Verminderung des intrabronchialen Druckes die Möglichkeit, ihr Volumen zu verkleinern, so sieht man den Grenzstrang in der paravertebralen Rinne durch die parietale Pleura hindurchschimmern. Etwas medial vom Grenzstrang schneidet NISSEN nun die Pleura mit feiner Schere von der Höhe des 4. Intercostalraumes bis zum Zwerchfell ein und zieht die beiden Pleuraränder so weit auseinander, daß die Breite des extrapleuralen Operationsfeldes etwa 5 cm beträgt. Zur Orientierung dient die Querverbindung zwischen 7. Thorakalganglion der Grenzstrangkette und dem N. splanchnicus. Bei der Entfernung der Thorakalganglien 7—12 muß man beachten, daß die Ganglien den Intercostalgefäßen dicht anliegen. Die Versorgung einer etwaigen Gefäßverletzung erfolgt mit Silberklips. NISSEN gelingt es in den meisten Fällen unter Verwendung eines Leuchtspatels, bis zum 3. Thorakalganglion herauf zu resezieren. Nun folgt die Resektion der Nn. splanchnici maior und minor in ganzer Ausdehnung bis zum Durchtritt durch das Zwerchfell. Zur Vornahme einer Probeexcision aus der Niere und einer Inspektion der Nebenniere spaltet Nissen das Zwerchfell parallel zu seinem Ansatz an der hinteren Brustwand. Bei Frauen wird die Sympathicuskette bis zum 3. Lumbalganglion herunter auf beiden Seiten reseziert, bei Männern muß sich die Resektion zur Schonung der Sexualfunktion auf eine Seite beschränken. Nach der Naht der Zwerchfellincision folgt der Verschluß des Thorax unter Einlegen eines Gummikatheters in den 10. Intercostalraum zum Absaugen der intrathorakalen Blutung. Auf der linken Seite wird von einem neuen Einschnitt der mediastinalen Pleura aus die Durchtrennung der beiden Nn. vagi hinzugefügt. Die Incision liegt medial von der Aorta dicht oberhalb des Hiatus oesophageus. Spannt man den Ösophagus mit einem Zügel an, so werden die beiden Nn. vagi sichtbar und können ungefähr 4—5 cm oberhalb des Hiatus auf beiden Seiten durchtrennt werden.

e) Das endoskopische Verfahren nach Kux.

Seit 1947 hat Kux an der Innsbrucker Chirurgischen Universitätsklinik (Vorstand: Prof. Dr. Breitner) sein endoskopisches Verfahren am Brustgrenzstrang in über 400 Fällen, darunter auch an über 50 Hypertonikern, ohne Todesfall ausgeführt. Die Entwicklung eines besonderen Exhaireseinstrumentes soll die Entfernung der thorakalen sympathischen Grenzstrangkette und des N. splanchnicus in einer Ausdehnung, wie sie die amerikanischen Autoren durch operative Freilegung erreichen, ermöglichen. In einigen Fällen gelang es auch, Teile des lumbalen Sympathicus vom Brustraum her auszulösen.

Technik: Anlegen eines kurzfristigen Pneumothorax mit 600—1000 cm³ Luft in der Regel unmittelbar vor dem Eingriff, bei älteren Kranken mit wenig kollapsbereiter Lunge einige Tage vorher unter Steigerung der Luftmenge durch täglich wiederholte Nachfüllungen. Dann führt man nach sedativer Vorbereitung mit Pantopon oder schwachem Scophedal in endotrachealer Narkose das Thorakoskop im 5. Intercostalraum zwischen mittlerer und hinterer Axillarlinie ein. Liegt der Kranke in Bauchlage, so kann man das Thorakoskop an der nach vorne gefallenen kollabierten Lunge vorbeiführen, den durch die Pleura parietalis durchschimmernden Grenzstrang mit seinen Abgängen übersehen und durch Novocain vorübergehend, durch Alkohol für längere Zeit ausschalten oder mit dem Diathermiemesser durchtrennen bzw. stückweise mit dem Exhaireseinstrument auslösen.

Abschließende Untersuchungen über die Dauererfolge des Verfahrens liegen noch nicht vor.

3. Operationsvorbereitung, Narkose, Nachbehandlung.

Die sorgfältige Operationsvorbereitung, Art und Durchführung der Narkose und eine planmäßig geleitete Nachbehandlung, am besten unter Zusammenarbeit mit dem Internisten, sind von entscheidender Bedeutung für das gefahrenlose Gelingen und den Erfolg des Eingriffes. Besonders wichtig ist gerade bei den Hochdruckoperationen die richtige psychische Einstellung und Führung des Kranken durch den Arzt, um die seelische Belastung durch die Operation, die an sich schon tief in das vegetative Gefüge eingreift, möglichst gering zu gestalten. Am Abend vor der Operation und am nächsten Morgen erhält der Kranke je 0,2 Luminal. *Die örtliche Betäubung* hat sich nicht bewährt, da das Adrenalin eine zusätzliche Blutdrucksteigerung mit Tachykardie, also eine unrationelle Herzarbeit, verursacht. Außerdem ergeben sich wegen der fehlenden Muskelentspannung bedeutende Schwierigkeiten bei der Freilegung des Operationsfeldes und für den Kranken die unangenehme Tatsache, daß er die Operation, wenn auch in medikamentösem Dämmerschlaf, miterleben muß. Zenker hat in der Anfangszeit im Jahre 1944 36 Operationssitzungen nach Peet in örtlicher Betäubung ausgeführt und sie dann verlassen. 94 Eingriffe nach Peet und Smithwick wurden in den folgenden Jahren in *Avertin-Äther-Narkose* unter Vorbereitung mit 0,02 Morphium, 0,001 Atropin 1½ Stunden vor Beginn der Operation und rectaler Zufuhr von 0,08 Avertin pro kg Körpergewicht 45 Minuten vor der Operation ausgeführt. Die verhältnismäßig hohe Atropingabe dient zur Verminderung der Bronchialsekretion, da die Kranken in Bauchlage der Gefahr einer Atelektase besonders stark ausgesetzt sind. Die Nachteile der Äther-Apparatnarkose sind aber entscheidend: Die Darstellung des Zugangsweges zur Entfernung des Grenzstranges erfordert eine Muskelentspannung, die sich nur in tiefer Narkose erreichen läßt. Sie stellt also erhöhte Anforderungen an den in seiner Regulationsfähigkeit sowieso schon geschädigten Kreislauf. Außerdem sind die bei der Berührung der Pleura und den Manipulationen zur Entfernung des Grenzstranges regelmäßig auftretenden vegetativen Reflexe mit ihren Atemschwankungen nie mit Sicherheit zu beherrschen, sondern nur durch tiefe Narkose auszuschalten. Überraschend auftretende Abfälle des Blutdrucks, Präkollaps und Kollaps sind die oft nur mit äußersten Mitteln zu beeinflussenden Folgen (Dauertropfinfusion, Peripherin, Veritol, Cardiazol; Ephetonin zur Abkürzung der Narkose). Schließlich ist die Durchlüftung der Lungen eingeschränkt, da die Bauchlagerung infolge des fast völligen Ausfalles der kompensatorischen Bauchdeckenmuskeltätigkeit ausgiebige Atemschwankungen des Zwerchfelles nicht zuläßt und die Atemhilfsmuskulatur durch das eigene Körpergewicht weitgehend ausgeschaltet ist. Alle diese Nachteile der Äther-Apparatnarkose vermeidet in geradezu idealer Weise die *Intubationsnarkose,* die Ass.-Arzt Dr. BERBERICH seit Juni 1949 bei 94 Operationssitzungen nach PEET und SMITHWICK ausgeführt hat. Die mechanische Atembehinderung ist durch die Intubation behoben, die Gefahr der Atelektasebildung also praktisch ausgeschaltet.

Da das Curare eine sehr gute Muskelentspannung zur Darstellung des Operationsfeldes garantiert, kann man die Narkose im oberflächlichen Stadium der Analgesie und Amnesie belassen und die vegetativen Reflexe steuerbar erhalten: Die Acidose, hervorgerufen durch CO_2-Gaben, steigert den Blutdruck, die Alkalose durch Sauerstoffatmung und restlose Absorption der enstandenen Kohlensäure senkt ihn. Auf diese Weise gelingt es einem geschickten Narkotiseur, den Blutdruck während der ganzen Operation auf gleicher Höhe zu erhalten und den Kranken über die kollapsgefährdeten Momente der Grenzstrangdurchschneidung oder einer etwaigen Pleuraverletzung gut hinwegzubringen. Einen lebensbedrohenden Kollaps haben wir seit der Einführung der Intubationsnarkose nur noch bei einem Kranken im Zustande schwerstgeschädigten Kreislaufes erlebt, der in Zukunft eine Operation ausschließt. Der früher wegen der Mediastinalverdrängung so gefürchtete Pneumothorax durch Pleuraperforation ist ungefährlich geworden, da die künstliche Atmung im geschlossenen System von Druckschwankungen im Pleuraraum unabhängig ist. Außerdem sind die bei der Äther-Apparatnarkose nach Pleuraverletzungen häufig auftretenden Pleuraergüsse seltener geworden. Trotzdem bleibt der bei ausgedehnten Resektionen des Sympathicus, besonders während der 2. Sitzung, drohende Kollaps immer eine Gefahr, mit der der Narkotiseur zu rechnen hat. Während aber früher das Absinken des systol. Blutdruckes auf Werte unter 100 mm Hg nach der Resektion des Grenzstranges schon ein alarmierendes Symptom bedeutete, das die Auffüllung des Kreislaufs mit Kochsalzlösung, aus räumlichen Gründen in die Fußvenen, und die Injektion von Veritol und Ephedrin erforderlich machte, gelang es seit der Einführung der Intubationsnarkose, Kranke mit einem systol. Druckabfall bis auf 60—70 mm Hg ohne medikamentöse Beeinflussung gut über den Eingriff hinwegzubringen. Wir haben auch ohne das in der Literatur empfohlene Anlegen einer i.v. Adrenalin-Dauertropfinfusion (1/500000, 60—70 Tropfen in der Minute) vor Beginn der Operation, abgesehen von dem erwähnten Kranken, keinen manifesten Kollaps erlebt. Die Vorbereitung zur intratrachealen Narkose muß sorgfältig sein: Früh morgens erhält der Kranke 0,2 Luminal, $1^1/_2$ Std. vor Operationsbeginn 1 cm³ Dilaudid-Atropin (0,002/0,0005), 45 min vor Operationsbeginn 0,5—1,0 cm³ Dilaudid-Scopolamin (1 cm³ enthält 0,002/0,0003). Nach Ausschaltung der Mund-Rachenreflexe durch Pantocain-Spray (2%ige Lösung) wird die Narkose mit Evipan im Vorbereitungszimmer eingeleitet, der Hartgummitubus von MAGIL unter Leitung des Laryngoskopes in die Trachea eingeführt und die Narkose mit Äther und Sauerstoff fortgeführt. *Dabei kommt man mit ganz geringen Mengen von Äther (um 20 g) aus. Die Anwendung von Lachgas ist streng kontraindiziert,* da es den Blutdruck um durchschnittlich 30—40 mm Hg steigert und die Gefahr einer Apoplexie heraufbeschwört. Curare (60—100 E i.v.), unmittelbar nach der Resektion gegeben, erleichtert die Ablösung der Pleura ganz außerordentlich, da die Tonusverminderung des Zwerchfelles das Bestreben der Lunge, sich nach dem Hilus zu zu retrahieren, unterstützt. In der Regel konnte die Curarewirkung so ausbalanciert werden, daß sie bei Operationsende abgeklungen war. Nur in Ausnahmefällen mußte sie durch Prostigmin (0,5 mg Prostigminmethylsulfat i.v.) aufgehoben werden. Das unangenehme postoperative Erbrechen hat seit der Einführung der Intubationsnarkose völlig aufgehört, da nach Abklingen der Curarewirkung keine Acidose-Gefahr mehr besteht. In der Nachbehandlungszeit kontrollierten wir stündlich Puls und Blutdruck, um ein allzu starkes Absinken des Druckes rechtzeitig durch Veritol und Peripherin verhüten zu können. Zeigt die sofort nach der Operation angefertigte Lungenübersichtsaufnahme noch Reste eines Pneumothorax, so muß man mit dem Pneumothorax-Apparat bis zur völligen Entfaltung der Lunge absaugen. Die prophylaktische Anwendung von Penicillin (50000 OE i.v. am Morgen vor der Operation, dann 3stündlich 25000 E subc. weiter bis zu einer Menge von 400—600000 E) hat sich zur Verhütung von Komplikationen von seiten der Pleura und Bronchien sehr bewährt. Lokal gab ZENKER 50000 E Penicillin und 0,4 g Marbadal, aufgelöst in 10 cm³ Kochsalzlösung, während des schichtweisen Verschlusses als Infektionsschutz in die Operationswunde. Die Mehrzahl unserer Kranken konnte schon am 3. Tag zu einem „Spaziergang um das Bett" aufstehen. Dabei muß man die Beine straff mit elastischen Binden auswickeln und den peripheren Kreislauf durch Veritol und Peripherin stützen, um die für den

Kranken unangenehmen Erscheinungen der Haltungshypotonie, die sich nach Wochen bessern, möglichst einzuschränken. Die Behandlung der manchmal sehr quälenden Neuralgien im Bereich der Lendengegend erfordert vom Arzt und vom Kranken sehr viel Geduld. Örtliche Novocaininfiltrationen brachten nur vorübergehend Besserung, Wärme und Analgetica führten manchmal allein nicht zum Ziel, so daß sich die Verordnung von Alkaloiden bei sehr sensiblen Kranken nicht umgehen ließ. Diese Neuralgien erreichten gewöhnlich 3 Wochen nach der Operation ihren Höhepunkt und verschwanden dann langsam im Laufe der folgenden Wochen. Es handelt sich bei diesen Beschwerden wahrscheinlich um einen Sympathicusschmerz, da nach Kux auch bei den thorakoskopischen Sympathicusexhairesen derartige Schmerzzustände auftreten können.

III. Die Beurteilung der Hypertoniker vor der Operation.

Wenn wir im folgenden die Wirkung der Sympathektomie auf die Hypertonie darstellen wollen, so sind in erster Linie die Schwierigkeiten zu bedenken, die sich für die Beurteilung der Hypertonie aus der verschiedenartigen Symptomatik des arteriellen Grundleidens ergeben. *Denn weder die Blutdruckhöhe, noch irgendein anderes Symptom für sich allein genommen erlaubt im allgemeinen prognostische Schlüsse auf den Verlauf der Erkrankung.* Diese Unsicherheit wird noch vermehrt durch die Diskrepanz zwischen dem klinischen Bild und den histologischen Untersuchungen an den Arteriolen verschiedener Gefäßprovinzen (Castleman und Smithwick, Davis, Lindberg und Treger). Eine weitere Schwierigkeit, ja Unmöglichkeit prognostischer Beurteilung besteht für alle die Fälle, die mit den klinischen Anzeichen einer benigne verlaufenden essentiellen Hypertonie in ärztliche Beobachtung kommen. Denn wir besitzen kein Mittel, den Übergang dieser Erkrankung in die maligne Verlaufsform sicher vorauszusagen, noch können wir von vornherein die Schnelligkeit der malignen Progression als eine der individuellen Konstitution unterworfene Größe beurteilen.

Bei der Darstellung der Ergebnisse chirurgisch behandelter Hypertoniker haben wir uns also in erster Linie mit der Änderung des klinischen Erscheinungsbildes im ganzen zu befassen, nachdem wir vorher die präoperative Symptomatologie im einzelnen dargestellt und eingruppiert haben.

Die besonders von Fowler und de Takats erhobenen Feststellungen, daß die verschiedenen pathogenetischen Formen der Hypertonie keine unterschiedlichen Ergebnisse der Sympathektomie bewirken, entheben uns von vornherein der Schwierigkeit, das vorliegende Krankengut nach den Ursachen der Hypertonie einzuordnen und zu bewerten. Die Wirkungsweise der Sympathektomie auf die verschiedenen experimentellen Hochdruckformen beim Tier (Goldblatt, Grimson u. v. a.) hat offenbar für die menschliche Pathologie keine Gültigkeit.

Um so dringlicher dagegen erschien uns die genaue Kenntnis und Einreihung der Kranken nach dem Schweregrad, in dem das „arterielle System" (Siebeck, Arnold) durch die Grundkrankheit geschädigt wurde. Die Studien zu den Ursachen der Letalität nach Sympathektomie und die Ergebnisse des chirurgischen Verfahrens bei arteriosklerotischen Kranken (Sarre und Koppermann, Pfeffer) ergaben, daß die Operation den fortgeschrittenen Gefäßprozeß ungünstig beeinflußte und auch den Blutdruck selbst gewöhnlich nur kurzfristig oder überhaupt nicht senkte. Das diesen Arbeiten zugrundeliegende Krankenmaterial war groß genug zu der begründeten Annahme, daß die postoperativen Fehlreaktionen des vegetativen Nervensystems als Funktionen des schwer geschädigten „arteriellen Systems" angesprochen werden dürfen.

Es kommt also auch bei der Beurteilung des *gesamten* Krankengutes darauf an, möglichst vielfältige klinische Untersuchungsergebnisse zu gewinnen, die einen Einblick in das Verhalten des Gefäß-Systems gestatten.

Wir besitzen nur geringe eigene Erfahrungen über die vegetativen Gefäßreaktionen, wie sie besonders in den sog. Testverfahren (Na-Amythal-Test, Cold pressor-Test, Positionstest, Pentothal-Test, Splanchnicusanästhesie, epidurale Percainplombe usw.) von einer Reihe von Autoren ausgearbeitet wurden. Wir haben zwar einige derartige Prüfungen bei einzelnen Kranken vorgenommen, ohne jedoch auf die Frage, ob die schwerer, bzw. leichter gefäßgeschädigten Hypertoniker unterschiedlich reagieren, eine eindeutige Antwort zu erhalten. *Die Wirkungslosigkeit der Testverfahren zur Beurteilung der Operationsprognose beruht u. E. auf der individuell verschiedenen vegetativen Gesamtkonstitution.*

Wir sind deshalb genötigt, den Gefäßbefund aus der Blutdruckhöhe, dem Bild des Augenhintergrundes, der Herz- und Nierenfunktion und vor allem aus der Anamnese und dem klinischen Bilde zu ermitteln, ohne dabei den Anspruch auf erschöpfende Beurteilung erheben zu können. Immerhin sind die mannigfaltigsten Erscheinungsformen, in denen sich auf diese Weise das morphologische und funktionelle Verhalten der Gefäße darbietet, mindestens für eine Orientierung brauchbar.

1. Einteilung des Krankengutes.

Unter Berücksichtigung des Wertes, der den Einzelsymptomen bei der Hypertonie zukommt, und vor allem seiner Begrenztheit im Hinblick auf die Konzeption des Gesamtbildes, *wurde das Krankengut in zwei verschiedene Gruppen eingeteilt.* Dabei haben wir grundsätzlich die Hochdruckkranken, die durch die Verschiedenheit des Entwicklungsstadiums des Gefäßprozesses nicht zusammengehörten, voneinander getrennt. Die Unterscheidung erfolgte sowohl nach morphologischen wie nach funktionellen Gesichtspunkten und bot den Vorteil, jedes Einzelsymptom in der ihm gebührenden Weise einreihen und auswerten zu können. *Dabei sahen wir öfter hochfixierte Blutdruckwerte ohne korrespondierenden pathologischen Augenhintergrundsbefund oder beträchtliche Nierenfunktionsstörungen ohne entsprechende arterielle Veränderungen oder Malignitätsstigmata im Fundusbild ohne entsprechende Blutdruckfixierung.* Hierdurch wurde die günstige Lage geschaffen, die unserer Untersuchung zugänglichen Hochdrucksymptome als gleichgeordnete, aber nicht gleichzeitig auftretende Ausdrucksformen *einer Grundkrankheit* zu betrachten.

So gelangen wir zu der *ersten Gruppe* (Abb. 4), die sich in der Regel durch niedrige systolische und diastolische Blutdruckerhöhungen, geringfügige Augenhintergrundsbefunde, fehlende cerebrale Störungen, erhaltene oder nur geringfügig gestörte Nierenfunktion auszeichnet. Innerhalb dieser Gruppe wurden a) die benignen Formen, die selten zur Operation überwiesen wurden, von den Formen getrennt, die b) durch steigende Erhöhung der systolischen und besonders der diastolischen Blutdruckwerte, durch zunehmende Beschwerden und retinitische Augenhintergrundsbilder die ersten Zeichen der Malignität aufwiesen. — Freilich sind alle diese Veränderungen noch nicht am Gipfelpunkt ihrer Entwicklung angelangt, sie sind eben angedeutet, nur in Perioden auftretend und schwankend [sog. Übergangsformen (VOLHARD) bzw. Frühformen der malignen Hypertonie (SARRE)], aber trotzdem stehen sie als Warnsignale im Beginn einer neuen Krankheitsphase.

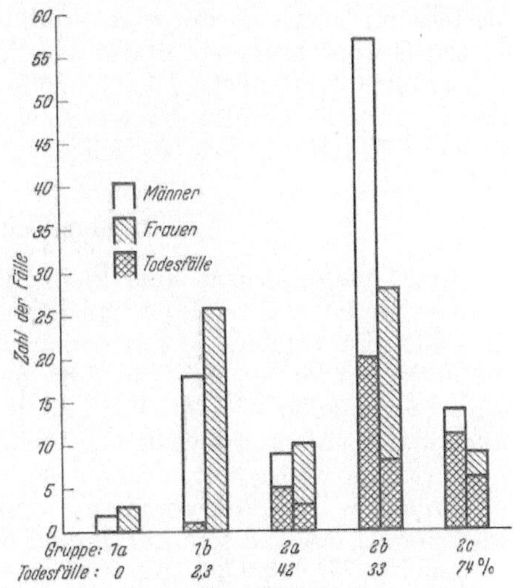

Abb. 4. Einteilung von 176 Operierten nach Schweregraden.

Die aus dem Zusammenschluß der einzelnen Symptome sich ergebende *zweite Gruppe* (Abb. 4) enthält erhebliche Schweregrade:

a) *die benignen*, aber mit *arteriosklerotischen Veränderungen* (Sklerose des zentralen Schlagadersystems mit Apoplexien, Coronarsklerose, Aortensklerose) einhergehenden, meist chronischen Hypertonien, die im allgemeinen den chirurgischen Eingriff nicht erfordern bzw. erlauben,

b) *die malignen Hypertonien* mit oder ohne Nierenschädigung, die durch progressive funktionelle und organische Schädigungen ihres arteriellen Systems gekennzeichnet sind,

c) *die malignen Sklerosen* — im Fahrschen Sinne — also Endphasen des malignen Hochdrucks *mit* Niereninsuffizienz.

Das gemeinsame Kriterium dieser zweiten Gruppe und ihrer Untergruppen besteht im Vergleich mit dem Stadium, in dem sich die Hochdruckkranken der ersten Gruppe befinden, in der deutlich erkennbaren erheblichen Schädigung des „arteriellen Systems". Die fehlende oder nachzuweisende Organmanifestation der Hypertonie ist also der Gradmesser, nach dem sich im allgemeinen das vorliegende Einteilungsprinzip richtet.

2. Bioptische Nierenbefunde.

In 37 Fällen wurde eine kleine Probeexcision aus einer Niere (einmal aus beiden Nieren) während der Operation entnommen und von Prof. Brass (Pathol. Institut, Frankfurt a. M.) untersucht. Nach den ausführlichen histologischen Befunden wurde später — in dem Bemühen, eine Beziehung zu dem klinischen Bild herzustellen — eine Einteilung in *5 Schweregrade der arteriellen Gefäßveränderungen* entsprechend dem Vorgehen von Castleman und Smithwick durchgeführt. Die Einzelheiten dieser Einteilung sind bei diesen Autoren nachzulesen.

Grad 0 wurde angenommen, wenn keinerlei arterielle Gefäßveränderungen vorlagen. Dies fand sich nur einmal bei einem Fall der Gruppe 1 b:

Frau Sk., 34 Jahre alt. Kopfschmerzen und Schwindelgefühl seit 4 Jahren, sonst leere Anamnese. RR bei Eintritt in die Med. Klinik Frankfurt 210/130 mm Hg, nach konservativer Behandlung 150/100 mm Hg, am Augenhintergrund geringfügig verschärfte Reflexe, sonst kein krankhafter Befund. Herz nicht vergrößert. Im Ekg leichter Myokardschaden. Höchstes spez. Gew. des Urins 1048, U + 32 mg-%. *Einseitige* Operation nach Smithwick. Ambulante Nachuntersuchung 32 Monate p.op. Bei normalem Organbefund RR 145/100, glänzendes subjektives Befinden.

Grad 1 wurde angenommen bei leichten Gefäßveränderungen, meist nur an einem Teil der Gefäße. Insbesondere geringe Veränderungen an den Arteriolen ohne Lumeneinengung der intakten Glomeruli. Grad 1 fand sich nur in zwei Fällen der Gruppe 1 b:

Frau Kr., 19 Jahre alt. 6 Jahre vor der Sympathektomie schwere akute Nephritis, 1 Jahr später Rezidiv. RR bei Eintritt in die Med. Klinik Heidelberg 190/110 mm Hg, nach konservativer Vorbehandlung 130/90 mm Hg. Augenhintergrund o. B. Herz röntgenologisch nicht vergrößert, aber linksbetont. Im Ekg ausgeprägter Linkstyp mit Myokardschädigung. Höchstes spez. Gew. des Urins 1035, U + 35 mg-%, Alb. und Sed. o.B. Kopfschmerzen und Schwindelgefühl. Müdigkeit und Appetitlosigkeit. *Doppelseitige* Operation nach Smithwick. Stationäre Nachuntersuchung 19 Monate später in der Med. Klinik Heidelberg: RR am Aufnahmetag 145/95 mm Hg, bei der Entlassung 5 Tage später 150/80 mm Hg. Röntgenologisch: Verkleinerung der Herzfigur. Ekg normal. Der übrige Organbefund einschließlich des Augenhintergrundes ist normal geblieben. Außer leichten Erregungszuständen hat sich das subjektive Befinden wesentlich gebessert.

Herr Br., 41 Jahre alt. Bei belasteter Familienanamnese fand sich der Blutdruck erstmals 11 Jahre vor der Sympathektomie erhöht. RR bei Eintritt in die Behandlung der Krankenanstalt Speyerershof bei Heidelberg (ehem. Leitender Arzt: Prof. Masing) 210/110 mm Hg, nach diätetischer Behandlung 175/105 mm Hg. Am Augenhintergrund Wandveränderungen der kalibermäßig schwankenden Netzhautarterien, die stellenweise sogar Kupferdrahtreflexe aufwiesen, GUNNsche Kreuzungsphänomene angedeutet, keine Blutung, keine retinitischen Herde, Papillengrenzen leicht verwaschen, so daß doch zumindest der Verdacht besteht, daß es sich um die Anfänge einer Retinitis handelt (Prof. SERR). Herz etwas links dilatiert. Ekg: Angedeuteter Linkstyp mit Myokardschaden. Nierenfunktion intakt, höchste Urinkonzentration 1030, Rest-N normal. Doppelseitige Operation nach SMITHWICK. Der Kranke erschien trotz mehrfacher Aufforderung nicht zur Nachuntersuchung. Er schrieb uns aber, daß sein Allgemeinbefinden etwas besser sei als früher und daß er sich jugendlicher und elastischer fühle.

Die Tatsache, daß bei uns nur drei Fälle ($= 8\%$) so leichte Veränderungen aufwiesen, während in dem Material von SMITHWICK die Gruppen 0 und 1 zusammen 28% ausmachten, zeigt bereits, wieviel schwerer unser Krankengut war.

Grad 2 wurde angenommen, wenn zwar die Glomeruli noch kaum befallen waren, jedoch die Arteriolen, besonders die Vasa afferentia, schon zu einem erheblichen Teil Veränderungen aufwiesen (z. B. fibrinoide Wandverquellung oder Einengung des Lumens). 11 Fälle gehören zu dieser Gruppe.

Grad 3 wurde angenommen, wenn schwere Veränderungen in fast allen Arteriolen nachweisbar waren, insbesondere Hyalinose der Intima und erhebliche Einengung des Lumens. Dazu gehörten oft herdförmige Narbenbildungen mit Hyalinisierung zahlreicher Glomeruli und Atrophie der Nephrone. 14 Fälle gehörten zu dieser Gruppe.

Grad 4 wurde angenommen, wenn entweder Nekrosen oder Arteriitis zu den schweren Gefäßveränderungen hinzukamen (wenn es sich also um eine „maligne Sklerose" nach FAHR im engeren Sinne handelte). Dies war 3mal bei Kranken der Gruppe 2b der Fall:

Herr Kl., 42 Jahre alt. Erste Hochdruckbeschwerden 1 Jahr vor der Sympathektomie. Klinisches Bild bei Aufnahme in die Med. Klinik des St. Marienkrankenhauses Frankfurt (Leiter: Dr. R. HÜRTHLE): Fixierter Blutdruck von 230—260 mm Hg systolisch und 140 bis 160 mm Hg diastolisch. Augenhintergrund: Fundus hypertonicus mit Übergang in Retinitis angiospastica. Zahlreiche Blutungen und Degenerationsherde. Die Herzfigur ist beträchtlich vergrößert. Im Ekg erhebliche Myokardschädigung mit den Anzeichen eines abgelaufenen Vorderwandinfarktes. Höchstes spez. Gew. im Urin 1025. Rest-N: 24 mg-%. Alb. und Sed. o.B. — Operation nach SMITHWICK li., Operation nach PEET re. ohne Einfluß auf die Blutdruckhöhe. Untersuchung nach 6 Monaten: RR 300/195 mm Hg fixiert. Deutliche Verschlechterung des Befundes am Augenhintergrund. Maximale Urinkonzentration 1014. Rest-N: 40 mg-%, U - 8,7 mg-%. Alb ø. Sed: vereinzelt Ery und Leuko, vereinzelte hyal. und granulierte Cylinder. Der Kreislauf ist kompensiert. Exitus letalis nach Entfernung einer Nebenniere. Keine Sektion.

Frau Mü., 49 Jahre alt. 1 Jahr vor der Sympathektomie Schwindelanfälle mit nächtlicher Polyurie. Stat. Beobachtung in der Med. Klinik Frankfurt: Aufnahmeblutdruck 270/170 mm Hg. Basaldruck 215/120 mm Hg. Im Augenhintergrund Veränderungen im Sinne einer Retinitis angiospastica mit multiplen Blutungen und Degenerationsherden im Maculagebiet. Röntgenuntersuchung des Herzens: Hypertrophie und Dilatation des li. Ventrikels, erhebliche Dilatation des li. Vorhofes. Ekg: Beginnender Linkstyp, sichere Myokardschädigung. Höchste Urinkonzentration 1024, Rest-N 27 mg-%. Alb.: 0,5—1, 5⁰/₀₀. Sed. o.B. *Einseitige* Operation nach SMITHWICK. Nachuntersuchung 3 Monate später in der Med. Abt. des Städt. Krankenhauses Mannheim: Fixierte Blutdruckwerte zwischen 300—250 mm Hg systolisch und um 160 mm Hg diastolisch. Kreislauf dekompensiert. Augenhintergrund: unverändert, Nieren nach Wiederherstellung der Kreislaufkompensation: Höchstes spez. Gew. im Urin: 1016. Rest-N normal. Alb.: 2,8—1⁰/₀₀. Sed. einzelne hyaline und granulierte Cylinder. Zweite Sitzung kontraindiziert.

Frau Kö., 35 Jahre alt: 9 Jahre vor der Sympathektomie akute Nephritis. Stationäre Beobachtung in der Med. Poliklinik Heidelberg: RR fixiert um 240/145 mm Hg. Am Augenhintergrund Verdacht auf beginnende Retinitis angiospastica mit Silberdrahtarterien und einzelnen flohstichartigen Blutungen. Röntgenuntersuchung des Herzens: Aortenkonfigurierte, aber nicht vergrößerte Herzfigur mit Verbreiterung des Gefäßbandes. Ekg: Deutlicher Myokardschaden. Nieren: Höchstes spez. Gewicht im Urin 1026. Rest-N 45 mg-%. Alb (+). Sed. vereinzelte Erythrocyten. — *Doppelseitige* Operation nach SMITHWICK. Nachuntersuchung 14 Monate p. op. in der Med. Abt. des Städt. Krankenhauses Mannheim: Aufnahmeblutdruck 200/135 mm Hg. Basaldruck 150/110 mm Hg. Augenhintergrund: Weitgehend

normale Arterien, etwas gestaute Venen. Herzgröße und Ekg unverändert. Höchste Urinkonzentration 1011. U + 61 mg-%. Alb. (+). Sed. o. B. Subjektive Beschwerden gebessert.
Deutliche Krisen.

Tabelle 1. *Beziehungen zwischen Augenhintergrund und bioptischem Nierenbefund.*

Veränderungen der Nierengefäße	Fälle	Augenhintergrundveränderungen Stadium:				
		normal	I	II	III	IV
Normal (Grad 0)	1		1			
Grad 1	2	1			1	
Grad 2	11		1	1	6	3
Grad 3	13		2	1	1	9
Grad 4	3				2	1

Der *Vergleich der bioptischen Befunde mit den Augenhintergrundsbefunden*
ergibt im ganzen gesehen eine gute Korrelation: Schwere Augenhintergrundsbefunde trifft man im allgemeinen bei schwerem Nierengefäßbefall und umgekehrt
(s. Tab. 1). Jedoch wies auch unser kleines Material den schon von Castleman
und Smithwick erhobenen Befund auf, daß zuweilen ein „Fundus hypertonicus"
I. und II. Grades (Stadium I und II der Tabelle) mit schweren Nierengefäßveränderungen einherging (5 mal) und daß seltenerweise auch eine beginnende
oder ausgeprägte Retinitis angiospastica (Stadium III und IV der Tabelle) bei
leichtesten Nierenveränderungen zu beobachten war (1 mal).

So fanden die amerikanischen Autoren bei der Gegenüberstellung von retinalen und im
bioptischen Nierenpräparat gefundenen Gefäßveränderungen beträchtliche Unterschiede
hinsichtlich des Schweregrades. Z. B. fanden sich bei 79 von 195 Kranken, die keinen oder
nur einen geringfügigen, keinesfalls aber einen retinitischen Befund an den Netzhautgefäßen
zeigten, schwerste Nekrosen an den Nierenarteriolen. Andererseits konnten bei schweren
retinitischen Augenhintergrundsveränderungen unter 120 Fällen nur 72 mit entsprechendem
pathologischem Substrat an den Nierengefäßen nachgewiesen werden.

Diese Fälle sind von besonderem theoretischem Interesse. Sie zeigen, *daß der
Augenhintergrund nicht immer den Grad der Gefäßveränderungen in anderen
Gefäßprovinzen widerspiegelt und insbesondere, daß eine Trennung in „roten" =
essentiellen und „blassen" = renalen Hochdruck demnach nicht möglich ist.* Denn
Grad 2—4 der Nierengefäßveränderungen sind erheblich und nach Volhards
Nomenklatur als „maligne Sklerosen" im weiteren Sinne zu bezeichnen, sicherlich
meist mit Nierendurchblutungsstörungen. *Die Gefäßveränderungen beim malignen
Hochdruck sind eben etwas Sekundäres und laufen im Augenhintergrund und in den
Nieren nicht immer parallel.*

Tabelle 2. *Beziehungen zwischen Klinik und bioptischem Nierenbefund.*

Veränderungen der Nierengefäße	Zahl der Fälle	Klinische Gruppe				
		I a	I b	II a	II b	II c
Normal (Grad 0) .	1		1			
Grad 1.	2		2			
Grad 2.	11	1	6	1	3	
Grad 3.	14			1	13	
Grad 4.	3				3	

Beim *Vergleich der bioptischen Nierenbefunde mit der klinischen Gruppierung*
der Kranken ist die Übereinstimmung besser und eigentlich überraschend gut
(s. Tab. 2). Alle leichten Grade (0 und 1) gehörten zu Gruppe I, alle schweren
(3 und 4) zu Gruppe II. Nur bei Grad 2 der Nierengefäßveränderungen verteilte
sich das Krankengut gleichmäßig auf Gruppe I u. II. Dies ist ganz verständlich,

da Grad 2 eben den beginnenden Befall der Nierenarterien umfaßt, der mit weniger schweren klinischen Befunden einhergehen kann. — *Aus dieser Tabelle scheint uns die Richtigkeit einer klinischen Einteilung, die nicht nur den Augenhintergrund oder das Kriterium „rot" oder „blaß", „renal" oder „nicht renal" zu erfassen sucht, hervorzugehen. Die Beurteilung aller Symptome (Gehirn, Herz, Augenhintergrund, Alter, Sklerose usw.) erfaßt den Grad der arteriellen Erkrankung offenbar besser —* und auch damit den Grad der Nierengefäßveränderungen.

Der Grad der Niereninsuffizienz stand in keiner sichtbaren Beziehung zu den bioptischen Nierenbefunden. Die meisten unserer Kranken waren suffizient. Allerdings wurden keine Clearance-Methoden angewandt, die vielleicht doch, wie bei CASTLEMAN und SMITHWICK, gewisse Beziehungen zu dem anatomischen Substrat hätten ergeben können.

Diese Autoren fanden mit Clearance-Methoden bei Grad 0 und 1 normale Clearance-Werte, nur bei Grad 4 „schwer reduzierte Nierendurchblutung". (Bei Grad 0 und 1 waren die Werte unverändert, bei Grad 2 um 25%, bei Grad 3 um 30% und bei Grad 4 um 60% reduziert). Die doppelseitige lumbo-dorsale Splanchnikektomie hatte nur vorübergehend eine Verminderung der Glomerulusfiltration um 20% zur Folge. nach 1 Jahr kehrte sie zum Ausgangswert zurück. Der renale Plasmadurchfluß blieb unverändert (TALBOTT, CASTLEMAN, SMITHWICK, MELVILLE und PECORA).

Wie an anderer Stelle mitgeteilt, war der Operationserfolg auf die Dauer nur bei der klinischen Gruppe I gut, dagegen bei Gruppe II schlecht. Es ist sehr interessant, daß 6 von den Fällen mit erheblichen Nierengefäßveränderungen des Grades 2 gut verliefen. CASTLEMAN und SMITHWICK haben dies sogar bei einzelnen Fällen mit bioptischen Befunden von Grad 3 und 4 mitgeteilt. *Können sich die degenerativen Gefäßveränderungen in der Niere nach Sympathektomie bessern, wie beim Augenhintergrund oft beobachtet? Dies ist unseres Wissens bisher bei der Niere noch nicht nachgewiesen.* Interessant ist jedoch folgender Fall:

Frau Wu., 30 Jahre alt. Klinisch. Übergangsform, RR 205/140, Retinitis angiospastica, Gruppe 2b. Bei der ersten Operation nach SMITHWICK am 9. 8. 1947 wurde aus der li. Niere, bei der zweiten Operation am 20. 10. 1947 aus der re. Niere eine kleine Probeexcision entnommen. Die histologische Untersuchung ergab li. Veränderungen der Gefäße nach Grad 2: „bei den Interlobulärarterien Mediahypertrophie und Intimaelastose mit Lumenverengerung. Die Vasa afferentia zeigen vielfach ältere hyaline Wandverdickungen und Lumeneinengung, frische hyaline Arteriolenwandverquellungen usw." Dagegen fanden sich re. $2^1/_2$ Monate später Veränderungen nach Grad 1—0, d. h. die Niere war „fast als normal zu bezeichnen" (BRASS)! RR bei Entlassung nach der 1. Sitzung 170/120 mm Hg, bei der Aufnahme zur 2. Sitzung 210/170 mm Hg.

Vorausgesetzt, daß beide Nieren ursprünglich — wie stets — gleichmäßig befallen waren, müßten $2^1/_2$ Monate nach der ersten Operation trotz unveränderter Blutdruckhöhe die Gefäßveränderungen erheblich zurückgegangen sein. Der Fall ist natürlich recht bemerkenswert, auch wenn wegen der Kleinheit der entnommenen Probeexcisionen der Befund nicht bindend zu sein braucht. CASTLEMAN und SMITHWICK teilen nur *einen* Fall mit, bei dem nach 1 Jahr eine 2. Biopsie vorgenommen werden konnte:

Trotz Blutdruckabfalles von 235/145 auf 150/100 mm Hg hatte sich der Nierengefäßbefall (Grad 3) nicht verändert. Im übrigen fanden sich bei den 25 Fällen, bei denen Probeexcisionen aus beiden Nieren entnommen worden waren, „similiar morphologic findings", was unserem Befunde erhöhte Bedeutung gibt.

Vielleicht können sich also nur *leichtere* Veränderungen zurückbilden. Weitere derartige Beobachtungen wären von größter Bedeutung.

IV. Eigene Erfahrungen mit der Sympathektomie.

Während in den ersten Jahren (1944 und 1945) im Zusammenwirken mit der VOLHARDschen Klinik der eine von uns (ZENKER) den Eingriff am vegetativen

Nervensystem gerade bei den fortgeschrittenen Hypertonien als einen möglichen Weg betrachtete, die trostlose Prognose zu wenden, *wurde späterhin dieses Verfahren mehr und mehr in den Behandlungsplan der hypertonen Frühformen eingebaut.*

Über Einzelergebnisse aus unserem Krankengut wurde bereits früher berichtet (Zenker und Löhr 1948 u. 1951, Sarre und Koppermann 1949, Zenker 1947, 1948, 1949, 1950, Sarre 1949, Kampmann, Koppermann und Walz 1950, Pfeffer 1950 und 1951).

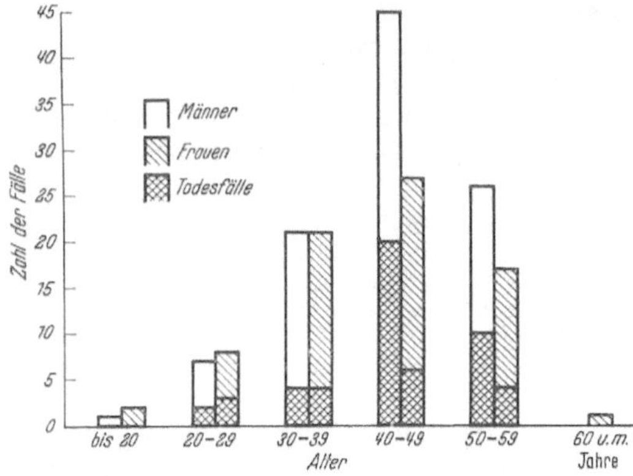

Abb. 5. Alters- und Geschlechtsverteilung von 176 Operierten.

So ergibt unsere über 6 Jahre reichende Statistik ein Krankengut, das Hypertoniker aller Schweregrade umfaßt (Abb. 4 u. 6).

Vom Jahre 1944 bis zum Ende des Jahres 1950 wurden insgesamt 176 Hochdruckkranke nach Peet *und* Smithwick *sympathektomiert.*

Unter diesen befanden sich 100 Männer und 76 Frauen. Die Alters- und Geschlechtsverteilung des Krankengutes geht aus der Abb. 5 hervor. Hierbei zeigt sich, daß im jüngeren Alter bis zu 40 Jahren Frauen und Männer zu gleichen Anteilen, jenseits dieser Zäsur aber mehr Männer zur Operation kamen. Die Verteilung nach Schweregraden ergab einen höheren Prozentsatz leichter Hypertonieformen bei den Frauen, während bei den Männern die fortgeschrittenen Erkrankungsstadien überwogen. Die Abb. 6 zeigt die Schwere der Erkrankungsformen diesseits und jenseits des 40. Lebensjahres. Hiernach war der Prozentsatz der malignen Hypertonien im jugendlichen Alter relativ hoch. Im einzelnen sei auf die Abbildungen verwiesen.

1. Die Wirkung der Sympathektomie auf die Lebensdauer und die Mortalität der Hypertoniker.

Es gibt zahlreiche Hinweise in der Literatur, daß das Leben des Hypertonikers durch die Sympathektomie verlängert werde. Sollte sich diese Tatsache

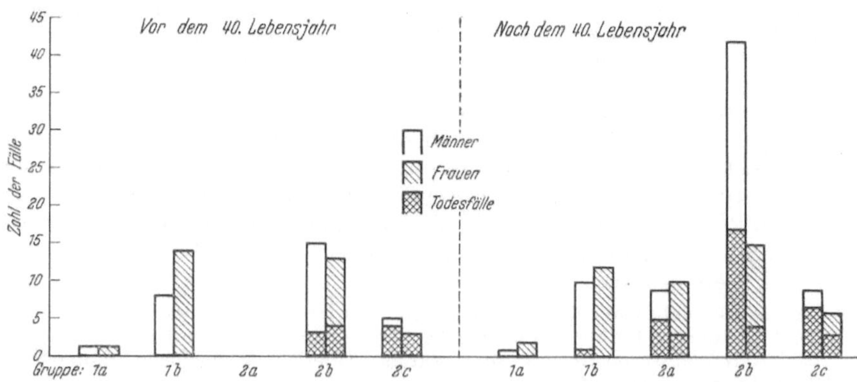

Abb. 6. Einteilung von 176 Operierten nach Schweregraden. a) vor dem 40. Lebensjahr, b) nach dem 40. Lebensjahr.

bestätigen, so müßte hierin ein wichtiger Grund zur Ausführung der Operation erblickt werden, auch wenn das objektive Krankheitsbild sich nicht beeinflussen ließe. Die bisher aufgestellten Statistiken entbehren zum größten Teil übereinstimmender Vergleichsuntersuchungen. Ihr Hauptfehler besteht in der Gegenüberstellung nur einzelner Symptome, z. B. nur des Blutdrucks oder nur des

Augenhintergrundes, aber ohne Konzeption des Gesamtbildes, entsprechend dem Schweregrad der arteriellen Erkrankung.

FLAXMAN verglich 244 konservativ behandelte Hypertoniker entsprechend der Auswahl von PEET, WOODS und BRADEN nach Alter, Blutdruckhöhe, Herz- und Nierenfunktion mit 350 chirurgisch behandelten Kranken. Er fand nach 5—10jähriger Beobachtungszeit eine Sterblichkeitsquote von 31 % gegenüber 30,5 % in dem Krankengut von PEET und Mitarbeitern. Von 32 Fällen FLAXMANs mit zum großen Teil auch autoptisch gesicherter sog. maligner Hypertonie lebten nach 5jähriger Beobachtung noch 9 (34 %), während von 24 gleichartigen operierten Fällen nach derselben Beobachtungszeit noch 8 Kranke (33 %) lebten. Die Beobachtungen wurden von SARRE und KOPPERMANN an dem ZENKERschen Krankengut bestätigt. — PEET fand 1948 eine wesentlich günstigere Überlebensdauer sympathektomierter maligner Hypertoniker als KEITH, WAGENER und BARKER bei konservativ behandelten Fällen. Die Grundlage dieser Untersuchungen bildete nur der Befund am Augenhintergrund. Die Auswahl des Krankengutes wird aber bei einem Chirurgen je nach der Strenge seiner Indikationsstellung von vornherein vorsichtiger sein als das unausgewählte Krankengut eines Internisten. Die Vergleichsstatistiken von PALMER 1947 und von KEITH, WOOLF und GILCHRIST 1949 sind wegen ihres zu kleinen Krankengutes nicht beweisend. — Die vergleichenden Beobachtungen HAMMARSTRÖMs mit ausgewählten konservativ behandelten Fällen BECHGAARDs sind nicht unbedingt stichhaltig, da sie nur nach der Höhe des Blutdrucks und dem Alter ausgerichtet sind. Die Zahl der operierten Fälle ist gegenüber den konservativ behandelten Kranken viel zu klein, um den Prozentsatz der Mortalität signifikant herauszustellen (z. B. bei einer Blutdruckhöhe von 110—129 mm Hg diastolisch: operierte Fälle 3, Mortalität 0; nicht operierte Fälle 200, Mortalität 10, oder bei einer Blutdruckhöhe von 130—149 mm Hg diastolisch: operierte Fälle 13, Mortalität 1, nicht operierte Fälle 56, Mortalität 7). HAMMARSTRÖM glaubt auf dieser Grundlage eine geringfügige Überlegenheit des chirurgischen Verfahrens annehmen zu können[1].

Eine eigene Statistik unter Berücksichtigung des gesamten klinischen Bildes nach dem Schweregrad der Gefäßschädigung befindet sich in Vorbereitung (PFEFFER und SCHNEIDER).

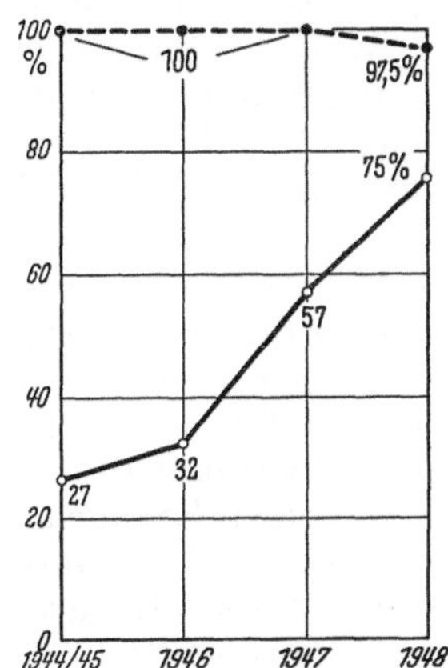

Abb. 7. Prozentsatz der Überlebenden aus den einzelnen Operationsjahrgängen in den Gruppen 1 (40 Kranke) und 2 (51 Kranke).

Die Lebensdauer des ZENKERschen Operationsgutes zeigte einen grundsätzlichen Unterschied bei den Kranken, die aus der Gruppe 1 und denjenigen, die aus der Gruppe 2 operiert wurden. Von den ersteren überlebten alle Kranken, von denen wir Nachricht erhielten, bis auf einen Mann, der unter einem akuten Atmungsstillstand während der Operation starb. Die Lebensaussicht der Hypertoniker mit erheblicher Schädigung ihres Gefäßapparates wich beträchtlich von denen mit nur geringfügigem Gefäßbefall ab (Abb. 7). So fanden auch SARRE und KOPPERMANN bei 14 „Übergangsformen" (entsprechend Gruppe I) alle nach 3—21 Monaten am Leben, von den 13 malignen Sklerosen (entsprechend Gruppe II) nach 1—31 Monaten nur noch 5 lebend.

Am gesamten Krankengut überlebten aus der Gruppe 2 von 28 Kranken, die im Jahre 1944 und 1945 operiert wurden, 7; 2 gaben keine Nachricht. Von 24 Kranken, die 1946/47 operiert wurden, überlebten noch 7; 2 gaben keine Nachricht. Von 34 Kranken, die 1948 operiert wurden, überlebten 19, 1 gab keine Nachricht. Von 30 Kranken, die 1949 operiert wurden, überlebten 18, 6 gaben keine Nachricht.

Die Statistik der Todesfälle wurde in den Abbildungen 4, 5, 6 und in der Tabelle 3 niedergelegt. Es starben unter 176 operierten Kranken 54 = 30 %, davon in der Gruppe 1 nur ein Kranker (2,2 %) und in der Gruppe 2: 53 Kranke (45,6 %).

---

[1] Anmerkung bei der Korrektur: Nach einer neueren Arbeit ergab eine Vergleichsuntersuchung von 251 sympathektomierten und 435 konservativ behandelten Hypertonikern eine günstigere Lebenserwartung für die operierten Kranken. [S. HAMMARSTRÖM and P. BECHGAARD: Amer. J. Med. 8, 53 (1950)].

Tabelle 3. *Sterblichkeitsquote.*

		Gruppe 1				Gruppe 2			
		Zahl der Operierten		davon Todesfälle		Zahl der Operierten		davon Todesfälle	
Zeit d. Operation	Gesamtzahl	♂	♀	♂	♀	♂	♀	♂	♀
1944—45	33	∅	5	∅	∅	16	12	13 (9)	6 (2)
1946—47	37	2	11	∅	∅	13	11	8 (4)	7 (1)
1948	54	10	10	∅	∅	19	15	10 (6)	3 (2)
1949	37	5	2	1 (1)	∅	25	5	5 (2)	1 (0)
Gesamtzahl	161	17	28	1 (1)	∅	73	43	36 (21)	17 (5)

Operationsmortalität in Klammern.

Im übrigen ergaben sich folgende Besonderheiten:

1. Die Letalität war um so höher, je schwerer der Gefäßprozeß war. Die fortgeschrittenen Formen der malignen Hypertonie mit Niereninsuffizienz lieferten den größten Beitrag zu einem solchen Ausgang. Denn von insgesamt 23 Fällen dieser Serie starben 17 = 74%.

2. Das Alter besaß nur einen bedingten Einfluß auf die Letalität. Wie aus der Abb. 5 entnommen werden kann, stieg zwar die Zahl der ungünstigen Ausgänge jenseits des 40. Lebensjahres an, aber offenbar nur wegen des schwereren Gefäßbefundes in dieser Altersgruppe. Dafür spricht auch der ebenso hohe Prozentsatz an Todesfällen im jugendlichen Alter bei vergleichbarem Schweregrad der arteriellen Erkrankung.

Bei den Kranken der Gruppe 2 spielte die *Operationsmortalität,* d. h. der Eintritt des Todes durch die unmittelbare und mittelbare Einwirkung der Operation eine besonders große Rolle. So starben von insgesamt 73 operierten Männern dieser Gruppe 21 (28%), dagegen von 43 Frauen nur 5 (11,6%) im Gefolge des chirurgischen Eingriffs. Wir konnten also mit diesen Zahlen die größere Operationsempfindlichkeit des männlichen Geschlechtes nachweisen. Der prozentuale Anteil der Geschlechter an den Spättodesfällen dagegen ließ keine bemerkenswerten Unterschiede erkennen (Männer 20,5%, Frauen 27,9%).

Wir können an Hand dieser Zahlen schon ohne Berücksichtigung des Krankengutes im einzelnen das große Risiko ermessen, mit dem der chirurgische Eingriff für die Hypertoniker im fortgeschrittenen Stadium ihres Leidens verbunden ist. Im Gefolge der Operation kamen einige Kranke unter den Anzeichen zentraler Regulationsstörungen beim Infekt, andere unter akutem Herzversagen und wieder andere unter einer sich rasch entwickelnden Urämie zum Tode (Pfeffer). Die Spättodesfälle schlossen dagegen im allgemeinen den schicksalshaften Weg der progressiven Hypertonie ab, ohne einen gesicherten Zusammenhang mit der vorausgegangenen Operation zu erweisen.

2. Die Wirkung der Sympathektomie
auf die objektiven und subjektiven Symptome der Hypertoniker.

Die Nachuntersuchungen der Sympathektomierten stieß auf größere Schwierigkeiten, da nicht alle Patienten der Einbestellung nach Frankfurt a. M. und Mannheim folgten, so daß wir uns z. T mit Eigenberichten, z. T. mit Untersuchungsergebnissen der Hausärzte begnügen mußten. *Wir haben grundsätzlich nur diejenigen Kranken kontrolliert bzw. kontrollieren lassen, bei denen die Operation mindestens 1 Jahr zurücklag.* Das Krankengut erfuhr so eine unvermeidbare Einengung, die sich folgendermaßen aufgliedert:

1. ohne Nachricht: 19 Kranke.
2. gestorben: 54 Kranke.

3. einseitig Operierte: 11 Kranke, davon 8 nachuntersucht.
4. zu kurze Zeitspanne nach der Operation: 24 Kranke.
5. doppelseitig Operierte und ambulant
   bzw. klinisch Nachuntersuchte: 68 Kranke.

Nur die letzte Gruppe wurde ausgewertet.

Die Ergebnisse der Sympathektomie seien zunächst am Verhalten der einzelnen Symptome der Grundkrankheit, wie Blutdruck, Augenhintergrund, Herzgröße, Ekg, Nierenfunktion usw. untersucht, bevor die postoperativen Veränderungen des arteriellen Systems im ganzen mitgeteilt werden sollen.

a) Der Blutdruck.

Wie 1948 SARRE und LINDNER in ihrer Arbeit über die Lebenserwartung hypertonischer Kranker hervorgehoben haben, ist die systolische Blutdruckhöhe im allgemeinen uncharakteristisch und steht, wie auch das eigene Krankengut zeigte, nur in lockerer Beziehung zu dem diastolischen Blutdruck. Jedenfalls kann der Schweregrad der Hypertonie wohl eindeutiger am Verhalten des diastolischen Blutdruckes beurteilt und verglichen werden. Die Untersuchung der prä- und postoperativen Blutdruckhöhe wurde noch erschwert durch die beträchtlichen Schwankungen, denen der Blutdruck gewöhnlich unter der Einwirkung situationsgebundener Faktoren unterworfen ist. Wir legten uns die Frage vor, ob der Ausgangsblutdruck vor der Operation, d. h. beim Eintritt in die klinische Behandlung als Vergleichsmaßstab zugrunde gelegt werden solle oder der sog. Basaldruck. Wir schlossen uns hierbei dem Vorgehen HAMMARSTRÖMs an, der bei den Vergleichsuntersuchungen operierter und nicht operierter Hypertoniker den Ausgangsblutdruck verwandte. Auch SARRE und LINDNER fanden den *höchsten* Blutdruck bei mehreren Krankenhausmessungen für die Beurteilung der Lebensprognose des betreffenden Hypertonikers wesentlicher als etwa den niedrigsten. *Denn die Blutdruckreaktionen auf die Erregungen des Alltags sind ein besseres Kriterium für die Schwere der Erkrankung als der sog. „basale" Blutdruck unter künstlichen Ruhebedingungen.* Diese Werte dürften als sog. Arbeitsblutdruck auch im täglichen Leben des Kranken das Ausmaß des Gefäßtonus bestimmen. Natürlich sollte nicht der Blutdruck kurz vor der Operation bzw. sofort bei der Einweisung in die chirurgische Behandlung vergleichend herangezogen werden, da hier durch die Operationserwartung und Angst beträchtliche Erhöhungen aufzutreten pflegen [AYMANN: J. Amer. med. Assoc. **141**, 924, (1949)]. Der basale Blutdruck dagegen stellte sich oft schon vor der Operation auf ein so niedriges Niveau ein, daß unter Vergleichsbedingungen eine Wirkung des operativen Eingriffs manchmal wenig deutlich gemacht werden konnte.

Bei den beschriebenen Einschränkungen, denen die Messung des Blutdrucks hinsichtlich seiner prä- und postoperativen Beurteilung unterlag, gab nur eine größere Reihe parallel verlaufender Resultate die Gewähr dafür, kritisch verfahren zu sein.

Die Abb. 8 u. 9 zeigen die systolischen und diastolischen Blutdruckwerte sympathektomierter Hypertoniker vor und nach der Operation;

    a) mit geringfügigen (Gruppe 1) und

    b) mit erheblichen funktionellen und morphologischen Gefäßstörungen (Gruppe 2).

Bei den ersteren wurden beträchtliche Senkungen des systolischen und diastolischen Blutdruckes erzielt. So lag der Gipfelpunkt des systolischen Blutdruckes *vor* der Operation mit 22 Fällen und *nach* der Operation nur mit 6 Fällen über 200 mm Hg. Bei dem diastolischen Blutdruck lagen vor der Operation 20 Werte und nach der Operation 30 Werte unter 135 mm Hg. Während 12mal der diastolische Blutdruck *vor* der Operation 140 mm Hg und mehr betrug, zeigte er *nach* der Operation diese Höhe nur noch bei 3 Fällen.

Bei der Gruppe 2 lag der systolische Blutdruck *vor* der Operation in 34 Fällen und *nach* der Operation immer noch in 29 Fällen über 200 mm Hg. 14 Kranke hatten *vor* der Operation einen diastolischen Blutdruck unter 135 mm Hg, *nach* der Operation nur 11 Kranke. Bei 22 Kranken lag der diastolische Druck bei 140 mm Hg und höher, nach der Operation sogar bei 25 Kranken.

Es zeigte sich also im *Durchschnitt bei den Kranken der Gruppe 2 keine Blutdrucksenkung*, bei einer Reihe von Kranken konnte sogar eine Steigerung, vor allem des diastolischen Druckes, beobachtet werden.

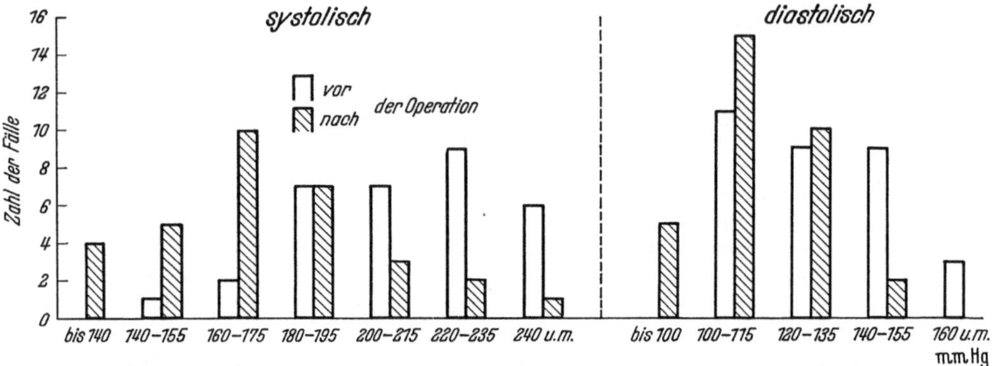

Abb. 8. Blutdruckwerte vor und nach der Operation in Gruppe 1: a) systolisch, b) diastolisch.

Doch fanden sich auch einige Ausnahmen unter den Untersuchten beider Gruppen, die in den vorliegenden Abb. 8 u. 9 nicht in Erscheinung treten. So wurde unter den Kranken der Gruppe 1 die günstige Einwirkung der Sympath-ektomie auch auf den Blutdruck generell beobachtet. Eine Ausnahme dieser Regel bildeten nur 3 Jugendliche, die bei der Nachuntersuchung eine Zunahme ihrer Malignitätszeichen, darunter auch die Steigerung des diastolischen Blutdruckes, erkennen ließen.

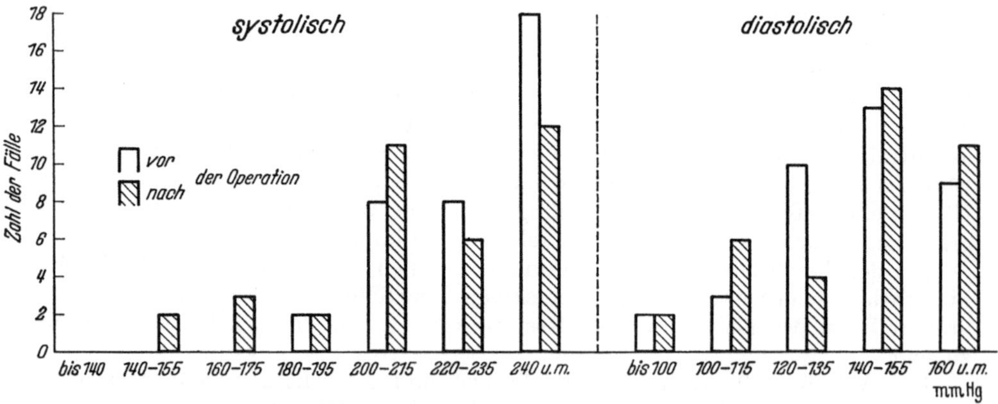

Abb. 9. Blutdruckwerte vor und nach der Operation in Gruppe 2: a) systolisch, b) diastolisch.

Diese Beobachtung ist von größerer Bedeutung, da sie uns einen Hinweis dafür gibt, daß die Sympathektomie nicht bei allen „milden" Hypertonieformen die Weiter-entwicklung und die Progression der Malignität verhindern kann (vgl. Kapitel III, 2, über bioptische Nierenbefunde).

Bei einigen hochgradig arteriosklerotischen Hypertonikern ohne Anzeichen maligner Progression (Gruppe 2a) sank der Blutdruck schon nach einseitigem chirurgischem Eingriff fast bis zu normalen Werten ab. Bei den anderen Kranken wurde nach der Operation einer Seite in der Regel der Blutdruck kaum oder nur kurzfristig beeinflußt.

Bei der Untersuchung der Blutdruckeinstellung *unmittelbar* nach dem 2. chirurgischen Eingriff konnte, abgesehen von den oben mitgeteilten Ausnahmen, beobachtet werden, daß der Blutdruck sich um so schneller wieder auf den präoperativen Ausgangswert einstellte, je schwerer der zugrundeliegende Gefäßbefund war.

In der Gruppe 1 wurde vor der Operation bei 15 Fällen ein systolischer *Basaldruck* gemessen, der höher lag als 180 mm Hg, bei der Krankenhausentlassung nur bei 1 Fall. In derselben Gruppe war der präoperative diastolische Basaldruck in 7 Fällen höher als 120 mm Hg, bei der Entlassung zeigte kein Kranker einen entsprechend hohen Wert.

In der Gruppe 2 lag bei 35 Fällen der systolische Basaldruck über 180 mm Hg, bei der Entlassung der Kranken wurde ein entsprechender Blutdruck in 21 Fällen gemessen. In derselben Gruppe lag der diastolische Basaldruck vor der Operation 26 mal höher als 120 mm Hg, bei der Entlassung der Kranken wurden nur noch in 18 Fällen entsprechende Werte gemessen.

Die Abhängigkeit des unmittelbar postoperativen Blutdruckverhaltens von der Schwere des Gefäßprozesses zeigte sich am eindruckvollsten bei den Hypertonikern, die im Gefolge des chirurgischen Eingriffs starben. *Hier wurde der Blutdruck nur über Stunden oder überhaupt nicht gesenkt.* Andererseits ließ sich, wie auch BERGLUND und PALMER betonten, nicht beurteilen, wie lange der postoperativ gesenkte Blutdruck niedrig blieb. Daß der präoperative Blutdruck sich mit der Zeit wieder einstellte, ist auch nach den eigenen bisherigen Feststellungen ziemlich sicher. Doch schien auch hierbei der Grad der pathologischen Gefäßwandveränderungen und der funktionellen Beeinträchtigung der vasalen Reaktionen, wie sie bei Eintritt in die Behandlung vorlagen, von grundlegender Bedeutung zu sein.

Ein Vergleich mit dem ausländischen Schrifttum ist nicht sicher möglich, da hier Einteilungen nach dem Schweregrad der Erkrankung vermißt werden. PALMER hat die günstigsten Resultate hauptsächlich bei Kranken mit milder oder mäßiger Hypertonie beobachtet. Ähnliche Erfahrungen stammen von FOWLER und DE TAKATS.

Von 74 Fällen PALMERs, die nach PEET operiert wurden, hatten nur 9 (= 12%) nach einer Beobachtung von 5 Jahren p.op. einen normalen oder fast normalen Blutdruck. (150/100 mm Hg oder weniger). POPPEN und LEMMON berichteten 1947 über 100 Fälle mit ausgedehnter thorakolumbaler Sympathektomie nach 1—4jähriger Beobachtung. Sie fanden gute Resultate in 47%, günstige in 24% und unbefriedigende Resultate in 29%.

GRIMSON operierte 113 Kranke durch ausgedehnte thorakolumbale Sympathektomie: 31 Fälle zeigten einen fast normalen Blutdruck, 43 einen Abfall des Druckes, 39 ungünstige Ergebnisse. FISHBERG untersuchte 119 Kranke nach der SMITHWICKschen Operation und fand in 25% der Fälle eine Senkung des Druckes um 25% des Ausgangswertes. SMITHWICKs Beobachtungen 5 Jahre nach seiner Operation zeigten in 41% der Fälle eine diastolische Blutdrucksenkung um 30 mm Hg, in 21% um 20—29 mm Hg, in 38% der Fälle keine nennenswerte Veränderung.

In dem PEETschen Krankengut von 77 symptomlos bzw. komplikationslos verlaufenden Hypertonien wurde ein sehr günstiger Effekt auf den Blutdruck erzielt. 62 Kranke = 80,5% hatten eine beträchtliche Blutdrucksenkung. Bei 206 mit Komplikationen einhergehenden Erkrankungen zeigten nur 70 Fälle (= 34%) nach der Sympathektomie bemerkenswerte Reaktionen des Blutdruckes. Die malignen Hypertonien schnitten dabei am schlechtesten ab. Sie ließen in 84% der Fälle keine Änderung des Blutdruckes erkennen.

b) Der Augenhintergrund.

Die Schwierigkeiten bei der Bewertung des Augenhintergrundbildes hob erst kürzlich THIEL erneut hervor: „Der Wert des ophthalmoskopischen Bildes wird durch den Mangel an Reproduzierbarkeit erheblich beeinträchtigt. Allen Beschreibungen haftet etwas Subjektives an." Dieser Mangel macht sich besonders nachteilig bei der kritischen Bewertung des p.op. Fundus der Hypertoniker bemerkbar, besonders dann, wenn nicht der gleiche Ophthalmologe den prä- und postoperativen Augenhintergrund beurteilen konnte. Deshalb haben wir bei der Zusammenstellung in erster Linie die vom gleichen Beobachter stammenden ophthalmo- skopischen Befunde verwertet.

Der Augenhintergrund wurde besonders von Leber und Volhard für die Prognose der Hochdruckkrankheiten verwertet. In späterer Zeit haben dann Keith, Wagener und Barker die Fundusbilder zur Aufstellung von Statistiken über den Schweregrad der Hypertonie heran- gezogen. Durch weitere umfangreiche Untersuchungen der Augenhintergrundbilder im Zu- sammenhang mit den diastolischen Blutdruckwerten haben Sarre und Lindner wichtige Hinweise für die Lebensprognose der Hypertoniker gewonnen.

Die hervorragende Bedeutung des Gefäßbefundes am Augenhintergrund gründet sich in der Hauptsache auf die Vorstellungen Volhards, daß der Augen- hintergrund ein „Spiegel der Gefäßprozesse in der Niere" sei. Ob diese Ansicht richtig ist, ist bis auf den heutigen Tag noch nicht sicher entschieden. Durch eine Reihe klinischer Beobachtungen (Nonnenbruch, Sarre), durch ähnliche Unter- suchungen am eigenen Krankengut und besonders durch die erwähnten biop- tischen Nierenuntersuchungen von Castleman und Smithwick kamen Zweifel daran auf. Aus all diesen Beobachtungen kann entnommen werden, daß *das morpho- logische Erscheinungsbild der Nierengefäßveränderungen in einer Reihe von Fällen nicht zum klinischen Bild der malignen Hypertonie zu gehören braucht und daß auch die ausschließliche Bewertung des Augenhintergrundes zur Beurteilung des Schweregrades einer Hochdruckerkrankung nicht immer ausreichen kann.*

Diese Behauptung wird noch unterstrichen durch die postoperativen Fundus- bilder. 1—6 Jahre nach der Operation waren in unserem Krankengut folgende Beobachtungen zu machen:

Der Augenhintergrund in der *Gruppe 1* wurde in 24 Fällen vor und nach der Sympath- ektomie in zuverlässiger Weise untersucht. *Vor* der Operation fand sich 19mal die Frühform bzw. das vollentwickelte Bild der Retinitis angiospastica (Stadium 3), *nach* der Operation nur noch 9mal. Bei der Nachuntersuchung ließ sich keine Verschlechterung des Fundusbildes beobachten. Der Augenhintergrund in der *Gruppe 2* wurde in 32 Fällen untersucht: Eine Retinitis angiospastica des Stadiums 3 ließ sich 21mal, die Spätform (Stadium 4) 4mal fest- stellen. Bei der Nachuntersuchung hatten sich 7 Fälle des Stadiums 3 gebessert und 7 Fälle verschlechtert. 2 Fälle des Stadiums 4 waren gebessert, die übrigen gleich geblieben. Eine genaue Übersicht enthält die Tab. 4.

Tabelle 4. *Das Verhalten des Augenhintergrundes nach der Operation.*

	Anzahl der Fälle	unverändert	gebessert	verschlechtert
Gruppe 1	24	11	13	∅
Gruppe 2	32	11	11	10
Gruppe 1 u.2	56	22 (39%)	24 (43%)	10 (18%)

Smithwick berichtete über folgende Ergebnisse: Von 123 Kranken mit Augenhintergrund- veränderungen der Stadien 1—4 trat bei 75 Fällen eine Besserung ein. Besonders unter 37 Kranken des Stadiums 3 kam es in 75% der Fälle zu einer Besserung, 7 davon mit völliger Rückbildung zur Norm. Von 15 Kranken des Stadiums 4 besserten sich alle, 2 davon wurden ganz normal. Peet 1946: Von 88 Kranken mit angiospastischer Retinitis mit oder ohne Hämorrhagien und Exsudat besserten sich 5—11 Jahre nach der Operation 72 = 82%. Keine Änderung trat bei 15 (= 17%), Verschlechterung nur in 1 Fall auf. Von 17 Kranken mit Stauungspapille besserten sich alle.

Das Verschwinden bzw. die Progredienz der Augenhintergrundbilder stand, wie wir in Übereinstimmung mit den amerikanischen Autoren feststellen konnten, *nicht immer in linearem Zusammenhang mit dem Abfall bzw. Anstieg des Blut- druckes.* Die postoperativen Veränderungen des Augenhintergrundes ent- wickelten sich unabhängig vom Schweregrad des präoperativen Gefäßbefundes. *Wir fanden sogar bei ansteigendem Blutdruck nach der Operation nicht nur das Verschwinden der retinitischen Zeichen, sondern auch eine subjektive Besserung des*

Sehvermögens. Umgekehrt bestand bei einzelnen Fällen aus der Gruppe 1 die Retinitis angiospastica trotz weitgehender Normalisierung des Blutdruckes fort. Diese Befunde sind gerade in Zusammenhang mit der These VOLHARDs von der unbedingten Verknüpfung der Gefäßfunktion an den Nieren und am Augenhintergrund von besonderer Bedeutung. Wie es ohne Beeinflussung des Blutdruckes zum Verschwinden der Retinitis kommt, ist eine bisher ungelöste Frage.

FISHBERG bemühte sich in einer geistvollen Konzeption um die Klärung dieser Zusammenhänge. Er nahm an, daß sich nach der Denervierung der unteren Körperhälfte die Durchblutung im Gebiet oberhalb der Grenzstrangresektion verschlechtere. Der lokale Druck in den Kopfgefäßen soll dadurch sinken. Da nach den Beobachtungen FISHBERGs Blutungen und Degenerationsherde am Augenhintergrund trotz konstanter Blutdruckhöhe und weiter bestehender Verengung der Retinalarterien verschwinden können, schuldigte er für die Besserung des Sehvermögens einen Abfall des intracapillaren Druckes an. Diese Vorstellungen stehen im Gegensatz zu der Auffassung VOLHARDs, der die angiospastische Retinitis als Ursache der verminderten Sehkraft verantwortlich machte.

Wir selbst können uns der Auffassung FISHBERGs nicht anschließen, da manchmal gerade die Verengerung der Augenhintergrundsarteriolen verschwand. Unseres Erachtens mußte die Besserung des Sehvermögens tatsächlich auf dem Rückgang des retinitischen Befundes beruhen. Wenn diese Erscheinung auch nicht regelmäßig nach der Sympathektomie auftrat, so besitzt sie doch im Hinblick auf die unterschiedlichen Organkorrelationen bei derHypertonie unser besonderes Augenmerk.

Gerade die Besserung des Sehvermögens und des Augenhintergrundes gehört mit zu den eindruckvollsten Ergebnissen der Sympathektomie, hat aber für sich allein betrachtet keine prognostische Bedeutung im Rahmen des gesamten Krankheitsgeschehens (SMITHWICK).

c) Hämodynamik.

Zahlreiche Hypertoniker wurden von uns vor und nach der Operation nach der kreislaufanalytischen Methode von WEZLER und BÖGER untersucht.

Der eine von uns (SARRE) hat schon wiederholt, zuletzt in seinem Referat in Nauheim, auf die Fehlerquellen dieser Methodik hingewiesen, vor allem auf die ungenaue Bestimmung des (überhöhten) Blutdruckes nach KOROTKOFF, die fehlerhafte Einsetzung des Aortendurchmessers aus einer Tabelle usw. Wir können hierauf nicht eingehen und verweisen auf die Arbeiten von HERKEL, NÜRNBERGER, PAPAGEORGIU und SARRE, neuerdings auch auf die Monographie von E. und J. FREY. Diese Autoren fanden röntgenologisch ein etwa 50% größeres Q als nach der SUTERschen Tabelle! So wird ein eindrucksvolles Beispiel falscher Bestimmung eines Widerstandes-Hochdruckes gegeben, der sich nach richtiger Einsetzung des Aortendurchmessers aus dem Röntgenbefund als Minuten-Volumen-Hochdruck entpuppte (E. und J. FREY, Seite 32). Daraus erklären sich widersprechende Befunde. So glaubten z. B. BAYER, BODEN et al. in einer kürzlich erschienenen Arbeit auf Grund einiger kreislaufanalytischer Bestimmungen festgestellt zu haben, daß das Absinken des Blutdruckes nach der Sympathikusoperation auf ein Absinken des Minuten-Volumens (bei Ansteigen des peripheren Widerstandes!) zurückzuführen sei. Dies ist sehr unwahrscheinlich und kann nur auf prinzipielle Fehler der Kreislaufanalyse zurückgeführt werden (zwangsläufige formelmäßige Verknüpfung von W mit Vm u. a.). Zwar sinkt, wie nach jeder schweren Operation, das Minuten-Volumen kurz nach der Operation erheblich ab, erreicht aber nach wenigen Wochen wieder seine normale Größe. Das Normalbleiben des Minuten-Volumens wurde mit exakter Methodik (FICKsches Prinzip, O_2-Verbrauch errechnet durch Arterienpunktion und Venenblutentnahme durch Herzkatheterismus) von WILKINS, CULBERTSON und HALPERIN [Ann. int. Med. 30. 291 (1949)] nachgewiesen. Das Herz-Minuten-Volumen zeigte nach der Operation keine wesentliche Änderung. Bei 7 Fällen betrug es vor der Operation im Mittel 5,69 l, nach der Operation 5,56 l/min. Im Pfortadergebiet fand sich unmittelbar nach der Operation eine Vasodilatation, die in keiner Beziehung zum Blutdruck stand und mit der Zeit wieder verschwand.

Da der elastische Widerstand (der „Windkessel"-Widerstand) sich durch die Operation aktiv nicht wesentlich ändern kann, kommt nach diesen Befunden nur eine Änderung des peripheren Widerstandes, also der muskulären Arterien und Arteriolen, als Ursache des Absinkens des Blutdruckes in Frage. Dies ist als Tonusverlust der Arterien der unteren Körperhälfte leicht begreiflich. So wurde auch,

wie später erwähnt, ein Ansteigen der Hauttemperatur an der unteren Körperhälfte nachgewiesen, während interessanterweise in der oberen Körperhälfte der
Sympathikotonus „kompensatorisch" zunahm, erkennbar an einem Absinken
der Hauttemperatur, manchmal auch an einem Weißwerden und Kribbeln der
Finger. An anderer Stelle wurde darauf hingewiesen, daß auch das Aufhören der
Kopfschmerzen, die Ekg- und Augenhintergrundveränderungen wahrscheinlich
auf diesem — paradoxen — Sympathikotonusanstieg beruhen.

In unseren Fällen der Gruppe 1 b ergab das Absinken des diastolischen Druckes
(von 131 auf 98 mm Hg im Mittel) und des mittleren Druckes (von 162 auf 112 mm
Hg schon ohne komplizierte Berechnungen, daß der periphere Widerstand abgesunken sein mußte. Analysen nach WEZLER und BÖGER legen wir nach
dem oben Gesagten keinen allzu großen Wert bei. Immerhin wollen wir die
Mittelwerte größerer Bestimmungsreihen wiedergeben, da sich vielleicht im
Durchschnitt die Fehler der Blutdruckmessung usw. nicht so bemerkbar machen
wie im Einzelfall.

Bei 13 Fällen der Gruppe 1 b fand sich im Mittel:

	Pm	Ps	Pd	Vs	Vm	E'	W	a
vor der Operation .	162,5	214	131	66	5,117	3536	2767	9,69
nach der Operation	111,9	155,8	97,7	64,3	4,686	2455	2265	7,15
Änderung in % . .	—31	—27	—25	—2,5	—8	—30,5	—18	—26

Aus diesen Zahlen ergibt sich immerhin in Übereinstimmung mit der zitierten
amerikanischen Arbeit von WILKINS und Mitarbeitern, daß das Minuten-Volumen
(Vm) gering (um 8%), der periphere Widerstand (W) erheblich (um 18%) abgesunken ist. Der elastische Widerstand (E') sinkt mit dem Blutdruckabfall ebenfalls erheblich (um 30%), aber wohl hauptsächlich passiv ab, da das Windkesselrohr „entspannt" wird, ebenso die Pulswellengeschwindigkeit a (a ist eine zuverlässige Größe, die unmittelbar bestimmt und nicht berechnet wird. Bemerkenswert ist ihr geringer Ausgangswert mit 9,69 m/sec, der für ein relativ „jugendliches Gefäßrohr" bei der Gruppe 1 b spricht). Bei einer etwas kleineren Gruppe
(5 Fälle) konnten diese Untersuchungen vor, *kurz* nach der Operation und 1—1$^{1}/_{2}$
Jahre später vorgenommen werden:

	Ps	Pd	Vm	E'	W
vor Operation	219	133	5629	3094	2462
wenige Wochen nach Operation . . .	153	96	5000	2450	1994
1—1$^{1}/_{2}$ Jahre nach Operation	138	86	5275	1927	1674

Die Zahlen zeigen, daß das Minutenvolumen, wie oben schon erwähnt, zwar
kurz nach der Operation absank (um 11%), aber nach 1—1$^{1}/_{2}$ Jahren wieder
fast auf den alten Wert zurückgekehrt war. *Der Blutdruck war trotzdem weiterhin
abgefallen, wohl infolge des sinkenden peripheren Widerstandes. Änderungen des
Minuten-Volumens sind also auch nach diesen Untersuchungen nicht Ursache des
Operationseffektes.*

Bei 8 malignen Hypertonien im fortgeschrittenen Stadium (Gruppe 2b u. c)
fand sich ein etwas anderes Bild:

	Ps	Pd	Vm	E'	W
Vor Operation	222	146	2957	4631	5251
Nach Operation.	196	126	4163	3267	3248
Änderung in %	—11,7	—13,7	+41	—29,5	—38

Hier war nach der Operation das Minuten-Volumen erheblich angestiegen (um 41%), der periphere Widerstand andererseits so stark abgefallen, daß ein geringes Absinken des systolischen und diastolischen Druckes zustandekam.

Bemerkenswerterweise fand sich dies auch nach Diät-Ruhebehandlung und zwar wiederum *nur* bei der malignen Sklerose (Anstieg des Minutenvolumens von 3,3 auf 4,4 l) und bei der chronisch-vasculären Nephritis: „Mit absinkendem Blutdruck fielen die Gefäßwiderstände ab und das Minutenvolumen stieg an" (KOPPERMANN 1950). Nach Eintreten einer Niereninsuffizienz nahmen ebenfalls Blutdruckamplitude und Minutenvolumen zu (von 69 auf 85 mm Hg bzw. von 3,76 auf 4,98 l!) (KOPPERMANN 1950). Nun liegt das Minutenvolumen bei der malignen Hypertonie *unter* dem normalen Wert, vielleicht als „Gegenregulation" gegen den abnorm hohen Gefäßwiderstand, um eine allzugroße Herzarbeit zu vermeiden. Jedenfalls wäre bei dieser Auffassung verständlich, wenn bei Abfall der peripheren Widerstände (durch Diät, durch Operation oder durch Niereninsuffizienz) das Minutenvolumen wieder ansteigt. Ein gleiches Verhalten auf Diät wie nach der Operation findet sich auch bei anderen Hochdruckkranken, aber in anderer Weise, z. B. bei der benignen Hypertonie.

Wie schwierig es auch sein mag, die Fehlerbreite der WEZLERschen Kreislaufanalyse einzuschätzen, diese Übereinstimmung des Verhaltens ist auf jeden Fall real und von hohem Interesse. Sie zeigt, *1. daß die „Entspannung" des Kreislaufes durch Diät oder Operation oder Niereninsuffizienz ähnlich verläuft und 2. daß die verschiedenen Hochdruckformen jeweils in besonderer Weise darauf antworten.* Ob nur die Umstimmung des vegetativen Systems das Tertium comparationis ist oder zusätzlich eine Dämpfung der Nebennierenfunktion, läßt sich heute noch nicht entscheiden. Neuere Untersuchungen von PFEFFER und STAUDINGER sprechen für die Bedeutung auch des 2. Faktors. Wie die merkwürdigen Befunde bei der malignen Hypertonie erklärt werden können, bleibe dahingestellt, vielleicht sind sie doch nur eine Folge der unsicheren Berechnungsmethoden von WEZLER und BÖGER. Es kann sein, daß, wie auch KOPPERMANN fand, bei der malignen Hypertonie im dekompensierten Stadium ein kleines Minutenvolumen kompensatorisch vom Körper eingestellt wird, das nach der Operation bei allgemeiner Entlastung des Kreislaufes wieder ansteigt. Leider sind wir nicht in der Lage, dies mit unseren Methoden sicher zu entscheiden. Weitere Untersuchungen, vor allem mit der Kathetermethode nach dem FICKschen Prinzip, müssen hier Klarheit bringen.

d) Orthostatische Regulationsstörungen.

Die Sympathicus-Denervierung nach PEET und insbesondere nach SMITHWICK beraubt die untere Körperhälfte in der ersten Zeit nach der Operation ihrer sympathischen vasomotorischen Regulation, die physiologischerweise vor allem beim Stehen stark angespannt wird, um das Versacken des Blutes in die unteren Extremitäten und ins Splanchnicussystem zu verhindern. (An anderer Stelle wurde erwähnt, daß nach der SMITHWICKschen Operation die ganze untere Körperhälfte keinen Schwitzreflex mehr zeigt, also offenbar sympathisch denerviert ist.) So fanden sich nach diesen Operationen fast ausschließlich in den Fällen, wo der Blutdruck stark abgefallen war (hauptsächlich Gruppe 1) wochen- und monatelang anhaltende orthostatische Regulationsstörungen. Beim Aufstehen kam es zum systolischen und oft auch diastolischen Absinken des Blutdruckes mit Tachykardie, Leeregefühl im Kopf, Schwindelanfällen, Flimmerskotomen bis zum Kollaps. Der „hypotone" und „hypodyname" Symptomenkomplex (SCHELLONG) ließ sich hier nicht trennen, die venöse *und* arterielle Regulationsstörung kam nacheinander oder gemischt vor. Das Minuten-Volumen sank im Stehen bis auf 45% ab, der Puls konnte von 90 auf 140 min steigen (SARRE). Im Laufe der Monate stellten sich jedoch die Regulationen mehr oder weniger wieder her (SARRE). Die Abb. 10 zeigt an 3 Fällen, wie der Stehversuch nach 7—17 Monaten besser ausfällt. Der diastolische Druck sinkt nicht mehr ab, sondern steigt im Stehen (also nicht mehr „hypodynam", sondern nur noch „hypoton"). Aber auch jetzt ist das Minuten-Volumen im Stehen meist vermindert. So findet man alle Übergänge bis zur Wiederkehr der Regularisierung. Dabei handelt es sich offenbar um eine Rückkehr des Eigentonus der Gefäße, da die Sympathicusfasern (wenn überhaupt) nur sehr langsam regenerieren dürften.

Die orthostatische Hypotonie erfordert unter Umständen die Benützung von Gummistrümpfen und Bauchbinden, kann aber dadurch ganz gut beeinflußt werden.

Die Minderdurchblutung der Organe bei der orthostatischen Hypotonie trifft in erster Linie das *Gehirn* aus verständlichen hämodynamischen Gründen. (Neben der Hypotonie wirkt sich hier vielleicht zusätzlich der schon erwähnte gesteigerte Sympathikotonus der oberen Körperhälfte aus, um die Hirndurchblutung zu verschlechtern.) Eine sehr ausführliche Beschreibung über diesen Gegenstand findet sich bei Hammarström.

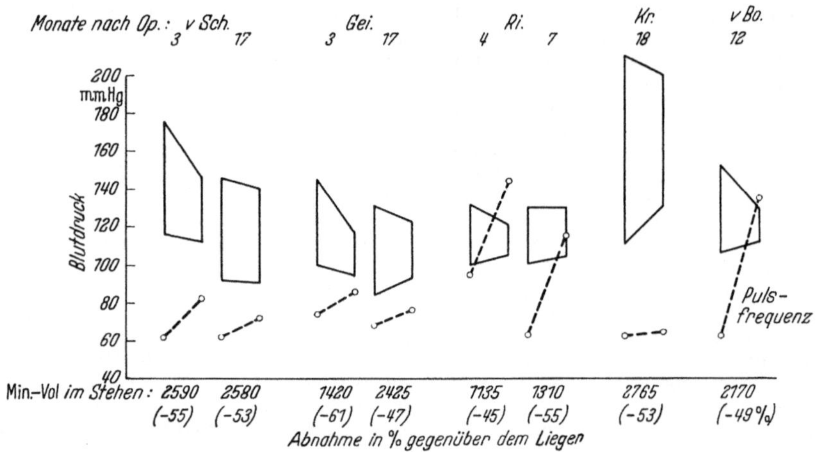

Abb. 10. Stehversuch bei operierten Hypertonikern. Die oberste Zahlenreihe bedeutet: Zahl der Monate nach der Op. bei 5 Patienten (v. Sch., Gei, Ri, Kr, v. Bo). Die trapezförmigen Vierecke: dazugehörig. Stehversuche: li. Seite bedeutet syst. und diast. Druck im Liegen, re. Seite: syst. und diast. Druck im Stehen. Gestrichelte Linie: Pulsfrequenz jeweils im Liegen und Stehen. Zahl unter der Ordinate. Obere Reihe: Min. Volumen im Stehen. Untere Reihe: Abnahme des Min. Volumens in % gegenüber dem Liegen.

e) Herzgröße und Ekg.

Die isolierte Betrachtung der Herzgröße und des Ekg-Befundes zur Beurteilung der Schwere des Gefäßleidens bei Hypertonikern birgt zweifellos eine Reihe von Fehlerquellen in sich. Die Kompensationsmöglichkeit, d. h. die Fähigkeit des Herzmuskels, dem erhöhten Widerstand der Ausflußbahn durch Hypertrophie zu entsprechen, hängt von zahlreichen individuellen Faktoren ab, die nicht immer mit der Hypertonie in Zusammenhang stehen (Infekte, Intoxikation, übermäßige körperliche Anstrengungen usw.). *Ein im Frühstadium der Hypertonie zur Dilatation und Dekompensation neigendes Herz braucht also kein Gradmesser für die Schwere des Grundleidens zu sein. In vielen Fällen allerdings besteht zwischen dem Ausmaß und der Dauer des Hochdruckleidens einerseits und der Größe des Herzens andererseits eine deutliche Beziehung.*

Die Schädigungen, die außerhalb der Hypertonie zu Veränderungen des Herzmuskels führen können, wurden u. E. von den meisten amerikanischen Autoren nicht genügend in Rechnung gestellt. Sie glaubten, aus der Herzgröße und dem Ekg-Befund vor der Operation gewisse Anhaltspunkte für den Erfolg bzw. Mißerfolg der Sympathektomie ableiten zu können. Dementsprechend waren die Ergebnisse in den vorliegenden Mitteilungen unterschiedlich:

So veröffentlichten Isberg und Peet 1948 eine Statistik mit der Feststellung, daß Hypertoniker mit vergrößertem Herzen und pathologischem Ekg-Befund nach der Sympathektomie ungünstigere Ergebnisse aufwiesen als Hypertoniker mit annähernd normalem kardialem Befund. — Ähnliche Erwägungen stammen auch von Smithwick, der die Operation für unwirksam hielt, wenn der Herzschaden deutlich war. Weniger scharfe Voraussetzungen bestimmten HINTON und LORD, die lediglich die Herzinsuffizienz oder den Coronarverschluß als absolute Kontraindikation zur Operation betrachteten. PALMER fand bei zweifelhaften oder ungünstigen postoperativen Ergebnissen genau so viel normal große Herzen wie bei erfolgreich operierten Hypertonikern. CHAVEZ und MENDEZ, MARTIN-ETIENNE u. a. sahen günstige Erfolge der Sympathektomie bei vergrößerten Herzen und pathologischen Elektrokardiogrammen.

Die Beurteilung der Herzgröße und des Elektrokardiogramms kann freilich in einzelnen Fällen zur Charakterisierung der Grundkrankheit bzw. als Ergänzung des übrigen klinischen Bildes mit verwertet werden. Es ist u. E. aber nicht zulässig, von ihnen die Operationsprognose abhängig zu machen. Diese Überlegung erscheint um so berechtigter, als nach Rückgang der Hypertonie sich unter Umständen zuerst die Herzgröße zurückbilden kann.

Die Größe des Herzens zeigte an unserem eigenen Krankengut vor der Operation bei den Gruppen 1 u. 2 unserer Einteilung keine deutlichen Unterschiede, wie sie bei den anderen Symptomen der Hochdruckkrankheit festgestellt werden konnten.

So fanden wir bei der *Gruppe 1* in 10 Fällen normale und in 16 Fällen vergrößerte Herzfiguren. 1—6 Jahre nach der Operation waren von den präoperativ normalen Herzfiguren alle normal geblieben, von den vergrößerten Herzen jedoch hatten sich 8 verkleinert (Abb. 11), 2 waren noch größer geworden und 6 hatten ihre Größe beibehalten.

In der *Gruppe 2* hatten 7 Herzen eine normale Größe, 14 waren vergrößert. Nach der Operation wurden die präoperativen Befunde größtenteils unverändert wiedergefunden. Von den normalen Herzen hatte sich nur 1 Herz vergrößert, von den vergrößerten waren 2 noch größer, *dagegen war kein Herz kleiner geworden.*

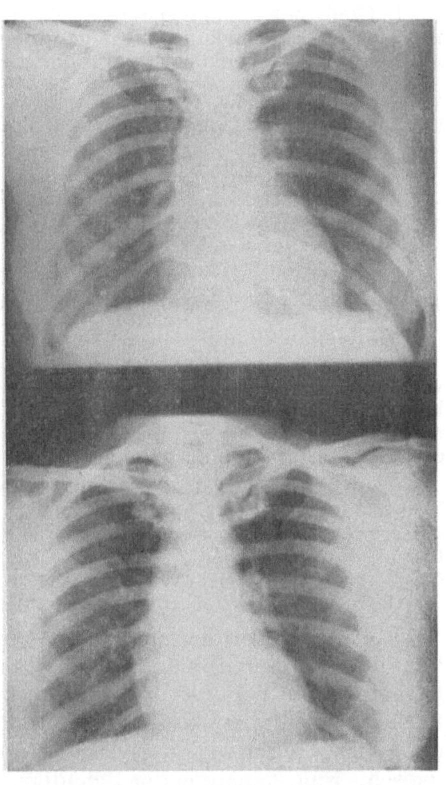

Abb. 11. Verkleinerung der Herzfigur 11 Monate nach der Operation (Vorher 220/120, nachher 170/100; gleicher Fall: Abb. 12.)

GRIMSON sah eine Verkleinerung des Herzens nur bei Rückgang des Blutdruckes und eine Veränderung der Herzgröße in einem gewissen Parallelismus zu der Blutdruckhöhe ganz allgemein.

Im Vergleich mit den eigenen Beobachtungen schienen uns die Ergebnisse einiger nordamerikanischer Autoren von Bedeutung zu sein: So fand PEET 1946 nach einer postoperativen Beobachtungszeit von 5—11 Jahren bei 80 Fällen von normaler Herzgröße vor der Operation 7mal (= 8,8%) eine Vergrößerung der Herzfigur. Bei 48 Fällen mit vergrößerten Herzen vor der Operation sah er eine wesentliche Abnahme der Herzgröße in 25 Fällen (= 52%), 21 Herzfiguren (= 43,7%) blieben unverändert, in 2 Fällen (= 4,3%) trat eine Vergrößerung ein. HAMMARSTRÖM untersuchte 49 Kranke 6—80 Monate nach doppelseitiger Sympathektomie: 13 von ihnen hatten einen Abfall und 7 einen Anstieg des Herzvolumens. Bei 29 Fällen betrug die prä- und postoperative Differenz weniger als 10%. Der postoperative Abfall der Herzgröße war in der Regel von einem Absinken des Blutdruckes begleitet. HAMMARSTRÖM weist darauf hin, daß der Abfall des Blutdruckes nicht in allen Fällen von einer Verkleinerung des vergrößerten Herzens begleitet sei.

Die vorliegenden Erfahrungen sprechen dafür, daß die Herzgröße nicht immer von der Höhe des Blutdrucks bestimmt wird und daß dementsprechend auch nicht immer das vergrößerte Herz trotz Absinkens des Blutdruckes nach der Operation zurückgeht. In der Regel jedoch sind gewisse lineare Beziehungen zwischen der Herzgröße und Blutdruckhöhe durchaus nachweisbar.

Die *elektrokardiographischen* Veränderungen bei Hypertonikern sind mannigfaltig und zeigen nur bei den schweren Formen typische Kurven (sog. Hypertrophietyp). Um eine vergleichbare Basis für die prä- und postoperativen Veränderungen zu schaffen, wurden die von der Norm abweichenden Ekg-Befunde in 3 Schweregrade eingeteilt:

1. Grad: Mittel-linkstypische Elektrokardiogramme mit nur geringfügig ausgeprägten pathologischen Veränderungen an den Kammerendkomplexen (T-Abflachung in Abl. I und II mit oder ohne ST-Senkung, Diskordanz von T 3 usw.).

2. Grad: Linkstypische Elektrokardiogramme mit stärker ausgeprägten pathologischen Veränderungen an den Kammerendkomplexen (tiefere ST-Senkungen in Abl. I und II mit biphasischen T-Wellen mit präterminaler Negativität, Diskordanz des Endkomplexes in Abl. III).

3. Grad: Ausgesprochen pathologischer Linkstyp mit deutlich ausgeprägtem diskordantem Verhalten sämtlicher Endkomplexe, Veränderungen der Initialkomplexe im Sinne reduzierter Schenkelblockformen (QRS bis 0,12) und typischer Schenkelblockkurven, elektrische Überspannung (über 2,0 mV).

Die prä- und postoperativen Elektrokardiogramm-Befunde des eigenen Krankengutes wurden nach der oben angeführten Gradeinteilung aufgeschlüsselt.

Im Einzelnen wurden folgende Befunde erhoben:

Gruppe 1: Vor der Operation waren von 24 Elektrokardiogrammbefunden 7 normal, von denen nach 1—6jähriger Beobachtung 6 normal geblieben waren und 1 sich verschlechtert hatte. 15 Elektrokardiogramme gehörten zum Grad 1 der Einteilung, von denen sich 9 normalisierten und 6 unverändert blieben. 3 Elektrokardiogramme gehörten zum Grad 2 der Einteilung, 2 davon waren unverändert geblieben, 1 hatte sich gebessert (Abb. 12).

Gruppe 2: Von 28 Elektrokardiogrammen waren vor der Operation 4 normal. Davon blieben 3 normal, 1 verschlechterte sich. Zum Grad 1 gehörten vor der Operation 14 Elektrokardiogramme, 2 normalisierten sich, 4 blieben unverändert, 8 verschlechterten sich, davon 6 bedeutend. Dem Grad 2 gehörten 8 Elektrokardiogramme an, davon besserte sich nach der Operation 1, 3 blieben unverändert und 4 verschlechterten sich. Dem Grad 3 gehörten vor der Operation 2 Elektrokardiogramme an, davon besserte sich 1, 1 blieb unverändert.

Die Elektrokardiogramme der Gruppe 1 u. 2 unterschieden sich also beträchtlich. Die ersteren zeigten meist normale oder nur geringfügig ausgeprägte pathologische Veränderungen. Im Zusammenhang mit der Blutdrucksenkung nach der Operation besserte sich ein Teil der Befunde, ein anderer blieb trotz der günstigen Entwicklung des allgemeinen klinischen Bildes unverändert pathologisch. Eine Zunahme der Schädigungszeichen war aber nicht nachweisbar.

Ganz anders dagegen verhielten sich die Elektrokardiogramme der Gruppe 2. Bei ihnen erhöhte sich die Zahl pathologischer Ekg-Veränderungen bis zu ihren schwersten Formen (Grad 3). Diese Wandlung erfolgte bei Fortbestehen bzw. Erhöhung des Blutdruckes. Es sei allerdings erwähnt, *daß sich in 4 Fällen eine Besserung bzw. Normalisierung pathologischer Ekg-Formen trotz Weiterbestehens der Hypertonie ausbildete.*

Aus der Literatur liegen folgende Angaben über die prä- und postoperativen Ekg-Veränderungen vor:

Palmer: Von 29 Kranken, die vor und 3 Jahre nach der Smithwickschen Operation untersucht wurden, zeigten 8 Kranke Anzeichen einer Besserung im Ekg. 5 Elektrokardiogramme blieben unverändert, 12 verschlechterten sich. Die Besserung ging mit einer Blutdrucksenkung einher.

Peet 1946: Von 84 Fällen mit normalem Ekg verschlechterten sich 5—11 Jahre p.op. 6 (= 7%), von 57 Kranken mit pathologischem Ekg-Befund besserten sich 30 (= 52,7%), 24 (= 42%) blieben unverändert, 3 verschlechterten sich.

Smithwick: Von 45 Kranken mit normalem oder fast normalem Ekg zeigte nur 1 eine Verschlechterung. Bei 82 Kranken mit pathologischem Ekg-Befund besserten sich 63,5%, 30,6% blieben unverändert und 5,9% verschlechterten sich.

HAMMARSTRÖM: In einer Gruppe von 49 Kranken mit präoperativ pathologischem Ekg besserten sich 30, unverändert blieb das Ekg bei 19 Kranken. Bei 16 Kranken mit normalem Ekg vor der Operation blieb der Befund mit 2 Ausnahmen unverändert. Nach HAMMARSTRÖM hängt die Besserung des Ekg-Befundes vom Abfall des Blutdruckes ab.

Die von KOPPERMANN und WALZ an der SARRESchen Poliklinik veröffentlichten Ekg-Veränderungen vor und nach Sympathektomie zeigten ebenfalls nicht in allen Fällen einen Einfluß der Blutdrucksenkung auf die Besserung des Ekg,

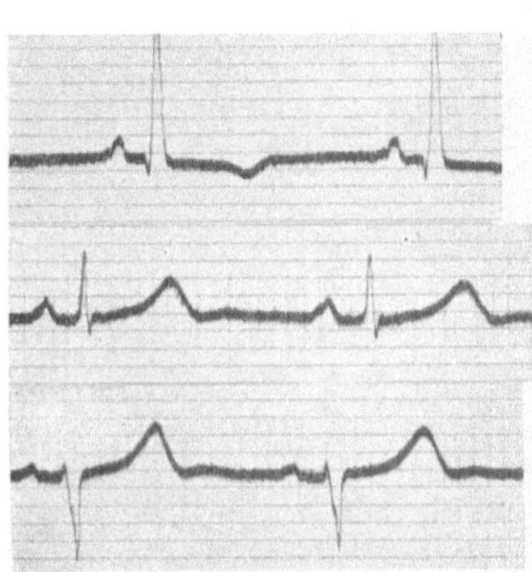

Vor Operation: (RR 220/120)

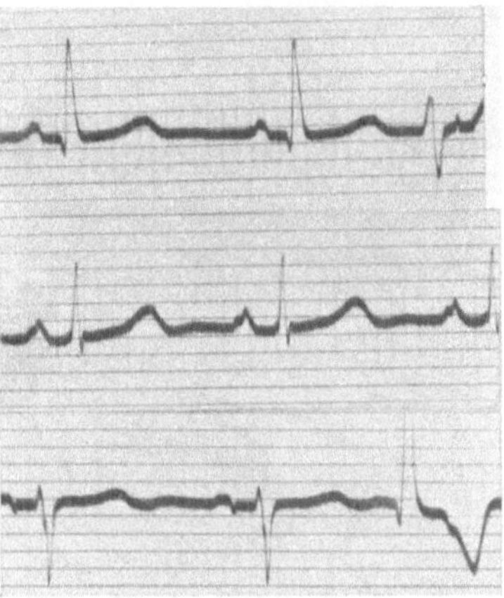

4 Monate nach Operation (RR 145/110)

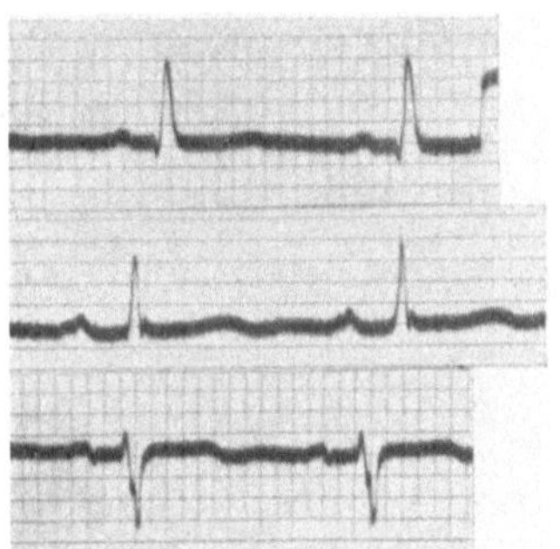

1 Monat nach Operation (RR 185/105)

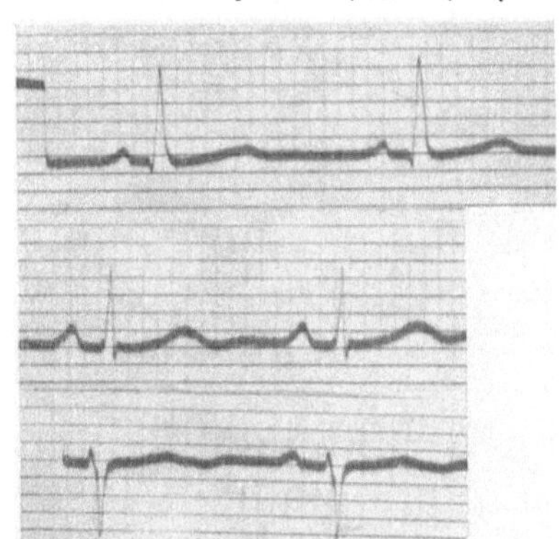

11 Monate nach Operation (RR 170/100)

Abb. 12. Elektrokardiogramm (vom 2. Schweregrad) vor und nach der Operation.

weder unmittelbar nach der Operation noch späterhin. Sie fanden aber auch bei den Übergangsformen (entsprechend Gruppe 1) mehr Besserungen des Ekg (in 10 von 13 Fällen) als bei den malignen Hypertonien (entsprechend Gruppe 2, in 2 von 5 Fällen). Von den gleichen Autoren konnten mit Hilfe des Steh-Ekgs Erkenntnisse zur Klärung der vegetativen Tonuslage des Herzens nach der Sympathektomie gewonnen werden. Bei dieser besonderen Form des Ekgs fand sich öfter eine Typenänderung mit einer ausgesprochen starken Senkung der ST-Strecken und Höhenzunahme von P (Abb. 13).

EWERT, später NORDENFELDT, DELIUS und REINDELL haben wahrscheinlich gemacht, daß ein gesteigerter Sympathikotonus, der reflektorisch während des Stehens auch beim Normalen auftritt, *allein* solche Ekg-Veränderungen hervorrufen kann.

Nach Verabreichung von dehydrierten Mutterkornalkaloiden (Hydergin) trat in einigen Fällen wieder eine Hebung der ST-Strecken auf (Abb. 13). Da sich trotz erheblichen Blutdruckabfalles durch Hydergin eine Rückbildung der ST-Senkung erreichen ließ, wurde ein erhöhter Sympathikotonus und nicht eine coronare Minderdurchblutung als Ursache der ST-Senkung im Stehen angenommen. In weiteren Kontrollen ließ sich zeigen, daß diese Veränderung vor-

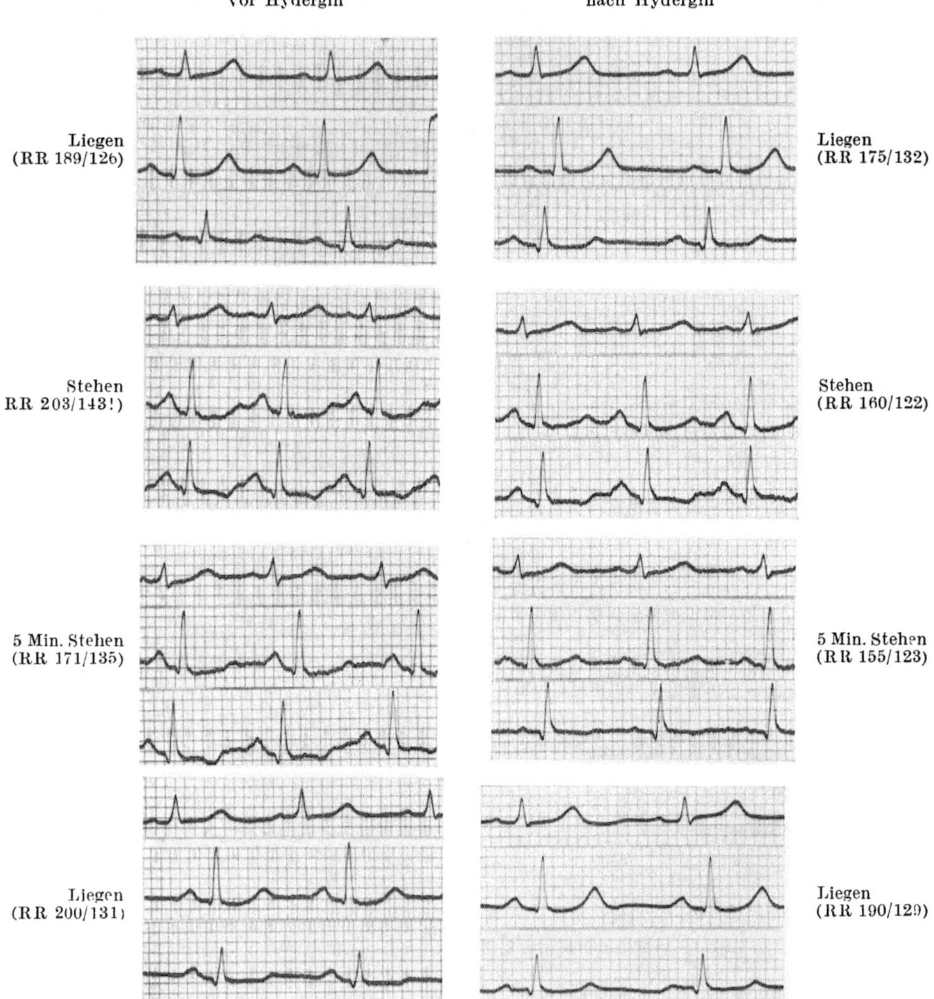

Abb. 13. Ekg-Veränderungen nach Sympathektomie vor und nach Injektion von Hydergin (CCK).

wiegend bei den Kranken auftrat, die bei aufrechter Körperstellung eine erhebliche Blutdrucksenkung aufwiesen. Die Beobachtungen sind dahingehend auszulegen, daß *durch den Abstrom des Blutes in den Bauchraum ein zusätzlich erhöhter Sympathikotonus im Bereich der oberen Extremitäten und am Herzen auftrat, der durch die Sympathikolytika gemindert werden konnte.* Diese Auffassung wird noch gestützt durch die Feststellung, daß zahlreiche Hypertoniker, deren Blutdruck sich durch die Sympathektomie erfolgreich senken ließ, über vermehrte anginöse Beschwerden am Herzen klagten und geringfügige Insuffizienzerscheinungen boten.

f) Die Nierenfunktion.

In dem vorliegenden Krankengut konnte die Nierenfunktion des zu operierenden Hypertonikers nur durch den klassischen Trink- und Konzentrationsversuch nach VOLHARD und das Ausscheidungsvermögen für harnpflichtige Stoffe bestimmt werden. Die Clearance-Methoden zur Aufklärung des Glomerulusfiltrates und der effektiven Nierendurchblutung wurden bei den meisten Fällen nicht angewandt.

Wir haben auch andererorts darauf hingewiesen, daß das Operationsresultat insofern von der Nierenfunktion abhängt, als *die manifeste oder polyurisch kompensierte Niereninsuffizienz der Belastung eines operativen Eingriffes meist nicht gewachsen ist.* Wie schon VOLHARD nachweisen konnte, entsprach die „Integrität" der Nierenfunktion nicht immer einem normalen morphologischen Gefäßbefund, weder in der Niere selbst, noch in anderen Organen. VOLHARD betonte mit Recht das Vorkommen von malignen Anzeichen am Augenhintergrund bei normaler (jedenfalls mit den bisher üblichen Methoden bestimmter) Nierenfunktion. Andererseits fanden wir den umgekehrten Vorgang z. B. bei der sekundären Schrumpfniere ohne oder mit nur geringfügiger Affektion des „arteriellen Systems". *So ließ sich im allgemeinen bei Hypertonikern aus der so geprüften renalen Funktion kein Anhalt für die Ausdehnung organischer Gefäßprozesse gewinnen,* abgesehen von den Kranken, bei denen die gestörte Nierenleistung als Ausdruck einer im Endstadium befindlichen malignen Hypertonie imponierte.

Bei der Nachuntersuchung der Hypertoniker 1—6 Jahre nach der Sympathektomie konnten folgende Beziehungen zur Nierenfunktion erhoben werden:

Gruppe 1: Von 22 Kranken mit einem ausreichenden Konzentrationsvermögen (über 1025 spez. Gewicht) vor der Operation verschlechterte sich nach der Sympathektomie 1 Pat. geringfügig. Eine Frau, die vor dem Eingriff bei günstiger Gefäßlage (chron. Nephritis) nur bis 1024 konzentrierte, wies $3^3/_4$ Jahre später bei erheblich gebessertem Nierenbefund eine normale Nierenfunktion mit einer Konzentrationsfähigkeit über 1026 spez. Gewicht auf. Bei dieser Kranken besserte sich die Rest-N-Fraktion im Serum bedeutend. Bei den übrigen Fällen waren die harnpflichtigen Stoffe im Serum vor und nach der Operation normal.

Gruppe 2: Zuerst seien die sog. malignen Sklerosen (Gruppe 2c) besonders herausgestellt. Aus dieser Gruppe wurden insgesamt 23 Kranke (14 Männer und 8 Frauen) operiert. Die maximale Konzentrationsleistung betrug bei 19 Kranken vor der Operation nicht mehr als 1017, bei 4 Kranken 1018—1022. Bei der überwiegenden Mehrheit der Patienten lagen die harnpflichtigen Substanzen im Serum im pathologischen Bereich. Das Schicksal dieser Krankengruppe war folgendes: 17 Pat. starben, davon 16 an Urämie und 1 an Apoplexie, 1 Kranker blieb unauffindbar, bei 2 Kranken wurde eine Nachuntersuchung nicht vorgenommen, da die Operation erst wenige Monate zurücklag, 3 Kranke wurden nachuntersucht mit dem Ergebnis, daß sich ihre Nierenfunktion und ihr Urinbefund gegenüber den präoperativen Werten weiter verschlechtert hatte.

Von den übrigen 25 Kranken der Gruppe 2, die 1—6 Jahre nach der Operation kontrolliert wurden, besaßen vor der Operation 19 Fälle ein normales Konzentrationsvermögen mit einem spez. Gewicht über 1026, bei 5 Kranken war die Konzentrationsbreite geringfügig eingeschränkt (1022—1025 spez. Gewicht). Von diesen 25 Kranken zeigten 13 (52%) eine Verschlechterung der Nierenfunktion. Eine Besserung nach der Operation wurde in keinem Falle beobachtet. Die näheren Angaben sind aus der Tab. 5 zu entnehmen.

Tabelle 5. *Nierenfunktionsprüfungen bei 55 Kranken der Gruppen 1 und 2 vor und 1—6 Jahre nach der Operation.*

	Anzahl der Fälle	Normale Konzentration über 1025	Eingeschränkte Konzentration unter 1025	Normale Rest-N-Werte im Serum	Erhöhte Rest-N-Werte im Serum
Gruppe 1 .	28	Vor der Operation 26	2	27	1
		Nach der Operation 27	1	26	2
Gruppe 2 .	27	Vor der Operation 21	6	21	6
		Nach der Operation 15	12	19	8

Von den nicht nachuntersuchten Fällen der Gruppe 2 mit normaler Nierenfunktion vor der Operation starben insgesamt 5 Kranke an Urämie.

Aus dem Schrifttum sind widersprechende Einwirkungen der Sympathektomie auf die Nierenfunktion bekannt geworden:

So fand Peet bei 62 Fällen mit präoperativ normaler Nierenfunktion eine Verschlechterung der Konzentrationsleistung in 17,7% der Fälle. Bei präoperativ geschädigter Funktion fand er dagegen eine Besserung des Konzentrationsvermögens in 36,4% und eine Verschlechterung in 11% bei 55 Fällen.

Fishberg beobachtete im Gegensatz zu Peet keine Besserung bei den Kranken, bei denen schon vor der Operation eine Schädigung der Nierenfunktion bestanden hatte.

Smithwick prüfte die Nierenleistung bei 90 Hypertonikern. In 60% der Fälle sah er das Verschwinden der Albuminurie. Von 42 Fällen, die vor der Operation eine Minderung der

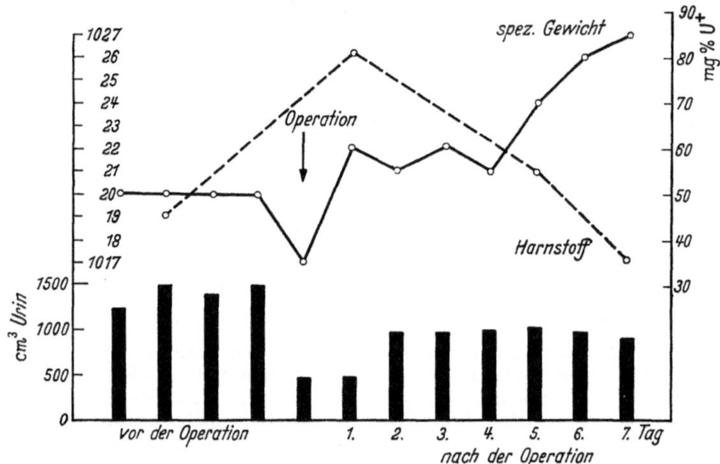

Abb. 14. Verhalten von Urinmenge, spez. Gewicht und Harnstoff im Serum bei nieren*suffizienten* Hypertonikern.

Konzentrationsleistung aufwiesen, fand er in 90% eine Zunahme derselben. Zu einer Verschlechterung kam es nur in seltenen Fällen.

Hammarström: Bei einer Gruppe von 51 Pat., bei denen 5 Monate bis 6 Jahre nach Sympathektomie die postoperative Creatinin-Clearance mit der präoperativen verglichen wurde, fand sich eine Erniedrigung des Wertes in 24 Fällen und eine Erhöhung in 9 Fällen. Der Autor fand keinen Zusammenhang zwischen einer Erniedrigung des Blutdrucks und der Depression der Creatinin-Clearance.

Fowler und de Takats bemerkten, daß die Urea-Clearance nach Sympathektomie bei den Pat. gebessert wurde, bei denen die Operation einen Abfall des Blutdruckes verursachte.

Eine Reihe anderer Autoren, die die Diodrast- und Inulin-Clearance vor und nach der Sympathektomie ausgeführt haben, fanden in der Regel keine deutlichen Veränderungen der Nierendurchblutung und des Glomerulusfiltrats nach der Operation (Corcoran und Page, Findley und Mitarbeiter, Goldring und Chasis, Talbott, Castleman, Smithwick, Melville und Pecora).

Die Ergebnisse des Schrifttums, nach denen sich die Nierenfunktion durch die Senkung des Blutdrucks nicht verschlechtern soll, konnten durch die eigenen Untersuchungen voll bestätigt werden. Aus dem eigenen Krankengut ging hervor, *daß die Nierenfunktion nach Sympathektomie von der Wirkung der Operation auf den Blutdruck aber insofern abhängig war, als die Fortdauer der Hypertonie zu einer schicksalsmäßigen, wahrscheinlich von der Operation vollkommen unabhängigen Verminderung der Nierenleistung führte. Nur ein* Fall der Gruppe 1, dessen präoperative Gefäßlage günstig war und bei dem der Blutdruck durch die Operation gesenkt wurde, zeigte eine Besserung der Nierenfunktion.

Die unter der Operation aufgetretenen Todesfälle an Urämie wurden mit dem Einsetzen eines *extrarenalen Nierensyndroms* (Nonnenbruch) in Verbindung gebracht. Voraussetzung für diese Todesart war die präoperativ erheblich geschädigte Nierenfunktion (Pfeffer).

Während bei Hypertonikern mit erhaltener Nierenleistung das spez. Gewicht bei reduzierten Urinmengen unter der Operation absank, ging bei den Hypertonikern *mit* Niereninsuffizienz nur die Urinmenge deutlich zurück bei ungefähr gleichbleibendem — iso- oder hyposthenurischem — spez. Gewicht. Bei beiden Krankengruppen blieb die Verminderung der Urinmenge auch in den der Operation folgenden Tagen bestehen, bei den ersten unter Anstieg des spez. Harngewichts und Ausscheidung der erhöhten Stickstoffsubstanzen aus dem Serum. Bei den Niereninsuffizienzen brach mit dem Absinken der Harnmenge die Kompensationsfähigkeit zusammen (s. Abb. 14 u. 15).

Die Spättodesfälle an Urämie dürfen u. E. nicht dem operativen Eingriff selbst zur Last gelegt werden, sondern müssen als letzte Entwicklungsphase der von der Operation unbeeinflußten malignen Hypertonie gedeutet werden.

g) Die cerebralen Veränderungen.

Die Merkmale der Cerebralsklerose und des apoplektischen Insultes bedürfen einer besonderen Berücksichtigung in der Beurteilung der Hypertoniker vor der Operation. Der Streit der Meinungen ist noch nicht beigelegt, ob die Sympathektomie einen günstigen, einen nachteiligen oder überhaupt einen Einfluß auf die Entwicklung der Hirnfunktion bzw. auf das Neuauftreten apoplektischer Zwischenfälle besitzt. Die größte Schwierigkeit entsteht hierbei durch das Fehlen ausreichender und vor allem gleichartiger statistischer Erhebungen. Auch Peet empfand diesen Nachteil bei der Zusammenstellung der von ihm sympathektomierten Apoplektiker.

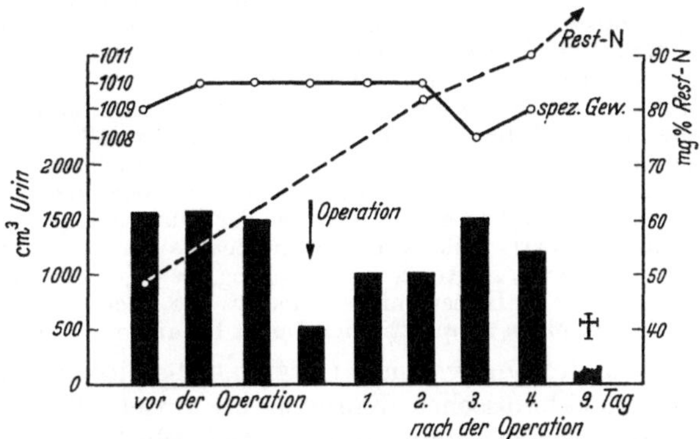

Abb. 15. Verhalten von Urinmenge, spez. Gewicht und Harnstoff im Serum bei niereninsuffizienten Hypertonikern.

Bei 135 Pat., die vor der Sympathektomie „cerebrale Erkrankungen" erlitten hatten, wurde von Peet die Operation durchgeführt. Von diesen lebten 74,3% der weiblichen und 61,8% der männlichen Pat. noch nach 5 Jahren, 48% der weiblichen und 34,8% der männlichen Pat. noch nach 10 Jahren. Bei einem Drittel kam es zur Wiederholung des cerebralen Insultes. Peet glaubte auf Grund dieser Zahlen an einen günstigen Einfluß der Operation auf die hirngeschädigten Hypertoniker. Grimson 1949: Von 113 Kranken hatten vor der Operation 19 Pat. cerebrale Gefäßinsulte, davon lebten bis zu 7 Jahren 16 Kranke, 14 hatten keinen Insult mehr.

Die rein statistischen Erhebungen sind jedenfalls nur eine Seite des Problems. Mindestens genau so wichtig erschien die Frage nach der Bedeutung des Insultes für die Beurteilung des Gefäßsystems im allgemeinen und der cerebralen Gefäße im besonderen.

Wie wir aus den grundlegenden Arbeiten, vor allem von Schwartz, Rosenblath, Westphal, v. Albertini, Zollinger und vielen anderen wissen, entwickelt sich die Hirnblutung nicht aus einem integren Gefäß, sondern steht unter besonderen funktionellen Vorgängen am pathologischen Substrat. „Der hier zugrundeliegende Gefäß-Schaden ist in den Arteriolen zu suchen. An der Rupturstelle selbst ist die Arteriolenwand meist total nekrotisch. Diese Untersuchungen lassen somit auf eine Arteriolonekrose mit Fibrinoideinlagerungen als Grundlage der hypertonischen Encephalorrhagie schließen" (Zollinger). Die funktionellen Störungen, die zur Massenblutung führen, hat Hiller folgendermaßen charakterisiert:

„Die für die Hypertension typischen großen Blutdruckschwankungen spielen dabei offensichtlich eine viel entscheidendere Rolle, als gemutmaßte Angiospasmen ... und es ist wahrscheinlich, daß die Gefahr dieser Krankheit für das Gehirn in jenen durch plötzliche Blutdrucksteigerung verursachten Überlastungen des cerebralen Kreislaufes besteht."

4*

Der cerebrale Insult, nachweisbar in der Anamnese oder in den Restzuständen bei der klinischen Inspektion des Hypertonikers, lenkte das Augenmerk in erster Linie auf einen schwereren Gefäßprozeß, zumindestens an den cerebralen Arteriolen und damit auf die unmittelbare Nähe der vegetativen Zentren. Schon aus theoretischen Erwägungen heraus müssen wir uns die Frage vorlegen, ob nicht die Änderung der Durchblutung nach Sympathektomie für die Gefäßfunktion der oberen Körperhälfte, insbesondere des Gehirns, unerwünschte Folgen haben kann.

Aus den oben dargelegten Gründen wurden diese Hypertoniker in die Gruppe 2 eingereiht.

Abgesehen von den Fällen, die keine Nachricht über ihr Befinden schickten, erlitten von 176 operierten Hypertonikern 34 Kranke vor dem chirurgischen Eingriff einen oder mehrere apoplektische Insulte. Von ihnen starben nach der Sympathektomie insgesamt 18 (53%), 7 im ursächlichen Zusammenhang mit der Operation selbst, 7 an erneuter Apoplexie und 4 an anderen Komplikationen längere Zeit nach dem chirurgischen Eingriff. Von den 16 Überlebenden erlitten 3 einen Insultnachschub, in 2 Fällen bei allgemein gebessertem Befund sowohl hinsichtlich des Blutdruckes wie auch vor allem der Kopfschmerzen und des Schwindelgefühls. 6 Kranke verfielen geistig zunehmend oder wurden in vermehrtem Maße stimmungslabil, ja boten sogar ausgesprochen psychotische Züge. Die übrigen fühlten sich z. T. wohler als vor der Operation, in 1 Fall war der Blutdruck gesenkt und in 3 Fällen der Augenhintergrund gebessert. Alle Kranken, die bereits vor der Operation in ein malignes Stadium eingetreten waren, zeigten keine Änderung des objektiven Krankheitsbildes. Außerdem wurden uns weitere 11 Hypertoniker bekannt, die nach der Sympathektomie *ohne* entsprechende Anamnese einen apoplektischen Insult bekamen, 5 von ihnen starben daran.

Wie der eine von uns (Pfeffer) bereits früher mitteilte, traten bei einzelnen cerebralsklerotischen Kranken im Anschluß an die Sympathektomie stärkere Blutdruckschwankungen auf. Der Wechsel zwischen Blutdruckerhöhung und kollapsförmigen Blutdrucksenkungen vollzog sich hierbei oft in kurzen Zeitabständen und mußte wohl als Ausdruck einer gestörten regulativen Neuordnung der Vasomotorik angesehen werden. Während dieser Zeit dürfte die Gefäßwand einer starken Belastungsprobe ausgesetzt sein, durch die sie natürlich besonders gefährdet ist. So sahen wir auch bei 4 Hypertonikern, die schon vor der Sympathektomie deutliche Anzeichen einer cerebralen Sklerose boten, unter dem Eingriff apoplektische Insulte auftreten (Abb. 8). Die nachteiligen Folgen der cerebralen Durchblutungsstörung nach Sympathektomie wurden noch durch weitere Beobachtungen ergänzt. So verfiel eine Reihe von Kranken, die bereits bei konservativer Vorbehandlung Wesensveränderungen, mangelhaftes Orientierungsvermögen und geistige Lücken, z. T. als Insultfolge aufwiesen, nach der Operation unaufhaltsam. Für 2 von ihnen wurde die Verlegung in eine psychiatrische Anstalt notwendig. Andere wieder zeigten als postoperative Wesensveränderungen Depressionen und Apathie mit lang anhaltenden Heulszenen. Ihnen fehlte jeder Antrieb zur Gesundung.

Fishberg beobachtete in ähnlich gelagerten Fällen gleichartige Krankheitsbilder. Er beschreibt schwere Depressionen, in einem Falle mit Suicid. Die Todesfälle in den Jahren nach der Operation wurden meist auf die Arteriosklerose des Gehirns zurückgeführt. Eine weitere Stütze unserer Beobachtung liegt in den Mitteilungen von Fowler und de Takats vor, die in der Vasokonstriktion der Hirngefäße und der hierdurch hervorgerufenen cerebralen Anämie einen „Minusfaktor" der Sympathektomie erblickten.

Weitere eigene Beobachtungen ergaben, daß die Abwehrlage der Hirnsklerotiker während der Rekonvaleszenz erheblich vermindert sein konnte. So starben allein 7 Kranke mit Apoplexie in der Anamnese und schweren cerebralen Abbauvorgängen an den Folgen einer Infektion der Pleura oder des Wundbettes nach Sympathektomie.

Auf Grund unseres relativ kleinen Krankengutes konnten wir also die Ergebnisse Peets *für die Hypertoniker mit cerebralen Komplikationen vor der Operation nicht bestätigen, sehen uns aber auch nicht ermutigt, noch ein größeres, ähnlich gestaltetes Krankengut zu sammeln und zu operieren.* Die eigenen Beobachtungen sprachen vielmehr dafür, daß die hypertonischen Hirnsklerotiker besonders im Zustand nach apoplektischem Insult durch den operativen Eingriff in wesentlich stärkerem Maße gefährdet wurden als ohne diese Störung. Die von uns beobachteten Zwischenfälle dürften wohl in erster Linie auf die postoperative Hirnanämie und die krisenförmigen Schwankungen des Blutdrucks zurückgeführt werden.

h) Die Beschwerden des Hypertonikers.

In der Literatur über diesen Gegenstand kommt ganz allgemein der günstige Einfluß der Operation auf den Beschwerdekomplex des Hypertonikers zum Ausdruck, der nicht allein durch die Minderdurchblutung bei Druckabfall, sondern auch bei erhaltener Blutdruckhöhe durch den gesteigerten Sympathicotonus in der oberen Körperhälfte und Erweiterung des Capillargebietes (FISHBERG) zu erklären ist. Wir möchten hier aber betonen, *daß sich eine Besserung der subjektiven Symptome auch ohne Änderung des Befundes am Augenhintergrund feststellen ließ.*

In den eigenen Untersuchungen, die z. T. an Hand von entsprechend gehaltenen Fragebogen vorgenommen wurden, ließen sich folgende Befunde erheben:

Aus der Gruppe 1 litten von 30 Befragten *vor* der Sympathektomie 18 Kranke an Kopfschmerzen und Schwindelgefühl, 2 Kranke an Schwindel allein und 10 Kranke an Kopfschmerzen allein.

Aus der Gruppe 2 litten von 40 Befragten *vor* der Sympathektomie 30 Kranke an Kopfschmerzen und Schwindelgefühl und 10 Kranke an Kopfschmerzen allein.

Die Änderung der subjektiven Beschwerden *nach* der Sympathektomie geht aus der Tab. 6 hervor.

Tabelle 6. *Änderung des subjektiven Befindens nach Sympathektomie.*

	Gruppe 1			Gruppe 2		
	Völlige Besserung	Rückgang	keine Besserung	Völlige Besserung	Rückgang	keine Besserung
Kopfschmerzen	3	5	2	3	4	3
Schwindel	1	1				
Kopfschmerzen und Schwindel	8	5	5	6	13	11
Gesamtzahl	12 (40%)	11 (37%)	7 (23%)	9 (22,5%)	17 (42,5%)	14 (35%)

PEET kam in seiner Mitteilung 1946 zu ähnlichen Ergebnissen. Von seinen 176 Fällen mit unerträglichen Beschwerden besserten sich 128 (72,8%) durch die Operation erheblich, nur 48 Kranke (27,2%) verspürten keinen bzw. nur einen mäßigen subjektiven Erfolg.

Die Linderung der subjektiven Hochdrucksymptome läßt sich offenbar auf einen Regulationsvorgang beziehen, der z. T. unabhängig von dem Schweregrad des Grundleidens verläuft. Die Zahl der Fälle, die auf den chirurgischen Eingriff hin ihre Beschwerden nicht verloren, ist in der Krankheitgruppe 2 etwas höher als in der Gruppe 1. Wir beobachteten weiterhin zahlreiche Kranke, die sich in den ersten Monaten nach dem chirurgischen Eingriff sehr wohl fühlten und ihre Kopfschmerzen, Schwindelzustände usw. verloren. Dieses Wohlbefinden dauerte aber nicht an, sondern machte mit der Zeit wieder den alten Symptomen Platz. Wir empfingen den Eindruck, daß die Verschlechterung zeitlich ungefähr mit dem Verschwinden der orthostatischen Beschwerden parallel lief.

Die Behauptung einiger Autoren, daß durch die Operation vor allem die Blutdruckgipfel abgebrochen würden, hatte nach unseren Erfahrungen keine generelle Gültigkeit. Besonders bei Frauen z. Z. ihrer Menstruation stieg der

Blutdruck vielfach krisenförmig an und wurde von Kopfschmerzen und Elendsgefühl begleitet. Wenige Tage später verloren sich die Beschwerden und der günstige Zustand stellte sich wieder ein. Es gab aber auch Männer, die über solche Krisen klagten; so wurde z. B. von einem Kranken dieses in Phasen ablaufende Befinden treffend als „himmelhochjauchzend — zu Tode betrübt" gekennzeichnet.

Im allgemeinen drückte sich die durch die Operation gewonnene Schmerzlinderung in erhöhter Lebensfreude, Arbeitslust und Geselligkeit aus. Durch die Erhöhung der Vitalität wurde auch ein fortbestehender objektiver Krankheitsprozeß vielfach bagatellisiert. Der Appetit vergrößerte sich. Eine Störung der Magenfunktion, insbesondere die Bildung von Ulcera ließ sich nicht nachweisen. Nur in einzelnen Fällen, die durch eine Ulcusanamnese vorbelastet waren, traten hin und wieder erneute Geschwürsbildungen auf (Blegen und Mitarb., Pfeffer, Steinmann). Andererseits zeigte Kux nach Splanchnicusdurchtrennung die Ausheilung bestehender Magen- und Duodenalgeschwüre. Wie bereits Kampmann mitteilte, verschwand manchmal eine hochgradige Obstipation. Einige Kranke klagten als Folge der Operation über eine bedeutende *Gewichtszunahme*. Wir nehmen an, daß ihre Ursache in der gesteigerten Eßlust oder vielleicht im Eintritt des Klimakteriums zu erblicken ist. Sichere Anhaltspunkte für eine operationsbedingte Beeinflussung des Endokriniums ließen sich bisher nicht gewinnen.

So schrieb ein 39jähriger Kranker: Auffallend ist meine Gewichtszunahme nach der Operation. — Der behandelnde Arzt (Herr Prof. Wohlenberg) berichtete uns über eine andere 34jährige Kranke: „Sie ist fest überzeugt, daß die Gewichtszunahme mit der Operation in Zusammenhang steht. Sie lebt sehr vorsichtig, ißt streng salzfreie Diät und man hat in der Tat den Eindruck, daß eine innersekretorische Komponente bei der Adipositas eine Rolle spielt. Der Grundumsatz ist nicht verändert. Die Schilddrüse ist etwas größer geworden. Die Kranke hat keine Besserung ihrer Beschwerden bemerkt".

Bei 3 Kranken beobachteten wir nach der Operation das Auftreten eines leichten Diabetes mellitus.

In der Besserung der das Grundleiden begleitenden Beschwerden bestand also zweifellos ein günstiger Effekt der Sympathektomie. In diesem Zusammenhang war zu prüfen, ob nicht auch ein geringfügigerer Eingriff als die bilaterale Sympathektomie ähnlich wirken könne, zumal dann, wenn eine Beeinflussung des Grundleidens selbst nicht zu erwarten stand. Für die Beantwortung dieser Frage eigneten sich am besten die Mitteilungen der nur *einseitig* operierten Kranken. So ließen die Auswertungen der Fragebogen und die eigenen Untersuchungen an einem zwar nur bescheidenen Krankengut von 11 Fällen ähnlich günstige Ergebnisse auf das subjektive Befinden erkennen wie doppelseitig Operierte. Auch bei diesen Hypertonikern besserten sich Kopfschmerzen und Schwindelgefühl trotz unveränderten objektiven Befundes.

Eine junge Frau fühlte sich nach der Resektion nur eines Grenzstranges und des N. splanchnicus so wohl, daß sie die zweite Sitzung mit der Bemerkung ablehnte, der gegenwärtige Zustand könne durch eine weitere Maßnahme nicht mehr übertroffen werden.

Die Darstellung der subjektiven Folgeerscheinungen der Operation wäre aber unvollständig, wenn nicht auch *die psychologische Seite des Operationseinflusses* berücksichtigt würde. Dazu sollen einige Beispiele dienen:

1. Herr Sch., 35 Jahre alt, Ingenieur (Gruppe 1b). 5 Monate vor der Einweisung traten Müdigkeit und starke Kopfschmerzen auf. Der Hausarzt stellte hohen Blutdruck fest. Der Kranke stand beruflich an einer sehr verantwortungsreichen Stelle. Bei der ersten Untersuchung sehr forsch und aktiv. Erheblicher Nicotinabusus bei unruhigem und unregelmäßigem Lebenswandel. RR bei der Aufnahme 210/110 mm Hg, Basaldruck um 170/100. Augenhintergrund mit spastisch verengten Gefäßen, Papille scharf, keine Blutung, keine retinalen Herde. Herz röntgenologisch nicht vergrößert, Ekg o. B. Höchstes spez. Gewicht im Urin 1027. Rest-N normal. Alb ∅, Sed. o. B. Der Kranke drängte auf die Operation und

war während der Voruntersuchung kaum im Bett zu halten. SMITHWICKsche Operation auf der einen Seite ohne Beeinträchtigung des Allgemeinbefindens. Schon nach 2 Tagen konnte er wieder aufstehen. Nach der zweiten Sitzung war der Kranke 8 Tage lang benommen. Die frühere Antriebskraft hatte einer ausgesprochenen Antriebsarmut Platz gemacht. Stärkste Anfälle von orthostatischem Kollaps. Der postoperative Blutdruck betrug in Ruhe zwischen 150/100—140/85. 10 Monate nach der Operation erneute Einweisung. In der Zwischenzeit stand er in laufender ärztlicher Überwachung. Die Kopfschmerzen waren verschwunden. Der Blutdruck war manchesmal krisenförmig bis 260 mm Hg systolisch angestiegen, bewegte sich sonst aber um 150 mm Hg. Er gab an, seine körperliche Leistungsfähigkeit sei auf ein derartiges Minimum gesunken, daß er nur unter größtem Energieaufwand seiner Beschäftigung nachkommen könne. Er sei müde und habe stärkere Herzbeschwerden. Bei der klinischen Beobachtung war er hypochondrisch gestimmt und nicht frei von Selbstvorwürfen, auch nicht von Beschuldigungen gegen andere, die ihm den Arbeitsplatz streitig machten. Die präoperative hypomanische Stimmungslage wurde durch die Operation in ihr Gegenteil verkehrt. Das Gemeinsame beider Zustände war die Eindringlichkeit und Wortfülle, mit der er seinen Zustand beschrieb. Im ganzen gesehen eine stark ichbetonte, aktive Persönlichkeit, nach der Operation mit Verlust der Vitalität und Antriebskraft[1].

2. Frau Ga., 36 Jahre alt, Hausfrau (Gruppe 1b). 4 Jahre vor der Aufnahme wurde eine Erhöhung des Blutdruckes festgestellt, ausgeprägte Blutdruckkrisen mit Kopfschmerzen und Erregungszuständen. Blutdruck 170/115 mit Krisen bis 250/190 mm Hg. Augenhintergrund: Beginnende Retinitis angiospastica mit zahlreichen Degenerationsherden. Herzfigur röntgenologisch nicht vergrößert, normales Ekg. Maximale Urinkonzentration 1032, Rest-N 24 mg-%. Alb ∅, Sed. o. B. (Med. Klinik Frankfurt). Nach doppelseitiger PEETScher Operation sank der Blutdruck auf 115/70 mm Hg ab. Die Kopfschmerzen verschwanden, stärkere Müdigkeit blieb zurück. Nach 2 Jahren völlige Arbeitsunfähigkeit körperlicher und geistiger Art. *Blutdruckkrisen während der Menstruation* bei sonst völlig normalem Blutdruckniveau. Angstzustände mit Durchfällen, „unnatürliche Erregbarkeit", unfähig, ein Theater oder Kino zu besuchen. 3 Jahre p.op. verschwanden die Beschwerden, die von der Kranken als Folgen der Operation angesprochen wurden. Der jähe Anstieg des RR während der Menstruation blieb, sonst war der RR normal. Die Kranke war noch arbeitsunfähig. Erregungszustände gebessert, noch leichte Ermüdbarkeit. — In diesem Falle kam es nach der Sympathektomie zur Steigerung bereits vor der Operation geklagter Erregungszustände, die erst 3 Jahre später langsam bei noch weiter bestehender Ermüdbarkeit, geistiger und körperlicher Leistungsschwäche wieder zurückgingen.

3. Frau Wu., 31 Jahre alt, Hausfrau. Stärker fortgeschrittener Organbefund einer malignen jugendlichen Hypertonie. RR 205/140 mm Hg fixiert. Augenhintergrund: Retinitis angiospastica. Keine Vergrößerung der Herzfigur, aber erheblicher Myokardschaden. Nieren: Maximale Urinkonzentration 1034, Rest-N 41 mg-%. Alb ∅, Sed. o. B. Schon vor der Operation langsam an Heftigkeit zunehmende Kopfschmerzen, Schwindelgefühl, erhebliche Schwankungen der Stimmungslage. Nach der Operation weiterhin Kopfschmerzen und Schwindelgefühl, unruhige Träume und Angstzustände. Organbefund gegenüber der Zeit vor der Operation unverändert. RR 215/155. *9 Monate p. op. Suicidversuch.* 2 Jahre p. op. erneute Einweisung wegen heftiger Erregungszustände. Weiterhin leichte Ermüdbarkeit bei geringfügigen Anstrengungen, Arbeitsunfähigkeit. Die Konzentrationsfähigkeit ist nach Angabe der Kranken zurückgegangen. Sie ist nach der Operation ein schwierig zu behandelnder Mensch, lebt in Unfrieden mit ihrer Umgebung und ist bei den kleinsten Zwischenfällen sehr aufgeregt und reizbar.

Diese Krankheitsverläufe tragen das gemeinsame Merkmal psychischer Labilität bei einer bereits vor der Operation ausgeprägten veränderlichen Gemüts- und Stimmungslage ohne Hinweis für das Bestehen einer Cerebralsklerose. Für diese p. op. Zustände ist das krisenhafte Auftreten der Störungen charakteristisch. Im allgemeinen sind die Kranken leicht ermüdbar und antriebsschwach, werden aber durch geringfügige Anlässe übermäßig erregt. Daneben gibt es Bilder, bei denen die ursprüngliche körperliche und geistige Beweglichkeit einer lähmenden, schlaffen und mutlosen, oft hypochondrischen Gemütslage weicht.

i) Die Sexualfunktion.

In einer gesonderten Arbeit werden LÖHR und KRÄMER über die Störungen der Sexualfunktion nach der Sympathektomie berichten. Die Untersuchungen über

---

[1] Der Kranke steht in Behandlung des Psychotherapeuten.

die Spermaproduktion der Operierten erfolgte nach den Angaben von Bandmann, Burckhart und Schmitt, die Beurteilung der Genitalfunktion durch ausführliche Anamnesen und Fragebogen. Unter unserem Krankengut zeigten 20 Kranke nach der Operation Störungen der Potentia coeundi, generandi und einer Oligospermie, die aber deshalb nicht in allen Fällen mit Sicherheit auf die Operation bezogen werden konnten, weil vor der Operation kein genauerer Status erhoben worden war.

Von 9 doppelseitig nach Peet operierten Kranken zeigten 3 Störungen der Libido, Erektion oder der Spermiogenese. Besonders stark traten diese Erscheinungen bei der beiderseitigen Smithwickschen Operation auf: Von 17 operierten Kranken hatten nur 6 eine ungeschädigte Sexualfunktion nach der Operation. 5 davon erlitten einen völligen Ausfall der Ejaculationsfähigkeit, 3 Kranke nach vorübergehender Steigerung einen Rückgang der Sexualfunktion. Unter den einseitig nach Peet, auf der anderen Seite nach Smithwick Operierten ließen sich solche Störungen nicht feststellen. *Deshalb sollten Männer im zeugungsfähigen Alter möglichst auf diese Weise oder beiderseits nach Peet operiert werden*, trotzdem aber vorher auf die Möglichkeit einer Schädigung aufmerksam gemacht werden.

Die Angaben in der Literatur, die sich mit dem Nachlassen der Sexualfunktion beschäftigen, sind zum Teil sehr widerspruchsvoll. Obwohl die Grenzstrangoperation oberhalb des Zwerchfelles keine der bisher bekannten anatomischen, für den Sexualablauf verantwortlichen Bahnen unterbricht, beobachteten Joly, Martin, Bonamy, Poppen und Lemmon Störungen der Ejaculation nach der Peetschen Operation. Die Erklärung, daß die Gefäßdilatation des Splanchnicusgebietes auch das Scrotum mit einbezieht und daß die dadurch zustandekommende Hyperthermie eine Störung der Spermiogenese verursache, befriedigt wenig. Die Störungen der Potentia coeundi sind schwer verständlich. Für die Störungen der Potentia generandi werden 2 Gründe angeführt: 1. Unterbrechung der Reflexbahn mit nachfolgender Lähmung der glatten Muskulatur der Samenwege, 2. Keimepithelschädigung als Folge der durch die Vasodilatation nach der Operation bedingten Hyperthermie (Dick).

Auch eine 23jährige *Frau* klagte nach der Operation über Störungen der Sexualfunktion. Bei ihr kam es zur Ausbildung einer sog. Frigidität, die nach ihren Angaben vor der Operation sicher nicht bestanden hatte.

Zahlreiche Autoren haben über den Zusammenhang zwischen Sympathektomie und *Schwangerschaft* berichtet (Austin und Frymire, Peet und Isberg). Nach der Operation konzipierten einige Frauen und trugen die Schwangerschaft normal aus. In den letzten 3 Schwangerschaftsmonaten kam es in der Hälfte der Fälle zu erneuter, aber meist passagerer Blutdrucksteigerung. Nach Peet und Isberg brachten von 10 Frauen, die p. op. mit einem Blutdruck von über 150/90 schwanger wurden, nur 2 Frauen lebende Kinder zur Welt. Lag der p. op. Blutdruck niedriger, so konnte in allen Fällen mit einer glücklichen Geburt gerechnet werden.

k) Gefäßtonus und Schweiß-Sekretion.

Im Rahmen unserer Untersuchungen war die Feststellung von Bedeutung, ob und wieweit sich Funktionsausfälle des N. sympathicus distal der Unterbrechungsstelle objektivieren lassen. Eigene Untersuchungen liegen vor über die Schweiß-Sekretion als Partialfunktion des N. sympathicus, der als koordinierte Symptome die Durchblutungsstörungen und die Veränderung der Hauttemperatur an die Seite gestellt werden müssen.

Nach Lewis gibt die exakte Bestimmung der Hauttemperatur einen sehr genauen Einblick in die örtlichen Durchblutungsverhältnisse, da die Hautwärme eines Gliedes, abgesehen von äußeren Faktoren und exothermen Stoffwechselvorgängen, deren Änderungen an der ruhenden Extremität keine Rolle spielen, praktisch allein von der in der Zeiteinheit durch die Haut fließenden Blutmenge abhängt. Nach der Smithwickschen Operation fanden wir in den ersten Tagen nach dem Eingriff an den Zehenspitzen Temperaturen von 31,5—32,0° C, die peripheren Gefäße waren also bis zum äußersten Grad des von Morton und Scott 1931 angegebenen Gefäßerweiterungswertes dilatiert (Abb. 16). Außerdem zeigte auch die nicht operierte Seite eine konsensuelle Gefäßerweiterung, hier nahm aber der Sympathicotonus im Gegensatz zu der operierten Seite nach der Peripherie hin zu. Stewart, Newman und

WILLIS untersuchten die periphere Durchblutung mit Hilfe von Hauttemperaturmessungen bei Hypertonikern vor und nach den verschiedenen Methoden der Splanchnikektomie. Vor der Operation fanden sie bei Hypertonikern im allgemeinen eine Abnahme des Gefäßtonus an der oberen und eine Zunahme an den unteren Körperpartien gegenüber dem Normalen. Nach dem Eingriff aber zeigte sich ein verminderter Blutdurchfluß in der oberen und ein vermehrter Blutdurchfluß in den unteren Extremitäten. HAMMARSTRÖM betrachtete diese Änderung des Gefäßtonus als temperaturregulierenden Mechanismus zur Kompensation des durch die Vasodilatation in der unteren Körperhälfte verursachten Wärmeverlustes. Wahrscheinlich aber ist der schon mehrfach erwähnte gesteigerte Sympathikotonus in der oberen Körperhälfte nach der Operation für diesen Vorgang verantwortlich zu machen

MINOR hat uns ein Verfahren in die Hand gegeben, um auf einfache Weise die Schweiß-Sekretion der Haut auch graduell zu erfassen.

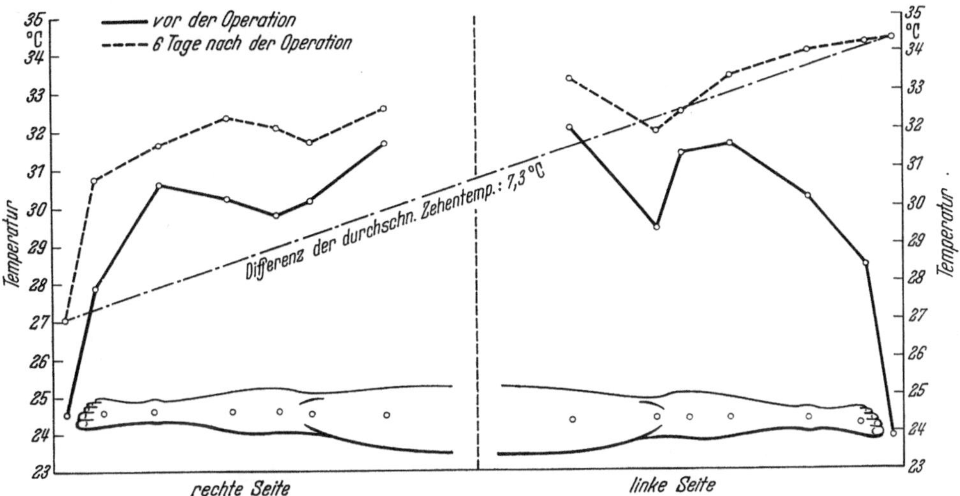

Abb. 16. Hauttemperaturen der unteren Extremitäten vor und 6 Tage nach einseitiger SMITHWICKscher Operation.

Nach MINOR pinselt man die zu prüfende Körperpartie mit einem Gemisch folgender Zusammensetzung ein: Jodi puri 15,0, Ol. Rhizini 100,0, Spiritus vini 900,0. Nach dem Antrocknen wird Stärke in feiner Schicht aufgepudert. An den Hautstellen, die durch Schweißabsonderung unter Anwendung des Heizkastens (von den Schultern bis über die Füße) und schweißtreibender Mittel feucht werden, entwickelt sich durch die Jod-Stärke-Reaktion eine Blau- bis Violettfärbung, an deren Intensität oder Ausbleiben sich der Grad der Schweißabsonderung ablesen läßt.

Bei den von ZENKER ausgeführten Operationen nach PEET mit Resektion des N. sympathicus von Th 10—Th 12 und nach SMITHWICK von Th 10—L 2 fanden wir mit der angegebenen Methode 2 verschiedene Schweißbilder (Abb. 17a u. b):

Die nach PEET operierten Fälle zeigten in einer schmalen Zone entsprechend dem Versorgungsgebiet des resezierten Sympathicusstückes einen Ausfall der Schweißsekretion über dem Unterbauch, die nach SMITHWICK operierten Fälle wiesen einen Verlust der Schweißdrüsentätigkeit der unteren Körperhälfte von Th 10 ab einschließlich der Beine auf.

Unsere Beobachtungen decken sich mit den Angaben von G. M. ROTH und Mitarbeiter, die Ausfälle der Schweißsekretion nach der Operation in den Gebieten fanden, die nach dem anatomischen Verlauf der Sympathicusfasern zu erwarten waren.

Der Ausfall der Schweißbilder bei nach SMITHWICK operierten Patienten entsprach ihren subjektiven Empfindungen. Sie gaben an, nach der Operation meist warme trockene Füße zu haben, während sie früher an schweißigen oder kalten Füßen litten. Mit der MINORschen Probe ließ sich weiterhin feststellen, ob durch die Sympathektomie tatsächlich das geplante Gebiet ausgeschaltet worden war. Denn der Operateur findet nicht immer alle Fasern, besonders in einem schwer zugänglichen Operationsgebiet. So beobachteten wir z. B. bei einem angeblich nach Smithwick operierten Kranken im Schweißversuch nur eine Ausschaltung von Th 10—Th 12, also ähnlich wie bei der supradiaphragmalen Resektion.

So konstant und typisch die Änderungen der Schweißsekretion unmittelbar nach der Operation waren, so verschieden fielen die Ergebnisse längere Zeit nach dem Eingriff aus. Bei einigen Patienten war schon nach wenigen Wochen eine

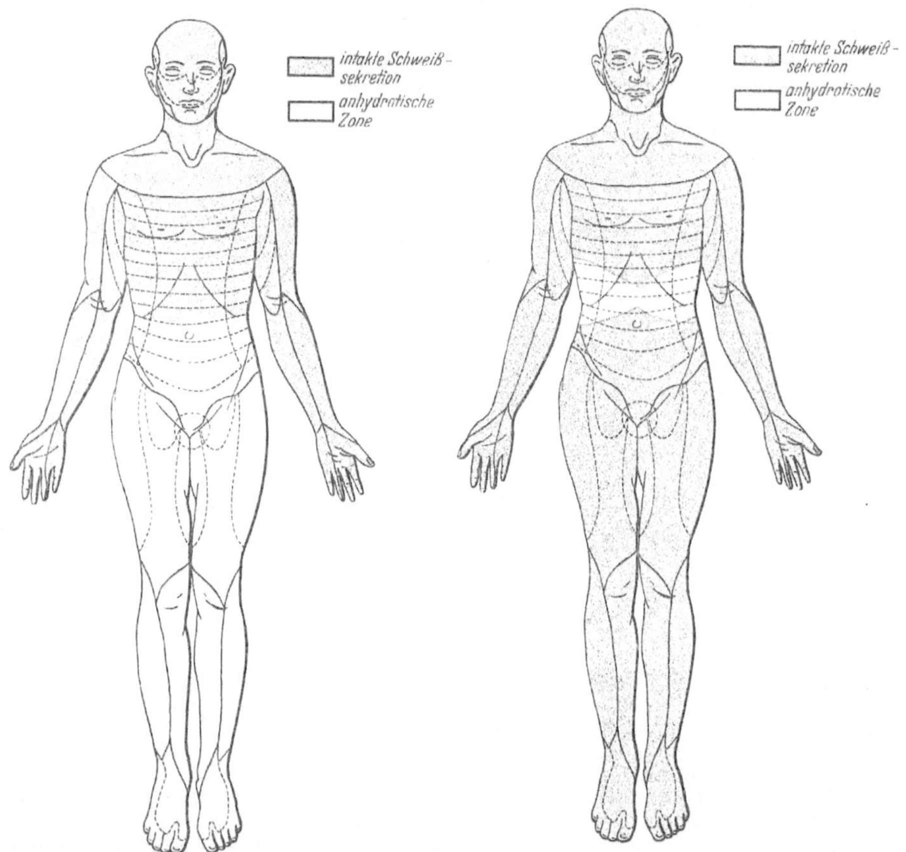

Abb. 17a u. b. Ausdehnung der Schweißfelder nach a) Peetscher Operation bds., b) Smithwickscher Operation bds.

Schweiß-Sekretion in dem ausgeschalteten Gebiet wieder nachweisbar, wenn auch deutlich geringer als in der normalen Umgebung. Es fanden sich oft landkartenartige schwache Blaufärbungen, besonders in der ·Leistenbeuge und hin und wieder in verminderter Stärke im ganzen ausgeschalteten Gebiet.

Palumbo und Mitarbeiter glaubten, diese Aussparungen auf nicht sicher bekannte Umwege der sympathischen, von der Operation nicht erfaßte Fasern beziehen zu können, die bald nach Überwindung des Operationsschocks ihre Tätigkeit wieder aufnähmen. Eine andere Erklärung dieser Erscheinung ist möglicherweise die im Tierversuch nach künstlicher Unterbrechung nachweisbare fehlende Degeneration und gelegentliche Regeneration der vegetativen Nerven. Palumbo führte gegen diese Auffassung gewichtige Gründe an. Er meinte, daß vor allem das *rasche* Wiederauftreten der Schweißsekretion gegen die Möglichkeit der Regeneration spräche.

Der Ausfall der Schweiß-Sekretion nach Sympathektomie ging der Einwirkung der Operation auf den Blutdruck nicht immer parallel. So konnten wir z. B. bei dem Schweißversuch einer 48jährigen Hochdruckkranken, die *3 Jahre* zuvor operiert wurde, immer noch einen kompletten Ausfall der Schweiß-Sekretion nach dem SMITHWICK-Typ in der unteren Körperhälfte beobachten, obwohl der Blutdruckwert wieder zur alten Höhe angestiegen war, ja diastolisch eher noch höher lag als vor der Operation. Auch hatten die subjektiven Beschwerden bei dieser Patientin eher zu- als abgenommen.

Die Prüfung der Schweiß-Sekretion ergab also einen Hinweis für die Funktion des Sympathicus im operativ ausgeschalteten Gebiet, bot jedoch keinen Anhaltspunkt für den Erfolg der Operation auf den Blutdruck.

V. Pathophysiologische Probleme und Beurteilung der Sympathektomie als Behandlungsmaßnahme der Hypertonie.

Die Sympathektomie stellt einen gewaltigen Einbruch in das Gefüge der vegetativen Ordnung des Organismus dar. Mit dieser Operation ist eine einzigartige Möglichkeit gegeben, die Äußerungen dieses Systems unter vollkommen neugeschaffenen Bedingungen studieren zu können. Im Mittelpunkt stehen natürlich die Wirkungen der Operation auf die arterielle Grundkrankheit und ihre mehr oder minder führenden Symptome. Zweifellos ist dieser Blickpunkt nur ein Ausschnitt grundlegender Veränderungen, die durch unsere Untersuchungen z. T. erfaßt, z. T. wahrscheinlich überhaupt unberücksichtigt geblieben sind.

Unter den klassischen Experimenten CANNONs, zusammenfassend mitgeteilt im Jahre 1929, findet sich das bemerkenswerte Ergebnis, daß die operierten Tiere unter Ruhebedingungen von Normaltieren nicht zu unterscheiden sind, daß aber Erregungen und Einwirkung ungünstiger äußerer Faktoren eine Verminderung des Anpassungsvermögens erkennen lassen. KAISERLING, BÉLAK u. a. sahen nach Applikation künstlicher Infekte beim sympathektomierten Versuchstier erhebliche Störungen der Infektabwehr.

So konnte KAISERLING zeigen, daß durch Verabfolgung starker Antigene in die perifollikulären Lymphplexus des Wurmfortsatzes bei sympathektomierten Kaninchen die konsekutive Entzündung wesentlich stürmischer verläuft als bei den Kontrolltieren. BÉLAK fand bei sympathektomierten Tieren eine Erniedrigung des Antikörpertiters im Serum. Diese Befunde nehmen um so weniger wunder, als wir bereits durch die Untersuchungen von GORETZKY, FELDMANN und GELLHORN wissen, daß der Tonus des vegetativen Nervensystems eine besondere Beziehung zur Infektabwehr besitzt. — Darüber hinaus beeinflußt die Sympathektomie den Kohlenhydratstoffwechsel (BACQ, LE BROUHA, HEYMANS, DWORKIN) und die Atmung (FULDE), wie sich im Tierversuch erweist, also ganz allgemein das Stoffwechselgeschehen, besonders unter exogener Belastung.

Daß ähnliche Bedingungen auch nach der Sympathektomie beim Menschen entstehen können, deutete PFEFFER schon an, als er die verminderte Infektabwehr grenzstrangresezierter Hypertoniker im Zusammenhang mit der Änderung ihrer Kreislaufregulation beschrieb.

Wie SELYE anläßlich der Laurentian Hormone Conference 1947 in einer Diskussionsbemerkung äußerte, ist die Wirkung der Sympathektomie auf die Funktion der Nebennierenrinde und den Ablauf der sog. „alarm reaction" bisher ungeklärt. Manche Anzeichen weisen nach unserer Meinung darauf hin (Kälteexpositionstest, ungenügende Infektabwehr), daß vielleicht Zusammenhänge beider Systeme im Sinne einer „relativen Rindeninsuffizienz" bestehen, die weiter untersucht werden müssen. Diese Arbeitshypothese aufzuwerfen scheint um so wichtiger, als die Beeinflussung der Blutdruckhöhe vielleicht ähnlichen Zusammenhängen unterworfen ist. Erst jüngst wurde dieser Einfluß der relativen NNR-Insuffizienz auf den Blutdruck unter verschiedenen Bedingungen besonders herausgestellt

(Pfeffer und Staudinger), die darauf hinwiesen, daß in der Abart der Funktion dieses Organs der Sympathektomie vergleichbare Regulationsabläufe erkennbar sind.

Ein weiteres und bisher ungeklärtes Problem *ist die unterschiedliche Wirkungsweise der Sympathektomie auf den Blutdruck.* Besonders die amerikanischen und französischen Autoren haben sich in einer Fülle von Testverfahren bemüht, den Effekt der Operation vorauszusagen, ohne daß es ihnen bisher gelungen ist. Wie sich aus den eigenen Untersuchungen erkennen läßt, vermag die Operation in erster Linie den Blutdruck bei Hypertonikern mit geringfügigen Symptomen an den Gefäßen zu senken, bei schwerer funktioneller und organischer Manifestation der Erkrankung bleibt die Besserung entweder völlig aus oder sie ist nur von passagerer Dauer. Es scheinen dabei Gegenregulationen auftreten zu können, die sogar zur Blutdrucksteigerung führen. *Der Grad* der Gefäßaffektionen scheint dabei maßgeblich zu sein, der natürlich aus den unterschiedlichen und oft schwierig zur Darstellung zu bringenden Symptomen am Augenhintergrund, Nieren und Gehirn nicht mit Sicherheit ermittelt werden kann. Dies gilt vor allem, wie wir sahen, für einen Teil der jugendlich-malignen und in foudroyanter Progression begriffenen Formen, deren funktionelles Zustandsbild an den sichtbaren Symptomen wohl nicht immer zu erfassen ist. — Wenn aber diese Beziehungen (Schweregrad der arteriellen Grundkrankheit-Wirkung der Sympathektomie) evident sind, so ist doch keineswegs klar, ob die Gefäße selbst oder das nervale Syncytium mit seinem mehr oder minder schwer geschädigten Ganglienapparat (Stöhr jr., Herzog) das Ergebnis der Operation beeinflussen. Wir möchten diese Unkenntnis auch mit der Tatsache unterstellen, über die Rolle des Nervensystems bei der *Entstehung* der Hypertonie nicht genau unterrichtet zu sein. Möglicherweise könnte durch sorgfältige Untersuchung bioptisch gewonnener Ganglien gerade bei der experimentellen Hypertonie Licht in diese Zusammenhänge gebracht werden. Die Steigerung der Nierendurchblutung muß als Folge der Splanchnikektomie wenigstens für gewisse Fälle ohne erkennbare Beeinflussung ihrer geschädigten Funktion und ohne sichere Wirkung auf die Blutdruckhöhe angenommen werden. Offenbar tritt sie bei Nieren mit schwer veränderten Gefäßen nur kurzfristig oder nur so ungenügend in Erscheinung, daß hierdurch eine Lösung des verderblichen Circulus vitiosus (s. Einleitung) nicht möglich ist. Wie vor allem Pickering im Tierversuch nachweisen konnte, persistierte die experimentelle chronische Hypertonie aber auch, wenn die Drosselung über 7 Monate bestanden hatte, vermutlich als gebahnter Regulationsmechanismus in der Beziehung Zwischenhirn-Peripherie; unter solchen Bedingungen könnte auch die renale Mehrdurchblutung keine Wirkung auf die Blutdruckhöhe besitzen. In den weniger schwer, keinesfalls aber ischämisch geschädigten Nieren besteht dagegen wahrscheinlich kein Angriffspunkt für die Bestrebung, durch vermehrten Blutdurchfluß den Druck zu senken.

Ein anderes pathophysiologisches Problem im Rückblick auf die eigenen Befunde bieten manche günstigen Resultate der Operation auf cerebrale Beschwerden, auf die Augenhintergrundgefäße und auf den „vegetativen Tonus" des Herzens, wie er sich im Ekg darbietet, also auf eine Reihe von Symptomen der arteriellen Erkrankung, ohne daß das Kardinalsymptom, der Blutdruck im geringsten gesenkt wurde. Wie hinreichend vermerkt, finden sich gewisse Anzeichen für die Erhöhung des Sympathikotonus der oberen Körperhälfte nach Sympathektomie, die Raynaud-ähnliche Erscheinungen an den Händen, bestimmte Ekg-Veränderungen und Störungen der Hirnfunktion zu erklären vermögen, die aber z. B. mit der Erweiterung der Augenhintergrundarterien bei präoperativ beobachteter Retinitis angiospastica nicht vereinbar sind. Es muß erwogen werden, ob man für diesen Mechanismus nicht gewisse „nutritive Reflexe" (REIN, W. R. HESS) verantwortlich machen darf, wie SARRE sie auch für die Niere nachwies. Freilich war die nach Befreiung eines gedrosselten Organs einsetzende Hyperämie nach kurzer Zeit, meist schon nach wenigen Minuten, wieder abgeklungen. Der Ausfall von „humoralen" Substanzen, die VOLHARD für die Entstehung der Retinitis angiospastica anschuldigte, hilft jedenfalls nicht zur Klärung dieses p.op. Befundes am Augenhintergrund, da sie ja, ihre Wirksamkeit vorausgesetzt, an den übrigen Provinzen des Gefäß-Systems weiter funktionieren müßten. Möglicherweise treten aber unter dem Einfluß der Sympathektomie *örtlich verschiedenartige* individuelle Regulationsänderungen an den Vasokonstriktoren vor allem des Gehirns auf, deren Zustandekommen unserem Nachweis bis jetzt verschlossen ist. *Die Untersuchungsergebnisse scheinen auch aus dem Grunde von besonderer Bedeutung zu sein, weil die Symptome der Hypertonie ändern können, ohne einen Hinweis dafür zu geben, daß die arterielle Grundkrankheit beeinflußt wurde.* Dieser Befund, in Parallele gesetzt, zu den oben dargelegten bioptischen Nierenuntersuchungen von CASTLEMAN und SMITHWICK, legt den Gedanken nahe, daß es höchst unsicher erscheint, *die Pathogenese der Hypertonie aus ihrer klinischen Symptomatologie und die „kausale" Beeinflussung der arteriellen Erkrankung aus dem Verschwinden dieser Symptome zu entnehmen.*

Wir sind uns also auf Grund der Untersuchungen der Tatsache voll bewußt, daß durch die Grenzstrangresektion des Sympathikus wohl eine Beeinflussung des arteriellen Tonus, also bestenfalls ein lokaler Effekt ermöglicht werden kann, daß die Erkrankung des „arteriellen Systems" aber unverändert bestehen bleibt. Aus dieser Erkenntnis folgern wir die Überlegung, ob zur Erreichung dieses Zieles ein so ausgedehnter Eingriff wie ihn PEET, SMITHWICK und späterhin vor allem GRIMSON, HINTON und LORD, POPPEN und LEMMON vorgeschlagen haben, erforderlich ist oder ob nicht vielmehr der gleiche Effekt durch die Öffnung des Splanchnicusgebietes allein genügt. Diese Frage bedarf u. E. einer sorgfältigen Prüfung, zumal wir aus dem leider nur geringfügigen eigenen Material *einseitig*, aber mit Erfolg Sympathektomierter keine verbindliche Auffassung hierüber zu präjudizieren vermögen.

Ein weiteres, bis jetzt noch nicht genügend geklärtes Problem besitzt seine experimentelle Grundlage in den GRIMSONschen Versuchen über die Wiederherstellung des neurogenen Hochdruckes.

GRIMSON fand beim „neurogenen" Hochdruck nach Sympathektomie einen Blutdruckabfall, der durchschnittlich 4—6 Wochen anhielt. Nach dieser Zeit stieg der Druck wieder auf die alte Höhe an. Außerdem fehlte sowohl nach den Untersuchungen von BACQ, LE BROUHA und HEYMANS, wie nach den GRIMSONschen Beobachtungen unmittelbar nach der Sympathektomie der Anstieg des Blutdruckes nach Durchtrennung der Blutdruckzügler. Wurden aber in der Zeit, wo die Vasomotorik sich wieder von der Sympathektomie „erholt hatte", die Blutdruckzügler durchschnitten, dann trat ein langsamer Anstieg des Druckes auf hypertone Werte ein. Ob die Blutdruckzügler auf die Wiederherstellung des Blutdruckes überhaupt einen unmittelbaren Einfluß haben, scheint nach den Tierversuchen zumindest sehr fraglich zu sein, da sie nach den Untersuchungen von BACQ, HEYMANS und Mitarbeiter nur bei intakter Ganglienkette des Sympathicus ihre Wirkung entfalten können.

Ähnliche klinische Beobachtungen haben, wie erwähnt, einige Autoren erhoben, ohne daß bisher aufzuklären war, ob der nach einiger Zeit wieder ansteigende Blutdruck auf die Regeneration des Sympathikus oder eine Gruppe von Sympathikusfasern zu beziehen sei oder ob es sich nicht um eine autonome Gefäßtonisierung der Peripherie handelt (SMITHWICK, BRUCKER, WESTERBOOK und TOWER, VOSSSCHULTE, SCHÖRCHER). Gerade der Ausfall der Schweißversuche scheint in Ergänzung der Tierexperimente in diese Richtung zu weisen. Wie wir weiterhin ermitteln konnten, *besteht für die Geschwindigkeit der Ein-*

regulierung des Blutdruckes auf den präoperativen Wert eine auffallende Beziehung zum Schweregrad der arteriellen Erkrankung. Wir sahen den Höhepunkt dieser Wechselwirkung bei den schwersten Formen, deren Blutdruck auf die Sympathektomie überhaupt nicht reagierte oder in einigen Fällen (Pfeffer) sogar anstieg. Auch die Erhöhung des Sympathikotonus in der oberen Körperhälfte kranial vom Operationsgebiet gehört als regulierendes Prinzip des vegetativen Tonus hierher. Es bleibt uns also nur übrig, die Bemühungen des Organismus zur Wiederherstellung der ursprünglichen „Ordnung" zu registrieren, ohne eine befriedigende Antwort auf die maßgebenden Ursachen vorlegen zu können.

Der Sinn der Sympathektomie liegt also im wesentlichen in 2 Zielsetzungen:

Erstens gelingt unter bestimmten, oben näher beschriebenen Voraussetzungen die Besserung aller oder eines Teiles der Hochdrucksymptome einschließlich der Erniedrigung des Blutdruckes selbst. Der Vorteil eines solchen Erfolges für den Hypertoniker liegt in der Entlastung und Entspannung der arteriellen Gefäße und damit in ihrer erhöhten Lebensdauer. Während ein solcher Effekt durch konservative Maßnahmen im allgemeinen nur unter „Grundumsatzbedingungen" erreichbar ist, kann die Sympathektomie (bei geeigneten Fällen) eine ähnliche Wirkung auch unter der Belastung des täglichen Lebens mit sich bringen.

Zweitens vermag die Operation die cerebralen Beschwerden oder die Störung des Visus für sich allein zu bessern, vermutlich durch ein bisher noch unbekanntes vegetatives Regulationsprinzip, das nach der Durchtrennung des N. sympathicus auftritt und von dem wesentlichen Symptom, der Blutdrucksteigerung, unabhängig ist. *Bis zu einem gewissen Grade läßt sich vielleicht aus diesen Beobachtungen schließen, daß einige „Hochdruck"-Symptome nicht als unmittelbare Folge des erhöhten Blutdruckes, sondern als Ausdrucksformen der durch die Grundkrankheit gestörten vegetativen Regulationen an den entsprechenden Organen entstanden sind.* Diese „symptomatische" Besserung kann freilich nicht als wesentlicher Erfolg angesprochen werden, da eine „Entlastung" der arteriellen Gefäße im gesamten Organismus bei den entsprechenden Fällen nicht erkennbar wird. .

VI. Auswahl der Kranken zur Sympathektomie.

Vor der Durchführung der Sympathektomie ist grundsätzlich die Frage zu klären, was mit einer so eingreifenden Maßnahme erreicht werden soll bzw. kann. Es hieße den Chirurgen zum „Lückenbüßer" (Wright) degradieren, wollte man jeden Hypertoniker, dessen krankhafte Symptome durch eine internistische Behandlung nicht beeinflußt werden, dem operativen Eingriff zuführen. Nach den eigenen Beobachtungen haben sich vielmehr gewisse Erkenntnisse ergeben, die unsere *Auffassung zur Indikationsstellung der Sympathektomie* weitgehend bestimmen.

Durch die Beurteilung der „arteriellen Grundkrankheit", soweit sie sich in ihren Einzelsymptomen darstellt, gelangten wir in statistisch überzeugender Weise zu der Auffassung, daß die Formen mit nur leichterem funktionellem und organischem Gefäßbefall ein grundsätzlich anderes Ergebnis erwarten lassen als die Hypertonien mit schweren Gefäßveränderungen. Wir mußten weiterhin erkennen, *daß die Einzelsymptome lediglich koordinierte Organmanifestationen der Grundkrankheit sind, die sich nicht immer gleichzeitig entwickeln, sich also auch nicht immer zu entsprechen brauchen.* Mit einer solchen Definition möchten wir von vornherein auf den Wert hinweisen, den die Beurteilung von Einzelsymptomen bei der Indikationsstellung verdient.

Gelingt es auf diese Weise, den Grad der Gefäßprozesse mit hinreichender Bestimmtheit abzugrenzen, so kann u. E. der Hypertoniker mit leichterer

Gefäß-Schädigung in der Hoffnung operiert werden, einer weiteren Entwicklung des Prozesses Einhalt zu gebieten, ohne jedoch das Leiden kausal heilen zu können. Das Absinken des Blutdruckes und die Verkleinerung der Herzfigur sind Anzeichen für die Schonung und Entlastung der Kreislauforgane und zwar des Herzens und der Gefäße. Wahrscheinlich kann bei diesen Kranken auch das Leben verlängert werden.

Man stellt also für diese Fälle die Operationsindikation unter dem Gesichtspunkt, einen objektiv greifbaren, also gewissermaßen einen „kurativen Effekt" zu erzielen.

Liegen schon beträchtliche Gefäßschädigungen (cerebrale Insulte, retinitischer Augenhintergrund, beträchtliche Herz- und Nierenfunktionsstörungen usw.) als Ausdruck der fortgeschrittenen Erkrankung vor, so gelingt im allgemeinen weder eine Senkung des Blutdruckes, noch eine Verkleinerung der Herzfigur. Dagegen läßt sich öfter ein „symptomatischer Effekt" erreichen, z. B. die Beseitigung der cerebralen Beschwerden oder die Besserung des Sehvermögens. Wir gewannen aber nicht den Eindruck, daß bei diesen Fällen die Entwicklung der Krankheit gehemmt oder die Kreislauforgane entlastet werden.

Eine operative Behandlung der ersten Gruppe erscheint unter Zugrundelegung dieser Auffassung bei allen Hypertonikern angezeigt, die unter geringfügiger Ausprägung von Gefäß-Schäden eine maligne Entwicklung ihres Leidens, vor allem durch Blutdruckanstieg, zunehmende Verschlechterung des Fundusbildes und der subjektiven Beschwerden erkennen lassen. Zur Abgrenzung dieser Vorgänge sind häufigere Untersuchungen erforderlich.

Das Lebensalter ist, wie wir gesehen haben, im allgemeinen von mehr untergeordneter Bedeutung. Freilich werden die oben aufgeführten Bedingungen mehr auf das jugendliche Alter anwendbar sein. Aber es können selbstverständlich auch manche Hypertoniker jenseits des 50. Lebensjahres diese Voraussetzungen erfüllen.

Ausgehend von der Bewertung des gesamten klinischen Bildes kommt den einzelnen Hochdrucksymptomen zur Erzielung eines sog. „*kurativen Operationserfolges*" etwa folgende Bedeutung zu:

a) Kranke mit cerebralen Komplikationen, wie fortgeschrittene Sklerose, Zustandsbilder nach mehrmaligen Apoplexien, sind für den Eingriff ungeeignet. Nach einmalig durchgemachter Apoplexie oder bei vegetativen Erregungszuständen kann die Operation wohl hin und wieder zu einer Senkung des Blutdruckes führen, daneben aber durch Störung des Gehirnkreislaufes einen vermehrten cerebralen Abbau bzw. eine weitere Steigerung der psychischen Erregbarkeit, die trotz des „objektiv günstigen" Ergebnisses auf den Kreislauf den Gesamterfolg in Frage stellen, verursachen.

b) Kranke mit hohem diastolischem Blutdruck, der unter konservativer Ruhebehandlung nicht bedeutend absinkt, sind für den chirurgischen Eingriff fast immer ungeeignet, wenn das übrige klinische Bild ebenfalls einen hochgradig malignen Entwicklungsgang zeigt. Unsicher wird die Stellung der Operationsprognose, wenn eine excessive Blutdrucksteigerung als *einziges* Symptom der arteriellen Erkrankung vorliegt, ohne daß die übrigen Organe nennenswerte Veränderungen aufweisen. Diese meist jugendlichen Kranken können hierbei am Anfang eines überstürzten progredienten Krankheitsverlaufes stehen, den wir durch die Operation nicht immer hemmen können. *Eine Sympathektomie erscheint unter solchen Umständen indiziert zu sein. Kranke mit hohen diastolischen Blutdruckwerten, die auf konservative Behandlung hin mit Blutdruckerniedrigung reagieren, sind natürlich in günstigem Rahmen des übrigen klinischen Bildes im allgemeinen für die Operation gut geeignet.* Der Blutdruck vorwiegend artiosklerotischer

Hypertoniker verhält sich oft ähnlich; die übrigen Befunde aber verbieten durch das Überwiegen degenerativer Gefäßprozesse den Eingriff.

c) Der Augenhintergrund muß wirklich sachkundig beobachtet werden und ist dann zur Beurteilung der Hypertonie sehr wertvoll. Er verrät aber nicht in allen Fällen den Charakter der Hypertonie.

So schließt der normale Augenhintergrund nicht etwa ein hochpathologisches Entwicklungsstadium der arteriellen Erkrankung aus, wie umgekehrt retinitische Augenhintergrundsveränderungen bei sonst weitgehend integrem Gefäßsystem und relativ niederem diastolischem Blutdruck nicht zu den Seltenheiten gehören.

Die Weiterentwicklung retinitischer Augenhintergrundsbefunde bei mehrmaligen Untersuchungen entspricht aber wohl in den meisten Fällen auch der Progredienz des Leidens im übrigen Gefäßsystem. Trotz der genannten Einschränkungen ist der Augenhintergrund nach wie vor eines der wichtigsten Hochdrucksymptome, vor allem dann, wenn er in Verbindung mit dem diastolischen Blutdruck zur prognostischen Beurteilung der Grundkrankheit herangezogen wird (Sarre und Lindner).

Einen sog. „kurativen" Erfolg darf man nach unseren Erfahrungen kaum erwarten, wenn ausgeprägte retinitische Augenhintergrundsbilder mit einem hochfixierten Ruheblutdruck gepaart vorkommen oder wenn im ganzen die Zeichen der Arteriosklerose schärfer ausgeprägt sind. Gehen retinitische Symptome der malignen Entwicklung der übrigen Organe voraus, so dürfte nach unseren Erfahrungen die Sympathektomie indiziert sein. Sprechen neben dem übrigen klinischen Bild auch die Arteriolen des Augenhintergrundes für einen *benignen* Krankheitsverlauf, so ist wohl weitere konservative Beobachtung geboten, ohne die Möglichkeit eines chirurgischen Eingriffs zu gegebener Stunde aus den Augen zu verlieren.

d) Die Herzfunktion: Die Indikation zur Sympathektomie ist u. E. von der Größe des Herzens und vom Ekg-Befund weitgehend unabhängig. Nur Infarktzeichen im Ekg, schwere Coronarveränderungen mit starken anginösen Beschwerden Arrhythmien, Zeichen eines Schenkelblockes im Ekg, sprechen gegen die Ausführung der Operation. *Auch Kranke mit kardialer Insuffizienz, die unter interner Vorbehandlung dekompensiert bleiben, sind ungeeignet.*

Ebenso wenig wie Veränderungen des Herzens einen besonderen Rückschluß auf die Form oder den Schweregrad der Hypertonie erlauben, kann auch aus der kardialen Funktion nicht auf den Ausgang der Operation geschlossen werden, d.h.: Jeder Herzbefund, der eine andersartige große Operation zulassen würde, gestattet auch die Ausführung einer Sympathektomie.

e) Die Nierenfunktion: Die eigenen Ergebnisse über die Einwirkung der Sympathektomie auf die Nierenfunktion haben gezeigt, *daß Hypertoniker mit erheblich erniedrigter Konzentrationsfähigkeit beim Durstversuch durch den operativen Eingriff schwer geschädigt werden.* Sonst konnte im allgemeinen keine besondere Wirkung der Operation auf die Nierenfunktion beobachtet werden. *Es gelang weder, eine bestehende renale Insuffizienz zu beseitigen, noch wurde die voll erhaltene Nierenleistung durch die Operation beeinträchtigt.* Ergibt sich also aus dem Charakter und der Entwicklung des Hochdruckleidens eine dringende Indikationsstellung zur Sympathektomie, so wird sie kaum von seiten der Nieren eingeschränkt, es sei denn, daß eine Isosthenurie oder Hyposthenurie mit und ohne Rest-N-Steigerung den Erfolg des Eingriffes selbst gefährdet. *Die noch tragbare Grenze des spez. Uringewichtes liegt ungefähr bei 1018. Eine vorübergehende Stickstoffretention bei genügendem Konzentrationsvermögen bildet u. E. keinen Hinderungsgrund zur Durchführung der Operation.*

Im Augenblick läßt sich mit statistisch einwandfrei gesicherten Vergleichsversuchen noch nicht beurteilen, ob die Sympathektomie in ihrer Durchführung bei den Frühformen der malignen Hypertonie eine *Verlängerung der Lebenszeit* ermöglicht. Aus der rückläufigen Entwicklung der p. op. Hochdrucksymptome bei diesen Kranken kann zumindest aber geschlossen werden, „daß der Zeiger der Uhr für eine Reihe von Jahren zurückgestellt wird, obgleich bis jetzt noch nicht feststeht, daß die Erfolge von Dauer sind" (WHITE).

. Ganz andere Voraussetzungen für die Sympathektomie bestehen für Hypertoniker mit fortgeschrittener Erkrankung des „arteriellen Systems". Nach eigenen Erfahrungen zeigten diese Kranken im allgemeinen *keine* Wirkung der Operation auf die objektiven Krankheitszeichen. Dagegen wurde in vielen Fällen das schwer beeinträchtigte Wohlbefinden und der herabgesetzte Visus gebessert, d. h. die Operation bewirkte nur einen „*symptomatischen Effekt*". — Die Auswahl von Hypertonikern dieser Gruppe zur Sympathektomie darf sich also von vornherein nicht die Besserung der objektiven Hochdrucksymptome zum Ziel setzen, sondern sollte ausschließlich den Zweck verfolgen, die Fülle der die Leistungsfähigkeit des Kranken hindernden Hochdruckbeschwerden zu lindern oder vielleicht zu beseitigen. *Ein weniger ausgedehnter Eingriff, z. B. nur die einseitige Operation, könnte vielleicht das gleiche Ergebnis hervorbringen.* Darüber müssen aber noch weitere Erfahrungen gesammelt werden.

Die Durchführung der Sympathektomie wird in solchen Fällen nur durch *die absolute Kontraindikation zur Operation* verhindert. Diese besteht in folgenden Organstörungen:

1. Fortgeschrittene Cerebralsklerose mit den Zeichen des psychischen und geistigen Verfalls, Zustände nach mehreren apoplektischen Insulten.

2. Durch konservative Behandlungsmethoden unbeeinflußte Herzinsuffizienz, Coronarinfarkte, gehäufte Extrasystolen, Reizbildungs- und Reizleitungsstörungen erheblichen Grades.

3. Dekompensierte oder nur polyurisch kompensierte Nierenfunktion mit und ohne Rest-N-Steigerung bei einem spez. Gewicht unter 1018.

4. Hochdruckerkrankungen ohne Affektion des „arteriellen Systems", z. B. anatomische Veränderungen der großen Arterien (Isthmusstenose, arteriovenöse Aneurysmen, Endarteriitis obliterans), endokrine Störungen mit Blutdrucksteigerung (Morbus Cushing, Phäochromocytom, Nebennierenrindentumoren), einseitige Nierenerkrankungen.

5. Sonstige klinische Organbefunde, die ganz allgemein einen schweren chirurgischen Eingriff verbieten.

VII. Zusammenfassung.

Die Erfahrungen mit der Sympathektomie an 176 Hochdruckkranken werden in technischer, klinischer und pathophysiologischer Betrachtung mitgeteilt. Dabei fanden sich im wesentlichen folgende Ergebnisse:

1. Die Technik der Sympathektomie wurde in ihren Einzelheiten besprochen. Es zeigte sich, daß die Einführung der intratrachealen Narkose und die Anwendung der chemotherapeutischen und antibiotischen Pharmaka einen bedeutend günstigeren Verlauf der Operation und der postoperativen Phase mit sich brachte.

2. Das Krankengut wurde in 2 Gruppen nach dem Schweregrad ihres allgemeinen Gefäßbefalles eingeteilt. Dieses Verfahren besaß den Vorteil, eine gesonderte Abhandlung der verschiedenen pathogenetischen Formen der Hypertonie zu ersparen, zumal diese Seite des Problems wohl kaum einen Einfluß auf den Ausgang der Operation besitzt. Die Beurteilung des Zustandes der Kranken richtete sich also im wesentlichen nach der Ausprägung der „die arterielle Erkrankung" repräsentierenden Symptome.

3. Entsprechend den von Castleman und Smithwick erhobenen bioptischen Nierenbefunden fanden sich auch bei den eigenen Untersuchungen nicht immer lineare Beziehungen zwischen dem Verhalten der retinalen und renalen Arteriolen. Allerdings entsprachen die Veränderungen an den Nierengefäßen im allgemeinen den von uns aufgestellten Krankheitsgruppen im Schweregrad.

4. Bei den Hypertonikern mit geringfügig ausgeprägten Symptomen der Grundkrankheit (Gruppe 1) überlebten von 49 Fällen 48 ($= 98\%$), während von den 127 Fällen mit schweren Organveränderungen (Gruppe 2) nur 74 ($= 58,2\%$) überlebten. Die Kranken im fortgeschrittenen chronischen Stadium, unter ihnen besonders die Männer, vertrugen den chirurgischen Eingriff im allgemeinen schlecht und starben öfter an konsekutiven Komplikationen.

5. In den weiteren Kapiteln wurde die Wirkung der Sympathektomie auf die einzelnen Hochdrucksymptome abgehandelt. Dabei zeigte sich *ein durchweg überzeugender Erfolg der Operation auf den Blutdruck, die Augenhintergrundveränderungen, Herzgröße, Ekg* und *cerebrale Beschwerden bei Kranken der Gruppe 1.* Die Kranken der Gruppe 2 erfuhren dagegen nur zu einem kleinen Teil ein Absinken des Blutdruckes, während in den übrigen Fällen der Blutdruck unverändert hoch blieb. Dagegen bildeten sich nach der Operation, *von der Blutdruckhöhe unabhängig,* bei einem größeren Prozentsatz dieser Gruppe die pathologischen Veränderungen am Augenhintergrund und am Herzen zurück. Auch Kopfschmerzen und Schwindelgefühl konnten häufig gebessert oder völlig zum Verschwinden gebracht werden. *Eine unterschiedliche Wirkung der Operationen nach* Peet und Smithwick *ließ sich nicht feststellen.*

6. Die hämodynamischen Untersuchungen nach der Methode von Wezler und Böger zeigten *nach der Operation ein unverändertes Herz-Minutenvolumen bei teilweise stark absinkendem peripherem Widerstand* und entsprachen damit den von Wilkings, Culbertson und Mitarb. mit der Herzkathetermethode gefundenen Werten. Bemerkenswerte Beobachtungen wurden am Steh-Ekg gewonnen. Hierbei kam deutlich zum Ausdruck, *daß die postoperativen Ekg-Veränderungen wahrscheinlich durch einen vermehrten Sympathikotonus hervorgebracht werden, der sich nach der Injektion von Hydergin wieder beseitigen läßt.* Auf dem Mechanismus des erhöhten Sympathikotonus oberhalb des Operationsfeldes beruht auch das Absinken der Hauttemperaturen an der oberen Extremität. Auch das Verschwinden der Kopfschmerzen wird so erklärt.

7. Die Nierenleistung wurde durch das Absinken des Blutdruckes nicht verschlechtert, bei unveränderter Blutdruckhöhe nach der Operation kam es jedoch häufig zu einer zunehmenden Funktionsstörung. Lag aber bereits eine fortgeschrittene renale Schädigung mit manifester oder polyurisch kompensierter Niereninsuffizienz vor, so konnte öfter der Zusammenbruch der Restfunktion unter dem Eingriff selbst beobachtet werden.

8. Übereinstimmend mit Fishberg konnten wir feststellen, daß Cerebralsklerose und Apoplexien als Ausdruck schwerer Gehirngefäßveränderungen keinen günstigen Operationserfolg geben. Der Blutdruck kann zwar bei einem Teil dieser Fälle (den benignen Hypertonien) absinken, die cerebralen Abbauvorgänge gehen aber trotzdem weiter. Solche Kranke zeigen oft schwere Störungen der Kreislaufregulation unter der Operation, und nicht selten kommt es zur Wiederholung des apoplektischen Insultes. Bei einigen Kranken mit auffallenden psychopathischen Wesenszügen erzeugte die Operation eine beträchtliche Verstärkung dieser Erscheinungen.

9. In einigen Fällen fanden sich Störungen vor allem der männlichen Sexualfunktion, häufiger nach der Smithwickschen als nach der Peetschen Operation. Bei der Vornahme von Schweißversuchen nach der Methode von Minor sahen

wir noch Jahre nach der Sympathektomie den Ausfall der Sympathicus-Funktion im Bereich des Versorgungsgebietes der entsprechenden Nerven, in 1 Fall auch ohne wesentliche Senkung des Blutdruckes.

10. Bei der Darstellung der pathophysiologischen Probleme kam es uns hauptsächlich darauf an, die Schwierigkeiten zu schildern und noch ungelöste Fragen in Zusammenhang mit der Operation aufzuzeigen. Wir wiesen auf enge Funktionszusammenhänge mit der Nebennierenrinde hin und glauben, hier ein wichtiges Feld noch ausstehender Untersuchungen vor uns zu haben. Besondere Beachtung verdient nach unserer Ansicht die elektive Wirkung der Operation auf einzelne Symptome ohne Beeinflussung des Hauptsymptomes, nämlich des Blutdruckes. Wir halten es für möglich, daß unter dem Einfluß der Sympathektomie örtlich unterschiedliche vegetative Regulationsbedingungen entstehen können, die sich bisher noch dem exakten Nachweis entziehen. — Die durch die Operation hervorgerufene Durchblutungsänderung der gefäßgeschädigten bzw. ischämischen Niere besitzt nach unserer Beobachtung *keinen* Einfluß auf die Höhe des Blutdruckes, da das chronische Hochdruckleiden in Parallele zu den Tierversuchen PICKERINGs vermutlich auch ohne Mitbeteiligung der Niere als Erkrankung allein des arteriellen Systems weiter bestehen bleibt.

Aus den eigenen Erfahrungen haben wir die Überzeugung gewonnen und stimmen auch mit der Mehrzahl der Autoren überein, *daß sich durch die Grenzstrangresektion des N. sympathicus wohl nur eine Beeinflussung des arteriellen Tonus, also bestenfalls ein lokaler Effekt, nicht aber eine kausale Behandlung des Hochdruckleidens, erreichen läßt.*

11. Auf Grund der so gewonnenen Grundlagen entwickelten wir gewisse Richtlinien für die Auswahl der Kranken zur Sympathektomie.

II. Interne Klinik der Herzsteckschüsse[1].

Von

WALTHER AMELUNG-Königstein (Taunus) und HELMUT LUTHER-Frankfurt a. M.

Mit einem Anhang: Die Operationsverfahren beim Herzsteckschuß.
Von H. H. WESTERMANN-Frankfurt a. M.-Hanau.

Mit 19 Abbildungen.

Inhalt.

	Seite
Literatur	69
I. Allgemeiner Überblick über Herzsteckschüsse	73
a) Einleitung	73
b) Geschichtlicher Rückblick	74
c) Definition des Herzsteckschusses	74
d) Häufigkeit der Herzsteckschüsse	75
e) Geschoßart	76
f) Geschoßsitz	77
II. Das Bild des Herzsteckschusses im Frühstadium	78
a) Subjektive und objektive Frühsymptome	78
b) Herztamponade	79
c) Contusio und Commotio cordis	80
d) Geschoßembolien	82
e) Indikationen zum operativen Eingriff im Frühstadium, Frühmortalität	83
III. Das Bild des chronischen Herzsteckschusses im Spätstadium	85
a) Diagnose des Herzsteckschusses	85
b) Begleitende Lungenschußfolgen	87
c) Septumperforation und Herzklappenverletzung	88
d) Perikarditis und Perikardverwachsungen	92
e) Chronische Herzmuskelschwäche bei Herzsteckschuß	99
f) Bedeutung der elektrokardiographischen Untersuchung für die Klinik des chronischen Herzsteckschusses	105
g) Vegetative Störungen	108
h) Rentenneurosen	108
i) Therapie des chronischen Herzsteckschusses	109
1. Indikationen zum operativen Eingriff im Spätstadium	109
2. Interne Behandlung	111
k) Prognose und Leistungsfähigkeit des Herzsteckschußträgers	112
l) Beurteilung der Arbeitsfähigkeit	113
IV. Zusammenfassung	114
V. Anhang: Die Operationsverfahren beim Herzsteckschuß	114

---

[1] Aus der Privatklinik Dr. AMELUNG, Königstein i. Ts. (leitender Arzt: Prof. Dr. W. AMELUNG) und der Städtischen Abteilung für Innere Kranke des Städt. Krankenhauses Frankfurt a.M. (Direktor Professor Dr. W. ALWENS).

Herrn Professor Dr. ALWENS zum 70. Geburtstag gewidmet.

Literatur[1].

AMELUNG, W.: Krankheitsbild des Brustschußverletzten im Heimatkriegsgebiet und Vorschläge zu seiner Behandlung. Arch. klin. Chir. **206**, 144 (1944).
— Interne Behandlung und Beurteilung der Spätfolgen von Brustkorbverletzten. Klin. u. Prax. **1**, 193 (1946).
— Gegenwärtige und zukünftige Gefährdung des Lungenschußverletzten. Ärztl. Wschr. **3**, 609 (1948).
— Verkannte, schwerwiegende Spätfolgen von Lungenschußverletzten. Tbk.arzt **3**, 1 (1949).
— u. A. MAYER: Die klinische Bedeutung der Spirographie, insbesondere ihre Verwendung als pulmonale und kardiale Leistungsprüfung bei Lungenschußverletzten. Beitr. Klin. Tbk. **101**, 108 (1947).
ATTINGER, E.: Traumatische Spätperikarditis. Schweiz. med. Wschr. **1945**, 320.

BANSI, H. W.: Herz- und Herzbeutelbeteiligung bei Brustschüssen. Z. klin. Med. **144**, 1 (1944).
BAUER, K. H.: Herzsteckschuß — dreifache Geschoßembolie. Chirurg **15**, 697 (1943).
BERNHARD, FR.: Spätfolgen nach Lungenschüssen und ihre operative Behandlung. Zbl. Chir. **71**, 17 (1944).
— Die Hämatothoraxresthöhle. Dtsch. med. Wschr. **72**, 313 (1947).
— Über Rezidive nach operativ behandelten Pleuraempyemen u. latente chronische Pleuraempyeme. Dtsch. med. Wschr. **72**, 662 (1947).
— Erfahrungen mit der Gitterplastik von HELLER bei 100 operativ behandelten Empyemresthöhlen. Zbl. Chir. **72**, 385 (1947).
BIGGER, J. A.: Heart wounds. J. Thoracic Surg.. **8**, 239—253 (1939); (zit. n. CRASTNOPOL, GOLDBERGER, MARCUS, OSTROVE. Amer. J. Surg. **76**, 4, 414 (1948).
BINHOLD: Symptomatische Epilepsie als Folge eines Herzsteckschusses. Med. Z. **1**, 56 (1944).
BLUMBERGER, KJ.: Einige Bemerkungen über die gegenseitige Unabhängigkeit der Veränderungen der Herzdynamik und des Elektrokardiogramms beim Menschen. Dtsch. med. Wschr. **74**, 167 (1949).
v. BRAUNBEHRENS, H.: Die Aufgabe der röntgenologischen Ortung von Steckschüssen im Herzen. Zbl. Chir. **72**, 1176 (1947).
BROMEIS, H.: Sekundäre Herzverletzung durch Geschoßsplitter. Zbl. Chir. **68**, 491 (1941).
BUNSE, W.: Verletzungen des Herzens durch Steckschüsse. Med. Klin. **44**, 825 (1949).

CHALLIOL, J.: Plaie du coeur; Heart wound, Maroc Méd. Casablanca **1948**, 27/277 (270); Ref. Surgery (Sect. IX Excerpta Med.) **3**, 3, 358 (1949).
CLELAND, W. P.: Surgery of the heart. Med. Press **221**, 140 (1949).
COLLINS, D. H.: Bullet embolism: a case of pulmonary embolism following the entry of a bullet into the right ventricle of the heart. J. of Path. **60**, 205 (1948); Ref.: Surgery (Sect. IX Excerpta Med.) **3**, 879 (1949).
COOPER, F. W., jr., M. H. HARRIS and J. W. KAHN: Ligatation and division of the abdominal aorta for metallic embolus from the heart: Post-operative observations of the circulation in the extremities. Ann. Surg. **127**, 1 (1948).
CRASTNOPOL, PH., E. GOLDBERGER, R. MARCUS and L. OSTROVE: Wounds of the heart and pericardium. Amer. J. Surg. **76**, 4, 412 (1948).
CUELI, L. F., and F. BONNET: Los proyectiles migradores; su importancia médicolegal; a propósito de una observación de proyectil intracavitario libre, desplazado desde el ventriculo izquierdo hasta la aorta abdominal. Semana méd. **1**, 638 (1941).

DA COSTA, F.: Contusions and wounds of the heart. Amatus Lusitanus, Lisbon (Portugal) **6,3**, 151 (1947); Ref. Surgery (Sect. IX Excerpta Med.) **2**, 6, 852 (1948).
DECKER, H. R.: Foreign bodies in the heart and pericardium; should they be removed? J. Thoracic Surg. **9**, 62 (1939); zit. n. Samson: Ann. Surg. **127**, 6, 1127 (1948).
DENEKE, TH.: Röntgenologie der Verletzungen der Brustorgane. Handbuch der ärztlichen Erfahrungen im Weltkriege **9**, 186 (1922).

FERREIRA SANTOS, R., A. DINO DE ALMEIDA and F. C. SILVA TELLES: Wounds of the heart; 9 cases. Rev. hosp. clin. **2**, 195 (1947); Ref. Surg. etc. **86**, 5, 444 (1948).
FRANZ, C.: Lehrbuch der Kriegschirurgie. Berlin: Julius Springer 1942.
FREUD: Ein Fall von geheiltem Herzsteckschuß. Münch. med. Wschr. **1925**, 1224.

---

[1] Für das ältere Schrifttum — bis 1936 — sei auf die Monographie von STEFFENS, sowie auf das Kapitel von L. REHN, Handbuch der ärztlichen Erfahrungen im Weltkrieg **1**, verwiesen. Das jüngste ausländische Schrifttum wurde aufgeführt, soweit es den Verfassern im Original oder in ausführlichen Referaten zugänglich war.

FREY, E. K.: Schwielige Perikarditis. Chirurg **16**, 5 (1944).
— Erste Herzoperation am Menschen. Münch. med. Wschr. **91**, 291 (1944).
— Entfernung eines Granatsplitters aus dem rechten Vorhof. Zbl. Chir. **72**, 5 (1947).
FRITZ, J. M., and M. M. NEWMAN: Fate of cardiac foreign bodies. Surgery **25**, 869 (1949).
FUNK, P.: Traumatischer Wilsonblock bei Contusio cordis. Schweiz. med. Wschr. **17**, 372 (1945).

GENSCH, F.: Das Elektrokardiogramm bei Lungenschußverletzten im Spätstadium. Inaug. Diss. Frankfurt 1950.
GOETZE, O.: Die Kriegsverletzungen der Brust. In BORCHARD-SCHMIEDEN, Lehrbuch der Kriegschirurgie 3. Aufl. 1937.
GRIESSMANN, H.: Embolische Verschleppung eines Granatsplitters in das rechte Herz. Mil.arzt **8**, 346 (1943).
GRISWOLD, A , and CH. H. MAGUIRE: Penetrating wounds of the heart and pericardium. Surg. etc. **74**, 406 (1942); Ref. Chirurg **17/18**, 383 (1946/47).
GLASSER, S. T., W. L. MERSHEIMER and J. SHINER: Bullet wound of left cardiac auricle with suture and recovery; review of literature. Amer. J. Surg. **53**, 131 (1941).

HAHN, W.: Das Syndrom von WOLFF, PARKINSON und WHITE im Lichte der Unfallbegutachtung. Klin. Wschr. **24—25**, 629 (1947).
HADORN, W., u. A. TILLMANN: Über Contusio cordis. Kreislaufforschg. **28**, 185 (1936).
HARKEN, D. E.: Foreign bodies in, and in relation to, the thoracic blood vessels and heart. Surg. etc. **83**, 117 (1946).
— The removal of foreign bodies from the pericardium and heart. (Mit Diskussion.) J. Thoracic Surg. **16**, 701 (1947).
— — and A. C. WILLIAMS: Foreign bodies in and in relation to thoracic blood vessels and heart; migratory foreign bodies within blood vascular system. Amer. J. Surg., **72**, 80 (1946).
— and P. M. ZOLL: Foreign bodies in and in relation to thoracic blood vessels and heart; indications for removal of intracardiac foreign bodies and behavior of heart during manipulation. Amer. Heart J. **32**, 1 (1946).
HEDINGER, CH.: Beiträge zur pathologischen Anatomie der Contusio und Commotio cordis. Cardiologia **8**, 1 (1944).
Heeres-Sanitätsinspekteur: Anordnungen zum ärztlichen Dienst (geheime Dienstanordnung).
HERFARTH, H.: Beitrag zur Herzchirurgie (unter besonderer Berücksichtigung des Ekg). Zbl. Chir. **67**, 2110 (1940).
HESSE, E.: Ein Fall von 26 jährigem Dauerresultat einer Herznaht nach Schußverletzung. Zbl. Chir. **62**, 1874 (1935),
HETZAR, W.: Die Behandlung der Brustschüsse im Reservelazarett. In ZILLMER:Kriegschirurgie im Reservelazarett. Dresden: Theodor Steinkopff 1943.
HOCHREIN, M.: Herzschmerzen als Unfallfolge. Dtsch. med. Rdsch. **1949**, 1075 u. 1101.
HOLUBEC, K., u. V. TOLAR: Zur Prognose der Herzverwundung. Zbl. Chir. **69**, 295 (1942).

JANKER, R.: Die Röntgendurchleuchtung bei der Fremdkörperlokalisation und bei der Fremdkörperentfernung. Ärztl. Wschr. **1947**, 580.
JEANMAIRE, N. C., and L. H. MARTIARENA: Heart wounds. Rev. Asoc. méd. argent. Buenos Aires **61**, 609 (1947).; Ref. Surgery (Sect. IX Excerpta Med.) **2**, 10, 1434 (1948).
JENKINS, H. P., H. OWEN, E. SENZ and R. W. JAMPOLIS: Control of hemorrhage from wounds of heart by gelatin sponge „patch" technic; new experimental method. Ann. Surg. **126**, 973 (1947).
JUNGHANS, H.: Zur Frage der Leistungsfähigkeit nach operativ behandelten Herzverletzungen. Zbl. Chir. **67**, 2257 (1940).

KAPP, L., and A. GRISHMAN: Electrocardiographic evidence of right and left anterior wall injury due to gunshot wound of the heart. Ann. int. Med. **30**, 859 (1949).
KARTAGENER, M.: Zur Frage des traumatischen Herzschadens infolge stumpfer Gewalt (Commotio und Contusio cordis). Cardiologia **10**, 289 (1946).
KEHL, R.: Geschoßembolie in der rechten Herzkammer und ihre klinische Bedeutung. Zbl. Chir. **74**, 230 (1949).
KIENLE, FR.: Einführung in das „unipolare" Brustwand-Ekg. Stuttgart:Wissensch. Verlagsges. 1948.
— Elektrokardiographische Beobachtungen bei blutiger Herzverletzung. Z. Kreislaufforschg. **30**, 496 (1938).
KIRSCHNER, M.: Randbemerkungen zur Kriegschirurgie. Geheime Dienstanordnung, OKW. Berlin 1942.

Koch, Fr.: Die schwielige Perikarditis und ihre Behandlung. Dtsch. med. Wschr. **69**, 349 (1943).

Korn, R.: Eine Herzverletzung mit Durchtrennung des absteigenden Astes der linken Kranz-arterie. Zbl. Chir. **70**, 438 (1943).

Korth, C., u. H. Wirkus: Schwielige Perikarditis u. Ekg. Dtsch. Arch. klin. Med., **190**, 498 (1943).

Krohn, W.: Über Zwerchfellhernien. Zbl. Chir. **73**, 1081 (1948).

Kupas, J., u. Stonkus: Zwei Fälle von Herz- bzw. Perikardverletzung. Klin. Wschr. **1940**, 742.

Lena, A., and A. Jouve: Plaie du coeur (étude électrocardiographique et clinique). Paris méd. **2**, 389 (1940).

Lenggenhager, K.: Herz-Durchschuß (klinische Beobachtung). Schweiz. med. Wschr. **75**, 985 (1945).

Lepeschkin, E.: Das Elektrokardiogramm. Dresden u. Leipzig: Theodor Steinkopff 1947.

Lezius: Mündliche Mitteilung an Amelung vom 27. 12. 1946.

Lobačev: Über Herzverletzungen. Chirurgija **4**, 42 (1949) (russisch); Ref. Z.org. Chir. **114**, 215 (1950).

Lombardini: Archivos Cardiol. **16**, 193 (1935); zit. nach Spang u. Grohé.

Luther, H.: Die Herzsteckschußverletzung im akuten und späten Stadium. Bericht und Auswertung der Befunde von 52 nachuntersuchten Verletzten. Inaug. Diss. Frankfurt 1950.

Mac-Kay, L. A.: Bullet wounds of the heart. Arch. Soc. hosp. Santiago **15**, 193 (1947); Ref. Surg. etc. **86**, 2, 142 (1948).

Maguire, C. H., and R. A. Griswold: Further observations on penetrating wounds of the heart and pericardium. Amer. J. Surg. **74**, 721 (1947); Ref.: Amer. Heart J. **36**, 2, 311 (1948).

Meessen: Coronarthrombose nach Unfall. Frankf. Z. Path. **54**, 307 (1940).

Mentl u. Pour: Cardiologia **2**, 376 (1938); zit. nach Spang u. Grohé.

Middleton, H. N.: Electrocardiographic studies of gunshot and stab wounds of heart. Amer. Heart J. **34**, 899 (1947).

Minor Nichols, H., A. M. Boyden and M. J. Goodmann: The treatment of cardiac wounds by gelatin sponge. West. J. Surg. **56**/4 (8—10), (1948); Ref. Surgery (Sect. IX Excerpta Med.) **3**, 3, 358 (1949).

Mintz, W.: Schußverletzung des His-Tawaraschen Bündels. Dtsch. med. Wschr. **1921**, 180.

Miscall: Zit. n. Harken (Diskussion). J. Thoracic Surg. **16**, 6, 707 (1947).

Mohr: Spätfolgen einer Herznaht mit Unterbindung des Ramus descendens der Arteria coronaria sinistra. Zbl. Chir. **68**, 11 (1941).

Müglich, H.: Stichverletzungen des rechten Herzvorhofes. Mil.arzt **5**, 264 (1940).

Müller, A. H.: Veränderungen des Elektrokardiogramms bei Herzschußverletzung. Zbl. inn. Med. **62**, 361 (1941).

Mussgnug, H.: Beobachtungen und Behandlung bei einem Riesenhämoperikard. Chirurg. **19**, 78 (1948).

Naumann, W.: Indirekter röntgenologischer Nachweis der Bewegungserscheinungen an der Ventilebene des menschlichen Herzens. Pflügers Arch. **249**, 56 (1947).

Neff, G.: Geheilte Herzverletzungen. Das Elektrokardiogramm bei Herzverletzungen. Zbl. Chir. **69**, 1160 (1942).

Nègre, E.: Traumatic Pneumopericardium. J. de Chir. **63**/6 (307—316) (1947); Ref. Surgery (Sect. IX Excerpta Med.) **2**, 6, 852 (1948).

Nordmann, M.: Zur Praxis und Theorie der Commotio cordis. Z. Kreislaufforschg. **34**, 361 (1942).

Ohnesorge, G.: Herzschußverletzung im Elektrokardiogramm. Mil.arzt, **7**, 272 (1942).

Ossipow: Steckschüsse des Herzens und des Perikards. Chirurgija **1947**, H. 7 (russisch); Ref. Zbl. Chir. **73**, 761 (1948).

Parade, G. W.: Zur Problematik der Herzfunktionsprüfung. Med. Welt **17**, 157 (1943).

— u. B. Rating: Beiträge zum Problem der Herzverletzung. Klin. Wschr. **1940**, 1276.

Peter, C.: Die Frage der Kriegsbeschädigtenversorgung 1918 und heute. Dtsch. med. Wschr. **1949**, 1477.

Piltz, Fr.: Erfahrungen über Herzsteckschüsse und Indikationen zu ihrer operativen Entfernung. Inaug. Diss. Berlin 1940.

PONOMAREW, M. A.: Zur Frage der penetrierenden Schußverletzungen des Herzens und der innerhalb des Perikards liegenden Gefäße. Chirurgija (russisch) **1946**, H. 2, 52; Ref. Zbl. Chir. **72**, 202 (1947).
PRUITT, R. D., and F. VALENCIA.: Immediate electrocardiographic effects of circumscribed myocardial injuries; experimental study. Amer. Heart J. **35**, 161 (1948).

RAVITCH, M. M., and A. BLALOCK: Aspiration of blood from pericardium in treatment of acute cardiac tamponade after injury, further experience, with report of cases. Arch. Surg. **58**, 463 (1949).
REHN, E.: Über den Herzsteckschuß und herznahen Schuß. Z. Kreislaufforschg. **34**, 601 (1942)
— Steckschüsse des Herzens. Med. Welt, **17**, 324 (1943).
— Über Herzsteckschüsse und ihre Operation. Zbl. Chir. **70**, 248 (1943).
— Herzchirurgie. Berlin. med. Z. **1**, 3 (1949).
— Über Herzverletzung, den Mechanismus des Überlebens und Ekg-Untersuchungen. I. Teil Klinik. Chirurg **20**, 258 (1949).
—, L.: Die Kriegsverletzungen des Herzens und des Herzbeutels. In Handbuch der ärztlichen Erfahrungen im Weltkrieg **1**, 799 (1922).
RICHTER, O.: Konservativ behandelter Herz- und Lungendurchschuß. Mil.arzt **9**, 452 (1944).
ROBERTSON, R. W.: Penetrating heart wound. The report of an interesting case. Surg., St. Louis 1947, 21/4, 597—600; Ref. Surgery (Sect. IX Excerpta Med.) **3**, 1, 52 (1949).
ROHDE, C.: Zur Klinik und Behandlung herznaher Steckschüsse. Med. Klin. **42**, 376 (1947).
RUF. F., H. RÖSCH u. L. WALZ: Über Herzverletzung, den Mechanismus des Überlebens und Ekg-Untersuchungen. II. Teil Ekg-Untersuchungen. Chirurg **20**, 261 (1949).

SAMSON, P. C.: Battle wounds and injuries of the heart and pericardium. Experiences in Forward Hospitals. Ann. Surg. **127**, 1127 (1948).
SARRE, H., u. H. H. WESTERMANN: Das Ekg bei schwieliger Perikarditis und seine Veränderungen während der operativen Befreiung des Herzens. Z. Kreislaufforschg. **35**, 316 (1943).
SAUERBRUCH, F.: Steckgeschosse in Herz und Lunge. Dtsch. Z. Chir. **255**, 152 (1941).
— Richtlinien für die Behandlung von Thoraxverletzten in Front und Heimat. Mil.arzt **7**, 1 (1942).
SCHAEFER, W., V. P. SATINSKY: Removal of shell fragment from left ventricle of the heart. Arch. Surg. **53**, 13 (1946); Ref. Med. Klin. **42**, 212 (1947).
SCHLEICHER, J., u. H. WIEGAND: Praktische Erfahrungen bei der Diagnose und Therapie der Concretio pericardii. Med. Klin. **44**, 385 (1949).
SCHLOMKA, G.: Elektrokardiographische Beobachtungen der Herzstichverletzung. Dtsch. med. Wschr. **1931**, 630.
SCHMIDT-WEYLAND, P.: Totaler Herzblock nach Schußverletzung vor 36 Jahren. Dtsch. med. Wschr. **1931**, 2014.
SCHNEIDER, E.: Hohe Stichverletzung der Arteria coronaria sinistra. Zbl. Chir. **67**, 1781 (1940).
—, H.: Zur Frage der Behandlung von Herzsteckschüssen. Dtsch. med. Wschr. **70**, 527 (1944).
SCHOENWERTH: Der Herzsteckschuß. Veröff. Heeressanwes. **110** (1939).
SCHRÖDER: Naht einer zweifachen Stichverletzung des Herzens. Zbl. Chir. **67**, 2345 (1940).
SCHWAIGER, M.: Über Geschoßwanderung. Arch. klin. Chir. **261**, 542 (1949).
SEEGER, P. B.: Über einen Fall von erfolgreicher Herznaht nach Herzschuß und -tamponade. Chirurg **13**, 284 (1941).
SEGALL, H.: Rupture of ventricular myocardium. Amer. Heart J. **30**, 39 (1945).
SHAPIRO, R.: Intracardiac foreign body. Amer. Heart J. **30**, 88, 91 (1945).
SIEDEK: Über eine merkwürdige Rhythmusstörung nach Herzsteckschuß. Z. Kreislaufforschg. **36**, 353 (1944).
SILVERMANN, J. J.: Shrapnel wound of the heart with benign manifestations. Involvement of the diaphragmatic surface of the heart with pain referred to the shoulder and neck. Amer. Heart J., St. Louis **34**, 3, 419 (1947).
SMATHERS, H. M.: Pericardial and cardiac surgery. J. med. Sci, **218**, 213 (1949).
SOMMER, GEORGE N. J., and CH. MCCOLLOCH: Surgical problems of retained intrathoracic foreign bodies. Amer. J. Surg. **77**, 314—328 (1949). Ref. Z.org. Chir. **114**, 44 (1950).
SPANG, K.: Die Bedeutung der Ableitung des Ekg von der Speiseröhre für die Erkennung alter Hinterwandinfarkte. Klin. Wschr. **24/25**, 111 (1946).
— u. H. G. GROHÉ: Über die Entstehung des Wilsonblockes. Beobachtungen an Schußverletzungen des Herzens. Klin. Wschr. **23**, 256 (1944).
SPRENGER, O.: Ekg bei Schußverletzungen des Herzens. Verh. Ges. Kreislaufforschg. **12**, 151 (1939).
SPÜHLER, O.: Das Ösophagus-Elektrokardiogramm. Z. klin. Med. **134**, 671 (1938).
STEFFENS, W.: Herzsteckschüsse. Leipzig: Georg Thieme 1936.

Stehr, L.: Die Herzsteckschußverletzung. In Zillmer, Kriegschirurgie im Reservelazarett. Dresden u. Leipzig: Theodor Steinkopff 1943.
Störmer, A.: Zur Klinik des Herzsteckschusses. Dtsch. med. Wschr. 72, 567 (1947).

Talmage, W. G.: Acute benign pericarditis. Amer. Heart J. 29, 623 (1945).
Turner, G. G.: 1. Bullet in heart for 23 years. Surgery 9, 832 (1941); 2. Chest surgery in war, gunshot wounds of heart. Brit. med. J. 1, 938 (1941).

Uhlenbruck, P.: Die Herzkrankheiten. Leipzig: Joh. Ambr. Barth 1939.
Ungeheuer, E.: Thoraxchirurgie. Naturforsch. u. Med. 77, 143 (1939—1946).
Unghvary. L.: Über den Zusammenhang zwischen der Stelle und der Größe der Herzmuskelverletzung und den Abweichungen der ST-Strecke des Elektrokardiogramms. Z. Kreislaufforschg. 33, 745 (1941).

Volhard, Fr., u. V. Schmieden: Über Erkennung und Behandlung der Umklammerung des Herzens durch schwielige Perikarditis. Klin. Wschr. 2, 5 (1923).

Warren, J. V., E. S. Brannon, E. A. Stead jr. and A. J. Merill: Pericardial tamponade from stab wound of the heart and pericardial effusion or empyema: A study utilizing the method of right heart catheterization. Amer. Heart J. 31, 418 (1946).
Weber, A.: Die Elektrokardiographie. Berlin: Springer 1948.
Welin, S., C. A. Hamberger and Crafoord: Operativ entfernter Fremdkörper-Embolus. J. Thoracic Surg. 15, 302 (1946); Ref. Chirurg 21, 253 (1950).
Westermann, H. H.: Was leistet die Elektrokardiographie für die Indikationsstellung zur operativen Entfernung von Herzsteckschüssen, und ist dieser Eingriff erforderlich? Chirurg 15, 519 (1943).
Wilbrandt, R.: Zur Frage der traumatischen Herzerkrankung. Cardiologia 12, 369 (1947/48).
Wischnewsky: Beitrag zur chirurgischen Behandlung der Steckschußverletzungen des Herzens und des Perikards. Chirurgija (russisch) 1947, H. 7; Ref. Zbl. Chir. 73, 762 (1948).
Wood, P. H.: Traumatische Veränderungen des Herzens und der großen Gefäße. Practitioner 162, 115 (1949); Ref. Schweiz. med. Wschr. 1950, 293.
Wünsche, H. W.: Untersuchungen über die klinische Bedeutung des Ösophagus-Ekg. Dtsch. Arch. klin. Med. 186, 358 (1940).
— Die i. v. Reizausbreitung bei unipolarer Abl. des Ekg von der Vorder- und Hinterwand des Herzens. Dtsch. Arch. klin. Med. 193, 680 (1948).

Zondek, H.: Diagnostik der Erkrankungen des Herzens und der Gefäße bei Kriegsteilnehmern. In Handbuch der ärztlichen Erfahrungen im Weltkrieg, Bd. 9, S. 235, 1922.

> „Es ist nicht nur die Vielseitigkeit der Verwundung des Herzens, die unser Erstaunen erregt, sondern immer wieder die erstaunliche Tatsache, was ein menschliches Herz verträgt."
>
> Ludwig Rehn 1922.

I. Allgemeiner Überblick über Herzsteckschüsse.

a) Einleitung.

Das Schicksal der Träger von Herzsteckschüssen hat besonders in und nach dem Ersten Weltkrieg das medizinische Schrifttum beschäftigt. Gerade aus dieser Zeit liegt eine Reihe sorgfältiger und sich vielfach auf lange Jahre erstreckender Beobachtungen vor, die in der bekannten Monographie von Walter Steffens ihren Abschluß gefunden haben. Steffens konnte 38 eigene Beobachtungen für seine Monographie verwerten, sowie 71 solche fremder Beobachter, von denen ihm die Akten zugängig geworden waren. Erfahrungen aus der Friedenspraxis, die nach Unglücksfällen oder Selbstmordversuchen gewonnen wurden, ergänzten diese Beobachtungen. Die erhebliche Zunahme der Zahl der Verletzten im Zweiten Weltkrieg an sich und mannigfache Änderungen in den verwandten Kampfmitteln bedingen schon allein, daß die Spätfolgen aus dem letzten Weltkrieg sich anders auswirken müssen. Es ist auch — ebenso wie bei den Lungenschußverletzten

(AMELUNG) — darauf hingewiesen worden, daß der Prozentsatz der Herzverletzten in diesem Weltkrieg unter der Gesamtzahl der Verwundeten ein höherer sein muß; denn durch die wesentlich größere Sprengwirkung ist eine Zerrēißung des Metalls in kleinere Einzelteile zu erwarten, wodurch eine erhebliche Vermehrung der mit dem Leben zu vereinbarenden Verletzungsmöglichkeiten besteht (BUNSE). Aber auch die großen Fortschritte unserer diagnostischen Möglichkeiten und· der chirurgischen Technik machen es wahrscheinlich, daß im Laufe des letzten Krieges und in den darauffolgenden Jahren wichtige neue Erkenntnisse an den Herzverletzten gesammelt werden konnten, die nicht nur für die weitere Behandlung, Betreuung und Beurteilung der Herzsteckschußverletzten wertvoll sind, sondern auch von allgemeinmedizinischem Interesse sein dürften. Wir denken hier vor allen Dingen an die Erfahrungen, die aus einer verfeinerten elektrokardiographischen Untersuchung gewonnen werden können. In folgendem ist beabsichtigt, über ein zum Teil in achtjähriger Beobachtung gesammeltes Krankengut zu berichten, unter Heranziehung des ganzen z. Z. erreichbaren in- und ausländischen Schrifttums.

b) Geschichtlicher Rückblick.

Schon AMBROISE PARÉ hatte die Überzeugung vertreten, daß eine Herzwunde ausheilen könne. Nachdem I. C. WEBER um das Jahr 1600 im Herzen eines Hirsches eine eingekapselte Kugel hatte feststellen können und so den sicheren Beweis erbrachte, daß das Tier einige Zeit noch lebend das Geschoß mit sich herumgetragen hatte, wußte man, daß Herzsteckschüsse einheilen können (PILTZ). — OLIVER und LARREY beschrieben Selbstheilungen von Herzwunden, und SANTORINUS und MORGAGNI bestätigten solche durch das Tierexperiment (FREY). Im allgemeinen herrschte jedoch im vorigen Jahrhundert die Auffassung vor, daß Herzverletzungen tödlich sein müssen, obwohl GEORG FISCHER 1868 452 gesammelte Fälle über Herz- und Herzbeutelverletzungen — darunter 12 Herzsteckschüsse — veröffentlicht hatte. Eine Reihe dieser Verletzten waren oft mehrere Jahre nach der Verwundung an einer anderen Krankheit gestorben, und die Obduktion hatte ein reaktionslos eingeheiltes Geschoß ergeben. — BLOCH beschrieb in sehr exakten Tierversuchen 1882 die Freilegung des Herzens und die Technik der Herznaht. — FARINA führte 1896 die erste Herzoperation am Menschen aus, der jedoch der Patient kurz darauf erlag, und LUDWIG REHN in Frankfurt a. M. nahm im gleichen Jahr die erste Herznaht mit glücklichem Erfolg vor. Es handelte sich um eine Stichwunde in der rechten Herzkammer, die wegen fortdauernder Blutung 2 Tage nach der Verletzung operativ angegriffen wurde. Durch diese kühne Tat war die operative Behandlung von Herz- und Herzbeutelverletzungen ein mit Erfolg zu bewältigendes chirurgisches Problem geworden, während bis dahin ein Eingriff am Herzen ein „noli me tangere" für den Chirurgen gewesen war. Schrieb doch noch der große BILLROTH: „Ein Chirurg, der die Naht einer Herzwunde versuchen wollte, sollte den Respekt seiner Kollegen sicher verlieren". Das operative Vorgehen wurde durch die Heranziehung des Röntgen-Verfahrens erleichtert. PODRÉS hat 1898 bei einem 16jährigen Mädchen, das einen Suicidversuch durch einen Revolverschuß ausführte, erstmalig am Röntgenschirm das Projektil deutlich an der unteren Hälfte des rechten Ventrikels mitpulsierend gesehen (PILTZ). L. REHN hat in seinem Kapitel „Die Kriegsverletzungen des Herzens und des Herzbeutels" in dem SCHJERNINGschen Handbuch der ärztlichen Erfahrungen im Weltkrieg 1914/18 im Jahre 1922 32 Fälle von Steckgeschossen auf deutscher Seite zusammengestellt. In einer späteren Arbeit konnte PILTZ auf Grund des Weltschrifttums 54 Fälle von Herzsteckschüssen aus der Zeit vor dem Zweiten Weltkrieg sammeln. Nach SYLLER waren bis 1927 60 Herzsteckschüsse mit chronischem Verlauf beschrieben worden. Der Oberregierungsmedizinalrat beim Hauptversorgungsamt in Berlin, W. STEFFENS, berichtete 1936 auf Grund sorgfältiger Aktenstudien, daß es in Berlin 30 kriegsbeschädigte Herzsteckschuß-Verletzte gäbe und schätzte demnach, daß die Gesamtzahl für ganz Deutschland 450 noch lebende Herzsteckschuß-Träger betragen müsse.

c) Definition des Herzsteckschusses.

Es erscheint wesentlich, den Begriff des Herzstecksplitters hier exakt abzugrenzen, da er im Schrifttum verschieden gehandhabt wird. Man spricht vielfach von „anatomischen" und „klinischen" Herzsteckschüssen. Nach SAUERBRUCH wird unter anatomisch ein irgendwo im oder am Herzen oder in seinem Beutel zurückgebliebenes Geschoß verstanden, wobei es nach SAUERBRUCH gleichgültig ist, ob Beschwerden und krankhafte Zustände bestehen oder nicht. SAUERBRUCH faßte den Begriff Herzsteckschuß sehr viel weiter; für ihn war nicht der anatomische Sitz, sondern vielmehr die Störung der Herzarbeit Unterlage seines ärztlichen Urteils. Nach SAUERBRUCH darf der Kliniker auch dann noch von einem Herzsteckschuß sprechen, wenn das Geschoß in näherer oder weiterer Umgebung des eigentlichen Herzbezirkes liegt, denn sobald es mittel- und unmittelbare Beziehungen zu dem Plexus cardiacus und seinen Anastomosen mit den parasympathischen und sympathischen Bahnen gewinnt, kann es die Herzarbeit ungünstig beeinflussen und quälende subjektive Erscheinungen auslösen, die so stark sein können, daß sie operativ angegangen werden müssen (RHODE). Der Begriff des Herzstecksplitters ist vielfach dem des mediastinalen Splitters gleichgesetzt worden. SCHÖNWERTH, aus der Klinik von E. REHN, ordnet den Herzsteckschuß in das Kapitel des Mediastinal-Steckschusses ein, wenn er ihm auch eine besondere Stellung zuweist. — Im Anschluß an STEFFENS, der seinen Untersuchungen nur die eigentlichen Herzsteckschüsse und die Geschosse im und am Herzbeutel zugrunde legte, haben *wir* uns auch nur auf diese beschränkt. Wenn allerdings ein intrapulmonaler Splitter herznahe in Perikardsträngen eingebacken liegt, so ist dieser u. E. auch noch als Herzstecksplitter im engeren Sinne des Wortes aufzufassen, da hier das Krankheitsbild infolge der engen Beziehungen des Perikards zum Herzen selbst als ein eigentliches kardiales, vom Standpunkt des funktionellen Geschehens aus, aufzufassen ist (Parakardialer Splitter). Bei manchen Lungenschußverletzungen treten ebenfalls, insbesondere durch eine Contre-coup-Wirkung mit Commotio cordis oder durch toxische Schädigungen des Herzens bei Restempyem usw., Störungen des Herzens auf, die jedoch hier nicht besprochen werden können (AMELUNG). Es erscheint uns nicht berechtigt, einen ausgesprochenen Hilusstecksplitter, auch wenn er mit einer Herzschädigung verbunden ist, zu den eigentlichen Herzstecksplittern zu rechnen. Die bei Lungenstecksplittern vorhandenen Herzstörungen können ebensogut die Folge einer durch die Erschütterung des Herzens bei der Schußverletzung eingetretenen Herzschädigung sein, wie auch auf einer indirekt ausgelösten Blutung im Herzen durch die Geschoßbahn, oder auf Fernwirkungen des Lungensteckschusses, am neuralen Geflecht des Herzens ablaufend, beruhen. Um nur ein Beispiel zu bringen, inwieweit eine Lungenschußverletzung ausgesprochene Herzschädigungen hervorrufen kann, sei auf einen an anderer Stelle von AMELUNG veröffentlichten Fall von Wilsonblock bei rechtsseitigem Lungensteckschuß und alter Restempyemhöhle hingewiesen, bei dem eine direkte Verletzung des Herzens durch die Geschoßbahn auszuschließen war, ebenso wie sonstige Ursachen, die die Herzstörung hätten hervorrufen können.

d) Häufigkeit der Herzsteckschüsse.

Unzweifelhaft ist nach dem letzten Weltkrieg aus den in der Einleitung angegebenen Gründen und nach vielfachen ärztlichen Beobachtungen die Zahl der Herzsteckschuß-Verletzten eine erheblich größere als nach dem ersten.

AMELUNG konnte 1946 von rund 80 selbstbeobachteten Fällen berichten. *Unser* eigenes Krankheitsgut hat sich jetzt auf 130 Fälle erhöht. STÖRMER sah in kaum mehr als 14 Monaten 77 Herzsteckschuß-Verletzte. Es war ihm möglich, bis zum Mai 1944 die im Zentralarchiv für Krankenurkunden angefallenen 230 Krankengeschichten von Herzsteckschuß-Trägern durchzustudieren, so daß sein Gesamtüberblick 307 Verletzte beträgt. Im amerikanischen Schrifttum finden wir einen Hinweis von HARKEN, der bei 134 Fällen operativ einen Fremdkörper im Herzen oder in den Brustgefäßen entfernte. HARKEN faßt aber die eigentlichen Herzsteckschußsplitter, die Splitter im Mittelfell, dabei auch solche ohne Beziehung zu den großen Gefäßen, ebenso wie die Hilussplitter in dem Sammelbegriff „Splitter in der Nähe von Brustgefäßen" zusammen. Berücksichtigt man die ungeheuer große Zahl der Kriegsverletzten des letzten Krieges, so erscheinen selbst die im Vergleich zum Ersten Weltkrieg sehr großen Zahlen von STÖRMER und von *uns* sehr gering. Es muß auch angenommen werden, daß sich in den von STÖRMER im Zentralarchiv ermittelten Krankengeschichten einige unserer Fälle befinden. Nimmt man eine Durchschnitts-Lazarettdauer des Herzsteckschuß-Verletzten, der nicht unmittelbar nach der Verwundung starb, und den man nach SYLLER als einen „chronischen" bezeichnen darf, von 6 Monaten an, und rechnet man weiter damit, daß es etwa 3 Monate dauerte, bis die abgeschlossenen Krankengeschichten in das Zentralarchiv nach Berlin kamen, so wäre die Zahl der überlebenden Herzsteckschuß-Verletzten bis zum Herbst 1943 nur rund 230 gewesen. Die Zahl ist aber deshalb zu klein, weil ein großer Teil der Herzsteckschuß-Träger zunächst nicht diagnostiziert wurde, wie später noch gezeigt wird. *Schätzungsweise dürfte die Zahl der heute noch lebenden kriegsbeschädigten Herzsteckschußverletzten der ehemaligen deutschen Armee* nach unserer Annahme *etwa 3000 betragen.* Leider liegen bis jetzt unseres Wissens aus anderen Ländern noch keine statistischen Angaben über die Zahl der einzelnen Kriegsverletzungen überhaupt vor. — Der Prozentsatz der Brustkorbverletzten wurde mit 6% aller Verletzten angegeben (FRANZ). AMELUNG konnte auf seiner Abteilung rund 4000 Lungenschußverletzte (Brustdurchschüsse wie Stecksplitter) beobachten, wovon 3562 exakt erfaßt wurden. Unter ihnen waren 106 Kranke mit Herzstecksplittern, zu denen noch 24 weitere nach dem Krieg kamen, die von der Landesversicherungsanstalt Hessen zur Nachuntersuchung überwiesen wurden. In dem Krankheitsgut von AMELUNG beträgt der *Prozentsatz der Herzsteckschüsse in der Gesamtzahl der Lungenschußverletzten rund 3,5%.* Im Mai 1942 war die Zuweisung sämtlicher Lungenschußverletzten einschließlich Träger von Herzstecksplittern des zuständigen Wehrkreises an das Lungenschuß-Lazarett Königstein im Taunus nach beendeter Wundheilung befohlen worden. Mitunter wurden aber einfache Lungendurchschüsse von den vorbehandelnden Lazaretten nicht mehr dem Beobachtungslazarett überwiesen, so daß der Prozentsatz der Herzsteckschuß-Verletzten im Gesamtmaterial eher etwas kleiner sein muß als 3,5%. Die von uns ermittelten Zahlen entsprechen im wesentlichen Angaben aus dem Ersten Weltkrieg, in dem der Prozentsatz der Herzstecksplitter unter den Lungenschußverletzten mit 2—3% angegeben wurde. Auch SAMSON gibt für das amerikanische Heer des letzten Weltkrieges einen ähnlichen Prozentsatz, nämlich 3,3%, an. Fälle, deren Unterlagen mangelhaft waren, sind hier nicht bearbeitet worden. Von den 106 während des Krieges in Königstein beobachteten Herzsteckschuß-Verletzten konnten 12 von AMELUNG ziemlich regelmäßig auch in den Nachkriegszeiten überwacht werden. LUTHER (I. D. Frankfurt 1950) hat 1948/49 27 der Königsteiner Kranken. sowie 24 weitere Herzsteckschüsse, die von den K. B.-Abteilungen überwiesen wurden. eingehend untersucht. Von 20 weiteren Königsteiner Nachkriegspatienten liegen sorgfältige schriftliche Katamnesen vor. Wenn man bedenkt, daß ein großer Teil der Lazarettinsassen des Krieges inzwischen Heimatvertriebene geworden sind oder daß ihre Anschrift durch Ausbombung usw. nicht mehr zu ermitteln war, so ist es befriedigend, daß das Schicksal von so vielen verfolgt werden konnte.

e) Geschoßart.

Nach einer für den Ersten Weltkrieg gültigen Aufteilung nach Geschoßart ergab die Bearbeitung von STEFFENS, daß die Infanteriegeschosse und Schrapnellkugeln (Glattwandgeschosse) rund 50% aller Geschoßarten darstellten, und die Verletzungen durch Granatsplitter, Handgranaten und Minen (Rauhwandgeschosse) denselben Prozentsatz ausmachten. L. REHN fand unter 132 Beobachtungen überwiegend Infanteriegeschosse, dann folgten der Häufigkeit nach Schrapnellkugeln und Granatsplitter. Der Auszug aus dem Schrifttum bei PILTZ zeigt, wie zu erwarten war, daß man sich im Frieden in der Hauptsache des Revolvers bediente. Unsere eigenen Untersuchungen zeigten in rund *89%* der Fälle *Rauhwand-* und in *11%* der Fälle *Glattwand-Verletzungen.* Unsere Zahlen stimmen fast mit denen von STÖRMER überein, dürften also Allgemeingültigkeit haben (vergl. Tab. 1). Vergleicht man das Verhältnis Rauhwand- zu Glattwandgeschossen bei den Lungenschußverletzten des Krankheitsgutes von AMELUNG. so ist hier der Prozentsatz der Glattwandgeschosse um rund 4% größer. Das Glattwandgeschoß, das das Herz trifft, wird leichter den Tod herbeiführen, als ein kleines Rauhwandgeschoß. STÖRMER erklärt — u. E. mit Recht — die Verschiebung nach der Seite der Explosivgeschoßsplitter einerseits durch die stärkere

Rasanz und die größere Durchschlagskraft der Glattwandgeschosse mit ihrer höheren Frühmortalität, andererseits durch das leichtere Haften der zackigen Explosivrauhwandgeschoßteilchen am Herzmuskel oder seiner bindegewebigen Hülle. Da das Rauhgeschoß eine viel größere Infektionsgefahr als das Glattgeschoß darstellt, ergibt sich daraus die Tatsache, daß eine Granatsplitterverletzung des Herzens ein gehäufteres Auftreten von Infektionen bedingen kann, das sich nicht nur im akuten Stadium in perikarditischen Prozessen usw. bemerkbar macht, sondern auch noch nach vielen Jahren, wie noch zu zeigen sein wird, als Infektionsherd dienen kann. — Bei Frühoperierten sah HARKEN unter 134 operativ entfernten Brustgefäß-Splittern über 15% von Eiter umspült, bei über 30% fanden sich außerdem Kleiderfetzchen neben dem Splitter und bei 67% waren pathogene Keime zu züchten.

Tabelle 1. Geschoßart.

	Rauhwand	Glattwand	Gesamtzahl
A. Herzsteckschüsse.			
STEFFENS	53=50%	54=50%	107
STÖRMER	273=88,9%	34=11,1%	307
AMELUNG und LUTHER . .	116=89,2%	14=10,8%	130
B. Lungensteckschüsse Zweiter Weltkrieg.			
(AMELUNG)	2312=85,4%	394=14,6%	2706

f) Geschoß-Sitz.

Nach PILTZ ist auf Grund der Friedensbeobachtungen die Wand des rechten Ventrikels, des linken Ventrikels und des Perikards in der Hauptsache der Sitz des Projektils. Wie STEFFENS angibt, überwiegt der linke Ventrikel und erreicht sowohl in den von ihm selbst beobachteten Fällen wie bei den fremden eine Höhe von etwa 47%, während der rechte Ventrikel zahlenmäßig zurückbleibt. Mit Recht weist STEFFENS darauf hin, daß es sehr schwierig ist, die Grenzgegend zwischen den beiden Ventrikeln zu bestimmen. Der rechte Ventrikel wird in den Eigenfällen von STEFFENS nur in 21% der Fälle angenommen, rechter Vorhof in 18,4%, linker Vorhof in 2,6%, Perikard in 10,5%. STÖRMER stellt fest, ohne Prozentsätze anzugeben, daß der linke Ventrikel mit der Herzspitze am häufigsten getroffen ist, daß die perikardiale Lage an zweiter Stelle steht, und daß dann die rechte Herzkammer folgt, mit einem geringeren Prozentsatz der rechte Vorhof, und am linken Vorhof sich nur einmal ein Splitter findet. Nach SAMSON ergibt sich folgende Aufteilung seiner 57 Fälle: Linker Ventrikel 26, rechter Ventrikel 14, beide Ventrikel 5, linker Vorhof 2, rechter Vorhof 9, rechter Vorhof und rechter Ventrikel 1. —

Unsere Beobachtungen teilen sich wie folgt auf: Rechter Ventrikel 19, rechter Vorhof 5, linker Ventrikel 31, linker Vorhof 3, Herzcavum 3, Perikard 45, Gefäßwände 13, parakardiale Splitter 11. Wir haben zu den parakardialen Splittern nur solche Splitter gezählt, die durch feste Perikardstränge mit dem Herzen verbacken waren, ohne im eigentlichen Herzbeutel zu liegen. In unserem Material sind wohl deshalb die Perikardsplitter häufiger vertreten als bei STÖRMER, weil unsere Fälle größtenteils aus Lungenschußverletzten ausgesucht und so eine Reihe Perikardsplitter, die bisher als intrapulmonale Splitter liefen, der besonderen Beachtung zugeführt wurden. Es sei hier schon betont, daß die *Perikardsplitter* durch ihre *Neigung zu häufigen entzündlichen Prozessen* besonderer Beobachtung bedürfen; denn der klinische Herzsteckschuß kann dieselben, wenn nicht stärkere Symptome als der anatomische hervorrufen. Das Überwiegen der linken Herzkammer gegenüber der rechten erklärt sich durch die größere Wandstärke des linken Herzens. Ein Teil von Herzverletzten mit rechtsseitigen Herzwandsteckschüssen geht durch die geringere Wandstärke des Muskels schnell zugrunde, ebenso wie die Gefahrenquote bei den Vorhöfen und großen Gefäßen eine viel größere ist. Daß der rechte Vorhof gegenüber dem linken nach den Beobachtungen anderer Autoren und den eigenen häufiger getroffen ist, kann auf die anatomisch bevorzugte Lage des rechten Vorhofs zur Lunge zurückgeführt werden. Durch diese Lage kollabiert die rechte Lunge bei Verletzung des rechten Vorhofs gegen diesen und bewirkt eine gewisse Abdeckung nach außen. Eine derartige Einteilung nach dem Sitz muß bisweilen etwas schematisch sein. Man bedenke vor allem, daß jeder Herzschuß auch ein Perikardschuß ist und Splitter, die in der Lunge oder im Herzmuskelfleisch sitzen, das Perikard berühren können. was prognostisch bisweilen sehr bedeutsam sein kann.

II. Das Bild des Herzsteckschusses im Frühstadium.

a) Subjektive und objektive Frühsymptome.

Kann man bei den chronischen Herzsteckschüssen aus den Frühsymptomen auf den späteren Verlauf schließen und umgekehrt? Da die meisten Aufzeichnungen aus den ersten Wochen nach der Verletzung bei Kriegsverwundungen, insbesondere nach der subjektiven Seite, nicht unbedingt zuverlässig sind, ist man vielfach in der Spätperiode, was die Frühsymptome anbetrifft, auf die Angaben der Verletzten selbst angewiesen. Auch ein Herzsteckschuß zeigt auffallenderweise nicht selten zunächst nur geringe subjektive Symptome. Ein großer Teil der Verletzten war unmittelbar nach der Verwundung oder auch später nicht bewußtlos.

STEFFENS berichtet von einem durch Schrapnellstecksplitter in der Hinterwand des linken Ventrikels Verwundeten. Der Soldat hatte zuerst die Verwundung gar nicht bemerkt, nur einen leichten Schlag an der Brust verspürt. Er kämpfte noch 10 Minuten weiter und konnte noch so lange schießen. Erst als ihm das Blut aus der Hose tropfte, machte er die Uniform auf und sah, daß und wo er verwundet war; beim Anblick des Blutes wurde er dann bewußtlos.

In anderen Fällen wird über einen heftig *brennenden Schmerz hinter dem Brustbein* geklagt, der in den Magen ausstrahlte. Bei einem unserer Patienten (Nr. 48) waren Bauchschmerzen das erste subjektive Symptom. *Schocksymptome* sind bisweilen typisch für eine Herzschußverletzung, natürlich nicht allein für den Herz*steck*schuß.

Nach SCHOENWERTH steht der schwere Schock im Vordergrund. Der Blutdruck wird schlagartig gesenkt, das rechte Herz mangelhaft gefüllt, Schwindelanfälle und tiefe Ohnmacht treten auf. Dazu kommen kalte Schweißausbrüche, fahle Gesichtsfarbe, spitze Nase, weite Pupillen, kleiner frequenter Puls, also mehr oder weniger Schocksymptome. BANSI weist auf die charakteristische Gesamthaltung, besonders den Gesichtsausdruck des Brustkorbverletzten mit Herz- oder Herzbeutelbeteiligung hin: „Mit ängstlichem Blick, oft weit aufgerissenen Augen, einer besonders stark graublassen Cyanose sitzt der Patient nach Atem ringend und dabei doch die Atmung infolge der Brustschmerzen in der Herzgegend schonend in eigenartiger innerer Unruhe im Bett. Bei größeren Herzbeutelergüssen bevorzugt der Kranke eine sitzende, etwas nach vorn geneigte Haltung, in der er auch oft einschläft. Dadurch wird man gelegentlich schon durch den ersten Anblick auf die Mitbeteiligung des Herzbeutels aufmerksam gemacht.“

Objektiv wurden Differenzen zwischen dem linken und rechten Radialpuls beobachtet, ebenso die mannigfachsten *Rhythmusstörungen*. Am Herzen hört man nach FRANZ u. a. bisweilen Geräusche verschiedenster Art, insbesondere die sogenannten Mühlradgeräusche, grobe Strudelgeräusche, die sich bei Kombination von Luft mit Blut, also bei gleichzeitig bestehendem Pneumothorax, finden und bisweilen auch palpatorisch nachweisbar sind. Vielfach stehen in den ersten Wochen die Folgeerscheinungen der häufig gleichzeitig vorhandenen Lungenschußverletzungen (Blutungen, Hämatothorax, Pneumothorax) im Vordergrund.

Die *körperliche Leistungsfähigkeit vieler Kranker mit Herzschußverletzung* ist *zunächst* noch eine *erstaunliche*.

Schon MORER hatte 1894 (zitiert nach PILTZ) von einer hochschwangeren Frau berichtet, die nach einem Gewehrschuß aus der Nähe (Schrotkörner später im Herzbeutel nachgewiesen) noch 70 km geritten und erst am 10. Tag nach der Geburt ihres Kindes an einer eitrigen Perikarditis gestorben war. In unserem Krankengut finden wir (Nr. 12) einen in gebückter Haltung Verletzten, der noch 30 m weiter gesprungen war und erst, nachdem er wegen Lungenschußverletzung ins Lazarett gekommen war, die ersten Herzbeschwerden 3 Wochen nach der Verwundung bekam. Nr. 33 war zwar unmittelbar nach der Verwundung bewußtlos, erholte sich aber rasch; er konnte 50 m zum Verbandsplatz und dann noch 7 km weiter gehen und irrte endlich 3 Tage mit einem Fahrzeug umher, bis er in ärztliche Behandlung kam. Diagnose: Infizierter Hämatothorax, kleinerbsgroßer Granatsplitter in der Muskulatur der rechten Herzkammer. — Erstaunlich war die Leistungsfähigkeit eines dritten Falles, der zunächst nur die Verwundung am rechten Mittelfinger, aber nicht die Brustkorbverletzung bemerkte, sein Fahrzeug 12 km bis zum Verbandsplatz steuerte, nach einem Notverband in einem Sanitätswagen untergebracht wurde, den er infolge äußerer Umstände dann selbst noch 60 km weiter steuern mußte, erst dann wurde er bewußtlos. Befund: Dattelkerngroßer Granatsplitter in dem Pulmonalisbogen verwachsen.

An objektiven Frühsymptomen konnten wir bei unseren Kranken einmal ein lautes Lokomotivgeräusch feststellen, das erstmalig 12 Tage nach der Verwundung aufgetreten war (Nr. 13). Diagnose: Perikarditis, bohnengroßer Granatsplitter linker Ventrikel. Bei dem Patienten war aus der alten Krankengeschichte und den mitgebrachten Filmen deutlich ein Hämoperikard zu diagnostizieren; er war nach der Verwundung zunächst noch 300 m gesprungen. — Bei Nr. 14 findet sich bereits in der ersten Woche nach der Verwundung der Eintrag: „Lautes systolisches Geräusch, das auch palpatorisch fühlbar ist." Es handelt sich hier um einen Durchschuß durch den rechten Ventrikel mit Verletzung der Mitralklappe, Perforation des Septums und Steckschuß im linken Ventrikel (ausführliche Wiedergabe vgl. S. 89). Dieser Patient hatte unmittelbar nach der Verletzung schon sehr heftiges Stechen in der Herzgegend verspürt. Die spätere Obduktion ergab eine chronische Perikarditis mit Perikardobliterationen.

Für das Frühstadium ist eine Symptomenarmut und eine Regellosigkeit der Erscheinungen nicht selten charakteristisch, die die Diagnose eines Herzsteckschusses bisweilen sehr erschweren kann.

b) Herztamponade.

Eine wichtige Frühkomplikation ist die *Herztamponade*. Zeigt der Verwundete Schocksymptome, die in keinem Verhältnis zu dem Blutverlust stehen, und kann ein größerer Hämatothorax ausgeschlossen werden, so muß man an eine akute Herzkompression denken. Für diese Diagnose sprechen u. a. Pulsus frequens et paradoxus, kleiner Pulsdruck, Einflußstauung (nach VOLHARD), gedämpfte, entfernte Herztöne, konstante Dyspnoe mit schneller, kurzer, oberflächlicher Atmung, Cyanose oder Blässe des Gesichts, auch Auftreten von Anginaschmerz. GRISWOLD und MAGUIRE sprechen von der BECKschen Trias mit 1. fallendem Arteriendruck, 2. steigendem Venendruck, 3. kleinem Herz. Da aber in den meisten Fällen gleichzeitig ein Hämatothorax mit evtl. Pneumothorax besteht, ist nicht immer die Diagnose der Herzbeuteltamponade einwandfrei zu stellen. Röntgenologisch könnte der Beweis durch Abnahme der Pulsationen der Herzränder mit typischer Herzbeutelfigur erbracht werden. Im Zweifelsfall ist eine Probepunktion erforderlich. — Während das Hineinbluten in den Perikardialsack symptomlos verläuft, richtet sich das erste Auftreten von Kompressionserscheinungen wohl nach der Schwere der Blutung, also nach der Zeit, in der der Herzbeutel mit Blut gefüllt wird. Bei einer dauernden sickernden Blutung wird sich das besonders bei jungen Leuten elastische Perikard dem langsam steigenden Innendruck anpassen und dehnen, bei einer aus einer aufgerissenen Coronararterie spritzenden Blutung wird der Herzbeutel dem akut auftretenden starken

Druck nicht gewachsen sein. Dies erklärt auch, warum schon 100—300 cm³ Blut eine Tamponade verursachen können, während bei SAMSON bei 5 operierten Fällen mit Blut gefüllte Herzbeutel von 50—150 cm³ ohne Zeichen von zugenommenem intraperikardialem Druck bestanden, und PONOMAREW an Hand von 7 Sektionsprotokollen feststellte, daß bei einem Hämoperikard von 400 cm³ Blut nicht immer die Herztätigkeit aufhört. Ebenfalls beschreibt BIGGER einen Fall, der trotz der Tatsache, daß Blut und Luft im Perikard war, keine Tamponade aufwies. Ein Kuriosum stellt die von MUSSGNUG gegebene eingehende Schilderung und Behandlung eines Riesenhämoperikards mit deutlichen Stauungs- und Kreislaufinsuffizienzerscheinungen dar, wo bei der 1. Punktion 1500 cm³ reinen Blutes entleert wurden. Der Grund für das an sich so seltene Auftreten von Herztamponaden ist darin zu suchen, daß ein großer Teil der Verletzten der akuten Herzkompression vor Einsetzen der ärztlichen Behandlung erliegt, und daß diese Komplikation gegenüber zivilen Verletzungen, meist Stichverletzungen, nicht so häufig ist, weil die Geschosse größer sind und des öfteren durch Zerreißung des Perikards, besonders bei Tangentialschüssen, ein genügender Abfluß in die Pleurahöhle möglich ist.

c) Contusio und Commotio cordis.

Schon CORVISART war bekannt, daß Herzaffektionen sich unmittelbar an ein Trauma ohne direkte Herzschädigungen anschließen können. Das Bild der Commotio bzw. Contusio cordis[1] ist in den letzten Jahren vor allem durch die Arbeiten von HADORN und TILLMANN, KÜLBS, NORDMANN, SCHLOMKA, CH. HEDINGER, WILBRANDT u. a. besser bekannt geworden und hat kürzlich durch HOCHREIN eine erneute umfassende Darstellung gefunden.

Nach Einwirkungen stumpfer Gewalt auf dem Herzen benachbarte Teile des Brustkorbes können nicht selten Störungen der Herztätigkeit eintreten, die nicht nur nicht immer ganz akut einzusetzen brauchen, sondern vor allem auch chronischer Art sein können und in ihren Auswirkungen viele Jahre für den Träger bedeutungsvoll sind, ohne daß an der Brustwand selbst wesentliche sichtbare Veränderungen durch den Unfall ausgelöst werden. AMELUNG hat bereits 1944 die Bedeutung der so bedingten Herzschädigungen bei Lungenschußverletzungen allgemein hervorgehoben und 1946 betont, daß auch bei nur geringfügiger Verletzung des Rippenfells oder der Lungen chronische Herzmuskel- und Perikardschädigungen eintreten können; auch bei rechtsseitiger Lungenschußverletzung mit anschließender Herzmuskelschwäche waren in solchen Fällen, bei denen die Geschoßbahn zwar durch die rechte Lunge, aber herznahe gegangen war, dahingehende Beobachtungen gemacht worden. Die früher erwähnten Autoren weisen übereinstimmend darauf hin, daß schon bei geringfügigen, auf die Herzgegend gezielten Traumen durch Abwehrbewegung im Brustraum und auch durch Contre-coup-Wirkung schwere Herzstörungen von chronischer Dauer entstehen können. NORDMANN führt die bisweilen sofort tödlich wirkende Commotio cordis auf eine schockartige Lähmung des Herz-Nervensystems zurück.

Wenn schon bei reinen Lungenschußverletzungen ohne direkte Schädigung des Herzens solche indirekte Beteiligungen des Herzens auftreten können, muß man an eine Kontusionswirkung um so eher bei einem Sitz des Splitters im Herzen selbst denken. Der kommotionelle Zusammenbruch des Kreislaufs kann sich nach HOCHREIN cerebral in einer Bewußtseinsstörung äußern. Jedoch läßt das Unfallschrifttum darüber keinen Zweifel, daß es auch Brustwandtraumen gibt, bei denen zunächst ein freies Intervall besteht und Herzsymptome in der ersten Zeit fehlen, so daß die Herzschädigung zunächst übersehen wird. Als Folgeerscheinungen einer traumatischen Herzschädigung werden angegeben (HOCHREIN):
Myocarditis disseminata traumatica, traumatisches Herzwand-Aneurysma, Pericarditis traumatica, Arrhythmia absoluta, Angina pectoris traumatica. ROSSIER

---

[1] Nach HOCHREIN ist der von HEDINGER u. a. geforderte scharfe Unterschied zwischen Commotio und Contusio klinisch vielfach nicht durchführbar.

hatte darauf hingewiesen, daß unter Umständen bei normalem Extremitäten-Ekg erst eine Brustwandableitung den Herzschaden nachweist, Beobachtungen, die wir — wie noch zu belegen sein wird — nur bestätigen können. Jedenfalls brauchen keine Brückensymptome zu bestehen. Wir selbst haben nur dann die bestehende Herzmuskelschädigung bei unseren Herzstecksplittern als die Folge einer Commotio bzw. Contusio cordis angesehen, wenn weder Sitz des Geschosses noch die Geschoßbahn allein den Schaden erklärten und andere Ursachen auszuschließen waren. Aus der amerikanischen Literatur liegen für den letzten Krieg durch Wiedergabe von Operationsberichten und Sektionsprotokollen wertvolle neue Ergebnisse vor, die zeigen, in welch hohem Maße die Herzkontusionen an der Herzschädigung und an der Frühmortalität beteiligt sein können. Von 57 Fällen, bei denen aus anderen Gründen der Brustkorb eröffnet wurde, konnte SAMSON in 26 Fällen Herzkontusionen (mit und ohne Riß) feststellen, dabei hatten 9 unter 16 Fällen von Myokardkontusion ein intaktes Perikard.

Tabelle 2. (Nach SAMSON.)

Anatomische Lage	Kontu-sion	Riß	Riß u. Kontu-sion	Perfo-rierte Kammer	Herz-embolie	Insge-samt
Linker Ventrikel	7	7	5	7	0	26
Rechter Ventrikel	5	2	2	3	2	14
Beide Ventrikel .	3	0	2	0	0	5
Linker Vorhof . .	0	0	0	2	0	2
Rechter Vorhof . .	1	1	0	7	0	9
Rechter Vorhof u. rechter Ventrikel .	0	0	1	0	0	1
Insgesamt	16	10	10	19	2	57
Tod insgesamt . .	11	1	5	9	1	27
Herztod	6	1	4	8	1	20

Die fortgeschrittene Technik hat die Durchschlagskraft der Geschosse erhöht. Die dem Gewebe von der Geschoßbahn aus mitgeteilte verstärkte Energie gibt dem seitlich gelegenen Gewebe erneute Energie und erzeugt auf diese Weise weitere Schäden. Die Stärke der gesetzten Läsion ist in viel größerem Umfang bedingt durch die Geschwindigkeit als durch die Größe und die Beschaffenheit des Geschosses. Die Ausdehnung der Kontusion ist auch um so größer, je tangentialer die Geschoßbahn am Herzen verläuft. Wir finden vor allem bei herznahe gelegenen Splittern Schädigungen am Herzen, die wir auf die Kontusion zurückführen dürfen. Im Einzelfall wird, wie gesagt, im Spätstadium oft schwer zu entscheiden sein, wodurch die bestehende Herzschädigung bedingt ist. STÖRMER stellte bei Überlebenden wider Erwarten selten eine Kontusionsfolge fest, und auch BANSI, der die Herz- und Herzbeutelbeteiligung bei Brustschüssen im Feldlazarett einer sorgfältigen Untersuchung unterzog, ging auf die Frage der Herzkontusion kaum ein. Wir möchten auf Grund unserer Erfahrungen bei Lungenschußverletzten und der Erfahrungen des Unfallschrifttums allgemein die Bedeutung der Herzkontusion für die Herzschädigung auch bei Herzstecksplittern nicht unterschätzen.

Eigene Beobachtungen:

Nr. 47: J. K. Am 17. 2. 44 Mp-Steckschuß, Einschuß angulus scapulae rechts. Röntgen-Untersuchung ergibt: Mp-Geschoß dicht hinter dem Herzen im Retrokardialraum, zum Teil noch im Perikard. Schon bei der ersten Begutachtung Herzmuskelschädigung festgestellt mit Herzrhythmusstörungen. Ekg — Extremitäten- wie Brustwandableitung — zeigt deutliche Myokardschädigung im rechten und linken Ventrikel; Ösophagus-Ekg in Ableitung 40 cm diphasische T-Welle.

Nr. 51: R. W. Am 6. 2. 45 Granatsplitterverletzung der rechten Brustkorbhälfte. Hämatothorax nach 3 Punktionen abgeheilt. Glatter Heilverlauf. 1949 Herz klinisch o. B. Kirschkerngroßer Splitter in Herznähe im HOLZKNECHTschen Raum unmittelbar am rechten Herzrand. Extremitäten-Ekg o. B., Brustwand-Ekg: Intraventrikuläre Reizleitungsstörung, -Verzögerung und isolierte Myokardschädigung rechts.

d) Geschoßembolien.

Geschoßembolien im akuten Stadium sind wohl *recht selten*, wenn auch nicht wenige Mitteilungen darüber im Schrifttum vorliegen. Das Bild ist so auffallend, daß wohl die meisten beobachteten Fälle veröffentlicht sein dürften. Für die Seltenheit spricht auch die Beobachtung, daß wir in dem großen Krankengut von STEFFENS und in dem von STÖRMER keine dahingehenden Beobachtungen finden. Unter den 247 Fällen von PILTZ findet sich nur der Fall 221, bei dem ein Projektil aus der rechten Kammer in die Lungengefäße embolisiert war. Wenn auch Geschoßembolien im allgemeinen nur im Frühstadium vorkommen dürften. so ist ihre Auswirkung im Spätstadium mitunter noch zu erwarten, und sie müssen deshalb hier ausführlicher dargestellt werden. Folgende Möglichkeiten sind abzugrenzen: 1. Das Geschoß wird aus der Peripherie in das Herz verschleppt. 2. Ein in einer Herzhöhle befindliches Geschoß wird entweder aus dem rechten Herzen retrograd über den rechten Vorhof in das Venensystem oder vom rechten Herzen in die Pulmonalgefäße oder vom linken Ventrikel in das Arteriensystem verschleppt. Das Verschleppen von Geschossen aus dem Herzen in die Peripherie galt als besonders selten.

Im Schrifttum des Ersten Weltkrieges (nach TH. DENEKE und L. REHN [1922]) waren nur die wenigsten Fälle vollständig klinisch beobachtet worden. In einem Fall von KIENBÖCK fand sich das Infanteriegeschoß zunächst in der hinteren Wand des linken Ventrikels; es wurde embolisch in die linke Arteria subclavia verschleppt, wo es operativ entfernt wurde; Tod nach septischer Pneumonie. COLLINS beschreibt einen 38 j. Mann, der sich eine Kugel in den rechten Ventrikel schoß; bei der Obduktion fand sich das embolisch verschleppte Geschoß im unteren Ast der rechten Pulmonalarterie. Eine Rarität war die Beobachtung von SPECHT, in der ein mandelgroßer Granatsplitter aus den Femoralgefäßen zunächst in die rechte und dann durch ein weites Foramen ovale in die linke Herzkammer verschleppt wurde; der Patient starb infolge eines plötzlichen Lungenödems; die Diagnose wurde erst durch die Obduktion gestellt. Überhaupt wurden die meisten der Fälle bei Lebzeiten noch nicht diagnostiziert. Erst durch vermehrte Anwendung der Röntgen-Untersuchung kam es zu einer frühzeitigen Klärung einiger Fälle. Ein von FREUD operierter und von ALBERS-SCHÖNBERG röntgenologisch untersuchter Fall ist bemerkenswert, weil der Kranke 10 Jahre vor der Operation eine Schrapnellkugel in die Leber bekam. Die Kugel drang von der Leber über die Vena cava in den dünnwandigen Teil des rechten Herzens ein und wurde trotz Fehlens subjektiver Beschwerden mit Erfolg operativ entfernt. In einzelnen Fällen konnte durch einen rechtzeitigen operativen Eingriff der Patient gerettet werden. Nach Angaben des anglo-amerikanischen Schrifttums des Zweiten Weltkrieges beobachtete MISCALL einen Kranken mit Verletzung des rechten Oberschenkels, bei dem jedoch die rechte Femoralgegend frei von Fremdkörpern gefunden wurde. Infolge heftiger Schmerzen auf der rechten Brust Diagnose: Lungenembolie durch Splitter aus der Femoralregion; Entfernung des Splitters aus der rechten Pulmonalarterie. WISCHNEWSKY fand bei der Obduktion eines plötzlich Verstorbenen bei abgeheilter Oberschenkelschußverletzung das Geschoß im rechten Ventrikel. SAMSON verlor einen Kranken, bei dem das Geschoß in die rechte Flanke eingedrungen und röntgenologisch unter dem linken Diaphragma lokalisiert war; unklare Fieberanfälle ließen an Malaria denken. 10 Tage nach Verwundung plötzlicher Tod. Die Autopsie ergab den Fremdkörper im rechten Ventrikel, das über dem Geschoß liegende Myokard war hämorrhagisch erweicht. In einem anderen Fall von SAMSON war das Geschoß zunächst im rechten Vorhof, fiel in die Vena cava inf. zurück und wurde aus der Vena iliaca communis entfernt. In einem Fall von COOPER, HARRIS und KAHN war eine Pistolenkugel in den linken Ventrikel eingedrungen. 6 Monate nach der Verwundung traten bei dem Patienten starke Leibschmerzen und Zirkulationsstörungen in den unteren Extremitäten auf. Die Kugel wurde aus der Aorta abdominalis entfernt: sie war von einem teilweise organisierten Thrombus umgeben und hatte die Aorta an der Bifurkation blockiert. WELIN, HAMBERGER und CRAFOORD berichten von einem erfolgreich operativ aus der Pulmonalarterie entfernten Eisensplitter (17×11 mm groß), der bei Verletzung des Oberschenkels aus der Femoralvene in die Blutbahn gespült worden war. Aus dem deutschen Schrifttum dieses Krieges liegen nur vereinzelte Beobachtungen vor. Eine Rarität ist die von K. H. BAUER beobachtete dreifache Geschoßembolie: Bei der Operation eines Infanteriegeschosses aus dem Cavum des rechten Ventrikels, das vorher röntgenologisch teils extrakardial gelegen gedeutet wurde, schlüpfte das Geschoß aus den Fingern. Bei der Röntgenaufnahme projizierte es sich in den Leberschatten. Durch Kippen des Patienten glitt das Geschoß sofort wieder in den rechten Ventrikel und von dort in den unteren Ast der linken Pulmonalarterie. Da das Herz bei der Operation keine Verletzung zeigte, mußte das Geschoß wahrscheinlich schon primär embolisch in das Herzcavum gelangt sein. BROMEIS berichtete von einer Granatsplitterverletzung, bei der der Splitter in der Leber steckte, aber wanderte und plötzlich Krampfzustände auf der Brust, Atemnot und plötzlichen Tod bewirkte. Die Obduktion ergab eine Herztamponade und oberflächliche Zerreißung der rechten Herzkammer. Da anfänglich keine Störungen von seiten des Herzens bestanden, wurde angenommen, daß der Splitter durch die Zwerchfellbewegung wanderte und der Herzmuskel allmählich durchscheuert wurde. Wir selbst konnten folgenden Fall beobachten: Nr. 42, F. S. Herbst 1944 Granatsplitterverletzung am linken Oberschenkel. Der Splitter konnte schon wenige Tage nach der Verletzung im Oberschenkel nicht nachgewiesen werden. Die unmittelbar nach der Operation durchgeführte Herzaufnahme ergab nach Angaben des Patienten einen Splitter im rechten Herzen. Während der Lazarettbehandlung und in amerikanischer Kriegsgefangenschaft bis 1947 immer wieder Auftreten von Kollapszuständen, Schwindelgefühlen und pektanginösen Beschwerden. Bei der Untersuchung am 19. 1. 1949 wurde das über bohnengroße Geschoß in das Cavum des rechten Ventrikels, 2 Querfinger medial von der Herzspitze lokalisiert. Es zeigte neben den rein pulsatorischen Mitbewegungen des Ventrikels deutliche Drehbewegungen, und es wurde angenommen, daß es wahrscheinlich in einem klein abgekapselten Hohlraum Eigenbewegungen ausführte. Das Ekg ergab geringe isolierte Myokardschädigung des rechten Ventrikels. Inzwischen ist der Fall ausführlich von R. KEHL veröffentlicht worden, der darauf hinweist, daß es sich um den ersten Kranken im Schrifttum handelte, bei dem auf Grund des lokalen Operationsbefundes an der Extremität die Diagnose ,,Geschoßembolie in das Herz" sofort gestellt werden konnte. Allerdings sind inzwischen, wie oben erwähnt, aus dem amerikanischen Schrifttum ähnliche Beobachtungen bekannt geworden. In Übereinstimmung mit KEHL können wir auf Grund unseres Studiums des Schrifttums feststellen, daß kein Fall bekannt geworden ist, wonach einer der Verwundeten unmittelbar bei der Verschleppung des Geschosses auf dem Blutwege verstarb, und daß weiterhin die Tatsache zu registrieren ist, daß in keinem der geschilderten Fälle eine Klappenverletzung nachgewiesen werden konnte. Interessant ist die Beobachtung, daß in mehreren Fällen die auf den infizierten Splitter zurückzuführenden septischen endokarditischen bzw. myokarditischen Prozesse, welche dann den Tod herbeiführten, mit einer Malaria verwechselt wurden (Fälle von GRIESSMANN und SAMSON).

e) Indikationen zum operativen Eingriff im Frühstadium, Frühmortalität.

In dieser vom Standpunkt der inneren Medizin gedachten Darstellung ist im allgemeinen weniger beabsichtigt, zur operativen Indikation Stellung zu nehmen. Wegen der günstigen Prognose des chronischen Herzsteckschusses darf nicht die Gefahr des Frühstadiums verkannt werden. Hinsichtlich der operativen Indikationen im Frühstadium war noch bis in den Zweiten Weltkrieg hinein generell das vorsichtige Abwarten wegen der zahlreichen Spontanheilungen und der hohen Mortalität des operativen Eingriffes (über 50% nach GÖTZE) gefordert worden. Die Frage der Operation des Herzstecksplitters ist im allgemeinen nur gestreift worden. KIRSCHNER beschäftigt sich in ,,Randbemerkungen zur Kriegschirurgie" nicht mit dem Herzsteckschuß, und bei SCHOENWERTH und HETZAR finden sich nur geringe Hinweise. FREY führte 1947 aus, daß man keinesfalls in allen frischen Fällen die Herausnahme eines Herzgeschoß-Splitters versuchen oder gar erzwingen solle. Es sei sicher viel besser, einen frischen Herzsteckschuß, wenn keine Blutungsgefahr bestehe, in Ruhe zu lassen. Geschosse könnten in der Herzwand gut einheilen. Im Spätstadium, wenn das Geschoß von Narbengewebe umschlossen wäre, sei die Operation leichter. E. REHN hat an verschiedenen Stellen 1943 zu der Frage Stellung genommen. Symptomlos in muskelstarken Herzabschnitten liegende Geschosse seien ebensowenig zu entfernen wie solche, deren operatives Angehen durch den Weg der Operation das Leben gefährden. Steckt das Geschoß in dünnwandigen Teilen des Herzens, so ist die Frage der Operation besonders ernsthaft zu prüfen, weil Granatsplitter fast immer infiziert und dadurch gefährlich sind und Infanteriegeschosse auch schwere Dehnungen und Elastizitätsveränderungen der Vorhofswand bedingen können. — Es darf allerdings festgestellt werden, daß durch die Fortschritte der Operationstechnik allgemein die *Operationsmöglichkeiten heute größere* sind. HARKEN konnte bei 139 Operationen 134 Fremdkörper ohne Todesfall entfernen. Trotzdem herrscht auch heute noch die Ansicht im Weltschrifttum vor, *im Frühstadium Splitter im allgemeinen nicht anzugehen,* sondern eine konservative Behandlung einzuleiten. Folgende *Indikationen* gelten *für eine frühzeitige Operation:* 1. *Herzbeuteltamponade,* die nicht durch Punktionen zu beheben ist (RAVITCH und BLALOCK, CLELAND). H. SCHNEIDER beschrieb mehrere Fälle, bei denen das Unterlassen der Operation und die zu lange durchgeführten Punktionen den Tod bedeuteten. Obwohl hier das Geschoß selbst nicht im Vordergrund steht, wird man bei Versorgung der Herzwunde bestrebt sein, auch gleichzeitig das Geschoß zu entfernen. 2. *Entfernung* eines *im Herzcavum liegenden* freien *Geschosses zur Vermeidung einer Embolie.* Dabei ist aber zu bedenken, daß Geschosse nur für kurze Zeit frei beweglich sind und sich dann abkapseln. 3. *Abwendung* der *Gefahr einer Herzwandruptur* durch Herzwandaneurysma. In einem Fall sah HARKEN eine Verdünnung des Myokards des rechten Ventrikels, die über einem embolischen Granatsplitter lag, in einem anderen Fall einen Splitter im linken Ventrikel in einer kleinen cystischen Myokardhernie. Er konnte 13 im Cavum liegende Splitter ohne Todesfall entfernen, wobei 4 im rechten Vorhof, 7 im rechten Ventrikel, je 1 im linken Vorhof und linken Ventrikel lagen. 4. Zur *Beseitigung des infizierten Fremdkörpers,* der eine fieberhafte Perikarditis unterhält. Hier ist unseres Erachtens in jedem Falle individuell vorzugehen. Wir sahen Fälle, die nach mehrmals überstandenen perikarditischen Schüben bei langer Beobachtung gesund blieben. Hingegen trat bei einem anderen Fall nach 7 Jahren Beschwerdefreiheit die erste Perikarditis auf (vgl. S. 93). BANSI sah im Frühstadium als Folge der direkten Schußverletzung bei 18 Patienten eine Herzbeutelentzündung ohne Herzsteckschuß, während seine eigentlichen 5 Herzsteckschüsse keine manifeste Herzbeutelentzündung durchmachten. Der Standpunkt von BIRD (zit. nach WESTERMANN) dürfte der ausschlaggebende sein: Die Operation soll weniger gefährlich sein als die durch Fremdkörper hervorgerufenen oder noch eintretenden Schädigungen. 5. *Verhütung einer sekundären Blutung* durch Fremdkörper in dünnwandigen Herzabschnitten. 6. Sehr *starke subjektive Beschwerden,* bedrohliche Tachykardien, Angina-pectoris-Anfälle, Erscheinungen, die schon im Frühstadium auftreten können und gerade durch herznahe Splitter, die durch ihre Lage im Bereich der großen Gefäße und des Mediastinums diese schwere Beeinflussung des Herzens und seiner Funktionen hervorrufen, verursacht werden.

Bei unseren Kranken sahen wir auffallend wenig frühoperierte Fälle.

Nr. 58, H. U.: Am 15. 11. 41 Infanteriesteckschuß. Das Geschoß saß, nach einem Eintrag in der Krankengeschichte und uns vorgelegten Röntgenaufnahmen in verschiedenen Durchmessern, unmittelbar an der Herzspitze im Herzbeutel. Am 10. 1. 42 operative Entfernung des Geschosses. Operationsbefund lag nicht vor. Bei den eigenen Untersuchungen im Juli 42 war noch eine geringe Herabsetzung der Beweglichkeit des Zwerchfells nachzuweisen. Ekg o. B. Vor der Operation kleiner rechtsseitiger Hämatothorax. Subjektives Wohlbefinden. Es ließ sich nicht feststellen, warum der operative Eingriff durchgeführt wurde. Katamnese 49 (Nachuntersuchung nicht möglich, da Patient in Sachsen wohnt): Patient arbeitet als Schriftsetzer. 30% erwerbsunfähig geschrieben. Öfters Schmerzen am Brustbein, bei körperlichen Belastungen Atemnot. — In vorliegendem Fall trat in der Zwischenzeit keine Perikarditis ein. Allerdings ist es trotz durchgeführter Operation zu keiner völligen Wiederherstellung gekommen.

Frühmortalität:

Mit Recht betont STEFFENS, daß es unmöglich ist, einigermaßen zahlenmäßig die Frühmortalität der Herzschüsse sofort nach der Verwundung anzugeben.

Vielfach ist mit Rücksicht auf die Kampfhandlungen eine Feststellung der Todesursachen allgemein nicht möglich. C. FRANZ hatte in seinem bekannten Lehrbuch der Kriegschirurgie nach einem amerikanischen Bericht die *primäre Mortalität* mit 60% geschätzt. FRANZ wie STEFFENS hatten sich die Frage vorgelegt, weshalb einmal ein Herzschuß überlebt wird und das andere Mal den sofortigen Tod bedingt; beide Autoren kommen zu der Auffassung, daß das Stadium der Diastole das ungünstigste ist, daß die diastolisch gefüllten Kammern hinsichtlich der hämodynamischen Sprengwirkung und des Austritts des Blutes in den Herzbeutel gefährdeter als die systolisch gefüllten sind.

Auch über die Frage, welcher Prozentsatz der Herzverletzten, nachdem sie in ärztliche Behandlung gekommen sind, in den ersten Wochen des Lazarettaufenthaltes den Tod finden, liegen bisher keine eindeutigen Unterlagen vor. Schätzungsweise werden etwa noch 20% von ihnen an Perikarditis, Herzbeuteltamponade oder anderen Komplikationen sterben.

III. Das Bild des chronischen Herzsteckschusses im Spätstadium.

Das *Befinden eines chronischen Herzsteckschußträgers* in den späteren Zeiten nach der Verwundung, so wie wir die Kranken im Lazarett sahen und wie sie sich heute zur Nachuntersuchung vorstellen, ist im wesentlichen *abhängig von den Begleiterscheinungen der* fast immer mit den Herzsteckschüssen verbundenen *Lungen-Pleuraverletzung*, der Gefährdung durch Sitz und Beschaffenheit des Geschosses (Perforationsgefahr, rezidivierende Endokarditis oder Perikarditis[1]) und von den durch Reflexwirkung ausgelösten Herzbeschwerden, sowie von einer etwaigen Herzschwäche, die bedingt ist durch vom Geschoß oder von der Geschoßbahn ausgelöste Klappenverletzungen, Herzmuskelschädigungen oder von einer überstandenen toxischen Herzmuskelschädigung infolge eines begleitenden Empyems usw.

a) Diagnose des Herzsteckschusses.

Zur Beurteilung der Gefährdung des Herzsteckschußverletzten, seiner Arbeitsfähigkeit und der Notwendigkeit eines etwaigen operativen Eingriffes ist die genaue Feststellung des Sitzes und der Beschaffenheit des Geschosses erforderlich. Schon L. REHN hatte auf Grund der Erfahrungen des Ersten Weltkrieges darauf hingewiesen, daß *Steckschüsse oft übersehen* und erst nach Monaten zufällig entdeckt werden.

SOFOTEROV (zitiert nach SCHWAIGER) hat bei 110 Trägern von Herzsteckgeschossen 35 Geschosse im Herzen erst nach dem Tode entdeckt. Die eigene Durchsicht der 109 Fälle von STEFFENS ergab, daß mindestens zwei Drittel von ihnen erst nach langer Zeit, vielfach bei einer Rentenuntersuchung entdeckt worden waren. In einigen Fällen betrug das Intervall zwischen Verwundung und Feststellung des Geschosses 10, 13, 17, 19, 20 und 21 Jahre. Trotz der fortgeschrittenen Röntgendiagnostik machten wir vielfach die Beobachtung, daß Brustschußverletzte ohne vorherige Röntgenuntersuchung zur Truppe entlassen wurden, obwohl man aus der fehlenden Ausschußnarbe schon auf einen Stecksplitter hätte schließen müssen. Mehr als die Hälfte unserer Fälle wurden von uns selbst aus der großen Gruppe der Lungenschüsse entdeckt. Vielfach waren auch die *Splitter übersehen* worden, *weil keine Durchleuchtung, sondern nur eine zu weiche Röntgenaufnahme vorgenommen* worden war. Bei einem von unseren Kranken wurde der Splitter erst nach 3 Jahren, in einem anderen Falle erst nach $3^3/_4$ Jahren bei einer ambulanten Untersuchung, zu der Patient überwiesen wurde, festgestellt. Andere Kranke hatten Lazarett und Kriegsgefangenschaft hinter sich, und erst bei der Rentenfestsetzung fand man den Splitter. Auf einer inneren Abteilung sah AMELUNG Kranke, wegen Malariarezidiv oder Hepatitis eingewiesen, bei denen bei der allgemeinen Röntgen-

---

[1] Wie AMELUNG andernorts ausgeführt hat, sind bei Lungenschußverletzten bestehende Pleuraeiterungen nicht unbedingt an das Vorhandensein eines Splitters gebunden. Dasselbe gilt auch für das Perikard.

untersuchung ein Herzstecksplitter festgestellt wurde. Vielfach waren von den Voruntersuchern die Splitter falsch lokalisiert worden; — so wurde ein Splitter in den linken Hilus projiziert, der im linken Ventrikel saß — in den meisten Fällen wohl deshalb, weil nicht in den verschiedensten Durchmessern durchleuchtet wurde. Auch Störmer weist darauf hin, daß ein Großteil der Geschoßträger erst nach Abheilung der äußeren Verletzungen als solche erkannt werden, und bei der Hälfte der Fälle von v. Braunbehrens war der Splitter entweder übersehen oder röntgenologisch falsch gedeutet worden.

Es ist selbstverständlich, daß im Frühstadium durch einen größeren Hämatothorax und vor allem durch eine Perikarditis der Splitter sich auch den Röntgenuntersuchungen entziehen kann, vor allen Dingen, wenn man nur in einer Richtung untersucht. Im Spätstadium sollte das Übersehen eines Splitters nicht vorkommen.

Auf Grund der Erfahrungen des Ersten Weltkrieges haben Deneke sowie Zondek sich eingehend mit der *radiologischen Diagnose des Stecksplitters* beschäftigt. Die Diagnose eines Herzstecksplitters ist erst dann gerechtfertigt, wenn das Geschoß bei fließender Durchleuchtung in allen Durchleuchtungsrichtungen innerhalb des Herzschattens bleibt. Auch Steffens empfahl als sichersten Weg einer richtigen Fremdkörperlokalisation die *gute Durchleuchtung des manuell fließend bewegten Patienten*. Dieses Verfahren haben wir immer angewandt. Man soll sich Lage des Fremdkörpers und Geschoßbahn immer an Hand eines Herzphantoms rekonstruieren. Der Sitz des Splitters wird durch gezielte Tangentialaufnahmen mit der Bergschen Kassette (vgl. Amelung) auf den Film fixiert. Ergänzend kann man auch die Empfehlung von v. Braunbehrens ausführen, der das Durchleuchten mit schrägem Strahlengang von oben oder von unten tangential zur Zwerchfellkuppe bei zwerchfellnahem Splitter angibt. Auch Störmer sieht die von uns gebrauchte Methodik als einzig beweisende Diagnostik zur Lagebestimmung an[1]. In Übereinstimmung mit v. Braunbehrens und Störmer legen wir auf stereoskopische und tomographische Untersuchungen keinen Wert. Es muß zugegeben werden, daß, wie Spang und Grohé angeben, es bisweilen sehr schwierig ist, einen intrakardial gelegenen Fremdkörper hinsichtlich seiner Beziehungen zu den einzelnen Herzhöhlen genau zu lokalisieren. Man vergegenwärtige sich auch, daß ein *Geschoß sowohl im Herzmuskel als auch im Perikard liegen kann*. Befriedigend war für uns, daß bei den Nachuntersuchungen fast aller Fälle die Stecksplitter an derselben Stelle lokalisiert wurden wie während des Krieges, wobei der alte Befund erst nach der Durchleuchtung eingesehen wurde. Die *Kymographie* ergibt eine feinere Analyse der Bewegungsvorgänge des Fremdkörpers und des Herzrandes und kann zur Darstellung isolierter Herzmuskelschwielen und Perikardnarben dienen, versagt aber gerade hier nicht selten. Nach v. Braunbehrens werden gezielte Mehrschußaufnahmen angefertigt, indem mehrere Aufnahmen auf ein und demselben Film mit entsprechend verminderter Einzelbeleuchtung zeitlich nacheinander geschossen werden. Mit den gezielten Mehrschußaufnahmen haben wir keine eigenen Erfahrungen.

Sehr eindrucksvoll sind die *Mitbewegungen des Fremdkörpers*. Während perikard- und herznahe Geschosse nur die fortgeleitete Pulsation aufweisen, zeigen die intramural gelegenen Fremdkörper mehr oder minder starke pulsatorische Mitbewegungen, die auch im Kymogramm sich abzeichnen. Die gesondert pulsierenden Vorhöfe können Fremdkörpern, die im Bereich ihrer Pulsation liegen, abweichende Bewegungen mitteilen; Kienböck, dem wir sorgfältige Analysen über die Bewegungen der Geschosse im Herzen verdanken, hatte aber schon darauf hingewiesen, daß die kräftiger pulsierenden Herzkammern die Vorhöfe mitreißen. Naumann konnte in einem eindrucksvollen Falle die Bewegungen eines fast erbs-

---

[1] Weitere Hinweise über die Röntgendurchleuchtung bei der Fremdkörperlokalisation allgemein gibt Janker.

großen Splitters — im Vorhofkammerseptum in der Gegend der Mitralis gelegen — röntgenkinematographisch festhalten und so seines Wissens erstmalig Bewegungserscheinungen an der Ventilebene des menschlichen Herzens auf indirektem Wege aufzeigen. Sehr verdächtig sind für ein im Herzcavum gelegenes Geschoß, neben den eben erwähnten Mitbewegungen, die sog. Sprung- und Schleuderbewegungen („Wie die Pille in der Schachtel", DENEKE), Wirbelbewegungen, die nach der Fixation des Fremdkörpers durch Festwachsen an die Herzmuskulatur im Laufe der Zeit verschwinden.

In einem eigenen Fall (Nr. 43, A. W.), der uns erstmalig im Februar 49 zur Untersuchung vorgestellt wurde, hatte man vorher das Geschoß auf Grund von Röntgenaufnahmen in das äußere Myokard bzw. Perikard des linken Ventrikels lokalisiert. Bei der im Dezember 48 versuchten Operation lag das Geschoß jedoch im Boden der linken Herzkammer und wurde nicht extrahiert infolge einer spritzenden Blutung. Eigene Röntgenuntersuchungen ergaben dann später das Geschoß entsprechend dem Operations-Palpationsbefund im Cavum dicht neben dem Septum gelegen. Das Geschoß zeigte jedoch nur pulsatorische Mitbewegungen im Sinne der Bewegung von rechts nach links — keine Schleuderbewegungen mehr — es war also in der Ventrikel- bzw. Septumwand verankert. — Nr. 42, E. S., der bereits früher erwähnte Fall einer Embolie vom linken Oberschenkel mit Sitz des Splitters im Cavum des rechten Ventrikels (S. 83), zeigte neben Ventrikelbewegungen auch Eigenbewegungen, war also trotz der verflossenen 5 Jahre noch nicht fest eingewachsen.

b) Begleitende Lungenschußfolgen.

Wie bereits auf Seite 85 angedeutet, können *bisweilen auch in dem Bild des chronischen Herzsteckschusses die reinen Lungenschußfolgen,* die diesen anfänglich häufig begleiten, *vorherrschend* sein. Unter unseren Herzsteckschüssen konnten wir bei 101 Kranken (rund 78%) anamnestisch einen Erguß, Hämatothorax usw. nachweisen. Wenn das Gesamtmaterial von AMELUNG in 75% der Fälle einen Hämatothorax ergibt, so ist daraus zu folgern, daß es bei den Herzsteckschüssen in etwa demselben Prozentsatz zu einem Hämatothorax kommt, wie beim Brustschußverletzten. Bei 24 Fällen vereiterte der Erguß, und es kam zu einem Empyem, das 6mal eine Rippenresektion und 2mal eine Plastik erforderlich machte. Das seltene Zusammentreffen von Thorakoplastik und Herzsteckschuß erscheint uns auffallend, denn AMELUNG sah in seinem gesamten Krankenmaterial 137 Thorakoplastikfälle. Anscheinend ist das Zusammentreffen eines sehr schweren Empyems mit einem Herzsteckschuß eine besonders ungünstige Komplikation, die verhindert, daß diese Kranken im allgemeinen das Spätstadium erreichen. Wir selbst verloren im zweiten Jahr nach der Verwundung (Nr. 14, S. 89) einen Kranken mit Herzdurchschuß, traumatischer Klappenverletzung und Stecksplitter an einem chronischen Empyem nach der Rippenresektion. Die Angaben im Schrifttum über den Zusammenhang zwischen Herzsteckschuß und Lungenschußverletzung allgemein sind nur spärlich. STÖRMER spricht von einer „häufigen" Mitbeteiligung der entzündlichen serösen Häute. GOETZE gibt für den Ersten Weltkrieg (wohl Beobachtungen im Frühstadium) 80—90% Pneumo- bzw. Hämatothorax bei Herzschuß an. PILTZ behandelt die Frage nur peripher, und die eigene Durchsicht der Fälle von STEFFENS ergibt in einem wesentlich geringeren Prozentsatz das Vorliegen eines Hämatothorax bei seinen Kranken aus dem Ersten Weltkrieg als bei uns. Das dürfte wohl darauf beruhen, daß *im Ersten Weltkrieg Kranke mit einem infizierten Erguß häufiger zugrunde gingen als im Zweiten Weltkrieg.* AMELUNG hatte schon früher darauf hingewiesen, daß wir nach diesem Krieg mit wesentlich schwereren Spätfolgen bei Lungenschußverletzten zu rechnen haben; es wurde, gemeinsam mit dem Chirurgen BERNHARD, das *Krankheitsbild der geschlossenen Hämatothorax-Resthöhle als eine besondere Gefahr im Spätstadium* herausgearbeitet. Solche geschlossenen EmpyemResthöhlen zeigen bisweilen chronische Herzmuskelstörungen.

Bei einem unserer Fälle (Nr. 33, J. G.) — September 1943 Granatsplitterverletzung der rechten Lunge, Empyem, lang anhaltende Drainage, 1944 Rippenresektion, dann Wunde verheilt, 1947 erneute Drainage bei Restempyem — fand sich bei der Nachuntersuchung im Dezember 1948 bei mittelgroßer rechtsseitiger Rippenfellschwarte und deutlich herabgesetzter Herzleistungsfähigkeit im rechten Ventrikel ein kleinerbsengroßer Splitter. Die Schwarte allein könnte die verringerte Herzleistungsbreite erklären. Das Extremitäten-Ekg ergab normale Verhältnisse, dagegen zeigten die Brustwandableitungen eine leichte intraventrikuläre Reizleitungsverzögerung im rechten Ventrikel. Da es sich um eine isolierte, auf *den* Teil des Herzens beschränkte Schädigung handelte, in dem das Geschoß saß bzw. in dem die Geschoßbahn verlief, möchten wir die elektrokardiographischen Veränderungen als Folge des Geschosses ansehen.

In manchen Fällen wird man nicht mit Sicherheit sagen können, ob eine vorhandene Herzmuskelschädigung Folge des Infekts oder des Geschosses bzw. der Geschoßbahn ist.

In 2 Fällen bestand bei den Herzsteckschüssen eine größere *Zwerchfellhernie*. Bei 11 unserer Herzsteckschüsse war die begleitende Lungenschußverletzung mit einer mittleren oder größeren *Schwarte* verbunden. Das ist derselbe Prozentsatz, wie in unserem Gesamtmaterial, in dem wir rund 303 Kranke mit einer größeren Rippenfellschwarte im Spätstadium beobachten konnten.

c) Septumperforation und Herzklappenverletzung.

STEFFENS schrieb 1936: „Die meisten Herzsteckschüsse zeigen keine objektiv nachweisbaren organischen Spätfolgen." Mit unseren heutigen verfeinerten Untersuchungsmethoden können wir jedoch, auch abgesehen von den Folgen einer begleitenden Lungenschußverletzung, jetzt häufiger als früher Spätfolgen feststellen, wenn diese — wie auch hier betont — vielfach für subjektives Wohlbefinden und Arbeitsfähigkeit des Verletzten nicht ausschlaggebend zu sein brauchen.

Am auffallendsten sind die im Spätstadium an sich sehr seltenen Fälle, bei denen das Geschoß die eine *Herzkammer* und das *Septum perforiert* und endlich auf der anderen Seite des Herzens steckenbleibt, sowie *Fälle mit Herzklappenverletzung*.

Aus dem Ersten Weltkrieg ist ein Fall von HUISMANS (zit. nach L. REHN) bekannt geworden: Einschuß im rechten Ventrikel, Schußkanal unter Pulmonalklappe durch die Kammerscheidewand in die Aorta, oberhalb der Aortenklappe, durch hintere Aortentasche, durch den rechten Vorhof und hindurch. Es kam zu einer Concretio pericardii. Der Patient überstand sogar die Operation einer gangränösen Appendicitis, lebte im ganzen 6 Monate und starb dann an Herzinsuffizienz. STEFFENS (Beobachtung 17) sah ein Schrapnellstück in der Hinterwand des linken Ventrikels; nach Lage des Einschusses handelte es sich um einen Herzdurchschuß. In seiner Beobachtung 42 war es 1917 zu einer Granatsplitterverwundung der linken Brustseite gekommen, die zunächst als Weichteilverletzung ohne Lungenverletzung angesehen wurde. Sehr leichter Heilungsverlauf ohne Herzstörungen. Nach 7 Wochen war der Verletzte wieder dienstfähig. 16 Jahre später wurde eine Endocarditis lenta festgestellt und dabei ein Granatsplitter in der Herzspitze. Der Kranke verstarb an Sepsis. Die Obduktion (H. SIEGMUND) ergab einen Durchschuß durch das Herz, und zwar war der Splitter durch die Vorderwand der rechten Kammer, durch das Kammerseptum hindurch in die linke Herzhöhle gedrungen, wobei er den Sinus valsalvae, die Tasche einer Aortenklappe sowie das Segel einer Mitralklappe durchschlagen hatte und endlich im Bereich der Herzspitze haften geblieben war. Es bestand nach dem Obduktionsbefund ein nicht sehr erheblicher traumatischer Klappenfehler, und die zum Tode führende Endokarditis wurde auf die Schußverletzung zurückgeführt. Klinisch war über der Herzspitze und an der linken Brustwand ein schabendes systolisches Geräusch zu hören. Unter anderem sind weitere Fälle mit Durchschuß durch das Ventrikelseptum, die am Leben blieben, und bei denen die Diagnose auf Grund der Geschoßbahn gestellt wurde, von MINTZ sowie von SPANG und GROHÉ und von MÜLLER und HERFARTH publiziert worden.

Wir selbst konnten folgenden Fall bis zur Obduktion beobachten, der wegen seiner genauen Kontrolle hier ausführlicher wiedergegeben werden soll:

Nr. 14, G. St.: 7. 8. 44 Granatsplitterverletzung rechte Brustkorbhälfte. Einschuß rechte vordere Axillarlinie in der Höhe der Mamille. Großer rechtsseitiger Hämatothorax. In der ersten Woche Eintrag ins Krankenblatt: Lautes systolisches Geräusch, auch palpatorisch festzustellen. Im Oktober wurde das Geräusch auf eine Perikarditis, nicht auf ein Vitium bezogen. Ekg (vgl. Abb. 1a) ergibt: Leichte intraventrikuläre Reizleitungsstörung. Röntgenaufnahme: Rechtsseitiger Hämatothorax, Herzfigur sonst nicht verändert, erbsengroßer Splitter im linken Ventrikel (Abb. 2). Wiederholte Rückverlegungen. 16. 12. 44 Ekg (vgl. Abb. 1b): Im wesentlichen unverändert. Anfang Januar 1945 erhebliche Vergrößerung des Herzens mit verstrichener Herzfigur; jetzt, 5 Monate nach Verletzung, deutliche Perikarditis (Abb. 3). 19. 1. 45 Punktion des Herzbeutels: 550 cm³. 9. 2. 45 erneute Punktion des Herzbeutels: 100 cm³. 8. 3. 45 Aufnahme in Königstein: Hochgradige Herzdekompensation, sofort einsetzende Herzbehandlung. Ekg (vgl. Abb. 1c): Myokardschädigung. Im Laufe der nächsten Monate vorübergehende Besserung unter Digitalis und salzloser Kost. Das Ekg vom 18. 4. 45 hatte ein spitz negatives T_1 (Pardee T) ergeben mit deutlichem Q_3 (vgl. Abb. 1d). Ekg vom 23. 6. 45 (vgl. Abb. 1e) ergibt zunehmende Senkung von ST (Digitaliseffekt ?). September 1945

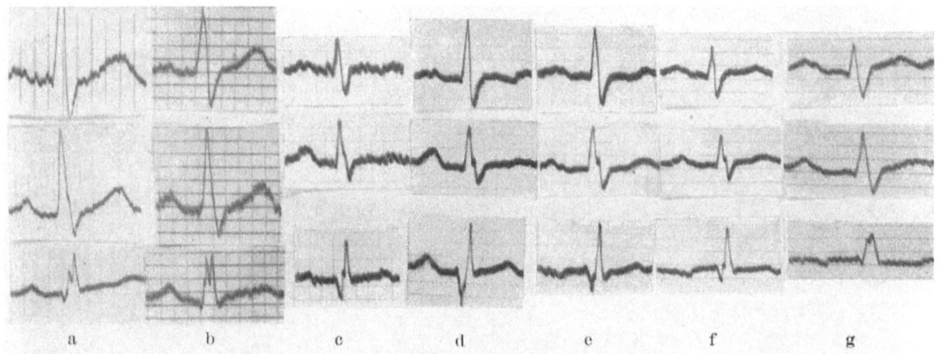

Abb. 1a—g. Ekg bei Herzsteckschuß mit Septumperforation, Klappenverletzung und Perikarditis.

zunehmende Verschlechterung der Herzleistungsfähigkeit mit Auftreten eines linksseitigen Ergusses. Ekg vom 12. 9. 45 (vgl. Abb. 1f) bestätigt die noch bestehende Myokardschädigung. Kein sicherer Anhalt für eine Perikarditis. In den nächsten Monaten zunehmender Verfall mit Lungenstauung, Leberschwellung und allgemeinen Ödemen. Bildung eines linksseitigen Empyems, dem der Patient am 21. 2. 46 trotz Bülau-Drainage erliegt. Ekg vom 4. 2. 46 (vgl. Abb. 1g) zeigt i. a., a. v., i. v. Reizleitungsstörung und -Verzögerung, Myokardschädigung. Die Obduktion ergibt unter anderem folgenden Befund: Zustand nach altem Granatsplitterbruststeckschuß und Bülauscher Drainage der linken Pleurahöhle wegen Empyems. Vernarbter Durchschuß durch den obersten Teil der Wand des rechten Ventrikels in Nähe der Kante, klaffende Durchschußöffnung im Ventrikelseptum oberhalb der Valvula tricuspidalis, klaffende Durchschußöffnung durch das Aortensegel der Mitralis und Stecksplitter in der Hinterwand des linken Ventrikels, etwas unterhalb der Valvula mitralis. Totale Obliteration des Herzbeutels. Pyo-Pneumothorax links (Zustand nach Bülau). Kompressionsatelektase der linken Lunge. Hypertrophie und Dilatation des Herzens. Stauungsorgane. Stauungsfettleber. Parenchymatöse Degeneration der inneren Organe. — Die klinische Diagnose hatte gelautet: Tricuspidalinsuffizienz und Mitralinsuffizienz. Die Concretio pericardii konnte durch die bestehende erhebliche Linksinsuffizienz mit Lungenstauung nicht mit Sicherheit diagnostiziert werden. Trotz der besonders in der ersten Hälfte des Jahres 1945 klinisch nachweisbaren Perikarditis und des perikarditischen Ergusses hatte das Ekg nicht den typischen Befund einer Perikarditis ergeben, wenn man nicht das spitzwinkelige T in Abb. 1d Abl. I, als Pardee T deuten und das Q_3 hervorheben will. Diese beiden Abweichungen bestanden nachweislich zur Zeit des Ergusses und bildeten sich dann wieder zurück, wie schon Bansi für Vergleichsfälle angab.

Wie auch aus dem geschilderten Fall hervorgeht, gibt es *sicher Verletzte mit traumatisch bedingtem Herzklappenfehler, die am Leben bleiben.* Auch unser Patient wäre wahrscheinlich ohne das Empyem nicht gestorben, und der von Steffens und Siegmund publizierte Patient blieb mit seinem traumatischen Herzklappenfehler über 16 Jahre am Leben.

Wir sahen noch weitere 6 Fälle, bei denen ein traumatischer Herzklappenfehler diskutiert wurde. Man wird an einen traumatischen Herzklappenfehler
immer bei konstanten Geräuschen denken können, wobei es sich allerdings vielfach auch um *perikardiale Geräusche* handeln dürfte; STEFFENS deutete mehrmals

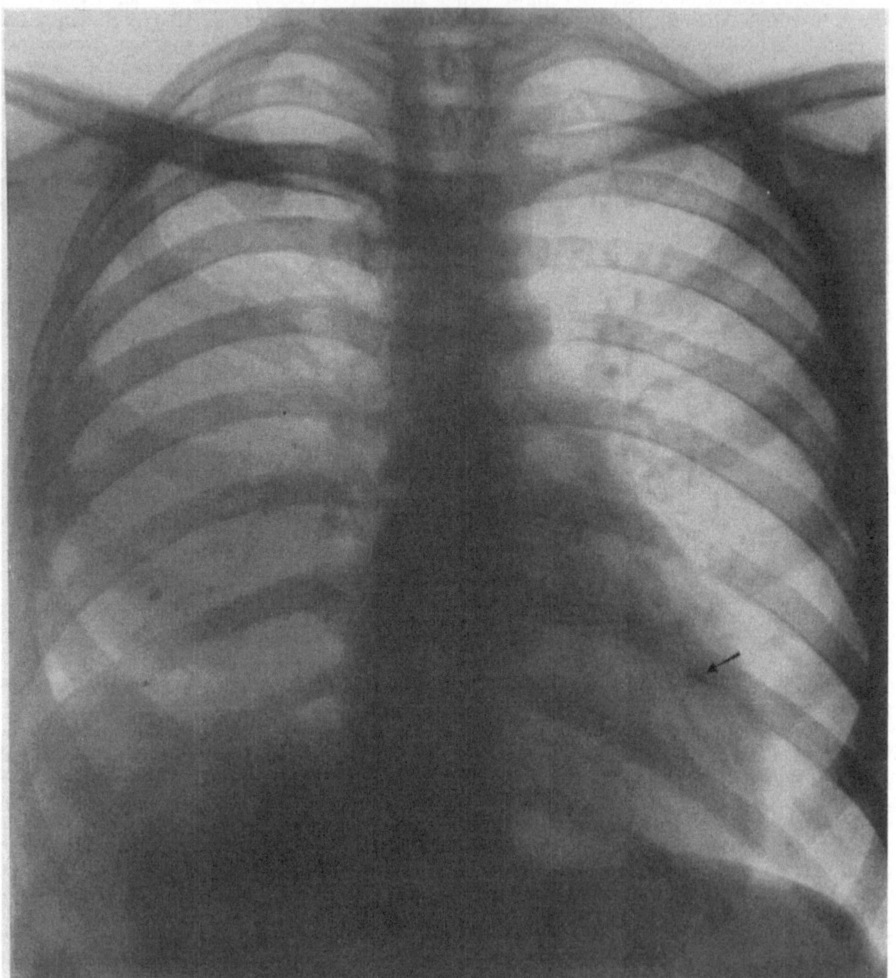

Abb. 2. Granatsplitter intramural linker Ventrikel.

die Geräusche in diesem Sinne. Im Einzelfall ist die *Entscheidung oft außerordentlich schwierig, ob ein traumatisches Vitium vorliegt oder nicht.*

Nr. 57, E. St.: 1. 10. 42 Granatsplitterverletzung rechte Brustkorbhälfte, Abpunktieren
des Hämatothorax. Erstmalig Feststellung eines Granatsplitters im rechten Ventrikel in
Königstein. Es wird konstant ein lautes systolisches Geräusch entlang dem rechten Sternalrand gehört, eigenartig kratzend, etwas musikalisch, das auch dem Ende der Diastole angehört.
An der Herzspitze zeitweise leises präsystolisches Geräusch. Mäßige Akzentuation des
2. P-Tones. Ekg ergibt leichte Herzmuskelschädigung. Herzschallkurve (Prof. A. WEBER,
Bad Nauheim) zeigt: „Bei hoher Abstimmung in der Präsystole eine Gruppe von sehr
raschen Schwingungen, die trotz ihrer geringen Amplitude gut hörbar sind. Nach dem
akzentuierten 2. Ton findet sich eine Gruppe von ebenfalls sehr raschen Schwingungen mit
etwas größerer Amplitude, die man ebenfalls hört und die etwas musikalischen Charakter

haben. Das Geräusch erinnert an das einer Mitralstenose." Wir fragten uns zeitweise, ob nicht durch eine Kontusion eine Verletzung des Klappenringes im Bereich der Mitralis eingetreten sei, die zu einer merklichen Verengerung des Mitralostiums geführt hätte. Die bessere Deutung erscheint uns jedoch die, daß durch Reiben des im Herzmuskel und bis zum Perikard reichenden Splitters das Geräusch aufgetreten ist. Eine Nachuntersuchung war leider nicht möglich. Bericht 1949: 50% Erwerbsminderung, könne nichts arbeiten.

Nr. 9, H. Sch.: 24. 10. 41 Granatsplitterverletzung linke Lunge: 9 cm kranialwärts und 2 cm median von der linken Brustwarze Einschuß. Linksseitiger Hämatothorax. August 1942 mitralkonfiguriertes Herz. Intrakardial gelegener Granatsplitter, deutlich pulsierend in den oberen Abschnitten des linken Vorhofs. Auffallend paukender 1. Ton an der Spitze, 2. P-Ton

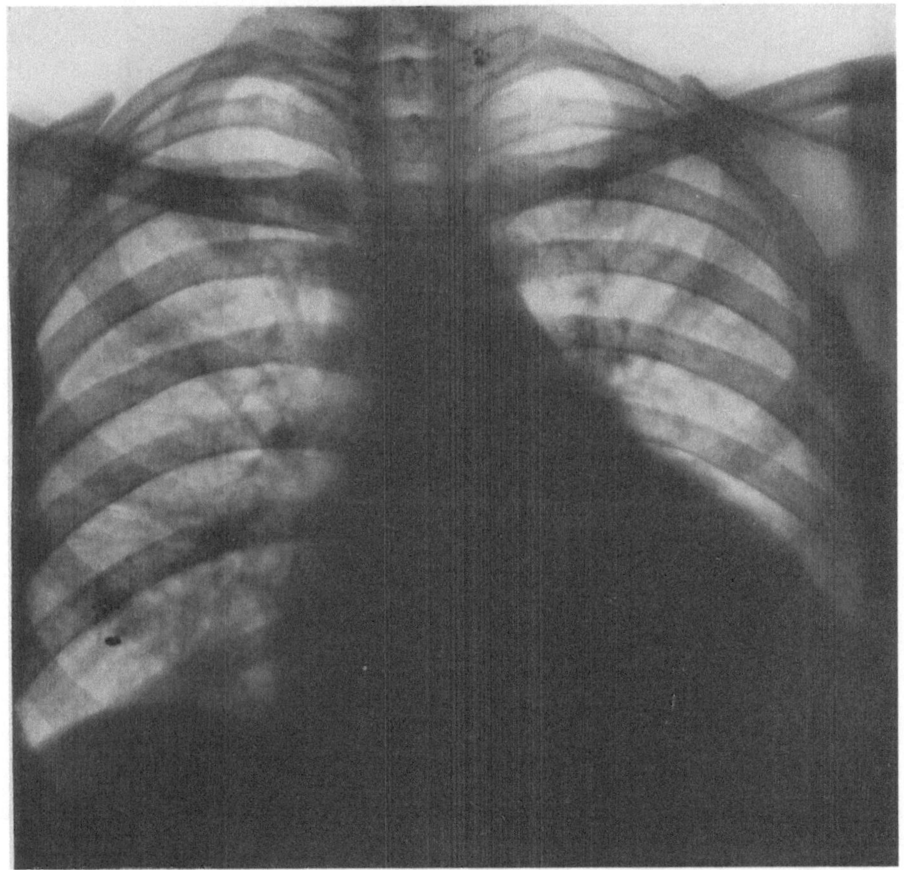

Abb. 3. Derselbe Fall wie Abb. 2. Ausbildung einer Perikarditis.

deutlich verstärkt. Ekg: Rechtsform des Herzens, i. a. Reizleitungsverzögerung und -Störung Nachuntersuchung nach 6 Jahren: Zeitweise Atemnot, präsystolisches Geräusch an der Spitze, 2. P-Ton verstärkt. Die Röntgenuntersuchung, Durchleuchtung, Kymogramm, Aufnahme in schrägem Durchmesser ergeben den früher beschriebenen Sitz des Splitters. Ekg: Deutliche Vorhofschädigung. Nach der Geschoßbahn ist eine direkte Verletzung der Mitralklappe nicht sehr wahrscheinlich, eine Kontusionswirkung durchaus möglich, so daß die traumatische Genese der bei Sch. bestehenden Mitralstenose nicht auszuschließen ist. Auffallend ist, daß bereits 10 Monate nach der Verletzung (frühere Röntgenuntersuchungen liegen nicht vor) von uns schon eine typische Mitralkonfigurierung des Herzens nachgewiesen wurde. Der Kranke war Frontsoldat und trainierter Sportsmann, stets gesund.

Bei Nr. 82, St. H. (Abb. 4), wurde 3 Monate nach der Verletzung von uns in der Gegend des Conus pulmonalis, anscheinend unweit der Valvula pulmonalis, ein erbsengroßer Granat-

splitter festgestellt, der deutlich kreisende Bewegungen zeigte. Im Ekg erhebliche Myokardschädigung und i.v. Reizleitungsstörung. Trotz des klappennahen Sitzes des Geschosses bei
längerer Beobachtung kein Geräusch nachweisbar, so daß ein traumatisch bedingtes Vitium
nicht wahrscheinlich ist.

Unsere Beobachtungen sprechen für die *Möglichkeit einer traumatisch bedingten Herzklappenverletzung im Spätstadium, jedoch* sind diese *relativ sehr selten.*
Wir sind allerdings bei der Annahme eines solchen Klappenfehlers zurückhaltender gewesen als STÖRMER, der 5mal einen Mitralklappenfehler bei 77 eigenen

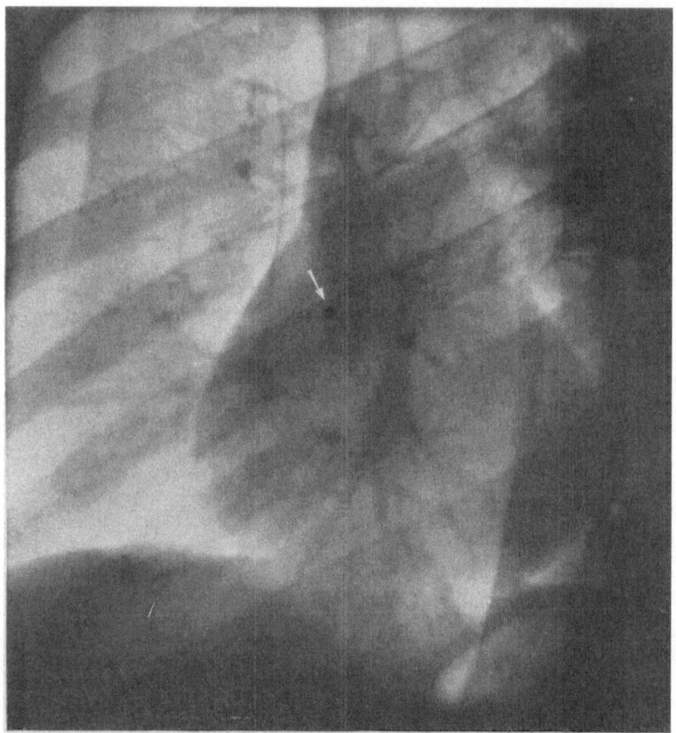

Abb. 4. Herzsteckschuß in Gegend des Conus pulmonalis.

Fällen feststellen konnte. Der eingehend referierte Fall 9 zeigt die Schwierigkeiten der ätiologischen Differentialdiagnose.

d) Perikarditis und Perikardverwachsungen.

Auf Seite 79 war als wichtige Frühkomplikation die Herztamponade erwähnt
und darauf hingewiesen worden, daß bei einigen unserer Kranken schon frühzeitig
eine Perikarditis festgestellt worden war. Auch für die Spätzeit ist die Frage nach
einer durchgemachten Perikarditis nicht unwesentlich. Denn auch *die im Frühstadium durchgemachte Herzbeutelerkrankung kann eine dauernde Herzschädigung*
mit herabgesetzter Herzleistungsbreite *bedingen.* Weiter besteht *im Spätstadium,*
besonders bei einem perikardnahen Splitter — und auch deshalb wurden die im
Herzbeutel, nicht nur die in der Herzmuskulatur sitzenden Splitter dieser Betrachtung zugrunde gelegt — die *Gefahr des Aufflackerns einer Herzbeutelentzündung*
sowie schwerwiegender *Perikardverwachsungen* bis zur PICKschen Pseudo-Leber-
cirrhose.

In einem unserer Fälle sahen wir 7 Jahre nach der Verwundung erstmalig das Auftreten einer Perikarditis.

Nr. 6, F. R.: 6. 6. 40 Granatsplitterverletzung rechte Lunge. *Ohne Röntgenuntersuchung* nach 5 Wochen *wieder ins Feld*. Anscheinend kein Hämatothorax. Juli 1943 nach starker körperlicher Anstrengung starke linksseitige Brustschmerzen und Blut gespuckt. Jetzt erstmalig einen Splitter in der Herzmuskulatur festgestellt. August 1944 wieder leichte Hämoptoe. Sommer 1945 in Gefangenschaft schwer gearbeitet, ohne irgend etwas zu spüren bis auf geringe Atemnot. Die Untersuchung am 13. 2. 47 durch uns (AMELUNG) ergab kirschkerngroßen, mit der Herzaktion pulsierenden Splitter im rechten Ventrikel, mehr nach der Herzinnenhaut als nach dem Perikard gelegen. Elektrokardiographisch (Abb. 5a) zeigte sich ein flach pos. T_1 u. T_2 und ein muldenförmig neg. T_3. Anfang August 1947 heftige Herzschmerzen, leichte Hämoptoe. Ekg (Abb. 5b) im wesentlichen unverändert. Kein perikarditisches Reiben. In den nächsten Tagen Fieber bis 38,7° mit hoher Blutsenkung. Vom Hausarzt Perikardreiben gehört. Bei Nachuntersuchung im November elektrokardiographisch zunehmende Myokardschädigung (Abb. 5c). März 1948 hochfieberhaft erkrankt nach Kollaps. Keine Hämoptoe. Hausärztliche Behandlung; Penicillin. Am Herzen lautes, schabendes Geräusch. Durch Punktion *perikarditisch-pleuritisches Exsudat* festgestellt. Bei eigener Nachuntersuchung Ekg (Abb.5d): Angedeutete Senkung von ST, Herz jetzt quergelagert, deutlich negatives T_3. Nachuntersuchung Okt. 1948: Wohlbefinden; das negative T_3 hat sich etwas zurückgebildet (Abb. 5e). Die in allen Elektrokardiogrammen nachweisbare Niederspannung war unverändert geblieben. Brustwand-Ekg ergab in C_4 u. C_5 ein isoelektrisches T (Abb. 5e). Die zeitweilig aufgetretene *Hämoptoe* wurde *auf kleine Embolien, von der rechten Herzkammer ausgehend*, zurückgeführt. Der Splitter saß endokardnahe und dürfte zu Thrombenbildung geführt haben. Die nach 7 Jahren erstmalig klinisch manifest gewordene Perikarditis hatte auch zu einer Schädigung des linksseitigen Ventrikels geführt, wohl durch Übergreifen der vorwiegend linksseitig lokalisierten Perikarditis auf die linke Kammer. Röntgenologisch fiel eine geringe Aufhellung in der Umgebung des Splitters auf, die auch bei früheren Aufnahmen festgestellt werden konnte. Dieser Befund spricht für einen kleinen Absceß um den Splitter, die Ursache der rezidivierenden Perikarditis.

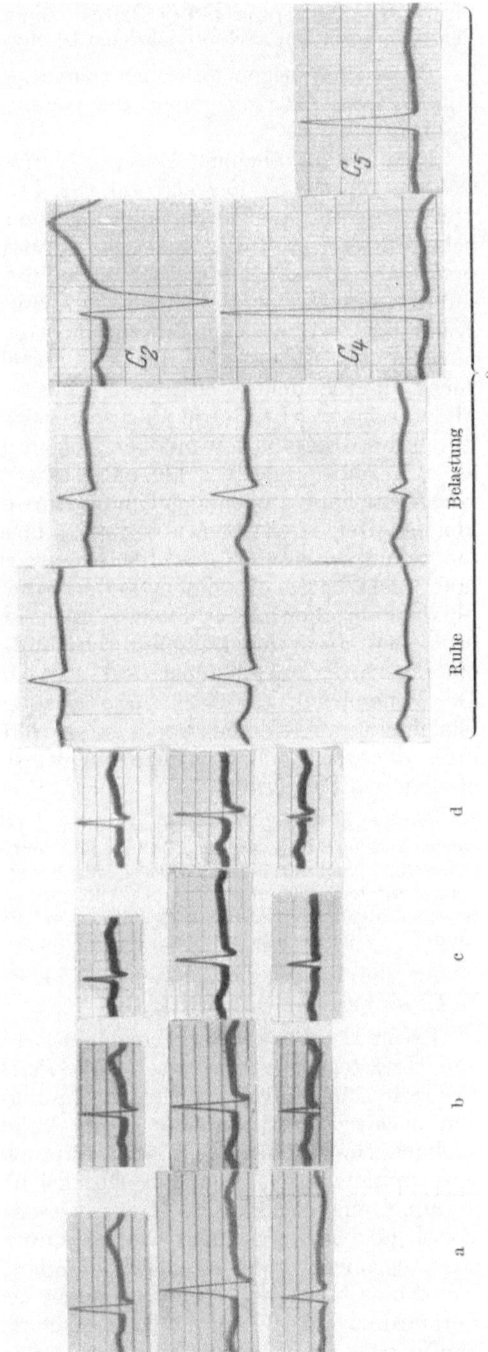

Abb. 5a—e. Ekg bei Herzsteckschuß mit rezidivierender Perikarditis.

STEFFENS (Beobachtung 37) berichtet über einen 1918 Verwundeten, der anfangs als Brustwandschuß angesehen wurde. 1924 erstmalig Geschoß in Lunge mit Geschoß-Spitze im Perikard lokalisiert. Normaler Herzbefund bei Wohlbefinden. 1929 ziemlich akut einsetzende

Pleuro-Perikarditis; am 4. Tag Exitus. Bunse beschreibt eine Pericarditis serosa, die auf Penicillin ansprach, nach $3^1/_2$ jährigem beschwerdefreiem Intervall.

Diese eindeutigen Fälle des *erstmaligen Auftretens schwerster Perikarditis nach langjährigem Intervall* zeigen die Gefährdung bei Perikard- und perikardnahem Splitter.

In unserem eigenen Material verfügen wir über 2 Fälle von *vollständiger Obliteration des Herzbeutels* (vgl. Nr. 14, S. 89). — Bei einem anderen Kranken von Amelung, der wegen eines großen linksseitigen Lungenstecksplitters eingeliefert war, mußte wegen einer akuten Incarceration einer Zwerchfell-Hernie operiert werden. Unmittelbar nach der Operation verstarb der Patient. Die Obduktion ergab ebenfalls eine vollständige Obliteration des Herzbeutels. Bei der Kürze der Zeit zwischen Verwundung und Tod hatte sich in diesen beiden Fällen noch nicht das klassische Bild des Pickschen Syndroms der starken Bauchwassersucht mit erheblicher Vergrößerung der Leber und deutlicher Venenstauung herausbilden können. Es wurde aber schon früher darauf hingewiesen (Amelung), daß durch die Kombination mit den Folgen der Lungenschußverletzung die Diagnose an sich schwieriger sei als nach einer nicht traumatischen Perikarditis. Der wichtigste und ausschlaggebende Hinweis, „die hochgradige Venenstauung bei kleinem Herzen" (Volhard), war in unseren Fällen nur bedingt brauchbar, weil die Schußverletzung eine Pleuraschwarte gesetzt und dadurch die Herzfigur deformiert hatte. In einem anderen Fall, den wir nicht untersuchen konnten, bei dem wir aber die Krankengeschichte einsahen, handelte es sich um einen 1944 erlittenen Herz- und Lungendurchschuß. Hier war es, nachdem schon frühzeitig ein Perikarderguß diagnostiziert war, zu Adhäsionen des Perikards gekommen. Der Venendruck war 1946 270, es bestanden Ascites und Ödeme, eine systolische Einziehung am Herzen, und kymographisch waren rechts keine Herzausschläge, links dagegen noch deutliche nachweisbar. Bei der Operation zeigte sich ein eindeutiges Panzerherz.

Steffens (Beobachtung 36) sah einmal das Auftreten eines Panzerherzens. 1916 Herzsteckschuß mit Perikarditis. 1926 noch deutliche Mitbewegung des Geschosses bei Herzpulsation. Nachuntersuchung 1934 wegen seit einigen Monaten bestehenden starken Herzbeschwerden ergibt Panzerherz. Da 1932 eine schwere interkurrente Erkrankung an Furunkel, Sepsis, Lungeninfarkt, Pleuritis exsudativa durchgemacht wurde, konnte nicht entschieden werden, ob die Perikardobliteration nur Folge des Herzsteckschusses war.

An die *Gefahren ausgedehnter Verwachsungen* ist immer zu denken, worauf L. Rehn schon 1922 hinwies.

Es ist rückblickend im einzelnen schwer festzustellen, wie viele von unseren 130 Herzsteckschußverletzten eine *Perikarditis* durchgemacht haben. Aus der Frühzeit sind teilweise die Aufzeichnungen lückenhaft, Filme, Ekg usw. fehlten. Ein *leichter perikarditischer Schub* kann *als banaler Infekt übersehen* werden. Vielfach findet man im Spätstadium pleuro-perikardiale Verwachsungen, ohne daß anamnestisch, auch bei Durchsicht alter Aufnahmen und Elektrokardiogramme, eine Perikarditis nachzuweisen wäre. Es ist zu bedenken, daß sowohl vorwiegend intrapulmonal wie intramural zu lokalisierende Geschosse das Perikard berühren können. Die besonders bei Perikardschüssen vorkommenden Rhythmusstörungen werden in einem besonderen Abschnitt zu besprechen sein. Perikardnarben, die an der Herzeinschußstelle zu erwarten wären, entziehen sich häufig auch der kymographischen Darstellung, weil die betreffende Stelle nicht immer tangential bei der Aufnahme getroffen wird.

Die bei unseren Fällen besonders während oder unmittelbar nach einem einwandfrei klinisch beobachteten perikardialen Schub gemachten elektrokardiographischen Wahrnehmungen ergaben mancherlei Interessantes über das *Ekg bei*

Perikarditis[1]. Gegenüber einer rheumatischen Herzbeutelentzündung usw. kompliziert die Herzverletzung den erhobenen elektrokardiographischen Befund. Um so wichtiger sind fortlaufende elektrokardiographische Untersuchungen. Nach dem Schrifttum soll das Perikarditis-Ekg vielfach dem des Infarkts ähnlich sein. Als typisch werden beschrieben: Niederspannung und eine scharfe Negativität der T-Zacke (PORTE und PARDEE), sog. PARDEEsche Zacke, vorwiegend in Abl. I u. II, am stärksten in Abl. II (LEPESCHKIN). PARADE und RATING sahen 4 Wochen nach einer Herzstichverletzung die Ausprägung der klassischen sog. „coronaren" T-Welle in Abl. I u. II des Ekg, wobei Abl. III eine Q-Zacke aufwies; sie beziehen dieses coronare Ekg auf die Perikarditis. Während bei frischer Perikarditis die Hebung des Zwischenstücks charakteristisch ist, finden wir in Spätstadien Abflachung der T-Zacke und negative T-Zacken. Dem von KORTH sowie von UHLENBRUCK angenommenen Fehlen der Q-Zacke bei der Perikarditis wird von BANSI widersprochen. Die Ähnlichkeit zwischen Herzinfarkt und Perikarditis soll auf eine schalenförmig das Herz umklammernde Myokarditis bei Perikarditis zurückzuführen sein. BANSI nimmt an, auf Grund seiner zur Sektion gelangten Fälle bei Perikarditis nach Schußverletzung, bei denen sich nie eine ausgedehnte Myokarditis, höchstens eine kleine Herzmuskelnekrose mit hirsekorngroßer Blutung fand, daß an der Grenzschicht Herzmuskel-Herzbeutel bei der frischen Perikarditis oder bei der Herztamponade durch den starken Innendruck in Form einer tiefergreifenden ischämischen Zone im Herzmuskel selbst eine schalenförmig angeordnete Fläche sich ausbildet, auf der monophasische Verletzungsströme bei der Herzaktion entstehen. Das Perikarditis-Ekg wäre also im eigentlichen Sinne nicht durch den krankhaften Vorgang am Herzbeutel entstanden, sondern durch die an der Grenzschicht sich isoliert abspielenden elektrischen Erregungsabläufe. Für das Spätstadium ist es u. E. wichtig, daß ebenso wie die Narben nach Herzinfarkt auch die eben geschilderten höchstwahrscheinlich an der Grenzfläche Herzbeutel-Herzmuskulatur sich abspielenden, nekrotischen Prozesse in ihrer Vernarbung charakteristische Bilder im Ekg zurücklassen. Im Einzelfall ist es bisweilen aber schwer zu entscheiden, ob auch eine Perikarditis neben einer Myokarditis vorhanden gewesen ist. STÖRMER weist mit Recht darauf hin, daß sich isolierte Schädigungen des Myokard- und Herzbeutel-Ekgs überdecken können. SARRE und WESTERMANN haben die Elektrokardiogramme von Kranken mit Panzerherzen vor und nach der Operation verfolgt. Sie fanden die Niederspannung durchaus nicht immer vor, dagegen als typisch für das Panzerherz ein hohes, verbreitertes und doppelgipfliges P „mitrale" und ein abgeflachtes bis negatives T in mehr als einer Ableitung. Nach der Operation ergab sich vielfach Rückbildung dieser Erscheinungen, begleitet auch von Änderungen der Herzlage. Bei unserem autoptisch kontrollierten Kranken mit beginnendem Panzerherzen sahen wir ebenfalls keine Niederspannung. In Abb. 1 ist das P in den letzten Ableitungen doppelgipflig, ebenso bei dem nach eingeklemmter Zwerchfellhernie verstorbenen Kranken (vgl. Abb. 6). Auf Abb. 6 sehen wir besonders bei Ableitung I noch viel deutlicher als bei dem Ekg auf Abb. 1 d das PARDEEsche spitze T. Jedenfalls lassen derartige elektrokardiographische Bilder, wenn sie konstant bleiben, an ein beginnendes Panzerherz denken. Letztere Diagnose wird durch den unsicheren Ausfall der kymographischen Untersuchungen erschwert. Schon UHLENBRUCK hatte darauf hingewiesen, daß beim Panzerherzen die kymographischen Zacken manchmal auffallend gut erhalten sind.

Einige eigene Beobachtungen über das Ekg und das Kymogramm bei Herzsteckschuß seien kurz referiert:

---

[1] Über das *Ekg der posttraumatischen Perikarditis* finden sich im Schrifttum nur wenige Hinweise (vgl. LEPESCHKIN, auch KUPAS und STONKUS).

Nr. 13, E. H.: 15. 8. 42 Granatsplitterverletzung rechte Lunge. 12 Tage nach Verwundung über dem Herzen typisches Lokomotivgeräusch hörbar. Ausbildung eines großen Herzbeutelergusses (Abb. 7). Bei eigener Untersuchung 5. 1. 43: Venenstauung. Am rechten Herzrand noch leises Reiben hörbar. Im linken Ventrikel größerer Granatsplitter. Ekg 26. 3. 1943 (Abb. 8a): Q_2, Q_3 ausgeprägt, leicht gesenktes ST_2, spitz-negatives T_3. Röntgenaufnahme 26. 3. 1943 (Abb. 9): Rückbildung der plumpen Herzfigur. Nachuntersuchung Oktober 1948: Depressive Verfassung, könne nichts arbeiten. Leicht herabgesetzte Herzleistungsbreite. Im Ekg (Abb. 8b): Angedeutetes Q_2 und Q_3, ST_1 in Null-Linie, ST_2 leicht gesenkt, T_1 u. T_2 positiv, T_3 diphasisch. Der Vergleich mit dem Ekg 5 Jahre später ergibt deutliche Rückbildung der für einen akuten perikardialen Prozeß sprechenden vergrößerten Q-Zacken und des PARDEEschen T_3. Nach der Geschoßbahn wäre eine Verletzung des rechten Vorhofs nicht unwahrscheinlich. Ob die intraauriculäre Reizleitungsverzögerung in diesem Sinne zu werten ist, erscheint fraglich. Daß der Splitter nicht Ursache der 1948 festgestellten Myokard-Schädigung war, zeigt der weitere Verlauf. Auch ohne Splitterentfernung trat eine Besserung des Ekg-Befundes ein.

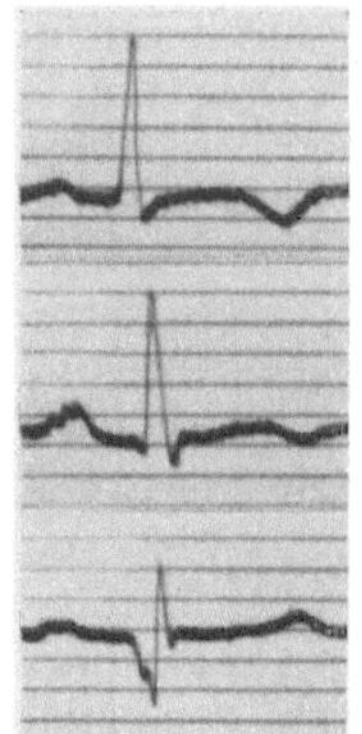

Abb. 6. Ekg bei Lungensteckschuß mit Panzerherz.

Nr. 98, H. G.: 28. 6. 43 Granatsplitterverletzung rechte Lunge. Schon bei der ersten Lazarettuntersuchung Verdacht auf perikardialen Erguß, hohes Fieber, Herzmuskelschwäche. Aufnahme auf eigener Abteilung 7. 9. 43. Innerhalb weniger Tage erhebliches Ansteigen der Blutsenkung mit Fieber. Sehr leise Herztöne, gesenkter Blutdruck. Großer Granatsplitter im linken Ventrikel, perikardnahe, schlaffe Herzfigur (vgl. Abb. 10 und 12)[1]. Kymogramm vor und nach der Perikarditis ergibt geringere Zackenausschläge nach dem Infekt. Ekg (vgl. Abb. 11a) bei Beginn des zweiten perikardialen Schubs: P_3 diphasisch, deutliches Q_3, spitz-negatives T_2 und T_3. Nach dem Schub (Abb. 11b) ST_2 und $_3$ abgeflacht, T_1 nur noch schwach positiv, T_2 und T_3 negativ.

[1] Bei sagittaler Aufnahme ist durch zu weiche Aufnahme und den Erguß der Splitter schlecht dargestellt. Die frontale Aufnahme (Abb. 12) entspricht dem Ekg Abb. 11c und ist 2 Monate später gewonnen.

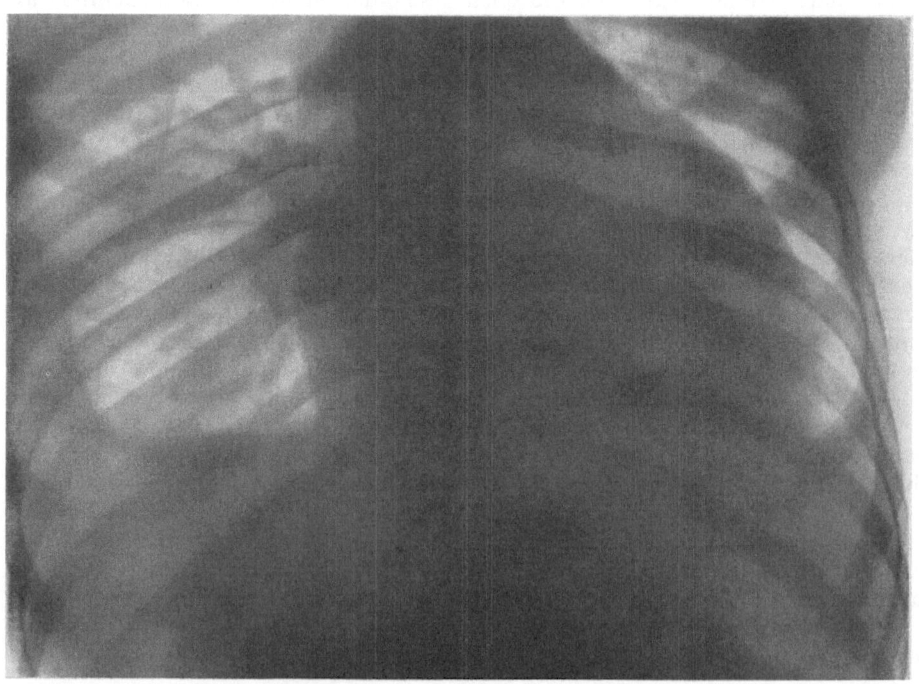

Abb. 7. Granatsplitter an der Hinterwand des linken Ventrikels. Frischer Perikarderguß.

Nach 2 Monaten bei Wohlbefinden (Abb. 11c) ist Q_3 deutlich ausgeprägt und aufgesplittert; ST_2 und ST_3 noch unterhalb der Null-Linie. T_1 wieder deutlich positiv, T_2 leicht negativ, T_3 noch deutlich negativ. Die Geschoßbahn ist beachtenswert: Einschuß rechter Sternalrand in Mamillenhöhe; das Geschoß muß den Retrokardialraum passiert und den Herzbeutel weit aufgerissen haben. Nach späterem Bericht hat Patient längere Kriegsgefangenschaft gut überstanden. Nachuntersuchung nicht möglich.

Nr. 75, G. Q.: $3^1/_2$ Monate nach Granatsplitterverletzung (erbsengroßer Splitter linker Ventrikel) hochfieberhafte Perikarditis, klinisch einwandfrei. Ekg (Abb. 13a): Angedeutetes Q_2 und Q_3, T_1 isoelektrisch; T_2 schwach positiv, T_3 isoelektrisch. Nach 2 Monaten bei Wohlbefinden (Abb. 13b) P_3 jetzt deutlich negativ, normale Nachschwankung in der I. und II. Ableitung, T_3 muldenförmig negativ. Röntgenologisch jetzt keine wesentliche Änderung der Herzfigur

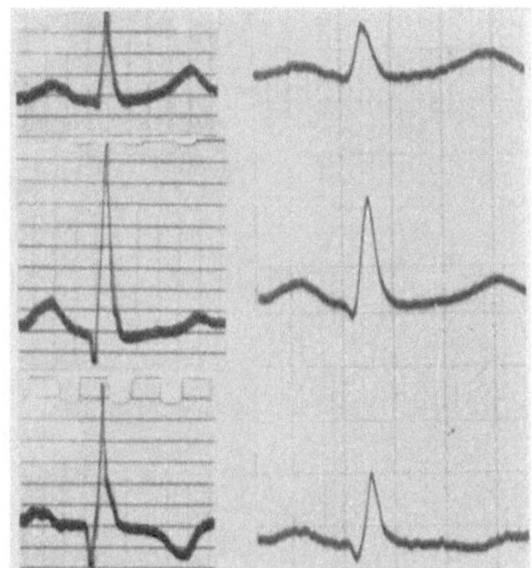

Abb. 8a u. b. Ekg bei linkem Herzsteckschuß mit Perikarditis.

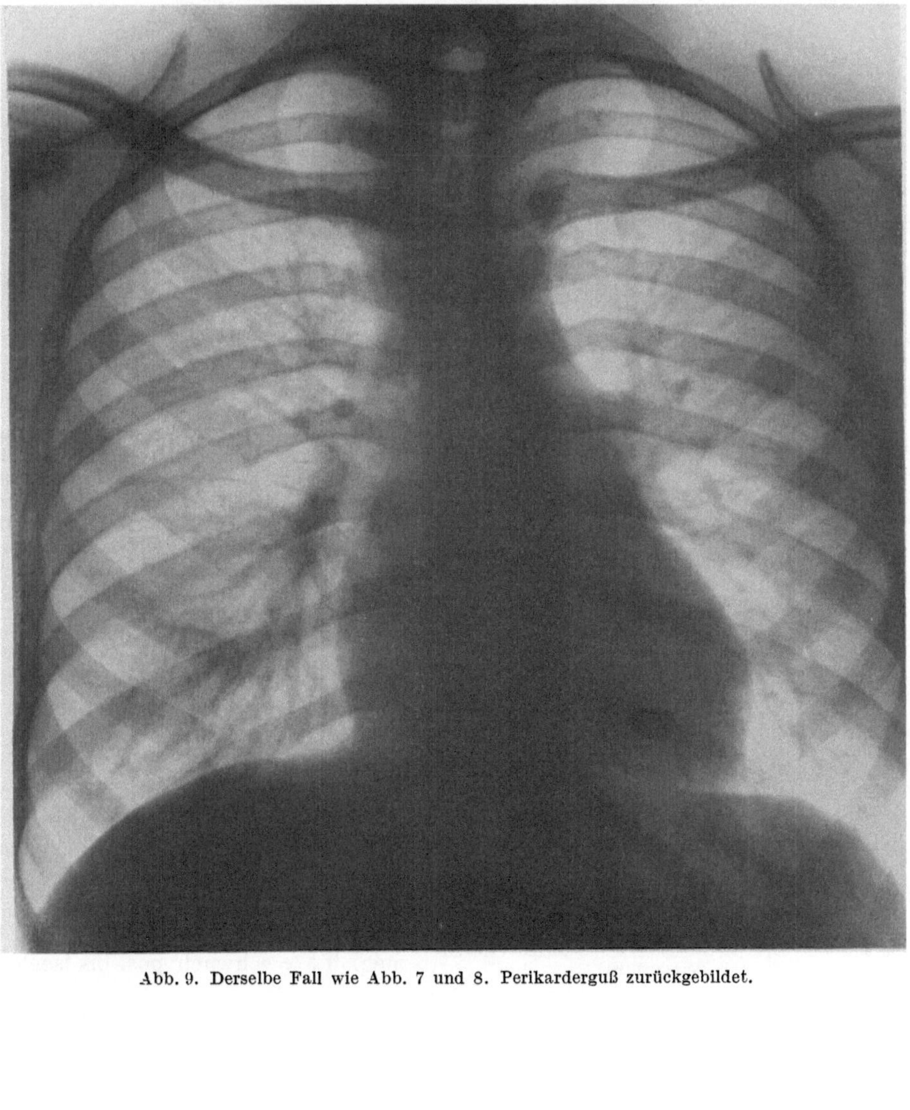

Abb. 9. Derselbe Fall wie Abb. 7 und 8. Perikarderguß zurückgebildet.

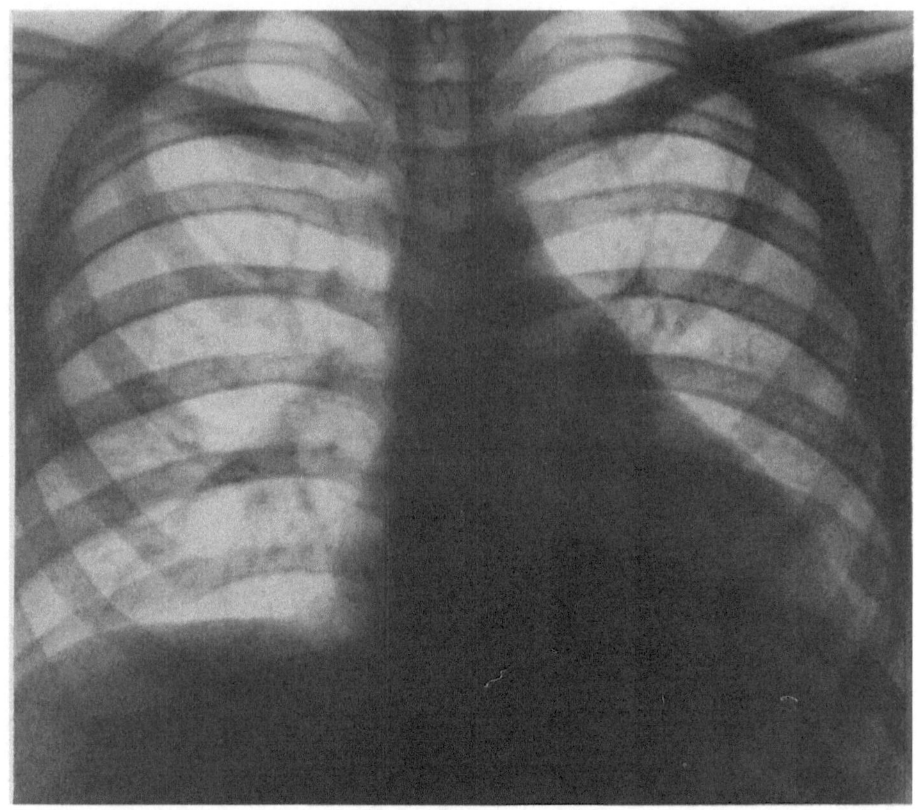

Abb. 10. Perikarditis. Granatsplitter an der Hinterwand des linken Ventrikels, projiziert sich nicht durch den
Herzschatten.

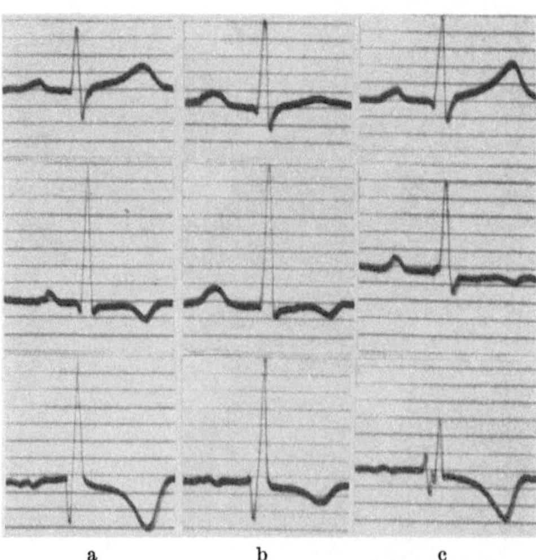

Abb. 11a—c. Ekg bei Herzsteckschuß linker Ventrikel
mit Perikarditis.

mehr. Während der eigenen Beobachtung, sowohl unmittelbar als auch 2 Monate nach Infekt, gute kymographische Ausschläge am linken Herzrand, am rechten nur angedeutet. In diesem Fall handelte es sich klinisch um eine einwandfreie Perikarditis. Das Ekg könnte auch für eine Myokarditis sprechen. Das Röntgenbild war uncharakteristisch.

In einem bereits auf Seite 87 beschriebenen Fall (Nr. 43) war in einem Gutachten aus dem Jahre 1944 nur von intraventrikulärer Reizleitungsstörung gesprochen worden. Das 2 Monate nach der Operation von uns aufgenommene Extremitäten-Ekg (eine frühere Untersuchung war nicht möglich) ergab Sinusarrhythmie in Ruhe (Frequenz einmal 115, das andere Mal ungefähr 70), $T_1 =$ neg., $T_2 =$ schwach pos. bis isoelektrisch, T_3 = flach pos. und eine intraventrikuläre Reizleitungsverzögerung (Abb. 14a). Im Brustwand-Ekg ist T in C_1 = pos., in C_2—C_6 = deutlich spitz neg. (Abb. 14b). So zeigt das Brustwand-Ekg besonders die Beteiligung der linken Herzkammer, der Seite der Operation, während C_1, die Gegend der rechten Herzkammer, unbeteiligt scheint. Das in T_1 des Extremitäten-Ekg angedeutete und in den Brustwandableitungen sehr deutliche PARDEEsche T ist für eine „postoperative Wundperikarditis" (SARRE und WESTERMANN; RUF, RÖSCH und WALZ) sehr verdächtig. Die Bilder zeigen auch, wie die Brustwandableitungen besonders gut den Sitz des Schadens lokalisieren.

Drei andere Fälle hatten nach älteren Filmen sicher eine Perikarditis durchgemacht. Bei unseren Untersuchungen 5 Monate später war bei subjektiver Beschwerdefreiheit elektrokardiographisch und klinisch

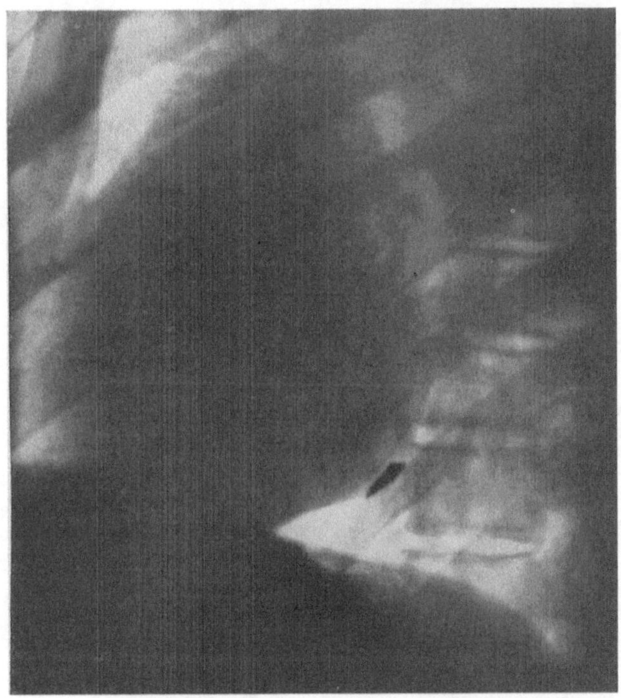

Abb. 12. Granatsplitter am Perikard des hinteren Abschnittes des lin. Ventrikels.

kein Befund (auch keine Verwachsungen) mehr zu erheben. Auch bei einiɡ der oben ausführlich geschilderten Kranken mit deutlichem perikarditisch Röntgenbefund fanden sich bei der Nachuntersuchung keine einwandfreien V wachsungen. In weiteren Fällen (Nr. 108 u. 130) bestanden *starke perikarditische Verwachsungen ohne* irgendwelche *elektrokardiographische oder sonstige Hinweise* in der Krankengeschichte (Abb. 15). Es ist aber trotz solcher Fälle, bei denen subjektive Beschwerdefreiheit und objektiv gute Herzleistungsfähigkeit bestehen, darauf hinzuweisen, daß selbst und gerade kleine Splitter durch Adhäsionen im späteren Verlauf sehr erhebliche Beschwerden machen können; E. REHN hat 1949 eindrucksvolle Fälle veröffentlicht.

e) Chronische Herzmuskelschwäche bei Herzsteckschuß.

Es ist anzunehmen, daß *durch die Herzverletzung und die chronische Reizwirkung des Splitters* es zu einer *chronischen Myokarditis mit Herzmuskelschwäche* bei den Herzsteckschüssen kommen kann. Die Angaben des Schrifttums sprechen sich dahin aus, daß *im*

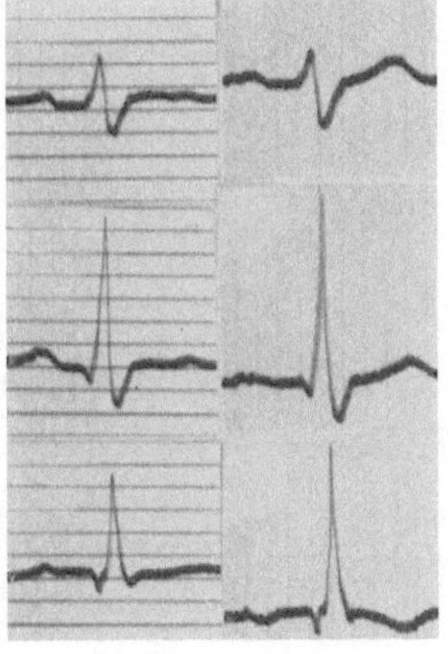

a   b

Abb. 13a u. b. Ekg bei linksseitigem Herzsteckschuß mit Perikarditis.

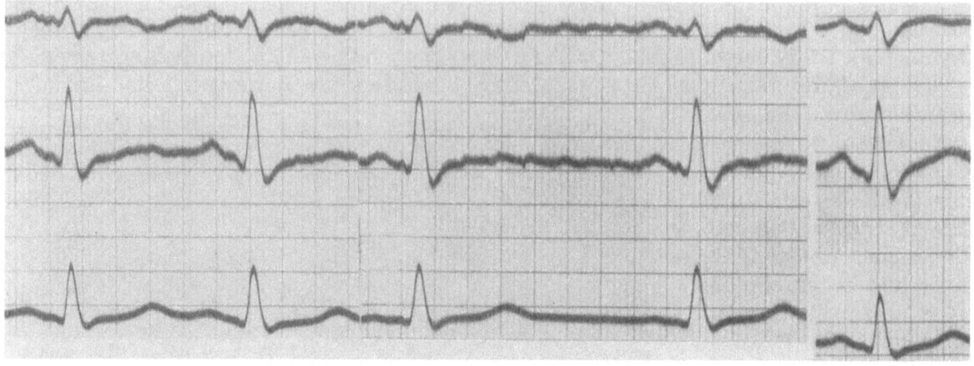

Ruhe

Belastung

Abb. 14a.

Abb. 14. Ekg bei Inf.-Geschoß im Cavum des linken Ventrikels. Sinusarrhythmie in Ruhe.

allgemeinen die Herzleistungsbreite des chronischen Steckschußträgers nicht herabgesetzt ist. STEFFENS fand eine Myokardschädigung im Ekg nur in 13% seiner Fälle, wobei zumeist sonst kein anderer abweichender Herzbefund zu erheben war. Nach

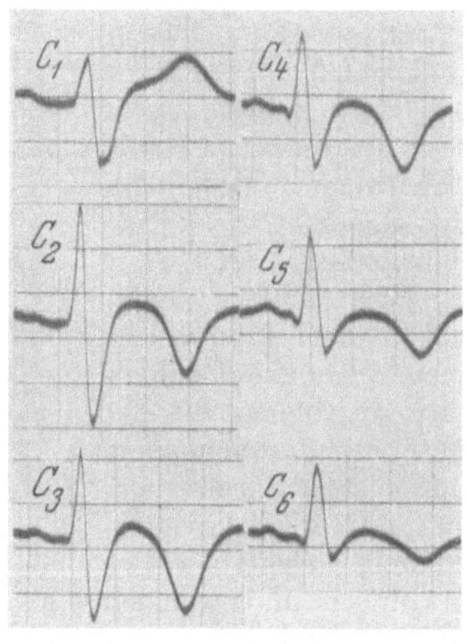

Abb. 14b.

ihm war diese Myokardschädigung im allgemeinen nur durch das Ekg nachweisbar. STEFFENS faßt diese Myokardschädigung als Folgezustand der Herzschwiele auf. Die Leistungsfähigkeit des Kreislaufs war durch die Myokardschädigung im Laufe der 2 Jahrzehnte, in denen seine Kranken beobachtet werden konnten, in den meisten Fällen nicht beeinträchtigt. Aus diesem Weltkrieg hat BUNSE über 8 Fälle von Herzsteckschüssen berichtet, bei denen im allgemeinen — soweit keine Perikarditis vorlag — die Herzleistungsfähigkeit eine gute war, obwohl sich elektrokardiographisch bisweilen kleine Reiz-

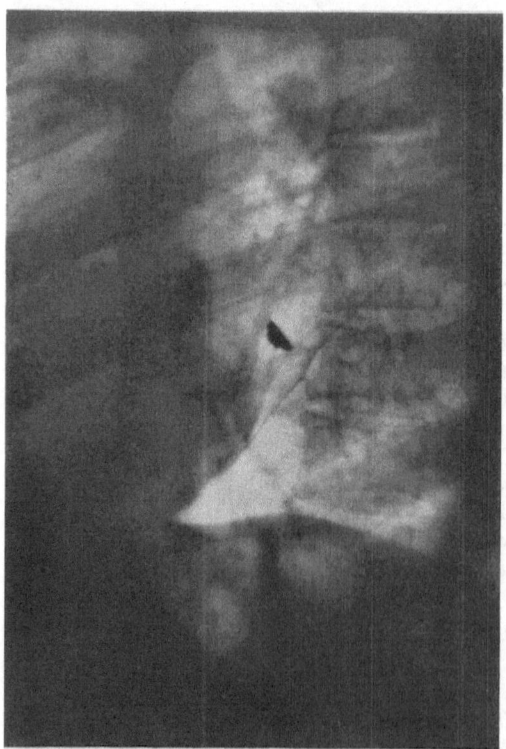

Abb. 15. Granatsplitter in dichten Perikardsträngen an der Herzhinterwand.

leitungsstörungen fanden. Nur in einem Fall fiel die Herzfunktionsprüfung pathologisch aus, während alle übrigen Fälle gute Regulationsverhältnisse des Kreislaufs zeigten. Weiter liegen im Schrifttum Einzelberichte vor über Veränderungen im Ekg, zum Teil von Kriegsverletzungen, zum Teil von Friedenstraumen. Bei diesen Beobachtungen, auf die im einzelnen bei der Besprechung der elektrokardiographischen Berichte einzugehen sein wird, handelt es sich im allgemeinen um Frühbeobachtungen, während in der Spätzeit nur selten noch eine Herabsetzung der Herzleistungsfähigkeit oder elektrokardiographische Veränderungen ernsterer Art nachweisbar waren. Auch nach STÖRMER kann nur durch die vergleichende Gegenüberstellung der Ergebnisse der Funktionsproben mit den elektrokardiographischen und kymographischen Untersuchungen eine wirkliche Klärung über die Leistungsfähigkeit eines Herzens gewonnen werden. Nach STÖRMER bedingen die guten Heilungsmöglichkeiten im Herzmuskel, seine besondere Abwehrkraft gegen die Infektion die Seltenheit von Sekundärinfektionen und Abszedierungen des Geschoßbettes; Myokardaneurysmen auf dem Boden einer partiellen Wandnekrose seien selten. BUNSE sah $3^1/_2$ Jahre nach der Verwundung bei einem bohnengroßen Granatsplitter in der linken unteren Herzkammer ein typisches Aneurysma der linken Herzwand; Ekg: Intraauriculäre Leitungsstörung. In einzelnen Fällen hat uns über die oben erwähnten Methoden hinaus die *ergometrisch-spirographische Untersuchung* Anhaltspunkte für die Herzleistungsfähigkeit gegeben. Im folgenden ein Beispiel dafür, daß die spirographische Untersuchung besser als die übrigen klinischen Merkmale die kardiale Begrenzung der Leistungsfähigkeit zeigen kann (AMELUNG und MAYER):

Nr. 99, G. J.: Im Perikard des linken Ventrikels erbsengroßer, zackiger, pulsierender Splitter. 4 Monate nach Verwundung Herz klinisch o. B. Hämatothorax in seinen Folgen abgeklungen. Ekg o. B. Bei Herzfunktionsprüfung lang anhaltende Tachykardie und Absinken des diastolischen Drucks. Spirogramm: 110 Watt, AMV 44,8 bzw. 48,5 Liter (erhöht), O_2 Min 1800/bzw. 1800 cm³ (kein Defizit), Steady state nach 3 Minuten erreicht, aber sehr ungleichmäßige Atmung. Erholung erst nach 6 Minuten.

STÖRMER fand unter 77 Fällen nur 19mal ein normales oder nahezu normales Ekg. Da er seine Kranken viel unmittelbarer nach der Verletzung beobachten konnte als STEFFENS und die Rückbildungsfähigkeit der primären Ekg-Veränderungen bei einem Beobachtungsgut von jungen Menschen mit gesundem Kranzgefäß-System erstaunlich groß ist, haben wir von einer prozentualen Berechnung der nachgewiesenen pathologischen Herzfunktionsprüfungen, Ekg usw. abgesehen. Denn, wenn wir bei einem Herzsteckschußverletzten eine Herzmuskelschädigung nachweisen können, so handelt es sich dabei u. E. um ein Krankheitsbild, dessen Ursache komplexer Natur sein kann. Eine solche Herzschwäche kann auch, wie in früheren Abschnitten gezeigt werden konnte, Folge einer traumatischen Klappenverletzung oder eines chronischen perikarditischen Prozesses sein. Die unmittelbar mit der Herzsteckschußverletzung zusammenhängende Lungenschuß- usw. -Verletzung kann durch die begleitende Sepsis den Herzmuskel geschädigt haben, ebenso wie ein Schwartenabsceß, eine restierende Resthöhle noch Jahre hinaus eine Schädigung bedingen kann. Erst wenn man alle anderen Ursachen ausschließt, wird man mit Sicherheit sagen können, daß Geschoßbahn oder Splittersitz die Herzschädigung bewirkt. Eine solche ätiologische Differentialdiagnose ist wichtig, um unnötige operative Eingriffe zur Splitterentfernung zu vermeiden.

Einige Beispiele zeigen die *unterschiedlichen Ursachen der chronischen Herzmuskelschäden:*

Nr. 38, H. R.: 17. 1. 42 Granatsplitterverletzung linke Brustkorbhälfte, 25 Punktionen wegen infiziertem Hämatothorax. Keine Operation. Lang anhaltende septische Temperaturen mit Ikterus, der als toxische Parenchymschädigung der Leber aufgefaßt wurde. Große linksseitige Rippenfellschwarte mit Brustkorbschrumpfung. Im Oktober 1942 im Ekg Zeichen

schwerster Myokardschädigung, herabgesetzte Herzleistungsbreite. Schlechter Allgemeinzustand. Einschuß erbsengroß 5 cm links vom Brustbein im 4. Intercostalraum. Nach
der Entlassung aus der Wehrmacht häufig Atemnot, Knöchelödeme. Bei Untersuchung im
Dezember 1948: Deutlich herabgesetzte Herzleistungsfähigkeit bei Funktionsprüfung. Leise,
reine Herztöne. Im Ekg (Abb. 16): Intraventrikuläre Reizleitungsstörung und -Verzögerung,
T_1 = flach pos., T_2 = isoelektrisch, T_3 = leicht neg. Im Brustwand-Ekg ist das T in $C_2 - C_6$
= flach pos. bis isoelektrisch. Röntgenologisch: Schrumpfung der linken Brustkorbhälfte
mit Verschwartung des linken Unterfeldes. Kleinbohnengroßer Splitter innerhalb des Herzschattens intramural in der linken Herzspitze gelegen. In vorliegendem Fall wird die schwere
Herzmuskelschwäche zurückgeführt auf diffuse Herzschädigung durch den chronischen
Infekt; Verdacht auf geschlossene Restempyemhöhle. Nach der Geschoßbahn ist nicht anzunehmen, daß eine Schädigung des rechten Herzens, die elektrokardiographisch gesichert ist,
vorgelegen hat.

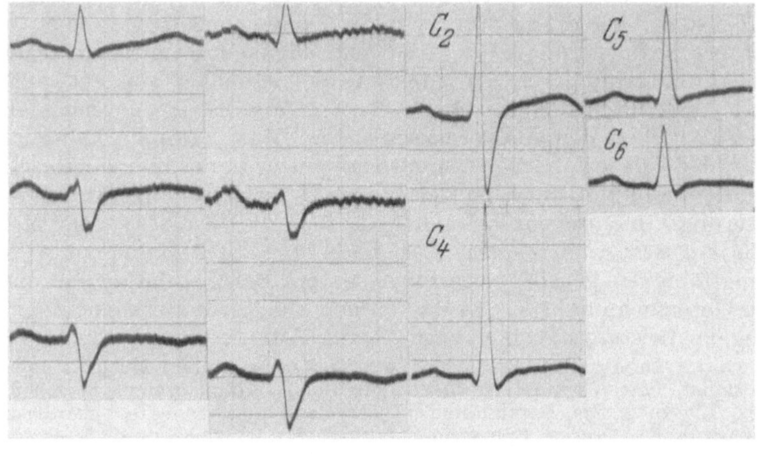

Ruhe　　　　　　Belastung

Abb. 16. Ekg bei Herzstecksplitter und Restempyemhöhle (Beobachtung Nr. 38).

Bei der Schilderung der Perikarditis des Herzsteckschusses wurde schon
darauf hingewiesen, daß Perikarditis und Myokarditis häufig gemeinsam vorkommen.

So fanden sich bei dem Fall Nr. 6 (S. 93), bei dem die Geschoßbahn nur durch die rechte
Herzhälfte gegangen sein kann und der Splitter in der rechten Herzkammer sitzt, elektro-
kardiographische Veränderungen einer Myokardschädigung des linken Ventrikels (vgl.
Abb. 5e). Die Myokardschädigung des linken Ventrikels konnte nur Folge der durchgemachten
Perikarditis sein. Auch bei Nr. 13 (S. 96) Abb. 8 spricht das Ekg für eine Perikard- und
Myokardschädigung, die $5^1/_2$ Jahre später sich so weit zurückgebildet hatte, daß nur noch
geringfügige Erscheinungen einer Myokardschädigung nachweisbar waren.

Die im Anschluß an eine Septumperforation nach Herzklappenverletzung
geschilderte chronische Herzschwäche ist auf den Seiten 88—91 eingehend besprochen worden. Die interessanten Angaben des Schrifttums über die elektrokardiographischen Störungen nach Perforation des Ventrikelseptums werden
noch ihre eingehende Darstellung finden.

In anderen Fällen dürfte nach dem klinischen Befund die mit ausgesprochenen
subjektiven und objektiven Störungen verbundene Schädigung des Herzmuskels
als direkte Splitterfolge anzusprechen sein.

Nr. 1, G. M.: 12. 3. 44 Granatsplitterverletzung linke Brustkorbhälfte, Einschuß 2 Querfinger breit unter dem linken Schulterblattwinkel. 3mal punktierter Hämatothorax. Herzstecksplitter bei erster interner Untersuchung 17. 7. 44 erstmalig festgestellt. Leises systolisches Geräusch an der Herzspitze. 5. 8. 44 erste eigene Untersuchung. Klagt über Herzbeschwerden bei Anstrengung und Atemnot. Kleine linksseitige Rippenfellschwarte. Linsengroßer Splitter, im wesentlichen intramural, in das Perikard reichend, an der Atrioventrikular-

grenze rechts, nicht allzuweit von dem Abgang der Pulmonalis. Die Geschoßbahn geht höchstwahrscheinlich durch den Retrokardialraum und rechten Vorhof. — Bei weiterer Beobachtung wird konstant ein leises systolisches Geräusch, besonders an der Pulmonalis beobachtet. Bei Herzfunktionsprüfung deutlich herabgesetzte Leistungsfähigkeit, Lippencyanose, lang anhaltende Atemnot. Ekg Juli 1944 (Abb. 17a): 3. Hauptschwankung aufgespalten. ST_2 andeutungsweise gesenkt, $T_1 - T_3 =$ fast isoelektrisch. Vom Chirurgen

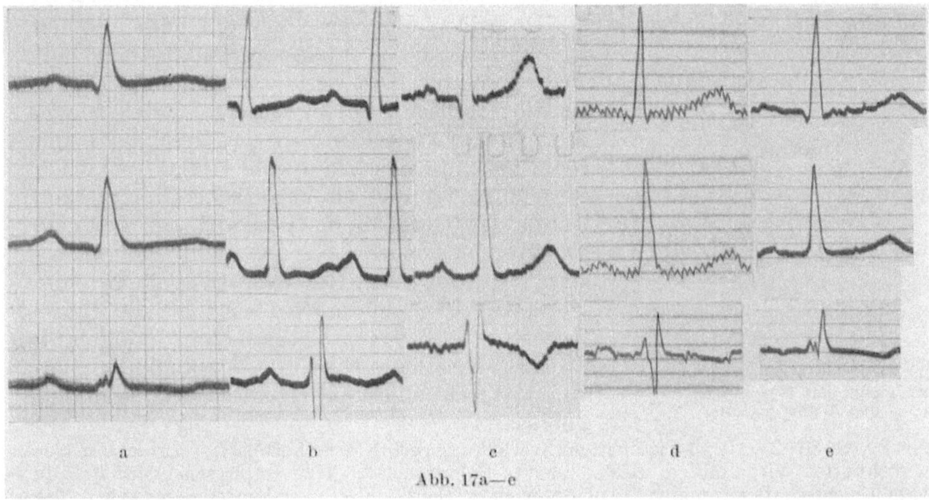

Abb. 17a—e

Abb. 17a—f. Ekg bei Herzsteckschuß nahe der rechten Atrioventriculargrenze. Fortlaufende EKG-Registrierung wegen starker subjektiver Beschwerden.

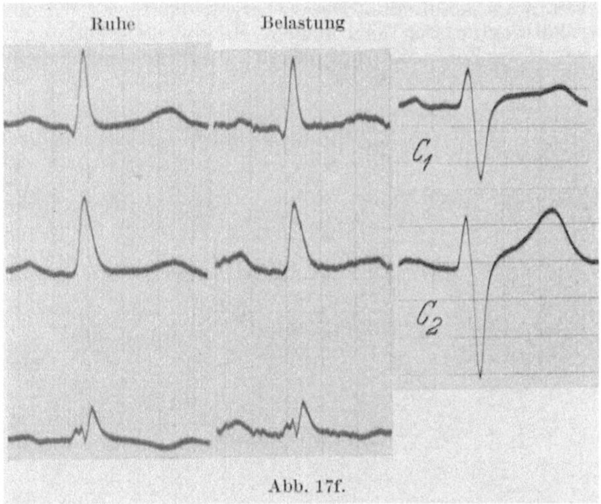

Abb. 17f.

operativer Eingriff abgelehnt. Soweit aus alter Krankengeschichte festzustellen, keine Perikarditis durchgemacht. Im Laufe der nächsten Jahre regelmäßige Untersuchungen durch uns. Starke subjektive Beschwerden, Druck auf der Brust und Atemnot verhindern die Arbeitsaufnahme des an sich willigen Mannes. Elektrokardiographisch im weiteren Verlauf Rückbildung der Herzmuskelschädigung (17b—f). Brustwand-Ekg (Abb. 17f) zeigt in C_1 ein flach pos. T. Da der Sitz des Splitters nicht ungefährlich erscheint, und ein Teil der subjektiven Beschwerden durch Reizung des Plexus cardiacus bzw. sympathicus bedingt sein dürfte, Rat zur Operation, die Patient bis jetzt ablehnt.

Nr. 3, G. L.: 11. 8. 44 Granatsplitterverletzung rechte Brustkorbhälfte. Rechtsseitiger Hämatothorax mit großem Pneu. Ende November 1944 Klagen über starke Atemnot. An rechter Mamille Einschußnarbe. Systolisches Geräusch an Herzspitze. Herabgesetzte Herzleistungsbreite. Ekg (Abb. 18a): Rechtsform des Herzens. Hauptschwankung in Ableitung II u. III aufgespalten. Nachschwankung o. B. Bei weiterer Lazarettbehandlung wiederholt Schwächeanfälle mit anginösen Beschwerden. Nach 20 Injektionen Strophanthin gelang es, eine Besserung zu erzielen. Während des Krieges lehnt Chirurg operative Entfernung des Splitters ab. 20. 3. 45 Entlassung aus Lazarettbehandlung. Lippencyanose, deutlich herabgesetzte Herzleistungsbreite bei Funktionsprüfung. Ekg-Befund im wesentlichen unverändert. 6. 1. 47 Nachuntersuchung: Kann leichte körperliche Arbeiten ausführen, viel Druck am Herzen. Beklemmungsgefühle. Ekg: Keine Änderungen. Erneute Nachuntersuchung

September 1948: Klagt über starke krampfartige Schmerzen in der Herzgegend. Herz-funktionsprüfung ergibt deutliche Ausfälle. Ekg (Abb. 18b): Intraventrikuläre Reiz-leitungsstörung hat keine Rückbildung erfahren. Nachuntersuchung 3. 11. 49: Zunehmende Verschlechterung des Allgemeinbefindens. Jetzt Atemnot mit krampfartigen Herzschmerzen und häufige Schweißausbrüche. Blutsenkung: 4/9 mm. Splitter liegt im Bereich des rechten Ventrikels, der Atrioventrikulargrenze nahe und reicht bis ins Perikard. Rat zur Operation nicht befolgt.

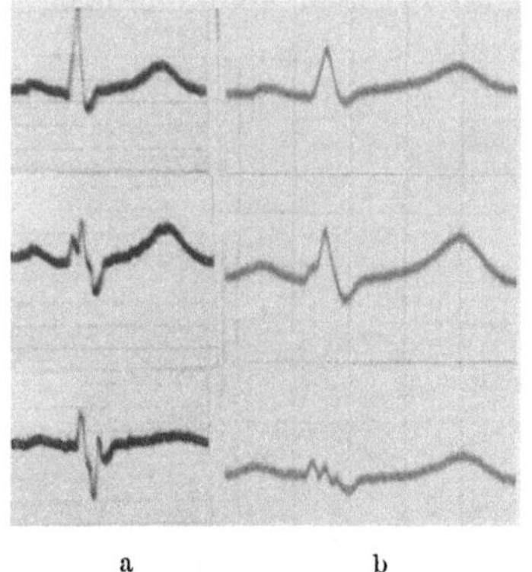

a   b

Abb. 18. Ekg bei perikardnahem Herzsteck-splitter rechts mit Herzmuskelschwäche und Angina pectoris.

In beiden oben geschilderten Fällen stehen im Vordergrund pectanginöse Beschwerden mit herabgesetzter Herzleistungsbreite und elektro-kardiographisch nachweisbaren Reizleitungs-störungen. Nach dem Sitz des Geschosses und der Einschußnarbe ist sowohl eine Herzmuskel-verletzung als auch ein chronischer Reizzustand durch das Geschoß im Perikard anzunehmen. Die Herzmuskelschwäche ist nicht allein Folge der Irritation des Herz-Nerven-Systems vom Perikard aus, sondern wird auch als eine post-infektiöse Herzmuskelschädigung aufgefaßt. Höchstwahrscheinlich würde das anginöse Syn-drom durch eine Splitterentfernung erheblich gebessert.

Nr. 20, G. H.: 23. 10. 44 Pistolenschußverletzung rechte Brustkorbhälfte. Einschußnarbe 5 cm rechts der Wirbelsäule auf dem rechten Schulterblatt. Hautemphysem. Mai 1945 in Kriegsgefangenschaft erstmaliges Auftreten eines Herzanfalls, nachdem er den ganzen Tag in der Sonne sitzen mußte. Die vorhergehende Lazarettbeobachtung hatte schon klinisch und elektrokardiographisch eine sichere Herzmuskelschädigung ergeben. Anfälle wiederholten sich seit dieser Zeit. Mai 1946: An der Wand des linken Ventrikels perikardnahe in der Herz-

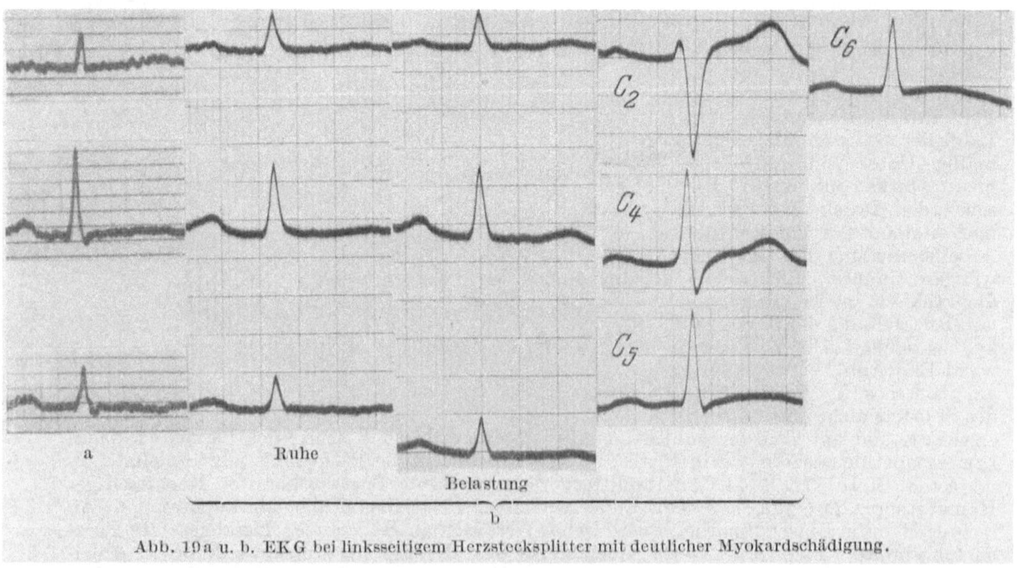

Abb. 19a u. b. EKG bei linksseitigem Herzstecksplitter mit deutlicher Myokardschädigung.

spitze Pistolenkugel. Wiederholte Anfälle von Tachykardien mit zeitweise irregulärem Puls. Ekg (vgl. Abb. 19a): T_1 = flach pos., T_2 = isoelektrisch, T_3 = leicht neg. Bei Nachunter-suchung 1949: Klagt noch über tachykardische Anfälle. Herzfunktionsprüfung ergibt deutliche Ausfälle. Ekg (Abb. 19b): Extr.-Ekg = $T_1 - T_3$ = flach pos. bis isoelektrisch. Brustwand-Ekg: C_2 u. C_4 = T = normal, C_5 u. C_6 = T = isoelektrisch. Nach der Geschoßbahn muß der Retrokardialraum und der linke Ventrikel getroffen sein. Die tachykardischen Anfälle sind als Reizsymptom im Bereich des Plexus anzusehen. Nach dem Ekg und der herabgesetzten Herzleistungsfähigkeit liegt eine einwandfreie Herzmuskelschädigung vor. Wieweit sich die Herzleistungsfähigkeit durch eine Geschoßentfernung in diesem Fall wieder erholen könnte, bleibt dahingestellt.

f) Bedeutung der elektrokardiographischen Untersuchung für die Klinik des chronischen Herzsteckschusses.

Eine *Herzmuskelschädigung* oder eine herabgesetzte Leistungsfähigkeit beim Herzschußverletzten kann selbstverständlich *auch bei normalem Extremitäten-Ekg* vorhanden sein, jedoch liegen außer bei einem Teil unserer Fälle noch keine Untersuchungen mit den Brustwandableitungen vor. Auf Seite 101, Nr. 99, wurde von einem Kranken berichtet, bei dem bei normalem Ekg sowohl die Herzfunktionsprüfung wie die ergometrisch-spirographische Untersuchung die herabgesetzte Herzleistungsfähigkeit bewies. *Bisweilen* ergibt das *Ekg* einen deutlichen *Hinweis auf* den *Sitz der Verletzung* oder auf die *Geschoßbahn* sowie auf den *Grad der vorhandenen Schädigung.* Die Schwierigkeit der Abgrenzung zwischen Myokard- und Perikard-bedingter Schädigung wurde schon früher betont. Bei intramuralem Sitz des Splitters muß immer eine Myokardschädigung vorgelegen haben. *Durch das Ekg lassen sich,* entweder auf nur eine, oder auf beide Herzhälften beschränkte *Myokardschädigungen von Reizleitungsstörungen* bis zum *Wilson-* und *Schenkelblock trennen.*

Von unseren Kranken liegen in 17 Fällen keine Ekg vor. Bei den übrigen 113 fanden wir 40 mal Ekg-Veränderungen, also in einer wesentlich größeren Häufigkeit als bei STEFFENS. Bei unseren 33 Kranken, bei denen das Brustwand-Ekg gewonnen werden konnte, fanden wir 23 mal Veränderungen. Von diesen waren mit großer Wahrscheinlichkeit 16 durch das Herztrauma, 4 durch die durchgemachte septische Erkrankung entstanden, und in 3 Fällen war die vorhandene Störung in ihrer Genese nicht einwandfrei zu erkennen. Wir haben allerdings keine Beobachtungen aus den ersten 6—8 Wochen nach der Verwundung. Durch das Ösophagus-Ekg ließen sich in einigen Fällen lokale Schädigungen an der Herzhinterwand und auriculäre Leitungsstörungen usw. feststellen.

SPRENGER hat im Kerckhoff-Institut in Bad Nauheim Schußverletzungen des Herzens bei Hunden ausgeführt. Er fand mannigfaltige elektrokardiographische Bilder, wie Kammerflattern bzw. -flimmern, Ausbildung eines partiellen oder totalen Herzblocks, monophasische oder diphasische Deformierungen des QRS-Komplexes oder einen infarktähnlichen Verlauf. Die „Infarktkurven" der Ekg ließen nach dem autoptischen Befund nicht mit Sicherheit auf die Verletzung eines größeren Herzkranzgefäßes schließen. BANSI fand bei 5 Verwundeten mit Herzsteckschüssen, die er unmittelbar nach der Verwundung untersuchen konnte, auffallend geringe Ekg-Befunde. In einem Fall fanden sich 27 Tage nach der Verwundung Vorhof-Extrasystolen, die als Ausdruck einer lokalen Reizung des Herzmuskels durch einen in der Herzspitze gelegenen Splitter angesehen wurden. Ein im Sinne einer Perikarditis verändertes Ekg normalisierte sich, in einem anderen Fall war das Ekg o. B.

Von den verschiedensten Autoren sind einzelne Fälle von Ekg-Veränderungen veröffentlicht worden.

In der großen Zusammenstellung von PILTZ (1940) wird dem Ekg praktisch noch keine Bedeutung beigemessen. STEFFENS sah bei den selbst beobachteten Fällen 2 mal Sinusarrhythmien, 2 mal Myokardschädigungen, 4 mal ventrikuläre Extrasystolen und 4 mal intraventrikuläre Leitungsstörungen. In einigen seiner Fälle stellte er zur Diskussion, ob die beobachteten Herzveränderungen die Folge einer eingetretenen Arteriosklerose seien. SCHLOMKA hat wohl zuerst (1931) fortlaufend Ekg-Untersuchungen bei Herzverletzungen durchgeführt. Er glaubte, aus dem für Vorderwand-Infarkt sprechenden Ekg-Befund einen Verschluß der linken Coronararterie infolge der Verletzung annehmen zu müssen. Bei weiterer Beobachtung ging das Bild des akuten Coronarverschlusses in eine Infarkt- bzw. Herzaneurysmabildung über. Die Obduktion bestätigte eine ausgedehnte Infarktschwiele. Eine spätere Beobachtung von KIENLE (1936) zeigte, daß die Infarktzeichen im Ekg auch durch peri-

karditische Prozesse verursacht werden können, eine Beobachtung, die auch von v. BRAUN-
BEHRENS bestätigt wurde. KIENLE folgerte, daß man bei Herzstichverletzungen nicht ohne
weiteres auf die Verletzung eines größeren Astes eines Herzkranzgefäßes schließen dürfe,
wenn sich ein infarktähnliches Ekg findet, sondern immer an eine Perikarditis denken müsse.
PARADE und RATING haben auf Grund von Beobachtungen an Herzstich- und Herzschuß-
verletzungen 1940 wiederum der Perikarditis eine entscheidende Rolle bei der Entwicklung
der Ekg-Veränderungen nach Herzverletzungen zugeschrieben. Das Infarkt-Ekg entwickelte
sich in anderen Fällen unabhängig von der Coronarblutversorgung lediglich als Folge der
Myokardläsion. *Das „Perikarditis-Ekg" überschneidet sich mit dem „Infarkt-Ekg".* OHNESORGE
stellte bei einem Durchschuß durch die linke Herzkammer bei Geschoß-Sitz im hinteren
Mediastinum bei dem ersten Ekg 3 Tage nach der Verletzung einen höheren Abgang von ST
fest. Die späteren Bilder zeigten sowohl in der I. wie in der II. Ableitung T_1 und T_2 deutlich
spitz und negativ. Wenn der Verfasser diese Veränderungen nicht typisch für Perikarditis
ansehen kann, im Gegensatz zu der üblichen Auffassung des Schrifttums über die Deutung
des spitzen negativen T's, so werden sie jedenfalls auch von ihm nicht im Sinne einer Gefäßverletzung gedeutet. RICHTER sah bei einem Herz-Lungendurchschuß mit Verletzung der
Vorder- und Hinterwand des Herzens einen gehobenen Abgang der ST-Strecke im Ekg, wie
er einem Vorderwandinfarkt entspricht; jedoch wurde dieser Ekg-Befund nicht als pathognomonisch für die Verletzung der Kranzgefäße, sondern als Ausdruck der Herzmuskelschädigung
angesehen. Auch NEFF sah bei einer scharfrandigen Stichwunde in der Vorderwand des
rechten Ventrikels, die vernäht wurde, einen hohen Abgang von ST, schloß daraus aber nur
auf eine Herzmuskelschädigung rechts, nicht auf eine gleichzeitige Gefäßbeteiligung. In
seinem 2. Fall, einem Rinnenschuß im linken Myokard, kam es unmittelbar nach der Verletzung zu ausgesprochen spitzem und negativem T_1 und T_2. SCHRÖDER sah bei einer Stichverletzung der rechten Herzkammer am 7. Tage nach der Operation keine Veränderung im Ekg.

Die eben mitgeteilten Beobachtungen ergeben jedenfalls, daß ein *Infarkt-Ekg
bei einem Herzsteckschuß* vorliegen kann, *ohne* das Vorhandensein einer *Herz-
gefäßverletzung*, und daß in anderen Fällen *im Laufe der Jahre das Ekg* (wenigstens
in der Extremitäten-Ableitung) *zur Norm zurückkehren kann.*

Es wurde schon auf *bleibende Überleitungsstörungen im Ekg* nach dem Herztrauma hingewiesen.

SCHMIDT-WEYLAND konnte 36 Jahre nach der Verletzung (Revolverkugel in der hinteren
Herzwand) elektrokardiographisch das Bestehen eines totalen Leitungsblockes nachweisen.
P-Zacke 66 mal in der Minute, QRS-Zacke etwa 42 mal in der Minute ohne Abhängigkeit der
beiden Ausschläge voneinander. Kein Anhalt für Herzmuskelschädigung. Nach den vorliegenden Unterlagen soll die Pulsverlangsamung seit der Verletzung bestanden haben, und
der Block wurde deshalb mit Sicherheit auf das Trauma zurückgeführt. MÜLLER und HER-
FARTH konnten das Ekg bei einem Herzschuß vor und nach der Operation verfolgen. Das
Geschoß mußte durch die vordere Wand der rechten Kammer die Kammerscheidewand
durchschlagen haben und blieb in der Hinterwand des linken Ventrikels stecken. Das Ekg
entsprach dem Bilde der sogenannten seltenen Form des linksseitigen Schenkelblocks. Es
bildete sich innerhalb von 6 Wochen weitgehend zur Norm zurück. MINTZ hatte schon 1921
von einem Fall von irreparabler Verletzungsbradykardie berichtet, bei dem das Geschoß
nach der Schußrichtung das Septum atrioventriculorum und das HISsche Bündel durchbohrt
und im Ekg ein Herzblock bestanden haben soll. SIEDEK beobachtete 6 bis 9 Monate nach
der Verwundung 2 alternierende Rhythmen, von denen der eine ein Sinusrhythmus war, der
andere von der Stelle der Kammer auszugehen schien, an der sich das Geschoß befand.
SPANG und GROHÉ stellten in 2 Fällen, einmal bei Sitz des Splitters am rechten Herzrand,
wobei bei linksseitigem Einschuß der Granatsplitter das Herz von links nach rechts durchschlagen hatte, und bei Sitz im rechten Ventrikel oder in der Kammerscheidewand 3 bzw. 9
Monate nach der Verletzung jedesmal einen Wilsonblock fest, nachdem schon früher LOM-
BARDINI diese Form der intraventrikulären Leitungsstörung nach Schußverletzung und
MENTL und POUR nach einer Stichverletzung der rechten Kammer beobachtet hatten.
SPANG und GROHÉ folgern daraus, daß dem Wilsonblock ein rechtsseitiger Schenkelblock
zugrunde liegen muß.

Eine im Ekg deutlich nachgewiesene Myokardschädigung sahen wir vielfach
sich unter entsprechender Behandlung zurückbilden.

Nr. 74, A. P.: 8. 8. 1943 Granatsplitterverletzung rechte Brustkorbhälfte, 4 mal punktierter.
ohne Folgen abgeheilter Hämatothorax. Bohnengroßer Granatsplitter im linken Ventrikel.
ziemlich dorsal und caudal. Kein Anhalt für durchgemachte Perikarditis. Bei Untersuchung
6. 10. 43 Hämatothorax abgeklungen; fieberfrei. Im Ekg ist $T_1 =$ flach pos., $T_2 =$ isoelektrisch und $T_3 =$ muldenförmig neg. Systolisches Geräusch an der Spitze. Unter Bettruhe

und Strophanthinbehandlung Wiederherstellung der Herzleistungsfähigkeit. Nach der Geschoßbahn ist ein Herzdurchschuß anzunehmen. Das Ekg zeigte aber keine intraventrikuläre Reizleitungsstörung. Mangels des Vorliegens einer septischen Erkrankung oder einer durchgemachten Infektion ist die Herzmuskelschädigung auf die Schußverletzung selbst zurückzuführen.

Auffällig ist, daß die im rechten Herzabschnitt gelegenen Fremdkörper recht häufig intraventrikuläre Reizleitungsstörungen bzw. -Verzögerungen aufweisen. Diese Beobachtungen lassen sich anatomisch erklären. Während der rechte Tawara-Schenkel eine große Strecke ungeteilt verläuft und die Blutversorgung nur von einer Arterie aus einem Ast des Ramus desc. ant. der Art. cor. sin. geschieht, teilt sich der linke Tawara-Schenkel gleich nach Abgang aus dem Hisschen Bündel fächerförmig aus und wird von mehreren kleinen Arterien mit Blut versorgt.

Nr. 8, W. A.: 1943 Granatsplitterverletzung rechte Brustkorbhälfte. Nach Aufzeichnung in alter Krankengeschichte Ekg o. B., ebenfalls nach Gutachten 1946. 1949: Reiskorngroßer Splitter im rechten Atrioventrikularseptum. Extremitäten-Ekg o. B., Brustwandableitung: Deutliche Überleitungsverzögerung, intraventrikuläre Reizleitungsstörung im rechten Ventrikel.

In anderen Fällen ist die intraventrikuläre Leitungsstörung so schwer, daß sie unschwer auch im Extremitäten-Ekg nachweisbar ist.

Durch die Brustwandableitung ließen sich im Ekg vielfach unterschwellige Herzmuskelschäden, die nicht im Extremitäten-Ekg zur Darstellung kamen, feststellen oder intraventrikuläre und Myokardschädigungen exakter lokalisieren und endlich bisweilen, aber nicht immer, leichter erkennen, ob die *nachweisbare Myokardschädigung Folge des Traumas oder einer begleitenden Erkrankung* gewesen ist. Wie die Krankengeschichte von Nr. 33, J. G., zeigt, konnte, trotz vorausgegangenem, lang angehaltenem Empyem mit Thoraxfistel und Ausheilung mit einer erheblichen Schwartenbildung, auch im Brustwand-Ekg nur eine leichte intraventrikuläre Reizleitungsstörung des rechten Ventrikels gefunden werden, die sich aus dem Sitz des kleinen, erbsengroßen Splitters im rechten Ventrikel unschwer erkennen läßt. Nach unseren Erfahrungen versagt bisweilen allerdings auch die Brustwandableitung zur Lokalisation des Splitters. Jedenfalls kann der *Sitz des Fremdkörpers* nicht immer aus dem Brustwand-Ekg diagnostiziert werden.

Bei Fall Nr. 35, H. G., befindet sich ein bohnengroßer Granatsplitter randständig in der Mitte des rechten Ventrikels. Das Brustwand-Ekg ergibt jedoch nur eine geringe intraventrikuläre Reizleitungsstörung und nicht die bei der Größe, Geschoßbahn und Lage des Splitters erwartete Myokardschädigung. In Fall Nr. 6, S. 93, sitzt der Splitter im rechten Ventrikel, während das Ekg als Folge der durchgemachten Perikarditis die Schädigung im linken Ventrikel zeigt.

Rhythmusstörungen finden sich häufiger *beim Sitz des Splitters im Perikard oder in Perikardnähe* als bei reiner intramuraler Lage. Nr. 25, O. B., zeigt deutlich ventrikuläre Extrasystolen schon in Ruhe bei reiskorngroßem Granatsplitter in der Herzspitze mit fortgeleiteter Pulsation außerhalb des eigentlichen Herzmuskels. *Anfälle von paroxysmaler Tachykardie* sind häufiger bei Hilussplittern als bei perikardnahem Sitz (vgl. AMELUNG sowie J. D. SCHWANDER).

Eine sehr *seltene Spätkomplikation* stellt Nr. 39, R. D., dar, die wahrscheinlich durch eine Rhythmusstörung bedingt ist. Dreiviertel Jahr nach der Verwundung erstmalig *Auftreten eines epileptiformen Anfalles,* der sich bis jetzt 7 mal wiederholte. Da eine auffallende Bradykardie besteht und der reiskorngroße Splitter im Ventrikelseptum sitzt, ist wahrscheinlich, daß der Splitter von Zeit zu Zeit lokale Reaktionen im Reizleitungssystem verursacht, die zu größeren Ventrikelpausen führen. Dadurch kann es zu einer vorübergehenden Anoxämie des Gehirns kommen, die einen epileptischen Anfall auslösen kann. BINHOLD beschreibt einen Fall, bei dem 2 Wochen nach Verwundung epileptiforme Anfälle auftraten und an Intensität zunahmen. $^{1}/_{4}$ Jahr später Exitus während eines Anfalles und nach Lungenembolie. Durch die Autopsie konnte B. beweisen, daß der Splitter direkt unter dem Hisschen Bündel saß. Die wenigen bisher ausgelösten Anfälle in Fall Nr. 39 sprechen dafür, daß der Splitter eine

nicht so nahe Lage zum Reizleitungssystem einnimmt. E. REHN operierte einen Patienten
mit Splitter im rechten Herzohr, der an *Bewußtlosigkeiten* von mehreren Minuten litt, die
postoperativ verschwanden.

Aus Einschuß und Sitz des Splitters ist die Geschoßbahn zu rekonstruieren,
und, wie schon betont, kann das Ekg mitunter einen Hinweis dafür geben, welche
Teile des Herzens getroffen sind. Die Auswertung der *Geschoßbahn* ist von Bedeutung, weil zur Bewertung der Herzschäden ja nicht nur die Kenntnis der unmittelbar durch den gegenwärtigen Sitz des Splitters geschädigten Herzteile, sondern
auch der bei der Verwundung getroffenen Herzteile mit entscheidend sein kann.

Anhangsweise sei darauf hingewiesen, daß nach eigenen Erfahrungen (vgl.
AMELUNG, GENSCH unter AMELUNG), wenn auch selten, *echte Herzdurchschüsse*
beobachtet werden konnten, die *klinisch ausgeheilt* sind.

g) Vegetative Störungen.

Ein Teil der *Beschwerden der Träger chronischer Herzsteckschüsse* beruht
weniger auf *eigentlichen Herzschädigungen* als auf *Folgen der Lungenschußverletzungen*, auf *Verletzungen des retrokardialen Raumes und des vegetativen Geflechts*,
das sich dort und im Perikardium findet. Die bei Nr. 20, S. 104, häufig auftretenden Anfälle von Arrhythmie brauchen nicht unbedingt Folge der Verletzung
des Herzens zu sein, sondern können auch vom vegetativen Nervensystem ausgelöste Symptome darstellen. Ein anderer Kranker (Nr. 22, T. H.) mit einem an
der Aorta verwachsenen Splitter hatte wiederholt *Anfälle von heftigen Schweiß-
ausbrüchen*, ein Symptom, das wir wie im vorhergehenden Falle deuten möchten.
(Dasselbe gilt auch für Nr. 114, K. B., Splitter am linken Perikard.) Jedenfalls
sind auch, wie wir bei unseren Beobachtungen reiner Lungenschußverletzungen
hervorheben konnten, vegetative Störungen bei Herz-Lungenschußverletzungen
weniger Folgen einer allgemeinen vegetativen Labilität, als die direkten reflek-
torischen Folgen der Brustkorbverletzung, Hinweise, die auch für die Begutachtung zu berücksichtigen sind. Bei perikardnahen Splittern werden die Beschwerden bisweilen nicht unwesentlich verstärkt durch Lagerung des Körpers
auf die linke Seite. Schulterschmerzen sollen gelegentlich bei Splittersitz in der
rechten Herzkammermuskulatur vorkommen (SOMMER und MCCOLLOCH); auch
Bauchschmerzen finden sich. Der Herzsteckschußverletzte kann an recht unangenehmen *anginösen Herzbeschwerden* leiden, bedingt eben durch diese Irritationen
der vegetativen Herznerven, die auf narbige oder auch noch entzündliche Prozesse
zurückzuführen sind. Im Spätstadium, bei starken Zigarettenrauchern und bei
beginnender Coronarsklerose des älteren Menschen ist die ätiologische Differentialdiagnose mitunter nicht leicht.

h) Rentenneurosen.

Eine erstaunliche, kürzlich von C. PETER besprochene Tatsache ist das
wesentlich seltenere Auftreten von funktionellen Störungen und rentenneuro-
tischen Bestrebungen bei den Kriegsbeschädigten des letzten Weltkrieges gegenüber denen des ersten. Auf die mannigfaltigen Ursachen dieses Wandels und ihrer
psychologischen Hintergründe soll hier nicht eingegangen werden. STEFFENS
hatte sich noch eingehend mit den psychogenen Beschwerden seiner Patienten
beschäftigt. Ihm war aufgefallen, daß nach Kriegsverletzungen wesentlich mehr
subjektive Beschwerden auftraten, als nach Friedensverletzungen. Während in
der älteren Literatur noch diskutiert wurde, ob man dem Herzverletzten den Sitz
des Geschosses mitteilen soll oder nicht, wußten alle unsere Kranken, daß sie
einen Herzsteckschuß hatten. *Wir* haben *auffallend wenig neurotische Störungen*
und selten echte psychogene Überlagerungen erlebt. Freilich führen wir manche

vegetative Störungen, die in früheren Jahrzehnten als neurotisch galten, auf eine Reizung der entsprechenden vegetativen Zentren im Retrokardialraum oder im Perikard zurück. Wir sahen 2 Kranke aus dem *Ersten* Weltkrieg, und interessanterweise waren beide neurotisch.

Ph. B.: 1914 Brustschußverletzung, längere Lazarettbehandlung, später voll arbeitsfähig. 1936 erstmalig Hämoptoe nach anstrengender körperlicher Arbeit. Feststellung eines Herzsteckschusses. Seit dieser Diagnose sehr ängstlich, zeitweilig Anfälle von Herzschmerzen, hätte aber weiter als Elektromonteur gearbeitet und Motorrad gefahren. Vor einem Jahr Oberschenkelthrombose. Seit dieser Zeit häufig echte Anfälle von paroxysmaler Tachykardie. Es fand sich bei dem jetzt 57jährigen Kranken eine mäßige Arteriosklerose. Während das uns vorgelegte Ekg vor der Thrombose noch normal gewesen war, zeigte das jetzige Ekg Erscheinungen einer echten diffusen Myokarditis mit ventrikulären Extrasystolen. Unzweifelhaft wurde dieser Patient durch die erst nach 20 Jahren erfolgte Diagnose des Herzsteckschusses mitten im Frieden und den jetzt plötzlich erfolgten Rat zur Schonung verängstigt. Die jetzt objektiv nachweisbare Herzmuskelschädigung dürfte Folge der schweren Thrombose sein.

Nr. 37, W. L.: März 1918 3 reiskorngroße pulsierende Splitter im Bereich der Herzspitze und der Herzbasis. Seit 1923 Kampf um Rente. Sehr starke subjektive Beschwerden, depressive Stimmungslage. Die Gutachten betonen die psychopathische, degenerative Seite. Elektrokardiographisch auch in den Brustwandableitungen o. B. Irgendwelche Komplikationen haben nie bestanden. Es handelt sich um eine echte fixierte Rentenneurose.

Aus den Beobachtungen dieses Krieges zeigte folgender Patient psychogene Störungen:

Nr. 8, W. A.: Vgl. S. 107. Der Kranke hatte seit der Verwundung wegen Schwindelgefühls und aus Angst, plötzlich tot umzufallen, nicht mehr gearbeitet. Er hat sichtliche vegetative Störungen gehabt, durch den Sitz des Splitters bedingt, sie aber, da er nicht richtig angeleitet wurde, fixiert. Es gelang durch Behandlung, den Patienten zu beruhigen und den Gesundheitswillen zu wecken. Er hat die Arbeit wieder aufgenommen.

Eine Rentenerhöhung wegen neurotischer Beschwerden ist jedenfalls nie berechtigt und würde nur zu einer Fixierung eines den Patienten selbst schädigenden Zustands führen. Die beste Vorbeugung einer Rentenneurose ist sorgfältige klinische Untersuchung und Aufklärung des Patienten. Der Patient muß wissen, daß ein Herzsteckschuß an sich noch keine Krankheit zu sein braucht.

i) Therapie des chronischen Herzsteckschusses.

Obwohl im Spätstadium die meisten Herzsteckschüsse keiner operativen Behandlung mehr bedürfen und ihre Behandlung im allgemeinen konservativ sein wird, also die Aufgabe des praktischen Arztes bzw. des Internisten sein dürfte, beschäftigt sich das Schrifttum besonders mit den Anzeigen zur Operation.

1. Indikationen zum operativen Eingriff.

Die operativen Indikationen im Frühstadium wurden bereits auf S. 83 abgehandelt. Unter welchen Voraussetzungen ist im Spätstadium ein operativer Eingriff durchzuführen? STEFFENS hatte noch 1936 seine persönliche Meinung über die Notwendigkeit einer Operation bei einem alten Herzsteckschuß dahin ausgedrückt, daß er wegen der hohen Operations-Mortalität und der von ihm beobachteten Spätfolgen bei seinen operierten Fällen sich beim Fehlen dringender Gründe (z. B. Lebensgefahr) für eine Nichtoperation entscheiden müsse. Eine Statistik von SINGLETON (zitiert nach STEFFENS) hatte eine Mortalität von 20% ergeben. Durch die großen Fortschritte der Chirurgie im letzten Jahrzehnt (Verbesserung der Anästhesie-Technik und intratracheale Narkose, Benutzung des Siemens-Metallsuchers, Dauertropfblutinfusion während der Operation, um den Herzschock aufzufangen, Anwendung der Sulfonamide und des Penicillins usw.) ist die Mortalität des Eingriffs jedoch erheblich herabgesetzt. Der Vorteil einer späten Operation liegt darin, daß sich in den meisten Fällen der Patient in einem guten Allgemeinzustand befindet, der Eingriff und die röntgenologische Ortung exakt vorbereitet werden kann und die Extraktion des Fremdkörpers vielfach ohne große Blutung vonstatten geht, wenn sich um diesen ein festes Narbengewebe gebildet hat. Unsere Ausführungen über die Indikationsstellung gründen sich auf die Arbeiten von K. H. BAUER, F. BERNHARD, CLELAND, FREY, HARKEN, LEZIUS, OSSIPOW, E. REHN, RHODE, SAUERBRUCH, STÖRMER, WESTERMANN u. a. Aber auch heute noch gilt der Hinweis von WESTERMANN, daß die Operation bei den meisten Herzsteckschüssen nicht nötig ist, weil die meisten Metallfremdkörper im Herzbeutel und Herzmuskel leicht und störungsfrei einheilen und durch eine bis $1^{1}/_{2}$ cm dicke kapselartige Bindegewebsschale festgehalten werden. Es bleibt deshalb stets sorgfältig zu überlegen, ob eine operative Entfernung versucht werden darf. Wir verweisen auch ausdrücklich auf unsere früheren Ausführungen, die beweisen, daß eine Herzmuskelschädigung beim Herzsteckschuß nicht nur vom Geschoß unterhalten wird, sondern auch durch die früher erwähnten mannigfachen Ursachen bedingt sein kann, und daß demgemäß häufig nicht damit zu rechnen ist, daß die operative Entfernung auch die Herzmuskelschädigung und die dadurch bedingte Herzmuskelschwäche beseitigt. Man wird auch eine *vitale* von einer *sozialen Indikation* trennen müssen.

Im einzelnen muß ein *operativer Eingriff im Spätstadium bei folgenden Voraussetzungen* in Erwägung gezogen werden: 1. *Sitz des Geschosses in dünnwandigen Teilen des Herzens*, weil eine Perforationsgefahr besteht, das Mitschleppen eines vor allen Dingen großen Projektils den muskelschwachen Abschnitt des Herzens belastet und dabei fast immer erhebliche subjektive Beschwerden vorhanden sind.

FREY und E. REHN weisen darauf hin, daß der operative Eingriff unter einer strengen wohldurchdachten Anzeigestellung auch hier durchzuführen ist. Die Naht in den dünnwandigen Teilen des Herzens kann mit größten Schwierigkeiten verbunden sein. FREY extrahierte einen etwa 2×2 cm großen Splitter, der zum größten Teil im Lumen des rechten Vorhofs lag, und erreichte völlige Beschwerdefreiheit des Patienten, ebenso wie SAUERBRUCH mit Heilung des Patienten einen Granatsplitter aus dem linken Vorhof entfernen konnte. Um Komplikationen bei Entfernung von Fremdkörpern aus den Vorhöfen zu vermeiden, geht HARKEN mit der Greifzange von der V. Cava sup. aus zum rechten Vorhof, von der Ven. pulmonalis zum linken Vorhof vor. In einem unserer Fälle (Nr. 1, S. 102) haben wir dem Patienten wegen der starken subjektiven Beschwerden und praktischen Arbeitsunfähigkeit bei Sitz des Splitters in einem dünnwandigen Herzabschnitt schon seit langem den Rat zur Operation gegeben, wozu sich aber der Patient nicht entschließen konnte. In Nr. 18, K. R., sitzt das Infanteriegeschoß im Perikard des rechten Vorhofs. Die häufigen Schwindelanfälle, besonders beim Bücken, dürften durch Druck auf den Plexus cardiacus bedingt sein. Die Erwerbsbeschränkung des Patienten wurde mit 80% angenommen. Auch hier hielten wir eine operative Entfernung für angezeigt.

2. Auch der *Sitz im Cavum* kann einen operativen Eingriff nahelegen, *wenn Aneurysmabildung droht*. Fälle wie Nr. 42 (S. 83) wird man deshalb sorgfältig beobachten müssen. 3. Besteht Verdacht einer durch den Fremdkörper unterhaltenen bakteriellen *Endokarditis*, ein seltenes Ereignis im Spätstadium, so ist an die Operation zu denken. 4. Die Gefährdung eines Herzsteckschusses durch eine *chronische Perikarditis*, sowohl durch die Gefahr eines eitrigen Infekts als auch durch die drohende Obliteration des Herzbeutels, wurde schon ausführlich von uns besprochen.

Nr. 6, S. 93, der wiederholt eine Perikarditis durchgemacht hatte, erhielt deshalb von uns den Rat zur Operation, zumal auch nach dem Röntgenbild ein perikardnaher intramuraler Absceß angenommen wurde. Der Patient hatte allerdings seinerzeit die Operation abgelehnt und ist jetzt 3 Jahre beschwerdefrei und voll arbeitsfähig.

5. *Fremdkörper im Perikardraum* können auch ohne nachweisbaren entzündlichen Prozeß durch die *starken subjektiven Beschwerden* und die dadurch bedingte Arbeitsunfähigkeit des Patienten einen operativen Eingriff nahelegen. Es bestehen in solchen Fällen nicht selten *stärkere* innere und äußere *Verwachsungen*, nach deren Lösung Heilung eintreten kann.

Rhode stellte zweimal durch die Entfernung herznaher Stecksplitter eine schlagartige Besserung nach der Operation fest, nachdem vorher die beiden Patienten von stärksten subjektiven Beschwerden geplagt worden waren. Bei einem unserer Patienten, Nr. 47, J. K., (Rö.: Pistolenkugel an der dorsalen Wand des rechten Vorhofs mit Perikardberührung) bestehen starke subjektive Beschwerden mit häufigen Extrasystolen. Hier ist auch an einen operativen Eingriff zu denken.

6. *Große Fremdkörper im Herzmuskel* selbst, die eine schwere Belastung für das Herz darstellen und dadurch *subjektive Beschwerden* hervorrufen.

Nr. 7, O. K., Infanteriegeschoß in der Wand der rechten Herzkammer. Da $3^1/_2$ Jahre nach der Verwundung noch starke subjektive Beschwerden mit heftigen Schmerzen beim Atmen und Bücken bestanden, Entfernung des Geschosses (Bernhard, Gießen). Seitdem Beschwerdefreiheit.

7. *Nichtheilende Fisteln*, die vom Herzen oder vom Perikard ausgehen (Ossipow).

Prophylaktische Geschoßentfernung ist auch heute noch *abzulehnen*. Auch Fritz und Newman konnten experimentell an 62 Hunden feststellen, daß der größte Teil der Fremdkörper reaktionslos einheilt, und raten deshalb von einer grundsätzlichen Fremdkörperentfernung ab. Es wird von uns nochmals betont, daß der operative Eingriff nur nach genauer interner Untersuchung des Patienten durchgeführt werden soll, weil eine nicht durch den Sitz des Splitters bedingte Herzschädigung als Ursache der subjektiven Störungen und der objektiv nachweisbaren Ausfallserscheinungen ausgeschlossen werden muß. Nach E. Rehn und Rösch, Ruf und Walz läßt sich durch das Einthofensche Dreieck erfolgreich bei Herzverletzung der Sitz des Schadens lokalisieren. Die Technik des operativen Eingriffs zu beschreiben, ist nicht unsere Aufgabe („Gezieltes, engraumiges Operieren" nach E. Rehn).

2. Interne Behandlung.

Auch bei nicht vorliegender Indikation zur Operation ergibt sich eine sorgfältige interne Behandlung eines Herzsteckschusses bei Vorhandensein irgendwelcher Ausfallserscheinungen. *Die chronische Herzmuskelschwäche* ist *nach* den bekannten *internen Richtlinien zu behandeln:* auch Behandlung in Heilbädern mit CO_2-Quellen kommt in Frage. Die nichtchirurgische Behandlung und die Kontrolle eines jeden Herzsteckschußträgers ist Sache des internen Facharztes. Wir selbst haben in zahlreichen Fällen durch eine lange durchgeführte Strophanthin- oder Digitalis-Therapie, die nicht nur bei feuchter Herzschwäche, sondern auch bei schon leichterer Herabsetzung der Herzleistungsbreite, bei Rhythmusstörungen, auch bei anginösen Störungen indiziert erscheint, schöne Erfolge erzielen können. Nach Cleland könnte bei schwerer Angina pectoris durch die beiderseitige Sympathicotomie von C_8 bis $D_{3/_4}$ eine Erleichterung gebracht werden. Bei stärkeren subjektiven Beschwerden hat sich uns Cardiotrat oder Myocardon bewährt. Bei dem Auftreten perikarditischer Komplikationen ist eine sofortige Penicillintherapie indiziert. Die noch von H. Schneider 1944 vertretene Ansicht, daß eine Perikarditis, die durch ein Steckgeschoß verursacht wird, nur durch eine Operation geheilt werden kann, ist durch die Anwendung der modernen Antibiotica überholt, wie auch unsere eigenen Beobachtungen beweisen. Da ein Perikarditisrezidiv durch allgemeine Infekte, Anginen, Furunkel (Steffens) usw. ausgelöst werden kann, sind diese Erkrankungen bei unseren Kranken besonders sorgfältig zu behandeln. Man vergegenwärtige sich aber, daß Rezidive und Komplikationen beim chronischen Herzsteckschußträger selten sind. Der behandelnde Arzt muß den Verletzten immer wieder darauf hinweisen, daß er sich im allgemeinen als gesund betrachten kann, und dank dieser seelischen Führung haben wir es erreicht, daß neurotische Störungen bei unseren Patienten bisher sehr selten gewesen sind. Die Behandlung begleitender Brustfell- oder Lungenkomplikationen ist auch im Spätstadium nicht zu vernachlässigen. Man denke an die Gefahren einer jeden posttraumatischen Rippenfellschwarte, die auch ohne Splitter als Focus wirken kann. Jedem Lungenschußverletzten mit restierender Pleuraschwarte sollte jährlich eine *klimatische Kur mit Atemgymnastik* verordnet werden; pleuritische Verwachsungen können auch, was sehr wenig bekannt ist, erfolgreich durch Überdruckatmungstherapie (pneumatische Kammern oder Apparate) angegangen werden. Von Sportarten ist das Schwimmen besonders empfehlenswert. Starke Sonnenbestrahlung ist zu vermeiden. Wir sahen mehrmals nach intensiven Sonnenbädern Herdreaktionen am Splitter.

k) Prognose und Leistungsfähigkeit des Herzsteckschußträgers.

Im älteren Schrifttum wurde die Prognose chronischer Steckschüsse des Herzens nicht immer günstig beurteilt. KUKULA gab 1917 an, daß die Fremdkörper im Herzen nach Friedens- und Kriegsverletzungen in der Mehrzahl der Fälle symptomlos oder ohne nennenswerte Störungen der Herztätigkeit einheilen, daß aber auch den geheilten Fällen Gefahren drohen durch spätere Aneurysmabildung mit Herzinsuffizienz und durch perikardiale bis zur Obliteration des Herzbeutels führende Verwachsungen. In einem unbedeutenden Teil der Fälle bestehen schwere Herzstörungen aus der Zeit unmittelbar nach der Verwundung, die zu chronischen Herzmuskelschädigungen führten. STEFFENS kommt zu der Feststellung, daß die Herzsteckschüsse keinesfalls von vornherein eine ungünstige Prognose haben, daß sie vielmehr in der überwiegenden Mehrzahl der Fälle als folgenlos eingeheilt anzusehen sind. Auch STÖRMER sieht die Prognose des einmal im Herzmuskel eingeheilten Geschosses als erstaunlich gut an. STEFFENS sah eine Spätmortalität in 1,8% der Fälle als Folge des Traumas, einmal war die Todesursache eine Perikarditis nach Perikardschuß, 11 Jahre nach der Verwundung, und im 2. Fall, 16 Jahre nach der Verwundung, eine Endocarditis lenta nach Herzdurchschuß mit Klappenverletzung. PILTZ konnte unter 203 chronischen Herzsteckschüssen nur 5 posttraumatisch bedingte Spättodesfälle sammeln.

In den vorhergehenden Abschnitten wurden die Möglichkeiten von *Komplikationen* besprochen, insbesondere eingehend die Herzmuskelschädigung und die chronische Perikarditis mit ihren Folgen. Auf einige andere noch nicht erwähnte mögliche Komplikationen, die unter Umständen noch in späteren Jahren die Prognose beeinflussen könnten, sei kurz eingegangen. Die Befürchtung einer *Geschoßwanderung* im Spätstadium wurde schon von STEFFENS als nicht berechtigt angesehen. Nach SCHWAIGER ist eine *echte Geschoßwanderung* ein äußerst *seltenes Ereignis:* obwohl die rhythmischen Kontraktionen des Herzmuskels auch eine Geschoßbewegung im Sinne der Ausstoßung erwarten ließen, sei bisher dieses Ereignis spontan nicht beobachtet worden. Auch wir konnten weder aus dem Schrifttum noch aus eigener Beobachtung einen Fall von Geschoßwanderung feststellen. Weiter ist die Gefahr einer *Bleivergiftung* abzulehnen. Die Möglichkeit einer *Herzruptur* ist an sich zu bejahen, gilt jedoch im allgemeinen nur für Frühfälle. STEFFENS zieht nur in einem seiner Fälle, wobei die Diagnose auch noch fraglich war, die Ausbildung eines Herzaneurysmas in Betracht. BUNSE beschreibt etwa 7 Jahre nach der Verwundung bei einem bohnengroßen Granatsplitter im unteren Anteil des linken Herzens eine etwa halbhühnereigroße deutliche Aussackung an der Spitze des Herzbogens, die er als ein typisches Aneurysma der linken Herzwand ansah. Das Ekg ergab nur eine intraauriculäre Leitungsstörung. Trotz des Sitzes vieler Steckschüsse in den dünnwandigen

Herzpartien dürften *durch den Splitter bedingte plötzliche Todesfälle zu den größten Seltenheiten* gehören.

Auch wir sind der Ansicht, daß die *Prognose des Herzsteckschusses im allgemeinen gut* ist und ebenso wie eine Lungenschußverletzung auch ein *Herzsteckschuß* nach Abheilung *keine Krankheit* mehr zu sein braucht. Von unseren Kranken verstarb nur einer an den Herzsteckschußfolgen (vgl. Nr. 14, S. 89). Trotzdem ist *jeder Träger eines Herzsteckschusses* weiter *ärztlich zu beobachten* und muß von außergewöhnlichen schweren körperlichen Belastungen verschont bleiben. Das gilt besonders für die Träger großer Geschosse und für perikardnahe Splitter. Mit Recht hatte deshalb der deutsche Heeres-Sanitätsinspektor in den Anordnungen zum ärztlichen Dienst (Nr. 136, 1. 4. 1943) angeordnet, daß der Einsatz von Herzsteckschußträgern bei der kämpfenden Truppe nicht zulässig ist. Mit dem Auftreten einer Perikarditis ist noch viele Jahre später zu rechnen. Andererseits ist erstaunlich, welche schweren Belastungen mancher Herzsteckschußträger verträgt.

STÖRMER sah 4mal selbst nach anstrengendem mehrjährigem Felddienst keine Abweichungen bei der Herzfunktionsprüfung. Auch von unseren Kranken überstanden mehrere mit dem Geschoß im Herzen einen längeren Felddienst oder Gefangenschaft ohne Schaden und kamen zum Teil nur wegen interkurrenter Erkrankungen oder erneuter Verwundung wieder zurück. Einer unserer Kranken (Nr. 29, A. W.), der einen bohnengroßen Granatsplitter im Bereich der rechten Herzkammer zeigte und längere Zeit in russischer Gefangenschaft gewesen war, erkrankte während dieser an einer Tetanie.

1) Beurteilung .der Arbeitsfähigkeit.

Die *Arbeits- und Erwerbsfähigkeit hängt ab vom Grad einer Herzmuskelschädigung, Neigung zu perikarditischen Schüben, Größe und Sitz des Splitters und* etwaigen *Folgen der Lungenschußverletzung.* Starke subjektive Beschwerden, die durch den Splittersitz glaubhaft erscheinen (Perikard z. B.), vasomotorische Störungen, anginöse Beschwerden, Neigung zu Hämoptoen, die auch bei Herzstecksplittern vorkommen können (vgl. Nr. 6, S. 93), beeinträchtigen natürlich auch die Leistungsfähigkeit. Geschosse in dünnwandigen Herzteilen bergen die Gefahr einer Herzruptur in sich, ein Ereignis, das — wie vorstehend schon erwähnt — sehr selten sein dürfte. Es gibt Fälle, bei denen nur eine sehr beschränkte Arbeitsfähigkeit vorliegt. Die von Pat. 1 (S. 102) z. B. geklagten subjektiven Beschwerden erklären sich durch Reizung der sympathischen Geflechte, und man wird dem Kranken wegen des Sitzes des Geschosses keinerlei schwere körperliche Arbeit zumuten dürfen. Hier ist auch ein Sportverbot angezeigt. — Liegt jedoch die Verwundung mindestens 10 Jahre zurück, sind während dieser Zeit keine Komplikationen aufgetreten und sitzt das Geschoß in einem dickwandigen Herzabschnitt, so ist im allgemeinen bei Herzsteckschüssen ohne Herzmuskelschwäche eine Schätzung der Erwerbsunfähigkeit auf 30—40% angebracht. Von unseren nachuntersuchten Herzsteckschußverletzten führten 35 einen körperlichen, 14 einen geistigen Beruf aus, während 2 bisher noch keinen Beruf ausüben. In 9 Fällen war ein Berufswechsel notwendig. Nachuntersuchungen müssen mit genauer Analyse des Sitzes des Splitters unter Heranziehung des Elektrokardiogramms erfolgen. Eingetretene Spätkomplikationen wird man bei einer Rentenüberprüfung zu berücksichtigen haben und eine Erhöhung der Versorgungsbezüge genehmigen. Das bedingt in den meisten Fällen eine enge Zusammenarbeit zwischen dem Internisten und Chirurgen einerseits und den KB-Abteilungen andererseits. Durch diese enge Fühlungnahme und eingehende klinische Untersuchung ist es aber möglich, die Ausbildung einer Rentenneurose zu verhindern und das Vertrauen eines Herzverwundeten zu stärken, damit ihm der Wille zur Arbeit und die Lebensfreude erhalten werden.

IV. Zusammenfassung.

In der vorliegenden Arbeit wird auf Grund von eigenen Beobachtungen an 130 Herzsteckschußverletzten und unter Berücksichtigung des in- und ausländischen Schrifttums über die interne Klinik der Herzsteckschüsse berichtet. Im einzelnen können folgende Ergebnisse mitgeteilt werden:

Beim Herzsteckschuß im Frühstadium sind die objektiven und subjektiven Erscheinungen in vielen Fällen symptomarm und regellos. In einigen Fällen stehen Schocksymptome im Vordergrund.

Von den Frühkomplikationen sind am wichtigsten die Herztamponade, die Herzkontusion und die Geschoßembolie.

Die meisten Fremdkörper heilen reaktionslos ein. Innerhalb der einzelnen Geschoßarten haben die Rauhwand- gegenüber den Glattwandgeschossen deutlich zugenommen. In bezug auf Geschoßsitz überwiegen die Ventrikel gegenüber den Vorhöfen, hier wiederum der linke gegenüber dem rechten Ventrikel.

Zur Lokalisation wird die „fließende" Durchleuchtung neben Röntgenaufnahmen in den verschiedenen Durchmessern empfohlen.

Im Vergleich mit den Frühkomplikationen sind die Spätkomplikationen nicht häufig. Eine traumatische Herzklappenverletzung ist selten. Eine der wichtigsten Spätkomplikationen ist die Perikarditis mit ihren Folgeerscheinungen. Bei den begleitenden Lungenschußfolgen steht die Rippenfellschwarte bzw. Hämatothorax-Resthöhle im Vordergrund.

Zur Beurteilung der Leistungsfähigkeit des Herzens können die Herzfunktionsprüfungen (einschließlich der ergometrisch-spirographischen Methode) nur im Rahmen des klinischen Bildes verwertet werden. Zur Erkennung organischer Spätfolgen, insbesondere von Herzmuskelschäden, ist nicht nur das Extremitäten-, sondern auch das Brustwand- und Ösophagus-Ekg anzuwenden.

Vegetative Störungen können vorkommen. Rentenneurosen sind selten.

Die Indikationen zum operativen Eingriff sind trotz der großen Fortschritte auf dem Gebiete der Operationstechnik individuell zu stellen. Der späte operative Eingriff zeigt gewöhnlich günstige Voraussetzungen, ist aber nur selten indiziert.

Die interne Behandlung muß besonders die herabgesetzte Herzleistungsbreite berücksichtigen.

Die Prognose und Leistungsfähigkeit eines Herzsteckschußträgers ist als durchaus günstig zu bewerten.

Bei der gutachtlichen Beurteilung ist eine enge Zusammenarbeit zwischen Internisten, Chirurgen und den KB-Abteilungen unerläßlich.

V. Anhang.

Die Operationsverfahren beim Herzsteckschuß.

H. H. Westermann.

Je nach dem Sitz des Steckschusses unterscheiden wir Verletzungsmöglichkeiten des Herzbeutels, der Herzwand und der Herzhöhle. Wenn der einzuschlagende Operationsweg auch oft von dem Sitz des Projektils bestimmt ist, so wird er jedoch ganz besonders davon abhängen, ob wir gleich nach der Verletzung oder erst im Spätstadium zu operieren gedenken. Zur Entfernung eines frischen Steckschusses, der meist durch das klassische Bild der Herzbeuteltamponade oder der anhaltenden Blutung charakterisiert ist, richtet man sich zweckmäßigerweise nach Lage und Form der Einschußwunde und dringt durch diese bis zum Fremdkörpersitz vor. Wenig ratsam erscheint die Empfehlung von Brugeas, von einem kleinen Zwischenrippenschnitt aus mit einer Zange einzugehen, den

Herzbeutel zu durchbohren und vor dem Röntgenschirm den Splitter zu extrahieren. Der Vorschlag mag bestechlich klingen, birgt meines Erachtens aber bei dem unkontrollierbaren Arbeiten in der Tiefe erheblich größere Gefahren in sich als die übersichtliche Freilegung des Herzens. Bei oberflächlicher Lage des Splitters am oder im Herzbeutel und in den seltenen Fällen, in denen eine primäre Indikation gegeben ist, könnte diese Technik gelegentlich einmal Anwendung finden.

Alle Einwände gegen die operative Entfernung des Steckschusses haben nach den großen in den letzten Jahren erreichten Fortschritten der Chirurgie keine Berechtigung mehr. Dennoch soll die Indikation unter den günstigeren Bedingungen der Operation keineswegs weiter gestellt werden. Die früheren Überlegungen zum konservativen Verhalten haben trotz der erheblichen Senkung der Operationsmortalität weiterhin ihre volle Gültigkeit behalten.

Die *Vorbereitungen* des Kranken zur Operation unterscheiden sich in nichts von den Maßnahmen, die sonst für größere thorakale oder abdominelle Eingriffe erforderlich sind. Die alte Streitfrage, ob in örtlicher oder allgemeiner *Betäubung* operiert werden soll, dürfte heute als gelöst angesehen werden. Die Nachteile der offenen Äther-Narkose, die viele Operateure die Lokal-Anästhesie benutzen ließen, sind bei der Anwendung der geschlossenen Lachgas-Äther-Narkose und Durchführung der Intubation nicht mehr vorhanden. Nach der Vervollkommnung der Narkose-Technik können unerwartete und oft nicht ungefährliche Zwischenfälle durch Reizung des Plexus cardiacus und seiner Verbindungen zum sympathischen und parasympathischen Nervensystem vermieden werden.

Die Zahl der technischen Möglichkeiten zur *Herzfreilegung* ist groß. Zwei Zugangswege kommen in Betracht, der eine unter Schonung des Brustfelles, der andere mit seiner Eröffnung. Bei frischen Verletzungen und primärer Operations-Indikation ist der Verlauf des Schußkanales für den einzuschlagenden Weg von Bedeutung. Schließt die Wunde an sich schon die Pleura mit ein, ist es allein wegen der möglichen Lungenverletzung zweckmäßig, transpleural vorzugehen. Eine blutende Lungenwunde kann so am besten mit versorgt werden. Am Schlusse des Eingriffes wird durch Aufblähen der Lunge bzw. durch Absaugen der eingedrungenen Luft der Pneumothorax beseitigt.

Bei der häufigeren Operation im Spätstadium sind die Lage des Projektils einerseits und die Verhältnisse der Pleura andererseits von Wichtigkeit. Geschosse an der Herzhinterwand sind vielleicht transpleural leichter aufzufinden, was jedoch voraussetzt, daß die beiden Pleurablätter ohne wesentliche Schwierigkeiten voneinander getrennt werden können. Ist die Einheilung des Fremdkörpers durch ein Pleuraempyem kompliziert gewesen, so werden wir versuchen, den Verwachsungen der Lunge mit der Brustwand nach Möglichkeit aus dem Wege zu gehen, somit also das extrapleurale Verfahren bevorzugen.

Lagerung des Patienten. Zur Operation wird der Kranke bei transpleuralem Vorgehen halbrechts auf die Seite und bei extrapleuralem Wege mit leicht erhobenem Oberkörper auf den Rücken gelagert.

Transpleurale Verfahren: Der Einschnitt wird links vorn im 4. Zwischenrippenraum angelegt und die entstandene Lücke eventuell nach Durchtrennung der beiden benachbarten Rippen mit einem Rippensperrer auseinandergedrängt. Die kollabierte Lunge wird mit Tüchern abgedeckt und zurückgehalten. Herzbeutel und vor allem das linke Herz liegen dann übersichtlich zum Aufsuchen der den Splitter umgebenden Schwiele zutage. Durch quere Spaltung des Brustbeines können auch die rechtsseitigen Anteile des Herzens zu Gesicht gebracht werden. In erster Linie erreicht man bei diesem Vorgehen den linken Ventrikel, der durch die fetale Torsion mehr nach hinten entwickelt ist.

Extrapleurale Verfahren: Sie sind — vor allen Dingen was den Weichteilschnitt angeht — zahlreich und beruhen im Prinzip in der Wegnahme der über dem Herzen liegenden Abschnitte der linksseitigen Rippen und wenn nötig auch der linken Hälfte des Brustbeines. Durch diese Schnittführung kommt man zunächst in breiter Ausdehnung auf den rechten Ventrikel und Vorhof, dem sich nach links der linke Ventrikel anschließt.

Zahlreiche Schnittführungen sind für das extrapleurale Vorgehen angegeben, die in ihrer Richtung, ob senkrecht, wagerecht oder mit bogenförmigem Verlauf, und in der Ausdehnung der subperiostalen Rippenresektion bzw. der Fortnahme des Sternums voneinander differieren.

Am übersichtlichsten erscheint von allen der Lappenschnitt nach KOCHER, von dessen Zweckmäßigkeit zur Herzfreilegung ich mich bei den zahllosen Perikardektomien SCHMIEDENs immer wieder überzeugen konnte.

KOCHER geht von einem Weichteilschnitt aus, der in der Höhe des Ansatzes des 3. Rippenknorpels auf der Mitte des Brustbeines beginnt, bis zum Ansatzpunkt des 6. Rippenknorpels verläuft und diesem etwa bis zur Knorpelknochengrenze folgt. Die Weichteile werden stumpf vom Knochen abgelöst und der so entstandene Lappen in feucht-warme Tücher eingeschlagen. Die 3., 4. und 5. Rippe werden subperiostal reseziert. Um unangenehmen Blutungen aus dem Wege zu gehen, empfiehlt es sich, die 1 cm seitlich vom linken Sternalrand ziehende Arteria mammaria interna im oberen und unteren Wundwinkel zu unterbinden. Die nun sichtbare Pleuraumschlagfalte wird stumpf abgeschoben und mit stumpfen Haken zur Seite gezogen und so vor Verletzungen bewahrt. Nun liegt der Herzbeutel in breiter Ausdehnung im Wundgebiet. Nach seiner Eröffnung kommen wir übersichtlich auf die rechten Herzanteile. Sollte der bestehende Zugang nicht ausreichen, kann der Weichteilschnitt im oberen Wundwinkel im Verlaufe der 2. oder 3. Rippe nach lateral folgend erweitert werden, wie dieser auch durch Beseitigung eines ausreichenden Streifens des linken Brustbeinrandes mit der LÜERschen Zange erweitert werden kann.

Zum Aufsuchen des Fremdkörpers hat sich der Metallsucher von SIEMENS vielen Operateuren bewährt.

Daß bei allen Eingriffen am Herzen dem Operateur beide SAUERBRUCHschen Handgriffe zur Blutstillung und zur Handhabung des Herzens geläufig sein müssen, versteht sich von selbst.

Der zu erwartende Operationsschock wird am besten durch die Dauertropf-Bluttransfusion während des Eingriffes bekämpft, wie diese auch in der Lage ist, bei auftretender plötzlicher und abundanter Blutung ausreichende Blutmengen in kurzer Zeit in den Kreislauf zu bringen.

Nach beendetem Eingriff wird zweckmäßigerweise ein Zigarettendrain zur Ableitung des sich ansammelnden Blutes für 2mal 24 Std. in die präkordiale Wundhöhle eingelegt. Durch die subperiostale Rippenresektion ist bald wieder eine knöcherne Bedeckung des Herzens hergestellt.

In der *Nachbehandlung* wird wahrscheinlich das extrapleurale Vorgehen weniger Aufmerksamkeit beanspruchen, da nur die Wundheilung zu beobachten ist. Bei der transpleuralen Freilegung hingegen muß man mit einer gewissen Nachblutung in die Pleurahöhle und der Entwicklung eines Sero-Hämato-Pneumothorax rechnen, der, sofern er größeres Ausmaß annehmen sollte, abpunktiert werden muß. Frühzeitige Röntgenaufnahmen des Brustkorbes werden die Höhe des angesammelten Flüssigkeitsspiegels und den Zeitpunkt der Punktion anzeigen.

Tetanus-Antitoxin, Chemotherapeutika und Penicillin helfen, eine ungestörte Wundheilung herbeizuführen.

Periphere Kreislaufmittel und Strophanthin bzw. Digitalispräparate werden gegebenenfalls zur Stützung der Herztätigkeit erforderlich.

III. Die Therapie der Endocarditis lenta und ihre Grundlagen[1].

Von

Eugen Fritze - Göttingen.

Mit 1 Abbildung.

Inhalt.

	Seite
Literatur	117
Einleitung	130
Pathogenese der Endocarditis lenta	130
Zur Therapie der Endocarditis lenta	131
Mechanismus der Herzklappeninfektion	131
Erreger	132
Art	132
Differenzierung	132
Züchtung und Resistenzprüfung	133
Medikamentöse Therapie	136
Sulfonamide	136
Penicillin	136
Streptomycin	145
Andere Antibiotica	148
Die praktische Durchführung der antibiotischen Therapie	149
Allgemeine Therapie	151
Prognose, Indikation zur antibiotischen Therapie	152
Herdsanierung	153
Prophylaxe	154
Zusammenfassung	156

Literatur.

1. ALBERTINI, A., u. A. GRUMBACH: Die experimentelle Streptokokkeninfektion des Kaninchens in ihren Beziehungen zur Herdinfektion. Erg. Path. **33**, 314 (1937).
2. — — Ergebnisse experimenteller Forschung zur Herdinfektion. Schweiz. med. Wschr. **1938**, 1309.
3. — Über die atypische Endocarditis LIBMAN-SACKS. Cardiologia **1947**, 133.
4. — Endocarditis als Problem der allgemeinen Entzündungs- und Infektionslehre. Schweiz. med. Wschr. **77**, 670 (1947).
5. DELL'ACQUA, G.: Über aktinomykotische Endocarditis. Klin. Wschr. **22**, 100 (1943).
6. ALLGÖWER, M., u. W. BLOCH: Zur Streptomycintherapie der Coli-Cholangitis. Schweiz. med. Wschr. **77**, 728 (1947).
7. ALMOND, S.: The modern treatment of subacute bact. endocarditis. Med. Press **1949**, 309.
8. ALSLEV, J.: Über die Zunahme der subakuten bakteriellen Endokarditis. Dtsch. med. Wschr. **73**, 208 (1948).
9. ANDERSON, D., and CH. S. KEEFER: Treatment of non hemolytic streptococcus subacute bacterial endocarditis with penicillin. Med. Clin. N. Amer. **1945**, 1129.
10. ARASA, F.: Behandlung von Endocarditis lenta. Verh. dtsch. Ges. inn. Med. **55**, 423 (1949).
11. ASSMANN, H., u. H. MOORMANN: Erfahrungen mit Penicillin. Dtsch. med. Wschr. **1948**, 461.
11a. ASCHER, L.: Endocarditis lenta und Streptomycin. Schweiz. med. Wschr. **81**, 774 (1951).

---

[1] Aus der Medizinischen Universitätsklinik Göttingen (Direktor: Prof. Dr. R. SCHOEN).

12. AUBERT, A., and C. LERCHE: Subacute bacterial Endocarditis in a child, ten months old, successfully treated with streptomycin. Amer. Heart J. **39**, 141 (1950).
13. BAEHR, G., and I. E. GERBER: Penicillin treatment of subacute bacterial endocarditis. Adv. int. Med. **2**, 308 (1947).
14. BALDERMANN, M.: Probleme der Endocarditis lenta. Ärztl. Wschr. **1950**, 48.
15. BARKER, P. S.: A clinical study of subacute bacterical infection confined to the right side of the heart or the pulmonary artery. Amer. Heart J. **37**, 1054 (1949).
16. BARNES, A. R.: Cardiovascular disease. J. Amer. med. Assoc. **136**, 299 (1948).
17. BARTHOLOMEW, L. G., and I. R. NICHOLS: Use of milk to control vomiting caused by aureomycin. Proc. Staff. Meet. Mayo. Clin. **25**, 370 (1950).
18. BECHER, E.: Über Kriegsendokarditis. Münch. med. Wschr. **1921** I, 267.
19. BECKERMANN, F.: Erfahrungen bei der Behandlung der subakuten bakteriellen Endokarditis mit niedrigen und hohen Penicillindosen. Verh. dtsch. Ges. inn. Med. **55**, 434 (1949).
20. BERBLINGER, W.: Zur Kenntnis der Endocarditis parietalis fibroplastica. Schweiz. med. Wschr. **78**, 829 (1948).
21. BERNSTEIN, A., u. H. REBER: Klinisch-experimentelle Untersuchungen zur Terramycintherapie. Schweiz. med. Wschr. **81**, 424 (1951).
22. BIELING, R.: Herdinfektion und Immunität. Verh. dtsch. Ges. inn. Med. **42**, 438 (1930).
23. BICKEL, G.: La chloromycétine et l'auréomycine. Indications cliniques et emploi thérapeutique. Praxis (Schweiz), **1950**, 235.
24. BIGNALL, J. R., J. W. CROFTON and J. A. B. THOMAS: Die Wirkung von Streptomycin auf die Vestibularisfunktion. Brit. med. J. **1951** I, 4706, 554.
25. BINDER, M. J., H. J. GUNDERSON, J. CANNON and L. ROSOVE: Elektrokardiographische Veränderungen bei allergischen Reaktionen auf Penicillin. Amer. Heart J. **40**, 940 (1950).
26. BLOOMFIELD, A. L., and R. M. HALPERN: The relation of strain sensitivity to curative dose of Penicillin in subacute bacterial endocarditis. Acta med. scand. (Stockh.) Suppl.-Bd. **196**, 505 (1947).
27. — — Penicillin treatment of subacute bacterial endocarditis some problems. J. Amer. med. Assoc. **129**, 1135 (1945).
28. — C. D. ARMSTRONG and W. M. KIRBY: Treatment of subacute bacterial endocarditis with penicillin. J. clin. Invest. (Am.) **24**, 251 (1945).
29. BODECHTEL, G.: Der Herdinfekt und seine Bedeutung für interne und neurologische Krankheitsbilder. Dtsch. zahnärztl. Ztschr. **5**, 749 (1950).
30. BODEN, E.: Chemotherapie der Endocarditis. Verh. dtsch. Ges. inn. Med. **55**, 440 (1949).
31. — u. F. LOOGEN: Zur Therapie der Endocarditis lenta. Dtsch. med. Wschr. **75**, 422 (1950).
32. BOGER, W.: Penicillin: Dosierung, wirkungsverstärkende Mittel, besondere Anwendungen. N. med. Welt **1950**, 769, 809.
33. — W. P., C. F. KAY, S. EISMAN and E. E. YEOMAN: Caronamide, a compound that inhibits Penicillin excretion by the renal tubules, applied to the treatment of subacute bacterial endocarditis. Amer. J. med. Sci. **214**, 493 (1947).
34. — and H. F. FLIPPIN: Penicillin plasma concentrations. J. Amer. med. Assoc. **139**, 1131 (1949).
35. BÖHLKE, E.: Das Felty-Syndrom im Bilde der Sepsis lenta. — Ein Beitrag zur Pathogenese und Hämatologie. Ärztl. Wschr. **5**, 1001 (1950).
36. BÖHMIG, R.: Bakteriologie, Serologie und pathologische Anatomie zur Herdinfektion. Dtsch. med. Wschr. **1948** I, 361.
37. — Pathologie und Bakteriologie der Endocarditis. Klin. Wschr. **27**, 417 (1949).
38. — Seröse Endocarditis bei Kleinkindern und Jugendlichen. Virchows Arch. **318**, 646 (1950).
39. BOYNTON, R. D.: Subacute bacterial Endocarditis caused by Gaffkya Tetragena. New England J. Med. **243**, 738 (1950).
40. BRAMWELL, C.: Subakute bakterielle Endokarditis. Lancet **1948** II, 481.
41. BRINK, W. R., C. H. RAMMELKAMP, F. W. DENNY and L. W. WANNAMAKER: Effects of Penicillin and Aureomycin on the natural course of streptococcal tonsillitis and pharyngitis. Amer. J. Med. **1951**, 300.
42. BRÜNING, L.: Kurzwellenprovokation als diagnostisches Hilfsmittel zur Erkennung tonsillogener Herdinfektionen. Med. Klin. **1949**, 407.
43. BUCHER, O.: Die Wirkung von Penicillin auf Gewebekulturen. Schweiz. med. Wschr. **1947**, 171.
44. — H. DEBRUNNER u. H. STÄDELI: Die Wirkung von Penicillin auf menschliche Leukocyten in vitro, zugleich ein Beitrag zur statistischen Auswertung biologischer Untersuchungsresultate. Schweiz. med. Wschr. **1947**, 332.

44a. Bywaters, E. G. L.: Die Bedeutung der jüngsten Fortschritte betreffend Ätiologie und Behandlung der rheumatischen Arthritis. Practitioner 1951, 1, 14.
45. Call, R. A., and R. A. Gilbert: Sensitivity to penicillin resulting in abscess formation. J. Amer. med. Assoc. 134, 1475 (1947).
46. Camelin, A., A. Guibert, C. Noger et A. Tarel: La forme à hémoculture négative de la maladie d'Osler; quatorze cas (dont dix vérifications) d'endocardite infectieuse primitive subaigue, à hémocultures négatives, à localisations sigmoidiennes aortiques isolées, penicillino-résistantes. Arch. Mal. Coeur 41, 74 (1948).
47. Camon, A. B., M. H. Slatkin, B. Chester u. R. Moses: Blutpenicillinspiegel, Bedeutung der Art des Präparates, der Dosis, der Nierenfunktion und des Gewichts. J. Amer. med. Assoc. 145, 1031 (1951).
48. Capps, J. A.: Subacute bacterial endocarditis due to streptococcus viridans with special reference to prognosis. Ann. int. Med. 13, 280 (1939).
49. Castex, M. R.: Penicillin bei Streptokokken-Endokarditis. Prensa méd. argent. 1949, 2.
50. Cates, J. E.: Oedema and potassim loss in combined sodium p-aminohippurate and penicillin therapy. Clin. Sci. 8, 53 (1949).
51. — R. V. Christie and L. P. Garrod: Penicillin resistant subacute bacterial endocarditis treated by a combination of penicillin and streptomycin. Brit. med. J. 4708, 653 (1951).
52. Chandler, C. A., and E. B. Schoenbach: Studies on bacterial resistance to streptomycin. Proc. Soc. exper. Biol. a. Med. 64, 208 (1947).
53. Christie, R. V.: Penicillin and Streptomycin. Lancet 1947, 397.
54. — Penicillin in bacterial endocarditis. Lancet 1945 II, 123.
55. — Penicillin in subacute bacterial endocarditis. Brit. med. J. 1948 I, 1.
56. — Penicillin in subacute bacterial endocarditis. Report to the medical research council on 147 patients treated in 14 centers appointed by the penicillin clinical trials committee. Lancet 1946 I, 369.
57. — Penicillin in subacute bacterial endocarditis. Brit. med. J. 1949 I, 950.
58. — zit. 182. Brit. med. J. 1946, 381.
59. Clark, W. H., S. Bryner and L. A. Rantz: Penicillin-resistant nonhemolytic streptococcal subacute bacterial endocarditis. Amer. J. Med. 4, 671 (1948).
60. Coenen, F.: Klinische Masken der subakuten bakteriellen Endocarditis. Med. Klin. 1950, 100.
61. Cohen, A. C., and G. C. Clincky: Überempfindlichkeit gegen Streptomycin. J. Allergy 22, 63 (1951).
62. Collis, W. R.: Bacteriology of rheumatic fever. Lancet 1939 II, 817.
63. Collins, B. C.: zit. 366. J. Amer. med. Assoc. 126, 233 (1944).
64. Coombs, C. F.: Endocarditis lenta. Quart. J. Med. 16, 309 (1923).
65. Cooper, P. D., and D. Rowley: Investigations with radioactive penicillin. Nature (Lond.) 163, 480 (1949).
66. Corneal, F. B., G. Hildick-Smith, M. B. Fell and T. F. McNair Scott: Evaluation of effective dos ge of coronamide (4-carboxylmethanesulfonalide) for suppression of ·tubular excretion of penicillin in children. J. clin. Invest. 27, 628 (1948).
67. Corsten, M.: Überblick über die Sulfonamidschäden nebst kasuistischen Beiträgen. Med. Mschr. 1950, 508.
68. Coumel, H., A. Camelin, J. Bastien et H. Marc-Antoine: Les particularités sérologiques des endocardites infectieuses abactériémiques. Arch. Mal. Coeur 42, 414 (1949).
69. Crossen, J. W., W. P. Boger, C. C. Shaw and A. K. Miller: Caronamide for increasing penicillin plasma concentration in man. J. Amer. med. Assoc. 134, 1528 (1947).
70. Cressy, N. L., W. J. Lahey and P. Kunkel: Streptomycin in the treatment of bacterial endocarditis. New England J. Med. 239, 497 (1949).
71. Cruickshank, R.: Die Wirkungsbreite der neuen Antibiotika. Proc. roy. Soc. Med. 43, 759 (1950).
72. Curschmann, H.: Endocarditis chronica (lenta). Münch. med. Wschr. 1922, 419.
73. Curtin, M.: Chloramphenciol in subacute bacterial endocarditis. Lancet 1950 II, 804.
74. Dawson, M. H., and T. H. Hunter: The treatment of subacute bacterial endocarditis with penicillin J. Amer med. Assoc. 127, 129 (1945)
75. — and G. L. Hobby: Clinial use of penicillin; observations in 100 cases. J. Amer. med. Assoc. 124, 611 (1944)
76. Dennig , H., u. H. Hangleiter: Sulfonamide, Penicillin, Streptomycin in derinneren Medizin. Saulgau/Württ.: K. F. Haug (1949).
87. —— Der heutige Stand der Chemotherapie bakterieller Erkrankungen und der Infektionskrankhetien. Dtsch. md. Wschr. 76, 647 (1951).
78. Deyke, V. F. and J. B. Wallace: Development of aplastic anemia during the use of streptomycin. Report to two cases. J. Amer. med. Assoc. 136, 1098 (1948).

79. DICK, G. F.: Subacute bacterial endocarditis. J. Amer. med. Assoc. **120**, 24 (1942).
80. DIETRICH, A.: Die Reaktionsfähigkeit des Körpers bei septischen Erkrankungen in ihren pathologisch-anatomischen Äußerungen. Verh. dtsch. Ges. inn. Med. **1925**, 180.
81. — Versuche über Herzklappenentzündung. Z. exper. Med. **50**, 85 (1926).
82. — Körperreaktion und Krankheit am Beispiel der Endocarditis lenta. Wien. klin. Wschr. **52**, 153 (1939).
83. — W.: Über Anfänge der experimentellen Endocarditis. Virchows Arch. **299**, 285 (1937).
84. DIMMLING, TH.: Über Ausführung und Beurteilung bakteriologischer Blutkulturen. Klin. Wschr. **1950**, 209.
84a.DJORDJEVIC, B. S., M. MAZOVEC et V. JOSIPOVIC: Endocardite septique subaiguë compliquée d'un infarctus embolique du myocarde, guérie par la pénicilline et l'auréomycine. Arch. Mal. Coeur **43**, 1114 (1950).
85. DOMAGK, G., u. C. HEGLER: Chemotherapie bakterieller Infektionen. 3. Aufl. 1944.
86. DONZELOT, E., H. KAUFMANN et J. E. ESCALLE: La forme à hémoculture négative de l'endocardite infectieuse subaiguë. Presse méd. **1947**, 337.
87. — — — Résultats du traitement de 55 cas d'endocardite infectieuse lente par la pénicilline: Bull. Soc. méd. Hôp. Paris **1946**, 501.
88. — — — Etude des protides du sérum sanguin dans les endocardites infectieuses subaiguës. Arch. Mal. Coeur **42**, 405, (1949).
89. — — — Le traitement des endocardites infectieuses subaigues par la pénicilline (d'après l'observation de cent cas). Arch. Mal. Coeur **41**, 58 (1948).
90. DORNER, G., u. H. GROS: Nierenfunktionsprüfung mit Penicillin. Dtsch. med. Wschr. **1950**, 173.
91. DORSET, V. J., C. G. SPICKNALL, L. L. TERRY and K. DEAN: Penicillintherapy of gonococcic endocarditis. Amer. Heart J. **38**, 610 (1949).
92. DRAGSTED, P. J.: Die theoretische Grundlage zur Verabreichung und Dosierung von Penicillin, beleuchtet durch klinische und experimentelle Untersuchungen. Inaug.-Diss. Kopenhagen 1949.
93. DENNY, F. W., L. W. WANNAMAKER, W. R. BRINK, C. H. RAMMELKAMP and E. A. CUSTER: Prevention of rheumatic fever. J. Amer. med. Assoc. **143**, 151 (1950).
94. EAGLE, H., E. NEWMAN, A. D. MUSSELMAN, M. ROBINSON and M. BIRGMINGHAM: The renal clearance of Penicillin F, G, K and X in rabbits and man. J. clin. Invest. **26**, 903 (1947).
95. — and A. D. MUSSELMAN: Rate of bacterial action of penicillin in vitro as function of its concentration and its paradoxically reduced activity at high concentrations certain organisms. J. exper. Med. **88**, 99 (1948).
96. — Ann. int. Med. **28**, 260 (1948).
97. — R. FLEISCHMAN and A. D. MUSSELMAN: The effective concentrations of penicillin in vitro and in vivo for streptococci, pneumococci and treponema pallidum. J. Bacter. **59**, 625 (1950).
98. — — — The serum concentration of penicillin G in mice, rabbits and men after its intramuscular injection in aqueous solution. J. Bacter. **57**, 119 (1949).
99. EISMAN, S. H., C. F. KAY, R. F. NORRIS and W. P. BOGER: Caronamid as an adjuvant to penicillin in the treatment of subacute bacterial endocarditis. Amer. J. med. Sci: **217**, 62 (1949).
100. ERBSLÖH, F., u. L. GRÜN: Galtstreptokokken der serologischen Gruppe B nach LANCEFIELD als Erreger der Endocarditis lenta. Dtsch. med. Rdsch. **1949**, 508.
101. ERCOLI, N.: Des problèmes de dosage en pénicillinothérapie. Schweiz. med. Wschr. **79**, 378 (1949).
102. EPPING, H.: Nebenwirkungen des Penicillins. Ther. Gegenw. **1949**, 22.
103. ESCHBACH, H.: Endocardite infectieuse maligne guérie par la pénicilline. Bull. Soc. méd. Hôp. Paris **63**, 23 (1947).
104. ESSER, H., u. F. E. SCHMENGLER: Über Serumeiweißveränderungen bei Reticulo-Endotheliosen. Dtsch. med. Wschr. **74**, 1323 (1949).
105. — I. A. HORSTER u. F. E. SCHMENGLER: Erfahrungen mit Diamidinbehandlung bei Retikulosen und septisch rheumatischen Krankheitsbildern. Dtsch. med. Wschr. **76**, 112 (1951).
106. ESSELIER, A. F., B. J. KOSZEWSKI u. F. O. GUNDERSEN: Erfahrungen mit neuen wachsfreien Depotpenicillin-Präparaten in der inneren Medizin. Untersuchungen über die Depotwirkung öliger Procain-Penicillin-Suspensionen. Schweiz. med. Wschr. **1948**, 334 u. 1001.
107. FARRINGTON, R. F., H. HULL-SMITH, P. A. BUNN and W. MCDERMOTT: Streptomycin toxicity. Reactions to highly purified drug on long-continued administration to human subjects. J. Amer. med. Assoc. **134**, 679 (1947).
108. FAVOUR, C. B., C. A. JANEWAY, J. GIBSON and S. A. LEVINE: Progress in the treatment of subacute bacterial endocarditis. New England J. Med. **234**, 71 (1946).

109. FELDER, S. L., and L. FELDER: Unusual reaction to penicillin. J. Amer. med. Assoc. **143**, 361 (1950).
110. FENNER, O.: Klinische und bakteriologische Beobachtungen bei Endocarditis lenta. Dtsch. Arch. klin. Med. **197**, 732 (1950).
110a. FENNER, W.: Der Penicillin-Fokal-Test. Dtsch. zahnärztl. Z. **6**, 7, 355 (1951).
111. FIELD, H., S. W. HOBLER and N. C. AVERY: Results of chemotherapy in subacute bacterial endocarditis. Amer. J. med. Sci. **202**, 798 (1941).
112. FIESE, M. J.: Cardiac failure in penicillin-treated subacute bacterial endocarditis. Arch. int. Med. **79**, 436 (1947).
113. FINLAND, M., H. S. COLLINS and T. F. PAINE: Aureomycin, a new antibiotic. J. Amer. med. Assoc. **138**, 946 (1948).
114. FIRESTONE, G. M.: Meningococcus endocarditis. Amer. J. med. Sci. **211**, 556 (1946).
115. FLEMING, A., and E. W. FISH: Influence of penicillin of the coagulation of blood. With especial reference to certain dental operations. Brit. med. J. **4519**, 242 (1947).
116. FLIPPIN, H. F., R. L. MAYOCK, F. D. MURPHY and CH. C. WOLFERTH: Penicillin in treatment of subacute bacterial endocarditis; preliminary report on twenty cases treated over one year ago. J. Amer. med. Assoc. **129**, 841 (1945).
117. FLOREY, M. E., and H. W. FLOREY: General and local administration of penicillin. Lancet **1943** I, 387.
118. FISCHBACH, H., H. WELCH, E. Q. KING, J. LEVINE, C. W. PRICE and W. A. RANDALL: Procain-Penicillin- und Sulfonamid-Antagonismus. J. Amer. pharmac. Assoc. **38**, 544 (1949).
119. FLETT, D. M.: Akute bakterielle Endarteriitis. J. Amer. med. Assoc. **131**, 397 (1946).
120. FOWLER, E. P. jr. and C. R. FEIND: Toxicity of streptomycin for the auditory and vestibular mechanism. Acta otolaryng. (Stockh.) Suppl.-Bd. **78**, 193 (1949).
121. FRANKE, H.: Zur Problematik der Diagnose und Therapie der sog. Cholangitis lenta. Z. klin. Med. **148**, 92 (1951).
122. FRANKLAND, A. W.: Embolism after penicillin-oil-beeswax. J. clin. Path. **1**, 244 (1948)
123. FRIEDBERG, Ch. K.: Subacute bacterial endocarditis. Revision of diagnostic criteria and therapy. J. Amer. med. Assoc. **144**, 527 (1950).
124. FRIEDERISZICK, F. K.: Embolien während intramuskulärer Penicillinbehandlung. Klin. Wschr. **27**, 173 (1949).
125. FRIEDMAN, M.: Use of sulfanilamide and sulfapyridine in therapy of subacute bacterial endocarditis. Arch. int. Med. **67**, 921 (1941).
126. FRITZE, E.: Phagozytosevermögen und Aggregationsneigung der Leukozyten bei Endocarditis lenta. Verh. Dtsch. Ges. inn. Med. **55**, 444 (1949).
127. FUCHS, K.: Klinische Masken der subakuten bakteriellen Endocarditis. Med. Klin. **1950**, 898.
128. FULLER, A. T.: Formasside method for extraction of polysacharides from haemolytic streptococci. Brit J. exper. Path. **19**, 130 (1938).
129. GARROD, L. P.: The bactericidal action of streptomycin. Brit. med. J. **4547**, 382 (1948).
130. GERBER, J. E., G. SCHWARTZMANN and G. BAEHR: zit. 366. J. Amer. med. Assoc. **130**, 761 (1946).
131. GEFTER, W. J., I. E. MAHER and M. DWORIN: Clinics. **5**, 58 (1946).
132. GLASER, R. J., A. DANKNER, S. B. MATHES and C. G. HARFORD: Effect of penicillin on the bacteremia following dental extraction. Amer. J. Med. **4**, 55 (1948).
133. DE GENNES, L., H. BRICAIRE, CL. LAROCHE et J. NELHIL: Les accidents d'intolérance à la pénicilline. Presse méd. **1947**, 161.
134. GERMER, W. D.: Besonderheiten der Endocarditis lenta und Beziehungen zwischen Verlaufsform und Ausheilungsmöglichkeit durch Penicillin. Verh. dtsch. Ges. inn. Med. **55**, 429 (1949).
135. — Endocarditis lenta. Pathogenese und Beziehung zwischen Verlaufsform, Erregerart und Ausheilungsmöglichkeit. Erg. inn. Med. **1951**, 2, 296.
136. — Verbesserung der Keimzüchtung bei Endocarditis lenta durch perorale Gabe von p-Aminobenzoesäure. Dtsch. Arch. klin. Med. **197**, 253 (1950).
137. — Aureomycin und Chloromycetin. Dtsch. med. Wschr. **1950**, 1132.
138. — L. FISCHER u. H. F. v. OLDERSHAUSEN: Z. inn. Med. **5**, 219 (1950).
139. GLASER, R.: Treatment of subacute bacterial endocarditis. Amer. Pract. **1948**, 436.
140. GOERNER, J. R., A. J. GEIGER und F. G. BLAKE: Treatment of subacute bacterial endocarditis with penicillin. Ann. int. Med. **23**, 491 (1945).
141. GÖMÖRI, P., u. G. GABOR: zit. 339. Orvosok Lapja (Ungarn) **1948**, 1621.
142. GOUDIE, J. G., and C. P. LOWTHER: Subacute bacterial endocarditis due to H. Para-Influencae and Streptococcus viridans. Brit. med. J. **1951**, 217.
143. GRAF, K.: Streptomycindosierung und neurotoxische Nebenerscheinungen. Schweiz. med. Wschr. **79**, 793 (1949).

144. GREEN, C. A.: Serological examination of haemolytic streptococci from acute rheumatic and control groups. Brit. med. J. **1938**, 1147.
145. GROSSMAN, M., D. FELDMAN, L. N. KATZ and W. BRAMS: Treatment of subacute endocarditis due to organisms highly resistant to penicillin. Amer. Heart J. **34**, 592, (1947).
146. GRUMBACH, A.: Die Stellung der Herdinfektion im Rahmen einer allgemeinen Infektionslehre. IX. internat. Zahnärztekongreß Wien 1936.
147. — Die Lehre von der fokalen Infektion. Erg. Hyg. **15**, 442 (1934).
148. — Herdinfektion. Praxis (Bern) **1944**, 1.
149. — Enterokokkentypisierung. Schweiz. Z. Path. **6**, 66 (1943).
150. — Grundsätzliche Betrachtungen zur Lehre von der Herdinfektion. Ärztl. Mh. (Bern) **1946**, 1107.
151. — Bakteriendifferenzierung und Typisierung in ihrer klinischen Bedeutung. Schweiz. med. Wschr. **75**, 917 (1945).
152. GRÜN, L. J.: Chemotherapie der Enterokokkeninfektion. Z. Immun.forschg. **106**, 249 (1949).
153. GUNNISON, J. B., M. B. LUXEN, J. R. CUMMINGS and M. S. MARSHALL: The differentiation of hemolytic streptococci from various sources by the group precipitin reaction and by biochemical tests. J. Bacter. **39**, 689 (1940).
155. — E. JAWETZ and V. R. COLEMAN: Die Wirkung von Kombinationen von Antibiotika auf Enterokokken in vitro. J. Labor. a. clin. Med. **36**, 900 (1950).
156. GUSS, J. H.: Successful treatment of subacute bacterial endocarditis with streptomycin. Amer. Heart J. **35**, 662 (1948).
157. HAHNEL, W.: Beitrag zur kombinierten Supronal-Penicillinbehandlung der Endocarditis lenta. Dtsch. med. Wschr. **74**, 923 (1949).
158. HALLAM, J. W.: Penicillin in cases of closed oral sepsis. Lancet **1947** II, 807.
159. HAMBURGER, M., and D. MUETHING: Die in-vitro-Empfindlichkeit von Streptokokken und Staphylokokken, die bei Fällen bakterieller Endocarditis gezüchtet wurden, gegenüber acht verschiedenen Antibioticis. J. Labor. a. clin. Med. **37**, 60 (1951).
160. HARRIS, T. N., and S. HARRIS: Studies in the relation of the hemolytic streptococcus to rheumatic fever . Amer. J. med. Sci. **217**, 174 (1949).
161. HÄRLIN, S.: Einige Hinweise zur Klinik und Therapie der Endocarditis lenta. Dtsch. med. Wschr. **76**, 148 (1951).
162. HASSELMANN, C. M., H. O. JOHNE, F. LEGLER u. S. HEINRICH: Experimentelle Untersuchungen über Blutspiegelkonzentration nach Depot-Penicillin. Med. Klin. **1950**, 361.
163. HAUNZ, E. A., and E. L. GRINELL: Sensitivity reactions from penicillin preparations of prolonged action. Ann. Allergy **7**, 4 (1949).
164. HAUSS, W. H., u. R. BURWINKEL: Chemotherapie der Endocarditis lenta. Verh. dtsch. Ges. inn. Med. **55**, 426 (1949).
165. HANTSCHMANN, L., u. H. J. TRUBE: Zur Penicillinbehandlung der Endocarditis lenta. Med. Klin. **45**, 428 (1950).
166. HAYNAL, E.: Ein Fall von Endocarditis lenta bei gleichzeitigem Ventrikelseptumdefekt. Wien. Z. inn. Med. **30**, 81, (1949).
167. HEDFELD, A.: Die Fokalinfektion und ihre strahlentherapeutische Beeinflussung. Dtsch. Gesdh.wes. **1949**, 1081.
168. HEDINGER, C.: Über einen Fall von rupturiertem mykotischen Aneurysma derArteria mesenterica superior bei Endocarditis lenta. Schweiz. med. Wschr. **1947**, 915.
169. HEILMEYER, L., u. W. KEIDERLING: Klinische Wirkungen einer Sulfonamidkombination mit verschiedenem Angriffspunkt (De-Ma) auf den Ablauf sulfonamidresistenter septischer Krankheitsbilder und ihre Erklärung durch die Theorie einer mehrfachen Fermentkettenblockierung. Dtsch. med. Wschr. **72**, 13 u. 74 (1947).
170. — Fortschritte der Therapie. Dtsch. med. Wschr. **73**, 1 (1948).
171. HEINRICH, K.: Klinische Erfahrungen mit Penicillin und Supronalum in der Behandlung der subakuten bakteriellen Endokarditis. Z. inn. Med. **4**, 419 (1949).
172. HENNEBERG, G.: Notwendige Untersuchungsmethoden zur Penicillintherapie. Ärztl. Wschr. **1947**, 840.
173. HERRELL, W. E.: Further observations on clinical use of penicillin. Proc. Staff. Meet. Mayo. Clin. **18**, 65 (1943).
174. MERRIL, A., J. J. VIVINO, H. F. DOWLING and H. L. HIRSH: Penicillin in the prevention of postextraction bacteremia. J. Amer. Dent. Assoc. **42**, 395 (1951).
175. HERRING, A. C., and W. M. DAVIS: Penicillinbehandlung der Endocarditis lenta. J. Amer. med. Assoc. **138**, 726 (1948).
176. HESS, O.: Über Endocarditis lenta. Münch. med. Wschr. **1925**, 205.
177. HEUER, J.: Vergleichende Untersuchungen über Häufigkeit, Art, Ausgänge und Komplikationen der Endocarditis in der Vor- und Nachkriegszeit nach Sektionsergebnissen. N. med. Welt **1**, 50, 1654 (1950).

178. HOFFMANN, WELLMANN and SAYRE: Ein Fall von Coli-Endocarditis. Proc. Staff. Meet. Mayo. Clin. **26**, 1 (1951).
179. HOLLAND, M. O.: Synergistische Wirkung durch Kombination von Antibiotika. Amer. J. Pharm. **10**, 374 (1950).
180. HOLZMANN, D.: Bacterial Endocarditis. J. Amer. med. Assoc. **144**, 923 (1950).
181. HÖRING, F. O.: Klinische Infektionslehre. Berlin: Julius Springer 1948.
182. HUEBER, E. F., u. H. SAEXINGER: Die Penicillinbehandlung der subakuten bakteriellen Endocarditis. Wien. klin. Wschr. **62**, 1 (1950).
183. HUGHES, S. O.: Subacute bacterial endocarditis successfully treated with Aureomycin. Amer. J. Med. **1951**, 402.
184. HUNEKE, F.: Krankheit und Heilung anders gesehen. 7. Aufl. Köln: Stauffen-Verlag 1948.
185. — Fokusproblem und Sekundenphänomen. Dtsch. Zahnärztl. Z. **1950**, 23.
186. HUNTER, T. H.: Use of streptomycin in treatment of bacterial endocarditis. Amer. J. Med. **2**, 436 (1947).
187. — Speculations on the mechanism of cure of bacterial endocarditis. J. Amer. med. Assoc. **144**, 524 (1950).
188. IMÉNEZ-DIAZ, C., E. ARJONA and E. LOPEZ-GARCIA: Subacute bacterial endocarditis Amer. Heart J. **37**, 642 (1949).
189. IRMER, W.: Über die Möglichkeiten längerer Aufrechterhaltung der Penicillinkonzentration im Blut unter besonderer Berücksichtigung des Coronamideeinflusses auf die Penicillinausscheidung. Dtsch. med. Wschr. **74**, 358 (1949).
190. IVANAVICIU, G.: La réaction de Mester et l'infection de foyer. Sang **20**, 281 (1949).
191. JAWETZ, E., and J. B. GUNNISON: The determination of sensitivity of penicillin and streptomycin of enterococci and streptococci of the viridans group. J. Labor. a. clin. Med. **35**, 488 (1950).
192. JAWETZ, E., J. B. GUNNISON and V. R. COLEMAN: The combined action of penicillin with streptomycin or chloromycetin on enterococci in vitro. Science (Lancaster, Pa.) **111**, 254 (1950).
193. — J. B. GUNNISON, R. S. SPECK and V. R. COLEMAN: Untersuchungen über antibiotischen Synergismus und Antagonismus. Arch. int. Med. (Am.) **87**, 349 (1951).
194. — and R. S. SPECK: Die kombinierte Wirkung von Penicillin und Chloramphenicol bei der experimentellen Streptokokken-Infektion der Maus. Proc. Soc. exper. Biol. a. Med. **74**, 93 (1950).
195. JENSEN, J.: Formveränderungen von Milzbrandsporen als Grundlage einer „morphologischen Penicillinwertbestimmung". Klin. Wschr. **1949**, 743.
196. — Morphologische Penicillinwertbestimmung. Med. Ges. Göttingen 1949.
197. JONES, M.: Subacute bacterial endocarditis of nonstreptococcic etiology. A review of the literature of the thirteen-year period 1936—1948 inclusive. Amer. Heart J. **40**, 106 (1950).
198. JUNGMANN, P.: Zur Klinik und Pathogenese der Streptokokkenendokarditis. Dtsch. med. Wschr. **1921**, 496; **1924**, 71.
199. KANTHER, R.: Zur Endocarditis. Z. inn. Med. **4**, 193 (1949).
200. — Zur Frage der Endocarditis lenta. Verh. dtsch. Ges. inn. Med. **55**, 432 (1949).
201. KÄMMERER, H., u. WEGNER: Zur Ätiologie der Endocarditis lenta (Micrococcus flavus als Erreger). Münch. med. Wschr. **1914**, 11.
202. KAPLAN, S. R., and G. HURWITZ: Reaktionen auf Penicillin. Oral Surg., Med. and Path. **2**, 21 (1949).
203. — R. H. ROSEMAN, L. N. KATZ and W. A. BRAMS: Healed bacterial endocarditis. J. Amer. med. Assoc. **141**, 114 (1949).
204. KAUFFMANN, F.: Bemerkungen zur Pathogenese der Endocarditis. Z. klin. Med. **145**, 274 (1949).
205. KEEFER, C. S., P. G. BLAKE, E. K. MARSHALL jr., J. S. LOCKWOOD and W. B. WOOD jr.: J. Amer. med. Assoc. **122**, 1217 (1943).
206. KEEFER, C. S., P. G. BLAKE, J. S. LOCKWOOD, P. H. LONG, E. K. MARSHALL and W. B. WOOD: Streptomycin in the treatment of infections. J. Amer. med. Assoc. **132**, 70 (1946).
207. — Dosage forms of penicillin for systemic infections. Amer. J. Med. **7**, 216 (1949).
208. KILLIAN, H.: Die Penicilline. Freib. i. Br., Aulendorf, Wttbg. Editio Cantor 1948.
209. — Depotpenicillin, Penicillin-Blutspiegel, Gesetze der Penicillinverteilung und Penicillinbilanz. Arzneimittel-Forschg. **1**, 107 (1951).
210. KLEINFELDER, H.: Zur Klinik und Therapie der Endocarditis lenta unter besonderer Berücksichtigung der Behandlung mit Streptomycin und hohen Penicillindosen. Z. klin. Med. **148**, 53 (1951).

211. Koelzer, P. P., u. J. Giesen: Resorption, Verteilung und Ausscheidung des Streptomycins im Körper bei seiner Anwendung in der klinischen Therapie. Ärztl. Wschr. 4, 385 (1949).
212. — — Experimentelle Untersuchung und theoretische Erläuterung der in der klinischen Praxis vorkommenden Penicillininaktivierung. Z. inn. Med. 4, 321 (1949).
212a. Kohn, K. H., A. Milzer and H. MacLean: Prophylaxis of rheumatic fever. J. Amer. med. Assoc. 142, 20 (1950).
213. Korduba, M.: Zwei Fälle von Endocarditis lenta durch Pyocyaneus. Przegl. Lek. Krakow 1950, 18, 620.
214. Krämer, R.: Offener Ductus Botalli mit Endarteriitis lenta. Münch. med. Wschr. 1950, 198.
215. Krasemann, E.: Über Exacerbationen nach Fokalsanierung und ihre Prophylaxe durch Abschirmung. Med. Klin. 1950, 180.
216. Kugelmeier, L. M.: Leukämoide Reaktion des RES bei Sepsis lenta. Arch inn. Med. 1, 78 (1949).
217. Kürten, H.: Zur Diagnose der Endocarditis lenta. Z. exper. Med. 61, 494 (1928).
218. Kurz, E. R. H., and J. Fischer: Lutembacher's syndrome associated with subacute bacterial endocarditis. New England J. Med. 240, 178 (1949).
219. Laforet, W.: Provocation mit Ultraschall, ein Versuch zur Erkennung dentaler Fokalinfektion. Strahlenther. 82, 466 (1950).
220. Lancefield, R.: A serological differentiation of human and other groups of hemolytic streptococci. J. exper. Med. 57, 571 (1933).
221. — The immunological relationship of streptococcus viridans and certain of its chemical fraction. J. exper. Med. 42, 377, 397 (1925).
222. Lange, J.: Über die Klinik der Endocarditis lenta und ihre Beeinflußbarkeit durch Penicillin und Sulfonamide. Dtsch. Arch. klin. Med. 197, 115 (1950).
223. Lazansky, J. P., L. Robinson and L. Rodofsky: Faktoren, die das Vorkommen von Bakteriämien nach chirurgischen Eingriffen in der Mundhöhle beeinflussen. J. dent. Research. 1949, 533.
224. Leaman, W. G., M. B. Wikingsson, M. B. Webster and C. C. Shaw: Coronamide and penicillin in subacute bacterial endocarditis due to streptococcus faecalis. Ann. int. Med. 30, 646 (1949).
225. Lehmann, W.: Die Bedeutung anaerober Streptokokken für die Ätiologie der akuten septischen Endocarditis. Münch. med. Wschr. 1926, 233.
226. — Bakteriologie und Klinik der Streptokokkenerkrankungen. Erg. Hyg. 11, 220 (1930).
227. — Klinische und bakteriologische Erfahrungen bei Endocarditis lenta. Klin. Wschr. 1926, 1408.
228. Levy, L., and N. McKrill: Results in the treatment of subacute bacterial endocarditis. Arch. int. Med. (Am.) 77, 367 (1946).
229. Liebermeister, K.: Bakteriologische Befunde bei Endocarditis lenta: 1. Zur Diagnose und Pathogenese, 2. Zur Therapie mit Penicillin und Sulfonamiden. Med. Klin. 44, 135 (1949); 44, 169 (1949).
230. — Zur Isolierung banaler Keime als Krankheitserreger. Med. Klin. 44, 923 (1949).
231. Lichtmann, S. S.: Treatment of subacute bacterial endocarditis: Current results. Ann. int. Med. 19, 787 (1943).
231a. Lichtmann, S. S., and L. Gross: Streptococci in the blood in rheumatic fever, rheumatoid arthritis and other diseases, based on a study of 5233 consecutive blood cultures. Arch. int. Med. 49, 1078 (1932).
232. Loewe, L., N. Plummer, C. F. Niven and J. M. Sherman: Strept. s. b. e. in subacute bacterial endocarditis. J. Amer. med. Assoc. 130, 257 (1946).
233. — and H. B. Eiber: Subacute bacterial endocarditis of undetermined etiology. Amer. Heart J. 34, 349 (1947).
234. — — E. Alture-Werber and M. Kozak Shore: A water-soluble preparation for prolonging effective penicillin levels in body fluids. J. Labor. a. clin. Med. 32, 832 (1947).
235. Loewe, L., P. Rosenblatt, H. J. Greene and M. Russel: Combined penicillin and heparin therapy of subacute bacterial endocarditis. J. Amer. med. Assoc. 124, 144 (1944).
236. — A. E. Sobel and E. Alture-Werber: New penicillin products for sustained effects. J. Labor. a. clin. Med. 34, 67 (1949).
237. Long, D. A.: Effect of penicillin on bacterial flora of the mouth. Brit. med. J. 4533, 819 (1947).
238. — C. A. Chandler, E. A. Bliss, M. G. Bryer and E. B. Schoenbach: The use of antibiotics. J. Amer. med. Assoc. 141, 315 (1949).
239. — E. A. Bliss, E. B. Schoenbach, C. A. Chandler and M. S. Bryer: The experimental background and clinical use of antibiotics. Lancet 1950, 1139.
240. Lüttgens, W. F.: Endocarditis in „main line" opium addicts. Report on eleven cases. Arch. int. Med. 83, 653 (1949).

241. Maass, E. A., and M. J. Johnson: Penicillin-Aufnahme durch Bakterien. J. Bacter. 57, 415 (1949).

242. McNeal, W. J., and A. Blevins: Bacterial studies in endocarditis. J. Bacter. 49, 603 (1945).

243. — — and R. McGrath: Septic staphylococcencio successfully treated by penicillin and bacteriophage. Arch. int. Med. 79, 391 (1947).

244. Maliner, M. M.: Die perorale Anwendung von Penicillin zur Prophylaxe des rekurrierenden fieberhaften Rheumatismus. J. of Pediatrics 37, 858 (1950).

245. Mallen, M. S., and O. Cuellar: Immunological studies with sera from penicillin-allergic patients. Ann. Allergy 7, 1 (1949).

246. McNeal, W. J., A. Blevins and C. A. Poindexter: Clinical arrest in enterococcus endocarditis. Amer. J. med. Sci. 211, 40 (1946).

247. — J. W. Dowand and T. D. Jones: Orally administred penicillin in patients with rheumatic fever. J. Amer. med. Assoc. 138, 1030 (1948).

248. Matthei, Ch., M. Audier et M. Tristani: Notes sur 22 cas d'endocardite maligne traités par pénicilline avec 9 guérisons, 2 vérifications nécropsiques après guérison prolongée du syndrome infectieux. Bull. Acad. Méd. 131, 428 (1947).

249. Matthes, K., u. K. M. Wolf: Ergebnisse der Penicillinbehandlung innerer Erkrankungen. Med. Klin. 1949, 485, 529.

250. Matthew, H., and A. R. Gilchrist: Die Penicillinbehandlung der subakuten bakteriellen Endocarditis. Edinburgh Med. J. 61, 3 (1949).

251. — After-history of successfully treated cases of subacute bacterial endocarditis. Brit. med. J. 1950 II, 4676, 436.

252. McEntegart, M. G., and J. S. Porterfield: Bacteriaemia following dental extractions. Lancet 1949 II, 596.

253. McEwen, C.: Die Diagnose und Behandlung des rheumatischen Fiebers (akuter Gelenkrheumatismus). Dtsch. med. Wschr. 75, 983 (1950).

254. McGee, Ch. J., W. S. Priest and D. Kenney: Subacute bacterial endocarditis due to hemophilus parainfluencae. J. Amer. med. Assoc. 137, 1315 (1948).

255. Meads, M., H. W. Harris and M. Finland: The treatment of bacterial endocarditis with penicillin; experiences of Boston City Hospital during 1944. New England J. Med. 232, 463 (1945).

256. Middleton, W. S.: Streptomycin therapy of hemophilus influenzae endocarditis lenta. Ann. int. Med. 1949, 511.

257. Miller, O. P.: Development of bacterial resistance to antibiotics. J. Amer. med. Assoc. 135, 749 (1947).

258. — P. C., and M. Bohnhoff: Studies on the action of penicillin. J. inf. Dis. 81, 147 (1947).

259. Milzer, A., K. H. Kohn and H. McLean: Oral prophylaxis of rheumatic fever with penicillin. Resistant hemolytic streptococci. J. Amer. med. Assoc. 136, 536 (1948).

260. Misgeld, F. J.: Indikationen der Penicillinbehandlung. Ärztl. Wschr. 1947, 837.

261. — Über Indikationen und Ergebnisse der Penicillinbehandlung bei der Endocarditis. Ärztl. Wschr. 1949, 422.

262. Mitchell, H. S.: Streptomycin-Dermatitis. J. Allergy 22, 71 (1951).

263. Moncke, C.: Über eine besondere Verlaufsform der Endocarditis lenta. Dtsch. med. Wschr. 74, 1425 (1949).

264. Morawitz, P.: Klinische Beobachtungen bei Endocarditis lenta. Münch. med. Wschr. 1921, 1421, 1478.

265. Mosonyi, L., et E. Oblatt: A propos des phénomènes allergiques survenus au cours du traitement antibiotique de longue durée. Schweiz. med. Wschr. 79, 104 (1949).

266. Muller, B., G. Marandon et H. Force: Endocardite maligne lente à hémoculture négative. Bull. Soc. méd. Hôp. Paris 63, 887 (1947).

267. — A. Bayon et L. Errard: Endocardite maligne lente à streptocoque viridans très résistant à la pénicilline. Négativation de l'hémoculture par l'emploi de la streptomycine. Bull. Soc. méd. Hôp. Paris 63, 883 (1947).

268. Murray, L. M.: Subacute bacterial endocarditis. Amer. clin. Med. 1922, 18.

269. Muth, H.: Kritische Betrachtungen zu K. Thomsens Arbeit: „Eine einfache Methode zur Prüfung der Penicillin-Empfindlichkeit von Krankheitserregern in Blutkulturen". Geburtsh. u. Frauenheilk. 9, 137 (1949).

270. Myers, W. K.: Penicillintherapie of gonococcic endocarditis of the pulmonary valve. J. Amer. med. Assoc. 133, 1205 (1947).

271. Naegele, C. F.: Streptomycin treatment of bacterial endocarditis due Streptococcus viridans; report of two cases. Ann. int. Med. 30, 1049 (1949).

272. Nathanson, M. H., and R. A. Liebhold: Diffusion of sulfonamides and penicillin into fibrin. Proc. Soc. exper. Biol. a. Med. 62, 83 (1946).

273. — — Amer. Heart J. 37, 654 (1949).

274. NATHANSON, M. H., and R. A. LIEBHOLD: Studies relative to the chemotherapy of bacterial endocarditis. Ann. int. Med. **33**. 1224 (1950).
275. NEUREUTHER, G.: Deutsche Schimeisterschaft mit Aorteninsuffizienz. Penicillinbehandlung einer Endocarditis lenta. Med. Klin. **1948**, 202.
276. NITSCH, K.: Perorale Penicillinanwendung. Klin. Wschr. **27**, 236 (1949).
277. NIVEN, C. F., and J. C. WHITE: A study of streptococci associated with subacute bacterial endocarditis. J. Bacter. **51**, 790 (1946).
278. NYMAN, O. H.: Studies in enterococci. Biochemical and serological classification with some clinical remarks. Acta path. scand. (Kopenh.) Suppl.-Bd. **83**, 87 (1949).
279. OGLESBY, P., E. F. BLAND and P. D. WHITE: Bacterial endocarditis. New England J. Med. **237**, 349 (1947).
280. OLINGER, M. G.: Mixed infection in subacute bacterial endocarditis, report of two cases. Arch. int. Med. **81**, 334 (1948).
281. ORGAIN, E. S., and C. K. DONEGAN: The treatment of bacterial endocarditis. Ann. int. Med. **32**, 1099 (1950).
282. OPPENHEIM, M., u. G. DE MEYER: Granulo- und Thrombocytopenie bei Streptomycinbehandlung. Schweiz. med. Wschr. **1949**, 1187.
283. PAUNESCO, C., C. DAVID, S. PAPADOPOL, L. BERCEANU, D. MIHAILIDE, A. TIUCRA u. B. THEODORESCO: Arch. Mal. Coeur. **41**, 85 (1948).
284. PECK, S. M., S. SIEGEL and R. BERGAMINI: Successful desensitization in penicillin sensitivity. J. Amer. med. Assoc. **134**, 1546 (1947).
285. — and P. F. FELDMAN: Sensitivity reactions to aureomycin. J. Amer. med. Assoc. **142**, 1137 (1950).
286. PETERSEN, E. S., N. B. McCULLOGH, C. W. EISELE and J. M. GOLDINGER: Durch Streptobacillus moniliformis hervorgerufene subakute bakterielle Endocarditis. J. Amer. med. Assoc. **144**, 621 (1950).
287. PILLSBURY, PH., and M. J. FIESE: Arch. int. Med. **85**, 675 (1950).
288. PRAKKEN, J. R., u. MA.: Comparation study on some methods for delaying the absorption of penicillin. Acta dermato-vener. (Stockh.) **29**, 163 (1949).
289. PRICE, C. W., W. A. RANDALL, H. WELCH and V. L. CHANDLER: Studies of the combined action of antibiotics and sulfonamides. Amer. J. Publ. Health **39**, 340 (1949).
290. PRIEST, W. S., and CH. J. McGEE: Streptomycin in the treatment of subacute bacterial endocarditis. J. Amer. med. Assoc. **132**, 124 (1946).
291. — J. M. SMITH, CH. J. McGEE, J. GILBERT and D. KENNEY: Penicillintherapy of subacute bacterial endocarditis. Arch. int. Med. **79**, 333 (1947).
292. — and CH. J. McGEE: Nachuntersuchungen bei 21 Fällen von ,,geheilter" Endocarditis lenta während vier Jahren. Amer. Heart J. **37**, 665 (1949).
293. PULASKI, E. J., and S. F. SEELEY: Further experiences with streptomycintherapy in U. S. Army Hospitals. J. Labor. and clin. Med. **33**, 1 (1948).
294. — and J. F. CONNEL jr.: Procaine penicillin G for aqueous injection. A study of blood and urine levels. New England J. Med. **241**, 514 (1948).
295. RABL, R., u. M. SEELEMANN: Über das Vorkommen bestimmter ,,unvollständig hämolysierender" Streptokokken- und Diplokokkenarten bei Mensch und Tier sowie über ihre Bedeutung als Infektionserreger. Zbl. Bakter. **154**, 186 (1949).
296. — Die Biologie und pathogene Bedeutung der Streptokokken in den weiblichen Genitalorganen. Z. Hyg. **130**, 384 (1949).
297. — Z. Hyg. **132**, 257, 394 (1951).
298. — Über typische und atypische Streptokokkenarten bei der Endokarditis des Menschen Klin. Wschr. **29**, 365 (1951).
298a. RAMSAY, A, M., and J. VAHRMAN: Die Behandlung generalisierter Staphylokokkeninfektionen. Lancet **1951**, 1, 425.
298b. RAVINA, A.: Le rôle de la pénicilline dans la prophylaxie du rhumatisme articulaire aigu. Presse méd. **59**, 976 (1951).
299. RAUTMANN, H.: Zur Chemotherapie der Endocarditis. Verh. dtsch. Ges. inn. Med. **55**. 443 (1949).
300. REIMOLD, G., u. A. WALTER: Bakteriologische Studien über drei morphologisch und biochemisch abgrenzbare Streptokokkengruppen bei Endocarditis lenta. Z. Hyg. **128**, 168 (1949).
301. — L. HEILMEYER, u. A. M. WALTER: Kritische Betrachtungen zum Erregernachweis bei Endocarditis lenta. Med. Klin. **45**, 475 (1950).
302. RENNIE, J. B., and H. CONWAY: Subacute bacterial endocarditis: A follow-up of patients treated with penicillin. Glasgow med. J. **30**, 400 (1949).
302a. RENNIE, J. B., and C. J. YOUNG: Malignant endocarditis due to Brucella abortus. Brit. med. J. **1**, 412 (1936).
303. REULING, J. B., and CH. CRAMER: Subacute bacterial endocarditis. J. Amer. med. Assoc. **137**, 785 (1948).

304. Rhoads, P. S., W. R. Schram and D. Adair: Bakteriämie nach Zahnextraktion und ihre Verhütung durch Penicillin und NU 445. J. Amer. dent. Assoc. **1950**, 72.
305. Rhymer, J., and G. J. Wallace: Studies on the mode of action of streptomycin. J. Bacter. **54**, 521 (1947).
306. Riewerts Eriksen, K.: Untersuchungen über die Entstehungsart von penicillinresistenten Staphylokokken. Acta path. scand. (Kopenh.) **26**, 269 (1949).
307. Robbins, W. C., and R. Tompsett: Chronisch-rezidivierende Endocarditis, hervorgerufen durch nicht haemolytische Streptokokken. Arch. int. Med. **86**, 578 (1950).
308. — — Treatment of enterococcal endocarditis and bacteremia. Amer. J. Med. **1951**, 278.
309. Robertson, T.: Paracolon bacillus endocarditis of the pulmonic valve secondary to infected polycystic kidneys. Arch. of Path. **43**, 318 (1947).
310. Robinson, J. A., H. L. Hirsh, B. Milloff and H. F. Dowling: Procain penicillin, therapeutic efficiency and comparative studies of absorptions of suspensions in oil and in oil plus aluminium-monostearate and of aqueous suspension containing sodium carboxymethyl-cellulose. J. Labor. a. clin. Med. **33**, 1232 (1948).
311. Roemer, G. B.: Untersuchungen über die biochemischen Eigenschaften menschenpathogener Streptokokken und ihre Beziehungen zur serologischen Gruppenzugehörigkeit. Zbl. Bakter. I. Orig. **152**, 458 (1948).
312. — Die serologische Differenzierung von Streptokokken aus Krankheitsprozessen des Menschen. Zbl. Bakter. I. Orig. **152**, 561 (1948).
313. — Das serologische und biologische Verhalten der für den Menschen pathogenen Streptokokken. Erg. Hyg. **26**, 139 (1949).
314. — Die Lancefieldschen Gruppen in ihrer Bedeutung für die Ätiologie und Pathogenese der Streptokokkeninfektionen des Menschen. Klin. Wschr. **1948**, 453.
315. — u. L. Grün: Präcipitine im Patientenserum bei Streptokokkeninfektionen. Zbl. Bakter. **154**, 206 (1949).
316. Rose, H. M., and Y. Kneeland jr.: Aureomycin in the treatment of infections diseases. Amer. J. Med. **7**, 532 (1949).
317. Rosenberg, M. J.: Subacute bacterial endocarditis. J. Amer. med. Assoc. **138**, 956 (1948).
318. Roth, O., A. L. Cavallaro, R. H. Parrott and R. Celentano: Aureomycin zur Verhütung von Bakteriämie nach Zahnextraktion. Arch. int. Med. **86**, 498 (1950).
319. Rountree, P. M.: Penicillin-Effekt auf Staphylokokken-Bakteriophagen. Austral. J. exper. Biol. a. med. Sci. **25**, 9 (1947).
320. —, R. G. H. Barbour u. E. F. Thomson: Penicillin- und streptomycinresistente Stämme in einem Spital. Lancet **1951**, 1 435.
321. Ruiz-Sanchez, F., y A. Ruiz-Sanchez: Aureomicina, un nuevo agente antibiotico. Medicina (Mex.) **29**, 32 (1949).
322. Santeliges de la Mora: zit. 339. Arch. Benefic. Prov. de Jaén **1947**, 135.
323. Saxén, E.: Autopsiebefunde bei subakuter bakterieller Endocarditis nach Penicillinbehandlung. Acta path. scand. (Kopenh.) **26**, 3, 359 (1949).
324. Sborov, V. M., A. R. Jay and C. J. Watson: Der Effekt des Aureomycins auf die Urobilinogenbildung und die Stuhlflora. J. Lab. a. clin. Med. **37**, 52 (1951).
325. Scott, H. W. jr., and J. M. Williams jr.: Multiple arterial emboli. Three successful embolectomies in a case of bacterial endocarditis. Arch. Surg. **58**, 28 (1949).
326. Seabury, J. H.: Subacute bacterial endocarditis. Experiences during the past decade. Arch. int. Med. **79**, 1 (1947).
327. Seeler, A. O., C. Wilcox and M. Finland: Enhancement of blood levels by caronamide during intramuscular administration of penicillin. J. Lab. a. clin. Med. **32**, 807 (1947).
328. Seelemann, M.: Über die sogenannten vergrünenden Streptokokken bei Mensch und Tier. I. Zur Klarstellung des „Salivarius-Viridans-Problems“. Z. Hyg. **127**, 372 (1947).
329. — u. H. Nottbohm: Untersuchungen über die Unterscheidung des Streptococcus lactis von den Enterokokken. Ein Beitrag zur serologischen Gruppendifferenzierung. Zbl. Bakter. I. Orig. **146**, 142 (1940).
330. — u. R. Rabl: Über die sog. vergrünenden Streptokokken bei Mensch und Tier. II. Die Biologie der Streptokokken der Viridansgruppe. Z. Hyg. **127**, 381 (1947).
331. Selbie, F. R., R. Simon and R. H. M. Robinson: Serological classification of viridans streptococci from subacute bacterial endocarditis, teeth and throats. Brit. med. J. **1949** II, 667.
332. Sherman, J. M.: The enterococci and related streptococci. J. Bacter. **35**, 81 (1938).
333. Siegmund, H.: Untersuchungen zur Pathogenese der Endocarditis, insbesondere der Frühveränderungen. Verh. dtsch. path. Ges. **1925**, 260.
334. — Untersuchungen zur Pathogenese der Endocarditis. Virchows Arch. **290**, 3 (1933).
335. — Probleme der Fokalinfektion unter relationspathologischen Gesichtspunkten. Dtsch. med. Wschr. **1948** I, 357.

336. SMITH, C., H. C. SAULS and C. F. STONE: Subacute bacterial endocarditis due to streptococcus viridans. J. Amer. med. Assoc. **119**, 478 (1942).
337. SNYDERMAN, R., and J. S. TIPPING: Subacute bacterial endocarditis. Amer. J. Med. **6**, 336 (1949).
338. SPANG, K., u. A. GABELE: Die Nachkriegsendocarditis und ihre Begutachtung. Dtsch. med. Wschr. **74**, 1453 (1948).
339. — — Über die Nachkriegsendocarditis, eine Sonderform der Endocarditis lenta. Arch. Kreislaufforschg. **16**, 52 (1949).
340. SPIGER, S., and D. BLITZ: A study of the response of bacterial populations to the action of penicillin; a quantitative determination of its effect on the organisms. J. Lab. a. clin. Med. **33**, 417 (1948).
341. SPINK, W. W., and E. M. YOW: Aureomycin: present status in the treatment of human infections. J. Amer. med. Assoc. **141**, 964 (1949).
342. SPIELMANN, H.: Untersuchungen über die bakteriostatische Wirksamkeit von Protocid, Supronalum, Penicillin und Streptomycin. Med. Klin. **1951**, 11, 317.
344. SUTER, A.: Penicillinresistentes Rezidiv einer Sepsis lenta, mit Streptomycin geheilt. Schweiz. med. Wschr. **78**, 585 (1948).
345. SCHELLONG, F., u. TH. SOESTMEYER: Herdsuche durch Pyrifer. Dtsch. med. Wschr. **76**, 761 (1951).
346. SCHIRDUAN, M.: Über „Nebenwirkungen" der Penicillinbehandlung. Med. Klin. **1950**, 795.
347. SCHLICHTER, J. G., H. MCLEAN and A. MILZER: Effective penicillintherapy in subacute bacterial endocarditis and other chronic infections. Amer. J. med. Sci. **217**, 600 (1949).
348. SCHMID, D. O.: Zur Frage der Bedeutung einer Resistenzprüfung pathogener Mikroorganismen in vitro und deren Beurteilung für die therapeutische Praxis. Z. Hyg. **130**, 459 (1950).
349. SCHMIDT, H.: Beitrag zur Behandlung der Gonokokken-Endocarditis. Ärztl. Wschr. **1948**, 217.
350. — Grundlagen der spezifischen Therapie. Berlin 1940.
351. — W.: Über die Gründe der Mißerfolge bei der Penicillin- und Sulfonamidbehandlung bakterieller Endocarditiden. Ärztl. Wschr. **1948**, 423.
352. SCHNEIDER, K. W.: Die Behandlung rheumatischer Fieberzustände mit Penicillin. Med. Klin. **1949**, 764.
353. SCHNEIERSON, S. S., and L. BLUM: A method of continuous arterial infusion. Bone marrow and blood levels during the administration of penicillin. Surgery St. Louis **25**, 30 (1949).
354. SCHOEN, R., u. E. FRITZE: Erfahrungen über die Endocarditis lenta und ihre Behandlung mit Penicillin. Dtsch. med. Wschr. **74**, 1060 (1949).
355. — Erfahrungen über die Penicillinbehandlung der Endocarditis lenta. Verh. dtsch. Ges. inn. Med. **55**, 419 (1949).
356. — Die Beziehungen zwischen Endocarditis rheumatica und lenta. Z. Rheumaforschg. **10**, 1 (1951).
357. SCHÖNFELD, W.: Die Entwicklung des Penicillins. Dtsch. med. Wschr. **71**, 283 (1946).
358. SCHOTTMÜLLER, H.: Endocarditis lenta. Zugleich ein Beitrag zur Artunterscheidung der pathogenen Streptokokken. Münch. med. Wschr. **1910**, 617, 697.
359. — Die Artunterscheidung der für den Menschen pathogenen Streptokokken auf Blutagar. Wien. med. Wschr. **1903** I, 849, 909.
360. — Herdinfektion und Organotropie der Erreger. Verh. dtsch. Ges. inn. Med. **1930**, 480.
361. — Endocarditis lenta. Münch. med. Wschr. **1933**, 34.
362. SCHRECK, W.: Bericht über einen Fall von hohem Fieber und Leukopenie, verursacht durch Penicillin. Ärztl. Wschr. **1949**, 434.
363. SCHUBACK, A., u. W. SATTLER: Endocarditis ulcerosa durch Paradiphtheriebakterien. Dtsch. med. Wschr. **1949**, 552.
364. SCHULTEN, H.: Was kann man bei der Endocarditis lenta therapeutisch machen? Med. Klin. **1935**, 937.
365. SCHULZE, E.: Aureomycin. Dtsch. Gesdh.wes. **1949**, 682.
366. — Über die Behandlung der Endocarditis lenta mit Penicillin. Fortschr. Diagn. u. Ther. **1**, 1 (1949).
367. SCHUPPLI, R.: Über das Auftreten allergischer Reaktionen bei der Therapie mit Penicillin und Streptomycin. Schweiz. med. Wschr. **81**, 589 (1951).
368. SCHWIEGK, H.: Therapie der Endocarditis lenta. Verh. dtsch. Ges. inn. Med. **55**, 409 (1949).
369. STAEHELIN, A.: Zur Therapie und Prognose der Endocarditis lenta. Schweiz. med. Wschr. **81**, 397 (1951).

370. STAHL, R.: Über die schleichende Herzentzündung (Endocarditis lenta). Erg. inn. Med. **25**, 414 (1924).

371. SCHERF, D., und L. J. BOYD: Klinik und Therapie der Herzkrankheiten und der Gefäßerkrankungen. Wien: Springer 1951.

372. STATLAND, M., and T. G. GORR: Streptococcus viridans endarteritis of an arteriovenous aneurysm. J. Labor. a. clin. Med. **34**, 221 (1949).

373. STEWART, W. W., and O. L. BALDRIDGE: Streptococcus faecalis reaction occuring during streptomycin therapy. J. Amer. med. Assoc. **139**, 579 (1949).

374. STRASCHESKO, N. D.: Therap. Arch. **4**, 512 (1927); ref. Z. Kreislaufforschg. **19**, 465 (1927).

375. STRAUSS, E., P. L. RICHBURG, P. Z. SABA and J. E. ALEXANDER: Enhancement of plasma penicillin concentrations by caronamide and sodium benzoate. J. Labor. a. clin. Med. **32**, 818 (1947).

376. STRAUSZ: zit. 339. Orvosok Lapja (Ungarn) **1947**, 872.

377. STUART-HARRIS, C. H., J. COLQUHOUN and J. W. BROWN: Penicillin and carinamide in resistant subacute bacterial endocarditis. Lancet **1949** I, 99.

378. TERRASSE, J., CH. FOUGOUX et J. LÈRE: Sur onze cas d'endocardite maligne lente traité par la pénicilline. Presse méd. **53**, 600 (1947).

379. TIETZE, A.: Über sogenannte penicillinresistente Fälle. Ärztl. Wschr. **1947**, 852.

380. THILL, C. J., and O. O. MEYER: Experiences with penicillin and dicumarol in treatment of subacute bacterial endocarditis. Amer. J. med. Sci. **213**, 300 (1947).

381. THOMSON, S., and J. INNES: Hemolytic streptococci in the cardiac lesions of acute rheumatism. Brit. med. J. **1940** II, 723.

382. TOMPSETT, R., and W. McDERMOTT: Recent advances in streptomycin therapie. Amer. J. Med. **7**, 371 (1949).

383. —, A. TIMPANELLI, O. GOLDSTEIN and W. McDERMOTT: Discontinuous therapy with penicillin. J. Amer. med. Assoc. **139**, 555 (1949).

384. TRIAS DE BES, L.: A propos des endocardites lentes bactériemiques et abactériemiques. Praxis (Bern) **37**, 62 (1948).

385. TUMULTY, P., and A. M. HARVEY: Experiences in management of subacute bacterial endocarditis treated with penicillin. Amer. J. Med. **4**, 37 (1948).

386. VARGA, L. v.: Beitrag zur Reaktion des peripheren Blutbildes auf Penicillin. Ärztl. Forschg. **3**, II, 37 (1949).

387. VOUREKA, A., and W. HUGHES: Frequency of penicillin-resistant staphylococci. Brit. med. J. **4600**, 395 (1949).

388. WAGNER, B. M.: Penicillintherapy in subacute bacterial endocarditis. Amer. J. med. Sci. **215**, 84 (1947).

389. WALDBOTT, G. L.: Anaphylactic death from penicillin. J. Amer. med. Assoc. **139**, 526 (1949).

390. WALDO, J. F., J. M. MANON, W. C. LU and J. POLLSTRUP: Die Wirkung von Benzoesäure und Caronamid auf Blutpenicillinspiegel und Nierenfunktion. Amer. J. med. Sci. **217**, 563 (1949).

391. WALL, R., and O. BRUNDAGE: The treatment of subacute bacterial endocarditis with penicillin and sodium paraaminohippurate by continuous intravenous drip. Ann. int. Med. **30**, 1295 (1949).

392. WALLACH, R., and N. POMERANTZ: Streptomycin in the treatment of subacute bacterial endocarditis. New England J. Med. **241**, 690 (1949).

393. WALTER, A., G. REIMOLD u. L. HEILMEYER: Das Endocarditis-lenta-Problem. Dtsch. med. Wschr. **73**, 467, 518, 565 (1948).

394. — Chemotherapie der Endocarditis. Verh. dtsch. Ges. inn. Med. **55**, 427 (1949).

395. WANNAMAKER, L. W., C. H. RAMMELKAMP, F. D. DENNY, W. R. BRINK, H. B. HOUSER, E. O. HAHN and J. H. DINGLE: Prophylaxis of acute rheumatic fever by treatment of the preceding streptococcal infection with various amounts of Depot Penicillin. Amer. J. Med. **1951**, 673.

396. WAUCHOPE, G. M.: The relative prevalence of so-called endocarditis lenta before and after the war. A survey of 195 cases. Quart. J. Med. **19**, 35 (1925).

397. WAYNE, E. J., J. COLQUHOUN and J. BURKE: The use of procaine penicillin with aluminium monostearate in adults. Brit. med. J. **4640**, 1319 (1949).

398. WEDDING, E. S.: Actinomycotic endocarditis. Arch. int. Med. **79**, 203 (1947).

399. WEINSTEIN, L.: The spontaneous occurence of new bacterial infections during the course of treatment with streptomycin or penicillin. Amer. J. med. Sci. **214**, 56 (1947).

400. WENDT, H., u. G. LANDES: Über die Heilung eines Falles von Endocarditis lenta durch Penicillin. Med. Klin. **1946**, 224.

401. WHITE, P. D., M. W. MATHEWS and E. EVANS: Notes on treatment of subacute bacterial endocarditis encountered in 88 cases at Massachusetts General Hospital during 6 year period 1939 to 1944 (inclusive). Ann. int. Med. **22**, 61 (1945).

402. White, P. D., and S. P. Mallett: Management of hemophilia in dental extraction. J. oral. Surg. **7**, 237 (1949).
403. Widmann, H., u. W. D. Germer: Die Penicillintherapie der Endocarditis lenta. Ärztl. Forschg. **3**, 507 (1949).
404. Wild, H., u. W. Driesens: Klinische und pharmakologische Erfahrungen mit dem neuen Sulfonamidpräparat Supronalum (Dema). Dtsch. med. Rdsch. **3**, 31 (1949).
405. Wilkinson, A. G., and K. Zinnemann: Allergy to penicillin with symptoms of serum sickness. Brit. med. J. **4534**, 865 (1947).
406. Zadik, P.: Wie entsteht die Resistenz der Tuberkelbazillen gegen Streptomycin? Schweiz. med. Wschr. **81**, 281 (1951).
407. Witzgall, J.: Die Endocarditis lenta und ihre Behandlung mit Penicillin. Ther. Gegenw. **9**, 88 (1949).
408. Wolff, H., u. J. Krammer: Die Aktivierbarkeit des bakteriostatischen Penicillineffektes durch Metallspuren. Klin. Wschr. **1950**, 316.
409. Wolf: Die Zahnmarkprüfung mittels Hochfrequenzströmen. Dtsch. zahnärztl. Wschr. **41**, 1066 (1938).
410. Wollheim, E., u. H. Kleinfelder: Zur Streptomycinbehandlung der Endocarditis lenta. Dtsch. med. Wschr. **75**, 1121 (1950).
411. Wyss, H.: Endocarditisprobleme. Schweiz. med. Wschr. **76**, 16 (1946).
412. Zeller, W. W., M. H. Lepper, J. A. Robinson, H. L. Hirsh and H. F. Dowling: The effect of caronamide on the blood concentration of penicillin following oral and intramuscular administration of penicillin. Ann. int. Med. **30**, 398 (1949).
413. Zheutlin, B.: Endocarditis caused by organism morphologically and culturally identified as C. diphtheriae. Ann. int. Med. **31**, 339 (1949).
414. Zweifler, B., E. Sar and J. Feder: Subacute bacterial endocarditis due to streptococcus fecalis. Ann. int. Med. **34**, 217 (1951).

Einleitung.

Die Endocarditis lenta hat aus zwei Gründen seit Kriegsende besonderes Interesse gefunden: 1. Die Krankheit hat an Häufigkeit zugenommen. 2. Die Einführung der Antibiotica hat ihrer Behandlung neue Wege eröffnet. Gleichzeitig aber haben sich die Vorstellungen vom Wesen dieser Krankheit seit Schottmüllers grundlegender Darstellung (*358*) geändert und ihrer Behandlungsmöglichkeit neue Impulse vermittelt.

Pathogenese der Endocarditis lenta.

Beschränkte Schottmüller den Begriff der Endocarditis lenta auf die durch Streptococcus viridans bewirkten Herzklappenentzündungen, so ist diese Diagnose heute eine rein klinische. Der Art der Erreger wird weniger Bedeutung beigemessen. Allgemein hat sich die Meinung durchgesetzt, daß die subakut bis chronisch verlaufende Sepsis lenta, die "subacute bacterial endocarditis" des anglo-amerikanischen Schrifttums, auch durch andere Keime verursacht sein kann, ja daß der Keimnachweis nicht selten überhaupt nicht gelingt. Aber nicht nur hinsichtlich der *Art* der Keime haben sich die Ansichten vom Wesen dieser Krankheit gewandelt; ein anderer Faktor, die *Resistenz* des Organismus gegen die Erreger, ist in den Vordergrund gerückt und in seiner Bedeutung der der Keime an die Seite getreten. Germer (*135*) hat in Bd. 2, 1951 der „Ergebnisse" die pathogenetischen Probleme der Endocarditis lenta dargestellt. Die vorliegende Abhandlung ist als Fortführung dieser Arbeit gedacht.

Albertini (*1, 2, 3, 4*) und viele andere Autoren (*22, 31, 37, 38, 81, 82, 83, 204, 333, 334, 335, 354*) heben die Reaktionslage des Organismus als entscheidend für Entstehung und Verlauf der Endocarditis lenta hervor. Der zwischen Virulenz der Erreger und Resistenz des Organismus bestehende Gleichgewichtszustand erklärt den chronischen Verlauf der Krankheit und ihre charakteristischen Symptome (*110, 338, 339, 354*). Rheumatische und bakterielle Endokarditis sind nur graduell verschieden. Ihr Unterschied liegt lediglich in der Reaktionslage des Organismus. Die Art der Erreger spielt gegenüber der Art und Stärke der Abwehrreaktion nur eine relativ geringe Rolle. Die Trennung zwischen akuter und subakut bis chronisch verlaufender Endokarditis und wiederum zwischen diesen „bakteriellen" Formen und der „rheumatischen" Herzklappenentzündung ist eine klinische, pathogenetisch handelt es sich lediglich um verschiedene Gewebsreaktionen auf gleiche Reize (*110, 134, 135*). Nach Ansicht von Böhmig (*37, 38*) kann auch die echte Endocarditis lenta „abakteriell" entstehen, wie andererseits bei der rheumatischen Endokarditis gelegentlich vergrünende und andere Streptokokken gefunden werden (*62, 144, 199, 231a, 273*). Nach Roemer (*313, 314*) u. a. (*144*) sind Streptokokken der serologischen Gruppe A im Krankheitsbild des Rheumatismus beteiligt. Es finden sich gruppen- und artspezifische Präcipitine und Agglutinine. McEwen (*253*) u. a. (*160*) beobachteten bei 75—85% der Polyarthritiskranken eine Erhöhung des Antistreptolysin-0-Titers. Die Endokarditis wird als eine sich an den Herzklappen abspielende Antigen-Antikörperreaktion aufgefaßt, deren Stärke bei rheumatischer Endokarditis, bei Endocarditis lenta und bei septischer Endokarditis verschieden ist. Wir fanden bei Endocarditis lenta im Gegensatz zur rheumatischen Herzklappenentzündung auffallend geringes Phagocytosevermögen der Blutgranulocyten und deuteten diesen Befund, der sich auch in dem verzögerten Ausfall der Leukocyten-Aggregationsreaktion ausdrückt, als *ein* Moment der geringen Abwehrbereitschaft des Organismus (*126*). Ist die Endocarditis lenta, deren Diagnose sich bei chronisch-rezidivierendem Verlauf auf die klassischen Symptome Vitium, Fieber, Milztumor, Anämie, Embolien, Herdnephritis, Beschleunigung der Senkungsreaktion bei Dysproteinämie stützt, von der rheumatischen Herzklappenentzündung und auch von der septischen Endokarditis nur graduell verschieden, so sind auch Übergangsformen verständlich. Germer (*135*) unterscheidet daher drei Verlaufsformen der Endocarditis lenta: 1. eine mehr rheumatische mit meist sterilen Blutkulturen, 2. die klassische Form mit meist positivem Keimnachweis, 3. eine subakut-septische Form mit stets positiven Blutkulturen. Ob die eine oder andere dieser Verlaufsformen, deren Trennung allerdings oft nicht möglich ist, sich entwickelt, ist nicht so sehr abhängig von Art und Virulenz der Erreger, als von dem Vermögen des Organismus, mit ihnen fertig zu werden. Donzelot und Mitarbeiter (*86, 88, 89*) glauben, eine Endocarditis-lenta-Form mit negativen Kulturen von der bakteriellen Form mit permanenter Bakteriämie auch pathologisch-anatomisch abgrenzen zu können. Bei letzterer sollen u. a. die Nierensymptome ausgeprägter sein.

Zur Therapie der Endocarditis lenta.

Mechanismus der Herzklappeninfektion.

Für eine wirksame Therapie ist die Kenntnis der Erreger und des Mechanismus, der zu ihrer Ansiedlung auf den Herzklappen führt, Voraussetzung. Die Endocarditis lenta kann durch sehr verschiedene Keime hervorgerufen sein. Als Ausgangsherd einer Bakterieneinschwemmung ins Blut kommen bakterielle Herde verschiedenster Lokalisation in Betracht. Vor allem scheinen die Tonsillen, Zähne und Nebenhöhlen, aber auch infizierte Fremdkörper wie Geschoßsplitter (*210, 354, 355*) und Entzündungsprozesse im Bereich des Darmkanals und des Urogenitalsystems bei Enterokokkeninfektionen (*308*) als Herd bedeutsam zu sein. Bodechtel (*29*) zeigt an drei Statistiken von Billings (257 Fälle), Gehlens (200 Fälle), Petschacher (577 Fälle), daß die Bedeutung der Tonsillen als Herd (58—73%) wesentlich größer ist als die der Zähne (4—23%). Alle anderen Lokalisationen treten dagegen zurück. Von solchen Herden ins Blut eingeschleppte Keime siedeln sich am Endokard veränderter bzw. sensibilisierter Herzklappen oder an kongenital mißgebildeten Klappen an. Damit entsteht ein zweiter Herd, der eigentliche Sepsisherd. Die bevorzugte Keimbesiedlung kongenital oder rheumatisch veränderter Herzklappen ist in der beiden gemeinsamen Vascularisation der Klappen zu vermuten. Etwa 50—80% der an Endocarditis lenta Erkrankten haben früher rheumatische Herzklappenentzündungen durchgemacht. 20—30% der Träger rheumatischer Vitien sterben an Endocarditis lenta, wie auch etwa 30% aller kongenitalen Vitien einer Endocarditis lenta erliegen (*135*). Das Ziel einer Behandlung muß neben der Beherrschung des *Klappenprozesses* die Beseitigung des *Ausgangsherdes* sein. Offenbar kommt es aber gerade bei der operativen Beseitigung eines derartigen Focus (Zahnextraktion, Tonsillektomie) zur Bakteriämie und damit zur Möglichkeit der Entstehung eines Sepsisherdes am Endokard (*252, 260, 337, 354, 356, 368, 402, 406*). Besonders Träger kongenitaler

Herz- oder Gefäßmißbildungen oder rheumatischer Vitien sind bei solchen Maßnahmen gefährdet. Die Verhütung dieser Gefahr muß *prophylaktische Aufgabe
der Therapie* sein. Andererseits tritt der Primärherd nach stattgefundener
Infektion der Herzklappen an Bedeutung zurück. Immerhin drohen aber von
ihm aus nach erfolgreicher Behandlung des Klappenherdes Rezidive, wie die
weitere Sensibilisierung des Organismus von ihm unterhalten wird.

Erreger.

Art.

Die Erreger der Endocarditis lenta sind überwiegend nicht hämolysierende
Streptokokken, Angehörige der Viridans- und Enterokokkengruppe. Aber auch
andere Keime werden beobachtet:

Micrococcus catarrhalis und flavus (*201*), Bact. influencae bzw. parainfluencae (*142,254*).
Actinomyces (*398*), Meningokokken (*114*), Streptobacillus moniliformis (*286*), Corynebacterium diphtheriae (*413*), Paradiphtheriebakterien (*363*), Pyocyaneus (*213*), Proteus, Staphylokokken, Bact. coli, Pneumokokken (*354*), Tbc-Bacillen, Gonokokken (*91, 270, 349*), Galtstreptokokken (*100*).

Jones (*191*) stellt aus der Literatur etwa 45 verschiedene Erregerarten zusammen. Rabl und Seelemann (*295, 296, 297, 298*) fanden bei Endocarditis
lenta meistens Salivarius-Streptokokken, seltener Enterokokken, die α-hämo-
lysierenden Str. bovis, equinus, glycerinaceus, faecium und liquefaciens und
β-hämolysierende Streptokokken der serologischen Gruppen A, C, G. Die Häufigkeit des Vorkommens der verschiedenen Streptokokkenarten im Blut bei Endocarditis lenta hängt nach Ansicht der Autoren mit der in den natürlichen Fund-
orten und damit mit der in den Quellen der Herdinfektion zusammen. Loewe
und Mitarbeiter (*235, 236, 232, 233, 234*) fanden bei 40% ihrer Endocarditis-
lenta-Kranken einen der Viridansgruppe angehörenden Keim, den sie Streptococcus s.b.e. nennen. In Deutschland ist er nur vereinzelt beobachtet worden
(*135*). Meist handelt es sich bei den Erregern der Endocarditis lenta um mehr
oder weniger saprophytär vorkommende, wenig pathogene Mikroorganismen.
gegen die der Organismus eine besondere Reaktionslage (Teilimmunität nach
Höring) entwickelt hat.

Obwohl bei der Endocarditis lenta das Krankheitsbild in erheblichem Grade
von der Immunitäts- und Reaktionslage des Organismus abhängt, so sind doch
die Art und das Verhalten der jeweiligen Erreger für ihre Behandlung von überwiegender Bedeutung. Da die Reaktionslage einer teilweise spezifischen Sensibilisierung gegen bestimmte Erreger entspricht, wird sie sich bei Beseitigung dieser
Keime unter Umständen ändern. Die Behandlung kann nicht nur eine Besserung
der Resistenz, eine Änderung der Reaktionslage des Organismus allein zum Ziele
haben, sondern muß die Beseitigung der Erreger anstreben. Voraussetzung ihrer
Bekämpfung ist aber ihr Nachweis überhaupt, ihre exakte Identifizierung und
die Bestimmung ihrer Empfindlichkeit gegen die in Frage kommenden chemotherapeutischen und antibiotischen Medikamente. Die Art der Keime bietet
andererseits Hinweise auf ihre Eintrittspforte, deren Beseitigung zwar letzte aber
nicht unwichtige Aufgabe der Therapie ist.

Differenzierung.

Bei der grundsätzlichen Bedeutung, die Schottmüller dem Str. viridans für die Entwicklung einer Endocarditis lenta zugeschrieben hat, sollte man annehmen, daß dieser Keim
einem wohl definierten, bakteriologisch einwandfrei differenzierbaren Streptokokkentyp entsprechen würde. Seine sichere Abgrenzung von ähnlichen Streptokokkenstämmen ist aber
auf Grund bakteriologischer Eigenschaften nicht möglich. Das wichtigste kulturelle Merkmal,

das vergrünende Wachstum auf Blutagar, teilt der Str. viridans mit anderen Stämmen. Ein wichtiges Kriterium für die Artunterscheidung der Streptokokken bildet nach SCHOTTMÜLLER der Bactericidieversuch. SEELEMANN und RABL (330) zeigten aber, daß auch andere Erreger der Sepsis lenta wie der Str. viridans in vitro abgetötet werden. In Amerika und England sind in den letzten Jahren brauchbare Methoden der Streptokokkendifferenzierung entwickelt worden. Mit dem von LANCEFIELD (220, 221) angegebenen und von FULLER (128) modifizierten Präcipitintest sind z. B. die Enterokokken als serologische Gruppe D von den Streptokokken anderer Gruppen sicher abzugrenzen. Die keineswegs einheitliche Viridansgruppe ist serologisch nicht erfaßbar. Zur Erkennung der Viridansstreptokokken ist der serologische Ausschluß der bakteriologisch ähnlichen Keime notwendig. Dem SCHOTTMÜLLERschen Str. viridans entspricht wahrscheinlich der Str. salivarius der amerikanischen Literatur (313, 314). Die Keime der serologischen Gruppe D — Enterokokken — sind besonders in Deutschland relativ häufig Erreger der Endocarditis lenta. SELBIE und Mitarbeiter (331) versuchten, 209 Stämme vergrünend wachsender Streptokokken, die teils aus dem Blute Endocarditis-lenta-Kranker, teils aus extrahierten Zähnen und von Tonsillen gezüchtet waren, serologisch einzuordnen. Die Keime gehörten teilweise den serologischen Gruppen A, B, G, K nach LANCEFIELD an, teilweise waren sie serologisch nicht zu erfassen. Die aus der Mundhöhle gezüchteten Keime waren mit denen bei Endocarditis lenta im Blute nachgewiesenen identisch. Die Autoren betonen die Bedeutung der Zahn- und Tonsillenherde für die Entstehung der Endocarditis lenta.

Züchtung und Resistenzprüfung.

Bei einem nicht geringen Teil der klinisch sicheren Endocarditis-lenta-Fälle gelingt der Keimnachweis kulturell auch bei optimaler Technik weder im Blut, noch im Knochenmark oder Harn. Schon SCHOTTMÜLLER (358) konnte bei 58 Fällen chronischer Endokarditis nur in 55% Viridansstreptokokken züchten, die restlichen 45% blieben steril. Die Häufigkeit dieser kulturell negativen Fälle liegt in Deutschland und anderen europäischen Ländern in den Jahren nach dem Kriege mit 50—80% (10, 134, 135, 155, 164, 188, 210, 354, 378, 394) erheblich höher als in den angelsächsischen Ländern mit nur 10—20% (53, 54, 55, 56, 57, 58, 93, 233, 277, 354, 368). Es liegt nahe anzunehmen, daß infolge besonderer Bedingungen in Europa diese „abakteriellen" Fälle in den Jahren nach dem letzten Kriege häufiger geworden sind. SPANG und GABELE (338, 339) glauben, eine sog. „Nachkriegsendokarditis" als besondere Verlaufsform von der Endocarditis lenta abgrenzen zu können und weisen auf deren Bedeutung für die gutachtliche

Beurteilung ehemaliger Kriegsteilnehmer hin. Offenbar ist bei diesen scheinbar abakteriellen Fällen die Bakteriämie so gering, daß der Keimnachweis nicht gelingt (354). Post mortem lassen sich aber aus dem Klappengewebe nicht selten Keime züchten oder histologisch nachweisen (354, 356) (Tab. 1).

Nur in der Immunitätslage dürften sich die sich dem kulturellen Nachweis entziehenden Fälle graduell von den bakteriellen Formen unterscheiden (204, 263). Dafür spricht auch

Tabelle 1.

Herzklappen-Kulturen	
Erreger	Zahl
Streptococcus viridans	10
Enterokokken	12
Bact. coli	5
hämolysierende und nichthämolysierende Staphylokokken	3
Pneumokokken	1
Steril	9
Insgesamt	40

Die Tabelle stellt das Ergebnis der Herzklappenkulturen von 40 Verstorbenen zusammen, deren Blut, Knochenmark und Harn in vivo bei zahlreichen Kulturen steril waren.

das häufigere Auftreten diffuser Glomerulonephritiden bei diesen Formen ohne Erregernachweis. Die fibrinösen und thrombotisch-polypösen Klappenauflagerungen sind so massiv, daß schon dadurch die Keimausschwemmung ins strömende Blut verhindert wird. Diese Fälle ohne positive Kultur stellen der Behandlung

wegen dieser Eigenheit besondere Probleme. Das die Therapie unterstützende
Moment der Testung der Erregerempfindlichkeit gegen bestimmte Medikamente
entfällt. Dazu scheint die Prognose gerade dieser Sepsis-lenta-Formen besonders
schlecht zu sein (*188, 354*). Es ist bei der Annahme dieser abakteriellen Lentaform
zu bedenken, daß die in weniger als 4% der Fälle vorkommenden bakteriellen
Endokarditiden mit isolierter Beteiligung des rechten Herzens aus hämodynamischen Gründen ebenfalls meist negative Blutkulturen haben (*15*).

Dem kulturellen Nachweis der Keime kommt deswegen besondere Bedeutung
zu, weil ihre Empfindlichkeit gegen die anzuwendenden Medikamente und ihre
Dosierung danach festgelegt werden können. Allerdings wird von zahlreichen
Autoren (*26, 53, 55, 56, 58, 71, 238*) gerade in letzter Zeit darauf hingewiesen,
daß Empfindlichkeit der Keime in vitro und ihre Beeinflußbarkeit in vivo keines-
wegs einander parallel gehen. Bei der Resistenzprüfung in vitro wird nur die
Wachstumshemmung getestet. Bei Endocarditis lenta ist aber die Abtötung der
Keime von größter Bedeutung (*186, 187*). Immerhin bietet die Methode der
Resistenztestung der Keime gegen Therapeutica für die einzuschlagende Behand-
lung einen wichtigen Hinweis.

Schon Schottmüller wies auf die Schwierigkeit hin, den Str. viridans
kulturell zu züchten. Die besondere Reaktionslage des Organismus bedingt offenbar weitgehend Virulenz und Avirulenz der Keime, ihre Variation durch Verlust-
mutation usw. und damit auch die Möglichkeit ihrer kulturellen Züchtung (*204*).
Andererseits sind die im Blute kreisenden Keime bei Endocarditis lenta offenbar
zahlenmäßig gering. Unter Berücksichtigung dieser Tatsachen und der Bedeutung, die dem Keimnachweis zukommt, ist die Anlegung zahlreicher Kulturen aus
venösem und arteriellem Blut, aus Knochenmark und Harn, aerobe und anaerobe
Züchtung auf geeigneten Nährböden und Bebrütung über 3—4 Wochen notwendig.
Der damit naturgemäß für den Beginn der Behandlung eintretende Zeitverlust
wird durch ihre exaktere Durchführung bei weitem ausgeglichen. Germer (*134,
135, 138*) glaubt, durch perorale Verabfolgung von 3,0 g Para-amino-benzoesäure
nach 1—2 Std. eine um 40% größere Häufigkeit positiver Kulturen zu erzielen.
Wir fanden bei der Nachprüfung dieses Verfahrens in 25 Fällen mit negativen
Kulturen nach Para-amino-benzoesäure einmal vergrünende Streptokokken,
aber 10 mal kulturell im Venenblut gramnegative Bakterien, die nicht als pathogen bekannt sind und deren nähere Differenzierung bisher nicht gelang. Die Häufigkeit des Nachweises dieser gramnegativen Bakterien bei verschiedenen Kranken und zum Teil bei den gleichen Kranken mehrmals und zu ganz verschiedenen
Zeiten läßt eine technisch bedingte Verunreinigung der Kulturen zumindest nicht
als sehr wahrscheinlich er-
scheinen. Eine ungünstige Beeinflussung der Endocarditis
lenta selbst durch Para-amino-
benzoesäure infolge Aktivierung der Keime erscheint
theoretisch nicht ausgeschlossen. Tab. 2 stellt die an der
Göttinger Klinik beobachteten
Erreger der Endocarditis lenta
zusammen.

Tabelle 2.

Erreger	Zahl
Streptococcus viridans	15
hämolysierende Streptokokken	2
Enterokokken	9
hämolysierende und nichthämolysierende Staphylokokken	12
Pneumokokken	1
„gramnegative Bakt."	10
kultur. steril (s. Tab. 1)	90

Die Frage nach der Ursache der Häufung der Endokarditis nach dem letzten
Kriege, aber auch nach dem Ersten Weltkriege, in allen vom Kriege betroffenen
Ländern hat auch therapeutische Bedeutung. Es handelt sich um eine echte, stati-
stisch gesicherte Zunahme der Krankheit (*338, 354*), die schon während des Krieges

begann, die auffälligerweise aber weniger die durch Str. viridans bedingten Formen als die abakteriellen Fälle der Endocarditis lenta betrifft (*8, 10, 11, 18, 31, 37, 64, 72, 134, 135, 141, 46, 48, 155, 164, 169, 170, 171, 176, 177, 199, 217, 227, 198, 264, 268, 354, 355, 356, 370, 374, 376, 378, 336, 384, 404*). Dabei sind überwiegend Männer erkrankt, die zu 95% (*338,354*) den Altersgruppen angehören, die aktiv am Kriege teilgenommen haben. HEUER (*177*) findet beim Vergleich eines sehr großen Sektionsmaterials die Gesamtzahl endokarditischer Prozesse vor und nach dem letzten Kriege und die Beteiligung der Geschlechter gleich. Schwere ulcerös-polypöse Klappenzerstörungen, wie sie der Sepsis lenta entsprechen, sind aber seit dem Kriege und besonders bei Männern, wesentlich häufiger, während vor dem Kriege narbige und rheumatische Veränderungen überwogen. An der Göttinger Klinik lag die Häufigkeit der Endocarditis lenta in den Jahren 1945—48 um mehr als 10 mal höher als in den Vergleichsjahren 1935—38, wie Tab. 3 zeigt, ohne daß die Gesamtzahl der Herzkrankheiten entsprechend zunahm.

Die Tatsache, daß unter den Erkrankten nicht nur wie zu anderen Zeiten Träger rheumatischer Vitien häufig sind (*16, 72, 354, 356*), sondern daß ein erheblicher Teil von ihnen — 50—60% (*299, 338, 354, 355*) — lange Zeit unter besonders ungünstigen Bedingungen in Gefangenschaft und Internierung verbracht hat, weist auf die Bedeutung der Mangelernährung, speziell eines ausgesprochenen Eiweißmangels für die Reaktionsweise des Organismus hin (*210, 222, 338, 354, 393*), zumal zu gleicher Zeit die rheumatischen Formen der Herzklappenentzündung zahlenmäßig in den Hintergrund getreten sind (*344, 346, 210, 382, 383, 384*). Bei 50—70% der Endocarditis-lenta-Kranken sind in der Vorgeschichte schwere Inanitionszustände festzustellen (*140, 141, 331, 344*). Krieg und Gefangenschaft haben darüber hinaus die Entwicklung chronischer Infekte durch Verwundungen, durch mangelhafte Hygiene (Pyodermien usw.) und unzulängliche ärztliche Versorgung (Gebißschäden) begünstigt. In diesen beiden Faktoren — Eiweißmangelschaden, gehäufte Infekte — dürfte die Zunahme der Lentasepsis nach den Kriegen eher begründet sein, als in der von KÜRTEN (*217*) nach dem Ersten Weltkriege verantwortlich gemachten Grippeepidemie oder in „Schwankungen der Empfänglichkeit" der Menschen (*264*) oder in der Verbesserung der Diagnostik. Schon nach dem ersten Kriege machten HESS (*176*) und auch englische Autoren (*64, 268, 396*) diese Momente für die Häufung verantwortlich, die heute allgemein anerkannt sind (*110, 222, 354, 393*). Dabei besteht wie nach dem Ersten Weltkriege ein ausgesprochenes bevorzugtes Erkranken der Männer. Unter 113 Fällen der Göttinger Klinik aus den Jahren 1946—1950 entfallen auf 99 Männer nur 14 Frauen. Das Durchschnittsalter beider Kategorien liegt bei 33 Jahren. Unter den relativ wenigen Frauen befinden sich mehrere, die in Gefangenschaft waren oder schwerste Unterernährungsschäden durchgemacht haben. Es ist aber zu betonen, daß diese Bedeutung des chronischen Eiweißmangelschadens überwiegend im deutschen und europäischen Schrifttum herausgestellt wird, während die anglo-amerikanischen Autoren solche Beobachtungen offenbar nicht gemacht haben. Unterstützt werden diese Beobachtungen dadurch, daß die Häufigkeit der Endocarditis lenta jetzt, 6 Jahre nach Beendigung des Krieges und mit der geringer werdenden Zahl der Heimkehrer aus russischer Kriegsgefangenschaft und der Rückkehrer aus ernährungsmäßig ungünstigen Gebieten abnimmt, andererseits die Zahl rheumatischer Krankheiten wieder im Zunehmen begriffen ist (*354, 356, 169, 170, 338, 393, 394*). SPANG und GABELE (*338, 339*) haben unter 90 Endocarditis-lenta-Kranken 71 Fälle, die in ihrer Vorgeschichte eine Krankheit durchgemacht haben, die zu einer Sensibilisierung (Infekte) oder Resistenzminderung (Unterernährung) des Organismus führen konnte.

Tabelle 3.

Herzkrankheiten insgesamt		Endocarditis lenta	
1935—1938	664 Fälle	1935—1938	5 Fälle
1945—1948	883 Fälle	1945—1948	57 Fälle
		1948—1951	82 Fälle

Die *Therapie* der Endocarditis lenta hat somit mehrere Gesichtspunkte zu berücksichtigen:

1. Beseitigung der bakteriellen Besiedlung der Herzklappen, a) bei positiver Blutkultur, b) bei negativer Kultur.

2. Besserung der Abwehrlage des Organismus bzw. Änderung seiner Reaktionslage.

3. Beseitigung der für die Keimbesiedelung der Herzklappen verantwortlichen Herde.

4. Prophylaktische operative Behandlung kongenitaler Herzfehler und erworbener Gefäßprozesse (arterio-venöse Aneurysmen), soweit sie einer derartigen Therapie zugänglich sind.

5. Medikamentöse Prophylaxe bei den besonders gefährdeten Trägern rheumatischer oder kongenitaler Herzfehler.

Medikamentöse Therapie.

Die therapeutischen Maßnahmen haben in erster Linie die Vernichtung der Erreger zum Ziele. Die gegen die Erreger gerichtete Behandlung muß verschiedenen Bedingungen gerecht werden. Das Medikament muß gute Diffusionseigenschaften und hohe bakteriostatische und bactericide Wirkung in sich vereinen. Die Erzielung eines ausreichend hohen Spiegels des Medikamentes im Blut genügt nicht zur Vernichtung der in der Tiefe der thrombotischen Herzklappenauflagerungen gelegenen Keime. Der zu erzielende Blutspiegel hat das Konzentrationsgefälle zwischen Blut und Klappengewebe zu berücksichtigen.

Sulfonamide.

Die bei Einführung der Sulfonamide an diese Therapeutica geknüpften Erwartungen haben sich für die Endocarditis lenta nicht erfüllt. Ihre Diffusionsfähigkeit ist zu gering (*273*). Sie vermögen nicht in der Tiefe der Klappen in genügender Konzentration wirksam zu werden. Lichtmann (*231*) gibt 1943 eine Heilungsquote von 4% bei 489 Fällen, White, Mathews und Evans (*401*) von 9% an. Field und Mitarbeiter (*111*) und Dick (*79*) berichten über nur ganz vereinzelte Erfolge. Schulten (*364*) und Lichtmann (*231*) sahen andererseits unter Berücksichtigung eines sehr großen Materials — Lichtmann überblickte 2950 Fälle — vor der Sulfonamidära Heilungen nur in weniger als 1% der Fälle. Spang und Gabele (*339*), Schoen (*354*) u. a. konnten die günstigen Ergebnisse, die Heilmeyer (*169, 170*) über die Supronalbehandlung der Endocarditis lenta mitteilte, nicht bestätigen. Heinrich (*171*) berichtet allerdings von zwei geheilten und 7 vorübergehend durch Supronal gebesserten Kranken. Er gab insgesamt bis 760 g Supronal. Auch Rautmann (*299*) hält Supronal gelegentlich für wirksam, selbst in Fällen, die auf Penicillin nicht ansprechen. Die von Reimold und Walter (*300*) beobachtete Sulfonamidempfindlichkeit zahlreicher Keime der Endocarditis lenta in vitro beweist leider nicht die therapeutische Wirksamkeit der Sulfonamide.

Penicillin.

Die Einführung der Antibiotica, insbesondere des Penicillins durch Florey und Florey (*117*) im Jahre 1943 hat der therapeutischen Beeinflußbarkeit der Endocarditis lenta neue Wege eröffnet. Seitdem Florey, Loewe und Mitarbeiter (*232, 233*), Dawson und Hunter (*74*) u. a. (*28, 140, 116, 206, 207, 255, 401*) Penicillin in größeren Dosen anwendeten, besteht die Möglichkeit, Kranke mit Endocarditis lenta am Leben zu erhalten, die bis dahin als unheilbar geltende Krankheit wirksam zu bekämpfen. Die Heilungschancen der Kranken sind größer geworden, von einer stets sicheren Wirkung dieses Mittels kann leider aber noch keine Rede sein. Diese Tatsache ist um so verständlicher, wenn man die Resistenzlage des Organismus für die Verlaufsart der Krankheit ebenso berücksichtigt wie die relative Penicillinresistenz vieler Erreger der Endocarditis lenta.

Zwar gelang es schon bei den ersten Behandlungsversuchen mit Penicillin, das Blut der Kranken keimfrei zu machen und das Fieber zu beseitigen. FLOREY und FLOREY (*117*), HERRELL (*173*) u. a. machten aber schon 1943 die Erfahrung, daß nach Absetzen des Penicillins Rückfälle eintreten können. Die Ergebnisse wurden erst besser, als LOEWE und Mitarbeiter die tägliche Penicillindosis auf die für die damalige Zeit (1944) sehr hohe Gabe von 200000 iE erhöhten. Die erzielten Behandlungserfolge blieben aber unbefriedigend, bis die Einzel- und Tagesdosis und die Gesamtdosis weiter erhöht wurden. LEVY und McKRILL (*228*) berichten 1946 schon über mehr als 55% Heilungen unter 277 Fällen. BAEHR und GERBER (*13*) geben 1947 eine Heilungsquote von 70—75% an. Nach Erscheinen der großen englischen und amerikanischen Statistiken aus den Jahren 1945—1947 (*54, 56, 53, 58, 74, 9, 279, 388*) schien die Frage der Heilbarkeit der Endocarditis lenta weitgehend gelöst zu sein. Die Heilungsquoten lagen bei 70—80% und höher. Spätere amerikanische Statistiken (*123*) zeigen aber noch eine Mortalität von etwa 30% trotz Verbesserung der therapeutischen Technik. Längere Beobachtungsdauer und größere Erfahrung ergaben, daß das therapeutische Problem der Endocarditis lenta noch keineswegs gelöst ist. Vor allem in den europäischen Ländern verhinderten die hohen Kosten und der Mangel an Penicillin zunächst die Anwendung extrem hoher Dosen. Andererseits blieben auch bei ,,ausreichender'' Dosierung die Behandlungserfolge in Europa, insbesondere in Deutschland weit hinter den aus Amerika berichteten zurück.

Die systematischen Dosierungsversuche von CHRISTIE (*53, 54, 55, 56, 57, 58*) führten zu einem Behandlungsschema, das allgemeine Annahme fand. Er schlug als Standardbehandlung der subakuten bakteriellen Endokarditis die Gabe von täglich 500000 iE Penicillin über 28 Tage vor, warnte wegen der möglichen Resistenzsteigerung der Keime aber schon vor kleineren Dosen. Bei resistenteren Keimen oder durch ungenügende Penicillindosen resistent gewordenen Erregern empfahl er die gleiche Dosierung über 6—8 Wochen. CHRISTIE erzielte mit seinem Behandlungsschema bei 147 Kranken in 81 Fällen Heilung.

Die Verwertung und Beurteilung der in der Literatur angegebenen Heilungsziffern ist naturgemäß außerordentlich heikel. Einmal ist der Begriff der ,,Heilung'' nicht klar definiert, zum anderen ist die Art der Fälle, das Krankheitsmaterial bei verschiedenen Untersuchern außerordentlich unterschiedlich. So enthält das Material der amerikanischen Autoren fast nur Fälle mit kulturellem Erregernachweis. Gerade in Deutschland wird aber beobachtet, daß die kulturell negativen Fälle sehr viel schwerer günstig zu beeinflussen sind. Dieser im Begriff der ,,Heilung'' gelegene Fehler haftet besonders den großen Sammelstatistiken an. die das Material verschiedener Autoren verwerten. Unter ,,Heilung'' ist die Beseitigung aller Symptome der Krankheit außer dem Herzklappenfehler zu verstehen. Erst wenn Temperatur und Blutbild normalisiert, die Beschleunigung der Blutsenkung und die Dysproteinämie beseitigt, Embolien nicht mehr auftreten, der Milztumor zumindest deutlich kleiner geworden ist und Rezidivfreiheit genügend lange beobachtet ist, kann von Heilung gesprochen werden. Eine geringe sonst symptomlose Erythrurie und Albuminurie mag gelegentlich als Restschaden bestehen bleiben. Die schließliche Beseitigung des primären Herdes ist zur völligen Sanierung erforderlich.

Im amerikanischen Schrifttum sind bakteriologische oder andere Besonderheiten im Bilde der Lentasepsis nicht erwähnt. Es handelt sich fast durchweg um Fälle mit gelungenem Erregernachweis. Die Anwendung des Penicillins bei Endocarditis lenta in den europäischen Ländern enttäuschte die auf Grund der amerikanischen Berichte gehegten Erwartungen. Die Heilungsquoten waren wesentlich geringer als in Amerika (*11, 164, 354, 355, 356, 394, 403*). Vor allem

fällt das schlechte Ansprechen der abakteriellen Lentaformen auf, wie auch Enterokokkeninfektionen schlecht oder gar nicht auf Penicillin reagieren. Donzelot
und Mitarbeiter (*86, 88, 89*) hatten bei Fällen ohne Keimnachweis 46,5% Heilungen, bei bakteriell gesicherten Fällen etwa 70%, gaben allerdings bis 50 MiE
Penicillin täglich. Viel schlechter sind die Penicillinerfolge in Deutschland (*31,
249, 275, 354, 355, 356, 394, 400, 403*), in Österreich (*182*), in Spanien (*10, 322,
384*), in Rumänien (*283*), in Ungarn (*376*) und anderen europäischen Ländern
bei Anwendung des von Christie empfohlenen Behandlungsschemas. Die
Heilungsquoten betragen nur etwa 10—20%. Die besondere Art der Endocarditis-
lenta-Fälle mit resistenten Erregern oder überhaupt ohne Keimnachweis wird
hierfür verantwortlich gemacht (*354, 355, 356*).

Stahl (*371*) berichtet 1947 über 20 mit Penicillin behandelte Kranke mit einer Mortalität
von 50%. Kanther (*199*) warnt vor einer Überschätzung der Penicillinwirksamkeit. Nur
Matthes und Wolf (*249*) berichten aus Deutschland über relativ gute Erfolge besonders bei
frühzeitiger Behandlung. Boden und Loogen (*31*) erzielten in 17% der Fälle Heilungen. Von
Hueber und Mitarbeiter (*182*) wird über erfolgreiche Behandlung in 55% der Fälle berichtet.

Die Tab. 4 faßt die Behandlungsergebnisse einiger deutscher Autoren zusammen.

Tabelle 4.

	Anzahl der behandelten Fälle	Heilungen in %
Assmann und Moormann (*11*)	25	4
Beckermann (*19*)	34	33
Boden und Loogen (*31*)	71	17
Fenner (*110*)	14	28
Hantschmann und Trube (*165*)	21	40
Hauss und Burwinkel (*164*)	35	22
Heinrich (*171*)	24	16
Hueber und Saexinger (*182*)*	100	55
Kleinfelder (*210*)		
(0,5—0,8 MiE Pen. tgl.)	7	0
Kleinfelder*		
(3—6 MiE Pen. tgl., z. T. + Streptomycin) . . .	21	62
Matthes und Wolf (*249*)	12	40
Missgeld (*260*)	28	43 (gebessert)
Schoen und Fritze (*354*)	68	20
Schoen (*355*)	99	18
Fritze und Nasse* (unveröffentl. s. Tab. 9)	112	41
Spang und Gabele (*338*)	65	12
Walter (*394*)	84	12
Widmann und Germer (*403*)	22	23
Witzgall (*407*)	21	28

Es ergibt sich, daß die Behandlungsergebnisse sehr unterschiedlich, insgesamt
unbefriedigend sind. Vor allem aber ist zu erkennen, daß die Autoren (in der
Tabelle durch * gekennzeichnet), die schließlich zu größeren Penicillindosen, teilweise in Kombination mit Streptomycin übergingen, damit auch bessere Erfolge
erzielten. Die weiter unten dargestellte tabellarische Zusammenfassung des
Materials der Göttinger Klinik (Tab. 9, 10, 11) unterstreicht diese Feststellung
sehr eindrucksvoll.

Es zeigte sich aber auch, daß auch die „abakteriellen" Endocarditis-lenta-
Fälle der Penicillinbehandlung zugänglich sind, daß sie gelegentlich zu heilen,
oft wenigstens vorübergehend zu bessern sind. Ihre erfolgreiche Behandlung erfordert aber besonders hohe und über lange Zeit gegebene Penicillindosen. So
gibt Arasa (*10*) 100 MiE und mehr täglich. Loewe und Eiber (*233*) hatten unter

166 Kranken 11 mit negativen Kulturen. Von diesen 11 Kranken wurden 10(!) durch intensive Penicillintherapie geheilt. Hueber und Saexinger (*182*) zeigten an 100 mit Penicillin behandelten Kranken, daß die Mortalität mit größerer Penicillindosis geringer wird. Sie halten eine von Beginn an relativ hoch dosierte Behandlung für zweckmäßiger und wirtschaftlicher, um das Rezidiv nach Möglichkeit zu verhindern, das wiederum langer und hoch dosierter Penicillinanwendung bedarf. Muller und Mitarbeiter (*266*) berichten über einen Kranken mit negativen Blutkulturen, dessen nach üblicher Penicillindosierung einsetzendes Rezidiv durch sehr große Dosen schließlich doch zu beherrschen war.

Die von Heilmeyer und Mitarbeitern (*169, 170, 393, 394, 395*) und anderen (*31, 110, 157, 165, 171, 299*) geschilderten günstigen Ergebnisse einer kombinierten Supronal-Penicillintherapie wurden von der Mehrzahl der Nachuntersucher nicht bestätigt (*11, 249, 338, 291, 354, 403*). Von zum Teil enorm hohen Sulfonamiddosen sahen Schoen und Fritze (*354*), Spang und Gabele (*339*), Assmann und Moormann (*11*) u. a. keinerlei günstige Beeinflussung des Krankheitsgeschehens. Die gleichzeitige Supronal-Penicillinmedikation zeitigt keine günstigeren Ergebnisse als die Behandlung mit Penicillin allein, belästigt aber die Kranken außerordentlich. Heinrich (*171*) u. a. (*19*) glauben, gewisse günstige Wirkungen auf die Endocarditis lenta durch Supronal und vor allem durch seine Kombination mit Penicillin gesehen zu haben. Von 21 Kranken konnten 4 geheilt und 4 gebessert werden.

Besonders die Enterokokken-Endokarditiden sind meist gegen Penicillin und auch gegen Sulfonamide resistent (*152*). Ihr relativ häufiges Auftreten im deutschen Material neben den kulturell negativen Fällen erklärt die schlechteren Erfolge gegenüber den amerikanischen Ergebnissen.

In späteren Arbeiten berichtet Christie (*53, 55, 57*) über die Ergebnisse der nach seinem Schema bei 269 Endocarditis-lenta-Kranken, bei denen in 245 Fällen Str. viridans gefunden wurde und unter denen nur 1 Fall steril blieb, durchgeführten Penicillintherapie: In etwa 90% der Fälle wurde die Infektion beherrscht. In 35% dieser „geheilten" Fälle aber kam es zu tödlichem Herzversagen infolge des bestehenden Vitiums, so daß Christie eine Heilungsquote von 65% angibt. Ein Drittel dieser als geheilt angesehenen, an ihrem Herzfehler verstorbenen Kranken aber hatten in den Vegetationen der Herzklappen kulturell noch lebende Keime. In diesen Fällen war die Infektion also nur scheinbar beherrscht. Damit ist aber anzunehmen, daß auch bei einem Drittel der noch nicht verstorbenen „geheilten" Kranken der Erfolg der Penicillintherapie nur ein scheinbarer ist. Die Heilungsquoten liegen somit auch bei Christie nur um etwa 50—60%, allerdings immer noch höher als in Deutschland. Christie hat in seinem Material nur Fälle mit kulturell gelungenem Erregernachweis. In solchen Fällen erzielen aber auch wir und andere deutsche Autoren in etwa 40—50% (50% bei Viridansinfektionen) Heilung. Ähnliche Ergebnisse wie Christie teilt auch Rennie. (*302*) über die Nachuntersuchung seiner mit Penicillin behandelten Kranken mit und ebenso Drake (*93*) u. a. (*203*). Christie legt in seinen letzten Publikationen besonderen Wert auf die Feststellung, daß bei Rezidiven oder Penicillinresistenz der Keime über 0,16 iE/cm³ höhere Dosen als 500 000 iE täglich und vor allem über einen längeren Zeitraum gegeben werden müssen. Bei kulturell negativen Fällen erzielte auch er nur in 23% Heilung. Wie Christie so geben auch Glaser (*139*) und Hunter (*186*) u. a. (*337*) Heilungsquoten um 90%, Herring und Mitarbeiter (*175*) um 75% an. Allerdings gab Glaser täglich 1—5 MiE und Hunter sogar 10 bis 20 MiE Penicillin täglich. Oglesby, Bland und White (*279*) erzielten bei sehr hohen Gesamtdosen (bis 442 MiE) in 66% der Fälle Heilung.

Wagner (*388*), der in mehr als 90% seiner 521 Endocarditis-lenta-Fälle Viridansstreptokokken fand, erzielte mit 0,5—1 MiE Penicillin täglich über 28 Tage als intravenöse Dauertropfinfusion oder durch sehr häufige, evtl. stündliche intramuskuläre Injektionen in 71,3% Heilung der Entzündung und hatte nur 10% absolute Versager.

Grossman und Mitarbeiter (*145*) geben als Ursachen der Penicillinversager neben der relativ seltenen Penicillinresistenz der Keime ungenügende Dosierung. zu kurze Behandlungsdauer und zu große Intervalle zwischen den Penicillininjektionen an. So empfehlen Priest und Mitarbeiter (*292*) die intramuskuläre Applikation des Penicillins im Abstand von 90 min oder die intravenöse oder auch intramuskuläre Dauertropfinfusion über wenigstens 2 Wochen. Sie haben eine Heilungsquote von 65% und geben 0,5—2 MiE täglich. Matthew (*251*) berichtet von 50% definitiv durch Penicillin geheilten über 2—5 Jahre beobachteten Kranken. Orgain und Donegan (*282*), die 138 Fälle übersehen, konnten von 41 Kranken in einem Falle Heilung durch Behandlung mit Autovaccinen erzielen, durch Sulfonamide 2 von 24 Kranken, durch kombinierte Sulfonamid-Fiebertherapie 2 von 17 und durch Penicillin 20 von 37 Kranken (54%) heilen. Es handelt sich um kulturell oder autoptisch gesicherte Fälle.

Vor allem die Viridansstreptokokken sprechen relativ günstig auf Penicillin an (*93, 110, 159, 249*). Enterokokken, die in etwa 10% der Fälle Erreger der Endocarditis lenta sind (*308*), sind wesentlich resistenter und werden nur im Wachstum gehemmt, aber nicht abgetötet (*229, 278*). Für diese und besonders für die zahlreich möglichen anderen Keime ist zuvor die Testung ihrer Empfindlichkeit notwendig. Dabei stellt sich gelegentlich heraus, daß die Penicillinempfindlichkeit wesentlich geringer ist, als dem therapeutisch erreichbaren Blutspiegel entspricht, oder daß die Keime überhaupt unempfindlich sind.

Die abgeänderte Zusammenstellung nach van Marwyck (Tab. 5) zeigt die Penicillinempfindlichkeit einiger Erreger der Endocarditis lenta.

Tabelle 5.

Erreger	Wirksame Pe-Konzentration in iE je 1 cm³ Blut		
	durchschn.	minimal	maximal
Enterokokken	0,8	0,2	10,0
hämolys. Strept.	0,04	0,01	5,5
Strept. virid.	0,08	0,04	2,5
Staphyl. albus	0,08	0,02	5,5
Staphyl. aureus	0,09	0,03	10,0
Pneumokokken	0,03	0,008	0,07

Voureka und Hughes (*387*) fanden unter 315 verschiedenen Staphylokokkenstämmen 24 Stämme mit völliger Resistenz gegen Penicillin.

Die Testung der Erregerempfindlichkeit gegen Penicillin, die im allgemeinen zwischen 0,01 und 0,1 iE/cm³ liegt, und gegen andere Antibiotica hat nicht nur vor Beginn der Behandlung Bedeutung für die Auswahl des Therapeuticums, sondern sie ist auch unter der Behandlung anzustreben, solange der Keimnachweis gelingt. Durch Adaption oder Spontanmutation entwickelt sich, vor allem bei ungenügender Dosierung, gelegentlich Resistenz der Keime (*33, 306, 175, 199, 210, 348*). Nicht alle Keime aber werden in solch einem Falle resistent, sondern nur ein Teil, so daß sie bei der kulturellen Züchtung schließlich andere Eigenschaften zeigen können, als die vor Behandlungsbeginn nachgewiesenen Erreger (*306*). Die erworbene Resistenz gegen Penicillin ist relativ selten, jedenfalls viel seltener als gegen Streptomycin, gegen das manche Keime so resistent werden können. daß sie es schließlich zum Wachstum benötigen (*257*). Schlichter und Mitarbeiter (*347*) empfehlen daher eine Penicillindosis, die den vierfachen Spiegel

— entsprechend der Erregerempfindlichkeit — garantiert, halten dann aber die Prüfung der Empfindlichkeit des getesteten Keimes mit dem Blut des Kranken für notwendig, das kurz vor einer Penicillininjektion entnommen wurde. Sie verlangen von einem wirksamen Blutspiegel Wachstumshemmung der Keime mindestens bis zur Blutverdünnung 1:2. LOEWE (233) beobachtete bei dem von ihm gefundenen Streptococcus s.b.e. von vorn herein sehr große Resistenz gegen Penicillin. Manche Staphylokokken haben eine relativ hohe natürliche Resistenz, weil sie Penicillinase bilden, so daß bei ihnen die Entwicklung zunehmender Resistenz unter Penicillinbehandlung nicht selten zu beobachten ist. Neben primär resistenten Staphylokokken kommen sekundär resistente penicillinasebildende, aber auch penicillinempfindliche Stämme vor.

Penicillin ist ein Antibioticum von hoher Wirksamkeit und geringer Toxicität. Es ist vorzüglich gegen grampositive Mikroorganismen wirksam. Am meisten wird heute das krystallisierte Natriumsalz des Penicillin G verwendet. Neben bakteriostatischen besitzt es auch bactericide Eigenschaften. Die bakteriostatische Wirkung beginnt bei etwa 0,03 iE/cm³ Serum, die bactericide erst bei 0,5 iE/cm³. Man nimmt an, daß es bestimmte für Wachstum und Vermehrung der Bakterien wichtige Enzymsysteme (Nucleinsäure- und Glutaminhaushalt) blockiert, aber die Keime im Stadium der Teilung auch abtötet. Die bakteriostatische Wirksamkeit des Penicillins gegenüber Streptokokken und Staphylokokken ist größer als die der Sulfonamide. Eine mögliche synergistische Wirkung von Sulfonamiden und Penicillin wird von vielen Autoren bestritten. Das in vielen Depotpenicillinen befindliche Novocain ist jedenfalls als Antagonist der Sulfonamide anzusehen (118). WAYNE (397) stellte fest, daß bei gleichzeitiger Verabfolgung von Procainpenicillin und Sulfonamiden ein wesentlich niedrigerer Penicillinspiegel im Blut besteht als bei alleiniger Penicillinmedikation. Versuche mit radioaktivem Penicillin ergeben, daß resistente Bakterien weniger Penicillin fixieren, daß die Penicillinaufnahme mit seiner Konzentration zunimmt, und daß sie besonders groß ist, wenn die Zellen sich in der Wachstumsphase befinden (65, 241).

Ausschlaggebend für die erfolgreiche Anwendung des Penicillins ist die Erreichung eines genügend hohen Penicillinspiegels mit bactericider Wirkung im Blut und vor allem im Herzklappengewebe. Parenteral verabfolgtes Penicillin wird relativ schnell und in direkter Abhängigkeit von der Nierenausscheidung aus dem Körper eliminiert, so daß man es sogar zur Prüfung der Nierenfunktion benutzt hat (90, 94, 97, 98). Zur Erhaltung eines ausreichend hohen Blutspiegels sind häufige intramuskuläre Injektionen (1—3stündlich) oder die intravenöse oder intramuskuläre Dauertropfinfusion notwendig (291). Bei intravenöser Verabfolgung von Penicillin in physiologischer Kochsalzlösung — gelegentlich über 4 Wochen (291, 292) — oder Traubenzuckerlösung kommt es nicht selten zu Thrombophlebitiden. Die intramuskuläre Dauertropfinfusion in physiologischer Kochsalzlösung ist komplikationslos durchführbar. Um übermäßige Ausscheidung des Antibioticums zu verhindern, ist die Flüssigkeitszufuhr während der Penicillinbehandlung einzuschränken. Peroral ist Penicillin praktisch unwirksam, da es durch die Salzsäure des Magensaftes weitgehend zerstört wird. Nur etwa 10—20% werden resorbiert.

Zur Erzielung möglichst hoher Penicillinkonzentrationen im Blut über möglichst lange Zeit sind zwei Verfahren entwickelt worden. Durch Koppelung des Penicillins an bestimmte Substanzen oder seine Aufschwemmung in Öl oder Wachs evtl. mit Zusatz von Aluminium-Monostearat oder in Gelatine-Dextrose mit Zusatz von Ephedrin, Epinephrin und Eucupin (230) oder durch Komplexbindung an Eiweißkörper (236) hat man die Resorption des intramuskulären

Depots verzögern und verlängern können. Bewährt haben sich besonders die an Novocain gebundenen wäßrigen Depotpenicilline (Procainpenicillin). Diese Präparate garantieren einen recht hohen Penicillinspiegel über 12—24 Std. und länger (*294*). PRAKKEN (*288*) empfiehlt die Lösung von Penicillin im Eigenblut (200000 iE/5 cm³ Blut) und erzielt damit gute Depotwirkung. Zur Behandlung der Endocarditis lenta wird aber auch bei Verwendung dieser Depotpenicilline die täglich zweimalige Injektion bevorzugt, zumal der Blutspiegel teilweise erhebliche Schwankungen zeigt. Zweckmäßig wird zur Erzielung einer möglichst hohen Penicillinspitze noch eine dritte Injektion wäßrigen Penicillins zwischen den Injektionen von Depotpenicillin gegeben. Die Ansichten über Vorzüge und Nachteile der Depotpenicilline sind geteilt. Viele Autoren bevorzugen bei Endocarditis lenta nach wie vor trotz der größeren Belästigung der Kranken die 8—12—24malige Injektion wäßrigen Penicillins täglich (*32*) oder die intramuskuläre Dauertropfinfusion.

Der Blutpenicillinspiegel ist aber auch durch Hemmung der tubulären Nierenausscheidung über längere Zeit erheblich zu erhöhen. Zwei Stunden nach der Injektion von 100000 iE Penicillin beträgt der Blutspiegel etwa 0,3 iE/cm³. Durch gleichzeitige Gabe der die tubuläre Ausscheidung hemmenden Stoffe p-Aminohippursäure (*50, 145, 375, 391*), Caronamid (4-Carboxyphenylmethansulfonanilid) (*33, 99, 189, 327, 412*), Benemid (p[Di-n-propylsulfanyl]benzoesäure) oder „Tween 20" (Polyoxyalkylen-Derivat des Sorbit-Monolaurats) (*232*) oder Diodrast (*375*) in ausreichender Dosis ist der Blutpenicillinspiegel auf 20—40 iE/cm³ zu steigern (*33, 229*). Wenn auch von anderen Autoren (*69*) eine weniger starke Erhöhung des Blutspiegels angegeben wird (um das 3—10fache), so ist der wirksame Effekt des Penicillins bei Endocarditis lenta doch auf jeden Fall zu erhöhen (*99, 390*). Das am meisten verwendete Caronamid muß aber in sehr großen Dosen täglich gegeben werden. 20 bis 30 g täglich erzielen einen Caronamid-Blutspiegel von 30 mg-% (*390*). Durch diese hohe Dosierung und durch die subjektiven Nebenerscheinungen werden die Kranken erheblich belästigt (*189, 412*). Dazu ist dieses Verfahren mit der Gefahr einer Nierenschädigung verbunden und hat sich in der Praxis nicht recht durchsetzen können. Manche Autoren (*99, 327*) bestreiten die mögliche Toxicität des Caronamids, wie sie offenbar auch von der p-Aminohippursäure zu befürchten ist (*50*).

Im allgemeinen wird man heute die Verwendung wäßriger Novocain-Penicilline bevorzugen, da sie hohe Blutspiegelwerte garantieren. Je nach der Erregerempfindlichkeit, aber ohne diesen Test zu überwerten, wird die Behandlung der Endocarditis lenta mit täglich 1—2 MiE entweder als Dauertropfinfusion, in 2—3stündlichen intramuskulären Injektionen oder mit zweimaliger Injektion eines wäßrigen Depotpenicillins mit dazwischen geschalteter Injektion wäßrigen Penicillins ohne Depotwirkung begonnen. Kommt es innerhalb von 4—6 Tagen nicht zur Entfieberung oder werden die Blutkulturen nicht steril, ist die Dosis unter Umständen bis 12 MiE und mehr täglich zu erhöhen oder ein anderes Verfahren einzuschlagen. Diese Behandlung ist über mindestens 4—8 Wochen durchzuführen bzw. so lange, bis die Gefahr eines Rezidivs mit Wahrscheinlichkeit ausgeschlossen werden kann. Besonders die durch Enterokokken bedingten Fälle oder die mit negativem Keimnachweis bedingen von vornherein besonders hohe Penicillindosen (2—6 MiE täglich). Bettruhe und Beschränkung der Flüssigkeitszufuhr sind geeignet, ein unvorherzusehendes Absinken des Blutspiegels zu verhindern. Schon relativ geringe Penicillindosen vermögen das Fieber zu beseitigen, aber auch große Dosen garantieren nicht die Vernichtung der Bakterien an den Herzklappen, wie autoptische Befunde zeigen (*323*).

Mit zunehmender Erfahrung in der Penicillinbehandlung der Endocarditis lenta zeigte sich allgemein das Bestreben, die Penicillindosis zu steigern. Je geringer die Proliferation der Keime ist, um so weniger Angriffsmöglichkeit besteht für das auf die Wuchsformen wirkende Penicillin. Aus dem gleichen Grunde wird die Behandlungszeit um so länger sein müssen. Andererseits haben gerade die torpide verlaufenden Formen, deren geringe Bakteriämie sich dem Nachweis oft entzieht, sehr erhebliche thrombotische Klappenauflagerungen, in deren Tiefe die Keime nur durch hohe Penicillinkonzentrationen zu erreichen sind. Die Verlängerung der Behandlungsdauer erwies sich CHRISTIE wirksamer als übergroße Dosen. Andererseits ging auch er schließlich dazu über, Penicillin in höherer Dosierung anzuwenden, als ursprünglich von ihm empfohlen. HUNTER (*187*) und CHRISTIE (*57*) unterscheiden von dem in den ersten Tagen und Wochen nach Beendigung der Penicillinbehandlung einsetzenden Rezidiv der Krankheit die nach frühestens drei Monaten anzunehmende Reinfektion mit entsprechenden pathologisch-anatomischen Befunden. Reinfektionen teilweise mit anderen Erregern als bei der Erstkrankheit werden von GEIGER (*132*), ROSENBURG (*317*) u. a. (*380*) beschrieben.

Zur Behandlung der Endocarditis lenta und zur Verhinderung der häufigen Rezidive ist auch die vielfach wiederholte Behandlung mit Penicillin jeweils über 4—6 Wochen angewendet worden. SCHOEN und FRITZE (*354*) beobachteten eine größere Anzahl Kranker, die durch die Penicillinbehandlung zwar zunächst nicht geheilt werden konnten, die aber eindeutig gebessert wurden. Diese Kranken konnten durch mehrfache wiederholte Penicillinkuren mit insgesamt 200—400 MiE lange Zeit in gutem Zustand erhalten werden. Einige zeigten mehrfach Rückfälle, die durch die Behandlung mit Penicillin aufgefangen werden konnten. Andere verstarben nach vielen Monaten unter dem Bilde der wieder aufgeflackerten Infektion oder an Herzversagen. Ein nicht kleiner Teil der Kranken dieser Gruppe aber wurde schließlich doch noch durch die häufigen Penicillinkuren teilweise mit hohen und über lange Zeit gegebenen Penicillindosen geheilt.

Nicht allein die Vernichtung der Keime im strömenden Blut, sondern die der Erreger im Klappenendokard selbst ist das Ziel der Behandlung. Aber selbst ein hoher Blutpenicillinspiegel garantiert nicht die Vernichtung der Keime in der Tiefe des Klappengewebes (*323*). Das Konzentrationsgefälle des Penicillins bis zum eigentlichen Klappenherd ist oftmals sehr groß (*98*). Im Serum ist ein 5 bis 10mal höherer Penicillinspiegel als in vitro erforderlich, zumal ein großer Teil des Penicillins im Blut an Eiweiß gebunden wird (*97*). ERCOLI (*101*) kommt im Gegensatz zu DRAKE und DENHAM (*93*) und CHRISTIE (*57*) auf Grund experimenteller Untersuchungen zu dem Ergebnis, daß zwischen Heilwirkung des Penicillins und seinem Blutspiegel kein direkter Zusammenhang besteht: Penicillin ist im Blut zwar früher, in der Lymphe und den Organen aber länger nachweisbar. Seine Heilwirkung hängt von der Organspeicherung ab, die bei der Verwendung von Depotpenicillinen größer ist als bei entsprechend dosiertem üblichen Penicillin. Aus unbekannten Gründen ist der Blutpenicillinspiegel starken individuellen Schwankungen unterworfen (*397*). Es ist andererseits noch ungeklärt, ob ein gleichmäßiger Penicillinspiegel oder hohe Spitzenkonzentrationen therapeutisch wirksamer sind. Während des Intervalls zwischen zwei Injektionen wäßrigen Penicillins sinkt der Blutspiegel so stark ab, daß die Erreger sich vermehren können, um dann durch die folgende Penicillininjektion um so sicherer vernichtet zu werden (*50, 397*). Andererseits wird zugunsten eines gleichmäßigen Blutspiegels angeführt, daß bei einigen Bakterien geringere Blutspiegel stärker bactericid wirken als ein höherer Penicillingehalt des Blutes (*397*). JENSEN (*195, 196*) kommt auf Grund seiner Versuche mit Milzbrandsporen zu dem Ergebnis, daß

zu hohe Penicillindosen im Gegensatz zu geringeren die Erreger nicht mehr ab-
töten, sondern nur noch hemmen. In vitro ist bei Staphylokokken und Streptococcus faecalis zu beobachten, daß hohe Penicillinkonzentrationen unter Umständen weniger bactericid wirken als dem therapeutischen Grenzwert näherliegende
(*192*). Auch Eagle (*95*) findet die bactericide Penicillinwirkung besonders stark
bei einem Blutspiegel knapp über dem mindesten bakteriostatisch wirksamen,
während Überdosierung das Absterben bestimmter Streptokokkenstämme verlangsamt, subbakteriostatische Konzentrationen vielleicht auf das Bakterienwachstum stimulierend wirken.

Individuelle Unterschiede der Wirksamkeit des Penicillins bei verschiedenen
Kranken sind zu beobachten. Gleiche Penicillinmengen erzeugen keineswegs
immer gleiche Blutspiegelwerte. Wenn auch keine strenge Beziehung zwischen
der Keimempfindlichkeit gegen Penicillin in vitro und Heilungserfolg besteht,
so ist die Testung der Empfindlichkeit im Reagensglas und die Bestimmung des
erzielten Blutspiegels doch ein wichtiger Anhalt für die Dosierung des Penicillins
(*26, 342*).

Andererseits besteht nach den Untersuchungen von Bucher (*43*) bei sehr
hohen Penicillindosen durchaus die Möglichkeit einer cytotoxischen Wirkung.
In Gewebekulturen kommt es durch Penicillin zur Mitosehemmung und zum
Gewebsschaden. Bucher und Mitarbeiter (*44*) konnten bei Versuchen in vitro
eine mit der Konzentration zunehmende Schädigung der Blutleukocyten wahrscheinlich machen.

Nebenwirkungen der Penicillinanwendung sind bei den heute im Handel
befindlichen weitgehend gereinigten Präparaten sehr selten. Einige sind aber beschrieben: Blutungsneigung mit Verlängerung der Blutungs- und Gerinnungszeit und Thrombocytenabfall, Leukopenie, febrile Reaktionen, Hautreaktionen
und Erscheinungen ähnlich der Serumkrankheit und Aborte bei Schwangeren
(*109, 115, 133, 202, 265, 362*). Waldbott (*389*) beschreibt einen Todesfall im
anaphylaktischen Schock nach intravenöser Penicillininjektion. Die Überemp-
findlichkeitsreaktionen treten im allgemeinen am 7. bis 10. Tag der Behandlung
auf. Besonders bei solchen Kranken, die an einer Pilzkrankheit der Haut leiden,
entwickeln sich zum Teil recht schwere erythematöse Eruptionen (*367*). Call
und Gilbert (*50*) beschreiben einen Kranken, bei dem es nach jeder Penicillininjektion zu teils sterilen, teils durch Staphylokokken infizierten Abscessen kam.

Die gelegentlich behauptete Förderung der Embolieneigung (*124*) durch Penicillinanwendung wird nicht allgemein beobachtet. Der Zustand des Herzklappenfehlers aber wird bei Endocarditis lenta nicht selten ungünstig beeinflußt. Offenbar
infolge der auch autoptisch zu beobachtenden Heilungsvorgänge mit Vernarbung
und Schrumpfung der Klappen wird das Vitium nicht selten ausgeprägter, und
es kommt zur Dekompensation (*354, 355*). Damit wird aber das Indikations-
gebiet zur Penicillinbehandlung enger gezogen. Dekompensierte Klappenfehler
bedeuten eine Gegenindikation. Deshalb ist die Frühdiagnose und die Frühbehandlung der Endocarditis lenta mit allen Mitteln anzustreben. Je früher die
Behandlung nach Beginn der Krankheit einsetzt, je weniger die Klappen zerstört und je weniger Klappen überhaupt betroffen sind, desto günstiger ist die
Prognose (*123, 403*). Die der Mitralisendokarditis ist offenbar wesentlich günstiger als die der Aortenklappe, besonders wenn eine hämodynamisch sich erheblich
auswirkende Aorteninsuffizienz besteht (*203, 210*). Der ungünstige Ausgang des
Leidens wird aber in einem Teil der Fälle nicht durch Herzdekompensation bewirkt, sondern durch Embolien (*250, 354*) und seltener auch durch Niereninsuffizienz (Tab. 6).

Die Tab. 7 läßt die wesentlich schlechtere Prognose der Endocarditis-lenta-Fälle mit Beteiligung der Aortenklappe gegenüber den isolierten Mitralis-Endokarditiden erkennen.

Tabelle 6.

Todesursache	Zahl der Fälle, autoptisch bestätigt = ( )
Herzinsuffizienz	55 (32)
Hirnembolie	12 (10)
Urämie	4 (3)
Andere Ursachen: Pneumonie, Operation . .	2 (2)
Insgesamt	73 (47)

Todesursachen bei 73 an Endocarditis lenta Verstorbenen (Material der Göttinger Klinik).

Tabelle 7.

Klappenfehler	Zahl der Fälle	gestorben
Aortenvitium	7	5
Mitralvitium	26	8
Kombiniertes Aorten-Mitralvitium	106	77

(Material der Göttinger Klinik.)

Fast stets bleibt auch nach günstiger Beeinflussung des entzündlichen Klappenprozesses eine schwere Herzschädigung bestehen, die früher oder später zum Tode führen kann (*290, 292*).

Tab. 8 zeigt die Abhängigkeit des Behandlungserfolges vom Zeitpunkt ihres Beginns (nach CHRISTIE).

Tabelle 8. *Beziehung von Dauer der Infektion zur Prognose nach* CHRISTIE.

Dauer der Infektion	Gesamtzahl	geheilt	gestorben	
			Anzahl	%
0—9 Wochen	94	62	32	34
10—19 ,,	91	45	46	51
20—29 ,,	59	22	37	63
30—39 ,,	13	4	9	69
über 40 ,,	12	5	7	58
Gesamt	269	138	131	49

Streptomycin.

Die anfänglichen günstigen Behandlungserfolge mit Penicillin blieben auch in Amerika und England nicht bestehen. Auch dort wurden schließlich etwa 30—40% der Kranken trotz teilweise enorm hoher Dosierung des Penicillins nicht geheilt. Andere Antibiotica wurden allein oder in Kombinationen versucht. HUNTER (*187*) mißt mit anderen Autoren dabei dem wie Penicillin auch bactericid wirkenden Streptomycin besondere Bedeutung bei. Die bactericide Wirkung des Streptomycins ist wesentlich größer als die des Penicillins (*129*). Beide wirken am besten gegen Keime, die in Vermehrung begriffen sind. Vorher oder gleichzeitig angewendete Bacteriostatica machen Penicillin und Streptomycin unter Umständen wirkungslos. HAMBURGER und MUETHING (*159*) testeten die minimale Konzentration verschiedener Antibiotica, die zur Hemmung von Streptococcus viridans, D-Streptokokken und Staphylokokken führte. Viridansstreptokokken waren am empfindlichsten gegenüber Penicillin, gegenüber Bacitracin, Aureomycin und Terramycin war die Empfindlichkeit deutlich geringer. Chloromycetin war fast unwirksam. D-Streptokokken waren insgesamt gegenüber Antibiotica resistenter als die Viridansgruppe, waren aber empfindlich gegenüber Streptomycin und Bacitracin. Gegenüber Aureomycin, Streptomycin, Terramycin und

Bacitracin erwies sich Staphylococcus aureus empfindlich. Eindeutige günstige Heilungsergebnisse mit Aureomycin, Terramycin und Chloromycetin bei Endocarditis lenta sind bisher kaum mitgeteilt worden. Auch wir haben mit Aureomycin keine überzeugenden Erfolge gesehen.

Die Anwendung von Streptomycin, vor allem in Kombination mit Penicillin scheint nun aber geeignet, die Heilungschancen der Krankheit zu bessern, die auf Penicillin nicht ansprechenden Fälle zumindest gelegentlich zu heilen. Auch bei Enterokokkeninfektion ist die Kombination des Penicillins mit Streptomycin wirksam (*191*). Long und Mitarbeiter (*238, 239*) empfehlen bei Endocarditis lenta durch α-hämolysierende Streptokokken, Str. faecalis und Staphylokokken Penicillin G, durch Str. faecalis und gramnegative Bakterien Aureomycin, Streptomycin oder am vorteilhaftesten die Kombinationsbehandlung (*289*).

Zahlreiche Fälle sind beschrieben, in denen Penicillin wirkungslos war, Streptomycin aber oder seine Kombination mit Penicillin die Endocarditis lenta zu heilen vermochte (*12, 31, 51, 70, 154, 156, 186, 187, 182, 210, 267, 256, 280, 290, 292, 308, 344, 369, 392, 307, 410*). Hunter (*186*) berichtete 1947 als erster über die erfolgreiche Behandlung einer Enterokokkenendokarditis durch Streptomycin in Verbindung mit Penicillin.

Bei der Empfindlichkeitstestung in vitro erweisen sich Enterokokken oft gegen Penicillin unempfindlich, gelegentlich empfindlich gegen Streptomycin (*186, 187, 368*), besonders empfindlich aber gegen die Kombination von Streptomycin mit Penicillin (*191, 192, 193, 194, 308*). In Lentafällen, deren Erreger erst bei Rezidiven penicillinunempfindlich sind, kann durch Streptomycin bisweilen Heilung erzielt werden (*344*). Auch bei der Behandlung mit Streptomycin sprechen die kulturell negativen Fälle schlechter an als die mit gelungenem Erregernachweis (*410*). Kleinfelder (*210*) konnte von 20 Fällen mit Streptomycin 4 Kranke heilen, von 21 Kranken, die mit hohen Dosen Penicillin und gleichzeitig mit Streptomycin behandelt wurden, aber wurden 12 geheilt und einer wahrscheinlich geheilt. Selbst bei Wirkungslosigkeit sehr hoher Penicillindosen (6,4 MiE täglich) waren mit täglich 1—2 g Streptomycin über 51 Tage (insgesamt 74 g) die Infektsymptome völlig zu beseitigen. Andererseits beobachtete Kleinfelder wie Robbins (*307, 308*) u. a. (*377*) gelegentlich eine sich unter der Behandlung entwickelnde Resistenz gegen Streptomycin. Trotz des relativ späten Behandlungsbeginns erzielte er mit hohen Dosen Penicillin und Streptomycin bei seinen Fällen eine Heilungsquote von 62% gegenüber durchschnittlich 23% der in der deutschen Literatur angegebenen Ergebnisse. Robbins und Tompsett (*308*) berichten über gute Erfolge mit der Kombinationsbehandlung bei Enterokokkenendokarditiden.

Jawetz (*191, 192, 193, 194*) hat Untersuchungen über die synergistische bzw. antagonistische Wirkung von Kombinationen verschiedener Antibiotica in vitro durchgeführt; gegen bestimmte Staphylokokken und hämolysierende Streptokokken wirkt ein Penicillin-Streptomycingemisch nicht nur additiv sondern potenziert synergistisch. Die Endocarditis lenta durch Enterokokken, die im allgemeinen weder auf Penicillin noch auf Streptomycin anspricht, ist mit der Kombination beider Antibiotica oft ebenso erfolgreich zu behandeln, wie Enterokokken in vitro zu vernichten sind, während Streptomycin allein keinen Effekt hat und Penicillin nur bakteriostatisch wirkt. Chloromycetin dagegen hebt die Wirkung des Penicillins auf Enterokokken weitgehend auf. Abb. 1 nach Jawetz zeigt die Wirksamkeit verschiedener Kombinationen der Antibiotica. Die Kombination von Penicillin mit Streptomycin bewirkt wenigstens zehnfache Steigerung der Penicillinwirkung.

Bei Streptokokkeninfektionen von Mäusen hebt dagegen Chloromycetin die Wirkung des Penicillins weitgehend auf. Bei experimenteller Sepsis mit Streptococcus pyogenes verringert die gleichzeitige Behandlung mit Aureomycin und interessanterweise in diesem Falle auch mit Streptomycin die Heilungschancen der mit Penicillin behandelten Mäuse. Umgekehrt ist weder im Tierversuch noch kulturell die Wirkung von Aureomycin oder Terramycin durch Penicillin zu hemmen. Aureomycin und Terramycin hemmen andererseits die Penicillinwirkung in vitro nur dann, wenn zu der bactericiden Penicillinkonzentration bakteriostatisch wirksame Aureomycin- oder Terramycinkonzentrationen hinzugefügt werden (*191,192,193,194*).

Die Ursachen dieser eigenartigen synergistischen und antagonistischen Wirkungen verschiedener Antibiotica, die dazu noch konzentrationsabhängig sind, sind keineswegs geklärt. Immerhin mahnen diese experimentellen Ergebnisse zur Vorsicht bei der therapeutischen Kombination verschiedener Antibiotica, wie sie andererseits weitere therapeutische Möglichkeiten erhoffen lassen.

Auch HUNTER (*186,187*) betont die Unwirksamkeit der allein bakteriostatisch wirkenden Antibiotica Aureomycin und Terramycin und der Sulfonamide bei Endocarditis lenta. Er hält daher auch die bakteriologische Testung der Keimempfindlichkeit für unbrauchbar, da mit dieser Methode nur die Wachstumsverzögerung, nicht aber die Abtötung der Keime gemessen wird. So wurden auch die mit Aureomycin und Terramycin in Amerika behandelten Endocarditis - lenta - Kranken nicht gebessert, obwohl die

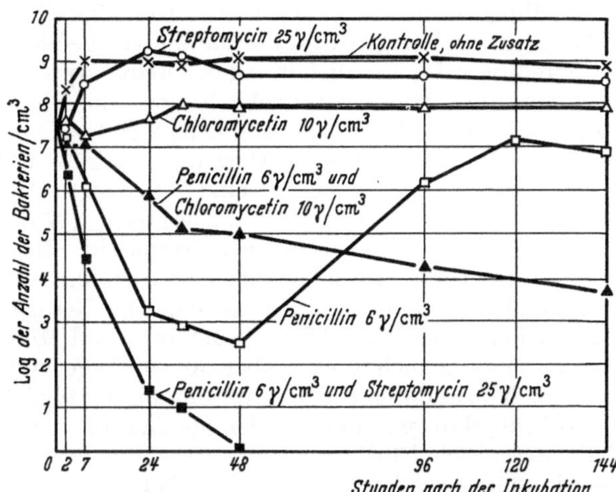

Abb. 1. Die Wirkung von Penicillin, Streptomycin und Chloromycetin auf Enterokokken (in vitro). (Nach JAWETZ.)

Erreger in vitro empfindlich waren. HUNTER glaubt, daß ein wirksames Therapeuticum bei Endocarditis lenta bactericide und nicht nur bakteriostatische Wirkung haben müsse. Auf Grund der Beobachtungen, daß einige nur bakteriostatisch wirkende Antibiotica bei gleichzeitiger Medikation die bactericide Wirksamkeit des Penicillins zu hemmen vermögen, daß Streptomycin ein wirksamer Förderer der bactericiden Penicillinwirkung ist, hält er die kombinierte Behandlung der Endocarditis lenta mit Penicillin und Streptomycin für das wirksamste Verfahren. Aber auch durch kombinierte Anwendung von Streptomycin und Aureomycin läßt sich in vitro die Abtötung großer Bakterienmengen erzielen. PRICE und Mitarbeiter (*289*) berichten über ähnliche experimentelle Ergebnisse wie HUNTER und JAWETZ. Sie weisen aber darauf hin, daß diese nur in etwa 50% mit den therapeutisch zu erzielenden übereinstimmen.

HUNTER glaubt, die Endocarditis lenta durch eine nur 10tägige kombinierte Behandlung mit täglich 10 MiE Penicillin und 2—3 g Streptomycin günstig beeinflussen zu können. Er behandelte in dieser Weise allerdings nur drei Fälle, die 4 Wochen nach Abschluß der Kurzbehandlung geheilt erschienen. Bei längerer kombinierter Behandlung von 6 Kranken traten keine Versager auf. HOLLAND (*179*) berichtet über die synergistische Wirkung von Penicillin und Bacitracin bei Endocarditis lenta und im Tierversuch auf Penicillin-resistente Streptokokken und Enterokokken. Kombiniert sind beide Medikamente in Mengen wirksam, in denen jedes Antibioticum allein sich als wirkungslos erweist. Einen entsprechenden Synergismus von Penicillin und Dihydrostreptomycin gegen Enterokokken findet auch Holland. Fabrikmäßige Kombinationspräparate von Procainpenicillin, Penicillinnatrium und Dihydrostreptomycin sind im Handel schon erhältlich.

Cates, Christie und Garrod (*51*) gelang es, in penicillinresistenten Fällen durch Kombination von 20 MiE Penicillin mit 4 g Streptomycin täglich im Laufe von 6 Wochen die Infektion zu beherrschen. Sie stimmen den Vorstellungen von Jawetz über die synergistische Wirkung von Penicillin und Streptomycin zu. Penicillin und auch Streptomycin haben im Gegensatz zu den Sulfonamiden (Sulfathiazol und Sulfadiacin) zumindest in gewissem Grade die Fähigkeit, die fibrinösen Klappenauflagerungen zu durchdringen. Die diesbezüglichen Untersuchungen von Nathanson und Liebhold (*273*) unterstreichen somit die Wirksamkeit dieser Antibiotica und die Wirkungslosigkeit der Sulfonamide in der Behandlung der Endocarditis lenta. Die zusätzliche Verabreichung von Heparin (*233,234*) hat sich wegen der erhöhten Emboliegefahr nicht durchsetzen können (*175*).

Streptomycin, das bei intramuskulärer Applikation schnell und vollständig resorbiert wird, wird relativ schnell durch die Nieren ausgeschieden. Die höchste Konzentration im Harn ist schon nach 2 Std. erreicht. Nach 3 Std. fällt der Blutspiegel auf die Hälfte (*382*). Aber auch nach 9—12 Std. ist er noch hoch genug, um therapeutisch wirksam zu sein (*143*). Durch Caronamidgaben ist der Streptomycinspiegel im Blut nicht zu erhöhen (*375*). Streptomycin wirkt keimhemmend, in großen Dosen auch bactericid. Besonders gramnegative Erreger werden beeinflußt. Im allgemeinen werden alle 6—12 Std., also 2—4mal täglich 0,25 bis 0,5 g intramuskulär gegeben. Die Resorption vom Darm bei peroraler Medikation ist schlecht (*293*). Wollheim und Mitarbeiter (*410*) geben bei Endocarditis lenta täglich 1—2 g über 30—90 Tage und sehen damit auffallend gute Erfolge. Von anderen Autoren werden bis 4 g täglich gegeben (*51*).

Nebenwirkungen sind bei der Medikation von Streptomycin mit 27,9% der Fälle wesentlich häufiger als bei Penicillinanwendung (*293*). Neben den Vestibularis- und Acusticusschäden sind Fieber, Kopfschmerzen, Erbrechen, schwere Dermatitiden (*107*) und Gelenkreaktionen als Überempfindlichkeitserscheinung (*61, 262*), aplastische Anämien (*78*) und andere Myelopathien (*282*) beschrieben. Je größer die Dosis, desto früher treten diese oft recht unangenehmen Nebenwirkungen auf (*24*). Resistenz der Erreger gegen Streptomycin entwickelt sich relativ schnell und nicht ganz selten (*52, 382, 210, 293*). Die Therapie ist nur aussichtsreich, wenn die Erreger in vitro durch 16 γ/cm^3 gehemmt werden. Wird keine Sterilisierung erzielt, entwickelt sich die Resistenz sehr schnell. Die in der 3. bis 4. Woche einer Streptomycinbehandlung bei fast 10% der Behandelten auftretenden unangenehmen Erscheinungen — Übelkeit, Meteorismus, Fieber, Leukocytose — sollen nach Steward und Baldridge (*374*) weder allergischen noch toxischen Ursprungs sein, sondern durch abnorme Vermehrung des Streptococcus faecalis in der Darmflora hervorgerufen sein. Alle Symptome verschwinden durch Penicillin, das die Darmflora normalisiert.

Andere Antibiotica.

Über die Behandlung der Endocarditis lenta mit dem peroral wirksamen Antibioticum Terramycin bestehen noch kaum Erfahrungen. Terramycin hat das breiteste Wirkungsspektrum von allen bekannten Antibiotica. Es hemmt unter anderem das Wachstum grampositiver und gramnegativer, aerob und anaerob wachsender Bakterien und Kokken, unter anderem hämolysierender Streptokokken und Enterokokken. Es wirkt nur bakteriostatisch. Seine Wirkungen in vitro decken sich nicht mit den klinischen Ergebnissen. Einzelne Erreger können in vitro resistent werden. In vivo ist die Entwicklung einer Terramycinresistenz noch nicht beobachtet worden. Terramycin wird vom Magen-Darm-Kanal nur teilweise resorbiert. Eine Tagesgabe von 2—3 g in vier Einzelgaben sichert im allgemeinen einen therapeutisch wirksamen Blutspiegel. Die Ausscheidung erfolgt besonders über die Nieren, aber auch über Galle und Darm. Bei peroraler Medikation ist die Toxicität sehr gering, bei Injektionsbehandlung treten unangenehme Nebenwirkungen auf. HOFFMANN und Mitarbeiter (*178*) konnten eine Colisepsis mit ulceröser Endokarditis trotz hochgradiger Empfindlichkeit der Keime nicht heilen und bestätigen damit die Beobachtungen von JAWETZ und HUNTER.

Chloromycetin hat in der Behandlung der Endocarditis lenta noch keine Bedeutung erlangt. Allerdings schildert CURTIN (*73*) einen Fall mit Streptococcus viridans als Erreger, der mit großen Dosen Penicillin vergeblich behandelt wurde und schließlich durch tägliche Gaben von 3—5 g Chloramphenicol (insgesamt 68 g) völlig geheilt werden konnte.

Aureomycin ist ein vielseitiges, aber nur bakteriostatisch wirkendes Antibioticum gegen zahlreiche grampositive und gramnegative Bakterien. β-hämolysierende Streptokokken der Gruppen A, D, F, und G, Staphylokokken und andere Keime werden in vitro schon bei relativ geringen Konzentrationen im Wachstum gehemmt. Die Toxicität ist gering. In Gegenwart menschlichen Serums wird seine Wirkung erheblich verringert. Aureomycin wird peroral gut resorbiert, aber schnell über die Nieren ausgeschieden (*113, 365*). Resistenz der Erreger entwickelt sich praktisch nie. Außer geringen Erscheinungen von seiten des Magen-Darm-Kanals, die durch Applikation des Aureomycins in Milch zu beheben sein sollen (*17*), pflegen Nebenwirkungen nicht aufzutreten (*341*). PECK und Mitarbeiter (*285*) schildern allerdings allergische Hautreaktionen. Aureomycin in Tagesdosen von 2 g ist vielfach zur Behandlung der Endocarditis lenta herangezogen worden, ohne daß eindeutige günstige Ergebnisse erzielt wurden. Nach den Vorstellungen und Untersuchungen von HUNTER und JAWETZ über die nur bakteriostatisch wirkenden Antibiotica ist eine Sanierung der bakteriellen Klappenherde von diesem Mittel kaum zu erwarten. Allerdings berichtet HUGHES (*183*) über drei durch Aureomycin geheilte Kranke.

Die praktische Durchführung der antibiotischen Therapie.

Auf Grund der dargestellten Erfahrungen und experimentellen Beobachtungen aus den Jahren nach dem Kriege haben sich Behandlungsmethoden herauskrystallisiert, die nach amerikanischen Mitteilungen und auch vereinzelten deutschen Ergebnissen in 50—60% der Fälle erfolgreiche Behandlung der Endocarditis lenta gestatten. Ohne ein strenges Behandlungsschema zu empfehlen, seien sie zusammenfassend dargestellt: Bei klinisch sicherer oder auch nur wahrscheinlicher Annahme einer subakuten bakteriellen Endokarditis werden in den ersten 3—5 Tagen der Beobachtung zahlreiche Kulturen aus Blut, Knochenmark und Harn angelegt. Ohne deren Resultat abzuwarten, da darüber unter Umständen mehrere Wochen vergehen, wird mit der Behandlung begonnen. Diese wird nach Vorliegen der kulturellen Ergebnisse unter Berücksichtigung der beobachteten Erregerempfindlichkeit gegen Penicillin, Streptomycin und deren Kombination und des erzielten Blutspiegels variiert, ohne die Bedeutung dieser Verfahren zu überwerten. Die Behandlung der Endocarditis lenta mit Penicillin allein ist nach wie vor die Methode der Wahl bei allen empfindlichen Keimen. Die Dosierung kann sich dabei nur orientierend nach dem Ergebnis der Resistenzprüfung richten; sie muß nach dem klinischen Verlauf eingestellt werden. Man wird im allgemeinen eine Anfangsdosis von 1,0 bis 2,0 MiE täglich in zweistündlichen Injektionen oder als intramuskuläre Dauertropfinfusion geben. Tritt unter dieser Therapie nicht innerhalb kurzer Zeit klinische Besserung, insbesondere Entfieberung ein oder erweisen sich die Blutkulturen als steril, so ist die Dosis bis 10 MiE, ja sogar bis 40 MiE zu erhöhen. Diese Behandlung ist über 6—8 Wochen, mindestens 3—4 Wochen über das Abklingen aller Erscheinungen hinaus fortzusetzen. Durch Caronamid und andere ähnlich wirkende Stoffe kann der Blutpenicillinspiegel erheblich erhöht werden, sind aber auch Komplikationen von seiten der Nieren zu befürchten. Zweckmäßiger sind sehr häufige intramuskuläre Injektionen oder die Dauertropfinfusion mit wasserlöslichem krystallinen Penicillin zur Erzielung eines besonders hohen Blutspiegels. Nach TUMULTY und HARVEY (*385*) ist die Erzielung eines ausreichend hohen Penicillinspiegels mit wasserlöslichem, schnell resorbierbaren Penicillin besser zu erreichen als mit Depotpenicillin. Zumindest sollten Depotpenicilline mit einem Zusatz von Aluminium-Monostearat nicht verwendet werden, da der erzielbare Blutspiegel damit relativ niedrig bleibt (*206, 207, 369*). Unter Umständen kann die zweimalige tägliche Injektion eines Depotpenicillins mit ein oder zwei Injektionen eines Penicillins ohne Depotwirkung kombiniert werden. KLEINFELDER (*210*) glaubt, daß die besondere Verlaufsart der zur Zeit und nach dem Kriege in Deutschland beobachteten Endocarditis lenta von vornherein eine höhere Dosierung des Penicillins erfordert. Von 11 Kranken, die mit Tagesdosen von 3—6 MiE über 40—60, in einem Falle über 124 Tage behandelt wurden, konnten 8 geheilt werden, obwohl sie durch die vorher über lange Zeit gegebenen üblichen Dosen von 0,8 bis 1,6 MiE nur vorübergehend gebessert waren.

Ist die Infektion mit Penicillin allein nicht zu beherrschen — diese Frage ist nach spätestens vierwöchiger Behandlung zu entscheiden — so kommt die Kombination mit einem anderen Antibioticum insbesondere mit Streptomycin (1—4 g täglich) in Frage. Die kombinierte Penicillin-Streptomycinbehandlung ist der Therapie mit extrem hohen Penicillindosen offenbar überlegen. Sie ist heute die Methode der Wahl bei auf Penicillin unbefriedigend ansprechenden Fällen und wirkt bactericid, während von den nur bakteriostatisch wirksamen Aureomycin und Chloromycetin und von den Sulfonamiden quoad sanationem keine günstigen Ergebnisse zu erwarten sind.

Es bleibt abzuwarten, ob die von HUNTER an sehr kleinem Beobachtungsmaterial erzielten guten Heilungsergebnisse durch nur zehntägige Kurzbehandlung mit täglich 10 MiE Penicillin bei gleichzeitiger Gabe von 2—3 g Streptomycin sich bestätigen. Diese Methode hätte den Vorteil zeitlich kurzer und besonders wirtschaftlicher Behandlung für sich.

Die tabellarische Übersicht (Tab. 9, 10, 11) stellt die Endocarditis-lenta-Fälle der Göttinger Klinik vom 1946 bis 1.8.1951 und die Ergebnisse ihrer Behandlung zusammen.

Tabelle 9.

Erreger	Zahl	behandelt mit Antibiotica	geheilt (Beobachtungszeit 1—5 Jahre)	vorläufig geheilt (Beobachtungszeit < 1 Jahr) bzw. gebessert (Beobachtungszeit > 1 Jahr)	gestorben	unbeeinflußt
Str. viridans . . .	15	14	6	2	6	
Hämol. Streptokokken	2	2	1		1	
Enterokokken . .	9	9	2	1	5	1
Staphyloc.	12	9	1	2	5	1
Pneumococc. . . .	1	1			1	
kult. steril	100	77	10	21	45	1
Gesamtzahl . . .	139	112	20	26	63	3

Von 139 Kranken, die in der Zeit vom 1. 1. 1946 bis 1. 8. 1951 beobachtet werden konnten, wurden 112 mit Penicillin, teilweise zusätzlich mit Streptomycin oder Aureomycin, behandelt. Sie sind bis zu 5 Jahren nachbeobachtet. Von den mit Antibiotica behandelten 112 Kranken sind 63 = 56% teils an der Endokarditis, teils an Herzinsuffizienz oder anderen Komplikationen zum Teil bei autoptisch abgeheiltem Klappenprozeß gestorben. Von den meist wegen des desolaten Zustandes nicht mit Penicillin behandelten 27 Kranken starben 25. Bei einer Kranken heilte die Krankheit spontan, ein weiterer entzog sich der Beobachtung. 20 Kranke = 18% konnten sicher geheilt werden, weitere 26 Kranke sind deutlich gebessert, so daß ihre Heilung (normale Blutsenkungsreaktion) wahrscheinlich ist. Die Heilungsquote beträgt also insgesamt 41%. Von den nach dem Vorschlag von CHRISTIE mit täglich 0,5 bis 1,0 M iE Penicillin behandelten 78 Kranken wurden

Tabelle 10. *Endocarditis-lenta-Fälle, behandelt mit 0,5—1,0 M iE Penicillin über 4—6 Wochen, z. T. mehrfach behandelt.*

Zahl	geheilt	gebessert (Beobachtungszeit > 1 Jahr)	gestorben
78	12 (1 später †)	10	56 (+ 1)

Tabelle 11. *Endocarditis-lenta-Fälle, behandelt mit 2,0—10,0 M iE Penicillin, teilweise + Streptomycin (1—3 g) oder Aureomycin.*

Zahl	geheilt	vorläufig geheilt (Beobachtungszeit < 1 Jahr)	gestorben
34	8 (2 später †)	20	6 (+ 2)

nur 12 = 15,5% sicher geheilt, 10 weitere = insgesamt 27% deutlich gebessert bzw. wahrscheinlich geheilt. Von den 34 mit höheren Penicillindosen zwischen 2,0 und 10,0 M iE Penicillin täglich, teilweise in Kombination mit 2—3 g Streptomycin (insgesamt 30—60 g) oder in 2 Fällen mit täglich 2 g Aureomycin (insgesamt 120 bzw. 200 g) behandelten Kranken sind 8 hinsichtlich des entzündlichen Prozesses sicher geheilt, 20 weitere so wesentlich gebessert, daß sie als wahrscheinlich geheilt angesehen werden können. Daraus ergibt sich eine Heilungsquote von 82%. Allerdings ist die Beobachtungszeit gerade dieser Kranken zur Auswertung noch zu kurz (1—9 Monate). Zwei der als sicher geheilt bezeichneten Kranken sind bei autoptisch geheilter Endocarditis lenta indessen an Herzversagen bzw. an einer interkurrenten Pneumonie verstorben. Immerhin ergibt sich eindeutig, daß die Heilungschancen seit Einführung der Behandlung mit größeren Dosen bzw. seit Kombination des Penicillins mit Streptomycin wesentlich günstiger geworden sind und bei kritischer Betrachtung den von amerikanischen Autoren und von KLEINFELDER mit 60% angegebenen etwa entsprechen dürften.

Allgemeine Therapie.

Es liegt in der Natur der Sache, daß die zweite Forderung der Endokarditisbehandlung, die Besserung der Abwehrlage des Organismus, nur schwer oder gar nicht zu erfüllen ist. Allerdings mögen pflegerische und diätetische Maßnahmen geeignet sein, günstig auf die Gesamtsituation des Organismus einzuwirken. Vor allem die Zufuhr hochwertigen Eiweißes, das die vom Organismus nicht synthetisierbaren lebensnotwendigen Aminosäuren enthält, kann bedeutsam sein. In diesem Sinne sind auch die sich gelegentlich günstig auswirkenden kleinen Bluttransfusionen zu verstehen, vor deren kritikloser Anwendung — Emboliegefahr, Kreislaufbelastung, Transfusionsreaktionen — andererseits zu warnen ist. Vielfach ist versucht worden, eine „Umstimmung" des Organismus zu erzielen. Die Versuche, durch Pyrifer, Typhusvaccine (371) oder Milzexstirpation aus dem larvierten chronischen Krankheitsgeschehen ein akuteres Leiden zu machen, das damit einer Behandlung zugänglicher ist, haben keine sicheren Erfolge gebracht. Darüber hinaus ist die Herbeiführung höheren Fiebers durch die damit verbundene Kreislaufbelastung und Emboliegefahr nicht ungefährlich, wie auch die Milzoperation bei Herzkranken sicherlich keinen kleinen Eingriff darstellt.

Leider sind die Begriffe „Abwehrlage, Immunitäts- und Allergielage" exakt so wenig oder gar nicht faßbar, daß ihre therapeutische Beeinflussung mehr Wunsch als Möglichkeit ist. Andererseits beobachteten wir eine Kranke, die in schwerstem Zustande mit allen Zeichen der Unterernährung und dem klinischen Vollbild der Endocarditis lenta zur Aufnahme kam. Wegen des infausten Zustandes wurde von einer Penicillinbehandlung abgesehen. Die Kranke genas bei zunehmender Besserung ihres allgemeinen und Ernährungszustandes vollständig. Zwar blieb ein Herzklappenfehler der Mitralis zurück; die vordem erheblich vergrößerte Milz war aber schließlich nicht mehr zu tasten, Herdnephritis, Anämie und Dysproteinämie waren beseitigt, die Senkungsgeschwindigkeit normalisiert. Die Kranke wurde offenbar gesund, weil durch entsprechende Kost, Pflege usw. die Reaktionslage des Organismus sich so änderte, daß die Infektion (gramnegative Bakterien) beherrscht wurde. Eine ähnliche Spontanremission beschreibt Beckermann (19). Lichtmann schätzt die Häufigkeit der Spontanheilungen auf 1 $\%$ (231).

Prognose, Indikation zur antibiotischen Therapie.

Die Prognose der Endocarditis lenta, die früher absolut infaust war, ist durch die Behandlungsmöglichkeit mit Penicillin und Streptomycin und durch die Kombination beider Antibiotica ohne Zweifel günstiger geworden. Die in Deutschland anfänglich schlechten Behandlungserfolge beruhten offenbar auf unzureichender Dosierung des Penicillins (210). Für die kulturell negativen Fälle ist die Prognose aber nach wie vor wesentlich schlechter als für solche mit gelungenem Erregernachweis. Auch nach der anglo-amerikanischen Literatur beträgt die Mortalität der bakteriellen Endokarditis immer noch etwa 30%. Kleinfelder (210), der durch Anwendung sehr großer Penicillindosen zum Teil in Verbindung mit Streptomycin aus Deutschland die besten Ergebnisse berichtet, gibt eine Heilungsquote von 62% an. Größere statistische Erfahrungen liegen über die kombinierte Penicillin-Streptomycinbehandlung noch nicht vor, da die Kombinationstherapie fast durchweg erst nach Versagen der Penicillinbehandlung angewendet wird. Ein Teil der auf Penicillin nicht ansprechenden Fälle kann jedenfalls durch die Kombinationsbehandlung noch geheilt werden. Friedberg (123) berichtet kürzlich über seine Behandlungsergebnisse an 148 Fällen. 66,2% wurden geheilt und zwar 78,3% der Kranken unter 40 Jahre, 52,7% der Kranken über 40 Jahre. Bei einer Erkrankungsdauer bei Behandlungsbeginn von weniger als zwei Monaten betrug die Heilungsquote 88,6%, bei einer Krankheitsdauer über zwei Monate nur 55,4%. Zwar geht die Heilungschance der Erregerempfindlichkeit in vitro nicht parallel, bei Resistenz in vitro ist aber nach seiner Ansicht auch keine günstige Beeinflussung in vivo zu erwarten. Die kulturell negativen Fälle haben eine um 50% geringere Heilungserwartung. Sie müssen wie die resistenten Fälle mit Riesendosen von 10—40 MiE Penicillin täglich in Kombination mit Streptomycin oder Caronamid behandelt werden. Friedberg empfiehlt die Behandlung auch, wenn die Diagnose einer Endocarditis lenta nicht absolut sicher ist: Jeder Kranke mit ungeklärtem Fieber über 1—2 Wochen soll beim Bestehen eines organischen Herzgeräusches auch ohne sonstige Symptome als Endocarditis lenta behandelt werden. Fordert man aber die exakte Diagnose der Endocarditis lenta als

Voraussetzung der Behandlung mit Penicillin oder Streptomycin, so wird die Früherfassung außerordentlich schwierig.

In jedem Falle klinisch sicherer oder wahrscheinlicher Endocarditis lenta ist die Indikation zur antibiotischen Behandlung gegeben, soweit nicht schwere Herz-Kreislaufdekompensation diese von vornherein aussichtslos erscheinen läßt. Darüber hinaus ist aber die Frühbehandlung der noch nicht das Vollbild der Krankheit bietenden Fälle anzustreben, da deren Behandlung wesentlich größere Erfolgsaussichten bietet. Gleichzeitig mit der Penicillinbehandlung ist die etwa bestehende Herzinsuffizienz am besten mit exakt dosierbaren Digitalispräparaten durchzuführen. Es ist nicht ausgeschlossen, daß die Behandlung mit Strophanthin die Emboliegefahr erhöht.

Die Wirkung einer erfolgreichen Penicillintherapie hält eine bestimmte Reihenfolge ein. Entfieberung und Besserung des Befindens sind oft in einigen Tagen erreicht. Etwa nach zwei Wochen geht die Vergrößerung der Milz zurück. Infarkte verhindern gelegentlich ihre Rückbildung. Anämie, Beschleunigung der Senkungsreaktion und Dysproteinämie sind die letzten Symptome, die verschwinden. Leichte Hämaturie und Albuminurie können auch nach klinischer Ausheilung lange Zeit bestehen bleiben. Rezidive erfolgen meist innerhalb 4 bis 8 Wochen nach Beendigung der Behandlung. Strenge körperliche Schonung wegen der lange Zeit bestehenden Emboliegefahr ist erforderlich. Erst nach 6—12 Monaten ist die Frage der Heilung mit einiger Sicherheit zu entscheiden.

Aber auch nach erfolgreicher Bekämpfung der Infektion stirbt ein nicht geringer Teil der Kranken an Herzdekompensation, an den Folgen des Vitiums und der nach STAEHELIN (369) nicht seltenen Myokarditis. Etwa ein Drittel der geheilten Kranken stirbt in den folgenden Monaten und Jahren an Herzinsuffizienz (55, 57, 203, 290, 292, 354). Die Prognose der Endocarditis lenta wird also überwiegend durch eine therapieresistente Infektion und durch Herzinsuffizienz ungünstig gestaltet. Andere Ursachen treten demgegenüber in den Hintergrund.

Die Prognose der Krankheit ist bei von vornherein kreislaufdekompensierten Kranken wesentlich ungünstiger, selbst wenn die Kompensation durch Digitalis zeitweise gelingt. Von 17 derartigen Kranken starben in unserem Material 13 unter oder unmittelbar nach der Penicillinbehandlung (354). Der Grund für die offensichtlich gelegentlich eintretende Verschlechterung unter und nach Penicillinanwendung liegt darin, daß durch Rückbildung der thrombotischen Klappenauflagerungen und entzündlichen Schwellungen der Klappenränder eine Schrumpfung der Klappen einsetzt, die den Klappendefekt verstärkt. Die Ausheilung kann sich also hämodynamisch ungünstig auswirken, ein Grund mehr, bei der Indikationsstellung zur Penicillinbehandlung den Grad der Herzschädigung sorgfältig zu berücksichtigen. Vor allem eine hämodynamisch wirksame Aorteninsuffizienz mit großer Blutdruckamplitude verschlechtert die Prognose der Krankheit erheblich (202, 210, 354).

Zahlreiche autoptische Beobachtungen bestätigen, daß die Herzklappenentzündung durch Behandlung mit Penicillin und Streptomycin völlig ausheilen kann (248, 354). Andererseits fanden MATTHEW und GILCHRIST (250) bei einem relativ großen Teil der Verstorbenen frische entzündliche, insbesondere auch rheumatische Veränderungen. Ein Herzklappenfehler bleibt nach Heilung der bakteriellen Infektion fast stets bestehen. Seine hämodynamischen Folgen bestimmen das weitere Schicksal der Kranken.

Herdsanierung.

Letzte aber nicht unwichtigste therapeutische Maßnahme nach Heilung des bakteriellen Klappenherdes oder zumindest nach eindeutiger klinischer Besserung muß die Beseitigung der in Frage kommenden Herde sein, um Rezidiven vorzubeugen. Der objektive Nachweis eines solchen Herdes ist aber oft schwer oder unmöglich. Zahlreiche Verfahren sind zur Erkennung einer Herdinfektion bzw. zur Erfassung eines Herdes angegeben worden, ohne daß sie sich eindeutig bewährt haben. Oft kommen Zahnherde in Frage. Ihre röntgenologische Feststellung ergibt leider keine zuverlässigen Resultate. Zahngranulome oder andere röntgenologisch nachweisbare Veränderungen an den Zähnen können für die Fokalinfektion völlig bedeutungslos sein, während andererseits 40—50% der streuenden Zahnherde röntgenologisch nicht erfaßbar sind. Das Focusproblem der Tonsillen ist fast noch schwieriger. Die Entfernung erheblich veränderter Tonsillen hat häufig keinen Erfolg. Scheinbar gesunde Tonsillen können andererseits besonders gefährliche Herde sein. Darüber hinaus weist GRUMBACH (*146, 148, 150, 151*) darauf hin, daß ein bakterieller Herd nicht mit Streuherd oder gar Herdinfektion identifiziert werden darf. Er wendet sich gegen den von ROSENOW postulierten und diagnostisch empfohlenen Organotropismus der Erreger. Er hält die Schmerzanamnese und das klinische Bild für die Erfassung eines Herdes entscheidend, empfiehlt aber den gelegentlich brauchbaren Intracutantest mit Keimen, die aus einem verdächtigen Herd gewonnen werden. GRUMBACH hebt die Bedeutung der Herdinfektion hervor, mahnt aber zu weiser Beschränkung bei der Annahme eine Herdinfektes als Ursache einer Krankheit und bei daraus zu ziehenden therapeutischen Konsequenzen.

Die Verwertbarkeit bakteriologischer Testmethoden mit Vaccinen (Bottyàn-Test usw.) ist umstritten wie die des Anästhesietestes mit Impletol nach HUNEKE (*185*). BRÜNING (*42*) weist auf die provokatorische Kurzwellendurchflutung tonsillärer und paratonsillärer Herde hin. Kommt es in den nächsten Stunden nach dieser Kurzwellenprovokation zur Beschleunigung der Blutsenkungsreaktion oder zu Temperatursteigerungen, so sei die Herdinfektion bewiesen, während ein negatives Ergebnis sie nicht ausschließe. Von anderen Autoren (*190*) werden die MESTERsche Reaktion und die Anwendung von Ultraschall (*303*) für geeignet gehalten, die Aktivität eines Herdes anzuzeigen. SCHELLONG (*345*) mißt Schmerzreaktionen nach intravenöser Gabe von 15 E Pyrifer Bedeutung für die Erfassung eines okkulten Herdes zu.

In den meisten Fällen wird es unmöglich sein, den für die Entwicklung einer Endocarditis lenta verantwortlichen Herd mit einiger Sicherheit zu erfassen. Nur wenn die Krankheitsvorgeschichte, der klinische und der bakteriologische Befund seine Lokalisation wahrscheinlich machen, wird man zu seiner Entfernung berechtigt sein. Wegen der ernsten Prognose der Endocarditis lenta ist allerdings vielleicht die Indikation zur Herdsanierung weniger streng zu formulieren. Mindestens so wichtig, wenn nicht wichtiger als das kulturelle Ergebnis aus einem Herd soll der mikroskopische Befund des Herdsekretes sein. Das Fehlen oder Vorhandensein von Leukocyten, also eines eitrigen Sekretes, sei vor allem für seine Bewertung ausschlaggebend (*146*). Eingeheilte Geschoßsplitter, die bei den Nachkriegsendokarditiden von besonderer Bedeutung sind, sind, soweit möglich, operativ zu entfernen.

Prophylaxe.

Da bei der operativen Herdsanierung mit temporärer Bakteriämie zu rechnen ist, die den Kranken gefährden und zum Rezidiv des Klappenprozesses führen kann, ist der Eingriff unter besonderen Kautelen durchzuführen. Am zweckmäßigsten wird die Herdsanierung gegen Ende der Behandlung, also noch unter dem Schutz der Antibiotica durchgeführt. Wird sie erst später in Angriff genommen, ist ebenfalls Schutz durch Penicillin evtl. in Verbindung mit Streptomycin in einer Dosierung notwendig, die sich bei der Behandlung des Klappenherdes als wirksam erwies. Über eine wirksame Fokalsanierung durch Röntgenbestrahlung fehlen noch ausreichende Erfahrungen. HEDFELD (*167*) behauptet, von der Röntgenbestrahlung akut- und chronisch-entzündlich veränderter Tonsillen gleich gute Erfolge wie von der Operation gesehen zu haben. Mit amerikanischen Autoren gibt er wenig wahrscheinlich klingende Erfolgsziffern von 85—90% (!) an.

Nach Zahnextraktionen beobachtete fieberhafte Allgemeinreaktionen, wie das Focusproblem überhaupt, gaben Veranlassung, den möglichen Gefahren dieses Eingriffes nachzugehen. Die Einschwemmung von Erregern ins Blut ist keineswegs ein seltenes Ereignis. MERRIL (174) fand in 46% einer Serie unkomplizierter Zahnextraktionen α- oder β-Streptokokken. ALMOND (7) beobachtete nach Zahnextraktion in 75% der Fälle kulturell Viridansstreptokokken im Blut. RHOADS und Mitarbeiter (304) fanden bei 68 Kranken unmittelbar nach Zahnextraktion in 38,2% eine Bakteriämie durch Streptococcus viridans oder durch nicht hämolysierende Streptokokken. Bei 61 Patienten, die zwei Stunden vor der Operation 300000 iE Depotpenicillin bzw. 100000 iE Penicillin bekommen hatten, ergab sich nur in 3 Fällen eine positive Blutkultur. Die Autoren halten die Penicillinmedikation kurz vor der Zahnextraktion oder besser zweitägige Vor- und zweitägige Nachbehandlung (174) für eine notwendige Maßnahme zur Verhinderung unangenehmer Folgen der häufigen Bakteriämien. ROTH und Mitarbeiter (318), die nach Zahnextraktion Bakteriämien in 56% der Fälle beobachteten, halten Aureomycin — da peroral zu verabreichen — für geeigneter, die Gefahr der Bakteriämie zu verhindern. Unter Aureomycinschutz ergaben sich nur in 4% positive Blutkulturen.

Bei Tonsillitiden und Tonsillektomien sind ähnliche Komplikationen zu befürchten. MASSELL und Mitarbeiter (247) und andere (253) geben zur Prophylaxe der Polyarthritis bei Tonsillitis große Dosen Penicillin oder Aureomycin (41) und glauben, daß der Ausbruch der Krankheit mit dieser Maßnahme oft zu verhindern ist. MALINER (244) empfiehlt zur Prophylaxe des rekurrierenden Rheumatismus die perorale Anwendung von Penicillin. WANNAMAKER und Mitarbeiter (395) beobachteten unter 1178 mit Penicillin behandelten Tonsillitis- und Pharyngitis-Kranken 10 Fälle von rheumatischem Fieber und unter 1162 Kontrollen ohne Penicillinmedikation 42 Erkrankungen an Polyarthritis, bzw. unter Ausschluß der erst nach längerer Zeit aufgetretenen Gelenkprozesse 2 Fälle in der behandelten Gruppe gegenüber 28 in der unbehandelten.

Da im Blute kreisende Keime sich offenbar vorzüglich an rheumatisch oder kongenital veränderten Herzklappen ansiedeln, ist die prophylaktische Medikation von Penicillin oder Aureomycin zur Zeit der Fokalsanierung besonders in diesen Fällen zu fordern, um der Entstehung einer bakteriellen Endokarditis vorzubeugen. Schon 1—2 Tage vorher ist eine das Blut sicher sterilisierende Penicillindosis (etwa 1—2 MiE täglich) zu geben. Diese Penicillinmedikation wird nach der Operation noch etwa 5 Tage lang bei klinischer Beobachtung oder wenigstens strenger Bettruhe fortzusetzen sein (215, 354).

Beim Bestehen kongenitaler Herzfehler oder erworbener Gefäßanomalien ist deren rechtzeitige operative Beseitigung anzustreben. KRÄMER (214) konnte von der Heilung eines Falles berichten, bei dem es sich um eine Endocarditis lenta des offenen Ductus Botalli handelte. Wir sahen die Zeichen der Sepsis lenta nach Operation eines arterio-venösen Aneurysmas bei gleichzeitiger Penicillinmedikation prompt verschwinden. STATLAND und GORR (342) beobachteten nach der Operation eines arterio-venösen Aneurysmas unter Penicillin die Ausheilung der gleichzeitigen Endocarditis lenta.

Die Behandlung der Endocarditis lenta und ihre Prophylaxe bietet auch heute noch zahlreiche Probleme. Seit der Verwendung der Antibiotica, vor allem des Penicillins und des Streptomycins zur Vernichtung der Erreger ist es möglich geworden, einen Teil der Kranken zu heilen. Bei einem weiteren Teil gelingt es wenigstens, das Leben zu verlängern, bis die Auswirkungen des verbleibenden Herzklappenfehlers ihrerseits das tragische Ende der meist jugendlichen Kranken herbeiführen.

Die heute unter optimaler Behandlung bei kritischer Beurteilung zu erzielende Heilungsquote von 50—60% ist zwar noch nicht ganz befriedigend, gibt aber die Hoffnung, daß das Zusammenwirken wissenschaftlicher Forschung und ärztlicher Beobachtung mit der Zeit noch bessere Behandlungsergebnisse möglich machen wird.

Vor allem aber die frühzeitige Erfassung der Kranken, ehe es zu ausgedehnten Zerstörungen der Herzklappen gekommen ist und die Prophylaxe durch Antibiotica bei operativen Eingriffen an Zähnen, Tonsillen und anderen Herden, besonders bei Trägern rheumatischer oder kongenitaler Vitien, sind geeignete Maßnahmen, die Endocarditis lenta wirksam zu bekämpfen bzw. ihre Entwicklung zu verhindern. So wird es möglich sein, die hohe Sterblichkeit meist junger Menschen an dieser Krankheit zurückzudrängen.

Zusammenfassung.

Die bei besonderer Reaktionslage des Organismus sich entwickelnde Endocarditis lenta ist grundsätzlich durch Beseitigung der bakteriellen Klappeninfektion zu heilen. Wirksam sind nur Therapeutica mit bactericidem Effekt und hohem Diffusionsvermögen — Penicillin und Streptomycin bzw. die Kombination beider Stoffe —, die auch die in der Tiefe der Klappen gelegenen Erreger zu vernichten vermögen. Erregerempfindlichkeit in vitro gegen ein Medikament und seine klinische Wirksamkeit stimmen zwar nicht überein, die Testung der Keimresistenz vermittelt aber doch Anhaltspunkte für die Wahl des Therapeuticums und für seine ungefähre Dosierung.

Bei Viridansinfektionen ist die Behandlung mit täglich 1,0—2,0 MiE über 4—6 Wochen im allgemeinen ausreichend. Bei den in Deutschland besonders häufig beobachteten kulturell negativen Fällen ist höhere Dosierung des Penicillins — 2—6—10 MiE täglich — über 6—8 Wochen oder die Kombination hoher Penicillindosen mit Streptomycin (1—4 g täglich) notwendig, um eine günstige Beeinflussung der Krankheit zu erzielen. Die Enterokokkenendokarditiden verlangen ähnlich hohe Dosierung des Penicillins in Verbindung mit Streptomycin. Gelegentlich gelingt es, mit wiederholten 4—6 wöchentlichen Penicillinkuren zunächst nicht befriedigend ansprechende Fälle doch noch zu heilen oder wenigstens eindeutige Verlängerung des Lebens und sogar Arbeitsfähigkeit zu erzielen.

Die Herdsanierung unter dem Schutze der Antibiotica ist bei Endocarditis-lenta-Kranken zur Verhütung von Rezidiven bzw. Reinfektionen von besonderer Bedeutung. Bei Trägern rheumatischer oder kongenitaler Herzfehler ist sie notwendig, um der Entwicklung einer bakteriellen Endokarditis vorbeugend entgegenzuwirken.

IV. Polyostotische fibröse Dysplasie[1].

Von

Felix Boenheim-Leipzig

und

Thomas Hodge McGavack-New York.

Mit 8 Abbildungen.

Inhalt.

	Seite
Literatur	157
Knochenpathologie	165
Pigmentation	168
Vorzeitige Pubertät	168
Blutchemie	169
Komplikationen mit endokrinen Störungen	171
Komplikationen mit anderen Krankheiten	171
Differential-Diagnose	172
Vererbung	176
Autopsie-Befund	177
Behandlung	177
Ätiologie	177
Zusammenfassung	184
Nachtrag	184

Literatur.

1. Adams, Caroll O., Edward L. Compere and Jerome Jerome: Regional fibrocystic disease. Surg. etc. **71**, 22 (1940).
2. Adler, K. J.: Kongenitale Osteodystrophia juvenilis cystica localisata. Röntgenprax. **13**, 258 (1941).
3. Albright, Fuller, Charles H. Burnett, Patricia H. Smith and William Parson: Pseudo-hypoparathyroidism — an example of „Seabright-Bantom-Syndrome", Endocrinology **30**, 922 (1942).
4. Albright, Fuller, Hirsh W. Sulkowitsch and Esther Bloomberg: Further experience in the diagnosis of hyperparathyroidism including a discussion of cases with a minimal degree of hyperparathyroidism. Amer. J. med. Sci. **193**, 800 (1937).
5. Albright: Zit. Kornblum, Amer. J. Roentgenol. **46**, 145 (1941).
6. Albright, Fuller: Polyostotic fibrous dysplasia. A defense of the entity. J. clin. Endocrinol. **7**, 307 (1947).
7. Albright, Fuller, Esther Bloomberg and Patrice H. Smith: Postmenopausal osteoporosis. Trans. Assoc. Amer. Phys. **55**, 299 (1940).
8. Albright, Fuller, Allan M. Butler, Aubrey O. Hampton and Patricia Smith: Syndrome characterized by osteitis fibrosa dissiminata, areas of pigmentation and endocrine dysfunktion, with precocious puberty in females. New England. J. Med. **216**, 727 (1937).
9. Albright, Fuller, Beecher Scoville and Hirsh W. Sulkowitch: Syndrome characterized by osteitis fibrosa dissiminata, areas of pigmentation, and a gonadal dysfunction. Endocrinology **22**, 411 (1938).
10. Alpern, E. Bryce: Polyostotic fibrous dysplasia. J. Pediatr. **32**, 91 (1948).

---

[1] Aus der Medizinischen Poliklinik der Universität Leipzig und aus der inneren Abteilung der New Yorker Medizinischen Universitäts-Abteilung.

11. Altschul, Rudolf, and J. S. Brown: Parathyroid insufficiency in Wilson's disease. Canad. med. Assoc. J. **46**, 237 (1942).
12. Anderson, Norman LaRue: The Laurence-Moon-Biedl's syndrome. J. clin. Endocrinol. **1**, 905 (1941).
13. Anselmino, K. J., Fr. Hoffmann u. L. Herold: Über die parathyreotrope Wirkung von Hypophysenvorderlappen. Klin. Wschr. **12**, 1944 (1933).
14. Arredondo, F. O: Forma localizada de la enfermedad ósea de Paget e hipertiroidismo. Semana méd. **47**, 2, 206 (1940).
15. Ask-Upmark, E.: Further observations on osteitis fibrosa generalisata. Acta chir. scand. (Stockh.) **68**, 551 (1931).
16. Askanazy, M., u. E. Rutishauser: Die Knochen der Basedow-Kranken. Beitrag zur latenten Osteodystrophia fibrosa. Virchows Arch. **291**, 653 (1933).
17. Aub, Joseph C., Fuller Albright, Walter Bauer and Elsie Rossmeisl: Studies of calcium and phosphorus metabolism. J. clin. Invest. **11**, 211 (1932).
18. Bamatter, F.: Dyplasie polyostotique fibreuse de Jaffe-Lichtenstein et diathèse hémorrhagique. Ann. paediatr. (Basel) **159**, 249 (1942).
19. Barnwell Albright. S. Scoville and S. Sulkowitch s. 9. Albright.
20. Barta, L.: Pubertas praecox, bedingt durch Neurofibromatosis generalisata. Ann. paediatr. (Basel) **170**, 15 (1948).
21. Bauer, Julius: Progressiv facial hemiatrophy, dissiminated scleroderma and muscular cramps. Confina. Neurol. **7**, 3 (1946).
22. Bauer, J., et M. Schur: Ostéite fibrokystique généralisée et hyperthyroide. Rev. de Chir. **56**, 296 (1937).
23. Bauer, Walter, and Joseph C. Aub: Studies of calcium and phosphorus metabolism. J. clin. Invest. **20**, 295 (1941).
24. Behrend, Albert: Albright's syndrome. Ann. Surg. **121**, 245 (1945).
25. Berblinger, W.: Epithelkörperchenhyperplasie bei Osteodystrophia „deformans" (Paget) und bei der abgeheilten Osteodystrophia fibrosa generalisata. Beitr. path. Anat. **94**, 559 (1934/35).
26. Berner, A.: Les ostéodystrophies d'origine rénale. Helvet. med. Acta **11**, 741 (1944).
27. Best, Charles, Herbert and Norman Burkle Taylor: The physiological basis of medical practice. 2nd ed. Baltimore: The Williams and Wilkins Co. 1939.
28. Bing, James F., Joseph H. Globus and Helmuth Simon: Pubertas praecox a survey of the reported cases and verified anatomical findings. J. Mt. Sinai Hosp. **4**, 933 (1938).
29. Bingold, A. C.: A case of fibrous dysplasia. Brit. J. Surg. **36**, 22 (1948).
30. Boenheim, Felix: Beitrag zur Hemiatrophia faciei progressiva. Dtsch. Z. Nervenheilk. **65**, 219 (1920).
31. — Beitrag zur Kenntnis der Pseudosklerose und verwandter Krankheiten unter besonderer Berücksichtigung der Beziehungen zwischen den Erkrankungen des Gehirns und der Leber. Z. Neur. **60**, 10 (1920).
32. — Über sensorische Erscheinungen bei Tetanie und über Kombination von Tetanie mit anderen Krampfneurosen. Dtsch. Z. Nervenheilk. **73**, 172 (1922).
33. — Wasser- und Mineralstoffwechsel und innere Sekretion. Halle a. S.: Carl Marhold 1927.
34. — Zur Kenntnis der Laurence-Biedlschen Krankheit. Endokrinol. **4**, 263 (1929).
35. — Spontaneous fracture in Graves disease. Proc. Virchow med. Soc. **5**, 57 (1946).
36. — Polyostotische fibröse Dysplasie. Dtsch. med. Wschr. **75**, 1569 (1950).
37. van Bogaert, Ludo: Über eine hereditäre und familiäre Form der Pagetschen Ostitis deformans mit choreo-retinitis pigmentosa. Z. Neur. **147**, 327 (1933).
38. Borak, J., and B. Doll: Halbseitige Recklinghausensche Knochenerkrankung mit Pubertas praecox. Wien klin. Wschr. **47**, 540 (1934).
39. Bradfield, E. W. C.: A case of generalized fibrocystic diseases of the bones. Brit. J. Surg. **19**, 192 (1931/32).
40. Braid, Francis: Osseous dystrophy following icterus gravis neonatorum. Arch. Dis. Childh. **7**, 313 (1932); **14**, 181 (1939).
41. Brailsford, James, F.: The Radiologie of Bones and joints. 4. Aufl. S. 185. Baltimore 1948.
42. Brooke, H.: Polyostotic fibrous dysplasia of bone. Canad. med. Assoc. J. **59**, 555 (1948).
43. von Brunn, Max: Coxa vera im Gefolge von Ostitis fibrosa. Bruns' Beitr. **45**, 344 (1905).
44. Busch, Dietr. Wilh. Heinr.: Das Geschlechtsleben des Weibes, Bd. 4, S. 461. Leipzig 1843.
45. Butler, A. M.: Soc. of Pedr. Res. Am. J. Dis. Childr. **52**, 745 (1936).
46. Caldwell, Guy A., and T. F. Broderick: Polyostotic fibrous dysplasia in one of negro twin girls. Ann. int. Med. **27**, 114 (1947).
47. Cantarow, Abraham: Mineral metabolism. In Diseases of Metabolism. Ed. by Garfield G. Duncan. Philadelphia and London: W. B. Saunders Co. 1943.

48. DES CASTILLO, E. B., F. A. DE LA BALZE and J. ARGONZ: Syndrome of rudimentary ovaries with estrogenic insufficiency and increase in gonadotropins. J. clin. Endocrinol. 7, 385 (1947).

49. CESARE, GABETTI DOMINICO: Osteodistrofia fibrosa-cistica a localizzazioni multiple con carattere erediatrio famigliare. Arch. Sci. med. 74, 1 (1942).

50. CHOSSAT: Über die Ernährung der Knochen. Neue Folge aus d. Geb. d. Nat. und Heilkunde. Herausgegeb. von FRORIEP 23, 200 (1842).

51. COCCHI, UMBERTO: Polytope erbliche enchondrale Dysostosen. Fortschr. Röntgenstr. 72, 409 (1950).

52. COLEMAN, MARK: Osteitis fibrosa disseminata. Brit. J. Surg. 26, 705 (1939).

53. COLEY, BRADLEY L., and FRED W. STEWART: Bone sarcoma in polyostotic fibrous dysplasia. Ann. Surg. 121, 872 (1945).

54. CONSTANTINI, TORREILLES and BRINCAT: De l'ostéomalacie puerpérale. La place de la castration dans le traitement de cette maladie. Presse méd. 50, 414 (1942).

55. COPE, OLIVER: Hyperparathyroidism. J. Missouri State med. Assoc. 39, 273 (1942).

56. COSACESIO, A.: Fibrocystic osteitis localized on one side. Rev. chir. Bucaresti 43, 313 (1940).

57. CSÉPAI, KARL, und STEFAN PELLÁTHY: Über die Parathormonempfindlichkeit des menschlichen Körpers mit besonderer Berücksichtigung auf die BASEDOWsche Krankheit und die Hyperthyreosen. Münch. med. Wschr. 75, 813 (1928).

58. CUSHING, HARVEY: The basophil adenomas of the pituitary body and their clinical manifestations (pituitary basophilism). Bull. Hopkins Hosp. 50, 137 (1932).

59. DAHLE, MAGNUS: Chondrodysplasia (OLLIER's disease) — multiple enchondromatosis? Acta chir. scand. (Stockh.) 83, 329 (1939).

60. DAVIDOFF, LEO M.: Studies in acromegaly. Endocrinology 10, 461 (1926).

61. DECOURT, JAQUES, F. MASMONTEIL and CH. O. GUILLAUMIN: Sur un cas d'ostéose fibrokystique du type Recklinghausen avec hypocalcémie. Bull. Soc. méd. Hôp. Paris 58, 201 (1942).

62. DENSTAD, TORFINN: Polyostotic fibrous dysplasia. Acta radiol. (Stockh.) 21, 143 (1940).

63. DESCUREL: zit. nach BUSCH.

64. DIEZ, JULIO: La Ostéitis fibrosa diseminada con pubertad precoz y pigmentaciones cutáneas. Prensa méd. argent. 26, 1870 (1939).

65. DOCKERTY, MALCOLM B., RALPH K. GHORMLEY, ROGER L. KENNEDY and DAVID G. PUGH: ALBRIGHT's syndrome. Arch. int. Med. 75, 357 (1945).

66. —, H. W. MEYERDING and G. T. WALLACE: ALBRIGHT's syndrome. Proc. Staff Meetings Mayo Clin. 19, 81 (1944).

67. DOWNS, ROGER S., and VIRGIL SCOTT: Hyperparathyroidism with adenoma causing renal failure and secondary hyperparathyroidism. Arch. int. Med. 67, 658 (1941).

68. DRIGGS, MARSHALL, and H. SPATZ: Pubertas praecox bei einer hyperplastischen Mißbildung des Tuber cinereum. Virchows Arch. 305, 567 (1939/40).

69. DUVOIR, M., G. POMMEAU-DELILLE et J. J. ALLOITEAU: Osteose fibrokystique unilatérale à évolution lente avec pigmentation cutaneo-muqueuse associée. Ann. d'Endocrin. 6, 152 (1945).

70. EDITORIAL: Polyostotic fibrous dysplasia. Arch. clin. Oral Path. 2, 374 (1938).

71. ELMSLIE: Discuss. to BRADFIELD. Brit. J. Surg. 19, 193 (1931/32).

72. ENGELIEN, H.: Zum Thema Knochendysplasie mit Pubertas praecox. Dtsch. med. Wschr. 75, 517 (1950).

73. ETTER, LEWIS E., and JOHN W. HURST: Polyostotic fibrous dysplasia. Radiology 41, 70 (1943).

74. FAIRBANK, H. A. T.: Discussion of fibrocystic disease of bone. Proc. roy. Soc. Med. 37, 977 (1933/34).

75. FALCONER, MURREY A., and CUTHBEST L. COPE: Fibrous dysplasia of bone with endocrine disorders and cutaneous pigmentation (ALBRIGHT's Disease). Quart. J. Med. 11, 121 (1942).

76. FERRERO, CONSTANTIN: Osteofibromatose kystique (maladie de JAFFÉ-LICHTENSTEIN). Thèse de Génévième 1942.

77. — La maladie de JAFFE-LICHTENSTEIN. Ostéofibromatose kystique. Presse méd. 55, 143 (1947).

78. — u. CUCCO. Zit. n. BUETTNER, GEORG: Allgemeine Grundlage der chirurgischen Krankheitsbehandlung endokriner Drüsen. Handbuch der inneren Sekretion, herausgegeb. von MAX HIRSCH, III, 2, S. 2019. Leipzig 1933.

79. FIESSINGER, NOEL, HENRI-RENÉ OLIVIER, DENIS LEROY et ROBERT MESSIMY: Sur un cas d'hyper-thyro-parathyréose. Ann. Méd. 38, 389 (1935).

80. FINKELSTEIN, HERMANN: Über Ostitis deformans Paget mit dem Symptom der Leontiasis ossea. Endokrinol. 11, 401 (1932).

81. Finkler, Rita S., and George M. Cohn: Testerone in a case of polyostotic fibrous dysplasia. J. clin. Endocrinol. 7, 455 (1947).
82. Flicker, David J.: Pubertas praecox in a female infant caused by a ventricular cyst. J. nerv. Dis. 98, 42 (1943).
83. Flood, Randolph G.: Calcium metabolism in marble bone. California Med. 31, 203 (1929).
84. Ford, Frank, R., and Harriet Guild: Precocious puberty following measles encephalomyelitis and epidemic encephalitis. Bull. Hopkins Hosp. 60, 192 (1937).
85. Franceschetti, A., u. D. Klein: Weiterer Beitrag zur Frage der genetischen Beziehung zwischen der Friedreichschen Ataxie und den verschiedenen Formen der tapeto-retinalen Degeneration. Arch. Klaus-Stift. 22, 93 (1947).
86. Frangenheim: Familiäre Hyperostose des Kiefers. Bruns' Beitr. 90, 139 (1914).
87. Freedman, Harold J.: Disturbances of function of the suprarenal glands in children. Amer. J. Dis. Childr. 44, 1285 (1932).
88. Freemann, John King: Hyperthyroidism associated with gynecomastia. Ther. Gaz. (Detroit) 40, 9 (1916).
89. Freund, Ernst: Osteodystrophia fibrosa unilateralis. Arch. Surg. 28, 849 (1934).
90. — and C. B. Meffert: On the different forms of nongeneralized fibrous osteodystrophy. Surg. etc. 62, 541 (1936).
91. Furst, Nathan, James and Robert Shapiro: Polyostotic fibrous dysplasia. Radiology 40, 501 (1943).
92. Garlock, John H.: The differential diagnosis of hyperparathyroidism. Ann. Surg. 108, 347 (1938).
93. Gaupp, Vera: Pubertas praecox bei Osteodystrophia fibrosa. Mschr. Kinderheilk. 53, 312 (1932).
94. Golden, Ross und Hodson Abbott: The relation of the thyroid, the adrenals and the islands of Langerhans to malacic disease of bone. Amer. J. Roentgenol. 30, 641 (1933).
95. Goldhamer, Karl: Osteodystrophia fibrosa unilateralis. Fortschr. Röntgenstr. 49, 456 (1934).
96. Goldscheider: Über neurotische Knochenatrophie und die Frage der trophischen Funktionen des Nervensystems. Z. klin. Med. 60, 1 (1906).
97. Goldzieher, Max A.: The endocrine glands. New York and London: D. Appleton-Century Co. 1939.
98. Gorham, L. W., E. H. Campbell, W. P. Howard, J. L. Donhauser and W. H. Rusti: Albright's syndrome. Clinics 1, 358 (1942).
99. Guillain, Georges A. Grossiord et M. Ronzaud: Sur un cas d'hémiatrophie faciale coexistant avec une neurofibromatose cutanée diffuse. Revue neur. 74, 87 (1942).
100. Gutmann, Alexander B., T. Lloyd Tyson and Ethel Benedict Gutman: Serum calcium, inorganic phosphorus and phosphatase activity. Arch. int. Med. 57, 379 (1936).
101. Guzman-Rodriguez and E. Blas-Ferrainoli: Displasia fibrotica ossea. Bol. Asoc. med. Puerto-Rica 33, 434 (1945).
102. Hain, A. M.: The constitutional type of precocious puberty. J. clin. Endocrinol. 7, 171 (1947).
103. Hall, G. S.: A contribution to the study of melorheostosis: unusual bone changes associated with tuberose sclerosis. Quart. J. Med. 12, 77 (1943).
104. — Tuberose sclerosis, rheostosis and neurofibromatosis. Quart. J. Med. 9, 1 (1940).
105. Hammond, George, and Kenath H. Sponsel: Polyostotic fibrous dysplasia. Guthric clin. Bull. 18, 77 (1948).
106. Hanke, Hans: Osteodystrophische Erkrankungen und ihre Begrenzung. Dtsch. Z. Chir. 245, 641 (1935).
107. Hansen, Arnold E., Irvine McQuarne and Mildred R. Ziegler: Effects of parathyroid extracts and of vitamin D on blood phosphatase, calcium and phosphorus in osteogenesis imperfecta. Endocrinology 22, 1 (1938).
108. Heidger, Peter: Ein Fall von Marmorkrankheit bei Erwachsenen. Beitr. path. Anat. 97, 509 (1936).
109. Helfet, Arthur J.: A new conception of parathyroid function and its clinical application. Brit. J. Surg. 27, 651 (1940).
110. Hellner, Hans: Knochensystemerkrankungen. Dtsch. Arch. Chir. 200, 427 (1940).
111. Hellner, H.: Die Begrenzung der Ostitis fibrosa. Chirurgie 18/19, 175 (1947).
112. — Die Skeletsystemerkrankungen und ihre Beziehungen zueinander. Arch. klin. Chir. 198, 243 (1930).
113. Herlant, Marc, Robert Dubois et Léon Ectors: Un cas de macrogénitosomie précoce. Ann. d'Endocrin. 6, 137 (1945).
114. Hess, W. R.: Vegetative Funktionen und Zwischenhirn. Helvet. physiol. et pharmacol. Acta Suppl. IV. (1947).

115. HILLENBRAND, HANS JOACHIM: Osteofibrosis deformans juvenilis. Zbl. Chir. **74**, 52 (1949).
116. HIMMELMANN, W.: Über endokrine Anomalien und Störungen des Kalkstoffwechsels bei der lokalisierten Ostitis fibrosa (Osteodystrophia fibrosa). Klin.Wschr. **9**, 2443 (1930).
117. — Veränderungen der Serum-Calcium-Tageskurve unter der Einwirkung von Epithel-körperchenhormonen bei gesunden und bei krankhaften Zuständen. Zbl. Chir. **1931**, 2408.
118. HIRSCH, I. SETH: Is generalized osteitis fibrosa (PAGET and VON RECKLINGHAUSEN) congenital? Amer. J. Surg. **3**, 167 (1927).
119. — Generalized osteitis fibrosa. Radiology **13**, 44 (1929).
120. HIRSCHL, J. A.: Beitrag zur Kenntnis des Morbus BASEDOWII. Jb. Psychiatr. **22**, 197 (1902).
121. HOFF, FERDINAND: Knochendysplasie mit Pubertas praecox. Dtsch. med. Wschr. **74**, 595 (1949).
122. HORWITZ, THOMAS, and ABRAHAM CANTAROW: Polyostotic fibrous dysplasia. Arch. int. Med. **64**, 280 (1939).
123. HUMMEL, RUDOLF: Zwei Fälle von Ostitis deformans PAGET juvenilis. Röntgenprax. **6**, 513 (1934).
124. JACOBS, J. E.: Osteodystrophia fibrosa cystica and juvenile hyperthyroidism. South. med. J. **36**, 668 (1944).
125. JACOBSEN, H. H., and G. VRAA-JENSEN: Fibrous Dysplasia of bone. Acta radiol. (Stockh.) **31**, 1 (1949).
126. JAFFÉ, Diskuss. zu GARLOCK. Ann. Surg. **108**, 347 (1938).
127. — Diskuss. zu KORNBLUM. Amer. J. Roentgenol. **46**, 145 (1941).
128. —, HENRY, L.: Non-osteogenic fibroma of bone. Amer. J. Path. **18**, 205 (1942).
129. — Fibrous dysplasia of bone. J. Mt. Sinai Hosp. **12**, 364 (1945/46) und Bull N.Y. Acad. Med. **22**, 588 (1946).
130. JOLY, PAUL, et ROBERT VANTRASSEL: Des kystes simples des os. Brux. méd. **25**, 984 (1945).
131. JONES, WILLIAM, A.: Further observations regarding familial multilocular cystic disease of the jaws. Brit. J. Radiol. **11**, 227 (1938).
132. JOSLIN, ELLIOT P., HOWARD F. ROOT, PRISCILLIA WHITE, ALEXANDER MARBLE and C. CABELL BAILLY: The treatment of diabetes mellitus, 8. Auflage. Philadelphia 1948.
133. KARPLUS, J. P., u. A. KREIDL: Gehirn und Sympathicus. Pflügers Arch. **171**, 192 (1918).
134. KIENBOECK, ROBERT: Leontiasis ossea faciei VIRCHOW. Bruns' Beitr. **171**, 25 (1940).
135. — u. L. MEWORACH: Ein Fall von multiplen Xanthomen in den Knochen. Röntgen-prax. **4**, 76 (1932).
136. KOCHER, ALBERT: Über Morbus BASEDOWII. Mitt. Grenzgeb. Med. u. Chir. **9**, 1 (1902).
137. KOEPPEN: Über Knochenerkrankungen bei Morbus BASEDOWII. Neur. Zbl. **11**, 219 (1892).
138. KOPYLOW, M. B., u. M. F. RENOWA: Ein Beitrag zur Kenntnis der Marmorkrankheit. Fortschr. Röntgenstr. **40**, 1042 (1929).
139. KORNBLUM, KARL: Polyostotic fibrous dysplasia. Am. J. Roentgenol. **46**, 145 (1941).
140. KURZROCK: The endocrines in obstretics and gynecology. Baltimore: The Williams and Wilkins Co. 1937.
141. KUSSMAUL, A.: Über geschlechtliche Frühreife. Würzburg. med. Z. **3**, 321 (1862).
142. LANDOFF, GUSTAV-ADOLF: Beitrag zur Xanthomatose der Knochen. Acta orthop. scand. **11**, 70 (1940).
143. LANGE, CORNELIA DE: Zur klinischen und pathologischen Anatomie der hypothalami-schen Form von Pubertas praecox. Ann. paediatr. (Basel) **159**, 161 (1942).
144. LANGE, KURT: Zur Osteitis fibrosa generalisata (RECKLINGHAUSEN). Zbl. Chir. **65**, 2368 (1938).
145. LANIGAN, J. P., T. G. HARDMANN and J. D. WIDDESS: A case of polyostotic fibrous dysplasia. Irish J. med. Sci. **1947**, 71.
146. LAPLANE, M. R., MELLE OEHMICHEN et M. F. LHERMITTE: Ostéite pseudokystique à prédominance unilatérale avec hémipigmentation cutanée et hémisyndrome sympathique d'origine congénitale. Bull. Soc. méd. Hôp. Paris **62**, 371 (1946).
147. LASSERRE, CHARLES et F. PIÉCHAUD: Forme de transition clinique et radiographique entre l'ostéopathie de Paget et l'ostéite fibro-géodique. Bordeaux Chir. **1931**, 367.
148. LEADEW, SIDNEY D., and MILTON J. H. GRAND: VON RECKLINGHAUSEN's disease in children. J. Pediatr. **1**, 754 (1932).
149. LEB, ANTON: Osteomalacie und Knochenwachstumshemmung bei ADDISONscher Erkrankung. Arch. klin. Chir. **131**, 459 (1924).
150. VAN LEEUWEN, H. C.: Über familiäres Vorkommen von Lipodystrophia progressiva zusammen mit Osteosklerose, Knochencysten und geistiger Debilität. Z. klin. Med. **123**, 534 (1933).
151. LERICHE, R., et A. POLICARD: Les problèmes de la physiologie normale et pathologique de l'os. Paris: Masson et Cie. 1926.

152. Lessmann, Franz, u. August Poth: Röntgenologische Studien als Beitrag zu trophischen Knochenveränderungen. Fortschr. Röntgenstr. 72, 197 (1949).
153. Levinthal, Daniel H., and Jack D. Kirshbaum: Fibroma of the middle metacarpal bone. Surg. etc. 68, 936 (1936).
154. Lichtenstein, Louis: Polyostotic fibrous dysplasia. Arch. Surg. 36, 874 (1938).
155. —, and Henry L. Jaffé: Fibrous dysplasia of bone. Arch. Path. 33, 777 (1942).
156. Liechti, A. D.: Über die Schädellokalisation der fibrösen Dysplasie der Knochen (Jaffé-Lichtenstein). Radiol. clin. 15, 191 (1946).
157. Lièvre, J. A.: Sur la maladie d'Albright. Bull. Soc. méd. Hôp. Paris 63, 132 (1947).
158. Lisser, H., L. E. Curtis, R. F. Escamilla and Minnie B. Goldberg: The syndrome of congenitally aplastic ovaries with sexual infantilism, high urinary gonadotropins, short stature and other congenital abnormalities. J. clin. Endocrinol. 7, 665 (1947).
159. Liu, S. H., H. I. Chi, H. C. Hsu, H. C. Chao and S. H. Chen: Calcium and phosphorus metabolism in osteomalacia. J. clin. Invest. 20, 255 (1941).
160. Lombard: Zit. v. Lièvre (Afr. franç. chirurg.)
161. McCune, Donovan J., and Charles Bradley: Osteopetrosis (marble bones) in an infant. Amer. J. Dis. Childr. 48, 949 (1934).
162. —, and Hilde Bruch: Osteodystrophia fibrosa. Amer. J. Dis. Childr. 54, 806 (1937).
163. Mach, R. S., and E. Rutishauser: Les ostéodystrophies rénales; étude expérimentale et anatomoclinique des lésions osseuses au cours des néphritis. Helvet. med. Acta 4, 423 (1937).
164. Mackenzie, Hector W. G.: Graves' disease. Lancet 1890 II, 545 u. 601.
165. Mallet-Guy, P., A. Trillat et P. Marion: Syndrome osseux d'Albright. Lyon Chir. 38, 379 (1943).
166. Mann, Albert, W., Oliver Eitzen and E. P. McNamee: Fibrous dysplasia of bone. Amer. J. Roentgenol. 56, 707 (1946).
167. Merritt, Eswin A.: Irradiation of the parathyroids in cystic disease of the bones. J. Amer. med. Assoc. 98, 1733 (1932).
168. Meyer-Borstel, H.: Über Ostitis (Osteodystrophia) fibrosa. Bruns' Beitr. 148, 436, 510 (1929/30).
169. — Über die Stellung der Recklinghausenschen zur Pagetschen Knochenerkrankung. Fortschr. Röntgenstr. 42, 493 (1930).
170. Moehlig, Robert C.: Paget's disease (Osteitis deformans) and osteoporosis. Surg. etc. 62, 815 (1936).
171. —, and H. Lyman Abbott: Carbohydrate metabolism in osteoporosis and Paget's disease. J. Michigan State med. Soc. 45, 642 (1946).
172. — — Carbohydrate metabolism in osteitis deformans or Paget's disease. J. Amer. med. Assoc. 134, 1521 (1947).
173. —, and Frederick Schreiber: Polyostotic fibrous dysplasia. Amer. J. Roentgenol. 44, 17 (1940).
174. Moehlmann, Theodor: Beitrag zur Genese der Ostitis fibrosa; Halbseitenform beim männlichen Geschlecht. Fortschr. Röntgenstr. 69, 161 (1944).
175. Mondor, H., R. Ducroquet, L. Leger et G. Laurence: Un cas d'ostéite fibro-géodique disséminée avec pigmentation cutanée et puberté précoce. J. de Chir. 53, 593 (1939).
176. Murray, R. C., H. J. R. Kirkpatrick and Elmer Forai: A case of Albright's syndrome. Brit. J. Surg. 34, 48 (1946/47).
177. Mustakallio, Sakari: Untersuchungen über den mikroskopischen Bau und die Natur der Ostitis fibrosa localisata. Arb. path. Inst. Univ. Helsingfors 8, 37 (1935).
178. Neller, James Lock: Osteitis fibrosa cystica (Albright). Amer. J. Dis. Childr. 61, 590 (1941).
179. Novak, Emil: The constitutional type of female precocious puberty with a report of nine cases. Amer. J. Obstetr. 47. 20 (1944).
180. Oberling, Ch., et M. Guérin: Ostéites par carence chez les poules maintenues en cage, leurs rapports avec l'ostéite fibreus et avec l'hypertrophie des parathyroides. Ann. d'Anat. path. 11, 97 (1934).
181. O'Donovan, D. K., F. Duff, T. D. O'Farrell and John McGrath: Polyostotic fibrous dysplasia. Irish J. Med. Sci. 1944, 498.
182. Oppenheim, H.: Lehrbuch der Nervenkrankheiten. 6 ed. vol. II. Berlin: S. Karger 1913.
183. Osgood, Ellis C.: Polyostotic fibrous dysplasia and ostheopathia condensans disseminata. Amer. J. Roentgenol. 56, 174 (1946).
184. Pagniez, Ph., A. Plichet et J. Fanvel: Un cas d'ostéite fibrokystique de localisation et d'évolution anormale. Bull. Soc. méd. Hòp. Paris 1938, 733.
185. du Pan, Martin: Ostéite fibreuse localisée, Presse méd. 54, 710 (1946).
186. — Ostéite fibreuse localisée, Rev. d'Orthop. 33, 138 (1947).

187. PARHON, C. J., u. TOMORUG: Osteose parathyreoidalen Ursprungs. Beträchtliche Besserung infolge von Ovarialektomie. Wien. Arch. inn. Med. 27, 327 (1935).
188. PATTEN, RALPH F.: Polyostotic fibrous dysplasia (ALBRIGHT's syndrome). Clin. Proc. Childr. Hosp. 2, 175 (1946).
189. PAUL, FRITZ: Ostitis fibrosa generalisata, Epithelkörperchen und Nebennieren. Beitr. path. Anat. 87, 503 (1931).
190. PECK, FRANKLIN B., and CHARLES V. DAGE: Diabetes mellitus with ALBRIGHT's syndrome. Amer. J. med. Sci. 208, 35 (1944).
191. PERLMANN, ROBERT M.: Parathyropituitary syndrome in pituitary basophilism J. clin. Endocrinol. 6, 481 (1946).
192. PICK, L.: Pathologische Anatomie der malacischen Knochenerkrankungen. Verhandlg. d. Gesellsch. f. Verdauungs- und Stoffwechselkrankheiten. 10. Tagung. S. 146. Leipzig: Georg Tnieme 1931.
193. PINCUS, J. B., J. F. GITTLEMAN and B. KRAMER: Juvenile osteopetrosis. Amer. J. Dis. Childr. 73, 458 (1947).
194. POSSELT, ADOLF: Zur Osteomalacie Frage. Frankf. Z. Path. 28, 427 (1922).
195. PRIESEL, RICHARD, and R. WAGNER: Ostitis fibrosa cystica generalisata. Z. Kinderheilk. 53, 146 (1932).
196. PUGH, DAVID, G.: Fibrous dysplasia of the skull: a probable explanation for leontiasis ossea. Radiology 44, 548 (1945).
197. PUPO, CARDENAS M. D.: Aportación al conocimiento del sindrome de ALBRIGHT. Vida nueva 50, 49 (1942).
198. VON RECKLINGHAUSEN, F.: Die fibröse oder deformierende Ostitis, die Osteomalacie und die osteoplastische Carcinose in ihren gegenseitigen Beziehungen. Festschr. RUDOLF VIRCHOW zu seinem 71. Geburtstag. Berlin 1891.
199. VON REDWITZ (Ostitis fibrosa). Chirurg. 7, 618 (1935).
200. REIFENSTEIN, EDUARD C., LAURENCE H. KINSELL and FULLER ALBRIGHT: The effect of estrogen therapy in acromegaly with observation on the use of the serum phosphorus level as an index of potentiary growth hormone activity. J. clin. Invest. 25, 932 (1946).
201. REILLY, WILLIAM ANTHONY, and HANS LISSER: LAURENCE-MOON-BIEDL-syndrome. Endocrinology 16, 337 (1932).
202. REISCHAUER: (halbseitige Ostitis fibrosa). Chirurg 7, 693 (1935).
203. REMÉ zit. bei HANKE.
204. RIMBAUD, L., H. SERRE et A. VEDEL: Les formes localisées de la maladie osseuse de PAGET. Leur place nosologique. Rev. de Rhumat. 13, 377 (1946).
205. ROBB, JAMES MILTON: Polyostotic fibrous dysplasia of mastoids complicated by acute mastoiditis. Ann. of Otol. 50, 330 (1941).
206. ROBSON, KENNETH, and J. W. TODD: Fibrocystic disease of bone. Lancet 1939 I, 377.
207. RUSHTON, MARTIN, A.: Regional osteitis fibrosa affecting the facial bones. Proc. roy. Soc. Med. 40, 316 (1946/47).
208. SALZER, H.: Ein Fall von halbseitiger Ostitis fibrosa cystica generalisata. Wien klin. Wschr. 46, 862 (1933).
209. SCHLESINGER, PHILIP T.: A case of fibrous dysplasia with pseudarthrosis.
210. SCHLUMBERGER, H. G.: Fibrous dysplasia of single bones (monostotic fibrous dysplasia). Mil. Surgeon 99, 504 (1946).
211. SCHOENFELD: Mamma-Atrophie bei Basedow. Endokrinol. 27, 279 (195˙).
212. SCHOLDER, BERNARD M.: The syndrome of precocious puberty, fibrocystic bone disease and pigmentation of the skin: eleven jear's observation of a case. Ann. int. Med. 22, 105 (1945).
213. SECRETAN, J. P.: A propos d'ostéite fibrokystique localisée à l'ethmoide. Acta otolaryng. (Stockh.) 29, 360 (1941).
214. SEDGENIDSE, G. A.: Konstitutionelle und vererbliche Faktoren in der Entstehung der fibrösen Osteodystrophie. Arch. klin. Chir. 184, 349 (1935/36).
215. SELYE, HANS: Textbook of Endocrinology. Acta Endocrinologica. Montréal, Canada 1947.
216. SHELLARD, B. T.: Osteitis fibrosa disseminata. Med. J. Austral. 1, 558 (1940).
217. SNAPPER, J: Classification of bone diseases. New York State J. Med. 49, 511 (1949).
218. — Chirurgie des parathyroides Congrès franç. de chirurg. 42nd session. Paris 1933, 278.
219. — On lipoid granulomatosis of the bones without symptoms of SCHUELLER-CHRISTIAN's disease. China med. J. 56, 303 (1939).
220. — Different features of the syndrome of hyperparathyroidism. Acta med. scand. (Stockh.) 103, 321 (1940).
221. —, and CH. PARISEL: Xanthomatosis generalisata ossium. Quart. J. Med. 2. 407 (1933).
222. SOBRINHO, JOSÉ: Displasia fibrosa poliostósica. Arch. brasil. Med. 35, 327 (1945).

223. Sommer, F., u. M. Demoullin: Über Recklinghausensche Knochenkrankheit. Med. Mschr. 1949, 120.
224. Sosman: (Disc.) Radiology 44, 555 (1945).
225. Stalmann, A.: Nerven-, Haut- und Knochenveränderungen bei der Neurofibromatosis Recklinghausen und ihre entwicklungsgeschichtlichen Zusammenhänge. Virchows Arch. 289, 96 (1933).
226. Starck, Hugo: Dystrophia ontogenitica Recklinghausen. Deutsch. Arch. klin. Med. 162, 61 (1928).
227. Stauffer, Herbert M., Robert K. Arbuckle and Ernest A. Aergerter: Polyostotic fibrous dysplasia with cutaneous pigmentation and congenital arteriovenous aneurysms. J. Bone Surg. 23, 323 (1941).
228. —, and Patrick J. Fitzgerald: Fibrous dysplasia a „cystic" lesion of bone. US. Nav. med. Bull. 45, 653 (1945).
229. Stepp, Wilhelm: Verhandlungen Ges. f. Verdauungs- und Stoffwechselkrankh., S. 206. Leipzig: Georg Thieme 1931.
230. Sternberg: Diskussion zu Salzer. Wien. klin. Wschr. 46, 862 (1933).
231. Sternberg, William, H., and Vera Joseph: Osteodystrophia fibrosa combined with precocious puberty and exophthalmic goiter. Amer. J. Dis. Childr. 63, 748 (1942).
232. Summerfeldt, Pearl, and Allan Brown: Osteodystrophia fibrosa. Amer. J. Dis. Childr. 57, 90 (1939).
233. Tavernier, L.: A propos du démembrement de la maladie De Recklinghausen. Lyon. Chir. 40, 453 (1945).
234. Taylor, Hermon: Discussion of fibrocystic disease of bone. Proc. roy. Soc. Med. 37, 978 (1933/34).
235. Thannhauser, Siegfried J.: Lipidosis: Diseases of the cellular lipid metabolism. Oxford Med. Publ. New York. Toronto 1940.
236. — Neurofibromatosis (von Recklinghausen) and osteitis fibrosa cystica. Medicine 23, 105 (1944).
237 Thoma, Kurt H.: Oral Pathology. St. Louis: The C. V. Mosley Co. 1944.
238. Thomas, Henry W., Thomas N. Meredith and Harry L. Wunderly: Osteodystrophia disseminata. J. Pediatr. 18, 638 (1941).
239. Timpe, O.: Zur Behandlung der generalisierten Ostitis fibrosa. Bruns' Beitr. 164, 146 (1936).
240. Tobler, W.: Ostitis fibrosa generalisata im Kindesalter. Z. Kinderheilk. 41, 334 (1926).
241. Tooner, W. M.: A thyroid tumor affecting the parathyroids. Canad. Med. Assoc. J. 46, 271 (1942).
242. Uehlinger, E.: Osteofibrosis deformans juvenilis (polyostotische fibröse Dysplasie (Jaffé-Lichtenstein). Virchows Arch. 306, 255 (1940).
243. — Osteofibrosis deformans juvenilis. Fortschr. Röntgenstr. 64, 41 (1941).
244. Uhlmann, Erich, and Abraham Grossmann: von Recklinghausen's neurofibromatosis with bone manifestations. Ann. int. Med. 14, 225 (1940).
245. Ulland, Gunnar: Polyostotic fibrous dysplasia — Albright's syndrome. Acta chir. scand. (Stockh.) 89, 113 (1943).
246. Vickers, Wilfried, and Frank Tidswell: A tumor of the hypothalamus. Med. J. Austral. 2, 116 (1932).
247. Votta, Enrique A.: Displasia polyostótica fibrosa. Bol. Soc. Chir. Rosario. 9, 375 (1942).
248. — Displasia fibrosa polyostotica pigmentaria disaminada. Rev. med. Chile 70, 65 (1942).
249. Wanke, R.: Beitrag zum Stoffwechsel der Osteodystrophia fibrosa. Dtsch. Z. Chir. 228, 210 (1930).
250. Wachs, E.: Zur Kenntnis der sog. polyostotischen Ostitis fibrosa (Osteofibrosis deformans juvenilis, Uehlinger). Chirurg 20, 557 (1949).
251. Warnatz: Beitrag zur Lehre von den Blutungen aus den Genitalien neugeborener Mädchen. Mschr. Med. 2, 562 (1839).
252. Wartenberg, Robert: Progressive facial hemiatrophy. Arch. Neur. 54, 75 (1945).
253. Weber, F. Parkes: A note on syndromes sometimes associated with retinitis pigmentosa and pigmentory incomplete forms of Recklinghausen's disease. Med. Presse 170, 417 (1925).
254. Weil: Med. Sektion. Klin. Wschr. 1, 2114 (1922).
255. Weinberger, Laurence M., and Francis C. Grant: Precocious puberty and tumors of the hypothalamus. Arch. int. Med. 67, 762 (1941).
256. Weintraud: Verh. Kongr. inn. Med. 23, 121 (1906).
257. White: Polyostotic fibrous dysplasia. Surg. 11, 607 (1942).
258. Wieland, E.: Über Ostitis (richtiger Osteodysplasia) fibrosa cystica congenit. Arch. Kinderheilk. 71, 241 (1922).
259. Wildegans, V.: Zur Marmorkrankheit. Arch. klin. Chir. 183, 46 (1935).

260. WINDHOLZ, FRANK: Cranial manifestations of fibrous dysplasia. Amer. J. Roentgenol.' 58, 51 (1947).
261. WYATT, GEORGE M., u. W. SPEARS RANDALL: Monostotic fibrous dysplasia. Ref. Kongreßzbl. Februar 1950.
262. ZAWISCH-OSSENITZ, C.: L'osteogénèse imparfaite et la maladie d'ALBERS- SCHOENBERG considérée au point de vue de nos connaissances modernes de l'ostéogénèse. Ann. d'Anat. path. 17, 70 (1947).

Nachtrag.

263. BERARDINELLI, W.: Two cases of ALBRIGHT's Syndrome. Observed in Brazil. J. clin. Endocrin. 10, 1499 (1950).
264. BORST, W. H., and F. E. REVERS: ALBRIGHT's Disease. Acta med. scand. 135 II, 91 (1949).
265. MALKIN, A. for JOHN PITERS: A Case of Polyostotic Fibrous Dysplasia (ALBRIGHT's Syndrome). J. of Pediatr. 34, 5, 636—653 (1949).
266. PSENNER, L., u. F. HECKERMANN: Beitrag zur röntgenologischen Diagnose und Differentialdiagnose der fibrösen Dysplasie des Skeletsystems. Fortschr. Röntgenstr. 74, 3 (1951).
267. RUCKENSTEINER, ERNST: Die Beziehung der Osteofibrosis deformans juvenilis zum fibrocystischen Formenkreis von Knochenerkrankungen. Fortschr. Röntgenstr. 68, 180 (1943).
268. TITTINEN, E.: A Case of Polyostotic Fibrous Dysplasia. Ann. chir. et gynaec. fenn. 38, 1, 20 (1949).
269. TILLIER, H., et AKOUN: Un cas de maladie d'ALBRIGHT. J. de Radiol. 30, 198 (1949).
270. YETTRA, M., and P. SHARR: Polyostotic fibrous dysplasia and hyperthyreoidism. J. clin. Endocrin. 11, 312 (1951).

ALBRIGHT und seine Mitarbeiter (*8, 9*) interpretierten die Kombination von Osteitis disseminata, Pigmentation und endokriner Dysfunktion (vorzeitige Pubertät bei Mädchen) als ein einheitliches Syndrom. Es wurde unter verschiedenen Namen beschrieben und wird heute entweder als ALBRIGHTsches Syndrom, als polyostotische fibröse Dysplasie oder als fibröse Dysplasie der Knochen bezeichnet. Es ist nicht selten. Jedes Jahr werden neue Fälle publiziert. Auf Grund dieser Publikationen und unserer eigenen Beobachtungen sei eine kritische Zusammenfassung versucht, um ALBRIGHTS Beschreibung und Anschauung, ebenso wie die späterer Autoren, nachzuprüfen.

Knochen-Pathologie.

Die Pathologie am Knochen bei polyostotischer fibröser Dysplasie wird als cystenähnliche Bildung beschrieben, mit der Tendenz, einseitig aufzutreten. Der Knochen in der Umgebung des erkrankten Teiles ist normal, zeigt also im Gegensatz zur Ostitis fibrosa cystica generalisata keine allgemeine Osteoporose. Der Prozeß beginnt im Inneren des Knochens. Die Rinde ist dünn, aber intakt. Das Periost ist nicht mitergriffen. Ausnahmsweise besteht eine Proliferation des Knorpels (*41*).

Osteolytische und osteosklerotische Prozesse laufen nebeneinander, so daß das Röntgenbild dem der PAGETschen Krankheit oder der RECKLINGHAUSENschen Krankheit im letzten Stadium ähneln kann. Die Aktivität der Osteoclasten und Osteoblasten hängt vom Stadium der Knochen-Erkrankung ab. Gewöhnlich ist die osteoclastische Resorption gering.

Die Knochenerkrankung führt zu Verbiegungen und zu Frakturen.

Der Prozeß soll nach ausgebildeter Krankheit keine Progredienz zeigen.

Nach JAFFÉ und LICHTENSTEIN (*129, 154, 155*) ist die Knochenläsion so charakteristisch, daß sie allein zur Diagnose genüge, und *nur* aus der Histologie des Knochens könne die Diagnose gestellt werden. Dies träfe um so mehr zu, als die Mehrzahl aller Patienten nur die Knochenläsion aufweise (*129*). Ungefähr 19 von 20—30 Fällen haben nicht die übrigen Symptome. Andere Autoren sind skeptischer. ALBRIGHT (*5*) nannte das histologische Bild „recht verwirrend", obgleich er in seinem letzten Aufsatz etwas positiver ist (*6*). Auch andere Autoren halten das histologische Bild nicht immer für charakteristisch (*105, 166, 245*). Ein Fall (*97*) wurde pathologisch als ein osteosklerotischer Prozeß diagnostiziert, der die Endphase der Osteitis fibrosa darstellen könne.

Einige Autoren (*123, 242, 243*) beschrieben Mosaikstruktur wie bei der PAGETschen Krankheit. BERBLINGER (*25*) wies in gründlichen Untersuchungen nach, daß die Mosaikstruktur nicht pathognomisch für PAGETsche Krankheit sei. Er fand sie auch bei der Osteitis fibrosa cystica localisata, andere (*108, 259*) bei der Marmorkrankheit und bei syphilitischer Knochen-Erkrankung (*203*).

In einem Fall von HANKE (*106*), bei dem es sich möglicherweise um einen Fall von polyostotischer fibröser Dysplasie handelt, bestanden cystische Veränderungen beider Oberschenkel, der rechten Tibia und Ulna, allerdings mit vielen Osteoclasten, was sonst nicht der Fall ist. Die histologische Untersuchung durch ASCHOFF ergab das Vorhandensein von Mosaikstruktur. SECRETAN (*213*) sah in 3 Fällen an verschiedenen Stellen verschiedene histologische Bilder, nämlich solche, wie bei Paget und RECKLINGHAUSENscher Krankheit.

Wahre Cystenbildungen kommen bei polyostotischer fibröser Dysplasie auch vor (*155, 231*). Ausnahmsweise mögen auch die Epiphysen befallen sein (*6, 47*). Eine allgemeine Osteoporosis wurde einmal beschrieben (*239*).

Obgleich oft eine Seite mehr befallen ist als die andere, so gehört es doch nicht zu den Seltenheiten, daß beide Seiten oder sogar das ganze Skelet erkrankt sind (z. B. *8*), selbst bei einem Neugeborenen (*2*). Die Angaben von 90 Fällen sind in Tab. 1 zusammengefasst.

Tabelle 1. *Befallene Seite bei polyostotischer fibröser Dysplasie.*

	Gesamtzahl der Fälle	Befallene Seite		
		beide	rechts	links
Vollständiges Bild (Knochen-Läsion, Pigmentation und vorzeitige Pubertation)	34	20	6	8
Knochenläsion und Pigmentation	32	15	6	11
Nur Knochenläsion	24	9	5	10
	90	44 49%	17 19%	29 32%

In mehr als 80% der Fälle beginnt der Prozeß im 1. Jahrzehnt des Lebens. (Tab. 2).

Tabelle 2. *Beginn der Knochenerkrankung.*

	Gesamtzahl der Fälle	Lebensalter					
		0 — 10	11	12	15 — 19	20—29	mehr als 30
Weibliche Patienten							
Kompl. Krankheitsbild	33	31	1				1
Vorzeitige Pubertät und Knochenerkrankung	2	2					
Pigmentation und Knochenerkrankung	8	5			2		1
Nur Knochenerkrankung	19	12	2		1	2	2
Männliche Patienten							
Pigmentation und Knochen-Krankheiten	26	22			1	1	2
Nur Knochenläsionen	18	10	2	1	1	1	3
	106	82 77,4%	5 4,7%	1 0,9%	5 4,7%	4 3,8%	9 8,5%

In letzter Zeit sind aber einige Fälle publiziert worden, bei denen die Krankheit ältere Patienten betraf: im 4., 5. Jahrzehnt oder sehr selten noch später (*42, 92, 125*). Erwähnt mögen hier zwei Fälle werden, einer von UEHLINGER (*242*), dessen Patient im Alter von 67 Jahren starb, und einer von BINGOLD (*29*), dessen Patient im 70. Jahr stand und bei dem die Erkrankung, nach Sturz aus dem Bett, am rechten Bein im Alter von 6 Jahren manifest wurde. Auch unser Fall 4 mit Beginn der Knochenläsion im Alter von 42 Jahren gehört hierzu.

Bei Befallensein der Gesichtsknochen ruft der osteosklerotische Prozeß Leontiasis ossea hervor (*75, 77, 196, 260*). Aber diese Knochenkrankheit wird nicht nur allein von der p.f.D. hervorgerufen, wie kürzlich z. B. von LIECHTI (*156*) angegeben wurde. Sie kommt u. a. auch bei der PAGET-Krankheit vor [(*80*) betrifft einen Fall mit Autopsie durch PICK], ferner bei generalisierter cystischer fibröser Osteitis (*134*). Wir können auch der Definition von THOMA (*237*) nicht folgen, der alle „tumorähnlichen Fälle von Hyperostosis, die nur einen Teil des Schädels beträfe, insbesondere die Osteitis deformans oder PAGET-Krankheit des Kopfes", ausgeschlossen haben will. Leontiasis ossea ist ein Symptom, nicht eine Krankheit, wie auch SOMMER und DEMOULLIN (*223*) annehmen.

Gesichtsasymmetrie bei polyostotischer fibröser Dysplasie ist häufig, da eine Seite oft mehr als die andere betroffen ist (*9, 52, 59, 64, 75, 89, 91, 181, 183, 207, 227*).

Andere Knochenkrankheiten komplizieren das Bild häufig, besonders Exostosen (*225, 233, 240*), Knochentumoren (*59, 65, 95, 245*), Fibromyxomae (*242*), partieller Gigantismus (*70, 75*), Hypertelorismus (*46, 75* u. a., ferner zwei eigene Beobachtungen), Trommelschlägelfinger (*176*), Lordose (*64*), Kyphoskoliose (*236*), Genu valgum mit Osteopathia condensans disseminata (*183*).

Eine sehr seltene Knochenkrankheit ist das sogenannte non-osteogene Fibrom (*128*). Wir beobachteten einen solchen Fall, bei dem Dr. JAFFÉ die Diagnose histologisch nach einer Biopsie aus der Tibia stellte.

Fall 1: Negerin, 14 Jahre alt. Es entwickelte sich nach einem Trauma im Alter von 5 Jahren eine Leontiasis ossea. Sie hatte Pigmente von der Farbe Kaffee mit Milch. Die Menstruation fing mit $13^1/_2$ Jahren an. Das linke Auge steht hervor. Es bestehen sichere Zeichen von Hypertelorismus. Das Röntgenbild des Schädels ist charakteristisch für fibröse Dysplasie. Man sieht auf dem Röntgenbild der Tibia 2 cystenähnliche Stellen. Eine von ihnen ist für die oben erwähnte Biopsie benutzt worden. Von anderen Symptomen mögen leichte Lebervergrößerung und Fehlen des rechten Abdominalreflexes bei Schwäche des linken erwähnt werden.

Nach JAFFÉ (*128*) gehören die Fälle von LEVINTHAL und KIRSHBAUM (*153*) und der von MUSTAKALLIO (*177*) zur polyostotischen fibrösen Dysplasie. Nach SCHLUMBERGER (*210*) können beide Krankheiten weder klinisch, noch röntgenologisch, noch durch irgendwelche morphologischen Kriterien unterschieden werden.

Zweifellos wird der Knochenprozeß bei polyostotischer fibröser Dysplasie mit vorgeschrittenem Alter weniger aktiv und kommt schließlich zum Stillstand. Krankengeschichten von Patienten sind veröffentlicht worden, bei denen sich keine neuen Knochenläsionen in einem Zeitraum von 11—47 Jahren entwickelten (*147, 165, 212, 242*).

Aber andererseits kann es sehr wohl zu einer Progression kommen, wie im Falle von BRAID (*40*) und BRAILSFORD (*41*). Der Prozeß begann im Alter von 2 Jahren und war im Alter von 10 Jahren noch nicht zum Stillstand gekommen. FALCONER und COPE (*75*) berichten, daß der Kopf ihres Patienten progressiv prominenter wurde. In einem anderen Fall (*73*) wuchs die rechte Clavicula dauernd. Ununterbrochene Verschlimmerungen des Skelets berichtet GAUPP (*93*). SOMMER und DEMOULLIN (*223*) sahen Fortschreiten des Prozesses seit 6 Jahren bei einem Patienten von 23 Jahren. FERRERO (*76*) beobachtete viele Jahre lang

ein Kind. Bei jeder Nachuntersuchung entdeckte er neue Knochenläsionen.
[Weitere Beobachtungen (6, *145, 154, 162, 183, 185*).]

Auch wird die Frage aufgeworfen, ob es sich bei manchen Fällen von lokaler
Marmorkrankheit nicht um Ausheilung von fibröser Dysplasie handelt (*261*).

Wir können also nicht die Feststellung als richtig akzeptieren, daß die Knochenpathologie bei polyostotischer fibröser Dysplasie stationär ist, daß neue Erkrankungen des Knochensystems nicht entstehen.

Die Tatsache, daß die Werte für Phosphatase oft vermehrt sind, spricht
ebenfalls für einen aktiven Prozeß.

Es würde auch schwer fallen anzunehmen, daß eine Krankheit, welche mitunter das ganze Skelet befällt, nicht progressiver Natur ist.

Wie bei anderen Knochenerkrankungen kann sich ein Sarkom bei polyostotischer fibröser Dysplasie entwickeln (*129*). Ein Patient starb an einem Sarkom
(221). Sarkom wurde in einem Falle von COLEY und STEWART (*53*) beobachtet.
VAN LEEUWEN (*150*) beschrieb eine familiäre komplizierte Kombination von
Knochencysten, Lipodystrophia progressiva, Osteosklerose und geistigem Zurückbleiben. Diese Fälle stehen wahrscheinlich der polyostotischen fibrösen Dysplasie
nahe. Eine der Patientinnen starb am Sarkom.

PICK (*192*) sieht in dem Neoplasma bei PAGETscher Krankheit den Gipfel der
fibrösen-osteodystrophischen Störung. Mag nicht dasselbe für die polyostotische
fibröse Dysplasie ebenfalls gelten?

Pigmentation.

Anomale Pigmentation ist das 2. Hauptsymptom bei polyostotischer fibröser
Dysplasie, hervorgerufen durch vermehrte Ablagerungen von Melanin in den
Basalschichten der Haut (z. B. *66*). ALBRIGHT (*6*) verglich die Begrenzungslinie
mit einer Karte des Staates Maine, d. h. die Grenze ist unregelmäßig gezackt.
Ausnahmsweise ist sie gerade begrenzt. Anstelle von Pigment-Anomalien sieht
man mitunter auch naevi pigmentosi (*95, 195, 245*) oder Mollusken (*69, 184*).

Die Pigmentation kann den Nervensträngen folgen oder es mag eine Beziehung
zwischen ihnen und der Knochenläsion bestehen (*9*). Die verschiedensten Körper-
teile können pigmentiert sein. Die Pigmentationen können so schwach ausgebildet
sein, daß sie leicht übersehen werden oder sie können ganz fehlen. Nur in etwa
50% der Fälle wird ihr Vorkommen ausdrücklich angegeben. In etwa 10% der
Fälle waren sie bereits bei der Geburt vorhanden (*8, 65, 105, 175, 181, 197, 225,
239*). In den meisten anderen Fällen entwickelten sie sich in der frühen Kindheit.
Nur gelegentlich erscheinen sie spät. Ihre Größe verändert sich gewöhnlich nicht.
Eine Ausnahme bestand im Falle von FREEDMANN (*87*). In einem Fall (*216*)
erschien eine Diskoloration nach Polyomyelitis. Es besteht kein Zusammenhang
mit irgendeiner Krankheit der Nebennieren.

Anomale Pigmentationen kommen bei den verschiedensten Knochenkrankheiten vor, bei der Osteitis fibrosa cystica generalisata (*187*), Acromegalie (*60*)
CUSHINGS Syndrom, Marmorkrankheit, Basedow (*136, 164*), Neurofibromatosis
(*6, 236*). Bei der letztgenannten Krankheit kann die Pigmentation der Ausbildung
der Neurofibroma vorangehen, so daß man Pigmentation und evtl. auch eine
Knochenläsion findet, bevor es zur Bildung von Knötchen kommt.

Einige wenige Male wurde eine Alopecia beschrieben (*146, 157*).

Vorzeitige Pubertät.

Das frühe Einsetzen der Menstruation und Pubertät in vielen Fällen ist ein
eindrucksvolles Symptom. Dabei mag es zu Sekretion von Milch kommen und

zu psychologischen Veränderungen, die sich in einem vorzeitigen sexuellen Interesse ausdrücken mag. Aber der Geschlechtstrieb kann bei vorzeitiger Pubertät auch normal sein (*141*).

Vorzeitige Pubertät bei polyostotischer fibröser Dysplasie kommt nur bei Mädchen vor und wurde niemals bei Knaben beschrieben, obgleich in ganz wenigen Fällen einige Züge darauf hinweisen mögen (*69*). Im Gegenteil, in einem Fall bestand eine Hypoplasie des linken Hodens (*183*).

Die Menstruation tritt im Alter von wenigen Monaten auf (*197, 225, 239*), meist aber innerhalb des 1. Jahrzehnts (Tab. 3). Die Menopause tritt zu gewöhnlicher Zeit ein, z. B. begann die monatliche Blutung bei einer Patientin im ersten Lebensjahr. Sie menstruierte noch regelrecht mit 54 Jahren.

Die sekundären Geschlechtsmerkmale entwickeln sich früh, vielfach kombiniert mit einer vermehrten Ausscheidung von Gonadotropin (*178*).

Wenn Patientinnen mit polyostotischer fibröser Dysplasie schwanger werden, so verschlimmert die Schwangerschaft und ihre Niederkunft die Erkrankung nicht (*126*). Dies gilt auch für andere Formen der Pubertas praecox [DESCUREL (*63*), BUSCH (*44*), KUSSMAUL (*141*)].

Eine Ovarialcyste wurde 2mal gefunden (*45, 66*), ohne wohl im Zusammenhang mit der Erkrankung zu stehen.

Tabelle 3. *Alter bei Einsetzen der Menstruation.*

Alter	Zahl der Fälle
0—1 Jahr	4
1— 5 Jahre	18
6—10 ,,	13
11 ,,	1
12 ,,	2
13 ,,	0
14 ,,	1
	39

Selten kommt es zu einer Gynäkomastie (*9, 173, 238*). Gynäkomastie kommt meistens bei Hodentumoren vor, ferner bei Tumoren der Nebennieren vom feminisierenden Typ, Lebercirrhose, manchmal bei Hypophysen-Krankheiten, selten bei LAUFENCE-BIEDLS-Syndrom (*34*) und bei Hyperthyreoidismus (*88, 211*).

Die Reihenfolge des Einsetzens der verschiedenen Symptome ist individuell verschieden. Das Knochenleiden beginnt oft mit „rheumatischen" Beschwerden (*115*), und die Läsion erscheint in der Regel später als die Pigmentation, oft nach Einsetzen der vorzeitigen Regel. Man darf dabei aber nicht übersehen, daß die Knochenläsion oft erst in vorgeschrittenem Zustand sich bemerkbar macht, nämlich, wenn es zu einem Knochenbruch oder zu Verbiegungen kommt. Dies mag durch einen leichten Unfall geschehen.

Blutchemie.

Der Serumspiegel der *Phosphatase* hängt von dem Stadium der Knochenläsion ab. Normale Werte, ebenso wie extrem hohe Werte werden gefunden. Erhöhte Werte sind die Regel.

BRAILSFORD (*41*) erwähnt als einziger, daß Calciumwerte erhöht sein mögen, nicht aber die für Phosphor. Alle anderen Autoren geben an, daß Calcium und Phosphor bei polyostotischer fibröser Dysplasie normal sind. Aber eine genaue Durchsicht der publizierten Zahlen zeigt, daß diese Feststellung nicht zu Recht besteht.

Der Kalkspiegel im Serum wechselt in weiten Grenzen bei demselben Patienten, was wir übrigens auch von der Osteitis fibrosa cystica generalisata wissen. Wie groß diese Schwankungen sind, zeigt ein Fall (*144*) mit einem Minimalwert von 10,8% und einem Maximalwert von 22,5%. Solche große Schwankungen sind zwar ungewöhnlich, aber man findet 22 Fälle in der Literatur mit Schwankungen von mehr als 2 mg% (*19, 38, 52, 53, 64, 70, 91, 98, 122, 173, 184, 195, 227, 232, 238, 239*).

Nur 48 von 82 Patienten hatten einen normalen Spiegel zwischen 9 und 11 mg-%. Bei 18 weiteren Patienten lag der Kalkspiegel zwischen 11 und 11,5 mg-%, in 8 Fällen zwischen 11,6 und 11,9 mg-%. Bei den übrigen 8 Personen betrug er mehr als 12 mg-%. Dies sind Durchschnittszahlen. Zeitweise sieht man pathologische Werte bei vielen Patienten (Tab. 4).

Nach dieser Zusammenstellung ist der Calciumgehalt in ungefähr 20% der Fälle wenigstens temporär höher als 12 mg-%, in 5% niedriger als 8,5 mg-%.

Tabelle 4.
Calciumspiegel bei 264 Untersuchungen.

Calciumspiegel	Zahl der Fälle	%
7,0— 7,9	4	1,5
8,0— 8,5	8	3,0
8,6— 8,9	8	3,0
9,0—10,9	139	52,7
11,0—11,4	39	14,8
11,5—11,9	15	5,7
12,0—12,9	33	12,5
13,0—22,9	18	6,8
	264	100,0

Auch der Phosphorspiegel ist oft pathologisch. Die normalen Zahlen liegen für Kinder zwischen 4 und 7 mg-%, für Erwachsene zwischen 3 und 4,5 mg-%. Auch hier fällt wieder auf, wie schnell und stark die Werte sich ändern. Das Niveau lag 40 mal bei 96 Untersuchungen an Kindern unter 3,5 mg-% und in weiteren 13 Fällen zwischen 3,6 und 3,9 mg-%, d. h., es war in 42% der Fälle bestimmt und in weiteren 13% der Untersuchungen wahrscheinlich pathologisch niedrig. Nur einmal bestand eine deutliche Erhöhung.

Eine zum mindesten temporäre Erniedrigung des Phosphorspiegels bei Erwachsenen bestand in 28 von 102 Fällen, eine Erhöhung 15 mal (Tab. 5 und 6).

Der Unterschied in den Prozentzahlen der beiden Gruppen erklärt sich daraus, daß ein hoher Phosphorspiegel für Kinder physiologisch ist und daher eine Störung bei ihnen markanter als bei Erwachsenen ausfallen wird. Es scheint auch, als ob das Stadium der Knochenpathologie eine Rolle dabei spielt. In dem berühmten Fall von McCune und Bruch (162) mit einer Beobachtungszeit von

Tabelle 5. *Phosphorspiegel bei Kindern.*

Phosphorspiegel	Zahl der Fälle	%
1,1—3,5	40	41,7
3,6—3,9	13	13,5
4,0—6,9	42	43,8
7,0—7,9	—	—
8,0—8,9	1	1,0
	96	100,0

Minimum: 1,1 mg per 100 cm³,
Maximum: 8,2 mg per 100 cm³.

Tabelle 6. *Phosphorspiegel bei Erwachsenen.*

Phosphorspiegel	Zahl der Fälle	%
1,8—2,9	28	27,4
3,0—4,5	59	57,8
4,6—4,9	7	6,9
5,0—7,9	8	7,8
	102	99,9

Minimum: 1,8 mg-%,
Maximum: 7,0 mg-%

mehr als 10 Jahren betrug der Phosphorgehalt bei Beginn der Erkrankung des Mädchens im Alter von $4^2/_3$ Jahren 4,5 mg-%, später bei Fortschreiten des Knochenprozesses 3,5 mg-% und schließlich nur 2,3 mg-%.

Dies wird noch klarer und deutlicher, wenn man die Untersuchungen auf Mädchen unter 14 Jahren mit dem kompletten Krankheitsbild beschränkt, und zwar auf jene Fälle, bei denen die Periode zwischen dem Einsetzen der Knochenläsion und der Zeit der Untersuchungen nicht zu lang war. So haben von 9 Kindern, die man nicht später als 7 Jahre nach dem Manifestwerden der Krankheit untersuchte, nur 2 einen Phosphorgehalt von 4% oder mehr. Im ganzen hatte man bei ihnen 33 Untersuchungen vorgenommen. 24 mal (72,7%) fand man

Werte unter 4%, 6mal (18,2%) solche zwischen 4 und 4,6 mg-% und nur 3mal (9,1%) zwischen 5 und 5,8 mg-%.

Es besteht also kein Zweifel, daß der Phosphorgehalt bei polyostotischer fibröser Dysplasie oftmals erniedrigt ist, besonders bei Kindern.

Diese Zahlen beweisen zweifellos eine Tendenz eines abnorm niedrigen Phosphorspiegels bei Kindern mit polyostotischer fibröser Dysplasie.

Der hohe Phosphorspiegel beim wachsenden Kind, ebenso wie bei Akromegalie (*200*) zeigt eine starke Aktivität des hypophysären Wachstumshormons an. Kann man aus dem niedrigen Phosphorspiegel bei polyostotischer fibröser Dysplasie auf eine Unteraktivität schließen? Die kleine Statur vieler Patienten (kein Zwergwuchs) könnte diese Theorie unterstützen.

Komplikationen mit endokrinen Störungen.

Unverhältnismäßig oft besteht gleichzeitig ein Hyperthyreoidismus (*8, 9, 162, 231, 232*), mitunter nur eine Vergrößerung der Schilddrüse (*144, 165, 240*). Hypophysäre Störungen sind selten (*75, 205*).

Auch die Komplikation mit Zuckerausscheidung wurde beschrieben (*190*). Die Blutzuckertoleranzkurve war verschiedentlich diabetisch (*162, 173, 178, 231*) oder der nüchterne Blutzuckergehalt erhöht (*175*).

Es mag erwähnt werden, daß MOEHLIG (*170*) und seine Mitarbeiter (*171, 172*) das häufige Vorkommen von Diabetes bei Osteoporose und bei PAGETscher Krankheit nachgewiesen haben.

Komplikationen mit anderen Krankheiten.

Die Patienten sind in seltenen Fällen geistig zurückgeblieben (*45, 52*), was evtl. durch eine Mikrocephalie verursacht sein mag (*87*). Viele Patienten haben aber eine normale oder übernormale Intelligenz (*212, 239*).

Die oft beobachteten Paresen sind meist durch pathologisches Knochenwachstum und Druck des vergrößerten Knochens auf die Nerven hervorgerufen (*70*). In einem Falle erschien rechts eine Facialislähmung nach der Entfernung eines Zahnes, während links drei Jahre später eine Facialislähmung plötzlich auftrat (*206*). Wir sahen eine Facialislähmung einmal.

Eine halbseitige Lähmung des Sympathicus wurde von LAPLANE, OEHMICHEN und LHERMITTE (*146*) beschrieben.

In einem Falle war ein positiver Babinski vorhanden (*66*), ebenso Abwesenheit des rechten Abdominal- und der Cremaster-Reflexe. Auch wir beobachteten es einmal. Auch Sensibilitätsstörungen kommen gelegentlich vor (*9*). Taubheit entwickelte sich mitunter (*38, 162*).

Die Knochenerkrankung kann zu einem Exophthalmus führen (*8, 9, 75, 95, 227, 233*). Ein Augapfel kann höher stehen als der andere (*73*). Der Opticus kann atrophisch sein (*38*). Besonders kompliziert waren die Befunde in den Fällen von FALCONER und COPE (*75*). Einer ihrer Patienten hatte ein Papillarödem mit mäßiger Opticusatrophie und linkem Zentralskotom, während der andere Patient Hypertelorismus mit Opticusatrophie und Einschränkung des Gesichtsfeldes zeigte. Auch temporale Abblassung wurde beschrieben (*145*), ebenso Coloboma und Nystagmus (*146*).

Die Sclerae waren bei mehreren Patienten blau (*195, 254*), ein Symptom, das MEYER-BORSTEL (*168*) bei einem Patienten mit Osteitis fibrosa cystica generalisata auch beobachtete.

Das Kreislaufsystem ist selten betroffen. Eine enge Aorta mit einer rudimentären Niere (*52*), kongenitales arterio-venöses Aneurysma (*227*), Tachykardie mit hohem Blutdruck bei einem Patienten im Alter von 10 Jahren (*70*) sind solche Symptome.

Einmal wurde eine Spur von Bencé-Jones-Eiweißkörper im Urin gefunden (*87*).

Eine Vergrößerung der Milz geringen Grades ist manchmal erwähnt. Sie war einmal so ausgeprägt, daß eine Milzexstirpation vorgenommen wurde (*233*).

In drei Fällen klagten die Patienten über häufiges starkes Nasenbluten (*195, 245*). Bamatter (*18*) beschrieb eine Hypoprothrombinämie mit Fibrinopenie und häufigen Blutungen in die Haut. Diese fingen im Alter von 16 Monaten an. Während eines solchen Anfalles betrug der Kalkspiegel 8,5 mg-%, während er später auf 11,1 mg-% stieg.

Polyostotische fibröse Dysplasie ist bei allen *Menschengruppen* beschrieben worden, bei Weißen und bei Negern (*46, 10*). Auch wir sahen sie bei einer Negerin. Fälle sind aus den verschiedensten Staaten der USA beschrieben worden, aus Mittel- und Südamerika, aus fast allen europäischen Staaten, aus Afrika und Australien. Wir konnten allerdings keine Mitteilung aus Asien in der Literatur finden.

Differential-Diagnose.

Wenn es sich um das voll ausgebildete Krankheitsbild handelt, so ist die Diagnose nicht schwer. In anderen Fällen kommt man nicht über eine Vermutungsdiagnose hinaus, besonders wenn die Knochenläsionen noch fehlen. In einem Falle von Albright und Mitarbeitern (*8*) bestand die Pigmentation seit der Geburt. Das Mädchen fing mit 7 Jahren an zu menstruieren, aber erst mit 8 Jahren trat eine Knochenläsion ein. Rückblickend besteht kein Zweifel, daß die Krankheit schon von der Geburt an latent bestand. Aber es wäre gewagt gewesen, die Diagnose vor Auftreten der Knochenläsion zu stellen, also vor dem 8. Lebensjahr.

Ob es erlaubt ist, die Diagnose einer polyostotischen fibrösen Dysplasie bei vorzeitiger Pubertät und anomaler Pigmentation, aber Abwesenheit der Knochen-läsion zu stellen, erscheint zweifelhaft. Albright (*6*) selbst akzeptiert solche Fälle, z. B. einen Fall von Kurzrock (*140*). Er bezeichnete diese Fälle als „polyostotische fibröse Dysplasie ohne fibröse Dysplasie“. Dockerty und Mitarbeiter (*66*) haben den Eindruck, daß die extraskeletalen Veränderungen nur bei floriden Fällen von polyostotischer fibröser Dysplasie vorkommen.

Atypische, angedeutete Fälle sind nicht selten   Auf Abb. 1 sieht man eine sehr ausgesprochene braune Pigmentation bei einer Frau mit frühzeitiger Menarche, die sonst vollständig gesund war. Abb. 2 zeigt ein junges Mädchen von 11 Jahren, die ihre Menarche mit $9^1/_2$ Jahren hatte. Man beachte die Pigmentation im Gesicht und die stark entwickelten Brüste. Interessanter ist eine andere Patientin.

Fall 2: Angela P., 24 Jahre alte Armenierin, hatte ihre Menarche im Alter von 9 Jahren. Die Mutter hatte 3 Moles. Von ihren 10 Kindern leben nur 2 Töchter. Die jüngere leidet an einem Hypoparathyreoidismus mit milder Hypoglykämie.

Die Patientin selbst wurde mit einem braunen „Kaffeemilchfleck“ am Hals geboren. Dieser Fleck vergrößerte sich im Laufe der Jahre (Abb. 3). Die Menstruation setzte mit $9^1/_2$ Jahren ein. Mit 17 Jahren hatte sie eine Nierenerkrankung, deren Natur nicht mehr eruiert werden kann. Mit 18 Jahren wurde eine Unterfunktion der Schilddrüse festgestellt. Sie nahm 8—9 Monate lang Schilddrüsentabletten.

Eine genaue Untersuchung, einschließlich Röntgenaufnahme der Knochen, konnten keinerlei pathologische Befunde entdecken. Grundumsatz: + 1,5, Phosphor: 3,7, Calcium: 9,0, Cholesterol: 233 mg-%. Die Patientin hat ein Kind (8 Monate alt), das ebenfalls mit einem „Kaffee-mit-Milch“-Fleck geboren wurde, aber absolut normal ist.

Hier haben wir es mit einer Patientin zu tun, die 2 der Hauptsymptome hat. Die jüngere Schwester hat schwere endokrine Störungen. Wir wagen es nicht, in diesem Falle eine „polyostotische fibröse Dysplasie ohne fibröse Dysplasie“ zu diagnostizieren. Wir würden es tun, wenn die Schwester oder irgend ein anderes Mitglied der Familie eine charakteristische Knochenläsion hätte.

I. Von größter Bedeutung ist die Abgrenzung gegen Hyperparathyreoidismus, da dadurch unnötige operative Eingriffe vermieden werden. Das Suchen nach einem Adenoma oder vergrößerter Parathyroideae bei polyostotischer fibröser Dysplasie war immer vergebens (8, 9, 21, 36, 71, 92, 93, 144, 195, 245). Es ist ver-

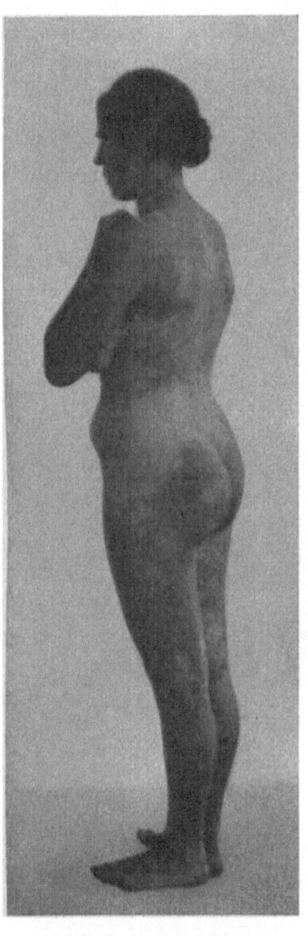

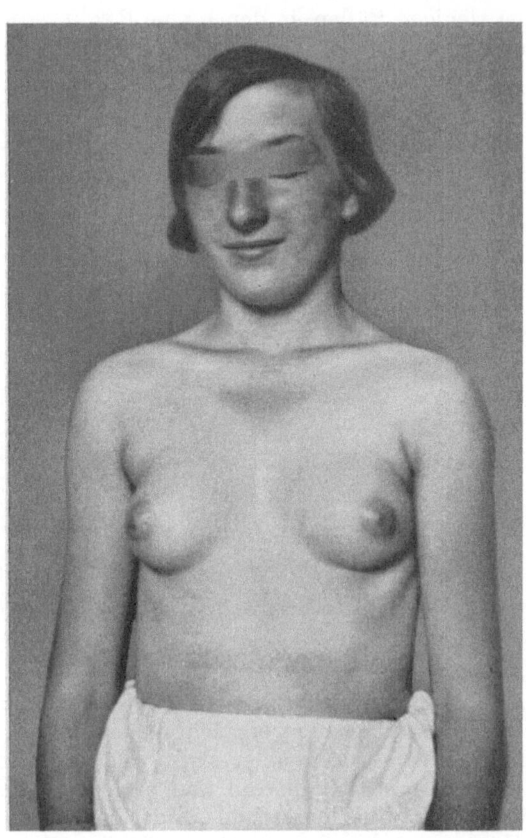

Abb. 1. Außergewöhnlich stark pigmentierte Anomalien bei fraglichem Fall von polyostotischer fibröser Dysplasie.

Abb. 2. 11jähriges Mädchen mit Pubertas praecox. Man beachte die Pigmentationen im Gesicht.

fehlt, die Frage aufzuwerfen, ob die polyostotische fibröse Dysplasie eine forme fruste von Osteitis fibrosa cystica generalisata sei, wie es noch kürzlich geschah (72), eine These, die auch UEHLINGER (242) erwähnt. Auch die Theorie HELLNERs (112), daß die polyostotische fibröse Dysplasie „vielleicht an den Anfang eines krankhaften Geschehens zu setzen ist, welches bei weiterem Fortschreiten zu einer generalisierten Ostitis fibrosa führen könnte", können wir nicht akzeptieren. Aber es soll nicht verschwiegen werden, daß in der älteren Literatur Adenom der Nebenschilddrüsen bei Osteitis fibrosa localisata erwähnt wird.

Vorzeitige Pubertät kommt bei Osteitis fibrosa generalisata nicht vor. Anomalität in der Pigmentation gehört zu den Seltenheiten (187). Stark erhöhter Calciumspiegel mit erniedrigtem Phosphorspiegel ist die Norm, wenn auch manche Patienten nie einen höheren Calciumspiegel als 12,5 mg-% oder einen nur temporär erhöhten Calciumspiegel (*67, 100*) haben. In seltenen Fällen ist er sogar subnormal. Das gleichzeitige Vorkommen mit einer endokrinen Störung schließt eine Ostitis fibrosa cystica generalisata nicht aus. Eine allgemeine Osteoporese besteht bei der generalisierten Osteitis fibrosa cystica, nicht aber bei der polyostotischen fibrösen Dysplasie.

II. Das Röntgenbild mag dem bei Pagetscher Krankheit vollkommen ähneln (*6, 8, 73, 184, 216, 245* und andere mehr), eine Ähnlichkeit noch betonter in den wenigen Fällen, in denen eine Recklinghausensche Krankheit mit einem Paget kombiniert ist. Aber die Pigmentflecken fehlen, und der osteosklerotische

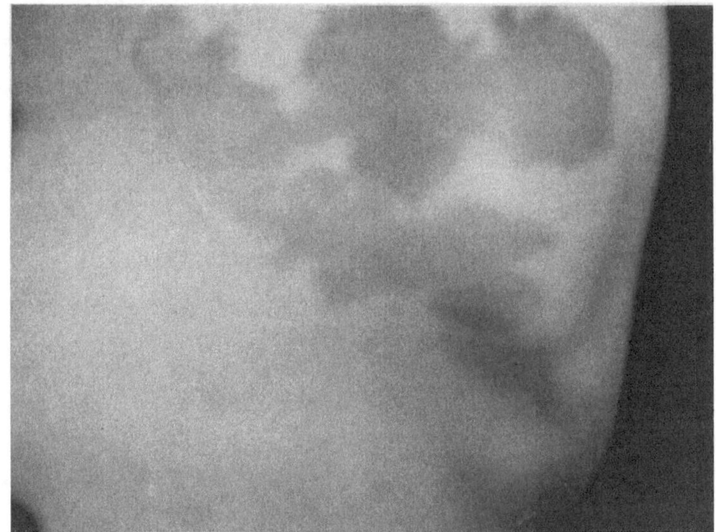

Abb. 3. Pigmentanomalien bei inkompletten Fall von polyostotischer fibröser Dysplasie.

Prozeß ist mehr betont als der osteolytische. Außerdem ist die Pagetsche Krankheit eine Krankheit des vorgeschrittenen Alters.

III. Sieben Prozent aller Fälle von Neurofibromatose haben eine Knochenläsion (*244*) mit Osteoporose und evtl. auch mit Bildung von cystenähnlichen Läsionen. Prädiliktionsstellen bei der Neurofibromatose sind die unteren Stellen des Femur und das obere Ende der Tibia. Dies sind auch Prädiliktionsstellen bei der polyostotischen fibrösen Dysplasie. So fand man 36mal von 144 befallenen Knochen den Femur als Sitz der Krankheit und 24mal die Tibia. Alle anderen Knochen erkrankten viel seltener bei polyostotischer fibröser Dysplasie. (*130, 242*). Bei dem monoostotischen Typ findet man die Rippen besonders häufig als Sitz des Knochenprozesses (29mal von 67) befallen, während Femur und Tibia die zweite und dritte Stelle einnehmen (*210*). Ein grundlegender Unterschied besteht darin, daß der Knochenprozeß bei der polyostotischen fibrösen Dysplasie im Innern beginnt, bei der Neurofibromatose dagegen vom Periost ausgeht.

Partielle Vergrößerung einer oder der anderen Extremität kann mit Neurofibromatose verbunden sein. Einer von uns hat an der Medizinischen Poliklinik der Universität in Leipzig einen Fall von fibröser Dysplasie der Knochen mit Verlängerung des rechten Beines um $2^{1}/_{2}$ cm gesehen.

Die Form der Pigmentation bei Neurofibromatose ist anders wie bei polyostotischer fibröser Dysplasie (s. o. *6*). Es bleibe nicht unerwähnt, daß Neurofibromatose auch bei Kindern vorkommt.

IV. Die als polytope erbliche enchondrale Dysostose zusammengefaßten Knochenerkrankungen treten streng symmetrisch auf (*51*).

Außerordentlich schwer kann die Differentialdiagnose zwischen polyostotischer fibröser Dysplasie und der OLLIERschen Krankheit sein (JAFFE, *129*). Das Röntgenbild kann „verwirrend gleich" sein (*245*). In einem Fall wurde ein Fall zunächst als OLLIERsche Krankheit diagnostiziert und später als polyostotische fibröse Dysplasie in demselben Krankenhaus erkannt (*245, 59*). STERNBERG (*230*) diskutierte diese Möglichkeit für einen Fall (*208*). Bei der OLLIERschen Krankheit ist das Wachstum zurückgeblieben. Der Prozeß ist einseitig und lokalisiert. Konnektives Gewebe wird nicht gebildet. Es handelt sich um eine Erkrankung des epiphysealen Knorpels.

V. Hypertelorismus entsteht durch pathologisches Wachstum der unteren Flügel des Sphenoidknochens. Dadurch stehen die Augenhöhlen weit getrennt. Hypertelorismus kommt bei polyostotischer fibröser Dysplasie vor, z. B. in unserem 1. Fall. Er kann mit Hautpigmentation und vorzeitiger Pubertät einhergehen. Dann wird es schwierig, zu entscheiden, ob der Patient an einer polyostotischen fibrösen Dysplasie leidet oder nicht. Hierfür ist Fall 3 (beobachtet von F. B.) ein Beispiel.

Fall 3: Mädchen, 17 Jahre alt. Die Familienanamnese, vom Vater, einem Arzt, aufgenommen: Die mütterliche Familie lebte in der Tschechoslowakei. Die Urgroßmutter soll fettleibig gewesen sein, Pigmentationen und eine „merkwürdige Stellung" der Augen gehabt haben. Die Großmutter der Patientin hatte anomale Pigmentationen und nach einem Bild zu urteilen, Hypertelorismus. Sie soll ihre Menarche sehr früh gehabt haben. Alle ihre Töchter waren fettleibig.

Die Patientin ähnelt ihrer Großmutter, die ebenfalls Pigmentation, Hypertelorismus und frühzeitiges Einsetzen der Menstruation hatte. Dasselbe gilt auch für die Mutter. Die Patientin hat eine Schwester. Beide menstruierten vor dem 10. Lebensjahr. Die Menstruation der Patientin ist normal. Dauer 5—6 Tage. Größe 156 cm, also etwas klein, Gewicht 69,8 kg. Normales Gewicht wäre 49 kg.

Die Patientin hat pigmentierte Flecken von der Farbe „Kaffee mit Milch" am Rippenbogen, am rechten Finger und besonders am linken Bein. Sie hat einen ausgesprochenen Hypertelorismus. Knochenerkrankungen konnten nicht aufgedeckt werden, auch nicht durch Röntgenuntersuchung. Grundumsatz und Blutchemie normal bis auf niedriges Cholesterin (126 mg-%). Bis auf eine Fettsucht mittleren Grades ergibt die physikalische Untersuchung keinen krankhaften Befund.

Dieser Fall ist interessant. Hypertelorismus kann durch 4 Generationen zurückverfolgt werden und ist mit anomaler Pigmentation und früher Menarche kombiniert. Wir nehmen eine forme fruste von polyostotischer fibröser Dysplasie an.

VI. Schwierig mag die Differentialdiagnose zwischen der polyostotischen fibrösen Dysplasie und der SCHUELLER-CHRISTIANschen Krankheit werden. Schwere Osteoporose kann vorhanden sein, aber für gewöhnlich handelt es sich um eine lokalisierte, umschriebene Knochenkrankheit. Hyperostotische Prozesse fehlen. Neben dem Schädel können die Rippen und die langen Knochen befallen sein (*135, 219*). Auch diese Krankheit kann zu Verbiegungen der Knochen führen, ferner zu Coxa vera. Die Knochenrinde ist dünn, das Wachstum zurückgeblieben. Exophthalmus und Diabetes insipidus sind vorhanden, können verschwinden und wieder erscheinen. Das spezifische Gewicht bei dieser Form des Diabetes insipidus im Unterschied zum echten Diabetes insipidus liegt um 1010 (*235*).

VII. Die Unterscheidung der polyostotischen fibrösen Dysplasie von anderen Knochenerkrankungen wie Marmorkrankheit, Osteogenesis imperfecta, multiple Myeloma, endokrinen Erkrankungen mit Knochenstörungen wie basophil-hypophysäre Erkrankungen, Basedow wird keine Schwierigkeiten machen. Riesenzellentumor kann nicht immer mit Sicherheit klinisch differenziert werden, und ähnliches gilt für das solitäre Chondrom. Erwähnt sei, daß einmal ein Meningiom en plaque diagnostiziert wurde (*63*).

Vererbung.

Viele Knochenerkrankungen zeigen ein gehäuftes familiäres Vorkommen oder sind gar vererbt. Zu diesen Krankheiten gehören u. a. die Pagetsche Krankheit, die Marmorkrankheit, die Osteogenesis imperfecta, der Hypertelorismus, die Neurofibromatose. Die bisher publizierten Familiengeschichten bei polyostotischer fibröser Dysplasie werfen nicht zuviel Licht auf die Frage der Vererbung, so daß alle Autoren ein familiäres Vorkommen oder Vererbung leugnen (Ausnahme: *110, 250*). Zweimal waren in 2 Fällen die Zwillingsgeschwister frei von polyostotischer fibröser Dysplasie. In dem einen Fall waren die Zwillinge dizygotisch (*46*). Im anderen Fall ist nichts über den Typ der Zwillinge gesagt (*66*). Wir können daher diese Fälle nicht zur Klärung gebrauchen.

Bei genauer Durchsicht der berichteten Fälle und ebenso aus unseren eigenen Beobachtungen ergibt sich, daß manches für eine konstitutionelle vererbte Anlage spricht. Etter und Hurst (*73*) berichten, daß die Nichte des Patienten Hypertelorismus hatte und eine Schwellung des weichen Gewebes in der Mittellinie des Vorderkopfes. Albright, Butler, Hampton und Smith (*8*) beobachteten die Krankheit bei einem Zwilling. Der andere Zwilling hatte anomale Pigmentationen. Ähnliche Beobachtungen über Pigmentationen bei nahen Verwandten sind auch sonst noch gefunden worden (*175, 225, 244*).

Zugunsten einer angeborenen Schwäche des Knochensystems sprechen zwei weitere Beobachtungen. Der Bruder einer Patientin litt an einer Periostitis (*40*). Der Vater einer anderen Patientin hatte eine Ankylose der Wirbelsäule und ging nach vorn übergebeugt (Paget?) (*228*). Besonders wichtig sind zwei andere Publikationen. Im Falle Lasserre und Piéchaud (*147*) wurde die Krankheit vom Vater vererbt. Den Fall Nr. 23 von Stalmann (*225*) erkennt Albright (*6*) selbst an und unterstreicht seine Wichtigkeit wegen der Familienanamnese.

Eine starke Vererbungstendenz bestand in einzelnen Fällen von polyostotischer fibröser Dysplasie, die zwar nicht alle das klassische Bild zeigten, zumindest aber dieser Krankheit nahe verwandt sind. Cesare (*49*) sah sechs Fälle von lokalisierter fibröser cystischer Osteodystrophie in drei Generationen. Eine vorgenommene Biopsie ergab fibröses Gewebe. Der Kalkgehalt war normal bei erhöhtem Phosphor (8—9,42 mg-%). Ferner sei aufmerksam gemacht auf 3 Fälle von vererbter lokalisierter Form von Osteodystrophie von Sedgenidse (*214*) sowie auf solche von familiärer Hyperostosis der Kieferknochen (*86*) und multiloculären Cysten der Knochen (*131*).

Von hohem Interesse ist eine Beobachtung von van Leeuwen (*150*). Drei Schwestern litten an Lipodystrophia progressiva, Osteosklerose, Knochencysten, anomaler Pigmentation. Sie waren außerdem in ihrer Intelligenz zurückgeblieben. Die Menstruation hatte spät begonnen, nämlich im Alter von 16, 17 bzw. 18 Jahren. Die Großmutter, ein Onkel und wahrscheinlich auch einige andere Mitglieder der Familie hatten dieselbe Krankheit.

Einer von uns (F. B.) sah einen Fall von polyostotischer fibröser Dysplasie mit starker familiärer Tendenz.

Fall 4. R. L., weiblich. 50 Jahre alt. Im Alter von 42 Jahren bildete sich eine schmerzhafte Schwellung am linken unteren Arm. Ein Röntgenbild ergab eine cystenähnliche Bildung. Osteoclastische und osteosklerotische Veränderungen waren am Schädel nachweisbar. Das Röntgenbild ähnelte sehr dem der Pagetschen Krankheit.

Die Patientin hatte sich normal entwickelt. Ihre Menstruation begann mit 11½ Jahren, und die Blutungen hörten mit 48 Jahren auf. Die Blutungen waren immer gering und dauerten nur 1½ Tag. Der Zwischenraum betrug 5—6 Wochen.

Vater und Bruder hatten dieselben Krankheitserscheinungen. Eine Schwester wurde wegen Basedowscher Krankheit operiert, Mutter und 4 der 6 Geschwister sind fettleibig.

Befund: Größe 152 cm, Gewicht 69,8 kg, Normalgewicht: 58 kg.
Der linke Arm ist verbogen. Die Beine sind geschwollen.
Die Achselhaare sind mäßig entwickelt, Schamhaare normal.
Pigmentation unterhalb des Rippenbogens und auf der Rückseite des Halses. Augen normal. Die inneren Organe einschließlich der Schilddrüse normal. Leichte Schwäche des rechten Facialis. Chvostek 2. Grades. Urin normal. Blutbild normal.
Blutchemie: Eiweiß 7,85 g. Phosphor 4,15 mg-% (ein anderer Arzt hatte vor etwa 8 Jahren einen Wert von 3,9 mg-% gefunden), Calcium 10,95 mg-% (vom erwähnten Arzt 10,57 mg-% gefunden) Cholesterin 425 mg-% (Durchschnitt von 3 Untersuchungen, deren Resultat innerhalb der Fehlerquelle lagen).
Genauere Röntgenuntersuchung des Gesamtskelets zeigt außer den oben erwähnten Veränderungen weiter keine.

Dieser Fall ist wegen der Familiengeschichte wichtig und weil die Knochenläsion offenbar sehr spät begonnen hat. Angaben über eine vorzeitige sexuale Entwicklung fehlen. Vielmehr weisen einzelne Symptome auf eine Unterfunktion der Eierstöcke hin. Schließlich ist der Cholesterin-Gehalt des Blutes sehr hoch, obgleich die Patientin keine jener Krankheiten hat, wobei man dies gewöhnlich findet.

Autopsie-Befund.

Die Autopsie im Falle COLEMANs (*52*) brachte nichts von Interesse. McMAHON [siehe Bericht durch ALBRIGHT (*6*)] fand eine „bemerkenswerte Verminderung der Größe eines der Corpora mamillaria und einen accessorischen Nucleus im benachbarten Gewebe", ferner 2 Nester von Schaumzellen. FREEDMANs Fall (*87*) ergab pathologische Veränderungen in der Gegend des dritten Ventrikels (*236*). STERN-BERG und JOSEPH (*231*) berichteten über die Autopsie der Patientin von McCUNE und BRUCH (*162*). Sie fanden eine Hyperplasie der basophilen Zellen mit mikroskopischem Adenom der Hypophyse, eine Hyperplasie der Thyreoida, eine Atrophie der Nebennieren mit relativer Hypertrophie der Medulla, normale Parathyroideae und Ovarien wie beim Erwachsenen mit reifen Corpora lutea. Das Gehirn und insbesondere der Hypothalamus waren normal. Ein Fall von UEHLINGER (*242*) zeigte bei der Autopsie eine tuberkulöse Alterslipomatosis der Epithelkörperchen.

Behandlung.

Bis vor kurzem stimmten alle Autoren darin überein, daß man den Verlauf der Krankheit nicht beeinflussen könne. Nachdem HELFET (*109*) Aluminiumacetat bei der RECKLINGHAUSENschen Osteitis fibrosa empfohlen hatte, wurde dies auch bei der polyostotischen fibrösen Dysplasie versucht. Der Vater einer Patientin (*46*) berichtete, daß es seiner Tochter danach besser als je ging. Aber die Ärzte stellten keine objektive Besserung fest.

FINKLER und COHN (*81*) versuchten die Pubertätsreife bei einem Jungen von 9 Jahren durch Injektion von Testoren zu beschleunigen. 5 Jahre später war bei dem Jungen eine „fast komplette Wiederherstellung des Gesichtsfeldes ... und Regression der Knochenpathologie in bestimmten Teilen des Körpers" festzustellen.

Auch Röntgenbestrahlung wurde versucht, um das Wachstum anomaler Knochen zu beendigen (*224*).

Ätiologie.

Die Ätiologie der fibrösen Dysplasie ist unbekannt. ALBRIGHT und seine Mitarbeiter (*8, 9*) lehnen eine primäre Läsion des endokrinen Systems ab. Sie nehmen eine Störung im Gehirn selbst, wahrscheinlich im Hypothalamus, an, vielleicht mit einer „begleitenden Störung des thyreotropen Hormons des Vorderlappens bei manchen Patienten". Viele andere Autoren (*121, 199*) schließen sich dieser Auffassung an. Unterstützt wird diese Theorie dadurch, daß eine Encephalitis, in einigen Fällen Masern oder Gelbsucht (*38, 162*) der Krankheit vorausging.

Es ist schwer, diese Konzeption zu akzeptieren. Wenn wir eine Knochenläsion, verursacht durch eine Erkrankung des Hypothalamus über die Hypophyse, annehmen, sollten wir auch eine Störung in der parathyreotropen Substanz erwarten, d. h., wir sollten einen pathologischen Befund an den Nebenschilddrüsen finden, was nicht der Fall ist. Dies ist um so auffallender, als in vielen Fällen die gonadotropische Substanz (vorzeitige Pubertät bei Frauen), die thyreotropische Substanz (begleitende Basedow) mit betroffen sind. Aber das parathyreotrope Hormon (*13*) wird nicht betroffen. Und das bei Bestehen einer Knochenläsion! Wenn wir es mit einer Hypothalamus-Störung zu tun hätten, so ist wahrscheinlich, daß es sich um eine neurotropische Knochenläsion handelt (*96, 152*).

Andere Schwierigkeiten stellen sich der Annahme der Hypothalamustheorie entgegen. Gewiß kennen wir bei Erkrankungen des Hypothalamus und anderer Teile des Gehirns vorzeitige Pubertät, aber bei beiden Geschlechtern (*28, 68, 82, 84, 113, 143, 246, 255*). Wenn Thannhauser (*236*) auf die Möglichkeit vom Freiwerden von gonadotroper Substanz durch den Druck des Überwachstums der Knochen hinweist, so fragt man sich wiederum: Warum nur bei Mädchen und nicht bei Knaben? Albright (*6*) erwähnt, daß alle seine Patienten mit ausgeprägter vorzeitiger Pubertät bis auf einen eine beträchtliche Verdickung der Knochen an der Schädelbasis aufweisen. Das beobachteten wir auch in unserem 1. Fall. Die Patientin hatte ihre Menarche aber erst im Alter von $13^{1}/_{2}$ Jahren!

Die Autoren diskutieren meistens nur 2 Typen der vorzeitigen Pubertät, nämlich die cerebrale und die endokrine. Aber der häufigste Typ ist die sog. „konstitutionelle" vorzeitige Pubertät [Novak (*179*)]. Beim Vorliegen einer solchen dient die Prämaturität nicht zur Lokalisation der Krankheit.

Anomale Pigmentationen findet man bei den verschiedensten Krankheiten, so daß man dem Symptom nicht zuviel Gewicht beilegen sollte. Es kommt auch bei hypothalamischen Krankheiten vor (*182*). Eine reine endokrine Theorie kommt nicht in Frage, obgleich bei endokrinen Erkrankungen halbseitige Störungen vorkommen, wie etwa bei der Tetanie (*32*).

Wir kennen Prädilektionsstellen bei endokrinen Erkrankungen, die z. B. bei der Fettsucht eine differentialdiagnostische Rolle spielen. Es geht andererseits zu weit, wenn behauptet wird, daß endokrine Drüsen bei der lokalen Osteodystrophia fibrosa überhaupt keine Rolle spielen (s. u.).

Thannhauser (*236*) nimmt an, daß polyostotische fibröse Dysplasie und Neurofibromatose verwandte Krankheiten sind. Diese Möglichkeit wurde auch sonst diskutiert, aber immer wieder verworfen (*6, 129, 146, 184*). Allerdings sprach sich kürzlich Ferrero zugunsten dieser Theorie aus (*76, 77*), während er früher diese als „einfache Hypothese" bezeichnete. In einem Falle von Gorham und Mitarbeitern (*98*) lag eine Ähnlichkeit mit Neurofibromatosis vor. Auch bei Recklinghausenscher Neurofibromatosis kommt es zu Pubertas praecox (*20*). Die Krankheit kann auch Kinder befallen (*148*).

Snapper (*219*) vermutet, daß die polyostotische fibröse Dysplasie eine „Lipoid-Granulomatose des Skelets" sei. Auch ein so guter Kenner wie R. S. Rowland, der den Fall von McCune und Bruch (*162*) untersuchte, äußerte sich dahin, „daß das Skelet der Patientin nicht unähnlich dem sei, wie man es in manchen Fällen von Xanthomatose der Knochen" sieht.

Wenn man die Röntgenbilder von Patienten mit polyostotischer fibröser Dysplasie studiert, so sieht man recht oft Bezirke, in denen das Bild dem der Schueller-Christianschen Krankheit ähnelt. In zwei Fällen (*37, 71*) waren zahlreiche Cysten vorhanden, deren Inhalt sich mit Eosin färbt. LANDHOFF (*142*) fand Xanthomzellen in einem Fall, der in vielen Punkten der polyostotischen fibrösen Dysplasie ähnelt. Der Patient hatte seit seinem 16. Lebensjahr viele Frakturen, zeigte Pigmentationen, war aber in seiner sexuellen Entwicklung zurück. Cholesterin im Serum war normal. Zunächst wurde eine PAGETsche Krankheit diagnostiziert, später Hyperparathyreoidismus. Bei einer vorgenommenen Operation wurde kein Adenom gefunden. SUMMERFELDT und BROWN (*232*) schließen aus den chemischen Studien an ihren beiden Fällen, daß eine Störung im Lipoid Stoffwechsel bestand. Auch französische Autoren sprachen sich vor kurzem in einem Fall für die Diagnose Xanthomatose aus (*69*). Auch TRAVERNIER (*233*) sieht die fundamentale Läsion in Granulomen, die die Knochen zerstören.

HAIN (*102*) diskutierte eingehend die Möglichkeit einer Xanthomatose als Ursache der polyostotischen fibrösen Dysplasie. „Ist es nicht möglich . . ., daß diese Knochencysten mit einem HAND-SCHUELLERschen Syndrom in Zusammenhang stehen und daß der Druck auf den Hypothalamus die sexuelle Prämaturität hervorgerufen hat, anstatt Exophthalmus und Diabetes hervorzurufen, wie es für gewöhnlich der Fall ist?"

SNAPPER (*217*) selbst hat sich allerdings in seiner letzten Arbeit zurückhaltender ausgedrückt. Er gibt zu, daß kein Beobachter ausgebreitete Felder von Xanthomagewebe bei polyostotischer fibröser Dysplasie beobachtet hat und er fährt fort: „Es ist fraglich, ob die Inseln von Xanthomzellen, welche bei ALBRIGHTscher Krankheit oder polyostotischer fibröser Dysplasie vorkommen, die Diagnose einer Lipoid-Granuloma rechtfertigen." Aber die Schlußfolgerung aus diesem Fall, den SNAPPER in jener Arbeit genau beschreibt, ist, daß die Lipoid-Granuloma der Knochen als fibröse Osteitis mit Hyperostosis enden mag und daß kompetente Röntgenologen eine solche Störung als polyostotische fibröse Dysplasie diagnostizieren.

Der Cholesteringehalt ist fast immer normal bei polyostotischer fibröser Dysplasie, nur in 4 von 44 Fällen waren die Werte über 250 mg-% und meist nur vorübergehend (*221, 232*). Sehr beachtenswert war die Erhöhung in unserem 4. Fall. Der Cholesterinspiegel lag bei 425 mg-%, der höchste Spiegel, der bei dieser Krankheit beobachtet wurde. In 12 Fällen war das Cholesterin erniedrigt, meistens in Verbindung mit einer begleitenden Basedow-Krankheit. Der niedrigste Wert betrug 78 mg-%, der höchste, abgesehen von unserer eigenen Beobachtung, 348 mg-%.

Selbst wenn SNAPPERs Theorie für einige wenige Fälle zutrifft, so erklärt sie sicher nicht die Ätiologie der Majorität der Fälle.

Der wichtigste Faktor ist unserer Meinung nach eine konstitutionelle Schwäche des Knochensystems. Diese findet ihren Ausdruck in der häufig vorkommenden Kombination von polyostotischer fibröser Dysplasie mit anderen Knochenkrankheiten. Auch die Tatsache, daß eine Seite oft mehr oder ausschließlich affiziert ist, spricht zugunsten einer solchen Theorie, ebenso, daß die Krankheit häufig in Sarkom übergeht. Interessanterweise wurde das Sarkom nur in solchen Knochen beobachtet, die vorher polyostotische fibröse Dysplasie-Veränderungen zeigten (JAFFE *129*).

Die Kombination von Knochenkrankheiten mit endokrinen Störungen ist nicht ungewöhnlich. Wir wissen dies von der Neurofibromatose, dem Hypertelorismus, der Marmorkrankheit, der Arachnodaktylie, der Hemiatrophia faciei progressiva, dem LAURENCE-BIEDLschen Syndrom, der kleidokranialen Dystose usw. In vielen solchen Fällen spielt eine familiäre Neigung, vielleicht sogar eine Vererbung eine wichtige Rolle. POSSELT (*194*) berichtete z. B. über einen Fall von Osteomalacie. Eine Schwester hatte ebenfalls Osteomalacie mit Basedow, eine andere Schwester eine Osteomalacie mit Dysfunktion der Schilddrüse, ein Bruder Rachitis mit Basedow, ein anderer Bruder war ein Kretin, und eine Schwester litt an Arthritis.

Hormonale Störungen können das Bild jeder Krankheit verändern, und andererseits kann die hormonale Wirkung durch pathologische Bedingungen geändert werden.

Der Calciumstoffwechsel wird von verschiedenen endokrinen Drüsen beeinflußt, von denen die wichtigsten die Parathyreoiden sind.

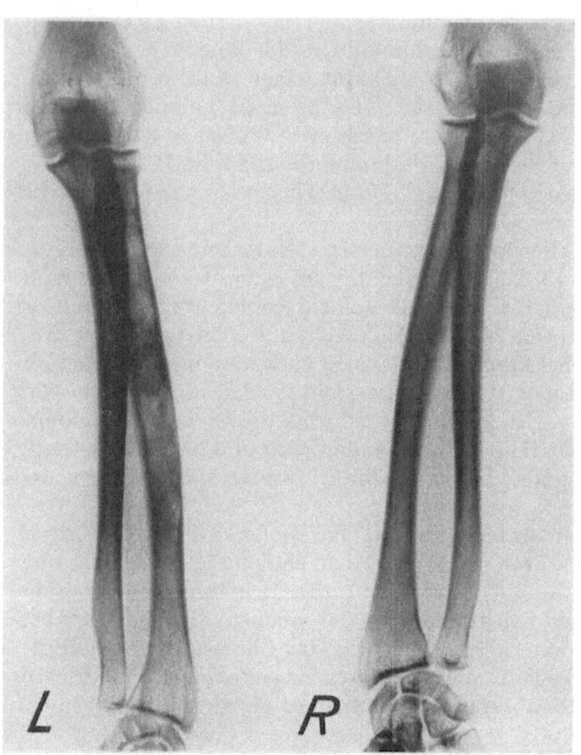

Abb. 4. Knochen bei polyostotischer fibröser Dysplasie. Man beachte, daß auch die Knochen des rechten Armes befallen sind, wenn auch weniger als links.

Unter pathologischen Bedingungen kann das Parathormon einen paradoxen Einfluß ausüben. So wurde bei einem Patienten mit Pagetscher Krankheit eine Erhöhung des Phosphorspiegels mit Abfallen des Calciums beobachtet (229). Parathyreoidhormon in kleinen Dosen haben einen großen Effekt bei Tetanie (17). Patienten mit Hyperthyreoidismus sind sensitiver für Parathormone als normale Personen (57). Ein initiales Abfallen des Calcium fehlt bei Patienten mit lokalisierter Osteitis (117). Auch bei Osteogenesis imperfecta (107, 116), juveniler Osteopetrosis (193), Marmor-Krankheit (83, 161), ferner beim sog. „Seabright-Bantom"-Syndrom (3) kommt es zu ungewöhnlichen Reaktionen.

Nebenbei sei bemerkt, daß auch die Wirkung von A.T. 10 nicht immer die gleiche ist.

Auch die Schilddrüse ist an der Regulierung des Calciumstoffwechsels beteiligt. Man hat bei Hyperthyreoidismus Knochen gefunden, die von Recklinghausen (198) mit verfaultem Holz verglichen wurden. Eine allgemeine Decalcifikation kann vorhanden sein (16, 94, 137), gelegentlich kompliziert durch cystenähnliche Gebilde (22, 35, 79, 124, 167, 218). Calcium und Phosphor im Blut sind in der Regel normal, aber gelegentlich mögen sie einen Hyperparathyreoidismus vortäuschen (241). Dagegen ist Osteoporose bei Myxödemen sehr selten. Wir fanden nur 2 Fälle in der Literatur (120, 256).

Osteoporose gehört auch zu den Symptomen des Basophilismus (58, 191), ferner zur Akromegalie (188). Bei der Akromegalie ist die Exkretion von Calcium und Phosphor vermehrt, während die Werte im Serum normal sind (23, 200). Rutishauser (zit. nach 26) stellt die Theorie auf, daß die basophilen Zellen der Hypophyse die Aktivität der Osteoblasten unterdrücken.

Weiter stehen die Keimdrüsen mit dem Calciumstoffwechsel in Verbindung. Es ist eine bekannte Tatsache, daß Frauen häufiger an Osteomalacie erkranken als Männer, so daß die Möglichkeit einer ovariellen Genese dieser Krankheit immer wieder diskutiert wird. Die Resultate der FEHLINGschen Operation können nicht geleugnet werden. In schweren Fällen wurde die Kastration neuerdings wieder empfohlen (54). SCHLUMBERGER (210) diskutiert die Möglichkeit, ob die polyostotische fibröse Dysplasie durch hohen estrogenen Spiegel verursacht sei, der auf dem Wege über die Parathyreoideae wirke. Diese These scheint uns durch die Tatsachen nicht erhärtet.

Auch an die ovarielle Agenesis, die oft mit Osteoporose einhergeht, sei erinnert. Um so mehr, da dies eine Krankheit ist, bei der es auch zu braunen Pigmentatio-

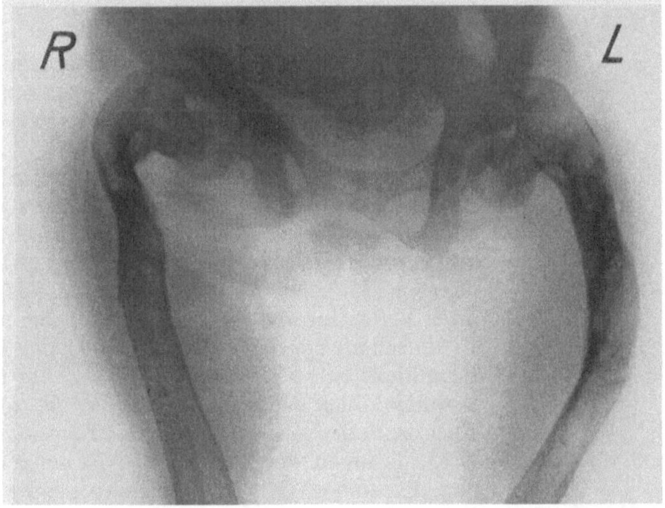

Abb. 5. Becken von demselben Fall, der ebenfalls pathologische Knochenveränderungen beiderseits zeigt.

nen kommt (48, 158). Auch kleine Cysten in den Knochen können dabei vorkommen. Natürlich fehlt die Pubertas praecox.

Eine interessante Beobachtung (187), eine Patientin mit Osteitis fibrosa cystica generalisata betreffend, sei hier erwähnt. Eine Adenoma der Parathyreoidea wurde entfernt, ohne daß der erwartete Erfolg auftrat. Darauf entfernte man die Ovarien. Der Erfolg auf das Knochensystem war ausgezeichnet. Andererseits wird auch eine Verbesserung durch Transplantation von Eierstöcken beschrieben (78). Gut bekannt ist der Erfolg von oestrogener Injektion bei menopausaler Osteoporose (7).

Die Bedeutung der Thymusdrüse für den Calciumstoffwechsel ist nicht klar. Es scheint, daß der Extrakt dieser Drüse die Ausfuhr von Calcium im Urin vermehrt (33).

Ob die Nebennieren einen Einfluß auf die Knochen ausüben, ist nicht sicher. Osteomalacie wurde bei ADDISONscher Krankheit beschrieben (149), ferner pathologische Befunde an den Nebennieren bei Osteitis fibrosa cystica generalisata (189). Künstlich erzeugte Nebennieren-Insuffizienz resultiert in einer Insuffizienz des Calcium der Knochen mit einer negativen Balance für Calcium und Phosphor. Behandlung mit Nebennierenrinde oder Vitamin C läßt die Balance ins positive umschlagen.

Die Knochenveränderungen bei Cushing könnten die Konsequenz einer Überproduktion des Nebennierenrinden-Hormons sein. Behandlung mit Nebennierenrinde macht eine Verzögerung in der Chondrogenesis und Osteogenesis, und rotes Knochenmark wird durch Fettmark ersetzt.

Es ist u. E. bisher unmöglich, die Bedeutung einer bestimmten einzelnen endokrinen Zelle als *einen Faktor* für die Ätiologie der polyostotischen fibrösen Dysplasie herauszuheben.

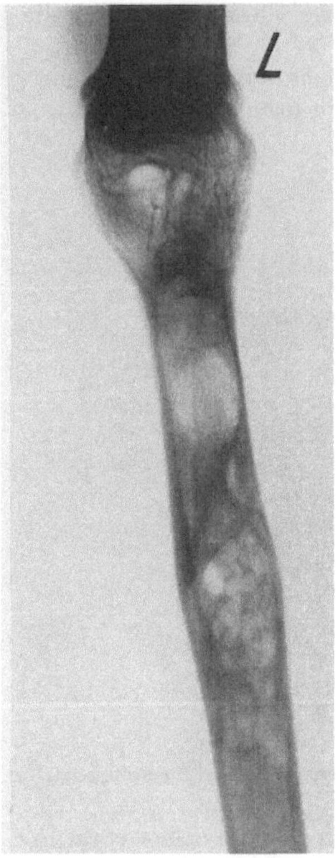

Es ist seit langem bekannt, daß das endokrine System mit dem Nervensystem, insbesondere mit dem vegetativen Nervensystem eine Einheit bildet. Letzteres ist mit dem Hypothalamus eng verbunden, mit seinen zahlreichen Zentren (*133*). Vegetative Symptome und motorische subcorticale Symptome mögen verbunden sein (*114*). Es sei an die Wilsonsche Krankheit erinnert, bei der es zu endokrinen Störungen kommt, die sich allerdings meistens in einer Unterfunktion ausdrücken (*11, 31*). Solche Patienten haben oft eine anomale Pigmentation (*182*).

Die Kombination der Knochenerkrankungen mit Krankheiten des Nervensystems ist ganz gewöhnlich. Wir finden dies bei der Marmorkrankheit mit Exophthalmus, Diabetes, Paresen und Atrophie des Opticus (*138*), bei der tuberösen Sklerosis, Rheostosis und Neurofibromatose (*103, 104*), bei Laurence-Biedlschem Syndrom (*34, 201*), bei der Pagetschen Krankheit mit Choreoretinitis (*37*), bei der Hemiatrophia faciei progressiva (*21, 30, 99, 252*), bei der Friedreichschen Krankheit mit Kyphoskoliosis und Erkrankungen der Retina (*85*). Es sei auch erwähnt, daß Anderson (12) eine Vermehrung der basophilen Zellen bei Laurence-Biedlschem Syndrom fand. Dieser Befund interessiert uns hier, weil Sternberg und Joseph (*231*) bei polyostotischer fibröser Dysplasie dasselbe beobachteten [siehe auch Rutishauser zit. n. (*26*)].

Die Bedeutung des Kreislaufsystems für die Pathogenese der Knochenerkrankung wurde kürzlich besonders von Leriche und Policard (*151*) betont.

Abb. 6. Polyostotische fibröse Dysplasie. Der Knochen in der Umgebung der cystenähnlichen Gebilde ist normal.

Nach ihnen verursacht Hyperämie Osteoporose, während verminderte Blutversorgung eine Osteosklerose erzeugt. Dies würde bedeuten, daß das Blut nicht nur einen nutritiven, sondern auch einen formativen Effekt hat. Knochen- und Kreislaufsystem sollen einander regulieren [Zawisch-Ossenitz (*262*)].

Die Ernährung beeinflußt natürlich die Knochen. Einnahme von Nahrungsstoffen, intestinale Störungen mit Beeinflussung der Absorption, Exkretion und Störungen des Mineralstoffwechsels spielen eine bedeutende Rolle und sind auch von größter Bedeutung für die Entwicklung endokriner Störungen. Man kann eine Hyperplasie der Parathyreoideae durch eine Diät mit geringem Gehalt an Calcium und Vitamin D erzeugen (*27*). Hyperparathyreoidismus ist am schlimmsten, wenn gleichzeitig ein Vitamin D-Mangel besteht (*15*). Oberling und Guérin (180) beobachteten Formationen von Cysten bei hungernden Hühnern. Sie bestätigen somit alte ähnliche Beobachtungen, wie z. B. die von Chossat (*50*). Die beiden genannten Schweizer Autoren beschrieben die Cystenformationen als ähnlich denen bei RECKLINGHAUSENscher Krankheit. Gleichzeitig entwickelte sich eine Hyperplasie der Parathyreoideae und schließlich sogar ein Adenom.

Auch die Hungerosteoporose mag erwähnt werden. Fälle von Osteitis fibrosa cystica generalisata mit Hypocalcämie, verursacht durch Hungern, sind bekannt (61).

Andererseits sind die Knochen nicht bei Hyperparathyreoidismus mit einer adäquaten Zufuhr von Calcium befallen (55). Frauen, die an Osteomalacie leiden, aber genügend Vitamin C und D zu sich nehmen, gehen durch eine normale Schwangerschaft (159). Adäquate Mengen von Calcium verhindern die Entwicklung von Knochenveränderungen bei Hyperthyreoidismus.

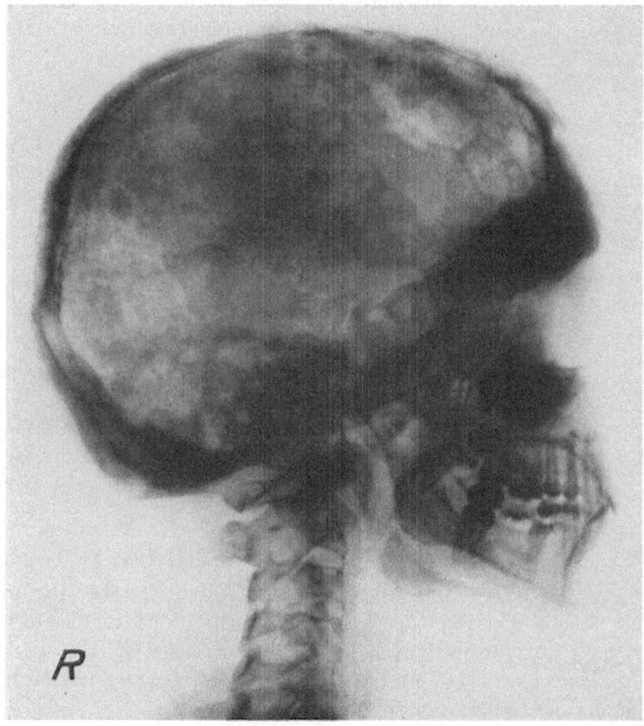

Abb. 7. Starke Hyperostosen und haarnadelähnliche Veränderungen des Schädels (derselbe Fall wie Abb. 4 und 5).

Die Ausscheidung von Calcium bei Osteitis fibrosa cystica generalisata ist gewöhnlich sehr groß, aber normal oder gar unternormal bei gleichzeitigem Bestehen von Vitamin D-Mangel (193).

Man hat wiederholt die Bedeutung einer Acidosis für die Pathogenese von Knochenerkrankungen betont (132). Nach MACH und RUTISHAUSER (163) sieht die Decalcifikation bei Acidosis wie eine Osteitis fibrosa mit Osteoclasten aus. Dabei geht viel Phosphor verloren (234).

Die Komplexität der erwähnten Erscheinungen erklärt die Vielfältigkeit der Symptome bei polyostotischer fibröser Dysplasie.

Die polyostotische fibröse Dysplasie kann ebenso wenig statisch betrachtet werden wie irgend eine andere Krankheit. Nur eine dynamische Betrachtung kann der Komplexität der äußeren Momente im Zusammenhang mit ererbten Faktoren gerecht werden und die Vielfältigkeit erklären.

Zusammenfassung.

Die polyostotische fibröse Dysplasie ist eine Knochenkrankheit, bei der ein Knochen, viele Knochen oder das ganze Skelet befallen sind, oft eine Seite mehr als die andere. Die Knochenläsion beginnt im frühen Lebensalter und wird häufig durch andere Knochenläsionen kompliziert. Ein Sarkom kann sich entwickeln.

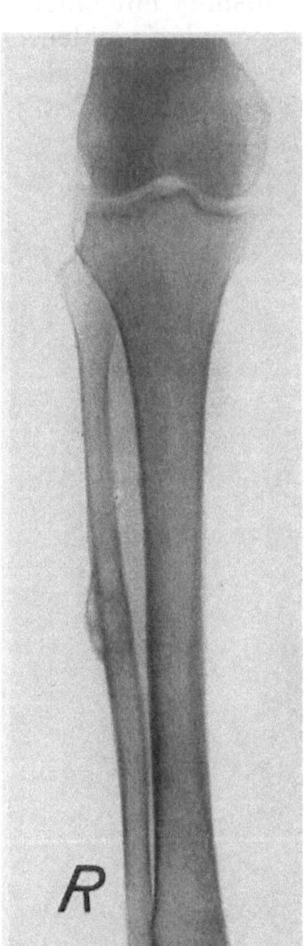

Anomale Pigmentationen können von der Geburt an vorhanden sein, fehlen aber in anderen Fällen vollständig.

Nur beim weiblichen Geschlecht kommt es zu vorzeitiger Pubertät. Sie gehört zur Gruppe der konstitutionellen prämaturen Pubertas.

In ungefähr $^1/_4$ aller Fälle ist der Calciumspiegel erhöht und der Phosphorspiegel erniedrigt. Dies ist besonders ausgeprägt bei Kindern.

Der niedrige Phosphorspiegel im Serum läßt an eine hypophysäre Schwäche denken.

Die häufigsten begleitenden Erkrankungen sind Hyperthyreoidismus, Diabetes mellitus, neurologische Störungen, blaue Sklerae, Blutungen und kongenitale Abnormitäten.

Es besteht eine familiäre Neigung.

Die Krankheit kommt bei allen Menschengruppen vor.

Polyostotische fibröse Dysplasie ist eine konstitutionelle Krankheit, die durch Schwäche des Knochengewebes charakterisiert ist und daher mit anderen mesenchymalen Knochenläsionen verwandt ist.

Die zahlreichen Komplikationen (endokrine Störungen und andere Abnormitäten) erklären den Reichtum und die Verschiedenheit der Symptome bei der polyostotischen fibrösen Dysplasie.

Nachtrag.

Nach Abschluß der Arbeit hatte der eine von uns (F. B.) durch die Freundlichkeit des Leiters des Röntgeninstitutes des Krankenhauses St. Jakob, Herrn Professor Dr. Gietzelt, Gelegenheit, zwei weitere interessante Fälle zu sehen.

Abb. 8. Fall von Recklinghausen zum Vergleich zur Abb. 5. Neben den Cysten sieht man eine allgemeine Entkalkung (Osteoporose). Diese ist charakteristisch für die Osteitis fibrosa generalisata cystica im Gegensatz zur polyostotischen fibrösen Dysplasie.

Die erste Kranke war ein jetzt 18jähriges Mädchen. Ein Carcinom der Brustdrüse fand sich neben der polyostotischen fibrösen Dysplasie. Diese Komplikation ist bisher nicht in der Literatur erwähnt.

Der zweite Fall betrifft eine 29jährige Frau, bei der die Knochenerkrankung im Alter von 11 Jahren auftrat. Besonders interessant war die Kombination mit Blutungen aus Mund und Nase, für die keine Ursache gefunden werden konnte. Diese Blutungen traten mit 7 Jahren, dann mit 21 Jahren und jetzt wieder seit ihrem 25. Lebensjahr außergewöhnlich stark auf.

Die beiden Fälle werden von einem Arzt aus dem Röntgeninstitut im einzelnen veröffentlicht.

V. Die Ostitis deformans PAGET
unter Berücksichtigung ihrer Vererbung[1].

Von

WILHELM STEMMERMANN-Nürnberg.

Mit 13 Abbildungen.

Inhalt.

	Seite
Literatur	185
Differentialdiagnose	190
Häufigkeit und Verteilung des Vorkommens der O.d.P.	192
Geographische Verteilung	193
Befall der einzelnen Körperabschnitte	194
Theorien der Entstehung der O.d.P.	194
Beziehungen zur Schilddrüse	195
Hypophyse und andere endokrine Drüsen	196
Erblichkeit	196
Häufung von Ostitis deformans in einer Familie	197
Ostitis deformans, ein- oder mehrfach in Kombination mit heredodegenerativen Erkrankungen oder psychischen Anomalien	198
Fälle von Ostitis deformans mit Stoffwechselstörungen (ein- oder mehrfach innerhalb der gleichen Familie)	200
Fälle von Ostitis deformans mit Mißbildungen beim Patienten oder in dessen Familie	201
Ostitis deformans und konnatale und hereditäre Lues	202
Ostitis deformans und gutartige Geschwülste	202
Die Bedeutung der sarkomatösen Entartung der Ostitis deformans im Rahmen der Heredität	202
Osteodystrophia fibrosa VON RECKLINGHAUSEN mit hereditärer Belastung	204
Leontiasis ossea, insbesondere Fälle mit hereditärer Belastung	204
Otosklerose und Ostitis deformans	205
Die Stellung der sog. „angioid streaks" zur Ostitis deformans PAGET	206
Eigene Fälle	207
Zur Frage der Heredität des einzelnen erkrankten Knochenabschnittes	211
Zusammenfassung	218

Literatur.

A. Übersichtswerke, zusammenfassende Arbeiten.

ASCHNER, BERTA, u. GUIDO ENGELMANN: Konstitutionspathologie in der Orthopädie. Erbbiologie des peripheren Bewegungsapparates. Wien-Berlin: Springer 1928.

BAUR-FISCHER-LENZ: Menschliche Erblehre und Rassenhygiene, Bd. I. 2. Hälfte. 1940.

BEST, F.: In SCHIECK-BRUECKNER, Kurzes Handbuch der Ophthalmologie. Bd. VI, Augen und Nervensystem. Artikel: Augenveränderungen bei Erkrankungen des Zentralnervensystems. Berlin: Springer 1931.

BOCKENHEIMER, PH.: Über die diffusen Hyperostosen der Schädel und Gesichtsknochen s. Ostitis deformans fibrosa (VIRCHOWS Leontiasis ossea). Arch. klin. Chir. 85, 511 (1908).

CHRISTELLER, E.: Osteodystrophia fibrosa. 21. Tagg. dtsch. path. Ges. 1926; Zbl. Path. 37, Erg. H.. 7 (1926).

FRANGENHEIM, P.: 21. Tagg. dtsch. path. Ges. 1926; Korreferat Zbl. Path. 37, Erg. H., S. 49 (1926).

— Ostitis deformans PAGET und Ostitis fibrosa RECKLINGSHAUSEN. Erg. Chir. 14, 1 (1921).

---

[1] Aus der II. Medizinischen Klinik des Städtischen Krankenhauses Nürnberg. Vorstand: Prof. Dr. FR. MEYTHALER.

Halshofer, L.: Die Pagetsche Knochenkrankheit, in Henke-Lubarsch, Handbuch der speziellen pathologischen Anatomie und Histologie, Abt. Knochen und Gelenke, Bd. 9, Teil 3, S. 551 ff. 1937.

Hellner, H.: Die primären Knochengeschwülste. Berlin-Göttingen-Heidelberg: Springer-Verlag 1950.

Herzog, Georg: Die primären Knochengeschwülste, in Henke-Lubarsch, Handbuch der speziellen pathologischen Anatomie und Histologie, Abt. Knochen und Gelenke, Bd. 9, 5. Teil, 1944.

Index-Catalogue of the library of the Surgeon General's office United States Army, 1. bis 3. Serie.

Kasabach, H. Haig., Alexander B. Gutman: Osteoporosis circumscripta of the skull and Paget's disease. Amer. J. Röntgenol. 37, 577 (1937).

Kienboeck, Robert: Röntgendiagnostik der Knochen und Gelenkkrankheiten, Bd. 1. Knochenkrankheiten, Berlin-Wien 1941. Pagetsche Knochenkrankheit, S. 193 ff., Recklinghausensche Knochenkrankheit, S. 541 ff.

Kufs, H.: Über die Bedeutung der optischen Komponente der amaurotischen Idiotie in diagnostischer und erbbiologischer Beziehung und über die Existenz spätester Fälle bei dieser Krankheit. Z. Neur. 109, 453 (1927).

Quarterly Cumulative Index Medicus, Amer. med. Assoc. Chicago.

Reiss, M.: Über die bisher in der Literatur beschriebenen Fälle von Leontiasis ossea. Arch. klin. Chir. 184, 320 (1936).

Schinz-Baensch-Friedl: Lehrbuch der Röntgendiagnostik. Leipzig: Georg Thieme 1939.

— Uehlinger: Lehrbuch der Röntgendiagnostik. Stuttgart: Georg Thieme 1950.

Schwarz, M.: In Handbuch der Erbkrankheiten von A. Guett, Bd. 6, Die erbliche Taubheit. Leipzig: Georg Thieme 1940.

B. Einzelarbeiten, Zitate.

Albrecht, W.: Über die Vererbung der konstitutionellen sporadischen Taubstummheit, der hereditären Labyrinthschwerhörigkeit und Otosclerose. Arch. Ohr- usw. Heilk. 110, 15—48 (1923).

Askanazy, M.: Über Ostitis fibrosa von Recklinghausen und Ostitis deformans Paget. Schweiz. med. Jb. 1932, Sonderabdruck; zit. nach Halshofer.

Belden, W. H., u. A. R. Bernheim: Clinical and therapeutic consideration of osteitis deformans. Radiology 18, 324 (1932).

Bickersteth: Trans. path. Soc. 1866; zit. nach Bockenheimer.

Bing: Handbuch der Inneren Medizin von Mohr und Staehelin, Erkrankungen des Nervensystems. II. Teil, S. 1218 u. f. Berlin: Springer 1926.

Bird, Clarence, E.: Sarcoma complicating Paget's disease of the bone. Report of nine cases, five with pathologic verification. Arch. Surg. 14, 1187 (1927).

Bockenheimer: Über die diffuse Hyperostose der Schädel- und Gesichtsknochen. Arch. klin. Chir. 85, 511 (1908).

van Bogaert, Ludo: Über eine hereditäre und familiäre Form der Pagetschen Ostitis deformans mit Chorioretinitis pigmentosa. Z. Neur. 147, 327 (1933).

Brunner, Hans: Zur Pathologie der Ostitis deformans des Schläfenbeins. Klin. Wschr. 1931 II, 2, 174.

— Werner: Osteodystrophia deformans Paget unter besonderer Berücksichtigung unserer Erfahrungen der letzten 10 Jahre. Dtsch. Z. Chir. 52, 585 (1939).

Birch-Hirschfeld: Lehrbuch der pathologischen Anatomie. 3. Aufl. Leipzig: F. C. W. Vogel 1887.

Campbell, D.: Das klinische Bild der Ostitis deformans (Paget). Münch. med. Wschr. 74, Nr. 2, 71—73 (1927).

Camurati: La Chirurgia degli Organi di movimento, S. 662, Bologna 1922; zit. nach Herzog.

Cockayne: Zit. nach H. Rast u. F. Parkes Weber. .

Coley, B. L., and G. S. Sharp: Paget's disease. A predisponing factor to osteogenic sarcoma. Arch. Surg. 23, 918 (1931).

Crouzon, O., S. Braun u. P. Delafontaine: Ostitis deformans der Mutter, unbestimmte knöcherne Dystrophie der Tochter. Bull. Soc. méd. Hôp. Paris 50, 1754—59 (1926).

von Czerny: Eine lokale Malazie des Unterschenkels. Wien. med. Wschr. 1873 II, 898.

Daser, Paul: Über einen Fall von Ostitis deformans Paget. Münch. med. Wschr. 1905, II, 1634.

Drerup, Karl: Sarkom und Osteodystrophia fibrosa. Dtsch. Z. Krebsforschg. 43, 386 (1936).

Dubois-Ferrière: Kyphose des Clivus bei Pagetscher Krankheit des Schädels. Schweiz. Z. Path. 3, 22 (1940); ref. Zbl. Path. 76, 390 (1941).

Dubreuilh et Laubie: Maladie osseuse de Paget chez deux frères. Bull. Soc. franc. Dermat. Paris 31, 87—89 (1924).

VAN EEDEN, J. H.: Isolierte PAGETsche Erkrankung des Schädels mit Stirnhirnerscheinungen und KORSAKOWschem Symptomenkomplex. Jb. Psychiatr. 46, 53 (1929).

ENGELKING: Aussprache zum Vortrag KRUEMMEL: Zur Gefäßstreifenerkrankung des Augenhintergrundes. Vereinigung Rhein-Mainischer Augenärzte 4. Dez. 1938; ref. Klin. Mbl. Augenheilk. 102, 570 (1939).

ETIENNE, G.: Maladie osseuse de PAGET et hérédosyphilis. Bull. Soc. méd. Hôp. Paris, 35, 3, 324 (1913).

FRANGENHEIM, PAUL: Familiäre Hyperostosen der Kiefer. Beitr. klin. Chir. 90, 139 (1914).

FRÉCHOU, J.: Des rapports de l'hérédo-syphilis osseuse tardive (type LANNELONGUE) avec l'ostéite déformante progressive (type PAGET). Diss. Paris 1903.

GOEDBLOED, J.: Angioide Streifen. Nederl. Tijdschr. Geneesk. 1938, 130—31; ref. Zbl. Augenheilk. 40, 540 (1938).

GOLDSTEIN and ABESHOUSE: Urinary Calculi in PAGET's Disease (Osteitis deformans). Amer. J. Surg. 30, Nr. 2, 359—368 (1935).

GRIESSMANN, HEINZ: Seltene Form der Ostitis deformans PAGET (Calcaneus). Röntgenprax. 15, 22 (1943).

GROENBLAD, ESTER: Angioid streaks. Arch. of Ophthalm. 21, 746 (1939).

— Angioid streaks, Pseudoxanthoma elasticum. Acta ophthalm. (Kopenh.) 7, 329 (1929).

GUTMAN, A. B., and H. H. KASABACH: PAGET's disease (osteitis deformans), analysis of 116 cases. Amer. J. med. Sci. 191, 361—380 (1936).

HANHART, E.: Handbuch der Erbbiologie des Menschen. Innere Krankheiten, IV, 2, Erbpathologie des Stoffwechsels. S. 732. Berlin: Springer 1940.

HANKE, H.: Osteodystrophische Erkrankungen und ihre Begrenzung. Dtsch. Z. Chir. 245, 641 (1935).

HARBITZ, FR.: Über das gleichzeitige Auftreten mehrerer selbständig wachsender (multipler) Geschwülste. Beitr. path. Anat. 62, 503 (1916).

HARVIER, P., J. MALLARME, GUY LEDOUX-LEBARD: Maladie de PAGET à forme généralisée avec atteinte diffuse des petits os des extrémités. J. de Radiol. 22, 60 (1938).

HELLNER, H.: Multiple Chondrome und Hämangiome im Skelett und Weichteilen mit dem Bilde einer Olierschen Wachstumstörung. Bruns Beitr. 163, 459 (1936).

— HANS: Die Begrenzung der Ostitis fibrosa. Chirurg 1947, 145—153, 199—207.

HERSKOVITS, EUGEN: Lokale Ostitis deformans PAGET am Schädel. Röntgenprax. 8, H. 9, 611 (1936).

HIGIER, HEINRICH: Pathologie der angeborenen familiären und hereditären Krankheiten, speziell der Nerven und Geisteskrankheiten. Arch. f. Psychiatr. 48, H. 1, 41—146 (1911).

— Familiäre paralyt.-amaurotische Idiotie und familiäre Kleinhirnataxie im Kindesalter. Dtsch. Z. Nervenheilk. 31, 231—240 (1906).

HOEDE, K.: Erbpathologie der menschlichen Haut. in BAUER, HANHART, LANGE, JUST, Handbuch der Erbbiologie des Menschen. Berlin: Springer 1940.

HORVEY u. REVECZ: Vortrag Kgl. Gesellschaft der Ärzte Budapest. Sitzg. 14. März 1931; ref. Klin. Wschr. 1931 II, 2061.

HUMMEL, R.: 2 Fälle von Ostitis deformans PAGET juvenilis. Röntgenprax. 6, 8, 513 (1934).

IVIMEY, M.: Atypical juvenile PAGET's disease. N. Y. neur. Soc. 2.10.1928; J. nerv. Dis. 68. H. 6, 602 (1928). Bone dystrophy, combin. of Leontiasis ossea, Ostitis deformans, Ostitis fibrosa cystica. Amer. J. Dis. Childr. 28, H. 2, 348 (1929).

JENDRASSIK: In LEWANDOWSKYS Handbuch der Neurologie. Band II, Spezielle Neurologie, Berlin: Springer 1911.

JOHN, E., u. U. STRASSER: Zur Ätiologie, Klinik und Therapie der Ostitis fibrosa deformans (PAGET). Dtsch. Z. Nervenheilk. 97, 81 (1927).

KALLBERG, HILDA: Über PAGETsche Knochenerkrankung Wien. klin. Wschr. 1937, II, 1417—19.

KAST: Ein Fall von Enchondrom mit ungewöhnlicher Multiplikation. Virchows Arch. 118, 1 (1889).

KIENBÖCK, ROBERT u. MARKOVITS, EDMUND: Ein Fall von Ostitis fibrosa cystica generalisata Fortschr. Röntgenstr. 41, 904 (1930).

KILNER, J.: Two cases of osteitis deformans in one family. Lancet 1904, 221—223.

KLESTADT, W.: Ein Fall atypischer Ostitis deformans; über die klinischen Formen der Ostitis chronica deformans fibrosa. Beitr. klin. Chir. 75, 681—707 (1911).

KLIEN, BERTHA A.: Angioid streaks. Amer. J. Ophthalm. 30, 955 (1947).

KOCH, M.: Demonstration eines Schädels mit Ostitis deformans PAGET (Leontiasis ossea Virchow). Verh. dtsch. path. Ges. 1909, 107, 13. Tgg.

KOLLARITS, J.: Vererbte Nervenkrankheiten. Dtsch. Z. Nervenheilk. 30, 293—363 (1906).

— Heredodegeneration. Dtsch. Z. Nervenheilk. 34, 410—431 (1908).

KOLLER, F., S. ROSIN u. H. ARTER: Beruht die familiäre Häufung der Ostitis deformans PAGET auf Zufall? Arch. Klaus-Stift. 23, 554 (1948).

Lambert, R. K.: Paget disease with angioid streaks of retina. Arch. of Ophthalm. **22**, 106 (939); Ref. Zbl. Ophthalm. **44**, 240 (1940).

Lannelongue: Syphilis osseuse héréditaire tardive type Paget. Ann. de Chir. **1903**.

Lebon, Choussat et Vollenweider: Bull. Acad. Nat. Méd. **1948**, Sitz. 25. Mai.

Lesné, E., et P. Duhem: Leontiasis ossea. Rev. de Neur. **38**, 1176 (1922).

Lindner, K.: Über Pigmentstreifenbildung in der Retina. Graefes Arch. **88**, 230 (1914).

Looser, E.: Zysten und braune Tumoren der Knochen. Dtsch. Z. Chir. **189**, 113 (1924).

— Spätrachitis und Osteomalazie. Dtsch. Z. Chir. **153**, 210 (1920).

Lyon, E.: Ostitis deformans Paget und Hyperthyreose. Schweiz. med. Wschr. **1942**, 592.

Marx: Zur pathologischen Anatomie der Leontiasis ossea. Zieglers Beitr. **77**, 501 (1927).

Mayer, O.: Paget und Otosklerose. Mschr. Ohrenheilk. **1916**, 70—73.

— Die pathologische Anatomie der Otosklerose. II. Internat. Kongr. der H. N. O.-Ärzte. Madrid 1932.

Moehlig, R. C.: Paget's disease and osteoporosis. Similarity of two conditions as shown by familial background and glucose tolerance studies. Surg. etc. **62**, 815—822 (1936); ref. Z. Krebsforsch. **44**, 242 (1936).

Moehlig, R. C., and H. L. Abbott: Carbohydrate metabolism (familial incidence of diabetes) in osteitis deformans. J. Amer. med. Assoc. **134**, 1521—24 (1947).

— and Sidney Adler: Carbohydrate metabolism disturbanc ein osteoporosis and Paget's disease. Surg. etc. **64**, 747—757 (1937); ref. Z. f. Radiol. 1938.

Morrison, W. H.: Osteitis deformans with angioid streaks, Report of a case. Arch. of Ophthalm. **26**, 79—84 (1941); ref. Zbl. Augenheilk. **47**, 575 (1942).

Nager: Über die Mitbeteiligung des Felsenbeines bei Ostitis deformans. Z. Ohrenheilk. **78**, 194 (1919—1920).

— u. M. Meyer: Die Erkrankungen des Knochensystems und ihre Erscheinungen an der Innenohrkapsel des Menschen. Berlin: S. Karger 1932.

— — Beiträge zur normalen und histologischen Pathologie der knöchernen Labyrinthkapsel. VII. Mitt. Passow-Schaefers Beitr. **30**, 89 (1933).

— — Die Stellung der Otosklerose in der heutigen Knochenpathologie. Z. Hals- usw. Heilk. **31**, 417 (1932).

Naito, Inasaburo: Die Hyperostosen des Schädels. Wien: Springer 1924.

Oettinger und Agasse-Lafont, E.: Maladie osseuse de Paget; trois cas observés dans une même famille. N. iconog. de la Salpetrière **18**, 292—301 (1905).

Palmgren, Axel: Contribution a l'étude de la maladie osseuse de Paget. Diss. Paris 1927.

Pic, A.: Un cas de maladie osseuse, de Paget, (ostéite déf.) avec déformations considérables. Rév. d'Orthop. 8, 164—189 (1897). — Maladie osseuse de Paget. Mém et c.r. Soc. Sci. méd. Lyon **36**, 171 (1897).

Ransohoff, J.: J. Amer. med. Assoc. **62**, I, 448 (1914); zit. nach Bethe-Bergmann: Handbuch der normalen und pathologischen Physiologie, 17. Bd. Correlationen III. S. 1061, Berlin: Springer 1926.

Rast, H., and F. Parkes Weber: Paget's bone disease in three sisters. Brit. med. J. **1937**, 918.

von Recklinghausen, F.: Multiple Enchondrome der Knochen in Verbindung mit phlebogenen kavernösen Angiomen der bedeckenden Weichteile. Virchows Arch. **118**, 4 (1889).

Robinson, A. H.: A case of osteitis deformans associated with a sarcomatous tumour of cerebellum. Trans. Path. Soc. London **38**, 262—266 (1886—87).

Rummert, O.: Ostitis deformans Paget und Diabetes insipidus. Fortschr. Röntgenstr. **49**, 85—90 (1934).

Sabatini, G.: Ostitis fibrosa Paget bei 2 Ehepaaren. Minerva med. **1**, 25, 607 (1948); ref. Praxis **1948**, 656.

Scheurlen: Pagetsche Knochenkrankheit beim Kind. Kinderärztl. Prax. 8, 56—64 (1937).

Schirmer, H.: Die Pagetsche Knochenerkrankung. Zbl. Grenzgeb. Med. u. Chir. **11**, 609, 641, 689, 721 (1908).

Schmorl, G.: Zur Kenntnis der Ostitis deformans Paget. Verh. dtsch. path. Ges. **1930**, 205—213 (25. Tgg.).

— Zur Kenntnis der Ostitis fibrosa. Verh. dtsch. path. Ges. 21. Tagg. **1926**, 71.

— Über Ostitis def. Paget. Virchows Arch. **283**, 694 (1932).

— Über Ostitis def. Paget. Med. Ges. Düsseldorf 13. 7. 1931; Klin. Wschr. **1931** II, 2107.

— Zur Kenntnis der Ostitis deformans Paget. Fortschr. Röntgenstr. **43**, 202—207 (1931).

— Zur Technik der Knochenuntersuchung. Beitr. path. Anat. **87**, 585 (1931).

Schneider, E., u. E. Widmann: Die hepatohormonale Steuerung des Vitamin-A-Umsatzes und die Ätiologie der Ostitis deformans Paget. Klin Wschr. **1935**, II, 1786—90.

Schoen, R.: Ostitis def. P. mit Diabetes insipidus, nervösen und endokrinen Störungen. Münch. med. Wschr. **1924**, 1413.

— Persönliche Mitteilung.

SCHUELLER, A.: Osteoporosis circumscripta cranii. Ges. d. Ärzte in Wien, 4. 12. 1931; Wien. klin. Wschr. **1931** II, 577.
— Über circumscripte Osteoporose des Schädels. Med. Klin. **3**, 615 (1929).
SEDGENIDSE, G. A.: Konstitutionelle und vererbliche Faktoren in der Entstehung der fibrösen Osteodystrophien. Arch. klin. Chir. **184**, 349 (1936).
SELIGMAN, B., and L. NATHANSON: Metastatic calcification in soft tissues of legs in osteitis deformans. Ann. int. Med. **23**, 82 (1945); zit. bei KLIEN.
SMITH, S. M.: A case of osteitis deformans in which the disease is present in father and son. Trans. med. Soc. London **28**, 224 (1904—1905).
— The hereditiy of osteitis deformans. Med. Press and Circ. London **1906**, 363.
SONNENBERG, W.: Ostitis deformans. Fortschr. Röntgenstr. **9**, VIII, 420—425 (1905).
SPEISER, F.: Sarkomatöse Entartung bei der Ostitis deformans. Arch. klin. Chir. **149**, 274 (1928).
STADLER, H.: Über psychische Störungen bei familiär auftretender Ostitis deformans PAGET des Schädels. Allg. Z. Psychiatr. **110**, 54—68 (1939).
STAEMMLER: Leontiasis ossea. Med. Welt **2**, II, H. 51, 1894 (1928).
STAHNKE, E.: Knochenveränderungen bei Neurofibromatose. Dtsch. Z. Chir. **168**, 6—18 (1922).
STEMMERMANN, W.: Zur Frage der Vererbung der Ostitis deformans (PAGET). II. Kongreß der Gesellschaft für Konstitutionsforschung, Tübingen 26.—29. 7. 1951.
— Die Ostitis deformans (PAGET) und ihre neurologische und psychiatrische Symptomatik. Deutsch. med. Wschr. (im Druck).
STRUWE, FR., u. E. I. STEUER: Eine RECKLINGHAUSEN-Familie. Klinische und anatomische Untersuchungen. Z. Neur. **125**, 748 (1930).
TERRY, T. L.: Angioid streaks and osteitis deformans. Trans. Amer. Ophthalm. Soc. **32**, 555 (1934); ref. Zbl. ges. Ophthalm. **34**, 48 (1936).
THALMANN, WALTER: Über die Beziehungen zwischen generalisierter Ostitis deformans PAGET und Neurofibromatosis RECKLINGHAUSEN. Virchows Arch. **283**, 148—58 (1932).
TIBIERGE, G.: L'ostéite déformante de PAGET est-elle d'origine syphilitique? Paris méd. J. 14, 52 , 539 (1924).
TORRI, O.: Angiomi ed encondromi multipli nello stesso individuo. Clin. chir. **1902**; zit. nach HERZOG.
TROMMER, B.: Zur Lehre der Hämangiome der Wirbelsäule. Frankf. Z. Path. **22**, 313 (1919).
VERHOEFF, F. H.: The nature and origine of the pigmented streaks caused by separation of the choroid. J. Amer. med. Assoc. **97**, 1873 —77 (1931).
WANKE, R.: Sarkom bei Ost. def. und Osteodystrophia fibr. Dtsch. Z. Chir. **237**, 198 (1932).
— Ostitis deformans PAGET als präsarkomatöses Leiden. Mschr. Krebsbek. **1**, 366 (1933).
WELLS, H. G., and S. W. HOLLEY: Metastatic calcification in osteitis deformans. Arch. of Path. **34**, 435 (1942); zit. nach KLIEN.
WHITE, S.: Notes of a case of osteitis deformans. Brit. med. J. **1908**, 5. Dez.; Ref. Zbl. Chir. **36**, I. 506 (1909).
WILDI, G.: Zur Fundusentartung mit angioider Streifenbildung. Klin. Mbl. Augenheilk. **76**, 177 (1926).
ZEITLIN, A.: Zur Kasuistik seltener Knochenerkrankungen. Fortschr. Röntgenstr. **37**, 329 (1928).
ZIERL, F.: Über Skelettveränderungen bei der juvenilen Form der amaurotischen Idiotie. Z. Neur. **131**, 400 (1931).
ZORBACH, HEINZ: Der Habitus bei der Otosklerose. Diss. Düsseldorf, Nolte 1939.

Der heutige klinische Begriff der Ostitis deformans geht zurück auf J. PAGET, der im Jahre 1876 der Londoner medizinisch-chirurgischen Societät seine klassischen Beobachtungen mitteilte.

Der Name Ostitis deformans wurde allerdings bereits 3 Jahre vorher von VON CZERNY gebraucht, der darunter aber etwas anderes, nämlich die Entwicklung einer allmählichen spontanen Knickung der Unterschenkelknochen verstand, ein Bild, das mit der O.d.P. keineswegs identisch ist, unter dem allerdings aber auch einmal eine O.d.P. verlaufen kann.

Die Frage nach der eigentlichen Ursache der O.d.P. ist bis auf den heutigen Tag offen geblieben. Es finden sich hierzu zwar vielerlei Anschauungen in der Literatur, aber keiner der zahlreichen Theorien ist es bisher gelungen, sich allgemeine Geltung zu verschaffen. Die vorliegende Arbeit wird sich mit der Erblichkeit bei der O.d.P. als einem ätiologischen Faktor befassen. Es erweist sich dabei als notwendig, vorher einiges Grundsätzliches zur Ostitis deformans zu erörtern.

Differentialdiagnose.

In der Abgrenzung der Ostitis deformans gegenüber der Osteodystrophia fibrosa generalisata VON RECKLINGHAUSEN (O. d. f.) können sich erhebliche Schwierigkeiten ergeben. Neben der klassischen Form beider Krankheitsbilder gibt es Fälle, in denen die Trennung Mühe macht. So sind Übergangsformen zwischen Paget und Recklinghausen beschrieben worden. Bei der O.d.P. überwiegt das männliche, bei der O.d.f. das weibliche Geschlecht. Bei der O.d.f. finden sich die meisten Erkrankungen zwischen dem 2. und 4. Dezennium, bei der O.d.P. dagegen jenseits des 40. Lebensjahres.

Klinisch ist der O.d.P.-Erkrankte im Gegensatz zur O.d.f. hinsichtlich seines Allgemeinzustandes meist unauffällig, — es sei denn, daß eine Zweiterkrankung oder bereits eine sarkomatöse Degeneration vorliegt. Die geringen Beschwerden führen den Kranken mit O.d.P. oft erst spät in ärztliche Behandlung, nicht selten sind die Knochendeformationen schon mehrere Jahre vorher bemerkt worden. Auch wird die O.d.P. öfter als röntgenologischer Zufallsbefund erhoben. Als charakteristisch sind die medikamentös oft kaum zu beeinflussenden Kopfschmerzen bei Schädelbefall und die ischiasähnlichen Bilder bei Erkrankungen der unteren Wirbelsäule, des Beckens und der unteren Extremitäten anzuführen. An der Wirbelsäule kann es zu Kompressionserscheinungen kommen, dagegen verläuft die O.d.P. des Kreuzbeins nicht selten symptomlos. Spontanfrakturen sind sowohl bei der O.d.f. wie auch der O.d.P. zu beobachten, jedoch beim Recklinghausen ungleich häufiger, oft multipel und in schlechter Stellung verheilend. Für die O.d.P. ist die quere Bruchlinie ohne Splitter, Zacken oder Rißbildung sowie die gute Heilungstendenz bezeichnend.

Sowohl bei Paget wie bei Recklinghausen können einzelne oder mehrere Knochen vom Erkrankungsprozeß betroffen sein, bei den sog. polyostitischen Fällen der O.d.P. kommt es dabei zu einer schachbrettartigen Verteilung der Herde, d. h., es sind gesunde Skeletabschnitte zwischengeschaltet, eine Generalisation wie bei schwerer O.d.f. findet sich nicht.

Bezüglich der Einzelheiten der röntgenologischen Differentialdiagnose muß auf die einschlägigen Bearbeitungen verwiesen werden (KIENBOECK, SCHINZ-BAENSCH-FRIEDL-UEHLINGER), wir möchten hier nur einige Besonderheiten kurz anführen. Die oft ausgedehnte Osteoporose der O.d.f. findet sich bei der O.d.P., wo eine solche vorhanden ist, nicht in diesem Maße. Ebenso gehören braune Tumoren und die zahlreichen cystischen Hohlräume verschiedenster Größe mit Knochenauftreibungen zur O.d.f. Cystenartige Hohlräume bei der O.d.P. sind Atrophieherde und zeigen keine entsprechende Knochenauftreibung (KIENBOECK). Wichtig ist der oft schwere Befall des Handskelets bei der O.d.f., während er bei der O.d.P. selten und dann nur leicht auftritt.

Von Seiten des Stoffwechsels finden wir charakteristische Befunde bei der O.d.f. Sie wird heute als eine innersekretorische Systemerkrankung des Skelets angesehen. HELLNER betont, daß stets das gesamte hormonale Zusammenspiel in Unordnung geraten sei und spricht von einem Dreigestirn — Stoffwechselstörungen, Knochenveränderungen und Nebenschilddrüsenadenom — für die ausgeprägte O.d.f. Im Blut ist der Calciumspiegel erhöht, das Phosphor etwas erniedrigt. Im Urin besteht eine erhöhte Ausscheidung für Calcium und Phosphor. Bei O.d.P. fehlen solche Veränderungen. Bei beiden Erkrankungen wird eine Erhöhung der alkalischen Serumphosphatase beobachtet, bei der O.d.P. bis zu maximalen Werten.

Multiple Nierensteine, besonders in jüngeren Jahren, werden eher für eine O.d.f. sprechen, ein Diabetes mellitus findet sich öfter bei den Patienten mit einer O.d.P.

Die Differentialdiagnose wird durch die feingewebliche Untersuchung wesentlich vervollständigt. Einzelne Mosaikstrukturen sind ebensowenig beweisend für O.d.P. wie umschriebene Gebiete, die histologisch einer O.d.f. entsprechen, die Diagnose in diesem Sinne zu entscheiden vermögen. Mosaikstrukturen sind schon bei tertiärer Knochenlues und bei Marmorknochenkrankheit gesehen worden. Das wesentliche wird immer im sinnvollen Zusammenbau der klinischen, röntgenologischen und histologischen Befunde liegen. (Siehe auch die kurze Zusammenstellung in Tab. 1.)

Von anderen Erkrankungen kommt differentialdiagnostisch besonders die multiple Skeletcarcinose, vor allem beim Prostatacarcinom in Betracht. Ferner die tertiäre Knochenlues, die röntgenologisch manchmal schwer zu unterscheidende Bilder machen kann, dann Knochentuberkulose, Osteomyelitis, Osteomalacie, Rachitis, Osteoporosen der verschiedenen Genesen, Marmorknochenkrankheit, Knochenhämangiome, Sarkome der Knochen, Lymphogranulomatose. Die Ostitis deformans juvenilis von UEHLINGER läßt sich schon allein durch das jugendliche Alter abgrenzen.

Tabelle 1. *Differentialdiagnose zwischen O.d.P. und O.d.f.*

Symptom	O. d. P.	O. d. f.
Alter	Häufung jenseits des 40. Lebensjahres	Nach Geschlechtsreife alle Altersklassen, 2.—4. Dezennium bevorzugt
Geschlecht	Männer häufiger	Frauen häufiger
Erblichkeit	nicht selten	selten
Befallene Knochenabschnitte	monostotisch, polyostotisch (schachbrettartig)	einzelne Knochen bis generalisiert
Cysten und braune Tumoren	nicht selten cystenartige Atrophieherde, keine braunen Tumoren	häufig und in jeder Größe Knochenauftreibungen, braune Tumoren besonders bei chronischen Fällen
Osteoporose	am Schädel als Frühform (Osteoporosis circumscripta cranii Schüller), sonst besonders an der Wirbelsäule, meist nicht ausgedehnt und nicht hochgradig	oft hochgradig und ausgedehnt
Frakturen	manchmal, glatte Bruchlinien, gute Heilung	häufig, multipel, oft Heilung in schlechter Stellung
sarkomatöse Degeneration	nicht selten	selten
Histologisch	Mosaikstrukturen	ausgedehnter Umbau, Zerstörung durch Osteoklasten, neugebildetes fibröses Gewebe, lokale Mosaikstrukturen möglich
Blut:		
Calcium	meist normal	meist deutlich erhöht
Phosphor	meist normal	meist etwas erniedrigt
alk. Serumphosphatase	mäßig bis stark erhöht	erhöht
Urin:		
Calcium	normal	meist erhöht
Phosphor	normal	meist erhöht
Parathyreoideae	selten Hyperplasien	Adenome, auch dystopisch
Nierensteine	seltener	häufig multiple

Häufigkeit und Verteilung des Vorkommens der O. d. P.

Die grundlegenden Untersuchungen über die Häufigkeit der Ostitis deformans und ihre Altersverteilung stammen von Schmorl. Wohl waren in den Jahrzehnten vorher laufend Fälle veröffentlicht worden, aber die Erkrankung galt doch mehr oder weniger als selten. Die Ergebnisse Schmorls brachten insofern eine Wandlung, als sie die Pagetsche Erkrankung in die Reihe der häufigeren Erkrankungen des Knochensystems in den mittleren und höheren Lebensjahren rückten. Auf 4614 Sektionen von Leichen über 40 Jahren kamen 138 Fälle mit einer O.d.P., was einer Häufigkeit von 3% entspricht.

Kienböck meint, daß, wenn man die „latenten Fälle" einbeziehe, etwa 2% der Menschen an einer O.d.P. leiden, also eine noch höhere Zahl als sie Schmorl angibt, da ihrer Errechnung ja die Gesamtbevölkerung zu Grunde liegt.

Geschlechtsverteilung: Nach Schmorl verhalten sich die männlichen zu den weiblichen Fällen wie 3,5 zu 2,5. Von der Mehrzahl der übrigen Autoren wird aus der eigenen Erfahrung das Überwiegen des männlichen Geschlechts bestätigt oder die Schmorlsche Zahl zitiert. Bei Kienböck finden sich 113 Männer gegen 59 Frauen, Belden und Bernheim sahen unter 25 Fällen 15 Männer, Brunner gibt eine Verteilung wie 19 zu 7 an. Dagegen kommen bei Kasabach und Gutman auf 58 Männer 58 Frauen, auch Roberts, Cohen und Kay berichten gleiches Geschlechtsverhältnis.

Altersverteilung: Nach der Christellerschen Einteilung war die Pagetsche Erkrankung als die adulte Form der Osteodystrophia fibrosa von Recklinghausen angesprochen worden. Wenn auch diese Einteilung von den meisten Autoren verlassen worden ist, so ist das Alter auch heute noch für die Differentialdiagnostik der beiden Erkrankungen von einer gewissen Bedeutung.

Tabelle 2. *Sektionsstatistik in Alters- und Geschlechtsverteilung*
nach Schmorl, G.: Über Ostitis deformans Paget [Virchows Arch. **283**, 694 (1932)].

Altersklassen	Männer		% auf Sekt.	Frauen		% auf Sekt.
	Sekt.	Paget		Sekt.	Paget	
40—49	340	4	1,18	248	2	0,80
50—59	570	16	2,82	406	10	2,46
60—69	725	26	3,59	524	16	3,05
70—79	442	17	3,85	805	14	1,74
80—89	192	15	7,81	332	14	4,21
90—100	9	1	11,11	20	2	10,00
Alle Altersklassen[1]	2279	80	3,5	2335	58	2,50

Zusammen: 4614 Fälle, davon 138 mit Ostitis deformans.

Tabelle 3. *Verteilung der Paget-Herde auf die einzelnen Skeletabschnitte*
nach G. Schmorl: Über Ostitis deformans Paget [Virchows Arch. **283**, 694 (1932)].

1. Kreuzbein	78	56,52%	6. Becken	30	21,73%
2. Wirbelsäule	69	50,00%	7. Li. Oberschenkel	21	15,21%
3. Re. Oberschenkel	43	31,15%	8. Schlüsselbein	18	13,24%
4. Schädel	39	28,26%	9. Schienbein	11	7,97%
5. Brutsbein	32	23,18%	10. Rippen	10	7,24%
			11. Oberarm	6	4,34%

Die 69 Paget-Herde waren auf die Wirbelsäule verteilt:

L.W.S.	36	26,09%
B.W.S.	23	16,67%
H.W.S.	10	7,24%

Schmorl verzeichnete keinen Fall von O.d.P. unter 40 Jahren, Gutman und Kasabach einen mit 28 Jahren, bei Hanke findet sich ein Patient, bei dem die

---

[1] plus 1 Sektion mit unbekanntem Alter.

Erkrankung sicher bereits mit 17 Jahren begonnen hatte. DICKSON sah nur einen jüngeren Patienten als 40 Jahre und verzeichnet eine besondere Häufung zwischen 50 und 60. Bei KIENBÖCK ist der jüngste Patient 25 Jahre, der Beginn der O.d.P. wäre jedoch entsprechend den beschriebenen Beschwerden noch früher anzusetzen. Zwei weitere Fälle kamen mit 29 bzw. 34 Jahren zur Beobachtung, bei 11 weiteren liegt entsprechend der gegebenen Anamnese der zu vermutende Krankheitsbeginn zwischen 30 und 40 Jahren. BRUNNER gibt 3 Patienten zwischen 30 und 40 an.

Während so einzelne Beschreibungen von O.d.P. mit einem Erkrankungsbeginn im 3. und 4. Lebensjahrzehnt bereits häufiger geworden sind und weitere genauere Untersuchungen die SCHMORLsche Grenze von 40 Jahren wohl als zu hoch gegriffen erweisen werden, so sind alle Fälle unter 20 Jahren, die von den Autoren unter der Diagnose einer O.d.P. veröffentlicht wurden, sofort der Gegenstand heftigster Meinungsverschiedenheiten. So brachte SCHEURLEN den Befund eines 14 jährigen Mädchens mit PAGETscher Knochenkrankheit beim Kind. Er verteidigt sich in seiner Arbeit nachhaltig gegen den Vorwurf, daß es eine O.d.P. beim Kinde überhaupt nicht gebe. IVIMEY faßte für seinen Fall den Begriff der ,,atypischen juvenilen PAGETschen Knochenkrankheit“, um ihn später zugunsten einer Kombination von Leontiasis ossea, Paget und Osteodystrophia fibrosa zu revidieren. KLESTADT teilte 1911 einen Patienten mit, bei dem der Erkrankungsbeginn auf das 14. Lebensjahr fiel und den er als atypische Form der O.d.P. oder als Mittelform zum Recklinghausen ansah. Ein 17 jähriges Mädchen, das NAITO als Übergangsfall zwischen Recklinghausen und Paget bezeichnete, wurde später von KIENBÖCK und MARKOVITS als einwandfreier Recklinghausen angesprochen. LOOSER bringt eine Frau mit Veränderungen seit dem 14. Lebensjahr. Weitere Patienten finden sich bei HUMMEL, BESTIN-MOURUT, ETIENNE und SONNEBERG. Sie werden sämtlich von KIENBÖCK als O.d.P. abgelehnt.

Es ist aus dieser Zusammenstellung klar ersichtlich, daß die Diagnose bei der O.d.P. um so unsicherer wird, je jüngere Altersklassen gestreift werden. Wenn auch über die Frage der O.d.P. beim Kinde noch nicht das letzte Wort gesprochen worden ist, so muß man sich bei der Anerkennung eines jugendlichen Paget allergrößte Zurückhaltung auferlegen, sofern wir für die klinische Beurteilung das Bild zu Grunde legen wollen, das man gemeinhin heute unter dieser Erkrankung versteht. Wir müssen aber auch immerhin daran denken, daß, solange wir über die Ätiologie der O.d.P. nichts Endgültiges zu sagen vermögen, wir auch keinen wirklich stichhaltigen Grund anzuführen in der Lage sind, der ein Auftreten einer O.d.P. bei einem Kinde überhaupt unmöglich machen sollte. Von seiten eines strengen Dualisten wie z. B. KIENBÖCK werden grundsätzlich alle Jugendlichen abgelehnt, da für ihn die Erreichung eines gewissen Alters zum integrierenden Bestandteil der Diagnose einer O.d.P. geworden ist.

Geographische Verteilung.

Unter den ersten 100 Veröffentlichungen von O.d.P. befinden sich allein etwa zur Hälfte englische. Dies war kein reiner Zufall, vielmehr ein Ergebnis des relativ häufigen Vorkommens der Erkrankung in England. Hierzu ist die Angabe KALLBERGS von Interesse, daß in *Oldsham* (einer Industriegegend in Mittelengland) sowohl Hyperthyreose als auch O.d.P. gehäuft vorkommen. Relativ oft wird die O.d.P. auch für die Schweiz, Piemont und Oberitalien angegeben. FRANGENHEIM hält die Erkrankung in England und Frankreich für häufig, dagegen in Deutschland, Italien und Amerika für seltener. Nach dem gleichen Autor sollen in Deutschland die monostotischen Formen zahlreicher beobachtet werden als in anderen Ländern; besonders soll die Tibia dabei betroffen sein. Wenn ZEITLIN 1928 erklärt, die Krankheit komme in Rußland überhaupt nicht vor, da hier noch kein einziger Fall beschrieben worden sei, so kann man diese Angabe kaum für eine Beurteilung der regionären Verteilung verwenden.

Befall der einzelnen Körperabschnitte.

Pathologisch-anatomisch steht nach den Ergebnissen Schmorls die Wirbelsäule und das Kreuzbein an erster Stelle. 50 bzw. 56% aller Fälle zeigten hier Veränderungen. Der Schädel erscheint in dieser Zusammenstellung an 4., das Schienbein an 9. Stelle. Beachtlich ist immerhin der Unterschied zwischen rechtem und linkem Oberschenkel mit 43 gegen 21 Fällen; links also nur die Hälfte gegen rechts. In der Unterteilung des Wirbelsäulenbefalls ist vom Kreuzbein ausgehend ein kontinuierliches Abnehmen kranialwärts zu verzeichnen. Von klinischer Seite seien die Angaben von Gutman gegenübergestellt. Seine Frühfälle verteilen sich zu gleichen Teilen auf den Schädel und die Lendenwirbelsäule, ebenfalls gleich sind im Abstand Becken und Humerus. Bei den voll ausgebildeten Erkrankungen steht nach dem gleichen Autor das Becken an 1. Stelle, es folgen Schädel, Oberschenkel, Lendenwirbelsäule, Oberarm und Schienbein. Den Schädel fanden Brunner 5 mal, Kay und Mitarbeiter bei 34 Fällen 8 mal, Lindsay und Pearlman 7 mal bei 25 Patienten befallen. Auch am Schädel isolierte Formen sind beschrieben worden (Herskovitz, Rayband und Guidon, Eeden, Kienböck). Als Besonderheit des Schädels ist noch auf die Osteoporosis circumscripta cranii von Schüller hinzuweisen. Sie wird allgemein als ein Vorstadium der O.d.P. bezeichnet.

Auch an den übrigen Skeletabschnitten sind isolierte Paget-Fälle beschrieben worden, so am Becken, an der Wirbelsäule, an der Clavicula und vielleicht am häufigsten an der Tibia. Diese Fälle werden in der Literatur als „monostotische" den „polyostotischen" gegenübergestellt. Bei der polyostotischen Form der O.d.P. kommt jener schachbrettartige Befall zustande, der so charakteristisch ist und differentialdiagnostischen Wert gegenüber der generalisierten Recklinghausenschen Erkrankung besitzt. Ausgesprochen seltene Lokalisationen betreffen die Patienten von H. Griessmann (re. Fersenbein), Harvier und Mitarbeiter (diffuse Beteiligung der kleinen Extremitätenknochen) und Dubois-Ferriere (Clivus-Atlas).

Theorien der Entstehung der O. d. P.

Zahlreiche Anhänger hat die Theorie, die in der O.d.P. den Ausdruck einer chronischen Entzündung sieht. Wir wollen an dieser Stelle nicht auf das Für und Wider eingehen. Von französischer Seite wurde wiederholt auf die Bedeutung der Lues hingewiesen (Lannelongue und seine Schule), sie bezeichnen die O.d.P. als eine besondere Spielart der Knochenlues. Außerhalb Frankreichs hat sich diese Meinung auf Grund der überwiegenden Mehrzahl von O.d.P.-Kranken, die keinerlei Anzeichen einer Lues boten, nicht durchzusetzen vermocht. Auch an die Möglichkeit einer Mineralsäurevergiftung wurde von französischen Autoren gedacht (Öttinger und Agasse-Lafont). Herzog ordnet unsere Erkrankung den Geschwulst-Prozessen ein.

Anschließend an die Veröffentlichung Hankes haben Schneider und Widmann 1936 die Hypothese aufgestellt, daß es sich bei der O.d.P. um eine Störung des Vitamin-A-Stoffwechsels handle. Sie fanden bei allen Patienten einen mehr oder weniger erniedrigten Vitamin-A-Spiegel im Serum, bei einzelnen sogar ein völliges Fehlen des Vitamins. Für die Vorstufe des Vitamins, das Carotin, konnten dagegen keine wesentlich veränderten Werte beobachtet werden. Ebenso ergaben gleichlaufende Untersuchungen des Vitamin-C-Stoffwechsels keine besonderen Abweichungen von der Norm. Diese Befunde erfordern im Zusammenhang mit der Frage der hereditären Verhältnisse bei der O.d.P. eine genauere Besprechung.

So bestechend die Schneider-Widmannsche Theorie an sich sein mag, so sollen doch einige Einwände erörtert werden:

Wenn ein Vitamin-A-Mangel die primäre Ursache der Knochenveränderungen bei der O.d.P. sein sollte, so müßte überall dort, wo ein Vitamin-A-Mangel z. B. auch durch äußere Momente gegeben ist, ein gehäuftes Auftreten der Knochenerkrankung zu beobachten sein. Dies ist bis jetzt aber noch nicht bekannt. Die beiden Weltkriege mit den begleitenden Hungerperioden haben nach den bisherigen Berichten nicht zu einer auffälligen Zunahme der O.d.P. geführt.

Es ist die Frage zu stellen, inwieweit ein Vitamin-A-Mangel nach dem Blutspiegel nicht viel häufiger besteht als wir bisher angenommen haben. LEBON, CHOUSSAT und VOLLENWEIDER haben die Verhältnisse bei 20 algerischen Muselmanen untersucht und nur bei drei Patienten normale Werte erhalten; 3 Patienten hatten Werte unter 10 i. E. Nach EPPINGER hält die Speicherungsfähigkeit für Vitamin A in der Leber bis ins hohe Alter an; die Speicherung sei an die Kupfferschen Sternzellen gebunden.

Ein erniedrigter Vitamin-A-Spiegel verliert dann erheblich an Wert, wenn wir es mit einem Patienten mit Hyperthyreose zu tun haben. Wie bekannt, ist das Thyroxin ein direkter Antagonist des Vitamin A. SCHNEIDER und WIDMANN ziehen aus der Tatsache, daß bei Pagetkranken mit erniedrigtem Vitamin-A-Spiegel keine Zeichen einer Avitaminose zu finden waren, den Schluß, daß es sich um eine Störung der Leberfunktion handeln müsse und zwar der Teilfunktion, die für die Umwandlung des Carotins in das Vitamin A verantwortlich zu machen ist.

Hemeralopie, die ebenfalls der Ausdruck einer Avitaminose A sein könnte, ist unseres Wissens bei der Ostitis deformans noch nicht beschrieben worden; keinesfalls stellt sie ein bekannteres klinisches Symptom dar. Die charakteristische „abendliche" Sehschwäche bei dem Patienten LUDO VAN BOGAERTS ließe vielleicht an solche Zusammenhänge denken, zumal auch für die Chorioretinitis pigmentosa ätiologisch eine Stoffwechselstörung bzw. eine Avitaminose A in Betracht gezogen wird. Auch einer unserer Patienten hatte allerdings nur vorübergehende Perioden schlechten Dunkelsehens. In diesem Zusammenhang ist noch darauf hinzuweisen, daß ein Vitamin-A-Mangel zu Steinbildung in Gallenblase und Nierenbecken disponieren soll. LEBON, CHOUSSAT und VOLLENWEIDER weisen auf das Vorkommen von Phosphatsteinen hin. GOLDSTEIN und ABESHOUSE erwähnen das Vorkommen von Nierensteinerkrankungen bei der O.d.P. und wollen eine Abhängigkeit des Steinleidens von der Knochenerkrankung anerkannt sehen. Auch in der übrigen Literatur finden sich verschiedentlich Angaben von Steinerkrankungen (KIENBÖCK u. a.). Der klinische Nachweis des Vitamin-A-Spiegels im Blutserum ist an außerordentlich komplizierte Methoden gebunden, deren allgemeine Durchführung noch nicht möglich ist.

Beziehungen zur Schilddrüse.

Innerhalb der innersekretorischen Drüsen hat die Schilddrüse neben der Hypophyse bisher eine besondere Beachtung im Rahmen der Ostitis deformans gefunden. Zahlreiche Autoren sehen einen Zusammenhang zwischen Störungen der Schilddrüse und dem Auftreten einer Ostitis deformans gegeben, so ASKANAZY, v. KUTSCHA und MEYER-BORSTEL. Eine bestimmte Form der Schilddrüsenstörung wird dabei nicht hervorgehoben. Ziemlich häufig findet sich eine Grundumsatzsteigerung, oft nur mäßigen Grades, manchmal jedoch bis zu stark erhöhten Werten. So im Fall LYON zwischen 16 und 62%, beim Fall HANKE 58% über der Norm. HORVEY und REVECZ fanden 6mal substernale Strumen. R. MOEHLIG und ADLER in 40% ihrer Patienten "adenomatous goitres". BRUNNER sah besonders bei schweren Fällen der Knochenerkrankung Grundumsatzerhöhung. Auf das von KALLBERG angeführte gehäufte Vorkommen von Hyperthyreosen und Paget in Oldsham wurde schon hingewiesen. Differentialdiagnostische Schwierigkeiten können für die durch eine reine Hyperthyreose typischen Knochenveränderungen (Osteoporose) entstehen. LYON führt als typisch für die Hyperthyreose das Fehlen einer erheblichen Steigerung der Serumphosphatase an; der Vitamin-A-Spiegel im Blut kann zu einer Differentialdiagnose nicht herangezogen werden. Der gleiche Autor meint, „obwohl das gemeinsame Vorkommen von Ostitis deformans PAGET und Hyperthyreose keine Seltenheit ist, muß aber doch betont werden, daß die meisten Fälle von O.d.P. Hyperthyreose vermissen lassen".

In diesem Zusammenhang ist noch auf die Rolle des Thyroxins in der Leber hinzuweisen. Bei der Umwandlung des β-Carotins in Vitamin A ist wahrscheinlich

die Gegenwart von Thyroxin notwendig. Im Überschuß aber vermag Thyroxin
die Umwandlung des Carotins in das Vitamin A zu verhindern. Wichtig erscheint
ferner, daß das thyreotrope Hormon die Entleerung der Vitamin-A-Depots der
Leber einleitet, die Haftfähigkeit parenteral zugeführten Vitamins A aber nicht
herabsetzt.

Hypophyse und andere endokrine Drüsen.

Von seiten der innersekretorischen Drüsen sind wiederholt Befunde bekannt
geworden, die die Frage der Beziehungen der O.d.P. zur Hypophyse aufwerfen,
sei es nun die Tatsache einer bei der Schädelaufnahme gefundenen Abweichung
der Größe des Türkensattels von der Norm oder klinische Erscheinungen, die an
die Hypophyse denken lassen. KIENBÖCK fand Größenabweichungen des Türkensattels nach oben bei 4 seiner Patienten, bei 14 Fällen dagegen war er röntgenologisch zu klein. (Siehe auch PALMGREN, LESNÉ und DUHEM.)

Klinisch findet sich öfter die Angabe von Hochwuchs ebenso wie Adipositas
beim Patienten oder innerhalb dessen Familie. Wir selbst sahen häufig Adipositas
und einmal Niederwuchs.

Auch das Auftreten von Ostitis deformans zusammen mit Diabetes insipidus
ist beschrieben worden. So teilt O. RUMMERT einen Fall mit, R. SCHOEN berichtet
über eine 29jährige Frau mit Diabetes insipidus, Paget, nervösen und endokrinen
Störungen. BURGERHOUT sah hereditären hämolytischen Ikterus und PAGETsche
Knochenerkrankung in einer Familie auftreten. Er nahm dabei für Vater und
Sohn dieselbe Funktionsstörung, nämlich eine Störung der Tätigkeit der Hypophyse ursächlich für wahrscheinlich an. Beim Vater (Paget) bestanden eine hypophysäre Kachexie und Zeichen der Akromegalie. Bei beiden Patienten war die
Sella röntgenologisch klein.

Auch bei Kombinationsformen der O.d.P. mit Diabetes mellitus muß an die
mögliche Rolle der Hypophyse gedacht werden. Die hierbei zu beobachtende
Polydipsie ist nicht zu verwechseln mit dem Erscheinungsbild des Diabetes insipidus.

Wenn es bei O.d.P. zu einem Befall der Schädelbasis gekommen ist, vermag der
Knochenprozeß durch mechanische Verdrängung auf die Hypophyse möglicherweise einzuwirken. Auch von seiten der Genitalorgane sind pathologische Befunde
und Funktionsstörungen beschrieben worden (Sistieren der Menses, bindegewebige
Durchwachsung des Ovars). Wir selbst sahen in einem Fall eine auffallend geringe Schambehaarung.

Erblichkeit.

Die Beurteilung der Erblichkeit eines Leidens wie der O.d.P. ist erschwert,
wenn sie eine Erkrankung des mittleren und hohen Alters darstellt. So werden sich
bei der Beobachtung der Deszendenz Unzulänglichkeiten daraus ergeben, daß die
Probanden vielfach noch nicht jene Altersklassen erreicht haben, in denen mit
einer klinischen Manifestation des fraglichen Leidens zu rechnen ist. Es scheiden
also sämtliche jüngeren Probanden aus; es sei denn, es sind korrespondierende
Symptome einer übergeordneten, erblichen Systemstörung zu erwarten und nachzuweisen, deren Manifestationszeitpunkt wesentlich früher gelegen ist. In einem
solchen Falle, der für bestimmte Familien der O.d.P. zutreffen kann, sind aber
auch nur diejenigen jüngeren Personen zu verwenden, bei denen es wirklich zu
solchen heterophänen Symptomen gekommen ist. Die klinisch gesunden Patienten
sind in keiner Weise auch als genotypisch gesund anzusehen. In der Aszendenz
können Unklarheiten daraus erwachsen, daß es sich um ein Leiden handelt, das

erst in jüngerer Zeit eine genaue Beschreibung erhalten hat und entweder vorher unbekannt oder in dem Symptomenbild einer verwandten Krankheit untergegangen war.

Hier kann es von Bedeutung sein, ob die Erkrankung zu einer erheblichen Behinderung der fraglichen Person geführt hat oder gar zu einem entstellten Äußeren. Die Wahrscheinlichkeit, solche Veränderungen anamnestisch zu erfassen, ist viel größer als die, z. B. auch erhebliche innere Erkrankungen aus der Anamnese feststellen zu können. Je größer die Einprägsamkeit des äußeren Erscheinungsbildes, je bizarrer und abartiger die Formenbildung, um so sicherer ist der anamnestische Nachweis, namentlich in bäuerlichen Familien mit ausgeprägter Familientradition zu führen. In der Stadtbevölkerung mit gelockerten verwandtschaftlichen Beziehungen und dem unbeachteten Nebeneinanderleben ist auch hier die Fehlerquelle beachtlicher. Bei der O.d.P. kann es zu solchen entstellenden und daher leicht zu erfassenden Veränderungen kommen. Hierbei ist zu bemerken, daß vor allem deutliche Formveränderungen des Schädels und Verbiegungen im Bereich der Unterschenkel dem Laien auffallen; schon weniger Verbiegungen der oberen Extremitäten, dagegen werden Anomalien des Handskelets ziemlich genau angegeben. Pathologische Befunde von seiten des Handskelets sind aber bei der O.d.P. kaum zu erwarten. Von der Manifestation der O.d.P. am Stamm werden noch am ehesten Erkrankungen der Schulterblätter, seltener der Clavicula der Umgebung auffallen. Verbiegungen im Bereiche der Wirbelsäule finden verhältnismäßig wenig Beachtung und sind auch ohne wirkliche klinische Untersuchung auf Grund der Vielfalt der ihnen zugrundeliegenden Ursachen praktisch nicht zu verwerten.

Eine Methode wirklichen Fortschritts ist der Klinik durch die *Zwillingsforschung* in die Hand gegeben. Solche Fälle sind aber bei der O.d.P. äußerst selten, z. T. durch das höhere Manifestationsalter der Erkrankung.

Häufung von Ostitis deformans in einer Familie.

Der bekannteste Fall einer reinen Häufung von Ostitis deformans in der deutschen Literatur ist die von HANKE beschriebene Familie.

Es handelt sich um 4 Brüder, Der älteste, 52 Jahre, zeigte von 1914 bis zur Untersuchung eine Abnahme der Körpergröße von 13 cm, die Hutnummer stieg von 54 auf $56^1/_2$ cm. Befallen: Schädel, auch Schädelbasis, rechte Ulna und rechter Humerus.

Den Ausgangspunkt der Untersuchung bildete der zweite Bruder K. R., damals 51 Jahre. Während des Krieges knochenharte Geschwulst links seitlich der Nase, 1917 kamen Beschwerden von seiten des rechten Beines hinzu, zwei Jahre später auch das linke. Zunehmende Kyphokoliose. Hutnummer von 54 auf 62 cm. Abnahme der Sehkraft links und des Gehörs Einseitiges Schwitzen. Röntgenologisch O.d.P. des Schädels, der Schädelbasis des linken Humerus, auch die Unterarmknochen zeigten Veränderungen, rechte Hand Metacarpale II und IV sowie Grundglied des vierten Fingers. Ferner befallen Wirbelsäule, Kreuzbein, Becken, rechter und linker Oberschenkel, Tibien und Calcanei.

Der dritte Bruder, 44 Jahre, O.d.P. am vierten Lendenwirbel, linken Oberschenkel und an der linken Tibia nachgewiesen.

Beim vierten Bruder war wiederum der Schädel befallen, ferner das Becken, der rechte Humerus und der linke Femur.

Die Mutter war angeblich an Osteomalacie gestorben. Ein Bruder der Mutter habe allmählich eine Verkrümmung der Beine bekommen.

Auffallend ist der erhöhte Calciumspiegel, der sich bei den einzelnen Patienten zwischen 12,8 und 15,1 mg-% Ca im Serum bewegte. Dieser Befund ist für eine Ostitis deformans absolut ungewöhnlich und gehört eher zu den führenden Symptomen der Osteodystrophia fibrosa generalisata VON RECKLINGHAUSEN. Dagegen sprechen die Röntgenbilder mehr für eine Ostitis deformans. Die vereinzelten cystischen Aufhellungen im Sitz- und Schambeingebiet brauchen nichts dagegen zu besagen.

KIENBÖCK, der sich um eine kritische Sichtung der bisher beschriebenen O.d.P.-Fälle bemüht hat und dabei alle seiner Meinung nach zu Unrecht als Paget beurteilten Fälle zusammenstellte, erwähnt die Familie HANKE nicht, ist also anscheinend mit der Diagnose einer O.d.P. einverstanden.

Im folgenden seien weitere Fälle angeführt, bei denen eine O.d.P. gehäuft zur Beobachtung kam. H. RAST und F. PARKES WEBER konnten über eine 66 jährige Patientin mit einer O.d.P.

des Schädels und leichteren Grades des Sitzbeines berichten; die älteste Schwester hatte seit 11 Jahren eine Verdickung und Verbiegung des Schienbeines, röntgenologisch Paget des Schädels und des rechten Schienbeines. Die dritte Schwester hatte in den letzten Jahren vor ihrem Tod eine ausgesprochene Vergrößerung des Schädels aufzuweisen. Sämtliche neun Brüder ohne Zeichen einer Knochenerkrankung. Leider war aus der Arbeit nicht ersichtlich, in welchem Alter sich jeweils die einzelnen der gesunden Brüder befanden, wieviele also eventuell von einer Beurteilung der hereditären Verhältnisse auszuschließen waren.

SMITH beobachtete einen 42 jährigen Mann, dessen Vater ebenfalls an einer O.d.P. litt. Bemerkenswert ist hierbei, daß beide Patienten mit ihrer Erkrankung im 35. Lebensjahr klinisch manifest wurden.

O. CROUZON, S. BRAUN und P. DELAFONTAINE führen einen Fall von Ostitis deformans bei einer Frau an, deren Tochter an einer „unbestimmten knöchernen Dystrophie" litt.

WHITE sah eine O.d.P. bei zwei Brüdern.

Auch ROBINSON konnte bei zwei Mitgliedern derselben Familie eine O.d.P. beobachten.

H. RAST und F. PARKES WEBER erwähnen eine Bemerkung von COCKAYNE, daß es sicher sei, daß zwei Sippen mit Ostitis deformans in England veröffentlicht worden seien. COCKAYNE selbst konnte nach dem gleichen Bericht eine Frau mit schwerer PAGETscher Erkrankung beobachten, deren Vater nach den Angaben der Patientin offensichtlich an derselben Erkrankung gelitten hatte. KILNER bringt einen interessanten Bericht über Bruder und Schwester mit Ostitis deformans. Nach seinen Angaben ist es der erste Bericht einer familiären Häufung überhaupt. Beide Patienten lebten 40 Jahre völlig getrennt voneinander in verschiedener Umgebung und sozialem Milieu. Mit Recht weist der Autor darauf hin, daß in diesem Zeitraum Umgebungseinflüsse nicht für das gleichzeitige Entstehen der Erkrankung verantwortlich gemacht werden konnten.

KASABACH und GUTMAN beschreiben unter ihren Fällen mit Osteoporosis circumscripta cranii einen mit ausgesprochener Heredität.

36 jähriger Patient, ehemaliger Berufsboxer, suchte die Klinik wegen Schwerhörigkeit auf. Röntgen-Schädel: Osteoporosis circumscripta cranii. Am übrigen Skelet: O.d.P. Beide Schwestern des Patienten in jungen Jahren gestorben, beide taub gewesen. Ein Vetter des Patienten Ostitis deformans und Osteoporosis circumscripta des Schädels. Von einem Bruder wird eine Knochendeformität des Gesichts beschrieben. Der älteste Bruder des Patienten starb an einem osteogenen Sarkom des Schädels, nachdem Jahre vorher bei ihm eine Osteoporosis circumscripta cranii nachgewiesen worden war. Beiderseits taub geworden; Patient ebenfalls Berufsboxer gewesen.

KASABACH hat damit zum ersten Male im Rahmen einer mit Paget belasteten Familie eine Osteoporosis circ. cranii und diese ebenfalls gehäuft nachgewiesen. Es ist somit kein Zweifel, daß auch bei familiär gehäuften Erkrankungen eine Osteoporosis circ. einmal auftreten kann, und daß sie hierin keine Sonderstellung im Rahmen der O.d.P. einnimmt. Auffallend ist in dieser Familie das gesetzmäßige Vorangehen der Schwerhörigkeit vor der klinischen Manifestation der Knochenerkrankung und das gleichermaßen frühe Befallsalter der Betroffenen.

Über drei Fälle von O.d.P. in derselben Familie berichten ÖTTINGER und AGASSE-LAFONT.

Bei zwei Brüdern konnten DUBREUILH und LEUIBIE eine O.d.P. beobachten. Erwähnt soll noch ein Fall von JOHN und STRASSER werden, der aus einer Verwandtenehe stammte.

BRUNNER gibt die Erkrankung bei einem Vetter eines O.d.P.-Patienten an. GUTMAN und KASABACH verzeichnen unter 116 Patienten 4 familiäre Fälle.

S. MAYNARD SMITH konnte unter 64 Paget-Erkrankungen 10 angeben, bei denen schon die Eltern von dem gleichen Leiden befallen gewesen waren.

G. SABATINI beobachtete zwei Ehepaare mit einer O.d.P. beider Ehepartner.

Drei weitere familiäre Beobachtungen sind im neuen Handbuch von SCHINZ-BAENSCH-FRIEDL-UEHLINGER angeführt.

CAMURATI sah eine O.d.P. über vier Generationen hinweg.

Ostitis deformans, ein- oder mehrfach in Kombination mit heredodegenerativen Erkrankungen oder psychischen Anomalien.

Die von LUDO VAN BOGAERT veröffentlichte Familie steht bisher einzig in der Literatur da, sowohl hinsichtlich der hier einwandfrei vorliegenden familiären Häufung der Chorioretinitis pigmentosa und der Ostitis deformans, als auch hinsichtlich der Sorgfalt der Bearbeitung und der Dauer der ärztlichen Überwachung. Die älteren Familienmitglieder konnten vom Vater, die jüngeren vom Autor selbst beobachtet werden.

Beim Stammvater Henri T. traten zum erstenmal mit 17 Jahren Sehstörungen auf; im Anschluß an einen Typhus unaufhaltsame Erblindung. Geistig normal, keinerlei Knochenerkrankung.

Eine Generationsfolge blieb von jeder Knochen-, Augen- oder anderen hereditären Erkrankung verschont. In der anderen Linie tritt beim Sohne erstmals das volle Bild des familiären Leidens auf. Mit 13 Jahren Sehstörungen, mit 40 Jahren im Anschluß an eine Darmerkrankung Verkrümmungen der unteren Extremität. Mit 50 Jahren Schädelvergrößerung. Damalige klinische Diagnose: senile Osteomalacie und Hypertrophie des knöchernen Schädels.

Bei Charles T. Sehstörungen mit 30 Jahren, mit 42 Jahren Erblindung. Er starb mit 45 Jahren, ist also bezüglich der Knochenerkrankung nicht sicher zu beurteilen.

Alfons T. schwere Dysenterie mit 22 Jahren. Netzhauterkrankung, O.d.P. beider Ober- und Unterschenkel.

Adolphe T. erblindet ebenfalls, O.d.P. beider Oberschenkel, des Schädels und der Wirbelsäule. Der Patient war hypochondrisch, schwierig und litt an Gedächtnisstörungen.

In der nächsten Generationsfolge bei Henri begann die Knochenerkrankung an beiden Schienbeinen. Später Wirbelsäule, Oberschenkel, Clavicula und Schädel, atypische Retinitis pigmentosa. Dessen Bruder Martin machte mit 30 Jahren einen länger dauernden Ikterus durch. Später waren Becken, Oberschenkel, Tibien, Humerus und Schädel befallen.

Pauline T. erblindete.

Caroline Jeanne Chorioretinitis beiderseits, schwachsinnig.

Der letzte Bruder, Henri, zeigte schon mit einem Jahr beiderseits eine spontane Perforation der Cornea und beiderseits pyramidale Katarakte. Später Chorioretinitis pigmentosa, debil. Es wurde eine generalisierte Hyperostose des Schädels nachgewiesen.

Vier Patienten hatten also das vollausgeprägte Bild der kombinierten Knochen- und Augenerkrankung, einer allein die Knochenerkrankung, vier lediglich die Augenerkrankung und einer Augenerkrankung und generalisierte Schädel-Hyperostose. Drei Patienten zeigten sich psychisch minderwertig. Interessant ist die rapide Verschlechterung des Sehvermögens bei HENRI T. im Anschluß an den Typhus. Es demonstriert eindringlich, wie auch bei hereditären Erkrankungen der Manifestierungszeitpunkt und der Schweregrad durchaus von exogenen, nichthereditären Momenten bestimmt werden kann. Es wäre wahrscheinlich auch ohne den Typhus zur Erblindung gekommen, aber wohl erst zu einem späteren Zeitpunkt. Auf die Bedeutung des Befundes einer Schädel-Hyperostose wird später eingegangen werden.

Über eine weitere Familie hat STADLER aus der Frankfurter Neurologischen Klinik berichtet. Hier ist das in der ganzen Familie beherrschende Symptom die abnorme und auffallende Kopfform. Ferner hätten alle Patienten einen Buckel gehabt und seien krumm gegangen.

Während der Großvater psychisch völlig normal war, kam es beim Vater vom 50. Lebensjahr an zu Veränderungen, und in den letzten Jahren vor seinem Tode auch zu Anfällen. Von insgesamt 14 Geschwistern waren 10 zum Zeitpunkt der Untersuchung bereits verstorben. Da keines dieser Geschwister älter als 42 Jahre wurde, so fallen sie alle für die Beurteilung der Heredität einer O.d.P. aus. Bei der Patientin Fr. Bl. erschwert eine Lues die Wertung. Röntgenologisch zeigte sich hier am Schädel Paget mit Wattestruktur. Ad. Bl., der zweite Bruder, wies eine Verdickung des Os frontale und parietale auf, die STADLER ebenfalls als O.d.P. anspricht. Struma retrosternalis. Symptomatische Psychose? bei O.d.P. (Progressive Paralyse).

Beim dritten Bruder lautete die Beurteilung Hysterie, GANSERscher Symptomenkomplex und Imbezillität. Seine Schwester wird als psychopathische Konstitution angesprochen.

An dem Vorliegen einer Heredodegeneration in dieser Familie kann also kein Zweifel sein. Unsicher sind allerdings die Verhältnisse bezüglich der O.d.P. selbst, zumal nur zwei Patienten geröntgt wurden. Hier wird erstmals das Problem der abnormen Kopfform aufgeworfen, auf das wir später noch eingehen wollen.

ZIERL beschrieb Skeletveränderungen bei der juvenilen Form der amaurotischen Idiotie. In unserem Zusammenhang interessiert der Fall I. N., ein 20jähriger Patient, der zur Sektion kam. Hier war das Schädeldach stellenweise bis zu 1,8 cm dick. Der Verf. lehnte hier die Diagnose einer Osteodystrophia fibrosa ab, reihte vielmehr den Schädel entsprechend dem Fall CAMPBELL unter die O.d.P. ein. Mikroskopisch: amaurotische Idiotie. Die Familie ist belastet mit Schwachsinnigkeit. Eine Schwester der Mutter hatte einen auffallend großen Kopf.

Von einer Reihe von Autoren, die sich um die Bearbeitung der heredofamiliären Erkrankungen verdient gemacht haben, ist die Meinung vertreten worden, daß alle hereditären Erkrankungen letztlich eine große Einheit bildeten und daher alle untereinander verwandt seien. In diesem Sinne sprechen sich u. a. aus: Jendrassik, Bing, Higier und Kollarits. In seiner Arbeit über die Bedeutung der optischen Komponente der amaurotischen Idiotie kommt Kufs zu dem Ergebnis, daß es sich bei der Pigmentdegeneration der Netzhaut, wie schon wiederholt bei der juvenilen Form der amaurotischen Idiotie beobachtet wurde, um ein selbständiges Leiden der Heredodegeneration des Zentralnervensystems handle. Die Kombination wird im Durchschnitt mit 10% angegeben. Auch Ludo van Bogaert spricht im Anschluß an Kufs von Heterophänie.

Ebenfalls eine besondere zentrale Stellung innerhalb der hereditären Erkrankungen nimmt die *Neurofibromatosis* von Recklinghausen ein. Es sind daher Beobachtungen dieser Erkrankung mit Ostitis deformans besonders wertvoll. Sie liegen vor. Thalmann beschreibt zwei Fälle von O.d.P. und einen von Neurofibromatosis innerhalb einer Familie. Sämtliche Familienmitglieder mütterlicher- wie väterlicherseits waren auffallend klein und dick.

Thalmann schreibt hierzu: „Wenn wir uns daran erinnern, daß die O.d.P. mit einer Wucherung von fibrösem Knochenmark beginnt (Christeller), so müssen wir in dieser Wucherungstendenz des mesodermalen Gewebes den Umstand erblicken, der sowohl in der Entstehung der O.d.P. als auch der Neurofibromatosis Recklinghausen eine bedeutende Rolle spielt." — „Wenn wir annehmen, daß in dieser Familie eine gewisse Labilität der mesodermalen Bestandteile ererbt wird, so ist nicht verwunderlich, wenn sich auf Grundlage dieser abnormen Veranlagung einmal eine O.d.P. und einmal eine Neurofibromatosis Recklinghausen entwickelt."

Thalmann macht darauf aufmerksam, daß sich bei der O.d.P. nicht so selten Fibrome in der Haut finden und weist auf den Fall Koch hin, der ein riesiges aus Bindegewebe bestehendes Gewächs der Brustdrüse bei einem Paget sah. Auch Struw und Steuer erwähnen das gemeinsame Vorkommen von Neurofibromatosis und Paget. Stahnke dagegen will seine Beobachtung der Osteodystrophia fibrosa zuordnen.

Zu erwähnen ist noch, daß Schmorl bei seinen bereits zitierten Untersuchungen über die O.d.P. vorzüglich Paget-Fälle aus der Dresdner Heil- und Pflegeanstalt erhielt.

Fälle von Ostitis deformans mit Stoffwechselstörungen (ein oder mehrfach innerhalb der gleichen Familie).

Hier sind an erster Stelle die Fälle von R. C. Moehlig und Abbott zu nennen. Bei einem 58jährigen Mann mit Paget hatten drei Brüder, eine Schwester und eine Nichte Diabetes. In der zweiten Familie zeigte eine 40jährige Frau eine O.d.P., ihre beiden Eltern hatten Diabetes, ein Bruder und eine Schwester die Pagetsche Erkrankung und Diabetes.

Moehlig kam bei der Untersuchung zahlreicher Familien zu dem Ergebnis, daß Paget und Osteoporose häufig innerhalb der gleichen Familie vorkämen. Gleichzeitig konnte er hier Diabetes und Riesenwuchs beobachten. Erwähnenswert ist seine Angabe, daß die Zuckertoleranz bei beiden Erkrankungen die gleiche sei. In manchen Stadien sei auch das pathologische Bild das gleiche, nämlich das der Osteoporose. Gehäufte Nieren- und Gallensteinerkrankungen wurden beobachtet, ebenso verkalkte Uterusmyome und verkalkte Schilddrüsenadenome. Zusammen mit Adler vertritt Moehlig die Theorie, daß eine gesteigerte Tätigkeit des Hypophysenvorderlappens das Primäre bei Paget und Osteoporose sei. Die Konstitution des Patienten bestimme dann den speziellen Ablauf des Einzelgeschehens. Die therapeutische Schlußfolgerung, die Behandlung mit Hypophysenvorderlappenhormon und auch mit Insulin brachte keinen nennenswerten Erfolg. Während in dem MOEHLIGschen Fall 2 zweifellos Diabetes wie auch Paget hereditär sind, so gibt uns Fall 17 aus der HANHARTschen Zusammenstellung im Handbuch der Erbkrankheiten ein interessantes Gegenstück beim Recklinghausen. Eineiige Zwillinge, beide mit Diabetes, der gleichen mittelschweren Verlaufsform, sind außerdem konkordant in den durchgemachten Masern und Windpocken, diskordant dagegen im Befall mit einer Osteodystrophia fibrosa.

Bei KIENBÖCK finden wir mehrmals die Angabe von Diabetes in der Familienanamnese. Im Fall 67 war beim Patienten der Befund eines zu kleinen Türkensattels zu erheben und die meisten der Familienmitglieder hochgewachsen.

Interessant ist in unserem Zusammenhang die Familie, die JOHN und STRASSER publizierten.

Der Patient, ein 54jähriger Mann, litt an starken Kopfschmerzen mit zeitweisem Erbrechen. Verlorenheit, Gedankenlosigkeit, es bestanden Suicidideen. Röntgenologisch Paget des Schädels, rechte und linke Tibia sowie linken Humeruskopf und Acromion.

Alle Kinder waren in Schädel- und Gesichtsbildung entsprechend dem väterlichen Typus geraten. Bei allen Neigung zu Schuppenbildung, bei einer Tochter Salbengesicht. Bei dem mit 70 Jahren gestorbenen Bruder Hinweis für PAGETsche Erkrankung der linken Clavicula und der Tibien beiderseits. Der 22jährige Sohn zeigte leicht säbelscheidenförmig gekrümmte Tibien und ein angedeutetes Salbengesicht, sexuell indifferent. Psychisch war er als stark schizoide Persönlichkeit anzusprechen. Der zweite Sohn, mit 18 Jahren gefallen, hatte in den letzten Jahren vor seinem Tod eine allmählich zunehmende Verkrümmung der Wirbelsäule. Psychisch sonderbar und verschroben. Eine 20jährige Tochter zeigte neben einem fast vollständigen Fehlen der Mammae eine leichte Struma. Schüchtern, apathisch, plötzliche Erregungen. Ihre 16jährige Schwester ließ eine leichte Kyphose der oberen Brustwirbelsäule erkennen, sonst unauffällig.

JOHN und STRASSER vertreten die Meinung, daß entsprechend ihrem Befund bei der Ätiologie der Ostitis deformans eine konstitutionelle Minderwertigkeit der inneren Sekretion, vielleicht durch Altersveränderungen an den Gefäßen vermehrt, eine Rolle spielen könnte. Sie weisen darauf hin, daß auch die schizoiden psychischen Symptome entsprechend der Ansicht einer Reihe moderner Autoren mit dem innersekretorischen System in Zusammenhang gebracht werden könnten.

Fälle von Ostitis deformans mit Mißbildungen beim Patienten oder in dessen Familie.

Hier liegen nur sehr spärliche Mitteilungen vor. Zu nennen ist der von MARX als Leontiasis ossea beschriebene Fall. THALMANN will ihn vorzugsweise aus der Tatsache des hereditären Moments in den Formenkreis der Ostitis deformans eingereiht wissen.

Der Patient, ein 30jähriger Mann, hatte schon bei Geburt einen dicken Kopf. Mit 3 Jahren Stirne seitlich dicker, mit 5—6 Jahren Stottern, mit 10 Jahren Unterkieferverdickung. Auch die Fingerendglieder waren abnorm dick. Im Röntgenbild erschien die konvexe Schädeldecke im Bereich des Hinterhauptes vielleicht etwas verdickt; im Bereich der Stirn und Schläfe kompakte Schatten die mit feinfleckiger Struktur in die Umgebung übergingen. Histologisch wurden Mosaikstrukturen nachgewiesen.

Der Vater hatte eine angeborene Syndaktylie zwischen Mittel- und Ringfinger beiderseits sowie Knochenverdickungen am distalen Ende der linken Ulna. Seit Kindheit Stottern, ein Bruder von ihm wies ebenfalls Knochenverdickungen am Arm auf. Zwei Brüder und eine Schwester des Patienten starben im frühen Alter, die 6 übrigen Geschwister waren gesund.

MARX will auf keinen Fall auf Grund der Gleichheit eines histologischen Befundes eine Wesensgleichheit der Erkrankung mit der Ostitis deformans formuliert wissen. Allerdings ist darauf hinzuweisen, daß die Mosaikstruktur nach der allgemeinen Ansicht ein wesentliches Moment in der Diagnose einer O.d.P. bildet. Der Fall beweist nach MARX, „daß es Leontiasis ossea gibt, die nicht identisch mit der PAGETschen Erkrankung ist, trotzdem die Knochenveränderungen zur Ostitis fibrosa zu rechnen sind".

Im Rahmen der Mißbildungen ist ferner der Befund KOCHS anzuführen, der bei der Sektion einer O.d.P. den Epistropheus durch Synostosen an den Gelenken mit dem dritten Halswirbel vereinigt sah; der hintere Bogen des Atlas war dabei nicht völlig geschlossen.

KIENBÖCK gibt an, daß sich bei der O.d.P. nur sehr selten angeborene Mißbildungen am Skelet finden. Er beobachtete einmal Blockwirbelbildung an der Lendenwirbelsäule und einmal auffallend kurze und kleine Schulterblätter.

Ostitis deformans und konnatale und hereditäre Lues.

Die hereditären Beobachtungen bei der Ostitis deformans bekommen eine ganz andere Bedeutung, wenn man sie unter dem Gesichtspunkt der hereditären Lues betrachtet, wie dies vor allem französische Autoren getan haben. So teilte LANNELONGUE, auf den insbesondere die Theorie der Identität der tertiären Knochenlues und der Ostitis deformans zurückgeht, zwei Brüder mit, von denen der eine eine typische Knochenlues hatte und der andere die klinischen Symptome der Ostitis deformans aufwies.

SCHIRMER faßt die Bedeutung dieser Frage zusammen: „Nicht darum handelt es, ob die hereditäre Syphilis gelegentlich der Ostitis deformans ähnliche Knochenveränderungen hervorzurufen vermag, sondern ob die Fälle von Ostitis deformans bei Erwachsenen, die den unverkennbaren, von PAGET scharf umschriebenen Typus aufweisen, der mit der hereditären Knochensyphilis wenig oder gar keine Ähnlichkeit zeigt, wirklich durch Syphilis bedingt sind."

Zu erwähnen ist, daß bei Lues schon Mosaikstrukturen beschrieben worden sind. Der Zusammenhang zwischen O.d.P. und Lues wird heute allgemein abgelehnt.

Ostitis deformans und gutartige Geschwülste.

Gutartige Geschwülste sind schon mehrfach bei Patienten mit Ostitis deformans beschrieben worden, so vor allem Fibrome (THALMANN, KOCH) und Myome. Die Neurofibromatosis RECKLINGHAUSEN wurde bereits gesondert abgehandelt. SCHOEN sah bei einem Fall von isoliertem Wirbelhämangiom sich später eine typische Ostitis deformans des Beckens entwickeln. Bisher waren bei den Wirbelhämangiomen nur gemeinschaftliches Auftreten mit Chondromen und Exostosen bekannt (BIRCH-HIRSCHFELD, KAST und VON RECKLINGHAUSEN, HARBITZ, HELLNER, TORRI, TROMMER). Die beginnende O.d.P. der Wirbelsäule kann wegen der starken Vascularisierung mit einem Hämangiom verwechselt werden. Die Ausdeutung solcher Befunde müßte eine Beteiligung des gesamten Mesoderms annehmen im Sinne einer auf das Mesenchym beschränkten Geschwulsttendenz. HERZOG hält sowohl die O.d.P. wie auch die O.d.f. für einen geschwulstmäßigen Prozeß, wobei die O.d.P. durch ein Hervortreten der osteoplastischen, die O.d.f. durch ein starkes Überwiegen der osteoklastischen Komponente gekennzeichnet sei. Unter diesem Gesichtspunkte dürften die oben angeführten Beobachtungen ein besonderes Interesse beanspruchen. Zur Frage der Heredität der Wirbelhämangiome ist trotz ihres häufigen Vorkommens bisher noch nichts bekannt, ebenso wie auch für die Hämangiome überhaupt bezüglich ihrer Vererbung nur spärliche Angaben zu finden sind. HOEDE beschreibt eine Familie und weist auf die auffallende Seltenheit einer solchen Beobachtung hin, ohne daß man dies als endgültig hinnehmen muß, vielmehr der Gegenstand noch nicht genügend untersucht erscheint.

Die Bedeutung der sarkomatösen Entartung der Ostitis deformans im Rahmen der Heredität.

Die Frage der Erblichkeit bei bösartigen Erkrankungen ist noch sehr im Fluß und nach wie vor als ungeklärt zu betrachten. Im Rahmen der Ostitis deformans muß sie uns aber interessieren, denn die sarkomatöse Entartung stellt eine gar nicht so seltene Komplikation der Knochenerkrankung dar. Ihre Häufigkeit beim Paget wird recht unterschiedlich angegeben. So führt Kienböck innerhalb seines großen Materials nur 5% an, während das ebenfalls auf größter Zahlenbreite fußende American Registry of Bone Sarcoma eine Häufigkeit von 14% anführt. Eine fast ebenso hohe Prozentzahl, nämlich 11%, gibt Bird an, während nach Speiser die sarkomatöse Entartung mit nur 2% eher als selten zu beurteilen ist. Auch bei der Osteodystrophia fibrosa von Recklinghausen ist sarkomatöse Degeneration bekannt, aber wesentlich seltener, so daß diese Tatsache differential-diagnostisch Beachtung verdient. Für Ostitis deformans charakteristisch ist ferner die multizentrische Entstehungsweise, die vielfach beobachtet wurde. Daraus ergibt sich natürlich eine völlige Aussichtslosigkeit jeglicher Therapie in solchen Fällen.

Wir wollen in diesem Rahmen nicht weiter auf eine der modernsten Theorien der Paget-Ätiologie überhaupt eingehen, die in der Erkrankung einen Prozeß sehen will, der den Tumoren zuzurechnen ist (Herzog). Dagegen scheint die viel-fach gebrauchte Bezeichnung der Ostitis deformans als eines „präsarkomatösen Leidens" hierher zu gehören. Wir erwähnen dies, weil wir glauben, daß die Be-trachtung vom hereditären Standpunkt aus einen Beitrag zu dieser aktuellen Frage zu liefern vermag. Der Begriff der Präsarkomatose hat aber auch teilweise Ablehnung im Schrifttum gefunden. R. Wanke ist dagegen einer der bedeutend-sten Verfechter dieser Auffassung. Er hält es nicht für richtig, beim Sarkom von präsarkomatösen Zuständen zu sprechen wie beim Carcinom. „Eine Ausnahme einer mesenchymalen Erkrankung gibt es aber, die enge Beziehungen zur Ge-schwulstentstehung aufweist. Es ist die Ostitis deformans Paget." Die Sarko-matose entwickelt sich nach dem gleichen Autor auf dem Boden der chronisch-irritativen und regenerativen Vorgänge im Knochen der O.d.P.-Kranken. Interes-sant ist der Vergleich zwischen der absoluten Häufigkeit und Altersverteilung der primären osteogenen Sarkome und der sekundären Osteosarkome bei O.d.P. Die größte Häufigkeit im Befall durch primäre osteogene Sarkome liegt innerhalb des 2. und 3. Lebensjahrzehnts, um in den späteren Altersgruppen steil abzufallen. Jenseits des 50. Lebensjahres ist dann die Entstehung aus einer Ostitis deformans bei den klinisch zur Beobachtung kommenden Knochensarkomen vorherrschend. Nach Coley und Sharp nahezu 40%, andere Autoren geben 28% an bei Personen über 50 Jahren. Drerup, der auch den Begriff der Präsarkomatose anerkennt, weist darauf hin, daß besonders Männer zur Entartung disponiert sind. Er sieht das Wesentliche in den progressiven Potenzen (Hyperostose), den überstürzten Umbauvorgängen und den von der Compacta ausgehenden Zerstörungsprozessen.

Unter den familiären Beobachtungen von Pagetscher Erkrankung konnten wir eine finden, in der sarkomatöse Entartung beobachtet wurde. Es ist dies die von Gutman und Kasabach beschriebene und bereits in einem früheren Abschnitt be-handelte Familie mit Osteoporose circumscripta cranii.

Auch ein alternierendes Vorkommen von Paget und Sarkom in einer Familie ist beobachtet worden (Ransohoff).

Wenn wir in der Ostitis deformans ein präsarkomatöses Leiden sehen wollen, so müssen wir erwarten, daß eine solche Präsarkomatose auch in hereditär be-lasteten Fällen zum Tragen kommt. Wir müßten annehmen, daß sich bei einer familiären Häufung der O.d.P. auch die disponierenden Momente zur sarkomatösen Entartung häufen würden und daß die Zeit, die zwischen der ersten Beobachtung der Knochenerkrankung und der sarkomatösen Degeneration liegt und die nor-malerweise zwischen 2 und 20 Jahren angegeben wird, möglicherweise besonders kurz sein würde wie in dem Fall von Gutman und Kasabach. Wir können aber nach Durchsicht der Literatur keinen Anhalt für eine besondere Disposition zur malignen Degeneration innerhalb hereditär belasteter Familien sehen; es existieren eine Reihe von Beobachtungen, in denen es über Jahrzehnte hinaus zu keiner Entartung gekommen ist. Wir können daher vorläufig nicht annehmen, daß die Präsarkomatose bei einer O.d.P. durch konstitutionelle und familiäre Momente eine wesentliche Stützung erfahren würde. Exogenen Momenten im erbbiologischen Sinne müßte also das entscheidende Gewicht beigemessen werden.

Osteodystrophia fibrosa VON RECKLINGHAUSEN mit hereditärer Belastung.

Zum Vergleich mit den hereditären Fällen von O.d.P. seien gleichartige Beobachtungen bei Osteodystrophia fibrosa angeführt, bei welchen familiäre Häufungen der Erkrankung im Gegensatz zum Paget außerordentlich selten sind. KIENBÖCK führt dies als ein weiteres Unterscheidungsmerkmal beider Erkrankungen an.

SEDGENIDSE veröffentlichte eine Arbeit über „Konstitutionelle und vererbliche Faktoren in der Entstehung der fibrösen Osteodystrophien". In seiner Familie sind Tochter, Vater und Großvater von der Knochenerkrankung befallen.

Bei der Tochter fiel erstmalig im 16. Lebensjahre eine kleine Kieferverdickung in der Gegend des rechten unteren Prämolaren auf. Histologisch war es ein Fibro-osteosarcoma gigantocellulare. Es entwickelte sich bald darauf eine Schwellung des linken Oberkiefers, die als Metastase aufgefaßt wurde. Bei der 11 Jahre später stattfindenden Nachuntersuchung: am Schädel rundförmige, von sklerosierten Wellen umgebene Defekte im Stirn- und Scheitelbein von 2—3 mm bis 2—3 cm. Linke Highmorhöhle ist vergrößert, geschwollen und enthält eine von rundlicher Kapsel mit Kalkablagerung umhüllte Neubildung. Alveolarfortsatz des linken Oberkiefers im Resorptionszustand, Alveolarfortsatz des rechten Oberkiefers atrophisch und osteoporotisch, ebenso linke Hälfte des Unterkiefers. Osteoporose der Hand- und Beckenknochen sowie der unteren Extremitäten. Der Vater zeigte schon von Kindesjahren an einen asymmetrischen Schädel mit hügelartigen Verdickungen der Scheitelbeine und starker Verdickung der Unterkiefer. Mit 56 Jahren traumatische Fraktur des rechten Malleolus externus. Röntgenologisch: hochgradige Hyperostose der Schädelknochen einschließlich der Unterkiefer. Im Unterkiefer watteartige Struktur, wie sie für Paget typisch ist. Im Schädel Auflockerungs- und Verdichtungsherde. Osteoporoseherde, die von sklerosierten Wellen umgeben sind. Der Großvater büßte sein Sehvermögen mit 35 Jahren ein. Leider sind hier keine ophthalmologischen Befunde berichtet. Sektion: Asymmetrie und Deformation des Schädels; multiple geschwulstartige Gebilde im Schädeldach und an der Basis, besonders im Bereich der Sehnervenkreuzung (Sehnervenatrophie).

Anschließend sei der Fall KIENBÖCKs genannt (Fall 21 u. 22). Hier kamen ein 50jähriger Mann und seine 22jährige Tochter zur Beobachtung. Der Patient zeigte röntgenologisch Cysten in beiden Beckenschaufeln, ferner war die 9. re. und die 7. Rippe li. befallen. Mäßige Vergrößerung der Schilddrüsen. Bei der Tochter Erkrankung der Wirbelsäule, Cysten im li. Ober- und Unterschenkel. Calciumspiegel 15,0 mg-%. Epithelkörperchenadenom.

Leontiasis ossea, insbesondere Fälle mit hereditärer Belastung.

Eine ausführliche Darstellung der bis 1935 beschriebenen Fälle gibt die Dissertation von REISS, der 35 Fälle aus der Literatur zusammenstellte. Eine ätiologische Einteilung gab WOLFFS.

Nachdem die O.d.P. auch unter dem symptomatischen Bild einer Leontiasis ossea verlaufen kann, müssen alle Fälle unser besonderes Interesse beanspruchen, in denen bisher ein familiäres Vorkommen beschrieben worden ist. Es sind dies die Fälle von BICKERSTETH, STÄMMLER und BOCKENHEIMER.

Im Fall BICKERSTETH fällt der Beginn der Erkrankung in das 14. Lebensjahr. Am Schädel erkrankten alle Knochen mit Ausnahme des Hinterhauptbeins. Histologisch zeigten die Knochen überall dichte Struktur mit seltenen Haverschen Kanälchen und reichlich Blutgefäßen. Auch die li. Fibula war befallen. Ein Bruder des Patienten wies eine Hyperthrophie am Oberkiefer in der gleichen Art auf.

Der Patient BOCKENHEIMERs zeigte schon in seiner Jugend stark prominente Oberkiefer. Später erfolgte eine Sklerose der Alveolaranteile des Ober- und Unterkiefers, des Schädels und des Supraorbitalrandes, wobei die Kiefer- und Stirnhöhlen obliteriert wurden. Ein Hinweis auf den Befall anderer Skeletabschnitte findet sich in der Arbeit nicht. Histologisch ergab sich im inneren Fasermark, nach außen hin, Sklerose der befallenen Abschnitte. Die Mutter wies eine Verdickung der Alveolaranteile des Oberkiefers auf, die keinerlei Beschwerden verursachte und nicht zunahm.

STÄMMLER gab 1928 einen Fall unter der Diagnose einer O.d.f. heraus, bei dem eine erbliche Belastung bestand.

Befallen waren Schädeldach und Schädelbasis mit dem Erscheinungsbild der Craniostenosis. Die Patientin zeigte erstmals mit 74 Jahren klinische Erscheinungen. Der Schädel war teilweise bis auf 4 cm verdickt. Suicidversuch, auch sonst psychisch auffällig. Histologisch wurde an der äußeren und inneren Tafel ein ungeordnetes Durcheinander der Knochenbälkchen gefunden, Osteoclasten und Osteoblasten, im Inneren fasriges, zellarmes Mark. In der Familie ausgesprochene Belastung mit Suicid, Perversität und moralischen Defekten.

FRANGENHEIM veröffentlichte in seiner Arbeit „Familiäre Hyperostosen der Kiefer" einen Fall, bei dem der Vater, beide Söhne und die Tochter vor allem am linken Unterkiefer einander entsprechende Hyperostosen aufwiesen.

Otosklerose und Ostitis deformans.

Eine eigenartige Stellung zur O.d.P. nimmt die Otosklerose ein. Es ist uns bisher kein Fall einer O.d.P. mit hereditärer Belastung bekannt, wobei die bestehenden otologischen Ausfallserscheinungen als Otosklerose bezeichnet worden wären. Bei der Familie von GUTMAN und KASABACH sind keine näheren otologischen Befunde zu entnehmen. Trotzdem bestehen zwischen der Otosklerose und der O.d.P. gewisse Beziehungen.

Neuere Untersuchungen schlagen Brücken zwischen beiden Erkrankungen. M. MEYER, O. MAYER, NAGER, M. WEBER und ALBRECHT sind übereinstimmend zu dem Ergebnis gekommen, daß es sich bei der Otosklerose um eine lokale Erkrankung des Labyrinthes handle, die dem Formenkreis der O.d.f. zuzuordnen sei. Nun ist die Otosklerose eine Erkrankung, bei der nach den Untersuchungen einer Reihe namhafter Autoren übereinstimmend der Heredität zumindest eine wesentliche Rolle eingeräumt wurde. ALBRECHT konnte über otosklerosekranke Zwillinge mit kongruentem Verhalten der Luft- und Knochenleitung berichten. In diesem Zusammenhang ist auch auf die Untersuchungen von ZORBACH hinzuweisen, der ausgehend von der Theorie der mesenchymalen Minderwertigkeit seine Otosklerosekranken anthropometrisch untersuchte und wirklich ein erhebliches Überwiegen der asthenischen bzw. hypoplastischen Konstitution feststellen konnte.

Der Manifestationspunkt der Otosklerose — das Labyrinth — bietet knochenpathologisch einzigartige Verhältnisse. Das Labyrinth bleibt auf einer früheren Entwicklungsstufe stehen, einer Stufe, wie sie sich nach der Embryonalzeit nirgends sonst mehr im Körper findet. Dieses Verharren bedeutet nun eine gewisse Minderwertigkeit und kann damit zu frühzeitigen Alterungsvorgängen führen.

Damit steht also das Labyrinth durch seine besondere Entwicklung pathologisch-anatomisch dem gesamten übrigen Skeletsystem gegenüber. Die Schwierigkeit, Befunde in den Rahmen der allgemeinen Knochenerkrankungen einzureihen, wird daraus deutlich. Immerhin geben NAGER und MEYER an, daß die Abgrenzung gegen O.d.P. und O.d.f. vorläufig nur durch tiefe umschriebene Lokalisation im Felsenbein gegeben sei. Es wird daher auch von einer Otodystrophia otosclerotica gesprochen. Auf die klinischen Erscheinungen kann hier nicht eingegangen werden. Es soll aber erwähnt werden, daß die Symptomatologie völlig von der Lokalisation des Prozesses abhängig ist. Es kann also durchaus ein lokaler otosklerotischer Prozeß bestehen, ohne daß es zu klinischen Ausfallserscheinungen kommt. Dies erschwert die Beurteilung der Heredität.

Histologisch ist der sog. Breccienbau charakteristisch. Es handelt sich um mosaikartige Gebilde mit geflechtartiger und lamellöser Struktur (W. ALBRECHT).

Der weiteren Entwicklung der Forschung wird Aufmerksamkeit zu schenken sein, entsprechend den bisherigen Ergebnissen vermögen wir aber nicht von Seiten der Otosklerose einen brauchbaren Beitrag zur Frage der Heredität des Paget oder Recklinghausen zu erhalten.

Die Stellung der sogenannten "angioid streaks" zur Ostitis deformans PAGET.

Eine besondere Bedeutung innerhalb der in Kombination mit einer O.d.P. zu beobachtenden oculären Veränderungen haben die sog. „angioid streaks" oder Netzhautstreifen. Vielfach wird auch unrichtig von einem Syndrom von GRÖNBLAD/STRANDBERG gesprochen, gleichwohl unter diesem Syndrom nicht die Netzhautstreifenerkrankung an sich, sondern die Kombination mit Hauterscheinungen vom Typ des Pseudoxanthoma elasticum DARIER zu verstehen ist. Diese angioid streaks sind nach der bisherigen ophthalmologischen Literatur eine außerordentlich seltene Erkrankung; es wurden bis 1934 insgesamt etwa 100 Fälle beschrieben. Klinisch handelt es sich gewöhnlich um rötlichbraune Streifen, die von einem gleichartigen Ring umgeben sind und in einem gewissen Abstand von der Papille radiär nach der Peripherie verlaufen. Der Beginn dieser Veränderungen liegt meistens jenseits des 20. Lebensjahres. Das Durchschnittsalter der Patienten KLIENs betrug 43 Jahre.

Pathogenetisch sind die Netzhautstreifen nach der allgemein herrschenden Anschauung auf eine anormale Brüchigkeit und Undurchsichtigkeit der Lamina basialis der Chorioidea gegründet.

Die Kombination von angioid streaks mit einer O.d.P. wurde erstmals von TERRY besonders hervorgehoben. Zwei weitere Fälle beschrieb LAMBERT, je einen MORRISON, WELLS und HOLLEY. SELIGMAN und NATANSON veröffentlichten je einen Fall einer Ostitis deformans, angioid streaks und multiplen Calciumablagerungen in verschiedenen weichen, sonst normalen Geweben und inneren Organen. So interessant diese Befunde sind, so steht eine befriedigende Deutung bis heute noch aus. Man möchte immerhin an die Möglichkeit eines rein zufälligen Zusammentreffens beider Erkrankungen denken, zumal ja SCHMORL gezeigt hat, daß die O.d.P. gar nicht so selten ist. VERHOEFF meint aber: „Ostitis deformans PAGET findet sich so häufig mit Gefäßstreifen der Netzhaut kombiniert, daß kein reiner Zufall vorliegen kann."

Was ist nun die gemeinsame Ursache dieses Zusammentreffens? Es interessiert uns vor allem, daß auch für die angioid streaks eine familiäre Häufung beschrieben worden ist. ENGELKING sah in fast allen Fällen, die er bisher beobachten konnte, ein familiäres Auftreten und in keinem Fall fehlte das Pseudoxanthoma elasticum. WILDI beschreibt die Erkrankung eines 43jährigen Schlossers, dessen 17jähriger Sohn ebenfalls einen fraglichen Befund aufweisen konnte. LINDNER veröffentlichte den Fall von zwei Brüdern. GOEDBLOED will recessive Vererbung berücksichtigt sehen und beschreibt einen Fall aus Verwandtenehe.

Es ist nun auffallend, daß in den bisher bekannten 12 Fällen von Ostitis deformans und angioid streaks sich merkwürdigerweise nirgends eine Angabe über das Bestehen eines Pseudoxanthoma elasticum DARRIER findet. Auch ist weder eine Häufung von Netzhautstreifenerkrankungen noch von O.d.P. innerhalb dieser Familien beschrieben worden, allerdings fand sich schon Taubheit. So erscheint die Frage berechtigt, ob die bei der O.d.P. zu beobachtenden angioid streaks wirklich die gleiche Einheit darstellen wie die in Kombination mit Pseudoxanthoma elasticum und oft hereditär auftretenden übrigen. Wenn die Netzhautstreifen eine Heredodegeneration anzeigen, hätte man erwarten müssen, daß sich bei den bisher veröffentlichten Fällen irgendwelche anderen heredodegenerativen Symptome gezeigt hätten. Wir können daher nur die Forderung erheben, sämtliche Fälle von O.d.P. in Kombination mit angioid streaks einer besonders genauen Überprüfung zu unterziehen, namentlich im Blick auf die familiäre Belastung mit O.d.P. oder Stigmata der Heredodegeneration oder Stoffwechselerkrankungen.

Eigene Fälle.

1. Familie P. H.
Eine ausführliche Darstellung wird an anderer Stelle gegeben werden[1]; wir möchten uns daher hier nur auf das Wesentliche beschränken.

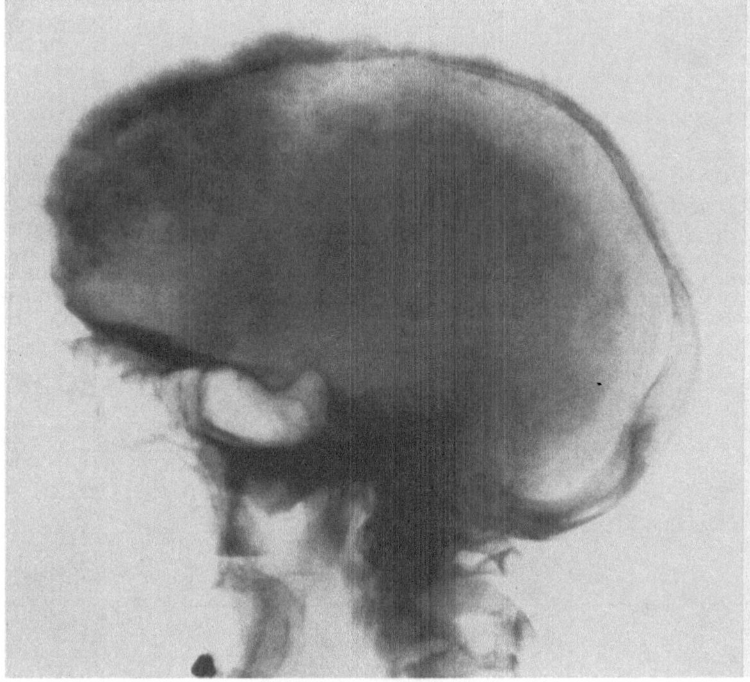

Abb. 1. Schädel des Patienten P. H.

Ausgehend von dem Patienten P. H., der uns wegen eines Rachenerysipels in klinische Behandlung eingewiesen wurde, kam uns eine Familie mit mehreren Fällen von O.d.P. zur Beobachtung (s. Stammtafel). Beim Patienten selbst handelte es sich um eine O.d.P. des Schädels und der Wirbelsäule, die 1942 erstmals durch Röntgenaufnahme des Schädels entdeckt wurde. Gleichzeitig war der Patient auch psychisch alteriert. Er hatte mehrere Suicidversuche hinter sich und hatte 1942 in psychiatrischer Behandlung gestanden (Elektro- und Insulinschocks). Die damalige abschließende Beurteilung lautete: ,,Soweit hier auf Grund der Beobachtungsdauer festgestellt werden konnte, sind die paranoiden Erscheinungen mit Wahrscheinlichkeit nicht auf eine Schizophrenie zurückzuführen. Beachtung verdienen die Angaben über die Anfälle, an denen der Patient seit dem Weltkrieg leidet. Man muß der Schilderung nach an-

---

[1] STEMMERMANN, W.: Familiäre Ostitis deformans PAGET in Kombination mit anderen körperlichen und geistigen Anomalien. Z. Konstitutionslehre **30**, H. 5 (im Druck).

nehmen, daß es sich um epileptische Anfälle handelte. Es ist hier sehr in Erwägung zu ziehen, ob die paranoide Erkrankung nicht doch auf epileptische Dämmerzustände zurückzuführen ist.

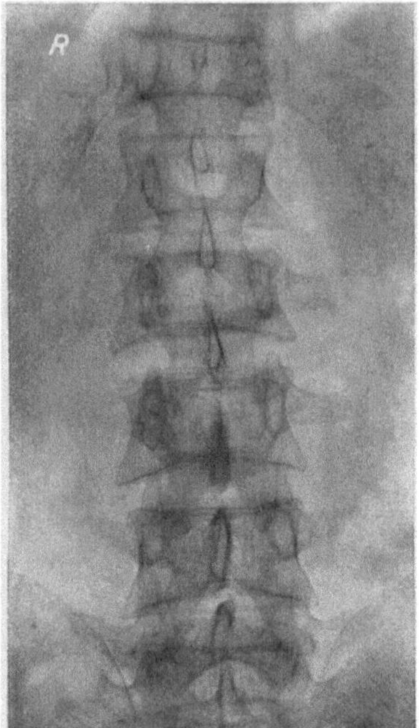

Abb.2. Lendenwirbelsäule des Patienten P.H.

Ob die beschriebenen Anfälle mit den knöchernen Veränderungen des Schädels zusammenhängen, muß jedenfalls offen bleiben."

Die Mutter des Patienten hatte ebenfalls eine Ostitis deformans des Schädels mit typischer Wattestruktur. Weitere Veränderungen im Sinne der O.d.P.: Becken, Halswirbelsäule. Die Patientin war ebenfalls in psychiatrischer Behandlung. Klinische Diagnose: Artereosklerosis cerebri, Demenz, Hypertonie.

Vater der Patientin ebenfalls O.d.P. des Schädels, Suicid, ebenfalls psychisch auffällig gewesen.

Der Vater des vorangehenden Patienten hatte eine Deformierung der Unterschenkel, ohne Unfall oder äußere Ursache. Vergrößerter Schädel, psychisch unauffällig gewesen. Bei der weiteren Durchuntersuchung der Familie fanden sich ziemlich häufig Strumen, ferner eine Neigung zu depressiven Zuständen. In einer Seitenlinie zeigte eine Patientin eine Hyperostose des Schädels, die Processi dorsales des 7. Hals- und 1. Brustwirbels waren miteinander verwachsen und zeigten Stellungsanomalie. Struma, depressive Stimmungslage. Von den drei Kindern starb eines an angeborener Pulmonalstenose. Das zweite Kind zeigte lediglich eine mäßige Struma, das jüngste mit 10 Jahren Spina bifida occulta, Enuresis nocturna, Sprachfehler. in der Intelligenz deutlich zurückgeblieben. Ein Bruder der Mutter litt ebenfalls lange Zeit an einer Enuresis nocturna.

Eine Stiefschwester des Ausgangspatienten P. H. (mütterlicherseits) angeborene Hüftgelenksluxation links und flache Hüftgelenkspfanne rechts. Adipositase Struma, Neigung zu depressiven Phasen. Der Bruder

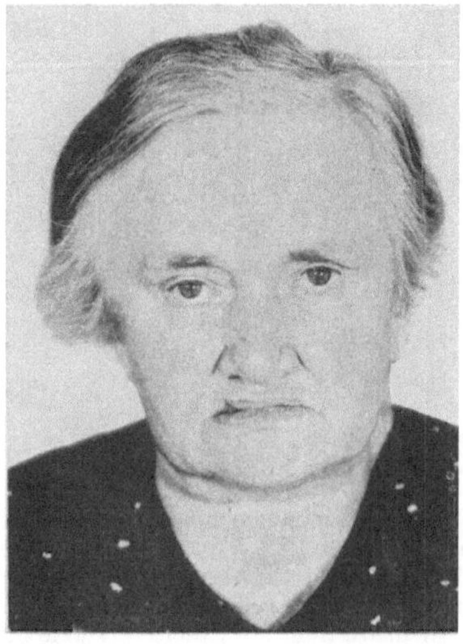

a

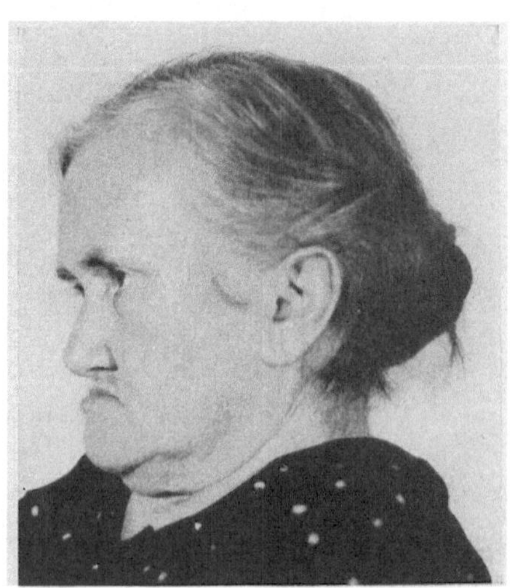

b

Abb. 3 a u. b. Mutter des Patienten P. H.

dieser Patientin: ausgeprägte Kyphoskoliose. Er konnte leider nicht untersucht werden. Ebenso wie die Schwester der Mutter des Patienten P. H., die angeblich einen parallelen Befund bietet.

Die Häufung der Ostitis deformans innerhalb dieser Familie ist offensichtlich und geht über den Zufall hinaus. Von Bedeutung ist jedoch besonders die Kombination mit anderen körperlichen Anomalien innerhalb der gleichen Stammfolge. Hinzuweisen ist dabei auf den Zweig mit Enuresis nocturna, Spina bifida, Schädel-Hyperostose und angeborener Pulmonalstenose. Diese Veränderungen lassen an

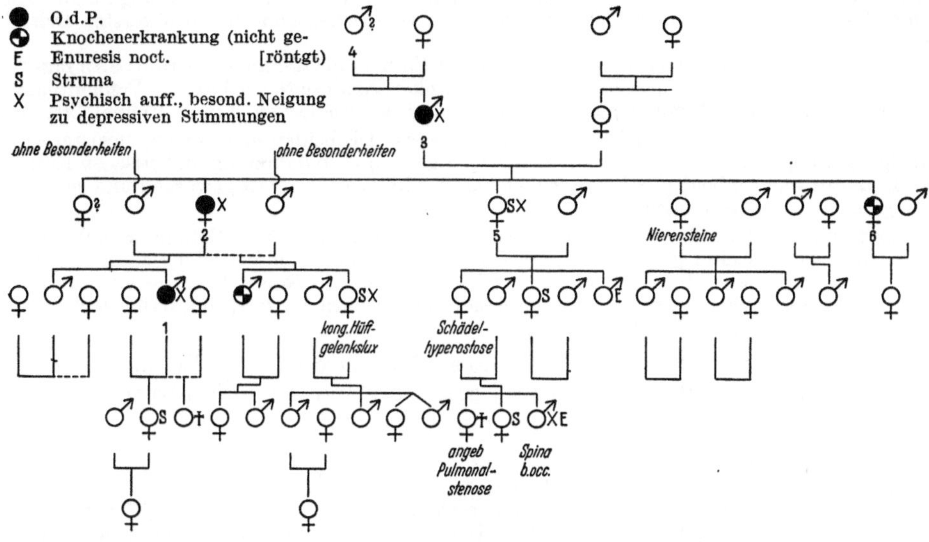

Abb. 4. Stammtafel Familie P.

den Formenkreis des Status dysraphicus denken, wären also ein heredodegenerativer Symptomenkomplex. Im gleichen Sinne könnte die psychische Belastung einer ganzen Reihe von Familienmitgliedern sprechen; wenn sie nur bei den an

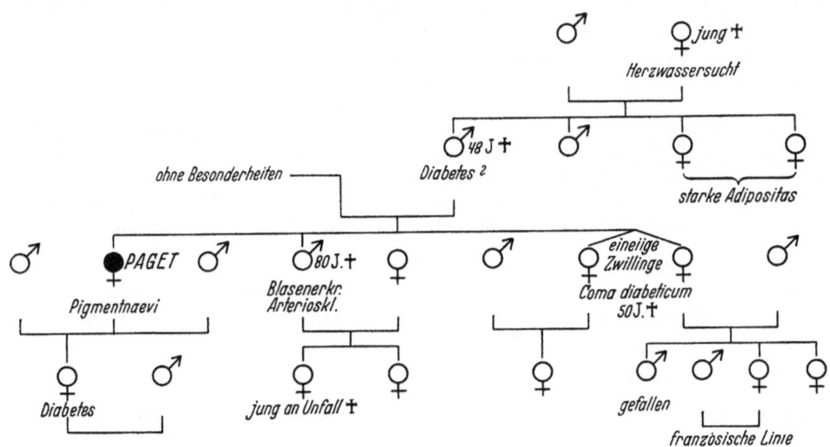

Abb. 5. O. d. P. und Diabetes in einer Familie.

O.d.P. erkrankten Personen aufgetreten wäre, so würde sich eine Deutung schwieriger gestalten, da durchaus auch an einen Zusammenhang mit dem lokalen Schädelprozeß gedacht werden muß. Im Rahmen unseres Themas verdient besondere Beachtung die Tatsache, daß sämtliche Patienten, die an einer O.d.P. erkrankten, von früher Jugend an eine auffällige Schädelform zeigten und ebenso an starken Kopfschmerzen litten.

2. O.d.P. in einer Familie mit hereditärem Diabetes.

82jährige Patientin[1] mit O.d.P. des Schädels und einer Osteoporose der Lendenwirbelsäule, der Brustwirbelsäule, des Humerus und des Unterkiefers. Röntgen-Becken: Überall sehr dichte Knochenstruktur, besonders rechte Beckenschaufel. Weitmaschige Osteoporose im Bereich des Os sacrum und an den Darmbeinkämmen. Wabige Strukturierung im Bereich beider Hüftgelenke. Sacroiliacalgelenke beiderseits verstrichen und nur im untersten Drittel erkennbar.

Alkalische Serumphosphatase: 15,04 Bodanski-Einheiten, Calcium im Serum: 8,48 mg-%. Adipositas, gestielte Warze mit Cancroid an der linken Nasenseite. Zahlreiche Pigmentnaevi an der Thorax und Abdominalhaut. Aus der Anamnese: Cholecystopathie, dreimal Ikterus.

Die Tochter der Patientin leidet an einem Diabetes. Die beiden jüngsten Geschwister sind eineiige Zwillingsschwestern gewesen. Sie starben beide mit 50 Jahren im diabetischen Koma. Die Diabetes war bei beiden Schwestern gleichzeitig klinisch manifest geworden und sei auch dem ganzen Verlaufstyp nach der gleiche gewesen.

Sonst ist innerhalb der Familie kein weiterer Diabetes bekannt. Mehrere Familienmitglieder sind allerdings in jüngeren Jahren verstorben. Eine Reihe befindet sich in Amerika oder Frankreich und sind daher nicht zu erreichen. Zwei Schwestern des Vaters starke Adipositas. Der Vater selbst starb mit 48 Jahren an Infektion eines Fingers, ohne daß jedoch etwas Sicheres über den Diabetes bekannt war.

Die Erblichkeit des Diabetes ist in dieser Familie durch den Befund der Zwillinge nachzuweisen. Bei der Patientin selbst bestand keine Stoffwechselerkrankung. Auffällig waren die zahlreichen Pigmentnaevi.

3. Familie S. K.

Ausgehend von einem 79jährigen Patienten.

Anamnese: 1922 Hüftgelenksentzündung rechts. Heilung mit 2,5 cm Verkürzung. Vor 28 Jahren bei einer Bruchoperation Zucker im Urin festgestellt. Bei Einweisung stand im Vordergrund eine Herzinsuffizienz mit Oedemen an den Knöcheln und eine starke Anämie (Hb 32%, F. I. 0,51 Anisocytose, geringe Poikilocytose, 1 Normoblast, Mikro und Makrocyten).

Bei der klinischen Durchuntersuchung fand sich bei der Thoraxaufnahme ein verbreitertes, aortenkonfiguriertes Herz, im E.K.G. ein Wilsonblock. Von seiten der Lunge ergab die Thoraxaufnahme tuberkulöse Veränderungen in beiden Oberfeldern und Spitzen, Stauungslunge, Stauungshili und stauungsbronchopneumonische Herde in beiden Untergeschossen.

B.S.G. 35/75, Urin: Zucker pos. Blutzuckertagesprofilkurve: 8.30 Uhr: 156, 10.30 Uhr: 214, 12.30 Uhr: 264, 14.30 Uhr: 192 und 16.30 Uhr: 160 mg-%.

Der bestehende Diabetes war bisher nie behandelt worden.

Sternalpunktion: Mikroskopisch sieht man ein Überwiegen der reticulären Elemente mit vorwiegend lymphoidzelligen und weniger plasmazellulären Reticulumzellen. Die myeloischen und die Zellen der roten Reihe sind relativ kleinzellig. Weiterhin findet sich eine toxische Granulierung; außerdem fallen Vacuolenbildungen in Zellkernen und im Plasma auf. Tumoranteile finden sich nicht. Beurteilung: Es handelt sich um einen toxischen Reizzustand des Knochenmarks mit Überwiegen der reticulären Elemente und Verdrängung der Erythro- und Myelopoese wie es unter anderem auch bei malignen Tumoren vorkommt.

Klinisch bestand zunächst der Verdacht auf das Vorliegen eines malignen Prozesses. Die Röntgenaufnahme des Beckens wurde auch anfänglich in diesem Sinne, nämlich einer Metastasierung eines Prostatacarcinoms gedeutet. Der negative urologische Befund und die weiteren Röntgenaufnahmen ergaben jedoch die Klärung im Sinne einer O.d.P.

Röntgen-Becken: Die Struktur der gesamten dargestellten Knochen ist unscharf. Knochenstruktur verwaschen mit zahlreichen Aufhellungsherden. Die Hüft- und Ileosacralgelenkspalte sind nur noch angedeutet zu erkennen.

Rö.-L.W.S. in 2 Ebenen: Konturen der dargestellten Knochen unscharf. Knochenstruktur verwaschen und zeigt mehrere Aufhellungsherde. Zwischenwirbelräume normal weit.

Rö.-Schädel: Der Unterkiefer ist verdickt und besitzt beiderseits wabige Aufhellungen.

Rö.-linker Oberschenkel: Der Femurschaft ist verdickt; er besitzt grob-wabige Aufhellungen. Die Femurkonturen sind scharf. Kalkeinlagerungen in den Oberschenkelgefäßen.

Alkalische Serumphosphatase: 28 E. (K. A.).

---

[1] Wir verdanken diese Familie der Freundlichkeit von Herrn Professor Matthes (Medizinische Univ.-Klinik Erlangen).

Bei der körperlichen Untersuchung fielen zahlreiche, sehr gefäßreiche und mit Bindegewebe durchsetzte knollige Bildungen an der Haut der Brust, des Rückens und des Schädels auf. Daneben fanden sich blassere, kleinere, erhabene Vor-

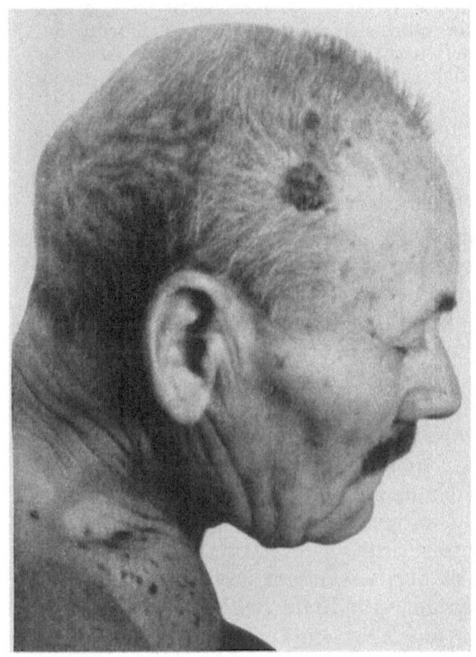
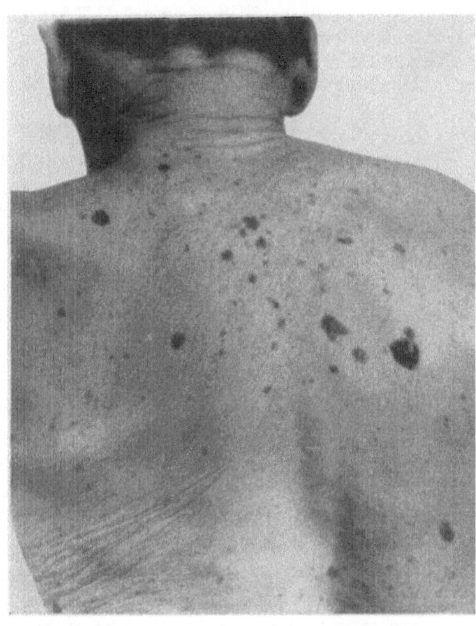

a   b

Abb. 6a u. b. Hautveränderungen des Patienten S. K.

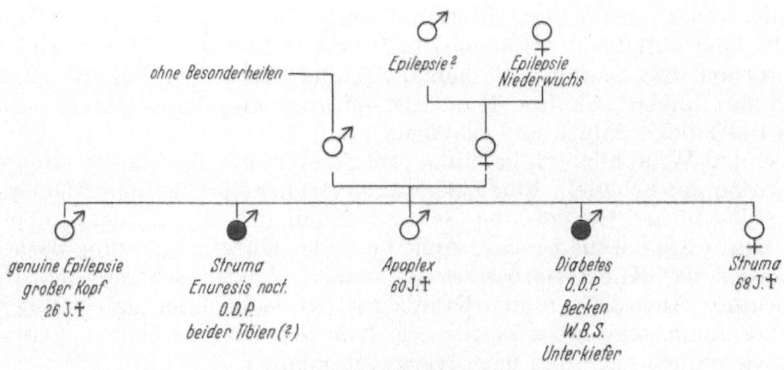

Abb. 7. Stammtafel Familie S.

stufen und teilweise auch im Niveau der Haut bleibende, bräunliche Flecken. (Siehe Abbildungen.) Die beschriebenen Hautveränderungen waren der *Neurofibromatosis von Recklinghausen* zuzurechnen.

Eine Familienuntersuchung war in diesem Falle nicht möglich, da sämtliche Geschwister des Patienten bereits verstorben waren. Jedoch war hier die erhobene Anamnese bereits aufschlußreich:

14*

Die Großmutter mütterlicherseits habe eine Epilepsie gehabt mit typischen Anfällen, ebenso der Großvater, jedoch vermag der Patient hier keine solch exakten Angaben zu machen, so daß dies fraglich erscheinen muß. Der älteste Bruder des Patienten hatte eine genuine Epilepsie. Bei seinen Anfällen fiel er mehrmals und trug einmal dabei eine Gehirnerschütterung davon. Er sei später in einer Nervenheilanstalt gewesen und mit 28 Jahren verstorben.

Der zweite Bruder sei lange Zeit hindurch Bettnässer gewesen, sei aber geistig vollkommen normal entwickelt gewesen. Später seien bei ihm langsam sich entwickelnde, säbelförmig gekrümmte Beine auffällig gewesen. Kurz nach der Operation einer Struma gestorben. Der dritte Bruder, über den nichts besonderes zu berichten ist, starb mit 60 Jahren an einem Schlaganfall.

Die jüngste Schwester verstarb mit 66 Jahren. Sie hatte eine Struma.

Zur Frage der Heredität des einzelnen erkrankten Knochenabschnittes.

Die Beobachtungen innerhalb der Familie P. H. ließen uns daran denken, daß vielleicht nicht nur die Tatsache der Knochenerkrankung an sich hereditären Einflüssen unterliegen könne, sondern daß es zumindest auch auffallen müsse, daß die gleichen Knochen, ja sogar unter einem sehr ähnlichen äußeren und auch röntgenologischen Bild erkrankten. Bei einer unter diesem Gesichtspunkt vorgenommenen Sichtung der bisherigen Literatur fanden sich weitere Anhaltspunkte. Als einziger hat bisher SEDGENIDSE einen ähnlichen Gedankengang ausgesprochen. Allerdings hält er seine Fälle für RECKLINGHAUSENsche Krankheit. Unter den Fällen mit einer einwandfreien O.d.P. sind hier an erster Stelle GUTMAN und KASABACH zu nennen. Ihre Skizzen veranschaulichen, daß hier nicht nur die Lokalisation des Prozesses am Schädel und das pathologisch-anatomische Substrat der Erkrankung, nämlich die Osteoporosis circumscripta, sondern sogar im Bereich des Schädels selbst noch der Ausgangspunkt der Veränderungen auffallend gemeinsam ist. Der noch verhältnismäßig weniger ergriffene Schädel war der des jüngeren Bruders.

Hierher gehört auch der Fall KILNER. Bei Bruder und Schwester wurden beide unteren Extremitäten, die Wirbelsäule und die Schlüsselbeine befallen. Daß beim Bruder der Schädel nicht einbezogen war, kann ohne Röntgenbild nicht gewertet werden.

In der schon ausführlich zitierten Familie LUDO VAN BOGAERTs finden wir ebenfalls eine auffallende Übereinstimmung der befallenen Knochenabschnitte. Bei JOHN und STRASSER waren einmal Schädel, rechte und linke Tibia sowie im Bereich der linken Schulter Humeruskopf, Acromion und Clavicula befallen. Beim Bruder beide Tibien und Clavicula.

RAST und WEBER bieten bei ihren drei Schwestern eine Übereinstimmung der Lokalisation am Schädel. Eine einige Jahre früher durchgeführte Untersuchung hätte vielleicht bei der zweiten Schwester lediglich den Schienbeinbefund ergeben; man wäre daraus zu einer Ablehnung der Übereinstimmung bezüglich der Lokalisation des Knochenprozesses gekommen, da der Schädel erst später befallen wurde. Auch bei anderen Familien ist zu beobachten, daß sich bei Beginn der Erkrankung keineswegs bereits alle Knochen befallen finden, daß vielmehr die Knochen auch nach und nach erkranken können.

Bei HANKE findet sich bei drei von vier Brüdern die O.d.P. am Schädel, wobei besonders in Fall 1 und 2 die Röntgenbilder eine große Ähnlichkeit aufweisen. Der vierte Bruder, bei dem die Schädelveränderungen noch bei weitem am geringsten sind, ist erheblich jünger. Der dritte Bruder (ohne Schädelveränderungen) ist nur ein Jahr älter als der vorgenannte; es ist also durchaus mit der Möglichkeit zu rechnen, daß es noch zu einer Erkrankung des Schädels kommen kann. Hervorzuheben ist auch das morphologisch gleichartige Bild der erkrankten Extremitäten-Knochenabschnitte.

Hieran anschließend sei noch das Problem der „abnormen Kopfform" zur Diskussion gestellt. Es ist bemerkenswert, wie häufig sich die Angabe einer auffallenden Kopfform bei mit Ostitis deformans belasteten Familien findet; ebenso bei solchen mit Leontiasis ossea Virchow. Entsprechend den eigenen Befunden fanden wir dazu übereinstimmende Angaben in der Literatur.

1. Wenn in einer Familie Ostitis deformans hereditär auftritt und dabei der Schädel befallen oder gar vorzugsweise befallen ist, so ist

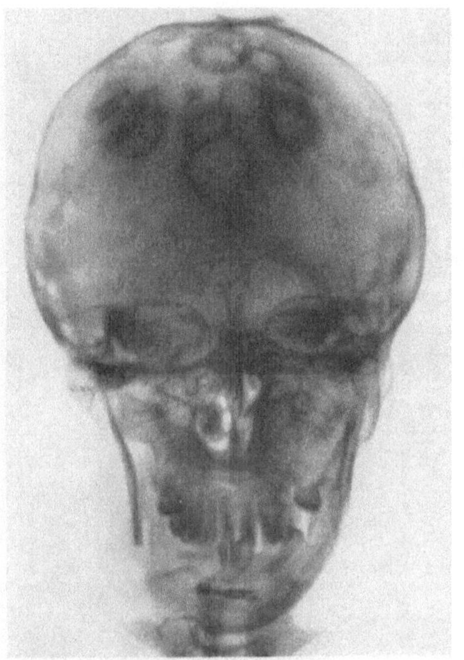

Abb. 8.

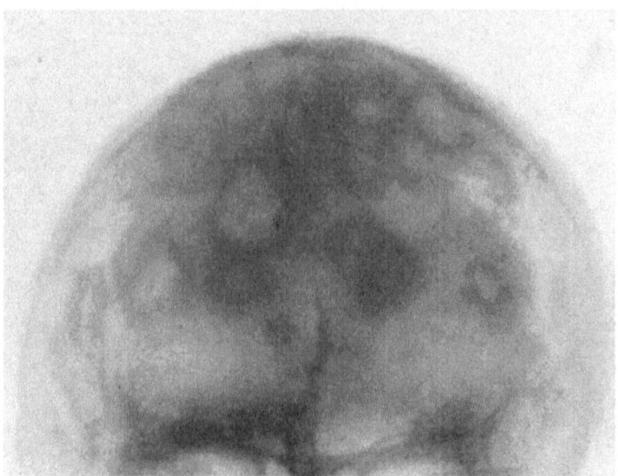

Abb. 9.

Abb. 8 u. 9. Familie von SEDGENIDSE (O. d. f. bei Vater und Tochter). Hier ist die Gleichheit des Bildes besonders auffallend! Nach: SEDGENIDSE, G. A.: Konstitutionelle und vererbliche Faktoren in der Entstehung der fibrösen Osteodystrophien. Arch. klin. Chir. 184, 349 (1936).

häufig vermerkt, daß sowohl beim Patienten — bereits vor der manifesten Erkrankung — als auch bei seinen Angehörigen eine besondere Kopfform beobachtet wurde.

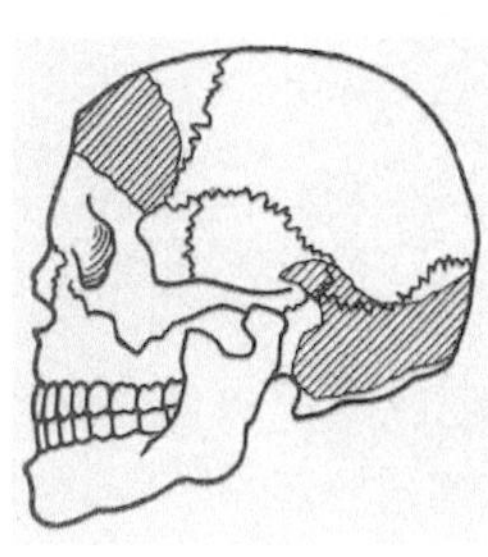 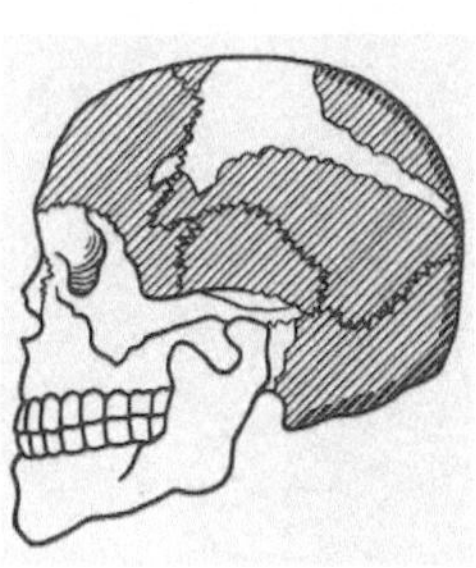 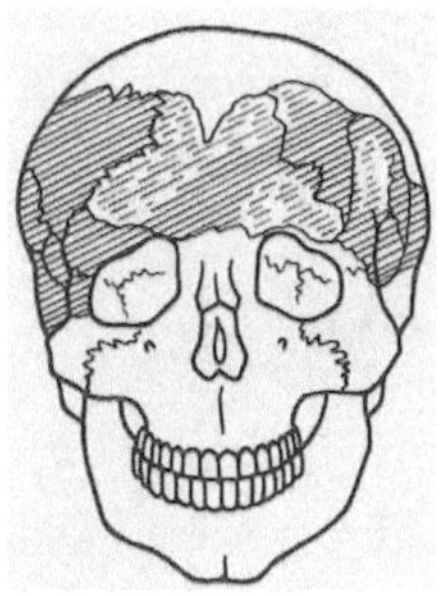 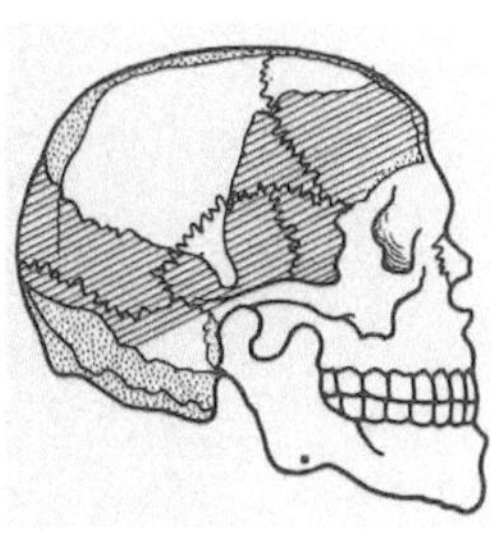

Abb. 10. Schematische Schädelskizzen der beiden Brüder mit Osteoporosis circumscripta cranii. Nach KASABACH, H. HAIG und ALEXANDER B. GUTMANN: Osteoporosis circumscripta of the skull and PAGET's disease. Amer. J. Roentgenol. 37, 577 (1937).

2. Während unseres Wissens auch in solchen Familien bei Jugendlichen oder Kindern bisher noch nie ein Paget nachgewiesen werden konnte, wird öfter angegeben, daß diese Kopfform bereits seit jungen Jahren bestanden habe.

3. Der Zusammenhang zwischen Kopfform und Ostitis deformans gewinnt durch die Tatsache an Wahrscheinlichkeit, daß die Stellen des Schädels, die durch

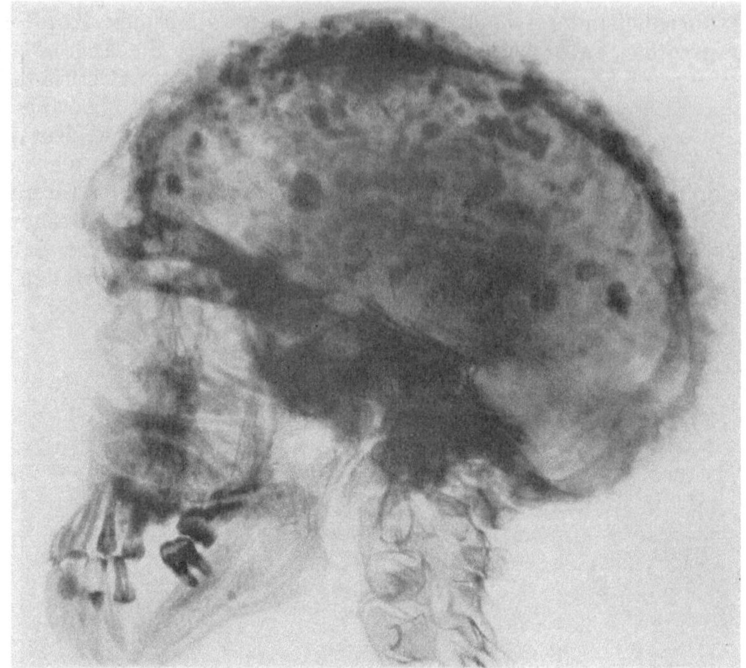

Abb. 11.

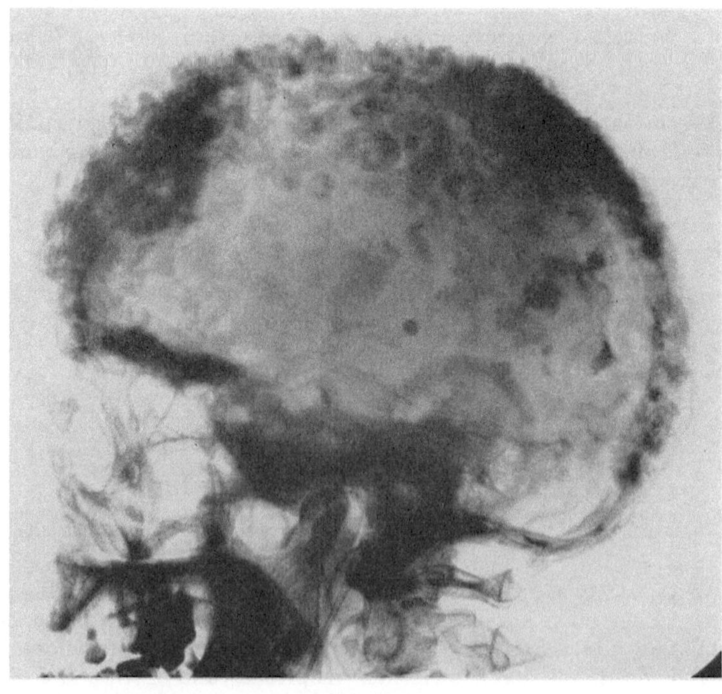

Abb. 12.

ihre Form bereits auffällig geworden waren, auch diejenigen sind, die dann vorzugsweise an einer O.d.P. erkranken (BOCKENHEIMER, STADLER, THALMANN, eigener Fall).

Diese Befunde werfen auch die Frage nach dem eigentlichen Erkrankungsbeginn auf. Als Frühstadium einer Ostitis deformans ist uns bisher nur die Osteoporosis circumscripta cranii Schüller bekannt. Nach den gegenwärtigen Erfahrungen kann sie ein Vorstadium der O.d.P. des Schädels sein. Eine O.d.P. braucht aber anscheinend nicht notwendigerweise dieses Stadium zu durchlaufen. Von den Patienten mit abnormer Schädelform, Kopfschmerzen und später auf-

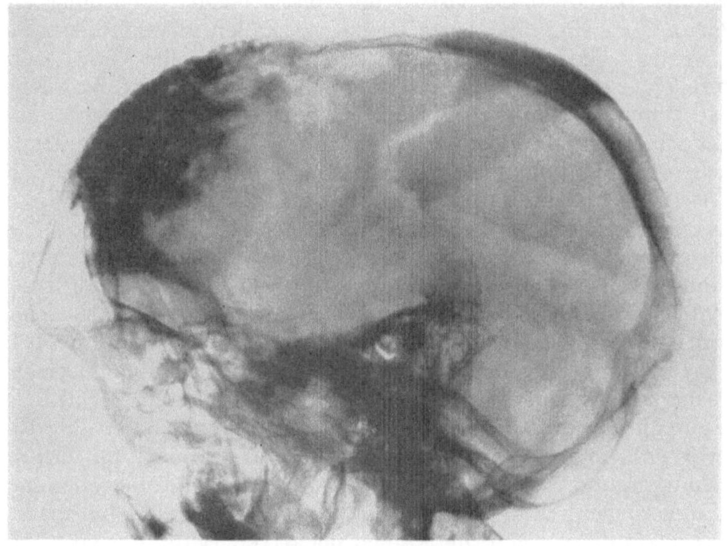

Abb. 13.

Abb. 11—13. Schädelaufnahmen der 3 Brüder der Familie von HANKE. Nach HANKE, H.: Osteodystrophische Erkrankungen und ihre Begrenzung. Dtsch. Z. Chir. 245, 641 (1935).

tretender O.d.P. ist unseres Wissens keine Röntgenaufnahme in jugendlichen Jahren gemacht worden. Auch bei unseren Patienten war es so. Es fehlt damit jeglicher greifbarer Beweis, und doch muß man daran denken, ob dies nicht ein Hinweis ist, daß der Knochenprozeß schon viel früher seinen Anfang nehmen kann, als uns bisher geläufig ist. Auch bei Pagetfällen ohne hereditäre Belastung fanden wir anamnestisch öfters die Angabe einer auffallenden Kopfform längere Zeit bevor der Knochenprozeß festgestellt wurde. Allerdings haben wie hier keinen Patienten, bei dem die abnorme Schädelform bereits in jugendlichen Jahren zu verzeichnen war.

Ebenfalls Beachtung verdienen die Schädelhyperostosen, die sich bei mit O.d.P. hereditär belasteten Familien finden (LUDO VAN BOGAERT, STADLER, Familie P.). Bei diesen Patienten wurde sonst kein Zeichen einer Ostitis deformans gefunden. Gemeinsam ist ihnen auch, daß es sich übereinstimmend um Patienten in jüngeren Jahren handelt. Wir sind der Ansicht, daß das Auftreten solcher Hyperostosen in Familien mit einer O.d.P. kein zufälliges Ereignis ist, vielmehr möglicherweise im Zusammenhang mit dieser Knochenerkrankung steht. Welche Gründe zur Ausbildung solcher Hyperostosen führen können, ist noch völlig unbekannt. Naheliegend wäre an die Möglichkeit eines Übergangs von Hyperostosen in eine reguläre Ostitis deformans zu denken. Die Hyperostose würde dadurch den Charakter der ersten Manifestation der Knochenerkrankung annehmen. Hierfür ließen sich aus allen drei angeführten Fällen Anhaltspunkte gewinnen. In der Familie STADLER zeigt der älteste Bruder den Paget, der nächste die Hyperostose, der jüngste keinen Befund. Bei LUDO VAN BOGAERT ist es ebenfalls der jüngste Bruder. In unserer Familie P. hat die Patientin mit der Hyperostose das 40. Lebensjahr noch nicht erreicht. Es wäre also überall noch möglich, daß ein Übergang in eine O.d.P. stattfindet. Beobachtet werden konnte ein solcher Übergang bisher nicht.

Die Frage der Heredität der Ostitis deformans bedarf noch einer vielfachen weiteren Klärung. Es sind eine ganze Reihe von Fällen mit familiärer Belastung beschrieben worden. Man hat die Häufigkeit innerhalb aller Ostitis-deformans-Patienten mit 7% geschätzt. Kann eine solche Häufung auf Zufall beruhen? Unter etwa 10 Billionen Sippen zu 11 Gliedern würden durch bloßen Zufall 4 Fälle von O.d.P. in derselben Familie zu erwarten sein. Die Bevölkerung der Erde mit 1,8 Milliarden würde nicht ausreichen, um diese Familienzahl zu ergeben. KOLLER, ROSIN und ARTER schließen daher den Zufall mit Sicherheit aus. Wir möchten aber daraus noch nicht die Theorie ableiten: Ostitis deformans sei eine vererbte Erkrankung des Knochensystems. Eine solche Möglichkeit ist aber zuzugeben und ist auch schon von anderen Autoren vertreten worden. Jedoch genügt die Zahl der bisher beobachteten Fälle noch nicht , um eine solche Genese für die Gesamtheit aller O.d.P.-Erkrankungen zu rechtfertigen. Man wird mit der Möglichkeit rechnen müssen, daß weitere Untersuchungen in einem viel größeren Maße als bisher angenommen einen familiären Befall mit einer O.d.P. ergeben. Es ist daher für die Zukunft die Untersuchung einer möglichst großen Reihe von Paget-Fällen sowohl in ihrer Ascendenz wie auch Descendenz zu fordern. Eine reine Familienanamnese, auf deren Ergebnisse vielfach Bezug genommen wird, ist meistens ungenügend und nur geeignet, die wirklichen Verhältnisse zu verschleiern: besonders dann, wenn man einen negativen Befund erhält. Anders ist es aber, wenn in einer Familie Ostitis deformans mehrfach auftritt. Dann kann am Vorliegen einer erblichen Komponente nicht gezweifelt werden. Unter den bisher beobachteten Familien gibt es eine Reihe, in denen nicht nur die O.d.P. gehäuft auftritt, sondern die auch andere Erkrankungen zeigen. So Chorioretinitis pigmentosa, Neurofibromatosis v. Recklinghausen, psychische Anomalien, Status dysraphicus. Hier wird man das wesentliche Moment in einer übergeordneten Störung im Sinne einer Heredodegeneration sehen. Bei anderen Fällen liegen Stoffwechselerkrankungen, insbesonders Diabetes und Schilddrüsenleiden vor. Auch hier ist man versucht, die erbliche Komponente einem übergeordneten System (Mesenchym) zuzuschreiben.

Ebensowenig wie die Heredität für die Gesamtheit der Pagetfälle bewiesen ist, hat irgendeine der bisher aufgestellten Theorien über die eigentlichen Ursachen der Ostitis deformans beweiskräftiges Material sammeln können. Die hereditären Fälle sind bisher die einzigen, bei denen wir über die Genese nähere Anhaltspunkte haben.

LYON bringt hierzu eine sehr bestimmte Vorstellung mit, wenn er schreibt: „Was die genetische Seite der Ostitis deformans Paget Entstehung betrifft, so ist diese um so gesicherter, als der familiäre Paget keine Seltenheit ist; in diesen Fällen kann die A-Hypovitaminose mit nicht wesentlich verringerten Carotinwerten durch eine Umwandlungsstörung in der Leber entstehen, die früher auftritt, als es dem Alter des Patienten entspricht. Andere Paget-Fälle werden durch A-Hypovitaminose verschiedenster Ursache ausgelöst, z. B. durch Diabetes mellitus, selten bei alkoholischen Leberleiden". Unter unseren Fällen waren drei, die durch ihre Verhältnisse bezüglich der Heredität auffällig wurden. Die eine Familie P. möchten wir abschließend in Analogie zu der Familie LUDO VAN BOGA-ERTs setzen und als eine Heredodegeneration unter dem vorzugsweisen Bild einer Ostitis deformans bezeichnen. Dieser Zusatz „unter dem vorzugsweisen Bild" erscheint nicht unwesentlich; er grenzt ab, daß nicht lediglich die Ostitis deformans familiär auftritt, sondern daß sich auch eine ganze Reihe anderer Symptome einer Heredodegeneration fanden (Ostitis deformans als heterophänes Symptom). Der Nachweis einer Seitenlinie mit Befunden, die zumindestens stark an den Status dysraphicus erinnern, war ebenso von Bedeutung für die Tatsache des Vorliegens einer Heredodegeneration wie die Feststellung der gehäuften psychischen Störungen, gleich welche besondere psychiatrische Diagnose den einzelnen Fällen dabei erteilt wurde. Die Heredodegeneration ist also in solchen Fällen das übergeordnete und die Ostitis deformans eines ihrer Erscheinungsbilder. Entsprechend der zentralen Stellung der Neurofibromatosis von Recklinghausen haben wir bei unseren Patienten besonders auf sie geachtet und konnten auch in einem Fall entsprechende Symptome nachweisen. Zwei Fälle zeigten auffallende Naevi. Das eine war die Patientin aus der bereits beschriebenen Diabetikerfamilie mit zahlreichen Pigmentnaevi an der Thorax und Abdominalhaut; bei einem zweiten Patienten als Haarnaevi mit handtellergroßen Inseln im Bereich des linken Oberarms und des linken Schulterblattes.

Man wird also bei einer Untersuchung der Familien von Paget-Kranken gar nicht so sehr eine ausschließliche Häufung von O.d.P. erwarten als vielmehr ein mehr oder weniger buntes Bild von Erkrankungen, die alle ein gemeinsames haben, nämlich die erbliche Komponente. So z. B. Diabetes, Struma, geistige Erkrankungen, Enuresis nocturna, Neurofibromatosis v. Recklinghausen, Chorioretinitis pigmentosa. Auf die besondere Stellung der sog. „Angioid streaks" wurde früher schon hingewiesen. Auch dort, wo die Ostitis deformans selbst gehäuft auftritt, wird man bei genauer Untersuchung oft wohl noch Zeichen anderer in dem besprochenen Zusammenhang stehender Erkrankungen nicht missen.

Tabelle 4. *Heredität der Lokalisation.* (Bei O.d.P., Leontiasis ossea und O.d.f.)

Fall	Klinisches und Röntgenbild	Bemerkungen
LUDO VAN BOGAERT	a) Untere Extremität, Schädel b) Beide Ober- und Unterschenkel c) Beide Oberschenkel (Fraktur), Schienbein, Wirbelsäule und Schädel d) Beide Schienbeine, Oberschenkel, Clavicula, Schädel e) Becken, Oberschenkel, Tibien, Humerus und Schädel f) Generalisierte Hyperostose des Schädels	a) bis e) sichere O.d.P. f) hat Chorioretinitis pigmentosa
HANKE	a) Schädel mit Basis, rechte Ulna, rechter Humerus b) Schädel und Gesichtsschädel, Schädelbasis, linker Humerus, Unterarmknochen, Metacarapale III und IV, Grundglied des 4. Fingers sämtlich rechts, Kreuzbein, Becken, re. und li. Oberschenkel, Tibien und Calcanei, W.B.S. c) 4. L.W.K., li. Oberschenkel und li. Tibia d) Schädel, Becken, li. Femur, re. Humerus	a) bis d) O.d.P.
KIENBÖCK	a) Mutter 66 Jahre, Schädel, Becken, re. Femur b) 35jährige Tochter. Bei beiden erscheinen die Jochbeine plump und dick, bei der Tochter keine O.d.P.	sichere O.d.P.
THALMAN	a) 62jährige Frau, auffallend großer Kopf b) Tochter, ähnliche Kopfform. Schädel-Paget	Neurofibr. Recklinghausen

Tabelle 4. (Fortsetzung.)

Fall	Klinisches und Röntgenbild	Bemerkungen
STADLER	a) Schädel-Paget b) Jüngerer Bruder Hyperostose des Os frontale und parietale c) Vom Großvater an alle auffallende Kopfform, ferner alle Kyphosen	
Eigener Fall (P. H.)	a) Großvater Schädel b) Mutter Schädel und W.B.S. c) Sohn Schädel und W.B.S. d) Tochter der Schwester der Mutter: Schädelhyperostose a—c) Alle durch abnorme Kopfform auffällig; bereits in jungen Jahren	a) wahrscheinlich b) bis c) sichere O.d.P.
JOHN und STRASSER	a) Schädel, re. und li. Tibia, li. Schulter (Humeruskopf, Acromion, Clavicula) b) Beide Tibien und Clavicula c) Zwei Söhne und zwei Töchter schließen sich in Gesichts- und Schädelbildung an	a) bis b) sichere O.d.P.
MARX	a) Fingerendglieder dick. Schädel und Unterkiefer b) Knochenverdickung des distalen Endes der Ulna c) Knochenverdickung am Arm	fragliche O.d.f. nach THALMAN O.d.P.
BICKERSTETH	a) Schädel, li. Fibula b) Einseitige Oberkieferhypertrophie gleicherart. wie a)	a) und c) Osteome unter dem Bild einer Leontiasis ossea
WRANGENHEIM	a) Hyperostose am li. Unterkiefer b) ebenso c) ebenso d) ebenso	Osteome unter dem Bild einer Leontiasis ossea
BOCKENHEIMER	a) Sklerose der Alveolaranteile des Ober- und Unterkiefers, Schädelknochen und Supraorbitalrand b) Verdickung der Alveolaranteile des Oberkiefers	Osteome nach dem Bild einer Leontiasis ossea
SEDGENIDSE	a) Ober- und Unterkiefer. Schädel. Sklerosierte Wellen. Osteoporose der Hand- und Beckenknochen sowie der unteren Extremitäten. Mit 16 Jahren Kiefergeschwulst b) Schon seit Kindheitsjahren starke Verdickung der Unterkiefer und Scheitelbeine. Unterkiefer Wattestruktur. Schädel sklerosierte Wellen (siehe a) c) Sektion: Asymmetrie und Deformation des Schädels, multiple geschwulstartige Bildungen an Schädeldach und Basis. Hyperostose des Schädeldaches	O.d.f. Histol. Fibro-osteosarcoma giganto-cellulare b) und c) O.d.f.

Zusammenfassung.

Zunächst wird auf die Differentialdiagnose, die Besonderheiten der geographischen Alters- und Geschlechtsverteilung eingegangen, sowie die Verteilung der Pagetherde auf die einzelnen Skeletabschnitte erörtert. Kurz werden einige Theorien über die Genese der O.d.P. berührt und die Beziehungen zu endokrinen Drüsen besprochen. Der zweite Teil beginnt mit einer Darlegung der Besonderheiten erblicher Untersuchungen gerade bei der O.d.P. Anschließend wird auf die Literatur eingegangen und eingehender werden Fälle besprochen, bei denen entweder die O.d.P. sich gehäuft zeigte oder beim Patienten oder innerhalb dessen Familie andere, besonders interessierende Erkrankungen aufgetreten sind. (Heredodegenerative Leiden, psychische Anomalien, Stoffwechselstörungen, Mißbildungen, gutartige Geschwülste, sarkomatöse Entartung, Otosklerose.) Auf die sog. Angioid streaks wurde besonders hingewiesen und familiär gehäufte Fälle von O.d.f. und Leontiasis ossea ebenfalls angeführt.

Drei eigene Familien werden beschrieben. Bei der ersten gehäufte O.d.P., psychische und Stoffwechselanomalien sowie ein Status dysraphicus. Die zweite zeigte eine O.d.P. im Rahmen einer Diabetikerfamilie. Die dritte eine O.d.P. bei einem Patienten, der gleichzeitig Hautveränderungen im Sinne einer Neurofibromatosis Recklinghausen aufwies. In dieser Familie gehäuft Epilepsie und Strumen. Es wird anschließend erörtert, ob nicht nur die Erkrankung an sich sondern auch ihre Lokalisation hereditären Einflüssen unterworfen sein kann.

Bei Kombinationen mit anderen Erkrankungen ist das „bunte Bild" charakteristisch, d. h. es ist nicht eine einzelne Krankheit, sondern die verschiedensten Leiden können innerhalb dieser Familien beobachtet werden, deren gemeinsames es ist, daß sie ebenfalls hereditär sind oder zumindestens eine hereditäre Komponente aufweisen. Auch bei den gehäuft beobachteten Stoffwechselstörungen ist es so (Diabetes, Struma).

Für bestimmte Fälle wird sicher angenommen, daß erbliche Momente eine wesentliche Rolle spielen. Für die Gesamtheit der O.d.P.-Fälle kann nach dem gegenwärtigen Stand diese Aussage aber noch nicht getroffen werden.

VI. Die Pathophysiologie des Diabetes mellitus[1].

Von

FRANZ X. HAUSBERGER-Philadelphia.

Mit 9 Abbildungen.

Inhalt.

Literatur 220
I. Die hormonale Regulation des Kohlenhydratstoffwechsels 228
Einleitung 228
   1. Insulin 229
     Sekretion: S. 229. — Die Stoffwechselwirkung des Insulins: Kohlenhydratoxy-
     dation, S. 231. — Glucoseoxydation: S. 231. — Glykogenbildung: S. 236; Leber-
     glykogen: S. 237; Fettstoffwechsel: S. 239; Fettverbrennung: S. 244; Eiweißstoff-
     wechsel: S. 245; Wirkungsmechanismus und Biochemie der Kohlenhydrate: S. 247.
   2. Glukagon 252
   3. Hypophysenvorderlappen 254
     Wirkung von Hypophysektomie und Zufuhr von Vollextrakten auf den diabeti-
     schen und den normalen Organismus: S. 284; Lactationshormon: S. 257; Wachs-
     tumshormon: S. 258.
   4. Nebennieren 259
     Adrenalin 259
     Nebennierenrinde 260
     Kohlenhydratstoffwechsel: S. 260; Allgemeine Bemerkungen zur Physiologie der
     Nebennierenrinde: S. 262; Gluconeogenese: S. 265; Glucoseverwertung: S. 268;
     Fettstoffwechsel 269
   5. Schilddrüse 272
   6. Zusammenfassung 274
II. Das Wesen der diabetischen Stoffwechselstörung 276
   1. Überproduktionstheorie und Minderverwertungstheorie 276
     Zuckerverbrauch und Produktion im Diabetes; S. 277; Harnquotient D:N: S. 279;
     RQ: S. 280.
   2. Chemische Untersuchungen zur Frage der Gluconeogenese aus Fettsäuren und
     Fettstoffwechsel im Diabetes 281
III. Die Pathogenese des Diabetes 285
   Inselapparat: S. 285; Insulinantagonisten: S. 289; Hyperglykämie und Insel-
   schädigung: S. 290;
   Fettsucht und Überfütterung: S. 293; α-Zellhormon: S. 296;
   Alloxan: S. 297.

Literatur.

1. ANDERSON and LONG: Recent Progress in Hormone Res. 2, 209 (1948) New York; Endocrinology 40, 92 , 98 (1947).
2. BEST, HAIST and RIDOUT: J. Physiol. 97, 107 (1939).
3. HAIST and PUGH: Amer. J. Physiol. 152, 36 (1948).
4. FOGLIA: C. r. Soc. Biol. Paris 127, 694 (1938).
5. HAIST, EVANS, KINASH et al.: Proc. Amer. Diab. Assoc. 9, 51 (1949).
6. TEJNING: Acta med. scand. Suppl. 198, 1 (1947).
7. BEST and HAIST: J. Physiol. 100, 142 (1941).
8. MENEGHINI: Ginecologia 5, 539 (1939).
9. WOERNER: Anat. Rec. 71, 33 (1938).
10. WISSLER, FINDLEY and FRAZIER: Proc. Soc. exper. Biol. a. Med. 71, 308 (1949).
11. GELLHORN, FELDMAN and ALLEN: Endocrinology 29, 849 (1941).

---

[1] Aus dem Jefferson Medical College, Dept. of Anatomy, Philadelphia, Pa.

12. BORNSTEIN: Austral. J. exper. Biol. a. med. Sci. **28**, 93 (1950).
13. GASTON: New England J. Med. **238**, 345 (1948).
14. PRIESTLEY, COMFORT and RADCLIFFE: Ann. Surg. **119**, 211 (1944).
15. WAUGH, DIXON, GLAGETT et al.: Proc. Staff Meet. Mayo Clin. **21**, 25 (1946).
16. BRUNSCHWIG: Ann. Surg. **120**, 406 (1944).
17. WIPPLE: Am. Surg. **124**, 991 (1946).
18. DIXON, COMFORT, LICHTMAN and BENSON: Arch. Surg. **52**, 619 (1946).
19. RICKETTS, BRUNSCHWIG and KNOWLTOWN: Amer. J. Med. **1**, 229 (1946).
20. BERTRAM: Die Zuckerkrankheit, Leipzig 1938.
21. SCHMIDT: Klin. Wschr. **1930**, 1021; Z. exper. Med. **70**, 27 (1930).
22. HASAMA: Fol. jap. pharmac. **8**, 1 (1929).
23. LEHMAN and SCHLOSSMAN: J. Physiol. **94**, 15 (1938).
24. MIRSKY and BROH-KAHN: Arch. Biochem. **20**, 1 (1949).
25. BUCHNER u. GRAFE: Dtsch. Arch. klin. Med. **144**, 67 (1924).
26. KREBS and EGGLESTON: Biochemic. J. **32**, 513 (1938).
27. STADIE, HAUGAARD and PERLMUTTER: J. biol. Chem. **172**, 567 (1948).
28. RICE and EVANS: Science (Lancaster, Pa.) **97**, 470 (1943).
29. SHORR and BARKER: Biochemic. J. **33**, 1798 (1939).
30. STADIE, ZAPP and LUKENS: J. biol. Chem. **132**, 411 (1940).
31. STARE and BAUMAN: J. biol. Chem. **133**, 453 (1940).
32. RICKETTS and STARE: J. Labor. a. clin. Med. **30**, 594 (1945).
33. GEMMILL: Bull. Hopkins Hosp. **66**, 232 (1940); **68**, 329 (1941).
34. — and HAMAN: Bull. Hopkins Hosp. **68**, 50 (1941).
35. STADIE and ZAPP: J. biol. Chem. **170**, 55 (1947).
36. BARTLETT, WICK and MACKAY: J. biol. Chem. **178**. 1003 (1949).
37. KRAHL and CORI: J. biol. Chem. **170**, 607 (1947).
38. VILLEE and HASTINGS: J. biol. Chem. **179**, 673 (1949).
39. HIMWICH and NAHUM: Amer. J. Physiol. **101**, 446 (1932).
40. QUASTEL: Physiol. Rev. **19**, 422 (1939).
41. ASHER u. TAKAHASCHI: Biochem. Z. **154**, 444 (1924).
42. SATOH, TOHOKU: J. exper. Med. **13**, 31 (1929).
43. KERR, HAMPEL and GRANTUS: J. biol. Chem. **119**, 405 (1937).
44. CRANDALL and MULDER: Amer. J. Physiol. **138**, 436 (1942).
45. — LIPSCOMB and BARKER: Proc. Soc. exper. Biol. a. Med. **63**, 533 (1946).
46. WERTHEIMER: Ann. paediatr. (Basel) **172**, 418 (1949).
47. SHORR, SWEET and MALAM: Amer. J. Physiol. **123**, 185 (1938).
48. CHERNICK, CHAIKOFF, MASARO and ISAEFF: J. biol. Chem. **186**, 527 (1950).
49. ZILVERSCHMIDT, CHAIKOFF, FELLER and MASARO: J. biol. Chem. **176**, 389 (1948).
50. TUERKISCHER and WERTHEIMER: Biochemic. J. **42**, 603 (1943).
51. HECHTER, SOSKIN and LEVINE: Proc. Soc. exper. Biol. a. Med. **46**, 390 (1941).
52. VILLEE and HASTINGS: J. biol. Chem. **181**, 131 (1949).
53. STADIE, HAUGAARD and PERLMUTTER: J. biol. Chem. **171**. 419 (1947).
54. Lit. s. TRENDELENBURG: Die Hormone II, Berlin 1934.
55. HOLMGREEN: Z. exper. Med. **110**, 494 (1942).
56. BÜRGER u. KOHL: Arch. exper. Path. **178**, 269 (1935).
57. BRIDGE: Bull. Hopkins Hosp. **62**, 408 (1938).
58. LUNDSGARD, NIELSEN and ORSKOV: Scand. Arch. Physiol. **81**, 11 (1939).
59. SUTHERLAND and CORI: J. biol. Chem. **172**, 737 (1948).
60. SECKEL: Endocrinology **23**, 760 (1938).
61. BUCHANAN and HASTINGS: Proc. nat. Acad. Sci. USA **28**, 478 (1942).
62. — HASTINGS and NESBETT: J. biol. Chem. **145**, 715 (1942).
63. — — — J. biol. Chem. **180**, 447 (1949).
64. SOLOMAN, VENNESLAND, KLEMPERER et al.: J. biol. Chem. **140**, 171 (1941).
65. VENNESLAND, SOLOMON, BUCHANAN and HASTINGS: J. biol. Chem. **142**, 379 (1942).
66. TOPPER and HASTINGS: J. biol. Chem. **179**, 1255 (1949).
67. STETTEN and BOXER: J. biol. Chem. **155**, 231 (1944).
68. — — J. biol. Chem. **155**, 237 (1944).
69. — — J. biol. Chem. **156**, 271 (1944).
70. — and KLEIN: J. biol. Chem. **159**, 593 (1945).
71. RICHTER and SCHMIDT: Endocrinology **28**, 179 (1941).
72. BORNSTEIN and NELSON: Med. J. Austral. **1949**, 121.
73. BURNS, LEWIS and KELSEY: Brit. med. J. **2**, 752 (1944).
74. ABELIN: Schweiz. med. Wschr. **79**, 49 (1949).
75. SCHOENHEIMER and RITTENBERG: Physiol. Rev. **20**, 218 (1940).
76. BERNHARD u. BULLETT: Helvet. chim. Acta **26**, 1185 (1943).

77. MACKAY and DRURY: Amer. J. Physiol. **132**, 661 (1941).
78. DRURY: Amer. J. Physiol. **131**, 536 (1940).
79. PAULS and DRURY: J. biol. Chem. **145**, 481 (1942).
80. STETTEN and KLEIN: J. biol. Chem. **162**, 377 (1946).
81. CHERNICK and CHAIKOFF: J. biol. Chem. **186**, 535 (1950).
82. MASARO, CHAIKOFF, CHERNICK and FELTS: J. biol. Chem. **185**, 845 (1950).
83. BLOCH and CRAMER: J. biol. Chem. **173**, 811 (1948).
84. BERNHARD u. BULLETT: Helvet. chim. Acta **30**, 1784 (1947).
85. MASARO, CHAIKOFF and DAUBEN: J. biol. Chem. **179**, 1117 (1949).
86. WAELSCH, SPERRY and STOYANOFF: J. biol. Chem. **135**, 291 (1940).
87. CHERNICK, MASARO and CHAIKOFF: Proc. Soc. exper. Biol. a. Med. **73**, 348 (1950).
88. HAUSBERGER u. NEUENSCHWANDER-LEMMER: Arch. exper. Path. **192**, 530 (1939); **193** 530 (1939).
89. — Z. exper. Med. **102**, 169 (1937); Verh. Ges. Verdauungs. Stoffw.krkh. 14. Tagg. 1938.
90. TEPPERMAN, BROBECK and LONG: Yale J. Biol. a. Med. **15**, 855 (1943).
91. TUERKISCHER and WERTHEIMER: J. Physiol. **104**, 361 (1946).
92. SHAPIRO and WERTHEIMER: J. biol. Chem. **173**, 725 (1948).
93. JOWETT and QUASTEL: Biochemic. J. **29**, 2143, 2159 (1935).
94. BLIXENKRONE-MØLLER: Hoppe-Seylers Z. **253**, 361 (1938).
95. WEINHOUSE, MEDES and FLOYD: Amer. J. med. Sci. **207**, 812 (1944).
96. MACKAY: J. clin. Endocrinol. **3**, 101 (1943), dort weit. Lit.
97. BOBBITT and DEUEL: J. biol. Chem. **143**, 1 (1943).
98. WEINHOUSE, MILLINGTON and VOLK: J. biol. Chem. **185**, 191 (1950).
99. GRAFFLIN and GREEN: J. biol. Chem. **176**, 95 (1948).
100. GEYER, MATTHEWS and STARE: J. biol. Chem. **180**, 1037 (1948).
101. WEINHOUSE, MILLINGTON and FRIEDMAN: J. biol. Chem. **181**, 489 (1949).
102. HAUSBERGER and BUBLITZ: Arch. exper. Path. **207**, 418 (1949).
103. REINECKE and ROBERTS: Amer. J. Physiol. **141**, 476 (1944).
104. ROBERTS and SAMUELS: Amer. J. Physiol. **142**, 240 (1944); **146**, 358 (1946).
105. MIRSKY, HEIMAN and SWADESH: Amer. J. Physiol. **120**, 681 (1937).
106. MIRSKY: Amer. J. Physiol. **124**, 569 (1938).
107. FRAME and RUSSEL: Endocrinology **39**, 420 (1946).
108. INGLE, PRESTRUD and NEZAMIS: Amer. J. Physiol. **150**, 682 (1947).
109. DAVIS and VAN WINKLE: J. biol. Chem. **104**, 207 (1934).
110. HARRIS and HARRIS: Proc. Soc. exper. Biol. a. Med. **64**, 471 (1947).
111. MIRSKY: Amer. J. Physiol. **124**, 569 (1938).
112. RUSSELL and CAPPIELLO: Endocrinology **44**, 333 (1949).
113. HOBERMAN: Yale J. Biol. a. Med. **22**, 341 (1950).
114. LEVIN, GOLDSTEIN, HUDDLESTUN and KLEIN: Amer. J. Physiol. **163**, 70 (1950).
115. COLOWICK and SUTHERLAND: J. biol. Chem. **144**, 423 (1942).
116. CORI: Biol. Sympos. **5**, 131 (1941).
117. EVANS: Symposium on Respiratory Metabolism, Madison 1942.
118. WEIL-MALHERBE: Nature (Lond.) **153**, 435 (1944).
119. LIPMANN and TUTTLE: J. biol. Chem. **158**, 505 (1945).
120. UTTER, LIPMANN and WERKMAN: J. biol. Chem. **158**, 521 (1945).
121. LEHNINGER: J. biol. Chem. **161**, 413 (1945); **164**, 291 (1946).
122. STADIE: Harvey Lect. **37**, 129 (1942).
123. PRICE, CORI and COLOWICK: J. biol. Chem. **160**, 633 (1945).
124. CORI: Harvey Lect. **41**, 253 (1946).
125. HAUSBERGER: Ärztl. Forschg. **2**, 204 (1948).
125a. BUEDING, FAZEKAS, HERRLICH and HIMWICH: J. biol. Chem. **148**, 97 (1943).
125b. HORRWITT, HILLS and KREISLER: Amer. J. Physiol. **156**, 92 (1949).
126. ROOT, STOTZ and CARPENTER: Amer. J. med. Sci. **211**, 189 (1946).
127. BRADY and GURIN: J. biol. Chem. **187**, 589 (1950).
128. STADIE, HAUGAARD, MARSH and HILLS: Amer. J. med. Sci. **218**, 265 (1949).
129. — — and HILLS: Amer. J. med. Sci. **218**, 275 (1949).
130. BÜRGER: Z. inn. Med. **2**, 311 (1947); Arch. exper. Path. **178**, 382 (1935); Z. exper. Med. **96**, 375 (1935).
131. — u. KLOTZBÜCHER: Z. inn. Med. **2**, 43 (1947).
132. SUTHERLAND and CORI: J. biol. Chem. **172**, 737 (1948).
133. HEARD, LOZINSKI and STEWART: J. biol. Chem. **172**, 857 (1948).
134. SUTHERLAND, CORI, HAYNES and OLSEN: J. biol. Chem. **180**, 825 (1949).
135. PINCUS: J. clin. Endocrinol. **10**, 556 (1950).
136. SUTHERLAND and DEDUVE: J. biol. Chem. **175**, 663 (1948).
137. ZIMMERMANN and DONOVAN: Amer. J. Physiol. **153**, 197 (1948).

138. THOROGOD and ZIMMERMANN: Endocrinology **37**, 191 (1945).
139. CANDELA: Rev. clin. Españ. **19**, 326 (1945).
140. DRAGSTEDT, ALLEN and SMITH: Proc. Soc. exper. Biol. a. Med. **54**, 292 (1943).
141. HOUSSAY, ORIAS and SARA: Science (Lancaster, Pa.) **102**, 197 (1945).
142. CONN, HEINERMAN and BÜXTON: J. Labor. a. clin. Med. **32**, 347 (1947).
143. DUFF, McMILLAM and WILSON: Proc. Soc. exper. Biol. a. Med. **64**, 251 (1947).
144. DI PIETRO u. CARDEZA: Arch. Soc. argent. Anat. Norm. Path. **8**, 264 (1947).
145. TEHVER: Z. mikrosk.-anat. Forschg. **21**, 462 (1930).
146. VAN CAMPENHOUT: Proc. Soc. exper. Biol. a. Med. **30**, 617 (1933).
147. FERNER: Z. mikrosk.-anat. Forschg. **44**, 451 (1938); Virchows Arch. **309**, 87 (1942).
148. TERBRÜGGEN: Virchows Arch. **315**, 407 (1944).
149. DAVIDOFF and CUSHING: Arch. int. Med. **39**, 751 (1927).
150. BALFOUR and SPRAGUE: Amer. J. Med. **7**, 589 (1949).
151. ALMY and SHORR: J. clin. Endocrinol. **7**, 455 (1947).
152. FELDMAN, ROBERTS, SUSSELMAN and LIPITZ: Arch. int. Med. **79**, 322 (1949).
153. HOUSSAY: New England J. Med. **214**, 961, 971 (1936).
154. — FOGLIA, DOSNE u. PASQUALINI: Rev. Soc. argent. Biol. **22**, 147 (1946).
155. SOSKIN and LEVINE: Carbohydrate Metabolism. Chicago 1947.
156. GREELY: Endocrinology **27**, 316 (1940).
157. RUSSELL: Amer. J. Physiol. **136**, 95 (1942).
158. — Amer. J. Physiol. **140**, 98 (1943).
159. HIMSWORTH and SCOTT: J. Physiol. **92**, 183 (1938).
160. BENNETT and ROBERTS: Amer. J. Physiol. **146**, 502 (1946).
161. KRAHL and PARK: J. biol. Chem. **174**, 939 (1944).
162. PERLMUTTER and GREEP: J. biol. Chem. **174**, 915 (1948).
163. NELSON: Austral. J. exper. Biol. a. med. Sci. **22**, 131 (1944).
164. SAMUELS, REINECKE and BALL: Endocrinology **31**, 35, 42 (1942).
165. — — and BAUMAN: Endocrinology **33**, 87 (1943).
166. CRANDALL and CHERRY: Amer. J. Physiol. **125**, 658 (1939).
167. HOUSSAY, FOGLIA, SMYTH, RIETTI and HOUSSAY: Rev. Soc. argent. Biol. **17**, 301 (1941).
168. — and ANDERSON: Endocrinology **45**, 627 (1949).
169. HERRING and EVANS: Amer. J. Physiol. **140**, 452 (1943).
170. MARX, ANDERSON, FONG and EVANS: Proc. Soc. exper. Biol. a. Med. **53**, 38 (1943).
171. BENNETT and LI: Amer. J. Physiol. **150**, 400 (1947).
172. — and LAUNDRIE: Amer. J. Physiol. **155**, 18 (1948).
173. — Amer. J. Physiol. **155**, 24 (1948).
174. CAMPELL, DAVIDSON and LEI: Endocrinology **46**, 273 (1950).
175. — — — Endocrinology **46**, 588 (1950).
176. MILLMAN and RUSSELL: Endocrinology **47**, 114 (1950).
177. RUSSEL and WILHELMI: Endocrinology **47**, 26, 1950.
178. — Amer. J. Physiol. **128**, 552 (1940).
179. DEBODO, KURZ, AUCOWITZ and KIANG: Endocrinology **163**, 311 (1950).
180. BENNETT, KREISS, LI and EVANS: Amer. J. Physiol. **152**, 210 (1947).
181. SZEGO and WHITE: Endocrinology **44**, 150 (1949).
182. WEIL and ROSS: Endocrinology **45**, 207 (1949).
183. LI, SIMPSON and EVANS: Arch. Biochem. **23**, 51 (1949).
184. PAYNE: Endocrinology **45**, 305 (1949).
185. SHIPPLEY and LONG: Biochemic. J. **32**, 242 (1938).
186. WELT and WILHELMI: Yale J. Biol. a. Med. **23**, 99 (1950).
187. RUSSELL and CAPPIELLO: Endocrinology **44**, 333 (1949).
188. RIESSER: Biochem. et Biophys. Acta **1**, 208 (1947).
189. SOMOGYI: J. biol. Chem. **186**, 513 (1950).
190. SAYERS, SAYERS, WHITE and LONG: Yale J. Biol. a. Med. **16**, 361 (1944).
191. VOGT: J. Physiol. **103**, 317 (1944).
192. — J. Physiol. **104**, 60 (1945).
193. LONG and FREY: Proc. Soc. exper. Biol. a. Med. **59**, 67 (1945).
194. GERSHBERG and LONG: J. clin. Endocrinol. 8, 587 (1948).
195. SAYERS, PLEKKES, ORTEN and ORTEN: Amer. J. Physiol. **141**, 466 (1946).
196. SPRAGUE, PRIESTLEY and DOCKERTY: J. clin. Endocrinol. **3**, 28 (1943).
197. — HAYLES, MASON, POWER and BENNETT: J. Labor. a. clin. Med. **33**, 1472 (1948).
198. MASON and SPRAGUE: J. biol. Chem. **175**, 451 (1948).
199. GREEN, NELSON, DODDS and SMALLEY: J. Amer. med. Assoc. **144**, 439 (1950).
200. SIMPSON: J. clin. Endocrinol. **9**, 403 (1949).
201. BLOOMFIELD: Bull. Hopkins Hosp. **65**, 456 (1939).
202. THORN and CLINTON: J. clin. Endocrinol. **3**, 335 (1934).

203. SPRAGUE, POWER, MASON and CLUXTON: J. clin. Invest. **28**, 812 (1949).
204. — KEPLER, KEATING and POWER: J. clin. Invest. **26**, 1198 (1947).
205. — and MASON: Proc. Amer. Diab. Assoc. **9**, 147 (1949).
206. BALFOUR and SPRAGUE: Amer. J. Med. **7**, 596 (1949).
206a. BOLAND and HEADLEY: J. Amer. med. Assoc. **141**, 301 (1949).
207. LONG and LUKENS: J. exper. Med. **63**, 465 (1936).
208. — — Proc. Soc. exper. Biol. a. Med. **32**, 392 (1934).
209. — — Proc. Soc. exper. Biol. a. Med. **33**, 743 (1935).
210. — KATZIN and FREY: Endocrinology **26**, 309 (1940).
211. SPRAGUE, POWER, MASON et al.: Arch. int. Med. **85**, 199 (1950).
212. PFIFFNER: Adv. in Enzymol. **2**, 325 (1942).
213. PINCUS: Macy Foundat. Conference on Adrenal Cortex, 1949.
214. NELSON, REICH and SAMUELS: Science (Lancaster, Pa.) **111**, 578 (1950).
215. ZAFFARONI, BURTON and KEUTMAN: Science (Lancaster, Pa.) **111**, 6 (1950).
216. REICHSTEIN and EUW: Helvet. chim. Acta **21**, 1197 (1938).
217. TATSHER and HARTMAN: Arch. Biochem. **10**, 195 (1946).
218. KENDALL: Endocrinology **30**, 853 (1942).
219. WELLS and GREENE: Endocrinology **25**, 183 (1939).
220. COREY: Amer. J. Physiol. **132**, 446 (1941).
221. — Proc. Soc. exper. Biol. a. Med. **41**, 397 (1939).
222. ZARROW: Proc. Soc. exper. Biol. a. Med. **50**, 135 (1942).
223. ROGOFF and STEWART: Amer. J. Physiol. **79**, 508 (1927).
224. COLLINGS: Endocrinology **28**, 75 (1941).
225. EMERY and SCHWABE: Endocrinology **20**, 550 (1936).
226. SELYE: Endocrinology **30**, 437 (1942).
227. KENDALL: Federat. Proc. **9**, 501 (1950).
228. HECTER: J. Amer. chem. Soc. **71**, 3261 (1949).
229. HAYNO, DORFMAN and PRINS: Proc. Soc. exper. Biol. a. Med. **72**, 700 (1949).
230. HECHTER: Arch. Biochem. **25**, 457 (1950).
231. MacGINTY, SMITH, WILSON and WORREL: Science (Lancaster, Pa.) **112**, 506 (1950).
232. SENECA, ELLBOGEN, HENDERSON et al.: Science (Lancaster, Pa.) **112**, 524 (1950).
233. VOGT: J. Physiol. **102**, 341 (1943).
234. HEMPHILL and REISS: Endocrinology **41**, 17 (1949).
235. WELLS and KENDALL: Proc. Staff Meet. Mayo Clin. **15**, 133 (1940).
236. VERZÀR: Schweiz. med. Wschr. **80**, 465 (1950).
237. — Schweiz. med. Wschr. **74**, 253 (1944).
238. EVERSOLE, GAUNT and KENDALL: Amer. J. Physiol. **135**, 378 (1942).
239. WANG and VERZÀR: Amer. J. Physiol. **159**, 263 (1949).
240. ANDERSON and HERRING: Proc. Soc. exper. Biol. a. Med. **43**, 363 (1940).
241. — Essays in Biology, Berkeley 1943.
242. VÖGTLI: Helvet. physiol. et pharm. Acta **1**, 393, 407 (1943).
243. INGLE: Endocrinology **27**, 297 (1940).
244. — Amer. J. Physiol. **133**, 676 (1941).
245. HAUSBERGER: Klin. Wschr. **27**, 100 (1949).
246. SELYE and DOSNE: Proc. Soc. exper. Biol. a. Med. **44**, 165 (1940).
247. DEL CASTILLO u. RAPELLO: Rev. Soc. argent. Biol. **21**, 338 (1945).
248. CARNES, RAGAN, FERREBEE and O'NEILL: Endocrinology **29**, 144 (1941).
249. INGLE, HIGGINS and KENDALL: Anat. Rec. **71**, 369 (1938).
250. WELLS and KENDALL: Proc. Staff Meet. Mayo Clin. **15**, 524 (1940).
251. INGLE: Amer. J. Physiol. **124**, 369 (1938).
252. ELERT: Klin. Wschr. **1940**, 49.
253. KÖHLER u. FLECKENSTEIN: Dtsch. Arch. klin. Med. **191**, 578 (1944).
254. ZIMMERMANN, PARRISH and ALPERT: Proc. Soc. exper. Biol. a. Med. **73**, 81 (1950).
255. VETTER: Wien. Z. inn. Med. **31**, 361 (1950).
256. CHENG and SAYERS: Endocrinology **44**, 400 (1949).
257. BUELL, ANDERSON and STRAUS: Amer. J. Physiol. **116**, 274 (1936).
258. CLARK and MacKAY: Amer. J. Physiol. **137**, 104 (1942).
259. ALTHAUSEN, ANDERSON and STOCKHOLM: Proc. Soc. exper. Biol. a. Med. **40**, 342 (1939).
260 MARRAZI: Amer. J. Physiol. **131**, 36 (1940).
261. PHILIPS and GILDER: Endocrinology **27**, 601 (1940).
262. SECKEL: Endocrinology **26**, 101 (1940).
263. CHIU and NEEDHAM: Biochemic. J. **46**, 114 (1950).
264. COREY and BRITTON: Amer. J. Physiol. **131**, 783 (1942).
265. BRITTON and SILVETTE: Amer. J. Physiol. **100**, 701 (1932).
266. GRATTAN and JENSEN: J. biol. Chem. **135**, 511 (1940).

267. OHLSEN, THAYER et al.: Endocrinology **35**, 430 , 464 (1944).
268. REINECKE and KENDALL: Endocrinology **32**, 505 (1943).
269. Lit. s. INGLE: J. clin. Endocrinol. **10**, 1312 (1950).
270. Lit. s. HARTMAN and BROWNELL: The. Adrenal Gland, Philadelphia 1949.
271. MILLER: Proc. Soc. exper. Biol. a. Med. **72**, 635 (1949).
272. KOBERNICK and MORE: Proc. Soc. exper. Biol. a. Med. **74**, 602 (1950).
273. INGLE: Proc. Soc. exper. Biol. a. Med. **44**, 176 (1940); Endocrinology **29**, 649 (1941).
274. — SHEPPARD, EVANS and KUIZENGA: Endocrinology **37**, 341 (1945).
275. — — OBERLE and KUIZENGA: Endocrinology **39**, 52 (1946).
276. LAZAROW and BERGMAN: Anat. Rec. **106**, 215 (1950).
277. CONN, LOUIS and WHEELER: J. Labor. a. clin. Med. **33**, 651 (1948).
278. — — and JOHNSTON: J. Labor. a. clin. Med. **34**, 255 (1949).
279. BENNETT, APPLEGARTH and LI: Proc. Soc. exper. Biol. a. Med. **65**, 256 (1947).
280. INGLE, LI and EVANS: Endocrinology **39**, 32 (1946).
281. LUKENS and DOHAN: Endocrinology **22**, 51 (1938).
282. EVANS: Proc. Soc. exper. Biol. a. Med. **32**, 1246 (1935).
283. ADDIS, MARMORSTON, CODMAN and SELLERS: Federat. Proc. **9**, 3 (1950).
284. SAMUELS, BUTTS, SCHOTT and BALL: Proc. Soc. exper. Biol. a. Med. **35**, 538 (1937).
285. LEWIS, KUHLMAN, DELUE, KOEPF and THORN: Endocrinology **27**, 971 (1940).
286. BUELL, ANDERSON and STRAUS: Amer. J. Physiol. **116**, 274 (1936).
287. JIMENEZ-DIAZ: Lancet **231**, 1135 (1936).
288. RUSSELL and WILHELMI: J. biol. Chem. **137**, 713 (1941).
289. TIPTON: Amer. J. Physiol. **132**, 74 (1941).
290. KOEPF, HORN, GEMMILL and THORN: Amer. J. Physiol. **135**, 175 (1941).
291. CLARK: Federat. Proc. **9**, 161 (1950).
292. WELLS: Proc. Staff Meet. Mayo Clin. **15**, 294 (1940).
293. — and KENDALL: Proc. Staff Meet. Mayo Clin. **15**, 493 (1940).
294. — — Proc. Staff Meet. Mayo Clin. **15**, 565 (1940).
295. — and CHAPMAN: Proc. Staff Meet. Mayo Clin. **15**, 503 (1940).
296. ANDERSON, JOSEPH and HERRING: Proc. Soc. exper. Biol. a. Med. **44**, 477 (1940).
297. INGLE and OBERLE: Amer. Physiol. **147**, 222 (1946).
298. THORN, KOEPF, LEWIS and OHLSEN: J. clin. Invest. **19**, 813 (1940).
299. FERREBEE, RAGAN, ACTLEY and LOEB: J. Amer. med. Assoc. **113**, 1725 (1939).
300. SWINGLE and REMINGTON: Physiol. Rev. **24**, 1 (1944), dort weit. Lit.
301. RUSSELL: Amer. J. Physiol. **128**, 552 (1940).
302. REISS, WINTER u. VALDESCAS: Endokrinol. **27**, 164 (1950).
303. KÖHLER u. FLECKENSTEIN: Dtsch. Arch. klin. Med. **189**, 530 (1942).
304. — u. MÖNICH: Endokrinol. **27**, 164 (1950).
305. ROBERTS: Endocrinology **39**, 90 (1946).
306. INGLE and NEZAMIS: Amer. J. Physiol. **152**, 598 (1948).
307. — PRESTRUD and NEZAMIS: Amer. J. Physiol. **50**, 423 (1947).
308. EVANS: Endocrinology **29**, 731 (1941).
309. BARNES et al.: Proc. Soc. exper. Biol. a. Med. **40**, 651 (1939); **41**, 485 (1939); **42**, 336 (1939). J. biol. Chem. **140**, 241 (1941).
310. BAVETTA, HALLMAN, DEUEL and GREELY: Amer. J. Physiol. **134**, 619 (1941).
311. — and DEUEL: Amer. J. Physiol. **136**, 712 (1942).
312. BARNES, ANSOFF and BURR: Proc. Soc. exper. Biol. a. Med. **49**, 84 (1940).
313. STILLMAN, ENTEMAN, ANDERSON and CHAIKOFF: Endocrinology **31**, 481 (1942).
314. BARNES, MILLER and BURR: J. biol. Chem. **140**, 247 (1941).
315. INGLE: J. clin. Endocrinol. **3**, 603 (1943).
316. SHIPLEY: Endocrinology **26**, 900 (1940).
317. BENNETT, KREISS, LI and EVANS: Amer. J. Physiol. **152**, 210 (1948).
318. — CARCIA and LI: Proc. Soc. exper. Biol. a. Med. **69**, 52 (1948).
319. SPRAGUE, POWER, MASON et al.: Arch. int. Med. **85**, 199 (1950).
320. ANTIPOL: Proc. Soc. exper. Biol. a. Med. **73**, 262 (1950).
321. STOERK and PORTER: Proc. Soc. exper. Biol. a. Med. **74**, 65 (1950).
322. SHEPPELS and JENSEN: Amer. J. Physiol. **157**, 418 (1950).
323. ABELIN: Helvet. physiol. pharm. Acta **3**, 71 (1945).
324. JACKSON: Amer. J. Anat. **18**, 75 (1915).
325. STEFKO: Z. Konstit.lehre 18, 287 (1934).
326. TEPPERMAN, ENGLE and LONG: Endocrinology **32**, 403 (1943).
327. GOHAR: J. Physiol. **80**, 305 (1934).
328. SCHWENK and LANGENECKER: Endokrinol. **16**, 305 (1935).
329. FOGLIA: Rev. Soc. argent. Biol. **21**, 45 (1945).
330. BENNETT and KONEFF: Anat. Rec. **96**, 1 (1946).

331. Bartelheimer and Cabeza: Klin. Wschr. **21**, 322 (1942).
332. Venning and Browne: J. clin. Endocrinol. **7**, 79 (1947).
333. Talbot, Albright et al.: J. clin. Endocrinol. **7**, 331 (1947).
334. McArthur, Sprague and Mason: J. clin. Endocrinol. **10**, 307 (1950).
335. Ferrebee: J. biol. Chem. **136**, 719 (1940).
336. Ochoa and Rossiter: J. Physiol. **97**, 1 (1940).
337. Sperber and Barany: Nature (Lond.) **145**, 106 (1940).
338. Bruce and Wien: J. Physiol. **98**, 375 (1940).
339. Nelson: Amer. J. Physiol. **129**, 429 (1940).
340. Montigel and Verzàr: Helvet. physiol. et pharm. Acta **1**, 115 (1943).
341. Helve: Acta physiol. scand. **7**, 108 (1944).
342. Riesser: Enzymologia **11**, 323 (1945).
343. Smits: Enzymologia **11**, 334 (1945).
344. Potter and Klug: Arch. Biochem. **12**, 241 (1947).
345. Foster and Lowrie: Endocrinology **23**, 681 (1938).
346. Joslin: The Treatment of Diabetes mellitus, Philadelphia 1948.
347. Wilder: Clinical Diabetes and Hyperinsulinism, New York 1940.
348. Dohan and Lukens: Amer. J. Physiol. **122**, 367 (1938).
349. Lukens and Dohan: Endocrinology **30**, 175 (1942).
350. DeFinis u. Houssay: Rev. Soc. argent. Biol. **19**, 94 (1943).
351. Houssay, Foglia, Diaz u. Sara: Rev. Soc. argent. Biol. **21**, 232 (1945).
352. Wilder, Foster and Pemberton: Proc. Staff Meet. Mayo Clin. **8**, 720 (1933).
353. Althausen: J. Amer. med. Assoc. **115**, 101 (1940).
354. — and Stockholm: Amer. J. Physiol. **123**, 577 (1938).
355. Schneeberg, Litkoff and Meranze: Arch. Surg. **46**, 581 (1943).
356. Russell: Amer. J. Physiol. **122**, 547 (1938).
357. Houssay: Endocrinology **35**, 158 (1944).
358. Martinez: Zit. Houssay, Vitamines and Hormones **4**, 187 (1946).
359. Cramer and McCall: Quart. J. exper. Physiol. **11**, 59 (1917).
360. Sanger and Hun: Arch. int. Med. **30**, 397 (1933).
361. Yrial et Gotta: C. r. Soc. Biol. Paris **113**, 454 (1933).
362. Mirsky and Broh-Kahn: Amer. J. Physiol. **117**, 6 (1936).
363. Lusk: Science of Nutrition, Philadelphia 1928.
364. White and Dougherty: Endocrinology **41**, 230 (1947).
365. Baranoff: Z. exper. Med. **59**, 222 (1928).
366. Farrant: Brit. med. J. **2**, 1363 (1913).
367. Herring: Quart. J. exper. Physiol. **11**, 231 (1917).
368. Watrin et Florentin: C. r. Soc. Biol. Paris **107**, 372 (1931).
369. Hess: Anat. Rec. **84**, 526 (1942).
370. Glaser: Arch. Entw.mechan. **107**, 98 (1926).
371. Zunz et LaBarre: Arch. int. Physiol. **35**, 286 (1932).
372. Young: Brit. med. J. **2**, 715 (1944).
373. Houssay, Foglia and Martinez: Endocrinology **39**, 361 (1946).
374. Cori and Cori: J. biol. Chem. **70**, 557 (1926).
375. Drury: J. clin. Endocrinol. **2**, 421 (1942).
376. Bergman and Drury: Amer. J. Physiol. **124**, 279 (1938).
377. Hausberger u. Glabasnia: Arch. exper. Path. u. Pharmakol. **207**, 71 (1949).
378. — u. Jachtorowycs: Arch. exper. Path. u. Pharmakol. **207**, 409 (1949).
379. Lundback: Yale J. Biol. a. Med. **20**, 533 (1948).
380. Ingle: Recent Progress in Hormone Res. II, New York 1948.
381. — Proc. Amer. Diab. Assoc. **8**, 3 (1948).
382. — and Nezamis: Endocrinology **40**, 353 (1947).
383. — — Amer. J. Physiol. **155**, 15 (1948).
384. Man and Magath: Arch. int. Med. **31**, 797 (1923).
385. Lusk: Erg. Physiol. **12**, 315 (1912).
386. Soskin: J. Nutrit. **3**, 99 (1930).
387. Marks and Young: J. Endocrinol. **1**, 470 (1939).
388. Stadie, Zapp and Lukens: J. biol. Chem. **137**, 475 (1941).
389. Buchanan, Hastings and Nesbett: J. biol. Chem. **150**, 413 (1943).
390. Rittenberg and Bloch: J. biol. Chem. **154**, 311 (1944).
391. Buchanan, Sakami, Gurin and Wilson: J. biol. Chem. **159**, 695 (1945).
392. Wood, Lifson and Lorber: J. biol. Chem. **159**, 475 (1945).
393. Lorber, Lifson and Wood: J. biol. Chem. **161**, 411 (1945).
394. Lifson, Lorber, Sakami and Wood: J. biol. Chem. **176**, 1263 (1948).
395. Lorber, Lifson, Wood, Sakami and Shreeve: J. biol. Chem. **183**, 517 (1950).

396. Wood: Cold Spring Harbor Sympos. **13**, 201 (1948).
397. Weinhouse, Medes and Floyd: J. biol. Chem. **157**, 35 (1945).
398. Blixenkrone-Møller: Hoppe-Seylers Z. **253**, 361 (1938).
399. Wick and Drury: J. biol. Chem. **138**, 129 (1941).
400. Gammeltoft: Acta physiol. scand. **19**, 270 (1949).
401. Mirsky, Heiman and Broh-Kahn: Amer. J. Physiol. **118**, 290 (1937).
402. Lipscomb and Crandall: Amer. J. Physiol. **148**, 302 (1947).
403. Crandall and Lipscomb: Amer. J. Physiol. **148**, 312 (1947).
404. — — and Barker: Federat. Proc. **6**, 92 (1947).
405. Lit. s. Wood: Physiol. Rev. **26**, 198 (1946).
406. Lit. s. Buchanan and Hastings: Physiol. Rev. **26**, 120 (1946).
407. Lit. s. Gurin: Adv. in Carbohydrate Metabolism **3**, 329 (1948).
408. Reid, Smith and Young: Biochemic. J. **42**, XIX (1948).
409. Broh-Kahn and Mirsky: Science (Lancaster, Pa.) **106**, 148 (1948).
410. Stadie and Haugaard: J. biol. Chem. **177**, 311 (1949).
411. Herxheimer: Verh. Ges. Verdauungs. Stoffw.krkh. **1933**, 12.
412. Warren: The Pathology of Diabetes mellitus, Philadelphia 1938, dort weit. Lit.
413. Gellerstedt: Beitr. path. Anat. **101**, 1 (1938).
414. Arey: Arch. Path. **36**, 32 (1943).
415. Aronheim: Amer. J. Path. **19**, 873 (1943).
416. Page and Warren: New England J. Med. **200**, 766 (1929).
417. Laipply, Fitzen and Dutra: Arch. int. Med. **74**, 354 (1944).
418. Scott and Fisher: J. clin. Endocrinol. **17**, 725 (1938).
419. Brush and McClure: Ann. Surg. **120**, 750 (1944).
420. Brown, Lukens, Elkinton and DeMoor: J. clin. Endocrinol. **10**, 1363 (1950).
421. Wagner, White and Bogan: Amer. J. Dis. Childr. **63**, 667 (1942); White, in 346.
422. Jackson et al.: Amer. J. Dis. Childr. **59**, 332 (1940); **70** , 307 (1945). — J. Pediatr. **27**, 215 (1945); **29**, 316 (1946), dort weit. Lit.
423. Bogan and Morrison: Amer. J. med. Sci. **147**, 313 (1927).
424. Kraus: Handbuch der Gynäkologie **9**, 865 (1936), dort weit. Lit.
425. Miller and Wilson: J. Pediatr. **23**, 251 (1943).
426. White and White: J. clin. Endocrinol. **3**, 500 (1943).
427. Miller: New England J. Med. **233**, 376 (1945).
428. Herzstein and Dolger: Amer. J. Obstetr. **51**, 420 (1946).
429. Allen: Amer. J. Obstetr. **38**, 982 (1939).
430. Miller: Amer. J. med. Sci. **209**, 447 (1945).
431. Cushing and Davidoff: Monographs Rockefeller Inst. med. Res. **22**, 1 (1927).
432. Barthelheimer: Klin. Wschr. **18**, 647 (1939), dort weit. Lit.
433. Mohnike: Dtsch. Arch. klin. Med. **193**, 192 (1947).
434. Houssay: Clin. Proc. **5**, 219 (1946).
435. Foglia: Rev. Soc. argent. Biol. **20**, 21 (1944).
436. Copp and Barclay: J. Metabol. Res. **4**, 445 (1923).
437. Bell, Best and Haist: J. Physiol. **101**, 11 (1942).
438. Houssay, Foglia and Smith: J. exper. Med. **74**, 283 (1941).
439. Haist, Campell and Best: New England J. Med. **223**, 607 (1940).
440. Bliss: J. Metabol. Res. **2**, 385 (1922).
441. Richardson and Young: J. Physiol. **91**, 352 (1937).
442. Marks and Young: Lancet **1940** I, 493.
443. Young: Biochemic. J. **32**, 513 (1938).
444. Lukens and Dohan: Endocrinology **30**, 175 (1942).
445. Long: Harvey Lect. **32**, 194 (1937).
446. Ham and Haist: Amer. J. Path. **17**, 787 (1941).
447. Best, Campell and Haist: J. Physiol. **101**, 17 (1942).
448. — — — J. Physiol. **97**, 200 (1939).
449. Lukens, Dohan and Wolcott: Endocrinology **32**, 475 (1943).
450. Houssay and Martinez: Science (Lancaster, Pa.) **105**, 548 (1947).
451. Allen: J. Metabol. Res. **1**, 75 (1922).
452. Dohan and Lukens: Endocrinology **42**, 244 (1948).
453. Best, Campell, Haist and Ham: J. Physiol. **101**, 17 (1942).
454. Lukens and Dohan: Science (Lancaster, Pa.) **105**, 183 (1947).
455. — Med. Clin. N. Amer. **1947**, 387.
456. Brush: Amer. J. Dis. Childr. **67**, 429 (1944).
457. Mirsky, Nelson, Elgart and Grayman: Science (Lancaster, Pa.) **95**, 583 (1942).
458. Latta and Harvey: Anat. Rec. **82**, 281 (1942).
459. Ingle, Evans and Sheppard: Endocrinology **35**, 370 (1944).

460. Looney and Cameron: Proc. Soc. exper. Biol. a. Med. **37**, 253 (1937).
461. Harned and Cole: Endocrinology **25**, 689 (1939).
462. Simpson, Evans and Li: Growth **13**, 151 (1949).
463. White and Pincus, in 346.
464. Newburgh: Ann. int. Med. **17**, 935 (1942).
465. Brobeck, Tepperman and Long: Yale J. Biol. and Med. **15**, 831 (1943).
466. Hetherington and Ranson: Amer. J. Physiol. **136**, 609 (1942).
467. Brooks et al.: Amer. J. Physiol. **147**, 695, 708, 717, 727, 735 (1946).
468. Ranson, Fisher and Ingram: Endocrinology **23**, 175 (1938).
469. Brobeck, Tepperman and Long: Yale J. Biol. a. Med. **15**, 893 (1943).
470. Tyner: Amer. med. Sci. **185**, 704 (1933).
471. Embleton: Brit. med. J. **2**, 739 (1938).
472. Ogilvie: Quart. J. Med. **28**, 345 (1935).
473. — Quart. J. Med. **36**, 287 (1937).
474. — J. of Path. **37**, 473 (1933).
475. Lauter: Hunger, Appetit u. Ernährung, Leipzig 1937.
476. Himsworth: Clin. Sci. **2**, 117 (1935).
477. Gomori and Goldner: Proc. Soc. exper. Biol. a. Med. **54**, 287 (1943).
478. Conn and Heinerman: Amer. J. Path. **24**, 429 (1948).
479. Gomori: Amer. J. Path. **17**, 395 (1941).
480. Ferner: Virchows Arch. **309**, 87 (1942).
481. Terbrüggen: Virchows Arch. **315**, 407 (1948).
482. Bell: Amer. J. Path. **22**, 631 (1946).
483. McQuarrie, Bell, Zimmermann and Wright: Federat. Proc. **9**, 337 (1950).
484. Lazarow: Physiol. Rev. **29**, 48 (1949).

I. Die hormonale Regulation des Kohlenhydratstoffwechsels.

Einleitung.

Dem oberflächlichen Beobachter zeigt der gesunde erwachsene Organismus das Bild einer relativen Unveränderlichkeit. Es ist seit langem wohl bekannt, daß diese nur der Ausdruck eines dynamischen Gleichgewichtes ist, und daß im Organismus ein dauernder Auf- und Abbau stattfindet. Da aber Assimilation und Dissimilation mit annähernd der gleichen Geschwindigkeit verlaufen, ergibt sich ein Bild jener Unveränderlichkeit. In welch großem, bisher ungeahntem Maße dieser Umbau stattfindet, wurde im vergangenen Jahrzehnt mit Hilfe der Isotopen gezeigt. Sämtliche körpereigenen Substanzen, das Glykogen, die Lipoide, Proteinsubstanzen usw. werden umgebaut, verwertet und gleichzeitig wird dieselbe Menge wieder neu synthetisiert. Auch Verbindungen, die lange als endgültige Stoffwechselprodukte betrachtet wurden, wie CO_2 oder NH_3, werden dauernd zur Synthese anderer Substanzen benutzt und ausgetauscht.

Die wichtigsten endogenen Faktoren für die Steuerung dieses dynamischen Gleichgewichtes sind die Hormone. Ihre Wirkung ist eine sehr komplexe. Sie ist abhängig von der Reaktion und Reaktionsfähigkeit der Hormondrüsen, die sich gegenseitig beeinflussen, von der Verfügbarkeit bestimmter Nahrungsstoffe, d. h. von der Art der Ernährung, vom Mineralhaushalt, den Vitaminen usw. Die im Kohlenhydratstoffwechsel wirksamen Inkrete beeinflussen außerdem gleichzeitig in entscheidendem Maße den Umsatz der Protein-Körper und Fette. Hypophysenvorderlappenextrakte (H.V.L.-Extrakte) verändern den Blutzuckerspiegel in ganz verschiedener Richtung im hungernden oder gefütterten und im diabetischen Tier. Das Elektrolytmilieu der Zellen bestimmt nach Insulingaben weitgehend, ob in Muskel oder Leber eine Glykogenese oder Glykogenolyse stattfindet. Immer wenn aus exogenen oder endogenen Ursachen die Verwertung der Kohlenhydrate vermindert ist, werden Proteinsubstanzen und Fettsäuren vermehrt zur Verbrennung herangezogen.

Alle bisher bekannten Fermentreaktionen oder Stoffwechselvorgänge können auch ohne Hormone erfolgen. Diese fördern nur Richtung und Geschwindigkeit, die außerdem von anderen extrahormonalen Faktoren abhängig ist, z. B. von der Substratmenge, von Aktivatoren und Hemmstoffen.

Der Diabetes mellitus ist eine Stoffwechselerkrankung infolge einer Störung im Gleichgewicht all der Inkrete, die den Kohlenhydratstoffwechsel (KH-Stoffwechsel) regulieren. Seit den Untersuchungen von HOUSSAY ist bekannt, daß nicht nur das Insulin, sondern auch der H.V.L.-Lappen eine entscheidende Rolle im Zuckerhaushalt spielt, und eine Reihe anderer Untersucher, besonders LONG, haben dies auch für die Nebennierenrinde erwiesen. — Die Frage, ob die Ursache der diabetischen Störung vorwiegend in einer Hemmung der Glucoseverwertung — der Oxydation und Umwandlung in andere Substanzen, in Glykogen und Fette — oder in einer übermäßigen Kohlenhydratneubildung vor allem aus Fettsäuren besteht, scheint zur Zeit, meiner Ansicht nach, zu Gunsten der Minderverwertungstheorie entschieden zu sein. Die neueren biochemischen Untersuchungsergebnisse sprechen ebenso wie die älteren für die Gültigkeit dieser Theorie, wenn man nicht annehmen will, daß der menschliche KH-Stoffwechsel sich vom tierischen in dieser Hinsicht unterscheidet.

Der hier zu behandelnde Stoff soll in drei Abschnitten besprochen werden. Der erste Teil behandelt die Wirkung der Hormondrüsen, des Inselapparates, des Hypophysenvorderlappens, der Nebennieren und der Schilddrüse auf den Kohlenhydratstoffwechsel. Im zweiten Teil werden die bisherigen Ergebnisse der Hormon- und Stoffwechselforschung im Zusammenhang mit der Frage diskutiert, ob der Diabetes vorwiegend durch eine Minderverwertung oder Überproduktion von Glucose bedingt ist. Im dritten Teil wird die Ätiologie der diabetischen Stoffwechselstörung erörtert. Die ältere Literatur, die in früheren Übersichtsartikeln bereits eingehend besprochen wurde, ist im Literaturverzeichnis nur teilweise berücksichtigt. Die Forschungsergebnisse der letzten 10 Jahre, besonders die des Auslandes, wurden versucht eingehend und möglichst vollständig darzustellen.

1. Insulin.

Vom historischen Standpunkt aus kann Insulin als das wichtigste Hormon im Kohlenhydratstoffwechsel angesehen werden, obwohl auch andere Inkrete eine sehr wichtige Rolle spielen. Von keinem dieser Hormone ist bis jetzt der genaue Wirkungsmechanismus im intermediären Stoffwechsel bekannt. Die geringe, für einen Effekt notwendige Menge läßt vermuten, daß sie als Aktivatoren oder Hemmstoffe gewisse Enzymreaktionen beeinflussen. Unsere Kenntnisse über die physiologische Wirkung der Hormone, besonders der aus Hypophyse und Nebennierenrinde, haben in den letzten zwei Jahrzehnten außerordentlich zugenommen. Bis vor kurzem wurde angenommen, daß im Inselapparat des Pankreas als einziges Hormon das Insulin gebildet wird. Nach neueren Untersuchungen ist es jedoch wahrscheinlich, daß ein weiteres Hormon, das den Blutzucker steigert und glykogenolytisch auf die Leber wirkt, in den α-Zellen der Langerhansschen Inseln sezerniert wird (s. S. 252).

Die Sekretion des Insulin.

Insulin wird in den β-Zellen des Inselapparates gebildet. Im permanenten Diabetes nach Hypophysenvorderlappenextrakt oder nach Alloxan sind immer diese Zellen weitgehend oder ganz zerstört, die α-Zellen bleiben fast immer erhalten.

Den adäquaten Reiz für die Insulinsekretion bildet wahrscheinlich der Blutzucker, der Einfluß des Nervensystems ist sicher sehr gering, da auch das entnervte Pankreas oder Transplantate den Blutzucker in völlig normaler Weise regulieren können und überlebendes, künstlich durchströmtes Pankreas bei entsprechendem Glucosezusatz mit einer Insulinsekretion antwortet (*1*).

Die Sekretion und Produktion des Insulins wird stark durch die Art der Ernährung beeinflußt. Im Hunger ist der Insulingehalt des Pankreas vermindert (*2, 3*), die Hormonabgabe hochgradig herabgesetzt. Anschluß des Pankreas von 3—4 Tage hungernden Hunden an den Kreislauf diabetischer Tiere verursacht beim Empfänger nicht mehr innerhalb kurzer Zeit eine Blutzuckersenkung (*4*), und nach der Injektion von Plasma hungernder Ratten in diabetisch-hypophysektomierte-adrenodemedullierte Ratten, die noch auf 0,000125 E Insulin reagieren, unterbleibt die Blutzuckersenkung, die bei der Injektion von Plasma nicht hungernder Tiere erfolgt (*1*). Dies besagt nicht, daß im Hunger die Insulinabgabe völlig erloschen ist. Jedoch sind die geringen, im Hunger im Blut vorhandenen Insulinmengen mit diesen Methoden nicht mehr nachweisbar. Eine Ernährung, die noch für die Aufrechterhaltung des Längenwachstums ausreicht, aber nicht für eine Gewichtszunahme genügt, hemmt das Wachstum der Inseln (*5*). Fettreiche Kost vermindert ihre Größe (*6*) und den Insulingehalt des Pankreas (*2*). Am stärksten reduzierend wirken tägliche Insulininjektionen; innerhalb einer Woche sinkt die extrahierbare Hormonmenge auf die Hälfte der Norm (*7*). Bei jungen Tieren wird durch lange dauernde Zufuhr auch das Wachstum der Inseln gehemmt (*5*). Kohlenhydratreiche Kost verursacht eine Hyperplasie (*6, 8—10*). Im Blut pankreasdiabetischer Hunde ist Insulin nicht nachweisbar (*11*) und das Pankreas voll alloxandiabetischer Ratten sezerniert bei Erhöhung des Blutzuckerspiegels kein Insulin mehr (*1*). Nüchtern-Blut von Menschen enthält etwa 0,0001 E Insulin pro cm³. Eine Stunde nach Glucosezufuhr ist dieser Wert verdoppelt, nach $2^1/_2$ Stunden beträgt er 0,00034 E und eine weitere Stunde später sinkt er auf 0,00022 E (*12*). Offensichtlich wird unter normalen Bedingungen im gesunden Organismus die Tätigkeit der Inseln durch den Bedarf an Insulin geregelt. Darauf wird im Zusammenhang mit der Ätiologie des Diabetes später noch ausführlich eingegangen werden (s. Teil III). Über die „pankreotrope" Wirkung des Hypophysenvorderlappens s. S. 257.

Bis in die jüngste Zeit war der normale Insulinbedarf des Menschen nicht bekannt. Er war von einigen Autoren auf 100—200 E täglich und höher geschätzt. In einigen Fällen von Pankreascarcinom (und anderen Pankreaserkrankungen) wurde in den letzten Jahren eine totale Pankreatektomie ausgeführt. Patienten, die diese Operation zwei Monate oder länger überlebten, benötigten zur Kontrolle des Blutzuckers bei freier Kost täglich 25—40 E, nur ein einziger von neun Kranken 30—80 E (*13—19*). In einigen Fällen mag der schlechte Allgemeinzustand und die geringe Nahrungsaufnahme die Ursache des geringen Insulinbedarfes gewesen sein. Verschiedene Patienten befanden sich jedoch *vor* der Operation in einem ausgesprochenen Hungerzustand, nahmen anschließend bis 450 g Glucoseäquivalente täglich zu sich, zeigten dabei eine sehr erhebliche Gewichtszunahme und kurze Zeit nach Unterbrechung der Insulinzufuhr schwerste diabetische Erscheinungen (s. Abb. 1). Da bei solchen Patienten mit dem Pankreas auch die α-Zellen entfernt wurden und damit die Sekretion des den Blutzucker steigernden Glucagons unterbrochen wurde (s. S. 252), dürfte die tägliche Insulinsekretion des gesunden menschlichen Pankreas etwas mehr als 40 E betragen und den von Bertram berechneten 48 E nahekommen (*20*).

Insulin ist ein Proteinkörper und wird im Organismus abgebaut. Blut besitzt eine geringe Insulin zerstörende Wirkung, sie ist jedoch groß in den parenchymatösen Organen, besonders in der Leber (*21—24*) und ist durch ein (oder mehrere) Gewebsferment verursacht (*23, 24*). Möglicherweise ist ein gesteigerter Insulinabbau für die Genese des Diabetes von Bedeutung.

Die Stoffwechselwirkung des Insulins.

Insulin ist das einzige bekannte Hormon, das offensichtlich auf alle Phasen der Kohlenhydratverwertung fördernd wirkt. Es hemmt gleichzeitig auch die Gluconeogenese aus Nicht-Kohlenhydraten. Unter Verwertung ist hier die Oxydation im modernen chemischen Sinn zu verstehen, und die Speicherung als Glykogen und Fett.

Bei Menschen, denen das gesamte Pankreas entfernt wurde, sind nach Absetzen des Insulins die diabetischen Erscheinungen genau die gleichen wie z.B. beim Hund nach totaler Pankreatektomie. Der Blutzucker steigt rapide, es kommt zur Glucosurie-Ketosurie und Polyurie mit entsprechendem Wasser- und Salzverlust, zu einer erheblichen Stickstoffexkretion, einer Senkung des RQ auf etwa 0,7 und zu einer deutlichen Grundumsatzsteigerung (s. Abb. 1).

Diese Feststellung bildet eine weitere Bestätigung der Ansicht, daß die Stoffwechselwirkung des Insulins bei Mensch und Tier grundsätzlich die gleiche ist.

Glucoseoxydation.

Zahlreiche ältere bekannte Untersuchungen sprechen meiner Meinung nach eindeutig dafür, daß bei Insulinmangel die Zuckeroxydation vermindert ist, und Insulin die Verbrennung steigert. Nach Verabreichung von Insulin sinkt der Gesamtgehalt des Organismus an Kohlenhydraten und gleichzeitig steigt der RQ. Dieser

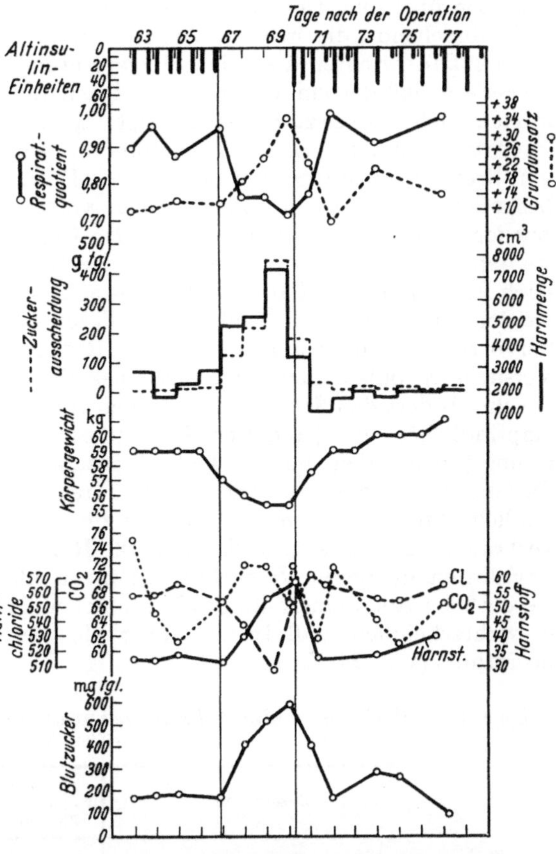

Abb. 1. Stoffwechselveränderungen bei einem wegen Carcinoms total pankreatektomierten Menschen nach Unterbrechung der Insulintherapie. Zur Zeit des Versuches, 2 Monate nach der Operation, ausgezeichnetes Allgemeinbefinden und guter Ernährungszustand, vor der Operation hochgradig reduziert. Eingestellt auf etwa 36 E Insulin und 440 g Kohlenhydrate. Bei *diesem* Patienten entwickelte sich während des Auslaßversuches *keine* Ketosis, die sonst bei fast allen derartigen Patienten zu beobachten war. Aus (*18*).

Anstieg ist besonders deutlich bei gleichzeitiger Glucosezufuhr. Ein Teil des verabreichten Zuckers kann als Glykogen wiedergefunden werden. Unter der Voraussetzung, daß der gesamte Anstieg des Sauerstoffverbrauchs auf eine Mehr-Oxydation von Zucker entfällt, kann berechnet werden, daß der größere Teil des Zuckers verbrannt wurde. Experimente, die unter physiologischeren Bedingungen durchgeführt wurden, haben zu einer Korrektur dieser Untersuchungen von Lesser, Cori und Dale (1923—1931) bezüglich der Glykogenbildung geführt, und wahrscheinlich ist es auch nicht richtig, den gesamten Mehrverbrauch an Sauerstoff auf die Oxydation umzurechnen, da ein großer Teil der zugeführten Kohlenhydrate in Fett umgewandelt wird (s. S. 239). Für eine Hemmung der

Zuckerverbrennung im Diabetes spricht, daß beim diabetischen Menschen und Tier der RQ sich immer um den Wert der Fettverbrennung bewegt. Der isolierte Skelet- und Herzmuskel diabetischer Tiere zeigt ebenfalls diesen niedrigen RQ und reagiert nach Glucosezusatz ebenso wie der diabetische Organismus weder mit einer Steigerung, noch mit einer Zunahme des Sauerstoffverbrauchs. Die Angaben über den Einfluß des Insulins auf die Gewebsatmung in vitro sind sehr widersprechend, die meisten Autoren fanden keine Änderung. Buchner und Grafe (25) berichten über eine Steigerung im Muskel von Fröschen und Mäusen. Sicher ist, daß der am lebenden Tier leicht reproduzierbare Effekt bei Versuchen in vitro nicht immer zu beobachten ist. Regelmäßig ist eine Zunahme der Zuckeroxydation unter Insulin im Muskelbrei und -Saft von Taubenmuskel nach Zusatz von Brenztraubensäure oder bestimmten Dicarboxylsäuren festzustellen (26—30), besonders dann, wenn infolge einer vorausgegangenen Pankreatektomie die Zuckerverbrennung vermindert ist (31). Gegen diese Versuche kann eingewendet werden, daß Tauben zur Bewertung der Insulinwirkung nicht geeignet sind, da nach Entfernung des Pankreas bei diesen Tieren kein schwerer Diabetes ausgelöst werden kann und auch große Insulindosen nur eine geringe Blutzuckersenkung hervorrufen. Kürzlich haben jedoch Ricketts und Stare (32) über ähnliche Versuchsergebnisse auch mit Skeletmuskelbrei menschlicher Diabetiker berichtet. Insulin fördert den Sauerstoffverbrauch von homogenisiertem Muskelbrei insulinempfindlicher unbehandelter Diabetiker in glucosehaltiger Phosphat-Ringerlösung, nicht aber im Muskelbrei gesunder Personen oder insulinresistenter Patienten. Zusatz von Dicarboxylsäuren verursachte in einigen Fällen eine ähnliche Steigerung, und mit Insulin zusammen war gewöhnlich der Sauerstoffverbrauch am stärksten (s. Tab. 1). Die Rolle der Brenztraubensäure und Dicarboxylsäuren in diesen Versuchen ist nicht klar. Da diese Verbindungen eine wesentliche Rolle innerhalb des Krebsschen Tricarboxylsäurencyclus spielen, ist es wahrscheinlich, daß Insulin innerhalb dieses Cyclus bestimmte Reaktionen beeinflußt (s. S. 248).

Tabelle 1. *Einfluß von Insulin und Fumarsäure auf die Glucoseoxydation im Muskelbrei eines Diabetikers (32).*

Zusatz von	Sauerstoffverbrauch nach		
	60 min	90 min	120 min
ohne.	1,9	3	3,9
Insulin.	2,8	4,5	6,0
Fumarsäure	2,9	4,7	6,3
Insulin + Fumarsäure .	3,4	5,6	—

Ein vorzügliches Objekt zum Studium des Kohlenhydratstoffwechsels und der Insulinwirkung in vitro ist das Rattenzwerchfell, an dem in den vergangenen 10 Jahren eine Reihe interessanter Experimente ausgeführt wurden. In glucosefreier Suspensionsflüssigkeit findet sich ein RQ, der darauf hindeutet, daß der Muskel Nicht-Kohlenhydrate als Brennmaterial benutzt. Bei Anwesenheit von Glucose wird vorwiegend diese zur Oxydation benutzt, der RQ steigt und es wird Glykogen abgelagert. Insulinzusatz führt zu einer weiteren leichten Erhöhung des RQ und einer erheblichen der Glykogensynthese (s. S. 236). Der Sauerstoffverbrauch bleibt jedoch immer unbeeinflußt (33, 34). Insulin zeigt eine maximale Wirkung bei 0,05—0,5 E/cm³ Suspensionsflüssigkeit, fördert aber noch bei einer Konzentration von 0,001—0,0003 E deutlich die Verwertung des Zuckers (35). Die gesamte verschwundene Glucosemenge — gesteigert unter Insulin — ist größer als aus der Oxydation, der Bildung von Glykogen und der der gesamten hydrolysierbaren Kohlenhydrate einschließlich Glucosephosphat berechnet werden kann. Das Schicksal dieses Zuckerrestes ist unbekannt (*34—38*). Eine nachweisbare Umwandlung in Fett wurde bei Versuchen mit isotopenhaltiger Glucose im Muskel nicht gefunden (*36*). Aus diesen Bilanzversuchen schloß GEMMILL (*33*), daß der Muskel nach Zusatz von Glucose zum Medium diese an Stelle anderer Verbindungen als Brennmaterial benutzt und Insulin diesen Vorgang fördert. Das Zwerchfell diabetischer Ratten nimmt aus solch glucosehaltiger Flüssigkeit weniger Zucker auf (*37, 38*). Untersuchungen mit isotopenhaltiger Glucose haben gezeigt, daß diese verminderte Verwertung nicht nur durch eine gestörte Glykogensynthese, sondern auch durch eine herabgesetzte Oxydation bedingt ist (s. Abb. 2).

Für eine Hemmung der Kohlenhydratverwertung im Diabetes, einschließlich der Oxydation, sprechen auch andere, lange bekannte Untersuchungsergebnisse. So fehlt beim *schweren* Diabetiker nach Kohlenhydratgaben die beim Gesunden regelmäßig zu beobachtende Zunahme der arteriovenösen Blutzuckerdifferenz ebenso wie der Anstieg des RQ und des Sauerstoffverbrauchs. Insulin verursacht andererseits im normalen und diabetischen Organismus, in entleberten Tieren, isolierten Extremitäten, oder in Herzpräparaten (bei denen der im Diabetes erhöhte Glykogengehalt abnimmt) immer eine Zunahme der BZ-Differenz. Diese ist zum Teil wenigstens durch eine vermehrte Zuckeroxydation bedingt, worauf das Verhalten des RQ und der Sauerstoffverbrauch hinweist.

Diese Annahme ist besonders berechtigt im Hinblick auf das Verhalten des Zentralnervensystems. Dieses ist das einzige Organsystem, das unseren heutigen Kenntnissen nach immer und unter allen Umständen Glucose als Brennmaterial benutzt. Der RQ ist auch im Hunger oder Diabetes immer 1 (*39, 40*), die a.v-Blutzuckerdifferenz unabhängig vom Ernährungszustand und Mangel oder Zufuhr von Insulin (*41—43*) und Acetonkörper werden nicht wie von anderen Geweben verwertet (*44*)[1].

Von besonderem Interesse sind Experimente über die Oxydationsfähigkeit von isotopenhaltiger Glucose durch diabetische Tiere. Die Radioaktivität des abgegebenen CO_2 ist unter kritischer Bewertung ein Maß für die Verbrennung der verabreichten Glucose. Nach VILLEE und HASTINGS (*38*) ist die Zuckeroxydation im Skeletmuskel alloxandiabetischer Tiere in vitro (200 mg-% Glucose) gehemmt, Insulinzusatz fördert im normalen und diabetischen Gewebe die Oxydation, in letzterem nicht ganz bis zur Norm (s. S. 237, Abb. 2). Dies mag damit zusammenhängen, daß im diabetischen Gewebe wahrscheinlich Hemmstoffe vorhanden sind, da die Hemmung der Glucoseoxydation — gemessen am RQ — im Muskel pankreas-diabetischer Tiere nach zusätzlicher Hypophysektomie nicht mehr nachweisbar ist (*47*). Es sei hier darauf hingewiesen, wie aus der Abbildung 2 hervorgeht, daß im Diabetes auch jener normalerweise große Anteil des verwerteten Zuckers, über dessen Schicksal nichts bekannt ist, wesentlich kleiner ist und Insulin das Verschwinden dieses Anteils vergrößert.

Zu ähnlichen Ergebnissen wie HASTINGS am Skeletmuskel kam CHAIKOFF (*48*) unter Verwendung von Leberschnitten. Die Oxydation der Radioglucose (400 mg-%/Medium) zu CO_2 war bei den diabetischen Ratten hochgradig vermindert, nach Insulinvorbehandlung stieg sie bei den normalen und diabetischen Tieren weit über die Norm hinaus an (s. Tab. 5, S. 241). Wie aus Tabelle 2 hervorgeht, reagiert das normale und das diabetische Lebergewebe bei zunehmender Glucosekonzentration mit einer Steigerung der Verbrennung.

---

[1] Auch der Darmtrakt diabetischer Tiere verwertet Glucose, aber auch Acetonkörper (*45*), wahrscheinlich ist es die glatte Muskulatur, die auch bei Insulinmangel Glucose oxydieren kann (*46*).

Trotzdem es sich bei den in diesen Experimenten verwandten Tieren keineswegs um maximal diabetische gehandelt hat — die Tiere nahmen an Gewicht zu, der Nü-Blutzucker war unter 200 mg-% — war bei einer Glucosekonzentration von 400 mg-% die Oxydation durch die diabetische Leber noch deutlich geringer als die durch das Gewebe der Kontrollen. Bei einer Konzentration von 800 mg-%, — fast doppelt so hoch als der Blutzucker der gefütterten Versuchstiere — wurde die Oxydationsfähigkeit normal. Immer war aber die Fähigkeit des normalen Gewebes Zucker zu oxydieren bei gleichem Angebot erheblich größer.

Tabelle 2. *Einfluß der Glucosekonzentration im Medium auf die CO_2- und Fettsäurebildung durch Leberschnitte von normalen (= N) und diabetischen (= D) Ratten aus Radioglucose.* Die Tiere hatten etwa 2 Monate vor dem Versuch Alloxan erhalten, waren aber nicht maximal diabetisch, wie aus der Gewichtszunahme und dem Blutzucker zu ersehen ist. Die Leberschnitte der normalen Tiere oxydierten bei einer Glucosekonzentration von 100 mg-% mehr Glucose als die der diabetischen bei 400 mg-%, die der Blutzuckerhöhe dieser Tiere bei kohlenhydratreicher Fütterung entsprach. Die Fettsynthese ist praktisch aufgehoben. Zusammengestellt aus (*48*).

Ratte Nr.	Gewicht z. Z. der Alloxaninjektion	Gewicht z. Z. des Versuches	tägl. Futteraufnahme in gm	Nüchtern-Blutzucker	BZ zu Versuchsbeginn, gefüttert	Leberschnitte				wiedergefundenes C^{14}, angegeben in Ausschlägen am Geigerzähler	
						Gewicht in mg	% Gesamt-KH zu Versuchsbeginn	% Fettsäuren-Medium am Versuchsende	C^{14}-Glucose-konzentration im Medium	in CO_2	in Fettsäuren
N 5		188				1030	5,4	2,2	100	2700	105
N 7		180				1020	4,5	3,6	100	2550	160
N 6		220				1000	5,2	1,6	200	4930	260
N 5						1020			400	7350	775
N 7						1000			800	10000	800
N 6						1010			800	11500	1000
D 8	152	235	23	184	411	1030	5,4	2,2	100	1050	17
D 10	122	144	21	190	402	980	3,9	2,0	100	910	0
D 9	137	190	32	165	432	1000	4,4	2,4	200	1440	10
D 8						1020			400	1900	25
D 10						1000			800	2650	0
D 9						1010			800	2175	18

Bei Untersuchungen an diabetischen Tieren in vivo war die Hemmung der Zuckeroxydation nicht so groß wie in den In-vitro-Experimenten. Die schwerer diabetischen Tiere D 23 und D 40 zeigten jedoch wieder eine erheblich geringere CO_2 Produktion, wie aus Tab. 3 hervorgeht.

Von großem Interesse sind Versuchsergebnisse an nephrektomierten diabetischen Tieren. Innerhalb der ersten Stunde, weniger innerhalb der zweiten, ist die CO_2-Bildung nach Injektion von isotopenhaltiger Glucose deutlich herabgesetzt. Nach 2—4 Stunden sind die Werte (s. Tab. 4). annähernd gleich, und nach 4—6 Stunden sogar größer. Der 6 Stunden-Wert für die CO_2-Bildung ist dann bei den diabetischen Tieren fast so groß wie bei den Kontrollen. Chaikoff zog daraus den Schluß, daß die Glucoseoxydation im Diabetes nicht oder nur unwesentlich gestört sei. Wären die Versuche länger ausgedehnt worden, so wäre wahrscheinlich das Ergebnis gewesen, daß die Kohlenhydratoxydation im Diabetes stark gesteigert ist! Diese Versuche sind meiner Ansicht nach geradezu ein Beweis für die verminderte Oxydationsfähigkeit im Diabetes. Eine derart unphysiologische Blutzuckersteigerung wie sie durch die intravenöse Injektion

Tabelle 3. *Oxydation von Radioglucose durch normale und diabetische Ratten.*
Der Alloxandiabetes bestand 2—7 Wochen vor dem Versuch. Ratte D 23 war am stärksten diabetisch, wie aus den Gewichtsangaben geschlossen werden darf. Zusammengestellt aus (*49*). Die in Klammern angegebenen Werte würden *meiner* Berechnung nach sich ergeben, wenn auch die im Urin ausgeschiedene Radioglucose im gleichen Umfang oxydiert worden wäre.

Ratte Nr.	Gewicht z. Z. der Alloxaninjektion	niedrigst. Gew. während der diabetischen Periode	Gewicht zu Versuchsbeginn	verabreichte mg Radioglucose intraperitoneal oder i. v.	% d. verabreicht. Glucose, wiedergefunden i. Urinzucker n. 6 Std.	% des verabreicht. C^{14} in CO_2 nach 6 Std.
N 2			250	100 i.p.		55
N 3			230	230 i.p.		56,7
N 4			270	270 i.p.		45,9
N 5			280	280 i.p.		39,4
D 3	195	124	158	100 i.p.	35	23 (48)
D 6	150	132	150	100 i.p.	45	24 (48)
D 23	—	160	163	163 i.p.	30	15 (21)
D 40	190	158	174	174 i.v.	45,7	17,5 (32)

hier hervorgerufen wurde, zeigt nur, daß bei extrem hohem Blutzucker, wie in vitro, auch bei einem diabetischen Organismus unter bestimmten Bedingungen eine annähernd normale Oxydation erzwungen werden kann. Unmittelbar nach der Glucosezufuhr war der Blutzucker schätzungsweise 2000 mg-% (etwa 10 cm³ Blut). Noch nach 6 Stunden zeigten die diabetischen Tiere eine Blutzuckerhöhe, wie keines der von den Untersuchern verwandten diabetischen Tiere bei natürlichen Fütterungsbedingungen.

Tabelle 4a. *Oxydation von Radioglucose (100 mg/100 g) durch nephrektomierte normale und diabetische Ratten.*
Normale BZ-Werte nicht angegeben. Man beachte jedoch die besonders hohen Werte bei den diabetischen Tieren am Versuchsende. Zusammengestellt aus (*49*).

Ratte Nr.	Gewicht z. Z. der Allox.-injektion	niedrigst. während des Diabetes	z. Z. des Versuches	i. v.-Injektion von 100 mg/100 g Ratte. % des wiedergefundenen C^{14} in CO_2 für jedes Zeitintervall						mg-% Blutzucker am Ende des Versuches
				0—0,5	0,5—1	1—2	2—4	4—6	0—6	
N 6			180	5,7	5,3	8,0	14,0	3,9	36,9	131
N 7			172	2,7	4,7	6,0	12,3	3,9	29,6	157
N 8			202	3,9	4,4	8,7	15,6	3,3	35,9	125
N 9			174	5,6	4,8	8,5	16,7	3,6	39,2	138
D 28	218	208	212	0,42	1,4	4,5	10,5	9,4	26,2	700
D 48	168	152	160	2,2	5,9	10,0	13,7	7,8	39,6	870
D 53	262	186	186	0,57	2,1	4,3	11,4	7,5	25,9	1060

Nachtrag bei der Korrektur: Die Frage, ob Insulin die Glucoseoxydation im intakten Organismus fördert, bzw. ob im Diabetes die Zuckerverbrennung vermindert ist, wurde vor kurzem durch Untersuchungen von FEHLER, CHAIKOFF, STRISOWER and SEARLE [J. biol. Chem. 188, 865 (1951)] endgültig zugunsten der Minderverwertungstheorie entschieden Die Autoren benutzten in diesen Versuchen normale und total pankreatektomierte Hunde. Die Experimente wurden an unnarkotisierten, trainierten Tieren unter Grundumsatzbedingungen, etwa 16—20 Std. nach der letzten Fütterung ausgeführt, z. T. am gleichen Tier vor und nach der Operation. Die 6—7 kg schweren Hunde erhielten hier nur 30—90 mg Radioglucose i. v. injiziert, eine Menge, die den Blutzucker nicht beeinflußte. Das ausgeatmete Kohlendioxyd wurde halbstündlich für etwa 6 Std. nach der Injektion analysiert. Die pankreatektomierten Tiere erhielten nach der Operation immer Insulin, die Untersuchungen wurden z. T. während der Insulinbehandlung, z. T. 3 Tage nach Absetzen des Insulins ausgeführt. Zusammen mit den häufigen Blut- und Urinanalysen ergab sich folgendes: Die Gesamtglucosemenge eines

Hundes von dem angegebenen Gewicht ist etwa 0,5 g/kg. Im Diabetes ist diese Menge bis auf das Sechsfache vermehrt. Das normale Tier erneuert davon etwa 60% stündlich, das diabetische 20—30%. Die Glucoseproduktion des diabetischen Hundes ist selbstverständlich erheblich größer als die des normalen Kontrolltieres, da die gesamte Glucosemenge größer ist. Fast der gesamte Zucker (78—96%) des nicht diabetischen oder des diabetischen-insulinbehandelten Hundes wird verbrannt, etwa 50—70% aller Oxydationen des Organismus werden aus der Zuckerverbrennung gedeckt. Das diabetische Tier verwertet weit weniger Zucker, der größere Teil wird ausgeschieden und *nur etwa 10—20% der Oxydation wird aus der Zuckerverwertung bestritten, d. h. nur etwas mehr als ein Drittel der Norm*. In diesen Versuchen wurde der Harnquotient D:N nicht bestimmt, der unter diesen Versuchsbedingungen hätte darüber Auskunft geben können, wieviel Glucose aus einem Gramm Eiweiß entstehen kann. In Tab. 4b sind die Ergebnisse dieser Versuchsserie zusammengestellt.

Tabelle 4b. *Zusammengestellt aus Tab. 1 und 2 der Originalarbeit.*

Hund	Zustand des Versuchstieres	gesamte Körperglucose	Glucose-produktion	Glucose oxydiert zu CO_2	CO_2 aus Glucose-oxydation	Urinzucker	Verwertung der Körperglucose		
							Oxydat. zu CO_2	Urin-zucker	unbe-stimmt
		g	g/Std.	g/Std.	%	g/Std.	%	%	%
D	Normal, 6,8 kg	2,9	2,0	1,7	51	—	89	—	11
,,	Normal, 6,9 kg	3,0	2,4	2,3	70	—	96	—	4
,,	Diabet., 5,4 kg	13,5	3,3	0,70	19	1,6	21	49	30
A	Normal, 6,5 kg	4,3	2,5	2,0	53	—	78	—	22
,,	Diabet., 7,0 kg 2 × 8 E Insulin tgl.	6,2	4,3	2,0	45	0,4	46	0,4	54
,,	Diabet., 6,6 kg	21,3	4,2	0,80	11	1,8	19	43	38
C	Diabet., 7,4 kg 2 × 8 E Insulin tgl.	5,3	2,8	1,5	43	0,3	54	0,3	46
,,	Diabet., 7,2 kg	12,2	3,0	0,55	11	1,6	18	53	29

Glykogenbildung.

Der Glykogenbestand des Herzens ist bei Diabetes wie im Hunger, gewöhnlich vermehrt und wird nach Insulingaben wieder normal. Im diabetischen Skeletmuskel ist je nach der Schwere der Erkrankung die nachweisbare Menge mäßig oder stark vermindert, die Fähigkeit Nahrungskohlenhydrate als Glykogen zu speichern dementsprechend herabgesetzt, aber nicht völlig aufgehoben. Insulingaben stellen innerhalb weniger Stunden die Speicherfähigkeit wieder her und bei entsprechender Dosierung nimmt der Bestand normaler und diabetischer Tiere weit über die Norm hinaus zu. Diese Förderung der Glykogensynthese ist auch am isolierten Skeletmuskel (Zwerchfell oder Bauchwandmuskel von Ratten und Mäusen) in glucosehaltiger Suspensionsflüssigkeit nachweisbar (*33—38*). Für einen maximalen Effekt (s. auch S. 238) ist kaliumarmes oder freies Medium notwendig, bei entsprechender K-Konzentration kann die Glykosensynthese völlig aufgehoben sein. Im insulinfreien Medium ist die Glykogenbildung im Zwerchfell gesunder Ratten von der Glucosenkonzentration abhängig. Insulin fördert die Glykogensynthese bei allen bisher untersuchten Glucosekonzentrationen (0,1%—1,0%) (*26, 33*), und verliert nicht, wie behauptet, bei etwa 0,4% seine Wirksamkeit (*51*). Im isolierten diabetischen Muskel ist die Glykogenbildung aus Zucker vermindert. Insulin stellt auch in vitro die normale Speicherfähigkeit annähernd wieder her (*37, 38, 50*). Störung der Glykogensynthese und der Oxydation gehen im diabetischen Muskel nicht ganz parallel. Die Oxydation ist weniger gehemmt als die Glykogensynthese (s. Abb. 2). Zunahme der Glucosekonzentration fördert wie in der Leber auch im Muskel die Oxydation der

Glucose, ist aber von geringem Einfluß auf die Glykogensynthese (*38*). Aus isotopem Acetat wird kein Glykogen gebildet. Insulin beschleunigt nicht dessen Verbrennung, sondern unterdrückt sie (*52*). Dies ist gut verständlich, da dieses Hormon eine Mehroxydation von Zucker hervorruft und dadurch eine Sparwirkung auf andere Verbindungen ausübt.

Herzmuskelschnitte gesunder, gefütterter Ratten bilden aus Glucose in vitro ebenfalls Glykogen. Insulin wirkt jedoch fördernd nur, wenn der Ausgangsgehalt relativ gering ist, und die Glucosekonzentration im Medium niedrig. Bei höherem Zuckergehalt ist Insulin ohne Einfluß, die Glykogenbildung wird unter diesen

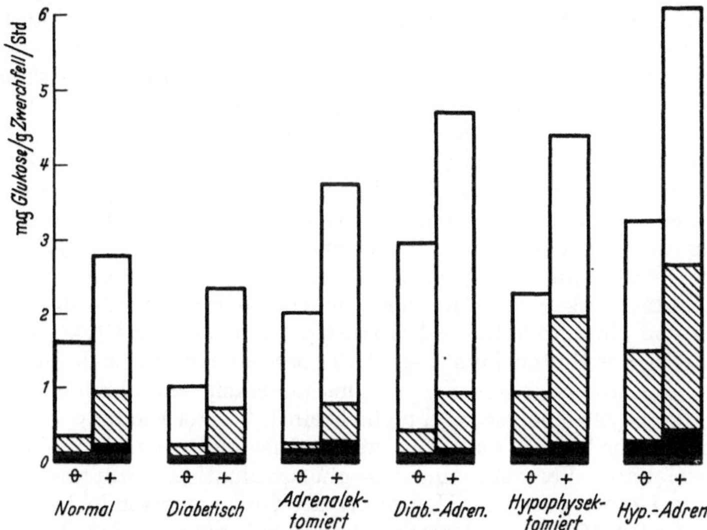

Abb. 2. Glykogen (schwarz) und CO_2-Bildung (grau) durch das Zwerchfell von normalen, alloxandiabetischen usw. Ratten, ohne und mit Insulin. Radioglucosekonzentration 200 mg-%, kaliumfreie Suspensionsflüssigkeit, 0,5 E Insulin/1 cm³ Medium. Aus (*52*). 0 = ohne, + = mit Insulin (weiß: verschwundene, nicht wiedergefundene Glucose).

Bedingungen nur von der Glucosekonzentration bestimmt. Wenn der Glykogenbestand des Herzmuskels von Anfang an hoch ist, wie etwa im Hunger, ist Insulin ebenfalls unwirksam, auch bei hohem Zuckerangebot besteht mehr eine Neigung zur Glykogenolyse als zur Synthese (*53*). Herz und Skeletmuskel verhalten sich also dem Einfluß des Insulins gegenüber verschieden. Der Herzmuskel kann unabhängig von der Höhe des Angebotes Glucose in Glykogen umwandeln, wenn auch bei niedriger Zuckerkonzentration Insulin diesen Prozeß fördert. Da der Stoffwechsel im Hunger weitgehend dem im Diabetes gleicht (s. Teil II), ist es wahrscheinlich, daß der Herzmuskel auch bei Insulinmangel seinen Glykogenbestand aus dem erhöhten Blutzucker aufbauen kann.

Leberglykogen.

Das im Diabetes verminderte *Leberglykogen* nimmt nach Insulingaben wieder zu. Sehr widerspruchsvoll sind die Angaben über das Verhalten normaler Tiere nach Injektion von Insulin [Literatur s. (*54, 55*)]. Es wird sicher immer vermindert nach Verabreichung großer, hypoglykämisch wirkender Dosen, durch die bei der Blutzuckersenkung auftretenden hormonalen Gegenregulationen. Die Beurteilung der primären Insulinwirkung wird erschwert durch die Feststellung, daß fast alle Untersuchungen mit Insulinpräparaten durchgeführt wurden, die ein zweites glykogenolytisch wirkendes Hormon, das Glucagon enthalten (s. S. 252).

Bürger (*56*) beobachtete 30 Minuten nach der Injektion von glucagonfreiem Insulin eine fortschreitende Abnahme des Leberglykogens. Zu dieser Zeit bestand jedoch eine erhebliche Hypoglykämie. Versuche mit reinem Insulin, bei denen eine Blutzuckersenkung durch entsprechende Dosierung oder durch gleichzeitige Kohlenhydratgaben durchgeführt wurden, sind mir nicht bekannt. In den oft zitierten Experimenten von Bridge (*57*), in denen durch solche Maßnahmen eine Hypoglykämie vermieden wurde, wurde ebenfalls glucogenhaltiges Insulin verwandt. Weitere Untersuchungsergebnisse müssen daher abgewartet werden.

Im gesunden Organismus wird die Glykogenbildung in der Leber weitgehend durch den Blutzuckerspiegel bestimmt. Bei großem Glucoseangebot wird Glykogen abgelagert. Senkung des Blutzuckers unter einem bestimmten kritischen Wert hat eine Glykogenolyse zur Folge. Die Blutzuckerhöhe beeinflußt ihrerseits wieder die Sekretion der Hormondrüsen. Die Inkrete wirken auf die Leber zurück, so daß es im lebenden Organismus außerordentlich schwierig ist, den direkten Effekt der einzelnen Komponenten zu trennen.

In der diabetischen Leber ist die postmortale Glykogenolyse beschleunigt, Insulinbehandlung vor der Entnahme hemmt die Glykogenolyse. In der überlebenden Leber ist es bisher nicht gelungen eine eindeutige, reproduzierbare Wirkung auf die Glykogensynthese nachzuweisen. Zusatz von glykogenfreiem Insulin zur Durchströmungsflüssigkeit verursacht keine Veränderung der absinkenden Blutzuckerkurve, d. h. der Zuckeraufnahme durch die Leber, bei Verwendung von glucagonhaltigen Präparaten kommt es zur Glykogenolyse und zu einem Anstieg des Blutzuckers (*58*). An Leberschnitten ist nach Zusatz kleiner Insulindosen zur glucosefreien Suspensionsflüssigkeit ein ähnlicher Effekt zu beobachten, die Glykogenolyse wird nicht beeinflußt, Verwendung von glucagonhaltigem Insulin fördert sie (*59*). Mit großen Insulindosen (4 E/cm³ Medium bis 120 E/g Leber) unter Verwendung eines glucagonhaltigen Präparates war von einem anderen Untersucher eine Hemmung der Glykogenolyse in Leberschnitten beobachtet worden (*60*). Die Ursache dieser widersprechenden Ergebnisse ist möglicherweise durch das Ionenmilieu bedingt und durch die verschiedene Glucosekonzentration.

Für eine Glykogensynthese in der Leber in vitro ist nach Buchanan und Mitarbeitern (*61—63*) kaliumreiches Medium erforderlich, in Ringerlösung erfolgt gewöhnlich eine Glykogenolyse. Anwesenheit von Magnesium wirkt weiter fördernd. Bei physiologischem Zuckergehalt im Medium unterbleibt die Glykogenie oder ist sehr gering, in 1%iger Lösung ist sie maximal innerhalb einer Stunde (*63*).

Ein vorzüglicher Glykogenbildner ist auch Brenztraubensäure, in vivo (*64, 65*) sowohl als auch in vitro (*62, 65*). In überlebender Leber ist wieder der Gehalt an Kaliumionen von Wichtigkeit.

Aus den bereits erwähnten Bilanzversuchen von Lesser usw. (s. S. 231) war im allgemeinen angenommen worden, daß die Nahrungskohlenhydrate, soweit sie nicht verbrannt werden, als Glykogen deponiert werden. Fütterungsversuche mit isotopenhaltigem Material ohne vorausgehende Hungerperiode und bei natürlicher gleichmäßiger Nahrungszufuhr haben jedoch ergeben, daß nur ein relativ kleiner Teil der Nahrungskohlenhydrate auf diese Weise verwertet wird. Bei Verabreichung von Deuterium in Form von schwerem Wasser kann aus der D-Einlagerung in der Leber und Muskelglykogen die täglich neuaufgebaute Glykogenmenge errechnet werden. Nach Stetten (*67, 68*) regenerierten kohlenhydratreich gefütterte Ratten (etwa 60% KH-äquivalente in der Nahrung = etwa 15 g Glucose-äquivalente) etwa 70% des Glykogens der Leber, und etwa 20% des übrigen Organismus, d. h. vorwiegend der Muskulatur, täglich aus den Nahrungskohlenhydraten. Von den aufgenommenen 15 g Glucose-äquivalenten werden nur etwa 0,5 g täglich für die Glykogenbildung benutzt, d. h. etwa 3% der Gesamtmenge. Etwa die gleiche Menge wie direkt aus Glucose wird aus kleinen Verbindungen aufgebaut, wie sie beim Abbau von Aminosäuren entstehen, oder auch im Glucose-intermediärstoffwechsel. Vermutlich würde die Glykogenese nach einer vorausgehenden Hungerperiode größer sein. Alloxandiabetische Ratten bilden wesentlich weniger Glykogen und dieses entsteht vorwiegend nicht direkt aus Glucose (*69*).

Der Urinzucker solch schwer diabetischer Ratten stammt zu etwa 75 % direkt aus den Nahrungskohlenhydraten und zu etwa 25% aus der Neubildung. Ein ähnliches Verhältnis — 65% und 35% — wurde auch bei der Phlorhizinglucosurie gefunden. Bei der kohlenhydratreichen Kost und der geringen Zuckerausscheidnng dieser Tiere hat wahrscheinlich eine Glucogenese in einem Ausmaß stattgefunden, wie sie annähernd auch ohne den Zuckerverlust im normalen Tier erfolgt. Unter kohlenhydratfreier, eiweiß- und alaninreicher Fütterung ging die Glucosurie der alloxandiabetischen Tiere erheblich (von 3—5 täglich auf 0,3 g) zurück; Der Urinzucker war zum größten Teil aus kleinen Verbindungen aufgebaut (d. h. aus der Gluconegenese), ebenso das Leberglykogen (*70*).

Ratten sind offensichtlich in weit größerem Maße fähig, kleinere Verbindungen wie sie beim Eiweißabbau entstehen, direkt, ohne vorhergehende Umwandlung in Glucose, zu verwerten. Diabetische Hunde scheiden auch im Hunger oder bei Fleischfütterung immer beträchtliche Mengen Zucker aus, bei ihnen scheint immer ein erheblicher Teil des endogenen oder aus der Fütterung stammenden Eiweiß in Zucker umgewandelt zu werden. Bei Ratten gehen im Hunger oder bei kohlenhydratarmer fett- und eiweißreicher Kost die diabetischen Erscheinungen weitgehend zurück (*71—74*), ähnlich wie bei reinen Herbivoren.

Insulin fördert auch das Auftreten von Glykogen im Fettgewebe, wie seit den Untersuchungen ARNDTs 1926 bekannt ist. Im Diabetes ist die Fähigkeit zur Glykogenablagerung in den Fettdepots erloschen. Da diese Befunde wahrscheinlich eng mit der Fettsynthese in den Fettzellen selbst zusammenhängen, werden sie anschließend mit der Liponeogenese näher besprochen werden.

Fettstoffwechsel.

Im Diabetes werden die Eiweiß- und Fettreserven vermehrt zur Verbrennung herangezogen, da bei dem großen Kalorienverlust in Form von Urinzucker die relativ geringe zur Verfügung stehende Kohlenhydratmenge nicht zur Aufrecht-erhaltung der Oxydationen ausreicht. Der vermehrte Fettabbau kann so von energetischen Gesichtspunkten aus voll erklärt werden. Bereits frühzeitig haben jedoch Stoffwechselforscher wie MAGNUS-LEVI, MACLEOD u. a. in Erwägung gezogen, daß im Diabetes möglicherweise die Fettsynthese aus Kohlenhydraten gestört sein könnte und die rapide Entleerung der Fettlager nicht nur durch einen gesteigerten Verbrauch, sondern auch durch eine verminderte Synthese von Fetten verursacht sei. Allgemein wurde jedoch angenommen, daß eine Fett-synthese aus Kohlenhydraten im normalen Organismus, vorausgesetzt daß das Körpergewicht annähernd konstant ist, nicht in einem zu berücksichtigenden Maße stattfindet. Die Fettdepots wurden als Energiereserve betrachtet, in die nur bei besonderen Gelegenheiten ein Zu- oder Abstrom von Fett erfolgen sollte, z. B. bei Mast oder im Hunger. Diese Ansicht wurde gestützt durch Bilanzver-suche, bei denen nach Glucosezufuhr, mit oder ohne Insulin, fast die gesamte zugeführte Zuckermenge als Glykogen wieder gefunden werden konnte, wenn gleichzeitig der Mehrverbrauch an Sauerstoff der Oxydation des Zuckers zu-geschrieben wurde (s. S. 231). In diesen Versuchen war der Fütterung eine Hunger-periode vorausgegangen, die Glykogenlager waren relativ leer und fähig große

Mengen von Kohlenhydraten abzulagern. Das Speichervermögen für Glykogen
ist jedoch ein sehr begrenztes. Die Nahrung des Menschen und der meisten
Säuger besteht zum größten Teil aus Kohlenhydraten und Eiweiß, die nur beschränkt in Glykogen umgewandelt werden können. Die Nahrungsstoffe können
in praktisch unbegrenztem Maße jedoch als Fett abgelagert werden. Im vergangenen Jahrzehnt wurde gezeigt, daß eine solche Umwandlung nicht nur dann
stattfindet, wenn nach vorausgehendem Hunger die Fettreserven vermindert
sind oder wenn Nahrung in großem Überschuß aufgenommen wird. Schönheimer (15) verfütterte kohlenhydratreiche-fettfreie Kost (Brot) an Mäuse und
verabreichte gleichzeitig schweres Wasser. In 5—9 Tagen war die Hälfte des
Depotfettes durch neu gebildetes Fett ersetzt, ein Hinweis, daß eine lebhafte
Fettsynthese und Deponierung stattgefunden hatte. Ähnliche Ergebnisse wurden
unter den gleichen experimentellen Bedingungen auch an Ratten gefunden (76).

Unter bestimmten Bedingungen können Ratten gezwungen werden, etwa
90% des Tagesbedarfes an Kalorien, die vorwiegend als Kohlenhydrate verfüttert wurden, innerhalb kurzer Zeit in Fett umzuwandeln. Drury (77—78)
trainierte Ratten von gleichem Gewicht so, daß bei abwechselnder Fütterung für
24 Stunden und anschließend ebenso langem Hunger das Körpergewicht über
Wochen gleich blieb. Die Tiere erhielten eine praktisch fettfreie Kost und ver-
zehrten innerhalb des Fütterungstages etwa 66 Kalorien, d. h. eine für zwei Tage
zur Aufrechterhaltung des Körpergewichtes genügende Menge. Ein Teil dieser
Tiere wurde 4 Stunden nach Beendigung der Fütterung getötet, ein anderer
am Ende der 24stündigen Hungerperiode und Körpergewicht, Kohlenhydrat-
und Fettbestand dieser Tiere verglichen. Von den, für die Aufrechterhaltung des
Stoffwechsels für den Hungertag zur Verfügung stehenden 33 Kalorien wurden
4 Stunden nach der Fütterungsperiode 28 Kalorien als Fett wiedergefunden und
nur 6 als Glykogen. Die Tiere hatten täglich etwa 3,17 g Fett und 0,72 g Glykogen
während und unmittelbar nach der Nahrungsaufnahme gespeichert, die am
Hungertag als Brennmaterial verwendet wurden.

Ratten mit einem mäßig schweren Pankreasdiabetes sind auch ohne Insulin
imstande bei normaler kohlenhydratreicher Laboratoriumskost ihr Körpergewicht aufrecht zu erhalten. Werden sie jedoch den besprochenen Fütterungs-
maßnahmen unterworfen, so verlieren sie schnell an Gewicht, sie sind also nicht
mehr fähig die am Hungertag abgebauten Fettreserven wieder aufzufüllen.
Insulin beseitigt diese Störung (78, 79). Drury zog aus diesen Untersuchungsergebnissen den Schluß, daß eine der wesentlichen Funktionen des Insulins in der
Förderung der Fettsynthese besteht.

Experimente mit Isotopen haben gezeigt, daß auch unter normalen Fütterungsbedingungen stets ein überraschend großer Teil der Nahrungskohlenhydrate zu
Fett umgebaut wird, nach Stetten (67, 68) etwa 30%, d. h. das Zehnfache der
Menge, die zur Glykogensynthese verwandt wird. Bei diabetischen Tieren ist die
Liponeogenese hochgradig, auf etwa 5% der Norm, vermindert. Die neugebildeten Fettsäuren werden bei Insulinmangel außerdem, ähnlich wie Glykogen,
vorwiegend aus kleineren Verbindungen als Glucose aufgebaut (69). Im Phorhizindiabetes ist unter den bereits beschriebenen Fütterungsbedingungen die Fettsynthese nur gering gestört (70). Nach Insulin ist die Menge der in der Leber von
Kaninchen neugebildeten Fettsäuren auf das etwa 4fache der Norm gesteigert (80).

Diese Untersuchungsergebnisse in vivo wurden an überlebenden Leberschnitten
von Ratten voll bestätigt. In einer Suspensionsflüssigkeit mit isotopenhaltiger
Glucose (etwa 400 mg-%) werden in 3 Stunden bis 0,8% in Fettsäuren umgewandelt. Die diabetische Leber dagegen hat die Fähigkeit zur Fettsynthese aus

Tabelle 5. *A. CO_2- und Fettsäurebildung durch Leberschnitte normaler und diabetischer Ratten, mit und ohne vorherige Insulininjektionen.*
Zusammengestellt aus (*81*).
B. Desgl. durch Leberschnitte hungernder normaler Ratten.
Zusammengestellt aus (*82*).

Ratte Nr.	Protamin-Zink-Insulin		Nüchtern-Blutzucker	BZ gefüttert, Versuchsbeg.	Gewicht d. Leberschnitte mg	Fettsäuregehalt zu Versuchsende, einschließl. Medium	KH-Gehalt zu Versuchsbeginn	mg-% Radioglucose im Medium	% des verabreichten C^{14} wiedergefunden in	
	Tage	E pro Tag							CO_2	Leber-fettsäure
21				135	1022	2,9	4,5	396	5,0	0,64
22				115	991	3,0	5,7	400	4,5	0,81
23	3	8		85	1014	3,6	3,9	400	12,2	6,20
24	10	8		90	1031	5,1	4,7	396	14,5	8,14
D 6			189	544	1016	3,5	2,6	392	1,1	0,0
D 9			190	652	991	2,4	3,0	366	0,9	0,0
D 7	4	8	116	374	1030	4,9	3,0	392	12,4	4,5
D 12	3	10	210	180	989	7,0	5,1	366	9,2	5,0
Hungertiere, Mittelwerte aus Nr.	Hungertage									
4, 5, 6,	1			965	2,0	1,7	378		3,9	0,06
7, 8, 9,	2			951	5,9	1,2	378		1,4	0,03
10, 11	3			925	5,5	1,9	410		1,1	0,01

Glucose fast völlig verloren. Sie bildet unter gleichen Versuchsbedingungen nur mehr Spuren von Fettsäuren (*48, 81*), (s. Tab. 5). Erhöhung der Glucosekonzentration in der Suspensionsflüssigkeit bis 800 mg-% hat auf die gestörte Liponeogenese keinen Einfluß, obwohl die Oxydation der Glucose zu CO_2 dabei erheblich zunimmt (s. Tab. 2).

Insulininjektionen vor der Präparation stellen die normale Fähigkeit zur Fettsynthese nicht nur wieder her, nach mehrtägiger Vorbehandlung mit großen Dosen war sie um das 4—8fache gesteigert. In den Leberschnitten von normalen Tieren war eine etwa 10fache Zunahme zu beobachten, etwa 8% der Glucose des Mediums waren in Fett umgewandelt worden. War das Insulin einmalig 1—3 Stunden vor der Entnahme der Leber gegeben worden, so war eine Wirkung nicht zu beobachten, sie war deutlich nach einem Tag und nahm anscheinend mit zunehmender Injektionsdauer zu. Wirksamer als Altinsulin war Protamin-Zink-Insulin (*81*).

Nach diesen neueren Untersuchungsergebnissen ist eine der wesentlichsten Funktionen des Insulins die Förderung der Fettsynthese aus Kohlenhydraten. Im Diabetes kann die Störung der Glucoseoxydation durch die Erhöhung des Blutzuckerspiegels und durch das dadurch erhöhte Gefälle Blut → Gewebe zum Teil ausgeglichen werden. Die Fettneubildung bleibt aber unbeeinflußt. Wahrscheinlich ist die Liponeogenese besonders groß, wenn die Nahrung fettarm ist, und sie wird auch wahrscheinlich relativ kleiner sein bei größeren Tieren. Da der Gesamtfettbestand des gesunden Organismus annähernd gleich bleibt, muß angenommen werden, daß die gleiche Menge Fettsäuren innerhalb der gleichen Zeit, in der sie gebildet werden, wieder oxydiert werden. Der RQ würde sich dabei unverändert um den Wert der Kohlenhydratverbrennung bewegen. Eine

Steigerung des RQ ist nur dann zu erwarten, wenn das neugebildete Fett abgelagert wird, ohne daß eine gleiche Menge verbrannt wird, wie nach einer vorausgegangenen Hungerperiode. Neben Glucose benutzt der tierische Organismus anscheinend immer auch Fettsäuren als Brennmaterial und aus den Untersuchungsergebnissen von STETTEN kann meiner Ansicht nach geschlossen werden, daß dieser Anteil auch bei fettfreier Ernährung ein recht erheblicher ist.

Die Umwandlung von C^{14}.-Acetat in Fettsäuren durch Leberschnitte wird erheblich beschleunigt durch Brenztraubensäurezusatz, weniger durch Glucose oder Oxalacetat. Insulin verursacht eine weitere Förderung in Anwesenheit von Pyruvat, nicht aber in Abwesenheit von Glucose. Wenn Acetat allein vorhanden ist, vermindert Insulin die Fettsynthese aus Acetat (83). Der Wirkungsmechanismus des Insulins hier entzieht sich, wie der des Insulins überhaupt, unserer Kenntnis. Möglicherweise beeinflußt er bestimmte Reaktionen innerhalb des Krebscyclus und wirkt dadurch auf die Fettsynthese aus Nicht-Kohlenhydraten (s. S. 251).

Allgemein wird von den Physiologen und Biochemikern angenommen, daß die Fettsynthese aus Kohlenhydraten vorwiegend oder ausschließlich in der Leber erfolgt. Von dort soll das Fett zu den Depots transportiert und abgelagert werden. Nach Verabreichung von isotopenhaltiger Glucose oder bei kohlenhydratreicher Fütterung und gleichzeitigen Deuteriumgaben ist der Isotopengehalt der Fettsäuren in der Leber immer, meist erheblich, größer als im Depotfett, eine Beobachtung, die diese Ansicht unterstützt. Es ist (durch Experimente mit Isotopen) weiter erwiesen, daß die Fähigkeit zur Fettneubildung aus Kohlenhydraten wahrscheinlich allen Geweben in einem bestimmten Umfang zukommt. Sie wurde nachgewiesen im Dünndarm (84—86), in den Nieren und der Skeletmuskulatur (87) doch ist sie in der Leber weitaus größer als in diesen Organen. Die hier interessierende Frage ist, in welchem Umfang sie in den extrahepatischen Geweben stattfindet.

Nach einer von mir seit langem auf Grund histologischer und physiologischer Beobachtungen vertretenen Anschauung erfolgt die Liponeogenese zu einem sehr großen Teil im Fettgewebe selbst [Literatur s. (88, 89)]. Alle Zustände, die mit einer vermehrten Fettneubildung im tierischen Organismus einhergehen, sind von charakteristischen Veränderungen im Fettgewebe begleitet. Der RQ ist in vitro dabei größer als 1. Wenn vermehrt Fett neugebildet wird, nimmt zuerst der Glykogenbestand der Fettlager erheblich zu. Insulin fördert diese Glykogenablagerung im Fettgewebe in vivo und in vitro. Eine Steigerung des RQ durch Insulinzusatz zu überlebendem Fettgewebe wurde bisher nicht nachgewiesen. Dies mag dadurch bedingt sein, daß die Insulinwirkung auf die Fettsynthese relativ spät einsetzt (s. S. 241). Im entleberten Tier kann, unter bestimmten Versuchsbedingungen, nach Injektion von Glucose der RQ bis über 1 ansteigen und durch Insulin weiter erhöht werden (90). Diabetisches Fettgewebe verliert mit der Fähigkeit zur Synthese von Glykogen (91) auch die zur Fettbildung. Der größere Isotopengehalt der Fettsäuren der Leber nach Kohlenhydratfütterung verglichen mit dem des Depotfettes ist zwar ein Beweis, daß in diesem Organ die Liponeogenese relativ größer ist als in den Fettlagern, aber nicht dafür, daß das neugebildete Fett in den Depots aus der Leber stammt, wie unter anderen auch STETTEN und CHAIKOFF annehmen.

Diese Untersucher haben eine wichtige Tatsache nicht beachtet. Vergleicht man die in Tab. 6 zusammengefaßten Werte über den Isotopengehalt der Fettsäuren und berücksichtigt man, daß die Analysen in einem Fettsäuregemisch durchgeführt wurden, das aus neugebildeten, isotopenhaltigen und alten, nicht isotopenhaltigen bestand, und weiter, daß die große Menge der letzteren die

Tabelle 6. *Fettsynthese von Ratten und Mäusen in vivo und in vitro unter verschiedenen experimentellen Bedingungen.*

Nur in Experiment E wurde diese im Fettgewebe direkt bestimmt, in allen anderen Versuchen im ganzen Körper nach Entfernung der Leber und Eingeweide. Diese „Körperfett"säuren bestehen zu schätzungsweise mindestens 90% aus denen des Fettgewebes, so daß die im Text ausgeführten Berechnungen gerechtfertigt erscheinen. Die Leber gut gefütterter Tiere enthält normalerweise 3—4% Fett, das Fettgewebe bis 85%. Aus *(68=*A), *(186=*B), *(85=*C), *(92=*D).

	Versuchsbedingungen	D—%Körperwasser in............ Spezifische Aktivität der injizierten C^{14} wiedergefunden in Gewichtseinheit von	
		Leber- fettsäuren	Körper- fettsäuren
A	Hungernde Ratte, D_2O-Verabreichung	0,3	1,2
	desgl., zusätzlich Glucosefütterung, 3 Std.-Versuch .	1,2	0,9
B	Ratten; fettfreie, kohlenhydratreiche Kost — D_2O, 24 Std.-Versuch	15,58	2,4
		Gramm untersuchte Fettsäuren pro 100 g Ratte	
		0,133	8,35
C_1	Mäuse; kohlenhydratreiche gemischte Kost — C^{14}-Glucose für 24—48 Std.	249	52
		Prozent des injizierten C^{14} nachweisbar in	
		1,6	11,3
C_2	Funktionell hepatektomierte Ratten (Gefäßunterbindung), Radioglucose, 8 Std.-Versuch	0,001	2,8
	Kontrollen	0,095	2,5
D	Hungernde Ratten, aufgefüttert mit kohlenhydratreicher Kost; in vitro Versuche mit D_2O haltigem Medium, 4 Std.-Versuch	1,87	
	* Mesenterial-Fett		0,36*
	** Scapular-Fett................		0,59**

neugebildeten Fettsäuren im Depotfett wesentlich mehr verdünnte als in der Leber, so entstehen Zweifel an der Auslegung dieser Versuchsergebnisse. Diese erscheinen um so mehr berechtigt, als auch funktionell eviscerierte Ratten im 8-Stundenversuch die gleiche Menge Fettsäuren neubilden als scheinoperierte Kontrollen *(85)*. WERTHEIMER *(92)* hat nun nachgewiesen, daß diese Synthese in erheblichem Umfang im Fettgewebe selbst stattfindet. Im deuteriumhaltigen Medium ist zwar die D-Konzentration in den Fettsäuren der Leber wesentlich größer als in denen des Fettgewebes. Vorausgesetzt, daß unter den gewählten Fütterungsbedingungen der Fettgehalt der Depots nur um das 10fache höher war als der der Leber, so ist das Verhalten der Neubildung nicht 1,87 : 0,36 (bzw. 0,59), sondern 1,87 : 3,6 (bzw. 5,9). In den in Tab. 6, Teil B angegebenen Versuchen war das Mengenverhältnis der Fettsäuren der Leber zu dem des Depotfettes 1 : 63. Die Fettsynthese, gemessen allein an dem Deuteriumgehalt (15,58 für Leberfett, 2,40 für Depotfett), würde auch hier ein falsches Bild geben, wenn der Verdünnungsfaktor nicht beachtet wird. Unter dessen Berücksichtigung enthält das Depotfett etwa die 10fache Menge neugebildeten Fettes, ähnlich wie in den Versuchen Tab. 6, C_1.

Vorläufig kann nichts darüber ausgesagt werden, wie groß der Anteil der einzelnen Organe an der Fettsynthese ist, wieviel im Fettgewebe selbst gebildet wird und wieviel dort von dem in anderen Organen aufgebauten Fett nur abgelagert wird. Daß jedoch sicher eine beträchtliche Liponeogenese in den Depots selbst stattfindet, kann als erwiesen angesehen werden.

Zur Frage, ob im tierischen Organismus auch der umgekehrte Vorgang, eine Zuckerbildung aus Fettsäuren erfolgen kann, wird später ausführlich Stellung genommen werden (s. II. Teil).

Neben der Fettsynthese sind im Diabetes Störungen im Fettstoffwechsel zu beobachten, die darauf hindeuten, daß Insulin auch die Mobilisierung und den Abbau des Depotfettes beeinflußt. Diese Wirkung ist wahrscheinlich keine direkte, sondern durch die gestörte Zuckerverwertung bei Insulinmangel bedingt. Der Organismus reagiert bei Kohlenhydratmangel aus exogenen Gründen, wie im Hunger oder kohlenhydratfreier Kost, bei unkompensiertem Zuckerverlust nach Phlorhizingaben, oder bei Insulinmangel, wenn die vorhandene Glucose nicht genügend verwertet werden kann, mit einer gesteigerten Fettmobilisierung, die als Lipämie und Fettanhäufung in der Leber sichtbar werden, und mit einem gesteigerten Fettsäureabbau, der als Ketosis in Erscheinung tritt.

Die Ketonkörper werden heute allgemein als normale Intermediärprodukte im Fettstoffwechsel angesehen. Ihre Menge im Blut ist unter normalen Fütterungsbedingungen im gesunden Organismus relativ gering. Sie werden unter allen bekannten Bedingungen leicht verwertet, nur das Zentralnervensystem benutzt wahrscheinlich ausschließlich Glucose als Brennmaterial. Die Ansicht von Knoop, daß aus einem Molekül einer geradzahligen Fettsäure nur je ein Ketonmolekül entstehen könne, ist sicher nicht richtig. Untersuchungen in vivo und in vitro über das Mengenverhältnis von verabreichten Fettsäuren und wiedergefundenen Ketonkörpern unter Berücksichtigung des Sauerstoffverbrauchs haben gezeigt, daß das ganze Fettsäuremolekül quantitativ in Ketonkörper umgewandelt werden kann, auf dem Weg der sog. multiplen alternierenden B-Oxidation und Kondensation von zwei Acetessigsäuremolekülen zu Ketonkörpern (93—96).

Die Leber ist das einzige Organ, in dem Ketonkörper in größerem Umfang entstehen, die dann auf dem Blutweg den Geweben als Brennmaterial zufließen. Deren Bildung in anderen Organen oder Organsystemen ist praktisch ohne Bedeutung, da sie hier sicher sofort verbrannt werden und so nicht in größeren Mengen in das Blut übertreten. Ausschaltung der Leber führt immer zu einer schnellen Abnahme der Blut-Ketone [Literatur s. (96)]. Eine Ketosis tritt beim Menschen und bei manchen Tieren im Hunger auf, im Diabetes und bei bestimmten Kostformen. Fettreiche Nahrung wirkt dann ketogen, wenn sie in ihrer Zusammensetzung einem Gemisch entspricht, mit dem der hungernde Organismus seinen Stoffwechsel aus eigenen Reserven bestreitet. Warum im Diabetes usw. weit mehr Ketonkörper gebildet werden, als der Organismus zu verwerten imstande ist, ist nicht bekannt.

Die unmittelbare Ursache der gesteigerten Ketonproduktion ist die Glykogenverarmung der Leber, die ihrerseits wieder den Ausdruck der verminderten Kohlenhydratverwertung darstellt. So ist es verständlich, daß alle Maßnahmen, die die Glykogenablagerung in der Leber fördern, die Ketonbildung hemmen, so auch im Diabetes große Glucosegaben. Andererseits kann Insulin in hypoglykämisch wirkenden Dosen beim Diabetiker und beim Gesunden eine Ketonämie auslösen, da mit dem Absinken des Blutzuckers die Leber glykogenarm wird. Die Insulinkätomie wird beobachtet am Ende der Hypoglykämie und geht zurück, wenn infolge der hormonalen Gegenregulationen der Blutzucker wieder auf normale Werte ansteigt.

In adäquaten Dosen bewirkt Insulin beim Diabetiker ein schnelles Verschwinden der Ketosis. Auf die Oxydation der Ketone hat es ebenso wie Glucose keinen Einfluß. Eviscerierte diabetische Tiere, isolierte Extremitäten oder Gewebe von diabetischen Tieren verwerten injizierte Ketone mit der gleichen Geschwindigkeit wie Präparationen von normalen Tieren, unabhängig von gleichzeitigen Glucose- oder Insulingaben. Die Verwertung ist abhängig vom Blutketonspiegel. Mit zunehmendem Angebot steigt sie, so daß schließlich bis 90% des gesamten Energiebedarfes aus der Ketonkörperoxydation gedeckt werden können. Das verzögerte Verschwinden injizierter Ketonkörper beim diabetischen Tier kann dadurch erklärt werden, daß die endogene Produktion in der Leber dabei weiter stattfindet, so daß dadurch die dem Organismus angebotene Menge eine größere ist. Gleichzeitige Insulin- oder Kohlenhydratzufuhr unterdrückt die Neubildung in der Leber, die Gesamtmenge ist geringer und die Verwertung scheint dadurch beschleunigt.

Die Beobachtung von DEUEL (97), daß Buttersäure durch Leberschnitte hungernder Ratten nach Zusatz von Glykogen beschleunigt zum Verschwinden gebracht wird, ist vorläufig nicht zu erklären. Möglicherweise hat jedoch nicht eine Oxydation stattgefunden, sondern eine Umwandlung in Fettsäuren, da Glucose und Brenztraubensäure die Synthese von isotopenhaltigem Acetat zu Fettsäuren fördert (83).

Die Ketosis ist als ein Mechanismus zu betrachten, durch den den Geweben bei Glucosemangel Brennstoff in anderer Form zugeführt wird. Ketone werden vom Organismus immer leicht oxydiert. Das Ausmaß dieser Verwertung ist vom Angebot abhängig und wird durch Insulin oder Glucose nicht beeinflußt. Sie verbrennen nicht „im Feuer der Kohlenhydrate", werden aber bei Kohlenhydrat- mangel oder im Diabetes in weit größerer Menge von der Leber gebildet, als die Gewebe zu verbrauchen imstande sind (s. auch II. Teil).

Die Annahme, daß Fette nur nach vorherigem Abbau zu Ketonkörpern von den extrahepatischen Geweben verbrannt werden können, wurde durch Unter- suchungen mit isotopenhaltigen Fettsäuren nicht bestätigt. Sowohl lange (98) als auch kurze Fettsäuren (99, 100) können von den verschiedensten Geweben zu CO_2 oxydiert werden. In der Leber ist die Produktion von Ketonkörpern bei weitem größer als die Fettsäureoxydation (101). Auf eine vermehrte Verbrennung von Neutralfetten durch extrahepatische Gewebe im Hunger und Diabetes kann aus der Zunahme der Lipaseaktivität in den Geweben geschlossen werden (102).

Eiweißstoffwechsel.

Eines der wichtigsten Forschungsergebnisse des letzten Jahrzehnts über den Proteinstoffwechsel im allgemeinen ist die Feststellung von SCHÖNHEIMER und Mitarbeitern (75), daß auch im gesunden Organismus in erheblichem Umfang ein dauernder Auf- und Abbau von Körpereiweiß stattfindet, auch wenn nach außen hin der Gesamtbestand unverändert erscheint. Negative oder positive Stickstoff- bilanz bedeuten nur, daß die Dissimilation die Assimilation überwiegt, bzw. umgekehrt. Assimilation und Dissimilation sind aber nicht austauschbare Glieder einer mathematischen Gleichung. Während des Eiweißabbaues werden Amino- säuren in den Geweben frei, die wieder zu Proteinkörpern synthetisiert werden können. Ein Teil dieser Aminosäuren wird jedoch in der Leber zu Glucose, Ketonkörpern (bzw. entsprechenden Vorstufen) und Harnstoff abgebaut. Dieser kann wieder in andere Aminosäuren eingebaut werden, ob jedoch auf anderem Wege als durch N-Austausch, ist nicht bekannt. Glucose kann so aus Eiweiß gebildet werden, aber Glucosegaben fördern wahrscheinlich nicht die Eiweiß- synthese, sondern unterdrücken unter bestimmten Bedingungen nur den Abbau.

Innerhalb dieses Stoffwechselgeschehens spielt die Leber eine dominierende Rolle. Die Nieren können zwar ebenfalls Glucose neu bilden (103, 104), jedoch ist die von diesen Organen produzierte Menge gering. Entfernung der Leber führt immer zu einem schnellen Absinken des Blutzuckers, das nur etwas mehr beschleunigt ist, wenn auch die Nieren entfernt werden.

Der Stoffwechsel des Eiweiß ist eng verbunden mit dem der Kohlenhydrate. Die Eiweißdissimilation ist gewöhnlich niedrig, wenn die Kohlenhydratverwertung im Organismus hoch ist und umgekehrt. Dort, wo aus exogenen oder endogenen Gründen der Eiweißabbau gesteigert ist, wie im Hunger oder nach Thyroxingaben, verlangsamt Kohlenhydratzufuhr den vermehrten Eiweißzerfall. Auch im Diabetes kann durch sehr starke Erhöhung des Blutzuckerspiegels, wie sie nur bei nephrektomierten Tieren möglich ist (1400—1700 mg-%), die Eiweißdissimilation vermindert werden (*105*). Insulin hemmt den Abbau der Proteinsubstanzen und ihre Umwandlung in Zucker. Bei Insulinmangel ist die Dissimilation gesteigert, ähnlich wie im Hunger oder bei kohlenhydratfreier Kost. Pflanzenfresser und auch die Ratte zeigen im Diabetes eine Stickstoffausscheidung wie hungernde normale Tiere, oder nur eine mäßige Steigerung. Der diabetische Mensch, der Hund, die Katze oder Eule bauen auch im Hunger vermehrt Eiweiß ab und verwenden dieses wenigstens teilweise zur Neubildung von Glucose. Bei diesen Spezies ist der Stoffwechsel einer bestimmten Eiweißaufnahme angepaßt. Pflanzenfresser mit ihrer geringen Proteinkörperaufnahme durch die Nahrung besitzen offensichtlich ein endokrines System, das bezüglich der Gluconeogenese aus Eiweiß wenig aktiv ist.

Aus verschiedenen Beobachtungen wurde von älteren Untersuchern bereits geschlossen, daß Insulin nicht nur den Abbau von Eiweiß hemmt, sondern auch seine Synthese fördert. So wird durch dieses Hormon die im Diabetes vermehrte Ausscheidung von Harnstoff und die Steigerung des Aminosäurenstickstoffs, des Reststickstoffs und Harnstoffs im Blut beseitigt, der Aminosäurengehalt kann bei größeren Dosen unter die Norm absinken. Am Ende der hypoglykämischen Phase und anschließend kommt es infolge von Gegenregulationen zu einer Steigerung. Jugendliche pankreasdiabetische Tiere zeigen eine starke Hemmung des Wachstums, die durch Insulin beseitigt wird. Neuere Untersuchungen haben diese Ergebnisse bestätigt und erweitert.

Insulin verzögert die nach Evisceration zu beobachtende Zunahme der Blutaminosäuren (*106—108*). Entfernung des Nebennierenmarkes einige Wochen vor dem Versuch ist ohne Einfluß auf die Insulinwirkung (*107*, s. dag. *109*). Bei geeigneter Dosierung kann diese Zunahme völlig verhütet werden, unabhängig vom Blutzuckerspiegel (etwa 50 mg-%—300 mg-%) (*108*). Orale Zuckergaben (75 g) lassen auch beim Menschen den Aminosäurenspiegel leicht absinken (*110*), ein Vorgang, der sicher zum Teil durch die endogene Insulinsekretion bedingt ist. Daß auch beim pankreatektomierten Hund ein solcher Glucoseeffekt zu beobachten ist wurde schon erwähnt (*105*). Konstante Zuckerzufuhr in einer Menge, die den Blutspiegel auf etwa 300 mg-% aufrecht erhält, verhindert jedoch bei eviscerierten Tieren (relativer Insulinmangel) nicht die Zunahme der Aminosäuren (*108*). Insulin beschleunigt das Verschwinden von injiziertem Glykokoll aus der Blutbahn bei eviscerierten Tieren (*111*), ist aber ohne Einfluß auf die Harnstoffbildung aus i.v. verabreichten Aminosäuren bei nephrektomierten Ratten (*112*). N_{15}-Glykokoll wird sehr schnell in das Körpereiweiß eingebaut. Im Alloxandiabetes ist diese Proteinsynthese gehemmt und ihre Desamidierung beschleunigt (*113*). Alle diese Versuche sprechen dafür, daß Insulin die Eiweißsynthese auch in den extrahepatischen Geweben fördert, daß diese Synthese bei Insulinmangel gestört ist und der Aminosäureabbau gesteigert. Möglicherweise ist letzterer nur die Folge des gesteigerten Eiweißabbaues. Dafür spricht, daß Insulin nicht die Harnstoffbildung aus Aminosäuren hemmt. So ist gut verständlich, warum bei jungen pankreatektomierten Tieren das Wachstum gestört ist und erst nach Insulingaben wieder normal wird.

Der Wirkungsmechanismus des Insulins.

Von den verschiedenen Theorien über den Mechanismus der Insulinwirkung ist keine völlig befriedigend. Die Permeabilitätstheorie nimmt an, daß das Hormon das Eindringen der Glucose in die Zellen erleichtert und so die Verwertung beschleunigt. Bei allen Experimenten, die für diese Theorie angeführt werden, ist zu berücksichtigen, daß Insulin infolge der gesteigerten intracellulären Glucoseverwertung das Gefälle Blutzucker → Gewebe steigert und durch eine solche Veränderung des physikalisch-osmotischen Gleichgewichtes auch andere Substanzen als Zucker in die Zellen beschleunigt übertreten. Diese Kritik gilt auch für neuere Untersuchungsergebnisse (*114*). Eine andere physikalische Theorie glaubt, daß die Insulinwirkung auf eine Freisetzung von Enzymen beruht, die an Zellstrukturen gebunden sind. Insulin fördert jedoch auch die Oxydation der Glucose und Brenztraubensäure im zellfreien Muskelbrei oder Muskelpreßsaft unter bestimmten Bedingungen (26—32).

Die chemischen Theorien nehmen an, daß Insulin aktivierend auf bestimmte Fermentreaktionen wirkt. Ehe auf die Untersuchungen, auf die sich diese Ansicht stützt, näher eingegangen wird, ist es nötig, kurz die chemischen Reaktionen bei der Glucoseverwertung zu besprechen. Es sei nochmals darauf hingewiesen, daß alle bisher *bekannten* Reaktionen auch ohne Insulin ablaufen können.

Die Nahrungskohlenhydrate werden vorwiegend in der Leber in Glucose umgewandelt und auf dem Blutwege den Geweben als Brennmaterial bzw. zur Verwertung zugeführt. Als erstes Intermediärprodukt entsteht immer Glucose-6-Phosphat. Die Glucose reagiert unter dem Einfluß eines spezifischen Fermentes, der MEYERHOFschen Hexokinase, und in Anwesenheit von Adenosintriphosphat in der folgenden Weise:

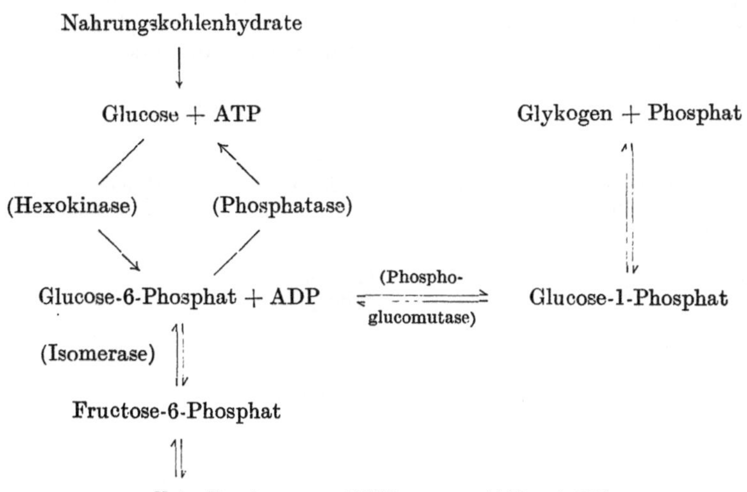

Unter Benutzung von Abbildungen aus (*115*) und (*124*).

Glucose-6-Phosphat kann nur in verschiedener Richtung weiter verwertet werden. Unter bestimmten Bedingungen wird es als Glykogen gespeichert, wobei zuerst eine Umwandlung in Glucose-1-Phosphat erfolgt. Die anschließende Glykogensynthese ist mit einer Dephosphorylierung verbunden und das freiwerdende Phosphat kann zur Regeneration des Adenosintriphosphats (ATP) aus Adenosindiphosphat (ADP) benutzt werden, das damit für weitere Reaktionen zur Verfügung steht. Die Reaktion

$$\text{Glucose-6-Phosphat} \leftrightarrow \text{Glucose-1-Phosphat} \leftrightarrow \text{Glykogen}$$

kann mit gereinigten Fermentsystemen auch im Reagensglas demonstriert werden. Sie wird durch Insulinzusatz nicht beeinflußt und das Ausmaß der Glykogensynthese ist abhängig von der Anwesenheit des freiwerdenden organischen Phosphats, in vivo von der Regeneration des ATP (*115, 116*).

Glucose-6-Phosphat kann in Glucose zurückverwandelt werden, jedoch erfolgt diese Reaktion nicht mit Hilfe der Hexokinase, die in allen bisher untersuchten Geweben nachgewiesen wurde, sondern mit Hilfe eines anderen Fermentes einer spezifischen Phosphatase, die nur in der Leber vorkommt. Ihr Mangel in der Muskulatur erklärt, warum der Muskel aus Glykogen nicht Glucose bilden kann. Beide Reaktionen sind *irreversibel*. Für jede andere Verwertung, Oxydation oder Umwandlung in andere Verbindungen muß Glucose-6-Phophat zu Brenztraubensäure oxydiert werden. Dieser schrittweise Abbau ist mit einer Reihe von Phosphorylierungen, Dephosphorylierungen und mit intermolekularer Phosphatübertragung verbunden, bis schließlich Phosphorbrenztraubensäure und daraus Brenztraubensäure entsteht. Bis zu deren Entstehung ist der Glucoseabbau ein relativ einfacher Vorgang. Obwohl Brenztraubensäure als wichtigstes Intermediärprodukt im Zuckerabbau betrachtet werden kann, ist sie im Blut und in den Geweben nur in geringer Konzentration vorhanden, da sie außerordentlich rasch umgesetzt wird. Nach einer Kohlenhydratfütterung oder bei dem mit Arbeit verbundenen gesteigerten Glucoseabbau steigt der Blutspiegel an, im Diabetes ist ihr Stoffwechsel gestört.

In folgendem Schema ist der tierische Kohlenhydratstoffwechsel in stark vereinfachter Form dargestellt. Bis zum Abbau zur Brenztraubensäure sind alle Reaktionen, direkt oder indirekt, reversibel. Brenztraubensäure kann daher in alle vorhergehenden Intermediärprodukte, in Milchsäure, Glucose, Glykogen usw., zurück- bzw. umgewandelt werden. Die nächste, ebenfalls noch reversible Reaktion führt zur Bildung von Oxalessigsäure, oder aber zur Entstehung eines C_2-Fragmentes,

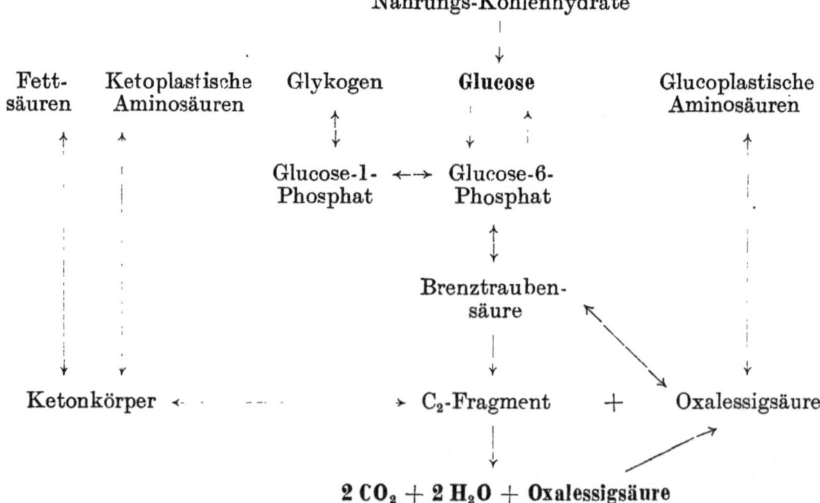

Vereinfachtes Schema des tierischen Kohlenhydratstoffwechsels.

dessen genaue Formel nicht bekannt ist. Diese letztere Reaktion ist im tierischen Organismus *irreversibel* (*117—120*). Das C_2-Fragment wird in Anwesenheit von Dicarboxylsäuren verbrannt (in-vitro-Versuche Leber), wenn sie in nicht genügender Menge vorhanden sind, erfolgt eine Kondensation dieser Reste zu Acetessigsäure (*121*). Der C_2-Rest und die Acetessigsäure können, unter bestimmten Bedingungen, auch zu Fettsäuren aufgebaut werden. Die endgültige Oxydation zu H_2O und CO_2 erfolgt innerhalb des Krebs-Cyclus, dessen zentrale Bedeutung für die endgültige Oxydation aller Abbauprodukte aus dem Kohlenhydrat- und Fettstoffwechsel die Untersuchungen mit Isotopen gezeigt haben.

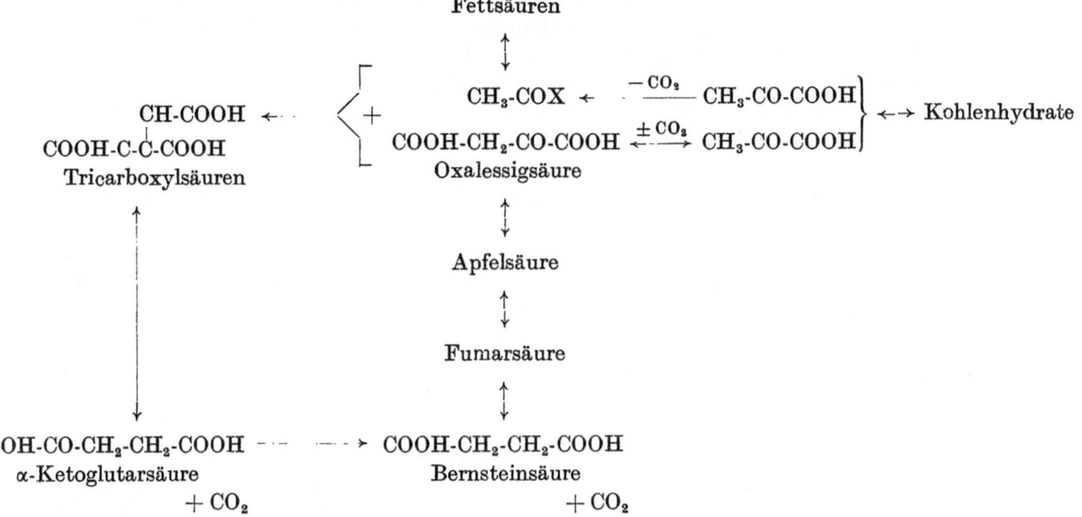

Beziehung des KREBSschen Citronensäurecyclus zum Kohlenhydrat-Fettstoffwechsel.

Der Reaktionsverlauf innerhalb des Krebs-Cyclus wird weitgehend bestimmt durch die Menge der vorhandenen C_2-Fragmente und der Oxalessigsäure, bzw. der Tricarboxylsäuren, die miteinander ins Gleichgewicht treten. Es kann auch sicher angenommen werden, daß besonders die phosphorylierten Abbauprodukte der Glucose dieses Gleichgewicht beeinflussen. Die grundsätzliche Gültigkeit des KREBSschen Cyclus für den Umsatz der Kohlenhydrate (und Fette) ist durch Untersuchungen an isolierten Zellsystemen, Geweben und intakten Tieren heute bewiesen. In obigem Schema ist der Krebs-Cyclus in abgekürzter Form, unseren heutigen Kenntnissen entsprechend, dargestellt. Wesentlich ist zu beachten, daß bei der Reaktion des C_2-Fragmentes mit Oxalessigsäure immer CO_2 und H_2O entsteht und dabei Oxalessigsäure regeneriert wird, deren Menge unverändert erhalten bleibt:

$$C_2 + C_4 \rightarrow 2\,H_2O + 2\,CO_2 + C_4.$$

Eine Förderung der Glucosephosphorylierung würde, wie STADIE (*122*) dargelegt hat, am besten die Wirkung des Insulins auf den Glucosestoffwechsel erklären. Mit der beschleunigten Umwandlung in Glucose-6-Phosphat würden alle weiteren Reaktionen, die Oxydation, Glykogen- und Fettsynthese ebenfalls in erhöhtem Umfang erfolgen. Nach Untersuchungsergebnissen des Arbeitskreises um CORI (*123, 124*) ist eine solche Förderung der Glucosephosphorylierung

$$\text{Glucose} + \text{ATP} \xrightarrow{\text{Hexokinase}} \text{Glucose-6-Phosphat} + \text{ADP}.$$

in vitro dann nachzuweisen, wenn diese Reaktion gehemmt ist. In Ferment-Ansätzen am Gewebe normaler Tiere ist eine Insulinwirkung nicht festzustellen, anscheinend bestehen hier bereits maximale Bedingungen. Wird vor der Präparation den Tieren jedoch Hypophysenextrakt injiziert oder solcher Extrakt den Ansätzen aus normalem Gewebe zugesetzt, so erfolgt eine Hemmung der Reaktion, die durch Insulin aufgehoben werden kann. Im Gewebe alloxandiabetischer Ratten ist die Phosphorylierung — entsprechend dem Überwiegen der Hypophysenfunktion — von Anfang an verzögert, und auch hier verursacht Insulin eine Förderung. Ich habe über diese Versuche an anderer Stelle ausführlich berichtet (*125*). Durch die Hemmung der Hexokinasereaktion könnte ein großer Teil der besprochenen Stoffwechselveränderungen bei Insulinmangel und Zufuhr einheitlich erklärt werden, so die vermehrte Zuckerausscheidung im Diabetes nach Milchsäure- und Eiweißverabreichung. Da nach der Corischen Theorie nur die initiale Phosphorylierung bei Insulinmangel gehemmt ist, sollen alle anderen Reaktionen ungestört ablaufen können. Kleinere glucoplastische Verbindungen, soweit sie nicht direkt in anderer Richtung verwertet werden, können unverändert in Glucose und Glykogen umgewandelt werden. Der entstandene Zucker wird aber dann nicht wie normal abgebaut, sondern häuft sich im Blut an und wird ausgeschieden. Die oben (s. S. 239) besprochenen Untersuchungsergebnisse von Stetten, daß im Diabetes Glykogen und Glucose weit mehr als normal aus kleineren Verbindungen als normal entsteht (besonders nach Alanin-Eiweißfütterung), bekräftigen diese Theorie. Diese wird auch gestützt durch bestimmte Beobachtungen am diabetischen Brenztraubensäurestoffwechsel. Der Anstieg dieses Intermediärproduktes im Blut fehlt beim diabetischen Hund oder ist verzögert. Injiziertes Pyruvat wird jedoch mit der gleichen Geschwindigkeit aus dem Blut entfernt wie bei normalen Tieren (*125a*). Der Milchsäure-Cyclus ist im Diabetes anscheinend nicht gestört. Adrenalingaben verursachen auch beim Diabetiker eine weitere Blutzuckersteigerung. Dagegen fehlt beim Diabetiker, ebenso wie beim diabetischen Tier, der nach Kohlenhydratzufuhr zu beobachtende Anstieg der Milchsäure und Brenztraubensäure im Blut (*125a, b, 126*), ebenso wie der des R Q (*126*). Insulin bewirkt bei solchen Patienten eine Normalisierung und manchmal ist der Anstieg größer als bei gesunden Kontrollen ohne Insulin (*126*). Die Corischen Experimente wurden teilweise bestätigt (*408*). Andere Untersucher fanden ebenfalls eine Hemmung der Hexokinasereaktion durch HVL-Extrakt in vitro (*409*), vermißten jedoch diese Hemmung im Gewebe alloxandiabetischer Tiere (*409, 410*).

Gegen die ausschließliche Gültigkeit dieser Theorie spricht die hochgradige Insulinempfindlichkeit hypophysektomierter Menschen und Tiere, ebenso die Feststellung, daß im Diabetes die *Oxydation der Glucose* weniger stark gestört ist wie ihre Umwandlung in Glykogen und Fett. Insulin wirkt wahrscheinlich auch auf die Verwertung der Glucose, bzw. Glucoseintermediärprodukte unterhalb der Brenztraubensäure. Darauf weisen die auf S. 242 angeführten Untersuchungsergebnisse hin. Nach Ville und Hastings (*52*) ist im diabetischen, überlebenden Rattenzwerchfell die Oxydation von C^{14}-Brenztraubensäure vermindert und wird nach Insulinzusatz normal. Aconitsäure fördert die Verbrennung zu CO_2 noch stärker als Insulin. Diese Versuchsergebnisse entsprechen sehr denen von Stare am menschlichen diabetischen Muskel (s. S. 232). Dieser Insulineffekt von bestimmten Tri- und Dicarboxylsäuren läßt eine Wirkung des Insulins innerhalb des Krebs-Cyclus vermuten. Möglicherweise fördert es die Bildung von Oxalacetat.

Die Beobachtung, daß dieses Hormon in Anwesenheit von Glucose und noch mehr von Oxalacetat die Fettsynthese aus isotopenhaltiger Acetatessigsäure beschleunigt (*83*), und daß bei diabetischen Tieren der Aufbau von langen Fettsäuren aus kurzen, oder aus Acetat in Leberschnitten vermindert ist (Insulin und Oxalessigsäure sind hier ohne Einfluß) (*127*), bedeutet nicht notwendigerweise eine spezifische Wirkung auf die Fettsynthese selbst. Diese Synthese erfordert besonders viel Energie und es ist durchaus möglich, daß diese aus gekoppelten Reaktionen des Glucoseabbaues bezogen wird.

Als möglicherweise erster Schritt der Insulinwirkung erfolgt eine Bindung des Hormons an bestimmte Zellstrukturen. Ein kurzer Kontakt des Rattenzwerchfells mit insulinhaltiger, zuckerfreier Lösung genügt, um eine Fixation des Insulins zu erreichen. Anschließendes zweimaliges Waschen in insulinfreier Lösung bis 35 min läßt den Insulineffekt, gemessen an der nachfolgenden Glykogensynthese in glucosehaltiger Lösung, unbeeinflußt. Bereits ein 10 sec langer Kontakt hat einen deutlichen Einfluß, und nach einer Minute ist Wirkungsmaximum erreicht. Die während einer Minute aus einer Insulinlösung von 0,1 E/cm³ Suspensionsflüssigkeit diffundierte Insulinmenge schätzt STADIE auf 0,0001 E per Gramm Muskel (*128*). Im leichten Diabetes ist die Bindung an Zellstrukturen vermindert, bei schwer diabetischen Tieren ist sie völlig aufgehoben (*129*).

Die Stoffwechselwirkungen des Insulins sind in Abb. 3 zusammengefaßt. Nach neueren Forschungsergebnissen ist eine der wesentlichsten Störungen bei Insulinmangel die Unfähigkeit des Organismus, Fett aus Nichtkohlenhydraten aufzubauen. Die Hemmung in der Glucoseoxydation (CO_2-Bildung) wird im Diabetes zum Teil durch die Blutzuckersteigerung ausgeglichen. Der Blutzuckerspiegel erreicht aber offensichtlich niemals die zur völligen Beseitigung der Oxydationsstörung notwendige theoretische Höhe.

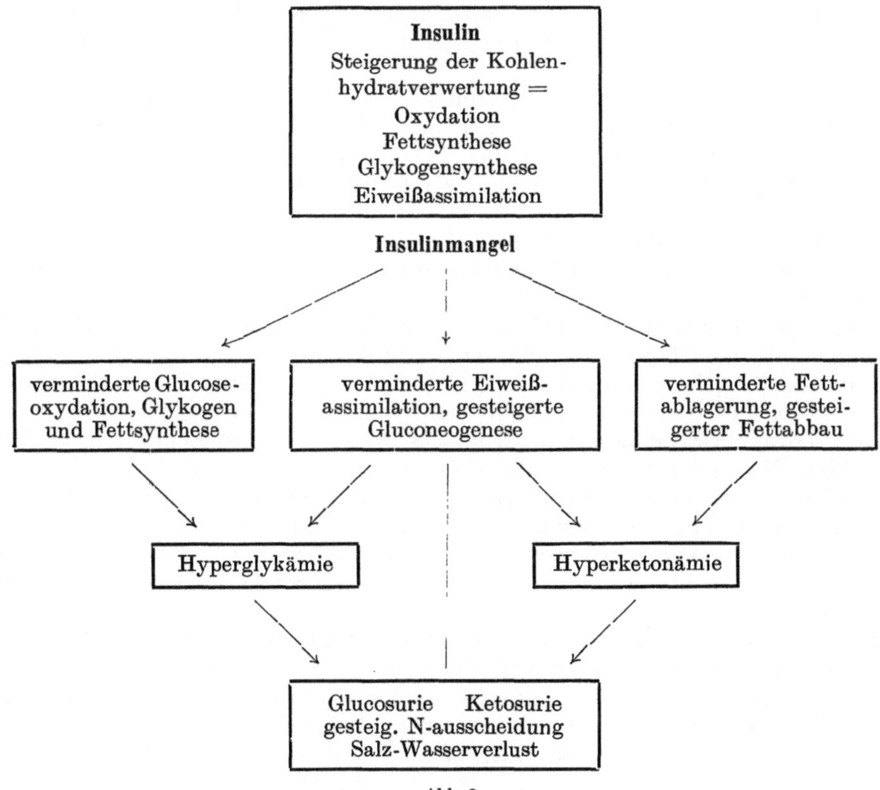

Abb. 3.

2. Glucagon.

Seit etwa 20 Jahren wird von Bürger und Mitarbeitern (*130*) auf Grund eingehender experimenteller Untersuchungen die Ansicht vertreten, daß im Pankreas außer dem Insulin noch ein zweites Hormon gebildet wird, das glykogenolytisch auf die Leber wirkt und den Blutzucker steigert. Der von Bürger dafür gebrauchte Name „Glucagon" wird auch hier benutzt werden. Dieses Hormon ist in fast allen, auch den kristallinischen Insulinpräparaten enthalten und ist die Ursache der von vielen Untersuchern beobachteten initialen Insulinhyperglykämie. Es kann nach dem Verfahren von Abel abgetrennt werden und ist nicht im Insulin-Novo nachweisbar. In seinen chemischen und physikalischen Eigenschaften gleicht es weitgehend dem Insulin, unterscheidet sich jedoch durch ein geringeres Reduktionsvermögen für Kaliumferricyanid und ist schwefelärmer. Verglichen mit Insulin hat es folgende Zusammensetzung:

Insulin Abel: 49,91% C	7,16% H	14,41% N	2,94% S
Glucagon: 52,03% C	6,42% H	14,38% N	2,71% S

Es verliert durch Alkali oder Cysteinbehandlung nicht, wie Insulin, seine Wirksamkeit und kann durch diese Behandlungsmethoden, die eine Zerstörung des Insulins zur Folge haben, in Insulinpräparaten nachgewiesen werden. Es ist ein Proteinkörper, nicht dialysierbar, und läßt sich durch verschiedene Absorptionsmittel fällen. Sein isoelektrischer Punkt liegt bei einem niedrigeren p_H als derjenige des Insulins. In einer Dosierung von 20 μg/kg bewirkt es beim Kaninchen eine durchschnittliche Blutzuckersteigerung von 50% für 50—60 min, wobei das Leberglykogen abnimmt. Die stärkste Blutzuckersteigerung erfolgt nach Injektion in das Pfortadersystem. Ausschaltung des Leberkreislaufes bringt die Glucagonwirkung zum Verschwinden, Exstirpation der Nebennieren läßt sie unbeeinflußt.

Die Sekretion des Glucagons wird durch alimentäre Kohlenhydratzufuhr ausgelöst. Übertragung von Blut von Personen, die Glucose erhalten haben, auf andere nüchterne Personen führt immer zu einer BZ-Steigerung beim Empfänger, wenn das Spenderblut auf der Höhe des BZ-Anstieges entnommen wird. Wird Blut aus der Zeit des BZ-Abfalls benutzt, so überwiegt die Insulinwirkung und der Blutzucker des Empfängers fällt (*131*).

In den letzten Jahren wurde das Glucagon unter dem Namen H-G-Faktor (hyperglykämisch-glykogenolytischer Faktor) „neu" entdeckt und alle Untersuchungsergebnisse Bürgers bestätigt, soweit sie nachgeprüft wurden. Es wurde bestätigt, daß das Glucagon in allen handelsüblichen Insulinpräparaten — aber nicht im Insulin „Novo" enthalten ist (*132*), daß es aus solchen Präparaten durch Inaktivierung des Insulins mit Alkali oder Cystein gewonnen werden kann (*132* bis *135*), daß es ein Eiweißkörper ist (*132, 134*), daß es den Blutzucker steigert (*132, 134—137*). Neu gezeigt wurde, daß es im Gegensatz zu reinem Insulin auch in Leberschnitten glykogenolytisch wirkt und daß Zerstörung der Leberzellstruktur die Glucagonwirkung zum Verschwinden bringt (*132*). Eine Reihe neuer Isolierungs- und Reinigungsmethoden wurden angegeben und festgestellt, daß in handelsüblichen Insulinpräparaten etwa 5—10% des Stickstoffgehaltes dem Glucagon zuzusprechen (*134*) sind.

Die Bildung des Glucagons erfolgt wahrscheinlich in den α-Zellen des Pankreas. Diese Ansicht wurde erstmalig von Thorogood und Zimmermann (*138*) auf Grund ihrer Beobachtungen an alloxandiabetischen Hunden vertreten. Alloxan zerstört nur die β-Zellen der Inseln, und die α-Zellen bleiben fast immer unbe-, schädigt. Solche alloxandiabetischen Tiere zeigen eine starke Hyperglykämie, und große Insulindosen sind erforderlich, um die Glucosurie zu unterdrücken.

Unterbindung des Ausführungsganges mit nachfolgender Atrophie des Drüsengewebes des Pankreas verursacht keine ersichtliche Änderung, nach Absetzen des Insulins entwickelt sich nur eine mäßige Ketonurie und die Tiere bleiben lange Zeit in einem relativ guten Allgemeinzustand, trotz der hochgradigen Glucosurie. Entfernt man nachträglich das Pankreas solcher Tiere, so sinkt der Blutzucker und der zur Kontrolle des Diabetes notwendige Insulinbedarf geht von 3,3—3,8 E auf 1,1—1,4 E zurück. Nach Absetzen des Insulins entwickelt sich jedoch innerhalb weniger Tage eine hochgradige, zum Tode führende Ketosis. Diese Neigung zu längerer Überlebensdauer und geringerem Gewichtsverlust trotz des höheren Blutzuckers und größeren Insulinbedarfes alloxandiabetischer Tiere gegenüber pankreatektomierten wurde von verschiedenen Autoren bestätigt, bzw. beobachtet (*139—141*). Da jedoch die α-Zellen nach Alloxangaben nicht immer unbeschädigt bleiben, sind diese Unterschiede nicht immer so ausgesprochen.

Der einzige Patient, bei dem wegen eines Inselzelladenoms Alloxan gegeben wurde, und bei dem dadurch ein Diabetes ausgelöst wurde, benötigte zur Kontrolle seiner Glucosurie bei geringer Kohlenhydratzufuhr „sehr große Dosen von Insulin". Leider geben die Autoren (*142*) die Menge nicht an. Wahrscheinlich jedoch war der Insulinbedarf größer als der total pankreatektomierter Menschen (35—40 E bei kohlenhydratischer Kost, s. S. 230). Die Autoren berichten weiter, daß die histologischen Veränderungen in dem nach Alloxanverabreichung entnommenen Pankreasstückchen, denen bei Tieren entsprachen, d. h. eine hochgradige Schädigung der α-Zellen zu beobachten war, und eine geringe oder fehlende der β-Zellen festgestellt wurde.

Neben diesen Beobachtungen sprechen besonders die Untersuchungen von SUTHERLAND und DE DUVE für die Produktion des Glucagons durch die α-Zellen. Die aus dem Pankreas extrahierbare Menge entspricht der Verteilung des Inselgewebes, sie ist am größten im Schwanzteil und am geringsten im Kopfteil. Auch aus der Schleimhaut des Magenfundus von Hunden kann es in relativ großer Menge mit den gleichen Methoden wie aus der Bauchspeicheldrüse gewonnen werden, weniger aus dem Duodenum und oberen Ileum. Nur in Spuren ist es aus dem Pylorusteil des Magens extrahierbar. Bei Rindern, Schafen und Schweinen ist es in diesen extra-pankreatischen Organen ebenfalls nur in Spuren nachweisbar. Muskel, Leber, Nieren, Lunge usw. enthalten kein Glucagon. Nach Ligatur des Pankreasganges ist die Hormonmenge pro Gramm Gewebe erheblich vermehrt, ein Befund, der durch die starke Atrophie des Drüsengewebes erklärbar ist (*136*). Von besonderem Interesse ist die Feststellung, daß es auch aus dem Pankreas alloxandiabetischer Tiere dargestellt werden kann (*135, 136*). Manchmal erscheint die Ausbeute daraus sogar größer als normal. Dies mag mit der manchmal beobachteten Hypertrophie der α-Zellen alloxandiabetischer Tiere zusammenhängen (*143, 144*). SUTHERLAND und DE DUVE (*136*) nehmen an, daß das Glucagon, das aus dem Magenfundus extrahiert werden kann, in den von TEHVER (*145*) beschriebenen Zellen gebildet wird. Dieser Autor berichtet über das Vorkommen argentophiler Zellen in der Schleimhaut des Magenfundus von Hunden. Im Pylorusteil dieser Tiere seien sie nur sehr spärlich nachweisbar, und ebenso im gesamten Magendarmkanal von Schweinen, Rindern und Schafen. Bei diesen Zellen handelt es sich wahrscheinlich um α-Zellen, da andere Autoren (*146—148*) solche „Silberzellen" auch im Pankreas und den Inseln des Pankreas darstellen konnten.

BÜRGER (*130*) nimmt an, daß die Wirkung des Glucagons darin besteht, auf einen physiologischen alimentären Zuckerreiz und vielleicht auch auf andere Reize hin eine Glykogenalyse in der Leber auszulösen. Dieser vermehrt ausgeworfene Zucker soll durch das sekundär reichlicher produzierte Insulin in den Geweben zum beschleunigten Umsatz gebracht werden. Bezüglich des Zuckerumsatzes sind Glukagon und Insulin als Synergisten zu betrachten, bei Beachtung allein der Blutzuckerkurve als Antagonisten. — Über andere mögliche Stoffwechselwirkungen des Glukagons liegen keine verwertbaren Untersuchungen vor. Es ist nicht unwahrscheinlich, daß bei bestimmten Diabetesformen eine gesteigerte Glukagonproduktion von Bedeutung ist (s. Teil III).

3. Der Hypophysenvorderlappen.

Ein Einfluß des Hypophysenvorderlappens[1] auf den Kohlenhydratstoffwechsel war von Klinikern seit langem aus dem häufigen Zusammentreffen von Akromegalie und Diabetes vermutet worden. Cushing diskutiert diese Frage erstmalig 1911. Von den von ihm beobachteten Akromegaliefällen zeigten 25% eine gelegentlich auftretende Glucosurie und 12% einen klinischen, meist insulinresistenten Diabetes. Bei einem dieser im diabetischen Koma gestorbenen Patienten fanden sich keine histologischen Veränderungen im Inselapparat. Nach Entfernung des Hypophysentumors bei solchen Patienten besserten sich die diabetischen Symptome oder verschwanden völlig. Im Belastungsversuch war aber noch manchmal eine verminderte Kohlenhydrattoleranz nachweisbar (149). Ein Verschwinden des Diabetes war auch von einem anderen Beobachter nach Entfernung eines Hypophysentumors beobachtet worden. Die Akromegalie bestand bei diesem Patienten seit 10 Jahren, die Diabetes seit 18 Monaten. Bei der Krankenhausaufnahme war der Blutzucker 430 mg-%, im Urin fanden sich 10% Zucker und Aceton. Drei Jahre nach der Operation war die Zuckertoleranz im Belastungsversuch mäßig vermindert (150). Eine Rückbildung des Diabetes bei Akromegaliekranken wurde auch nach der Röntgenbestrahlung der Hypophyse beobachtet (151) und bei spontaner Rückbildung des Tumors. Bei einem anderen Patienten bestand ein wahrscheinlich nicht hypophysär bedingter Diabetes seit 12 Jahren, der in der ersten Zeit nach dem Auftreten 20—50 E Insulin benötigte. Innerhalb einiger Jahre ging der Insulinbedarf langsam zurück, es entwickelte sich das klinische Bild einer Hypophysenunterfunktion mit häufigen hypoglykämischen Anfällen, auch nach völligem Absetzen des Insulins. Bei der Autopsie war der größte Teil des HVL zerstört und die Nebennieren waren atrophisch (152).

Die Bedeutung der Beobachtungen an Akromegaliekranken für den Einfluß der Hypophyse auf den Zuckerhaushalt wurde erst nach den Veröffentlichungen von Houssay und Mitarbeitern, 1929—1930, voll gewürdigt. Eine eingehende Übersicht über die gesamte, bis 1936 erschienene Literatur über die Physiologie der Hypophyse findet sich bei Houssay (153).

Nach der Entfernung der Hypophyse beim pankreatektomierten Hund — dem Houssay-Tier — ist die Regulation des Blutzuckers nur mehr von der Nahrungsaufnahme abhängig. Der Blutzucker ist niedrig bis zu tödlichen hypoglykämischen Werten im Hunger und er ist diabetisch nach Zufuhr von Kohlenhydraten (bzw. Protein). Die Glykogenlager sind bei guter Fütterung nicht vermindert. Der RQ zeigt wieder annähernd normale Werte. In vitro oxydiert der Muskel solcher Tiere wieder Glucose (s. Abb. 2). Es besteht keine oder nur eine geringe Ketonurie im Hunger. Die Stickstoffausscheidung ist abhängig von der Eiweißaufnahme. Im Hunger ist sie vermindert. Eiweißfütterung läßt sie wieder ansteigen, ebenso wie den Blutzucker. Es ist also nicht so sehr das Desamidierungsvermögen und die Gluconeogenese aus Proteinsubstanzen gestört, sondern vor allem die Fähigkeit das Gewebseiweiß zu mobilisieren. Das Verhältnis D:N im

---

[1] Wenn hier und im folgenden von „Hypophyse" gesprochen wird, so ist darunter immer der Hypophysenvorderlappen (HVL) zu verstehen.

Urin ist auffallend niedrig. Glucose wird offensichtlich voll verwertet, da bei
Fütterung kleiner Kohlenhydrat- oder Fleischmengen die Zuckerausscheidung
gering ist oder ganz fehlt. Fettfütterung ist auch in großen Dosen ohne Einfluß
auf den Blutzucker. Das Fehlen der Hungerlipämie und Ketonämie läßt eine
Störung der Fettmobilisierung vermuten. Das Blut solcher Hunde steigert auch
nicht mehr den Blutzucker von normalen Empfängern, wie das von nur pankreatektomierten Tieren. Charakteristisch ist eine außerordentliche Insulinempfindlichkeit, die auch am Muskel in vitro nachweisbar ist. (s Abb. 2). Der Gewichtsverlust erfolgt sehr langsam und Houssay-Tiere überleben oft sehr viele Monate.
Retrotransplantation der Hypophyse oder Injektionen von HVL-Extrakt stellen
das vorherige schwere Krankheitsbild wieder her. In größeren Gaben verursachen
Extragaben eine enorme Blutzuckersteigerung, Ketosis, Acidosis und einen schnellen Tod.

Das Houssay-Tier — Hund, Kröte, Katze, Ratte, Affe — gleicht in seinem
Stoffwechselverhalten in vieler Hinsicht dem hypophysenlosen Tier. Bei diesem
ist ebenfalls der Glykogenbestand abhängig vom Allgemeinzustand, bei guter
Fütterung ist er unverändert, die Speicherfähigkeit nach Kohlenhydratzufuhr ist
nicht vermindert. Auch die Zuckertoleranz, gemessen an dem Auftreten einer
Glucosurie bei Belastung, an der Aufrechterhaltung des Blutzuckers bei dauernder
i.v. Glucosezufuhr, oder dem Absinken der Blutzuckerkurve nach einmaliger i.v.
Glucoseinjektion ist sicher nicht herabgesetzt, bei gutem Allgemeinzustand ist sie
eher gesteigert. Die Ketosis, die sonst im Hunger oder nach Phlorhizin zu beobachten ist, fehlt oder ist stark vermindert. Im Hunger sind die gleichen Veränderungen im Verhalten des Blutzuckers und der Stickstoffausscheidung zu beobachten wie beim Houssay-Tier. Die Unfähigkeit die körpereigenen Protein- und
Fettreserven zu mobilisieren führt zu einem beschleunigten Verbrauch der Kohlen-
hydratreserven und die Tiere gehen, wenn nicht rechtzeitig Glucose oder HVL-
Extrakte gegeben werden, oft unter typischen hypoglykämischen Krampferschei-
nungen zugrunde. Der RQ gefütterter und hungernder Tiere ist deutlich höher
als normal. Fütterung von Fleisch verhindert das Absinken des Blutzuckers, nicht
aber von Fett. Insulin führt bereits in kleinsten Dosen zu einem tiefen und lang-
dauernden Blutzuckerabfall. Die Grundumsatzverminderung ist wahrscheinlich
durch die Ruhigstellung der Schilddrüse bedingt.

In großen, häufig gegebenen Dosen verursachen HVL-Extraktgaben beim gesunden Tier innerhalb 1—2 Tagen eine diabetische Blutzuckersteigerung und eine
Glucosurie. Diese Wirkung ist jedoch nur bei kohlenhydratreich (oder fleisch-)
gefütterten Tieren zu beobachten und kann durch sehr große Insulindosen oder
durch diätische Maßnahmen verhindert werden (s. Teil III). Beim Hungertier bewirken die gleichen Injektionen eine Blutzuckersenkung. Die Glykämie nach
Extraktgaben ist von einer Lipämie, Ketonämie und Senkung des RQ begleitet,
die Stickstoffausscheidung ist zuerst vermindert. Mit dem Blutzuckeranstieg
nimmt zunächst das Muskelglykogen, weniger das Leberglykogen, zu. Später,
wenn infolge der Erschöpfung der Insulinreserven die Leistung des Inselapparates
ungenügend wird, sinken die Glykogenreserven tief ab und die Stickstoffbilanz
wird negativ. Bei intakten Tieren konnte durch HVL-Extrakte in den ersten Versuchen von Houssay, Evans u. a. eine dauernde Glucosurie nicht ausgelöst
werden. Nach Absetzen der Injektionen gingen die diabetischen Erscheinungen
zurück, bei einem Hund der Evansschen Versuchsserie allerdings erst nach Monaten. Houssay (1932) gelang die Auslösung eines permanenten Diabetes bei
Hunden nach partieller Pankreatektomie, mit einem für die Aufrechterhaltung
des Stoffwechsels aber sonst völlig ausreichendem Pankreasrest. Young zeigte
dann 1937, daß durch allmähliche Steigerung der Extraktgaben die Resistenz der

Tiere durchbrochen werden kann und nach 2—3 wöchentlichen Injektionen die Tiere dauernd diabetisch bleiben. In großen Dosen ist dieser diabetogene Effekt auch an nebennierenlosen Hunden, die mit DOCA oder Kochsalzgaben am Leben erhalten bleiben, zu beobachten (*154*).

Die Stoffwechselveränderungen im metahypophysären Diabetes (d. h. im permanenten Diabetes nach HVL-Gaben) gleichen nicht ganz denen im hypophysären Diabetes (während der Extraktinjektionen). Die Stickstoffbilanz ist nun negativ, die Insulinempfindlichkeit normal, die Glucogenreserven sind niedrig und der Inselapparat zeigt schwere pathologische Veränderungen. Diese Diabetesform gleicht weitgehend dem Pankreasdiabetes, unterscheidet sich von ihm jedoch durch die größere Überlebensdauer, größere Glucosurie und höheren Insulinbedarf und durch eine deutlich geringere Ketoseneigung. Diese Unterschiede sind wahrscheinlich dadurch bedingt, daß sehr oft nur die β-Zellen zerstört werden, die α-Zellen aber erhalten bleiben (s. S. 252).

Auf den Mechanismus, der zum Versagen der Insulinproduktion und zur Degeneration der β-Zellen führt, wird später noch ausführlich eingegangen werden (s. Teil III). An dieser Stelle soll kurz beschrieben werden, durch welche Stoffwechselveränderungen die Wirkung der Hypophysenexstirpation und Extraktzufuhr zustande kommt. Wenn man wie Soskin (*155*) voraussetzt, daß im Diabetes die Zuckerverwertung nicht vermindert, sondern eher gesteigert ist, ist es logisch, anzunehmen, daß die Hypophyse die Kohlenhydratverwertung fördert. Alle Beobachtungen sprechen jedoch eindeutig dafür, daß Glucoseverwertung durch Insulin gefördert und durch die Hypophyse gehemmt wird. Die Hemmung der Oxydation bei Insulinmangel wird durch die Blutzuckersteigerung zu einem gewissen Grad ausgeglichen, erreicht aber im schweren Diabetes niemals normale Werte. Glykogen- und Fettsynthese sind immer stark herabgesetzt.

Die Wiederherstellung einer annähernd normalen Glucoseverwertung beim Houssay-Tier ist — zum Teil wenigstens — möglicherweise ganz, durch einen extrahepatischen Effekt der Hypophysenhormone bedingt. Eviscerierte hypophysektomierte Kaninchen (*156*) und Ratten benötigen zur Aufrechterhaltung des Blutzuckers eine 2—3 fach so große Glucosemenge (i.v. Dauerinfusion) als nicht hypophysektomierte Kontrollen. Verabreichung von Hypophysenextrakt reduziert den Zuckerverbrauch zur Norm (*157, 158*). Die hypoglykämische Wirkung des Insulins kann bei hepatektomierten Kaninchen (*159*) und eviscerierten Ratten (*160*) durch Injektion von HVL-Extrakt verhindert werden. Neben diesen Untersuchungen sprechen auch Experimente an überlebendem Gewebe für einen peripheren Mechanismus. Das Zwerchfell hypophysenloser Ratten verbrennt mehr C^{14} Glucose zu CO_2, und bildet mehr Glykogen als der Muskel von normalen Kontrollen, und Insulin verursacht eine weitere Steigerung (s. Abb. 2) Ein vermehrtes Verschwinden von Glucose und eine gesteigerte Glykogensynthese war unter ähnlichen Versuchsbedingungen auch von anderen Untersuchern beobachtet worden (*161, 162*). Vorbehandlung der Versuchstiere mit HVL-Extrakt dagegen hemmt die Glykogenformation, mit und ohne Insulinzusatz (*163*).

Nach Entfernung der Hypophyse kann es sowohl zu einer Gewichtszunahme wie zu einer Kachexie kommen. Die Gewichtsveränderungen sind wahrscheinlich durch eine zentralnervöse Störung verursacht. Bei gleichzeitiger Verletzung bestimmter Kerngebiete im Diencephalon kommt es immer, mit oder ohne Hypophyse regelmäßig zu einer hochgradigen Fettsucht. Bei Zwangsfütterung deponieren hypophysektomierte Ratten bei gleicher Nahrungsmenge mehr Fett als Kontrollen (*164, 165*). Wahrscheinlich ist bei gutem Fütterungszustand auch die Ablagerung von neu synthetisiertem Fett gesteigert ähnlich wie nach der Adrenalektomie (s. S. 270, Tab. 9).

Die Insulinempfindlichkeit hypophysenloser Tiere und ihre Hypoglykämie-neigung im Hunger ist neben dem vermehrten Zuckerverbrauch vor allem durch die verminderte Gluconeogenese .bedingt. Die Zuckerabgabe der Leber solcher Hungertiere ist auf die Hälfte der Norm vermindert (*166*), gleichzeitig fehlt der Anstieg der Stickstoffausscheidung. Diese Störung in Gluconeogenese wird besonders deutlich, wenn hungernden hypophysektomierten Tieren gleichzeitig Phlorhizin gegeben wird, sie gehen häufig unter hypoglykämischen Krämpfen zugrunde (Literatur s. 153). Diese Störung der Zuckerneubildung ist durch Ruhigstellung und Atrophie vor allem der Nebennierenrinde und auch der Schild-drüse bedingt (s. Tab. 8, S. 268).

Die Lipämie, Fettleber und Ketonämie nach Verabreichung von HVL-Extrakt sind möglicherweise eine indirekte Wirkung der Hemmung der Glucoseverwertung, ähnlich wie bei Insulinmangel. Warum, ebenso wie im Diabetes, die Mobilisierung und der Abbau der Fette zu Ketonkörpern so stark beschleunigt ist, ist nicht bekannt.

Es ist nicht wahrscheinlich, daß die Hypophyse ein eigenes pankreotropes Hormon sezerniert. Die von ANSELMINO und HOFFMANN erstmalig beobachtete Vergrößerung des Inselapparates nach HVL-Extrakt wurde wiederholt bestätigt, und wahrscheinlich ist dabei auch die Insulinabgabe gesteigert. Diese Sekretions-steigerung und Hypertrophie der Inseln kann jedoch auch durch die Blutzucker-steigerung bedingt sein. Die Insulinabgabe durch das Pankreas wird nicht meßbar beeinflußt durch Entfernung der Hypophyse (*167*). Nach neueren Untersuchungen soll Zusatz von Hypophysenextrakt (und Wachstumshormon) die Steigerung der Insulinsekretion, die bei Erhöhung des Blutzuckerspiegels sonst zu beobachten ist, sogar hemmen (*1*). Diese Versuche wurden am isolierten künstlich durch-strömten Pankreas ausgeführt, ob sie den Ergebnissen in vivo entsprechen, erscheint mir zweifelhaft, da im intakten Tier der Inselapparat auf Zufuhr von HVP-Extrakt mit einer unter Umständen ganz erheblichen Sekretionssteigerung ant-wortet. Wie schon erwähnt, ist der hyperglykämische Effekt von HVL-Extrakten nur an gefütterten Tieren zu beobachten. Hungernde normale Tiere reagieren mit einer Blutzuckersenkung, diabetische Tiere dagegen mit einer Zunahme der Blutzuckersteigerung. Dieser letzte Effekt dürfte der primäre sein, — infolge einer Hemmung der Zuckerverwertung — die wahrscheinlich bei leistungsfähigem Inselsystem durch eine vermehrte Insulinabgabe ausgeglichen wird, wenigstens während der allerersten Zeit nach der Extraktzufuhr.

Die im Kohlenhydrathaushalt nach Zufuhr von HVL-Extrakt, oder nach Hypophysektomie zu beobachtenden Stoffwechselerscheinungen können heute durch die Wirkung des Wachstumshormons, des Laktationshormons und adreno-corticotropen (ACTH) und tyreotropen Hormones befriedigend gedeutet werden.

Partiell gereinigtes Laktationshormon verstärkt nach älteren Untersuchungen von LONG den Pankreasdiabetes von Hunden. Auch partiell pankreatektomierte Hunde und Katzen mit einem für die Aufrechterhaltung des normalen Blutzuckers genügenden Pankreasrest reagieren auf die Zufuhr von Prolaktin mit einer Hyper-glykämie und Glykosurie. Das verabreichte Hormon war frei von Wachstums-hormon, enthielt aber 10—30% ACTH. Entsprechende ACTH-Gaben zeigten jedoch keine so starke Wirkung wie das Prolaktin, so daß diesem Hormon min-destens ein Teil des diabetogenen Effektes zuzuschreiben ist (*168*). Es ist ohne Einfluß auf das Muskelglykogen (*169*). Weitere Untersuchungen über dieses Hormon sind mir nicht bekannt.

Hochgereinigtes Wachstumshormon in großen Dosen verstärkt die Glucosurie pankreasdiabetischer Ratten, besonders dann, wenn sie von Anfang an gering ist, oder wenn solche Tiere außerdem Insulin erhalten (*170, 171*). Bei kohlenhydrat-freier Kost und beschränkter Futtermenge war die Zuckerausscheidung leicht, aber nicht signifikant gesteigert (*172*). Diabetisch-hypophysektomierte Ratten zeigen unter Wachstumshormongaben eher eine leichte Abnahme als Zunahme. Die in allen Experimenten beobachtete Stickstoffretention war in dieser letzten Versuchsserie besonders ausgesprochen (*173*). Dies erklärt das Fehlen des diabetogenen Effektes, da jenes Eiweiß, das sonst als Zucker ausgeschieden wurde, infolge der gesteigerten Proteinassimilation nicht zur Verfügung stand. Die Wirkung war die gleiche, als ob weniger Eiweiß, bzw. glucoplastische Nahrung verfüttert worden wäre.

Normale Hunde reagieren auf relativ kleine Mengen (1,75 mg/kg) nach 2—3 tägiger Zufuhr mit einer erheblichen Glykämie und Glucosurie (*174*). Größere Dosen (3,0—3,5 mg/kg) lösen bei längerer Verabreichung einen bleibenden Diabetes aus, der auch nach Absetzen der Injektionen bestehen bleibt. Einer der Versuchshunde schied täglich fast 11 g/kg Zucker aus (*175*). Schon früher hatte Houssay (Literatur s. *153*) darauf hingewiesen, daß die diabetogene Wirkung von HVL-Extrakten nicht von dem wachstumfördernden Prinzip abgetrennt werden kann. Nach Campell gehen beide Wirkungen annähernd parallel (*174, 175*). Wahrscheinlich ist aber für den diabetogenen Effekt von Rohextrakten auch deren Gehalt an ACTH von Bedeutung.

Die Blutzuckerveränderungen nach Injektion von Wachstumshormon sind wie die von Vollextrakten abhängig von der Tierart und deren Fütterungszustand. Hungernde Tiere reagieren mit einer Hypoglykämie, vermutlich infolge einer gegenregulatorischen Insulinsekretion (*176*). Gefütterte Ratten zeigen im Gegensatz zu Hunden eine nur leichte Hyperglykämie. Nach partieller Pankreatektomie in einem Ausmaß, die den Blutzucker auch nach Fütterung unbeeinflußt läßt, kommt es jedoch auch bei diesen Tieren zu einem deutlichen diabetischen Blutzuckeranstieg (*168*). Diese Abhängigkeit der Wirkung des Wachstumshormons von der Fütterung und den vorhandenen Insulinreserven weist darauf hin, daß der diabetogene Effekt nicht durch eine hypothetische Zuckerneubildung aus Fettsäuren bedingt ist, sondern durch eine Hemmung der Zuckerverwertung. Sie kann durch ein leistungsfähiges Inselsystem je nach Tierart ganz oder teilweise ausgeglichen werden. Dort wo der Diabetes maximal und eine weitere Hemmung der Insulinwirkung nicht mehr möglich ist, fehlt auch die Zunahme der Blutzuckersteigerung bzw. Glucosurie. Die Verstärkung der diabetischen Erscheinungen bei Zufuhr von Vollextrakten ist wahrscheinlich durch den Gehalt an ACTH und die davon abhängige Förderung der Gluconeogenese aus Eiweiß bedingt (s. S. 261).

Der myoglykostatische Effekt ist am größten in Rohextrakten und im Wachstumshormon. Nach 1—3 tägiger Injektion zeigt das Muskelglykogen hypophysektomierter Ratten die bekannte Glykogenzunahme im Hungern (*176—178*). Für einen maximalen glykostatischen Effekt ist jedoch die Anwesenheit der Nebennierenhormone erforderlich (*178*) [ACTH ist bei ebenso langer Zufuhr unwirksam, länger dauernde Verabreichung, die mit einer Wiederherstellung der normalen Nebennierengröße oder mit einer Hypertrophie einhergeht, steigert das Muskel- und Leberglykogen hypophysektomierter Ratten (*169*)].

Injektion von Wachstumshormon verhindert den Anstieg des RQ nach Glucosefütterung (*176*) und verwandelt die Insulinempfindlichkeit hypophysektomierter Tiere nach 1—2 tägiger Zufuhr bei gleichzeitigem Auftreten diabetischer Blutzuckerwerte nach Belastung, in eine Insulinresistenz (*179*), ebenso wie Vollextrakte (*153*).

Normale hungernde (*180*) oder diabetische Tiere (*172*) zeigen nach Injektion von Wachstumshormon eine Steigerung der Ketonämie und Ketosurie. Weiter wurde eine Zunahme des Fettgehaltes der Leber bei normalen hungernden

(*181—184*), bei adrenalektomierten (*181*) und hypophysektomierten (*183*) Tieren beobachtet. Für einen maximalen Effekt ist auch hier die Anwesenheit der Nebennieren erforderlich (*184*). Ketonämie und Fettleber sind der Ausdruck einer gesteigerten Mobilisierung und Verwertung von Depotfett (*185*). Behandlung normaler Ratten mit Wachstumshormon vermindert die Ablagerung von neugebildeten Fettsäuren in den Depots und in der Leber, wahrscheinlich durch Hemmung der Fettsynthese aus Kohlenhydraten (*186*), (s. S. 270, Tab. 9).

Die unter allen Versuchsbedingungen beobachtete Stickstoffretention nach Injektion dieses Hormons ist weitgehend extrahepatisch bedingt. HVL-Extrakt-Gaben vermindern oder unterdrücken die nach Evisceration auftretende Zunahme der Blutaminosäuren, Insulinzusatz verstärkt diese Wirkung (*107*). Wachstumshormon hemmt den Abbau von i.v. gegebenen Aminosäuren zu Harnstoff und beschleunigt wahrscheinlich gleichzeitig ihr Verschwinden aus dem Blut (*187*). Versuche in denen N^{15}-Glykokoll an hypophysenlose Ratten zusammen mit Wachstumshormon gegeben wurde, zeigen ebenfalls eine Hemmung der Desamidierung in der Leber und eine vermehrte Proteinsynthese in den Geweben (*113*). Auf diese synergistische Wirkung des Wachstumshormons und des Insulins wird später noch zurückzukommen sein.

Ein wesentlicher Teil der Stoffwechselwirkung des Hypophysenvorderlappens wird durch das adrenocorticotrope und thyreotrope Hormon vermittelt. So beeinflußt die Hypophysektomie infolge Ruhigstellung der Schilddrüse den Grundumsatz, die Glucoseresorption und teilweise auch die Gluconeogenese aus Eiweiß. Von wesentlich größerer Bedeutung bezüglich des Kohlenhydratstoffwechsels ist jedoch der Einfluß der Hypophyse auf die Nebennierenrinde.

4. Die Nebennieren.

Adrenalin.

Adrenalin, das Hormon des Markes, wird auf sympathische Reize hin sezerniert und bewirkt eine Glykogenolyse in der Muskulatur. Die freiwerdende Milchsäure wird dann in der Leber in Glucose umgewandelt. Wie schon erwähnt, hat Insulin wahrscheinlich auf diese Reaktion keinen direkten Einfluß. Da aber der Anstieg der Blutmilchsäure und der nachfolgende des Blutzuckers von der Menge des vorhandenen Muskelglykogens abhängig ist, kann im schweren Diabetes die Glucosezunahme im Blut vermindert sein. Verabreichung großer Insulindosen unterdrückt die Adrenalinhyperglykämie. Dieser Antagonismus ist durch eine Hemmung der Muskelglykogenolyse bedingt und ist auch in vitro demonstrierbar (*188*). Die Angaben über die Wirkung des Adrenalins auf die Glucoseoxydation sind widersprechend. Kleine, den Blutzucker nicht steigernde Dosen unterdrücken die Zunahme der a—v Blutzuckerdifferenz bei Glucosezufuhr (*189*). Im intakten Organismus vermindert es also die Zuckerverwertung. Da aber Adrenalininjektionen eine Ausschüttung von Nebennierenrindenhormonen verursachen, die die Glucoseverwertung hemmen, kann die beobachtete Stoffwechselwirkung auch eine indirekte sein. Eine einmalige physiologische Dosis verursacht eine lange dauernde Abgabe von Rindenhormon (*190, 191*), nach mehrmaligen Gaben kommt es zu einer Nebennierenhypertrophie (*192*), infolge gesteigerter Abgabe von ACTH durch die Hypophyse (*193*). Die nach Ausschälung des Markes zu beobachtende Insulinempfindlichkeit ist durch den Ausfall eines wichtigen Gliedes in der Kette von Gegenregulationen bedingt. Die Insulinhypoglykämie löst normalerweise eine Adrenalinabgabe mit nachfolgender Glykogenolyse in der Muskulatur aus, und gleichzeitig die Sekretion von Rindenhormon via Hypophyse. Wird die Blutzuckersenkung durch gleichzeitige Glucosegaben verhindert, so unterbleibt die Sekretion von Rindenhormon (*194*). Adrenalingaben verursachen bei partiell pankreatektomierten Hunden kein Manifestwerden des Diabetes, obwohl solche Tiere allen diabetogenen Einflüssen gegenüber besonders empfindlich sind. Die wesentliche physiologische Bedeutung des Adrenalins liegt nicht in seiner Beeinflussung speziell des Kohlenhydratstoffwechsels, sondern in der Rolle, die es innerhalb der Alarmreaktion spielt. Möglicherweise beeinflußt aber die Anwesenheit des Markes auch direkt die Hormonsekretion der Rinde. Ein solcher Effekt könnte erklären, warum bei Ratten mit hereditär diabetischer Stoffwechsellage die Entfernung des Markes die Kohlenhydrattoleranz bessert (*195*).

Die Nebennierenrinde.

Kohlenhydratstoffwechsel.

Ebenso wie bei der Akromegalie ist bei bestimmten Erkrankungen oder Tumoren der Nebennierenrinde (NNR) die Zuckertoleranz diabetisch vermindert. Nicht selten besteht ein klinischer Diabetes, der durch eine Insulinresistenz gekennzeichnet ist. Bei einem Patienten mit einem seit drei Jahren bekannten Diabetes, einem Nüchtern-BZ von 250—375 mg-% und einem täglichen Insulinbedarf von 40 E gingen nach Entfernung eines großen Rindentumors die diabetischen Erscheinungen völlig zurück. Eine Stunde nach der Operation war, trotz Vorbehandlung mit Insulin, der BZ 303 mg-%, nach 4 Std. war er auf 210 mg-%

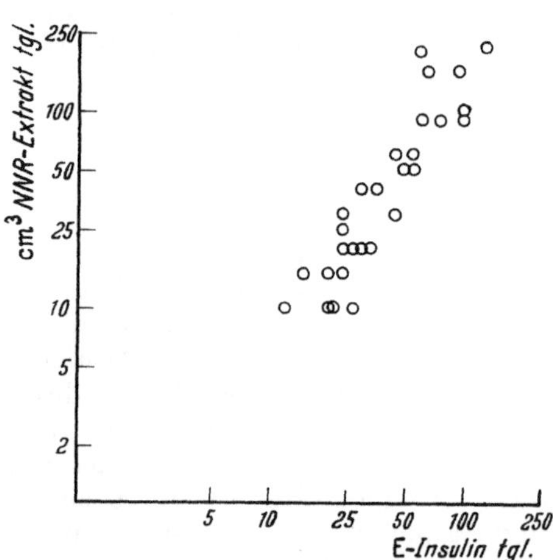

Abb. 4. Abhängigkeit des Insulinbedarfes eines total adrenalektomierten Diabetikers von der NNR-Therapie. Aus (*199*).

und nach 5 Tagen auf 88 mg-% abgesunken. 8 Monate später waren die Blutzuckerwerte bei einer Doppelbelastung mit 50 g Glucose 142 mg-% und 175 mg-% (*196*). Ein anderer Patient mit einem Cushingschen Syndrom war seit ebenfalls drei Jahren diabetisch mit einem wechselnden Insulinbedarf von 20—130 E täglich. Die Corticosteroidausscheidung war um das etwa 20fache gesteigert. Aus dem 25-Tage-Urin konnten 191 mg Compound F (17-Hydroxycorticosteron) isoliert werden, eine Menge, die bei den üblichen Laboratoriumsverfahren aus etwa 2166 kg Nebenniere gewonnen wird (s. Tab. 7). Die linke Nebenniere wog 29 g, die rechte 5 g (*197,198*). Bei einem jugendlichen Diabetiker mit schwerster Hypertonie, Nieren- und Augenveränderungen, einem BZ von 800 mg-% vor Beginn der Insulinbehandlung und einem Insulinbedarf von 70—85 E wurden die normalen Nebennieren fast völlig entfernt. Der Blutdruck ging zurück, bereits 1 mg DOCA täglich führte zu einer hohen Steigerung. Der Insulinbedarf war nur mehr von der therapeutischen Dosis an Nebennierenextrakt abhängig (*199*), (s. Abb. 4).

Eine ähnliche Besserung oder ein Verschwinden der diabetischen Symptome wie nach Entfernung der Nebennieren oder von Rindentumoren wird beobachtet, wenn zu einem Diabetes eine Nebenniereninsuffizienz hinzukommt. Für alle bisher veröffentlichten Fälle (Literatur s. *200*) ist charakteristisch, daß mit zunehmender Insuffizienz der Insulinbedarf ganz erheblich abnimmt und gleichzeitig eine starke Hypoglykämieneigung auftritt. Verabreichung von Rindenextrakt oder von bestimmten Steroiden — nicht von DOCA — verursacht immer

eine Zunahme der diabetischen Erscheinungen und des Insulinbedarfes (*201—206*).
In Abb. 5 ist die Wirkung von DOCA, Rindenextrakt, Compound A und Cortison
bei einem solchen Patienten dargestellt (kein Insulin, je 24 Std. Hunger). Der
Diabetes bestand fünf Jahre vor dem Auftreten der ersten Zeichen einer Neben-
nierenrindeninsuffizienz, der Insulinbedarf war 3—40 E täglich.

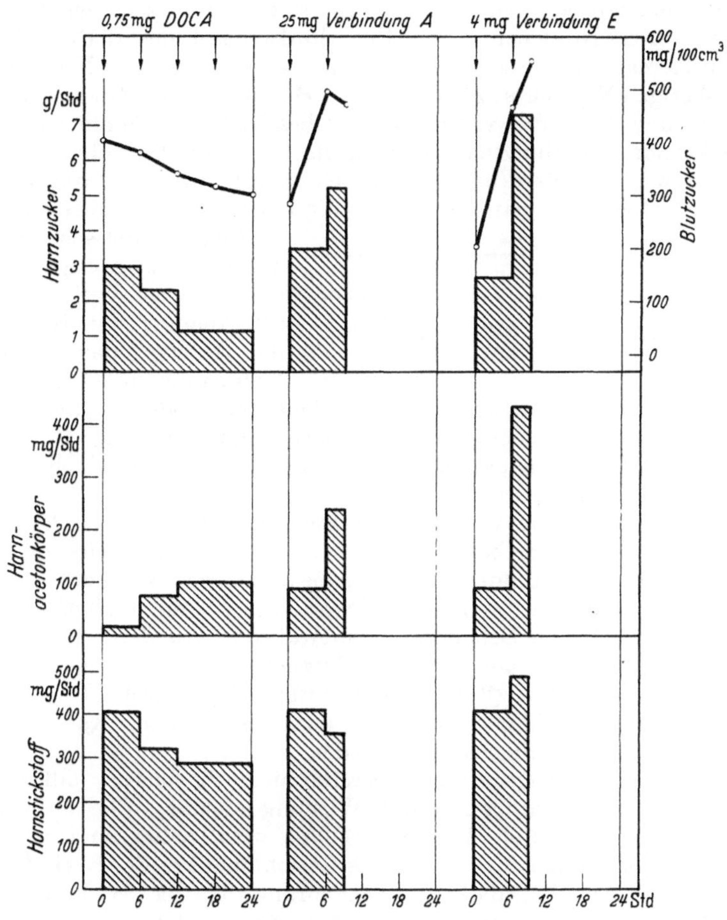

Abb. 5. Beschreibung siehe Text. Aus (*206*).

Nach voller Entwicklung der ADDISONschen Erkrankung schwankte der Blutzucker zwischen 40 mg-% und 492 mg-% in Abhängigkeit von der Therapie.
Bei alleiniger Behandlung mit DOCA verursachten bereits 3—4 E Insulin hypoglykämische Zustände. Größere Dosen von Rindenextrakt hatten eine ähnliche
Wirkung wie Cortison. Bei dieser Therapie vertrug die Patientin 44 E Insulin
ohne hypoglykämische Reaktionen (*206*). Das unter DOCA beobachtete Absinken des Blutzuckers ist nicht auf eine ungenügende Dosierung zurückzuführen.
Auch sehr große Dosen verursachen niemals, wie etwa Cortison oder andere am
C_{11}-Atom oxydierte Steroide eine Steigerung des Blutzuckers. Bei einem anderen
nur diabetischen Patienten, bei dem wegen Arthritis eine Cortisonbehandlung
durchgeführt wurde, stieg der Insulinbedarf dabei von 10 E auf 50 E täglich (*206a*).

Bereits 1901 wurde von Zülzer festgestellt, daß nach Unterbindung der Nebennierengefäße die Glucosurie diabetischer Hunde stark zurückging oder verschwand. Da zu dieser Zeit über die Funktion der Rinde nichts bekannt war, wurden diese Untersuchungsergebnisse und ähnliche Beobachtungen anderer Autoren nicht entsprechend gewürdigt. Erst die eingehenden Experimente von Long und Mitarbeitern (207—210) demonstrierten klar und eindeutig den Einfluß der Nebennierenrinde auf den Zuckerhaushalt und bewiesen den diabetogenen Effekt bestimmter Rindensteroide. Der Stoffwechsel des diabetisch-adrenalektomierten Tieres ist nicht so eingehend untersucht wie der des Houssay-Tieres, aber alle bisherigen Ergebnisse zeigen, daß die Hemmung der diabetischen Kohlenhydratverwertung durch die Adrenalektomie beseitigt wird, ähnlich wie nach der Hypophysektomie. Die Blutzuckerhöhe ist nur mehr von der Nahrungszufuhr abhängig. So waren die BZ-Werte nach Glucosebelastung bei zwei von Long und Lukens (207) beobachteten pankreatektomierten-adrenalektomierten Katzen folgende:

0	1^h	2^h	3^h	4^h	5^h
42	226	225	232	219	217 mg-%
140	282	308	380	324	312 mg-%

Charakteristisch für solche Tiere ist die geringe Glucosurie, das niedrige Verhältnis D : N, die Neigung zur Hypoglykämie im Hunger, das Fehlen einer Ketonämie und die verminderte Stickstoffausscheidung. Injektion von Rindenextrakt oder Cortison stellt das frühere Krankheitsbild wieder her, große Dosen führen zu einer Glucosurie, die größer ist als vor der Adrenalektomie. DOCA hat nur einen geringen Einfluß auf die Zuckerausscheidung (210).

Der diabetogene Effekt von Vollextrakten oder bestimmten Steroiden ist besonders leicht demonstrierbar, wenn die Zuckertoleranz bereits zu Versuchsbeginn vermindert ist, wie unter den oben besprochenen Versuchsbedingungen. Beim stoffwechselgesunden Menschen verursachen 200 mg täglich — die etwa 5—8fache Dosis, die für die Behandlung von Addison-Patienten erforderlich ist — nur eine leichte Zunahme des Nüchternblutzuckers und eine geringe Verminderung der Glucosetoleranz (211). Durch entsprechend große Dosen kann bei intakten Tieren eine erhebliche Glucosurie ausgelöst werden. Auf diese Experimente wird weiter unten eingegangen werden.

Aus den bisherigen Angaben geht bereits eindeutig hervor, daß die Nebennierenrinde eine insulinantagonistische Wirkung ausübt. Ehe auf die Stoffwechselveränderungen, durch die sie ausgelöst wird, näher eingegangen wird, scheint es mir notwendig, kurz auf einige Gesichtspunkte der NNR-Physiologie einzugehen. Die Ansicht, daß die Rindenfunktion der Wirkung des Desoxycorticosteron gleichzusetzen sei, kann heute nicht mehr gelten.

Aus der Nebennierenrinde wurden bis jetzt etwa 30 verschiedene Steroide isoliert, von denen nur wenige für das Verständnis der NNR-Physiologie von Bedeutung sind.

Tabelle 7. *Aus (212).*

			Hundeeinheiten
In 450 kg Nebenniere			450 000
Dehydrocorticosteron	(Comp.A)	350 mg	3 500
Corticosteron	(„ B)	350 „	3 500
17-Hydroxycorticosteron	(„ F)	40 „	200
17-Hydroxy-11-Dehydrocorticosteron (Cortison)	(„ E)	500 „	2 500
17-Hydroxy-11-Desoxycorticosteron	(„ S)	10 „	300
Desoxycorticosteron	(DOC)	15 „.	900
		10 900	439 100

Nach PFIFFNERS (*212*) Schätzung kommt diesen Verbindungen weniger als $^1/_{40}$ der Wirkung von Vollextrakten zu. Die sog. amorphe Fraktion — der Rest nach Entfernung der bekannten Steriode — hat eine Wirkung von etwa 90% des Vollextraktes. Es ist fraglich, ob die bisher isolierten Steroide in das Blut hinein abgegeben werden. Ein Teil entsteht möglicherweise während der Aufarbeitung. Wahrscheinlich sind sie zum größten Teil Zwischenprodukte bei der biologischen Synthese, die normalerweise nicht in den Kreislauf übertreten. Aus der Perfusionsflüssigkeit von isolierten Nebennieren und aus NN-Venenblut (*214*) wurden nur Compound F und wahrscheinlich Compound E in nennenswerter Menge isoliert. Im Urin ergab die chromatographische Analyse ebenfalls nur die Anwesenheit dieser beiden Verbindungen (*215*). Desoxycorticosteron wurde von REICHSTEIN und EUW (*216*) in sehr geringen Mengen aus NNR-Extrakt gewonnen. Andere Untersucher waren nicht imstande, es aus mehreren hundert Kilogramm NNR zu isolieren (*217, 218*), so daß diese Autoren bezweifeln, ob DOC(A) ein natürlich vorkommendes Steroid ist. Seine außerordentliche Wirkung im Salzhaushalt und im Überlebenstest steht nicht im Widerspruch mit dieser Ansicht. So besitzt Diäthylstilboestrol eine typische oestrogene Wirkung. Progesteron ist in entsprechender Dosierung imstande das Leben adrenalektomierter Tiere zu erhalten oder zu verlängern (*219—221*) und Katzen aus einem Insuffizienzstadium in einen normalen Zustand zurückzubringen (*220*). Es schützt nebennierenlose Mäuse in doppelter Dosis wie DOCA gegen Kälteexposition (*222*). Auch Pseudoschwangerschaft verlängert das Leben adrenalektomierter Tiere (*223—225*), wahrscheinlich durch gesteigerte Progesteronsekretion. Acetoxypregnenolon, ein Zwischenprodukt bei der DOC-Synthese, hat einen NNR-Effekt (*226*), ebenso Dehydrocortison, ein Nebenprodukt der Cortisonsynthese (*227*).

Die wichtigsten, möglicherweise einzigen in das Blut hinein abgegebenen Steroide sind Compound F, weniger wahrscheinlich Compound E (Cortison). DOC wird bei Zusatz zur Durchströmungsflüssigkeit von isolierten Nebennieren (*288*) in ein (oder mehrere) am C_{11}-Atom oxydiertes Steroid(e) umgewandelt und Compound S in Compound F (*229*). Die Fähigkeit, aus DOC in vitro Compound F zu bilden, ist am höchsten in NNR-Gewebe, jedoch wird auch von der Leber und dem Hoden, weniger von Niere und Ovar nach längerem Kontakt eine solche Umwandlung vollzogen (*232*).

Die NNR gibt wahrscheinlich kontinuierlich überraschend große Hormonmengen ab, verglichen mit der aus der Rinde extrahierbaren Menge. Die tägliche Sekretion eines 10 kg schweren Hundes entspricht einem Äquivalent von 17 kg Nebennieren (*233*), Blut von Ratten enthält die etwa 50fache Menge von „Cortin" als deren Nebennieren (*234*). Die Hormonabgabe wird durch das adrenocorticotrope Hormon (ACTH) der Hypophyse geregelt, das direkt auf die Rinde wirkt. Nach Hypophysektomie kommt es zu einer erheblichen Rindenatrophie. Die Sekretion ist vermindert, aber nicht erloschen, da solche Tiere, wenn sie keinen besonderen Belastungen unterworfen werden, ein normales Stoffwechselverhalten zeigen und erst die Entfernung der atrophischen Drüsen die üblichen, bei fast allen Tierarten tödlichen Ausfallserscheinungen auslöst. Die Sekretion von ACTH wird durch den Bedarf der Gewebe an Rindenbormon geregelt und kann durch Zufuhr von NNR-Hormon unterdrückt werden. Bei länger dauernden Extrakt- oder Steroidgaben wird die Rinde atrophisch, gleichzeitige ACTH-Injektionen verhindern diese Atrophie. Fortgesetzte ACTH-Zufuhr verursacht eine Hypertrophie der Rinde. Eine vermehrte Hormonsekretion — via Hypophyse — erfolgt immer, wenn der Organismus einer besonderen Belastung unterworfen wird. Länger dauernde Reize verursachen eine Rindenhypertrophie, eine sehr starke Belastung kann schließlich zum Versagen der Rindenfunktion führen.

Die Einteilung der verschiedenen stoffwechselaktiven Wirkstoffe der NNR erfolgt zweckmäßig entsprechend ihrer Hauptwirkung. Die am C_{11}-Atom oxydierten Steroide zeichnen sich durch eine hohe Aktivität im Kohlenhydrat- und eine relativ geringe, im Salzstoffwechsel aus. Sie werden im folgenden der Einfachheit halber als Z-Hormone (-Zucker-H.) bezeichnet. Die Verbindungen vom DOC-Typ sind durch ihre überragende Wirkung im Salzhaushalt und Überlebenstest gekennzeichnet. Ob DOC jedoch von der NNR sezerniert wird, ist zweifelhaft, wie schon erwähnt. Die Sekretion dieser hypothetischen Salz-Hormone wird wahrscheinlich nicht durch die Hypophyse kontrolliert. HARTMAŇ (Literatur s.*217*) beschreibt außerdem einen besonderen Wirkstoff, der nur natriumretinierend wirkt. Worauf die hohe Wirksamkeit der amorphen Fraktion beruht, von der 0,02—0,04 mg täglich einen 20 kg schweren Hund im guten Zustand erhalten (*235*), ist nicht bekannt.

Die langsame und relativ geringe Wirkung des DOC(A) auf den Kohlenhydratstoffwechsel kann nicht, wie VERZÀR (*236, 237*) annimmt, durch die langsamere

Resorption bedingt sein, die mit einer längeren Wirkungsdauer verbunden sein soll.
Seine Schutzwirkung gegenüber der Wasserintoxikation adrenalektomierter Tiere
ist wesentlich größer, wenn es eine Stunde vor dem Versuch, als wenn es 15 Std. vorher gegeben wird (*238*). Mit der Annahme einer langsameren Resorption und längeren Wirkungsdauer von DOCA stimmt auch keineswegs überein, daß der maximale
Effekt von DOCA in der von VERZÀR gewählten Versuchsanordnung in etwa
12 Std. zu beobachten und nach 24 Std. praktisch abgeklungen ist. Compound E
dagegen entfaltet unter gleichen Versuchsbedingungen das Wirkungsmaximum in
etwa 24 Std., nach 48 Std. ist sein Effekt noch fast so groß wie der von DOCA nach
12 Std. (Abb. 1 der Arbeit (*239*)]. Dieses Steroid soll sich nur in quantitativer
Hinsicht, bedingt durch die langsamere Resorption von den Z-Hormonen unterscheiden (*236, 237*), seine Wirkung etwa halb so groß wie die von Cortison sein. Letztere Ansicht stützt sich auf Versuchsergebnisse bei denen mit DOCA behandelte,
adrenalektomierte Ratten ein nur leicht erniedrigtes Leberglykogen zeigten (*239*).
Der gleiche Effekt kann jedoch auch durch alleinige Kochsalzbehandlung erreicht
werden, wobei die Tiere viele Monate nach der Operation überleben (*240, 241*).
Auch die „glykogenetische" Wirkung von DOCA soll annähernd der von Compound E entsprechen, da nach 24stündigem Hunger und anschließender
Fleischfütterung der maximale Glykogengehalt der Leber von DOCA-Tieren
etwa ein Viertel der von Cortison-Tieren ist. Entsprechende Kontrollversuche
mit salzgefütterten Tieren wurden nicht durchgeführt.

   Diese Versuchsergebnisse werden verglichen mit den zahlreichen bekannten
Experimenten anderer Autoren, die nur eine geringe glykogenetische Wirkung
von DOCA fanden, jedoch in einer grundsätzlich anderen Versuchsanordnung.
VERZÀR untersuchte nur die Glykogenbildung aus Nahrungseiweiß, nicht aber
aus endogenem Protein. Die wesentliche Störung adrenalektomierter Tiere besteht
aber nicht in einer Unfähigkeit Kohlenhydrate oder Kohlenhydratbildner aus der
Nahrung zu verwerten, sondern *endogenes* Protein im Hunger oder bei anderen
Belastungen für die Glykoneogenese zu mobilisieren. Wie hier zwei *verschiedene*
Methoden verglichen werden und daraus unberechtigte Schlüsse gezogen, so auch
in anderen Versuchen, aus denen eine Gleichwertigkeit von DOCA mit den
Z-Hormonen im INGLESchen Arbeitversuch abgeleitet werden (*237, 242*), ohne
dabei zu berücksichtigen, daß dieser Test nicht eine Belastung von 8 Std., sondern
von 24 Std. erfordert und daß sowohl eine längere Vorbehandlung mit DOCA (*243*)
als auch die Injektion von wasserlöslichem DOC (*244*) das ursprüngliche Resultat
über die verschiedene Wertigkeit verschiedener Steroide nicht ändert. Alle bisherigen Versuchsergebnisse sprechen eindeutig dafür, daß zwischen den Steroiden
vom DOC-Typ und den Z-Hormonen nicht nur quantitative, sondern auch qualitative Unterschiede bestehen. Ein großer Teil der DOCA-Wirkung im Kohlenhydrathaushalt adrenalektomierter Tiere ist sicher durch eine Wiederherstellung
des normalen Salzhaushaltes bedingt, dessen Störung zu einem wesentlichen Teil
für die Veränderungen im Kohlenhydrat-Eiweiß-Stoffwechsel verantwortlich ist.
Möglicherweise findet auch in vivo wie in vitro eine teilweise Umwandlung in
Z-Hormone statt.

   Seine günstige Wirkung im diabetischen Kohlenhydratstoffwechsel ist befriedigend durch seinen hemmenden Effekt auf die Sekretion von ACTH zu erklären
(*245*). DOCA verursacht in großen Dosen eine erhebliche Atrophie der Nebennierenrinde (*245—248*), wie sie auch durch wesentlich kleinere Mengen von
Z-Hormonen zu beobachten ist (*249—251*) und durch ACTH-Gaben vermieden
werden kann (*249, 251*). DOCA hemmt via Hypophyse die Ausschüttung von
insulinantagonistischen Steroiden, ohne selbst dabei eine genügende derartige
Wirkung zu besitzen wie die Z-Hormone. So ist verständlich, warum nach großen

DOCA-Dosen die Glucosetoleranz von Diabetikern sich bessert (*201, 252—255*), besonders in insulinresistenten Fällen (*254*) und warum die Insulinempfindlichkeit von intakten Ratten gesteigert wird (*256*).

Die anschließende Besprechung der Rindenfunktion ist zugleich die der am C_{11}-Atom oxydierten Steroide, da nur sie den Kohlenhydrathaushalt wesentlich beeinflussen. Die sehr umfangreiche Literatur wird nur soweit berücksichtigt werden, als es zum Verständnis der diabetogenen Wirkung der NNR erforderlich erscheint. Kohlenhydrat- und Eiweißstoffwechsel werden hier zusammen besprochen werden, da sie von der NNR in gleichsinniger Weise beeinflußt werden und viele Änderungen im Zuckerhaushalt nur der Ausdruck des geänderten Eiweißstoffwechsels sind.

Die Hemmung der *Glucoseresorption* nach Adrenalektomie ist offenbar nur durch die Störung im Salzstoffwechsel bedingt, da Tiere, die durch Kochsalzfütterung in gutem Zustand erhalten werden, Zucker mit normaler Geschwindigkeit resorbieren (*257—259*). Wahrscheinlich ist auch die verminderte Futteraufnahme von Bedeutung, da Unterernährung auch bei normalen Tieren die Resorption herabsetzt (*260*) und Zwangsfütterung mit großen Mengen sie um 100% steigert (*261*).

Die Blutzuckerhöhe nebennierenloser Tiere ist weitgehend abhängig von der Nahrungsaufnahme. So lange diese annähernd normal ist, besonders wenn die Tiere genügend Kochsalz erhalten, ist auch der BZ-Spiegel normal. Ebenso wie hypophysektomierte Tiere reagieren nebennierenlose im Hunger mit einer oft tödlichen Hypoglykämie. Glucose- oder NNR-Extraktgaben beseitigen schnell diesen Schockzustand, jedoch sind weitaus größere Extraktdosen notwendig als zur Erhaltung des Lebens oder eines normalen Salzstoffwechsels. Das Leber- und Muskelglykogen zeigen eine ähnliche Abhängigkeit wie der Blutzucker vom Ernährungszustand. Unmittelbar nach der Adrenalektomie sinken die Glykogenbestände ab, wenig in der Muskulatur, stark jedoch in der Leber. Nach einigen Tagen oder Wochen — abhängig von individuellen und artspezifischen unbekannten Faktoren — erfolgt eine gewisse Anpassung, das Muskelglykogen ist gewöhnlich nicht vermindert, das Leberglykogen nur mäßig, so lange sich die Tiere im guten Allgemeinzustand befinden. Werden sie durch Salztherapie in diesem Zustand erhalten, so ist auch Monate nach der Operation der Glykogengehalt annähernd normal (Literatur s. *241*). Eine solche Behandlung stellt auch die verminderte Speicherfähigkeit für Glucose nach vorausgehendem Nahrungsentzug wieder her, beseitigt aber nicht das schnelle Absinken des Blutzuckers und der Glykogenreserven im Hunger.

In Leberschnitten wird durch Zusatz von Rindenextrakt zur Suspensionsflüssigkeit die Glykogenolyse gehemmt (*262, 263*), ebenso wie bei Durchspülung der Leber mit extrakthaltiger Lösung (*264*), ein Effekt, der vorwiegend durch die Förderung des Verhältnisses Lyse: Synthese zugunsten der Synthese zustande kommen soll (*263*). Verabreichung von C_{11}-Steroiden an *hungernde* adrenalektomierte Tiere läßt das Leberglykogen bis auf das 100—400fache ansteigen [DOCA hat unter diesen Versuchsbedingungen nur eine geringe Wirkung (*210, 265—270*)]. Alloxandiabetische adrenalektomierte Tiere reagieren in der gleichen Weise wie nur adrenalektomierte (*271*). Kleine, an sich nur unwirksame NNR-Extraktmengen verstärken den myoglykostatischen Effekt von HVL-Extrakten (*178*).

Die Glucosurie diabetischer Tiere wird durch kleine Dosen von C_{11}-Steroiden oder größere von NNR-Extrakt erheblich verstärkt (*210, 170—173*), ebenso wie die beim rindeninsuffizienten, diabetischen Menschen (s. Abb. 5). Nach 20tägiger Injektion von 20 mg Cortison täglich war bei einem Kaninchen der Blutzucker 1280 mg-%. Der Inselapparat zeigte schwere pathologische Veränderungen (*272*).

Relativ leicht gelingt es, bei zwangsgefütterten Ratten einen Steroiddiabetes auszulösen (*273—276*). Normalerweise nimmt bei Zufuhr großer Hormondosen die Nahrungsaufnahme ab, und dadurch wird die Widerstandsfähigkeit des Organismus gegen den diabetogenen Effekt der Steroide gesteigert, da jenes Insulin, das sonst zur Assimilation der Nahrung benützt wird, nun seinen vollen antidiabetogenen Effekt entfalten kann. Zwangsfütterung — in einer Menge, die

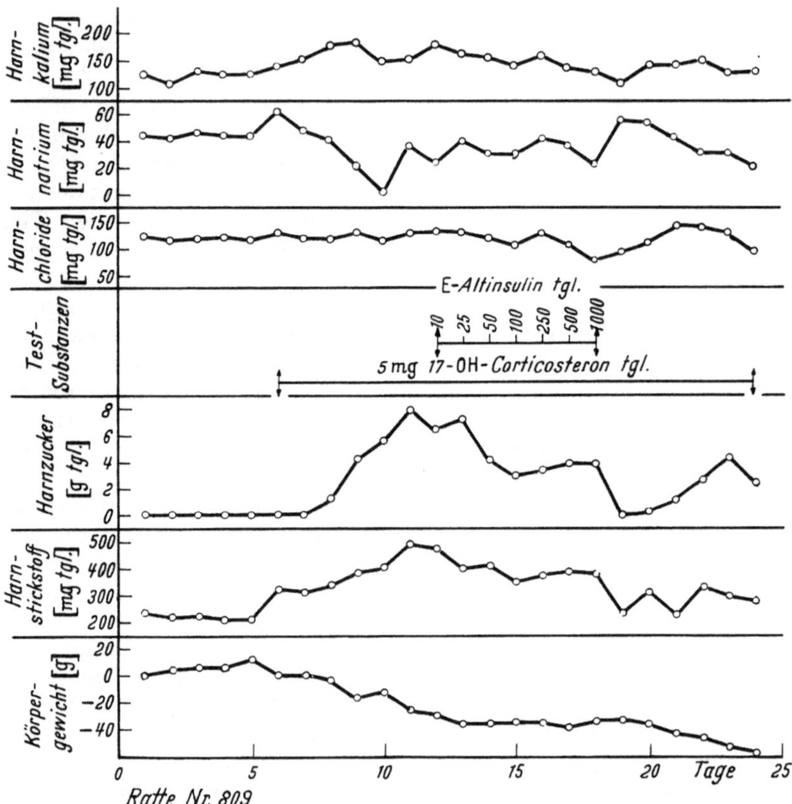

Abb. 6. Steroiddiabetes einer zwangsgefütterten normalen Ratte bei täglicher Verabreichung von Compound F. Beachte die bei diesem Tiere besonders starke Insulinresistenz. Aus (*274*).

den Blutzucker an sich völlig unbeeinflußt läßt — vermindert somit die für einen solchen Effekt notwendige endogene Insulinmenge. Der Steroiddiabetes zeichnet sich im Gegensatz zum Pankreasdiabetes durch eine erhebliche Insulinresistenz aus. In einem *extremen* Fall konnte die Glucosurie erst durch 1000 E Insulin täglich beseitigt werden (s. Abb. 6).

Auch die Verabreichung großer Dosen von ACTH wirkt diabetogen, erniedrigt die Zuckertoleranz und löst eine Glucosurie aus (*277, 278*). Kleinere Mengen verstärken die Symptome diabetischer Ratten (*171, 210*), auch bei kohlenhydratfreier Kost (*172, 219*) und beim Houssay-Tier (*173*). Zwangsgefütterte Ratten scheiden bei täglicher Injektion von 7 mg ACTH bis 8 g Zucker täglich aus. Das Nebennierengewicht nimmt innerhalb weniger Tage auf das 3—4fache zu. Ingle schätzt die dabei täglich abgegebene Hormonmenge auf ein Äquivalent von 20—25 cm³ Extrakt aus 0,8—1 kg Rindernebennieren (*280*). Für alle diese Experimente mit

NNR-Hormon oder ACTH ist charakteristisch, daß die Glucosurie mit einer Zunahme der Stickstoffausscheidung einhergeht (s. auch Abb. 5 u. 6). Nochmals sei betont, daß für die diabetogene Wirkung der Hypophyse die Anwesenheit der Nebennieren nicht erforderlich ist. HVL-Extrakte verstärken den Diabetes pankreatektomierter, nebennierenrindenloser Tiere, die mit kleinen, nicht diabetogenen Mengen von Rindenextrakt am Leben erhalten werden (*210*). Durch große Dosen kann bei Hunden, denen die Nebennieren und die Schilddrüse ganz und das Pankreas teilweise entfernt wurde (der Pankreasrest ist ausreichend für die Aufrechterhaltung einer *normalen* Kohlenhydrattoleranz). ein typisches diabetisches Zustandsbild ausgelöst werden (*154*).

Der diabetogene Effekt der NNR ist wie der der Hypophyse durch zwei verschiedene Stoffwechselwirkungen bedingt, durch eine gesteigerte Neubildung von Zucker und Eiweiß und durch eine verminderte Glucoseoxydation.

Die Abnahme der Glucosurie diabetischer Tiere nach Entfernung der Nebennieren ist begleitet von einer Abnahme der Stickstoffausscheidung. Die normalerweise im Hunger zu beobachtende Zunahme des Urinstickstoffes fehlt bei hungernden adrenalektomierten Tieren oder ist stark vermindert. Entsprechend dem Quotienten D : N kann die Mehrausscheidung von Glucose bei diabetischen nebennierenlosen Tieren (*210, 281*), oder phorhizindiabetischen, adrenalektomierten Ratten (*282*) nach Hormongaben voll aus der Gluconeogenese aus Eiweiß erklärt werden (s. auch Tab. 8). Da die Hypoglykämie und der schnelle Verbrauch der Glykogenreserven bei Rindenhormonmangel sowohl durch Kohlenhydrat als auch Fleischfütterung vermieden werden kann (*210*), besteht eine der wesentlichen Störungen in der Unfähigkeit, das körpereigene Eiweiß zu mobilisieren. Dafür spricht auch, daß die bei Ratten nach Reningaben auftretende Eiweißausscheidung nach Adrenalektomie (NaCl-Fütterung) stark abnimmt und durch Cortisonbehandlung wieder normal wird (*283*).

Bei Rindeninsuffizienz ist jedoch nicht nur die Mobilisierung von endogenem Eiweiß vermindert, sondern auch die Desamidierung der Aminosäuren und die Gluconeogenese aus Nicht-Kohlenhydraten. Glucose wird auch von nebennierenlosen Tieren in annähernd normalem Umfang als Glykogen gespeichert. Die Glykogensynthese in der Leber ist jedoch vermindert nach Verabreichung von bestimmten Aminosäuren (*284—286*), von Milchsäure (*285, 286*) und Brenztraubensäure (*285*). Diese Untersuchungsergebnisse werden durch Experimente an überlebendem Gewebe bestätigt. Nach Adrenalektomie ist das Desamidierungsvermögen herabgesetzt (*287*), ebenso die Umwandlung von Aminosäuren in Kohlenhydrate (*288—290*). Vorbehandlung der Tiere mit NNR-Extrakt hat eine gesteigerte Formation von Kohlenhydraten aus Milch- und Brenztraubensäure zur Folge (*290*). Die Stickstoffausscheidung nach Injektion von N^{15}-Glykokoll ist bei gleichzeitigen Cortisongaben vermehrt (*291*). Weitere Untersuchungen mit isotopem Glykokoll haben bestätigt, daß die NNR den Abbau von Eiweiß wie auch den von Aminosäuren beschleunigt und die Rindeninsuffizienz beide Prozesse hemmt (*113*).

Die Wirksamkeit einiger NNR-Verbindungen bezüglich ihres Eiweiß mobilisierenden Effektes geht aus Tab. 8 hervor. Unter den hier gewählten Versuchsbedingungen — Hunger und Phorhizindiabetes — werden an die gluconeogenetischen Fähigkeiten des tierischen Organismus maximale Anforderungen gestellt. Wenn der Eiweißabbau, wie im einfachen Hunger, langsamer vor sich geht, ist bei erwachsenen Ratten die Stickstoffausscheidung und Überlebensdauer annähernd normal (*296, 297*). Die Ratte zeichnet sich durch besondere Widerstandsfähigkeit und Anpassungsfähigkeit aus, die dem Menschen, den Hunden oder

Tabelle 8. *Wirkung von Hormonen auf die Ausscheidung von Stickstoff und Zucker phlorhizin-diabetischer, hungernder Ratten.*

Mittelwerte je einer Versuchsserie. Zusammengestellt aus (*292—295*).

Zahl der Vers.Tiere	Zustand der Tiere	Injektion von tägl.	Urinzucker	Urin-N	D : N	% der Norm	
						Zucker	N
15	Normal		621	182	3,4 ⎫	100	100
16			574	162	3,5 ⎭		
6	Thyroidektomie		477	139	3,4	80	81
	Adrenalektomie						
7		(NaCl)	142	46	3,7	24	27
7		DOCA 2 mg	410	120	3,8	69	70
4		DOCA 4 mg	440	124	3,3	74	72
4		Cortison 2 mg	560	155	3,6	94	91
6		Cortison 2 mg	641	191	3,6	104	129
4		Amorphe Frakt.	237	63	3,8	40	37
6	Adrenalekt. + Thyroidekt.	(NaCl)	140	61	2,3	23	35
8		Cortison 2 mg	382	103	3,7	64	60
4 {		Cortison 2 mg + Thyroxin $^1/_{10}$ mg	271	190	3,8	121	114
6	Hypophysekt.		148	57	2,6	25	33
3		DOCA 2 mg	323	100	3,2	54	58
6		Cortison 3 mg	412	170	2,4	69	99
4 {		Cortison 2 mg + thyreotrop. Hormon	625	196	3,2	105	114

Katzen nicht zukommen, wie aus deren Neigung zu schwersten oft tödlichen Hypoglykämien bei Nebenniereninsuffizienz hervorgeht (*299, 300, 210, 270*).

Für eine gesteigerte Kohlenhydratverwertung bei NNR-Insuffizienz spricht das Verhalten des RQ beim Addisonkranken, der sich auch im Hunger um 0,9 bewegt und nach Glucosegaben bis 1 ansteigt. Hormongaben senken den RQ (*298*). Dieser Effekt von NNR-Hormonen oder Extrakt wurde auch im Tierversuch wiederholt beobachtet (*210, 301, 302*). DOCA (täglich bis 10 mg) ist ohne Einfluß auf den RQ der Addisonpatienten (*298*). In sehr großer Dosis fördert es beim stoffwechselgesunden Menschen die Zunahme der a.v. Blutzuckerdifferenz (*303*), und läßt den RQ des Meerschweinchens ansteigen (*304*), wahrscheinlich indirekt durch eine Hemmung der Sekretion von C_{11}-Steroiden.

Für eine Hemmung der Kohlenhydratverwertung durch die NNR sprechen auch Untersuchungen über den Glucoseverbrauch eviscerierter Tiere, gemessen an der i.v. zugeführten Zuckermenge, die zur Aufrechterhaltung einer bestimmten BZ-Höhe notwendig ist. Adrenalektomierte Tiere verwerten (ebenso wie hypophysektomierte) wesentlich mehr Glucose als die Kontrollen (*158, 307*), und dieser Mehrverbrauch kann durch Rindenhormon unterdrückt werden (*158*). Unter ähnlichen Versuchsbedingungen hemmt Rindenextrakt bei eviscerierten, nicht adrenalektomierten Ratten die durch Insulin gesteigerte Glucoseverwertung (*307*). Dieser Mehrverbrauch bei Mangel an NNR-Hormon ist nicht durch eine gesteigerte Glykogensynthese bedingt (*158, 308*). Im überlebenden Muskel ist eine deutliche Steigerung des Zuckerverbrauches zu beobachten (s. Abb. 2, S. 237) und wie weiter unten gezeigt werden wird, ist auch die Fettsynthese aus Zucker gesteigert.

Die außerordentliche Insulinempfindlichkeit adrenalektomierter Tiere ist nicht durch einen Kohlenhydratmangel an sich verursacht, da sie auch bei salzgefütterten Tieren mit annähernd normalen Glykogenreserven zu beobachten ist. Sie ist zum Teil durch den Adrenalinmangel und die damit verbundene Unfähigkeit einer schnellen Glykogenolyse bedingt, zum anderen Teil kann sie erklärt werden durch den Mangel, Eiweiß mit genügender Geschwindigkeit zu mobilisieren und in Zucker umzuwandeln. Die Abhängigkeit der Insulinempfindlichkeit von der NNR wird durch die auf S. 260 u. 266 besprochenen klinischen und tierexperimentellen Beobachtungen demonstriert. DOCA-Behandlung ist beim Addison auf diese Überempfindlichkeit ohne wesentlichen Einfluß, sie ist auch nachweisbar bei Patienten, die monatelang bis 10 mg täglich, und 15 Std. vor dem Versuch außerdem 50 mg erhielten (*298*). Die Insulinresistenz nach ACTH ist durch die stark gesteigerte Rindensekretion zu erklären,

Fettstoffwechsel.

Durch Salztherapie kann bei adrenalektomierten erwachsenen Ratten die Störung in der Fettresorption nach Adrenalektomie beseitigt werden (*309*). Bei jungen Ratten, die gegen Hormonmangel stärker empfindlich sind, bleibt eine verminderte Resorption für bestimmte Neutralfette bestehen (*310—312*). Die Bildung von Phosphatfettsäuren, gemessen an der Einlagerung von Radiophosphor in Fettsäuren, ist auch bei salzgefütterten Tieren, die nach der Adrenalektomie sich in schlechtem Zustand befinden, nicht vermindert (*313*). Die Störung im Transport resorbierter Fettsäuren beschränkt sich auf die Neutralfette und betrifft nicht die Phosphatfettsäuren (*314*). Unter allen bisher untersuchten Versuchsbedingungen wurde festgestellt, daß das Auftreten einer Fettleber, Ketonämie oder Ketonurie stark gehemmt ist (Literatur s. *315, 270*). Große Dosen von HVL-Extrakt verursachen aber auch bei nebennierenlosen Tieren eine Ketonurie (*316*). Die unter NNR-Hormongaben zu beobachtende Verstärkung der diabetischen Glucosurie ist immer von einer Zunahme oder dem Auftreten einer Ketonurie begleitet (*210, 172*), (s. Abb. 5). Injektion von ACTH verursacht bei hungernden Mäusen (*183, 184*) und hungernden hypophysektomierten Ratten eine Fettleber (*317*); sie wirkt ketogen bei hungernden Ratten (*317*) und Hunden (*318*). Zunahme der Ketonurie, Glucosurie und Stickstoffausscheidung erfolgen bei schwer diabetischen, kohlenhydratfrei ernährten Ratten annähernd parallel (*172*). Seine diabetische Wirkung unterscheidet sich somit vom Wachstumshormon, das zwar ebenfalls die Ketonurie verstärkt, aber im schweren Diabetes die Glucosurie nicht regelmäßig steigert und stickstoffretinierend wirkt (s. S. 258).

Die für die CUSHINGsche Erkrankung typische Fettzunahme wurde auch nach längerer Verabreichung relativ großer therapeutischer Dosen von Cortison bei Patienten beobachtet (*319*). Auch bei Tieren wurde diese Zunahme des Fettgewebes festgestellt (*320*). Bei stark beschränkter Futteraufnahme verlieren adrenalektomierte salzgefütterte Ratten andererseits mehr Depotfett und weniger an Körpergewicht wie scheinoperierte Kontrollen, bei gleichzeitigen Cortisongaben (2 mg täglich) ist die Abnahme des Depotfettes dagegen wesentlich geringer und der allgemeine Gewichtsverlust größer. Werden die Nebennieren bei hungernden Tieren entfernt und dann unbeschränkt Futter gegeben, so ist die Zunahme des Fettgewebes und mehr noch des Körpergewichtes mäßig vermindert. Durch Cortison in der angegebenen relativ großen Dosierung wird die Zunahme des Körpergewichtes sehr stark verzögert, nicht jedoch die des Fettgewebes. Die

Autoren schließen daraus, daß NNR-Mangel die Verwertung von Eiweiß hemmt und die von Kohlenhydraten und Fett fördert, und daß unter Cortisongaben mehr Eiweiß für den Energiestoffwechsel verbraucht wurde und dadurch die Kohlenhydrat- und Fettreserven geschont, und so für assimilatorische Stoffwechselvorgänge zur Verfügung gestellt wurden (*321*). Diese Ansicht wird bestätigt durch Untersuchungen über den Umfang der Fettneubildung in Leber und Fettgewebe nach Adrenalektomie und nach ACTH-Zufuhr. Die Menge der neugebildeten Fettsäuren ist größer als normal bei nebennierenlosen Tieren und kleiner nach ACTH-Injektion, wie aus Tab. 9 hervorgeht (*186*).

Tabelle 9. *Fettsynthese von Ratten unter verschiedenen experimentellen Bedingungen in Leber und Körper (ohne Eingeweide) bei kohlenhydratreicher-fettfreier Ernährung und Verabreichung von D_2O.*

Die Hormonbehandlung begann 4 Tage vor der D_2O-Verabreichung. Siehe dazu auch Unterschrift Tab. 6. Aus (*85*).

Versuchsgruppe je 3 Ratten	Fütterungstage mit D_2O-Verabreichung	Körpergewicht am Versuchsende u. Gewichtsveränderung in g	Futteraufnahme 100 g Ratte/Tag	g untersuchte Fettsäuren per 100 g Körpergewicht aus		D_2-Gehalt der Fettsäuren in % des Körperwassers aus	
				Leber	Körper	Leber	Körper
Normal	1	244 (+ 2)	8,4	0,133	8,35	15,58	2,40
	2	262 (+ 3)	8,0	0,130	9,4	24,53	3,20
	4	265 (+ 6)	7,5	0,106	9,2	20,32	4,11
	8	258 (+ 5)	7,9	0,126	8,6	26,03	5,72
Adrenalektomiert + NaCl	1	257 (+ 7)	8,2	0,110	6,5	17,96	3,34
	2	264 (+ 2)	7,2	0,106	6,4	22,50	4,13
	4	271 (− 1)	5,4	0,096	7,1	24,36	5,77
	8	271 (− 8)	7,4	0,108	7,2	36,40	18,34
Normal + Wachstumshormon	1	267 (+ 3)	8,9	0,138	9,0	8,09	1,14
	2	261 (+ 5)	8,5	0,142	8,35	9,91	0,93
	4	261 (+ 7)	7,9	0,128	7,8	16,13	2,20
	8	258 (+ 10)	7,7	0,144	7,0	13,45	4,25
Normal + ACTH	1	242 (− 4)	7,1	0,121	8,3	9,80	0,57
	2	244 (− 1)	7,4	0,125	7,95	12,60	1,52
	4	239 (− 0)	8,2	0,121	8,2	15,20	3,99
	8	230 (− 7)	7,8	0,104	7,9	22,79	4,45

Da diese Tiere keine wesentlichen Veränderungen im Körpergewicht und in der Futteraufnahme zeigten, kann deren Einfluß auf die Fettsynthese vernachlässigt werden. Der Schwund der Fettdepots beim Addison ist wahrscheinlich durch eine zentralnervöse Appetitstörung bedingt, die das Gleichgewicht Fettablagerung $\rightleftharpoons$ Mobilisierung nach der Seite Mobilisierung verschiebt. Substitutionstherapie führt zu gesteigerter Nahrungsaufnahme und zur Fettdeponierung. Die primäre Wirkung der Nebenniere auf den Eiweiß- und Fettstoffwechsel ist eine dissimilatorische, die im Diabetes bereits nach Zufuhr geringer Dosen (s. Abb. 5), im normalen Organismus aber erst nach Verabreichung sehr großer Mengen oder bei Beanspruchung der Insulinreserven durch zusätzliche Fütterung sichtbar wird (s. S. 260). Der gesunde Organismus ist ohne Zweifel imstande, durch eine gesteigerte Insulinproduktion den dissimilatorischen Effekt der NNR bis zu einem gewissen Grad aufzuheben. Diese Kompensationsfähigkeit betrifft jedoch die Stickstoffverbindungen und Kohlenhydrate-Fette in verschiedenem Maße. Bei der Cushingschen Erkrankung wie bei der länger dauernden Zufuhr größerer Cortisondosen sind typische regressive Veränderungen an den proteinreichen Geweben zu beobachten, das Fettgewebe und der Fettgehalt nehmen dagegen zu. Nur sehr große Dosen führen auch zu einem Gewichts- bzw. Fettverlust (s. Abb. 6). In den eben besprochenen Versuchen über den Einfluß der NNR auf die Zunahme des Körpergewichtes, bzw. des Fettgewebes nach vorausgehendem Hunger, wurde durch Cortison der Aufbau von Protein weit mehr gestört als die Fettsynthese und Fettdeponierung (*321*). Im Steroiddiabetes gelingt es durch große Insulindosen die Glucosurie zu unterdrücken, obwohl die N-Ausscheidung weiter gesteigert bleibt (s. Abb. 9).

Meiner Ansicht nach können diese Unterschiede im Verhalten von Protein- und Kohlenhydrat-Fettstoffwechsel auf folgende Weise erklärt werden: Nach NNR-Hormongaben wird Insulin wahrscheinlich in erheblich gesteigertem Maße sezerniert. Dieses wirkt stärker assimilatorisch auf die Fett-Kohlenhydratassimilation, die Rindenhormone stärker dissimilatorisch auf den Proteinstoffwechsel. Das Verhalten des Fettgewebes bei Verabreichung von nicht zu großen Dosen von NNR-Steroiden und die Möglichkeit, durch Insulin zwar die Glucosurie, aber nicht die gesteigerte N-Ausscheidung im Steroiddiabetes zu unterdrücken, können als Bestätigung dieser Theorie angesehen werden.

Die Sekretion der NNR wird beeinflußt durch Belastungen jeder Art. Auch die Art der Ernährung ändert die Hormonabgabe. Eine orale Glucosezufuhr führt bei Ratten nach vorausgehendem 12stündigem Hunger zu einer Verminderung der Sekretion (*322*). Acht Stunden später ist sie gesteigert (*322, 323*). Bei solch kleinen Tieren sind bereits nach kurzem Hunger die Glykogenreserven verbraucht und es erfolgt eine Gluconeogenese aus Eiweiß. Dieser Prozeß ist offensichtlich mit einer vermehrten Abgabe von NNR-Hormon verbunden. Glucosezufuhr, die den endogenen Eiweißzerfall unterdrückt, hemmt auch die Sekretion. Eine längere Zeit gesteigerte Produktion von Hormon führt immer zu einer Hypertrophie, eine Verminderung zu einer Atrophie. So kann meiner Ansicht nach verstanden werden, warum die NNR im akuten Hunger (*324, 325*) oder bei stark eiweißreicher Ernährung (*326*) hypertrophisch wird, und warum ihr Gewicht bei kohlenhydrat-fettreicher Kost und noch mehr bei sehr kohlenhydratreicher Ernährung abnimmt (*327*). Die Insulinhyperglykämie löst eine gesteigerte NNR-Hormonabgabe aus (*322, 194*), lange Zeit gegebene Insulindosen verursachen eine Rindenhypertrophie (*245, 327, 378*). Die vermehrte Sekretion wirkt dem assimilatorischen Insulineffekt entgegen. Da auch im unkontrollierten Diabetes die Gluconeogenese aus Eiweiß gesteigert ist, ist erklärlich, daß auch hier eine Hypertrophie der Nebennieren gefunden wird (*329, 330*).

Im Blut von Diabetikern soll vermehrt ACTH nachzuweisen sein (*331*). Da die Untersuchungen, auf die sich diese Angabe stützt, nicht an hypophysektomierten Tieren durchgeführt wurde, sind sie nicht beweisend. Bei Diabetikern (insulinresistenten und solchen mit hohem BZ) ist die Ausscheidung von Corticosteroiden nicht gesteigert (*332—334*). Bei einem Patienten, dem Insulin für einige Tage entzogen wurde und bei dem es zu einer schweren Acidosis mit Erbrechen usw. kam, waren die Urincorticosteroide bis auf das Achtfache der Kontrollperiode (mit Insulin) angestiegen, diese Werte waren aber noch an der oberen Grenze der Norm (*334*). Es ist jedoch auch möglich, daß im Diabetes Rindensteroide in gesteigertem Maße abgebaut werden und dadurch die Ausscheidung geringer erscheint als sie der möglicherweise erhöhten Produktion entspricht. Weitere Untersuchungen müssen daher abgewartet werden.

Der Wirkungsmechanismus der NNR-Hormone auf den Fermentstoffwechsel ist wie der aller Hormone noch unbekannt. Gegen die Phosphorylierungstheorie sprechen die Beobachtungen an salzgefütterten adrenalektomierten Tieren, ebenso wie ihre ungestörte Fähigkeit, Vitamin B_1 und B_2 in normalem Umfang zu phosphorylieren (*335—337*). Riboflavinphosphat verlängert nicht das Leben

NN-loser Tiere (*338, 339*). Bestimmte Phosphorylierungsvorgänge wurden von
Verzàr (*340*) in Geweben adrenalektomierter Tiere vermindert gefunden, andere
Untersucher konnten diese Befunde nicht bestätigen (*341-343*). Die verschiedentlich beobachteten Veränderungen am Fermentgehalt von Geweben bei Mangel
oder Zufuhr von Rindenhormonen ist bei deren Einfluß auf den Eiweißstoffwechsel
nicht verwunderlich. Ein Teil dieser Veränderungen besonders bei Tieren mit
Insuffizienzerscheinungen ist sicher sekundärer Natur, da bereits ein Wechsel in
der Art der Ernährung oder ein Entzug der Nahrung genügt, um die Ferment-
aktivität in der Leber (*344*) oder im Muskel (*102*) zu ändern.

5. Die Schilddrüse.

Seit langem ist die Herabsetzung der Kohlenhydrattoleranz bei der Hyperthyreose bekannt. Wird ein bestehender Diabetes durch einen Basedow kompliziert, so wird die Zuckerkrankheit immer verschlechtert. Meiner Ansicht nach
beruht die relativ geringe diabetogene Wirkung der Schilddrüse nicht wie die der
Hypophyse oder der Nebennierenrinde auf einer Hemmung der Glucoseverwertung. Im Gegenteil, Überfunktion der Schilddrüse ist mit einem erheblichen Mehrverbrauch an Kohlenhydraten verbunden und mit einer Steigerung aller dissimilatorischen Stoffwechselvorgänge. Beiden Prozessen versucht der Organismus mit
einer Mehrsekretion von Insulin entgegenzuwirken. Ein gesunder Pankreas ist
imstande, diese Mehrleistung aufzubringen, ein leistungsschwacher Inselapparat
wird aber unter Umständen versagen. Die Beobachtung, daß bei Diabetikern ein
Basedow nicht häufiger auftritt als bei der übrigen Bevölkerung, daß aber Base-
dow-Patienten 2—3mal so häufig an Diabetes erkranken (*345—347*), könnte so
erklärt werden. Die anschließende kurze Besprechung der Stoffwechselwirkung
der Schilddrüse ist unter besonderer Berücksichtigung dieser Gesichtspunkte
durchgeführt.

Im Gegensatz zu der erheblichen Besserung des Diabetes nach Entfernung der
Hypophyse oder der Nebennieren ist die Thyroidektomie bei diabetischen Tieren
ohne oder nur von geringem Einfluß, wie aus zahlreichen Untersuchungen bekannt ist (*54, 348—351*). Beim Menschen jedoch bessert Thyroidektomie die diabetischen Erscheinungen, besonders wenn ein Myxödem auftritt. Die Zunahme
der Zuckertoleranz geht (*352*) annähernd der Grundumsatzsenkung parallel. Er
wird durch Substitutionstherapie mit Schilddrüsenhormon ebenso wie die Glucosurie und der Insulinbedarf gesteigert.

Der höhere Blutzuckeranstieg nach oralen oder subcutanen Glucosegaben bei
der Hyperthyreose ist zum größten Teil wenigstens durch eine beschleunigte Resorption bedingt, da bei intravenöser Verabreichung die Blutzuckerkurve nicht
geändert sein soll (*353, 354*). Möglicherweise spielt aber auch die verminderte
Speicherfähigkeit der Leber für Glykogen eine Rolle (*355*). Die nach der Hypophysektomie verzögerte Resorptionsgeschwindigkeit wird wieder normal nach
Thyroxingaben (*356*). Der Nüchternblutzucker ist bei der Hyperthyreose meist
nur leicht gesteigert und erreicht niemals diabetische Werte. Schilddrüsenüber-
funktion oder -verabreichung verursacht immer eine erhebliche Verschlechterung
eines bereits bestehenden Diabetes. Die nach großen Hormongaben manchmal zu
beobachtende Besserung bei Ratten ist durch eine Appetitstörung bedingt, wie das
Ergebnis der Zwangsfütterung solcher Tiere beweist (*357, 358*). Die glykogenoly-
tische Wirkung von Adrenalin wird durch Schilddrüsenhormone verstärkt. Sein
Mangel vermindert die volle Wirksamkeit der Gegenregulationen nach Insulingaben
und erklärt die Überempfindlichkeit beim Myxödem. Bei Schilddrüsenüberfunk-
tion ist die Insulinwirkung abgeschwächt. Es werden offenbar vom Organismus
unter diesen Bedingungen größere Mengen Insulin verbraucht, um die gesteigerten

dissimiliatorschen Prozesse zu unterdrücken. Möglicherweise ist auch eine schnellere Inaktivierung des Insulins von Bedeutung.

Die Mehrzahl der besprochenen Veränderungen bei Mangel und Zufuhr von Schilddrüsenhormon kann durch die Wirkung der Thyroidea auf die Gluconeogenese aus Eiweiß und die Oxydationsprozesse verstanden werden, die beide den Bedarf an Insulin beeinflussen.

Eiweißgefütterte normale und thyreodektomierte Tiere scheiden im Phlorrhizindiabetes die gleiche Zuckermenge aus. Im Hunger ist jedoch die Glucosurie und N-Exkretion schilddrüsenloser Tiere vermindert (*363*), ein Befund, der wieder den Einfluß eines Hormons auf die Eiweißmobilisierung demonstriert. Behandlung solcher Tiere mit Thyroxin (*293*) läßt sie zur Norm oder darüber hinaus ansteigen (*295*). Zusätzliche Adrenalektomie vermindert die Zucker- und Stickstoffausscheidung von etwa 20% auf etwa 77%, ähnlich wie nach der Hypophysektomie. Sie sind hier etwas höher, ein Hinweis, daß Schilddrüse und Nebennieren noch etwas Hormon sezernieren. Bei Cortisonbehandlung scheiden hypophysenlose Tiere wieder annähernd so viel aus wie thyroidektomierte und nach zusätzlicher Injektion von thyreotropem Hormon sind die Werte annähernd normal oder höher (s. Tab. 8). DOC hat in höherer Dosierung wie Cortison einen geringeren Effekt. Gewichts- und Stickstoffbestimmungen von Leber, Muskel und lymphatischem Gewebe bei hungernden Ratten, denen teilweise Schilddrüse und (oder) Nebennieren entfernt wurden und die mit Rindenhormonen und Thyroxin behandelt wurden, ergaben eine vorwiegende dissimilatorische Wirkung der Schilddrüse auf Leber und Muskulatur. Die Nebennierenrinde beeinflußt dagegen weit mehr den Eiweißstoffwechsel der lymphatischen Organe, bei teilweise synergistischem Effekt beider Hormone (*264*).

Bei Überfunktion der Schilddrüse bzw. Hormonfütterung ist die Oxydation aller Nahrungsstoffe gesteigert. Da die Nahrungsaufnahme aber mit dem Verbrauch nicht Schritt hält, wie der Gewichtsverlust beweist, werden zusätzlich Eiweiß- und Fettreserven verbrannt, so daß trotz der erheblichen Zuckeroxydation der respiratorische Quotient niedrig sein kann. Er ist jedoch hoch, wenn er unmittelbar nach Glucosegaben bestimmt wird, und ist beim Basedow unter solchen Bedingungen höher als beim Gesunden. Innerhalb der gleichen Zeit, in der dieser 18% des verabreichten Zuckers oxydiert, verbrennt der Basedowkranke etwa 38% (*360, 361*). Eviscerierte, hyperthyreotische Tiere verbrauchen bei intravenöser Infusion ebenfalls mehr Glucose als normale Kontrollen (*362*).

Durch Thyroidgaben ist es bisher nicht gelungen, einen Diabetes oder eine länger dauernde stärkere Blutzuckersteigerung auszulösen. Hunde, bei denen jedoch der größte Teil des Pankreas bis auf einen Rest entfernt wurde, der bei monatelanger Beobachtung für die Aufrechterhaltung einer normalen Kohlenhydrattoleranz ausreicht, zeigen unter Schilddrüsenfütterung nach einiger Zeit typische diabetische Erscheinungen, die bei längerer derartiger Behandlung auch nach Absetzen der Hormonzufuhr bestehen bleiben. An den Inselzellen sind zuerst leichtere pathologische Veränderungen zu beobachten, die bei frühzeitiger Unterbrechung der Hormongaben ebenso wie die Glucosurie wieder verschwinden. In diesem Stadium unterstützt Insulin den Heilungsprozeß in hohem Maße. Später, wenn die Glucosurie bereits längere Zeit bestanden hat, kommt es zu schweren, degenerativen Veränderungen am Inselapparat, die dauernd bestehen bleiben (*350, 365*). Auf diesen Zusammenhang zwischen pathologischen Veränderungen an den Inselzellen, Dauer der Glucosurie und Fähigkeit des Organismus, die Schädigung zu überwinden, wird später noch eingehend zurückgekommen werden (s. III. Teil). Die Fähigkeit von Insulin in einem Stadium, in dem die Schädigung nicht irreversibel ist, die endgültigen degenerativen Veränderungen aufzuhalten, weist darauf hin, daß das normale Pankreas auf Schilddrüsengaben hin mit einer Mehrsekretion von Insulin antwortet, durch die es die dissimilatorische Wirkung wenigstens teilweise ausgleicht. Für eine gesteigerte Funktion des Inselapparates sprechen auch histologische Untersuchungen am Inselapparat. Wie unter allen Bedingungen, unter denen eine vermehrte Sekretion von Insulin angenommen werden darf (s. S. 230) nimmt auch nach Schilddrüsenbehandlung die Zahl und die Größe der LANGERHANSschen Inseln zu (*366—369*). Nach großen Dosen sind Zeichen einer Schädigung zu beobachten (*370*). Die Sekretion ist bald nach Thyroxingaben wahrscheinlich gesteigert (*371*), nach längeren Gaben ist sie eindeutig vermindert; im Diabetes nach Thyroideafütterung und vorausgehender partieller Pankreatektomie ist sie erloschen (*350, 357*). Das Versagen des Inselapparates ist wahrscheinlich durch eine funktionelle Belastung bedingt. Ein normales Inselsystem bringt die notwendige Leistungsfähigkeit auf, der künstlich verkleinerte oder hereditär leistungsschwache Inselapparat bricht schließlich zusammen (s. III. Teil).

Der Einfluß der Schilddrüse auf den Fettstoffwechsel dürfte ein weitgehend unspezifischer sein. Obwohl die Kohlenhydratverwertung bei der Hypertyreose nicht vermindert ist, besteht ein relativer Kohlenhydratmangel infolge der gesteigerten, durch die Nahrungsaufnahme nicht mehr kompensierten Verbrennungsvorgänge. Der Organismus antwortet auf diesen Mangel mit einer Fettmobilisierung, ebenso wie im Hunger.

6. Zusammenfassung.

Die Stoffwechselwirkung der besprochenen Hormone ist in Abb. 7 zusammengefaßt. Ein wesentliches Ergebnis der neueren Forschung ist die Feststellung, daß Insulin die Fettsynthese in wesentlichem Maße beeinflußt. Es fördert alle Phasen der Kohlenhydratverwertung, die Oxydation, die Glykogen- und Fettsynthese und wahrscheinlich auch die Eiweißassimilation. Das Wachstumshormon wirkt unter allen bisher experimentellen Bedingungen stickstoffretinierend. Insulin unterstützt diesen Effekt. Ob dieses Hormon in kleinen Mengen für die Eiweißassimilation durch das Wachstumshormon unbedingt notwendig ist, kann aus den bisherigen Versuchsergebnissen nicht abgeleitet werden, da bei auch maximal pankreatektomierten oder alloxandiabetischen Ratten eine weitere, wenn auch sehr geringe Insulinreaktion nicht unwahrscheinlich ist. HVL-Vollextrakte verursachen bei diabetischen Tieren immer eine Zunahme der Glucosurie, Stickstoffausscheidung usw. Für diesen Effekt sind das adrenocorticotrope und das thyreotrope Hormon verantwortlich. Die NNR fördert den Eiweißabbau und die Gluconeogenese und hemmt die Glucoseoxydation. Schilddrüsenhormon steigert den Abbau und den Verbrauch aller Nahrungsstoffe. Ob die negative Wirkung dieser Hormone durch eine Beschleunigung der Eiweißdissimilation, oder durch eine Hemmung der Assimilation zustande kommt, bedarf weiterer Untersuchung. Das Ergebnis im Stoffwechsel ist das gleiche: es wird weniger Eiweiß auf-, als abgebaut und mehr in Zucker umgewandelt. Im gesunden Organismus ist die Wirkung der insulinantagonistischen Hormone abhängig von der Tierart, und von der Dosierung. Kleinere Dosen von HVL- oder NNR-Extrakt lösen eine vermehrte Insulinsekretion aus, durch die der dissimilatorische Effekt verdeckt oder sogar überkompensiert werden kann. So zeigen junge Hunde in der ersten Zeit während der Verabreichung von diabetogenem HVL-Extrakt zunächst ein gesteigertes Wachstum und Gewicht (*372*). Thyroxin in kleinen Dosen beschleunigt das Wachstum und den Eiweißansatz. Die direkte Wirkung wird aber sichtbar, wenn diese Hormone diabetischen Tieren gegeben werden.

Das „diabetogene Prinzip Houssays" der Hypophyse scheint mit dem Wachstumshormon identisch zu sein. Ebenso wie mit HVL-Vollextrakten kann damit bei Hunden ein permanenter Diabetes ausgelöst werden. Dies gelang bisher nicht mit Rindensteroiden. Der Grund dafür ist sicher, daß bisher nur solche Tiere mit Rindenhormon behandelt wurden, — Ratten und Kaninchen —, die sich

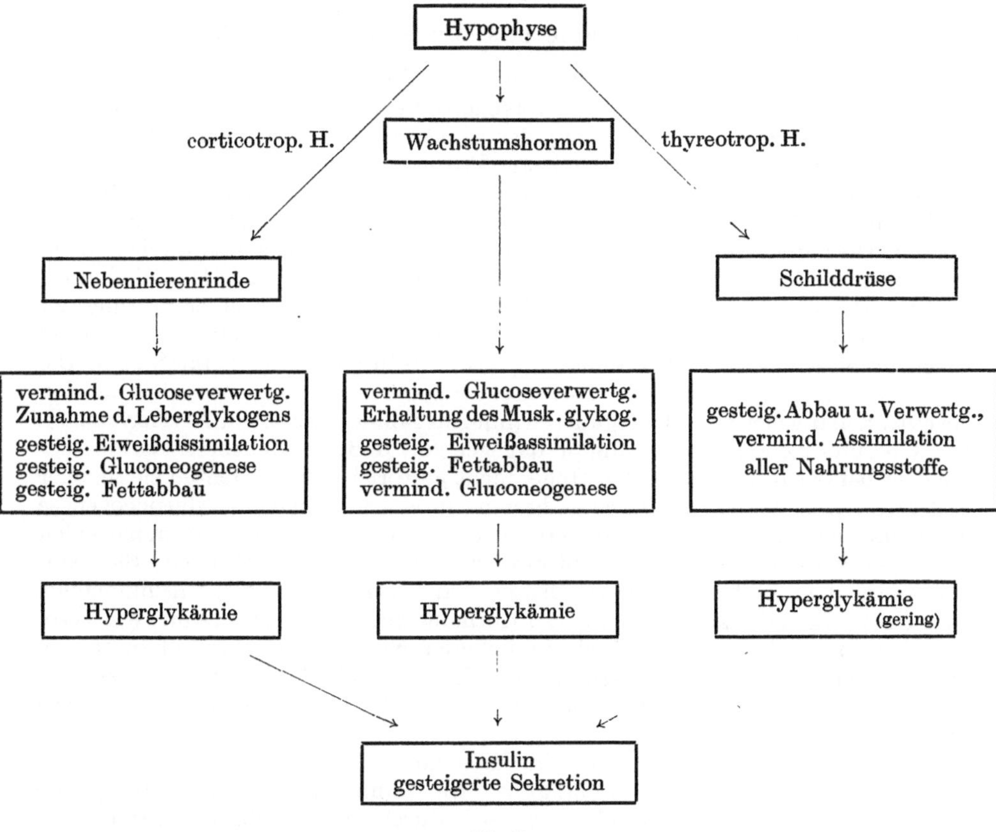

Abb. 7

durch eine besonders große Resistenz auszeichnen (s. III. Teil). HVL-Extrakte auch in großen Dosen verursachen bei Ratten nur eine kurzdauernde mäßige Blutzuckersteigerung. Pankreas- oder alloxandiabetische Ratten nehmen trotz starker Zuckerausscheidung nach anfänglichem Gewichtsverlust später fast immer zu. Fett-eiweißreiche Fütterung vermindert bei diesen Tieren die Glucosurie oder bringt sie ganz zum Verschwinden. Die Stoffwechselsteigerung durch Schilddrüsenhormon bedeutet beim diabetischen Menschen oder Hund fast immer eine Katastrophe, die ohne Behandlung zu schwerer Acidosis und oft zum Tod führt. Nach längerer Schilddrüsenfütterung an Ratten mit subdiabetischen Symptomen nach partieller Pankreatektomie treten die vollen diabetischen Symptome schneller auf als bei den Kontrollen. Bei zahlreichen so behandelten Tieren kommt es jedoch nach einiger Zeit zum völligen Verschwinden des Diabetes trotz Verabreichung von Thyroidea (*373*). Der Organismus dieses Tieres scheint unvergleichlich mehr anpassungsfähig zu sein als der des Menschen oder auch der des Hundes.

18*

Der diabetogene Effekt von HVL-Vollextrakten ist sicher nicht allein durch das Wachstumshormon bedingt, der Gehalt an ACTH und weniger der von thyreotropem Hormon sind ebenfalls von Bedeutung.

II. Das Wesen der diabetischen Stoffwechselstörung.

1. Überproduktionstheorie und Minderverwertungstheorie.

Das wesentliche Symptom des Diabetes, die Blutzuckersteigerung, kann entweder verursacht sein durch eine verzögerte Verwertung (Oxydation und Umwandlung in andere Verbindungen) der Glucose oder durch eine übermäßige Neubildung und schließlich durch beide Prozesse. Nimmt man mit der Überproduktionstheorie an, daß die Verwertung nicht gestört ist, so muß eine Zuckerneubildung nicht nur aus Eiweiß, sondern auch aus Fettsäuren angenommen werden. Die Glucosemenge, die aus dem Eiweißabbau entstehen kann, reicht allein nicht aus, um Ausscheidung und normale Verwertung zu decken. Die Minderverwertungstheorie sieht die wesentliche Ursache des Diabetes in einer Störung der Oxydation usw. Der gesteigerte Abbau von Eiweiß und Fett sollen eine sekundäre Erscheinung sein, eine Zuckerneubildung aus Fettsäuren soll nicht stattfinden. Die Hormone sollen nicht nur den Stoffwechsel der Leber, sondern ebenso sehr auch den der extrahepatischen Gewebe regulieren (mit Ausnahme des Zentralnervensystems). Die Überproduktionstheorie nimmt dagegen an, daß die Zuckeroxydation, zumindest bei der diabetischen BZ-Höhe, nicht gestört ist, im Gegenteil sie sei eher gesteigert. Das Wesen des Diabetes bestehe in einer vermehrten Gluconeogenese nicht nur aus Proteinkörpern, sondern auch aus Fettsäuren. Die Hormone sollen in nennenswerter Weise nur den Stoffwechsel der Leber beeinflussen. Sie reguliere unter dem Einfluß der Inkretdrüsen den Blutzuckerspiegel. Insulinmangel oder Überwiegen der kontrainsulinären Hormone ändere den Leberstoffwechsel so, daß der Blutzuckerspiegel auf einem höheren Niveau aufrechterhalten werde. Die hemmende Wirkung des Insulins, und die fördernde der Hypophyse usw. auf die Gluconeogenese erstreckte sich nicht nur auf die Proteinsubstanzen, sondern auch auf die Fettsäuren.

Die zentrale Stellung der Leber im Kohlenhydratstoffwechsel wird auch von der Minderwertigkeitstheorie anerkannt. Sie nimmt jedoch an, daß für die Konstanz des Blutzuckerspiegels Verbrauch durch die Gewebe *und* Produktion durch die Leber, und ihre Regulation durch die Hormone von gleicher Bedeutung sind. Die Leber ist praktisch das einzige Organ, in dem eine Neubildung von Zucker aus Proteinsubstanzen stattfindet. Nach ihrer Entfernung sinkt auch beim diabetischen Tier der Blutzucker wie beim hungernden nicht-diabetischen und in kurzer Zeit tritt der Tod im hypoglykämischen Zustand ein, wenn nicht Glucose zugeführt wird. Die Leber speichert die Nahrungsglucose als Glykogen, jedoch ist die Gesamtmenge, die bei der alimentären Hyperglykämie in der Muskulatur abgelagert wird, größer (*374*). In der Leber erfolgt ein wahrscheinlich erheblicher Teil der Fettsynthese. Speicherung von Glucose als Glykogen und Fett und Abgabe von Zucker aus der Glykogenolyse und Glykoneogenese durch dieses Organ spielen eine wesentliche Rolle bei der Regulation des Blutzuckers. Besonders Soskin (Literatur s. *155*) hat zahlreiche experimentelle Beweise für die Bedeutung der Leber im Kohlenhydrathaushalt erbracht und gezeigt auf welche Weise der „homeostatische Mechanismus" zur Aufrechterhaltung des Blutzuckerspiegels beiträgt. Die Höhe der Blutzuckerschwelle bei der dieser Mechanismus in Tätigkeit tritt ist abhängig von den Hormondrüsen. Bei Insulinmangel gibt die Leber bereits bei hohem Blutzucker Glucose in das Blut hinein ab und erhält so ein erhöhtes Niveau aufrecht. Ebenso wie Insulinmangel wirkt auch eine unkompensierte Mehrsekretion der Hypophyse und der Nebennierenrinde. Auf den Verbrauch in den extrahepatischen Geweben sollen jedoch die Hormone von relativ geringem Einfluß sein, die bei Insulinmangel verminderte Verwertung soll durch das erhöhte Angebot ausgeglichen werden. Daraus wird weiter folgerichtig — im Sinne der Überproduktionstheorie — abgeleitet, daß der Kohlenhydratverbrauch im Diabetes eher gesteigert als vermindert ist und die Hypophyse nicht hemmend auf die extrahepatische Verwertung wirkt, sondern fördernd.

Zuckerverbrauch und Produktion im Diabetes.

Zur Ermittlung des Zuckerverbrauchs der extrahepatischen Gewebe am ganzen Tier stehen verschiedene Methoden zur Verfügung; die Bestimmung der Glucosemenge, die zur Aufrechterhaltung eines konstanten Blutzuckers nach Ausschaltung der Leber notwendig ist; die Bestimmung der Zuckerabgabe durch die Leber oder die Zeit innerhalb der der Blutzucker beim entleberten Tier auf einen bestimmten niedrigen Wert abfällt. Die Ansicht, daß der diabetische Organismus Kohlenhydrate wie der normale verwertet, stützt sich vor allem auf die Beobachtung, daß der Blutzucker von eviscerierten oder entleberten Tieren ebenso schnell abfällt wie der von normalen (Literatur s. *54, 155*). Von allen Untersuchern wurden als Kontrollen Tiere benutzt, die vor dem Versuch einige Tage hungerten, dabei aber völlig unberücksichtigt gelassen, daß im Hunger der Glucoseverbrauch durch die Gewebe ähnlich wie im Diabetes vermindert ist. DRURY (*375*) berechnet aus Literaturangaben den Zuckerverbrauch von Hunden nach 24 stündigem Hunger auf über 200 mg/kg/Std., am vierten Hungertag soll er nicht mehr als 100 mg betragen. Nur am ersten Hungertag wird der Kohlenhydratbedarf noch zum großen Teil aus den Glucogenreserven bestritten, nach dem dritten Hungertag nur mehr aus der Gluconeogenese. Beim Kaninchen sinkt nach 4 tägigem Hunger die Glucosemenge, die beim eviscerierten Tier zur Aufrechterhaltung eines konstanten Blutzuckerspiegels notwendig ist, von 206 mg auf 110 mg/kg/Std. (*376*).

Eine diabetesähnliche Veränderung des Kohlenhydratstoffwechsels im Hunger kann auch aus verschiedenen anderen Beobachtungen abgeleitet werden. Menschen oder Tiere, die einige Zeit gehungert haben, zeigen nach kohlenhydratreicher Kost eine erhebliche Glucosurie. Dieser Zustand wurde von HOFMEISTER als „Hungerdiabetes" bezeichnet und einer verminderten Zuckertoleranz zugeschrieben. Zahlreiche andere Autoren haben dieses diabetesähnliche Verhalten bestätigt (Literatur s. *377—379*). Nach Kohlenhydratgaben steigt der Blutzucker hoch an, der RQ jedoch nur sehr wenig. Die Glykogensynthese aus Glucose im isolierten Muskel (*377, 379*) und Fettgewebe (*377*) ist hochgradig herabgesetzt. Die Fettsynthese aus Radioglucose ist in Leberschnitten hungernder Tiere auf etwa $^1/_{10}$ der Norm reduziert, die Oxydationsfähigkeit ebenfalls vermindert (s. Tab. 5, S. 241). die Insulinsekretion ist fast ganz erloschen (s. S. 230). Der Hungerdiabetes ist jedoch nicht allein durch Insulinmangel bedingt. Darauf weist die gesteigerte Insulinresistenz hin. Wahrscheinlich ist, wie aus dem gesteigerten Eiweißzerfall und der Nebennierenhypertrophie vermutet werden kann, die Sekretion der Nebennierenrinde via Hypophyse gesteigert.

Die Abhängigkeit der Zuckertoleranz von der Art der vorausgehenden Ernährung wird deutlich durch eine Versuchsreihe von INGLE demonstriert. Normale Ratten von bestimmten Gewicht verwerten, wie aus der Futteraufnahme berechnet werden kann, durchschnittlich 208 mg Glucose/100 g Ratte/Std. Wird eine entsprechende Menge nach 10 tägigem Hunger verfüttert, so wird etwa nur die

Hälfte verwertet, der Rest wird wie vom diabetischen Tier ausgeschieden (*380*).
Werden die Tiere dagegen gezwungen, eine täglich langsam zunehmende Futtermenge zu sich zu nehmen, so kann diese Toleranz fast verdoppelt werden, ehe es
zur Glucosurie kommt (*381*). Die schwer diabetische Ratte scheidet immer den
größten Teil aus, nur etwa $^1/_7$ der normalen Kohlenhydratmenge werden zurück-

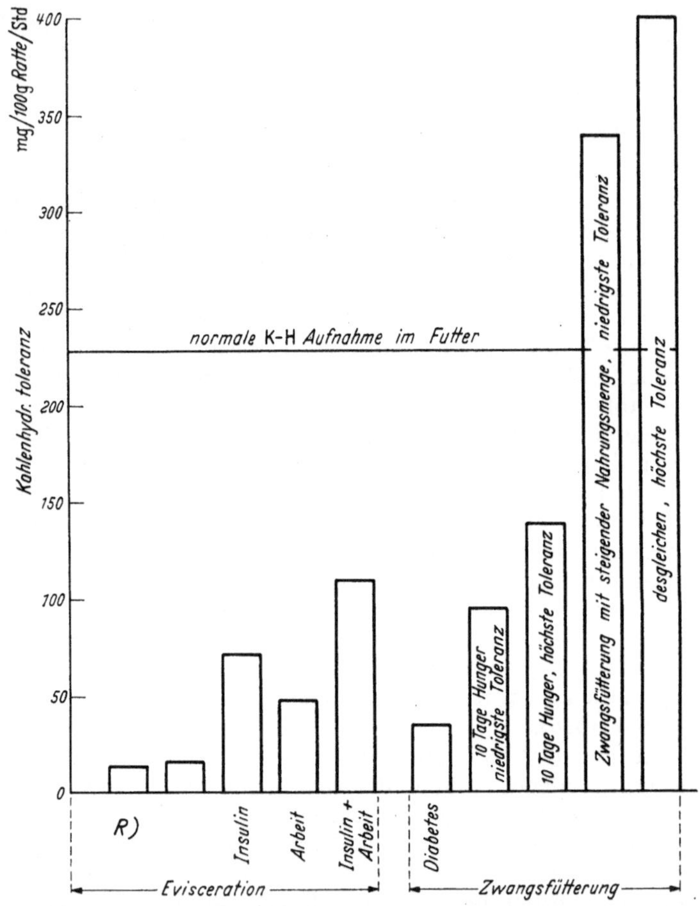

Abb. 8. Abhängigkeit der Kohlenhydrattoleranz von verschiedenen experimentellen Zuständen.
R = Glucoseverbrauch der eviscerierten Ratte nach (*157*), übrige Werte nach (*380—383*).

behalten und im Stoffwechsel benutzt. Gegen den letzteren Befund kann eingewendet werden, daß das diabetische Tier aus Fett große Mengen Glucose neubildet,
die zusammen mit dem retinierten Anteil aus der Nahrung einen normal großen
Zuckerverbrauch gewährleistet. Aus Abb. 8 geht weiter hervor, in welch erheblichem Umfang allein durch die Evisceration die Fähigkeit der Zuckerverwertung
geändert wird. Diese wurde bestimmt durch die Menge Glucose, die bei intravenöser Dauerinfusion notwendig ist, um einen konstanten Blutzuckerspiegel auf-
rechtzuerhalten. Die eviscerierten Tiere verwerten im 2-Stundenversuch nur 16 mg
100 g/Std. Optimale Insulingaben (1/3 E/250 g Ratte/Std.) erhöhen den Verbrauch
auf 72 mg (*382*). Faradische Reizung eines Beines (ohne Insulin) steigert die
Verwertung auf 48 mg, und gleichzeitige Insulingaben auf 110 mg (*383*).
    Die Evisceration oder Entfernung der Leber ändert den Kohlenhydrat-
stoffwechsel in einer Weise, daß es fraglich ist, ob und wie Versuchsergebnisse an

solchen Tieren mit denen intakter Tiere verglichen werden können. Dies geht deutlich aus einer kritischen Betrachtung der oft zitierten Versuche von MAN und MAGATH (*384*) hervor. Diese Autoren haben erstmalig mit einwandfreier Technik den Blutzuckerabfall hepatektomierter normaler und diabetischer Tiere bestimmt. Sie bestätigen das Versuchsergebnis früherer Untersucher, daß das Verschwinden des Zuckers aus dem Blut beim diabetischen Tier nicht verzögert, eher beschleunigt ist. Innerhalb von 5 Std. sinkt der Blutzucker des diabetischen Hundes z. B. von 360 mg auf 140 mg, der des Kontrolltieres von 110 mg auf 30 mg bis zum Auftreten hypoglykämischer Krämpfe. Nach SOSKIN (*155*) soll in solchen Versuchen die einzige wesentliche Energiequelle der Blutzucker sein, die Verwertung anderer Verbindungen sei so gering, daß sie vernachlässigt werden könne. Unter der Voraussetzung, daß die Blutmenge 1/5 des Körpergewichtes beträgt — ein reichlich hoher Wert — würde sich ergeben, daß der diabetische Hund pro Stunde und kg 44 mg, das Kontrolltier 16 mg Glucose verbraucht haben. Bei intakten Tieren sei der Zuckerverbrauch im Hunger 100 mg. Womit haben die entleberten Versuchstiere ihren Stoffwechsel aufrechterhalten ?

Die einzigen mir bekannten Experimente, in denen der Glucoseverbrauch unter natürlichen Versuchsbedingungen und mit einwandfreier Methode untersucht wurde, sind die von CRANDALL und LIPSCOMB. Es wurde bei normalen und diabetischen Hunden, die 2—4 Tage gehungert hatten, die Zuckerproduktion durch die Leber gemessen, die dem Verbrauch durch den Organismus entspricht. Die Blutabgabe durch die Leber wurde ermittelt durch Bestimmung des Harnstoffgehaltes in Lebervenen, Pfortader- und arteriellem Blut, und die Menge Urinharnstoff durch die Differenz geteilt. Das Blut für die Harnstoff- und Blutzuckerbestimmung wurde mittels der London-Kanülen-Technik den trainierten, unnarkotisierten Hunden entnommen. Die Leber gab bei (19 Experimente) normalen hungernden Hunden im Durchschnitt 122 mg/kg/Std. Glucose in das Blut ab (*402*), bei diabetischen hungernden Tieren (15 Experimente) nach Absetzen des Insulin 137 mg. Davon wurden 92 mg ausgeschieden und vom Organismus 44 mg verwertet, d. h. 32% der Produktion, bzw. 36% der Menge bei den normalen Tieren (*403*).

Weitere Untersuchungen mit dieser Technik ergaben, daß Blutmilchsäure zu 100% in Glucose umgewandelt wird, Aminosäuren mindestens zu 58%. Das Glycerin der Neutralfette wird ganz für die Gluconeogenese benützt. Die Zuckerproduktion normaler hungernder Hunde kann zu 93% aus diesen Vorstufen berechnet werden, die der diabetischen Tiere zu 103% (*404*). Da im Diabetes das Gehirn unverändert Zucker benützt, sind die übrigen Gewebe wahrscheinlich fast ausschließlich auf anderes Brennmaterial angewiesen (s. Nachtrag S. 235).

Eine der wesentlichsten Beobachtungen, die MINKOWSKI zur Annahme veranlaßte, daß im maximalen Diabetes die Verwertung der Kohlenhydrate aufgehoben sei, war die Beobachtung, daß diabetische Hunde nach Fütterung einer bestimmten Kohlenhydratmenge diese annähernd quantitativ ausscheiden. Im Hunger oder bei Fleischfütterung war das Verhältnis von Zucker zu Stickstoff im Harn etwa 2,8 (2,62—3,16), wenn die ersten beiden Tage nach der Operation nicht berücksichtigt wurden, in denen noch Zucker aus den Glykogenreserven zur Verfügung stand. Spätere Untersucher fanden den D : N-Quotienten nicht so gleichmäßig und auch höher (3.65). Da zu dieser Zeit allgemein angenommen wurde, daß die Kohlenhydratverwertung bei Insulinmangel und im Phlorrhizindiabetes völlig gehemmt sei, wurde daraus der Schluß gezogen, daß der tierische Organismus aus einem Gramm Eiweißstickstoff (6,25 g Muskeleiweiß) 2,8 g bzw. 3,65 g Zucker bilden könne. Dieser Betrag entspricht 45% bzw. 58% der theoretischen Menge Zucker, die aus 6,25 g Eiweiß entstehen kann. Bei Tieren in sehr schlechtem Allgemeinzustand wurden gelegentlich Werte um 1 beobachtet. Einige Untersucher beobachteten manchmal höhere Werte als 3,91, die nach Lusk (*363, 385*) auf mangelhafte Versuchsbedingungen zurückzuführen sind, z. B. ungenügende Entleerung der Glykogenlager[1].

Im Diabetes ist, entgegen der Ansicht aus der Zeit Minkowskis, die Zuckerverbrennung nicht völlig unterdrückt, wenn auch vermindert. In den Versuchen von Crandall und Lipscomb verwerteten die diabetischen Tiere 36% der Norm. Da im Diabetes mit dem Absinken des Blutzuckers wahrscheinlich auch die Oxydation kleiner wird (s. Tab. 2), darf angenommen werden, daß diese Tiere im gefütterten Zustand und damit höherem Blutzucker auch einen größeren Teil der Kohlenhydrate verbrennen.

Das Verhältnis D : N von 3,65 muß also höher angesetzt werden. Es ist nicht unwahrscheinlich, daß der theoretische Wert von 5,5 dem wahren Quotienten entspricht, d. h. der Organismus das gesamte desamidierte endogene oder exogene Eiweiß in Glucose umwandelt. Unter dieser Voraussetzung würde der Diabetiker mit einem Quotienten von 2,8 etwa 55% des Zuckers aus der Gluconeogenese verwerten, der mit einem solchen von 3,65 etwa 42%.

Diabetische Tiere, die sich in einem schlechten Allgemeinzustand befinden, zeigen einen niedrigen Quotienten (*363, 385*). Soskin (*386*) beobachtete mit zunehmendem Gewichtsverlust bei diabetischen Hunden ein Absinken des Quotienten D : N bis unter 1. Mit zunehmender Abnahme der Fettreserven soll den Tieren weniger Fett für die Umwandlung in Zucker zur Verfügung stehen und so die Glucosurie geringer werden. Bei der Besprechung der Veränderungen des Stoffwechsels diabetischer Tiere, denen zusätzlich die Hypophyse oder die Nebennieren entfernt wurden, wurde darauf hingewiesen, daß der Quotient D : N immer sehr niedrig ist. Wahrscheinlich sezerniert mit zunehmender Hungerdauer die Hypophyse weniger ACTH und thyreotropes Hormon. Die Abnahme des Grundumsatzes und der Stickstoffausscheidung legten eine solche Annahme nahe. In nicht abgeschlossenen Versuchen konnte ich bei normalen und alloxandiabetischen Ratten, die nur einen kleinen Teil des zur Aufrechterhaltung des Körpergewichtes notwendigen Futters erhielten, zunehmende Zeichen einer allmählich sich entwickelnden Funktionsverminderung der NNR beobachten. Bei den diabetischen Tieren ging damit die Verminderung der Zuckerausscheidung parallel. Nach Injektion von HVL-Extrakt oder Cortison stieg sie immer steil an. Das Verhalten der Stickstoffausscheidung nach Zufuhr dieser und der tropen Hormone ist noch zu untersuchen.

In zahlreichen Beobachtungen über den Einfluß der Nahrungsfette auf den Stoffwechsel pankreas- und phlorrhizin-diabetischer Tiere wurde immer das Verhältnis D : N unverändert gefunden. Diese Feststellung allein sollte als Beweis genügen, daß aus Fett keine Kohlenhydrate gebildet werden können. Nach mehrwöchentlicher anschließender Fettfütterung kommt es bei diabetischen Hunden zu einer erheblichen Abnahme der Glucosurie (*387*), ähnlich wie im Hunger. In dem Experiment Soskins hat also nicht die Verminderung der Fettreserven die diabetischen Symptome gebessert, sondern die Eiweißverarmung des Organismus, die durch Nahrungsfette nicht aufgehalten werden kann und die wahrscheinlich zu einer Unterfunktion des Hypophysensystems führt.

---

[1] Klinische Untersuchungsergebnisse fordern zu besonders kritischer Betrachtung auf. So war bei einem diabetischen Patienten ein hoher Quotient D:N gefunden worden, der für eine Synthese von Glucose aus Fett beweisend zu sein schien. Als der gleiche Patient unter strenge Bewachung gestellt wurde, fiel der Quotient prompt auf 3,6. Ein anderer Patient wurde, während er Besuch hatte, für einige Minuten mit diesem allein gelassen. Anschließend wurden verschiedene belegte Brote in seinem Zimmer gefunden.

Der fehlende Anstieg des R Q nach Glucosegaben im schweren Diabetes wird von Vertretern der Überproduktionstheorie oft damit abgetan, daß der R Q aus so zahlreichen verschiedenen Verbrennungsgrößen zusammengesetzt sei, daß unmöglich entschieden werden könne, was oxydiert worden sei. Dort wo aber selten genug über einen R Q unter 0,68 berichtet wird, wird dieser als Beweis für eine Gluconeogenese angesehen. Ohne Zweifel gibt er eine ausgezeichnete Auskunft über Verbrennungsvorgänge, besonders wenn die Messung sich über einen längeren Zeitraum erstreckt und wenn Fehler infolge Veränderungen der Atmungsgröße und -geschwindigkeit vermieden werden. Bezüglich ihrer Genauigkeit sind die von den Altmeistern der Stoffwechselforschung, wie VOIT, RUBNER, DU BOIS usw., über mehrere Stunden und oft Tage durchgeführten Versuche an hungernden Menschen und Tieren auch heute noch unübertroffen. Nie wurde dabei in zahlreichen Experimenten, wie gelegentlich von späteren Untersuchern, ein R Q unter 0,68 beobachtet. Mit exakter Methode *kann* er im Hunger bei gesunden Menschen und Tieren auch nicht gefunden werden, wie eine einfache mathematische Überlegung zeigt. Wenn die Depotfettsäuren direkt verbrannt werden, ergibt sich ein R Q von 0,693

$$C_{18}H_{36}O_2 + 26\ O_2 \longrightarrow 18\ CO_2 + 18\ H_2O$$

$$R Q = \frac{18}{26} = 0,693.$$

Würde zuerst eine Umwandlung in Glucose stattfinden, und dann deren Oxydation, so wäre die Reaktion folgende:

$$C_{18}H_{36}O_2 + 8\ O_2 \longrightarrow 3\ C_6H_{12}O_6 + 18\ O_2 \longrightarrow 18\ CO_2 + 18\ H_2O$$

$$R Q = \frac{18}{18+8} = 0,693.$$

Ein niedrigerer R Q als dieser kann im intakten hungernden Organismus nur beobachtet werden, wenn das theoretische Zwischenprodukt, die Glucose, gespeichert oder ausgeschieden und damit der Oxydation entzogen wird. Es müßten, wenn tatsächlich eine Gluconeogenese aus Fettsäuren stattfinden würde, der Pankreas- und Phlorrhizindiabetes mit ihrem großen Zuckerverlust ideale Versuchsbedingungen für einen solchen Nachweis liefern. Werte weit unter 0,68 sollten regelmäßig beobachtet werden, tatsächlich finden sie sich in der Literatur extrem selten und können, wenn sie nicht zu tief sind, durch eine Ketonkörperbildung aus Fettsäuren und deren Ausscheidung erklärt werden. An isolierten Geweben hungernder oder diabetischer Tiere (meist Leber) wurde gelegentlich ein niedriger R Q gefunden, der nach eingehenden Bilanzuntersuchungen mit Bestimmung der Fettsäuren, Ketonhörper und Kohlenhydrate und Messung des Gasstoffwechsels nur durch die Umwandlung von Fettsäuren in Ketonkörper zu erklären ist (*388*).

2. Chemische Untersuchungen zur Frage der Gluconeogenese aus Fettsäuren und Fettstoffwechsel im Diabetes.

Gegen eine Bildung von Glucose aus Fettsäuren sprechen auch die Untersuchungsergebnisse mit Isotopen. Nach Verfütterung von Fettsäuren oder Acetat, die isotopen Kohlenstoff enthalten, kann dieser zwar in kleinen Mengen im Leberglykogen nachgewiesen werden (*389—396*). Dies besagt jedoch nicht, wie von einigen Autoren angenommen wird, daß aus diesen Verbindungen Glucose *neu* gebildet wird. Die Biochemiker, die diese Untersuchungen durchgeführt haben, erklären das Auftreten des isotopen Kohlenstoffs aus den Fettsäuren im Leberglykogen auf andere Weise. Wie in der Einleitung erwähnt, wird das aus der

Verbrennung aller Nahrungsstoffe stammende CO_2 im Organismus dauernd für
weitere Reaktionen benützt. So kann z. B. aus Brenztraubensäure (aus Kohlenhydraten oder glucoplastischen Aminosäuren) und Kohlendioxyd Oxalessigsäure
entstehen, die dann wieder in Glykogen bzw. in Glucose umgewandelt wird
(*405—407*), entsprechend folgendem Schema:

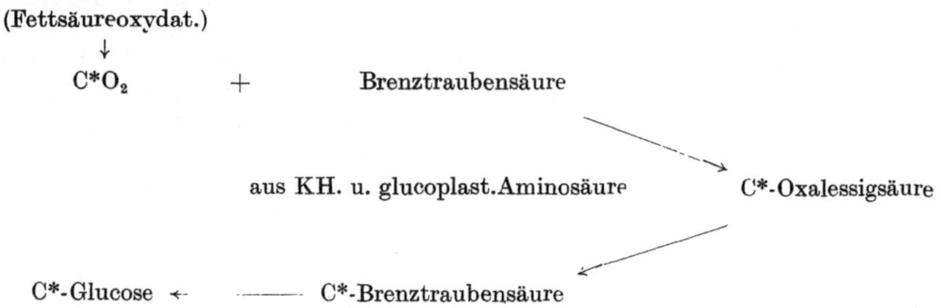

Auch innerhalb des Krebs-Cyclus findet eine solche CO_2-Fixation statt und
an anderen Stellen des Kohlenhydratstoffwechsels. Bei dieser Reaktion hat *kein*
Zuwachs an Kohlenhydraten stattgefunden, die Menge der Brenztraubensäure
blieb unverändert. Durch einen zweiten ähnlichen Mechanismus erfolgt ebenfalls
ein Austausch von C-Atomen. Wie auf Seite 249 dargestellt, werden die
Indermediärprodukte aus dem Fett- und Kohlenhydratstoffwechsel innerhalb
des Krebs-Cyclus verbrannt. Als letztes gemeinsames Intermediärprodukt
entsteht ein C_2-Fragment. Dieses reagiert mit der Oxalessigsäure aus Kohlenhydraten oder glucoplastischen Verbindungen und wird nun innerhalb des Krebs-
Cyclus verbrannt. Dabei findet wieder ein Austausch statt, der vereinfacht
auf S. 283 dargestellt ist, wobei C* wieder das isotope Kohlenstoffatom darstellt.

Die im Citronensäurecyclus regenerierte Oxalessigsäure enthält nun C*-Atome
aus den Fettsäuren. Durch eine mehrmalige derartige Reaktion kann zusammen
mit der CO_2-Fixation ein Austausch aller C-Atome der Brenztraubensäure erfolgen.
Das C_2-Fragment aus den Fettsäuren wird verbrannt. Das dabei entstehende CO_2
stammt aber nicht aus ihm, sondern aus der Oxalessigsäure, die den isotopen
Kohlenstoff enthält und in ihrer *Menge* unverändert bleibt. Da im Organismus
ein dauernder Auf- und Abbau stattfindet und ein Teil der Intermediärprodukte,
auch wenn die Bilanz eine negative ist, fortwährend zur Synthese benützt werden,
können die C*-Atome aus den Fettsäuren im Leberglykogen wiedergefunden
werden, *ohne daß der Gesamtbetrag vermehrt wurde*. Alle führenden Biochemiker
haben sich dieser von Buchanan und Mitarbeitern (*391*) und besonders von Wood
(*395, 396*) experimentell gestützten Ansicht angeschlossen. Wie Untersuchungen
mit Isotopen weiter gezeigt haben, findet eine ω-Oxydation der Fettsäuren nicht
oder in einem nicht erkennbaren Maße statt. Die Fettsäuren werden ausschließlich
auf dem Weg der β-Oxydation abgebaut (*394, 395, 397*).

Nur ein kleiner Teil des isotopen Kohlenstoffs aus Fettsäuren oder Fett-
säureabbauprodukten wird in solchen Versuchen im Leberglykogen wiedergefunden. Nach Verabreichung von isotopenhaltiger Milchsäure oder Brenztraubensäure ist der Isotopengehalt im Leberglykogen sehr hoch, eine Bestätigung, daß
diese Verbindungen echte Glykogenbildner sind (Literatur s. *396* u. S. 238).

Da im Organismus eine Synthese von Glucose aus Fettsäuren nicht oder in
nur zu vernachlässigendem Maße stattfindet, ergibt sich die Frage, aus welchen
Quellen und in welcher Form der maximal diabetische (und hungernde) Organismus seine Energie bestreitet. Seit Voit und Pettenkofer ist bekannt, daß im
fortgeschrittenen Hunger etwa 10% der Oxydationen aus dem Eiweißabbau und

C*-Fettsäuren

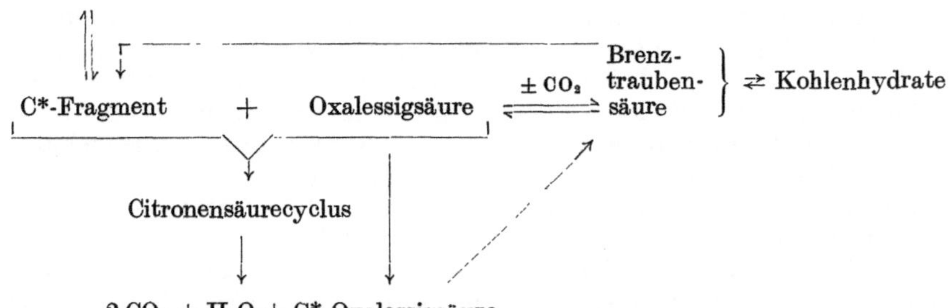

$$2\,CO_2 + H_2O + C^*\text{-Oxalessigsäure}$$

Stark vereinfachtes Schema der Übertragung von isotopem Kohlenstoff (C*) aus Fettsäuren
im Krebscyclus in die Intermediärprodukte des Kohlenhydratstoffwechsels.

90% aus dem Fettabbau geliefert werden. Bei der Besprechung des Fettstoffwechsels (S. 244) wurde darauf hingewiesen, daß unter allen bisher bekannten Versuchsbedingungen, auch bei Insulinmangel, Ketonkörper in gleicher Weise verwertet werden. Das Ausmaß und die Geschwindigkeit ihrer Oxydation ist nur abhängig vom Angebot und von dem Stoffwechsel der Gewebe. Dies wird besonders deutlich durch eine Versuchsserie von BLIXENKRONE-MØLLER (*398*) demonstriert, in der die untere Hälfte des Körpers normaler und diabetischer Katzen mit ketonkörperhaltigem Blut künstlich durchströmt wurde. In einem Teil der Experimente wurden die hinteren Extremitäten dabei tetanisch gereizt. Der Verbrauch von 400—600 g Muskelpräparat ist in Tab. 10 dargestellt.

Die in der Originalarbeit angegebenen Zahlen wurden auf vergleichbare Werte umgerechnet. Berücksichtigt man die Versuchsbedingungen, so ist das Ergebnis sehr einheitlich.

Tabelle 10. *Ketonkörperverbrauch mg/Std./400—600 mg Muskelpräparat.*
Benutzt wurde die hintere Körperhälfte von Katzen, die künstlich mit defibriniertem Blut durchströmt wurde. Dieses enthielt 200—600 mg-% Ketonkörper. Die Werte für die einzelnen Versuche sind in der Originalarbeit nicht angegeben. Das Blut enthielt außerdem in allen Versuchen reichlich Glucose. Aus (*397*).

Versuchs-Nr.	Versuchs-bedingungen	verschwundene Ketonkörper mg/Stunde
85, 95, 96	Norm. Ruhe	204 (171—276)
84, 87, 93, 94	Norm. Arbeit	509 (442—608)
99, 106	Diab. Ruhe	153 (104—203)
97	Diab. Arbeit	569

Mit steigender Injektionsgeschwindigkeit, d. h. mit der Zunahme der Konzentration im Blut, nimmt die Verwertung zu. Ihre obere Grenze ist (beim Kaninchen) erreicht, wenn etwa 90% des Sauerstoffverbrauchs auf die Oxydation der Ketonkörper entfallen (*399*). Untersuchungen an 8—12 Tage hungernden gesunden Personen, bei denen die A.-V. Ketonkörperdifferenz und O_2-Spannung gemessen wurden, bestätigen die Abhängigkeit des Verbrauchs durch die Gewebe von der Höhe des Angebotes. Wenn der Ketonspiegel auf etwa 50 mg-% angestiegen ist, beträgt die a—v-Differenz 7 mg und es kann berechnet werden, daß 50—85% des O_2-Verbrauchs aus der Ketonkörperoxydation entfallen. Bei Hunden sind diese Werte noch höher, sie betragen 79—96% (*400*).

Da beim länger als 2 Tage hungernden Menschen etwa 10% des Energieverbrauchs aus dem Eiweißabbau bestritten werden, bleibt ein Rest von 5—35%, der wahrscheinlich aus der direkten Oxydation von Neutralfetten bzw. Fettsäuren geliefert wird. Im nicht hungernden Organismus werden Fette vermutlich zum geringsten Teil in Ketonkörper umgewandelt und oxydiert, da die a—v-Ketonkörperdifferenz so gering ist, daß nur ein sehr kleiner Teil der täglich aus der Nahrung und der Liponeogenese stammenden Fette verwertet werden kann. Wenn das Körpergewicht gleich bleibt, muß dieses Fett verbrannt werden. Die Gewebe können Fettsäuren direkt oxydieren, und da im Hunger und Diabetes ihre Fähigkeit Neutralfette zu spalten gesteigert ist (s. S. 245), ist es wahrscheinlich, daß sie unter solchen Bedingungen auch gesteigert verbrannt werden. Vergleichende Untersuchungen über die a—v-Fettdifferenz sollten imstande sein, den Umfang dieser extrahepatischen Verwertung zu ermitteln.

Die Fettsäuren aus den Fettdepots bilden eine Energiereserve, die dann in besonderem Umfang zur Aufrechterhaltung des Stoffwechsels herangezogen werden, wenn der Organismus unter einem exogenen Kohlenhydratmangel leidet, wie im Hunger, oder wenn die Glucoseverbrennung infolge Insulinmangel oder Überfunktion der Insulinantagonisten vermindert ist. Wahrscheinlich leichter als die Neutralfette und Fettsäuren werden die wasserlöslichen Salze der Ketonkörper von den Geweben oxydiert. Da ihre Verwertung nur vom Angebot bestimmt wird, kann ihre Anhäufung im Blut als zweckmäßiger Mechanismus angesehen werden. Ihre vermehrte Bildung durch die Leber ist möglicherweise verursacht durch den Mangel an Intermediärprodukten aus dem Abbau von Glucose und glucoplastischen Aminosäuren. In Lebersuspensionen werden Fettsäuren in Anwesenheit von Dicarboxylsäuren direkt innerhalb des Krebs-Cyclus verbrannt, bei Mangel dieser Intermediärprodukte — wie im Hunger oder Diabetes — werden sie in Acetessigsäure umgewandelt (121). Kohlenhydrat- oder Insulingaben würden diese Zwischenprodukte wieder verfügbar machen und die Ketonkörperbildung hemmen.

Es ist nicht notwendig anzunehmen, und unbewiesen, daß die Veränderungen im Fettstoffwechsel unter dem Einfluß der besprochenen Hormone unabhängig vom Kohlenhydratstoffwechsel erfolgen. Sie sind wahrscheinlich eine indirekte Folge der gesteigerten oder verminderten Zuckerverwertung. Erhöhung des Blutzuckerspiegels durch große i. v. verabreichte Glucosegaben vermindern die Ketonämie auch schwer diabetischer Hunde (401). Erhöhung der Glucosekonzentration steigert das Gefälle Blutzucker —→ Gewebe und übt so einen Insulineffekt aus. Die Abhängigkeit des Fettstoffwechsels vom Kohlenhydrathaushalt zeigt sich in der Beobachtung, daß das Wachstumshormon und die NNR, bzw. ACTH, die Zuckerverwertung hemmten und gleichzeitig ketogen wirken. Kohlenhydratfrei ernährte diabetische Ratten zeigen unter Verabreichung von Wachstumshormon nur eine leichte Zunahme der Glucosurie, diabetisch-hypophysektomierte eher eine leichte Abnahme, die jedoch aus der bei diesen Tieren besonders starken Stickstoffretention voll erklärt werden kann. Insulinbehandelte diabetische Ratten reagieren dagegen mit einer erheblichen Zuckerausscheidung (s. S. 257). Der diabetogene Effekt des Wachstumshormons besteht also in einer Aufhebung der Insulinwirkung. Dort wo praktisch kein Insulin mehr vorhanden ist, fehlt auch dieser Effekt. Wenn außerdem nur Eiweiß und Fett verfüttert werden, und gleichzeitig durch Hypophysektomie die NNR weitgehend ausgeschaltet wird, kommt es mit der erheblichen Stickstoffretention zu einer leichten Abnahme der Glucosurie, obwohl vermehrt Fette abgebaut werden, wie die Zunahme der Ketonurie zeigt. ACTH (d. h. die NNR) verstärkt dagegen immer alle diabetischen Erscheinungen und mit der Glucosurie nimmt auch die N-Ausscheidung zu, die entsprechend dem Quotienten D : N für eine Zuckerneubildung aus Fett keinen Platz läßt.

Eine von der Glucoseverwertung unabhängige Wirkung scheint nur dem Wachstumshormon zuzukommen, das unter allen bisher untersuchten Bedingungen (bei Ratten) eine Stickstoffretention auslöst. Ob und wie weit die NNR und Schilddrüse den Proteinstoffwechsel nur über den Kohlenhydrathaushalt beeinflussen, ist nicht genügend untersucht.

Der diabetische Zustand ist unseren heutigen Kenntnissen nach durch eine Störung des hormonalen Gleichgewichtes bedingt, durch das normalerweise die Verwertung aller Nahrungsstoffe gesteuert wird. Absoluter oder relativer Insulinmangel verursacht eine Verminderung aller Phasen der Glucoseverwertung, der Oxydation und der Fett- und Glykogensynthese. Der Organismus reagiert mit Stoffwechselveränderungen ähnlich wie im Hunger, und Fett und Eiweiß werden vermehrt abgebaut. Ein großer Teil des aus der Nahrung oder Neubildung stammenden Zuckers wird ausgeschieden. Der Energiestoffwechsel wird zum größten Teil aus dem Fettabbau bestritten. Die Ketosis ist ein normaler, physiologischer Mechanismus, der zur Aufrechterhaltung des Stoffwechsels dient. Zum Transport der Ketonkörper werden Basen benötigt, die normalerweise zur Bindung von Kohlendioxyd benutzt werden. Aus über viele Wochen sich erstreckenden Hungerversuchen auch an Menschen ist bekannt, daß täglich ohne nachteilige Wirkungen 2—6 g Ketonkörper ausgeschieden werden können (385). Im Diabetes kommt es mit dem großen Verlust an Wasser auch zu einem solchen von Salzen in anderer als der an Ketonkörper gebundenen Form. Dieser Salzverlust zusammen mit der Dehydrierung vermindert die Alkalireserve in einem Maße, daß der Organismus schließlich zusammenbricht. Ohne Zweifel kann wie in Versuchen in vitro auch beim Diabetiker durch kohlenhydratreiche Kost die Zuckerverwertung gefördert werden. Der Blutzuckerspiegel, bei dem jedoch Glucose auch ohne Insulin in ausreichendem Maße oxydiert und verwertet werden kann, ist sicher sehr hoch, wie aus Tab. 2 und 4 geschlossen werden kann, und würde nur alle Stoffwechselveränderungen, die zur Acidosis und zum Tod führen, beschleunigen. Ein weiterer Grund, der eine länger dauernde BZ-Steigerung unerwünscht macht, ist deren nachteiliger Einfluß auf den Inselapparat. Darüber wird im folgenden Teil ausführlich gesprochen werden.

III. Die Pathogenese des Diabetes.

Die Ansicht aus der ersten Zeit der Diabetesforschung, daß die Ursache der Zuckerkrankheit durch Insulinmangel infolge einer Unterfunktion des Inselsystems bedingt sei, hat durch die Forschung der letzten 20 Jahre eine Korrektur erfahren. Unseren heutigen Kenntnissen nach kann der Diabetes verursacht sein durch eine verminderte Sekretion des Insulins *und* durch einen gesteigerten Bedarf infolge einer Überfunktion der Insulinantagonisten. Wieweit diese beim klinischen Diabetes tatsächlich vorliegt, bedarf noch eingehender Untersuchung.

Unter der Voraussetzung, daß der menschliche Diabetes durch eine primäre Unterfunktion oder ein primäres Versagen des Inselapparates zustande kommt, sollten an ihm regelmäßig charakteristische Veränderungen zu beobachten sein, ähnlich denen wie sie im experimentellen Diabetes festgestellt werden konnten. Ebenso wäre eine erhebliche Verminderung oder ein Versiegen der Insulinsekretion zu erwarten. Zahlreiche Untersuchungen, von denen hier nur einige wenige berücksichtigt werden sollen, beschäftigen sich mit der Frage, ob und in welchem Umfang beim Menschen Beziehungen zwischen histologischen Veränderungen am Inselsystem und klinischem Diabetes bestehen. Die Berichte der verschiedenen Autoren sind sehr widersprechend. Nach HERXHEIMER (411) sollen in 92% der von ihm untersuchten Fälle pathologische Veränderungen nachweisbar sein. WARREN (412) fand bei dem von ihm persönlich untersuchten Material von 271 Diabetikern in 25,5% keine Abweichungen von der Norm. Weitere 25,5%

zeigten eine Fibrosis der β-Zellen, davon aber nur 2,9% eine erhebliche. Zeichen von hyaliner Degeneration waren bei 37,8% nachweisbar, davon bei 15,5% in stärkerem Ausmaß. Hydrope Degeneration der Inseln, die in bestimmten Phasen des experimentellen Diabetes regelmäßig zu beobachten ist, wurde in 5,5% der Fälle festgestellt. Erhebliche pathologische Veränderungen, vorwiegend Hyalinisierung, waren nur bei etwa 24% aller Diabetiker festzustellen.

Diese hyalinen Veränderungen sollen nach Gellerstedt identisch sein mit der Amyloiddegeneration der Inseln. Diese war aber auch nachweisbar in etwa 46% bei 107 *nicht* diabetischen Patienten im Alter von 50—90 Jahren, und bei allen 3 untersuchten Diabetikern (*413*). Von einem anderen Autoren wurden die gleichen (hyalinen) Veränderungen in 16,6% bei 114 stoffwechselgesunden Personen über 50 Jahren gefunden und bei 71,7% von 46 älteren Diabetikern (*414*); ebenso bei 105 Zuckerkranken dieser Altersklasse in 64% der Fälle (*415*). Von 46 Diabetikern unter 50 Jahren zeigten 50% solche Erscheinungen, sie waren bei keinem der 34 Nicht-Diabetiker nachweisbar (*414*).

Aus diesen Angaben ist ersichtlich, daß degenerative Veränderungen am Inselapparat von Diabetikern öfters und frühzeitiger auftreten als bei Stoffwechselgesunden, daß aber der Befund keineswegs für die Zuckerkrankheit spezifisch ist. Sie sind höchstwahrscheinlich nicht die Ursache des Diabetes. Darauf weist vor allem auch die Beobachtung hin, daß am Inselapparat von diabetischen Kindern extrem selten pathologische Bilder zu beobachten sind (*416*). Sie scheinen durch sekundäre Gefäßveränderungen hervorgerufen zu sein, wie aus vergleichenden Untersuchungen zwischen Inselapparat und Nieren geschlossen werden darf. Bei 63,7% von 79 Diabetikern war eine mehr oder weniger starke intercapilläre Glomerulosklerosis nachweisbar, und bei dem gleichen Sektionsmaterial eine hyaline Degeneration der Inseln in 63,1% der Fälle. Die entsprechenden Befunde bei Stoffwechselgesunden waren 2,4% (Nieren) und 13% (Pankreas) (*417*, weitere Literatur s. *346*). Das Gefäßsystem der Diabetiker zeigt jene Alterungsprozesse, die bei Gesunden wesentlich später anzutreffen sind, bereits in früheren Jahren. Dort, wo die Aufmerksamkeit des Untersuchers nur dem Pankreas zugewendet ist, werden ähnliche Veränderungen an anderen Organen übersehen und falsche Schlüsse die Spezifität der Befunde betreffend, gezogen.

Nach Scott und Fisher (*418*) soll der Insulingehalt des Pankreas von Diabetikern auf etwa $^1/_4$ der Norm vermindert sein. Die normalen Werte wurden von gesunden Personen gewonnen, die infolge eines Unfalls, Selbstmordes usw. eines fast immer sofortigen Todes gestorben waren. Nur bei einigen wenigen Fällen war die Todesursache eine Intoxikation. Der höchste Wert war 3,8 E/1 g Pankreas (Schädelbruch), der niedrigste 0,6 E/g (Alkoholintoxikation), der Mittelwert 1,7 E/g. Als Vergleichsmaterial wurde das Pankreas von Diabetikern benützt, die an konsumierenden Erkrankungen zugrunde gegangen waren, wie Septikämie, Carcinom, Anurie usw. Der höchste Insulingehalt dieser Serie war 1,9 E/g bei einem mäßig schweren Diabetiker (Arteriosklerose; Apoplexie?), der niedrigste 0,03 E/g bei einem Patienten mit *leichtem* Diabetes und hochgradiger Fettinfiltration der Bauchspeicheldrüse. Dieser Patient starb an einer Pneumonie. Da Erkrankungen den Insulinbedarf und damit die Sekretion stark beeinflussen, erscheint es fraglich, ob aus einem solchen Vergleichsmaterial überhaupt Schlüsse gezogen werden können. Dieser Zweifel scheint um so mehr berechtigt, als auch beim Menschen Resektion von etwa $^2/_3$—$^5/_6$ des Pankreas keinen Diabetes auslöst (*419*).

Diese bisherigen Untersuchungsergebnisse sind völlig unzureichend, alle Fälle von Diabetes durch eine primäre Insuffizienz des Inselapparates zu erklären. Dies wird besonders deutlich beim Vergleich des Insulinbedarfes von total pankreatektomierten Menschen mit dem von Diabetikern, die nicht allzu selten mehr als 40 E Insulin bei gleichzeitigen diätischen Beschränkungen benötigen. Die Ursache der Erkrankung dürfte bei vielen Diabetikern nicht in einer primär verminderten Insulinsekretion, sondern in einem gesteigerten Insulinbedarf liegen.

Das normal leistungsfähige Pankreas ist offensichtlich imstande weit mehr Insulin zu sezernieren als der Organismus benötigt, wie aus der Beobachtung über die Teilresektion der menschlichen Bauchspeicheldrüse hervorgeht. Ein relativ kleiner Rest ist imstande die notwendige Hormonmenge zu produzieren. Dieser Befund ist nicht überraschend, da seit MINKOWSKI bekannt ist, daß eine Entfernung von etwa $^9/_{10}$ der Bauchspeicheldrüse für die Auslösung des Diabetes beim Hund erforderlich ist. In jenen Fällen von Akromegalie oder Hyperadrenalismus in denen keine Glucosurie zu bobachten ist, ist das Pankreas wahrscheinlich fähig durch eine Mehrproduktion von Insulin die Wirkung seiner Stoffwechselantagonisten zu kompensieren. Für eine solche Sekretionssteigerung spricht die Vergrößerung des Inselapparates bei der CUSHINGschen Erkrankung (431). Das jugendliche Pankreas scheint in dieser Hinsicht besonders leistungsfähig zu sein. So gelingt es bei Hunden während der Wachstumsperiode nicht mit Dosen von HVL-Extrakt, die beim erwachsenen Tier diabetogen sind, eine Zuckerkrankheit hervorzurufen. Es wird nur das Wachstum beschleunigt. Erst wenn unter fortgesetzten Extraktgaben die Wachstumsperiode annähernd abgeschlossen ist, tritt der permanente Diabetes auf. Um hier die diabetischen Symptome — bei gleichzeitigen Extraktgaben — zu unterdrücken, sind etwa 80 E Insulin täglich erforderlich (372). Eine ähnliche enorm große Menge muß der Inselapparat dieser Tiere in der prädiabetischen Behandlungszeit produziert haben, um den diabetogenen Effekt zu kompensieren.

Bei der Besprechung der Nebennierenrinde wurde darauf hingewiesen, daß die Verabreichung von 100—200 g Cortison täglich den Blutzucker des gesunden Menschen nicht ersichtlich beeinflußt, 200 mg verursachen eine leichte Insulinresistenz. Beim addisonkranken Diabetiker dagegen bewirken bereits 8 mg eine erhebliche Hyperglykämie (s. Abb. 5, S. 261). Bei einigen diabetischen Patienten, die zur Arthritisbehandlung Cortison (etwa 100 mg) oder ACTH (50—100 mg) erhielten, stieg die zur Kontrolle der Glucosurie notwendige Insulinmenge um etwa 50%, z. B. von 50 E auf 110 E (420)[1]. Dort, wo beim Gesunden nach Injektion ähnlicher Dosen keine Änderung der Zuckertoleranz zu beobachten war, muß der Inselapparat seine Hormonabgabe erheblich gesteigert haben.

Nur wenige klinische Beobachtungen und Untersuchungsergebnisse weisen auf einen Zusammenhang zwischen Diabetes und Überfunktion des Hypophysen-Nebennierenrinden-Systems hin. So ist die Körperlänge *innerhalb der ersten Monate* nach Beginn der Erkrankung bei 86% von jugendlichen Diabetikern erheblich größer als bei gleichaltrigen Gesunden (421, 422). Die Entwicklung des Knochenwachstums entspricht einem um $1^1/_2$ Jahre höherem Alter (423). Bei sehr guter Kontrolle der Erkrankung hält diese beschleunigte Entwicklung auch weiter an, bei nur guter oder ungenügender ist das Wachstum wenig oder stark verzögert (422). Die Pubertäts-, Hüft- und Brustentwicklung, Menarche, Schamhaarwachstum, Stimmwechsel usw., tritt früher auf. Zu dieser Zeit ist das Follikel stimulierende Hormon vermehrt im Blut nachweisbar, die Ausscheidung

---

[1] Es ist nicht überraschend, daß der addisonkranke Diabetiker auf Zufuhr von Rindenhormon stärker reagiert, als der Diabetiker. Es ist ein wohlbekanntes Phänomen, wahrscheinlich bedingt durch eine veränderte Ansprechbarkeit der Gewebe, daß bei Hormonmangelzuständen kleinere Dosen einen ähnlichen Stoffwechseleffekt zeigen, als größere beim gesunden Organismus.

von 17 Ketosteroiden, die ein gewisses Maß für die Funktion der NNR ist, ist leicht erhöht (*421*).

Seit langem ist bekannt, daß die prä- und postnatale Sterblichkeit der Kinder diabetischer Mütter gesteigert ist, daß sie sehr häufig ein höheres Geburtsgewicht, eine größere Länge und eine Hypertrophie des Inselapparates zeigen (*424*). Oft ist auch eine Vergrößerung der Leber, Milz, des Herzens, weniger oft eine solche der Nebennieren und anderer Organe zu beobachten (*425, 426*). Die Annahme, daß diese Veränderungen von der Hyperglykämie bzw. von dem Grad ihrer Kontrolle abhängig sind, ist nach den Untersuchungsergebnissen von MILLER nicht berechtigt. Die Zahl der Todesfälle (fetal und postnatal) war bei 252 Geburten diabetischer Mütter 23,6%, gegenüber 2% bei der normalen Bevölkerung. Viele Jahre *vor* dem Auftreten der Diabetes war aber die Mortalität der Geburten dieser Frauen 19,8%, mit einer Tendenz zu noch höheren Werten während der letzten 5 Jahre vor Beginn der Erkrankung (*427*). Ähnliche Ergebnisse wurden auch von anderen Untersuchern mitgeteilt (*428*). Auch das Geburtsgewicht von Kindern solcher Mütter ist bereits Jahre vor dem Auftreten der Zuckerkrankheit größer als normal (*427, 429*). Da der größte Teil dieser Geburten im Krankenhaus erfolgte und dort Untersuchungen des Urins und teilweise auch des Blutzuckers durchgeführt worden waren, konnte in 90% dieser Fälle ein damaliger Diabetes mit Sicherheit ausgeschlossen werden (*427*). Auch die Vergrößerung des Inselapparates, Herzens, der Nebennieren usw. konnte bei solchen in der prädiabetischen Phase geborenen Kindern nachgewiesen werden (*430*). Da ganz ähnliche Veränderungen — Hypertrophie des Inselapparates und Herzens, der Leber, Nebennieren, Milz usw. — auch beim Cushing sehr häufig zu beobachten sind (*431*), ist die Abhängigkeit dieser Veränderungen vom Hypophysen-NNR-System höchst wahrscheinlich.

Die Akromegalie und CUSHINGsche Erkrankung mit gleichzeitigem Diabetes demonstrieren besonders deutlich den Einfluß der Insulinantagonisten auf den Kohlenhydratstoffwechsel. Neben diesen typischen Fällen kommen aber auch Diabetesformen vor, bei denen aus weniger ausgesprochenen anatomischen Veränderungen auf eine Überfunktion des HVL und der NNR geschlossen werden darf (*432, 433*).

Die Beobachtung, daß nur ein Teil von Patienten mit nachweisbarer Überfunktion der Insulinantagonisten an einem Diabetes erkranken und daß HVL-Extrakte ihre diabetogene Wirkung nur bei gefütterten Tieren entfalten, weist darauf hin, daß noch andere Einflüsse als die Überfunktion des Hypophysensystems für die Genese des Diabetes von Bedeutung sind. Diese beiden heute bekannten wichtigen Faktoren sind die artspezifische und individuelle Resistenz des Inselsystems gegenüber den Insulinantagonisten und gegenüber einer übermäßigen Belastung durch die Nahrungsverwertung.

Die älteste Methode zur Auslösung eines Diabetes besteht in der annähernd totalen Entfernung des Pankreas. Die charakteristischen Symptome treten bei Hunden immer innerhalb Stunden oder 1—2 Tagen auf. Bereits ein sehr kleiner Drüsenrest, etwa $^1/_7$—$^1/_{10}$ genügt zur Aufrechterhaltung eines ungestörten Kohlenhydratstoffwechsels. Wird ein kleinerer Rest zurückgelassen, so tritt nicht sofort ein Diabetes auf. Manche Tiere bleiben dauernd gesund, gelegentlich besteht eine leichte kurzdauernde postoperative Glucosurie. Bei der Mehrzahl der Tiere vergehen einige Tage oder Wochen, ehe eine in ihrer Stärke stetig zunehmende Glucosurie sich ausbildet, die oft erst nach 1—2 Monaten ihr Maximum erreicht. Diese langsame Entwicklung nach subtotaler Resektion ist seit MINKOWSKIs, HEDONs und SANDMEYERs Untersuchungen bekannt (*54*). Das Pankreas von *Ratten* ist wesentlich widerstands- und leistungsfähiger als das von Hunden. Selbst eine

95%ige Resektion des Pankreas ändert den Blutzucker dieser Tiere für 2—3 Monate nicht, dann entwickelt sich wesentlich langsamer als beim Hund der diabetische Zustand (*435*). Spontan-Remissionen sind nur in der allerersten Zeit des Diabetes, bald nach der Operation, zu beobachten. Immer, wenn die Glucosurie bereits einige Zeit bestanden hat, oder ihrem Auftreten ein Zeitintervall vorausgegangen ist, besteht eine eindeutige Tendenz zur Verschlimmerung und zur Entwicklung des vollen diabetischen Zustandes. Nach den bekannten Untersuchungen von ALLEN (1913—1922) fördert Überernährung, besonders kohlenhydratreiche Kost, in jedem Stadium nach Partialresektion das Auftreten des permanenten Diabetes, Verminderung der Ernährung verzögert oder verhindert ihn. Etwa eine Woche nach dem Auftreten der Glucosurie ist an den Inselzellen des Pankreasrestes nach vorausgehendem Verlust der typischen Granulation eine hydrope Schwellung zu beobachten. Auch in diesem Stadium kann durch Unterernährung (ALLEN) oder durch Insulinzufuhr (*436*) der sonst unvermeidliche progressive Verlauf aufgehalten werden und unter Umständen eine völlige Remission zustande kommen. Nach 4—6 Wochen Glucosurie geht die hydrope Degeneration ohne Zeichen einer Entzündung in eine schwere, bleibende Atrophie über. Die Inseln sind hochgradig verkleinert oder verschwinden ganz. Nach einer nicht zu ausgedehnten Pankreatektomie (etwa $^4/_5$) ist die Kohlenhydrattoleranz immer ungestört. Der kleine Teil ist fähig diejenige Insulinmenge zu sezernieren, die sonst von dem ganzen Pankreas produziert wurde. Der Insulingehalt dieses Drüsenrestes ist normal (2,6 E/g). Da der Bedarf entsprechend der Nahrungsaufnahme unverändert ist, muß pro Gramm Gewebe mehr Insulin sezerniert werden. Bei Belassung eines noch kleineren Teiles, etwa $^1/_{10}$ des Pankreas kommt es bald oder unmittelbar bei den meisten Tieren (nicht bei allen) zu einer Glucosurie. Wenn diese etwa eine Woche bestanden hat, ist Insulingehalt auf etwa $^1/_{15}$ der Norm abgesunken (*437*). Die Sekretionsfähigkeit, gemessen an der Fähigkeit bei Transplantation auf diabetische Empfänger den Blutzucker zu senken, ist hochgradig vermindert (*438*). Vergleichende histologische Untersuchungen haben gezeigt, daß die Zeichen einer Erschöpfung des Inselapparates — Verlust der spezifischen Granula und hydrope Schwellung — nicht auftreten, *bevor* es zur Glucosurie (ALLEN) bzw. Blutzuckersteigerung kommt (*438, 439*). ALLEN zog aus seinen Beobachtungen bereits den Schluß, daß die Erschöpfung des Inselsystems der subtotal pankreatektomierten Hunde durch eine übermäßige Beanspruchung des verkleinerten Inselsystems zustande kommt. Alle Maßnahmen, die die endogene Insulinsekretion unterdrücken, wie Unterernährung, fettreiche Kost oder Insulingaben, verzögern oder verhindern das Auftreten des Diabetes mit seiner Zerstörung der β-Zellen. Wenn der Pankreasrest nicht von Beginn an zu klein ist, kann offenbar eine gewisse funktionelle und auch anatomische Regeneration erfolgen. So verdoppelte ein subtotal pankreatektomierter Hund innerhalb eines Jahres seinen Pankreasrest (*440*). Chushing-Patienten zeigen ebenfalls nicht selten eine Hypertrophie des Inselapparates (*431*), ebenso wie die Neugeborenen diabetischer Mütter. Es ist also nicht ausgeschlossen, daß auch der Inselapparat des Menschen, ähnlich wie der von Tieren, eine gewisse Regenerationsfähigkeit besitzt, die unter günstigen Bedingungen, d. h. Schonung des Inselapparates, zur Geltung kommen kann, und durch einen dauernden Sekretionsreiz verhindert wird.

Hypophysenextrakte wirken nicht bei allen Tieren diabetogen. Ratten z. B. zeigen im günstigsten Fall eine vorübergehende geringe Blutzuckersteigerung. Der Inselapparat solcher Tiere ist vergrößert (*441*) und der Insulingehalt gesteigert (*442*). Nur etwa 50% reagieren mit einer leichten kurzdauernden Glucosurie (*443*). Dieses Verhalten ist zum großen Teil, wahrscheinlich ausschließlich durch die gesteigerte Insulinsekretion bedingt, da bei Katzen eine Verkleinerung auf etwa die Hälfte genügt, um diese Widerstandfähigkeit zu durchbrechen (*444*); bei Ratten ist dafür eine ausgedehntere Resektion erforderlich (*445*). Bei Hunden findet sich diese Resistenz selten. Zu Beginn der Extraktbehandlung sind vermehrt Mitosen in den Inselzellen zu beobachten (*446*), vielleicht ein Hinweis auf die Tendenz des Organismus dem diabetogenen Effekt entgegenzuwirken. Bereits wenige Tage nach der Extraktzufuhr ist jedoch der Insulingehalt erheblich vermindert und bei weiterer Behandlung sinkt er hochgradig ab. Parallel damit geht eine Zunahme der bekannten degenerativen Erscheinungen an den β-Zellen. Nach längerem Bestehen der Glucosurie verfallen sie immer einer irreversiblen Atrophie und Insulin kann nur mehr in Spuren extrahiert werden (*448*). Die Sekretionsfähigkeit von solchen Pankreastransplantaten geht parallel mit diesen funktionellen und anatomischen Veränderungen, im permanenten Diabetes ist sie praktisch erloschen (*167*).

Gelegentlich gelingt es jedoch auch bei Hunden nicht auf diese Weise einen dauernden Diabetes zu erzeugen. Nach einer vorübergehenden Glucosurie wird der Blutzucker normal und trotz weiterer Injektionen finden sich keine histologischen oder funktionellen Zeichen einer Pankreasschädigung. Bei solchen Tieren ist die Insulinsekretion (Transplantate) nie hochgradig vermindert, meist ist sie normal und nicht selten deutlich gesteigert (*167*).

Der Diabetes unter HVL-Extraktgaben bei Hunden (*339*) oder partial pankreatektomierten Katzen (*449*) kann verhütet werden, wenn die Tiere während der Behandlung ganz oder teilweise hungern, fettreiche Kost in normaler Menge oder Insulin erhalten[1]. Eine solche Behandlung verhütet die Blutzuckersteigerung sowohl als auch die pathologischen Veränderungen an den Inselzellen. Besonders LUKENS und DOHAN haben sich eingehend mit dieser, wahrscheinlich auch für den menschlichen Diabetes wichtigen Abhängigkeit der Inselschädigung von der Hyperglykämie befaßt. Sie benutzten für ihre Versuche Katzen, denen etwa die Hälfte der Bauchspeicheldrüse entfernt wurde und die dann täglich HVL-Extrakt erhielten. Wie beim Hund kommt es innerhalb 1—2 Tagen zur Glucosurie, und nach 2—3 wöchentlichen Injektionen zum permanenten Diabetes. Auch die histologischen Veränderungen sind die gleichen: Verlust der typischen Granulation der β-Zellen, hydrope Schwellung und schließlich, in 3—4 Monaten irreversible Atrophie. Diese erfolgt langsamer als beim Hund. Die Inseln solcher Tiere sind klein, ihre Zahl ist vermindert und sie bestehen nur mehr aus α-Zellen. Sie werden aber nie beobachtet, wenn die Versuchstiere während der Extraktbehandlung hungern, eine Kost erhalten, in der die Kohlenhydrate zum großen Teil durch Fett ersetzt werden oder wenn gleichzeitig Insulin verabreicht wird. Wesentlich ist, daß dadurch die Blutzuckersteigerung verhindert wird, die nach einiger Zeit immer von pathologischen Veränderungen gefolgt ist. Selbst dann, wenn die Glucosurie und die hydrope Degeneration bereits einige Wochen bestanden haben, kann durch solche 1—2 wöchentliche Kostveränderungen oder Insulinbehandlung nicht nur die Glucosurie zum Verschwinden gebracht werden, sondern auch bei fast allen Tieren eine echte Heilung der Inselveränderungen und damit des Diabetes erzielt werden. Ein solcher Erfolg tritt aber nur auf, wenn die Inselschädigung nicht länger als 3—4 Monate besteht. Später ist sie irreversibel (*444*). Bei Katzen mit hypophysärem und metahypophysärem Diabetes verhütet

---

[1] Die Beobachtung von HOUSSAY (*445*), daß fettreiche Kost bei Ratten, denen 95% des Pankreas entfernt wurde, das Auftreten des Diabetes beschleunigt, steht mit dieser Beobachtung, ebenso mit der ALLENS in Widerspruch. Ratten reagieren in mancher Hinsicht anders als Hunde. Wie schon erwähnt, kann bei diesen Tieren unter Thyroidbehandlung nicht selten ein Verschwinden des Diabetes beobachtet werden.

auch Phlorhizinbehandlung die Entstehung und Weiterentwicklung der Zuckerkrankheit, wenn sie innerhalb der ersten 3—4 Monate nach dem Auftreten der Glucosurie durchgeführt wird, das heißt zu einer Zeit, zu der die Atrophie der β-Zellen noch nicht irreversibel geworden ist. Durch Senkung der Nierenschwelle für Glucose wird der Blutzuckerspiegel niedrig gehalten, es entwickeln sich keine pathologischen Veränderungen, oder bereits bestehende bilden sich zurück (*449*)[1]. Alle diese Maßnahmen senken den Blutzucker. Andererseits gehen Schädigung der β-Zellen und Größe und Dauer der Glucosurie immer parallel. Durch mehrwöchige große intraperitoneale Glucosegaben gelang es nicht nur eine länger dauernde Zuckerausscheidung bei Katzen auszulösen, sondern auch einen echten Diabetes mit Atrophie der β-Zellen, der nach Absetzen der Injektionen bestehen blieb. Fast die gesamten Nahrungskohlenhydrate wurden ausgeschieden, es bestand eine schwere Glykämie, Lipämie, Acetonurie und Ketosis (*452*). LUKENS und DOHAN nehmen daher an, daß der diabetogene Effekt der HVL-Extrakte durch die Blutzuckersteigerung zustandekommt, durch die das Inselsystem schließlich bis zur Erschöpfung gereizt wird.

Es ist jedoch nicht wahrscheinlich, daß die Hyperglykämie die alleinige Ursache für das Versagen des Inselapparates ist. Nach bereits 3—4 tägiger Injektion von HVL-Extrakten zeigen die Inselzellen von Hunden eine hydrope Schwellung (*446*) und eine Verminderung der Sekretionsfähigkeit; eine ebenso lange und hohe Blutzuckersteigerung durch i. v. Glucoseinfusion läßt jedoch das histologische Bild und das Sekretionsvermögen unbeeinflußt (*167*). Gleichzeitige Injektion von HVL-Extrakt und Insulin verhindert zwar die Blutzuckersteigerung und die Schädigung der β-Zellen, nicht aber die proliferativen Veränderungen an den Inseln (*453*). Auch ist die Insulinempfindlichkeit extraktbehandelter Tiere bereits zu einer Zeit vermindert, zu der der Blutzucker noch nicht erhöht ist (*153*). Die Hypophyse wirkt wahrscheinlich in doppelter Weise diabetogen. Sie entfaltet einen von der Blutzuckerhöhe unabhängigen direkten Effekt am Inselapparat und steigert den Blutzucker. Die Hyperglykämie wirkt auch noch nach Absetzen der Extraktzufuhr weiter und führt, wenn nicht rechtzeitig unterbrochen, schließlich zum Untergang der β-Zellen. Eingeleitet wird aber die Zellschädigung durch beide Mechanismen. Der erste, direkte Wirkungsmechanismus ist unbekannt. Möglicherweise besteht er in einer gesteigerten Zerstörung des Insulins (s. S. 279).

Ob und wieweit auch beim Menschen eine länger dauernde Blutzuckersteigerung soweit schädigend auf den Inselapparat wirkt, daß histologisch erkennbare Veränderungen spezifischer Art auftreten, bedarf noch eingehender Untersuchung. Das Fehlen solch schwerer Veränderungen bei mehr als 70% der Diabetiker spricht gegen diese Annahme. CUSHING beobachtete, wie auch andere Chirurgen, bei seinen Akromegaliekranken nach Entfernung des Hypophysentumors regelmäßig ein Verschwinden der vorher bestehenden Glucosurie. Bei den wenigen Patienten, bei denen längere Zeit nach der Operation eine genaue Toleranzprüfung durchgeführt wurde, waren jedoch häufig die Blutzuckerwerte nach Belastung leicht, aber eindeutig erhöht (*149*). Eine leichte Verminderung der Zuckertoleranz wurde auch bei einem Patienten beobachtet, der nach 3 jährigem Bestehen einer schweren Glucosurie wegen eines großen NNR-Tumors operiert wurde (s. S. 260). Der i. v. Blutzucker zeigte 8 Monate später folgende Werte (s. Tabelle auf der nächsten Seite).

---

[1] ALLEN (*451*) konnte bei seinen subtotal pankreatektomierten Hunden keine derartige Schutzwirkung durch die Phlorhizinglucosurie beobachten. Der Verlauf der Inseldegeneration konnte damit nicht, wie durch Unterernährung oder Ersatz der Kohlenhydrate durch Fette, aufgehalten werden. Möglicherweise bestehen artspezifische Unterschiede, oder der Inselrest war bereits zu Beginn der Phlorhizinbehandlung so klein, daß auf keinen Fall eine Regeneration möglich war.

Lukens und Dohan wiesen darauf hin, daß bei jugendlichen Diabetikern Remissionen häufiger zu beobachten sind, wenn die diätetische oder medikamentöse Kontrolle des Diabetes in den ersten Monaten nach dessen Auftreten erfolgte. Nach Joslins Schätzung an 1000 jugendlichen Kranken sei eine solche in 1,4% der Fälle zu erwarten (*346*). Die Auswertung eines Materials von 517 jugendlichen Patienten ergab eine Remission bei 19, von denen 17 innerhalb der ersten Monate behandelt wurden (*454, 455*). Auch ein anderer Autor (*456*) betont die Wichtigkeit einer frühzeitigen Behandlung um eine dauernde Besserung zu erreichen.

Minuten	Glucose	BZ	Urin Z
0	50 g	88	0
30	50 g	142	
60	—	172	0

Die schädliche Wirkung einer Überdosierung von Insulin ist auch im Tierexperiment mit histologischen Methoden demonstrierbar. Große Dosen längere Zeit gegeben, bewirken ähnliche Veränderungen an den β-Zellen von Ratten, wie HVL-Extrakte. Die spezifische Granulation verschwindet, die Zellkerne werden kleiner, dunkler färbbar und manchmal pyknotisch, das Zellplasma und die Zellgrenzen nehmen eine zerrissene Form an. Die α-Zellen bleiben unverändert. Nach Unterbrechung der Insulingaben erfolgt eine schnelle Wiederherstellung des normalen Zellbildes (*258*). Hunde, denen etwa 30—57% des Pankreas reseziert wurde, werden nie diabetisch, die Kohlenhydrattoleranz bleibt normal. Werden sie jedoch lange Zeit mit hypoglykämisch wirkenden Protamin-Zink-Insulindosen behandelt, so kommt es nach 20—40 Wochen trotz der Insulingaben zur Glucosurie und nach Absetzen des Insulins bleibt bei manchen Tieren ein dauernder schwerer Diabetes mit völliger Zerstörung der Inseln bestehen (*457*). Es ist meiner Ansicht nach nicht wahrscheinlich, daß in diesen Versuchen von Mirsky der Diabetes allein durch eine direkte Schädigung der Inselzellen, bzw. deren Ruhigstellung ausgelöst wurde. Vermutlich ist eine erhebliche Mehrproduktion von HVL- und NNR-Hormonen die Ursache. So zeigen Ratten, die längere Zeit mit steigenden Insulindosen behandelt wurden, nach Unterbrechung der Injektionen innerhalb 24 Stunden eine Blutzuckersteigerung über 1000 mg-% (*459*), die Nebennieren so behandelter Tiere sind oft um das doppelte vergrößert (*245*). Patienten, die monatelang fast täglich Insulin in schockerregender Dosis erhalten, haben nach Abschluß einer solchen Behandlung einen typischen diabetischen Belastungsblutzucker. So waren bei einem Patienten die Werte vor und nach der Schockkur (100 g Glucose) folgende (*460*) (s. nachstehende Tabelle).

0	30	60	120 min
75	111	70	76
93	102	238	173

Der nur leicht erhöhte Nüchtern-BZ und der hohe Anstieg nach Belastung ist typisch für eine HVL- und mehr noch für eine NNR-Überfunktion und spricht gegen eine Schädigung des Inselapparates. Der gesunde menschliche Inselapparat scheint wesentlich widerstandsfähiger gegenüber einer lange dauernden Hyperglykämie zu sein als der des Hundes. Daß sie aber für den Diabetiker nicht gleichgültig ist, ist dem Kliniker wohlbekannt. Längere Unterbrechung der Insulintherapie oder Diätfehler verursachen bei manchen Zuckerkranken eine bleibende Verschlechterung der Toleranz. Es ist auch kein Zufall, daß in der Zeit vor der Entdeckung des Insulins die wirkungsvollste Behandlung durch Unterernährung erreicht wurde, in einer Behandlung, die das Pankreas schont.

Die bei manchen Patienten schubweise auftretende Verschlechterung dürfte, zum Teil wenigstens, durch eine gesteigerte Funktion der Insulinantagonisten bedingt sein. Der häufige Beginn des Diabetes zur Zeit der Pubertät, während der Schwangerschaft mit ihrer NNR-Hypertrophie und in der Menopause weisen darauf hin, daß Veränderungen im extrainsulinären Hormonspiegel das Auftreten der Erkrankung beeinflussen.

Für die Entstehung des Diabetes beim *Erwachsenen* ist wahrscheinlich auch eine übermäßige Nahrungsaufnahme von entscheidender Bedeutung. Auch beim jugendlichen Diabetes ist das Körpergewicht manchmal höher als es der Größe entspricht. Diese Beobachtung ist ebenfalls durch eine gesteigerte Aktivität der Hypophyse erklärlich. Ein bestimmter Stamm von Laboratoriumsratten zeigt z. B. eine hereditär verminderte Kohlenhydrattoleranz, einen höheren Nüchternblutzucker, größere Neigung zur Sterilität und größere Urinmenge als ähnliche Laboratoriumsstämme, Merkmale, die auf eine gesteigerte Funktion der Hypophyse hinweisen (*461*). Zufuhr von Wachstumshormon in nicht diabetogener Dosierung verursacht bei Ratten nicht nur ein beschleunigtes Wachstum, sondern auch die Entwicklung umfangreicher Fettlager (*462*). Daß die bei der CUSHING-schen Erkrankung zu beobachtende Fettsucht auch nach längerer Cortison- und ACTH-Behandlung bei Menschen zu beobachten ist, wurde schon erwähnt. Die primäre dissimilatorische Wirkung auf den Kohlenhydrat-Stoffwechsel wurde wahrscheinlich durch eine gesteigerte Insulinsekretion überkompensiert. Erst wenn das Pankreas versagt, kommt es zu einem Fettverlust und Gewichtssturz.

Tabelle 11. *Gewicht von 1000 Diabetikern vor und zur Zeit des Krankheitsbeginns.* Aus (*463*).

Alter in Jahren	Anzahl der Fälle	% innerhalb des Normal-Gewichtes (± 5%)	% mit Unter-gewicht	% mit Übergewicht
0—10	43	37	44	19
11—20	84	39	29	32
21—30	112	19	10	71
31—40	172	6	5	89
41—50	244	12	3	85
51—60	252	12	1	87
61—70	79	10	6	84
71—80	14	14	7	79

Fettsucht und Überfütterung.

Der Zusammenhang zwischen Diabetes und Körpergewicht für verschiedene Altersgruppen geht besonders deutlich aus einer Tabelle von WHITE und PINCUS (*346*) hervor. Vor Beginn der Erkrankung zeigen nach einer Statistik JOSLINs (*346*) 78,5% der Männer und 83,3% der Frauen ein größeres Gewicht als normal, davon 51% bzw. 59,3% ein solches von mehr als 20%. Ob die Fettsucht hier ebenfalls durch eine kompensatorische Mehrsekretion von Insulin infolge einer primären Überfunktion der Insulinantagonisten bedingt ist, erscheint fraglich, da die Zahl der erwachsenen Diabetiker mit Anzeichen für eine solche recht gering ist. Wahrscheinlich ist hier die Fettsucht eine, oder die direkte Ursache, die den Diabetes auslöst. Voraussetzung dafür ist ein leistungsschwaches Pankreas, da ja zahlreiche übergewichtige Personen nie diabetisch werden. Unsere heutigen Kenntnisse über die Funktionen des Insulins machen den Mechanismus verständlich, durch den eine übermäßige Nahrungsaufnahme diabetogen wirken kann. Im ersten Teil wurde gezeigt, daß Insulin für die Fettsynthese unbedingt erforderlich ist. Die Tatsache, daß jede Species ein Depotfett charakteristischer Zusammensetzung besitzt, das Rind auf der Weide ein anderes als die Gans oder der Hammel unter den gleichen Fütterungsbedingungen, weist darauf hin, daß dieses Fett zum großen Teil durch Biosynthese entsteht. Eine Ablagerung von körperfremdem Fett findet wahrscheinlich in größerem Umfang nur statt, wenn dieses in großer Menge verfüttert wird. Von der Ratte werden bei kohlenhydratreicher Kost (mit etwa 15 g Glucoseäquivalenten) wahrscheinlich täglich 5 g, keinesfalls aber weniger als 3 g in Fett *umgewandelt* (*67*). Mag dies Verhältnis bei fettreicher Kost und bei größeren Tieren auch ein kleineres sein, stets wird ein erheblicher Teil des Insulins und der Nahrungskohlenhydrate für die Fettsynthese benutzt (s. Tab. 5 und 6). Lange dauernde Überfütterung bedeutet somit eine ständige Mehrbelastung für das Pankreas. Normalisierung des Gewichtes fettsüchtiger Diabetiker geht sehr häufig mit einer Besserung der Kohlenhydrattoleranz einher. Sie kann unter Umständen ganz normal werden, eine Feststellung die Newburgh zu der Ansicht führte, daß solche Personen überhaupt nicht diabetisch seien (*464*). Von 47 fettsüchtigen Diabetikern, die sich einer Entfettungskur unterzogen, wurde die Zuckertoleranz normal bei 77%, bei 10,6% kam es zu einer erheblichen Besserung, bei 12,6% der Patienten trat keine Änderung ein. Es waren dies vorwiegend solche vom Typ des jugendlichen Diabetes. Bei einem Teil der Patienten erfolgte eine erhebliche Besserung der Toleranz relativ schnell, unmittelbar im Zusammenhang mit dem Gewichtsverlust, bei einem andern Teil langsamer. Eine Patientin, deren Sollgewicht 57 kg war, wog 72 kg zu Beginn der Behandlung. Die Blutzuckerwerte im Zusammenhang mit der Dauer und dem Grad des Gewichtsverlustes waren folgende (s. nachstehende Tabelle).

Monate nach Behandl.-Beginn	Gewicht kg	Nü-BZ mg	Stunden nach Glucose-Belastung		
			1	2	3
0	72	182	299	244	250
5	60	116	216	256	150
8	58	124	168	145	103
20	58	87	133	112	107

Ebenso wie hier der Zusammenhang zwischen Fettsucht und Diabetes eindeutig zu erkennen ist, so auch aus Beobachtungen am Tier. Eine Katze entwickelte nach HVL-Extraktbehandlung zunächst keinen Diabetes. Sie begann jedoch zuzunehmen und nachdem sie ihr Gewicht verdoppelt hatte, trat die Glucosurie auf. Der Nüchternblutzucker war 257 mg-%, nach Belastung stieg er in der ersten Stunde auf 305 und in der zweiten auf 354 mg-%. Nach erzwungener Gewichtsabnahme verschwand der Diabetes, der Blutzucker war nüchtern 97 mg-%, nach Belastung 147 mg-% bzw. 160 mg-%. Die Abhängigkeit der Toleranz vom Körpergewicht konnte bei diesem Tier wiederholt demonstriert werden (*455*).

Ein Diabetes wurde bei einem Affen nach Verletzung des Zwischenhirns beobachtet. Bei exakter Lokalisierung genügt die symmetrische Zerstörung kleinster Gebiete im Hypothalamus, um bei allen bisher untersuchten Tieren eine hochgradige Fettsucht auszulösen. Eine andere Ursache als eine enorme Appetitsteigerung konnte bisher als Ursache nicht gefunden werden. Eine derartig operierte Ratte verzehrt häufig die normale Tagesfuttermenge innerhalb von zwei Stunden. Während der ersten Phase der Fettsucht, in der das Gewicht steil ansteigt, bewegt sich der RQ um und über Eins (Lit. s. *466*, *467*). Bei dem Affen trat der Diabetes auf, nachdem das Tier sein Ausgangsgewicht von 2,6 kg verdreifacht hatte. Es schied dabei bis 69 g Zucker täglich aus. Bei der eingehenden Autopsie wurde außer der Hypothalamusverletzung nur eine hydrope Degeneration der Inseln beobachtet (*468*).

Bei Ratten, denen $^9/_{10}$ des Pankreas entfernt wurde, tritt nie ein spontaner Diabetes auf. Werden aber bei solchen Tieren diese Zwischenhirngebiete verletzt, so kommt es zusammen mit der stark gesteigerten Nahrungsaufnahme zu einer erheblichen Glucosurie von 6—8 g täglich. Sie ist immer am stärksten während der ersten Wochen, wenn auch die Nahrungsaufnahme am größten ist (Abb. 9).

Verminderung der Futtermenge hat eine solche der Zuckerausscheidung zur Folge, bei völligem Nahrungsentzug verschwindet sie ganz. Mit der Stabilisierung des erhöhten Gewichtes ging sie bei einigen Tieren völlig zurück, bei anderen wurde sie zunehmend schwerer und auch die Verminderung der Futtermenge hatte nur mehr relativ geringen Einfluß auf die Glucosurie. Bei intraperitonealer Glucosebelastung zeigten die nur partiell pankreatektomierten Tiere

7—9 Monate nach der Operation ein normales Blutzuckerverhalten, die doppelt operierten Versuchstiere nach monatelangem Bestehen der Fettsucht alle Übergänge von der Norm zu typisch diabetischen Werten (*469*). Die Größe des Pankreasrestes und die individuelle Empfindlichkeit haben in diesen Versuchen wahrscheinlich bestimmt, in welchem Maße der Inselrest auf die Mehrbelastung reagierte.

Bei vergleichenden Untersuchungen von 500 Personen mit normaler und ebensovielen mit verminderter, aber nicht ausgesprochen diabetischer Zuckertoleranz, wurde eine Herabsetzung häufiger bei Fettsüchtigen beobachtet (*470*). Eine verminderte Toleranz war bei der Auswertung von 500 Belastungskurven ebenfalls häufiger bei Personen mit gesteigertem Gewicht festgestellt worden (*471*).

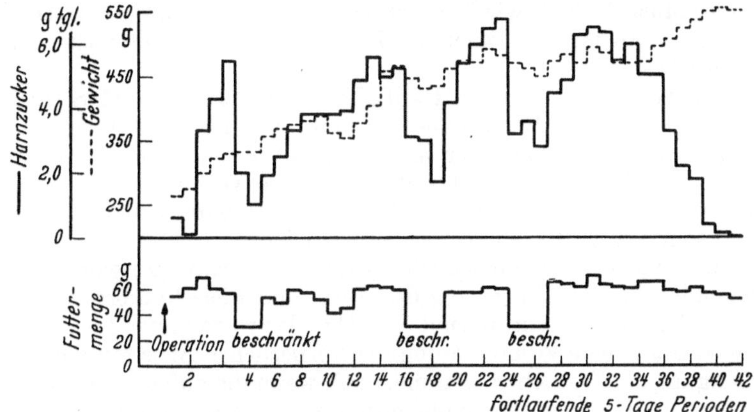

Abb. 9. Körpergewicht und Glucosurie einer partiell pankreatektomierten Ratte nach zusätzlicher Hypothalamusverletzung (Operation) in Abhängigkeit von der täglichen Nahrungsaufnahme (Futter/g/Tag). Aus (*469*).

Nach OGILVIE (*472*) ist nicht der Grad, sondern die Dauer der Adipositas von Bedeutung. Nach 11 jährigem Bestehen ist die Verminderung der Toleranz häufig, nach über 18 jährigem Bestehen immer nachweisbar. Nach diesem Autor zeigen Körpergewicht und Inselvolumen nach der Pubertät ein konstantes Verhältnis (*473*) und bei 13 von 19 Fettsüchtigen war der Inselapparat hypertrophisch (*474*). Das Fettgewebe benötigt also für seinen Stoffwechsel ebenso nötig Insulin wie die Muskulatur. Fettsucht und Diabetes haben hier wahrscheinlich eine gemeinsame hereditäre Wurzel. Die Anlage bleibt, die Fettsucht ist vermeidbar und damit jene Belastung des Inselapparates, die via Adipositas zur Erschöpfung der Insulinproduktion führt.

Ein ebenfalls wichtiger Faktor, der zum Versagen eines leistungsschwachen Pankreas beiträgt, ist der Mangel an körperlicher Arbeit. Unter Schwerarbeitern ist der Diabetes sehr viel seltener als unter Personen, die nur leichte oder keine körperliche Arbeit verrichten. Nach einer alten Statistik wurde eine Zuckerkrankheit bei leicht arbeitendem Eisenbahnpersonal etwa 20mal so häufig festgestellt, als bei Arbeitern, die zur Ausbesserung und Anlage von Bahndämmen eingesetzt waren. Unter der armen Bevölkerung Irlands ist der Diabetes relativ selten. Iren in den USA erkranken häufiger an Diabetes als der Durchschnitt. Ihr Lebensstandard ist dem der übrigen Bevölkerung angepaßt, sie sind hier außerdem besonders häufig Eigentümer von Gastwirtschaften (*463*). Mit zunehmendem Ersatz der menschlichen Arbeitskraft durch Maschinen, nimmt in allen Ländern und bei allen Rassen die Häufigkeit dieser Erkrankung zu. Vor 50 Jahren war die durchschnittliche wöchentliche Arbeitszeit in den europäischen Ländern 60 Std. und mehr. Arbeit wirkt insulinsparend. Beim Addisonkranken treten hypoglykämische Anfälle besonders häufig nach Anstrengungen auf und auch beim Diabetiker hat sie diese insulinähnliche Wirkung (s. Schema S. 283). Herabsetzung der Arbeitszeit und Erleichterung der Arbeit mit Zunahme der Industrialisierung ist verbunden mit einer Steigerung des Lebensstandards. Der Calorienbedarf wird dadurch zwar geringer, die Neigung zur Fettsucht jeden Grades nimmt jedoch zu. Man beachte die geringe Zahl der Untergewichtigen in Tab. 11. Die Fettsucht ist zu einem hohen Prozentsatz eine Erkrankung zivilisierter Länder bzw. solcher mit einem hohen Lebensstandard. Nicht eine gesteigerte Nahrungsaufnahme an sich ist der auslösende Faktor, sondern in den meisten Fällen das Mißverhältnis zwischen Calorieneinnahme und Verbrauch infolge ungenügender Muskelarbeit, wie LAUTER besonders betont hat (*475*). Die gleichen Faktoren, die das Zustandekommen der Fettsucht fördern, unterstützen auch die Auslösung des Diabetes.

Nach HIMSWORTH (*476*) gehen Häufigkeit des Diabetes und Steigerung des Fettverbrauches parallel. Beide. haben in den vergangenen Jahrzehnten in den meisten Ländern zugenommen, der Kohlenhydratverbrauch ist zurückgegangen. Die Abnahme des Diabetes im Ersten Weltkrieg war verbunden mit einer solchen des Fettverbrauches. Dieser Autor ist der Ansicht daß der höhere Fettgehalt der Nahrung an sich das Auftreten des Diabetes fördert.

Meiner Meinung nach kann jedoch dieses Untersuchungsergebnis wesentlich anders gedeutet werden. Steigerung des Fett- und Fleischverbrauches und teilweiser Ersatz der Kohlenhydrate sind die Folge des gesteigerten Lebensstandards. Verbunden damit ist eine Verminderung der körperlichen Arbeit und eine dadurch bedingte Neigung zur Gewichtszunahme, auch wenn die aufgenommene Calorienmenge kleiner wird. Nicht die Kohlenhydrate an sich wirken diabetogen. In Japan, Irland usw. ist deren Anteil an der Nahrung ein recht hoher und der Diabetes relativ selten. ALLEN hat gezeigt, daß die Überfütterung mit jeder Art von gemischter Kost den latenten Diabetes partiell pankreatektomierter Hunde in ein permanentes Stadium überführen kann, daß aber Kohlenhydrate besonders wirksam sind. Nicht der Schwerarbeiter mit seiner großen Nahrungsaufnahme wird leicht diabetisch, sondern der Leichtarbeiter mit seinem Mißverhältnis zwischen Calorieneinnahme und Ausgabe. Die insulinsparende Wirkung der Arbeit entfällt und der Inselapparat wird stärker belastet.

Die auf Seite 285 besprochenen Untersuchungen von WARREN usw. über die Histologie des Inselapparates von Diabetikern wurden durchweg mit Methoden ausgeführt, mit denen die verschiedenen Zelltypen nicht sicher differenziert werden können. Bei Anwendung solcher Färbemethoden bietet das Pankreas alloxandiabetischer Ratten einige Tage nach der Alloxaninjektion ein fast normales Bild. Spezialmethoden zeigen aber das fast völlige Fehlen der β-Zellen (*477*). Auch beim Alloxandiabetes des Menschen können erst auf diese Weise die schweren Veränderungen an den β-Zellen deutlich sichtbar gemacht werden (*478*). Nur in wenigen Untersuchungen wurden die verschiedenen Zellarten und ihr Zahlenverhältnis zueinander berücksichtigt. Nach GOMORI ist die Zusammensetzung der Insel im normalen menschlichen Pankreas sehr wechselnd. Neben solchen, die fast ausschließlich aus α-Zellen bestehen, finden sich andere, in denen ihre Menge nur etwa $^1/_6$ der β-Zellen beträgt. Im Durchschnitt sind etwa 60—90% aller Zellen β-Zellen.

In 55 Bauchspeicheldrüsen von Nicht-Diabetikern war in 66% das Verhältnis $\alpha:\beta$-Zellen 3:8, in 15% war es 1,2:3, und in 11% war es 8:11. Die D-Zellen, die etwa 2—8% aller Inselzellen darstellen, wurden hier als α-Zellen gezählt. Von

7 diabetischen Bauchspeicheldrüsen zeigten 3 ein Verhältnis von 0,74, 0,76 und 0,83, eine vierte ein solches von 1,4 (*479*). FERNER berichtet, daß in fast allen von ihm untersuchten diabetischen Bauchspeicheldrüsen die α-Zellen erheblich überwogen. Das normale Verhältnis β:α-Zellen soll 5 sein. Bei einem schweren kindlichen Diabetes war das fast völlige Fehlen der β-Zellen bemerkenswert (*480*). Leider macht der Autor keine Angaben über die physiologische Variationsbreite des Zellverhältnisses. Nach TERBRÜGGEN soll der durchschnittliche Wert dafür 4,2 sein. Bei 23% von 48 Bauchspeicheldrüsen nichtdiabetischer Patienten wurde jedoch ein Verhältnis von 2—3 gefunden, gegenüber bei 80% von 26 Diabetikern ein Wert unter 3 (*481*). BELL untersuchte den Inselapparat von 30 Zuckerkranken. Bei 11 fehlte die β-Granulation völlig, bei weiteren 10 war sie in sehr geringer Menge vorhanden. Von diesen 21 Fällen zeigten 9 hyaline Veränderungen am Inselapparat. Die Inseln von 4 Patienten, davon 2 mit klinisch schwerem Diabetes, ließen keine Abweichung von der Norm erkennen, die von 5 anderen wiesen eine mäßige, aber nicht sicher abnorme Verminderung auf (*482*). GOMORI weist darauf hin, daß Traubenzuckerinfusion kurz vor dem Tod bei Stoffwechselgesunden zu einer erheblichen Reduktion der β-Granulation führen kann (*479*), eine Beobachtung, die bei solchen Untersuchungen berücksichtigt werden muß. Bei einem Diabetiker, dem wegen eines Carcinoms das Pankreas entfernt wurde, ging der Insulinbedarf nach der Operation um 25% zurück. Im gesunden Pankreasrest enthielten die Inseln vorwiegend wohlentwickelte α-Zellen und nur etwa 10% β-Zellen (*19*). Diese Befunde sprechen dafür, daß ein Überwiegen der α-Zellen und ein relativer Mangel an β-Zellen für die Ätiologie bestimmter Diabetesformen von Bedeutung sein kann. Weitere Untersuchungen in dieser Richtung sind wünschenswert. Da bei Tieren, bei denen nur die β-Zellen zerstört sind, der Blutzucker höher und die Ketoseneigung geringer ist als bei pankreatektomierten und bei längerem Bestehen des Diabetes noch vorhandene β-Zellen ganz zugrunde gehen, sollte diesen Stoffwechselveränderungen und der Dauer der Glucosurie besondere Beachtung geschenkt werden. Eine Bestimmung der absoluten Zahl der verschiedenen Zelltypen wurde bisher nicht versucht, dürfte aber mit relativ einfachen neueren Messungsmethoden (*3*) und Färbemethoden, die auch bei menschlichem Autopsiematerial gute Resultate ergeben (*479*), nicht zu schwierig sein. In diesem Zusammenhang sei noch auf einige Beobachtungen hingewiesen, die bei Personen mit Hypoglykämie erhoben wurden. Bei einem Patienten, der an einem seiner schweren hypoglykämischen Anfälle zugrunde ging, konnte ein Inselzelladenom nicht gefunden werden. Das β:α-Zellverhältnis war sehr niedrig (1,13) und etwa 22% aller Zellen waren D-Zellen (*479*). In einem anderen Bericht wird eine ähnliche Beobachtung am Inselapparat von Säuglingen mit schweren hypoglykämischen Anfällen mitgeteilt. Bei einigen dieser Patienten wurde, da bei der Operation ein Inselzelltumor nicht gefunden werden konnte, eine partielle Resektion des Pankreas durchgeführt. Die α-Zellen fehlten fast vollständig und die β-Zellen zeigten Zeichen einer gesteigerten Aktivität (*483*).

Auch ein anderer Mechanismus ist möglicherweise für die hormonale Auslösung des Diabetes von Bedeutung. BÜRGER (*130*) hat wiederholt betont, daß bei vielen Diabetikern die insulinzerstörende Kraft des Blutes über die Norm gesteigert ist. Die Inaktivierung dieses Hormons erfolgt jedoch in weit größerem Umfang in den Geweben als im Blut. Nach unvollständigen eigenen Untersuchungen beschleunigen die Hypophyse und die Nebennierenrinde diese Inaktivierung und führen möglicherweise auf diesem Wege zu einer Erschöpfung des Inselapparates.

Mit der Entdeckung des Alloxandiabetes hat die Frage, ob und in welchem Umfange körpereigene Stoffwechselprodukte einen direkten Einfluß auf die β-Zellen ausüben können, erhebliches Interesse gewonnen. Alloxan ist möglicherweise ein natürliches Intermediärprodukt im Pyrimidinstoffwechsel, das aber wegen seiner außerordentlichen Reaktionsfähigkeit nur in Spuren im Blut und in den Geweben nachweisbar ist. Das Forschungsinteresse in den letzten Jahren war besonders dem Einfluß des Glutathions und anderer Sulfohydrilverbindungen auf das Zustandekommen des Diabetes zugewendet. LAZAROW (*484*) hat darüber zusammenfassend berichtet. Die Auslegung dieser Versuchsergebnisse ist sehr hypothetisch und verwertbare Beziehungen zum menschlichen Diabetes wurden bisher nicht gefunden.

Das wesentliche Ergebnis seit ALLENs Beobachtung, daß eine übermäßige Beanspruchung den leistungsschwachen Inselapparat zum völligen Versagen bringen kann, ist die Feststellung, daß dieser Mechanismus auch für das Zustandekommen des hypophysären Diabetes gültig ist. Hypophysenextrakte haben zwar einen weitgehend spezifischen Effekt auf das Pankreas, ihre volle diabetogene Wirkung kommt aber nur zur Geltung, wenn gleichzeitig eine Blutzuckersteigerung besteht. Diese ist es schließlich, die im Tierexperiment die bereits geschädigten β-Zellen zerstört und den relativen Insulinmangel zu einem absoluten macht.

Der jugendliche Diabetes ist wahrscheinlich zum großen Teil durch eine Überfunktion der Hypophyse verursacht, die zumindest zur Zeit des Krankheitsbeginns nachweisbar ist. Es ist nicht ausgeschlossen, daß bei der Zuckerkrankheit des Erwachsenen lange vor dem Manifestwerden der Erkrankung bereits eine Bilanzstörung im endokrinen System besteht. Ob diese zustandekommt durch eine primäre Überfunktion der Insulinantagonisten oder durch eine relative Leistungsschwäche des Inselapparates mit sekundären Veränderungen an den übrigen Hormondrüsen, kann heute noch nicht entschieden werden. Zur Auslösung eines latenten Diabetes trägt beim Erwachsenen wie beim Tier eine übermäßige Belastung des Inselapparates in hohem Maße bei. Übermäßige Nahrungsaufnahme oder Mangel an körperlicher Bewegung fördern das Auftreten der Fettsucht und ebenso das des Diabetes.

VII. Neues vom Cholesterinstoffwechsel[1].

Von

GOTTHART SCHETTLER-Marburg/Lahn.

Mit 1 Abbildung.

Inhalt.

	Seite
Literatur	299
Neues vom Cholesterinstoffwechsel	304
Zur Methodik der Cholesterinbestimmung	305
Die Synthese des Cholesterins	306
Ort der Cholesterinsynthese	307
Resorption	307
Das Organcholesterin, der Umlauf des Cholesterins, lipotrope Faktoren	309
Der Zustand des Cholesterins in Blut und Organen	311
Die Rolle des Cholesterins bei Atherosklerose	312
Ausscheidung und intermediärer Stoffwechsel	313
Cholesterin als Ausgangssubstanz intravitaler Steroidsynthese	316
Hormone und Cholesterinstoffwechsel	316
a) Der Hypophysenvorderlappen	316
b) Die Nebennierenrinde	317
c) Schilddrüse	317
Sexualhormone	318

Literatur.

ABELIN, I., u. G. BRACHER: Zur Kenntnis der hormonalen und diätetischen Beeinflussung des Nebennierencholesterins. Helvet. phys. Acta 4, 383 (1946).

AHRENS, E., u. H., G. KUNKEL: The stabilization of Serum lipid emulsions by Serum phospholipids. J. exper. Med. 90, 409 (1949).

ALBRECHT: Zit. nach VERSÉ, Verh. dtsch. path. Ges. 1925 (Würzburg) u. Zieglers Beitr. 63, 789 (1917).

ANCHEL, M., u. R. SCHÖNHEIMER: Deuterium as an indicator in the study of intermediary metabolism. Further studies in coprosterol formation. J. biol. Chem. 125, 23 (1938).

BANG: Zit. nach HUECK, Verh. dtsch. path. Ges. 1925 (Würzburg).

BAUER, J., u. J. D. A. BUTTU: Über einige Wirkungen von Nebennierenrindenextrakten auf die Blutbeschaffenheit des Menschen. J. klin. Med. 122, 601 (1932).

BENDIEN u. SNAPPER: Untersuchungen über die Bindung der Kolloide des Serums mit Hilfe von Ultrafiltern erhöhter Durchlässigkeit. Biochem. Z. 260, 105 (1933).

BENNHOLD, H.: Über die Vehikelfunktion der Serum-Eiweißkörper. Erg. inn. Med. 42, 273 (1932).

BERNHARD, K., u. F. BULLET: Die Bildung von Fettsäuren im Intestinaltraktus. Helvet. chem. Acta 30, 1784 (1947).

— E. SCHLÄPFER u. S. WILK: Zur Fettresorption beim Gallenfistelhund. Helvet. phys. et pharm. Acta 7, 189 (1949).

BEST, C. H. [1], J. RIDOUT, C. C. LUCAS, J. M. PATTERSON: The influence of biotin upon the relative lipotropic effects of choline and inositol. Biochemic. J. 40, 368 (1946).

— — [2]: Choline and the fatty liver produced by feeding Cholesterol. J. Physiol. 84, 7 (1935).

— — [3]: The pancreas and the deposition of fat and the liver. Amer. J. Physiol. 122, 67 (1938).

— — C. C. LUCAS, J. M. PATTERSON [4]: s. BEST [1].

— J. CAMPBELL [5]: Anterior Pituitary Extracts and Liver fat. J. Physiol. 86, 190 (1936).

---

[1] Aus der Medizinischen Universitätsklinik Tübingen (Direktor: Prof. Dr. Bennhold) und der Medizinischen Universitätsklinik Marburg-Lahn (Direktor: Prof. Dr. Bock).

BEUMER, H., u. FR. LEHMANN: Über die Cholesterinbildung im Tierkörper. Z. exper. Med. **37**, 274 (1923).
— u. F. HEPNER: Über die Ausscheidungswege des Cholesterins. Z. exper. Med. **64**, 787 (1929).
BLIX, G., A. TISELIUS u. H. SVENSSON: Lipides and polysaccharides in electrophoretically separated blood serum proteins. J. biol. Chem. **137**, 485 (1941).
BLOCH [1]: Aspects of the Metabolism of leucine and valine. J. biol. Chem. **155**, 255 (1944).
— [2], u. D. RITTENBERG: Zit. nach FIESER and FIESER, Natural products related to Phenanthrene. New York: Reinhold 1949.
— — [3]: The utilization of acetic acid for the synthesis of fatty acids. J. biol. Chem. **160**, 417 (1945).
— — [4]: Sources of acetic acid in the animal body. J. biol. Chem. **155**, 243 (1944).
— [5], E. BOREK, D. RITTENBERG: Synthesis of cholesterone in surviving liver. J. biol. Chem. **162**, 441 (1946).
— [6], B. BEY, D. RITTENBERG: The biological conversion of cholesterol to cholic acid. J. biol. Chem. **149**, 511 (1943).
— [7]: The biological conversion of cholesterol to pregnanediol. J. biol. Chem. **157**, 661 (1945).
BLOOR, W.: Biochemical studies of fatty acids. New York: Reinhold 1943.
BLUMBERG: Science (Lancaster, Pa.) **93**, 589 (1941).
BÜRGER, M. [1]: Der Cholesterinhaushalt beim Menschen. Neue dtsch. Klin. **12**, 583 (1934); Erg. inn. Med. **34** (1928).
— Fette und Lipoide des Blutes. Handbuch der allgemeinen Hämatologie II/2, 1933.
— Über die Ausscheidung des Cholesterins durch die Darmwand. Arch. Verdauungskrkh. **51** H. 1 u. 2 (1932).
— Der Sterinhaushalt in seinen Beziehungen zu den Leber- und Gallenwegserkrankungen. Med. Klin. **1940**, 7 u. 8.
— Die Beziehungen der Leber zum Cholesterinstoffwechsel. Karlsbader ärztl. Vorträge, Bd. 17, 1940.
— [2] u. WINTERSEEL: Sterinausscheidung und Sterinbilanz bei totalem Gallengangsverschluß. Z. exper. Med. **66**, 459 (1929).
BUTENANDT, A. [1], u. J. SCHMIDT-THOMÉ: Überführung von Dehydro-androsteron in Progesteron: ein einfacher Weg zur künstlichen Darstellung des Schwangerschaftshormons aus Cholesterin. Ber. dtsch. chem. Ges. **72**, 182 (1939).
— — [2] u. H. PAUL: Umwandlung des Dehydro-androsterons in 17-Progesteron und Proisogesteron. Ber. dtsch. chem. Ges. **72**, 1112 (1939).
— — [3]: Überführung des Pregnandiols in Corpus luteum-Hormon. Ber. dtsch. chem. Ges. **67**, 1901 (1934).
— H. DANNENBERG: Z. physiol. Chem. **248**, 151 (1937).
CHALATOW [1]: Über das Verhalten der Leber gegenüber den verschiedenen Arten von Speisefett. Virchows Arch. **207**, 452 (1912).
— [2]: Zieglers Beitr. **57**, 85 (1914).
CHANNON, H. J. [1]: Cholesterol synthesis in the animal body. Biochem. J. **19**, 424 (1925).
— [2] u. Mitarbeiter: The action of sulphur-containing amino-acids and proteins on liver fat deposition. Biochemic. J. **34**, 866 (1940).
CHAUFFARD, A. [1]: Recherches sur l'origine de la cholestérine biliaire. C. r. Soc. biol. méd. **65**, 1005 (1913).
— Recherches expérimentales sur la Cholestérinémie après ligature du cholédoque. C. r. Soc. biol. méd. **65**, 1093 (1913).
— [2], LARVILLE, GRIGAUT: Le taux de la cholestérinémie chez les hépatiques. C. r. Soc. biol. méd. **70**, 108 u. 855 (1911).
— — — Fonction cholestérinigénique du corps jeune. C. r. Soc. biol. méd. **72**, 223 u. 263 (1912); s. a. GRIGAUT: Le cycle de la cholestérine. Paris 1913.
CONN, J., W. VOGEL, L. LOUIS, S. FAJANS: Serum cholesterol: A probable precursor of adrenal corical hormones. J. Labor a. clin. Med. **35**, 504 (1950).
DELSOL, J., et M. MACHEBOEUF: Recherches sur les phosphoaminolipides du sérum sanguins. Bull. Soc. Chim. biol. **25**, 358 (1943).
DÖMÖSI u. EGYED: Zit. nach POPJAK. Magy. orv. Arch. **40**, 242 (1939).
DRAGSTEDT, L., J. V. PROHASKA, H. HARMS: The relation of pancreatic indice to the fatty infiltration and degeneration of the liver in the depancreatized dog. Amer. J. Physiol. **117**, 166 (1936). —
— — — Observations on a substance in pancreas (a fat metabolizing hormone) which permits a survival and presents liver change in depancreatized dogs. Amer. J. Physiol. **117**, 175 (1936).
ENGEL: J. Nutrit. **24**, 175 (1948).

ENTENMAN, C., J. L. CHAIKOFF, D. B. ZILVERSMIT: Removal of plasma phospholipids as a function of the liver: the effect of exclusion of the liver on the turnover rate of plasma phospholipids as measured with radioactive phosphorus. J. biol. Chem. **166**, 15 (1946).
— F. LORENZ, L. CHAIKOFF: The effect of pregnant mare serum upon the blood and liver lipids of the domestic fowl. J. biol. Chem. **126**, 133 (1938).
— — — The effects of estrine on the blood lipids of the immature domestic fowl. J. biol. Chem. **126**, 763 (1938).
FEIGL: Zit. nach W. HUECK.
FIESER, L., u. M. FIESER: Natural Products related to Phenanthrene. 3. Aufl. New York 1949.
FISHLER, M. C., C. ENTENMAN, M. MONTGOMERY, LAURENCE, L. CHAIKOFF: The formation of phospholipid by the hepatectomized dog as measured with radioactive phosphorus. I. The site of formation of plasmaphospholipids. J. biol. Chem. **150**, 47 (1943).
— u. W. REINHARDT, M. C. FISHLER, L. CHAIKOFF: The circulation of plasma phospholipids: their transport to the thoracic duct lymph. J. biol. Chem. **152**, 79 (1944).
— u. A. TAUROG, C. ENTENMAN, L. CHAIKOFF: The choline-containing and none choline-containing phospholipids of the plasma. J. biol. Chem. **156**, 385 (1944).
FREY, W., u. F. SUTER: Nieren und ableitende Harnwege. Handbuch der inneren Medizin Bd. VIII, S. 375, 1951.
GARDNER, J., H. GAINSBOROUGH, R. MURRAY: Studies on the cholesterol content of normal human plasma. Biochemic. J. **32**, 1457 (1938).
GLEISS, J., u. K. HINSBERG: Zur titrimetrischen Mikrobestimmung des Cholesterins nach SCHMIDT-THOMÉ und AUGUSTIN. Hoppe-Seylers Z. **284**, 156 (1949).
GOFMANN, W., F. LINDGREN, H. ELLIOT, W. MANTZ, J. HEVITT, B. STRISOVER, V. HERRING, LYON: The role of lipids and lipoproteins in Atherosclerosis. Science (Lancaster, Pa.) **111**, 166 (1950).
— — — — Blood lipids and human atherosclerosis circulation. Circulation **2**, 161 (1950).
GRÜTZ, J.: Cholesterin-Bilanzversuche an Mäusen. Inaug. Diss. Path. Institut, Tübingen 1947.
GUBNER, R., u. H. E. UNGERLEIDER: Arteriosclerosis. Amer. J. Med. **6**, 7 (1949).
GYÖRGY, P., u. H. GOLDBLATT [1]: Proc. Soc. exper. Biol. a. Med. **46**, 492 (1941); J. exper. Med. **75**, 355 (1942).
— C. ROSE, R. SHIPLEY [2]: The effect of steroid hormones on the fatty liver induced in rats by dietary means. Arch. of. Biochem. **22**, 108 (1949).
— — — [3]: Activity of Estrone as a lipotropic Factor. Arch. of Biochem. **12**, 125 (1947).
HARTMANN, F., K. BROWNELL, J. THATCHER: Meeting of Association for study of Internal Secretions. June 1947. [Zit. i. GYÖRGY: Arch. of Biochem. **16**, 301 (1948)].
HARTROFT, ST.: Accumulation of fat in liver cells and lipodiastaemata preceding experimental dietary cirrhosis. Anat. Rec. **106**, 61 (1950).
HEINLEIN, H.: Die Rolle der Leber im Cholesterin- oder Phosphatidstoffwechsel. Z. exper. Med. **91**, 638 (1933).
HEUPKE, W., u. J. ROST: Die Verdauung des Fettes im Darm. Hoppe-Seylers Z. **284**, 804 (1949).
HEUSNER, A.: Die Stereochemie der natürlichen Steroide. Angew. Chem. **63**, 59 (1951).
HODGE, H., C. MCLACHLAN, W. BLOOR, C. STONEBURG, M. OLESON, R. WHITEHEADT: Lipids of the fasting mouse. J. biol. Chem. **139**, 897 (1938); s. a. HODGE, MCLACHLAN, W. BLOOR, WELCH, KORNBERG, FALKENHEIM: Proc. Soc. exper. Biol. a. Med. **67**, 137 (1948).
HUECK, W.: Referat über den Cholesterinstoffwechsel. Verh. dtsch. path. Ges. **20**, 18 (1925).
JENDRASSIK u. BOKRÉTÀS: Biochem. Gravimetriemethode d. Med. Klinik Pècs, Ungarn. 1934.
JENSEN, J.: On the chemical relationship of certain steroids and their importance in the human economy. J. Missouri State med. Assoc. **1951**, 33. — Deutsche Übersetzung ohne Abbildungen erschienen in Dtsch. med. Wschr. **75**, 965 (1950).
KAUFMANN, C., u. E. LEHMANN: Über den histochem. Fettnachweis im Gewebe. Virchows Arch. **360**, 270 (1928).
— — Kritische Untersuchungen über die Spezifitätsbreite histochemischer Fettdifferenzierungsmethoden. Zbl. Path. **37**, 145 (1925).
— — Sind die in der histologischen Technik gebräuchlichen Fettdifferenzierungsmethoden spezifisch? Virchows Arch. **261**, 623 (1926); **270**, 360 (1928).
KILLIAN u. MARSH: Oil a. Soap **22**, 250 (1940).
KLEIN, W.: Über die enzymatische Hydrolyse der Cholesterinester des menschlichen Serums. Hoppe-Seylers Z. **254**, 1 (1938).
KUTSCHERA-AICHBERGEN: Beitrag zur Morphologie der Lipoide. Virchows Arch. **256**, 569 (1925).
LEARY, T.: Arteriosclerosis with special reference to coronary sclerosis. Modern concept. cardiocasc. diseas, 11. Oct. 1942.

LETTERER, E.: Speicherungskrankheiten. Dtsch. med. Wschr. **73**, 147 (1948).
— Probleme der Speicherung und der Speicherkrankheiten. Ärztl. Forschg. **2**, 137 (1948).
— Allgem. Pathologie des Stoffwechsels, FIAT-Review. Pathologie, Bd. 1. Wiesbaden: Dieterichsche Verlagsbuchhdlg. 1948.
— Allgem. Pathologie u. Pathol. Anatomie der Lipoidosen. Verh. Ges. Verd. u. Stoffwechselkrkh. **14**, 11 (1939).
LETTRÉ u. INHOFFEN: Über Sterine, Gallensäuren und verwandte Naturstoffe. Stuttgart: F. Enke 1936.
LEUPOLD, E.: Der Cholesterinstoffwechsel. Handbuch der Normalen u. Pathologischen Physiologie. Berlin: Springer 1931.
LILLIE u. Mitarbeiter: s. SCHETTLER, Lipotrope Faktoren. Proc. Soc. exper. Biol. a. Med. 48. 218 (1941).
LONG: Rec. Proc. Hormone Res. **1**, 99 (1947).
LONGENECKER, F., G. GAVIN, MCHENRY: The relation of the vitamine B complex and liver and pancreas extracts to the fat synthesis. J. biol. Chem. **139**, 611 (1941).
MACHEBOEUF, M.: Recherches sur les phosphor aminolipides et les stérides du sérum et du plasma sanguins. I. u. II. Bull. Soc. Chim. biol. **11**, 268, 485 (1929).
— u. F. TAYEAU: Nouvelles recherches sur la nature et la stabilité des liaisons unissant les lipides au protéides dans les sérums sanguins. Bull. Soc. Chim. biol. **23**, 31 (1941).
— Libération des lipides de certaines cenapses lipidoproteidiques du sérum sanguin par divers savons. C. r. Soc. Biol. Paris **129**, 1181 (1938).
— Essais sur la nature des albumines du sérum des malades atteints de néphrose lipoidiques. C. r. Soc. Biol. Paris **120**, 478 (1939).
— Recherches sur l'état physicochimique des lipides du lait. C. r. Soc. Biol. Paris **133**, 280 (1940).
— et VANAND: Etudes sur l'électrophorése des cenapses lipoproteidiques du sérum sanguin. Les cenapses acido-précipitables. 1. C. r. Soc. Biol. Paris **135**, 1249 (1941).
MARKER, R., E. WITTBECKER, R. WAGNER, D. TURNER: The bio-reduction of 4-dehydrotiogenone. J. Amer. chem. Soc. **64**, 818 (1942).
MCFARLANE, A. S.: Behaviour of lipids in human serum. Nature (Lond.) **149**, 439 (1942).
MCHENRY, E. W. [1]: Vitamin B$_1$ and fatty livers. J. Physiol. **89**, 287 (1937).
— u. G. GAVIN: The B-vitamins and fat metabolism. J. biol. Chem. **128**, 45 (1939).
MCHENRY, E. [2], u. G. GAVIN: The effects of biotin upon fat synthesis and metabolism. J. biol. Chem. **141**, 619 (1941).
— [3] u. J. PATTERSON: Physiol. Rev. **24**, 128 (1944).
— u. G. GAVIN: The effects of liver and pancreas extracts upon fat synthesis and metabolism. J. biol. Chem. **134**, 683 (1940); J. A. Science **91**, 171 (1940).
MCKAY: Amer. J. Physiol. **120**, 361 (1937).
MUELLER, J. H.: The assimilation of cholesterol and its esters. J. biol. Chem. **22**, 1 (1915).
PEARLMAN, W. H.: Study of neutral non-saponifiable fraction of ox bile. J. Amer. chem. Soc. **66**, 806 (1944).
— The identification of compound B and a substance occury in ox bile. J. biol. Chem. **166**. 473 (1946).
POPJÀK, J.: The effect of feeding cholesterol fat on the plasma-lipides of the rabbit. The role of cholesterin in fat metabolism. Biochemic. J. **40**, 608 (1946).
REISS: Nebenniere und Cholesterinstoffwechsel. Endokrinol. **1**, 1 (1930).
RITTENBERG, D. [1], R. SCHÖNHEIMER: Deuterium as an indicator in the study of intermediary metabolism. J. biol. Chem. **121**, 235 (1937).
— [2], u. K. BLOCH: The utilization of acetic acid for fatty acid synthesis. J. biol. Chem. **154**, 311 (1944).
ROBINSON, A., J. PEARLMAN, S. RUBEN, L. CHAIKOFF: Formation of radio-phospholipid by isolated tissues of the rat. Nature (Lond.) **141**, 119 (1938).
ROSENHEIM, O. [1], T. WEBSTER: The mechanism of coprosterol formation in vivo, its inhibition by succinyl sulphatiazole and by carbarsone. Biochemic. J. **37**, 513 u. 580 (1943).
— [2]: Precursors of coprosterol and the bile acids in the animal organism. Nature (Lond.) **136**, 474 (1935).
— [3]: A dietary factor concerned in coprosterol formation. Biochemic. J. **35**, 920 (1941).
SAMUELS, REINECKE, BALL: Proc. Soc. exper. Biol. a. Med. **49**, 456 (1942).
SAYERS, G., A. SAYERS, T. G. LIANG, H. LONG: The cholesterol and ascorbic acid content of the adrenal, liver, brain, and plasma following hemorrhage. Endocrinology **37**, 96 (1945).
SCHETTLER, G. [1]: Untersuchungen zur quantitativen Bestimmung von Cholesterin in Blut und Organen. Ärztl. Forschg. **1**, 232 (1947).
— [2]: Cholesterinbestimmung mit Capillarblut. Klin. Wschr. **26**, 280 (1948).
— [3]: Vitamine und Cholesterinhaushalt. Ärztl. Forschg. **5**, 171 (1951).
— [4]: Elektrolyte und Cholesterinhaushalt. Z. inn. Med. **5**, 736 (1950).

SCHETTLER G. [5]: Die Wirkung der Gallensäuren auf Cholesterin- und Fettsäureresorption. Z. inn. Med. 4, 718 (1949).
— [6]: Zur lipotropen Potenz der Methionins. Z. exper. Med. 116, 444 (1950).
— [7]: Studien zum Cholesterinstoffwechsel der Maus. 4. Mitteilung: Cholesterinmast bei Verwendung verschiedener Öle und Fette. Biochem. Z. 319, 442 (1949). — Studien zum Cholesterinstoffwechsel der Maus. 3. Mitteilung: Untersuchungen über Cholesterinmast. Naunyn-Schmiedebergs Arch. 217, 380 (1949). — Lipotrope Faktoren. Ärztl. Forschg. 3 319 (1949).
— [8]: Studien zum Cholesterinstoffwechsel der Maus. 1. Mitteilung: Beeinflussung des Blut- und Organ-Cholesterins durch verschiedene Öle oder Fette ohne Cholesterinzusatz.
— [9], u. J. SCHMIDT-THOMÉ: Zur Frage der Hypercholesterinämie bei chronischer Mangelernährung.
— [10], u. F. GOEBEL: Vergleichende Untersuchungen über den Cholesteringehalt des Blutes in den Jahren 1942—47. Hoppe-Seylers Z. 283, 63 (1948).
— [11]: Einfluß der Ernährung auf den Cholesteringehalt des Blutes. Klin. Wschr. 28, 565 (1950).
— [12]: Das Blutcholesterin beim Saftfasten. Dtsch. Arch. klin. Med. 196, 7 (1949).
— [13]: Cholesterin und Phosphatide bei der hungernden Maus. Pflügers Arch. 251, 398 (1949).
— [14]: Studien über den Cholesterinstoffwechsel der Maus. 5. Mitteilung: Vergleichende morphologische und chemisch-analytische Untersuchungen über Cholesterinmast. Ärztl. Forschg. 3, 33 (1949).
— [15]: Schilddrüse und Cholesterin. Z. exper. Med. 115, 251 (1950).
— [16], u. H. LUCAS: Der Blutcholesterinspiegel bei Schilddrüsenerkrankungen, Diabetes mellitus u. Nephrosen. Z. inn. Med. 6, 14 (1951).
SCHMIDT, M. B.: Über vitale Fettfärbung in Geweben und Sekreten durch Sudan nach geschwulstartigen Wucherungen ausscheidender Drüsen. Virchows Arch. 253, 432 (1924).
SCHMIDT-THOMÉ, J.: Untersuchungen über die Digitonin-Hämolyse. Hoppe-Seylers Z. 275, 183, 1942.
— [2]: Über die Hemmung der Digitoninhämolyse durch Serum. Hoppe-Seylers Z. 275, 208 (1942).
— u. H. AUGUSTIN: Über eine titrimetrische Mikrobestimmung des Cholesterins mit Hilfe der Blutkörperchenhämolyse und ihre Anwendung auf Serum. Hoppe-Seylers Z. 275, 190 (1942).
SCHÖNHEIMER, R. [1] u. W. SPERRY: A micromethod for the determination of free and combined cholesterol. J. biol. Chem. 106, 745 (1934).
— [2], u. H. v. BEHRING: Über die Exkretion gesättigter Sterine. Hoppe-Seylers Z. 192, 102 (1930).
— [3], u. L. HODINA: Über Exkretion und Rückresorption im Dünndarm mit besonderer Berücksichtigung der Sterine. Hoppe-Seylers Z. 212, 161 (1932).
— [4], D. RITTENBERG, M. GRAFF: Deuterium as an indicator in the study of intermediary metabolism. The mechanism of coprosterol formation. J. biol. Chem. 111, 183 (1935).
— [5] u. F. BREUSCH: Synthesis and destruction of cholesterol in the organism. J. biol. Chem. 103, 439 (1938).
SCHRAMM, G., u. A. WOLFF: Über die Cholesterinesterasen und ihre Beziehungen zur Fettresorption und zum Fetttransport. Hoppe-Seylers Z. 263, 61 (1940).
SCHULTZ, A.: Eine Methode des mikrochemischen Cholesterinnachweises am Gewebsschnitt. Zbl. Path. 35, 314 (1924).
SCOTT, M., J. GLOVER, R. MORTON: Conversion of cholesterol to provitamin D_3 in vivo. Nature (Lond.) 163, 530 (1949).
SHAPIRO, A., H. KOSTER, D. RITTENBERG, R. SCHÖNHEIMER: The origin of fecal fat in the absence of bile, studied with deuterium as an indicator. Amer. J. Physiol. 117, 525 (1936).
SHIPLEY, R., E. CHUDZIK, P. GYÖRGY: The effect of exstirpation of various endocrine glands on the production of liver fat. Arch. Biochem. 16, 301 (1948).
SOBOTKA: Chemistry of the sterids, London 1938.
SPERRY, W. M. [1]: Cholesterol esterase in blood. J. biol. Chem. 111, 467 (1935).
— [2]: The lipid content of the intestinal mucosa lipid excretion. J. biol. Chem. 96, 759 (1932).
SRERE, R., L. CHAIKOFF, W. D. DAUBER: The in vitro synthesis of cholesterol from acetate by surviving adrenal cortical tissue. J. biol. Chem. 176, 829 (1948).
STETTEN, D. W. [1], GRAL: Effect of dietary choline, ethanolomine, serine, cystine, homocysteine, and guanido acetic acid on the liver lipids of the rat. J. biol. Chem. 144, 175 (1943).
— — The fate of dietary serine in the body of the rat. J. biol. Chem. 144, 501 (1943).
— u. J. SALCEDO: The source of the extra liver fat in various types of fatty liver. J. biol. Chem. 156, 27 (1944).

STOESSER, MCQUARRIE, ANDERSON: Proc. Soc. exper. Biol. a. Med. **33**, 595 (1936).

TEPPERMANN, J., u. H. TEPPERMANN: Effect of gonadotrophins on the cholesterol content of the testes of immature rats. Endocrinology **41**, 187 (1947).

THÁDDEA, S., u. W. FASSHAUER: Nebennierenrinde und Cholesterinstoffwechsel. Arch. f. exper. Path. **182**, 477 (1936).

THANNHAUSER, S. [1]: Über den Cholesterinstoffwechsel. Dtsch. Arch. klin. Med. **141**, 290 (1923).

— [2]: Lehrbuch des Stoffwechsels. München: J. F. Bergmann 1929.

— [3]: Klassifizierung d. xanthometösen Erkrankungen. Ärztl. Forschg. **2**, 295 (1948).

TUCKER, H., u. H. ECKSTEIN: The effect of supplementary methionine and cystine on the production of fatty livers by diet. J. biol. Chem. **121**, 479 (1937).

URBAN: Stufometrische Absorptionsbestimmung in der medizinischen Chemie. (Wien u. Leipzig 1932).

VERCELLONE, A.: Über die enzymatische Veresterung der Sterine. Biochem. Terap. Sper. **25**, 207 (1938); zit. nach Chem. Zbl. 1, 1999 (1939).

VERSÉ, M. [1]: Referat über den Cholesterinstoffwechsel. Verh. dtsch. path. Ges. **20**, 67 (1925) (Würzburg).

— [2]: Über die experimentelle Lipo-Cholesterinämie. Zieglers Beitr. **63**, 789 (1917).

VERZÀR, FR. [1], L. LASZT: Untersuchungen über die Resorption von Fettsäuren. Biochemic. J. **270**, 24 (1934).

— [2], A. v. KUTHY: Die Bedeutung der gepaarten Gallensäuren für die Fettresorption. IV. Biochem. Z. **230**, 451 (1931).

— — [3]: Die Bedeutung der Gallensäure für die Fettresorption. Biochem. Z. **205**, 369 (1929).

— — Die Verbindung der gepaarten Gallensäuren mit Fettsäuren und ihre Bedeutung für die Fettresorption. Biochem. Z. **210**, 265, 281 (1929).

WACKER, L., u. C. BECK: Untersuchungen über den Cholesteringehalt von Frauen- und Kuhmilch. Z. Kinderheilk. **27**, 228 (1921).

— — Untersuchungen über den Fett- und Cholesterinstoffwechsel beim Säugling. Z. Kinderheilk. **29**, 321 (1921).

— — Erwiderung auf die Abhandlung von Dr. BEUMER über die Cholesterinbilanzen und ihre Regulierung beim Säugling. Z. Kinderheilk. **33**, 195 (1922).

WELCH, A., u. R. LANDAU: The arsenic analogue of choline as a component of lecithin in rats fed arsen-choline chloride. J. biol. Chem. **144**, 581 (1942).

WINDAUS, A.: Über die quantitative Bestimmung des Cholesterins und der Cholesterinester in einigen normalen und pathologischen Nieren. Hoppe-Seylers Z. **65**, 110 (1910).

— Chem. Ber. 48, 857 (1915).

Neues vom Cholesterinstoffwechsel.

Cholesterin ist in allen Körpersäften und -zellen des menschlichen Organismus vorhanden. Während sein Nachweis dank der WINDAUSschen Untersuchungen leicht möglich ist, wußten wir über seine Aufgaben und seinen Stoffwechsel bisher recht wenig. Erst in den letzten Jahren sind auf diesem Gebiet Fortschritte erzielt worden, die es angezeigt erscheinen lassen, die Ergebnisse zusammenzufassen und damit die früher erschienenen Monographien von HUECK, LEUPOLD und BÜRGER fortzusetzen.

HUECK sah 1925 das Cholesterin als wahrscheinliches Stoffwechselendprodukt an, dessen Hauptaufgabe auf physikalisch-chemischem Gebiet läge; heute weiß man, daß es im Stoffwechsel verändert wird und daß es darüber hinaus Muttersubstanz einer Reihe wichtigster Wirkstoffe sein kann. So haben vor allem Isotopenversuche gezeigt, daß der Organismus das Cholesterin zur Synthese von Gallensäuren und gewissen Sexualhormonen benützt. Damit ist auch für die lebende Zelle erwiesen, was in vitro schon seit langem bekannt war (BUTENANDT [1, 2, 3]).

Es ist unmöglich, ein Glied des Stoffwechsels isoliert zu betrachten. Das gilt auch für das Cholesterin. Wie es selbst in den Eiweiß-, Kohlenhydrat-, Vitamin-, Mineral- und Hormon-, sowie Wasserhaushalt, besonders aber in den Fettstoffwechsel eingreift, so bewirken Änderungen des Gesamtstoffwechsels oder einzelner Metaboliten Eingriffe in den Cholesterinstoffwechsel.

Methodische Fortschritte haben auch hier entscheidend zur Klärung eines Gebietes beigetragen, das seit Jahrzehnten die Forscher beschäftigt. Sie betreffen die quantitative Bestimmung des Cholesterins ebenso wie die Aufklärung seines Weges im Organismus, wie ihn Isotopenversuche sichtbar werden lassen.

Zur Methodik der Cholesterinbestimmungen.

Die außerordentlichen Differenzen der mit unterschiedlichen Methoden gewonnenen Ergebnisse rechtfertigen die Gegenüberstellung einiger nach verschiedenen Arbeitsvorschriften gewonnenen Ergebnisse. Insbesondere verlangen die im klinischen Laboratorium im allgemeinen durchgeführten Verfahren dringende

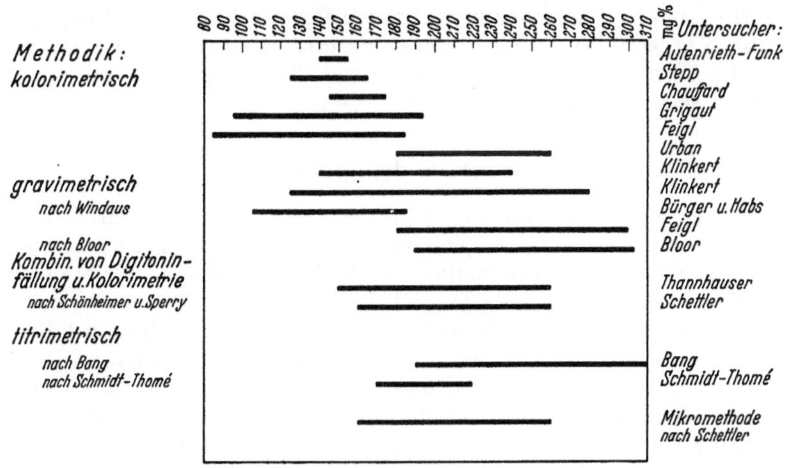

Abb. 1. Gesamt-Cholesterinwerte im Serum normaler Menschen mit verschiedenen Methoden nach einzelnen Untersuchern (mg %).

Überprüfung. Allein die von verschiedenen Autoren angegebenen Normalwerte für Gesamtcholesterin im Blut des Menschen schwanken zwischen 85 (FEIGL) und 315 mg-% (BANG); s. Abb. 1.

Wir stellten 1947 die wichtigsten Cholesterinbestimmungsmethoden und ihre Fehlermöglichkeiten zusammen (SCHETTLER [1]). Auf Grund eigener Untersuchungen ist die Digitoninfällungsmethode von WINDAUS für Makrobestimmungen bei einer Fehlerprozentzahl von $\pm$ 1—2% sehr zuverlässig. Nachteile bestehen im großen Verbrauch an Lösungsmitteln und Digitonin. Das Jendrassik-Bokrétás-Verfahren ist als gravimetrische Mikromethode für Serum und Organbestimmungen gut geeignet, wenn mindestens 1 mg Cholesterin vorliegt. Es benötigt relativ viel Digitonin. Genauigkeit bei 5%. Von colorimetrischen Mikroverfahren gibt das SCHÖNHEIMER-SPERRYsche sehr brauchbare Werte ($\pm$ 8% Fehler). Der Vorteil liegt in den niedrigen Serum- und Blutmengen (0,2 cm³), was die Methode für Reihenuntersuchungen, insbesondere im Tierexperiment, empfiehlt. Aber auch für Cholesterinbestimmungen von Punktaten, besonders der Leber, ist sie verwendbar. Pro Tag können 12 bis 14 Bestimmungen (als Doppelbestimmung für freies und gesamtes Cholesterin) durchgeführt werden. Die benötigten 0,2 cm³ Blut können aus der Fingerbeere mittels Pipette oder, wie für die Blutzuckerbestimmung üblich, mit Zellstoffblättchen und Torsionswaage gewonnen werden (SCHETTLER [2]). Nachteile liegen in den Grenzen der Colorimetrie überhaupt, ferner im Wechsel der Farbintensität bei Temperatur- und Zeitänderungen, weiter sind Fehlermöglichkeiten beim Absaugen der Waschflüssigkeit gegeben.

Die URBANsche Methode, die 2 cm³ Serum benötigt, ist mit mindestens ± 15—23% Fehlerbreite die ungeeignetste der geprüften und sollte in der Klinik zugunsten der SCHÖNHEIMER und SPERRYschen oder der SCHMIDT-THOMÉschen Methode verlassen werden. Auch BÜRGER ist für eine Aufgabe der rein colorimetrischen Verfahren ohne Digitoninfällung.

SCHMIDT-THOMÉs Arbeitsvorschrift, deren Prinzip auf der Hämolyse von Blutkörperchen durch eine Digitoninlösung und auf deren Hemmung durch Cholesterin beruht, die dadurch zustande kommt, daß Cholesterin durch Digitonin eine Molekülverbindung im Verhältnis 1:1 bildet (WINDAUS), die keine hämolytische Wirkung mehr besitzt, ist mit ± 5% Fehlermöglichkeiten bei sehr wenig Ausgangsmaterial (0,5 cm³ Serum oder Vollblut für freies, 0,2 cm³ für gesamtes Cholesterin) und sparsamstem Digitoninverbrauch für Reihenuntersuchungen sehr geeignet. Pro Tag sind 12—14 Bestimmungen (als Doppelbestimmungen für freies und gesamtes Cholesterin durchgeführt) zu bewältigen. Die Methode wurde kürzlich von GLEISS und HINSBERG geprüft.

Die Synthese des Cholesterins.

Die Synthese des Cholesterins darf für den tierischen Organismus als gesichert angesehen werden. Die Arbeiten von WACKER und BECK, THANNHAUSER [1, 2], BEUMER, CHANNON [1], besonders aber die Deuteriumversuche der SCHÖNHEIMERschen Schule lassen daran keinen Zweifel. Die Auffassung HEINLEINs, daß nur der wachsende Organismus zur Cholesterinsynthese fähig ist, muß man fallen lassen.

Nach Untersuchungen aus dem SCHÖNHEIMERschen Institut (BLOCH und RITTENBERG [3, 4]) erfolgt der Aufbau des Sterinmoleküls aus vielen kleinen Stücken. Die Arbeitsweise dieser Deuteriumversuche ist dabei folgende:

Die mutmaßliche Vorstufe des Cholesterins wird mit Deuterium markiert und dann verfüttert, das gebildete Cholesterin wird isoliert und auf seinen Deuteriumgehalt geprüft. Bei derartigen markierten Vorstufen dürfen sich die Deuteriumatome nur an solchen Stellen des Moleküls befinden, an denen sie nicht gegen Wasserstoff ausgetauscht werden. Eine andere Methode besteht darin, daß man bei Tieren durch Deuteriumoxydgaben die Körperflüssigkeit mit Deuterium anreichert und anschließend den Deuteriumgehalt des Cholesterin bestimmt. Diese Methode ist für Cholesterin besonders geeignet, weil im fertigen Molekül der weitaus größte Teil der Wasserstoffatome, soweit sie nämlich an Kohlenstoffatome gebunden sind, nicht mehr gegen Deuterium ausgetauscht werden können. In einem derartigen Experiment fanden RITTENBERG und SCHÖNHEIMER [1] im Cholesterin von Mäusen, deren Trinkwasser 2 Monate lang mit Deuteriumoxyd angereichert wurde, eine hohe Deuteriumkonzentration. Sie schlossen, daß die Hälfte der Wasserstoffatome des Cholesterins aus dem Trinkwasser stammt. Synthese und Abbau des Cholesterins gehen dabei relativ langsam vor sich (Halbwertzeit des Cholesterins 15—25 Tage bei Mäusen, Halbwertzeit der Fettsäuren 5—9 Tage).

In einem anderen Versuch fütterten BLOCH und RITTENBERG [3, 4] bei wachsenden Mäusen und ausgewachsenen Ratten 8 Tage lang Natrium-Deuteriumacetat. Bei allen Tieren enthielten Körper- und Kotsterine mehr als dreimal soviel Deuterium wie die Körperflüssigkeiten.

Alle Säuren, die zu Essigsäure abgebaut werden, sind zur Cholesterinsynthese fähig (BLOCH und RITTENBERG [2]). Nach Versuchen RITTENBERGs kann Cholesterin aus Äthylalkohol und Aceton gebildet werden. Es besteht dann die Möglichkeit, daß Aceton erst in Essigsäure verwandelt wird. Aus Essigsäure werden nun nicht nur Cholesterin, sondern auch Fettsäuren synthetisiert (RITTENBERG und BLOCH [3]). Umgekehrt werden Fettsäuren in vivo in Essigsäure verwandelt (BLOCH und

RITTENBERG [4]), und es ist denkbar, daß über die Acetatbildung aus Fettsäuren vermehrt Cholesterin gebildet wird.

An der Cholesterinsynthese scheinen sich Vitamine des B-Komplexes zu beteiligen.

Während die fettsäuresynthetisierende Wirkung des Vitamins B_1 (Thiamin) in vivo gesichert ist (McHENRY und GAVIN [1]) und Vitamin B_6 (Pyridoxin), Pantothensäure und Riboflavin die Fettsäuresynthese begünstigen (STETTEN, McHENRY und GAVIN [1]), sind manche Autoren der Ansicht, daß die nach Vitamin-B-Zufuhr beobachtete Cholesterinzunahme in der Leber nicht Folge einer echten Cholesterinsynthese ist. Die Vermehrung der Cholesterinester in der Leber soll lediglich Begleitsymptom der Glyceridzunahme sein. Das Cholesterin würde dann andernorts mobilisiert. Für die sog. Biotin-Fettleber (Vitamin H, von amerikanischen Autoren dem B-Komplex zugerechnet) dürfte dieser Mechanismus zutreffen. (McHENRY und PATTERSON [3].) McHENRY und PATTERSON, BEST und Mitarbeiter [1] konnten weiter zeigen, daß biotinreiche Kost nur dann eine cholesterin- und fettreiche Leber erzeugt, wenn andere B-Vitamine in der Diät fehlen. Es liegt also hier eine Vitamin-B-Mangel-Fettleber vor.

Andererseits beobachteten McHENRY [3] und GAVIN cholesterinreiche Fettlebern nach Verfütterung eines alkoholischen Leberextraktes mit Vitamin B_1, B_2 und B_6. Da die Extrakte cholesterinfrei waren und außerdem das gesamte Körpercholesterin anstieg, muß man eine echte Synthese annehmen. Eigene Versuche mit Leberextrakten und Vitamin B_1, B_2 und B_6 bestätigten diese Ergebnisse insofern, als das Cholesterin in Leber, Milz und Nieren von Mäusen anstieg (SCHETTLER [3]).

Ob die von uns (SCHETTLER [4]) gefundenen Cholesterinzunahmen in den Organen weißer Mäuse nach Verfütterung verschiedener Mineralsalzgemische zu fettreichen Diäten auf echter Synthese beruhen, muß durch weitere Versuche geprüft werden. Möglicherweise greifen hier Nebennierenrindensteroide ein (ROBINSON, PERLMAN, RUBEN, CHAIKOFF).

Ort der Cholesterinsynthese.

Nach Deuteriumversuchen ist bewiesen, daß Leberschnitte imstande sind, D_2O oder Essigsäure, die durch D und C^{13} markiert ist, in vitro in Cholesterin überzuführen. Die Bildung erfolgt nur aerob und nicht in anderen Organen. (BLOCH, BOREK, RITTENBERG [5].) Neben der Leber ist auch die Nebenniere, die seit CHAUFFARD im Cholesterinstoffwechsel eine Hauptstellung einnimmt, zur Cholesterinbildung fähig. Das zeigt sich besonders schön nach Untersuchungen CHAIKOFFs (s. SRERE), der die Synthese von Cholesterin aus Acetat durch Nebennierenrindengewebe in vitro beweisen konnte. Die Umwandlung des Cholesterins zu Rindenhormonen (s. unten) geht ebenfalls in der Nebenniere vor sich. Wir sind darüber hinaus der Ansicht, daß die Cholesterinneubildung nicht auf Leber und Nebenniere beschränkt ist. Wie die Bildung z. B. der Fettsäuren in der Darmwand (BERNHARD und BULLET), von Provitamin D_3 in der Darmwand (SCOTT, GLOVER, MORTON), die Phospholipidsynthese auch in Niere und Darm (ROBINSON, PERLMAN, RUBEN, CHAIKOFF) bewiesen wurde, sind u. E. noch andere Organe als die Leber an der Cholesterinsynthese beteiligt. Es muß weiter geprüft werden, welche Zellen und Zellsysteme sich vorwiegend an der Synthese beteiligen, denn offenbar bestehen hier Unterschiede (SCHETTLER [7]). Die Versuche SCHÖNHEIMERs und CHAIKOFFs zeigen den Arbeitsweg auf.

Resorption.

Nach HOPPE-SEYLER „bahnen die Fette dem Cholesterin den Weg". Man nahm bisher an, daß Cholesterin nicht ohne Fett resorbiert wird (THANNHAUSER,

VERSÉ, BANG, HUECK u. a.). Neuere Versuche von POPJÁK, DÖMÖSI und EGYED, die bei Kaninchen nach Verfütterung von Cholesterin in wäßriger Suspension auch ohne Fett einen Anstieg des freien und veresterten Plasmacholesterins, der Phosphatide und des Neutralfettes fanden, sprechen dafür, daß das Fett für die Cholesterinresorption entbehrlich ist. Für die Resorption scheint, wie bei den Fetten, die Bildung von feinen Emulsionen wesentlich zu sein. Die fördernde Rolle der Gallensäuren auf die Cholesterinresorption (s. SCHETTLER [5]) beruht wohl auf deren emulgierenden Eigenschaften. Andererseits ist die Galle für die Cholesterinresorption nicht unerläßlich. So fanden wir bei einer Patientin mit totalem Gallengangsverschluß (Choledochusligatur, Sublimatprobe im Stuhl negativ) nach oraler Cholesteringabe in öliger Lösung einen Anstieg des Serumcholesterins. Damit verhält sich das Cholesterin genau so wie die Fettsäuren. Trotz mangelnder Gallensäuren werden markierte Fettsäuren quantitativ resorbiert. Das bei Gallengangsverschluß reichlich auftretende Fäkalfett ist frei von Deuterium, ist also nicht mit dem Nahrungsfett identisch, sondern von der Darmwand abgeschieden worden. (SHAPIRO, KOSTER, RITTENBERG, SCHÖNHEIMER.) BERNHARD und Mitarbeiter [2] kamen neuerlich beim Gallenfistelhund zu gegenteiligen Ergebnissen.

SCHRAMM und WOLFF stellen sich die Wirkung der Galle auf Cholesterin- und Fettresorption folgendermaßen vor: In Übereinstimmung mit SPERRY [1], VERCELLONE und KLEIN wiesen sie im tierischen Organismus zwei verschiedene Cholesterinesterase-Systeme nach. Die Pankreasesterase bewirkt vorwiegend eine Esterbildung, die Leberesterase nur eine Esterspaltung. Die Wirkung ist einmal p_H-abhängig, zum anderen benötigt das Pankreasferment als Aktivator Gallensäuren. Ohne Glykocholsäure z. B. findet fast gar keine Cholesterinveresterung statt.

SCHRAMM und WOLFF sprechen nun in Anlehnung an frühere Versuche dem Cholesterin für die Fettresorption eine Bedeutung zu. Die Nahrungsfette werden durch Pankreaslipase gespalten. Die freien Fettsäuren werden dann durch die Pankreascholesterinesterase mit dem im Darm befindlichen Cholesterin verestert (MUELLER) und so resorbiert. Für die Resorption einer bestimmten Fettmenge muß also ein bestimmtes Cholesterinquantum vorhanden sein. In der Darmzelle kann dann der Ester durch das dort befindliche Ferment gespalten werden. Die frei werdenden Fettsäuren könnten nach VERZÁR [1, 2, 3] über die Bildung von Phosphatiden zu Neutralfett werden. In der Lymphe findet sich dann ein Gemisch von Cholesterin, Cholesterinfettsäureestern, Phosphatiden und Neutralfett.

Das freie Cholesterin könnte nun nach der Annahme SCHRAMMs durch die im Serum vorhandene Esterase mit den aus Neutralfett stammenden Fettsäuren verestert werden. Die Fettsäuren werden dann verestert ins Zellinnere verschiedener Gewebe, z. B. der Leber eingeschleust. Hier werden die Ester gespalten, das freie Cholesterin wird wieder an das Serum abgegeben, während die Fettsäure von Glycerinphosphorsäure oder Phosphatiden angenommen wird. So hätte das Cholesterin eine große Bedeutung für den Fetttransport.

Die nach VERZÁR für die Fettsäureresorption unerläßlichen Gallensäuren sollen also demnach ihre Wirksamkeit über die Aktivierung der Cholesterinesterase entfalten. Damit wäre die Hilfshypothese VERZÁRs [3] hinfällig, daß die Gallensäuren nach Bildung wasserlöslicher Gallensäure-Fettsäure-Komplexe wieder frei werden müssen, um mehrmals hintereinander genügend Fettsäuren in die Darmzellen diffundieren zu lassen. Es brauchen keine derartigen Komplexverbindungen gebildet zu werden. Über die Fermentaktivierung wäre die Tatsache verständlich, daß auch Gallensäuren die Cholesterinresorption beschleunigen, die nicht dem Choleinsäureprinzip unterliegen, wie die Cholsäure.

Die fettsäureresorptionsfördernde Wirkung im Sinne SCHRAMMs wird neuerlich von HEUPKE angegriffen.

Die Fettsäureresorption auch ohne Gallensäuren beweist, daß der Wirkungs-mechanismus Gallensäuren-Cholesterin-Cholesterinfettsäureester nicht alleiniger Weg der Fettsäureresorption ist. Fest steht, daß eine Cholesterinbeimischung zum fettreichen Futter die Fettresorption und -ablagerung in den Organen erheblich fördert. Schon VERSÉ wies 1917 darauf hin, daß Cholesterinbeimischung zu fett-reichem Futter bei Kaninchen eine verstärkte Lipämie und morphologisch sicht-bare Organverfettungen hervorruft. Später kamen anglo-amerikanische Forscher (BEST, CHANNON u. a.) auf Grund ausgedehnter Organanalysen zu gleichartigen Ergebnissen. Der Typ der Fettlebern wurde durch diese Untersuchungen genau analysiert. Es beteiligen sich alle Lipoide in wechselnd starkem Ausmaß. Fett- und cholesterinreiches, eiweißarmes Futter erzeugt sog. „Cholesterinfettlebern", die stärker verfettet sind, als sog. „Fett-Fettlebern", die bei Verfütterung fett-reicher Diäten entstehen. Diese Eigenschaft des Cholesterins, die Fettablagerung zu fördern, bezeichnet BEST [3] unter Hinweis auf die später zu besprechende lipo-trope Wirkung bestimmter Stoffe als antilipotrop, d. h. der Verhinderung von Fettablagerung entgegenwirkend. Er bezieht sich dabei freilich nur auf die Fett-leber, während wir nach eigenen Untersuchungen (SCHETTLER [7]) annehmen möch-ten, daß auch Milz, Niere und Lunge an diesen Vorgängen beteiligt sind.

Zu den antilipotropen Substanzen gehört auch Cystin (TUCKER und ECK-STEIN). Cystin- und fettreiche, eiweißarme Diäten lassen die Leberfette, beson-ders Glyceride (CHANNON [2] und Mitarbeiter) zunehmen, während freies Cholesterin überhaupt nicht, verestertes Cholesterin nur wenig ansteigen. Die sog. Cystin-Fettleber soll die Folge einer vermehrten Fettsäuresynthese sein.

Die morphologischen Veränderungen nach Fett-Cholesterin-Fütterung wurden durch CHALATOW [1, 2], VERSÉ [2] u. a. ausführlich dargestellt. Die amerikanischen Untersuchungen der letzten 20 Jahre ergänzen und vervollständigen diese grund-legenden Arbeiten in hervorragendem Maße (GYÖRGY und GOLDBLATT [1], LILLIE und Mitarbeiter, HARTROFT, BLUMBERG u. a.).

Die Cholesterinresorption ist nach unseren Untersuchungen (SCHETTLER) sehr abhängig von der Art der in der Diät verwandten Fette und Öle. So fanden wir nach Verfütterung von cholesterinreichem tierischem Depotfett und Schweine-schmalz höhere Cholesterinwerte in den Organen weißer Mäuse als nach Gabe von Oliven- und Leinöl. Rindertalg bewirkte eine schlechte Cholesterinresorption.

Da nach KILLIAN und MARSH die physikalische Form und nicht die Qualität der Fette ihre Resorption bestimmt, beruhen wohl auch die Resorptionsunter-schiede des in den verschiedenen Ölen und Fetten gelösten Cholesterins darauf. Schmelz -und Erstarrungspunkte der Fette sind für ihre Resorption wichtig. Mit Zunahme des Schmelz- und Erstarrungspunktes über Körpertemperatur nimmt die Fettresorption ab. So fand I. GRÜTZ in Bilanzversuchen an Mäusen, daß Rindertalg (Erstarrungspunkt 35—38°) gegenüber einem gemischten tierischen Depotfett (Erstarrungspunkt 20—25°) eine verzögerte Cholesterinresorption be-dingt. Die Resorptionsunterschiede zwischen dem in Öl und dem in Fett gelösten Cholesterin sind aber letztlich noch nicht aufgeklärt. Vielleicht ist hier die emul-gierende Wirkung begleitender Phosphatide wesentlich.

Das resorbierte und synthetisierte Cholesterin kann im Körper verschiedene Schicksale haben. Dabei ist noch nicht geklärt, ob sich beide physiologisch ver-schieden verhalten.

Das Organcholesterin, der Umlauf des Cholesterins, lipotrope Faktoren.

Die früher angenommenen Unterschiede im Cholesterinstoffwechsel der Herbi- und Carnivoren haben sich durch die Arbeiten der letzten 20 Jahre verwischt. Beide Tiergruppen stapeln verfüttertes Cholesterin in ihren Organen. Auch im

Blut ist bei beiden eine alimentäre Cholesterinanreicherung unter bestimmten Bedingungen möglich. Sie ist bei den Herbivoren allerdings beträchtlicher. Die Stapelung findet nicht nur in Leber und Nebenniere statt, wie verschiedentlich angenommen wurde, sondern auch in Milz, Niere und Lunge (SCHETTLER[6, 7]), wahrscheinlich noch in anderen Organen, da das totale Körpercholesterin zunimmt. Große Mengen des resorbierten Cholesterins werden in den peripheren Depots, vor allem der Subcutis und des Bauchraumes, gestapelt. An der Vermehrung in den Organen beteiligen sich fettsäureverestertes Cholesterin und freies Cholesterin verschieden stark. Die Leber, die mit der Nebenniere relativ am cholesterinreichsten wird, nimmt wie die Niere vorwiegend Ester auf, die Milz freies und verestertes Cholesterin, die Lunge anfänglich mehr Ester, bei verstärkter Cholesterinzufuhr mehr freies Cholesterin. In den peripheren Depots finden sich reichlich Cholesterinester. Wahrscheinlich beruhen diese Unterschiede auf verschiedenen Fermentwirkungen in den Organen.

Die Cholesterinzunahme in den Organen kann auch auf der Verschiebung von Cholesterin aus Depots beruhen. Dann befindet sich das Cholesterin immer in Begleitung von Neutralfetten. Reiche Depots sind das subcutane, interstitielle und mesenteriale Fettgewebe.

Die Mobilisation aus den Depots ist besonders kräftig im Hunger. Man muß hier unterscheiden zwischen langanhaltender Mangelernährung und absolutem Hunger. Bei Mangelernährung werden die Depots langsam erschöpft. Dazu kommt ein Mangel aller zur Cholesterinsynthese nötigen Nährstoffe und in geringem Maße eine herabgesetzte exogene Zufuhr. Wir fanden im Blut bei mangelernährten Personen in den Jahren 1947/48 deutlich erniedrigte Cholesterinwerte (SCHETTLER und SCHMIDT-THOMÉ [9]; SCHMIDT-THOMÉ, SCHETTLER, GÖBEL[10]). Mit Besserung der Ernährungsverhältnisse wurde das Blutcholesterin wieder normal (SCHETTLER [11]).

Bei absolutem Hunger oder geringer Nahrungsaufnahme, wie an Obstsafttagen, setzten Blutcholesterinbewegungen verschiedenen Ausmaßes ein. Die Gründe für die Unterschiede wurden früher dargelegt. Endokrine Besonderheiten der untersuchten Personen sind hier wesentlich (SCHETTLER [12]).

Die cholesterinmobilisierende Wirkung absoluten Hungers geht aus Tierversuchen hervor (SCHETTLER [13]). Hungernde Mäuse verlieren in 6 Tagen etwa $^1/_4$ ihres normalen Cholesterinbestandes. Ein Teil des verschwundenen Cholesterins erscheint während der beiden ersten Hungertage in der Leber. Danach sinken die Leberwerte ab, und sie liegen am Schluß des Versuches weit unter den Ausgangswerten. Es ist dabei auffällig, daß das freie Cholesterin weniger verändert wird, während das veresterte großen Schwankungen unterliegt. Der Anstieg des Gesamtcholesterins während der ersten zwei Hungertage und der darauf folgende Abfall gehen vorwiegend über die Ester. Am 6. Hungertage sind die Esterwerte der Leber abnorm niedrig. Die Schwankungen des freien Cholesterins liegen dagegen meist im Zufallsbereich. Diese Beteiligung der Ester gibt einen Hinweis auf die Bewegungen der Fettsäuren, die als Cholesterinfettsäureester demnach aus den Depots abgeführt werden und in den ersten Hungertagen in der Leber erscheinen. Das Cholesterin ist dabei immer in Begleitung von Glyceriden (HODGE und Mitarbeiter).

Eine noch stärkere Reduktion des Gesamtfettes und des Cholesterins aus den Geweben und besonders aus der Leber über die gefundenen Werte hinaus wurde nicht festgestellt. Die Tiere haben also ein Bestandfett und -cholesterin, das gewahrt bleiben muß. Die Phosphatide sind von vornherein stabiler. Außer dem unbedingt nötigen Fett- und Cholesteringehalt ist, das darf aus den Versuchen geschlossen werden, ein labiler Anteil vorhanden, der für Mobilisation, Ausscheidung, Ab- und Umbau herangezogen wird.

Die bloße Transportrolle des Cholesterins für die Fettsäuren wird von Popják neuerdings bezweifelt. Untersuchungen des Sättigungsgrades der nach Cholesterinfütterung im Plasma auftretenden Fettsäuren haben nämlich gezeigt, daß die Jodzahlen der mit Cholesterin veresterten Fettsäuren im Gegensatz zu den in den Phospholipiden enthaltenen Fettsäuren sehr hoch sind. Da die Verfütterung wäßrig suspendierten Cholesterins eine echte Synthese von Phospholipiden hervorrufen soll, die unter Benützung der aus den physiologischen Depots abströmenden Fettsäuren in der Leber stattfindet, schließt Popják in Anlehnung an Befunde Bloors, daß das Cholesterin an der Phospholipidsynthese beteiligt ist. Nach Bloor ist die Umwandlung ungesättigter Fettsäuren in gesättigte der erste Schritt des Fettsäureabbaues: Die ungesättigten Fettsäuren der Cholesterinester würden demnach in gesättigte umgewandelt und zur Phospholipidsynthese verwandt. Die bei der Phospholipidspaltung freiwerdenden Fettsäuren können dann auf oxydativem Wege zu Acetat abgebaut werden. Das Acetat wiederum kann u. a. zur Cholesterinsynthese verwandt werden. Somit wäre eine weitere Funktion des Cholesterins die Phospholipidsynthese. In Untersuchungen des Cholesterin- und Phosphatidgehaltes hungernder Mäuse konnten wir dafür keinen Beweis finden.

Der Umlauf des Cholesterins im Organismus wird stark beeinflußt von den *lipotropen Faktoren*. Bekanntlich versteht man darunter nach Best Substanzen, die die Ablagerung von Fett in der Leber verhindern, bzw. seinen Abtransport aus der Leber beschleunigen. Das Cholesterin ist hier ein ständiger Begleiter der Neutralfette. Cholin bewirkt eine teilweise Hemmung der alimentären Cholesterinfettleber. Nach Stoesser und Mitarbeitern scheint Cholinzufuhr eine Herabsetzung zunächst der Glyceridfraktion zu bewirken, ehe auch die Cholesterinester absinken. Bei Erhöhung der Cholinzufuhr soll zuerst eine Cholesterinverminderung einsetzen. Eine isolierte Beteiligung einer der beiden Fraktionen gibt es hier nicht. Auch die anderen lipotropen Faktoren Methionin und Betain wirken auf Organcholesterine und Glyceride ein. Nach ihrem Wirkungsmechanismus als Methyldonatoren für die intravitale Cholinsynthese ist das nicht verwunderlich. Die lipotrope Aktivität des umstrittenen Pankreasstoffes Lipocaic (Dragstedt) scheint nach Best nicht von der des Cholins zu trennen zu sein. Best bestreitet die Existenz eines lipotropen Stoffes in Pankreas außer Cholin. Inosit bewirkt ebenso wie Cholin neben den Neutralfettbewegungen der Leber nur Cholesterinesterveränderungen, während das freie Cholesterin unverändert bleibt (Engel, Best und Mitarbeiter [1]).

Wie wir in einem Referat über die lipotropen Faktoren darlegten (Schettler[7]), wirkt Cholin nach du Vigneaud dadurch, daß es über den Einbau in das Phospholipidmolekül den Abtransport der Glyceride aus der Leber heraus in Gang setzt und beschleunigt. Auch dadurch ist es verständlich, daß die Cholesterinbewegungen auf Grund lipotroper Einflüsse nur in Begleitung der Glyceride stattfinden. Die Phospholipide sind nach Chaikoff für den Transport der Fettsäuren wichtig, und Welch und Landau fanden, daß Cholin den Fettsäuretransport aus der Leber heraus verstärkt.

Die lipotropen Stoffe wirken nicht nur auf den Leberfett- und Cholesteringehalt ein. Auch Milz, Niere und Lunge lassen eine Veränderung der alimentär angereicherten Cholesterinesterbestände durch lipotrope Stoffe erkennen, wie wir in Untersuchungen mit Methionin fanden [6]. Die Leber wird damit aus ihrer Zentralstellung auf dem Gebiet der lipotropen Faktoren herausgerückt.

Der Zustand des Cholesterins in Blut und Organen.

Im Blut kreist Cholesterin in freier und veresterter Form. Die roten Blutkörperchen enthalten nur freies Cholesterin (s. hierzu Schmidt-Thomé [1]), im

Serum sind rund $^2/_3$ mit Fettsäuren verestert, $^1/_3$ ist unverestert. Das freie Cholesterin ist teilweise an Serumeiweiß gebunden.

Seit den Arbeiten von BENNHOLD, BENDIEN und SNAPPER, MACHEBOEUF und GARDNER weiß man, daß Cholesterin mit Globulin Symplexe bildet. Besonders nach elektrophoretischen Untersuchungen ergab sich, daß Cholesterin wie die meisten Lipide in den α- und β-Globulinen vorhanden ist. BLIX, TISELIUS und SVENSSON fanden im Durchschnitt im Albumin 1,07% Cholesterin, im α-Globulin 4,45%, im β-Globulin 8,65% und im γ-Globulin 0,41%.

Die einzelnen Seren können große individuelle Schwankungen aufweisen. Diese Bindung an die Eiweißkörper ist bei der Extraktion des Cholesterins zu beachten. Gelingt es doch mit heißer Ätherextraktion nicht, das Cholesterin quantitativ zu lösen. Dagegen konnte McFARLANE nach viermaliger Ätherextraktion bei —45° C das Cholesterin vollständig gewinnen. Neutralfette und Phospholipide lassen sich mit diesem Verfahren nur zu $^2/_3$ lösen.

Lipoidreiche Seren können klar oder getrübt sein. Eine sichtbare Lactämie kommt dann zustande, wenn der Phospholipidanteil niedrig ist. Die Konzentration der Phospholipide, die die Komplexbildung der Lipide mit den Serumproteinen beeinflussen, ist verantwortlich für die Partikelgröße der Serumlipide, und diese Partikelgröße ist maßgeblich für ihre Sichtbarkeit oder Maskierung. Selbst stark getrübte, fettreiche Seren enthalten reichlich Serumlipide in Partikeln von unsichtbarer Größe (AHRENS und KUNKEL).

Während man im Serum die Cholesterin-Eiweiß-Symplexe relativ sicher aufspalten kann, ist über die Cholesterin-Eiweiß-Bindung in der Zelle im einzelnen nichts bekannt. Daß ein Teil des Cholesterins in der Zelle an Eiweiß gebunden ist, wurde schon früher vermutet (ALBRECHT, KUTSCHERA-AICHBERGEN). So dürfte die Bindung an das Zelleiweiß einen Teil des Cholesterins maskieren, d. h. dem histochemischen Nachweis entziehen. Über die quantitativen Bindungen weiß man bisher nichts. Sicher ist ein großer Teil des Zellcholesterins frei oder in Neutralfett und Phospholipiden gelöst. Seinen Nachweis im polarisierten Licht verhindern u. E. die Eiweißsymplexe, den Nachweis mit der LIEBERMANN-BURCHARDschen Farbreaktion stören nach den Untersuchungen von SCHULTZ, KAUFMANN und LEHMANN die Neutralfette. Cholesterin kommt also im Körper in zwei Phasen vor. Es ist fettgelöst und eiweißgebunden (s. LETTERER, SCHETTLER). Ob beide Formen verschiedene Funktionen haben, ist noch nicht entschieden. Es ist auch bisher unbekannt, wie das Cholesterin vom Blut in die Zelle gelangt. ob es an Eiweiß gebunden bleibt oder vorher „abgehängt" (BENNHOLD) wird.

Die Rolle des Cholesterins bei Atherosklerose.

Legionen von Arbeiten suchten die Beziehungen zwischen Atherosklerose und Cholesterinhaushalt aufzuklären (Literatur s. VERSÉ [1]). Bestimmungen des Serumcholesterins führten zu keinen sicheren Ergebnissen, da niedrige oder normale Blut-Cholesterinspiegel bei schwerer Atheromatose und anhaltend hohe Blutcholesterinwerte bei normalen Gefäßwandverhältnissen vorkommen. Auch die Frage, ob alimentäres oder endogen synthetisiertes Cholesterin kausal an der Atheromatoseentstehung beteiligt ist, konnte noch nicht geklärt werden. Zweifellos neigen Krankheiten mit hohem Blutcholesterin wie Diabetes mellitus, Nephrose, Hypothyreose, essentielle familiäre Hypercholesterinämie zu früher und ausgedehnter Atheromatose, aber Beziehungen zu den schweren Atheromatosen mit normalem Blutcholesteringehalt sind noch nicht hergestellt. Auch der Einfluß des Blutdruckes auf die Atheromatoseentstehung ist noch recht unklar. Die Annahme, daß bei Hypertonie Cholesterin in die Gefäßwand hineingepreßt würde, ist noch nicht bewiesen. Immerhin wurden aus atheromatösen Gefäßwänden neben Cholesterin vier seiner Oxydationsprodukte isoliert, nämlich: 3,5-Cholestadien-7-on, 4,6-Cholestadien-3-on, 7-β-Hydro-Cholesterin und 3,5,6-Cholestantriol. Bei hohem Cholesteringehalt des Plasmas wird ihre Ablagerung begünstigt (GUBNER und UNGERLEIDER). In den letzten beiden Jahren haben GOFMANN, LINDGREN, ELLIOTT und Mitarbeiter in Berkeley nun Ergebnisse veröffentlicht, die geeignet erscheinen, das Atheromatoseproblem zu lösen.

Sie untersuchten mit der präparativen und analytischen Ultrazentrifuge Riesenmoleküle im Serum von Kaninchen und Menschen, die zusammengesetzt sind aus Cholesterin und seinen Estern, Phospholipiden, Fettsäuren und Eiweiß. Es zeigte sich, daß nicht Schwankungen des Gesamtcholesterins im Blut für die Atherosklerose verantwortlich sind, sondern Veränderungen dieser Riesenmoleküle. Bei normalen Kaninchen wurde ein Lipoprotein gewonnen, das 30 Gewichtsprozent Cholesterin enthält und eine Flotationsrate von 5—8 Svedberg-Einheiten hat. Nach Fütterung von 3 g Cholesterin pro Woche nimmt diese Komponente zu. Darüber hinaus entstehen bei weiterer Cholesterinzunahme Verbindungen mit höherer Svedberg-Konstante (Sf 10—30) und niedrigerer Dichte. Die niedrigere Dichte ist bedingt durch geringeren Eiweißgehalt des Moleküls. Diese Tiere wiesen im Gegensatz zu den der 5—8 Sf-Klasse mehr und stärkere Atherosklerosen auf.

Die cholesterintragenden Moleküle der Sf 10—20-Klasse sind auch bei Menschen mit Myokardinfarkten, die auf Coronarsklerose hinweisen, vorhanden und vermehrt. Sie spielen möglicherweise auch eine Rolle bei der Entstehung allgemeiner Atheromatose. Laufende Untersuchungen der Autoren lassen mit der zuverlässigen Methodik noch interessante, die allgemeine Pathologie und Klinik betreffende Ergebnisse erwarten. Dadurch kann auch u. U. die Bedeutung des mit der Nahrung zugeführten Cholesterins (bei fettarmer Ernährung beim Menschen täglich 40—100, bei fettreicher 400 und mehr mg) für die Atheromatoseentstehung geklärt werden, die wieder stärker diskutiert wird (GUBNER und UNGERLEIDER).

Ausscheidung und intermediärer Stoffwechsel.

Um Ausscheidung und intermediären Stoffwechsel des Cholesterins zu verstehen, muß man seine Konstitution kennen. Es leitet sich ab von einem als Steran bezeichneten Grundkohlenwasserstoff, einem völlig hydrierten Phenanthren an das ein Cyclopentan als 4. Ring ankondensiert ist.

Phenanthren

Steran

In Stellung 3 befinden sich eine alkoholische Hydroxylgruppe, in Stellung 10 und 13 je eine Methylgruppe. Am C-Atom 17 ist eine Seitenkette verankert. Der Grundkohlenwasserstoff des Cholesterins ist Cholestan. Im Cholestan sind

8 asymmetrische C-Atome enthalten, es bestehen also $2^8 = 256$ Isomeriemöglich-keiten. Durch die Einführung von Doppelbindungen wird diese Zahl einge-schränkt.

Cholestan

Ein Isomeres des Cholestans ist das Koprostan, die entsprechenden Alkohole sind Cholestanol und Koprostanol, das früher als Koprosterin bezeichnet wurde.

Cholestanol

Koprostanol

Durch Einführung einer Doppelbindung zwischen den C-Atomen 5 und 6 entsteht aus Cholestanol das Cholesterin.

Cholesterin

Weiteres über die Chemie des Cholesterins findet sich bei LETTRÉ und INHOFFEN, SOBOTTKA, FIESER und FIESER. Über die Stereochemie der Steroide hat kürz-lich HEUSNER eingehend berichtet.

Das Cholesterin kann im Körper verbraucht, umgewandelt und ausgeschieden werden. Als Hauptort der Cholesterin*ausscheidung* galt früher die Leber. Es hat sich aber gezeigt, daß das mit Galle ausgeschiedene Cholesterin (täglich um etwa 500 mg) im Dünndarm wieder resorbiert wird und dann vorwiegend über den Dickdarm ausgeschieden wird (SPERRY [2], BÜRGER und Mitarbeiter [1]). Auch über die Haut verläßt Cholesterin den Organismus (M. B. SCHMIDT). Im Urin werden normalerweise nur Spuren von Cholesterin gefunden (BUTENANDT und DANNEN-BERG). Bei Störungen des Eiweißstoffwechsels, wie sie z. B. der sog. Lipoidnephrose zugrundeliegen, kann die renale Cholesterinausscheidung beträchtlich sein (FREY und SUTER). Der Körper scheidet wenig Cholesterin als solches aus. Ein kleiner Teil wird in den Geweben zu Cholestenon umgewandelt, welches in kleinen Mengen mit den Faeces ausgeschieden wird (WINDAUS). Dieses Reduktionsprodukt des Cholesterins kann vom Darm nicht resorbiert werden (SCHÖNHEIMER und v. BEHRING, SCHÖNHEIMER und HODINA).

In den Faeces erscheinen große Mengen Koprostanol und Epikoprostanol (MARKER, WITTBECKER, WAGNER, TURNER). Koprostanol und Epikoprostanol konnten bisher in den Geweben nicht nachgewiesen werden. Da zugeführtes Cholesterin einen Anstieg der Koprostanolausscheidung bewirkt, so muß dieses aus Cholesterin gebildet sein (SCHÖNHEIMER, RITTENBERG, GRAFF). Koprostanol entsteht durch die reduzierende Wirkung von Bakterien im Darm (ROSENHEIM und WEBSTER [1, 2]). SCHÖNHEIMER und Mitarbeiter glauben, daß die Koprostanolbildung aus Cholesterin intermediär über Cholestenon führt. Cholestenon, das Hunden in einer Fleischdiät verfüttert wird, wird als Koprostanol ausgeschieden. Mit Hundekuchen verfüttert, wird es als Cholestenon unverändert ausgeschieden (ROSENHEIM und WEBSTER [3]).

Markiertes Deuterium-Koprostanol wird als Deuterio-Koprostanol ausgeschieden. Fütterungsversuche mit markiertem Cholestenon (ANCHEL und SCHÖNHEIMER), das vier labile Deuteriumatome enthält, ließen in dem aus Faeces isolierten Koprostanol Deuterium in stabilen Positionen erkennen. Daraus folgt, daß Koprostanol aus Cholestenon gebildet wird, daß die Bildung des Cholestenons aus Cholesterin nicht reversibel ist, es sei denn, das labile Deuterium geht während der Rückbildung verloren.

Umwandlung des *Cholesterins* zu Koprostanol
(nach ANCHEL und SCHÖNHEIMER).

Cholestenon

Dihydro-Cholesterin

Koprostanon

Koprostanol

ROSENHEIM und WEBSTER [3] berichten weiter, daß 85% des in einer schweineschmalzhaltigen Diät enthaltenen Cholesterins bei Hunden unverändert in den Faeces wiedergefunden wird. Wurden der Kost dagegen Cerebroside zugesetzt, so wird alles Cholesterin unter Wirkung der Darmbakterien zu Koprostanol umgewandelt. Die Reduktion entspricht völlig der des Cholesterins. Koprostanol wird andererseits zu Cholestanon oxydiert, Ergosterin und Stigmasterin werden dagegen unverändert ausgeschieden. Das Cholesterin ist also kein Stoffwechselendprodukt. Die von HUECK erwähnte Möglichkeit des Abbaues ist auf Grund dieser Ergebnisse bewiesen. Nach SCHÖNHEIMER [5] und BREUSCH vermag die Maus täglich 4—6 mg Cholesterin zu verbrennen.

Cholesterin als Ausgangssubstanz intravitaler Steroidsynthese.

Cholesterin wird physiologischerweise zur Synthese verschiedener Substanzen benützt. Damit ist eine der wichtigsten Aufgaben des Cholesterins im Organismus aufgezeigt. So konnten BLOCH [6], BERG und RITTENBERG die Bildung der Gallensäuren aus Cholesterin nachweisen. Sie fütterten bei Ratten deuteriertes Cholesterin, das vor allem in Leber und Lunge gestapelt wurde. Es fand sich später Deuterium in Gallensäuren. Aus Galle wurden durch PEARLMAN fünf Substanzen isoliert, deren eine Allopregnandiol ist. Es ist möglich, daß einige der aus Galle isolierten neutralen Steroide Intermediärprodukte der biologischen Umwandlung der Sterine in Gallensäuren sind.

BLOCH [7] konnte weiter die Umwandlung von Cholesterin in C_{21}-Steroide der Sexualhormongruppe zeigen. Zwar wurde dies an den Hormonen selbst nicht dargestellt. Das Umwandlungsprodukt Pregnandiol des Progesterons, das in der Schwangerschaft reichlich im Harn ausgeschieden wird, enthält aber nach Verfütterung markierten Cholesterins Deuterium im Skelet.

Neuerdings wird auch die Umbildung von Cholesterin in Provitamin D_3 für möglich gehalten (SCOTT, GLOVER, MORTON).

Ein Sterin mit der für die Provitamine D charakteristischen Ultraviolettabsorption, das für Provitamin D_3 gehalten wird, wurde in der Wandauskleidung des Dünndarms von Meerschweinchen, Ratten und Ochsen gefunden. Es ist im Duodenum am konzentriertesten und weitgehend in der Mucosa und Lamina propria vorhanden. Im Meerschweinchendünndarm macht dieses 7-Dehydrocholesterin 3,6% der nicht verseifbaren Substanz aus, gegenüber 0,5% in der Haut. In der Colonwand des Meerschweinchens erhielt es sich trotz Fastens oder längerer sterinarmer Diät. Vielleicht wird es dort durch enzymatische Dehydrierung von Cholesterin oder synthetisch gebildet. Unter Cholesterinfütterung stieg der Provitamingehalt im Dünndarm vorübergehend, in der Leber progressiv an. Das dürfte die erwähnte Entstehungshypothese durch Dehydrierung stützen.

Über die chemischen Beziehungen der Steroide zum Cholesterin berichtet eine Arbeit von JENSEN.

Hormone und Cholesterinstoffwechsel.

a) **Der Hypophysenvorderlappen** ist imstande, die Fettverteilung im Organismus zu beeinflussen. So entstehen durch Injektion von HVL-Hormonen Fettlebern (BEST und CAMPELL [5]), die nach Deuteriumversuchen von STETTEN und SALCEDO auf vermehrtem Fetttransport aus den peripheren Fettdepots beruhen. Wenn eine an lipotropen Faktoren arme Diät gegeben wird, entstammt das Leberfett aber nicht diesen Depots, sondern der Nahrung. Alimentäre und hormonelle Fettlebern beruhen also auf verschiedenen Vorgängen. Die Bedeutung der Hypophyse für den Fetthaushalt ergibt sich auch aus Befunden von SAMUELS, REINECKE und BALL, die nach Hypophysektomie bei fett- und kohlenhydratreich ernährten Ratten eine Verminderung des Leberfettes sahen. An all diesen Fettbewegungen nehmen auch Cholesterin und vor allem seine fettsauren Ester teil.

ABELIN und BRACHER sahen nach Injektion von HVL-Extrakt ein starkes Absinken des Nebennierencholesterins.

b) **Die Nebennierenrinde** wurde als möglicher Ort der Cholesterinsynthese bereits erwähnt. Es bestehen enge Beziehungen zum Cholesterinstoffwechsel.

So fanden THADDEA und FASSHAUER bei gesunden Hunden nach NNR-Extraktzufuhr eine Senkung der Serumcholesterinester. Auch REISS, BAUER und BUTTU konnten das Serumcholesterin mit Nebennierenextrakt beeinflussen. Desoxycorticosteronacetat hat nach GYÖRGY [2,3] und Mitarbeitern keinen Einfluß auf die diätetische Fettleber und damit auch nicht auf das begleitende Cholesterin. Dagegen setzt Nebennierenexstirpation bei männlichen Ratten die alimentär vermehrten Leberfette herab (SHIPLEY, CHUDZIK und GYÖRGY).

Das Fett verläßt die Leber schneller, wenn den eiweißarm ernährten Tieren die Nebennieren exstirpiert wurden (MACKAY). Die Nebennierenrinde scheint nach HARTMAN ein spezifisches, den gesamten Fettstoffwechsel beeinflussendes Rindenhormon zu enthalten, das Fettlebern entstehen läßt. Ob dabei der Cholesterinbestand der Tiere verändert wird, und wie das Hormon angreift, ist bisher nicht bekannt.

Es gibt Hinweise, daß in der Nebenniere Cholesterin in Nebennierenrindensteroide umgewandelt wird. So führt eine gesteigerte Nebennierenaktivität zum Abfall des NNR-Cholesterins (LONG). Tiere scheiden im Schock vermehrt Rindenhormone im Urin aus, während gleichzeitig der Cholesteringehalt der Nebenniere abnimmt. Adrenocortiertropes Hormon (ACTH) bewirkt eine vermehrte Bildung von 11-Oxycorticosteron unter gleichzeitigem Abfall des NNR-Cholesterins (SAYERS und Mitarbeiter). Die Blutcholesterinester nehmen nach ACTH-Zufuhr beträchtlich ab (CONN, VOGEL und Mitarbeiter). Daraus schließen die Autoren, daß Blutcholesterin eine Quelle für das zur Hormonproduktion benötigte NNR-Cholesterin ist, wenn nicht ein durch ACTH angeregtes Hormon die Blutcholesterinbewegungen bewirkt.

Auch die vermehrte Androgensynthese nach Zufuhr von Corpus-luteum-Hormon geht unter Verbrauch von Nebennierencholesterin vor sich (TEPPERMANN und Mitarbeiter).

Ob man aus den Schwankungen des Nebennierencholesterins Rückschlüsse auf die Rindenhormonsynthese schließen darf, muß vorerst kritisch beurteilt werden, zumal man nicht weiß, wie die eventuelle Umwandlung vor sich geht. Es wäre immerhin merkwürdig, daß der Organismus einen so komplizierten Stoff wie das Cholesterin aus kleinen Bruchstücken synthetisiert, um daraus ähnliche Stoffe zu bilden. Man wird weiter prüfen müssen, ob nicht auch die Synthese der NNR-Steroide aus kleinen Teilstücken vor sich geht.

Wir haben im Tierversuch durch Verfütterung verschiedener Mineralien, besonders nach Verabreichung von Kaliumsalzen oder Ammonchlorid, den Cholesteringehalt der Nebennieren vermehrt (SCHETTLER [4]). Die Fettpolster sind bei diesen Tieren gegenüber Kontrollen kräftiger entwickelt, und auch der Cholesterinestergehalt der Organe ist erhöht. Es scheint danach, daß die Mineralsalze die Cholesterinsynthese beeinflussen und daß die Nebennierenrinde dabei eine wesentliche Rolle spielt. Die genaue Auswertung dieser Befunde ist noch nicht möglich. Sie sind in ihrer Auswirkung auf den gesamten Fettstoffwechsel möglicherweise von Bedeutung. So scheinen zwischen Mineral- und Steroidhaushalt Wechselbeziehungen zu bestehen, indem Mineralien den Cholesterinstoffwechsel, Corticosterone den Mineralhaushalt beeinflussen.

c) **Schilddrüse.** Die Beziehungen zwischen Thyreoidea und Cholesterin haben wir kürzlich ausführlich dargelegt. Der Wert der Serumcholesterinbestimmung für die Diagnose der Schilddrüsenerkrankungen ist nicht groß. Wir fanden am

Krankengut der Medizinischen Kliniken Tübingen und Marburg aus den Jahren 1920—1950 für Hyperthyreosen niedrigere Mittelwerte als bei Normalpersonen [16]. Es kommen aber auch normale Werte bei sicheren Hyperthyreosen vor. Auch bei Myxödem hat das Blutcholesterin keine entscheidende diagnostische Bedeutung. Der bei thyreostatischer Behandlung oft eintretende Blutcholesterinanstieg ist abhängig vom Ausgangswert und vom allgemeinen Krankheitsbild. Sichere Beziehungen zum Grundumsatz bestehen nicht. Für die Beurteilung therapeutischer Effekte bei Schilddrüsenerkrankungen ist das Blutcholesterin jedoch zuverlässiger als der Grundumsatz (Schettler [16]).

Nach Tierexperimenten ist kein Zweifel, daß die Schilddrüse in den Cholesterinstoffwechsel eingreift. Wir zeigten, daß Thyreoidinfütterungen den Cholesteringehalt ganzer Mäuse erhöhen, Aminothiazol als thyreostatischer Wirkstoff ihn veringert [15]. Ob Synthese, endogener Verbrauch oder Exkretion die Angriffspunkte der Schilddrüsenwirkstoffe sind, ist vorerst nicht entschieden. Nach Untersuchungen an wachsenden Tieren scheint die Schilddrüse in die Cholesterinsynthese einzugreifen.

Nach Shipley, Chudzik und György wirkt Thyreoidektomie dem Effekt antilipotroper Diäten, d. h. die Leberverfettung fördernder Kostformen, entgegen. Vielleicht sind Thyreoidektomie oder Thyreostatika methioninsparende Faktoren. Eine sichere Erklärung für ihre Wirkung ist ebensowenig möglich wie für die Sexualhormone.

Sexualhormone.

Ausfall der Ovarien oder Kastration kann bekanntlich mit Fettmast einhergehen. Daran beteiligt sich auch das Cholesterin.

Entfernung männlicher Keimdrüsen wirkt dagegen weniger kräftig auf den Fettstoffwechsel ein. So beeinflußt die Kastration männlicher Ratten die alimentäre Fettleber im Gegensatz zu weiblichen Tieren nicht. Auch Testosteronzufuhren zeigen keine lipotrope Wirkung, während östrogene Hormone, in viel geringerer Konzentration gegeben, den Leberfettgehalt weiblicher normaler und kastrierter Ratten erniedrigen (György [2,3] und Mitarbeiter). Methioninzugaben verstärken diese Effekte. An den Fettbewegungen beteiligen sich Neutralfette und Cholesterin. Da bei Injektion östrogener Substanzen eine Lipämie entsteht, (Entenman, Lorenz, Chaikoff), greifen sie vielleicht in den Umlauf der Fette zwischen peripheren Depots und Organen oder bei der Ausscheidung ein.

Verfolgen wir den Weg und die Aufgaben des Cholesterins im Organismus, so kommen wir zu folgendem Schema:

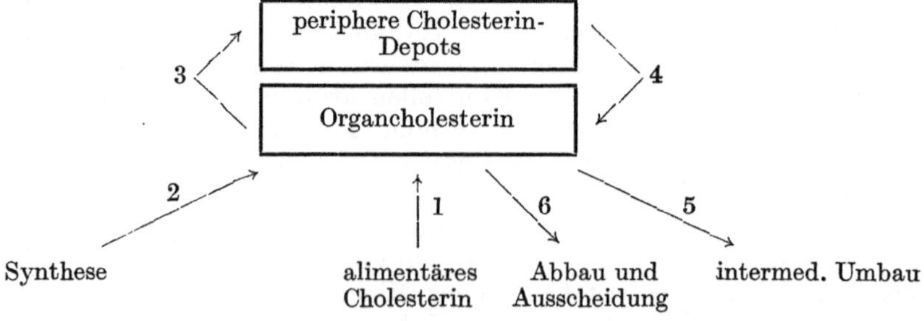

Vorgang 1: Fett- und cholesterinreiches Futter erzeugt Cholesterinanreicherung in den Organen. Physikalischer und chemischer Zustand ist maßgebend für Cholesterinresorption (Gallensäurewirkung).

Vorgang 2: Vitamin B_1, B_2 (Riboflavin und Pantothensäure), B_6 begünstigen Cholesterinsynthese.

Möglicherweise wirken Nebennierenrinde (Mineralsalzgemische) und Thyreoidea synthesefördernd.

Vorgang 3: Lipotrope Faktoren bewirken beschleunigten Abtransport aus den Organen, Ablagerung in peripheren Depots oder Ausscheidung (Vorgang 6, möglicherweise auch Vorgang 5). Östrogene wirken lipotrop.

Vorgang 4: Hungerzustand bewirkt Cholesterintransport von den peripheren Depots in die Organe. Von da Vorgang 5 oder 6. Auch Cholesterinbewegungen bei konsumierenden oder fieberhaften Krankheiten gehören hierher. Hypophysenvorderlappenhormon erzeugt Cholesterinverfettung der Leber über vermehrten Transport aus Depots.

Vorgang 5: Verwendung des Cholesterins zur Synthese von Progesteron, Gallensäuren, Vitamin D_3 (?), Nebennierenrindensteroiden (?), Androsteron (?).

Vorgang 6: Verbrennung, Koprostanolbildung über Cholestenon.

Wie mehrfach betont, ist es unmöglich, den Cholesterinstoffwechsel aus dem Gesamtmetabolismus, vor allem aus dem Fettstoffwechsel herauszulösen. So ist aus einem Vergleich dieses Schemas mit einer Aufstellung von STETTEN und SALCEDO zu ersehen, daß die gleichen Faktoren, die den Fettsäurestoffwechsel und -umlauf zu regulieren imstande sind, auch das Cholesterin beeinflussen. Über die Rolle einer die Fettsäuren begleitenden Substanz hinaus unterliegt das Cholesterin aber auch selbständigen Regulationen. Es hat im Stoffwechsel spezifische Aufgaben. Die früher geläufige Ansicht, daß das Cholesterin ein Stoffwechselendprodukt ist, dessen physiologische Bedeutung auf physikalischem Gebiet liegt, muß man daher fallen lassen.

Weiteren Forschungen bleibt es vorbehalten, den Stoffwechsel des Cholesterins und insbesondere seine intermediären Wandlungsmöglichkeiten noch aufzuklären. Dann wird auch seine bis jetzt bescheidene Rolle in der Klinik bedeutender werden können.

VIII. Die klinischen Verlaufsformen der Pyelonephritis[1].

Von

HEINRICH BERNING-Hamburg und ROBERT PRÉVÔT-Hamburg

Mit 29 Abbildungen.

Inhalt.

	Seite
Literatur	320
Einleitung	323
Allgemeine Übersicht über das Krankengut	323
Die perakute bis akute Pyelonephritis	327
Die Papillitis necroticans	332
Die chronische Pyelonephritis	336
Die hypogenetische Pyelonephritis	355
Therapie	361
Zusammenfassung	363

Literatur.

ABESHOUSE, B. S.: Hypertension and unilateral renal disease. (Review of literature. A report of 16 cases.) Surg. 10, 147 (1941).

ALKEN, C. E.: Die Papillennekrose. Z. Urol. 32, 433 (1938). — Zur Frage der Papillitis necroticans. Z. Urol. 33, 254 (1939).

BARKER, N. W., and W. WALTERS: Hypertension and chronic atrophic pyelonephritis. (Results of nephrectomy.) J. Amer. med. Assoc. 115, 912 (1940).

BARNEY, J. J., and H. S. SUBY: Unilateral renal disease with arterial hypertension; report of case apparently cured following nephrectomy. New England J. Med. 220, 774 (1939).

BARASH, L.: Present Status of pyelitis in children. Internat. Clin. 2, 159 (1929).

BATES: Zit. nach FAHR.

BERNING, HEINRICH: s. a. PRÉVÔT.

— Pyelonephritis und Diabetes; Vortr. 34. Tag. Nordwestdtsch. Ges. inn. Med. Hamburg, Febr. 1950. Pyelonephritis und Hypertension.; Vortr. 36. Tag. Nordwestdtsch. Ges. inn. Med. Hamburg, Febr. 1951.

— u. HANNA WALTER: Klinische Untersuchungen über die Pyelonephritis. Dtsch. med. Wschr. 1951 (im Druck).

BIRCHALL, R., and J. F. ALEXANDER: Medical aspects of pyelonephritis. Medicine 29, 1 (1950).

BOEMINGHAUS-ZEISS: Die Erkrankungen der Harnorgane im Rö-Bild. Leipzig: J. Ambr. Barth 1933.

BORST, R. C.: Effectiveness of sulfonamides on bacteria encountered in infectious of upper part of urinary tract. N. Y. State J. Med. 42, 217 (1942).

BOWEN and KUTZMANN: Urinary tract in diabetic women; its contribution to incidence of hypertension. Ann. int. Med. 17, 427 (1942).

BRAASCH, W. F.: Clinical data concerning chronic pyelonephritis. J. Urol. 39, 1 (1938).

— Pyelonephritis and its treatment. Surg. 68, 534 (1939).

—, and JAKOBSEN: Chronic bilateral Pyelonephritis. J. Urol. (Am.) 44, 571 (1940).

BUTLER, A. M.: Chronic pyelonephritis and arterial hypertension. J. clin. Invest. 16, 889 (1937).

---

[1] Aus der I. Medizinischen Klinik (Direktor: Prof. Dr. H. H. BERG) und dem Allgemeinen Röntgeninstitut (Leiter: Prof. Dr. R. PRÉVÔT) des Universitätskrankenhauses Hamburg-Eppendorf.

CALKINS and HOWARD: Bilateral familial phaeochromocytoma with paroxysmal hypertension. (Successfull surgical removal of tumors in 2 cases with discussion of certain diagnostic procedures and physiolog. considerationes.) J. clin. Endocrinol. 7, 475 (1947).

CHWALLA, R.: Blutdruck und Nierenkrankheiten. Z. Urol. 28, 649, 753 (1934).

DAMMERMANN: Die Beurteilung der Veränderungen im pyelorenalen Grenzgebiet. Z. Urol. Verh. Urol. Tag. Düsseldorf 1948.

DIAZ JIMENEZ: Lecciones de patologia médica editorial científico médica Madrid-Barcelona 1950.

EDMONSON, H. A., H. E. MARTIN and N. EVANS: Necrosis of renal papillae and acute pyelonephritis in diabetes mellitus. Arch. int. Med. 79, 148 (1947).

EISLER: Röntgenologische Fortschritte im Bereich der Physiologie, Pathologie und Diagnostik der Harnorgane durch vorwiegendes und systematisches Durchleuchtungsverfahren. Fortschr. Röntgenstr. 29, 1 (1922).

FAHRT: Über pyelonephritische Schrumpfniere und hypogenetische Nephritis. Virchows Arch. 301, 140 (1938).

v. FRIEDREICH, N.: Über Necrose der Nierenpapillen bei Hydronephrose. Virchows Arch. 69, 308 (1877).

FUOLON, P., and F. BUSSER: A propos des lésions rénales secondaires à la pyélographie rétrograde. Ann. path. Anat. 11, 416 (1934).

GASUL, B. M., J. M. GLASSER and A. GROSSMANN: Extreme Hypertension in a child cured by nephrectomy. J. Amer. med. Assoc. 139, 305 (1949). J. Urol. 25, 649 (1931).

GÖPPERT, F.: Über die eitrigen Erkrankungen der Harnwege im Kindesalter. Erg. inn. Med. 2, 30 (1908).

GOHRBRANDT, P.: Histologische Untersuchungen über die Beteiligung des Nierenbeckens bei Erkrankungen der Niere. Virchows Arch. 259, 269 (1926).

GOLDBLATT, H.: Studies on experimental hypertension; pathogenesis of experimental hypertension due to renal ischema. Ann. int. Med. 11, 69, (1937).

GÜNTHER, G. W.: Die Papillennekrose bei Diabetes. Münch. med. Wschr. 1937, 1695.
— Pyelographische Differentialdiagnose der Mark u. Papillennekrose der Niere. Z. Urol. Verhandlungsbericht d. Urologen-Tagg. i. Düsseldorf 1948.

HAENISCH-HOLTUSEN: Einführung in die Röntgenologie. Leipzig: Georg Thieme 1940.

HAENISCH-GROEDEL-LOSSEN: Lehrbuch und Atlas der Röntgendiagnostik. München: Lehmann 1938.

HAGE, W.: Pyelonephritis und Pyelonephritische Schrumpfniere. Z. urol. Chir. 44, 172 (1939).

HAMPERL u. WALLIS: Über renalen Zwergwuchs ohne und mit renaler Rachitis. Erg. inn. Med. 45, 589 (1933).

HASLINGER, K.: Die pyelonephritische Schrumpfniere. Z. urol. Chir. 24, 1 (1928).
— Über die Entzündung der ableitenden Harnwege. Wien. klin. Wschr. 65, 184 (1943).

HELD, E.: Über den Verlauf der schweren und schwersten Formen von Pyelitis gravidarum. Zbl. Gynäk. 1942, 362.

HELLSTRÖM, J.: Beitrag zur Kenntnis der Staphylokokkenpyelitis, bes. in ihrer chronischen Form und über eine bei derselben vorkommende eigenartige Konkrementbd. Acta chir. scand. (Stockh.). Suppl. 6, 1 (1924).

HELMHOLZ, H. F.: Congenital abnormalities of urinary-tract in childhood. J. Amer. med. Assoc. 89, 1932 (1927).

HEWITT, W. L.: Treatment of urinary tract infections with streptomycin. Amer. J. Med. 2, 474 (1947).

HEYNEMANN, TH.: Schwangerschaftsunterbrechung bei Pyelitis gravidarum. Zbl. Gynäk. 62, 2811 (1938).
— Die Bedeutung der Sulfonamide (Prontosil, Albucid usw.) für Geburtshilfe und Gynäkologie. Zbl. Gynäk. 66, 498 (1942).

HINDEMITH u. ROHDE: Erkennung und Behandlung des Phäochromocytoms. Münch. med. Wschr. 1950, 1081, Bd. 27/28.

HITZENBERGER u. L. REICH: Die statische und repiratorische Verschieblichkeit der normalen Nieren. Wien. klin. Wschr. 34, 545 (1921).

JOHOW, R.: Das Verhalten des Nierenparenchyms bei der Pyelitis gravidarum. Zbl. Gynäk. 70, 147 (1948).

JOSEPH u. PERLMANN: Die Harnorgane im Röntgenbild. Leipzig: Georg Thieme 1931.

JUNKER, H.: Durchleuchtung und Momentaufnahmen von Nierenbecken und Ureter. Z. Urol 30, 231 (1936).
— Fortschritte der chirurgischen Nierendiagnostik. Z. Urol. 32, 112, 191 (1938).

KAUFMANN, E.: Spezifische pathologische Anatomie, Bd. II. Berlin: Walter de Gruyter & Co. 1931. Pathology for students and practitioners. P. Blakistons Sohn & Co. 2, S. 1364, 1929.

KERR and GILLIES: The Urinary Tract. Handbook of Roentgen Diagnosis. Chicago: The Year Book Publishers 1946.
KIKAWA: Morphologische Studien über Schrumpfniere. Mitt. Inst. Sendai 9 (1937).
KIMMELSTIEL and WILSON: Benign and malignant hypertension and nephrosclerosis; clinical and pathological study. Amer. J. Path. 12, 45 (1936).
— Inflammatory lesions in glomeruli in pyelonephritis in relation to hypertension and renal insufficiency. Amer. J. Path. 12, 99 (1936).
KLUGE, E.: Neue Beiträge zur Kenntnis des renalen Zwergwuchses und der renalen Rachitis. Virchows Arch. 298, 406 (1936/37).
KNEISE-SCHOBER: Die Röntgenuntersuchung der Harnorgane. Leipzig: Georg Thieme 1946.
KYLIN: Der Blutdruck des Menschen. Leipzig: Steinkopf 1937.
LEADBETTER, W. F., and C. E. BURKLAND: Hypertension in unilateral renal disease. J. Urol. 39, 611 (1938).
LEB: Die Röntgenpyeloskopie. Fortschr. Röntgenstr. 42, 201 (1930).
LICHTWITZ, L.: Die Praxis der Nierenkrankheiten. Berlin: Julius Springer 1934.
LINDER, FR.: Experimentelle und klinische Untersuchung zur Frage der Hypertonie bei chirurgischen Nierenerkrankungen. Arch. klin. Chir. 262, 320 (1949).
LONGCOPE, W. T.: Chronic bilateral Pyelonephritis. Ann. int. Med. 11, 149 (1937).
— and W. L. WINKENWERDER: Clinical features of contracted kidney due to pyelonephritis. Bull. Hopkins Hosp. 53, 255 (1933).
MAIBORIDIN: 2 Fälle von klinischer Pyelonephritis im Röntgenbild. Z. Urol. 34, 348 (1940).
MANSFIELD, J. S., G. K. MALLORY and L. B. ELLIS: New England J. Med. 229, 387 (1943).
MENKIN, V.: Diabetes and inflammation. Science (Lancaster, Pa.) 93, 456 (1941).
— Biochemical factors in inflammation and diabetes mellitus. Arch. of Path. 34, 182 (1942).
MÜLLER, A.: Untersuchungen über die Ausbreitung des entzündlichen Prozesses im Nierenparenchym bei der aufsteigenden Pyelonephritis. Arch. klin. Chir. 97, 44 (1912).
MUIRHAED, E. E., J. VANATTA, A. GROLLMANN: Papillary Necrosis of the kidney. J. Amer. med. Assoc. 142, 627 (1950).
NECKER: In Handbuch Urol. v. Lichtenberg, Voelcker, Wildbolz 3, 690. Springer, Berlin 1929.
NESBIT, R. M., and K. B. CONGER: Chronic Pyelonephritis. N. Y. State J. Med. 42, 225 (1942).
OSTER, J.: Arterial Hypertension in a child cured by nephrectomy. Acta med. scand. (Stockh.) 128, 42 (1947).
PHILIPP, E.: Pyelitis und Pyelonephritis in der Schwangerschaft. Zbl. Gynäk. 31, 1820 (1937).
— Die Indikation zur Schwangerschaftsunterbrechung bei Pyelonephritis und Toxikose. Zbl. Gynäk. 44, 2549 (1937).
PLOTZ, J.: Die Behandlung der Pyelitis gravidarum mit Sulfonamiden. Z. Geb. Frauenheilk. 8, 307 (1948).
PRAETORIUS: Papillitis necroticans bei schwerer chron. Pyelonephritis. Z. Urol. 31, 298 (1937).
PRÉVÔT, R.: Intravenöse gezielte Pyelographie. Fortschr. Röntgenstr. 59, 52 (1939).
—, u. H. BERNING: Zur Röntgendiagnostik der Pyelonephritis. Fortschr. Röntgenstr. 73, 482 (1950).
PUTSCHAR, W.: Handbuch der speziellen pathologischen Anatomie und Histologie. Bd. 6, 2, S. 333. Berlin: Julius Springer 1934.
ROTH and KVALE: Tentative test for pheochromocytoma. Amer. J. med. Sci. 210, 653 (1945).
RUBRITIUS, H.: Die Infektion der Harnwege und ihre Behandlung. Wien. med. Wschr. 1941, I.
SABIN, A. S.: Hypertension in unilateral renal disease. J. Urol. 59, 8 (1948).
SCHNEIDER: Klin. Abgrenzung der Fälle mit Nieren-Tbc von Fällen mit unspezifischer Papillitis necroticans. Z. Urol. 32, 804 (1938).
— Über die unspezifische Papillitis necroticans Z. Urol. 33, 681 (1939).
— Blutungen aus Rückstauungsnieren infolge abschnürender Gefäße. Z. Urol. 32, 804 (1938).
SCHOEN, R.: Über die doppelseitige chronische pyelogene Nephritis. Arch. klin. Med. 169, 337 (1930).
SCHÖRNER, W.: Capillarmetastatische Marknekrosen der Nieren. Frankf. Z. Path. 41, 265 (1931).
SEMANS, J. H.: Nephrectomy for Hypertension in 2½ year old child. Bull. Hopkins Hosp. 75, 184 (1944).
SHEEHAN, H. L.: Medullary necrosis of kidney. Lancet 2, 187 (1937).
SPÜHLER, WALTHER u. BRUNNER: Zur Diagnose, Klinik und operativen Therapie des Phaeochromocytoms. Histamintest und Dibenamin. Schweiz. med. Wschr. 357, 74 (1949).
STAEMMLER, M.: Über pyelonephritische Schrumpfniere. Münch. med. Wschr. 79, 2005 (1932).
—, u. W. DOPHEIDE: Die pyelonephritische Schrumpfniere. Virchows Arch. 277, 713 (1930).
STOUDENSKY, A.: Papillennekrose bei Hydronephrose. Z. Heilk. 20, 459 (1899).
SUTER, F.: Handbuch der inneren Medizin. Bd. 6 2. Berlin: Julius Springer 1931.
THELEN, A.: Papillitis necroticans bei chronischer Pyelonephritis. Z. Urol. 40, 67 (1947).
— Entstehung und Verlauf der Cystopyelitis. Arch. klin. Chir. 261, 435 (1949).

VOELCKER: Über Dilatation und Infektion des Nierenbeckens. Z. urol. Chir. Bd. 1 (1913).
— Handbuch der Urologie von LICHTENBERG, VOELCKER, WILDBOLZ. Berlin: Julius Springer 1929.
VOLHARD, F.: Handbuch der inneren Medizin. Bd. 6, 1, 2. Berlin: Julius Springer 1931.
— Nierenkrankheiten und Hochdruck, 2. Aufl. Leipzig: J. Ambr. Barth 1949.
— Besondere Fälle von Hochdruck. N. med. Welt 24, 1 (1950).
WEISS, S., and F. PARKER: Pyelonephritis: its relation to vascular lesions and to arterial hypertension. Medicine 18, 221 (1939).
— Report on medical progress; arterial hypertension. New England J. med. 223, 959 (1940).
WILSON, C. L., and C. T. CHAMBERLAIN: Unilateral renal ischema associated with hypertension. (Case report). Z. Urol. 47, 421 (1942).
WIRTZ, H.: In BECHER, Nierenkrankheiten 2. Jena: G. Fischer 1947.

Einleitung.

Es gibt kaum eine entzündliche Erkrankung des Nierenbeckens (sog. Pyelitis), bei der im Nierengewebe entzündliche Herde fehlen. Auf Grund der pathologisch-anatomischen Untersuchungen GOHRBRANDTs kennen wir diese enge Zusammengehörigkeit von Niere und Nierenbecken, die uns auch das Auftreten entzündlicher Veränderungen in den Nierenbeckenwandungen bei chronischen glomerulonephritischen Schrumpfnieren verstehen läßt. Pathologisch-anatomisch kommt eine isolierte Pyelitis im akuten Stadium kaum vor. Unter Pyelonephritis (P. N.) verstehen wir in Übereinstimmung mit der pathologischen Anatomie eine Nierenbeckenentzündung mit offensichtlicher Beteiligung des Nierengewebes, wobei die Infektion hämatogen oder ascendierend (intraureteral oder lymphogen) erfolgen kann. Es ist nicht unsere Absicht zu der strittigen Frage Stellung zu nehmen, ob die Infektion des Nierenbeckens hämatogen oder urinogen zustande kommt, obschon uns der urinogene Infektionsweg nach unseren Befunden besonders dominant zu sein scheint. Ohne Zweifel ist beim praktischen Arzt und Facharzt die Bereitschaft viel zu groß, bei akuten oder chronischen entzündlichen Nierenerkrankungen mit Dominanz pyelitischer Symptome lediglich von akuter oder chronischer sog. Cystopyelitis zu sprechen. Damit wird der Tragweite dieser Erkrankung in keiner Weise Rechnung getragen. Es geht hier nicht nur um die richtige Benennung, sondern um die richtige Bewertung des Krankheitsbildes. Die Bezeichnung akute oder chronische „Pyelitis" gibt der Erkrankung unberechtigt ein harmloses Gesicht. Erst die Benennung P. N. weist uns in solchen Fällen auf die Beteiligung des Nierenparenchyms hin. Damit wächst unsere Bereitschaft, diesen Krankheitszustand in Analogie zu anderen entzündlichen Nierenparenchymerkrankungen gebührend ernst zu nehmen.

Allgemeine Übersicht über das Krankengut.

Die akute und chronische P. N. ist nach pathologisch-anatomischen Untersuchungen die häufigste Form der Nierenentzündung. Unter 9888 Sektionen des Universitätskrankenhauses Hamburg-Eppendorf fand HAGE unter FAHR 598 P. N. davon in 304 Fällen als Todesursache. WESSEL sah am Göttinger Material unter 8029 Sektionen eine P. N. in 1,3% (20,7% aller nicht tuberkulösen Entzündungen der Harnorgane). Unter 1000 laufenden Autopsien beobachteten MANSFELD-MALLORY-ELLIS in nahezu 15% Narben einer geheilten P. N. Dieser ungewöhnlichen Häufigkeit entspricht keineswegs unsere klinische Diagnostik. Das beruht wohl einmal darauf, daß die verschiedenen Phasen der P. N. häufig von verschiedenen Ärzten in ihren Disziplinen (Pädiater, Gynäkologe, Urologe, Chirurg, Internist) behandelt werden, wobei dem Internisten besonders die Therapie der chronischen Zustände mit renaler Insuffizienz oder Kreislaufkomplikationen zufällt.

Hinsichtlich der Frequenz bei den Geschlechtern neigen die klinischen Untersucher zur Annahme eines erheblichen Überwiegens der Frauen. In einer Literaturzusammenstellung von Necker betrug das Verhältnis 462 Männer : 1296 Frauen. Die morphologischen Befunde ergaben 52% Frauen : 48% Männer (Hage). Nun sind hierbei alle P. N. zusammengefaßt, die mit und ohne mechanische Stauung entstanden waren. Diese Harnstauung steht bei Männern ausgesprochen an der Spitze der zur Infektion prädisponierenden Umstände. Im Gegensatz dazu gibt es bei Frauen eine große Zahl spontaner P. N. ohne mechanisches Moment (nach Hellström an Hand klinischer Untersuchungen bei 80% Frauen, 20% Männern). Autoptisch fand sich bei 36,7% der Frauen mit P. N. das Fehlen eines Stauungsmomentes, bei Männern nur in 5,2% (Hage). Damit tritt bei Männern die zur Harnstauung führende Grundkrankheit (vorwiegend Prostataerkrankungen) in den Vordergrund, während wir beim weiblichen Geschlecht in einer großen Zahl der Fälle der P. N. als selbstständiger Krankheit gegenüberstehen. Diese P. N. der Frauen ohne dominierende, zur Harnstauung führende Grundkrankheit interessierte uns besonders. Natürlich wird in der Anamnese gelegentlich bei einem früheren Schub einer „Graviditätspyelitis" das mechanische Moment eine vorübergehende Rolle gespielt haben. Aber die P. N. als Komplikation einer sog. Pyelitis gravidarum hatte unter unserem autoptisch kontrollierten Krankengut nur eine relativ geringe Bedeutung (9 Fälle).

Unter unseren 272 Fällen[1] von P. N. lag bei 143 eine P. N. ohne nachweisbare Grundkrankheit, also ohne wesentliches Stauungsmoment vor, auf die wir uns konzentrierten. Durch gemeinsame klinisch-röntgenologische Untersuchungen an lebenden Patientinnen versuchten wir, die Diagnostik vorwärts zu treiben. Wir überschauen jetzt ein Krankengut von rund 200 Fällen von P. N. bei Frauen ohne wesentliches Stauungsmoment, von denen rund 70% pathologisch-anatomisch nachgewiesen sind.

Die 272 pathologisch-anatomisch sichergestellten P. N. beim weiblichen Geschlecht verteilten sich wie folgt:

		bezogen auf 272 Gesamtfälle	143 Fälle ohne Stauung	Zahl der Fälle
143 Fälle ohne sichere Harnstauung	1. *Akute P. N.*			
	a) doppelseitig	14,7%	27,9%	40
	b) einseitig	10,6%	20,3%	29
	2. *Chronische P. N.*			
	a) doppelseitig	13,9%	26,6%	38
	b) einseitig	4,7%	9,1%	13
	3. *P. N. bei Diabetes mellitus*	8,4%	16,0%	23
4. *P. N. bei Nephrektomierten*				5
5. *P. N. bei mechanischen Abflußhindernissen*				25
6. *P. N. bei Genitaltumoren oder Entzündungen im kleinen Becken*				66
7. *P. N. bei „Pyelitis gravidarum"*				9
8. *P. N. bei anderen Nierenerkrankungen (Nephrosklerose, Hydronephrose*				9

[1] Wir haben in Zusammenarbeit mit Fräulein Hanna Walter 272 Fälle von path.-anat. nachgewiesener P. N. bei Frauen aus allen Kliniken des Univ.-Krankenhauses Hamburg-Eppendorf hinsichtlich ihres klinischen Bildes untersucht. (Den Herren Klinikdirektoren Prof. Konjetzny, Prof. Jores, Prof. Pette, Prof. Bürger-Prinz, Prof. Marchesani, Prof. Marchionini, Prof. Steurer, Prof. Heynemann, Prof. Mau, Prof. Eckstein † sind wir für die Überlassung der Krankengeschichten und Herrn Prof. Krauspe für die Überlassung der path.-anat. Befunde sehr zu Dank verpflichtet.)

Unser besonderes Interesse bestand für die Gruppen 1—3 einschl. Das Maximum der Frequenz an zum Tode führender, autoptisch nachgewiesener P. N. lag zwischen dem 50. bis 70. Lebensjahr. Im mittleren Lebensalter scheint die P. N. in Anbetracht ihrer oft langen Verlaufsdauer seltener zum Tode zu führen, es sei denn bei perakuten oder hypogenetischen Formen. Die Abb. 1 gibt uns ein Bild der altersmäßigen Verteilung des Todes an P. N. Die Erkrankung hat sich nach klinischer Erfahrung schon geraume Zeit vorher abgespielt, so daß der Frequenzgipfel der klinischen Manifestation um Jahre bis Jahrzehnte früher liegen muß. Nach ISRAEL hat sie bei 75% der Frauen vor dem 40. Lebensjahr begonnen.

Hinsichtlich der Seitenverteilung der P. N. bei weiblichen Patienten bestehen unter der akuten und chronischen Verlaufsform deutliche Unterschiede. Während bei der akuten P. N. sogar 42% einseitig verlaufen, sind es bei der chronischen nur noch 25%. Mit der Dauer der Erkrankung wächst die Tendenz zum doppelseitigen Organbefall. Die klinischen Angaben über die Häufigkeit der P. N.-Erkrankung beider Nieren schwanken zwischen 28% (SCHEIDEMANTEL) und 80% (KRETSCHMAR). Es empfiehlt sich die getrennte Bewertung akuter und chronischer Verlaufsformen. Im Schrifttum wird immer wieder darauf hingewiesen, daß bei einseitiger Lokalisation die rechte Seite weitaus überwiegen soll; dieses ist bei der P. N. in der Gravidität sicher der Fall. Unter 121 Fällen von autoptisch sichergestellter einseitiger P. N. bei Frauen konnte diese Bevorzugung der rechten Niere nicht bestätigt werden (HAGE). Das beruht wohl darauf, daß die Graviditäts-P.N. nur ein kleines Kontingent der weiblichen P. N. darstellt.

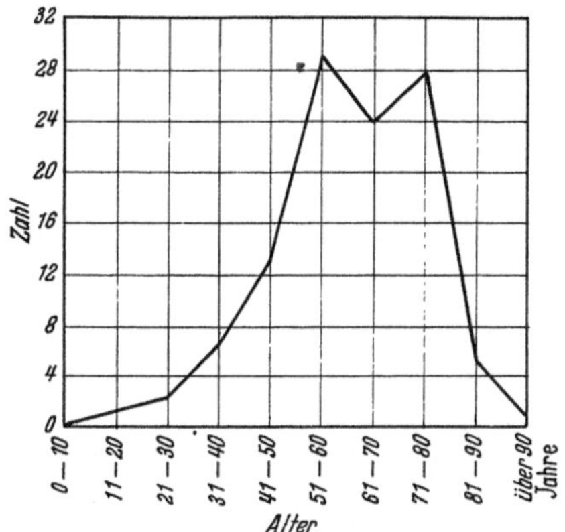

Abb. 1. Lebensalter z. Z. des Todeseintrittes bei 110 autoptisch bestätigten weiblichen Fällen von P.N. ohne dominierende, zur Harnstauung führende Erkrankung.

Die bakteriologische Urinuntersuchung (80 Fälle) unserer pathologisch-anatomisch gesicherten P. N. ergab in 30% sterile Kulturen. Dieser Hundertsatz ist sehr hoch und wohl auf oft nur einmalige Urinkulturen zurückzuführen. Unsere klinischen Erfahrungen zeigten uns, daß der Bakteriennachweis häufig erst nach wiederholten Urinkulturen gelang und dann viel häufiger war. Allerdings ist bei chronischen Fällen eine sterile Pyurie keineswegs selten, da nach Abklingen der bakteriellen Infektion die chronische Entzündung weiter laufen kann. Die restlichen 70% wiesen immer eine Coliinfektion (Mono- oder Mischinfektion) auf. Das entspricht den im Schrifttum vorliegenden Erfahrungen (RUBRICIUS, SUTER, NECKER, AXEN, HELLSTRÖM, ROVSING, SCHOEN usw.). Bei der Frau dominiert die Coliinfektion der Harnwege, weitaus seltener spielen Staphylokokken oder andere Mikroorganismen eine Rolle. Demgegenüber überwiegt bei Männern der Staphylokokkeninfekt weitaus (etwa $^2/_3$). Summarisch besteht eine gewisse Übereinstimmung der Bakterienflora der oberen Harnwege mit der Urethra, Vagina bzw. Vulva (NECKER). Als seltenere Erreger kommen in Frage Streptokokken, Proteus Hauseri, B. lactis aerogenes, Pyocyaneus, Pneumokokken, B. faecalis alcaligenes, B. pneumoniae Friedländer, Gonokokken.

Von der Bakteriurie über die Pyelitis, Pyelonephritis bis zur Pyonephrose bietet sich uns dasselbe Krankheitsbild in verschiedenen Entwicklungsstadien (NECKER). Die ungewöhnliche Häufigkeit der Bakteriurie ohne manifeste Organerkrankung hat erkennen lassen, daß die hämatogen oder urinogen bedingte Anwesenheit von Bakterien nur eine Teilkomponente bei der Pathogenese der P. N.

darstellt. Im Vordergrund steht die Harnstauung, die mechanisch oder funktionell von der Harnröhrenöffnung bis zur Kelchnische wirksam sein kann. Bei der Frau spielen nach Necker folgende Stauungsursachen eine Rolle: Stenose des Orificium ext. urethrae, Steine und Fremdkörper und Narben danach, Sphinctersklerose, Lappenbildungen an Urethra und Blasenhals, spinale Blasenparese, Atonie in der Gravidität, Tumoren, Divertikel, Verziehungen und Knickungen des Ureters durch Adnexgeschwülste (Fibrome, Cysten, intraligamentäre Myome), Uterustumoren, Veränderungen nach gynäkologischer Operation und durch graviden Uterus, Cystocelen, Prolaps der Vaginalwand, Narben nach retroperitonealen, appendizitischen und perimetritischen Entzündungen, kalte Abscesse, retroperitoneale Tumoren, kongenitale Dilatation oder abnorme Insertion des Ureters am Pyelon, Schlängelung und Knickung des Ureters bei Tiefstand oder abnorme Beweglichkeit und Dystopie der Niere, aberrante Gefäße, Hufeisenniere, Doppelbildung von Ureter und Nierenbecken. Aus der Vielzahl dieser bei der Frau möglichen harnstauenden Momente geht hervor, wie schwer es ist, diesen Faktoren bei der Beurteilung gerecht zu werden. Wenn wir bei unseren Fällen von spontaner P.N. ohne mechanisches Moment sprechen, so meinen wir damit den Ausschluß gröberer, autoptisch faßbarer, zur Stauung führender Faktoren.

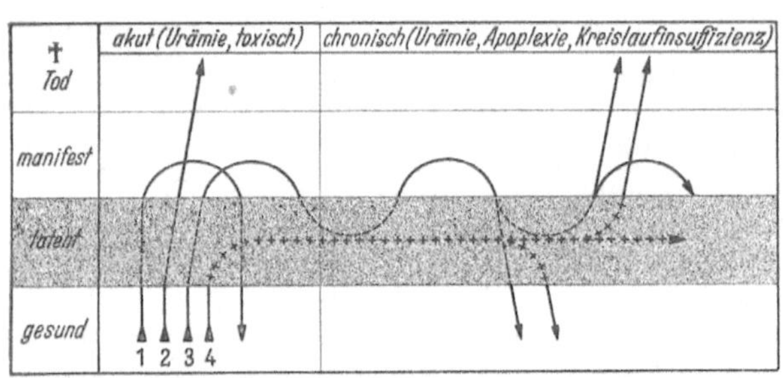

Abb. 2. Klinische Verlaufsformen der P.N.
1. Akute P. N., häufigster Verlauf.
2. Akute P. N., sog. perakute Verlaufsform mit häufigem Übergang in Urämie.
3. Rekurrierende P. N. mit akuten Schüben.
4. Primär chronische symptomfreie oder symptomarme P. N.

Neben diesen scheint die Beeinträchtigung der motorischen Funktion der ableitenden Harnwege als Folge der akuten oder chronischen Entzündung von größter Bedeutung für den Krankheitsablauf und besonders das Auftreten von Rezidiven zu sein. Außerdem liegt in einer Herabsetzung der allgemeinen Widerstandskraft durch andere Krankheiten ein wichtiger disponierender Faktor. Das Schwergewicht in der Pathogenese der P. N. ist durch die mechanisch oder funktionell bedingte Störung der ableitenden Harnwege bedingt. Die bakterielle Infektion ist nur ein Teilfaktor.

Eine schematische Aufstellung des klinischen Bildes der P. N. ist schwierig. Die P. N. befällt die Nieren sehr ungleichmäßig, herdförmig oder mehr diffus, einseitig oder doppelseitig. Auch das Krankheitsstadium kann an beiden Nieren völlig verschieden sein. Nach der Niederschrift dieser Arbeit fanden wir eine vorzügliche Darstellung der P. N. durch Jiménez Díaz in seinem 1950 erschienenen Buch Lecciones de patologia médica (Enfermedades del rinón). Díaz hat unter besonderer Berücksichtigung der pathologischen Anatomie eine ausgezeichnete Schilderung dieses Krankheitsbildes gegeben, die als die beste und umfassendste Arbeit des Weltschrifttums auf diesem Gebiet angesehen werden darf. Da unsere Niederschrift bereits abgeschlossen war, können wir zu den einzelnen Punkten nicht mehr Stellung nehmen. Wir möchten folgende klinische Einteilung z. T. in Anlehnung an die im Schrifttum angeführte (Birchall-Alexander) vorschlagen:

I. Perakute — akute P. N. (einseitig oder doppelseitig),
a) einfach,
b) Papillitis necroticans.

II. Chronische P. N. (einseitig oder doppelseitig).
a) rezidivierende P. N. mit akuten Schüben,
b) primär-chronische symptomfreie oder symptomarme P. N.,
c) P. N. mit intermittierender oder fixierter Hypertonie,
d) p. n. Schrumpfniere.
III. Hypogenetische P. N.

Die Verlaufsformen der akuten und chronischen Pyelonephritis lassen sich etwa folgendermaßen graphisch zur Darstellung bringen (Abb. 2).

Die perakute — akute Pyelonephritis.

Zum Verständnis des klinischen Bildes wird in Kürze auf die pathologisch-anatomischen Befunde eingegangen. Bei der perakuten P. N. spielt sich der Prozeß im Bereich der ganzen Niere ab. Autoptisch finden sich vergrößerte, geschwollene Nieren mit leicht abziehbarer Kapsel, Blutungen an der Oberfläche und Verwischungen der Mark-Rindengrenze. Auf der verschwollenen und brüchigen Schnittfläche sieht man zahlreiche kleine Absceßchen, die häufig in gelben Streifen vom Nierenbecken bis zur Rindenoberfläche angeordnet sind. Diese Absceßchen können diffus oder nur im Bereich einzelner Papillen vorliegen, konfluieren oder in das paranephritische Gewebe durchbrechen. Das Pyelon ist gerötet, gewöhnlich erweitert und mit entzündlichem Exsudat gefüllt. Die entzündlichen Veränderungen betreffen vor allen Dingen einzelne Kelche, Kelchhälse und Kelchnischen. Hier ist der Befall meist ausgeprägter als am eigentlichen Pyelon (PUTSCHAR). Mikroskopisch liegen die entzündlichen Herde im interstitiellen Gewebe verstreut. In den akuten Phasen sind die Glomeruli nicht befallen. Falls ein Einbruch in das Nephron erfolgt ist, enthalten die Tubuli Eiter und Bakterien. Degenerative Veränderungen liegen nicht vor, aber Fibrinanhäufungen in der Wand der befallenen Arteriolen und Venolen mit partieller oder kompletter Thrombose. Bei langer Dauer treten zu den eitrigen und nekrotischen Prozessen auch produktive Vorgänge. Die nicht eitrige akute P. N. gleicht anatomisch mehr einer ausgedehnten interstitiellen Herdnephritis mit ausgedehnter Bindegewebsneubildung (PUTSCHAR). Die mit Granulationsgewebe bei der Abheilung gefüllten kleinen Abscesse führen schließlich zu scharf umschriebenen Narben.

Die klinische Diagnostik der perakuten — akuten Formen der P. N. kann schwierig sein. Diese Phase pflegt meist am Beginn eines chronischen Leidens zu stehen, das symptomarm oder symptomlos bei ungenügender Erkennung und Behandlung zu einem fatalen Ende führt. Die Schwere des Krankheitsbildes ist von der Virulenz des Erregers, der Ausdehnung des Prozesses, der Funktionsstörung der Nieren und der Abwehrkraft des Patienten abhängig. Wir überschauen 69 autoptisch sichergestellte Fälle akuter P. N., von denen 29 (42%) einseitig verliefen. Hinsichtlich der klinischen Erscheinung bestand zwischen dem ein- und doppelseitigen Befall kein wesentlicher Unterschied, so daß sich eine getrennte Besprechung erübrigt. Das Alter unserer Patienten lag zwischen 21 und 86 Jahren, das Durchschnittsalter um 60 Jahre. Die höheren Altersklassen überwogen weitaus, wenigstens beim Krankengut verstorbener Patienten.

Die akuten Formen bieten das Bild eines mehr oder weniger schweren Infektes mit Schüttelfrösten oder Frieren, entzündlichen Zeichen der Harnwege und renaler Insuffizienz, die manchmal nur gering ausgeprägt sein kann. Obschon subjektive und objektive auf die Harnwege deutende Symptome, frequente und schmerzhafte Miktion bis zur Anurie, Nieren- bzw. Rückenschmerz, Nierendruck- bzw. Klopfschmerz, zurückliegende cystopyelitische Attacken häufig sind, können diese völlig fehlen und dadurch die Erkennung besonders erschweren. Die Krankheit beginnt plötzlich mit Abgeschlagenheit, Kopf- und Gliederschmerzen, hohem remittierendem Fieber oder sie ist schleichend. Eine Vorperiode gestörten Allgemeinbefindens geht meist vorher. Der Fieberverlauf ist uncharakteristisch, häufig remittierender Art. Hochfieberhafte Phasen, oft durch Schüttelfröste eingeleitet, können mit sub- oder sogar afebrilen Verläufen abwechseln. SUTER hat auf fieberlose Verlaufsformen besonders hingewiesen. Eine ausgedehnte Herpesbildung im Gesicht, auf die SCHOTTMÜLLER zuerst aufmerksam machte, ist bei akuten Coli-P. N. nicht selten.

Die Diagnose hat ihre Hauptstütze in dem Nachweis der Pyurie und Bacillurie. Man darf sich hierbei nicht auf einen einzelnen Urin- bzw. kulturellen Befund verlassen. Der Urin kann während des Fieberanstieges völlig normal sein und die Pyurie erst unter dem Temperaturabfall auftreten (BARASCH). Der intermittierende Charakter der Leukocyten- und Bacillenausscheidung läßt sich auch mittels des Ureterkatheters nachweisen (GEISINGER). Die häufigste Möglichkeit des Nachweises pathologischer Urinbefunde liegt in der Phase des Temperaturabfalles. Auch bei unseren Fällen war die Leukourie (in von Fall zu Fall wechselnder Menge) ein konstantes und zuverlässiges Symptom. Es besteht aber keine obligatorische Beziehung zwischen Pyurie und Bacillurie (BIRCHALL und ALEXANDER). Bei Lokalisation des Prozesses im Interstitium ohne Befall des Nephron wird das Urinsediment trotz Bacillurie normal bleiben. Unter 26 Kindern mit P. N. fand SLOTKIN 8 Beispiele positiver Urinkultur ohne Pyurie. Unsere autoptisch kontrollierten akuten Formen von P. N. waren bei positivem bakteriologischem Befund sämtlich Coliinfektionen (Mono- oder Mischinfektionen). Unter den nur klinisch beobachteten weiblichen Fällen sahen wir selten auch schwerste Staphylokokkeninfektionen, die ja bei Männern dominieren.

Ziemlich konstant war auch die Mikrohämaturie (75% unserer Fälle). Eine gelegentliche Mikrohämaturie kam vor und kann sowohl durch den p. n. Prozeß, eine hämorrhagische Cystopyelitis und eine begleitende Urämie bedingt sein. Die Beimengung hyaliner oder granulierter Cylinder ist selten. Sie darf keineswegs als obligatorisches Zeichen des Beginns der Nierenparenchymbeteiligung bei der P. N. gefordert werden (HEYNEMANN, PHILIPP). Selbst bei ausgedehntesten akuten P. N. können Cylinder konstant fehlen. Die nahezu bei allen Fällen vorliegende leichte Albuminurie ist wohl vorwiegend auf die Anwesenheit der Leukocyten und Epithelien zurückzuführen. Eine Filterung des Harnes vor der Eiweißprobe wird nicht überall konsequent durchgeführt. Eine stärkere Pyurie kann eine Albuminurie bis 1% bedingen (CASPAR). Höhere Esbach-Werte renaler Herkunft waren sehr selten (4 Fälle).

Röntgenologische Untersuchungsbefunde derartiger Zustände liegen bisher so gut wie nicht vor. Das mag einerseits darauf zurückzuführen sein, daß ein Teil der Erkrankungen klinisch nicht rechtzeitig erkannt wird, andererseits eine wohl berechtigte Scheu besteht, einer geschädigten Niere die Belastung einer intravenösen Pyelographie zuzumuten. Von einer retrograden Kontrastfüllung wird man sowieso in einem derartigen Stadium absehen.

Wir untersuchten in letzter Zeit mit der i. v. Pyelographie 2 Fälle, von denen der eine ein ausgesprochen verzögertes Ausscheidungs- und sehr mangelhaftes Konzentrationsvermögen aufwies. Der andere ließ in einem Zeitraum von 18 bis 30 min nach der Injektion eine zunehmende und sehr deutliche Anschoppung des Kontrastmittels rechts erkennen, die das Nierenparenchym deutlich von der Umgebung abhob. Das Nierenbecken selbst war nur wenig gefüllt. Es schien stark kontrahiert und gegen den Nierenhilus retrahiert, aber nicht gröber deformiert (s. Skizze Abb. 3). Links war die Ausscheidung zu wenig konzentriert und zu stark von gas- und kotgefülltem Dünn- und Dickdarm überlagert, als daß man sie hätte beurteilen können.

Hämatologisch fanden sich die für akute Entzündungen typischen Blutbilder mit Leukocytose und Linksverschiebung. Normale Leukocytenwerte kamen vor. Eine Neutrophilie ist nach HELD konstant. Die Blutsenkung war bei unseren Fällen immer erhöht, oft sogar sehr erheblich.

Renale Ödeme fehlten im Gegensatz zur diffusen hämatogenen Glomerulonephritis, sie traten höchstens bei kardialer Dekompensation auf. Eine Hypertonie gehörte an sich nicht zum Bilde der akuten P. N. Sie kann als Begleiterscheinung einer Anurie vorkommen. In anderen Fällen war die Blutdruckerhöhung immer ein Hinweis, daß es sich möglicherweise bei dem Krankheitsbild um einen akuten Schub bei einer chronischen P. N. handelte. Es können sich aber bei einer akuten P. N. Gefäßveränderungen mit erstaunlicher Geschwindigkeit entwickeln. So fand sich eine nekrotisierende Arteriolitis bei einem 6 Monate alten Säugling mit P. N. (WEISS und PARKER).

Unter der stationären Behandlung entwickelten sich häufig die Zeichen eines allgemeinen Verfalls. Der Tod erfolgte durch eine Kreislaufinsuffizienz, durch eine andere Krankheit, die neben der P. N. vorlag, oder besonders oft durch die Urämie. Die Zeichen renaler Insuffizienz sind bei der akuten P. N. überaus häufig. Die Konzentrationsfähigkeit pflegte bei den meisten doppelseitigen Fällen in der akuten Phase herabgesetzt zu sein. Die Entwicklung einer Urämie beherrschte bei den schwereren Verläufen das Bild und erschwerte die Diagnostik erheblich. Allgemeinsymptome wie Mattigkeit, Gleichgültigkeit, Kopfschmerzen,

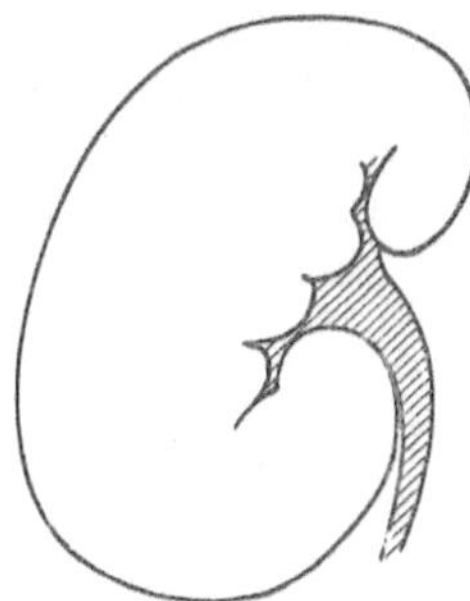

Abb. 3. Skizze eines i. v. Pyelogrammes der re. Niere bei akuter P. N. (Coli) bei einer 56jährigen Frau. Nierenbecken eng, stark kontrahiert und gegen den Nierenhilus retrahiert.

Dösigkeit, Schlafstörungen standen im Vordergrund und erweckten den Verdacht auf ein cerebrales Krankheitsbild. Unter dieser Diagnose wurden die Patienten auf psychiatrische oder neurologische Abteilungen eingewiesen oder sogar von interner Seite verlegt. Es war mehr das Bild einer larvierten Urämie, bei der die Progredienz und die Zeichen einer Acidose mit tiefer Atmung und urämischem Koma weniger im Vordergrund standen. Das „cerebraltoxische Bild" fand dann nicht selten durch eine akute P. N. seine überraschende autoptische Klärung. Auch bei psychotischen Bildern muß an diese Genese gedacht werden.

Bei einer zweiten Gruppe standen die urämischen Magen-Darm-Symptome im Vordergrund. Ihre Deutung machte besonders Schwierigkeiten, wenn alle auf die Harnwege hinweisenden Beschwerden von seiten der Kranken fehlten. Die Patientinnen klagten über wiederholtes Erbrechen, das die Nahrungsaufnahme erschwerte, oft unmöglich machte und auf der Grundlage einer urämischen Gastritis zustande kam. Dazu konnten als Zeichen einer urämischen Enteritis schwerste Durchfälle auftreten. Diese Kombination von Magen-Darm-Erscheinungen, Fieber und Dösigkeit führte wiederholt zur Annahme einer typhösen oder paratyphösen Erkrankung und zur Einweisung bzw. Verlegung auf eine Infektionsabteilung. Wenn dann bei einem solchen Fall in der ansteigenden Fieberphase der Urinbefund normal war, die Leukocytose noch fehlte und, wie üblich, keine Acidosezeichen mit Änderung der Atmung auftraten, machte die Diagnose wirklich große Schwierigkeiten. Die hohe Blutsenkung kann auf eine P. N. hinweisen. Bei diesen urämischen Fällen ergab dann auch die Blutuntersuchung eine erhebliche Erhöhung des Rest-N, der Blutharnsäure und des Xanthoproteins. Erstaunlich waren die mehrfach erheblich gesteigerten Rest-N-Werte (bis 188 mg-%)

bei klinischen Verläufen mit Ausgang in Heilung und nur geringer Trübung des Sensoriums. Der Umfang der Retention harnpflichtiger Substanzen pflegte bei der akuten P. N. verhältnismäßig viel größer zu sein, als man gemäß der klinischen Ausprägung urämischer Symptome erwarten sollte. Fast alle autoptisch gesicherten Fälle akuter P. N., bei denen entsprechende Blutanalysen vorlagen, wiesen z. T. erheblich erhöhte Rest-N-Werte auf. Es muß besonders darauf hingewiesen werden, daß auch bei einseitiger P. N. derartige Urämien möglich sind. Wir fanden bei einer 65 jährigen Frau mit einer autoptisch sichergestellten rechtsseitigen P. N. eine Urämie mit einem Rest-N- von 147 mg-%. Bei den autoptisch kontrollierten Fällen war eine Cystitis nahezu regelmäßig nachzuweisen. Während der klinischen Behandlung pflegten wir mit der urologischen Diagnostik in der fieberhaften Phase sehr zurückhaltend zu sein, um erneute Keimverschleppungen zu vermeiden.

Da die akute P. N. viel häufiger als die chronische P. N. ist, muß sie oft auch ohne spezifische Therapie spontan ausheilen. Andererseits weist die Tatsache,

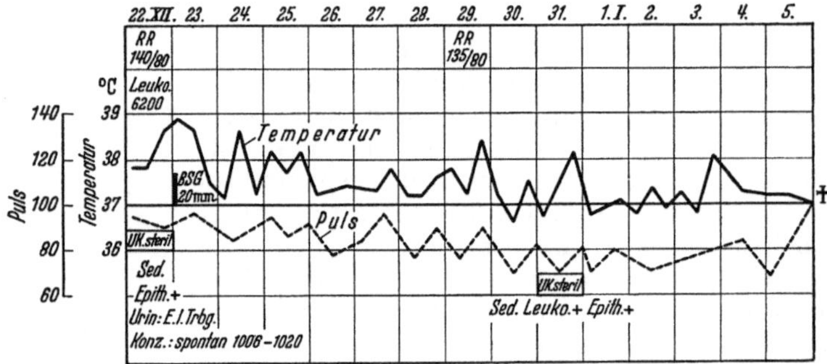

Abb. 4. Fall 1: Akute, internistisch nicht erkannte, doppelseitige P.N. mit „cerebralem" Krankheitsbild.

daß die p. n. Schrumpfniere die häufigste Form der Schrumpfnieren ist, auf die hohe Frequenz der Rückfälle und deren Folgezustände hin. Viele Faktoren der Rezidivursachen sind uns unbekannt. Wir müssen annehmen, daß der entzündliche Prozeß noch weiter laufen kann, wenn alle klinischen Zeichen schon sistieren. Man tut gut, in jeder akuten P. N. den fakultativen Beginn einer chronischen, entzündlichen Nierenerkrankung zu fürchten, wie wir das bei der diffusen, hämatogenen Glomerulonephritis als Selbstverständlichkeit anzunehmen gewohnt sind.

Fall 1. B. A. 23795/1941. 47 jährige Pat. Aufnahme am 22. 12. 1941 in der I. Medizinischen Klinik UKE., mit der Diagnose „Grippaler Infekt".

Anamnese: Vor 10 Jahren Nierenbeckenentzündung bds. (Gynäkol.: o. B. Part. ∅). Seit 14 Tagen Kopfschmerzen, Temp. bis 40° C, allgemeine Mattigkeit.

Befund: Pat. in gutem AZ., innere Organe palpatorisch und auskultatorisch ohne krankhaften Befund. Psychisch verändert: teilnahmslos, auf Befragen gibt sie nur zögernd Antwort. RR 140/80, BSG 20/45, im Blutbild keine Besonderheiten: (Hb 97%, 4,6 Mill. Ery, 6200 Leuko). Urin: Eiweiß, leichte Trübung. Sediment: Epith. +. UK: steril.

Verlauf: Nach 4 Tagen Temperatur subfebril. Am 8. Tag kann Pat. nicht mehr spontan Wasser lassen. Kultur des Katheterurins: steril, im Sedim.: Leuko (+) und Ery (+). Konzentrationswerte liegen zwischen 1006 und 1020. Da die psychische Veränderung im Vordergrund steht und organpathologisch kein krankhafter Befund festgestellt werden kann, Verlegung der Pat. in die Neurologische Klinik mit dem Verdacht auf einen cerebralen Gefäßprozeß. Hier zunehmende Somnolenz, zeitweilig motorische Unruhe. 14 Tage nach der Aufnahme ins Krankenhaus Exitus letalis (s. Abb. 4).

Sektion: (Auszug) Obduzent Dr. HUHN: Harnorgane: Hochgradige Urocystitis. Bds. Pyelitis. Zahlreiche P. N.-Herde in bd. Nieren. Urämischer Geruch der Organe.

Es handelte sich um eine akute P. N., bei der die durch die Urämie bedingten cerebralen Symptome im Vordergrund standen. Auf die Harnwege hinweisende

Zeichen waren kaum vorhanden. Der Umfang der Untersuchung war durch
kriegsbedingte Gründe beschränkt. Von Interesse ist die Dominanz der cerebralen Symptome, die sogar den Internisten veranlaßte, die Pat. auf die neurologische Abteilung zu verlegen.

Fall 2. H. H. 18675/1943. 21jährige Pat., die am 2. 12. 1943 mit dem Verdacht auf Encephalitis aus einem Kreis-Krankenhaus in die Psychiatrische Klinik des UKE eingewiesen wird.

Anamnese: Seit 3 Wochen vor der Aufnahme in das Kreiskrankenhaus am 17. 11. 1943
heftige Kopfschmerzen, subfebrile Temperatur. Mit großer Anstrengung versieht Pat. zunächst noch ihren Dienst als Autobusschaffnerin, allmählich „Fortbleiben der Gedanken".
Einlieferung in bewußtseinsgetrübtem Zustand. Anurie. Temperatur anfangs um 39,8° C,

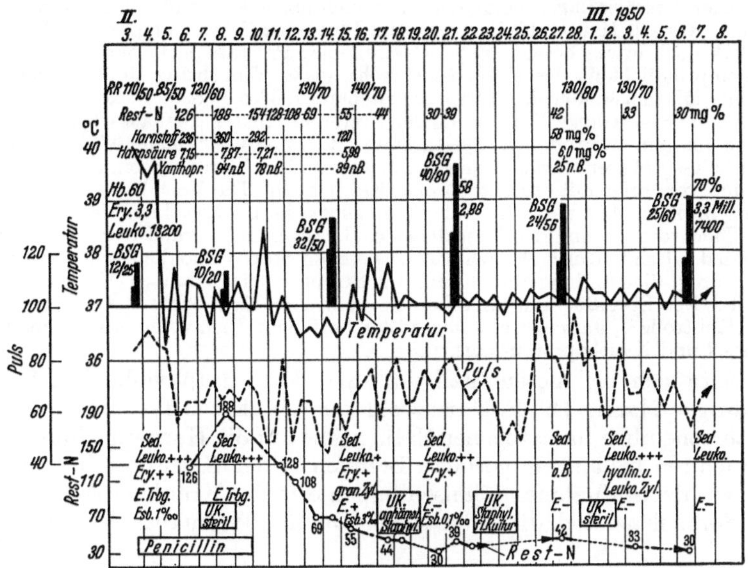

Abb. 5. Fall 3: Akute Staphylokokken-P.N. bei einem 56jährigen Mann, von einer Prostatitis ausgehend.
Durch die frühzeitig auftretende Urämie mit Somnolenz und Durchfällen. Vortäuschung eines paratyphösen
Krankheitsbildes.

später subfebril. BSG mit 17/33 nur mäßig erhöht, keine Leukocytose (Leuko 6800). Kathe-
terurin. Sediment: o B., Eiweiß ⌀. Nach ein paar Tagen häufiges Erbrechen, Obstipation.
Am 8. Krankheitstag Makrohämaturie, jetzt im Sed. Leuko $++$, Eiweiß $^{1}/_{4}$‰ nach Esbach.
Nach Targesinblasenspülungen, Cylotropingaben und Wärmebehandlung keine Besserung des
Sedimentbefundes: Leuko $(+)$, Ery $+++$, Bakt. $+++$. Wegen zunehmender Somnolenz
Verlegung in die Psychiatrische Klinik UKE.

Aufnahmebefund: Mäßiger AZ. Psychisch verändert. Pat. ist desorientiert, bei getrübtem
Bewußtsein. Organpathologisch kein krankhafter Befund. Nierenlager bds. nicht klopf- und
druckempfindlich. Temp. 39,3° C, RR 110/80. Bevor weitere diagnostische Maßnahmen vorgenommen werden können, in zunehmender Somnolenz Exitus letalis am 3. 12. 1943.

Sektion: (Auszug) Obduzent Dr. Winkelmann: Harnorgane: Hochgradige Urocystitis.
Bds. Pyelitis bei geringer Erweiterung der Harnwege. Viele Herde aufsteigender frischer
P. N. bds.

Es handelt sich um eine akute Verlaufsform der P. N., bei der lediglich der
unter der Beobachtung in einem anderen Krankenhaus auftretende Urinbefund
an die P. N. hätte denken lassen können. Die Urämie, die als solche nicht erkannt
wurde, beherrschte das Krankheitsbild und führte zur Verlegung auf die Psychiatrische Klinik.

Fall 3. R. S. 19921/1949. 56jähriger Mann. Aufnahme am 3. 2. 1950 auf die I. Med.
Klinik des UKE.

Früher immer gesund gewesen. Am 28. 1. starke Stirnkopfschmerzen. 30. 1. Schüttelfrost, hohes Fieber, Zunahme der Kopfschmerzen, Übelkeit, Erbrechen, Durchfälle ohne Blut

oder Schleim. 31. 1. Einweisung in ein anderes Hamburger Krankenhaus wegen „Sinusitis".
3. 2. Verlegung auf die Infektionsabteilung des UKE wegen Typhusverdacht. Seit dem 31. 1.
Durchfälle grünlich aussehend, aashaft stinkend 6—8 mal täglich. In den letzten 3 Tagen
Brennen in der Harnröhre nach der Miktion, Oligurie.

Somnolenter hochfiebernder Mann in elendem Zustand, keine Ödeme. RR bei der Aufnahme 110/50. Puls relativ langsam. Lungen o. B. Leib etwas meteoristisch aufgetrieben. Kein
Ascites. Leber und Milz nicht tastbar vergrößert. Prostata etwas vergrößert von normaler Konsistenz, diffus druckempfindlich. Nierenlager frei, Genitale o. B. Deutlicher Druck- und Klopfschmerz im Bereich des Kreuzbeins. Äußerlich in diesem Gebiet eine etwa handtellergroße
teigige Schwellung. Puls und Temperaturverlauf, Blutbild, chem. Blutwerte, Harnbefund
s. Abb. 5. Unter Penicillinbehandlung schnelle Entfieberung und Rückbildung der Durchfälle. Gleichzeitig intensive parenterale Flüssigkeits- und Kochsalzzufuhr. Nach Abklingen
der entzündlichen Erscheinungen beim Wasserversuch normale Verdünnung. Konzentration
bis 1020. 30. 3. Rest-N, Harnstoff, Harnsäure im Blut normal, Augenhintergrund o. B. Senkung mit 10/26 noch etwas beschleunigt. Cystoskopie: Prostata jetzt ohne Druckschmerz.
Keine Druckempfindlichkeit des Kreuzbeins mehr, glatte Einführung des Cystoskops, kein
Anhalt für ein Miktionshindernis, Blasenschleimhaut reizlos, beide Ostien klaffen, ohne
Ulceration oder Belege. Glatte Einführung der Ureterenkatheter, Blauausscheidung re. nach
5 min, li. nach 7,5 min. Retrogrades Pyelogramm: Re. abnorme Schleifenbildung im oberen
Ureter, sonst keine gröberen Veränderungen, li. zweigeteiltes Nierenbecken, die untere Hälfte
ist plumper und verzweigt mit etwas stumpfen Kelchenden. Die Kelchhälse des oberen Kelches sind verschwollen. Die klinische und röntgenologische Untersuchung des Magen-Darm-
Kanals, der Thoraxorgane und des Kreuzbeins o. B. Augenhintergrund o. B. Knochenmark
o. B. Da die in der Urinkultur mehrfach nachgewiesenen Staphylokokken sehr streptomycin-
empfindlich waren, Behandlung mit 10 mal 1 g Streptomycin. Danach Urin konstant im
Sediment o. B. Der Eiweißbefund lag schon seit dem 2. 3. nicht mehr vor. Entlassung am
8. 4. Bei der Kontrolle ½ Jahr später völliges Wohlbefinden. Urin völlig o. B. Senkung 7/18.
Im Blut Rest-N und Xanthoprotein normal.

Es handelte sich bei diesem Fall um eine akute Staphylokokken-P. N. bei
einem 56 jährigen Mann. Die P. N. ist wohl von der akuten Prostatitis ausgegangen und wahrscheinlich hämatogener Natur. Alle auf die Harnwege hinweisenden
Symptome fehlten bis auf ein geringes Brennen in der Harnröhre in den letzten
drei Tagen vor der Aufnahme. Klinisch imponierte das Krankheitsbild durch die
urämische Somnolenz und die urämischen Durchfälle anfangs als paratyphöse
Infektion.

Die Papillitis necroticans.

Das Auftreten von Papillennekrosen im Ablauf akuter und chronischer P. N.
ist pathologisch-anatomisch gut bekannt. Nach der ersten Beschreibung von
FRIEDREICHS (1877) erfolgten mehrere Bestätigungen durch andere Autoren
(TURNER, STOUDENSKY, CHIARI, KAUFMANN, SCHÖRNER, GRAUHAN, FOULON-
BUSSER). GÜNTHER (1937) sah unter 58 Sektionen mit ascendierender eitriger
P. N. 7 mit Papillennekrosen und unter 65 operativ entfernten p. n. Nieren 3 mit
Papillennekrosen. Von diesen insgesamt 10 Fällen waren 8 Diabetiker. SCHOEN
(1930) hatte schon auf die häufige Kombination von Diabetes und P. N. hin-
gewiesen und auch eine Markkegelnekrose beobachtet. Einer Anregung FRO-
BOESEs folgend erkannte GÜNTHER als erster die Bedeutung des Diabetes mellitus
für die akuten Formen der Papillennekrose. Seitdem wird im amerikanischen
Schrifttum die Bezeichnung „Günther's necrosis" verwandt. Während bei Nichtdiabetikern die akute Papillennekrose vorwiegend bei schweren, eitrig-nekroti-
sierenden P. N. auf der Grundlage chronischer Harnstauung (Prostatahypertrophie, Blasencarcinom z. B.) vorkommt, entsteht diese bei Diabetikern im
Verlaufe der bei dieser zweiten Gruppe ungewöhnlich häufigen P. N. ohne mechanisches, harnstauendes Moment. Sie ist eine schwere Form der akuten P. N. und
kann an einer oder mehreren Papillen, ein- oder doppelseitig lokalisiert sein.
ALKENs (1938) Bericht über 4 Diabetiker, von denen 3 nephrektomiert wurden,
zeigt uns, wie sehr der Umfang des Papillenbefalls von Fall zu Fall wechseln kann.

JUNKER (1938) beschrieb eine Beobachtung einer starken Hämorrhagie bei einer Diabetikerin mit einer Papillennekrose. Die größte Zahl von akuten Nekrosen der Nierenpapillen (29 Fälle) unter 859 Diabetikern in einer Serie von 32000 Sektionen fanden EDMONDSON-MARTIN-EVANS (1947). Sie sahen ferner 21 Fälle ein- oder doppelseitiger Papillennekrosen unter 1623 Patienten mit P. N. bzw. Pyonephrose in einer Serie von 31141 Nichtdiabetikern. Hier dominierte ursächlich die chronische Harnstauung (20 von 21 Fällen, vorwiegend Prostatahypertrophie).

Die akute Papillennekrose ist eine relativ seltene und ernste Komplikation der P. N. EDMONDSON-MARTIN-EVANS stellten aus dem Weltschrifttum bis 1947 und eigenen Beobachtungen 83 Fälle zusammen, von denen 41 mit Diabetes kombiniert waren. Der entzündliche eitrige Prozeß bei der P. N. der Diabetiker spielt sich besonders im Markgebiet der Papillen ab (ALKEN). Die nekrotischen Papillen werden grau-gelblich, sind rindenwärts durch eine Randzone begrenzt und können schließlich als Sequester abgestoßen werden. Bei schwereren Fällen nekrotisiert der größere Teil einer oder mehrerer Papillen, bei weniger fortgeschrittenen können lediglich die Papillenspitzen befallen sein und dann unregelmäßig begrenzt und wie angenagt aussehen. Meist kommt es zur Abszeßbildung in der Rinde. Nur in einem Drittel der Fälle wurden keine Abscesse gesehen (EDMONDSON-MARTIN-EVANS). Der Ablauf der ausgedehnten Papillennekrose verläuft über die Stadien Nekrose, Sequestrierung, Eliminierung. Die seltene Abstoßung kann zum Harnleiterverschluß unter der Vortäuschung einer Steinkolik führen. ALKEN hat den histologisch gesicherten Abgang einer nekrotischen Papille beobachtet. Die Basis der nekrotischen Zone liegt nahezu immer im Bereich der Pyramide, ohne die Rinde zu beteiligen. Rindenwärts sucht der Organismus die Nekrose durch einen Randwall von Neutrophilen, Eosinophilen, Plasmazellen und Lymphocyten abzuschirmen. Das begleitende Auftreten von bakteriellen Thrombophlebitiden der Nieren ist als Ausgangspunkt einer Sepsis besonders gefährlich. Gelegentlich kommt eine isolierte Papillennekrose unter Hinterlassung einer Narbe zur Abheilung, was EDMONDSON-MARTIN-EVANS bei einem Fall sahen.

Die gleichen Autoren berichteten über 29 eigene Fälle von autoptisch sichergestellten, akuten, renalen Papillennekrosen bei Diabetikern. Eine pyogene Ursache lag 26mal vor, eine Tuberkulose bzw. Aktinomykose je 1mal. Bei einem Patienten war der Prozeß abgeheilt. Die ungewöhnliche Häufigkeit der Kombination Diabetes-P. N.-Papillennekrose geht aus der Zusammenstellung dieser Autoren hervor. Unter 859 Sektionen von Diabetikern unter einer Gesamtsumme von 32000 Sektionen waren 107 P. N. Von diesen 107 P. N. zeigten 29 (27,1%) makroskopisch oder mikroskopisch Papillennekrosen. Bei 1023 autoptisch nachgewiesenen akuten P. N. von Nichtdiabetikern des gleichen Sektionsgutes hatten nur 21 (2%) Papillennekrosen, die bis auf einen Fall durch eine Harnstauung als Folge einer Prostataerkrankung bedingt waren. THELEN (1947) beobachtete auch bei Nichtdiabetikern eine doppelseitige Papillitis necroticans chronica diffusa im Rahmen der P. N. Im nordischen Schrifttum beschrieben GAUSTAD und HERTZBERG (1950) 6 Fälle von akuter Papillennekrose, von denen 5 Diabetiker waren. 3 Patienten hatten Nierensteine auf der befallenen Seite.

Auch bei unserem Krankengut lag bei 23 (16%) von 143 spontanen P. N. ohne nachweisbare primäre Stauung die Kombination mit einem Diabetes vor. Von diesen 23 zeigten 6 Fälle (26%) autoptisch Papillennekrosen, eine Frequenz, die mit den Beobachtungen obiger Autoren (27,1%) gut übereinstimmt. Dieser hohen Frequenz der P. N. beim Diabetes an der Leiche entsprechen auch die klinischen Beobachtungen. BOWEN und KUTZMAN sahen unter 84 wahllos untersuchten Diabetikern bei 34 Fällen aktive Infektionen der Blase und eines oder beider Nierenbecken. Seitdem wir die Coliinfektion der Harnwege mit und ohne

subjektive Symptome nicht mehr als harmlosen Schönheitsfehler auffassen sondern sorgfältig urologisch untersuchen, können wir die Häufigkeit der P. N. besonders bei der Diabetikerin nur unterstreichen. Die Papillennekrose ist überwiegend eine Komplikation einer vorliegenden P. N., in selteneren Fällen eines
septischen Prozesses mit Herdbefund außerhalb des Harntraktes. Sie muß als
Folge toxischer Wirkung intracanaliculär aufsteigender Bakterien aufgefaßt
werden. Die Gefäßarmut der Papillen dürfte eine Teilursache darstellen (GÜN
THER), da die Nekrose anatomisch immer auf die Pyramiden begrenzt bleibt.

Die diabetische Niere neigt abgesehen von der diabetischen Nephrose zu anderen Gefäßerkrankungen. Von unseren 23 Fällen (Kombination Diabetes und
P. N.) zeigten 5 gleichzeitig eine Glomerulosklerose, 2 eine Arteriolensklerose.
Von den 6 Fällen mit Papillennekrosen hatte aber nur 1 die Kombination Diabetes-
Glomerulosklerose-P. N.-Papillennekrose, so daß unter Berücksichtigung der
kleinen Zahl ein Zusammenhang zwischen der Glomerulosklerose und der Papillennekrose nicht evident ist. Auch die Blutdruckhöhe gibt uns keine sicheren
Anhaltspunkte. Unsere Fälle hatten sowohl Hypertonien (215/115) wie niedrige
Werte (100/70). Der diabetische Stoffwechsel hat für die Entstehung der Papillennekrose wahrscheinlich auch Bedeutung. In den frühen Phasen der Entzündung
ist das entzündliche Exsudat alkalisch und damit für die Erhaltung und Funktion
der polymorphkernigen Leukocyten besonders geeignet (MENKIN). Beim Diabetiker soll nach Untersuchungen dieses Autors die beschleunigte Bildung saurer
Valenzen die Neutrophilen an Stellen der Entzündung schnell zum Verschwinden
bringen, so daß das Exsudat bei der Papillennekrose arm an Polymorphkernigen
war. Diesen Beobachtungen entsprechen aber nicht die Blutbildveränderungen
des diabetischen Komas. Hier sahen wir immer eine starke Leukocytose mit ausgesprochener Linksverschiebung wenigstens im peripheren Blut. Es ist noch eine
ungeklärte Frage, warum die Papillennekrose nur bei einem Teil der Diabetiker
mit P. N. auftritt.

Die klinische Diagnose sollte bei folgenden Symptomen in Erwägung gezogen
werden: 1. akute Exacerbation einer chronischen, oft beim Diabetiker symptomarm oder symptomlos verlaufenden P. N. 2. Entwicklung eines diabetischen
Komas ohne andersartige Ursachen, 3. septisches Bild nach Ausschluß anderer
Sepsisherde, 4. Auftreten einer Hämaturie oder einer Nieren- bzw. Ureterkolik
(Abgang einer nekrotischen Papille), 5. schlechte Erholung vom diabetischen
Koma trotz Beherrschung der Acidose. Die Exacerbation ist klinisch durch Fieber, Schmerzen auf der befallenen Seite, hohe Druckempfindlichkeit und evtl.
durch Funktionseinschränkung bzw. Funktionsausfall der befallenen Niere
charakterisiert (ALKEN). Im Urin finden sich eine mäßige Albuminurie, eine
Leukourie und oft eine Mikrohämaturie. Bei Nekrose der Papillenspitze kann es
zur Makrohämaturie und bei Sequestrierung und Abstoßung einer nekrotischen
Papille neben der Blutung zu Koliken wie bei Steinleiden kommen. Wir haben
keinen solchen Fall beobachtet. In Anbetracht der Häufigkeit der P. N. beim
Diabetes und der oft symptomarmen bzw. symptomlosen Verlaufsform sollte man
bei jedem Koma aus unklaren Gründen, bei unklaren septischen Krankheitsbildern und bei schlechter Erholung trotz Beherrschung der Acidose immer an die
P. N. und eine komplizierende Papillennekrose denken und urologisch nachsehen.
Auch bei der Papillennekrose der Zuckerkranken dominiert die Coliinfektion.
Von unseren 6 Fällen waren 5 bakteriologisch untersucht worden und zeigten eine
Coliinfektion. Analoge Beobachtungen machte auch GÜNTHER. EDMONDSON-
MARTIN-EVANS betonten die gleichzeitige Bedeutung der Staphylokokken. Die
geringe Infektresistenz der Diabetiker ist ja zur Genüge bekannt. Auch bei der
Papillennekrose der Zuckerkranken überwiegen weitaus Frauen, während bei

Männern Prostataerkrankungen im Vordergrund stehen. Das Alter der Kranken liegt durchweg über 40 Jahre. Unsere Patienten hatten ein Durchschnittsalter von 62 Jahren. Die im Verlaufe der chronischen P. N. auftretenden umschriebenen oder diffusen Papillennekrosen werden später in dem entsprechenden Kapitel abgehandelt.

Wir selbst verfügen über keine röntgenologisch bestätigten Fälle von diabetischer Papillennekrose. Doch sei in diesem Zusammenhang auf eine Beobachtung (Fall 5) verwiesen, die uns zeigt, daß auch ohne das Bestehen eines Diabetes schon ein einmaliger akuter p. n. Schub imstande ist, eine bleibende Veränderung an den Papillen im Sinne einer Destruktion hervorzurufen.

Fall 4. F. T. 19796/1949. 48 jährige Frau. 1. 2. 1950 in die I. Med. Klinik des UKE aufgenommen. Keine früheren Erkrankungen. 9 Tage vor der Aufnahme Brennen beim Wasserlassen, Oligurie, Strangurie. Temp. 37,6° C. 8 Tage Bettruhe, keine Medikamente, danach beschwerdefrei. 1 Tag vor der Aufnahme bei kaltem Wind mittags auf die Straßenbahn gewartet. Rezidiv der Beschwerden. Schmerzen im Verlauf des re. Ureters.

Befund: Blasengegend druckempfindlich, Nierenlager frei. BSG anfangs 15/23, ansteigend auf 81/100. RR schwankend zwischen 140/90 und 200/100. Urin: Eiweiß ∅, Sediment: Ery +, Epithelien ++, Leuko +. UK: steril. Rest-N 38 mg-%, Harnsäure 2,74 mg-%, Konzentration 1021. Temperaturen anfangs um 38° C. Augenhintergrund: Fundus hypertonicus. Cystoskopie: Blasenkapazität 450 cm³, diffuse hämorrhagische Cystitis. Ostien bds. etwas ödematös, Blauausscheidung bds. nach 6¹/₂ min. Retrogrades Pyelogramm: li. Nierenbecken o. B. Re. ist der obere Kelch der unteren Hälfte des Beckens eigentümlich erweitert und unregelmäßig abgestumpft. Man sieht keine Papillenimpression. Urteil: Destruktion an einem re. unteren Kelchende. — Rückgang der subjektiven und objektiven Befunde unter Sulfonamidbehandlung.

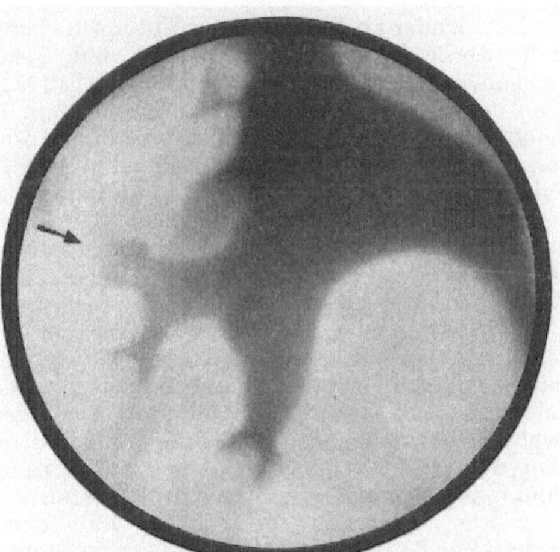

Abb. 6. Gezielte Aufnahme des re. Nierenbeckens nach retrograder Füllung. Kugelige Erweiterung eines der unteren Kelchenden (→), offenbar Höhlenbildung infolge Papillendestruktion nach erstmaliger akuter P. N.

Es handelt sich bei diesem Fall um den ersten Schub einer akuten P. N., der zu einer röntgenologisch nachweisbaren Veränderung an einer Papillenspitze der rechten Niere führte. Er zeigt uns, daß auch bei Nichtdiabetikern der erste Schub einer P. N. mit umschriebener Papillennekrose einhergehen kann (s. Abb. 6).

Fall 5. M. I. 16037/1934. 65 jährige Pat., am 14. 1. 1934 in die II. Med. Klinik des UKE aufgenommen.

Seit 50 Jahren chron. Gelenkrheumatismus. Seit etwa 1 Jahr bettlägerig. Blaseninkontinenz. Im Dezember 1934 zum ersten Male Schmerzen im re. Unterbauch sowie Schmerzen bei der Miktion. 14 Tage vor der Aufnahme Schüttelfrost, hohes Fieber, verstärkte Miktionsbeschwerden.

Befund: Nierenlager bds. leicht druckschmerzhaft. BSG 114/130, RR 115/60, Hb 70%, Ery 4,2 Mill., Leuko 16000, Urin: E. +, Sediment: Leuko +++, Ery +, Epithelien (+). UK: Bacterium coli, Rest-N 103 mg-%. Trotz Cylotropingaben keine Besserung. Hohe remittierende Temperaturen bis 39,6° C, häufiges Erbrechen. Konzentration im Blasenkatheterharn 1016 bis 1020, zunehmende Oligurie, Anstieg des Rest-N auf 149 mg-%, zunehmende Somnolenz. Nach 9 tägigem Klinikaufenthalt Exitus letalis.

Klinische Diagnose: Cystopyelitis, aufsteigende P. N., Urämie, Herzinsuffizienz.

Sektion (Auszug), Obduzent Dr. HAENKEL: Re. Niere: ausgedehnter paranephritischer Absceß, re. Nierenbecken schmutzig, grau-grün mit einzelnen rötlichen Spritzern, Papillenspitzen schwarz-grünlich verfärbt, zerfallen. Im Nierenparenchym mehrere erbsgroße Herde mit dunklem Zentrum und hellem Hof. Re. Ureter ganz im Anfang wie das Nierenbecken verändert, dann Schleimhaut o. B. Am unteren re. Ureterende Wandeinengung, Schleimhaut hier mit schmierigen eitrigen Plaques belegt. Gewicht: re. Niere 180 g, Größe 10, 5 × 6 × 4.

Li. Niere: auf Schnitt etwas verwaschene Markrindengrenze. Sonst li. Niere mit li. Nierenbecken und Ureter o. B. Harnblase rahmig, eitrig belegt, Zeichen von Entzündung nur am re. Ostium. Urteil: Rechtsseitige Pyelitis und P. N. mit Papillennekrosen, rechtsseitige nekrotisierende Ureteritis im unteren Teil. Paranephritischer Absceß re. Thrombophlebitis der re. Nierenvene, embolische Lungenabscesse, fettdurchwachsenes Herz mit vielen Herzmuskelschwielen.

Bei diesem Fall hatte eine einseitige P. N. zu einem paranephritischen Absceß, einer Thrombophlebitis der Nierenvene, ausgedehnten Papillennekrosen, metastatischen Lungenabscessen und zu einer Urämie geführt. Er demonstriert gleichzeitig, daß auch bei Nichtdiabetikern ein akuter Schub einer P. N. zu Papillennekrosen führen und trotz einseitiger Lokalisation eine Urämie entstehen kann.

Fall 6. A. L. 17553/1946. 45jährige Pat. Aufnahme am 28. 10. 1946 in die Chirurgische Klinik UKE.

Ein Bruder an Diabetes und Tbc. gestorben. Seit 1933 Diabetes mellitus, deswegen mehrfach interne Einstellung. Bis 1938 ohne Insulin behandelt. Ab 1939 wechselnde Insulinmengen, anfangs 3 mal täglich 10 E., ab 1942 täglich 75 Einh. 15. 10. 46 Verletzung am Grundglied des re. Ringfingers mit anschließendem Panaritium. Bei Einlieferung Hohlhandphlegmone, die trotz ausgedehnter chirurgischer Maßnahmen und mehrfachen Incisionen auf die ganze re. Hand und den re. Unterarm übergriff. Der Prozeß ließ sich durch Penicillin und Sulfonamide nicht beherrschen, so daß eine Amputation am 31. 3. 1947 vorgenommen werden mußte. Trotzdem kam die Pat. 4 Tage später ad exitum. Der diabetische Stoffwechsel hatte während der ganzen Zeit beherrscht werden können. Im Urin am 27. 2. 1947 Sediment (K.): Leuko ++, vereinzelt Ery, UK: Bact. coli. Der gleiche Urinbefund am 10. 3. 1947. Keine stärkeren subjektiven, auf die Harnwege deutenden Symptome.

Sektion (Auszug), Obduzent Dr. DEISLER: Auf der Nierenoberfläche kleine gelbliche Flekken, aus denen z. T. gelblicher Eiter hervorquillt. Auf dem Durchschnitt sind fast alle Papillenspitzen gelblich verfärbt. In den Markkegeln feine, streifige, gelbliche, bis zur Rinde reichende Zeichnung. In der ziegelmehlfarbenen Rindensubstanz kleine verwaschene graue Herde. Beide Nierenbecken sind etwas erweitert und zeigen Blutungen in der Schleimhaut. Schleimhaut der Harnleiter etwas gerötet. Blasenschleimhaut geschwollen, von kleinen rötlichen Pünktchen, besonders im Trigonum besetzt.

Eitrige P. N. mit ausgedehnten Papillennekrosen, geringe hämorrhagische Urocystitis. Diabetische Nephrose. Weiche Milzschwellung. Einzelne gröbere, teilweise sequestrierte und erweichte Infarkte in beiden Lungen mit fibrinös-eitriger Pleuritis.

Bei dieser Patientin konnten der Diabetes mellitus und eine schwere Arm- und Handphlegmone schließlich beherrscht werden. Die eitrige Coli-P. N., die klinisch abgesehen vom Urinbefund kaum Symptome verursachte, hatte zu ausgedehnten Papillennekrosen geführt. Durch die Weigerung der Patientin erfolgte die Amputation erst so spät, daß schon septische Lungenmetastasen vorlagen. Die renale Komplikation, an die klinisch gar nicht gedacht worden war, hatte bei dem letalen Ausgang sicher entscheidende Bedeutung.

Die chronische Pyelonephritis.

Während die üblichen Formen der chronischen Glomerulonephritis zu einem gleichmäßigen Befall in beiden Nieren führen, ist die chronische P. N. durch das ungleichmäßige Verhalten beider Nieren sowohl hinsichtlich der Ausdehnung des Prozesses, wie auch des Krankheitsstadiums charakterisiert. Die eine Niere kann schon narbige Veränderungen aufweisen, während die andere noch akute oder subakute entzündliche Erscheinungen zeigt (STAEMMLER und DOPHEIDE, PUTSCHAR). Die Entwicklung zu den morphologischen chronischen p. n. Veränderungen erfolgt entweder über wiederholte akute Schübe oder über eine langjährige chronisch schleichende Entzündung. Immer führt sie zu einer unregelmäßigen Destruktion des Nierengewebes. Mit der Dauer der Erkrankung nimmt die Häufigkeit einer doppelseitigen Affektion zu, so daß nur noch 25% unserer pathologischanatomisch sichergestellten chronischen P. N. einseitig lokalisiert waren. Beim Fehlen eines Abflußhindernisses wird die Niere durch die chronisch entzündlichen oft nicht eitrigen Prozesse ungleichmäßig verkleinert. Die Oberfläche bekommt ein narbiges und grobhöckeriges Aussehen. In den narbigen Bezirken ist die Rinde stark verdünnt und bindegewebig verändert. Am Mark sieht man stellenweise Schrumpfungs- und Verödungserscheinungen an den Pyramiden.

Das Pyelon ist besonders auch im Bereich der Kelche und Kelchhälse stark beteiligt. Es kommt zu Verdickungen und Verschwellungen der Schleimhaut an den Wandungen. Gelegentlich führen diese chronisch entzündlichen Prozesse zur Bildung lymphatischer Knötchen (Pyelitis follicularis) oder zu epithelialen Cysten- und Drüsenbildungen (Pyelitis cystica et glandularis). Bei schwereren chronischen Prozessen kann durch entzündliches Ödem, Zerstörung der Muskulatur, Neubildung von Bindegewebe die Verdickung der Nierenbeckenwand so stark sein, daß eine Funktionsbeeinträchtigung daraus resultieren muß. Gleichbedeutend für den Ablauf der Erkrankung und die Störung der Funktion sind die die chronische P. N. begleitenden, peripelvinen Entzündungen. Die Peripyelitis ist sehr häufig, aber makroskopisch oft wenig erkennbar (PUTSCHAR). Histologisch pflegt aber die chronisch entzündliche Infiltration mit Ödembildung, Hyperämie und Zellanhäufungen eindrucksvoll zu sein. Diese chronisch entzündliche Beteiligung des Hilusgewebes in der Umgebung der Kelche, Kelchnischen und Kelchhälse hat große Bedeutung. Sie führt zu einer langgehenden Funktionsbeeinträchtigung und Peristaltikhemmung dieser Nierenabschnitte und leistet durch Störung des Harntransportes der Unterhaltung bzw. Reaktivierung der chronischen P. N. Vorschub. Die Ausbreitung der chronischen Entzündung geht von den Kelchnischen aus. Durch die von MÜLLER durchgeführten Untersuchungen wurden überzeugende Erkenntnisse über den Infektionsweg der chronischen P. N. in der Niere gewonnen. Die Veränderungen beginnen in der Nische zwischen Kelch und Papille mit kleinen subepithelialen Infiltraten, anfangs ohne Fortsetzung in das Nierengewebe. Bei dieser Kelchnische handelt es sich sozusagen um einen toten Winkel am Rande des Harnstroms. Von hier aus greift der Prozeß in späteren Stadien auf das angrenzende Hilusfettgewebe über und befällt via perivasculäre Lymphspalten das eigentliche Nierengewebe. Der Lymphweg scheint bei der Ausbreitung des zur chronischen P. N. führenden Infektes eine maßgebliche Rolle zu spielen. Damit steht der Nierenbeckenkelch und insbesondere die Kelchnische im Mittelpunkt der Pathogenese.

Auch die Nierenkapsel pflegt oft mitbeteiligt zu sein. Sie ist über den narbigen Partien mit der Nierenoberfläche verwachsen und oft stark verdickt. Nicht selten kommt es zu einer fibrösen oder fibro-lipomatösen Perinephritis, die bis zu einer mehrere Zentimeter dicken weißen Schwarte und damit zur Kompression der Niere führen kann. Gelegentlich entwickelt sich bei der abscedierenden chronischen P. N. auch ein paranephritischer Absceß. Die häufigen ascendierenden Formen der chronischen P. N. zeigen oft eine chronische Periureteritis mit periureteraler Bindegewebswucherung und Verdickung des Harnleiters. Die Bedeutung all dieser chronisch entzündlichen Prozesse um die Niere liegt in ihrer Einwirkung auf die motorische Funktion. Wir können auf diese Weise verstehen, daß viele Fälle der chronischen P. N. auch ohne primäre Harnstauung im späteren Phasen mit einer Weitstellung des Nierenbeckens und des Ureters einhergehen und Peristaltikstörungen zeigen.

Von der chronischen P. N. besteht ein fließender Übergang zur p. n. Schrumpfniere. Die Abgrenzung ist keine scharfe und man wird von ihr nur dann sprechen, wenn die befallene Niere kleiner als eine normale ist. Die Tendenz zur Verkleinerung ist in dieser Form besonders ausgesprochen und kann sogar Hühnereigröße erreichen (HASLINGER). Das makroskopische Bild mit der groben, buchtigen, ungleichmäßigen Nierenschrumpfung, dem stellenweise erhaltenen Nierenparenchym, der Erweiterung des Nierenbeckens, der Kelche und des Ureters läßt diese Form von den vasculären und glomerulonephritischen Schrumpfungen durchweg abgrenzen.

Die Entwicklung der chronisch rezidivierenden P. N. mit akuten Schüben erfolgt meist im Anschluß an eine frühere, erste „Pyelitis", eine „Pyurie" im Kindesalter, entzündliche Genitalaffektionen der Frau, Operationen (insbesondere gynäkologische), Fehlgeburten, Graviditätspyelitis, Katheterisierung. Die erste Attacke führt entweder zur chronischen Entzündung oder es kommt trotz kompletter Heilung zum Rezidiv. Diese episodisch nun immer wieder auftretenden akuten Schübe bedingen eine zunehmende Zerstörung des renalen Gewebes. Die Gefahr der Unheilbarkeit der chronischen Entzündung und der renalen Insuffizienz nimmt mit jeder Attacke zu. Die klinischen Symptome des akuten Schubes entsprechen den Zeichen, die im vorigen Kapitel beschrieben wurden. Im Intervall bietet sich meistens wenig Veranlassung, eine chronische Nierenerkrankung zu vermuten. Allgemeinsymptome, wie herabgesetzte Leistungsfähigkeit, leichte Ermüdbarkeit, Blässe, Gewichtsverlust oder ungeklärte Magerkeit, Inappetenz, stark wechselndes Aussehen (sog. Ränder unter den Augen) sollten bei Frauen immer an die Möglichkeit einer P. N. denken lassen. Bei genauerem Befragen ergeben sich meistens frühere Fieberschübe mit Frieren oder Schüttelfrost, cystopyelitischen Erscheinungen und Empfindlichkeit der Blase, sog. „Grippen" oder „Erkältungen", die auf die richtige Fährte lenken. Man berücksichtige bei der Anamnese besonders die Kindheit, die Flitterwochen, die Graviditäten und die Zeitabschnitte nach Operationen incl. Fehlgeburten. Es sei besonders betont, daß der Beginn der chronischen P. N. nur bei einem kleinen Teil unserer Patientinnen während einer Gravidität erfolgte. Wir sahen im Gegenteil auch sichere Fälle, die sich bei schon vor der Schwangerschaft bestehender P. N. während der Gravidität besonders wohl fühlten und beschwerdefrei waren. Ein wichtiges Symptom im Intervall ist der Rückenschmerz, der auf der Seite der p. n. erkrankten Niere lokalisiert zu sein pflegt, bei doppelseitiger P. N. auch auf beiden Seiten. Dieser p. n. Rückenschmerz spielt u. E. unter dieser vieldeutigen Beschwerde der Frau eine bedeutende Rolle. Besonders charakteristisch pflegt auch die Klopfempfindlichkeit des Nierenlagers auf der befallenen Seite beim Schlag mit dem Perkussionshammer zu sein.

Diese chronische P. N. ohne primäre Harnstauung ist fast ausschließlich eine Erkrankung des weiblichen Geschlechtes und beinahe immer eine Coliinfektion (Mono- oder Mischinfektion). Gelegentlich kann während der Exacerbation eine Staphylokokken- oder seltener andere Mischinfektionen dazukommen. Im Intervall ist der Urin nicht selten passager steril. Bei laufender Kontrolle gelingt aber meistens der Colinachweis. Das Wiederauftreten der Erreger nach Aussetzen der Therapie und nach Abklingen der akuten Erscheinung ist ein zuverlässiges Zeichen für den chronischen Charakter des Prozesses.

Im Intervall zeigt der Urinbefund wenig Imponierendes und wird darum meistens nicht ernst genommen. Der Erregernachweis sollte immer alarmieren. Im Sediment findet sich eine sehr wechselnde Leukourie, an einem Tage in geringer Menge, an einem anderen sehr ausgesprochen, manchmal in geballter Form. Braasch und Cathcart beobachteten 251 Fälle mit doppelseitiger, chronischer P. N. über 10—15 Jahre und stellten fest, daß die Leukocyten im Gesichtsfeld an verschiedenen Tagen zwischen 5—10 und 50—100 schwankten. Eine einmalige Urinuntersuchung kann sehr wohl bakteriologisch und mikroskopisch völlig normale Befunde ergeben, so daß beim geringsten klinischen Verdacht erst wiederholte Kontrollen etwas aussagen. Eine intermittierende Mikrohämaturie (etwa 40%) und eine geringe Albuminurie (etwa 30%) kommen vor. Selten finden sich hyaline und besonders granulierte Cylinder. Gelegentlich sieht man Makro-hämaturien mit Neigung zu Rückfällen, besonders bei langer Dauer der chroni-schen P. N. BRAASCH fand derartige Blutungen bei 67 von 527 Patienten. Die Blutung ist gewöhnlich einseitig und läßt an eine Papillenlokalisation des p. n.

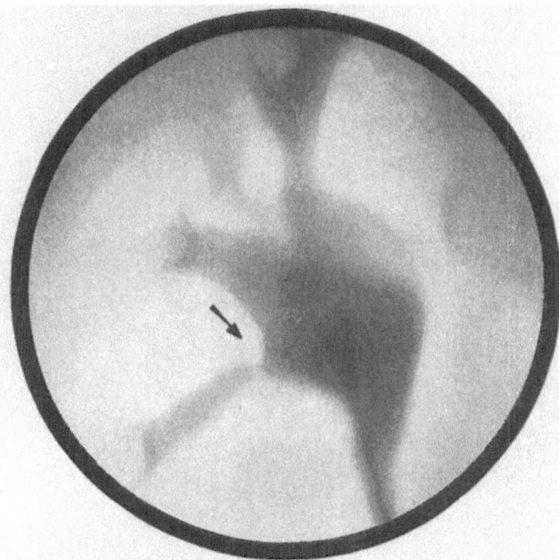

Abb. 7. Umschriebene Einengung am Abgang des unter-sten Kelchhalses re. bei 50jähriger Frau mit chron.P.N. (Coli). Die sich gegenüberliegenden Wandkonturen sind stark gerundet und scheinen ödematös verschwollen.

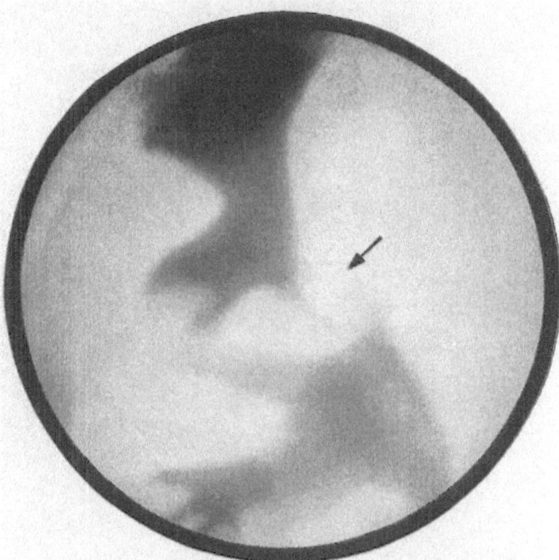

Abb. 8a. Zirkuläre, wulstig begrenzte Enge am Abgang des oberen Kelchhalses re. mit Dilatation und vermehr-ter Schattentiefe im Bereich des Kelches bei chronischer rezidivierender P.N. (Coli).

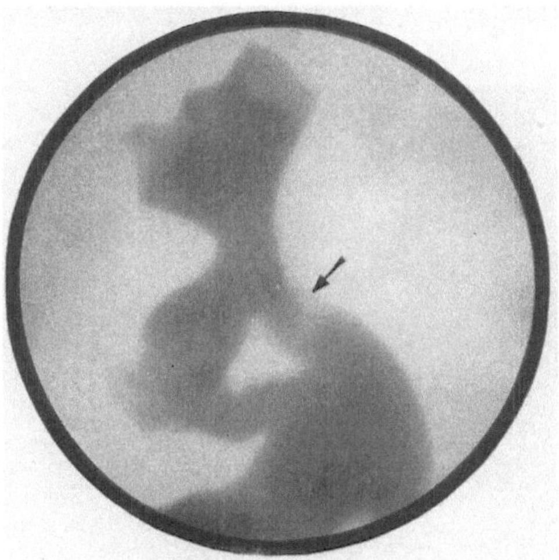

Abb. 8b. Rückgang des Schwellungszustandes nach Abklingen der entzündlichen Erscheinungen.

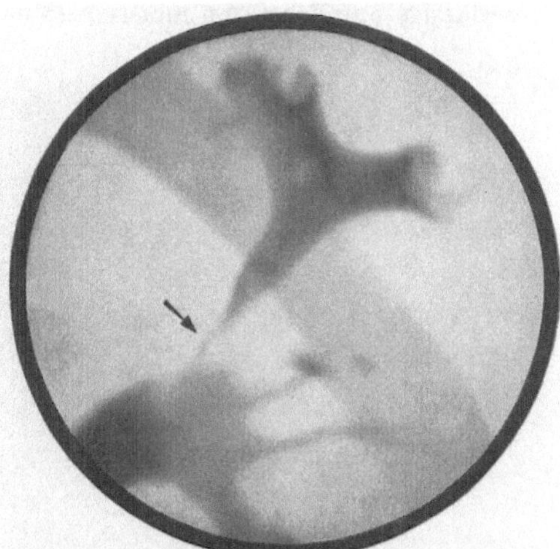

Abb. 9. Starke Schleimhautwulstung im Bereich der 3 obersten Kelchhälse des li. Nierenbeckens. Der Ab-gang des obersten Kelches scheint geradezu torquiert. Geringe Erweiterung prästenotisch. Akuter Schub einer P.N. bei 23jährigem Patienten.

Prozesses denken. Auch JUNKER hat einen solchen Fall beschrieben. Als weitere Blutungsquellen kommen erodierte Bezirke, Schleimhautnarben oder Granulome im Nierenbecken oder Ureter in Frage (BRAASCH). Gelegentlich macht der Um-fang des Blutung eine Nephrektomie erforderlich.

Ödeme gehören nicht zum Krankheitsbild. Falls sie auftreten, sind sie höch-stens kreislaufbedingt. Die Beschleunigung der Blutsenkung, auf die BERTRAM

schon hingewiesen hat, ist ein überaus häufiges Zeichen der chronischen P. N.
Sie sollte uns bei unklaren Fällen immer an diese Möglichkeit denken lassen. Es
ist an der Zeit, mit der Bagatellisierung der Coliinfektionen der weiblichen Harn-

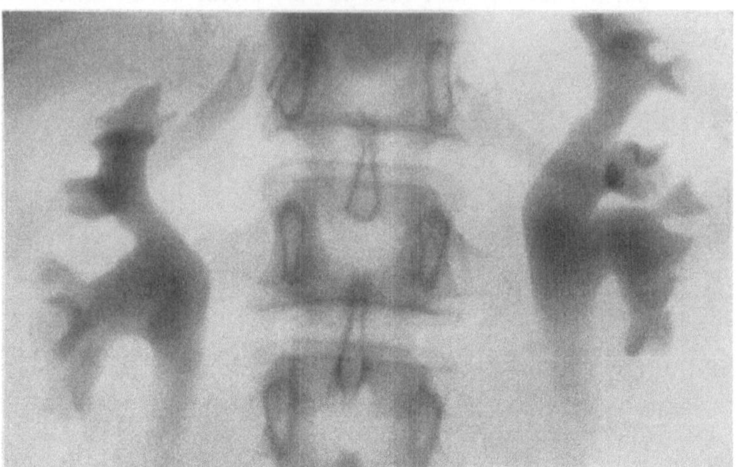

Abb. 10a. Völlig einwandfrei erscheinendes retrogrades Pyelogramm.

wege aufzuhören. Die Trias: + beschleunigte Blutsenkung, + Colibacillennachweis und konstante oder intermittierende Leukourie war für uns der zu-
verlässigste und bei den meisten Fällen vorhandene Wegweiser.

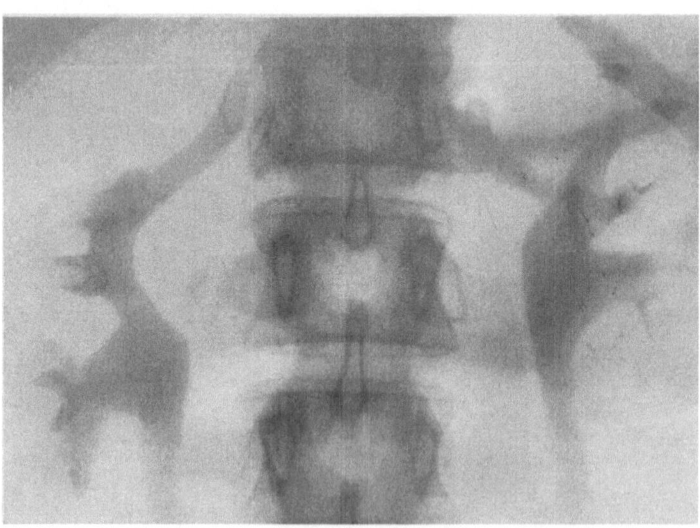

Abb. 10b. Der gleiche Fall auf i.v. Wege gefüllt, zeigt jetzt deutlich eine Veränderung am li. Nierenbecken. Die
Kelchhälse und -Enden sind eingeengt. Sie erscheinen kontrahiert bzw. verschwollen. Akute, hochfieberhafte P. N.
links (Coli) bei 18 jähr. Mädchen.

Die urologische Untersuchung, die wir immer erst nach Abklingen der akuten
Erscheinungen nach Erzielung der Bakterienfreiheit des Urins durchführten,
ergibt überwiegend sehr geringe pathologische Befunde. Die Blasenschleimhaut

zeigt oft geringe cystische Veränderungen, bei gleichzeitiger chronischer Cystitis auch entsprechende Befunde mit Herabsetzung der Kapazität. Aber überwiegend ist der Blasenbefund unbedeutend. Lediglich die Ureterenostien weisen meistens auf der befallenen Seite ein Klaffen und eine gewisse ödematöse Schwellung auf.

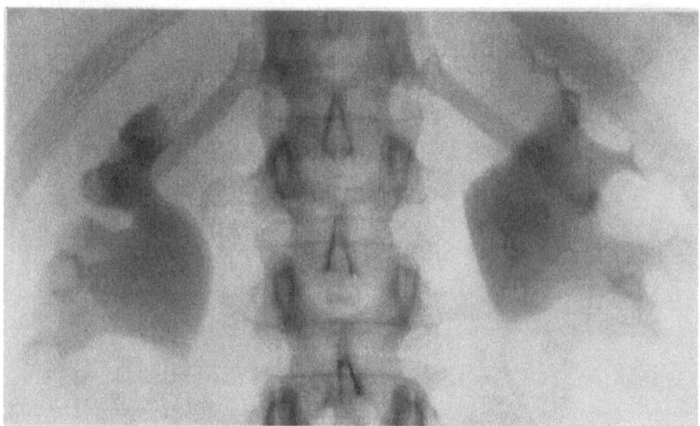

Abb. 11. Ausgesprochen linksseitige Veränderungen am Nierenbecken. Starke Schwellung an Kelchhälsen und Enden. Rezidivierende P. N. bei 22jähriger Frau.

Die Blauausscheidung läßt als Grundlage der Beurteilung der Nierenfunktion ziemlich im Stich. Wir sind immer wieder erstaunt, daß selbst röntgenologisch nachweisbare, erhebliche, chronische P. N. noch eine normale Farbprobe ergeben. Am frühesten scheint die Intensität der Blauausscheidung zu leiden und bewertet

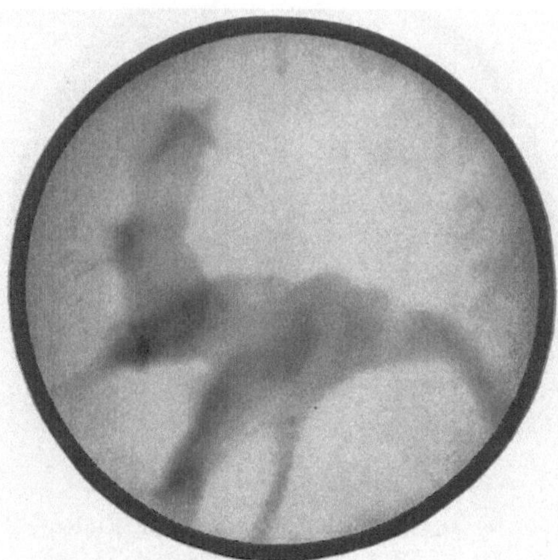

Abb. 12. Diffuse plumpe ödematöse Schwellung des ganzen re. Nierenbeckens. Akuter Schub einer P. N. (Coli) bei 52jähr. Frau.

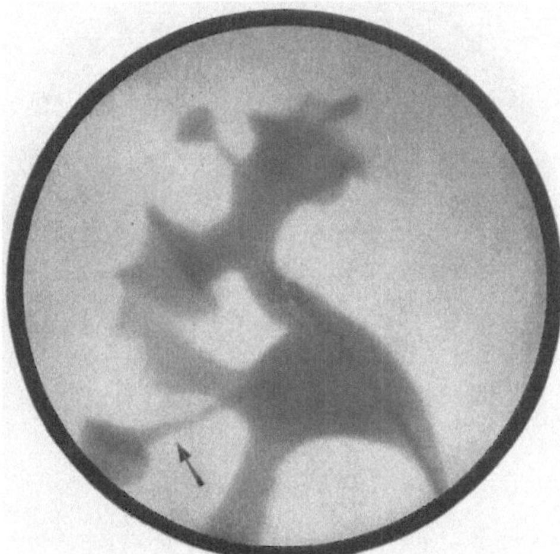

Abb. 13. Röhrenförmig eingeengter, unregelmäßig, wellig begrenzter Kelchhals re. unten mit etwas erweitertem Kelchende. Kleine Dilatation mit engem Hals am oberen Kelch. Rezidivierende P. N. (Coli) bei 42jähr. Frau.

werden zu können. Bei der Inkonstanz des Urinbefundes im Intervall macht es große Schwierigkeiten, über die völlige Intaktheit einer Seite Bindendes auszusagen. Hier hilft uns im gewissen Umfange die Röntgenuntersuchung weiter, die natürlich auch keine histologische Sicherheit bieten kann. Doch ist die inzwischen von verschiedenen in- und ausländischen Autoren beobachtete Symptomatologie, die ja schließlich auf die klassischen Arbeiten VOELCKERs aus dem Jahre 1913 zurückgeht, in vielen Fällen derart ausgesprochen, daß wir sie als Stütze unserer klinischen Verdachtsdiagnose weitgehend mit zu Rate ziehen können.

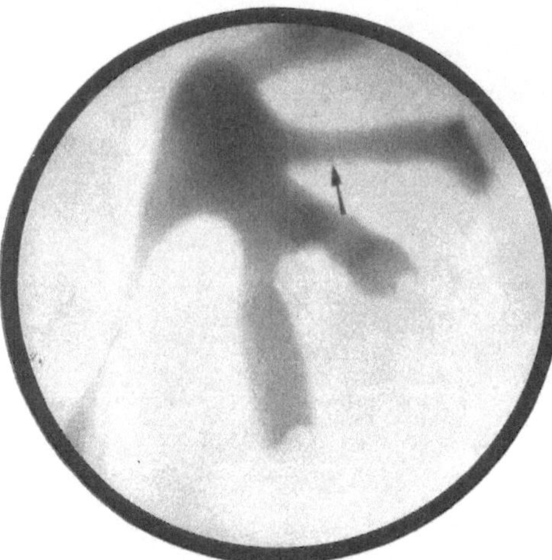

Abb. 14. Ausgesprochen unregelmäßig gezähnte Konturen an der unteren Begrenzung des zweitobersten Kelchhalses, im Sinne einer Pyelitis granularis bei 58jähr. Pat. mit rezidivierender P. N.

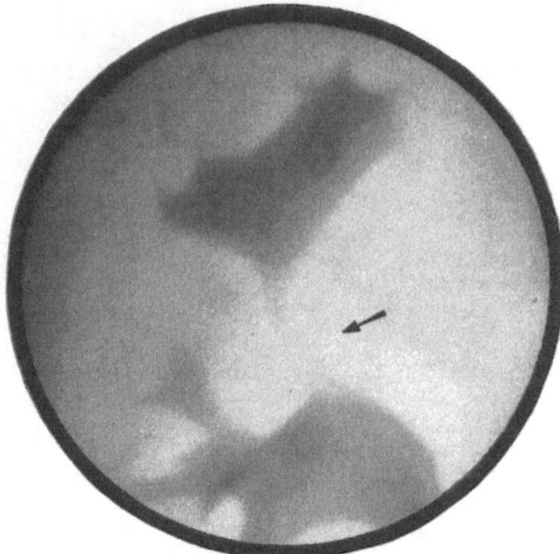

Abb. 15. Stark verschwollener oberer Kelchhals mit prästenotischer Dilatation des Kelchendes und vermehrter Schattentiefe. Papillenimpressionen überall noch gut sichtbar. Befund seit 15 Jahren unverändert. Chron. P. N. seit 15 Jahren bei 54jähr. Diabetikerin.

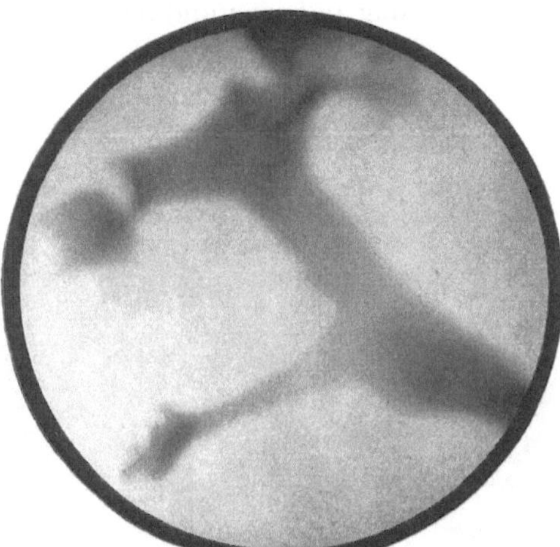

Abb. 16. Etwas starres Nierenbecken mit Ulcerationen an den Papillenspitzen. Man sieht kaum noch eine normale Papillenimpression an den Kelchenden. Re. unten ausgesprochen angenagte Papille. Chron. P. N. bei 63jähr. Diabetikerin.

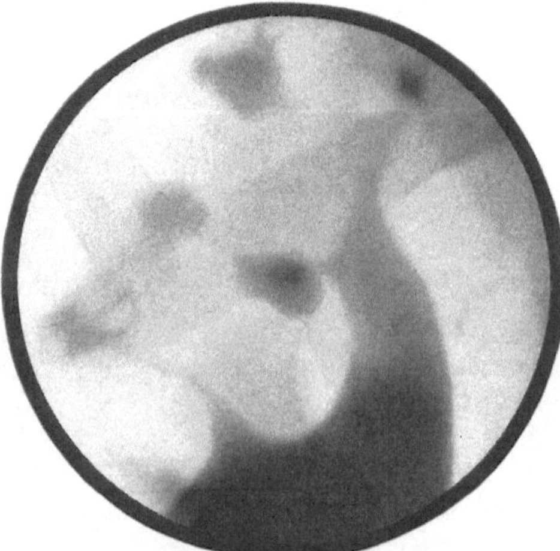

Abb. 17. Ausgesprochen p. n. Veränderungen des Nierenbeckens mit verschwollenen z. T. röhrenförmig eingeengten Kelchhälsen und unregelmäßig dilatierten Kelchenden. Man sieht nirgends erhaltene Papillenimpressionen. Überall sind sie destruiert. Chron. P. N. mit Blutungen bei 36jähr. Frau.

Bei den von uns systematisch durchgeführten Untersuchungen interessierte uns besonders, festzustellen, warum die von VOELCKER beschriebene primär entzündliche Dilatation der Kelchenden zustande kommt. Schon seit dem Jahre 1935 schien es uns auf Grund unserer Beobachtungen an Pyelitiskranken unzweifelhaft, daß die Ursache der Kelchdilatation in dem Verhalten der Kelchhälse zu suchen ist. Wir fanden nämlich regelmäßig beim Aufflackern entzündlicher Schübe im Pyelogramm eine ausgesprochene Enge am Abgang der Kelchhälse (Abb. 7—9).

Diese Enge schien nicht allein einem Spasmus der DISSEschen Ringmuskelfasern zu entsprechen, sondern durch eine zirkuläre ödematöse kissenartige Schwellung der Schleimhaut des Nierenbeckens bedingt zu sein. Diese Schwellung war zuweilen so ausgesprochen, daß sich die einander gegenüberliegenden Wände geradezu berührten. Das Kontrastmittel konnte bei der retrograden Füllung diese Enge nur

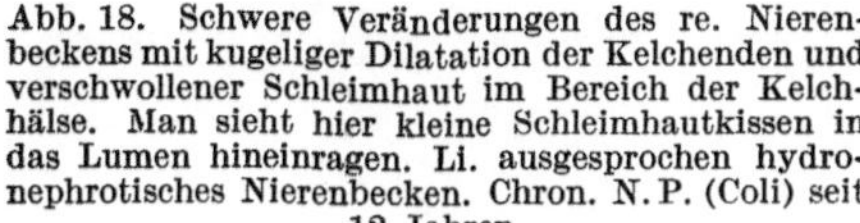

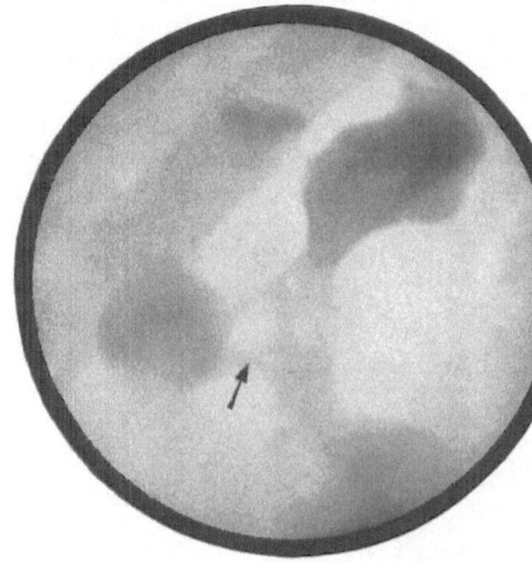

Abb. 18. Schwere Veränderungen des re. Nierenbeckens mit kugeliger Dilatation der Kelchenden und verschwollener Schleimhaut im Bereich der Kelchhälse. Man sieht hier kleine Schleimhautkissen in das Lumen hineinragen. Li. ausgesprochen hydronephrotisches Nierenbecken. Chron. N. P. (Coli) seit 12 Jahren.

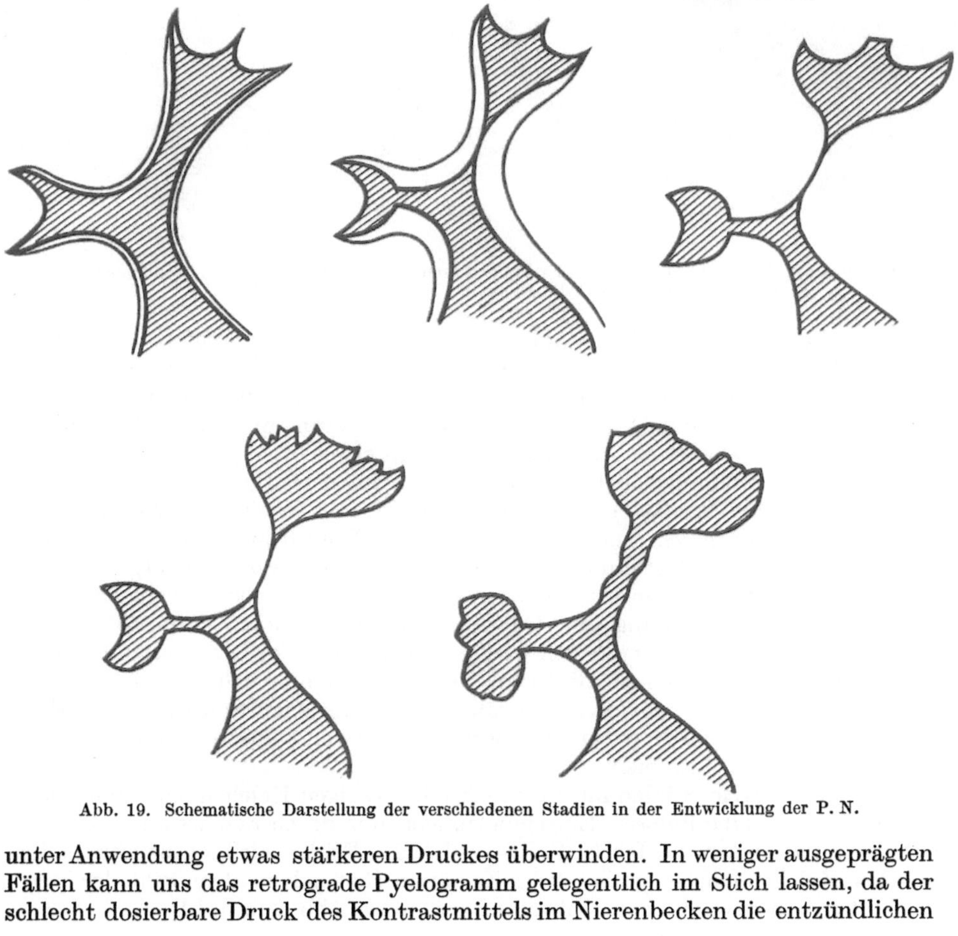

Abb. 19. Schematische Darstellung der verschiedenen Stadien in der Entwicklung der P. N.

unter Anwendung etwas stärkeren Druckes überwinden. In weniger ausgeprägten Fällen kann uns das retrograde Pyelogramm gelegentlich im Stich lassen, da der schlecht dosierbare Druck des Kontrastmittels im Nierenbecken die entzündlichen

Wandveränderungen ausgleicht, was bei der i. v. Pyelographie trotz angewandter Kompression in so ausgesprochenem Maße nicht der Fall ist (s. Abb. 10a u. 10b).

Bestanden stärkere Schwellungen über längere Zeit, so kam es zur Ausbildung einer prästenotischen Dilatation der Kelchenden, die jedoch nach Abklingen der entzündlichen Erscheinungen auch röntgenologisch wieder verschwand. Die Veränderungen waren nicht immer an beiden Nierenbecken gleichmäßig, sondern gelegentlich ausgesprochen einseitig (Abb. 11).

In einigen Fällen waren sie überhaupt nur auf einen oder wenige Kelche beschränkt. Gelegentlich war die Schwellung auch ganz diffus auf das Nierenbecken ausgedehnt, ohne eine auffällige Bevorzugung der Kelchhälse (Abb. 12).

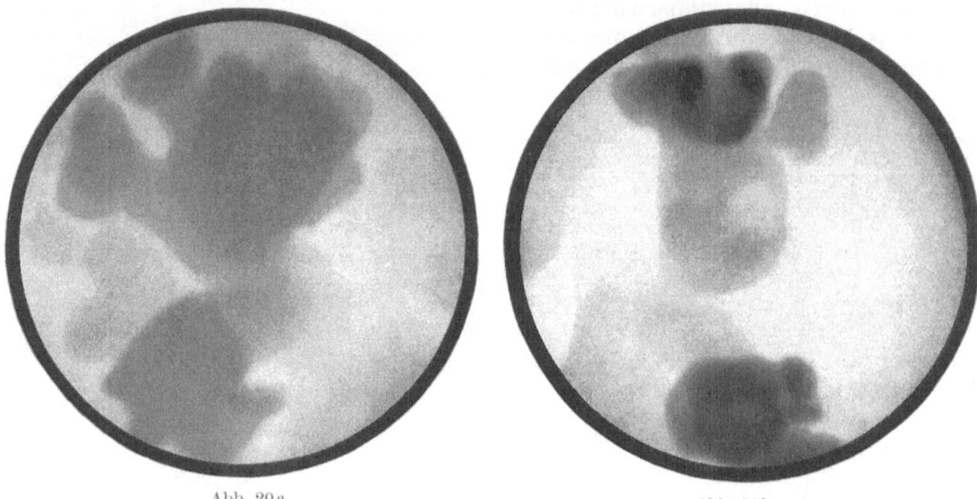

Abb. 20 a.   Abb. 20 b.

Abb. 20 a u. b. Erhebliche Dilatation beider Nierenbecken sowie der Kelchenden mit Abstumpfung der Papillenimpressionen bds. bei 46 jähr. Frau mit chron. P. N. (Coli).

Dieser Zustand entspricht pathologisch-anatomisch einem bereits oben geschilderten, oft glasigem Ödem der Schleimhaut, das oft mit einer gewissen Hypertrophie der Muskulatur vergesellschaftet ist. Bei chronischen Formen, bei denen es auch zu einer stärkeren Entwicklung von Bindegewebe und elastischen Fasern in den subepithelialen Schichten, also zu einer „Peripyelitis" gekommen ist, bleiben auch nach Abklingen der entzündlichen Schübe röntgenologisch dauernde Veränderungen an den Kelchhälsen bestehen, die sich in einer Starre der Konturen, in röhrenförmigen relativen Engen und Konturunebenheiten (Pyelitis follicularis, cystica oder granularis) bemerkbar machen (Abb. 13 u. 14).

Länger anhaltende Urinstauung vor verschwollenen eingeengten Kelchhälsen führt zu einer Abstumpfung und Dilatation der Kelchenden, (Abb. 15), hinzutretende Infektion zu einer mehr oder weniger starken Arrosion bzw. Destruktion der Papillenspitzen, die schließlich mit Fistel oder Höhlenbildung endet (Abb. 16 bis 18).

Das beigefügte Schema (Abb. 19) soll die verschiedenen Stadien in der Entwicklung der P. N. wiedergeben, wie wir sie auf Grund unserer Röntgenuntersuchungen zu sehen bekamen.

Werden derartige Höhlen nur an einem oder wenigen Kelchenden beobachtet, so sind die von tuberkulösen Einschmelzungen nur durch den weiteren Krankheitsverlauf zu unterscheiden (s. Fall 8, Abb. 22). Finden sich an mehreren oder an allen Kelchenden, so leiten diese Zustände fließend zu dem Bild der p. n. Kelchdilatation bzw. zur p. n. Schrumpfniere über (Abb. 20a u. b).

Warum es das eine Mal zu einer stärkeren Dilatation des Nierenbeckens, das andere Mal mehr zu einer Schrumpfung des Nierenparenchyms mit auffallend kleinem Becken kommt, ist noch nicht völlig geklärt. Rein mechanisch sind diese beiden verschiedenen Formen jedenfalls nicht zu erklären.

Die Gruppe der chronischen P. N. mit leerer oder fast leerer Anamnese ist eigentlich die wichtigste. Hier liegen gar keine eindrucksvollen Angaben vor, die den Untersucher auf die Harnwege hinweisen. Infolgedessen wird bei diesen Fällen die Diagnose besonders selten gestellt. Diese symptomarme Verlaufsart scheint nach unseren Beobachtungen bei Diabetikern besonders häufig vorzukommen. Bei gezieltem Nachfragen kann eine viele Jahre zurückliegende „Pyelitis" aus der Erinnerung auftauchen oder die vieldeutige Beschwerde „Rückenschmerzen". Wir haben aber viele Fälle gesehen, bei denen bei sorgfältiger Befragung nicht die geringsten auf die Harnwege hindeutenden Beschwerden vorlagen und uns allein die Trias — Coliurie, Leukourie, Blutsenkungsbeschleunigung — auf den richtigen Weg wies. Es sei erneut betont, daß aus normalen Befunden bei einmaliger Urinuntersuchung zu leicht falsche Schlüsse gezogen werden. Unter den Nichtdiabetikerinnen und den Zuckerkranken mit symptomarmer oder symptomloser chronischer P. N. überwiegt gerade die ältere Patientin (Durchschnittsalter unserer Diabetikerinnen 61 Jahre), bei denen der Diabetes zumeist schon viele Jahre bestanden hat. Es liegt bei diesen Patienten eine ausgesprochene Diskrepanz zwischen der leichten Entzündung der unteren Harnwege und der Schwere der Nierenveränderung vor. Man ist angesichts der Symptomarmut über die Ausdehnung der ein- oder doppelseitigen P. N. immer wieder überrascht.

Der klinische Verlauf der chronischen P. N. hängt wesentlich davon ab, in welchem Umfange das Gefäßsystem durch die Erkrankung beteiligt wird. Unter 50 autoptisch sichergestellten ein- oder doppelseitigen P. N. bzw. p. n. Schrumpfnieren zeigten 50% eine sichere Hypertonie über 150 mm Hg (syst. Wert). Zwei Drittel davon wiesen sogar systolische Werte über 200 mm Hg auf. Auch die diastolischen Werte waren entsprechend hoch, nur bei 3 Fällen unter 100 mm Hg. Zwischen der ein- und doppelseitigen chronischen P. N. bestand hinsichtlich der Hypertoniefrequenz kein faßbarer Unterschied. Der häufige Befund der Hypertrophie des li. Ventrikels mit und ohne Dilatation sprach immer für das längere Bestehen der Blutdrucksteigerung. Die Rückwirkung auf den Kreislauf bildet sich erst in den späteren Stadien der Erkrankung aus. BRAASCH und JACOBSEN sahen unter 180 Fällen doppelseitiger P. N. mit 10 jähriger Anamnese erst in 29% eine Hypertonie. Während die akute P. N. und die frühen Stadien der chronischen P. N. ein normales Blutdruckverhalten aufwiesen, nahm mit der Ausdehnung des renalen Prozesses zur p. n. Schrumpfniere (atrophic P. N. der Amerikaner) die Tendenz zur Blutdruckerhöhung zu. LONGCOPE sah unter 22 doppelseitigen p. n. Schrumpfnieren sogar 12 mal einen Hypertonus. In der Blutdrucksteigerung bei der chronischen P. N. ist ein häufiges, spätes, aber nicht gesetzmäßiges Symptom zu sehen, dessen Frequenz mit der Dauer der Erkrankung zunimmt. Daß zwischen chronischer P. N. und Hypertonie sichere pathogenetische Beziehungen bestehen, beweisen die Beobachtungen an Kindern, bei denen nach Exstirpation der erkrankten Niere der Blutdruck konstant normalisiert wurde. Es gibt im Weltschrifttum bislang 10 derartige Fälle (s. nachfolgende Tabelle).

Angesichts des oft fortgeschrittenen Alters der Patienten läßt sich ein zufälliges Zusammentreffen zwischen der P. N. und der Hypertonie nicht generell annehmen. Diese Kreislaufbeteiligung weist charakteristische Züge auf. Bemerkenswert ist ihre relative Gutartigkeit und ihre Neigung zu ungewöhnlichen Schwankungen, auf die LONGCOPE schon hinwies. Wir sahen Anstiege von normalen

Autor	Alter Jahre	Präop. RR.	Postop. RR	Jahre nach d. Op.	Diagnose
BUTLER, A. M. (1937)	7	168/110	normal		P. N.
	9	190/120	normal		P. N.
BOTHE, A. E. (1938)	7	130/90	110/65	4,5	P. N.
BARNY, J. J., and SUBY, H. S. (1939)	10	185/130	98/60	1,75	P. N.
ABESHOUSE, B. S. (1941)	8,5	160/110	120/82	7,5	P. N.
WILSON, C. L., and CHAMBERLAIN, C. T. (1942)	12	230/170	116/74	1,1	Atroph. P. N.
SEMANS, J. H. (1944)	2,5	200/134	98/62	3	P. N.
HIGBEL, D. R. (1944)	12	180/110	120/80	1.1	Atroph. P. N.
KENNEDY, R. L. J. BARKER, N. W. WALTERS, W. (1945)	12	225/178	110/85	5	P. N.
GASUL, B. M. GLASSER, J. M. GROSSMAN, A. (1949)	9	200/140	125/80	2	P. N.

Werten bis weit über 200 mm Hg mit Bildern einer intermittierenden Hypertonie. Nach unseren Beobachtungen exacerbierte häufig der Hochdruck bei der chronischen P. N. mit jedem neuen akuten Schub, um nach Abklingen wieder zu sinken. Der Fall 14 mit der Kurve 7 demonstriert dieses besonders deutlich. Diese Blutdruckschwankungen waren häufiger als die fixierten Hypertonien und differentialdiagnostisch gegenüber anderen hypertonischen Nierenerkrankungen verwertbar. Charakteristisch war auch die geringfügige Beteiligung des übrigen Gefäßsystems. Zwischen dem Umfang der p. n. Nierenverkleinerung und dem Anstieg des Blutdruckes bestand keine Parallelität.

Trotz der relativen Gutartigkeit beschleunigt die Hypertension den Krankheitsablauf der P. N. und gibt ihr ein neues Gesicht. Besonders bei den symptomarmen Verlaufsformen imponiert das Leiden dann als reine Kreislauferkrankung. Die Mayo-Clinic schätzt den Anteil der Hypertonie durch einseitige Nierenerkrankungen auf 1% der Gesamtsumme der Hypertonien. Für die doppelseitige chronische P. N. müssen wir u. E. eine höhere Zahl annehmen. Darüber lassen sich aber noch keine exakten Angaben machen. Da der Hochdruck im Verlauf der chronischen P. N. relativ spät auftritt, liegt ein ursächlicher Zusammenhang mit der chronischen Entzündung der Niere nahe. Auch kann die Entstehung nur als sekundäre Folge der Entzündung aufgefaßt werden. Die Gefäßveränderungen stehen im Mittelpunkt der Pathogenese. Sie treten in jedem chronisch entzündlichen Gebiet auf. STAEMMLER und DOPHEIDE wiesen auf Intimahyperplasien bis zur stärkeren Verengerung der Gefäßlichtung in den atrophischen und chronisch entzündlichen Bezirken hin. WEISS und PARKER beschäftigen sich mit den Gefäßalterationen bei chronischer P. N. besonders intensiv. Der Prozeß spielt sich sowohl an den Arterien wie auch an den Arteriolen ab. An den Arterien entwickelt sich eine „produktive Endarteriitis" mit Bindegewebsvermehrung und Veränderung der internen elastischen Membran, manchmal mit Mediahypertrophie. Die „hyperplastische Arteriosklerose" zeigt Wandverdickungen durch konzentrische Zellproliferationen und gelegentlich Arteriolonekrosen. Aus der Lokalisation in den chronisch entzündlichen Bezirken und dem oft einseitigen Auftreten bei einseitiger chronischer P. N. können wir den Schluß ziehen, daß die Gefäßveränderungen sekundäre Folgen der chronischen Entzündung sind. Ist nur ein kleiner p. n. Bezirk befallen, sind sie bedeutungslos. Dank des primär herdförmigen Charakters der P. N. sind die ersten Phasen auch ohne Kreislaufrückwirkung. Infolge des Befalls immer neuer Bezirke wächst mit der Zunahme der Nierenverödungen auch der Umfang der Gefäßbeteiligung.

Zwischen Hochdruck und sekundärer Gefäßbeteiligung besteht eine enge Beziehung (WEISS und PARKER). Bei hypertonischen Fällen sind die Gefäßveränderungen stark, mehr diffus, aber unter Bevorzugung der narbigen Bezirke, während sie bei normalem Blutdruck nur in den narbig veränderten Bezirken und in massiver Ausprägung vorliegen. Die einseitige P. N. ohne histologisch nachweisbaren Gefäßbefall der gesunden Niere verläuft mit normalem Blutdruck. Wir schließen aus unseren Beobachtungen über die Exacerbation des Blutdruckes bei akuten Schüben auf blutdrucksteigernde Substanzen, die im Sinne der Untersuchungen von GOLDBLATT in diesen Mechanismus eingreifen und als Folge lokaler Störungen der Nierendurchblutung auftreten können. Die später auf der gesunden Seite entstehenden Gefäßalterationen bei einseitiger P. N. sind Kreislaufrückwirkungen an Gefäßen, die durch die Entzündung nicht direkt beteiligt werden. Durch sie kann die dauernde Normalisierung des Hochdruckes nach einseitiger Nephrektomie wegen einseitiger chronischer P. N. verhindert werden. BARKER und BRAASCH erzielten nach Nephrektomie wegen einseitiger p. n. Schrumpfniere nur in 50% eine konstante Normalisierung des Blutdruckes.

Trotz der histologischen Ähnlichkeit mit der malignen Nephrosklerose ist die Gefäßbeteiligung aber im Gegensatz zu dieser Erkrankung ganz auf die Nieren beschränkt. Bei schwerer Hypertonie auf p. n. Grundlage fehlen die Gefäßalterationen in anderen Organen oder sind milde ausgeprägt. Die chronische Entzündung mit und ohne Erreger ist bei der P. N. die Ursache der Gefäßveränderung, was bei der malignen Sklerose nicht zutrifft. Gelegentliche Kombinationen von chronischer P. N. und maligner Sklerose kommen vor. Wir beschreiben dies ausführlich unter Fall 15.

Neben der Gefäßbeteiligung und den möglicherweise auftretenden blutdrucksteigernden Substanzen muß als weiterer Faktor die Steigerung des Nierenbeckendruckes in Erwägung gezogen werden. Wir vermuten, daß die entzündliche Stenosierung eines oder mehrerer Kelchhälse mit der Dilatation der zugehörigen Kelche zu einem erhöhten Innendruck und Veränderung der renalen Durchblutung in diesem Bereich führt. SIELER hat das auch pathologisch-anatomisch beobachtet. Durch aufsteigende Entzündungen war es beiderseits zu narbigen Strikturen an den Mündungsstellen der Kelche in das Nierenbecken, zunehmender entzündlicher Hydronephrose, Hypertonie und sekundärer Urämie gekommen. Aus den Todesursachen ist die Bedeutung der Kreislaufbeteiligung durch die chronische P. N. ersichtlich. Unter 44 pathologisch-anatomisch gesicherten ein- oder doppelseitigen chronischen P. N. bzw. p. n. Schrumpfnieren starben 25% an den Folgen einer Apoplexie, je 15% infolge Kreislaufinsuffizienz oder Urämie. Trotz der relativen Gutartigkeit ist also die p. n. Hypertension auf lange Sicht gesehen für die Patienten eine große Gefahr. Die p. n. Genese wird aber durchweg nicht erkannt. Bei unseren Fällen war nur in 11% die renale Erkrankung klinisch richtig diagnostiziert worden. Nach unseren Erfahrungen werden bei den meisten Fällen Jahre bis zu Jahrzehnten bis zu einer so umfangreichen Ausdehnung der sekundär entstehenden renalen Gefäßveränderung benötigt, daß eine Hypertonie resultiert. Der Krankheitsablauf vollzieht sich in der Reihenfolge renale Gefäßalteration, Hochdruck. Wir können noch nicht sagen, in welche mechanische Gruppe der Hochdruck bei der chronischen P. N. gehört, wahrscheinlich handelt es sich um eine Kombinationsform, was ja meistens der Fall ist. Die Gefäßveränderungen selbst können wir jedenfalls in der p. n. veränderten Niere nicht als Hochdruckfolge auffassen, denn sie kommen auch ohne Hypertonie in der gleichen Art vor. Daß bei bestehendem Hypertonus sekundäre Auswirkungen auf andere renale Gefäßabschnitte erfolgen, ist selbstverständlich.

LICHTWITZ glaubt, daß die Blutdrucksteigerung bei der P. N. nicht zur Ausbildung von Augenhintergrundsveränderungen führen kann. Auch WIRTZ kennt in seiner Übersicht über die P. N. im Buch von BECHER (Nierenkrankheiten, Bd. 2, Verl. G. Fischer, Jena 1947) keinen einwandfrei beobachteten Fall. Offensichtlich läßt sich die relative klinische Gutartigkeit auch an den Augenveränderungen ablesen. Bei längerem Bestehen der Hypertonie kommt es aber doch zu Alterationen der Arterien an den Augen. Wir sahen hier Befunde, wie sie unter dem Begriff des Fundus hypertonicus geläufig sind. Man gewann auch hier den Eindruck, daß die Augenveränderungen von der Hypertonie und nicht von der renalen Insuffizienz abhängig sind. Bemerkenswert ist die Tendenz zu Netzhautblutungen. LONGCOPE hat bei 11 von 12 Fällen von chronischer P. N. mit Hypertonie an den Augen pathologische Veränderungen der Arterien und Arteriolen gesehen. 8 Fälle wiesen dabei Blutungen auf, 4 Blutungen und Exsudate. Bei länger bestehender Hypertension sind auch bei der P. N. schwere Retinaveränderungen bis zur Retinitis angiospastica möglich. Bei pathologisch-anatomisch sichergestellten Fällen von chronisch p. n. Schrumpfnieren unseres Krankengutes, die gleichzeitig mit Hypertonie einhergingen, fanden sich erhebliche Augenhintergrundsveränderungen.

Bei der ersten Patientin (Prot. Nr. 4788/1938) handelte es sich um eine 59 jährige Frau mit einer p. n. Schrumpfniere beiderseits, die an einer Apoplexie infolge der nephrogenen Hypertonie ad exitum gekommen war. Der Blutdruck schwankte intra vitam zwischen 180/130 und 300/160 bei einer Rest-N-Steigerung bis 60 mg-%. Der Augenhintergrund bot das typische Bild einer Retinitis angiospastica. An der Leiche fand sich neben einer Hirnblutung und einer Atrophie des linken Ventrikels eine typische doppelseitige p. n. Schrumpfniere (li. Niere 60 g, re. Niere 70 g). Die zweite Patientin (Prot. Nr. 19182/1941) war eine 43 jährige Frau, ebenfalls mit einer p. n. Schrumpfniere (li. Niere 95 g, re. Niere 95 g) und deutlicher Hypertrophie des linken Ventrikels, die auch infolge einer Apoplexie verstorben war. Der Blutdruck schwankte intra vitam zwischen 195/120 und 240/140, der Rest-N war nicht über 35 mg-% erhöht. Sie bot im Augenhintergrund schwere Wandveränderungen der im ganzen eng gestellten Arterien, die erhebliche Kaliberunregelmäßigkeiten aufwiesen. Die dritte Patientin (Prot. Nr. 8067/1940 war eine 45 jährige Frau mit p. n. Schrumpfniere beiderseits (li. Niere 40 g, re. Niere 30 g), die an einer Urämie (Rest-N 178 mg-%) ad exitum kam. Der Blutdruck lag intra vitam zwischen 190/90 und 260/120. Der Augenhintergrund bot hier den Befund einer Stauungspapille.

Bei der p. n. Schrumpfniere (p. n. S.) ist der makroskopische Befund schon durch ausgedehnte Schrumpfungsvorgänge charakterisiert. Die Übergänge von der chronischen P. N. zur p. n. S. sind fließend. Um eine Grenze zu ziehen, haben wir abgesehen von den pathologisch-anatomischen Kriterien eine Gewichtsreduktion der befallenen Nieren auf unter 100 g für die p. n. S. gefordert. Wir verfügen über 14 Fälle von pathologisch-anatomisch sichergestellter doppelseitiger p. n. S. und 13 Fälle von einseitiger p. n. S. Die Verlaufsformen und Befunde entsprechen der chronischen P. N. mit und ohne auf die Harnwege hinweisende Symptome. Es muß betont werden, daß die einseitige p. n. S. besonders gerne symptomlos verläuft und durchweg klinisch nicht erkannt wurde. Unter den 13 einseitigen Fällen von p. n. S. war nur bei 5 Fällen die andere Niere morphologisch unverändert. In den 8 anderen Fällen zeigte die andere Niere geringe pathologische Veränderungen (z. B. akute P. N., geringe Arteriolensklerose, zirkulatorische Atrophien, Infarkte, Carcinommetastasen). Prinzipielle Unterschiede bestanden nicht, so daß die ein- und doppelseitige p. n. S. gemeinsam abgehandelt werden können. Das klinische Bild wird durch die Kreislaufbeteiligung oder die renale Insuffizienz beherrscht. Da rund 50% unserer Fälle mit zum Teil erheblichen Hypertonien einhergingen, wird uns der häufige Befund cardialer Störungen oder Hirnblutungen verständlich. Unter unseren 27 ein- bzw. doppelseitigen p. n. S. zeigten 8 Hirnblutungen bzw. Encephalomalacien. Das dokumentiert nicht gerade die im Schrifttum betonte Gutartigkeit dieser Hypertonien. Die zweite Gefahr liegt in der renalen Insuffizienz. Charakteristisch ist die ungewöhnliche Häufigkeit einer deutlichen Funktionsbeeinträchtigung zu einer Zeit, zu der die Patienten sich noch ganz wohl fühlten. Monate, ja Jahre vor der letalen Urämie kann der Rest-N schon erhöht und die Konzentrationsfähigkeit des Urins konstant herabgesetzt sein, ohne daß eine wesentliche Störung des Allgemeinbefindens vorliegt. LONGCOPE hat darauf besonders hingewiesen. Er beobachtete einen Patienten mit einer chronischen P. N. 7,5 Jahre lang. Während dieser Zeit war der Rest-N nie unter 42 mg, manchmal bis 50 mg erhöht, das spez. Gewicht des Harns zwischen 1001 und 1004 fixiert, die Ureaclearence von 42% auf 21% der Norm gesunken. Dabei lag während der ganzen Jahre abgesehen von gelegentlichen Kopfschmerzen und Lumbalschmerz Wohlbefinden und Arbeitsfähigkeit vor. In einem anderen Fall betrug der Rest-N 3 Jahre vor dem Tod schon 74 mg, in einem anderen in den letzten 3 Lebensjahren zwischen 55 und 88 mg. Ein Junge war sogar mit einem Rest-N von 130 mg aktiv sportlich tätig.

Während dieser protrahierten renalen Insuffizienz pflegen im Vergleich zu anderen Nierenkrankheiten erstaunlich geringe Allgemeinsymptome aufzutreten. Diese langsam sich entwickelnde symptomarme larvierte Urämie ist charakteristisch für die p. n. S. Auch bei eingetretener Urämie kann die Beeinträchtigung des Sensoriums erstaunlich gering sein. Wir erlebten bei einer 47jährigen Patientin mit schwerer p. n. S. und einseitigem paranephritischen Absceß bei akutem p. n. Schub bei einem Rest-N von 214 mg-% und einem Xanthoprotein im Blut von 109 E. nach BECHER ein völlig klares Bewußtsein, so daß die Patientin noch die Zeitung las. Als frühestes Zeichen der renalen Insuffizienz leidet die Konzentrationsfähigkeit der Niere, während die Verdünnung lange Zeit normal bleibt (SCHOEN). Die übrigen Befunde im Blut und Urin entsprechen denjenigen bei der chronischen P. N. Unklare Anämien oder Hypertonien sollten immer an die Möglichkeit einer symptomarmen p. n. S. denken lassen.

Fall 7. E. I. 1317/1950. 70jährige Patientin. Am 22. 4. 1950 Aufnahme in die I. Med. Klinik UKE.

Seit 5 Jahren kardiale Beschwerden mit Gefühl des Aussetzens des Herzschlages. In den letzten Jahren vormittags gehäufte Miktion (6—8mal), etwas kälteempfindliche Blase. Sonst keine auf die Harnwege hinweisenden Beschwerden. Akute Erkrankung 1 Woche vor der Aufnahme mit Inappetenz, Erbrechen, Durchfällen, Wadenkrämpfen, Übelkeit, Mattigkeit, Exsiccose. Stuhlgang vorher immer o. B. In der Anamnese kein Partus, kein Abort, keine Operationen.

Befund: adipös, hochfiebernd bis 39,6° C, absolute Arrhythmie, RR schwankend während der Beobachtung zwischen 205/80 und 140/70. Keine manifeste kardiale Dekompensation, keine wesentliche Somnolenz. BSG 18/42. Urin: Eiweißtrübung, Zucker ∅, Reaktion sauer, Aceton ∅, Bilirubin ∅, Indikan ∅, Urobilinogen w +, NaCl 0,11 g-%. K-Sediment: Leuko +, Epith. +, Ery (+), hyaline Cylinder (+). Blutbild: Hb anfangs 118%, nach Besserung der Exsiccose 98%, Ery. 6,56 Mill., später 5,55 Mill., Leuko 10200, später 8200, Ausstrich: 2% Stabk., 66% Segmk., 26% Lympho, 6% Mono. Rest-N 134 mg-%, unter der Behandlung abfallend auf 33 mg-%. Cholesterin im Blut 284 mg-%. Urinkultur zweimal steril. Cystoskopie (9. 5. 50): Kapazität 300 cm³, Blasenschleimhaut reizlos ohne Ulceration. Li. Ostium klafft rundlich, zeigt aber Peristaltik. Re. Ostium o. B. Blauausscheidung re. nach 8,5 min, li. nach 9 min. Retrogrades Pyelogramm: Bds. relativ große Nierenbecken mit schlanken, zum Teil eingeengten Kelchhälsen und relativ zarten Kelchenden. Magen, Galle, Colon und Dünndarm röntgenologisch o. B.

Es handelte sich um einen akuten Schub einer chronischen P. N. mit urämischen, einem paratyphösem Krankheitsbild ähnlichen Symptomen. Von seiten der Harnwege bestanden nur vorher geringfügige Erscheinungen. Bemerkenswert ist, daß die UK zweimal steril blieb, was wir aber bei chronischen Formen nicht selten sehen. Unter der kombinierten Therapie mit Penicillin und Streptomycin und parenteraler ausreichender Flüssigkeitszufuhr konnte der anfangs bedrohliche Zustand nach einer Woche beherrscht werden. Eine Defektheilung muß angenommen werden, da trotz vorübergehender Normalisierung der Blut- und

Urinbefunde die Urinkonzentration nur 1022 erreichte. Besonders interessant ist
der labile Hypertonus, der mit seinen Schwankungen zwischen 205/80 und 140/70
für die chronische P. N. charakterisiert ist. Am Augenhintergrund bestanden
keine Veränderungen im Sinne einer Retinitis angiospastica (Abb. 21).

Fall 8. H. B., 15022/1949. 55jährige Patientin. Aufnahme am 17. 11. 1949 in die I. Med.
Klinik des UKE.

Seit dem 11. Lebensjahr bis zur Tonsillektomie 1942 mehrere Schübe von Polyarthritis
rheumatica. 1935 asthmatoide Bronchitis. Seit 1941 Diabetes mellitus. Wiederholte Versuche der Insulineinstellung scheiterten an der Insulinallergie. Nach Medikamenten mehrfach allergisches Gesichtsödem. Überhaupt keine auf die Harnwege hinweisenden subjektiven Beschwerden. Im letzten Jahr kardiale Beschwerden mit Anstrengungsdyspnoe, steno-

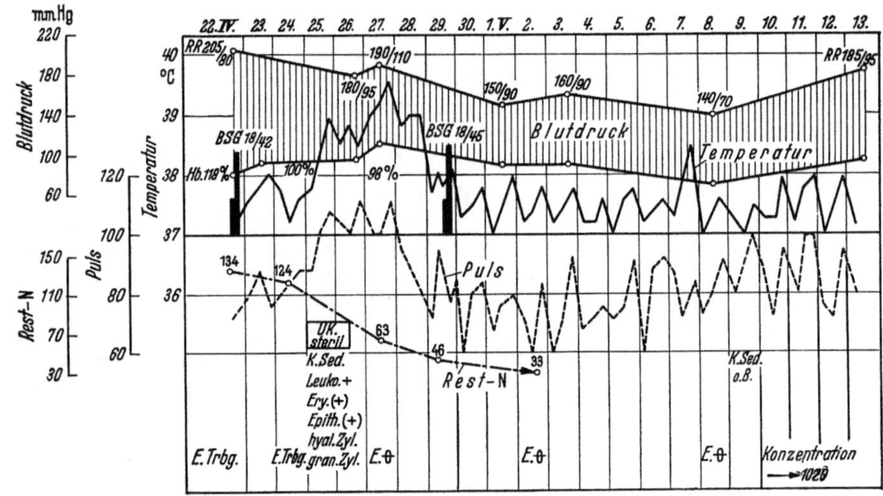

Abb. 21. Fall 7: Akuter Schub einer Pyelonephritis mit Urämie und Rückbildung, intermittierender Hypertonie
und absoluter Arrhythmie.

kardischem Druck, Schwindelgefühl, Neigung zu paroxysmalen Tachykardien, Knöchelödemen
abends. Wegen Verschlechterung des diabetischen Stoffwechsels und Pruritus vulvae Aufnahme.

Befund: Pyknikerin. Leicht gedunsenes Gesicht. Geringe Knöchelödeme. Herz 1 QF. li.
verbreitert. Systolicum über allen Ostien. P 2 betont. RR bei der Aufnahme 140/75. Lungen,
Leber, Milz, Lymphknoten o. B. Nierenlager frei. ZNS: o. B. Urin: E. ∅ (konstant bei
Kontrolle über 500). K-Sediment sehr wechselnd. Unter 17 Untersuchungen im Verlaufe
von 5 Monaten war 8mal das K-Sediment völlig o. B. (darunter auch die 1. Untersuchung),
9mal fanden sich wechselnde Befunde von Leuko + bis Leuko ++, Ery (+) bis +, granulierte Cylinder ∅ bis +. Die Urinkultur war 4mal steril, 1mal fanden sich Staphylokokken
und einmal Enterokokken. Blutbild: Rotes und weißes Blutbild o. B. Gesamteiweiß im Blut
7,0 g-%, Rest-N unter 30 mg-%, Bilirubin i. S. unter 0,5 mg-%, Harnsäure im Blut, 2,97 mg.
Albumin 4,3 g-%, Globulin 2,7 g-%, Quotient 1,6. Grundumsatz konstant erhöht zwischen
25,7% und 33%. Augenhintergrund: Venenschlängelung, leicht betonte Reflexstreifenbildung
der Arterien; keine Kaliberschwankungen. Vereinzelt, aber deutliche GUNNsche Kreuzungsphänomene, keine Netzhautveränderungen. Fundus hypertonicus. Der Blutdruck verhielt sich
außerordentlich schwankend zwischen 110/80 und 210/100 bei stationärer Beobachtung
über 5 Monate. EKG: Linkstyp, Sinusrhythmus, Zeichen von Myokardschädigung.
Cystoskopie: Kapazität 500 cm³. Blasenschleimhaut und Ureterenostien o. B. Blauausscheidung re. nach 5 min, li. nach 8 min. Retrogrades Pyelogramm: Li. ungewöhnlich weites
Nierenbecken mit weitem Ureter. Kelchenden abgestumpft. Re. ist der obere Kelchhals auffallend eng, das Kelchende kugelig erweitert (s. Abb. 22). Der Befund spricht für eine chronische P. N. li. mit Weitstellung, re. mit Höhle am oberen Kelch (Prof. PRÉVÔT). — Der Diabetes
erwies sich als schwer und war besonders durch eine hochgradige Insulinallergie kompliziert.
Nach sorgfältiger Desensibilisierung gelang schließlich die Einstellung auf 44 E. Altinsulin

in 3 Injektionen. Es bestand eine polyvalente Allergie ebenfalls gegen Medikamente wie Streptomycin, Luminal, Penicillin, usw., so daß eine therapeutische Behandlung der P. N. wie auch der Hyperthyreose größte Schwierigkeiten machte.

Es handelt sich bei der Patientin um eine subjektiv völlig symptomlose, schwere doppelseitige, chronische P. N. bei gleichzeitig vorliegendem, insulin-allergischem Diabetes mellitus.

Erwähnenswert ist das häufige Fehlen aller pathologischen Urinbefunde sowohl im Sediment als auch kulturell. Wir erkennen daraus, wie wenig ein einzelner Urinbefund bei einer P. N. zu sagen hat. Trotz der ausgedehnten röntgenologisch nachweisbaren Nierenveränderungen, die auf einen schon über lange Zeit gehenden Prozeß schließen lassen, bestand, nach den Blutwerten zu urteilen, keine renale Insuffizienz. Angesichts der Glykosurie wurde die Konzentrationsleistung der Niere nicht bestimmt. Besonders interessant war das Verhalten des Hypertonus, der im Verlaufe von 5 Monaten zwischen völlig normalen Werten und Erhöhungen über 200 mg Hg schwankte. Dieses Verhalten ist bei einer chronischen P. N. häufig, um nicht zu sagen charakteristisch. Die konstant hohe Blutsenkung, die zwischen 18/40 und 65/101 mm schwankte, führen wir auf die chronische P. N. zurück. Angesichts der polyvalenten Allergie gegen die Medikamente war eine Dauerbehandlung, die an sich bei dem Diabetes indiziert gewesen wäre, nicht möglich. Die Höhle am oberen Kelch der rechten Niere müssen wir als eine durch eine

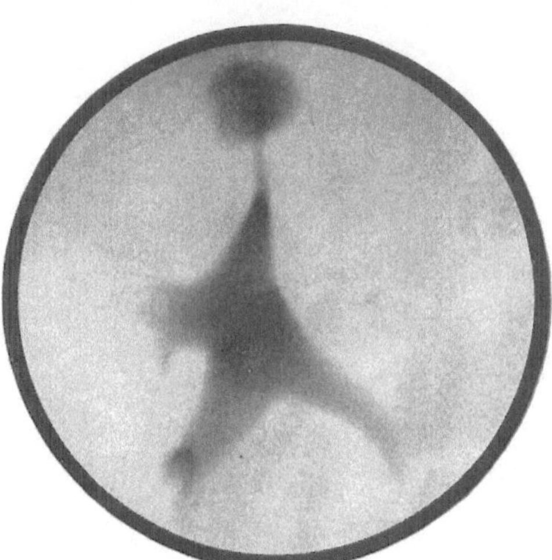

Abb. 22. Fall 8: Kugelige Dilatation des re. oberen Kelchendes bei rezidivierender P. N.

Papillennekrose bedingte Veränderung auffassen. Es ist von Interesse, daß der labile Hochdruck zu deutlichen Augenhintergrundveränderungen im Sinne des Fundus hypertonicus geführt hat, stellenweise zu einzelnen GUNNschen Phänomenen. Bei einer Untersuchung 14 Monate später fand sich ein Stein im linken Nierenbecken. Es kann nicht sicher entschieden werden, ob dieser Stein sekundär bei der vorliegenden P. N. entstanden ist oder als auslösende Ursache der P. N. anzusehen ist.

Fall 9. C. A. 60/1935. 44jährige Patientin, zuletzt am 1.4.1935 in die I. Med. Klinik des UKE aufgenommen.

Übliche Kinderkrankheiten. 1927 6 Wochen vor der Geburt (4. Kind) in der Schwangerschaft Beinödeme, Kopfschmerzen, Augenflimmern, Anstrengungsdyspnoe. Nach der Geburt Ödemrückgang, Feststellung einer Albuminurie. Krankenhauseinweisung. RR 155/100. Urin: Esbach 3⁰/₀₀, Sediment: Leuko +++, Ery +. Rest-N 49 mg-%. Herabgesetzte Konzentration, normale Verdünnung und Ausscheidung. Bei der Entlassung keine Zeichen renaler Insuffizienz. Esbach 1⁰/₀₀. Sed.: Leuko ++, Ery ∅. Nach der Entlassung salzfreie Diät. 1930 Nasenbluten, Dyspnoe, Erbrechen. Erneute Krankenhausaufnahme. RR 200/90, Rest-N 89 mg-%, Esbach 4⁰/₀₀, Sed.: Leuko +++, Ery ++. Urinkonzentration bis 1008, verzögerte Wasserausscheidung. Bei der Entlassung Esbach 1⁰/₀₀. Sed.: Leuko ++, Ery ∅. RR 135/85, Rest-N 39 mg-%. Urinkonzentration bis 1012 bei normaler Ausscheidung. Nach der Entlassung salzfreie Ernährung. 1935 starkes Nasenbluten, Herzklopfen mit Angstgefühl, tägliches Erbrechen. Seit 1931 Gewichtsabnahme von 15 kg. Erneute Klinikaufnahme. Zeichen beginnender muskulärer Herzinsuffizienz mit mäßiger Dilatation. Nierenlager frei. RR während 6wöchiger Behandlung zwischen 100/65 und 140/85 schwankend. Keine hypertonischen Werte. Temperatur immer normal. BSG 110/135 bzw. 143/150. Albuminurie von ¹/₂⁰/₀₀ mit fast gänzlicher Rückbildung. Urinsediment: Ery, Leuko und Epithelien in wechselnder Menge. UK wiederholt steril. Augenhintergrund wiederholt o. B. Urinkonzentration erheblich herabgesetzt, Ausscheidung verzögert. Rest-N zwischen 170 und 196 mg-%. Xanthoprotein nach BECHER 176 E. Exitus unter zunehmender Anurie und Urämie.

Auszug aus dem Sektionsbericht (Obduzent Dr. VOCKE):

Nieren: Fibröse Kapsel nur schwer abziehbar. Li. Niere sehr klein, hypoplastisch, re. Niere etwas größer. Oberflächen beider Nieren feinhöckerig. Markrindengrenze auf der Schnittfläche beider Nieren undeutlich, Rinde sehr verschmälert. Auf der Schnittfläche graubräunliche Farbe mit feinsten gelblichen Pünktchen und Streifen. Nierenbecken und Kelche stark erweitert. Schleimhaut der Nierenbecken und Kelche gerötet und geschwollen. Ureteren stark erweitert und gerötet. Im Nierenbecken gelblich-grüne rahmige Flüssigkeit, dito in der Blase. Blasenschleimhaut stark geschwollen und dunkelrot.

Es handelt sich um eine hochgradige p. n. S. der linken Niere und eine geringergradige der rechten Niere mit Kelchpyelitis und chronischer P. N. Beide Nierenbecken und Ureteren waren erweitert. Eine hämorrhagische Diathese bestand nicht. Von Bedeutung ist die über 8 Jahre zu verfolgende Urämie, die sich sehr langsam verschlimmerte und dann zum Tode führte. 8 und 5 Jahre vor dem Tode war eine sichere Hypertension nachgewiesen worden (bis 200/90), die sich in den letzten Lebensjahren völlig zurückgebildet haben muß. Der Blutdruck war bei der letzten Behandlung normal, Augenhintergrundsveränderungen lagen nicht vor und der linke Ventrikel war an der Leiche nicht hypertrophisch. Im Vergleich zu der chronischen Glomerulonephritis ist dieser Rückgang der Hypertonie trotz Progredienz des Nierenleidens ein ganz ungewöhnlicher Befund, der sich nicht mit einer muskulären Herzinsuffizienz erklären läßt. Klinisch wurde nur die Urämie diagnostiziert, die Art der Nierenerkrankung nicht.

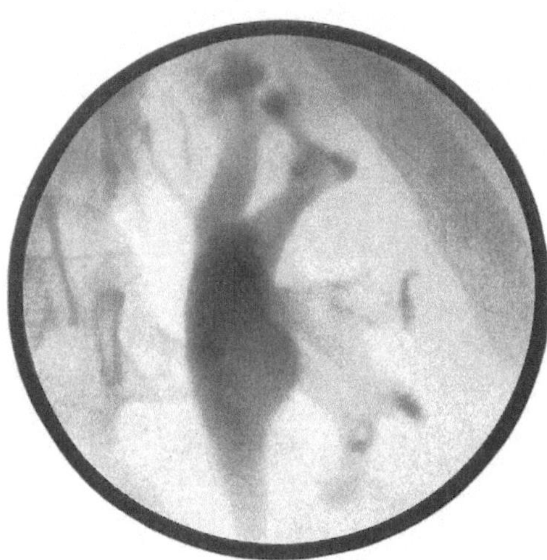

Abb 23. Fall 10: P. N. Höhlen bei chron. symptomarmer einseitiger Coli-P. N.

Fall 10. I. B. 18958/1949. 46jährige Frau. Aufnahme am 19. 1. 1950 in die I. Med. Klinik UKE. 1931 Adnexoperation. 1931 „Pyelitis" gravidarum re. Nach Entbindung o. B. Februar 1949 „Nierenbeckenentzündung" mit Schüttelfrost, Fieber bis 41° C ohne sicher lokalisierten Nierenschmerz. Nach 3 Tagen Beschwerdefreiheit. Aufnahme wegen kardialer Beschwerden bei leichter Hyperthyreose. Harnorgane subjektiv und palpatorisch o. B. RR 140/90. BSG 27/45. UK: Coli. Eiweiß ∅, Sed. Leuko + +, Ery (+). Rest-N 30 mg-%, Harnsäure im Blut 3,98 mg-%, Konzentration bis 1025. Cystoskopie: Kapazität 300 cm³, Blasenschleimhaut und Ostien reizlos. Blauausscheidung li. nach 11′, re. nach 20′ noch keine Blauausscheidung. Urin Tbc negativ. Retrogrades Pyelogramm: Li. Nierenbecken mittelgroß mit kugeligen bzw. kleeblattartig erweiterten Kelchenden, z. T. mit pathologischen Füllungen und unregelmäßigen Aufhellungen. Kelchhälse etwas starr, z. T. etwas eng. Re. Nierenbecken groß, tiefstehend mit abnormer Schleifenbildung des Ureters. Deformität des li. Nierenbeckens mit Veränderung der Kelchenden im Sinne von p. n. Höhlen (s. Abb. 23). Tiefstand der re. Niere. Durch Sulfonamid- und Streptomycinbehandlung war keine Ausheilung zu erzielen.

Es handelt sich um eine symptomarme rezidivierende Coli-P.N. mit ausgedehntem einseitigem Befund ohne subjektive Beschwerden. Die Trias: Coliinfektion, Blutsenkungsbeschleunigung und Leukourie wies auf die Krankheit hin und veranlaßte die röntgenologische Klärung.

Fall 11. R. W. 2077/1950. 14jähriges Mädchen. Am 4. 5. 1950 in die I. Med. Klinik des UKE aufgenommen. Mai 1949 Angina, anschließend Polyarthritis rheumatica, Chorea minor und Mitralendokarditis. Keine subjektiven, auf die Harnwege hinweisenden Symptome. Aus der Krankengeschichte eines anderen Krankenhauses vom Juni 1949 läßt sich entnehmen, daß damals der Urin eiweißpositiv war, Leuko $++$, Epithelien $++$, granulierte Cylinder $+$, hyaline Cylinder $+$, BSG 15/47 bei der Entlassung. An den Harnorganen kein krankhafter Palpationsbefund. UK: Coli. Sed.: Leuko $+++$, z. T. geballt, Epithelien $+$, BSG nach Abklingen einer Endokarditis 9/20. Urinbefund konstant. RR max. 140/65. Rest-N 32 mg-%, Harnsäure im Blut 5,15 mg-%. Augenhintergrund o. B. Urinkonzentration bis 1016. Cystoskopie: Kapazität 500 cm³. Blasenschleimhaut fleckig gerötet. Re. Ostium o. B., li. Ostium zeigt peristaltische Öffnungen ohne Urinausstoß. Blauausscheidung li. fehlend. Retrogrades

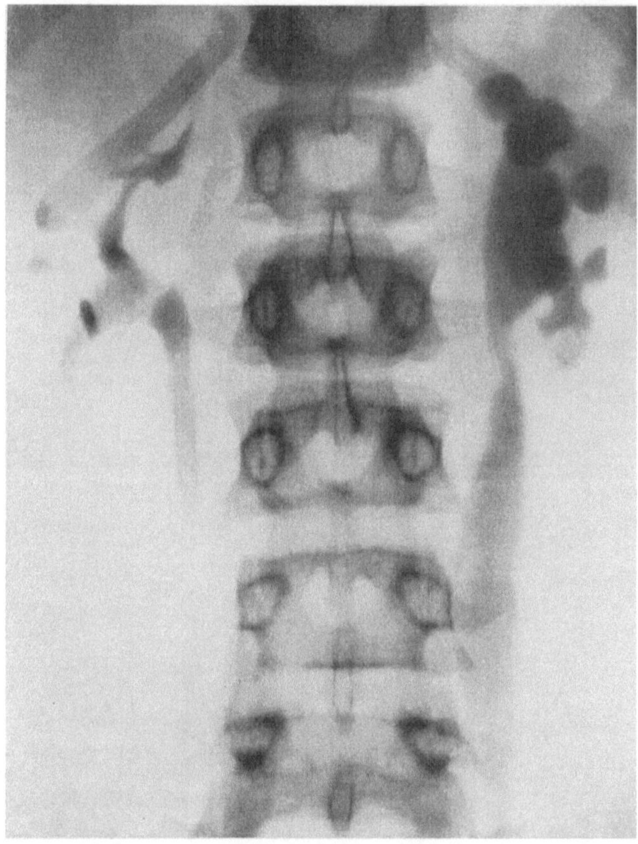

Abb. 24. Fall 11: Plumpes linkes Nierenbecken mit kugeliger Erweiterung der Kelchenden und Dilatation des li. Ureters. Stumpfe Kelchenden re. und sichelförmige Deformierung des re. oberen Kelches. Chron. Coli-P. N. besonders li. mit beginnender renaler Insuffizienz bei leerer Anamnese und subjektiv völliger Beschwerdefreiheit. Verdacht auf Nierenhypoplasie.

Pyelogramm: Li. Nierenbecken in allen Anteilen plump und relativ klein, Kelchenden kugelig. Li. Ureter in allen Abschnitten auffallend weit, rechts ist der obere Kelch etwas sichelförmig, die übrigen Kelchenden sind abgestumpft (s. Abb. 24).

Es handelt sich um eine doppelseitige P. N. mit Überwiegen der linken Seite, die angesichts der völlig leeren Anamnese und subjektiven Beschwerdefreiheit nur auf Grund des Urinbefundes zufällig röntgenologisch entdeckt wurde. Die P. N. muß schon viele Jahre bestehen, da eine beginnende renale Insuffizienz vorliegt. Die Kleinheit der Nierenbecken läßt an eine angeborene Nierenhypoplasie denken.

Fall 12. F. L. 20112/1949. 70jährige Frau. Am 6. 2. 1950 Aufnahme in die I. Med. Klinik UKE. 1914 Operation wegen Adnexitis. 1915 Uterustotalexstirpation. 1919 3 Monate Krankenhausbehandlung wegen doppelseitiger „Pyelitis". Dann fast völlig beschwerdefrei.

1947 Krankenhausbehandlung wegen „Cystitis". BSG 111/127. Nach Behandlung 11/30. RR 110/70. 1948 erneut Krankenhausbehandlung wegen „Pyelitis". Rückenschmerzen, Fieber um 38° C. Urin: Eiweiß ∅ — (+), Sed.: Ery +, Leuko ++, UK: Coli. BSG 113, nach 2 Monaten 40, Rest-N 42 bzw. 22 mg-%. RR anfangs 235/110, nach 2 Monaten 140/80. Urinkonzentration bis 1024. Sulfonamidbehandlung. Februar 1950 Aufnahme I. Med. Klinik UKE. Polakisurie, Polyurie, Nykturie. Nierenlager bds. druckschmerzhaft. Subfebrile Temperaturen, sekundäre Anämie mit 60% Hb. Urin: Eiweiß ∅, UK: Coli. Sed.: Leuko +++, Senkung 61/80. Rest-N 35 mg-%, Harnsäure 3,75 mg-%, Xanthoprotein 24 E nach BECHER, RR 150/95. Am 7. Tage ansteigend auf 220/110. Keine Ödeme. Urinkonzentration bis 1020. Cystoskopie: Kapazität 400 cm³. Geringe Hyperämie der Blase, Schleimhaut sonst o. B. Glatte Einführung der Ureterenkatheter. Retrogrades Pyelogramm: li. Nierenbecken kleiner als re., in der Längsachse geschrumpft. Am mittleren und unteren Kelchende kleine kugelige Erweiterungen (s. Abb. 25). Während der einmonatigen Beobachtung schwankte der Blutdruck zwischen 130/90 und 220/110 (Abb. 26).

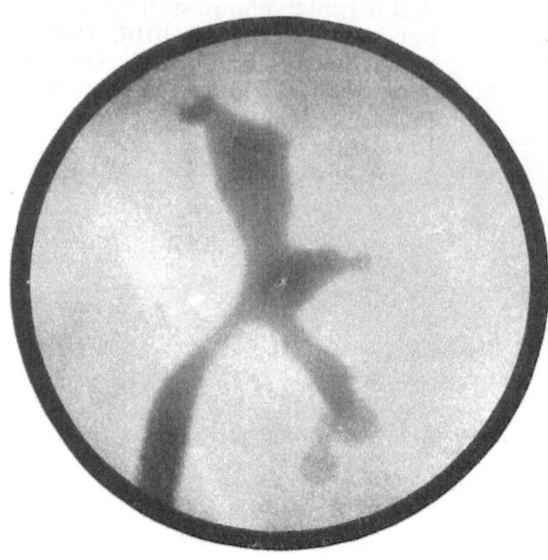

Abb. 25. Fall 12: Hochgradige Schrumpfung des li. Nierenbeckens bei p. n. Schrumpfniere.

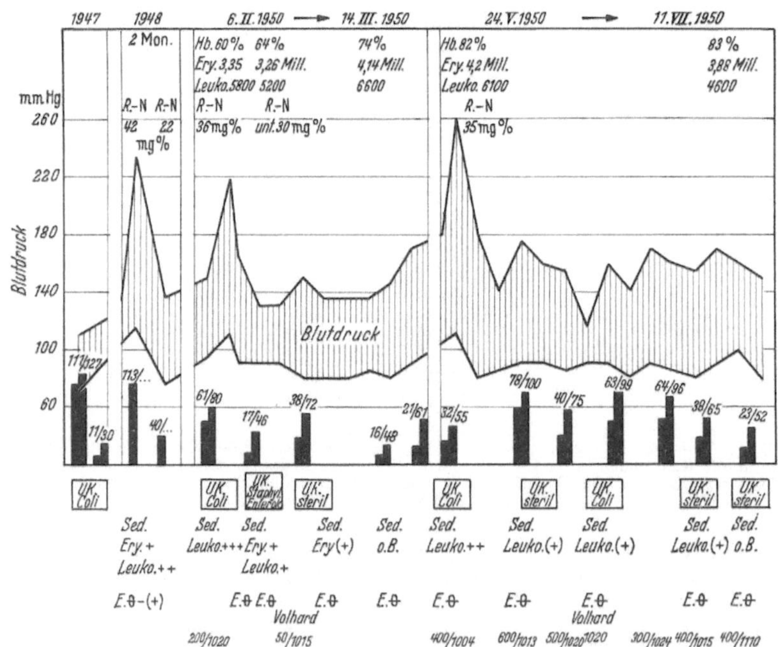

Abb. 26. Fall 12: Doppelseitige p.n. Schrumpfniere mit Krankheitsbeginn 1919 bei 70jähr. Frau. Intermittierender Hochdruck mit hypertonischer Attacke bei jedem akuten p.n. Schub. Fundus hypertonicus, dessen Übergang in eine Retinitis angiospastica klinisch beobachtet wurde. Therapieresistenz gegen Sulfonamide, Streptomycin und Penicillin.

Am 24. 5. 1950 erneute Aufnahme wegen Schmerzen in beiden Nierenlagern und cystischer Erscheinungen. BSG bis auf 78/100 ansteigend. Urinbefund unverändert. RR anfangs 250/110 bis auf 115/90 abfallend und um mittlere hypertonische Werte schwankend. Sonst keine Veränderungen der Befunde.

Es handelt sich um eine doppelseitige p. n. Schrumpfniere mit Beginn seit 1919 und wiederholten p. n. akuten Schüben. Eine Ausheilung ließ sich durch kombinierte Sulfonamid- und Streptomycintherapie nicht erzielen. Besonders interessant war die intermittierende Hypertonie. Bei der jeweiligen akuten Attacke exacerbierte der Hochdruck erheblich. Am Augenhintergrund konnte der Übergang eines Fundus hypertonicus in eine Retinitis angiospastica im Verlauf von Monaten beobachtet werden.

Die hypogenetische Pyelonephritis.

Die morphologischen Untersuchungen sprechen dafür, daß Entwicklungsstörungen der Niere eine besondere Disposition für Nierenerkrankungen schaffen. BABES hat den Begriff der hypogenetischen Nephritis zuerst aufgestellt. Zwischen hypoplastischen renalen Veränderungen und maligner Nephrosklerose wurden Beziehungen vermutet (ASK UPMARK, LEWIN, PATRASSI, KAKAWA). FAHR stellte die hypogenetische P. N. pathologisch-anatomisch besonders heraus und betonte die Disposition unterentwickelter bzw. mißbildeter Nieren für die Entwicklung einer aufsteigenden P. N. Die Nierenhypoplasie kann sich abgesehen von der klassischen Cystenniere auch in kleinen Cystenlagern dokumentieren, die makroskopisch ganz lokal als Kelchrecessus mit starker Verdünnung der Nierenrinde in Erscheinung treten und erst mikroskopisch sicher in ihrer Genese erkennbar sind. Diese histologischen Kriterien sind von FAHR eindeutig umrissen worden. „Dagegen kann man an den Nierenbeckenrecessus mit strumaartiger Umwandlung von einer Hypogenese mit sekundärer Pyelitis dann reden, wenn die Glomeruli völlig bis auf jeden Rest fehlen, wenn die Cystchen ziemlich gleichmäßig die ganze Breite der erhaltenen Rindenzone vom Becken bis zur Kapsel einnehmen, wenn die Cystchen dicht beisammen liegen und durchaus kein Granulations- oder Narbengewebe zwischen sich erkennen lassen, wenn die Bindegewebsschranke STAMMLERs fehlt und die sekundäre Pyelitis sich auf einen schmalen Streifen kleinzelliger Infiltration am Innenrand der schilddrüsenartigen Veränderung beschränkt". FAHR hat unter seinen Fällen die Ausbildung einer P. N. gerade an hypogenetischen Kelchen nachgewiesen.

Angesichts der Bedeutung des Stauungsmomentes für die Genese der P. N. ist die Anfälligkeit der hypogenetischen Kelche für eine Entzündung verständlich, da an diesen Kelchen kein normaler Harnstrom vorliegt. Die angeborene, mehr lokale oder diffuse Entwicklungsstörung der Niere als Grundlage dieser Form der P. N. erklärt die Tatsache, daß diese Patienten vorwiegend in jüngeren Jahren erkranken. Damit erhebt sich die Frage nach der Beziehung der P. N. zum sog. renalen Zwergwuchs. Bei diesem Krankheitsbild entwickelt sich auf dem Boden einer chronischen Nierenerkrankung mit Ausgang in Schrumpfniere ein Zwergwuchs, oft mit gleichzeitigen rachitischen Knochenveränderungen. HAMPERL und WALLIS hielten es für möglich, daß P. N. und renaler Zwergwuchs zusammen vorkämen, sahen aber die eigentümliche chronische interstitielle Nephritis für dieses Krankheitsbild als charakteristisch an. KLUGE beschrieb 5 pathologisch-anatomisch genau untersuchte Fälle von renalem Zergwuchs, von denen 3 als p. n. Schrumpfniere bezeichnet wurden. Zweimal bestand eine sog. chronisch interstitielle Nephritis. Die makro- und mikroskopischen Befunde erwiesen, daß sich die p. n. Schrumpfniere auf der Basis hypoplastischer Vorgänge entwickelte.

Das Krankheitsbild der hypogenetischen P. N. kann von einer einfachen Pyelitis am Rande eines hypogenetischen Herdes (FAHR) bis zur schwersten p. n. Schrumpfniere in einer hypoplastischen Niere (KLUGE) verfolgt werden. Ob die sog. interstitielle Nephritis beim renalen Zwergwuchs als aufsteigende hypogenetische P. N. aufgefaßt werden darf, ist noch eine offene Frage. Den Kliniker interessiert besonders die Möglichkeit, diese Form der P. N. intra vitam zu erkennen. Der Verdacht wird bei konstitutionell hypoplastischen Patientinnen und Manifestation der Krankheit in jüngeren Jahren besonders lebhaft. Das Krankheitsbild soll an 4 klinisch und pathologisch-anatomisch untersuchten Fällen näher erläutert werden.

Fall 13. E. Z. 15206/1949. 21jährige Arbeiterin, Einweisung am 19. 11. 1949 in die Frauenklinik des UKE. Keine besonderen früheren Krankheiten. Menarche mit 13 Jahren. Menstruation immer unregelmäßig, meist sehr schwach. Sept. 1949 mit Beginn einer Gravidität anhaltende Kopfschmerzen. Okt. 49 Schwellungen von Gesicht und Beinen, mehrfach Hämaturie, Brennen beim Wasserlassen. 11 Tage vor der Aufnahme Abortus completus Mens. III zu Hause. danach Rückgang der Schwellung im Gesicht sowie der Kopfschmerzen. Blutverluste beim Abort unbedeutend. 25. 11. 49 Verlegung wegen Verdachts auf subakute Glomerulonephritis in die I. Med. Klinik des UKE.

Befund: Blasse, anämische, unterentwickelte Pat., stark abgemagert. Größe 1,57 m, Gewicht 39,2 kg. Sekundäre Geschlechtsmerkmale kaum ausgebildet. Schambehaarung nur angedeutet, Mammae kaum entwickelt, muldenförmiger Damm. Schmelzdefekte an den Schneidezähnen, die nicht gewechselt haben sollen. Deutliche Lid- und Unterschenkelödeme. RR

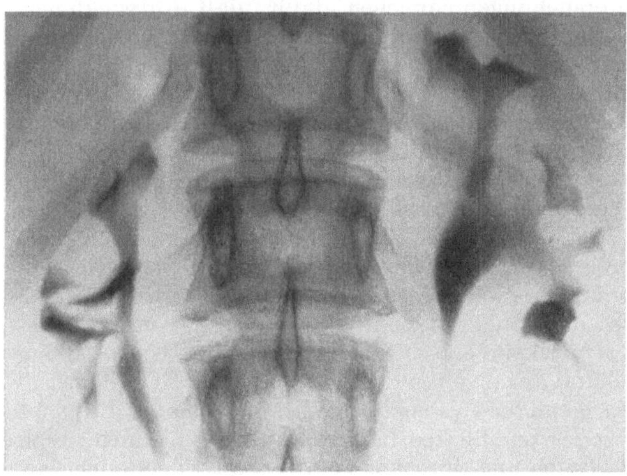

Abb. 27. Fall 13: Deformität beider Nierenbecken mit unregelmäßiger Dilatation des li. oberen Kelches und steifer Kontur des Halses. Re. kleines Nierenbecken mit sichelförmiger Deformität des dritten Kelches und offenbar narbiger Schrumpfung der unteren Nierenhälfte.

180/110. Harntractus nicht klopf- oder druckempfindlich. Normochrome Anämie mit 38% Hb, 2 Mill. Erythrocyten. Urin: Eiweiß +, Esbach schwankend während der Behandlungszeit zwischen Spuren und 7⁰/₀₀. Sediment: Leuko + — +++, Ery (+) — +++, granulierte Cylinder gelegentlich +, UK: Coli, Rest-N 86 mg-%, BSG 80/120, unter der Behandlung vorübergehend abfallend bis auf 15/25. Anfängliche Auffassung des Krankheitsbildes als subchron. Glomerulonephritis und entsprechende Therapie. Es gelang innerhalb 6 Wochen, den Rest-N zu normalisieren, doch blieb die Hypertonie während dieser Zeit in sehr wechselnder Form bestehen und zeigte Schwankungen zwischen 235/160 und 140/100. Im Augenhintergrund typische Retinitis angiospastica. Cystoskopie: Kapazität 300 cm³, Schleimhaut am Blasenboden mit vermehrter Gefäßinjektion, re. Ostium o. B., li. Ostium mäßig klaffend, ohne peristaltische Kontraktion. Blauausscheidung re. nach 5 min in kräftigem Strahl, li. nach 16 min in einem schwach gefärbten, trägen, kontinuierlichen Strahl abfließenden Urins. Retrogrades Pyelogramm (s. Abb. 27). Re. Nierenbecken auffallend klein, 3. Kelch von oben sichelförmig deformiert. Li. Nierenbecken von annähernd normaler Größe. Die medialen Konturen des oberen Kelches und des Kelchhalses sind auffallend unregelmäßig wellig. Der Kelchhals selbst erscheint steif. Im unteren Anteil des li. Nierenbeckens kugelige Dilatation. Urteil: Auffallend kleines Nierenbecken re. (angeborene Anomalie?). Verdacht auf Prozeß am bzw. in der Umgebung des oberen Kelches li. Bis Januar 1950 war der Rest-N auf normale Werte zurückgegangen, der Blutdruck blieb aber hoch. Da auch die Kopfschmerzen krisenhaft mit Blässe, Erbrechen und jeweiligen Blutdruckanstiegen verbunden waren und die Hypertonie einen intermittierenden Charakter aufwies (s. Abb. 28). trat der Verdacht auf ein Phäochromocytom auf. Der Histamintest zeigte ein völlig·pathologisches Verhalten. Schon bei der halben Dosis (0,025 mg i. v. langsam injiziert) heftigste Kopfschmerzen mit Hitzegefühl, Anstieg des Blutdrucks auf über 300 mm Hg unter erheblicher Tachykardie, Beherrschung der bedrohlichen Situation durch Papaverin, Euphyllin, Luminal und Morphium. Beim Dibenamintest (Infusion von 200 mg Dibenamin in 400 cm³ 5%iger

Glucoselösung i. v.) sank der Blutdruck innerhalb 2 Std. von 240/180 auf 190/140. Das Dibenamin wurde reaktionslos vertragen. Tags darauf RR morgens 165/120, nachmittags 220/140. Die Injektion von 10 mg Benzodioxan innerhalb von 3 min brachte keinen merkbaren Blutdruckabfall. Beim cold-pressure-Test (Eintauchen der re. Hand für 3 min in Eiswasser) kein nennenswerter Blutdruckanstieg. Zum Ausschluß eines Phäochromocytoms operative Freilegung beider Nierenlager (Prof. KONJETZNY). Beide Nebennieren gut fühlbar und unverdächtig, kein Anhalt für ein Phäochromocytom. Beide Nieren klein mit stellenweise adhärenter Kapsel und grobhöckerig narbiger Oberfläche. Nachdem das Phäochromocytom operativ ausgeschlossen worden war, wurde im Operationssaal von uns die Vermutungsdiagnose hypogenetische P. N. gestellt. Die Untersuchung der Probeexcision (Prof. FRANZ) ergab: Nierenhypoplasie mit chronischer interstitieller Nephritis (hypogenetische Nephritis „FAHR"), Hypertrophie und evtl. Endangitis der mittleren Gefäße, Arteriolensklerose. Nach der

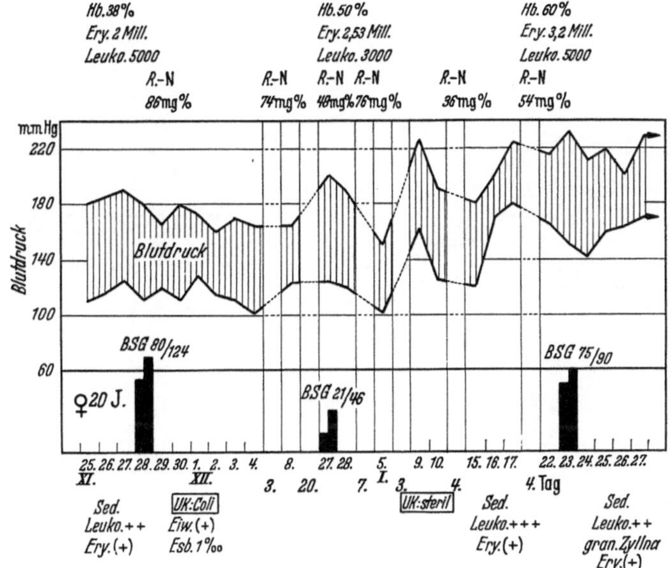

Abb. 28. Fall 13: Intermittierender Hochdruck mit ungewöhnlichen Schwankungen bei chron. hypogenetischer P. N. mit maligner Nephrosklerose.

Operation, die überraschend gut vertragen wurde, kam es zu einer wesentlichen Besserung des Befindens mit vorübergehendem Sistieren der Kopfschmerzen. Nach längerer antibiotischer Behandlung mit Penicillin und Streptomycin Besserung des objektiven Befundes mit Rückgang von BSG und Rest-N. Der Blutdruck blieb aber immer hoch und konnte auch durch sympathicolytische Mittel nicht beeinflußt werden. Die Capillarprüfung zeigte trotz vorübergehender Besserung des Befindens eine erhebliche Herabsetzung der Capillardichte (Rumpel-Leede + +, Capillarprüfung nach GOTHWIN-KÜCHMEISTER li.wie re. 7—8 sec bei einem Normalwert von 12—13 sec). Diese erhöhte Capillardurchlässigkeit muß als Ursache der häufigen, massiven Blutungen aufgefaßt werden, die an den verschiedensten Körperstellen erfolgten (Magenblutung mit Hämatemesis), mehrfache massive Darmblutungen, schwere Uterusblutung, Retinablutung). Die Blutungen erfolgten auch zu einer Zeit, als die Blutwerte für harnpflichtige Substanzen völlig normal waren. Während dieser Zeit betrug die Blutungszeit 4 min, die Gerinnungszeit 1 min, die Prothrombinzeit 25 sec. Eine die hämorrhagische Diathese erklärende Thrombocytopenie lag nicht vor. Auch die Bein- und Gesichtsödeme müssen mit der Capillarschädigung in Zusammenhang gebracht werden. Exitus am 17. 10. 1950 im urämischen Koma (Rest-N 239 mg-%).

Auszug aus dem Sektionsbericht (Obduzent Dr. GRUND):

Starke Hypertrophie des li. Ventrikels mit geringer Erweiterung. Li. Niere: 55 g, 4 × 4,5 × 1,3 cm. Re. Niere: 30 g, 7 × 3,8 × 1,3 cm. (Abb. 29). Nierenkapsel an beiden Nieren mit der Oberfläche verwachsen. Oberfläche klein- bis grobhöckerig. Markrindenstruktur verwaschen bzw. überhaupt nicht erkennbar. Erweiterung zahlreicher Nierenkelche. Kleinfleckige Blutungen in der Nierenbeckenschleimhaut. Der caudale Pol der re. Niere ist etwa pfennigstückgroß, hebt sich vom oberen Teil in seiner Struktur ab und sieht hypoplastisch aus. Mäßige

Erweiterung beider Harnleiter und ihrer Orificien. Nierenarterien bds. gleich weit und gut durchgängig. Uterus sehr klein, 6 cm lang.

Histologisch: Niere: An den kleinsten Arterien und Arteriolen häufig nekrotisierende Entzündung oder produktive Endarteriitis, manchmal auch adventitielle granulomartige Zellvermehrungen im Sinne einer malignen Nephrosklerose. Häufiger, teilweiser oder völliger Untergang der Glomeruli bis zu hyaliner Verödung. Unregelmäßige Verbreiterung des Zwischengewebes in Mark und Rinde, herdweise mit kleinen, rundlichen oder streifigen, klein-rundzelligen Infiltraten. In der Rinde auch Kanälchenschwund. Zwischen fibrös verbreiter-tem Zwischengewebe Gruppen erweiterter Kanälchen besonders des Markes, manchmal Leuko-cytenansammlungen. Herdweise größere Gruppen von Kanälchen mit Erweiterung und

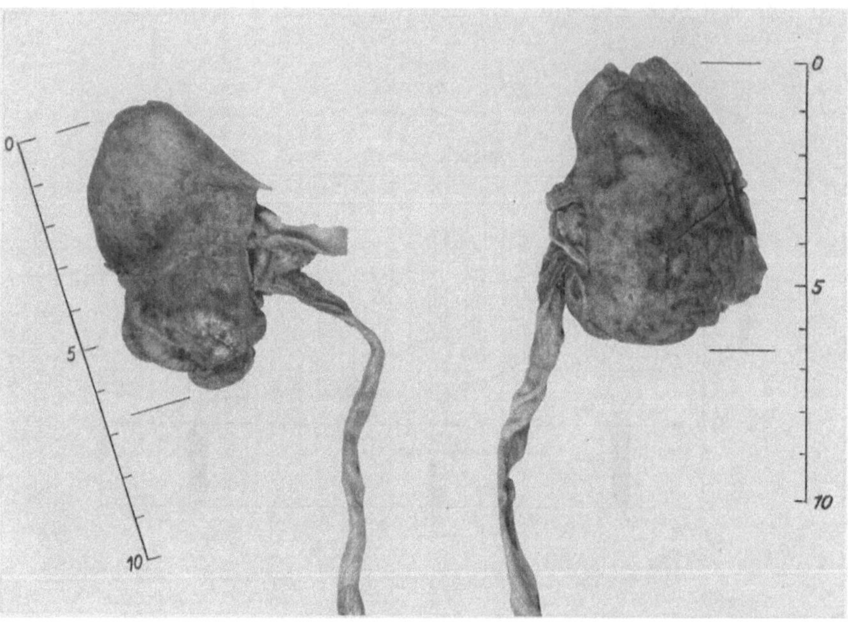

Abb. 29. Fall 13: Abbildung der in Formalin fixierten Nieren. Die grobhöckerige Struktur mit den eingezogenen p.n. Narben ist besonders an der li. Niere gut zu erkennen.

kolloidartigem Inhalt (schilddrüsenartig) ohne Glomeruli in diesen Gebieten, mit eingeschlos-senen, stärker wandverdickten kleinen Arterien. Urteil: Aufsteigende p. n. Schrumpfniere und maligne Nephrosklerose bei herdförmiger Hypoplasie.

Es handelt sich um eine 21jährige Patientin mit Zeichen allgemeiner Hypo-plasie. Das klinische Krankheitsbild zeigte durch die Kombination von p. n. Schrumpfniere und maligner Nephrosklerose bei kongenitaler Nierenhypoplasie einen ungewöhnlichen Verlauf. Die p. n. Beschwerden waren gering ausgeprägt. Im Vordergrund der Symptome stand der stark schwankende Hypertonus, der bei den Testen mehr an ein Phäochromocytom denken ließ. Ob dieses Verhalten gegenüber Histamin für die vorliegende Kombination der Nierenleiden charakte-ristisch ist, läßt sich angesichts der Seltenheit nicht beantworten. Wir ersehen aber daraus, daß der Histamintest keineswegs ein nur für Phäochromocytome spezifischer Test ist, wie das verschiedene Autoren vermuten (ROTH und KVALE, CALCINS und HOWARD, SPÜHLER, WALTHER und BRUNNER). Die fehlende Reak-tion auf Benzodioxan unterstreicht die diagnostische Bedeutung dieses Testes für das Phäochromocytom und sollte zukünftig bei differentialdiagnostisch so schwie-rigen Fällen von paroxysmaler Hypertonie bei negativem Ausfall als gegen ein Phäochromocytom sprechend aufgefaßt werden. Auch HINDEMITH und RHODE betonen die diagnostische Bedeutung des Benzodioxan-Testes für die Diagnose der Nebennierenmarktumoren.

Die starken Schwankungen des Hochdruckes werden auf die p. n. Schrumpfniere zurückzuführen sein, da diese hierbei charakteristisch sind und bei der malignen Nephrosklerose fehlen. Das vorliegende mäßig ausgeprägte Ödem am Gesicht und in den Beinen, das wir bei den übrigen Formen der P. N. nicht kennen, kann also bei der hypogenetischen P. N. vorkommen. Bemerkenswert ist die ungewöhnliche Blutungsneigung mit der konsekutiven Anämie. Diese hämorrhagische Diathese war unabhängig von der Urämie und muß mit der nachgewiesenen erhöhten Capillardurchlässigkeit in ursächlichen Zusammenhang gebracht werden. Die klinische Diagnose hypogenetische P. N. war nach Ausschluß eines Phäochromocytoms gestellt und durch die histologische Untersuchung der Probeexcision bestätigt worden. Der ausgesprochen maligne Charakter des Hochdruckes mit der Ausbildung einer schweren Retinitis angiospastica sollte zukünftig an das gleichzeitige Vorliegen einer malignen Nephrosklerose denken lassen.

Fall 14. I. P. 1391/1943. 17jähriges Mädchen, am 15. 4. 1943 in die Neurologische Klinik des UKE aufgenommen. Menarche noch nicht eingetreten. Keine wesentlichen früheren Erkrankungen. In den letzten $1^1/_2$ Jahren Tätigkeit in einem Lesezirkel. Auftreten von Schmerzen in den Füßen, später in den Waden, im letzten halben Jahr in den Unterschenkeln. Anfallsweises Auftreten von Stichen ohne Dauerschmerz. In den letzten 2 Monaten passagere Bewußtseinstrübungen und gelegentliche Kopfschmerzen.

Befund: Sehr blaß, elend, für das Alter unterentwickelt. 1,50 m, 45 kg. Kein Ödem. Druckempfindlichkeit der Oberschenkelmuskulatur. Innere Organe sonst o. B. Schwere normochrome Anämie mit 45% Hb, 2,26 Mill. Ery, 8600 Leuko, 6 Stabk., 79 Segm., 14 Lymph., 1 Mono, 120000 Thrombo. Blutungszeit 5 min, Blutgerinnungszeit 4,40 min. RR 130/95, BSG 62 mm nach einer Stunde. Urin: Eiweiß Trübung, Esbach $^1/_2\,^0/_{00}$. Sediment: Leuko +, Ery (+), Rest-N 111 mg-%, Xanthoprotein 68 E nach BECHER, Gesamteiweiß im Blut 7,2 g-%, Blutzucker 149 mg-%, Calcium im Serum 5,7 mg-%. Exitus am 13. 5. 43 infolge zunehmender Urämie.

Auszug aus dem Sektionsbericht, Obduzent Dr. SÜPFLE:

Zeichen allgemeiner Unterentwicklung. Achsel- und Schambehaarung eben beginnend. Vergrößerung des Herzens mit relativer linksseitiger Herzhypertrophie. Urämischer Geruch der Organe. Re. Niere etwa pflaumengroß, Ureter um das 2—3fache erweitert. Auf dem Schnitt starke Schrumpfung des Nierenparenchyms und Erweiterung des Nierenbeckens. Im Pyelon und im Ureter zahlreiche stecknadelkopf- bis hirsegroße, teils weißlich gelbe, teils schwärzliche Erhebungen. Li. Niere von etwa Apfelgröße, geschrumpft, mit unregelmäßig gestalteten, tief eingezogenen, dunkel gefärbten Partien. Das benachbarte Parenchym zeigt blasse gelbgraue Farbe. In der Harnblase die gleichen Schleimhautveränderungen wie in beiden Ureteren.

Mädchen mit doppelseitiger chronischer P. N., die zu weitgehender aufsteigender Schrumpfung der Nieren geführt hat. Die etwa pflaumengroße rechte Niere muß z. T. als kongenital hypoplastisch angesehen werden. Auch die Erweiterung der Harnleiter besonders rechts spricht z. T. für eine angeborene Entwicklungsstörung. An der linken Niere bestand eine herdförmige kompensatorische Hyperplasie mit fraglicher diffuser interstitieller P. N. An den abführenden Harnwegen fand sich neben einer chronischen Urocystitis eine Ureteropyelopathia granularis. Die linksseitige Herzhypertrophie spricht dafür, daß intra vitam eine Hypertonie bestanden haben kann. Anamnestisch ist das Fehlen aller auf die Harnorgane hinweisenden klinischen Beschwerden von Interesse. Erst die Urämie lenkte den Verdacht auf die Harnwege. Zusammen mit der Hypocalcämie und den tetanischen Beschwerden muß das ganze Krankheitsbild als renaler Zwergwuchs angesprochen werden.

Fall 15. M. W. 1374/1935. 23jährige Pat., am 19. 4. 1937 in der II. Med. Klinik des UKE aufgenommen. Febr. 1937 Aufnahme in der Frauenklinik des UKE wegen starker Blutung. Gynäkologisch kein krankhafter Befund. Kein Sistieren der Blutungen trotz Abrasio und Hormongaben. Verschlimmerung der Anämie innerhalb von 14 Tagen von 50% auf 38% Hb. Bei der anschließenden 5wöchigen internen Beobachtung fanden sich ein Hypertonus von 180/130 mm Hg, eine Anämie mit 29% Hb, eine Albuminurie, im Sediment massenhaft Leuko, Ery $++$, einzelne Cylinder, Rest-N 140 mg-%. Verlassen des Krankenhauses gegen ärztlichen Rat. 3 Wochen später am 16. 4. starke Kopfschmerzen, Schwellung der Augenlider, am 18. 4. heftiges Erbrechen, gedunsenes Gesicht. Wegen starker Zahnfleischblutungen erneute stationäre Behandlung. Bei der Aufnahme Somnolenz, Gesichtsödem, Linksvergrößerung des Herzens, Unterschenkelödeme. Nierenlager nicht druck- oder klopfempfindlich. BSG nach einer Stunde 112 bzw. 120 mm, Leukocyten 11000, Linksverschiebung. Sediment: Leuko $++$, Ery $++$, UK: Coli $++$. Esbach im Urin 2—4⁰/₀₀, Oligurie, Isostenurie. Unter zunehmender Somnolenz Anstieg des Rest-N auf 189 mg-%, Verstärkung der Lidödeme und finaler erheblicher Blutung aus der Nase am 29. 4. Exitus.

Auszug des Sektionsbefundes (Obduzent Dr. L. SCHMIDT):

Nieren: Re. 120 g, li. 50 g. Beide Organe stark verkleinert, li. mehr als re. An der Oberfläche ausgedehnte flache, muldenartige Einsenkungen neben grobhöckerigen, stark erhabenen umschriebenen Partien. Auf der Schnittfläche völlig verwaschene Markrindenzeichnung. Die Breite der gesamten Nierensubstanz stark verschmälert. Nierenbecken und Nierenbeckenkelche stark erweitert, erweiterte Nierenbeckenkelche stellenweise bis fast an die Oberfläche des Organs heranreichend. Nierenbeckenschleimhaut stark gerötet und getrübt, im Ganzen verdickt, besonders düsterrot im Bereich der Kelche verfärbt. Ureteren etwas erweitert, li. stärker als re. Ureterenschleimhaut verdickt, trübe, graurot. Blasenschleimhaut diffus getrübt und fleckig gerötet. Erhebliche li.-seitige Herzhypertrophie. Urämischer Geruch. Uterusschleimhautblutungen. Kleine Magenschleimhautblutungen.

Urteil: Aufsteigende p. n. Schrumpfniere, li. viel hochgradiger als re., bei herdförmigen Hypoplasien.

Es handelt sich um eine doppelseitige p. n. Schrumpfniere links mehr als rechts bei einer 23jährigen Frau mit völlig leerer Anamnese. Die herdförmige Hypoplasie konnte histologisch nachgewiesen werden. Das Nierenleiden veranlaßte erst in den letzten beiden Lebensmonaten durch die schwere hämorrhagische Diathese und die zum Tode führende Urämie subjektive Symptome und eine ärztliche Behandlung. Bemerkenswert ist das Auftreten von Ödemen und Hypertonie. Die klinische Diagnose P. N. war gestellt worden. Zeichen einer allgemeinen konstitutionellen Hypoplasie haben, nach den vorliegenden Befunden zu urteilen, nicht vorgelegen.

Fall 16. E. S. 27705/1940. 37jährige Hausangestellte. Am 22. 3. 1940 Aufnahme in der II. Med. Klinik des UKE. Kinderkrankheiten nicht bekannt. Vor einem Jahr kardiale Beschwerden (Beinödeme, Anstrengungsdyspnoe, anfallsweises Herzjagen mit Druck und Schmerzgefühl in der Herzgegend). Im letzten Jahr einige Tage Zahnfleisch- und Nasenblutungen. Seit 8 Tagen Blutungen aus dem Anus, anfangs nur gering mit Juckreiz und Schmerz in der Analgegend. Wegen starker Zunahme der Blutung Einweisung. Auch am Zahnfleisch in den letzten Tagen Hämorrhagien.

Befund: Blasse apathische Pat. Sehr langsame Beantwortung von Fragen. Innere Organe ohne krankhaften Befund. Nierenlager frei. RR schwankend zwischen 120/70 und 140/80. An beiden Unterschenkeln und am re. Fuß markstückgroße Hämatome. BSG 80/140. Hb 35%, Ery 2 Mill., Leuko 6400. Urin: Eiweiß leichte Trübung, Spontankonzentration zwischen 1006 und 1009. Sediment: geballte Leukocyten, später vereinzelt Ery. Rest-N-Bestimmung fehlt. Temperatur während des 7tägigen Klinikaufenthaltes normal — Blutungszeit 3 min 15 sec, Gerinnungszeit 1 min 10 sec. Thrombocyten 220000, Rumpel-Leede ⌀. Der anfängliche Verdacht auf eine hämatologische Erkrankung wird nicht bestätigt. Nach Bluttransfusion, Sango-Stop kein Sistieren der Blutungen. Rectoskopisch: ausgedehnte Schleimhautblutungen. Unter Erbrechen, andauernden Blutungen und Somnolenz Exitus am 7. Tage nach der Aufnahme.

Auszug aus dem Sektionsbericht (Obduzent Dr. RÜDOFF):

Nieren: beide äußerst klein, mäßig fest, fibröse Kapsel schwer abziehbar. Oberfläche kleinhöckerig, sehr unregelmäßig, von kleinen, von klarer Flüssigkeit ausgefüllten Hohlräumen unterbrochen. Re. Niere 50 g, 8:4:3 cm, li. Niere 65 g, 9:4:3 cm. Auf dem Schnitt kleine, wenig verzweigte Nierenbecken. Vor dem schmalen eigentlichen Nierengewebe liegen kleine rund erweiterte Kelche mit trüber blaugrau verfärbter Schleimhaut. Keine Markrindenzeichnung erkennbar. Schleimhaut des Nierenbeckens trübe, grau verfärbt mit aufgerötetem Grund. Ureteren nicht erweitert. Harnblasenwand verdickt, Blasenschleimhaut grünlichblau verfärbt. Urämischer Geruch der Organe. Histologisch: p. n. Schrumpfniere.

Es handelt sich um eine doppelseitige p. n. Schrumpfniere bei einer 36jährigen Frau mit völlig leerer Anamnese. Die zahlreichen Cystenbildungen in beiden

Nieren lassen eine Entwicklungsstörung vermuten. Trotz des fehlenden Rest-N-Befundes ist autoptisch eine Urämie anzunehmen. Es muß auch eine frühere Hypertonie vermutet werden, da an der Leiche der linke Ventrikel hypertrophiert war. Klinisch beherrschte die unstillbare hämorrhagische Diathese das Krankheitsbild. Die Diagnose Urämie bei p. n. Schrumpfniere war nicht gestellt worden.

Es fällt schwer, an Hand von nur 4 Fällen eine besondere Verlaufsform eines Krankheitsbildes herauszustellen. Es zeigen sich aber gewisse Änderungen gegenüber dem üblichen Bild der P. N., die hervorgehoben werden sollten. Das Alter der Patienten war relativ niedrig (17, 20, 23, 36 Jahre). Man sollte also bei jüngeren Patienten an die Möglichkeit hypoplastischer Faktoren denken, besonders wenn der Gesamthabitus in diese Richtung weist. Die anfängliche Vermutung, daß die P. N. bei Kindern vorwiegend auf hypogenetischer Grundlage zustande kommt, bestätigte sich nicht. Unter den 15 pathologisch-anatomischen bestätigten Fällen der hiesigen Kinderklinik (auch hier starkes Überwiegen des weiblichen Geschlechtes mit 14 Fällen) hatte nur 1 Patient eine P. N. bei beginnender Hydronephrose, die evtl. als Hypoplasie aufgefaßt werden könnte. Sonst fanden sich unter den histologischen Untersuchungen keine hypogenetischen Veränderungen. 10 von den 14 Mädchen waren an einer akuten P. N. gestorben, die restlichen 4 an einer chronischen P. N. (1), bzw. p. n. Schrumpfniere (3).

Anamnestisch scheint der Mangel spezieller, auf die Harnwege hinweisender Symptome für die hypogenetische P. N. charakteristisch zu sein. Auch primäre akute Attacken fehlten in der Anamnese. Erst das terminale urämische Stadium gab zur Behandlung Anlaß. Die Ausprägung des klinischen Bildes ähnelte am ehesten einer akuten bzw. chronischen Glomerulonephritis. Der Urinbefund war der gleiche wie bei der chronischen P. N. Im Vergleich zur Glomerulonephritis erwies sich aber der bakteriologische Nachweis (Coli) als bedeutungsvoll. Die Neigung zu Ödemen besonders im Gesicht sahen wir bei der P. N. nur bei dieser Form. Den wirksamen Faktor der Ödemgenese vermuten wir in der erhöhten Capillardurchlässigkeit. Alle Fälle hatten eine Hypertonie bzw. autoptisch nachweisbare Linkshypertrophie. Dieser Hochdruck zeigte in Kombination mit einer malignen Nephrosklerose eine ungewöhnlich schwere Ausprägung mit erheblicher Retinitis angiospastica. Das Krankheitsbild verlief immer schwer und im Vergleich zu den üblichen chronischen P. N. bzw. p. n. Schrumpfnieren in relativ kurzer Zeit durch eine zunehmende Urämie zum Tode. 3 Kranke zeigten eine unstillbare hämorrhagische Diathese mit konsekutiver schwerer sekundärer Anämie. Die Blutungsneigung war bei den daraufhin untersuchten Fällen durch hämatologische Veränderungen nicht erklärbar und muß z. T. als urämisches Symptom aufgefaßt werden. Wir haben aber bei dem Fall 15 auch ohne Urämie schwerste Blutungen gesehen, so daß wir einer Capillarschädigung, die mit der allgemeinen Hypoplasie in Zusammenhang stehen könnte, wesentliche Bedeutung zusprechen. Dieser Gefäßfaktor ist schwer definierbar und vermutlich aus mehreren Faktoren zusammengesetzt. Solch schwere hämorrhagische Diathesen sind bei der Urämie als Folge anderer Nierenkrankheiten sicher Raritäten.

Die hypogenetische P. N. scheint im Gegensatz zu den übrigen Formen das Vollbild einer ausgeprägten Nierenerkrankung mit Ödem und Hypertonie zu bieten, das erst im terminalen urämischen Stadium dominant wird.

Therapie.

Die Behandlungserfolge der P. N. werden erst besser werden, wenn wir gegenüber der ersten akuten Attacke die gleiche therapeutische Einstellung haben wie bei der diffusen hämatogenen Glomerulonephritis. In den meisten Fällen der akuten P. N. ohne mechanische Beeinträchtigung der abführenden Harnwege ist es möglich, die akute Entzündung zu beseitigen. Die große Summe der chronischen P. N. spricht dafür, daß dieses nicht in ausreichendem Umfange geschieht. Da die P. N. eine Erkrankung des interstitiellen Gewebes darstellt, ist die Blutkonzentration des Medikamentes maßgebend, weniger die Urinkonzentration. Die Sulfonamide haben sich als praktisch gegen alle wichtigen Erreger der P. N. als wirksam erwiesen. Im amerikanischen Schrifttum wird eine Mischung verschiedener Sulfonamide (Sulfadiacin, Sulfathiazol, Sulfameracin zu gleichen Teilen) zur Herabsetzung der allergischen Reaktionen empfohlen. Mit einer 24 Std.-Dosis von 6 g erreicht man den erforderlichen Blutspiegel. Vor Beginn der Behandlung sollte die Anlage einer U. K. erfolgen und möglichst auch die medikamentöse Empfindlichkeit des Erregers getestet werden. Es ist der Zweck der Behandlung, nicht nur einen sterilen Urin zu erzielen, sondern auch die chronisch entzündliche Destruktion des Nierengewebes zu vermeiden. Das Persistieren des p. n. Prozesses trotz erfolgter Therapie kann folgende Ursachen haben: 1. Unzureichende Dosierung hinsichtlich Höhe, Dauer oder Art des Medikamentes, 2. erworbene medikamentöse Erregerresistenz, 3. Unerreichbarkeit des entzündlichen Prozesses durch das Medikament (Frage der Durchblutung), 4. Vorliegen eines mechanischen Hindernisses, 5. kongenitale Veränderungen (Hypogenese), 6. narbige Veränderungen als Folge der chronischen Entzündung mit Alteration der Dynamik, 7. darniederliegende Abwehr, 8. Fortschreiten des chronisch entzündlichen Prozesses unabhängig von der Anwesenheit von Erregern.

Die Behandlung der akuten P. N. wird häufig zu oberflächlich durchgeführt. In Anlehnung an die zusammenfassende Darstellung von Birchall und Alexander möchten wir für die Therapie der akuten P. N. neben den üblichen Maßnahmen (strenge Bettruhe, lokale Wärme, Tee, Stuhlregulierung) 10 Tage lang je 6 g Sulfonamide vorschlagen. Nach Absetzen des Medikamentes sollte die UK 3mal negativ sein. Der Prozeß kann als abgeklungen betrachtet werden, wenn bei konstant normalem Urinbefund, normalisierter Blutsenkung, fehlenden subjektiven Beschwerden und beseitigter Druck- bzw. Klopfempfindlichkeit der Nieren, die Kontrolle in den folgenden 6 Monaten keine pathologischen Befunde aufweist. Bei Unverträglichkeit der Sulfonamidtherapie empfiehlt sich Streptomycin oder Dihydrostreptomycin 2mal 0,5 g 7 Tage bei Coliinfektionen) oder Depotpenicillin 3mal 300000 E 7 Tage bei Staphylokokkeninfektionen).

Die Behandlung der chronischen P. N. ist auch heute noch ein undankbares Gebiet. Wir befinden uns in einer ähnlichen Situation wie bei der Endokarditis. Es gelingt selten, eine chronisch rezidivierende P. N. mit röntgenologisch nachweisbaren Veränderungen konstant auszuheilen. Plotz hat auf die geringen Dauererfolge der Sulfonamidtherapie bei der rezidivierenden „Pyelitis" hingewiesen. Auch die modernen Antibiotica haben uns hier nicht weitergebracht. Die rasche Beseitigung eines akuten Schubes ist zwar heute möglich, aber der endgültigen Ausheilung des chronisch entzündlichen Prozesses müssen wir mit größter Skepsis begegnen. Es empfiehlt sich folgendes massive therapeutische Vorgehen: Sulfonamidtherapie (6 g in 24 Std.) über 3 Wochen mit gleichzeitiger Alkalisierung, 7 Tage Depotpenicillin 3mal 300000 E, 7 Tage Streptomycin oder Dihydrostreptomycin 2mal 0,5 g. Zur Beurteilung des Kurerfolges sollten die gleichen Kriterien angewandt werden wie bei der akuten P. N. Bei negativem Erfolg empfiehlt sich eine neue Testung des Erregers. Gelegentlich läßt sich bei therapieresistenten Coli-Infektionen durch eine Behandlung mit Coli-Vaccine, die aus den Erregern des Kranken gewonnen wurde, ein gutes Ergebnis erzielen. Schittenhelm hat an Hand guter Erfahrungen erneut darauf hingewiesen. Neuerdings haben sich Aureomycin gegen Colibacillen und Chloromycetin gegen Proteusinfektionen als besonders wirksam erwiesen. Rein einseitige chronische Formen mit und ohne Hypertonie sollten bei gesunder anderer Niere mit Nephrektomie behandelt werden, da die Beteiligung der gesunden Niere früher oder später erfolgt.

Auch die moderne, hochwirksame Therapie ist gegenüber den chronisch verschleppten Formen, abgesehen von den akuten Attacken, machtlos. Die chronische unabhängig vom Erreger fortlaufende Infektion läßt sich medikamentös gar nicht beeinflussen. Es kommt alles darauf an, den ersten akuten Schub ausreichend zu behandeln. Hier haben wir bei Fehlen mechanischer Hindernisse oder kongenitaler Abwegigkeiten die völlige Heilung in der Hand. Wir müssen uns davon frei machen, an die isolierte Pyelitis zu glauben, die es pathologisch-anatomisch praktisch nicht gibt. Diese Auffassung hat den Erfolg aufzuweisen, daß die p. n. Schrumpfniere die häufigste Form der Schrumpfniere ist, von den Kreislaufkomplikationen ganz zu schweigen. Es ist besser, einmal zu viel eine Nierenparenchymbeteiligung bei einer akuten „Pyelitis" anzunehmen, als einmal zu wenig. Bei der chronischen P. N. kann man über die Berechtigung der Bezeichnung „chronische Cystopyelitis" gar nicht mehr debattieren. Man sollte mit der Annahme einer Nierenparenchymbeteiligung nicht erst bis zur pathologisch-anatomischen Beweisführung warten. Durch VOLHARD wissen wir, daß die chronisch glomerulonephritische Schrumpfniere vermeidbar ist. Die Erzielung eines entsprechenden Erfolges auf dem Gebiete der P. N. liegt in den Händen der Ärzte.

Zusammenfassung.

Die akute und chronische P. N. ist die häufigste Form der Nierenentzündung. Wir verstehen darunter eine Nierenbeckenentzündung mit offensichtlicher Beteiligung des Nierengewebes, wobei die Infektion hämatogen oder ascendierend (intraureteral oder lymphogen) erfolgen kann. Die P. N. ist im Gegensatz zur diffusen hämatogenen Glomerulonephritis eine primär herdförmige Erkrankung. Ihre chronische Verlaufsform mit späterem Übergang in eine p. n. Schrumpfniere behält unter Zunahme der entzündlichen Prozesse den herdförmigen Charakter bei. Am Beginn der chronischen P. N. steht eine primäre akute P. N., die im Frühstadium nicht zur Ausheilung gekommen ist. Die P. N. neigt zu Rezidiven, wenn der erste Schub nicht ausgeheilt ist. Die völlige Sanierung des Frühstadiums hat also entscheidende Bedeutung. Pathologisch-anatomisch kann man fast bei jeder „Pyelitis" mit einer lokalen entzündlichen Beteiligung des Nierenparenchyms rechnen. Infolge des herdförmigen Charakters sind die klinischen Auswirkungen meist gering. Die Erkrankung kann ein- oder doppelseitig auftreten. Die akuten Formen verlaufen in rund 40% einseitig. Mit der Dauer der Erkrankung wächst die Tendenz zum doppelseitigen Organbefall. Chronische Formen zeigen lediglich in 25% eine einseitige Lokalisation. Eine Seitenbevorzugung besteht in der Gravidität (rechte Seite). Die P. N. der Männer ist überwiegend die Komplikation einer zur Harnstauung führenden Grundkrankheit (Prostataerkrankungen). Beim weiblichen Geschlecht tritt die P. N. sehr häufig als selbständige Krankheit ohne im Vordergrund stehende mechanische Stauung auf. Sie wird meist als „harmlose" akute oder chronische Cystopyelitis angesprochen. Pathogenetisch hat die Beeinträchtigung der motorischen Funktion der ableitenden Harnwege als Folge der akuten oder chronischen Entzündung große Bedeutung. Die bakterielle Infektion ist nur ein Teilfaktor. Bei der Frau dominiert die Coliinfektion der Harnwege, beim Mann überragt der Staphylokokkeninfekt.

Das Wesen der akuten P. N. besteht in dem Auftreten von lokal oder mehr diffus in den Nieren verteilten interstitiellen Absceßchen mit entzündlichen Veränderungen von Pyelon, Kelchhälsen und Kelchnischen. Die Diagnostik stützt sich auf den Nachweis der Pyurie und Bacillurie. Oligosymptomatische Formen ohne subjektive Symptome von seiten der Harnwege machen diagnostische Schwierigkeiten. Sie verbergen sich dann durch die urämischen Zeichen unter paratyphösen oder cerebralen Krankheitsbildern. Wassersucht und Hypertonie gehören nicht zur akuten P. N., eine Rest-N-Erhöhung ist häufig.

Die chronische P. N. zeigt ein ungleichmäßiges Verhalten der Nieren sowohl hinsichtlich der Ausdehnung des Prozesses als auch des Krankheitsstadiums und führt zu einer unregelmäßigen Destruktion des Nierengewebes. Das klinische Bild ist durch wiederholte akute Schübe oder eine langjährige, chronisch schleichende Entzündung mit dem Endstadium der p. n. Schrumpfniere charakterisiert. Die Beteiligung des Pyelons betrifft besonders die Kelche und Kelchhälse. Von den Kelchnischen erfolgt die Ausbreitung der Entzündung ins Nierengewebe. Sie stehen im Mittelpunkt der Pathogenese. Die symptomarmen oder symptomlosen Verlaufsformen werden oft übersehen und haben besonders große klinische Bedeutung. Eine Bagatellisierung der Coliinfektion der weiblichen Harnwege ist nicht zu verantworten. Die Trias beschleunigte Blutsenkung, konstante oder intermittierende Leukourie, Colibacillennachweis ist diagnostisch bedeutsam. Ein Ödem fehlt bei der chronischen P. N., eine Hypertonie ist häufig (etwa 50%), aber nicht obligat. Der Hochdruck pflegt stark zu schwanken und relativ gutartig zu sein. Die Gefäßbeteiligung ist sekundär. Eine länger bestehende Hypertension kann bis zur Retinitis angiospastica führen. Bei der p. n. Schrumpfniere schreitet die renale Insuffizienz oft ungewöhnlich langsam im Verlauf von Jahren fort.

Die P. N. ist beim Diabetiker ungewöhnlich häufig. Sie wird gelegentlich durch eine akute Nekrose einer oder mehrerer Papillen kompliziert und verursacht durch die Stoffwechselverschlechterung meist einen letalen Ausgang. Klinische Zeichen: akute Exacerbation einer chronischen P. N., septisches Bild, Hämaturie, evtl. Abgang einer nekrotischen Papille, schlechte Erholung vom Koma.

Entwicklungsstörungen der Nieren schaffen eine besondere Disposition für Nierenerkrankungen. Die hypogenetische P. N. kann das Vollbild einer ausgesprochenen Nierenerkrankung mit Ödemen und Hypertonie und schwerster hämorrhagischer Diathese bieten.

Die Therapie sollte durch ausreichende Behandlung der ersten akuten Phase die Entstehung der chronischen P. N. verhindern. Wir müssen in jeder „Pyelitis" den fakultativen Beginn der p. n. Schrumpfniere sehen.

IX. Das Retothelsarkom und die Retothelsarkomatose[1].

Von

ERICH MUNDT-Bonn.

Mit 6 Abbildungen.

Inhalt.

	Seite
Literatur	365
Einleitung	366
I. Das klinische Bild	368
II. Die Organpunktate	369
der Milz	369
des Sternums	369
III. Das Blutbild	372
IV. Differentialdiagnose	372
gegenüber dem Lymphogranulom	372
der Reticulo-Endotheliose	373
dem Lymphosarkom	373
dem Ewing-Sarkom	373
V. Systemerkrankung oder histohomologe Metastasierung?	374
VI. Therapie	374
VII. Zusammenfassung	374

Literatur.

AHLSTROEM, C. G.: Über Geschwülste der Reticuloendothelien der Lymphknoten. Acta path. scand. (Kopenh.) **10**, 241 (1933).
— Vom Retikelzellsarkom zur Reticulose. Zieglers Beitr. **106**, 54—77 (1941).
— und WELIN: Zur Differentialdiagnostik der Ewing-Sarkome. Acta radiol. (Stockh.) **24**, Fasc. 1, 67 (1943).
BENNECKE, E.: Über Reticulosarkomatose (Reticuloendotheliose sarkomatöser Natur). Virchows Arch. **286**, 693—701 (1932).
CREMER, J.: Die Erkrankungen der Milz. Stuttgart: F. Enke 1948.
DOERING, G.: Retothelsarkome des Nasen-Rachenraumes mit neurol. Komplikationen. Z. Neur. **168**, 432 (1940).
FORSMANN, G.: Über die Röntgendiagnostik und Strahlenbehandlung von Magensarkomen, insbesondere Lymphosarkomen und Reticulumzellensarkomen. Acta radiol. (Stockh.) **24**, Fasc. 100, 344 (1943).
FOSSEN, A.: Over maligne halslymphkliergezwellen. Thesis Batavia 1936.
GHON, A., u. B. ROMAN: Über das Lymphosarkom. Frankf. Z. Path. **19**, 1 (1916).
GLOGGENGIESSER, W.: Generalisierte Retothelsarkomatose. Virchows Arch. **306**, 506—517 (1940).
GOORMAGHTIGH, N.: Contribution à l'étude de la prolifération maligne du tissu réticulo-endothélial. Bull. Acad. roy. méd. Belgique **6**. Nr. 11, 812, (1926).

---

[1] Aus der Medizinischen Klinik der Universität Bonn (Direktor: Prof. Dr. P. MARTINI).

GREIFENSTEIN, A.: Die Klinik der Retothelsarkome, dargestellt auf Grund von 31 eigenen Beobachtungen. Arch. Ohren- usw. Heilk. **143**, 189 (1937)

HASSELMANN: Retothelsarkome bei Filipinos. Z. Krebsforschg. **41**, 121 (1935).

HEILMEYER, L.: Handbuch der inneren Medizin, II. Bd. Berlin: Springer 1942.

HYÄRRE, A., u. H. BERTHELSEN: Proliferative processes in reticulo-endothelial system (R.E.S.) in domestic animals. Acta path. scand. (Kopenh.) **36**, 28 (1936).

KAUFMANN, E.: Lehrbuch der speziellen pathologischen Anatomie. Berlin: Walter de Gruyter 1932.

LASOWSKY, J. M.: Über eine systembezogene blastomartige Hyperplasie des Reticuloendotheliums. Virchows Arch. **288**, 631 (1933).

MEER, VAN DER D., u. J. ZELDENRUST: Reticulosis and Reticulosarcomatosis. Univ. Leyden 1948.

MOESCHLIN, G.: Die Milzpunktion. Basel: Benno Schwabe 1947.

MUNDT, E., u. A. SCHAEDE: Das Retothelsarkom und die Retothelsarcomatose. Dtsch. Arch. klin. Med. Bd. 198, S. 137—151 (1951).

OBERLING, CH.: Les réticulosarcomes et les réticuloendothéliosarcomes de la moelle osseuse (sarcomes d'Ewing). Bull. Assoc. franc. étude du cancer **17**, 259 (1928).

D'OLIVEIRA, G.: Über die Stellung der Retothelsarkome im System der Lymphdrüsengeschwülste. Virchows Arch. **298**, 465 (1937).

PARKER and JACKSON: Primary reticulum cell sarcoma of bone. Surg. **68**, 45 (1939).

ROBB-SMITH, A. H. T.: Reticulosis and reticulosarcoma. A histological classification. J. of Path. **47**, 457—480 (1936).

ROESSLE, R.: Das Retothelsarkom der Lymphdrüsen. Seine Formen und Verwandtschaften. Beitr. path. Anat. **103**, 385 (1939).

ROULET, F.: Das primäre Retothelsarkom der Lymphknoten. Virchows Arch. **277**, 15 (1930).

— Weitere Beiträge zur Kenntnis des Retothelsarkoms der Lymphknoten und anderer lymphoider Organe. Virchows Arch. **286**, 702—732 (1932).

SNAPPER, I.: Chinese Lessons to Western Medecine, New York 1941.

TISCHENDORF, W.: Cytodiagnostik des Lymphknotenpunktates. Erg. inn. Med. **1951**, S. 183.

UEHLINGER, E.: Lehrbuch der Röntgendiagnostik. 3. Lieferung, Skelett. Stuttgart 1951.

— CH. BOTSZTEJN u. H. R. SCHINZ: Ewingsarkom und Knochenreticulosarkom. Klinik, Diagnose und Differentialdiagnose. Oncologia 1, 193 (1948).

VARADI, ST.: Reticulo-Sarcome leucémique (reticulo-lympho-leucosarcomatose) Sang **13**, 1—20 (1939.

WALTHER, H. E.: Untersuchungen über Krebsmetastasen. III. Mitt. Radiol. clin. 8, 69 (1939).

WEIL, P. E., S. PERLÉS u. FOUREST: Un cas de réticulo-sarcome leucémique. Sang **13**, 937 bis 954 (1939).

YAMAGUCHI, Y., u. HAYIO: Atypisches polymorphzelliges Sarkom. Gann. **31**, (5), 546—554 (1937).

Einleitung.

Unsere Kenntnisse über die malignen Tumoren des reticuloendothelialen Systems sind noch neueren Datums.

Nimmt man die Geschwülste, die vom lymphatischen Parenchym ihren Ursprung nehmen, mit in diesen Formenkreis hinein, dann gehen die ersten Krankheitsbeschreibungen weiter zurück, und diese Betrachtungsweise erscheint deshalb für den Kliniker berechtigt, weil die Differentialdiagnose Lymphosarkom oder Retothelsarkom auch in Zukunft wahrscheinlich ausschließlich dem Pathologen vorbehalten sein wird. Die Bearbeitung dieses Teilgebietes der Geschwulstlehre ist bis auf den heutigen Tag eine Domäne des Pathologen geblieben.

GHON und ROMAN machten schon 1916 darauf aufmerksam, daß es unter den Lymphosarkomen Formen verschiedener cytologischer Morphologie gäbe. GOORMAGHTIGH machte geltend, daß das RES Ursprungsgewebe maligner Geschwülste sein könne. LASOWSKY, ROESSLE und ROULET haben besondere Verdienste um die histologische Abgrenzung des Reticulumzellsarkoms. ROESSLE spricht als erster von Retothelsarkom, andere von Reticulosarkom.

Mit dieser exakteren Differenzierung war für die Forschung vieles gewonnen; jedoch ist der Kliniker auch heute noch nicht ohne die Hilfestellung des Pathologen in der Lage, Lympho- und Retothelsarkom voneinander zu unterscheiden.

Definitionsgemäß leitet sich das Lymphosarkom von dem lymphatischen Parenchym und das Retothelsarkom von den Reticulumzellen ab. Beide Zellelemente sind funktionell und anatomisch so innig miteinander verbunden, daß

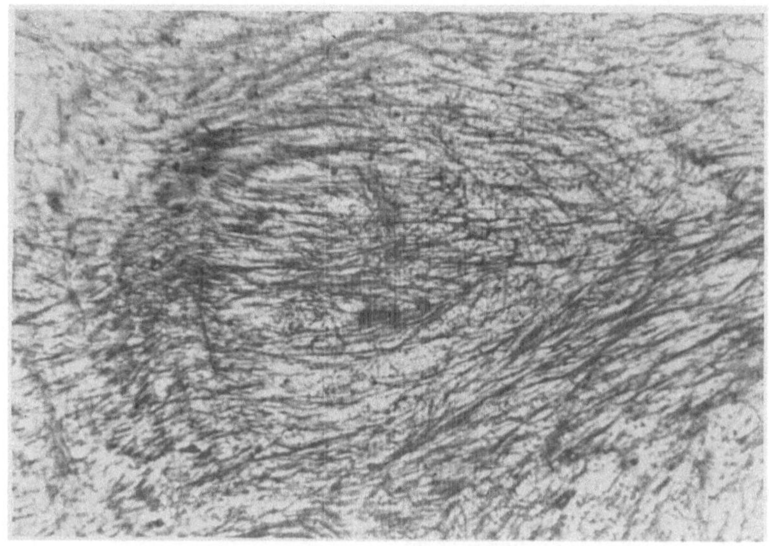

Abb. 1. Silberimprägnation. Vergrößerung: 1:90. Fibrillenformation eines Retothelsarkoms in einem Lymphknoten. (Aus HERTEL, Dissertation, Bonn 1949.)

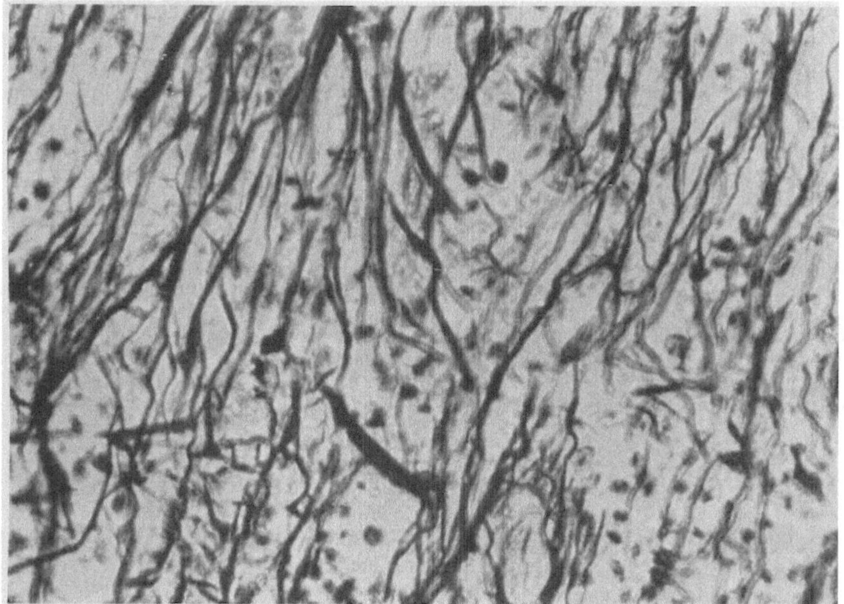

Abb. 2. Silberimprägnation. Vergrößerung: 1:420. Fibrillenformationen im Tumorgewebe (Detail aus Abb. 1).

mit dieser Definition mehr theoretisch als praktisch gewonnen ist. Und die zahlreichen Beschreibungen von Übergangsformen (GRACIUN und URSU; OBERLING; D'OLIVEIRA) zeugen dafür.

Roulet, der sich um die Abgrenzung des pathologisch-anatomischen Krankheitsbildes besondere Verdienste erwarb, kam 1930 zu dem Schluß, daß das Retothelsarkom eine Geschwulst mit relativ guter Prognose sei, eine Ansicht, die er 1932 widerrief. In der Folgezeit hat sich dann eindeutig ergeben, daß das Retothelsarkom zu den malignen, foudroyant verlaufenden Geschwülsten gehört.

Der Sitz des Reticulosarkoms ist fast ausschließlich dort, wo lymphatisches Gewebe ist, d. h. sein Ursprungsort ist fast immer das lymphatische Reticulum.

Die Pathologen, unter ihnen besonders d'Oliveira, haben eine sehr differenzierte Klassifikation betrieben. Roessle und Roulet unterscheiden einmal die primitive, die sog. Urform, die mikroskopisch durch die Gegenwart undifferenzierter Zellen charakterisiert sei. Fibrillenformationen werden bei ihr nicht angetroffen. Eine weitere reifere Form ist die, bei der mit der Silberimprägnation Fibrillen dargestellt werden können. Und als dritte Gruppe wird eine Variation abgegrenzt, in der diese beiden Formen kombiniert vorliegen und die sie die gemischtzellige Form nannten (Abb. 1 u. 2).

D'Oliveira unterschied sogar insgesamt sechs Formen. Roessle stimmte dem nicht mehr zu, da die Klassifikation zu subtil sei.

I. Das klinische Bild.

Das Retothelsarkom befällt offensichtlich alle Altersklassen und bevorzugt das männliche Geschlecht. Es scheint auch in allen Erdteilen vorzukommen (Hasselmann, Fossen, Snapper). A. Hjärre und H. Berthelsen haben die Erkrankung auch bei Tieren beobachtet.

Der klinische Aspekt ist abhängig von der Lokalisation und dem Stadium, in dem sich die Metastasierung befindet. Beginnt die Erkrankung an sichtbarer oder deutlich tastbarer Stelle, dann hat man das klinische Bild einer zunächst lokalisierten Geschwulst vor sich, die sowohl dem operativen Eingriff als auch der Bestrahlung in günstiger Weise zugänglich ist. Diese Geschwülste waren es, welche Roulet verleitet haben, zunächst für diese Geschwulstart eine günstige Prognose zu stellen.

Nach einer Aufstellung von Roulet begannen: 4 Geschwülste in der Achselhöhle, 3 am Hals, 3 mediastinal, 1 inguinal, 1 abdominal, darunter 5 mit tonsillärer Beteiligung.

Ahlstroem beschrieb 15 Fälle, wovon 8 in der Tonsille, 6 im Pharynx, 1 in der Nase; Greifenstein 28 Fälle, wovon 12 in der Tonsille, 12 im Epipharynx, 4 im Mesopharynx begannen. Von den 11 Fällen von van der Meer und Zeldenrust zeigten sich die initialen Symptome 2mal in den Lymphdrüsen des Halses, 1mal in der Achselhöhle, 1mal in der Tonsille, 1mal in der Nase, 1mal im Epipharynx, 1mal in der medialen Ecke des Auges, 3mal im Abdomen, 1mal primär im Skelet.

Von unseren 5 Fällen begannen: 1 mit einer Drüsenschwellung am rechten Kieferwinkel mit folgender rechtsseitiger Abducensparese, 1 mit einer Schwellung der Nackenlymphdrüse, 1 mit einer Drüsenschwellung hinter dem linken Kieferwinkel und nachfolgender tonsillärer Beteiligung, 1 mit einem Tumor im Nasen- und Rachenraum, der später zu einer Facialis- und Hypoglossusparese rechts und rechtsseitiger Abducensparese führte, 1 mit einer Schwellung der rechten Kieferwinkeldrüse (E. Mundt u. A. Schaede).

Wenn der Patient den Arzt aufsucht, ist meist nicht nur eine einzige, sondern eine Gruppe von Lymphdrüsen befallen. Sie sind fest miteinander verbacken, von der Größe einer Kinderfaust und von fester Konsistenz. Die örtliche Geschwulst kann ulcerieren, sekundär infiziert werden und auf diesem Wege Allgemeinerscheinungen hervorrufen.

Die Metastasierung erfolgt zunächst in die benachbarten Lymphdrüsen, die mit der primär erkrankten Drüse verbacken und mit ihr einen großen, derben, kaum verschieblichen Tumor bilden. Unter Umständen kann lange Zeit eine lokale Drüsenschwellung bestehen, deren langsames Wachstum verleiten könnte, an eine benigne Geschwulst zu glauben. Jahrelang kann eine solche scheinbar harmlose Schwellung bestehen (DOERING). Besonders das makrofollikuläre Lymphoblastom, auch BRILL-SYMMERSsche Krankheit genannt, zeigt diesen Verlauf.

Wenn das lokal umschriebene Retothelsarkom generell metastasiert ist, haben wir — in Anlehnung an die Wortbildung „Lymphosarkomatose“ — die Retothelsarkomatose vor uns. Und wenn die Erkrankung erst in dieser Phase entdeckt wird — Voraussetzung dazu ist die Entstehung an nicht unmittelbar sicht- oder tastbarer Stelle —, ist unter Umständen eine Verwechslung mit der Reticulo-Endotheliose möglich.

AHLSTROEM betont allerdings, daß die Erkrankung mit einem generalisierten Lymphdrüsenbefall beginnen könne. In solchen Fällen wäre der Beginn scheinbar multizentrisch, wobei der Primärtumor unerkannt bliebe. Bei solchen von vornherein generalisierten Fällen soll man manchmal eine Milzvergrößerung finden.

Der von CREMER beschriebene Fall eines Retothelsarkoms mit dem primären Sitz in der Milz ist ein seltenes Ereignis. Wenn ein Retothelsarkom in die Milz metastasiert, liegt dies in erster Linie in der Eigentümlichkeit der histohomologen Mestastasierung begründet (WALKER).

Klinisch einwandfrei beobachtete Fälle, deren Initialsymptomatik bereits eindeutig auf eine Generalisierung im System hinweisen, sind anscheinend außerordentlich selten, und wir sind hierfür auf die Arbeiten der Pathologen, unter denen übrigens KAUFMANN gerade das Freibleiben von Milz und Leber betont, angewiesen. Final ist praktisch jedes Retothelsarkom eine Retothelsarkomatose.

II. Die Organpunktate.

Inwieweit sich aus den Ausstrichen von Organpunktaten die Diagnose stellen läßt bzw. ob von hier aus eine Beantwortung nach der Frage der Generalisierung der Erkrankung möglich wird, ist ebenso wie bei allen malignen Geschwülsten noch im Fluß, und die Entscheidung, aus welchen Organen man das Material zum Ausstrich gewinnen soll, ist beim Reticulosarkom sehr schwierig. Besteht ein deutlich vergrößerter Lymphknoten, liegt es nahe, eine Lymphdrüsenpunktion vorzunehmen. Besser ist es, eine Probeexcision und zugleich damit ein Tupf- oder Abklatschpräparat zu machen, wobei man leichter beurteilbare Präparate erhält als bei der Punktion, da bei dieser die Aspiration des sehr fixen Gewebes recht schwierig ist (Abb. 3, 4 u. 5).

An dieser Stelle berichtete jüngst TISCHENDORF über die Cytodiagnostik des Lymphknotenpunktats. Er meint, daß die Zellen des lymphadenotischen Gewebes zwar nicht von den Zellen des hyperplastischen lymphatischen Gewebes, jedoch von den Gewebszellen der Lymphosarkome getrennt werden könnten. Ich glaube, daß ein sicherer Schluß auf das Muttergewebe durch das Punktat weder beim Lympho- noch beim Retothelsarkom möglich ist.

Ist die *Milz* nicht vergrößert, wird man aus technischen und klinischen Gründen einer Milzpunktion abgeneigt sein; bei der allerdings seltenen Splenomegalie könnte das Präparat einigen Aufschluß geben. Wir selbst haben bei den Retothelsarkomatosen keine Erfahrung mit dieser Methode. MOESCHLIN punktierte einmal die Milz mit negativem Ergebnis, WEIL, PERLÉS und FOUREST berichten über einen Fall von Lymphosarkom, bei dem sich im Punktat 33% „typische Sarkomzellen“ fanden. VAN DER MEER und ZELDENRUST berichten über zwei Leberbiopsien, wobei sich keine charakteristischen Veränderungen fanden.

Bei der Sternalpunktion fanden wir in einem Fall eine erhebliche prozentuale Vermehrung großer lymphoider Reticulumzellen ohne die Zeichen der malignen Entartung, die wir aus diesem Grunde nur als Zeichen der Begleitreticulose aufgefaßt haben. Typische Veränderungen des Sternalmarks mit entarteten Reticulumzellen haben VAN DER MEER und ZELDENRUST beobachtet.

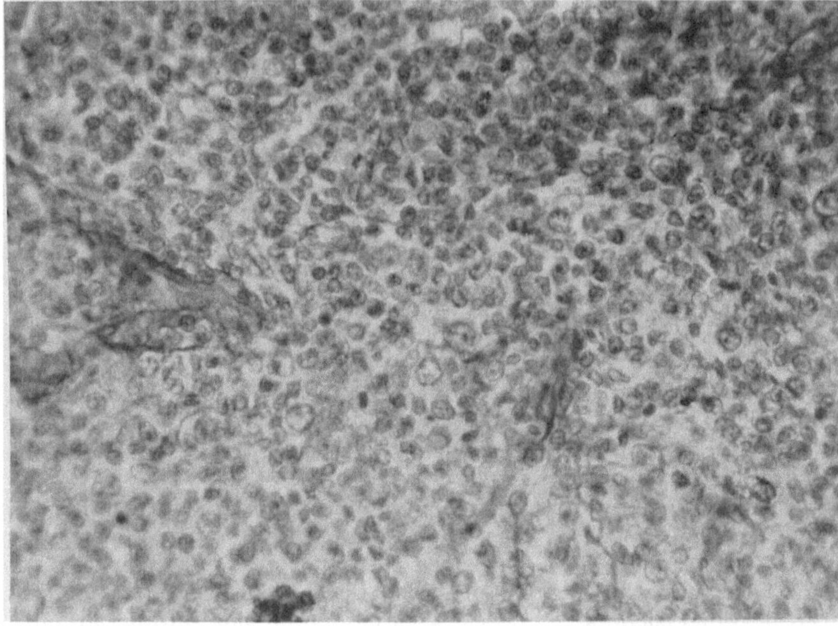

Abb. 3. Die Silberimprägnation, Vergrößerung 1:400, zeigt den reticulären Charakter der Wucherungen. Vom ursprünglichen Lymphdrüsengewebe ist nichts mehr erkennbar, es ist ersetzt durch vorwiegend runde, z. T. auch ovale Zellen und vereinzelt auch größere Reticulumzellen.

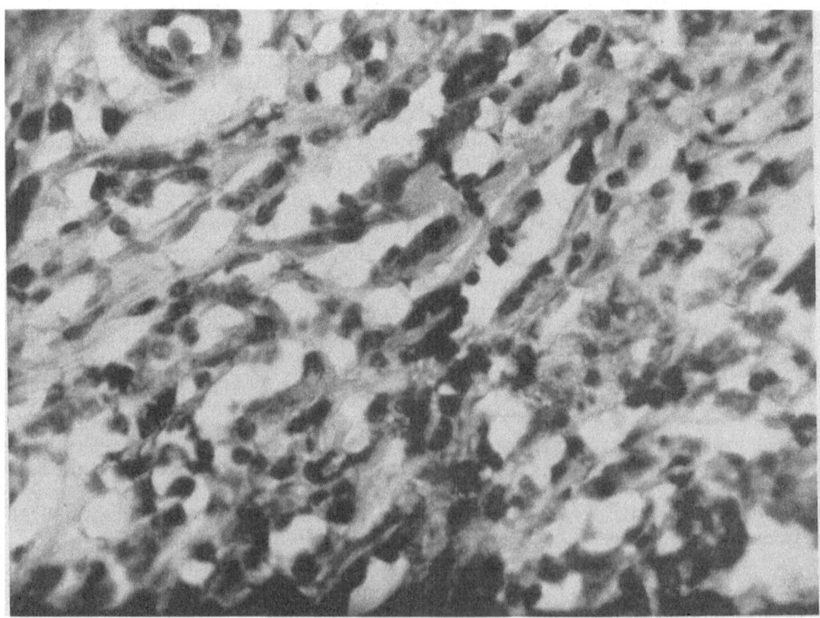

Abb. 4. Häm.-Eos. Vergrößerung 1:600. Von einer anderen Stelle des gleichen Lymphknotens. Das Endothel der präcapillaren Gefäße hat epitheliale Formen angenommen. Die Gefäßquerschnitte gleichen alveolären Drüsenschläuchen.

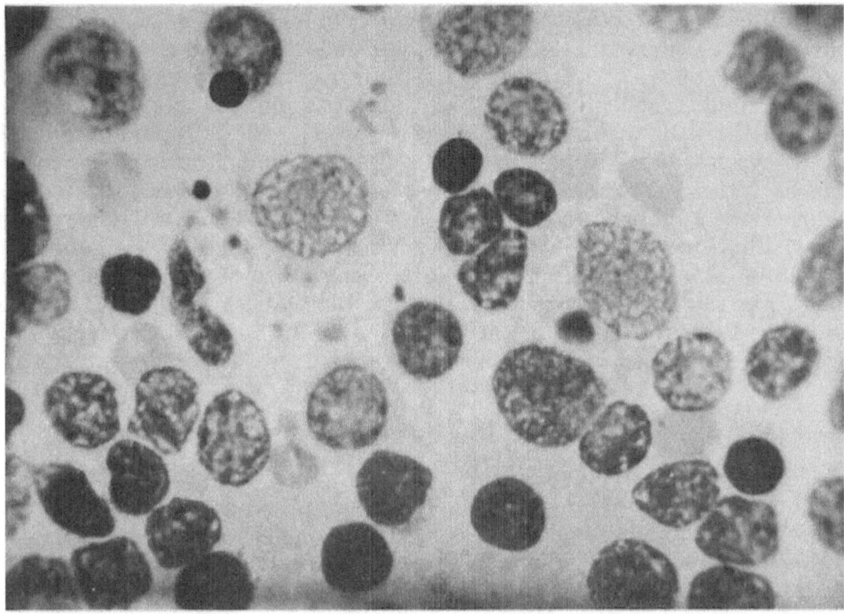

Abb. 5. Lymphknotentupfpräparat. Bei der Excision des Lymphknotens angefertigt. Bis auf einzelne Lymphocyten bzw. kleine lymphoide Reticulumzellen besteht das Tupfpräparat ausschließlich aus großen runden oder
ovalen Zellen mit aufgelockerter netzartiger Kernstruktur.

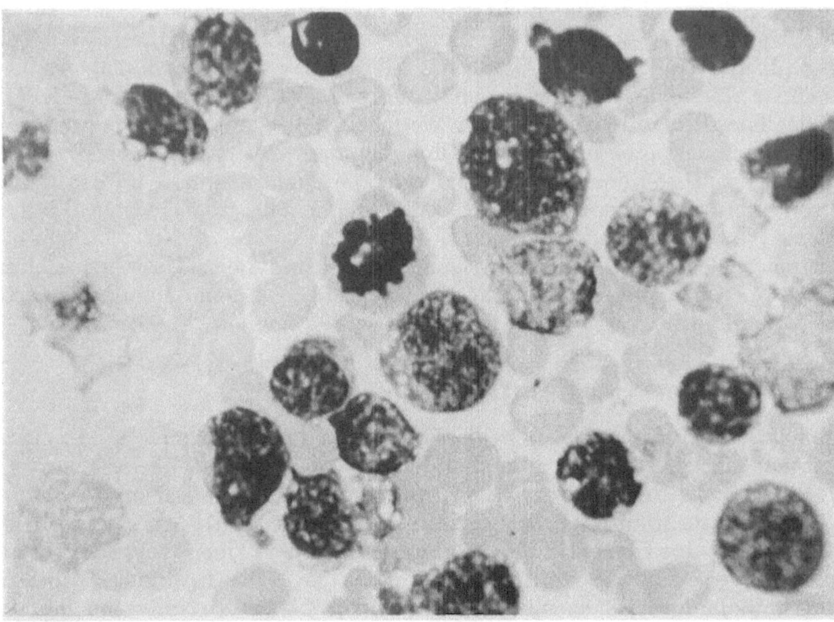

Abb. 6. Präparat aus dem Ascites, der bei einem vom Pankreaskopf ausgehenden Retothelsarkom auftrat. Die
Zellen zeigen eine erhebliche Kern- und Plasmapolymorphie. Die Größe der einzelnen Zellen wechselt stark. Kern
und Plasma zeigen Vacuolen.

Ob beim echten Retothelsarkom neben den quantitativen auch qualitative Veränderungen des *weißen Blutbildes* vorkommen, erscheint nach allem, was wir vom Reticulum wissen, sehr zweifelhaft. Wir haben in unseren Fällen keine typischen Befunde erheben können. Van der Meer und Zeldenrust veröffentlichten einen Fall, bei dem sie 24 Std. vor dem Tod 30% Reticulumzellen bei 4900 Leukocyten gefunden haben. Weil, Perlés und Fourest beschrieben «un cas de réticulo-sarcome leucémique», bei dem sie zwischen 16- und 70% Zellen anscheinend reticulären Ursprungs bei final 3800 Gesamtleukocyten im peripheren Blut fanden. Die beim Retothelsarkom in der Peripherie gefundenen Zellen müßten, um die Malignität des Prozesses zu beweisen, auch die Zeichen maligner Entartung zeigen, wie Polymorphie, Plasmabasophilie usw., wenn sie nicht nur eine Begleitreticulose belegen sollen. Aus den Beschreibungen sind diese Voraussetzungen vielfach nicht zu ersehen (Abb. 6).

III. Das Blutbild.

Weiterhin findet man im weißen Blutbild mit der Generalisierung im System eine zunehmende *Lymphopenie,* jedoch keine Eosinophilie. Letzteres Kennzeichen läßt sie von der Lymphogranulomatose gelegentlich abtrennen.

Eine *Milzvergrößerung* findet man, wie schon angedeutet, nicht, solange nur ein lokales Wachstum vorliegt. Das ganze RES nimmt kaum je an dem sarkomatösen Wachstum teil. Die Milz ist so selten beteiligt, daß ihre Vergrößerung im Gegensatz zur Reticulo-Endotheliose ein sehr seltenes und kein obligates Symptom ist. Die selben Voraussetzungen treffen für die *Leber* zu.

Die sichere Malignität eines Prozesses ist durch das zerstörende, verdrängende, anarchische, metastasensetzende Wachstum gekennzeichnet. Im speziellen Fall des Retothelsarkoms bildet das nicht seltene Ereignis einen wesentlichen Hinweis auf seine Geschwulstnatur, daß ein Tumor des Kopfbereichs, besonders beim Primärsitz in der Nase oder im Pharynx, Metastasen in die Schädelbasis setzt und sekundär zu einem Hirnnervenausfall führt.

Daß die Tonsillen so häufig befallen werden, ergibt sich aus ihrer geweblichen Art. Sie können ulcerieren und dadurch Fehldiagnosen verursachen, bis die außerordentliche Chronizität des Leidens und die Therapieresistenz Veranlassung zu einer Probeexcision geben und damit schließlich doch zur richtigen Diagnose führen.

Infolge der Ulcerierung soll es im Bereich des Magen-Darm-Kanals manchmal zu Perforationen örtlicher Retothelsarkome kommen, die von einem perforierten Ulcus ventriculi klinisch nicht unterschieden werden können (Forsmann).

IV. Differentialdiagnose.

Differentialdiagnostisch bereitet die Entscheidung, ob es sich um *Lymphogranulomatose* oder Retothelsarkom handelt, klinisch oft erhebliche Schwierigkeiten. Einen gewissen diagnostischen Hinweis kann die Lokalisation des Tumors bieten (z. B. Lokalisation im Pharynx beim Retothelsarkom). Im Beginn beider Erkrankungen ist das Blutbild uncharakteristisch und ad finem verändert es sich in ähnlicher Weise: Es tritt eine Lymphopenie ein. Die Eosinophilie bei der Lymphogranulomatose ist zu unsicher, um allein daraus zu einer Diagnose zu kommen. Sichere Hinweise können die Zeichen der metastatischen Ausbreitung z. B. in die Schädelbasis geben. Aus den Ausstrichen der Organpunktate eine Entscheidung zu treffen, ist meist nicht möglich. Die Sternbergzelle im Punktat spricht für die Lymphogranulomatose. In beiden Fällen findet man große und kleine Reticulumzellen ohne oder mit den Zeichen der Entartung (Vacuolisierung, Fetteinlagerung, atypische Mitosen usw.). Das Punktat kann unter Umständen den Befund des Pathologen ergänzen, der oft aus der Probeexcision eine Entscheidung treffen kann und dem somit nicht selten die Klärung der Frage Lymphogranulomatose oder Retothelsarkom überlassen bleiben muß. Eine Milzvergrößerung spricht für den Morbus Hodgkin.

Mit der *Reticulo-Endotheliose* ist eine Verwechslung kaum möglich. Der klinische Beginn des Retothelsarkoms ist schleichend, der der Reticulo-Endotheliose meist akut. Die Milzvergrößerung ist für die Reticulo-Endotheliose auch im Beginn ein fast obligates Symptom; beim Retothelsarkom ist sie dagegen äußerst selten. Das Blutbild bei der Reticulo-Endotheliose ist fast immer leukopenisch mit einer relativen Vermehrung lymphoider Zellen, beim Retothelsarkom ist die Zellzahl der Leukocyten meist normal mit einer Verminderung der Lymphocyten in der generalisierten Phase. Führen diese differentialdiagnostischen Hinweise nicht zum Ziel, kann evtl. die Diagnose ex iuvantibus gestellt werden, da das Retothelsarkom im Gegensatz zur Reticulo-Endotheliose gut auf Röntgentiefenbestrahlung anspricht.

Eine Abgrenzung gegen das *Lymphosarkom* ist klinisch nicht möglich. Die Symptomatologie stimmt bei beiden Erkrankungen fast völlig überein. Und aus den Organpunktionen ist allenfalls die Wahrscheinlichkeit einer malignen Tumorbildung zu entnehmen, ohne daß man jedoch den Charakter des Tumors genauer angeben könnte. Jedenfalls ist es außerordentlich schwierig, so eng verwandte Zellen wie große und kleine Reticulumzellen gegen die lymphatischen Zellen des Lymphosarkoms zu differenzieren und daraus eine Diagnose zu stellen.

	Reticulo-Endotheliose	Reticulo-Sarkomatose	Hodgkinsche Erkrankung	Agranulocytose
Beginn	meist akut	schleichend	schleichend	akut oder schleichend
Schleimhautveränderungen	fehlen	fehlen	fehlen	vorhanden
Hämorrhagische Diathese	oft final	oft final	oft final	meist initial
Granulocyten	vermindert	normal	normal oder erhöht	stark vermindert
Lymphocyten.	relativ vermehrt	vermindert	vermindert	relativ vermehrt
Reticulumzellen in den Punktaten:				
Aussehen	meist normal	Zellatypien Mitosen	evtl. Sternbergzellen. Meist uncharakteristisch	normal
Zahl	vermehrt	vermehrt	vermehrt	vermehrt
Röntgenstrahlen	refraktär	ansprechend	ansprechend	—

Die tabellarische Zusammenfassung umfaßt die Agranulocytose mit, da sie eine Bedeutung in der Abgrenzung gegenüber der Reticulo-Endotheliose haben kann.

Auch das *Ewing-Sarkom*, 1920 als endotheliales Myelom beschrieben, kann Anlaß zu Verwechslungen geben. OBERLING glaubte 1928 nachgewiesen zu haben, daß es von den Reticulumzellen des Knochenmarks seinen Ausgang nimmt, womit es in die Gruppe der Reticulumzell-Sarkome gehören würde. Der bevorzugte Befall des männlichen Geschlechts im Wachstumsalter (4.—25. Lebensjahr), die primäre Lokalisation im Knochen, die zu einer druckschmerzhaften Auftreibung im Knochen von meist weicher Konsistenz führt, sollten als wichtige diagnostische Hinweise Beachtung finden. Es hat die Neigung, besonders in das übrige Skeletsystem zu metastasieren, jedoch werden auch die Lymphknoten und schließlich auch die anderen Organe metastatisch befallen. ROHR und HEILMEYER fanden bei der Erkrankung jugendliche bzw. primitive Reticulumzellen ohne die Zeichen der Entartung im Sternalpunktat. In jüngerer Zeit stellen die Pathologen (PARKER-JACKSON; AHLSTROEM; AHLSTROEM und WELIN) das Ewing-Sarkom als eine besondere Gruppe neben das Retothelsarkom des Skelets (UEHLINGER).

V. Systemerkrankung oder histohomologe Metastasierung?

Daß wir es beim Retothelsarkom mit einem neoplastischen Gewebe zu tun haben, wird von wenigen bestritten. Problematischer und unklarer ist die Situation bei der Retothelsarkomatose, nämlich klinisch dann, wenn ein Primärtumor infolge seiner Lokalisation nicht gefunden wurde, und man bei der Erstuntersuchung schon vor dem Bild der *Systemerkrankung* steht. Bei letzterer wird sowohl ein unilokulärer als auch multilokulärer Beginn diskutiert. AHLSTROEM lehnt streng jeden autochthonen Ursprung des neoplastischen Gewebes außerhalb des Primärtumors ab. Und der *histohomologe Metastasierungstyp* ist nach seiner Ansicht der Grund, daß die Retothelsarkomatose den Anschein einer Systemerkrankung bietet. Auch der klinische Verlauf spricht in diesem Sinne, der sich von der als Systemerkrankung ablaufenden Reticulo-Endotheliose erheblich unterscheidet.

VI. Therapie.

Therapeutisch hat sich die Röntgenbestrahlung bewährt, die jedoch wie beim Lymphogranulom bei der zweiten und dritten Bestrahlung in ihrer Wirkung nachläßt. Vom Urethan sahen wir in einem Fall nach der ersten Röntgenbestrahlung keine Wirkung mehr. Stickstoff-Lost vermochte in einem unserer Fälle einen Rückgang der Verbreitung und Verdichtung des Lungenhilus und der begleitenden Lungenherde, zeitlich begrenzt herbeizuführen.

VII. Zusammenfassung.

Das Retothelsarkom darf als geschlossene Krankheitsgruppe sowohl im pathologischen, wie im klinischen Sinne angesprochen werden. Dank der Arbeiten der Pathologen läßt sich aus dem Sammelbegriff Lymphosarkom (bzw. Lymphosarkomatose) das Retothelsarkom (bzw. die Retothelsarkomatose) abtrennen.

Die engen Beziehungen zur Reticuloendotheliose ergeben sich aus der Histogenese. Daß beide Gruppen von einigen Autoren auch heute noch weitgehend identifiziert werden, ist im Streit der Meinungen, ob die Reticuloendotheliose eine Neo- oder Metaplasie — analog dem Meinungsstreit um die Leukämien — ist, nicht überraschend. Letzten Endes haben alle Erkrankungen, die im Sinne der Systemerkrankung in den hämopoetischen Organen ablaufen, eine enge Bezogenheit.

In den Nachkriegsjahren wurde in der Bonner Klinik eine Zunahme der an das reticuloendotheliale System gebundenen Erkrankungen, sowohl der Reticulosarkomatose als auch der Reticuloendotheliose erlebt. Wir haben hierfür keine Erklärung und die Genese wird dadurch nicht weniger rätselhaft.

X. Die akute Erythroleukämie[1].

Von

HANS-GÜNTHER HARWERTH-Freiburg i. Br.

Mit 14 Abbildungen.

Inhalt.

Literatur 375
  I. Geschichte und Definition der Erythroblasten-Krankheiten 378
    a) Die echte akute und chronische Erythroblastose des Erwachsenen 379
    b) Die echte Erythroleukämie des Erwachsenen 380
 II. Die echte akute Erythroleukämie 381
    a) Klinisches Bild (mit Kasuistik) 381
    b) Differentialdiagnostische Abgrenzung 393
    c) Therapie 400
III. Die Stellung der echten Erythroleukämie im Rahmen der Hämoblastosen und ihre
    Pathogenese 400
IV. Zusammenfassung 405

Literatur.

ALDER, A.: Zur Behandlung der perniciösen Anämie. Fol. haemat. (D.) **69**, 151 (1950).

APITZ, K.: Die Leukämien als Neubildungen. Virchows Arch. **299**, 1 (1937).

— Allgemeine Pathologie der menschlichen Leukämien. Erg. Path. **35**, 1 (1940).

BASERGA, A.: La mielosi eritremica acuta (Malattia di Di Guglielmo). Biblioteca „Haematologica". Pavia 1938.

BENEDETTI, G.: Mielosi eritromegaloblastica e policariocitica. Atti Soc. ital. Ematol., Kap. III **1936**, 24. Publiz.: Haematologica (Palermo) **17**, fasc. VI, (1936) u. Med. contemp. (Torino) **2**, 223 (1936).

— Contributo clinico e fisiopatogenetico allo studio delle eritremie. Fol. med. (Napoli) **23**, 283 (1937).

— L'eritremia cronica. Haematologica (Palermo) **19**, 229 (1938).

BERNARD, J.: Polyglobulies et leucémies provoquées par les injections intra-médullaires de goudron. Paris: G. Doin & Cie. 1936.

BERTONI, G., e R. SPECIE: Sopra un raro caso di eritroleucemia (linfadenosi aleucemica con eritremia megaloblastica). Arch. „De Vecchi" Anat. pat. **4**, 289 (1942).

BIANCHI, C.: Contributo clinico et anatomopat. allo studio della mielosi eritremica acuta. Haematologica (Palermo) **20**, 213 (1939).

— e L. MIGONE: Sindrome eritremica in un gatto. Haematologica (Palermo) **22**, 597 (1940).

BIANCHI, A. E., G. PECO e B. S. ACEVEDO: (Zu einem Fall von akuter Erythroleukämie.) An. Inst. Modelo Clin. med. **16**, 401 (1936).

BIRKLE, K.: Umschriebene Blastombildung bei akuter Erythroblastose. Dtsch. Arch. klin. Med. **198**, 212 (1951).

BLACKBURN, E. K., and L. G. LAJTHA: Erythroleukemia. Blood **6**, 261 (1951).

BRUGSCH, TH.: Die Leukämie als Neocytose. Fol. haemat. (D.) **69**, 145 (1950).

CANALE, P.: Sopra un caso di mielosi acuta eritremica normoeritroblastica con reticoloendoteliosi. Riv. Clin. med. **31**, 530 (1930).

CANALI, G.: Diatesi emorragica trombopenica e quadro ematologico eritroleucemico da cancro infiltrante dollo stomaco con carcinosi midollare metastatica. Clinica **8**, 501 (1942).

CAZAL, P.: Les mégaloblastoses non biermériennes. Rev. d'Hématol. T. **4**, nro. 1 (1949).

CHEVALIER, P., et Z. ELY: Erythromyélose aigue. Soc. franç. d'hémat. Sang **1939**, 1.

DAMADE, R., CH. DULONG et DE ROSNAY: Erythroleucomyélose aigue. Sang **20**, 63 (1949).

DENOLIN-REUBENS, R., et R. DELCOURT: Un nouveau cas d'érythroleucémie. Acta haemat. **2**, 390 (1949).

---

[1] Aus der Medizinischen Universitätsklinik Freiburg i. Br. (Prof. Dr. L. Heilmeyer).

Di Guglielmo, G.: Eritremia acuta. Congr. Med. int., Roma, 24.—27. Okt. 1923.
— Le eritremie. Haematologica (Palermo) **9**, 301 (1928).
— Morbo di Vaquez, mielosi eritremica, mielosi eritroleucemica. In Ferratas „Le Emopatie"
2. Aufl., Milano 1935.
— Un nuovo caso di mielosi eritremica acuta. Boll. Soc. med. Chir. Catania **5**, 588 (1937).
— Le malattie eritremiche. Ist. Bibliogr. Ital. 1945.
— Les maladies érythrémiques. Rev. d'Hématol. **1**, 355 (1946).
— Las enfermedades eritremicas. Sci. med. ital. **1**, 24 (1950).
Di Guglielmo, R.: Subakute Erythrämie mit auffallenden Atypien der Knochenmarks-
erythroblasten. Rev. d'Hématol. **4**, 613 (1949).
— e N. Quattrin: Mielosi eritremica cronica. Haematologica (Palermo) **24**, 1 (1942).
Dubois-Ferriere, H., et R. della Santa: Splénomégalie érythroblastique et myélosclerose.
Schweiz. med. Wschr. **1949**, 830.
Duesberg, R.: Anämien infolge erythroblastischer Fehldifferenzierung. Klin.Wschr. **1940** I, 417.
Dustin, P.: A propos d'un cas d'anémie apparme chez un ancien hyperglobulique, mort par
myélose érythrémique. Sang **11**, 134 (1937).
Elman, C., and S. Marshall: Anaemia of pernicious type complicated by diabetes mellitus
and terminating in acute myeloid leucaemia. Lancet **1936** II, 1094.
Émile-Weil, P., et S. Perles: La maladie érythroblastique de l'adulte. Ann. med. **43**, 5 (1938).
Fieschi, A.: Semiologie des Knochenmarks. Erg. inn. Med. **59**, 382 (1940).
Fitzgerald, P. J., G. K. Mallory and F. Parker jr.: Erythroblastemia. Cancer **1950**, 504.
Frank, E.: Erythromyelosis monstrecellularis. Istanbul Contribution to Clinical Science
(Lancaster, Pa.) **1**, 137 (1951).
Freesen, O.: Die Histologie der Erythroblastosen (chronische Erythroblastose [Typ Heil-
meyer-Schoener]). Virchows Arch. **315**, 672 (1948).
Garnier, Cordier et Sigwalt: Sur un cas d'érythromyélose aigue chez un homme assez âgé.
Presse méd. **1941**, 87.
Geriola, F.: Eritroleucemia con prevalente eritremia in donna affetta da neoplasia gastrica.
Haematologica (Palermo) **18**, 853 (1937).
Gillespie, M., and A. M. Ramsey: Megaloblastic anemia of pregnancy. Brit. med. J. **1948**, 828.
Goldeck, H.: Die Unspezifität der megaloblastischen Fehlentwicklung. Ärztl. Forschg.
1950 I, 36.
Haas, W.: Über die hämatologische und klinische Polymorphie akuter Leukämien. Z. inn.
Med. **1951**, 311.
Hamilton-Paterson, J. L.: Pre leucaemic anaemia. Acta haemat. **2**, 309 (1949).
Hanssen, O.: Chronic lymphatic leucemia associated with pernicious anemia. Acta med.
scand. (Stockh.) Suppl. **213**, 180 (1948).
Harrop, G. A.: Polycythemia. Medicine **7**, 291 (1928).
Harvier, P., J. de Melletier, G. H. Lavergne et M. Lamotte: Erythroleucomyélose
aigue. Sang **15**, 272 (1942).
Haschen, R. J.: Zur Differenzierung der Erythroblastämien: Myelosklerose und chronische
Erythroblastose. Z. ges. Inn. Med. **1951**, 305.
Heilmeyer, L.: „Perniciöse Anämie" als Initialphase einer akuten Erythroleukämie. Vortr.
5. Tag. Schweiz. hämat. Gesellsch. 5. Mai 1950, Neuenburg. Publ.: Schweiz. med. Wschr.
1950, 1122.
— Die reaktiven und neoplastischen Erkrankungen des Blutes. Estratto degli Atti Giorn.
med. Triestine, F. Zigotti 1950; Münch. med. Wschr. **1950**, 89.
— u. H. Begemann: Handbuch der Inneren Medizin, 2. Bd. Blutkrankheiten; Berlin:
Springer-Verlag 1951.
— u. W. Schoener: Die chronische reine Erythroblastose des Erwachsenen als leukämie-
paralleler Prozeß des erythrocytären Systems. Dtsch. Arch. klin. Med. **186**, 225 (1941).
Herausgeberaufsatz: The megaloblastic anemias. Lancet **6608**, 767 (1950).
Hoel, J.: Erythromyelosis maligna. Nord. Med. (norw.) **42**, 1638 (1949).
Israels, M. C. G.: Immature cell erythraemia in an adult. J. of Path. **48**, 299 (1939).
Jürgens, R.: Diskussion zu Heilmeyer, „Perniciöse Anämie" als Initialphase einer akuten
Erythroleukämie. Schweiz. med. Wschr. **1950**, 1122.
Kienle, F.: Die Leistungsfähigkeit der Sternalpunktion in der Differentialdiagnose von
Erythroblastämien. Med. Klin. **1942** I, 101.
Klima, R.: Über Anämien und Erythropoese bei leukämischen Erkrankungen. Wien. Arch.
inn. Med. **26**, 277 (1935).
— Sternalpunktion und Knochenmarksbild bei Blutkrankheiten. Berlin u. Wien 1938.
Klumpp, T. G., and A. T. Hertig: Erythremia and myelogenous leucemia. Report of cases
presenting aspects of both diseases. Amer. J. Med. Sci. **183**, 201 (1932).
Leitner, St. J.: Erythroleukämische Reaktion bei Knochenmarkscarcinomen. Schweiz.
med. Wschr. **1945**, 84.

LEMAIRE, A., et J. MALLARME: L'érythro-leucomyélose. Soc. franç. d'hémat. 19. Febr. 1942; publ. Presse méd. April 1942.

LENTZ, O.: Gehören Leukämie und perniciöse Anämie zu den bösartigen Geschwülsten? Fol. haemat. (D.) **69**, 5 (1949).

LIMARZI, L. R., and S. A. LEVINSON: An undescribed type of erythropoiesis observed in human sternal marrow. Arch. of Path. **36**, 127 (1943).

LÜDIN, H.: Diskuss. z. Heilmeyer „Perniciöse Anämie" als Initialphase einer akuten Erythroleukämie. Schweiz. med. Wschr. **1950**, 1122.

— Zur Klinik und Hämatologie der Erythromyelosen. Acta haematol. 4, 321 (1950).

MAGRASSI, F.: Les leucémies humaines dans le cadre des maladies infectieuses conditionées à virus. Sem. Hôp. Paris, **26**, nro. 65 (1950).

MARSON, G. F., and M. J. MEYNELL: Brit. Med. J. **1949** II, 1384.

MOESCHLIN, S.: Erythroblastosen, Erythroleukämien u. Erythroblastämien. Fol. haemat. (D.) **64**, 262 (1940).

— Die Milzpunktion. Basel: Benno Schwabe 1947.

— u. K. ROHR: Klinische und morphologische Gesichtspunkte zur Auffassung der Myelose als Neoplasma. Erg. inn. Med. **57**, 723 (1939).

NABHOLZ, H.: Hämatologische und path.-anatomische Befunde in einem Fall von akuter erythrämischer Myelose (Malattia di Di Guglielmo). Fol. haemat. (D.) **66**, 325 (1942).

NAEGELI, O.: Blutkrankheiten u. Blutdiagnostik 5. Aufl. Berlin: Julius Springer 1931.

NIESTRATE, H.: Über einen Fall von chronischer Erythroblastose des Erwachsenen (Typ Heilmeyer-Schöner). Klin. Wschr. **1948**, 343.

OBERLING, CH., et M. GUÉRIN: La leucémie érythroblastique ou érythroblastose transmissible des poules. Etude Canc. **23**, 38 (1934).

OTT, H.: Über die Bewertung der Blutbildveränderungen bei der Knochenmarkscarcinose. Ärztl. Forsch. **1950** I, 273.

PARAF, A.: Anémie pernicieuse avec mégaloblastose médullaire résistante à l'hépatothérapie terminaison en leucose aigue. Rev. d'Hématol. **4**, 655 (1949).

PARADISO, F., e R. REITANO: Malattia di DI GUGLIELMO con quadro anatomopatologico di mielosi eritremica sistemica diffusa. Boll. Soc. med.-chir. Catania **7**, 99 (1939).

PARKES-WEBER, F.: Polycythaemia, Erythrocytoses and Erythraemia. London: H. K. Lewis & Co. 1921.

PENATI, F.: Leucemia megaloblastica acuta. Minerva med. **28**, 401 (1937).

PETRÁNYI, G.: Myeloblastische Reaktion bei Knochencarcinom. Klin. Wschr. **1941** I, 100.

PICENA, J. P.: La biopsia de la medula osea. Rosario: Edit. Ruiz 1937.

PITTALUGA, G.: Sur la pathogénèse des anémies érythroblastiques des adultes. Sang 14, 129 (1940).

POLI, E.: Su un caso di eritremica acuta con noma del cavo orale. Haematologica (ital.) **30**, 53 (1947).

PONTONI, L.: Die akute erythrämische Myelose. Fol. haemat. (D.) **67**, 4 (1943).

QUATTRIN, N.: Anemia cronica perniciosiforme splenomegalica iperemolitica, evoluzione in mielosi granuloblastica e quadro acuta terminale di emocitoblastemia. Giorn. Clin. med. **28**, 10 (1947).

— La mielosi eritremiche dell'età adulta. Gazz. med. Ital. **101**, 8 (1942).

— La mielosi eritremica cronica. Arch. Sci. Med. **87**, 630 (1949).

— Mielosi polifasica. Riforma med. **65**, 210 (1951).

REITANO, U., I. GIAMBRONE e V. MATALONE: L'uso dell'azotoiprite nell'eritremia cronica. Boll. Soc. ital. Biol. sper. **25**, 990 (1950).

ROHR, K.: Das menschliche Knochenmark. 2. Aufl. Stuttgart: Thieme 1949.

— Knochenmarksmorphologie des menschlichen Sternalpunktates. Klin. Fortbildg. Erg.-bd. 4 (1936).

— Maligne Knochen- u. Knochenmarksneoplasien. Schweiz. med. Wschr. **1947**, 207.

ROTH, O.: Zur Frage der akuten erythrämischen Myelose. Schweiz. med. Wschr. **1940**, 571.

SCHLEPPER, G., u. R. REMY: Polycythämie und Leukämie. Med. Mschr. **1949**, 772.

SCHULZ, F.: Perniciöse Anämie mit Ausgang in Mikromyeloblastenleukämie. Klin. Wschr. **1941** I, 264.

SCHWARZ, E.: Erythrämie und Myelose. Fol. haemat. (D.) **62**, 261 (1939).

SIEDE, W., u. W. ROTTER: Das maligne Erythroblastom. Dtsch. Arch. klin. Med. **197**, 326 (1950).

STAHEL, R.: Subakute Erythroleukämie ohne Splenomegalie. Helvet. med. Acta **10**, 605 (1943).

STERNE, E. H., H. SCHIRO and W. MOLLE: Pernicious anemia complicated by myelogenous leucemia. Amer. J. med. Sci. **202**, 167 (1941).

STODTMEISTER, R.: Akute Erythroblastose und erythroblastische Reaktion. Klin. Wschr. **1941** I, 444.

— u. P. BÜCHMANN: Aplastische Anämie und Leukämie. Klin. Wschr. **1941**, 329.

— u. P. BÜCHMANN: Myeloblastenleukämie und myeloblastische Reaktion. Klin. Wschr. **1941** I, 475.

Stone, D. M., and D. Woodman: Polycythaemia terminating in leucoerythroblastic anaemia. J. of Path. **47**, 327 (1938).

Storti, E., e R. Storti: Variazioni ematiche e tissulari a tipo leucemico ed eritremico da iniezioni intramidollari di 1,2 benzopirene. Arch. Sci. med. **64**, 221 (1937).

— Blut- und Gewebsveränderungen leukämischer und erythrämischer Art durch ins Knochenmark eingespritztes 1,2-Benzpyren. Klin. Wschr. **1937** II, 1082.

Terzani, E.: Contributo alla conoscenza della mielosi eritroleucemica di di Guglielmo. Riunione Sez. Venezia Soc. ital. Ematol. **6**, 192 (1950).

Tischendorf, W., u. K. Herzog: Mehrjährige Beobachtungen über chronische Leukämien und Polycythämien. Dtsch. Arch. klin. Med. **185**, 566 (1940).

Varadi: Zit. nach Quattrin, Mielosi polifasica. Riforma med. **65**, 210 (1951).

v. Vegh, P.: Zur Pathogenese der chronischen echten Erythroleukämie. Wien. Z. inn. Med. **30**, 205 (1949).

Whitby, L., and C. J. C. Britton: Disorders of the Blood. London: J. &. A. Churchill Ltd. 1950.

Wilkinson, J. F.: L'anémie achrestique. Rev. belge Soc. med. **10**, 187 (1938).

— Folic acid. Brit. med. J. **1948**, 771.

Wintrobe, M.: Clinical Hematology. 2. Philadelphia: Lea & Febinger 1947.

I. Geschichte und Definition der Erythroblasten-Krankheiten.

Aus dem italienischen hämatologischen Schrifttum sind uns vor längerer Zeit zuerst Erkrankungen bekannt geworden, die mit hochgradiger Anämie bei gleichzeitiger starker Vermehrung erythropoetischer Zellen im Blut oder Knochenmark einhergehen. Es war vor allem di Guglielmo, der die Symptomatologie solcher Zustandsbilder erstmals näher beschrieb. Auf Grund seiner Untersuchungen arbeitete er hierfür gesonderte Krankheitsgruppen heraus, die teils eine isolierte Beteiligung der Erythropoese, teils eine kombinierte Wucherung von Erythro- und Leukopoese erkennen ließen. Derartige Fälle wurden dann in der Folgezeit unter den verschiedensten Bezeichnungen als „Erythroblastosen", „Eritremia acuta (di Guglielmo)", „Erythroleukämien" o. ä. vorwiegend in der italienischen Literatur veröffentlicht. Hier erfuhren die reinen „Erythroblastosen" 1938 durch Baserga eine zusammenfassende Darstellung unter Berücksichtigung der gesamten bis dahin erschienenen Literatur, wobei er auf insgesamt 29 Fälle kommt. Im Gegensatz zum italienischen werden im deutschsprachigen Schrifttum erst während der letzten zehn Jahre vereinzelte Beobachtungen mitgeteilt.

Offensichtlich sind jedoch bei vielen dieser anfangs publizierten Fälle die Grenzen hinsichtlich der Beurteilung und Zuordnung nicht scharf genug gezogen worden oder sind zu weit gefaßt, so daß sich unter den oben genannten Bezeichnungen z. T. auch andersartige, schon länger bekannte Krankheitsbilder wie perniciöse Anämien, unreifzellige Leukosen, Cooley-Anämien, Sprue u. ä. verbergen. Auch Rohr betont, daß di Guglielmo den von ihm geprägten Begriff der „erythrämischen Myelose" sehr weit faßt und außer den neoplastischen auch die hyper- und hypoplastischen Formen einbezieht, so daß allmählich eine weitgehende Verwirrung in der Nomenklatur und Zuordnung der einzelnen Krankheitsbilder entstand. Sie wird noch verstärkt durch sprachliche Besonderheiten und verschiedenartige Zuteilung pathologischer Zellen zur Erythropoese je nach der hämatologischen Schule der einzelnen Autoren.

Es ist das Verdienst Moeschlins, durch seine zusammenfassende Darstellung über die Erythroblastosen, Erythroleukämien und Erythroblastämien in diese Verwirrung Ordnung gebracht zu haben. Moeschlin führt eine scharfe Trennung der einzelnen Krankheitsbilder durch, die auf klaren pathologisch-anatomischen Grundlagen beruht und den jeweiligen Erkrankungen eine fest umrissene klinische und morphologische Symptomatologie zuweist. Gleichzeitig unterzieht er in seiner Arbeit die bis 1940 erschienene Literatur einer kritischen Sichtung, wobei er besonders hinsichtlich der sehr seltenen echten Erythroblastose des Erwachsenen zu dem Schluß kommt, daß nur die wenigsten der bis dahin publizierten Fälle einer strengen Überprüfung standhalten. Ein Teil der als „Eritremia acuta" veröffentlichten Fälle gehört seiner Meinung nach sicher zu den Erythroleukämien oder zu Krankheitsbildern mit stärkerer extramedullärer Erythroblastenreaktion. Darüber hinaus haben die Einführung der Sternalpunktion in die klinische Diagnostik und die Forschungen der letzten Jahre uns weitere klinische und ätiologische Ergebnisse vermittelt, die es nunmehr erlauben, einige der früher noch in diese Gruppe der echten Erythroblastosen eingereihten Krankheitsbilder klarer abzugrenzen oder auszuscheiden. Hierzu gehören insbesondere die symptomatischen Erythroblastosen bei Tumoren des Knochenmarks, bei Myelosklerosen, bei chronischen Milzerkrankungen (die „Cryptoerythroblastosen" ÉMILE-WEILs), die verschiedenen hämolytischen Anämien und die Erythroblastosen der Neugeborenen, die ätiologisch mit der Entdeckung des Rh-Faktors ihre Klärung gefunden haben.

MOESCHLIN unterscheidet in seiner genannten Arbeit folgende Gruppen der Erythroblastenkrankheit:

I. Isolierte Wucherung des erythropoetischen Knochenmarkanteils:

    a) Chronische Form mit weitgehender Ausreifungstendenz

        = *Polycythaemia vera*

    b) Akute bis subakute Form mit weitgehendem Verlust der Ausreifungstendenz

        = *echte akute Erythroblastose* („Malattia di DI GUGLIELMO", d. i. „Eritremia acuta" der Italiener).

II. Kombinierte Wucherung des erythropoetischen *und* leukopoetischen Knochenmarkanteils:

        = *echte Erythroleukämie* (Eritroleucaemia von DI GUGLIELMO).

III. Sekundäre Erythroblastämien auf Grund extramedullärer Blutbildung und -ausschwemmung bei Affektionen mit Einengung des blutbildenden normalen Knochenmarks (z. B. bei akuter und chronischer Leukose, Myelom, Osteosklerose, Knochenmarkscarcinose usw.).

Zu dieser Gruppe gehören auch die erythroleukämieähnlichen Formen, die bei der Sternalpunktion *keine* quantitative Vermehrung der Erythroblasten im Knochenmark zeigen. MOESCHLIN nennt sie daher auch

        = *symptomatische Erythroleukämien*.

IV. Erythroblastosen bei Erwachsenen mit chronischer Milzerkrankung

        = *Cryptoerythroblastosen* ÉMILE-WEILs.

a) Die echte akute und chronische Erythroblastose des Erwachsenen.

Die viele Jahre umstrittene Frage, ob neben der echten akuten Erythroblastose auch eine entsprechende chronische Form beim Erwachsenen vorkomme, fand ihre Beantwortung, als HEILMEYER und SCHOENER 1941 eine echte chronische Erythroblastose bei einem 75jährigen Mann beschreiben konnten. Eine ähnliche Beobachtung wurde dann auch von DI GUGLIELMO und QUATTRIN im gleichen Jahr aus Italien mitgeteilt. Das oben zitierte Schema aus der MOESCHLINschen Arbeit bedarf demnach nunmehr insofern einer Ergänzung, als in der Gruppe I bei den isolierten Wucherungen des erythropoetischen Systems den echten akuten Erythroblastosen jetzt die entsprechende „echte chronische Erythroblastose (Typ HEILMEYER-SCHOENER)" zur Seite gestellt werden muß.

Die echte akute und chronische Erythroblastose des Erwachsenen stellt zweifellos eine außerordentlich seltene Erkrankung dar. Von den bis 1940 veröffentlichten Fällen hält MOESCHLIN nur 5 für einwandfrei erwiesen. (2 Fälle von DI GUGLIELMO, ferner die von LAZZARO, BENEDETTI und PARADISO. Lit. s. MOESCHLIN). In der Zwischenzeit sind weitere Fälle mitgeteilt worden, so u. a. von GARNIER, CORDIER u. SIGWALT; ROTH; NABHOLZ; CHEVALIER und ELY; DUESBERG; ISRAELS; HAAS; NIESTRATE; FITZGERALD, MALLORY und PARKER; FREESEN; PARADISO u. REITANO; POLI; FIESCHI; HOEL; LÜDIN; HASCHEN; KIENLE. Besondere Formen, die nur sehr schwer zu klassifizieren und einzuordnen sind, stellen jene Fälle dar, die von ROHR als „diffuse Erythroblastomatose" oder von FRANK als „Erythromyelosis monstrecellularis" beschrieben wurden. Gleichfalls zu dieser Gruppe dürften die Beobachtungen von LIMARZI und LEVINSON sowie von DI GUGLIELMO gehören. Eine umschriebene Blastombildung bei einer akuten Erythroblastose konnte kürzlich BIRKLE beobachten, während SIEDE und ROTTER einen Fall von malignem Erythroblastom mitteilen, bei dem die extramedulläre Blutbildung und Ausschwemmung ins periphere Blut auffallend gering waren. Cytologisch zeigten sich schwere celluläre Abwegigkeiten. Die Verf. stellten die Erkrankung als maligne Entartung der Erythroblasten der mehr als Systemaffektion imponierenden Erythroblastose vom Typ HEILMEYER-SCHOENER gegenüber.

b) Die echte Erythroleukämie des Erwachsenen.

Im Vergleich zur Erythroblastose scheint dagegen die echte Erythroleukämie nicht ganz so selten unter dem hämatologischen Krankengut vertreten zu sein. Außer im italienischen sind auch im französischen und deutschsprachigen Schrifttum in den letzten Jahren wieder einzelne Fälle beschrieben worden. Verhältnismäßig zahlreich liegen Beobachtungen aus der italienischen Literatur vor, so von DI GUGLIELMO; PENATI; BIANCHI; CANALE; PICENA; PONTONI; PITTALUGA; QUATTRIN; TERZANI; BIANCHI, PECO und ACEVEDO. Außerdem ist damit zu rechnen, daß wahrscheinlich einige der früher als „Eritremia acuta" publizierten Fälle in Wirklichkeit den Erythroleukämien zugehören, jedoch ist eine nachträgliche Entscheidung hierüber naturgemäß nur schwer möglich, insbesondere, wenn genauere Angaben über die Zusammensetzung des Knochenmarks fehlen. Auf der anderen Seite sind aber die Fälle auszuscheiden, wo über Erythroblastosen oder Erythroleukämien bei Neugeborenen berichtet wird, da sie in die Gruppe der Rh-bedingten fetalen Erythroblastosen gehören. Nicht ohne Schwierigkeiten zu interpretieren ist eine Beobachtung von GERIOLA bei einer 33jährigen Frau, die im Blut und Knochenmark das Bild einer Erythroleukämie bot, bei welcher aber die Obduktion ein Magen-Ca. mit Metastasierung in die abdominellen Lymphknoten aufdeckte. Es dürfte sich hier nicht um eine echte, sondern mit größter Wahrscheinlichkeit um eine symptomatische Erythroleukämie gehandelt haben. Weitere Veröffentlichungen von echten Erythroleukämien stammen von LEMAIRE u. MALLARMÉ; HARVIER, DE MELLETIER, LAVERGNE und LAMOTTE; DAMADE, DULONG und ROSNAY, von DENOLIN-REUBENS und DELCOURT, sowie von VEGH. Umstritten ist noch der von PARAF mitgeteilte Fall, welcher jedoch u. E. ebenfalls in die Gruppe der echten Erythroleukämien gehört und der eine große Ähnlichkeit mit zwei eigenen Beobachtungen aufweist. Auch QUATTRIN zählt ihn in einer jüngsten Arbeit den Erythroleukämien zu. Mehrere sehr eingehend untersuchte Fälle sind von MOESCHLIN und von ROHR beschrieben worden, ein weiterer von STAHEL. In einer anderen Arbeit aus dem Jahre 1940 teilt DUESBERG 2 an der Frankfurter Klinik beobachtete Fälle mit, während in jüngster Zeit JÜRGENS, sowie LÜDIN und HAAS über eigene Beobachtungen berichtet haben. Soweit uns die Literatur zugänglich war, sind anscheinend kasuistische Mitteilungen aus dem englischen Schrifttum nur verhältnismäßig spärlich bekannt geworden. Zwar finden sich in den Lehr- und Handbüchern der Hämatologie ebenfalls entsprechende Abschnitte über die Erythroleukämie (so z. B. bei WINTROBE und bei WHITBY u. BRITTON), doch beschränken sie sich hinsichtlich ihres Literaturnachweises fast ausnahmslos auf das europäische Schrifttum. Über Erythroleukämien im Verlauf der Poly-cythämie berichteten u. a. PARKES-WEBER; KLUMPP u. HERTIG; STONE u. WOODMAN, sowie MARSON u. MEYNELL, wobei jedoch diese Fälle zumeist weniger der echten Erythroleukämie als vielmehr ihrer symptomatischen Form zugerech-net werden müssen. Ähnlich zu werten sind Beobachtungen von GILLESPIE u. RAMSAY über besondere Verlaufsformen megaloblastischer Schwangerschafts-anämien mit „leukämoider Reaktion", erythroleukämischem Blutbild und Tod unter den Zeichen einer akuten Leukämie. Dagegen wurde kürzlich von BLACK-BURN u. LAJTHA eine mittels besonderer Methodik (Knochenmarkskultur) diagno-stizierte echte Erythroleukämie beschrieben. Eine weitere interessante Beobach-tung stammt von BERTONI u. SPECIE, wo sich bei einer Erythroleukämie die Kombi-nation einer aleukämischen Lymphadenose mit megaloblastischer Erythrämie fand.

Insgesamt ergibt sich aus dieser Literaturübersicht, daß die echte Erythro-leukämie noch immer ein relativ sehr seltenes Krankheitsbild darstellt. MOESCH-LIN gibt ihre Häufigkeit mit 2% der gesamten Leukosen an der Zürcher Klinik an; eine Zahl, die wir jedoch nach den Erfahrungen an unserem gleichfalls sehr umfangreichen Krankengut in dieser Höhe nicht bestätigen können. Wir haben einwandfreie echte Erythroleukämien nur außerordentlich selten zu Gesicht be-kommen. (Unter etwa 350 zwischen 1945—1950 stationär behandelten Leuk-ämien 2 Fälle.) Über die genannten Veröffentlichungen hinaus muß aber an-genommen werden, daß wahrscheinlich doch eine Reihe von Fällen der klinischen Diagnostik entgangen sind oder unter anderer Diagnose eingereiht wurden. Dies dürfte seine Ursache in den oft schwierig zu deutenden hämatologischen Befunden haben, die der Differentialdiagnostik u. U. erhebliche Schwierigkeiten bereiten können.

II. Die echte akute Erythroleukämie.

Das Krankheitsbild der echten akuten Erythroleukämie, das wir aus der Gruppe der Erythroblastenkrankheiten herausgreifen und im Rahmen dieser Arbeit an Hand von drei Fällen näher besprechen möchten, ist zwar — zumindest in der Literatur — nicht mehr unbekannt. Sinn und Zweck dieser Zusammen-fassung ist es, auf einige hämatologische Besonderheiten hinzuweisen, die auch im Schrifttum noch kaum bekannt sind. Denn während der eine unserer drei mit-geteilten Fälle einen völlig regelrechten und für eine Erythroleukämie typischen Verlauf zeigte, konnten wir in den letzten Jahren zwei andere Fälle beobachten, die offenbar noch ganz im Anfangsstadium ihrer Erkrankung zu uns kamen und die rein morphologisch-hämatologisch von einer perniciösen Anämie zunächst nicht zu unterscheiden waren. Eine solche rein megaloblastische Initialphase ohne auffällige Veränderungen innerhalb der Granulopoese im Knochenmark und Blutbild ist bisher in der Literatur nur sehr selten beschrieben worden. U. W. sind Fälle dieser Art bisher lediglich von ROHR und JÜRGENS, sowie LÜDIN mitgeteilt. Ferner gehört nach unserer Auffassung die Beobachtung von PARAF in diese Gruppe, wahrscheinlich auch noch eine neueste von QUATTRIN. Da aber die Kenntnis solcher Bilder für die Beurteilung sogenannter therapieresistenter perniciöser Anämien oder für andere differentialdiagnostische Erwägungen wesentlich sein kann, soll hierüber heute nochmals ausführlicher berichtet werden, nachdem HEILMEYER dies schon in Kürze auf dem Kongreß der Schweizer Hämatologen in Neuenburg 1950 getan hat.

a) Klinisches Bild (mit Kasuistik).

Das typische Bild einer echten akuten Erythroleukämie konnten wir bei einem 43 Jahre alten Mann beobachten, der sich in stationärer Behandlung auf der

Inneren Abteilung der Zentralkliniken Göppingen (Chefarzt Dr. BOECKER) befand.
Es wurden uns s. Z. Knochenmarkspräparate und Blutbilder zur Beurteilung
übersandt, die in unserer Klinik ausgewertet wurden[1].

E. Vo., 43 J., Autovermieter. (Innere Abt. Zentralkliniken Göppingen vom 27. 4.—4. 10.
1950).

F. A.: Mutter 52j. an Magenkrebs verstorben. Im übrigen F. A. o. B.

E. A.: Kinderkrankheiten nicht bekannt. Im 8. Lj. Lungenentzündung, sonst stets
gesund und kräftig gewesen. Vom Jan. 1940—Juli 1945 im Wehrdienst; bis auf eine Furunkulose während dieser Zeit keine Erkrankungen oder Verwundungen. Im Februar 1946
Unfall mit mehrfachem Unterschenkelbruch links. Am 30. 1. 1950 erneut Unfall mit Schädelbruch und Gehirnerschütterung, weshalb stat. Aufnahme im Krankenhaus Bopfingen/Wttbg.
erfolgte. Am 3. Tag „Infektion" mit kurzdauerndem Fieber, welches auf Penicillin abklang.
Entlassung am 26. 2. 1950.

Am Tage der Entlassung zu Hause plötzlich Atemnot und Herzklopfen. Auffallende
Blässe, die schon im Krankenhaus B. aufgetreten sei. Ferner fielen Gefühlsstörungen in den
Händen und Füßen in Form von „Ameisenlaufen", sowie ein Jucken am Scrotum auf. Seither
zunehmende Appetitlosigkeit, Widerwillen gegen Fleisch und Wurst. Große körperliche
Müdigkeit. Seit einiger Zeit nicht abheilende Zahnfistel.

Ende April 1950 konsultierte der Pat. Prof. ZUCKSCHWERT in Göppingen, der eine hyperchrome, makrocytäre Anämie mit stark erhöhter BSG feststellte (Hb. 42%; Ery. 1,82 Mill.;
FI. 1,35; Leukoc. 2800, davon 13% Stabk.; 18% Segm.; 69% Ly.; Hyperchromasie, Normo-
cytose, Poikilocytose, vereinzelt Makrocyten. Ery-Größe 8 μ. BSG 82/110 mm).

Wegen Verdacht auf eine Perniciosa erfolgte Überweisung an die Innere Abt. (Dr. BOECKER).

Aufnahmebefund: 27. 4. 1950:

Guter EZ, starke Blässe der Haut mit schlechter Durchblutung der Schleimhäute. Wachs-
gelber Farbton, kein nachweisbarer Ikterus.

Tabelle 1. *Übersicht der Blut- und Sternalmarkbefunde Pat. Vo., E.*

	27.4.50	4.5.50	5.6.50	17.7.50	11.8.50	23.9.50	30.9.50	4.10.50
Blutdifferenzierung								
Hb	42%	45%	68%	66%	81%	45%	36%	36%
Erythrocyten	1,8 Mill.	2,04 Mill.	3,02 Mill.	3,4 Mill.	3,7 Mill.	2,2 Mill.	1,8 Mill.	2,02 Mill.
Erythroblasten	31/pro 100 w.	19/pro 100 w.	—	—	—	1/pro 100 w.	—	—
Leukocyten	2800	2120	23000	26000	44200	173000	142600	72800
Myeloblasten	—	13%		[98% Ly. ?]		94%	96%	
Myelogramm (auf 100 weiße Zellen)								
Reticulumzellen		22						
Erythroblasten		166						
basoph.		19						
polychrom.		54						
oxyph.		78						
Megaloblasten		15						
Myeloblasten		41						
Promyelocyten		9						
Myelocyten.		23						
Metamyelocyten		10						
Stabkernige		3						
Segmentkernige		1						
Monocyten		—						
Eos.		4						
Basoph.		1						
Lymphocyten		7						
Relation Erythropoese:Leukop.		1,7:1						

[1] Dem Entgegenkommen des Chefarztes, Herrn Dr. BOECKER, verdanken wir die Überlassung der gesamten Krankenpapiere des Patienten, wofür wir an dieser Stelle nochmals
unseren Dank aussprechen möchten.

Zunge sehr glatt, aber nicht atrophisch. Kein Zungenbrennen. Gebiß defekt, aber kaufähig. Weiche Kolloidstruma. In der re. Supraclaviculargrube erbsgroße, gut verschiebliche Drüse. Lungen klin. o. B., über dem Herzen bei sonst normalem Befund ein leises accidentelles, wahrscheinlich anämisches Geräusch. RR 115/80 mm Hg.

Leber 1 Qufg. unter dem Rippenbogen tastbar, Milz stößt gerade bei der Palpation an. Temperatur normal, BSG 55/95 mm. Bilirubin i. S. 0,6 mg-%. Urin o. B. Im Magensaft normacide Säurewerte.

Blutbild: Hb. 42%; Ery. 1,8 Mill.; FI. 1,3; Leukoc. 2800 (davon Stabk. 13%; Segm. 18%, Ly. 69%). Daneben 31 Normoblasten auf 100 Weiße. Hyperchromasie, Aniso- u. Poikilocytose, vereinzelt Makrocyten. Thrombocyten: 35 600; Reticulocyten 85⁰/₀₀. Resistenzbest.: 0,44/0,32, Blutungszeit 4′ 30″. (Cholesterin 308 mg-%, Takata 100, Gros 1,8/2,7 HL. Cadmium neg.)

Eine Übersicht über die hämatologischen Daten vermittelt Tab. 1: Am 4. 5. 1950 betrug das Blutbild: Hb. 45%; Ery. 2,04 Mill., Leukoc. 2120. Im Diff.-Bild fanden sich diesmal jedoch schon Zellen der Myeloblastenreihe, und zwar 13% pathologische Zellen. Daneben 19 kernhaltige Rote auf 100 Weiße. Reticulocyten auf 41⁰/₀₀ abgesunken.

Von der am 27. 4. 1950 durchgeführten Sternalpunktion wurden uns einige Präparate zur Beurteilung übersandt.

Sternalpunktion (27. 4. 1950): Differenzierung vgl. Tab. 1.

Sehr zellreiches Knochenmark mit mächtiger Steigerung der Erythropoese, die das Bild beherrscht (auf 100 weiße Zellen entfallen 166 erythropoetische!). Unter den erythropoetischen Elementen findet man vorwiegend reifere Formen, jedoch sind auch die jungen Vorstufen

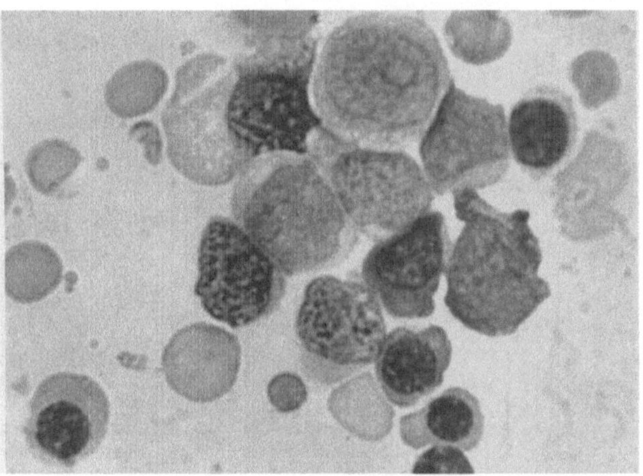

Abb. 1. Knochenmark Pat. E. Vo.: Zahlreiche Myeloblasten und erythropoetische Zellen, z. T. mit deutlicher Megaloblastenstruktur.

gleichfalls deutlich vermehrt. Ein Teil der Zellen weist eine ausgesprochene Fehldifferenzierung mit Kernatypien und megaloblastenähnlichen Strukturen auf. Unter den granulopoetischen Elementen sind die Myeloblasten stark vermehrt (41%), sie zeigen untereinander ein sehr polymorphes Verhalten. In der Regel haben sie ein verhältnismäßig basophiles, manchmal jedoch auch ein nur sehr zart hellblau angefärbtes Protoplasma. Ihr Kern ist meist rund, häufig jedoch auch oval bis bohnenförmig. Das Chromatingerüst ist relativ fein und dicht. Oft kann man deutliche, scharf begrenzte Nucleolen erkennen, die meist in der Mehrzahl vorhanden sind. Auch Auerstäbchen wurden relativ häufig gesehen. Einige dieser beschriebenen Myeloblasten zeigen deutliche Übergänge zu den Promyelocyten mit feiner Einlagerung von Granulationen. Echte Promyelocyten finden sich relativ selten. Ebenfalls vermehrt sind die lymphoiden Reticulumzellen.

Auf Grund des Sternalmarkes mit der enormen Hyperplasie der Erythro- und Granulopoese, der Fehldifferenzierung und der starken Myeloblastenwucherung stellten wir die Diagnose einer echten akuten Erythroleukämie, die durch den weiteren Verlauf der Erkrankung dann auch bestätigt wurde.

Therapeutisch wurden zu Beginn der stat. Behandlung wegen der starken hyperchromen, makrocytären Anämie zunächst große Dosen von Vit. B₁₂ (Pernipur), Leberextrakte, Eisen und Bluttransfusionen verabreicht. Es besserte sich zwar hierauf die Anämie für einige Wochen recht gut, jedoch dürfte dies im wesentlichen den zahlreichen Bluttransfusionen zuzuschreiben sein, da die Vermehrung der Reticulocyten als Ausdruck einer echten Regeneration ausblieb; sie fielen im Gegenteil von dem ungewöhnlich hohen Ausgangswert unter der Behandlung stetig ab. Trotz des anfänglich noch guten Allgemeinzustandes des Pat. trat im weißen Blutbild sehr schnell eine zunehmende Verschlechterung ein: Die Gesamt-Leukocytenzahl stieg von 2800 auf zunächst 30 000—50 000 an und im Diff.-Bild nahm der Prozentsatz der Myeloblasten rapide zu. Es ist anzunehmen, daß die am 17. 7. 1950 ausgezählten 98%

„Lymphocyten" in Wirklichkeit schon atypische Myeloblasten darstellten, wie sie später einwandfrei nachzuweisen waren. Bestehen blieb trotz aller Therapie immer eine schwere Thrombopenie mit Werten zwischen 10000—40000. Dementsprechend nahm die Blutungszeit allmählich bis auf über 11′ zu, ein Befund, welcher sich klinisch in schwer stillbaren Blutungen nach verschiedenen Zahnextraktionen manifestierte.

Anfang Juli 1950 wurde dann eine Behandlung mit cytostatischen Stoffen eingeleitet, die über lange Zeit fortgeführt wurde: anfangs Urethan in steigender Dosierung, später zusätzlich Cholinchlorat und ACTH. Eine auch nur vorübergehende Wendung im Verlauf des Leidens war nicht zu erzwingen. Die Leukocytenwerte stiegen kontinuierlich bis auf 173000 an, davon immer 90—95% Myeloblasten. Daneben stets kernhaltige Rote in wechselnder Anzahl. Nach anfänglicher Besserung des roten Blutbildes nahm trotz fortgesetzter Bluttransfusionen die Anämie wieder sehr schnell zu (Hb. 32% bei 1,56 Mill. Ery.), klinisch verfiel der Pat. mehr und mehr und es stellte sich eine schwere Stomatitis mit nomaähnlichen Veränderungen der Mundschleimhaut und eine zunehmende Blutungsneigung ein.

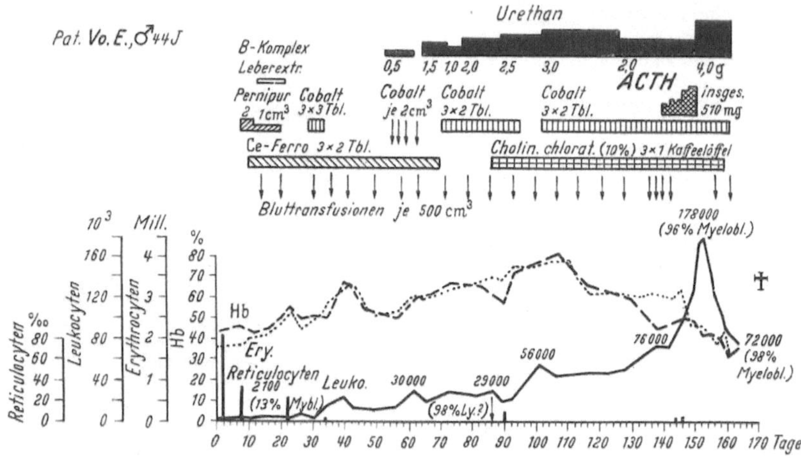

Abb. 2. Hämatologischer Verlauf und Therapie bei Pat. E. Vo.

Unter dem etwa 3 Wochen vor dem Tode gegebenen ACTH (insges. 510 mg) stieg die Zahl der Leukocyten zunächst noch stark an (siehe Abb. 2), um dann aber innerhalb von 8 Tagen nach der letzten Injektion auf 72000 abzufallen. Psychisch zeigte sich der Pat. unter dem ACTH sehr viel frischer und lebhafter. Leider wurde der Pat. wegen der Aussichtslosigkeit des Leidens auf Wunsch der Angehörigen dann nach Hause entlassen, so daß weitere Blutwerte nicht mehr vorliegen. Der Pat. ist dann 8 Tage nach der Entlassung aus der Klinik seinem Leiden erlegen.

Den hämatologischen Verlauf und die Therapie der Erkrankung zeigt die Abb. 2.

Während bei dem vorliegenden Fall die hämatologischen Befunde und der Verlauf des Leidens geradezu typisch für eine echte Erythroleukämie waren, so daß die Diagnose keine größeren Schwierigkeiten bereitete, zeigten zwei andere Patienten, deren Krankengeschichten im folgenden mitgeteilt werden, ein hiervon zunächst abweichendes Verhalten. Sie demonstrierten eine Initialphase der Erythroleukämie, die differentialdiagnostisch größte Schwierigkeiten bereiten kann und deren Kenntnis zur Vermeidung therapeutischer und vor allem prognostischer Irrtümer von Wichtigkeit ist[1].

Frau F. G., Hausfrau, 40 J. (Med. Klinik Freiburg 17. 9.—1. 12. 47).
Familien-Anamnese o. B.
Eigene Vorgeschichte: Als Kind Masern. Im 25. Lj. Unterleibsoperation mit Entfernung eines kindskopfgroßen, „wassergefüllten" Tumors. Seit 8 Jahren Asthma bronchiale ohne stärkere Beschwerden.
Vor etwa einem Jahr Auftreten allgemeiner Müdigkeit mit Schwächegefühl und häufigen Kopfschmerzen. Gleichzeitig bestanden Schmerzen „im Brustkorb und den Rippen". Eine

---

[1] Kurzer Bericht bei Schweizer Hämatologenkongreß in Neuenburg im Mai 1950.

Rö.-Aufnahme habe jedoch keinen krankhaften Befund ergeben. Außerdem treten seit dieser Zeit immer wieder Furunkel auf, dazu zeitweilig Temperaturen. Die Menstruationsblutungen seien im Verlauf des letzten halben Jahres zunehmend stärker und längerdauernd geworden, ihr Abstand betrage meist nur 10—15 Tage. Wegen der starken Metrorrhagien wurde die Pat. im Juni 1947 im Krankenhaus St. Blasien/Schwarzwald aufgenommen, wo nach einer Curettage die Blutungen zum Stehen kamen. Das Hb. sank jedoch dabei bis auf 40% ab. Da die Anämie nicht heilte, erfolgte am 17. 9. 1947 Überweisung in unsere Klinik.

Aufnahmebefund: Mittelgroße Pat. in schwerkrankem Zustand. Temperatur 39°. Extreme Blässe der Haut und Schleimhäute mit gelblichem Hautkolorit und zahlreichen Petechien. Ausgedehnte Furunkulose in der Kreuzbein- und Glutealgegend. Enophthalmus, Ptosis und Miosis rechts, normale Reaktion auf L. und C. Nußgroße, gut verschiebliche Geschwulst am rechten Mundwinkel. Zunge, Tonsillen und Rachen o. B. Kieferwinkeldrüse rechts haselnußgroß.

Klopfschallverkürzung über dem rechten Lungenmittelfeld, hier auch angedeutetes bronchiales Atemgeräusch, vermischt mit Giemen und Brummen und fein-mittelblasigen RG's. Cor o. B., RR 130/65 mm Hg. Abdomen meteoristisch, Leber 2 Querfinger verbreitert, Milz nicht palpabel.

Wirbelsäule o. B., Extremitäten frei beweglich. Unterschenkelödeme mäßigen Grades. ZNS o. B.

Blutsenkungsgeschwindigkeit: 112/143 mm n. W.

Blutbild: (18. 9. 1947): Hb. 35%; Ery. 1,3 Mill.; FI. 1,3; kernhaltige Zellen 5200, davon 4130 Leukocyten und 1070 rote Vorstufen.

Die Differenzierung ergab: Promyelocyten 2%; Metamyelocyten 5%; Stabkernige 7%; Segmentkernige 17%; Basophile 7%; Lymphocyten 55%. 7% waren nicht sicher differenzierbar. Bei den kernhaltigen Roten entfielen auf 100 weiße Zellen 15 Megaloblasten und 6 Normoblasten.

Reticulocyten 11⁰/₀₀; Thrombocyten 92000.

Morphologisch bestand eine deutliche Anisocytose, Poikilocytose und Megalocytose. Die kernhaltigen Roten imponieren z. T. als Normoblasten, die überwiegende Mehrzahl jedoch als *typische Megaloblasten.* Bei den Polymorphkernigen deutliche Übersegmentierung. Price-Jones-Kurve rechts verschoben mit verbreiterter Basis wie bei einer Perniciosa. Blutungs- und Gerinnungszeit normal; Prothrombin 52%.

Eine Übersicht über die Blut- und Sternalmarkbefunde vermittelt Tab. 2.

Tabelle 2. *Übersicht der Sternalmark- und Blutbefunde Pat. F. G.*

	18. 9. 47	28. 9. 47	30.10.47	4. 11. 47	26.11.47	29.11.47	1. 12. 47
Blutdifferenzierung							
Erythrocyten	1,3 Mill.	1,47 Mill.	1,6 Mill.	1,7 Mill.	0,86 Mill.	0,65 Mill.	
Erythroblasten bzw. Megaloblasten	1072	495	246	465	744		
Leukocyten	4130	4000	3850	2650	17900	23500	
Myeloblasten	—		41	864	11800		
Myelocyten		260	205		527		
Myelogramm (auf 100 weiße Zellen)							
Reticulumzellen	45		10				
Erythrobl. (+ „Megaloblasten")	190		150				1 Std. post mortem. Starke Vermehrung d. Myeloblast. u. Promyelocyten. Die Zellen der Erythropoese treten gegenüber früher in den Hintergrund
basoph.	21		3				
polychrom.	15		8				
oxyph.	4		6				
Myeloblasten	—		18				
Promyelocyten	50		59				
Myelocyten	31		11				
Metamyelocyten	1		1				
Stabkernige	2		1				
Segmentkernige	—		1				
Monocyten	—		3				
Eos.	—		—				
Basoph.	2		—				
Lymphocyten	14		6				
Megakaryocyten	(+)		—				
Relation Erythropoese:Leukopoese	1,9:1		1,5:1				

Sternalpunktat (18. 9. 1947): Differenzierung siehe Tab. 2.

Es entfallen demnach auf 100 weiße Zellen 190 rote Vorstufen, wobei das Bild von typischen Megaloblasten beherrscht wird (150), daneben 21 basophile Erythroblasten, 15 polychromatische und nur 4 oxyphile.

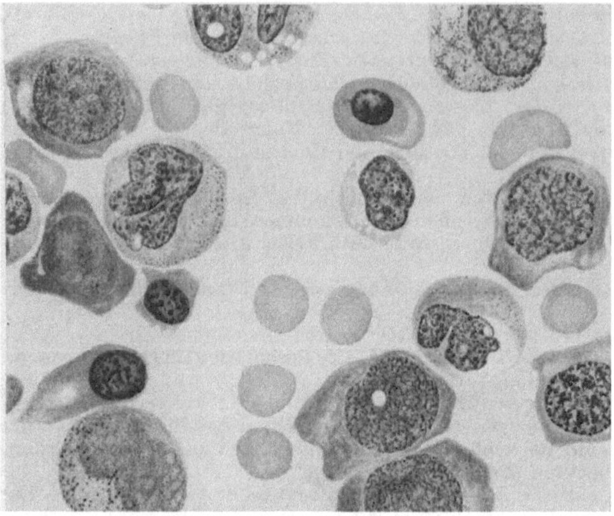

Das Knochenmark erscheint im ganzen relativ zellarm mit sehr starker Hyperplasie der Erythropoese, wobei der weitaus größte Teil der Zellen aus Megaloblasten und deren Vorstufen besteht. Sehr viele Zellen zeigen Kernpyknosen mit bizarren Kernformen, einzelne Kernabsprengungen und Doppelkernigkeit. Unter den Megaloblasten finden sich hin und wieder Zellen mit besonders großem Nucleolus, die bisweilen auch in der Mehrzahl auftreten. Mitosen bei den erythropoetischen Zellen sind häufig. — Innerhalb der Granulopoese besteht lediglich eine starke Linksverschiebung bis zu den Promyelocyten, aber keine Vermehrung der Myeloblasten.

Auf Grund des Knochenmarkbefundes mit der mächtigen Megaloblastenvermehrung wurde zunächst die Diagnose einer perniciösen Anämie gestellt, wobei als ungewöhnlich lediglich die relative Zellarmut im Mark auffiel. Entsprechend dieser Diagnose wurde nunmehr eine intensive Behandlung mit hohen Dosen Hepatrat, Campolon, Ceferro, Folsäure und Bluttransfusionen durchgeführt, die jedoch nicht den geringsten Erfolg zeitigte (siehe Abb. 4). Lediglich durch die zahlreichen Bluttransfusionen gelang es, vorübergehend einen leichten Anstieg der Hb.- und Erythrocytenwerte zu erzwingen, die Reticulocyten blieben indessen völlig unbeeinflußt und stiegen während des ganzen Krankheitsverlaufes niemals über $15^0/_{00}$ an.

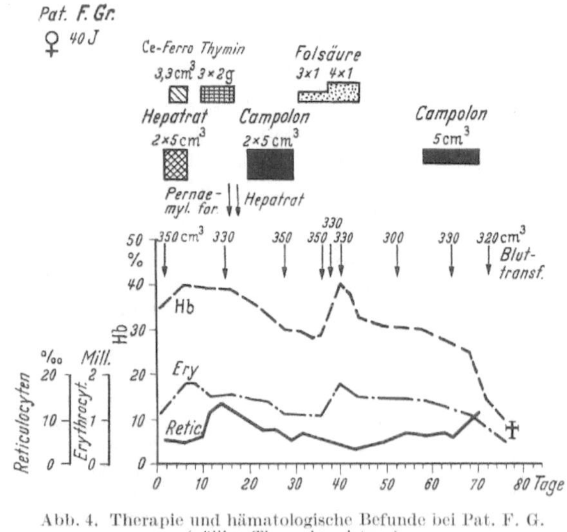

Wegen des völligen Versagens der Lebertherapie waren wir geneigt, an eine achrestische Anämie nach WIL.-KINSON zu glauben. Eine genaue Überprüfung der Diagnose mit nochmaliger Sternalpunktion belehrte uns jedoch eines anderen. Am 30. 10. 1947 führten wir eine zweite Sternalpunktion durch, welche folgendes Ergebnis brachte:

2. *Sternalpunktion* (30. 10. 1947): Differenzierung siehe Tab. 2.

Der Knochenmarksbefund hat sich seit der letzten Untersuchung insofern geändert, als die Linksverschiebung innerhalb der Granulopoese jetzt sehr viel ausgesprochener ist. Die früher das Bild allein beherrschenden Mega-

Abb. 3. Knochenmark der Pat. F. G. bei Klinikaufnahme: Typisches Megaloblastenmark.

Abb. 4. Therapie und hämatologische Befunde bei Pat. F. G. (völlige Therapieresistenz).

loblasten treten an Zahl etwas zurück, wofür man nun zahlreiche Myeloblasten und Promyelocyten auftreten sieht, während reife Granulocyten kaum mehr nachweisbar sind (vgl. Abb. 5). Die meisten Myeloblasten und Promyelocyten sind jedoch morphologisch gegenüber der Norm stark verändert, bei den Myeloblasten finden sich häufig zahlreiche Protoplasmavacuolen, während die Promyelocyten vereinzelt deutliche Übergänge zu den jetzt im peripheren Blut auftretenden „monocytoiden" Zellen zeigen. — Innerhalb der Erythropoese scheinen die reiferen Elemente zahlreicher als bei der ersten Untersuchung, wenn auch die Megaloblasten und deren Vorstufen noch immer das Bild beherrschen.

Im peripheren Blut, in welchem anfangs die Lymphocyten vorherrschten, überwogen zu diesem Zeitpunkt „monocytoide" Zellen, die sich jedoch teils in der Kernstruktur, teils durch das Protoplasma wesentlich von echten Monocyten unterschieden und manchmal Übergänge zur myeloischen Reihe aufwiesen. Die Linksverschiebung bis zu den Myeloblasten hatte gleichfalls zugenommen, auch im peripheren Blut traten nunmehr die im Knochenmark beschriebenen eigenartig vacuolisierten Zellen auf, die wir als pathologische Myeloblasten ansprachen (vgl. Abb. 6).

War das schwere Krankheitsbild mit der ständig fortschreitenden Anämie bisher völlig unklar geblieben, so brachte die zweite Sternalpunktion endlich die gewünschte Klärung: Es handelte sich um eine akute Erythroleukämie mit megaloblastischer Initialphase und nunmehr einsetzender Ausschwemmung von pathologischen Myeloblasten ins periphere Blut. Die Leberpräparate und das Folsan wurden abgesetzt und die Behandlung rein symptomatisch fortgeführt. Sie richtete sich in erster Linie gegen das Nasenbluten und die jetzt vermehrt auftretenden Abscesse. Unter Penicillin besserte sich zwar vorübergehend die ständig erhöhte Temperatur, im ganzen war aber der weitere Verlauf des Leidens praktisch unbeeinflußbar. Mitte November 1947 unternahmen wir noch einen Versuch mit cytostatischen Stoffen (Äthylurethan 2 g/tgl.), die aber das Blutbild ebenfalls nicht zu bessern vermochten. Das rote Blutbild sank trotz der Bluttransfusionen langsam weiter ab, wobei die kernhaltigen roten Zellen immer mehr zurücktraten, wenn auch bis zum Tode der Patientin noch Megaloblasten beobachtet werden konnten. Paramyeloblasten waren ständig in einem hohen Prozentsatz nachweisbar. Etwa 14 Tage vor dem Ende stiegen die bis dahin immer normalen oder sogar leicht erniedrigten Leukocytenzahlen plötzlich an, um am Tage vor dem Ableben der Patientin 25200 zu betragen. Hiervon erwiesen sich bei der Differenzierung 60—70% als Paramyeloblasten. Unter diesen Zeichen eines finalen Paramyeloblastenschubes, den die Abb. 7 verdeutlicht, starb die Patientin 75 Tage nach Klinikaufnahme.

Bei der eine Stunde post mortem vorgenommenen dritten Sternalpunktion waren im Knochenmark die Zellen der Erythropoese stark zurückgedrängt, atypische Myeloblasten und Promyelocyten beherrschten jetzt völlig das Bild.

Die Obduktion der Patientin ergab eine Paramyeloblastenleukämie mit Myeloblastenherden in der Leber, der Milz und den Nebennieren.

Vor wenigen Monaten wurde ein zweiter, ganz analoger Fall in unsere Klinik eingewiesen, der z. Z. der Berichterstattung auf dem Hämatologenkongreß in Neuenburg noch in unserer Behandlung stand, mittlerweile aber gleichfalls seinem Leiden erlegen ist.

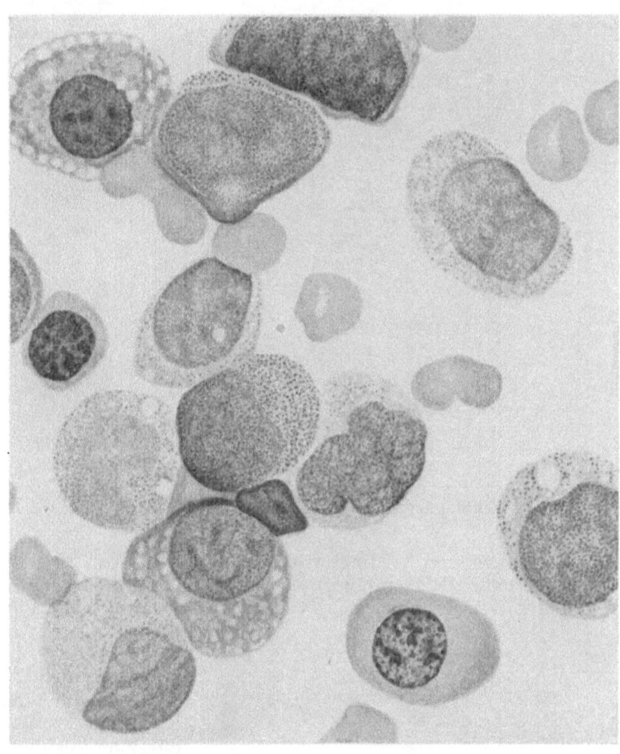

Abb. 5. Knochenmark der Pat. F. G. 6 Wochen nach Klinikaufnahme: Myeloblasten- und Promyelocytenmark.

M. W., 30 Jahre, Schreiner (Medizinische Klinik Freiburg vom 1. 2.—12. 7. 1950).
Familienvorgeschichte o. B.
Eigene Vorgeschichte: Als Kind Masern, Keuchhusten und Scharlach. Häufig Mandel-
entzündungen. 1928 Tonsillektomie, 1930 Bruch des rechten Unterarmes. 1939 Grippe.

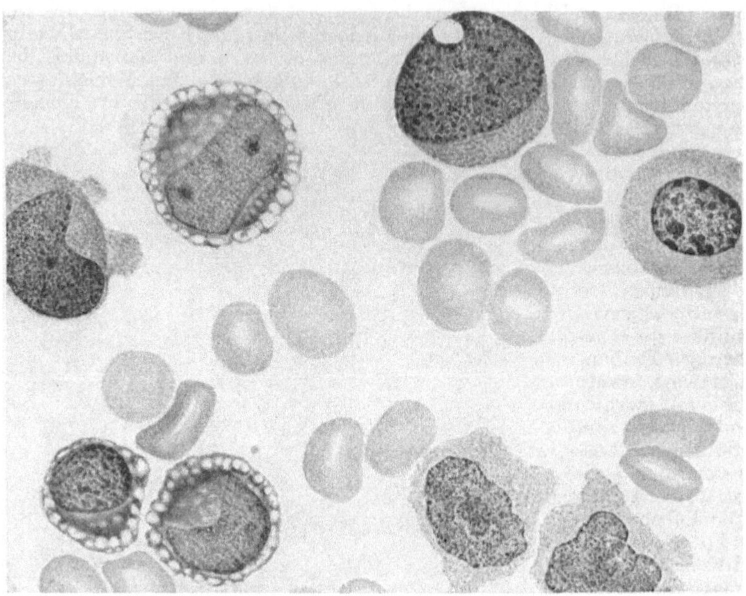

Abb. 6. Blutbild der Pat. F. G. 6 Wochen nach Klinikaufnahme: Pathologische Myeloblasten im peripheren Blut.

Im übrigen war W. immer gesund gewesen. Von 1940 bis zum August 1947 war Pat. Soldat
(seit 1943 Fallschirmjäger). Während desWehrdienstes erlitt er einige Verwundungen und geriet
später in englische Kriegsgefangenschaft, wo er als Schreiner tätig war. Irgendwelche innere Erkrankungen machte er weder während des Einsatzes bei der Truppe, noch in der Kriegsgefangenschaft durch.

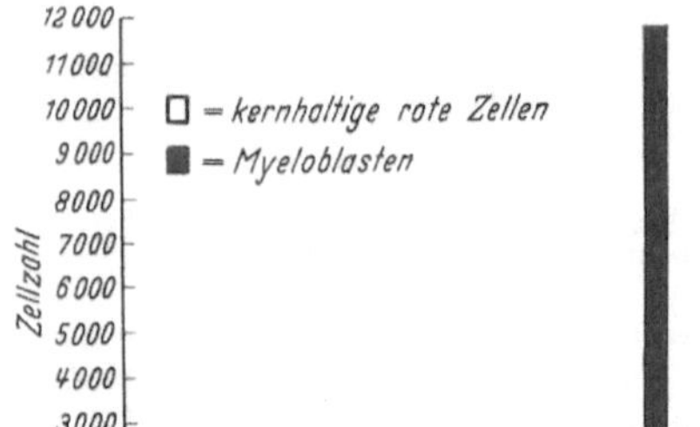

Die jetzige Erkrankung begann im September 1949 mit zunehmender Appetitlosigkeit, Müdigkeit und Kopfschmerzen. Auf Traubenzucker-Injektionen trat nur eine vorübergehende Besserung ein, seit Januar 1950 bestanden wieder vermehrt Beschwerden. Dabei klagte der Kranke über eine leichte „Erkältung" und starkes Durstgefühl. Bei der Arbeit fiel ihm auf, daß seit einiger Zeit kleine Verletzungen schlechter heilten als früher. In den letzten Tagen vor Klinikaufnahme Auftreten von Kribbeln und „Blutleere" in den Fingern, Zungenbrennen und Zahnfleischblutungen. Im Verlauf von 2 Monaten hatte er 8 kg an Gewicht abgenommen.

Wegen der zunehmenden Mattigkeit und Blutarmut wurde der Pat. dann am 1. 2. 1950 in unsere Klinik eingewiesen.

Aufnahmebefund: Reduzierter A- und EZ., extreme Blässe. Wachsartiges Aussehen mit geringer Lippencyanose und leichtem Subikterus der Skleren. Zunge belegt, erscheint auch etwas glatt. Zahnfleisch geschwollen und leicht blutend. Kieferwinkeldrüsen links vergrößert und von derber Konsistenz.

Abb. 7. Verhältnis der kernhaltigen roten
Zellen zu den Myeloblasten im peripheren
Blut bei der Pat. F. G.
Finaler Myeloblastenschub.

Lungen klinisch o. B., Cor nicht verbreitert, unreiner 1. Ton über der Spitze und geringgradig akzentuierter 2. PT. RR 105/70 mm Hg. Abdomen: Mäßige Vergrößerung der Leber mit deutlich tastbarem derben Rand. Milz etwa 1 Querfinger unterhalb des Rippenbogens palpabel.

Subfebrile Temperaturen um 37,5—38°, BSG 84/125 mm n. W.
Bilirubin im Serum direkt —; Ges. Bilirubin 1,62 mg-%.
Serum-Cu 243 γ-%, Serum-Fe 190 γ-%.
Im Magensaft freie HCl + 20, Gesamt-Acidität + 50 maximal.
Blutbild: Hb. 38%; Ery. 1,53 Mill.; FI. 1,2.
Kernhaltige Zellen 3600, davon 2100 Leukocyten und 1500 kernhaltige Rote.
Differentialbild: Stabk. 9%; Segmentk. 24%; Lymphoc. 25%; kernhaltige Rote 42%,
darunter 29 Megaloblasten.
Reticulocyten 31⁰/₀₀.
Price-Jones-Kurve rechts verschoben mit stark verbreiterter Basis. Vereinzelt Megalo-
cyten von 12—13 μ Durchmesser.
Eine Übersicht über die hämatologischen Daten vermittelt Tab. 3.

Tabelle 3. *Übersicht der Sternalmark- und Blutbefunde des Pat. M. W.*

	1.2.50	13.2.50	28.3.50	11.4.50	29.4.50	22.5.50	19.6.50	30.6.50	10.7.50
Blutdifferenzierung									
Erythrocyten	1,5 Mill.	2,2 Mill.	2,2 Mill.	2,3 Mill.	2,7 Mill.	2,8 Mill.	1,7 Mill.	1,2 Mill.	2,0 Mill.
Erythroblasten bzw.									
Megaloblasten . . .	1512	1400	2650	1350	152	1230	16400	11600	8200
Leukocyten	2100	2700	2650	1650	1750	2900	15700	12100	6000
Myeloblasten	—	—	212	90		451	6750	9500	1900
Myelocyten	—	164	53			410	2900	470	705
Myelogramm (auf 100 weiße Zellen)									
Reticulumzellen . . .	36		8		11				
Erythroblasten (+ „Megaloblasten")	209		127		68				
basoph.	6		15		13				
polychrom. . . .	5		16		28				
oxyph.	41		28		16				
Myeloblasten	3		35		57				
Promyelocyten . . .	9		16		5				
Myelocyten	38		14		16				
Metamyelocyten . .	13		—		1				
Stabkernige	9		6		3				
Segmentkernige . . .	6		5		1				
Monocyten	—		2		—				
Eos.	8		18		16				
Basoph.	1		2		—				
Lymphocyten	14		2		1				
Megakaryocyten . . .	—		—		(+)				
Relation Erythropoese:Leukop.	2,1:1		1,3:1		0,7:1				

1. *Sternalpunktion* (1. 2. 1950): Differenzierung siehe Tab. 3.

Das Sternalpunktat zeigt ein sehr zellreiches Knochenmark, welches beherrscht wird von
einer enormen Steigerung der Erythropoese (auf 100 weiße Zellen entfallen 209! rote Vorstufen), die zum überwiegenden Teil aus Megaloblasten der verschiedensten Reifungsstufen
besteht. Die Granulopoese zeigt außer vereinzelten Riesenstabkernigen keine Abweichungen
von der Norm. Die Megakaryocyten sind z. T. übersegmentiert (vgl. Abb. 8).

Der Knochenmarksbefund entsprach so eindeutig dem typischen Bilde einer unbehandelten perniziösen Anämie, daß an der Diagnose trotz des Vorhandenseins von freier HCl im
Magensaft nicht gezweifelt wurde. Es setzte sofort eine intensive Behandlung ein, diesmal
zunächst mit Vitamin B₁₂. Der Patient erhielt 3 Injektionen Heparglandol-Roche (1 Ampulle
Heparglandol enthält 15 γ Vitamin B₁₂ + 10 mg Folsäure) und gleichzeitig mehrere Bluttransfusionen. Zwar stiegen unter dieser Behandlung das Hämoglobin und die Erythrocytenzahlen ganz geringfügig an, jedoch blieb die erwartete Reticulocytenkrise gänzlich aus; es trat im
Gegenteil sogar noch ein Abfall der Reticulocyten ein (siehe Abb. 9). Die geringe Besserung
des roten Blutbildes, das am 23. Tage ein Hb von 55% und 2,0 Mill. Erythrocyten aufwies,
dürfte bei dem völligen Fehlen einer Reticulocytenvermehrung allein durch die zahlreichen

großen Bluttransfusionen bedingt worden sein. Daß kein Versagen des Vitamin B_{12}-Präparates vorlag, bewies uns die Tatsache, daß wir mit den Präparaten der gleichen Charge bei anderen

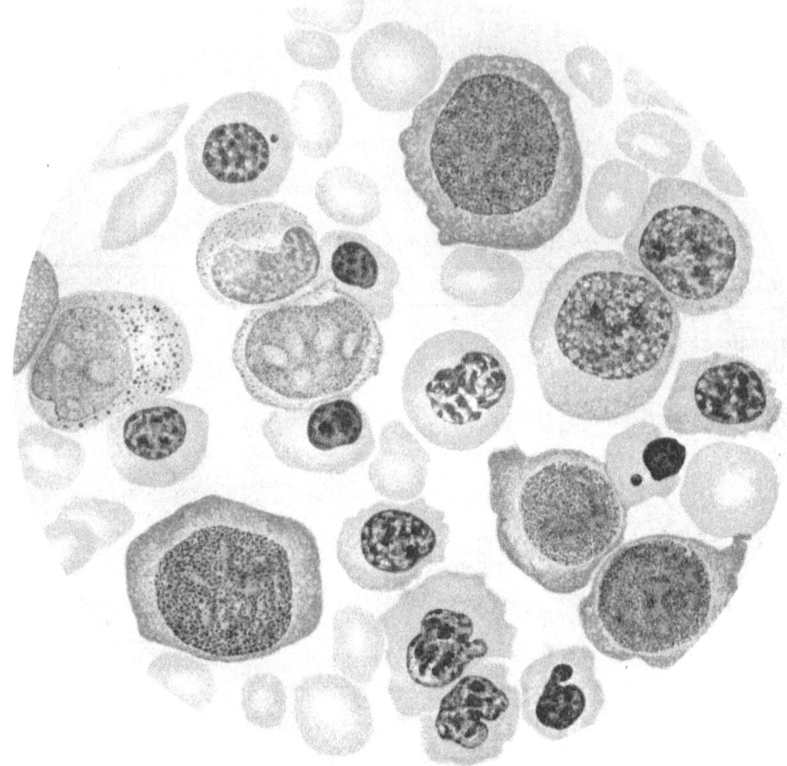

Abb. 8. Knochenmark des Pat. M. W. bei Klinikaufnahme: Typisches Megaloblastenmark.

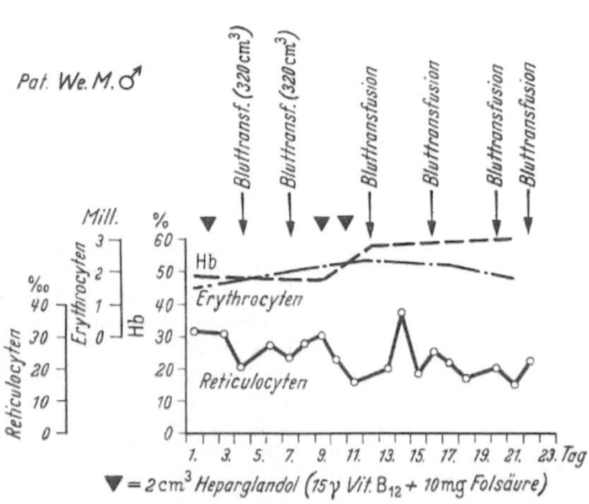

Abb. 9. Pat. M. W.: Auf Heparglandol *keine* Reticulocytenkrise.

Kranken mit perniziöser Anämie prompt einen mächtigen Reticulocytenanstieg erzielen konnten. Auch die nunmehr einsetzende Behandlung mit Folsan, Campolon und Kobaltpräparaten blieb wirkungslos. Es gelang trotz dieser energischen Therapie nicht, einen weiteren Anstieg des roten Blutbildes zu erreichen, die Werte schwankten in der Folgezeit etwa um 50—60% Hb. und 2,5 Mill. Ery. Ein erneutes Absinken der Blutwerte wurde wahrscheinlich lediglich durch die fortgesetzten Bluttransfusionen verhindert.

Wiederum war es also die völlige Therapieresistenz, welche zu den ersten Zweifeln an der Richtigkeit der Diagnose Veranlassung gab. Zwar hätte man immer noch an die Möglichkeit einer therapierefraktären Perniciosa denken können, doch fiel uns im weiteren Verlauf der Erkrankung auf, daß im peripheren Blut neben den stets vorhandenen zahlreichen kernhaltigen roten Zellen immer wieder — zunächst ganz vereinzelt — Myelocyten und Promyelocyten auftauchten. Später gesellten sich auch hin und wieder vereinzelte Myeloblasten hinzu. Dieser Befund legte in Verbindung mit der völligen Erfolglosigkeit der Vitamin B_{12}- und Lebertherapie die Vermutung nahe, daß es sich bei dem Krankheitsbild um ein leukämisches bzw. erythroleukämisches Geschehen handeln könne. Aus diesem Grunde wurde am 27. 3. 50 eine zweite Sternalpunktion durchgeführt, die auch zu einer Klärung des bis dahin recht unbestimmten Krankheitsbildes führte.

2. *Sternalpunktion* (27. 3. 1950): Differenzierung siehe Tab. 3.

Gegenüber der Untersuchung vom 1. 2. 1950 hat sich demnach der Befund weitgehend geändert. Zwar beherrscht die stark gesteigerte Erythropoese noch immer das Bild, wobei wiederum die normalen roten Vorstufen in den Hintergrund treten und die Megaloblasten überwiegen — unter ihnen zahlreiche noch ganz junge, stark basophile Promegaloblasten neben halbreifen und reifen Megaloblasten —, doch zeigt sich innerhalb der Granulopoese jetzt eine hochgradige Vermehrung der Myeloblasten. Diese haben in der Regel ein verhältnismäßig helles basophiles Protoplasma, ihr Kern ist nicht immer rund, sondern oft oval bis bohnenförmig. Die meisten weisen deutlich in die Augen springende, sehr blasse, aber scharf begrenzte Nucleolen auf. Viele dieser beschriebenen Zellen sind nur dadurch als granulopoetische charakterisiert, daß sie bereits eine angedeutete Promyelocytengranulation aufweisen. Wirklich reife Promyelocyten sind dagegen relativ selten, die meisten von ihnen sind bis auf ihre kennzeichnende Granulation genau wie die oben beschriebenen Myeloblasten strukturiert (vgl. Abb. 10).

Während also die Erythropoese qualitativ und quantitativ nach wie vor als „perniziöse Anämie" imponierte, zeigten sich jetzt auch

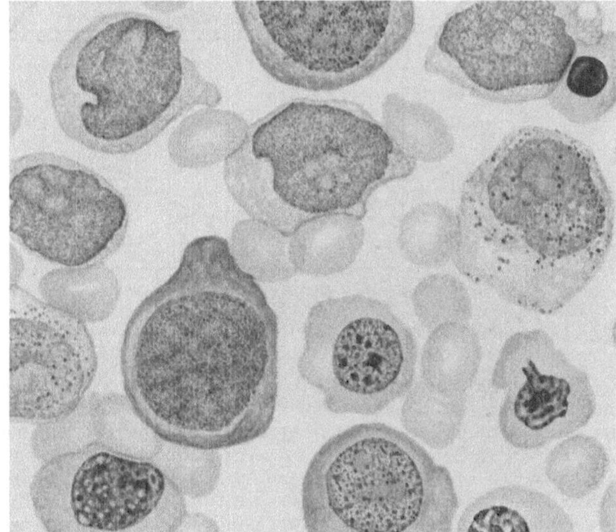

Abb. 10. Knochenmark Pat. M.W. 8 Wochen später: Auftreten zahlreicher Myeloblasten (z. T. mit Übergang zu Promyelocyten).

innerhalb der Granulopoese Veränderungen, die für eine leukämische Erkrankung beider Zellsysteme im Sinne einer echten akuten Erythroleukämie sprachen.

Der weitere hämatologische Verlauf und die wesentlichste von uns noch versuchte Therapie spiegeln sich in den Abb. 11, 12 und 13 wider:

Eine entscheidende Beeinflussung des Krankheitsbildes war erwartungsgemäß nicht zu erreichen, jedoch gelang es über relativ lange Zeit durch Bluttransfusionen die Blutwerte einigermaßen konstant zu halten, wenn auch der Allgemeinzustand des Patienten stets mäßig blieb. Zeitweilig verschwanden die unreifen myeloischen Elemente völlig aus dem peripheren Blut, dagegen fanden sich stets zahlreiche kernhaltige Rote. Die Gesamt-Leukocytenzahlen fielen bis Ende April 1950 immer mehr ab, so daß schließlich nur noch etwa 1000 weiße Zellen im mm³ zu finden waren. Hand in Hand hiermit entwickelte sich eine hochgradige Thrombocytopenie (9000), insgesamt also Befunde, die auf eine sich mehr und mehr verstärkende Insuffizienz des normalen blutbildenden Gewebes hinwiesen. Dementsprechend ergab auch die 3. Sternalpunktion, deren Ergebnis die Tab. 3 zeigt, eine weitere Verschlechterung des Knochenmarkbefundes.

3. *Sternalpunktion* (29. 4. 1950): Differenzierung siehe Tab. 3.

Die erythropoetischen Zellen sind an Zahl weiterhin zurückgegangen, besonders aber die Megaloblasten. Die als Proerythroblasten, Makro- und Normoblasten ausgezählten Zellen haben im Kern und Protoplasma im allgemeinen jetzt eine morphologisch reif erscheinende Struktur. Auffallend ist allerdings bei vielen der reiferen Formen eine Pyknose und Lappung des Kernes. — Die Granulopoese zeigt dagegen eine weitere Linksverschiebung, die pathologischen Myeloblasten haben an Zahl bedeutend zugenommen und betragen jetzt 57%, auch findet man verhältnismäßig wenig reife und morphologisch normale Formen unter den übrigen granulopoetischen Elementen. Die Myeloblasten weisen untereinander eine starke Polymorphie auf, gemeinsam ist ihnen allen ein schmaler, graublauer, manchmal auch dunkelblauer Protoplasmasaum, der z. T. geschummert ist, z. T. aber auch schon eine angedeutete Promyelocytengranulation erkennen läßt. Der Kern ist in seinen Konturen oft verschwommen und zeigt ein zartes, dicht gelagertes Chromatingerüst. Die Nucleolen sind nicht besonders auffallend, dagegen zeigt sich in einigen Fällen eine deutliche Vacuolisierung von Kern und Protoplasma. Die Megakaryocyten sind außerordentlich selten und qualitativ unauffällig.

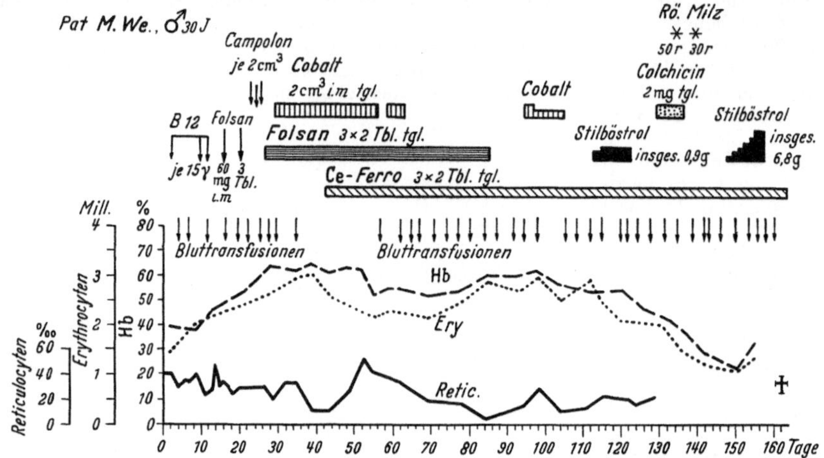

Abb. 11. Pat. M. W. Erythroleukämie. Völlig therapieresistenter Verlauf des Leidens.

Der übrige Verlauf des Leidens entsprach ganz dem unserer ersten Patientin. Der Allgemeinzustand verschlechterte sich zunehmend, es kam zu häufigem starken Nasenbluten und zur Entwicklung von ausgedehnten Schleimhautulcerationen im Bereich der Mundhöhle. Die Anämie nahm trotz der Bluttransfusionen progredient zu, während die Leukocyten bis auf maximal 16000 anstiegen. Ständig fand sich eine hochgradige Thrombocytopenie (zwischen 10—20000). Das periphere Blutbild zeigte gegen Ende der Erkrankung bis zu 80% Myeloblasten, daneben aber stets zahlreiche kernhaltige rote Zellen (etwa 40—50 auf 100

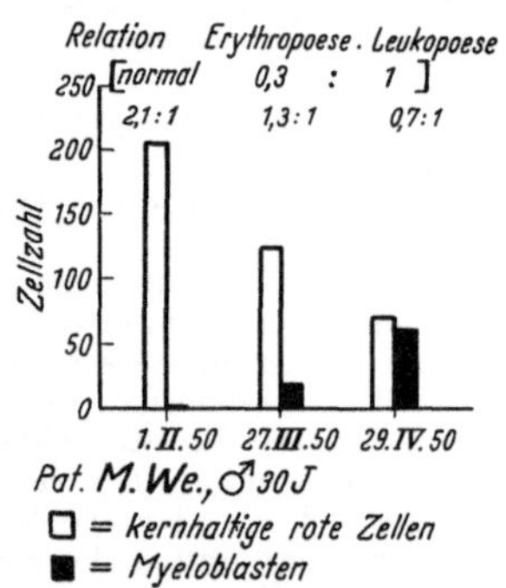

Abb. 12. Pat. M. W. Übersicht der Sternalmarkbefunde. Allmähliche Abnahme der Erythroblastenwucherung und Zunahme der Myeloblasten.

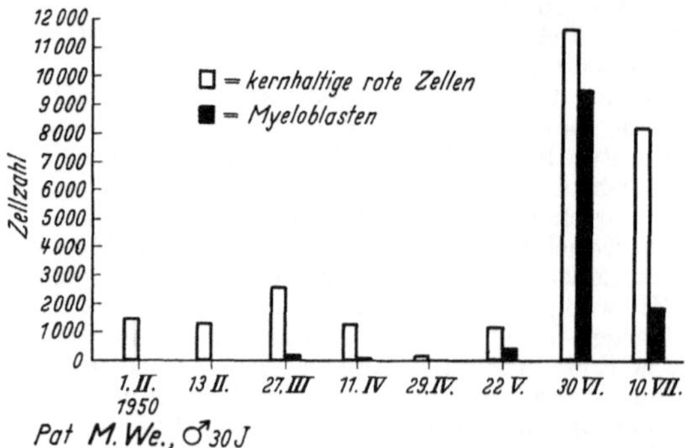

Abb. 13. Pat. M. W. Übersicht der peripheren Blutbefunde: Verhalten der kernhaltigen Roten und der Myeloblasten im Verlauf der Erkrankung.

weiße). Auch bei diesem Patienten blieben eine Rö.-Bestrahlung der Milz, sowie ein Versuch mit cytostatischen Stoffen wirkungslos. Wir verwandten in diesem Falle neben Colchicin vor allem Stilboestrol in steigender Dosierung bis zu 1 g pro Tag, da wir mit diesem Medikament bisweilen einen günstigen Effekt bei solchen Erkrankungen beobachten konnten, die vorwiegend mit einer Wucherung ganz junger, unreifer Zellen einhergingen. Bei diesem Patienten war jedoch eine sichere Wirkung nicht zu konstatieren, das Absinken der

Myeloblasten bei der letzten Blutuntersuchung ist für einen Stilboestrol-Effekt nicht beweisend, da die absoluten Zahlen schon vorher stets starken Schwankungen unterworfen waren.

Auf dringenden Wunsch seiner Angehörigen wurde der Patient kurz vor seinem Tode aus der Klinik entlassen; er verstarb noch am Tage seiner Heimkehr. Eine nochmalige Kontrolle des Sternalmarkes war aus diesem Grunde nicht möglich, auch fand keine Obduktion statt.

b) Differentialdiagnostische Abgrenzung.

Aus der ausführlichen Darlegung des Verlaufes der Erkrankung bei unseren drei Patienten dürften schon die wesentlichsten Merkmale des Krankheitsbildes der Erythroleukämie ersichtlich sein. Sie erklären sich aus dem der Erkrankung eigentümlichen Grundprozeß einer kombinierten Wucherung des erythropoetischen und granulopoetischen Knochenmarkanteils. Da aber die echten Erythroleukämien relativ selten und im allgemeinen auch wenig bekannt sind, soll im folgenden das Krankheitsbild noch einmal zusammengefaßt und unter besonderer Berücksichtigung der oft großen differentialdiagnostischen Schwierigkeiten besprochen werden.

Der Beginn des Leidens, welches unabhängig von Alter und Geschlecht auftritt, ist meist schleichend und uncharakteristisch wie bei den übrigen Leukosen auch, bis dann die immer stärker werdende Mattigkeit, die zunehmende Blässe, das Auftreten von Fieber oder einer Blutungsneigung die Patienten zum Arzt führen. Hier zeigt sich dann als führendes Symptom eine starke Anämie, meist schon vergesellschaftet mit einer Leber- und Milzvergrößerung. Es sind aber auch Fälle bekannt geworden, bei denen während des ganzen Krankheitsverlaufes sowohl eine Lebervergrößerung als auch ein Milztumor nicht nachweisbar waren (STAHEL), doch dürfte dies zu den Seltenheiten gehören. Fast nie vermißt werden subfebrile bis hohe Temperaturen; bisweilen sieht man auch eine ausgesprochene hämorrhagische Diathese oder eine Stomatitis im Beginn oder späteren Verlauf auftreten.

Bei dem von MOESCHLIN in seiner Arbeit ausführlich dargelegten Fall einer akuten Erythroleukämie wurde bei einer solchen Stomatitis eine histologische Untersuchung durchgeführt, die ein durchaus leukämisches Bild zeigte, wenn auch eine sichere Diagnose auf eine bestimmte Form der Leukämien nicht gestellt werden konnte.

Das Blutbild ergibt entsprechend der starken Anämie stets eine oft hochgradige Verminderung des Hb.-Gehaltes und der Erythrocyten, während die Leukocytenzahlen zwischen sehr niedrigen über normale bis zu deutlich erhöhten Werten schwanken können (aleukämische, subleukämische und leukämische Form). Dagegen ist die Zahl der Thrombocyten fast immer deutlich herabgesetzt.

Legt das bisher beschriebene klinische Bild bei Anwesenheit sämtlicher Symptome auch den Verdacht auf ein leukämisches Geschehen, zumindest aber auf eine Erkrankung der blutbildenden Organe durchaus nahe, so ist seine Einordnung und die Sicherung einer eindeutigen Diagnose dennoch oft außerordentlich schwierig und selbst durch eine Sternalpunktion auf Anhieb nicht immer möglich. Die Schwierigkeiten beruhen im wesentlichen in der Deutung der erhobenen Blutbefunde. Da sich die Diagnose einer echten Erythroleukämie aber in erster Linie auf die hämatologischen Ergebnisse stützen muß, ist grundsätzlich zunächst eine sorgfältige und eingehende Differenzierung der im Vordergrund des Krankheitsbildes stehenden Anämie anzustreben, wenngleich hierüber das klinische Bild in der Gesamtheit seiner Symptome nicht vergessen werden darf, da es u. U. wesentliche Hinweise für die Differentialdiagnose zu geben vermag.

Die Anämie erreicht nicht selten extreme Werte bis zu einem Hämoglobingehalt von 20%, der Färbeindex schwankt dabei um 1, ist aber sehr oft hyperchrom. Das Ausstrichpräparat zeigt zumeist eine ausgesprochene Aniso- und Poikilocytose, doch sind daneben auch Megalocytosen zu beobachten. Auffallend ist stets eine große Anzahl kernhaltiger roter Zellen, die manchmal von typischen Megaloblasten nicht zu unterscheiden sind. Fehlen nun obendrein die gleich zu besprechenden Veränderungen bei den Leukocyten — wie es z. B. bei unserem dritten Patienten der Fall war —, so ist die Unterscheidung von einer perniciösen Anämie auf Grund des Blutbildes oft unmöglich und eine Fehldeutung liegt nahe, zumal auch die Price-Jones-Kurve meist keinen weiteren Aufschluß zu geben vermag, da sie der einer Perniciosa völlig gleichen kann. Im allgemeinen gehören jedoch solche Fälle zu den Seltenheiten, denn das voll entwickelte Bild einer echten Erythroleukämie läßt Veränderungen innerhalb der weißen Zellreihe auch im peripheren Blut nicht vermissen. Man sieht neben den Erythroblasten dann bei den Leukocyten sowohl quantitative als auch qualitative Abweichungen von der normalen Zusammensetzung, meist in Form einer Leukocytose — oder aber auch einer Leukopenie — und deutlicher Linksverschiebung mit jungen myeloischen Zellen bis zu Myeloblasten oder Paramyeloblasten.

Ein solcher Blutbefund mit zahlreichen Erythroblasten und Myeloblasten legt zwar den Verdacht auf einen erythroleukämischen Prozeß sehr nahe, doch kann — und das muß mit besonderem Nachdruck betont werden — die Diagnose einer echten Erythroleukämie niemals allein aus dem peripheren Blutbild gestellt werden, denn es kommt hier bekanntlich auch im Verlauf ganz andersartiger Erkrankungen häufiger einmal zum Auftreten von kernhaltigen roten Zellen oder von Myeloblasten oder auch beider zusammen. Die endgültige Sicherung der Diagnose ist daher allein möglich auf Grund einer Sternalpunktion, die in den meisten Fällen schon bei der ersten Untersuchung das bis dahin oft unklare und uncharakteristische Krankheitsbild zu klären vermag und zwar immer dann, wenn sich eine kombinierte Wucherung des erythropoetischen und des leukopoetischen Systems ergibt. In diesen Fällen zeigt das ungewöhnlich zellreiche Mark dann eine starke Linksverschiebung der Granulopoese mit zahlreichen mehr oder weniger entarteten Myeloblasten und daneben eine oft gewaltige Hyperplasie der Erythropoese mit zahlreichen Erythroblasten, auch vielen basophilen Formen und Mitosen, wobei die einzelnen erythropoetischen Zellen häufig Zeichen einer ausgesprochenen Fehldifferenzierung aufweisen. Di Guglielmo spricht von diesen pathologischen Formen als „Paraerythroblasten" in Analogie zu den „Paramyeloblasten". Auf Grund der Fehldifferenzierung kann es auch einmal zur Ausbildung eines megaloblastären Knochenmarks innerhalb der Erythropoese kommen. Die Hyperplasie und Fehldifferenzierung der Erythropoese stehen zuweilen derartig im Vordergrund des Markbildes, daß Veränderungen innerhalb der Granulopoese leicht übersehen werden können. Will man sich daher vor Fehldeutungen und Fehldiagnosen schützen, so ist gerade bei diesen Fällen ein besonders sorgfältiges Studium der Granulopoese unbedingt erforderlich.

Von diesem Vollbild der Erythroleukämie mit Anämie, Leukämie und Thrombopenie im peripheren Blutbild, Milz- und Lebertumor, sowie einer Hyperplasie und Linksverschiebung innerhalb der Erythro- und Granulopoese im blutbildenden Mark gibt es fließende Übergänge über ganz maskierte Formen bis zu den reinen myeloischen Leukämien. Wir haben in letzter Zeit mehrfach Patienten gesehen, die lediglich mit einer mehr oder weniger ausgeprägten Anämie in unsere Klinik kamen, bisweilen noch verbunden mit einer Milz- oder Lebervergrößerung bei im übrigen völlig normalem Organbefund. Die Anämie war zumeist normo- bis deutlich hyperchrom, auch einige Male makrocytär, ihre Ätiologie jedoch vollkommen unklar. Die Leukocyten wiesen hinsichtlich ihrer Zahl und Zusammensetzung im Differentialbild keine auffallenden Abweichungen von der Norm auf. Das Sternalpunktat zeigte in den meisten Fällen ein völlig uncharakteristisches Bild mit normaler Zusammensetzung der Erythro- und Granulopoese, nur hin und wieder fand sich eine Steigerung der Erythropoese von wechselndem Ausmaß, wobei auch Fehldifferenzierungen bis zu Megaloblasten beobachtet werden konnten. Die Blutkörperchen-Senkungsgeschwindigkeit war jedoch in fast allen Fällen deutlich beschleunigt, sogar bis zu Werten von über 100 mm in der ersten Stunde.

Der Verlauf bei diesen unklaren Krankheitsbildern zeichnete sich dadurch aus, daß die Anämien außerordentlich therapieresistent waren, sie sprachen weder auf Eisen, noch auf Leber, Folsan oder Vitamin B_{12} an und ließen sich praktisch nur durch wiederholte Bluttransfusionen bessern. Erst nach Wochen oder Monaten eines völlig stationären Verhaltens begann sich dann eine zunehmende Linksverschiebung mit Zunahme der Myeloblasten im Sternalmark abzuzeichnen, wobei das periphere Blutbild bis auf die Anämie noch lange Zeit normal bleiben konnte, bis schließlich das Vollbild einer myeloischen Leukämie oder Paramyeloblastenleukämie resultierte. Über ähnliche Beobachtungen berichtete kürzlich HAMILTON-PATERSON und auch der von ELMAN u. MARSHALL mitgeteilte Fall einer „atypischen Perniciosa" dürfte in diese Gruppe gehören. Diese Krankheitsbilder bereiten in ihren Anfangsstadien diagnostisch oft unüberwindliche Schwierigkeiten und erst eine Beobachtung des weiteren Verlaufes bringt die endgültige Klärung. Der einzige Hinweis dieser mehr oder weniger langen anämischen Vorstadien einer Leukämie auf das Grundleiden sind die Therapieresistenz und die stark erhöhte BSG, bisweilen auch ein Milztumor und meist eine Thrombopenie. Wir möchten annehmen, daß die besonders in der alten Literatur häufiger beschriebenen therapieresistenten perniciösen Anämien mit großem Milztumor oder „myeloischer Reaktion in der Milz" in diese Gruppe gehören und in Wirklichkeit Leukämien betrafen, die zufällig in einem solchen rein anämischen Vorstadium erfaßt und diagnostiziert wurden.

Bei der echten Erythroleukämie macht die Diagnose beim klinisch und hämatologisch voll ausgeprägten Krankheitsbild erfahrungsgemäß keine größeren Schwierigkeiten, sofern man nur daran denkt und sich mit allen zur Verfügung stehenden Mitteln um eine Klärung bemüht. Die Situation kann sich jedoch erheblich ändern und die Differentialdiagnose recht schwierig werden, sobald einige der genannten charakteristischen Symptome fehlen und die hämatologischen Befunde noch nicht das voll entwickelte Bild widerspiegeln. Dies ist besonders häufig in den Anfangsstadien der Erkrankung möglich, in denen Veränderungen innerhalb der Granulopoese noch vollkommen fehlen können. Hieraus erklären sich auch die Fehldeutungen von z. T. in der Literatur als echte Erythroleukämien veröffentlichten Fällen. Nach Ansicht MOESCHLINs betreffen sie zumeist akute Paramyeloblastenleukämien, bei denen das Auftreten kernhaltiger roter Zellen im peripheren Blut jedoch auf einem anderen, noch zu erörternden Mechanismus beruht und die zur Gruppe der sogenannten „symptomatischen Erythroleukämien" gehören.

Es soll darauf verzichtet werden, im Rahmen dieser Arbeit eine Übersicht der Differentialdiagnose der gesamten Erythroblastenkrankheiten zu geben, sie findet sich in ausführlicher Form u. a. in der schon erwähnten Arbeit MOESCHLINs und in den einschlägigen Lehr- und Handbüchern der Hämatologie. Wir wollen im folgenden nur einige Gruppen von Erkrankungen kurz streifen, von denen wir nach unseren eigenen Erfahrungen und auf Grund der uns von auswärts zur Beurteilung übersandten Präparate den Eindruck haben, daß sie Schwierigkeiten in der praktischen Diagnostik bereiten können und welche es auszuschließen gilt, bevor man die Diagnose einer echten Erythroleukämie stellen darf.

Die *reinen Erythroblastosen* (Erythroblastose bei Kleinkindern, akute und chronische Erythroblastose des Erwachsenen) sind in der Regel beim voll entwickelten Krankheitsbild ohne weiteres gegen eine Erythroleukämie abzugrenzen.

Zwar kann es auch bei reinen Erythroblastosen zu einer geringen Leukocytose und Linksverschiebung im peripheren Blut kommen, doch fehlen im Gegensatz zur echten Erythroleukämie im Sternalpunktat die Hyperplasie und die Linksverschiebung mit Vermehrung der Myeloblasten innerhalb der Granulopoese. Dennoch ist im Einzelfall die differentialdiagnostische Trennung der beiden Krankheitsbilder manchmal schwierig, da einmal in den Anfangsstadien einer Erythroleukämie charakteristische Veränderungen innerhalb der Granulopoese noch fehlen können und zum anderen fließende Übergänge von den Erythroblastosen — wie übrigens auch von den myeloischen Leukämien — zur Erythroleukämie möglich zu sein scheinen.

Weniger kompliziert liegen dagegen die Verhältnisse bei den *hämolytischen Anämien*, die eine klare Diagnose auf Grund der Anamnese und ihrer klinischen, hämatologischen und serologischen Befunde im allgemeinen ohne weiteres erlauben. Der von Moeschlin mitgeteilte Fall, bei welchem sich ein hämolytischer Ikterus mit einer aleukämischen Myeloblasten-Myelose kombinierte und der daher auch im Sternalpunktat nicht von einer echten Erythroleukämie abzugrenzen war, dürfte zu den größten Seltenheiten gehören und für die praktische Differentialdiagnostik keine wesentliche Rolle spielen.

Eine Verwechslung mit der *Polycythaemia vera* ist trotz der bei dieser Erkrankung auch innerhalb der Granulopoese zu beobachtenden Veränderungen (Leukocytose und Linksverschiebung) zumindest in den Anfangsstadien nicht möglich, da hier die kennzeichnende Anämie der Erythroleukämie und das Auftreten zahlreicher kernhaltiger roter Zellen im peripheren Blut fehlen. Diagnostische Schwierigkeiten wären höchstens in den Endstadien einer Polycythämie denkbar, in denen es in seltenen Fällen einmal zum Übergang in eine Erythroblastose, eine myeloische Leukämie mit starker Anämie oder auch eine Erythroleukämie kommen kann (Wintrobe). Hierüber haben u. a. Parkes-Weber; Klumpp und Hertig; Harrop; Tischendorf und Herzog; Schlepper und Remy, sowie Benedetti und Dustin berichtet. Ohne Kenntnis der Vorgeschichte und des bisherigen Verlaufes kann man solche Zustandsbilder dann durch die hämatologischen Befunde allein nicht von einer primären Erythroleukämie abgrenzen. In diesem Zusammenhang ist noch zu erwähnen, daß einige Autoren die Polycythämie wegen der stets vorhandenen Leukocytose mehr dem Formenkreis der chronischen Erythroleukämien zugeordnet wissen wollen (Schwarz, Stahel).

Von großer praktischer, weil therapeutischer und prognostischer Bedeutung ist jedoch die Tatsache, daß die Differentialdiagnose gegenüber einer *perniciösen Anämie* größte Schwierigkeiten bereiten kann, wie es unsere beiden angeführten Fälle nachdrücklich beweisen. Das periphere Blutbild mit der hyperchromen Anämie, der Aniso-, Poikilo- und auch Megalocytose neben kernhaltigen roten Zellen, welche häufig einen ausgesprochen megaloblastischen Charakter zeigen, ist eben oftmals nicht von dem einer Perniciosa zu unterscheiden. Zwar verhilft die Sternalpunktion in den meisten Fällen zu einer weiteren Klärung, jedoch nicht immer, denn auch das Knochenmark kann einmal völlig dem einer perniciösen Anämie gleichen. Wir sehen dann bei solchen Erythroleukämien ein typisches Megaloblastenmark ohne leukämische Veränderungen innerhalb der Granulopoese. Diese Bilder finden sich anscheinend besonders häufig in den Anfangsstadien einer Erythroleukämie; bei ihnen ist eine sichere Abgrenzung durch die rein morphologischen Befunde nicht möglich und es wird verständlich, daß bei vielen in der Literatur beschriebenen Erythroleukämien zu Beginn der Erkrankung die Diagnose „perniciöse Anämie" gestellt und eine entsprechende Behandlung eingeleitet wurde. Erst die völlige Therapieresistenz gegen eine lege artis durchgeführte Leber- oder neuerdings Vitamin B_{12}-Behandlung führt dann zur Revision der ursprünglich vermuteten Diagnose. Auf Grund unserer eigenen Erfahrung und nach der vorliegenden Literatur lassen sich bei kritischer Wertung des *gesamten* Krankheitsbildes aber doch zumeist einige Symptome feststellen, die selbst bei den morphologisch nicht ohne weiteres abzugrenzenden Fällen *gegen* das Vorliegen einer perniciösen Anämie sprechen:

1. Eine Leukocytose mit Linksverschiebung und Auftreten junger myeloischer Zellen im peripheren Blutbild.

2. Das Vorhandensein von freier HCl im Magensaft.

3. Ein größerer Milztumor.

4. Die völlige Therapieresistenz gegen Leber, Folsäure und Vitamin B_{12}.

Dieses Beispiel erhellt einmal mehr die Wichtigkeit, bei der Beurteilung eines Krankheitsbildes die Gesamtheit der klinischen Befunde zu berücksichtigen und sich nicht auf Einzelergebnisse zu stützen, mögen sie auch noch so charakteristisch erscheinen oder ganz im Vordergrund des Krankheitsgeschehens stehen.

Wegen ihrer praktischen Bedeutung sind in der nachfolgenden Tabelle die wesentlichsten differentialdiagnostischen Daten der Perniciosa und der Erythroleukämie nochmals einander gegenübergestellt (s. Tab. 4).

Grundsätzlich soll man sich daher bei einem Krankheitsbild, bei welchem die Diagnose perniciöse Anämie gestellt wurde und das nicht auf die hierbei übliche Therapie anspricht, nicht einfach mit der Annahme einer „atypischen, leberrefraktären" Perniciosa oder auch einer „achrestischen" Anämie zufrieden geben, sondern die Diagnose einer eingehenden Revision unterziehen und außer den sonstigen megalocytären Anämien vor allem auch eine Erythroblastose oder Erythroleukämie auszuschließen suchen. ALDER hat erst in jüngster Zeit wieder betont, daß es praktisch keine leberresistenten perniciösen Anämien gibt; wo das Mittel versagt, ist entweder mit einer Fehldiagnose oder der Verwendung eines unwirksamen Präparates zu rechnen. Auch ist seit längerem bekannt, daß die Megaloblasten keine für die Perniciosa spezifische Zellart darstellen; auf die Unspezifität ihrer Fehlentwicklung wurde von den verschiedensten Autoren immer wieder hingewiesen, so in letzter Zeit z. B. von GOLDECK und CAZAL, sowie in einem Herausgeberaufsatz des Lancet **6608**, 767 (1950).

Außer auf die perniciöse Anämie muß in diesem Zusammenhang noch auf eine weitere Gruppe von Erkrankungen hingewiesen werden, die MOESCHLIN als sogenannte „*symptomatische Erythroleukämien*" zusammengefaßt hat. Es sind dies Erkrankungen, bei denen es gleichfalls zum Auftreten kernhaltiger roter und junger myeloischer Zellen im Blut kommen kann und die u. U. das erste überhaupt faßbare Symptom eines anderen Grundleidens darstellen. In diese Gruppe gehören alle sekundären Erythroblastosen bei andersartigen, ätiologisch verschiedenen Krankheiten wie z. B. akute und chronische Leukosen, Osteo- und Myelosklerosen des Knochenmarks, chronische Milzerkrankungen im Sinne ÉMILE-WEILs (= Cryptoerythroblastosen), bestimmte Lebererkrankungen, Tumoren des Knochenmarks (Plasmocytom, Knochenmarkscarcinose) usw. Der grundsätzliche Unterschied zwischen den symptomatischen und den echten Erythroleukämien besteht in der Tatsache, daß es bei letzteren zu einer echten Wucherung des erythropoetischen *und* leukopoetischen Knochenmarkanteils kommt, während bei den symptomatischen Formen die Bildung und Ausschwemmung kernhaltiger roter neben unreifen granulopoetischen Zellen auf extramedulläre Blutbildungsherde in Leber, Milz oder Lymphknoten zurückzuführen ist. Solche extramedullären Herde finden sich häufig bei markbeschränkenden Prozessen des Knochenmarks, worauf s. Z. schon NAEGELI bei den Myelosen hingewiesen hat. NAEGELI deutete sie noch als Ausdruck einer hormonal bedingten

Tabelle 4. *Übersicht der Differentialdiagnose zwischen Perniciosa und Erythroleukämie.*

	Perniciöse Anämie	Erythroleukämie
Peripheres Blutbild: Hb.: Ery.: Fl.: Leukocyten:	Stark vermindert. Zellzahl stark vermindert. Fast immer > 1 (bzw. 32 $\gamma\gamma$ im absoluten Maßsystem). Leukopenie.	Stark vermindert. Zellzahl stark vermindert. Um 1,0; häufig > 1,0 (bzw. 32 $\gamma\gamma$). Schwankend zwischen Leukopenie bis zur deutlichen Leukocytose.
Diff.-Bild:	Erythrocyten: Aniso-, Poikilo- u. Megalo- (Makro)cytose. Kernhaltige rote Zellen (Megaloblasten) nur selten vorhanden. Leukocyten: Rechtsverschiebung mit Übersegmentierung der Neutrophilen. Relative Lymphocytose.	Erythrocyten: Aniso- u. auch Poikilocytose. Bisweilen Megalocytose. Kernhaltige rote Z. stets in oft hohem Prozentsatz vorhanden, auch typ. Megaloblasten möglich. Leukocyten: Vom Normalbild bis zur ausgesprochenen Linksverschiebung mit Auftreten junger granulopoetischer Zellen (Myelocyten, Myeloblasten, Paramyeloblasten) wechselnd.
Thrombocyten:	Fast immer *mäßige* Thrombopenie bzw. 50—150000. Hämorrhagische Diathese extrem selten.	Regelmäßig *starke Thrombopenie*, nicht selten bis zur ausgesprochenen hämorrhagischen Diathese.
Sternalpunktat:	Starke Steigerung der Erythropoese. Megaloblasten aller Reifungsstufen vorherrschend. Granulopoese quantitativ normal bis leicht vermindert. Qualitativ Riesenstabkernige und -metamyelocyten. Megakaryocyten vermindert und übersegmentiert.	Erythropoese in d. Anfangsstadien stark gesteigert, später oft absinkend, aber meist noch deutlich vermehrt. Fehldifferenzierung bis zu „Paraerythroblasten". Typ. Megaloblasten häufig, können aber auch völlig fehlen. Granulopoese in frühesten Stadien oft noch normal, später zunehmende Linksverschiebung mit starker Vermehrung von Myelo- od. Paramyeloblasten. Riesenformen sehr selten. Übersegmentierte Megakaryocyten fehlen meist.
Milz:	Milztumor extrem selten.	Milztumor meist vorhanden, nur sehr selten fehlend.
Verdauungsapparat:	Histaminrefraktäre Achylie. Oft Zungenbrennen mit HUNTERscher Glossitis.	Freie HCl vorhanden. Keine Erscheinungen seitens der Zunge.
Nervensystem:	Parästhesien oft vorhanden. In fortgeschrittenen Fällen funikuläre Myelose	Neurologische Veränderungen fehlen.
Therapie:	Volle Remission auf Leber, Vitamin B_{12} und Folsäure (bei Folsäure kein Einfluß auf die neurologischen Veränderungen). Keine Beeinflussung durch cytostatische Stoffe.	Völlige Therapieresistenz, insbes. gegenüber Leber, Vitamin B_{12} und Folsäure. Gelegentlich Remission auf cytostatische Stoffe.

Systemaffektion, in neuester Zeit hat jedoch die Anschauung ROHRs mehr und mehr an Wahrscheinlichkeit gewonnen, daß es sich hierbei um einen kompensatorischen Vorgang handelt, indem frühere embryonale Blutbildungsstätten dem bedrängten Knochenmark zu Hilfe kommen und sich erneut in blutbildendes Gewebe umwandeln, aus welchem dann neben erythropoetischen auch unreife granulopoetische Zellen ins periphere Blut ausgeschwemmt werden können. Nach Ansicht ROHRs können myeloische Zellen aus dem Knochenmark wahrscheinlich überhaupt nicht in dessen geschlossenes Capillarsystem und damit ins Blut übertreten, solange sie noch unreif sind, d. h. bevor sie amöboide Eigenschaften besitzen. Seiner Meinung nach stammen die im peripheren Blut auftretenden jungen myeloischen Elemente sämtlich aus solchen extramedullären Herden, da hier infolge des offenen Gefäßsystems — z. B. in der Milz — eine Ausschwemmung auch ohne amöboide Beweglichkeit möglich ist. Ob diese Auffassungen jedoch in dieser Strenge haltbar sein werden, erscheint uns noch unbewiesen und bedarf der weiteren Klärung.

Ein schönes Beispiel einer solchen symptomatischen Erythroleukämie hat kürzlich LEITNER als „erythroleukämische Reaktion bei Knochenmarkscarcinose" veröffentlicht:

45jähr. Frau, die über heftige Rückenschmerzen klagte. Es wurden nacheinander Ischias, Rheumatismus und auf Grund röntgenologischer Untersuchungen eine Spondylitis tuberculosa diagnostiziert, worauf Einweisung in eine Heilstätte erfolgte. Im Laufe der Zeit gelang durch Sternalpunktion die Klärung der Diagnose im Sinne einer Knochenmarkscarcinomatose, die post mortem durch Wirbel- und Rippenpunktionen bestätigt werden konnte. (Eine Sektion konnte nicht durchgeführt werden, die klinische Symptomatologie sprach jedoch für das Vorliegen eines Magenkrebses.) Auffallend waren eine Milzvergrößerung mäßigen Grades, eine hyperchrome Anämie mit Erythroblastenausschwemmung und eine Leukocytose mit Myelocyten im Diff.-Blutbild. Daneben bestand eine Thrombopenie. (Ery. 1,6 Mill., Hb. 54%, FI. 1,6.) Diese Befunde gingen später wieder zurück. Auf 100 weiße Zellen kamen 6 Proerythroblasten, 12 Makroblasten und 27 Normoblasten. Die Gesamtleukocytenzahl erreichte bis 18000, darunter insgesamt 38 unreife Zellen bis herab zu den Metamyelocyten. Unter den Myelocyten fanden sich auch basophile und eosinophile, so daß alle drei Arten der Granulocyten vertreten waren. Hierzu im Gegensatz verhielten sich die Monocyten nach Zahl und Form normal. Die Thrombocyten schwankten zwischen 9000 und 54000. Eine echte Erythroleukämie lag jedoch nicht vor, denn die Sternalpunktionen zeigten keine Hyperplasie des leuko- und erythroblastischen Markanteils, sondern im Gegenteil ein hypoplastisches Knochenmark. Der hieraus vermutete Verdacht auf extramedulläre Bildung der beschriebenen Blutelemente konnte durch Leberpunktate post mortem bewiesen werden.

LEITNER deutete diese erythroleukämoide Reaktion infolge einer Verdrängung des blutbildenden Markes durch Tumormetastasen und weist auf die Bedeutung solcher erythroleukämoiden Reaktionen für die Diagnose von Knochenmarksmetastasen nachdrücklich hin. Eine ähnliche Mitteilung stammt von CANALI und neuerdings hat OTT seine Beobachtungen über Blutbildveränderungen bei Knochenmarkscarcinose mitgeteilt.

Das allen symptomatischen Erythroleukämien gemeinsame Charakteristikum ist also neben dem leukämischen weißen Blutbild das Auftreten von kernhaltigen roten Zellen im peripheren Blut, wobei jedoch das Knochenmark keinerlei Vermehrung der Erythropoese erkennen läßt, sie ist im Gegenteil meist deutlich vermindert, wie u. a. ROHR und MOESCHLIN nachweisen konnten. Bei den von MOESCHLIN u. ROHR an der Zürcher Klinik untersuchten akuten Myelosen zeigten nur 7 Fälle niemals kernhaltige junge Erythrocyten im Blut, dagegen wies das Sternalpunktat von 74 Patienten mit akuter Myelose im allgemeinen nur 1—5 Erythroblasten pro 100 weiße Knochenmarkszellen auf, zeigte also eine starke Verminderung der gesamten Erythropoese. Diese Tatsache unterstreicht nochmals die unerläßliche Notwendigkeit der Sternalpunktion zur Abgrenzung der echten gegen die symptomatischen Erythroleukämien, da ohne Kenntnis der

Markzusammensetzung die Diagnose einer echten Erythroleukämie niemals gestellt werden kann.

Mit Moeschlin ist daher als Beweis für das Vorliegen einer echten Erythroleukämie die Erfüllung folgender Punkte zu fordern:

1. Im Knochenmark muß neben einer Vermehrung der weißen Vorstufen auch eine deutliche Zunahme der Erythroblasten nachweisbar sein; ihr Nachweis im peripheren Blut allein oder bei Milz- und Leberpunktionen genügt nicht, da sie dort auch bei andersartigen Erkrankungen und bei gewöhnlichen akuten Myelosen vorkommen können.

2. Die Zahl der kernhaltigen roten Zellen im Knochenmark muß prozentual deutlich höher als im peripheren Blute sein.

3. Zum Ausschluß von Fehlern durch Beimengung peripheren Blutes bei der Markpunktion gibt die Zahl der Lymphocyten einen wichtigen Anhalt, da sie normalerweise im Knochenmark niedriger als im peripheren Blut ist.

4. Eine hämolytische Komponente im Krankheitsbild mit reaktiver Vermehrung der Erythroblasten im Knochenmark muß vorher ausgeschlossen sein.

5. Die absolute Sicherung der Diagnose geschieht am besten durch Anfertigung histologischer Schnitte von Markbröckeln.

c) Therapie.

Hinsichtlich der Therapie bleibt für die echten Erythroleukämien leider nur wenig zu sagen. Eine spezifische Behandlung gibt es für sie ebensowenig wie für die übrigen Leukosen auch. Im Vordergrund stehen neben symptomatischen Maßnahmen, von denen sich wiederholte Bluttransfusionen zur Besserung der Anämie und des Allgemeinzustandes noch am besten bewährt haben, die Rö.-Therapie und neuerdings cytostatische Stoffe. Von beiden kann jedoch günstigenfalls eine vorübergehende Remission erwartet werden. Bei unseren Patienten sahen wir zwar in keinem Falle eine entscheidende Wendung im Krankheitsverlauf, weder unter Urethan, Colchicin oder Stilboestrol, noch durch die Rö.-Bestrahlung; jedoch ist hierzu zu sagen, daß alle genannten Versuche erst relativ sehr spät einsetzten. Im Gegensatz hierzu hat neuerdings Lüdin eine rasche Rückbildung der pathologischen Erythroblastenwucherung unter Urethan bzw. Folsäureantagonisten beobachten können, und Reitano, Giambrone u. Matalone sahen eine vorübergehende Wirkung von Stickstoff-Lost bei einer chronischen Erythroblastose. Ein Versuch mit cytostatischen Stoffen sollte daher bei der sonstigen Aussichtslosigkeit des Leidens in jedem Fall unternommen werden, um somit auch die letzte therapeutische Möglichkeit auszuschöpfen. Eine mehr oder weniger lange anhaltende Remission kann immerhin in vielen Fällen auf diese Weise noch erzielt werden.

Trotz gewisser, allerdings vorübergehender Erfolge bleibt die Prognose des Leidens auch heute noch absolut infaust.

III. Die Stellung der echten Erythroleukämie im Rahmen der Hämoblastosen und ihre Pathogenese.

Nach dem Stand unserer heutigen Kenntnisse kann an der Existenz der echten Erythroleukämie nicht mehr gezweifelt werden, sie stellt im Rahmen der gesamten Hämoblastosen lediglich eine seltene Sonderform dar. Während leukämische Wucherungen des leukopoetischen Knochenmarksystems schon des längeren bekannt waren, blieb es bis in die jüngste Zeit umstritten, ob auch in der erythropoetischen Reihe den myeloischen Leukämien analoge Krankheitsbilder möglich seien. Hier stieß man nun zunächst auf eine Erkrankung, die uns heute als Polycythaemia vera schon ganz geläufig ist. Sie blieb aber viele Jahre hindurch die einzige Vertreterin ihrer Gruppe und wurde anfangs von der Mehrzahl der Pathologen und Kliniker als ein reaktives Krankheitsbild angesehen.

Es war dann wie gesagt DI GUGLIELMO, der Anfang der zwanziger Jahre zum ersten Mal leukämieähnliche Erkrankungen des erythropoetischen Systems beschreiben konnte und die er als „akute Erythrämie" oder „akute Erythromyelose" den akuten Myeloblasten-Leukämien als wesensgleich gegenüberstellte. In ihrem klinischen Verlauf entsprechen sie in der Tat ganz dem bei der Myeloblastenleukämie gewohnten Bild, allein unterschieden dadurch, daß es bei der Erythrämie keine Zellen des granulocytären Systems, sondern ausschließlich solche der erythrocytären Reihe sind, welche der schrankenlosen Wucherung anheimfallen. Damit war erwiesen, daß neben den leukämischen auch erythrämische Myelosen in der menschlichen Krankheitslehre vorkommen können. Das Bindeglied zwischen den Erkrankungen dieser beiden Systeme stellt nun die Erythroleukämie dar. Es muß aber an dieser Stelle betont werden, daß die verschiedenen Formen der genannten Hämoblastosen nicht in jedem Fall ohne weiteres voneinander abgegrenzt werden können. In vielen Fällen überschneiden sie sich in ihrer Symptomatologie oder die Grenzen verwischen im Verlauf der Erkrankung, so daß Mischbilder entstehen können. Ein Beispiel hierfür stellt der vor kurzem von QUATTRIN mitgeteilte Fall dar, bei welchem es nach den hämatologischen Befunden zum Übergang von einer therapieresistenten Perniciosa über eine Erythroblastose zu einer Hämocytoblasten-Paramyeloblasten-Leukämie kam. Auch Übergänge zwischen Erythroleukämien, Erythroblastosen und Leukämien dürften möglich sein und sind besonders von der Polycythaemia vera beschrieben worden (MOESCHLIN; DUBOIS-FERRIERE und DELLA SANTA; PARKES-WEBER; KLUMPP und HERTIG; HARROP; WHITBY und BRITTON; WINTROBE). Dieser Tatsache trägt auch MOESCHLIN in seinem Buch „Die Milzpunktion" Rechnung, indem er auf die nahe Verwandtschaft von Polycythämie, myeloischer Leukämie und Erythroleukämie hinweist und erklärt, daß alle diese Krankheitsbilder nur Varianten ein und desselben Krankheitsgeschehens darstellen. Hieraus erklären sich nun zwanglos viele der eingangs erwähnten differentialdiagnostischen Schwierigkeiten und die Buntheit und der Wechsel in den hämatologischen Befunden der Erythroleukämie, wo einmal die erythroblastotische oder auch die myeloblastäre Komponente überwiegen kann. Und es wird ferner verständlich, daß im Finalstadium einer Erythroleukämie die Kranken außer der klassischen „Mischform" u.U. das Bild einer reinen Myeloblastenleukämie oder Erythroblastose bieten können.

Das nachfolgende Schema vermittelt eine Übersicht über die uns heute bekannten Hämoblastosen des erythro- und granulocytären Systems und deutet die untereinander möglichen Übergänge an (s. Abb. 14).

Aus dem Schema ergibt sich, daß es sich bei der Erythroleukämie um eine „gekuppelte Hämoblastose" der roten und weißen Blutbildung handelt, bei welcher die eine Komponente in der Myeloblastenwucherung gegeben ist. Es bleibt die Frage zu diskutieren, wie es zu der gleichzeitigen hochgradigen Vermehrung der Erythroblasten kommen kann. DI GUGLIELMO vertritt den Standpunkt, daß bei den Hämoblastosen eine Entgleisung der normalen Knochenmarkfunktion in der Weise statthat, daß die hämopoetische Tendenz des blutbildenden Reticulums das eine Mal überwiegend nach der granulopoetischen Seite hin orientiert ist — an ihrem Ende stehen dann die verschiedenen myeloischen Leukämien —, das andere Mal jedoch ausschließlich nach der erythropoetischen Richtung, wo sie dann zu dem Krankheitsbild der Erythrämie sive Erythroblastose führt. Bei gleichzeitiger Beteiligung beider Systeme resultiert dann als

Mischform die Erythroleukämie, bei welcher es auf diese Art zu der kennzeichnenden Wucherung der Myelo- und Erythroblasten kommt. Die Ursache der Knochenmarksentgleisung bei der Erythroleukämie ist uns ebensowenig bekannt wie bei den Erythroblastosen und Leukämien, in deren Geschichte sich die drei Auffassungen einer metaplastisch-hyperplastischen Systemaffektion, der infektiösen Genese und einer echten Tumorbildung des hämopoetischen Gewebes gegenüberstehen. Es würde über den Rahmen der vorliegenden Arbeit weit hinausgehen, das Für und Wider der einzelnen Anschauungen zu diskutieren.

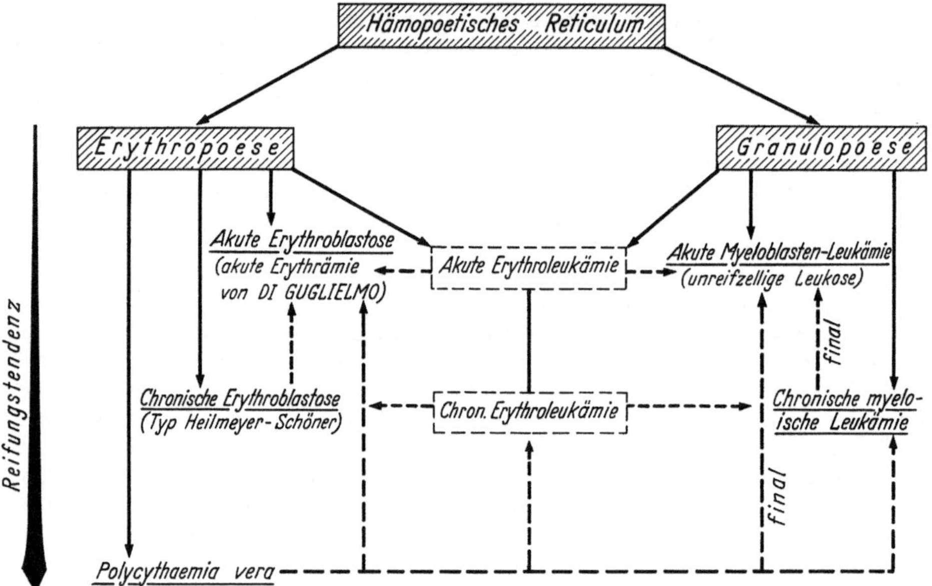

Abb. 14. Schema der Hämoblastosen des erythropoetischen und granulopoetischen Systems. (Die gestrichelten Pfeile deuten die möglichen Übergänge oder Verlaufsformen an.)

In letzter Zeit bekennt sich die überwiegende Mehrzahl der Pathologen und Kliniker jedoch mehr und mehr zu der Auffassung der Hämoblastosen als echte maligne Tumoren, von denen die sog. reaktiven Bluterkrankungen grundsätzlich zu trennen sind, was in der Klinik und praktischen Diagnostik der Blutkrankheiten allerdings u. U. große Schwierigkeiten bereiten kann. Hierauf haben die verschiedensten Autoren immer wieder hingewiesen, so STODTMEISTER; PETRANYI; STODTMEISTER und BÜCHMANN; HEILMEYER; ROHR und viele andere.

Die Verschiedenartigkeit und die Mannigfaltigkeit des klinischen Bildes und ihres Verlaufes erklären sich bei den einzelnen Hämoblastosen demnach einmal aus dem System, welches der malignen Entgleisung anheimfällt und zum anderen aus der graduellen Abstufung der Malignität, d. h. inwieweit noch ein gewisses Maß physiologischer Reifungsmöglichkeiten der einzelnen Bluttumorzelle als physiologische Reminiscenz verblieben ist (BRUGSCH).

Unter diesem Gesichtspunkt betrachtet stellen die Leukämien, Erythroblastosen und Erythroleukämien den „Krebs" der blutbildenden Gewebe des weißen und roten Knochenmarksystems dar. Auf die vielen Befunde, die zur Unterbauung dieser These von klinischer, morphologischer und tierexperimenteller Seite — besonders für die Leukämien — erarbeitet wurden, soll in diesem Zusammenhang nicht näher eingegangen werden. Cum grano salis gelten für die echten Erythroblastosen und Erythroleukämien die bei den Leukosen erhobenen Befunde in gleicher Weise: Das klinische Bild und der unbeeinflußbare, stets zum Tode führende Verlauf, die morphologische Atypie und Polymorphie — welche zum Begriff des „Paraerythroblasten" analog dem „Paramyeloblasten" geführt hat — und die tierexperimentellen Beobachtungen, bei welchen sich durch carcinogene Stoffe wie z. B. Benzpyren nicht nur Entartungen innerhalb der Granulopoese, sondern auch entsprechende Veränderungen innerhalb der Erythropoese oder Kombinationsformen erzeugen ließen (E. und R. Storti, Magrassi). Ähnliche Beobachtungen machte Bernard nach Teerinjektionen in den Femur weißer Ratten. Sogar die Tierleukämien haben ihre Parallelen innerhalb des erythropoetischen Systems gefunden, so beschrieben Bianchi u. Migone ein Erythrämiesyndrom bei einer Katze, Oberling und Guerin eine Erythroleukämie beim Huhn und die Hühnerleukämie hat sich als typische Erythroblastose entpuppt.

Ausgehend von diesen Tatsachen zählt daher die Mehrzahl aller Autoren die echte Erythroblastose, die echte Erythroleukämie und auch die Polycythaemia vera heute zu den neoplastischen Knochenmarksprozessen. Dementsprechend wäre die Erythroleukämie als maligne Entartung sowohl der weißen als auch der roten Blutbildung zu definieren (di Guglielmo; Moeschlin; Rohr; Duesberg; Penati; Stodtmeister; Heilmeyer u. a.). Über die Ätiologie dieser Entgleisung und ihren „Angriffspunkt" ist auch heute noch nichts Endgültiges bekannt, Moeschlin diskutiert hinsichtlich der Erythroleukämie die Möglichkeit der Entartung einer beiden Systemen gemeinsamen Stammzelle, ohne jedoch bisher einen morphologischen Beweis hierfür finden zu können. Das Wesen der Erkrankung besteht darin, daß die in dem hyperplastischen Knochenmark gebildeten Myelo- und Erythroblasten infolge ihrer Entartung eine Fehldifferenzierung durchlaufen, wobei zwar ihre Teilungsfähigkeit erhalten bleibt, aber nicht ihre Fähigkeit, zu normalen Leuko- und Erythrocyten auszureifen. Infolgedessen resultiert aus der hochgradig gesteigerten Erythropoese keine Polycythämie, sondern im Gegenteil eine schwere Anämie. Morphologisch sieht man eine dysplastische Myelo- und Erythropoese mit auffälliger Atypie und Polymorphie und schweren Reifungsstörungen, die u. a. auch zu den in unseren Fällen beschriebenen Megaloblasten führen können.

Dieser Befund einer megaloblastischen Blutbildung bei neoplastischer Knochenmarksentgleisung ist zunächst überraschend, sind wir doch gewohnt, die Megaloblasten mit ganz andersartigen, nicht malignen Erkrankungen in Verbindung zu bringen (Perniciosa, Ziegenmilchanämie, Sprue, Bothriocephalus-Anämie u. a.), wobei wir heute wissen, daß es der Mangel an bestimmten Wachstumsstoffen ist, denen sie ihre Bildung im Knochenmark verdanken. Wie kommt es nun aber zu der hochgradigen megaloblastischen Blutbildung bei leukämischen Prozessen? Am naheliegendsten ist natürlich die Vermutung des Überganges einer perniciösen Anämie in eine Leukämie. In der alten und neueren Literatur ist hierüber mehrfach berichtet worden, jedoch war die Richtigkeit dieser Befunde lange Zeit heftig umstritten. Naegeli betont noch in der letzten Auflage seines Buches über Blutkrankheiten und Blutdiagnostik, daß solche Übergänge nie vorkommen, in all' diesen Fällen handele es sich lediglich um ein anämisches Vorstadium einer klinisch noch nicht manifesten Leukose; auch bestünde hierbei niemals der Blutbefund einer Perniciosa. Im gleichen Sinne betont Klima 1935, daß derartige Zusammenhänge noch nie bewiesen seien. Später beschreibt jedoch Klima selber einen Fall, der über viele Jahre das Bild einer typischen, auf Leber gut ansprechenden perniciösen Anämie bot und bei welchem sich im Verlauf des Leidens eine einwandfreie chronisch-myeloische Leukämie entwickelte. Eine ähnliche Beobachtung wurde 1941 von SCHULZ mitgeteilt, andere von STERNE, SCHIRO und MOLLE; VARADI; WILKINSON; HANSSEN.

Wenn man auch demnach die Möglichkeit des Überganges einer perniciösen Anämie in eine Leukämie nicht von der Hand weisen kann, so bieten doch unsere Fälle nach ihrem Befund und Verlauf hierfür keinerlei Anhaltspunkte, insbesondere sprechen die kurze Anamnese und die *völlige Therapieresistenz* eindeutig gegen die Annahme einer primären echten Perniciosa.

Ein anderer Versuch der Deutung ist verbunden mit dem Begriff der sog. „Aufbrauch-Perniciosa", wobei angenommen wird, daß es infolge einer hochgradigen Steigerung des Zellwachstums im Knochenmark zu einem relativen Mangel an antianämischen Faktoren im Organismus kommt, auf Grund dessen die erythropoetischen Vorstufen nicht mehr zu normalen Zellen auszureifen vermögen. Auf diese Weise interpretiert z. B. CAZAL den megaloblastischen Charakter von zwei akuten Erythromyelosen bei zwei Säuglingen im Alter von 2 und $4^1/_2$ Monaten, die beide in kurzer Zeit ihrem unbeeinflußbaren Leiden erlagen. Die beiden Fälle gehören zweifellos als besondere Verlaufsform in den Formenkreis der akuten Erythroblastosen, wobei es in beiden Fällen zu einer hochgradigen Megaloblastenentwicklung im Knochenmark, aber auch in der Leber und der Milz kam. Auf eine antiperniciöse Therapie mit Leberextrakten sprachen sie *nicht* an. Das klinische Bild solcher Fälle mit dem akuten oder subakuten Verlauf und einem großen Leber- und Milztumor gleicht völlig dem einer akuten Leukose, weshalb PENATI sie auch als „Megaloblasten-Leukämie" bezeichnet hat. Die hierbei zu beobachtenden Megaloblasten sind manchmal sehr atypisch und polymorph, in anderen Fällen gleichen sie denen der Perniciosa völlig.

Es scheint uns jedoch, daß die Entstehung der „Megaloblasten" sowohl bei unseren Fällen als auch bei den von CAZAL mitgeteilten allein auf dem Wege einer Verarmung des Organismus an antiperniciösen Faktoren nicht recht befriedigt, denn es müßte dann zu erwarten sein, daß durch Zufuhr großer Dosen von Leber oder Vitamin B_{12} eine Normalisierung der Erythropoese von den Megaloblasten zu normalen erythropoetischen Zellen mit entsprechender Besserung der Anämie eintreten würde. Wir haben aber gesehen, daß dies bei allen bisher mitgeteilten Fällen *keineswegs* der Fall war, im Gegenteil nahm die Anämie im weiteren Verlauf ständig zu. Auch die Möglichkeit des Abfangens der Wachstumsstoffe durch eine gesteigerte Myeloblastenwucherung mit nachfolgender Entstehung von Megaloblasten, wie man es bei manchen Leukosen beobachten kann, kommt für unsere Patienten nicht in Betracht, da zur Zeit des schon voll entwickelten Megaloblastenmarkes *noch keine Vermehrung der Myeloblasten* nachweisbar war.

Dagegen legt die absolute Therapieresistenz in Verbindung mit dem salzsäurehaltigen Magensaft, dem Milztumor und den gleichfalls häufig zu beobachtenden morphologischen Atypien eine andere Deutung nahe, und zwar, daß es sich bei den initialen megaloblastischen Anämien unserer Fälle bereits um eine maligne Entgleisung der Erythropoese handelt, welcher dann die myeloblastische Entgleisung als zweite Komponente des Krankheitsbildes nachfolgt. Diese Annahme scheint uns auf Grund aller bisher vorliegenden Befunde die wahrscheinlichste zu sein, sie wird auch von der überwiegenden Mehrzahl der Autoren geteilt (DI GUGLIELMO; ROHR; MOESCHLIN; APITZ u. a.). In ihrem Sinne spricht ferner eine jüngste Beobachtung von LÜDIN, der bei zwei Patienten mit akuter Myelose — die initial als Erythroblastose mit perniciosaähnlichem Knochenmark imponierten — gleichfalls mit Folsäure und Vitamin B_{12} keine Wirkung auf die Erythropoese feststellen konnte. Dagegen gelang es sehr rasch mittels cytostatischer Stoffe

(Urethan bzw. Folsäureantagonisten) die pathologische Erythroblastenwucherung zur Rückbildung zu bringen. Auch die Untersuchungen von BLACKBURN und LAJTHA an Knochenmarkkulturen bei einem Fall von Erythroleukämie ergaben Befunde in dieser Richtung. Die Autoren fanden Störungen der Zellreifung innerhalb der erythropoetischen und granulopoetischen Reihe, die sie als qualitative, wahrscheinlich neoplastische Veränderung in der Natur der Zellen deuten.

Andererseits haben aber gerade die bei der echten Erythroleukämie zu beobachtenden atypischen Zellformen (Paraerythroblasten, Paramyeloblasten, atypische Megaloblasten) auch zu anderen Deutungen Anlaß gegeben. So vergleicht STAHEL unter diesem Gesichtspunkt der Atypie die Erythroleukämie und die perniciöse Anämie, wobei er Parallelen findet. Der Verfasser diskutiert daher die Frage, ob nicht ähnlich wie bei der Perniciosa auch für die Erythroleukämie ein „Mangelfaktor" — der bisher unbekannt — ursächlich verantwortlich sein könnte. Diese interessante, aber noch sehr hypothetische Betrachtungsweise wirft allerdings zunächst eine andere prinzipielle Frage auf, nämlich inwieweit man berechtigt ist, auf Grund gewisser morphologischer Ähnlichkeiten auch eine ätiologische Einheit vorauszusetzen. Bevor wir hierüber nichts Näheres wissen, bleibt auch die Annahme eines Mangelfaktors lediglich ein Deutungsversuch mehr in der Zahl der übrigen, die über die Leukosen im Schrifttum niedergelegt sind.

Man sieht also, daß wir auch heute trotz einer großen Fülle von interessanten Einzelbefunden und trotz einer umfangreichen Literatur im Grunde über die Ätiologie der gesamten Hämoblastosen noch nichts Endgültiges wissen. Rein morphologisch gibt es bis jetzt kein sicheres Kriterium für die Malignität oder Benignität einer Einzelzelle und voraussichtlich wird auch von dieser Seite her keine endgültige Lösung des Leukoseproblems möglich sein. Wie sehr die Dinge noch im Fluß sind, beweist eine jüngste Arbeit von DI GUGLIELMO, der bei einer subakuten Erythrämie außerordentlich hochgradige Atypien an den Erythroblasten im Knochenmark beobachtete, die sich aber später trotz unaufhaltsamen Fortschreitens des Leidens bis zum Tode des Patienten wieder deutlich zurückbildeten. Auf Grund dieser Beobachtung zweifelt DI GUGLIELMO selber an der neoplastischen Natur der vorliegenden Erythrämie. *Auf der anderen Seite wissen wir aber, daß sowohl die neoplastische Entgleisung als auch die megaloblastische Fehldifferenzierung bei der Perniciosa ein gemeinsames Substrat haben, welches in einer Störung des Nucleinsäurestoffwechsels gegeben ist.* Sie ist im Falle der malignen Entgleisung irreversibel, bei der Perniciosa dagegen reversibel. An der Tatsache, daß es sich bei der Perniciosa um einen reversiblen Prozeß handelt, kann keinerlei Zweifel mehr bestehen. Es mutet daher geradezu grotesk an, wenn LENTZ noch im Jahre 1949 auf Grund von Stammbaumforschungen die perniciöse Anämie ernsthaft als malignen Tumor interpretieren will. *Das Problem der Malignität stellt sich dagegen mehr und mehr als ein Problem der Erforschung der Nucleoproteide und des Nucleinsäurestoffwechsels dar.* Leider wissen wir gerade hierüber noch außerordentlich wenig und erst weitere intensive Forschungen auf dem Gebiet dieser zellphysiologischen Stoffwechselvorgänge werden hier einmal größere Klarheit schaffen können und uns damit vielleicht auch der Lösung des Leukoseproblems näherbringen.

Zusammenfassung.

Aus der Gruppe der Hämoblastosen des roten und weißen Systems wird die echte akute Erythroleukämie unter Mitteilung von drei eigenen Fällen besprochen. Das Kennzeichnende zweier Fälle war eine rein megaloblastische Initialphase ohne Veränderungen innerhalb des granulopoetischen Knochenmarkanteils.

Auf die Besonderheiten des Verlaufes, die differentialdiagnostischen Schwierigkeiten — vor allem gegenüber der echten perniciösen Anämie — und die Abgrenzung der echten gegen die symptomatischen Erythroleukämien wird hingewiesen und dabei auf maskierte Formen aufmerksam gemacht, die lange Zeit lediglich das Bild einer therapieresistenten Anämie bieten können.

Nach Darlegung der Stellung der echten Erythroleukämie im Rahmen der übrigen Hämoblastosen werden einige Ansichten über ihre Pathogenese diskutiert, wobei die Auffassung als „gekuppelte Hämoblastose" auf Grund einer echten neoplastischen Entgleisung des blutbildenden Markes als am wahrscheinlichsten erscheint.

XI. Die Phonokardiographie,

ihre Bedeutung für die sinnesphysiologischen Grundlagen der Herzauskultation und ihre diagnostische Verwendung[1].

Von

K. Holldack-Heidelberg.

Mit 61 Abbildungen.

Inhalt.

	Seite
Literatur	408
I. Einleitung	414
II. Die Methoden zur Wahrnehmung der akustischen Erscheinungen	415
1. Die einfache Auskultation	415
2. Die Verstärkerauskultation	416
3. Die Herzschallschreibung	416
III. Die Bedeutung der Zeitbestimmung der akustischen Zeichen für die Herzdiagnostik	418
1. Die Fähigkeit, mit dem Gehörsinn akustische Reize einzuordnen	419
2. Die sogenannten Extratöne	423
3. Die Entstehungsweise des Mitralöffnungstones	428
4. Die Bestimmung des zeitlichen Auftretens von Herzgeräuschen	435
5. Die Bestimmung des zeitlichen Auftretens der Herztöne	440
IV. Die Bedeutung von Intensitätsunterschieden der Schallerscheinungen für die Herzbeurteilung	442
1. Das Unterscheidungsvermögen unseres Ohres für Intensitäten	442
2. Messung der Intensitätsunterschiede mit der Herzschallschreibung	442
3. Untersuchung über die Gründe, die zu einer Abschwächung oder Verstärkung des I. Tones führen	443
4. Verhalten der Amplitude und des Beginnes des I. Tones	447
5. Vergleich der Intensität der II. Basistöne	452
V. Die Bedeutung des Unterscheidungsvermögens von Intervallen	456
1. Die Fähigkeit, Intervalle mit dem Ohr und unter Zuhilfenahme von Apparaten zu unterscheiden	456
2. Die Unterscheidung des Aorten- und des Pulmonalteiles des II. Tones in der Herzschallkurve	457
3. Lokalisation vom II. Aorten- und Pulmonalton	459
VI. Zusammenfassung	464
VII. Akustische Krankheitszeichen bei den verschiedenen Klappenfehlern	465
A. Die erworbenen Herzfehler	465
1. Mitralinsuffizienz	465
2. Mitralstenose	466
3. Aorteninsuffizienz	468
4. Aortenstenose	469
5. Tricuspidalinsuffizienz	470
6. Pulmonalinsuffizienz	470

---

[1] Aus der Medizinischen Universitäts-Poliklinik Heidelberg (Direktor: Prof. C. Oehme).

B. Die Mißbildungen des Herzens und der großen Gefäße 471
  1. Die herzfernen Arterienmißbildungen 473
    a) Der persistierende Ductus arteriosus Botalli. 473
    b) Aortenisthmusstenose 476
  2. Die herznahen Truncusmißbildungen 477
    a) Rokitanskysche Trias oder Fallotsche Tetralogie 477
    b) Eisenmenger-Syndrom 479
    c) Reine Pulmonalstenose 480
    d) Aortenstenose 481
    e) Subaortenstenose 481
    f) Zweiklappigkeit der Aorta 482
    g) Andere Mißbildungen der Aorta 482
    h) Ausdehnung der atrophierenden Prozesse auf dem linken Ventrikel . 482
  3. Die Transposition der großen Gefäße und die Dextrokardie 482
  4. Defekte der Scheidewände des Herzens 483
    a) Kammerseptumdefekte 483
    b) Die Vorhofseptumdefekte einschließlich des Lutembacher-Syndromes . 485
VIII. Schlußbemerkungen 487

Literatur.

1. Abbot, M.: Heart Desease. Herausgegeben von Stroud. New York.
2. Alimurung, M. M., M. B. Rappaport and H. B. Sprague: New England Variations in the first apicol sound simulating the so called „presystolic Murmur of mitral stenosis". J. Med. 241, 631 (1949).
3. — — — New England, s. Nr. 2.
4. Allenby, K. D.: Circulations times in congenital heart desease. Brit. Heart J. 11, 165 (1949).
5. Altmora, V., E. W. Castivo-Rubio u. D. Battilana: El spalo sistolico en la estenosis aortica. Rev. argent. Cardiol. 15, 25 (1948).
6. Ash, R.: In cardiovascular desease. Herausgegeben von Stroud. Philadelphia 1946.
7. Autrum, H.: Schallempfang bei Tier und Mensch. Naturwiss. 39, 69, (1942).
8. — Über kleinste Reize bei Sinnesorganen. Z. Biol. 63, 209 (1943).
9. Baker, C., and J. R. Trounce: Arteriovenous aneurysma of the lung. Brit. Heart J. 11, 105 (1949).
10. — R. C. Breck, M. Campbell, S. Sulzmann: Morbus coeruleus. Brit. Heart J. 11, 170 (1949).
11. Bass, E.: Über die akustischen Eigenschaften der Herzgeräusche bei Herzklappenfehlern. Verh. dtsch. Ges. inn. Med. 1929, 364.
12. — u. G. Z. Rossner: Über die Eigenschaften des präsystolischen Geräusches bei Mitralstenosen. Exper. Med. 68, 673 (1929).
13. Battrou, Braun-Menendez: El ritmo de Galope. Rev. argent. Cardiol. 4, 37 (1937).
14. Beurich, H. H., u. Maass: Über die Kopplung der elektrischen und dynamischen Vorgänge am Herzen. Arch. Kreislaufforschg. 15, 224 (1949).
15. Bing, R. J., L. B. Vandam und F. D. Gray: Physiological Studies in congenital Heart desease. Physiological studies in congenital heart desease results of procedues. Preoperative studies in Patient with tetralogy of Fallot. Bull, Hopkins Hosp. 80, 121 (1947); 80, 323 (1947).
16. Biörck, G., and C. Crafoord: Arteriovenosis aneurysmes on the pulmonary artery simulating patent ductus arteriosus Botalli. Thorax 2, 65 (1947).
17. Bittorf: Zur Symptomatologie der Aortensklerose. Dtsch. Arch. klin. Med. 81, 65 (1904)
18. — u. Trendelenburg: Über den klingenden 2. Aortenton. Z. Kreislaufforschg. 19, 681 (1927).
19. Blalock, A. J.: The surgical Treatment of congenital pulmonic stenosis. Internat. Chir. (Belg.) 7, 159 (1947).
20. Blumberger, K. J.: Die Untersuchungen der Dynamik des Herzens bei Menschen. Ihre Anwendung als Herzleistungsprüfung. Erg. inn. Med. 62, 424 (1943).
21. — Die Dynamik des Herzschlages bei der Hypertonie. Klin. Wschr. 1943, 55.
22. — Die Anspannungszeit und Austreibungszeit beim Menschen. Arch. Kreislaufforschg. 6, 203 (1940).
23. — u. B. Meyer: Studien zur Dynamik des Herzens bei Extrasystolie. Arch. Kreislaufforschg. 14, 321 (1948).
24. Blume, J., A. Dönhardt, O. Hülnhagen: Erste Ergebnisse der Auswertung von Herzschallkurven mit Hilfe einer neuen Analysenmethode. Z. Kreislaufforschg. 38, 533 (1949).

25. Böhme, W.: Zur Physiologie des Herzens mit besonderer Berücksichtigung seiner Funktion als Saugpumpe während der Systole. Klin. Wschr. **1935**, 614.
26. — Weitere Untersuchungen über die Wirkung der Ventrikelsystole auf die Förderung des Venenblutes. Klin. Wschr. **1936**, 1631.
27. Böhmig, R.: Pathologie und Bakteriologie der Endocarditis. Klin. Wschr. **23**, 413 (1949).
28. v. Boros: Klinische Bewertung der röntgenologischen Untersuchungsbefunde des Herzens. Fortschr. Röntgenstr. **71**, 536 (1949).
29. Bondi: Physik und Klinik der Herzgeräusche. Wien. klin. Wschr. **1928**, Nr. 24.
30. — Die Entstehung der musikalischen Herzgeräusche. Wien. Arch. inn. Med. **18**, 13 (1929).
31. — Sehnenfäden und Herzgeräusche. Wien. Arch. inn. Med. **25**, 245 (1934).
32. Braun-Menendez and L. A. Solar: Ventricular asynchronism in bundle branch block. Arch. int. Med. **63**, 830 (1939).
33. Brückner,F.: Leistungsmöglichkeiten und Leistungsgrenzen des Elektrokardiogrammes, der Herzschall- und Venenpulsregistrierung, besonders im Hinblick auf Begutachtungen. Der ärztl. Dienst bei der Bundesbahn 4 (1951).
34. Bürch, W., P. Kotowski u. H. Lichte: Frequenzspektrum und Tonerkennen. Ann. Phys. **25**, 43 (1936).
35. Cerletti, A., u. W. Weisel: Beitrag zur Frage der sogenannten Anspannungszeit des Herzens. Helvet. physiol. Actá 8, C 14 (1950).
36. Castex, Battro and Conzales: Diagnosis of site of origin of ventricular extrasystolis human beings. Arch. int. Med. **67**, 76 (1941).
37. Crafoord, C., and G. Nylin: Congenital coordation of the aorta and its surgical treatment. J. Thoracic. Surg. **14**, 347 (1949).
38. Cohen, B.: Coordation of the aorta and pregnancy. Report of a case with remarks an diagnosis and treatment. S. afric. med. J. **23**, 148 (1949).
39. Corby, R. S., and G. C. Griffith: Interatrial septal Defect. Amer. Heart. J. **38**, 80 (1949).
40. Crane, P. H., Lerner u. E. A. Laerence : The Syndrom of arteriovenosis fistula of the lung. Amer. J. Roentgenol. **62**, 419 (1949).
41. Cutler u. Beck: Surgical treatment of mitral stenosis; experimental and clinical studies. Arch. Surg. **9**, 689 (1924).
42. Davis, C. E., and R. R. Steiner: Calcified aortic valve. Clinical and cardiological features. Brit. Heart. J. **11**, 126 (1949).
43. Derra, E.: Über die operative Behandlung von Herzfehlern. Verh. dtsch. Ges. Kreislaufforschg. **1951**.
44. Doerr, W.: Zur pathologischen Anatomie der chirurgisch behandelten Herzmißbildungen. Ärztl. Wschr. **4**, 293 (1949).
45. — Über den Situs inversus im Gebiete des Herzens. Dtsch. med. Wschr. **72**, 570 (1947).
46. — Pathologische Anatomie des kongenitalen Herzfehlers. Fortschr. Röntgenstr. **71**, 754 (1949).
47. Donovan, C. E.: Modern Phonocardiography. Lancet **255**, 401 (1948).
48. Eck, S.: Heart indege or heart volume in judgement of congenital Heart deseases. Acta paediatr. (Stockh.) **35**, 61 (1949).
49. Edens, E.: Die Krankheiten des Herzens und der Gefäße. Berlin 1929.
50. Edens, E.: Zur Kenntnis der Mitralstenose. Klin. Wschr. **21**, 489 (1942).
51. Ellinger, G. F., F. G. Gilliak, B. R. Boenne, W. E. Chamberlain u. W. Epward: Elektrokymographie. Studies of asynchronism of ejection from the ventricles. Amer. Heart J. **35**, 971 (1948).
52. Epstein, S.: Triple heart rhythm as a sign of cardiac. Amer. J. Roentgenol. **61**, 202 (1949).
53. Ernsthausen, W., K. Reissmann, E. v. Wittern: Die Messung von Strömungsvorgängen in den herznahen Gefäßen über die Rückwirkung der Blutbewegung auf den Körper. Pflügers Arch. **251**, 56 (1949).
54. — Die Herztätigkeit als Schwingungsvorgang. Pflügers Arch. **251**, 140 (1949).
55. Evans, W.: Heart Murmurs. Brit. Heart J. **9**, 27 (1947).
56. — The use of the phonocardiography in clinical cardiology. Internat. Conf. of Physicians **1947**, 92.
57. — Cardiology. London 1948: Butterworth.
58. Fischer-Wasels: Eine pathologische respiratorische Blutdruckschwankung. Klin. Wschr. **27**, 512 (1949).
59. Forgass, P.: Congenital heart desease with isolated inversion of the abdominal viscera. Brit. Heart J. **9**, 27 (1947).
60. Frost, J.: Phonocardiographic studies an gallop rhythm. Acta med. scand. (Stockh.) **133**, 268 (1949).

61. Frost, J.: Occurrence and prognostic significance of gallop rhythm. Acta med. scand. (Stockh.) **134**, 153 (1949).
62. Frey, K.: Die Chirurgie des Herzens. Stuttgart: Ferd. Enke 1939.
63. — W., u. C. Fromm: Das zeitliche Verhalten der Mitralgeräusche. Z. Kreislaufforschg. **21**, 545 (1929).
64. Gildemeister, M.: Bethe-Bergmann Handbuch Bd. 11.
65. Glover, R. P., T. J. E. O'Neill u. C. P. Bailey: Comissurotomy for Mitral stenosis. Circulation **1**, 329 (1950).
66. Goodwin, J. F., W. Steiner, W. J. Wayne: Transposition of the Aorta und pulmonary artery demonstrated by angiocardiography. Brit. Heart J. **11**, 279 (1949).
67. Goldmann, M. L., and H. A. Schroeder: Coartaction of the aorta. Photoelectric-pletysmography and direct arterial blood pressure measurement as an aid diagnosis. Amer. J. Med. **7**, 454 (1949).
68. Graf, W., F. Möller and E. Mannheimer: The continuous Murmur. Incidence and characteristics in different parts of the human body. Acta med. scand. (Stockh.) Suppl. **196**, 167 (1947).
69. Grob, M.: Zur chirurgischen Behandlung angeborener Herzfehler, speziell des Morbus coeruleus. Schweiz. med. Wschr. **78**, 1949 (1948).
70. —, u. E. Rossi: Einführung in die moderne Diagnostik der angeborenen Angiocardiopathien. Basel: Benno Schwabe.
71. — E. Rossi u. M. Bettex: Zur Diagnose der angeborenen Pulmonalstenose mit Vorhofseptumdefekt. Helvet. paediatr. Acta **1950**, 346.
72. Groedel, F. M.: Kann die graphische Darstellung der Herztöne die Diagnose fördern? Verh. dtsch. Ges. inn. Med. **1929**, 372.
73. Gross, A., u. E. Neudert: Kann das Kymogramm zur Diagnose angeborener Vitien beitragen. Röntgenprax. **17**, 217 (1948).
74. Grosse-Brockhoff, F. G., Neuhaus u. A. Schade: Diagnostik und Differentialdiagnostik der angeborenen Herzfehler. Dtsch. Arch. klin. Med. **197**, 621 (1950).
75. — Angeborene Herzfehler, ihre Diagnostik und Therapie. Verh. dtsch. Ges. inn. Med. **1949**, 566.
76. Guttmann: Über den gespaltenen diastolischen Herzton bei der Stenose des Ostium atrioventriculare sinistrum. Virchows Arch. **46**, 105 (1869).
77. Harken, P. E., L. B. Ellis, P. F. Ware and L. K. Normann: Surgical treatment of Mitral Stenosis valvoluplasty. New England J. Med. **239**, 801 (1948).
78. Hartert, M.: Über Auskultation. Klin. Wschr. **1946**, 33.
79. Harvey, W. P., S. A. Levine: The changing intensity of the first sound in auricular flutter, an aid to the diagnosis by auscultation. Amer. Heart J. **35**, 924 (1948).
80. Hegglin: Über die sogenannte energetisch dynamische Herzinsuffizienz. Klin. Wschr. **1949**, 330.
81. Helmholz, H.: Die Lehre von den Tonempfindungen als physiol. Grundlage für die Theorie der Musik. Braunschweig 1863.
82. Herkel u. G. Zur: Herzschallstudien bei Mitralstenosen. Klin. Med. **137**, 145 (1940).
83. Herson, R. N., and F. L. Willington: Chronic auricular tachycardia. Brit. Heart J. **9**, 19 (1942).
84. Hess, G. G.: Untersuchung der Bewegungen des normalen und pathologischen Herzens. sowie der zentralen Gefäße mit dem Frankschen Apparat. Erg. inn. Med. **14**, 461 (1915).
85. — W. K.: Die Entstehung des ersten Herztones. Dtsch. Arch. klin. Med. **132**, 69 (1920).
86. Hochrein, M.: Der Mechanismus der Semilunarklappen des Herzens. Arch. klin. Med. **154**, 131 (1927).
87. — Zur Frage des zweiten Herztones. **155**, 104 (1927).
88. — Herzkrankheiten 2. Aufl. Dresden u. Leipzig 1932.
89. Holldack, K. [1]: Über Dextrocardie. Dtsch. med. Wschr. **71**, 228 (1946).
90. [2] Über die Entstehung des Dreierrhythmus bei der Mitralstenose. Ärztl. Forschg. **11**, 342 (1948).
91. — [3] Die Bedeutung des systolischen Extratones und seine differentialdiagnostische Abgrenzung gegenüber dem Mitralöffnungston. Klin. Wschr. **1949**, 208.
92. [4] Die Grenzen der Herzauskultation. Sitzgsber. Akad. Wiss. Heidelberg; Berlin-Göttingen-Heidelberg: Springer-Verlag 1949.
93. — [5] Schwellenbestimmung der Vibrationsempfindung. Diss. Leipzig 1939.
94. — [6] Beitrag zur Diagnostik der Aortenisthmustenose . Z. Kreislaufforschg. **38**, 466 (1949).
95. — [7] Über die Ursache der Verstärkung und Abschwächung des ersten Herztones. Schweiz. med. Wschr. **80**, 303 (1950).
96. — [8] A. Weygand u. F. Bschorr: Ursachen der Verspätung und Verstärkung des 1. Herztones bei Mitralstenosen und absoluten Arryhthmien. Klin. Wschr. **1950**, 517.

97. HOLLDACK, K. [9] u. T. GERTH: Zur Frage eines „Täubungseffektes" bei der Herz-auskultation. Ärztl. Forschg. **9**, 319 (1951).
98. — [10] Die Bedeutung der „Umformungs- und Druckanstiegszeit" für die Herzdynamik. Dtsch. Arch. klin. Med. **198**, 71 (1951).
99. — [11], u. T. GERTH: Über die zeitliche Verschiedenheit der Aktion des rechten und linken Ventrikels, untersucht mit der Herzschallregistrierung. Dtsch. Arch. klin. Med. (Im Druck.)
100. — [12] The origin of the opening snap of the mitral valve, the third sound, and their relationship. (Im Druck.)
101. HOLOVSKY, M.: Zur Symptomathologie und Differentialdiagnostik nicht klappen-bedingter Mitralstenosen. Wien. med. Wschr. **1948**, 540.
102. HOLZER, W., u. K. POLZER: Ärztliche Rheokardiographie. Wien: Wilhelm Maudrich 1948.
103. — — Rheocardiographie, ein neues Kreislaufuntersuchungsverfahren. Schweiz. med. Wschr. **1947**, 921.
104. HORNBOSTEL: BETHE-BERGMANNs Handbuch, Normale und pathologische Physiologie Bd. 11.
105. HUECK, W.: Morphologische Pathologie, Leipzig 1937.
106. JAGIC V.: Handbuch der allgemeinen Pathologie, Diagnostik und Therapie der Herz-krankheiten. Leipzig und Wien 1921.
107. JEANS, J.: Die Musik und ihre physikalischen Grundlehren. Stuttgart und Berlin 1938.
108. KEIDEL, W. D.: Über eine neue Methode zur objektiven Frequenzanalyse der Aus-kultationsphänomene. Arch. Kreislaufforschg. **17**, 72 (1950).
109. KIENLE, F.: Vergleichende Herzdiagnostik. Leipzig: Georg Thieme 1948.
110. KILCH, G. A.: Pure aortic stenosis. Brit. Heart J. **12**, 33 (1950).
111. KING, S.: Heart desease, herausgegeben von M. P. Stroud. Philadelphia: Davis & Co. 1946.
111a. KNUDSON, O.: Die Vibrationsempfindung. J. gen. Psychol. **1**, 320 (1928).
112. KÖHLER, W.: Die physischen Gestalten in Ruhe und in statischem Zustand. Braun-schweig: Vieweg u. Sohn 1920.
113. KOEPPEN: Neue Untersuchungsergebnisse über die Herzdynamik und Vektodiagraphie. Münch. med. Wschr. **90**, 607 (1943).
114. KOHLER u. G. KITZEROW: Der heutige Stand der Herzchirurgie. Halle: Karl Marhold 1951.
115. KREHL, L.: Beitrag zur Pathologie der Herzklappenfebler. Dtsch. Arch. klin. Med. **46**, 454 (1890).
116. — Entstehung, Erkennung und Behandlung innerer Krankheiten. Leipzig 1930/31.
117. KOICK, J.: Quer- und Längsdehnbarkeit der Arterien. Z. Kreislaufforschg. **37**, 140 (1948).
118. KRIES, V.: Wer ist musikalisch ? Berlin: Julius Springer 1926.
119. KUCHARSKI: Recherches sur l'excetablice auditive en fonction du temps. Thèse Paris 1928.
120. KUMPE, S. W., and W. E. BEAN: Aortic stenosis: A study of the clinical and pathologic aspects of 107 cases. Amer. Heart J. **27**, 139 (1948).
121. LANDOIS-ROSEMANN: Lehrbuch der Physiologie. Berlin und Wien 1932.
122. LANDES, G.: Über Brustkorbschwingungen bei der Herzaktion. Dtsch. Arch. klin. Med. **186**, 288 (1940).
123. — Über die Entstehung der Herztöne. Klin. Wschr. **1941**, 902.
124. — Physikalische Probleme bei der Untersuchung des menschlichen Kreislaufes. Z. techn. Phys. **1941**, 192.
125. LANGE, F.: Arterielle Hypertone der Lungenstrombahn (Cor pulmonale). Dtsch. med. Wschr. **73**, 204 (1948).
126. — Die essentielle Hypertonie der Lungenstrombahn und ihr familiäres Vorkommen. Dtsch. med. Wschr. **73**, 322 (1948).
127. LAUBRY, CHR.: A propos du traitement des affections congénitales du coeur. Bull. Acad. Med. **131**, 443 (1947).
128. LARRABEE, W. F., R. PARKER, L. R. EDWARD PROC: Pathology of intrapulmonary arteries and arterioles in mitral stenosis. Staff meating Mayo Clin. **24**, 316 (1949).
129. LEATHAM, A.: Rheumatic aortic Incompentence with Delayed Diastolic Murmurs an Auscultation. Proc. roy. Soc. Med. **43**, 309 (1950).
130. LEPESCHKIN, E.: Die Herzschallregistrierung und ihre Ergebnisse. Klin. Wschr. **1943**, 59, 685.
131. LEVINE, S. A., and W. P. HARVEY: Clinical Auscultation of the Heart. Philadelphia u. London: Saunders Comp. 1949.
132. — The diagnosis of patent ductus arteriosus and the indications for operation. Acta med. scand. (Stockh.) Suppl. **196**, 145 (1947).

133. Levine, S. A., and A. E. Geremia: Clinical features of patent Ductus arteriosus with special reference to cardiac murmurs. Amer. J. med. Sci. **123**, 384 (1947).
134. — Auscultation of the Heart. Brit. Heart J. **10**, 213 (1948).
135. — The time relations of heart sounds and murmurs with special reference to the acustic signs in mitral stenosis. Amer. Heart J. **4**, 241 (1912).
136. — u. C. A. Armbrust: Paroxysmal tachycardia. Circulation **1**, 28 (1950).
137. — — The origin of heart sounds and their variations in myocardial desease. J. Amer. Med. Assoc. **110**, 271 (1938).
137a. Lewis, G., and W. Dock: I. Amer. Med. Assoc. **110**, 27 (1930).
138. Lian, C.: An excercise Test in obliterating arterial disease. Arch. Mal coeur **40**, 273 (1947).
139. — u. Ed. Hubert: Intérêt de l'epreuve d'effort dans la diagnostic du bruit de galop. Arch. Mal. Coeur **41**, 175 (1948).
140. Ljunggren, H.: Investigation of apparatus for calibrated phonocardiography according with Mannheimer Stordal system. Acta med. scand. (Stockh.) **133**, 388 (1949).
141. Ludwig, G., u. K. Holldack: Das Unterscheidungsvermögen für Zeitdifferenzen mit dem Ohr im Hinblick auf die Herzauskultation. Ärztl. Forschg. **1950**, 429.
142. Luciani, A.: I vizi della mitrale. Omnia Med. (Pisa) **1950**.
143. Luisado, A. A., and P. Montez: A Phonocardiography study of apical diastolic murmurs simulating those of mitral stenosis. Ann. int. Med. **33**, 56 (1950).
144. — Triple and quadruple rhythms of the heart. Tufts med. J. **1949**.
145. — Auscultazione, cardiografia e fonocardiografia Arqu. de Clinica **6**, 3 (1948).
146. — and M. M. Alimurung: The systolic Galop rhythm. Acta Cardiol. **4**, 309 (1948).
147. Lutembacher, R.: Rétréissement Mitral. Paris: Manon et Cie. 1949.
148. Maas, H.: Über ein Verfahren zur Messung der Anspannungs- und Austreibungszeit bei Menschen. Z. Kreislaufforschg. **38**, 228 (1949).
149. Mannheimer, E.: The interpretation and significance of the various types of Gallop Rhythm. Acta med. scand. (Stockh.) **111**, 442 (1942).
150. — Calibrierte Phonocardiographie. Cardiologia **6**, 281 (1942).
151. — Specialdiagnos ar kongenitala vitier hos vuxena. Nord. Med. **18**, 963 (1943).
152. — The Hypoxia Tolerance Test of the Heart in children. J. of Pediatr. **29**, 329 (1946).
153. — Morbus Caeruleus. Basel: S. Karger 1949.
154. — E. Y. Larson, T. Möller, H. Lagerlöff u. L. Werkö: Congenital isolated pulmonary stenosis. A clinical Study of seven cases diagnosed by heart catheripation. Acta paediatr. (Stockh.) **38**, 484 (1949).
155. Martini, P.: Die unmittelbare Krankenuntersuchung. München 1927.
156. Messeloff, C. R.: Functional Systolic Murmurs in Children. Amer. J. Med. Sci. **217**, 71 (1949).
157. Messer, A. L., J. W. Hurst, M. B. Rappaport and H. B. Sprague: A Study of the venosis pulse in tricuspid valve desease. Circulation **1**, 383 (1950).
158. Nichol, A. D., and D. D. Brannan: The differentiation of patent Ductus Arteriosus and Atrial Septal Defect. Amer. Heart. J. **58**, 697 (1947).
159. Nonnenbruch, W.: Zur Kenntnis der Schallerscheinungen bei der Mitralstenose. Dtsch. Arch. klin. Med. **148**, 121 (1925).
160. — Zur Kenntnis der Schallerscheinungen bei der Mitralstenose. Dtsch. Arch. klin. Med. **148**, 121 (1925).
161. Nylin, G., and G. Biörk: Phonocardiograms of auricular murmurs from a case with mitralstenosis and heart block. Brit. Heart. J. **9**, 16 (1947).
162. — Blood volume determination with radioactive phosphorus. Brit. Heart J. **7**, 81 (1945).
163. Ohm, R.: Der sogenannte dritte Herzton und seine Beziehungen zur diastolischen Kammerfüllung. Klin. Wschr. **1921**, 600.
164. Orias u. Braun-Menendez: Der Vorhofton des Herzens. Erg. Physiol. **43**, 57 (1940).
165. Osterwald, K. H.: Erkennung und Behandlung angeborener Herzfehler. Med. Klin. **44**, 977 (1949).
166. Pierach, H.: Objektive Auskultation und Perkussion. Klin. Wschr. **1930**, 14.
167. Rahn, J., u. F. Schenetten: Zum Fall eines kongenitalen Vitium cordis bei einem 22jährigen Mädchen. Z. inn. Med. **3**, 642 (1948).
168. Rössler, H.: Zur Erbbiologie angeborener Herzfehler. Klin. Med. **119**, 527 (1932).
169. — Beiträge zu der Lehre von den angeborenen Herzfehlern. Wien. Arch. inn. Med. **15**, 507 (1928).
170. Rokitansky: Die Defekte der Scheidewände des Herzens. Wien 1877.
171. Romberg, E.: Lehrbuch der Herzkrankheiten. 5. Aufl. S. 323, 1925.
172. Routier, A.: Leçons Cardiol. Hôp. Broussais Paris **2**, 75 (1936).
173. Rupp, F., W. Fritschy u. J. J. Pahud: Das Verhalten von Ekg und Herztonkurven in Abhängigkeit vom Serumkaliumspiegel im hypoglykämischen Coma. Helvet. med. Acta **16**, 324 (1949).

174. RYTAND, F. A.: Auricular diastolic murmer with heart block in elderly patients. Amer. Heart J. **32**, 579 (1946).
175. — The variable loudness of the first Heart Sound auricular Fibrillation. Amer. Heart J. **37**, 187 (1949).
176. SARRE, R., u. J. MEILINGER: Vergleich der Wirkung von Strophanthin und Digilanid auf die Dynamik des insuffizienten Herzens. Dtsch. Arch. klin. Med. **188**, 258 (1941).
177. SIEBERT, W.: Der Perkussionskurs. Leipzig 1947.
178. SMITH, K., and F. G. WOOD: Radiokymography in patent ductus arteriosus. Brit. Heart J. **11**, 257 (1949).
179. SMITHY, H. G., J. A. BOONE u. J. A. STALLWORTH: Surgical treatment of constrictive valvular disease of the heart. Surg. **90**, 175 (1950).
180. SCHAEFER, H.: Elektrophysiologie. Wien 1942.
181. SCHERF, D., and A. M. BROOKS: The murmurs of cardic aneurysma. Amer. J. Med. Soc. **218**, 839 (1949).
182. — E.: Klinische Therapie der Herzkrankheiten. Wien 1935.
183. SCHELLONG, F.: Mitralstenosengeräusch bei Leitungsstörungen. Klin. Wschr. **1929** II. 2042.
184. — Regulationsprüfung des Kreislaufes. Dresden, Leipzig 1938.
185. SCHEMINZKY, F.: Über einen Fall von sogenannter „willkürlicher" Beeinflussung der Pulsfrequenz mit Betonungsumkehr der Herztöne. Wien. klin. Wschr. **60**, 398 (1949).
186. SCHLESINGER, M. J., u. M. R. CORTRIUS: Transient auricular fibrillation caused by digitalis. Americ. Heart J. **35**, 832 (1948).
187. SCHÖLMERICH, P., u. H. GEHL: Herzschallstudien bei Lagewechsel. Z. Kreislaufforschg. **40**, 212 (1951).
188. v. SCHOONHOVEN, A. v. BEURDEN: Congenital Mɛlformation of the Thorax accompanied bei congenital Vitium cordis. Attacks of auricular Tachycardia. Hemiplegia due to crossed Embolies. I. R. E. Acta med. scand. (Stockh.) **130**, 57 (1948).
189. SCHMIDT-VOIGT, J.: Herzschalldiagnostik in Klinik und Praxis. Stuttgart: Georg Thieme 1951.
190. SCHÜTZ, E.: Experimentelle Untersuchungen über die Entstehung der Herztöne. Z. exper. Med. **77**, 348 (1931).
191. — Physiologie der Herztöne. Erg. Physiol. **35**, 632 (1934).
192. SCHULTZ, H.: Über die Bestimmungsmöglichkeit der Anspannungszeit des Herzens. Z. Kreislaufforschg. **29**, 179 (1937).
193. SCHWIEGK, H.: Lehrbuch der Inneren Medizin. Berlin: Springer-Verlag 1949.
194. SPITZER, A.: Über den Bauplan des normalen und mißbildeten Herzens. Versuch einer physiologischen Theorie. Virchows Arch. **243**, 81 (1923).
195. STRAUB, H.: Dynamik der Klappenfehler des li. Herzens. Verh. dtsch. Ges. inn. Med. **1929**, 277.
196. TAUSSIG, H. B.: Congenital Malformation of the Heart. Commonwealth Fund New York 1947.
197. — Analysis of Malformation of heart amenable to BLALOCK-TAUSSIG operation. Amer. Heart J. **36**, 321 (1948).
198. TEMPLETON, J. Y., and Y. H. GIBBON jr.: The seurgical tratment of Malformations of the Heart. Amer. Surg. **129**, 161 (1949).
199. TIMM, C.: Die Blutbewegung in der Aorta. Pflügers Arch. **249**, 261 (1948).
200. — Die Pulswellengeschwindigkeit in der Aortenwurzel der Katze. Z. Kreislaufforschg. **38**, 460 (1949).
201. TRENDELENBURG, F.: Über Aufzeichnung und Wiedergabe von Herztönen und Atemgeräuschen. Wiss. Veröff. Siemens **5**, 175 (1927).
202. ULRICH, H. C.: Report of case of patent ductus arteriosus with some unusual features. Acta med. scand. (Stockh.) Suppl. **196**, 160 (1947).
203. VESELL, H.: Tricuspid stenosis — a simple diagnostic sign. Amer. J. Med. **7**, 497 (1949).
204. VISIU, E.: Sur le souffle présystolique dans les maladies mitrales avec rhythme sinusial et en arhythmie complète. Schweiz. med. Wschr. **1949**, 1130.
205. WARBURG: 2 Jahre Erfahrungen mit angeborenen Herzkrankheiten. Verh. dtsch. Ges. inn. Med. **1949**, 556.
206. WEBER, A. [1]: Elektrokardiographie, 2. Aufl. Berlin 1937.
207. — [2] Herzschallregistrierung, Bd. 8. Dresden und Leipzig, Kreislaufbücherei 1944.
208. — [3] Wissenschaftliche Mitteilungen aus dem Balneologischen Institut zu Bad-Nauheim. Heft 9, 1949.
209. WEGMÜLLER, TH.: Großer Ventrikelseptumdefekt. Insuffizienz. Aneurysma und Perforation der Arteria pulmonalis. Helvet. med. Acta **16**, 26 (1949).
210. WEIGENAND, L.: Die Fähigkeit mit dem Gehörsinn die akustischen Reize in der Auskultation zeitlich einzuordnen. Diss. Heidelberg 1948.

211. Weiss, O. u. G. Joachim: Registrierung von Herztönen und Herzgeräuschen mittels des Phonokops und ihre Beziehung zum Ekg. Z. klin. Med. **73**, 240 (1911).
212. Weitz, W.: Studien zur Herzphysiologie und -pathologie auf Grund kardiographischer Untersuchungen. Erg. inn. Med. **22**, 402 (1922).
213. Wells, B. G., M. B. Rappaport and H. B. Sprague: Gallop rhythm and the physiological third sound. Amer. Heart J. **37**, 586 (1949).
214. Wenkebach: Die unregelmäßige Herztätigkeit und ihre klinische Bedeutung. Leipzig 1941.
215. Withe, P. F.: Heart Desease. New York: Macmillan & Co. 1943.
216. White, P. O., J. H. Currens u. T. D. Kinney: Pulmonary stenosis with intact intra ventricular septum. Amer. Heart J. **30**, 491 (1945).
217. Wolfferth, E., u. Margolies: Gallop rythm and the plup third heart soond and the opening snap in mitral stenosis; its characteristics, mechanism of production and diagnostic importance. Amer. Heart J. **7**, 443 (1932).
218. —— Herzschallkapitel in Heart Desease. Herausgegeben von Stroud. Philadelphia 1946.
219. Ziegler, R. F.: Case of subacute bacterial endarteriitis by surgical ligation in patient with patent ductus arteriosus complicated by presence of multiple congenital cardiac defects, report of case. Amer. Heart J. **31**, 231 (1946).
220. Zinsser, H. F., and C. F. Kay: The straining as an aid in the anatomic localisation of cardiovascular murmurs and sounds. Circulation **1**, 523 (1950).

I. Einleitung.

Der Wert der Auskultation des Herzens ist im Laufe der Zeit sehr verschieden hoch eingeschätzt worden. Laennec selbst hat nach anfänglicher Überschätzung der Bedeutung von Herzgeräuschen diesen schließlich gar keine pathognomonische Bedeutung mehr beigemessen. Solche Schwankungen in der Beurteilung der Untersuchungsmethode haben sich dann, wenn auch nicht in solchem Ausmaß, wiederholt. In den letzten Jahrzehnten ist der Platz, den die Herzauskultation im klinischen Untersuchungsgang einnimmt, ziemlich fest umrissen und man hat sich fast schon zu sehr daran gewöhnt, die Regeln der Auskultation als feststehend und gut begründet anzusehen. Die Vorliebe für Laboratoriumsuntersuchungen und die Freude an raffiniert erdachten Apparaten droht das Interesse manchmal von den einfachen klinischen Untersuchungsmethoden abzuziehen. Vor allem die Fortschritte der Röntgendiagnostik, der elektrokardiographischen Erkennung von Schädigungen des Herzmuskels bestimmen in hohem Maß die Richtung der modernen Kreislaufforschung. Die verhältnismäßig dazu geringe Beachtung der Herzauskultation ist darauf zurückzuführen, daß die durch sie erhobenen Befunde zuweilen nicht eindeutig sind und zu Fehlbeurteilungen Anlaß geben. Es sei nur daran erinnert, daß die Unterscheidung eines akzidentellen, systolischen Geräusches von dem einer Mitralinsuffizienz noch immer nicht in allen Fällen möglich ist.

Die Voraussetzung für die richtige Anwendung einer Untersuchungsmethode ist die genaue Kenntnis ihrer Leistungsbreite. Ein einfacher Vergleich kann vielleicht den Wert und die Schwierigkeiten der Diagnostik aus den akustischen Phänomenen erläutern.

Fängt eine unter einer Motorenhaube laufende Maschine an zu klappern, so wird nur der Kundige das bedrohlich klingende, aber harmlose Mitschwingen einer Blechverkleidung von dem Schlagen eines ausgelaufenen Lagers unterscheiden können. Die Lautstärke und auch der Zeitpunkt des Geräusches allein genügen nicht, um seine Art und Bedeutung zu bestimmen. Nur genaue Kenntnis der Arbeitsweise der Maschine und die Berücksichtigung aller Momente, die zur Entstehung des Geräusches führen können, z. B. kritische Drehzahlen, Belastung der Maschine usw. schützen vor Fehlurteilen. Andererseits ist das Abhorchen bei weitem das einfachste Mittel, um sich über den Zustand z. B. der Hauptlager oder Pleuellager eines Automotors zu unterrichten. Ohne den Motor auseinanderzunehmen kann man über das richtige Funktionieren dieser Lager keine Auskunft erhalten. Auch die Leistung des Wagens ist natürlich im Beginn einer „Erkrankung" seiner Hauptlager völlig normal.

Der Wert der Auskultation erhellt aus diesem Vergleich wohl gut. Noch ehe Einschränkungen der Leistung unseres Kreislaufes eintreten, erlaubt sie uns, mit den einfachsten Mitteln Defekte an den Ventileinrichtungen unseres Herzens zu erkennen, wenn wir die Geräuschphänomene richtig zu deuten verstehen. Ganz allgemein ausgedrückt, wird die Beobachtung der akustischen Begleiterscheinungen eines mechanischen Vorganges immer dann von Wert sein, wenn sich dieser an einem Ort abspielt, der der direkten Beobachtung nicht zugänglich ist. Dies trifft für die Arbeit des Herzens zu. Auch geringste Veränderungen der mechanischen Vorgänge können starke Abweichungen des akustischen Verhaltens von der Norm hervorbringen. In den meisten Fällen ist die Änderung des akustischen Verhaltens das erste bemerkbare Zeichen für eine beginnende Störung an den Ventileinrichtungen unseres Herzens. Das Studium dieser Abweichungen hat daher für den Arzt einen großen praktischen Wert.

Einen neuen Impuls kann die Lehre von der Auskultation durch die Möglichkeit erhalten, die Befunde unseres Ohres objektiv zu überprüfen. Die graphische Registrierung der akustischen Erscheinungen am Herzen erlaubt uns, unsere Leistungen kritisch an einem neuen Maßstab zu überprüfen, neue Erkenntnisse über die Entstehungsursachen der Schallphänomene zu gewinnen und manches, was bisher ein einheitliches Phänomen erschien, voneinander zu trennen und in seiner unterschiedlichen Bedeutung richtiger zu bewerten. Die Aufgabe dieser Schrift soll es sein, aufzuzeigen, wo neue Erkenntnisse zu einer Überprüfung der Grundlagen der Auskultation Veranlassung geben, und die Grenzen der Leistungsfähigkeit der Methode zu umreißen.

Es kann nicht unser Bestreben sein, etwa die Auskultation, die in der klinischen und praktischen Medizin immer ihren Platz bewahren wird, durch ein an den Apparat gebundenes Untersuchungsverfahren zu ersetzen. Im Gegenteil, es wird sich zeigen, daß die Aussagen, die wir auf Grund der Herzauskultation machen können, in mancher Beziehung weitergehende sind, wenn wir die Erkenntnisse, die uns die Herzschallschreibung vermittelte, bei der Auskultation verwenden. Es ist aber nötig, die sinnesphysiologischen Eigenschaften unseres Ohres speziell daraufhin zu untersuchen, wie weit sie uns die Wahrnehmung der akustischen Erscheinungen der Herzrevolution zu erkennen erlauben. Das, was innerhalb dieses von der Natur gesteckten Rahmens liegt, — es ist recht viel, — kann dann mit größerer Sicherheit verwendet werden; was jenseits liegt, muß mit Hilfe von Apparaten zu erforschen versucht werden.

II. Die Methoden zur Wahrnehmung der akustischen Erscheinungen.

Die akustischen Schwingungen, die am Herzen entstehen, können wir im wesentlichen mit drei Methoden wahrnehmen:
1. mit der einfachen Auskultation,
2. mit der Verstärkerauskultation,
3. mit der Schallschreibung.

1. Die einfache Auskultation.

Für die Auskultation und die Beurteilung der mit ihr erhobenen Befunde ist die Kenntnis der Leistungsfähigkeit unseres Ohres unerläßlich. Wir werden hierauf später noch ausführlicher einzugehen haben.

Die Auskultation wird ausgeführt mit dem sog. „Stethoskop". Dieses hat die Aufgabe, die Schwingungen von der Brustwand bis auf unser Ohr zu übertragen. Dieser Aufgabe werden die verschiedenen Typen unterschiedlich gut gerecht. Obgleich das Spektrum der Schwingungen, die für die Herzbeurteilung wichtig sind, ziemlich eng ist — es reicht nur von etwa 50—600 Hz — ist dennoch eine sorgfältige Konstruktion des Hörrohres nötig. HARTERT (78) hat sich mit der

Konstruktion eines Stethoskopes befaßt und dabei erstmalig die physikalischen Gesichtspunkte der Akustik berücksichtigt.

Sein „Stethophon" bevorzugt sehr die höheren Schwingungslagen, so daß besonders die feinblasigen Rg über der Lunge gut wahrgenommen werden können. Auch die stets hochfrequenten diastolischen Geräusche der Aorteninsuffizienz, die manchmal sehr leise sind, erkennt man gut damit. Weniger gut, aber noch ausreichend, hört man die Galopprhythmen, die durch Vorhoftöne oder den sogenannten III. Ton entstehen. Eine weitere Bevorzugung der hohen Frequenzlagen würde die Brauchbarkeit für die Herzauskultation vermindern. Mit der Einführung des „Stethophones" ist der einzige Vorteil, den das Holzstethoskop gegenüber dem Schlauchstethoskop hatte, nämlich die Abstimmung auf höhere Frequenzen, beseitigt.

2. Die Verstärkerauskultation.

Besonders in den USA bedienen sich die Ärzte zur Auskultation eines Stethoskopes mit elektrischem Verstärker. Dieser ist so klein gebaut, daß ihn der Untersucher in der Tasche mit sich führen kann. Im Kleinbau elektrischer Apparate ist die deutsche Industrie sehr zurückgeblieben.

Die in Deutschland auf den Markt gekommenen „elektrischen Taschenstethoskope" haben keine Frequenzblenden und lassen damit den Hauptvorteil einer elektrischen Übertragung des Schalles vermissen. Es fragt sich, ob der Mehraufwand durch bessere diagnostische Ergebnisse gerechtfertigt wird.

A. Weber (208) hat auf die guten Ergebnisse der Verstärkerauskultation hingewiesen. Er gibt auch Anweisungen dafür, wie man mit Hilfe eines guten Rundfunkgerätes und eines Zusatzverstärkers ein für die Herzauskultation geeignetes Gerät herstellen kann. Nach diesen Richtlinien haben die Atlaswerke Bremen ein Gerät konstruiert, mit dem man im Kopfhörer Herztöne abhören kann oder im Lautsprecher einer größeren Zahl von Hörern demonstrieren kann. Das vollnetzbetriebene Gerät ist vor allem zum Auskultieren mit dem Kopfhörer sehr geeignet. Der Hauptvorteil der Verstärkerauskultation ist darin zu sehen, daß es auf elektrischem Wege sehr leicht ist, die Frequenzcharakteristik zu ändern. Durch Vorschalten geeigneter Siebvorrichtungen durch einen einzigen Handgriff lassen sich die gewünschten Frequenzbereiche leicht einstellen. Bei Besprechung des Stethoskopes haben wir schon gesehen, daß bei der Konstruktion eines Hörrohres entweder die tiefen oder die hohen Töne bevorzugt werden. Dadurch wird aber dann zwangsläufig das andere Tonbereich abgeschwächt bzw. ganz ausgeschaltet. Es ist sehr eindrucksvoll im Kopfhörer nach Aussiebung der tiefen Frequenzen, ein vorher nur eben wahrnehmbares diastolisches Geräusch klar und deutlich wahrnehmen zu können. Seit wir die Verstärkerauskultation anwenden, finden wir viel häufiger eine Aorteninsuffizienz neben einer Mitralstenose. Die höhere Frequenz des diastolischen Geräusches bei der Aorteninsuffizienz läßt dieses bei steigender Aussiebung der tiefen Frequenzen immer deutlicher hervortreten, während das diastolische Geräusch der Mitralstenose über der Herzspitze dann abnimmt. Die Häufigkeit kombinierter Vitien bei der Autopsie erweist die Überlegenheit der Verstärkerauskultation. Übrigens auch das Diastolikum der Pulmonalinsuffizienz hat hohe Frequenz und ist oft so leise, daß es mit der gewöhnlichen Auskultation nicht wahrgenommen werden kann. Zur Feststellung von Schwingungen niederer Frequenz benutzt A. Weber die Palpation. Während unser Ohr sein Empfindlichkeitsmaximum bei etwa 2500 Hz hat [Hörfeld Gildemeisters (61)], liegt das Empfindungsmaximum des Tatsinnes bei niedrigen Frequenzen. Schon bei gering ansteigender Frequenz steigt die Schwelle unseres Vibrationsempfindens sehr steil an, wie Untersuchungen von Knudson (111a) und K. Holldack (93) gezeigt haben. Die Frequenz der Vorhoftöne und des sog. III. Tones vor allem liegen so niedrig, daß sie mit dem Ohr in der Tat nur bei pathologischer Verstärkung wahrgenommen werden können. Die Betastung der Lautsprechermembran kann uns die Wahrnehmung dieser Extratöne ermöglichen. Allerdings ist es sehr schwer, die zeitliche Bestimmung des Auftretens dieser III. und IV. Töne durchzuführen, wie unsere Untersuchungen mit dem akustischen und taktilen Herzphantom gezeigt haben. Hierauf soll später noch eingegangen werden.

3. Die Herzschallschreibung.

Ein allen Wünschen gerecht werdendes Gerät zur Herzschallschreibung gibt es z. Z. in Deutschland noch nicht im Handel. Das erste brauchbare Gerät wurde von Trendelenburg (201) konstruiert, der die sog. gehörsähnliche Schallschreibung einführte. Will man eine Schallkurve erhalten, die ungefähr dieselben Schwingungen wiedergibt, die man bei der Auskultation wahrnimmt, so muß der

Verstärker eine ähnliche Frequenzcharakteristik haben, wie die Reizschwelle unseres Ohres. Das bedeutet, daß die tiefen Frequenzen, die eine erhebliche Amplitude an der Brustwand haben, stark abgeschwächt werden, wogegen die höheren Frequenzen bis etwa 600 Hz sehr verstärkt werden müssen.

Die Herztöne enthalten etwa folgende Frequenzen:

I. Ton	Hz	50—120
II. Ton	Hz	70—130
III. Ton	Hz	20— 70
IV. oder Vorhofton	Hz	20— 70
Herzgeräusche	Hz	50—600

Einer der Vorzüge der Schallschreibung liegt gerade darin, daß man mit ihr Schwingungen zur Wahrnehmung bringen kann, die unserem Ohr entgehen. Die Registrierung der nicht hörbaren Schwingungen ist oft wünschenswert. Es handelt sich hier um dasselbe Prinzip, das schon bei der Darstellung der Verstärkerauskultation erläutert wurde. Eine getreue optische Darstellung des gehörten Schalles würde zudem eine logarrhythmische Verstärkung der aufgenommenen Schwingungen erfordern. Unsere Gehörswahrnehmung unterliegt hinsichtlich der Intensität dem WEBER-FECHNERschen Gesetz, das besagt, daß die Stärke einer Empfindung nicht linear mit der Größe des Reizes zunimmt, sondern mit dessen natürlichem Logarrhythmus. Die Größe der Amplituden in der Schallkurve verhalten sich aber, werden nicht besondere Verstärkerkonstruktionen verwendet, ungefähr direkt proportional zur Schallintensität. Die gehörsähnliche Schallschreibung erlaubt also auch nur einen ungefähren Rückschluß auf die relative Lautheit mehrerer Geräusche oder Töne.

Neben der gehörsähnlichen Darstellung der Herztöne hat sich in Deutschland vor allem durch A. WEBER die amplitudengetreue Schallschreibung eingeführt. Meist wird der Ekg-Verstärker, der wegen seiner langen Abklingzeit zur Verstärkung niedriger Frequenzen geeignet ist, hierzu benutzt. Ein Kondensator von 10000 pF siebt nur die allerniedrigsten Frequenzen aus. Bei dieser Technik kommt der Herzgalopp gut zur Darstellung.

E. MANNHEIMER (*150*) hat durch die Einführung seiner kalibrierten Phonokardiographie eine genauere Bestimmung der Frequenz und Energie der Herzgeräusche ermöglicht. Durch die Vorschaltung von Siebeinrichtungen vor einen Original-Elmquist Ekg-Apparat schreibt er in zwei Streifen sechs Herzschallkurven verschiedener Frequenzbereiche, wodurch es möglich ist, den Gehalt an Schwingungen ziemlich exakt festzulegen.

Für die Diagnostik der täglichen Sprechstunde genügen natürlich zwei Kurven, für wissenschaftliche Untersuchungen ist aber die Anordnung MANNHEIMERs von Wert. Ein weiterer Vorteil dieser Apparatur besteht in dem, was er *Kalibrierung* nennt. Er verwendet ein mit einer Schalldruckwaage geeichtes Mikrophon. An jeden Verstärkerkanal wird eine konstante Eichspannung angelegt, die der durchschnittlichen vom Mikrophon abgegebenen Spannung entspricht. Es ist also möglich, die Schallenergie, die an der Brustwand aufgenommen wird, in physikalischen Einheiten zu messen und in dyn/cm² oder erg/cm² auszudrücken. Diese Bestimmung entspricht, wie oben schon gezeigt wurde, nicht dem subjektiven Empfinden. Sie hat aber praktisch doch Wert, da, wie der Autor zeigen konnte [E. MANNHEIMER (*150*)] die akzidentellen Geräusche meist eine sehr viele geringere Lautstärke haben als die organischen.

Die Leisheit eines systolischen Geräusches an der Spitze spricht also wohl gegen einen Klappenfehler. Natürlich sind dies Angaben, die für die Mehrzahl der Fälle zutreffen mögen, im Einzelfall nicht von großer Bedeutung. Es ist ja bekannt, daß schwere Klappenfehler leise und leichte laute Geräusche haben können. Am lautesten sind durchschnittlich die Geräusche bei angeborenen Herzfehlern. Akzidentelle Herzgeräusche hatten nach diesem Autor durchschnittlich eine Lautstärke von 5,12 dyn/cm². Das kontinuierliche Geräusch des Ductus Botalli eine solche von 47,7 dyn/cm². In anderen Ländern haben verschiedene Forscher meist aus ähnlichen Erwägungen Herzschallapparate entwickelt. Hier seien nur die Namen C. LIAN, G. F. DONOVAN (*47*) genannt. Der Pionier der Herzschallschreibung ist EINTHOVEN, der allerdings mit einer vergleichsweise unvollkommenen Apparatur arbeiten mußte.

Einen neuen Apparat haben in jüngster Zeit die Atlaswerke Bremen auf den Markt gebracht, der in vieler Beziehung einen großen Schritt vorwärts bedeutet. Es handelt sich um ein Netzgerät, das die gleichzeitige Schreibung von zwei Kurven gestattet. Es können wahlweise Ekg-Ableitungen, Herztonkurven und Pulskurven miteinander kombiniert werden. Es ist schade, daß die Firma wohl aus wirtschaftlichen Gründen nicht einen Dreifachschreiber gebaut hat. Auch ist bei der Herzschallschreibung die *gleichzeitige Auskultation* mit dem Kopfhörer wünschenswert, weil nur so die Gewähr geboten wird, daß von der richtigen Stelle der Brustwand die Tonschreibung erfolgt. Immerhin handelt es sich um ein vielseitig verwendbares für Praxis und Forschung brauchbares Gerät.

Wir bedienen uns eines Ekg-Dreifachschreibers der Firma Hellige, der zu diesem Zwecke von meinem Mitarbeiter W. RAULE umgebaut wurde. Für die hochgestimmte Schallschreibung verwenden wir zwei Spezialverstärker der Fa. Süddeutsche Laboratorien, Mosbach in Baden. Die Frequenzcharakteristik haben wir nicht „gehörsähnlich" sondern steiler eingerichtet. Das hat gewisse Vorteile, auf die noch an anderer Stelle einzugehen sein wird. Wir können mit unserem Gerät entweder drei Ekg-Ableitungen oder zwei Herzschallkurven und eine Ekg-Ableitung schreiben. Für spezielle Untersuchungen können auch zwei Herzschallhoch-Kurven von verschiedenen Stellen des Thorax zugleich mit einer Ekg-Ableitung aufgenommen werden. Zur Diagnostik der Aortenisthmusstenose ist diese Anordnung besonders bequem. Es soll daher in diesem Kapitel näher darauf eingegangen werden. Zur Schallschreibung bedienen wir uns der von den Atlaswerken hergestellten Krystallmikrophone, zur Pulsschreibung der Pulskurvenmikrophone derselben Firma, die beim Anschluß an den Ekg-Verstärker mit einen Kondensator von $^1/_2$ MF geshuntet werden müssen[1].

III. Bedeutung der Zeitbestimmung der akustischen Zeichen für die Herzdiagnostik.

Die Auskultation des Herzens wurde bisher im wesentlichen rein empirisch betrieben, ohne daß man sich der Grenzen der Leistungsfähigkeit unseres Ohres dabei bewußt war. Fr. v. MÜLLER und seine Schule u. a. haben die Perkussion aus der reinen Empirie herausgehoben und sie auf ein physiologisches Fundament gestellt. Bei der Auskultation ist dieses noch nicht vorhanden, besonders fehlt der sinnesphysiologische Teil derselben.

Die Problematik der Auskultation besteht aus drei Fragen, die besonders betrachtet werden müssen.

1. Welche akustischen Phänomene entstehen bei der Herzrevolution und woher rühren die entsprechenden Schwingungen?

2. Wie werden sie unserem Ohr übertragen?

3. Wie werden sie von unserem akustischen Sinnesorganen percipiert?

Man hat sich fast ausschließlich mit den beiden ersten Fragen beschäftigt. Die Entstehung der Herztöne und die Erklärung der Geräusche bei den Klappenfehlern sind von den verschiedensten Gesichtspunkten diskutiert worden und für die Praxis haben sich hieraus die fruchtbarsten Erkenntnisse ergeben. Auch mit der Frage der Übertragung der Schallerscheinungen vom Herzen bzw. der Brustwand zum Ohr des Auskultierenden haben sich viele Autoren beschäftigt, worüber im vorigen Kapitel kurz berichtet wurde.

Über die dritte Frage, d. h. über die Anwendung der Kenntnisse der Physiologie des Gehörs auf die Auskultation finden sich aber nur geringe bruchstückartige Angaben. Doch ergibt auch die Überprüfung dieses Fragekomplexes wichtige Aufschlüsse, die auch für den Kliniker nicht ohne Bedeutung bleiben werden, da die Kenntnis der Leistungsfähigkeit unseres Gehörorgans uns zeigt, wo wir durch Anwendung technischer Hilfsmittel unsere Untersuchungsmethoden verbessern werden können.

Bei der Auskultation werden drei Fähigkeiten unseres Gehörorganes vor allen Dingen benutzt.

---

[1] Anmerkung: Für die Beratung in physikalischen und technischen Fragen sei Herrn Priv.-Doz. Dr. Goos auch an dieser Stelle gedankt.

1. Die Fähigkeit, Schallerscheinungen zeitlich zu trennen und einzuordnen.

2. Die Fähigkeit Intensitäten des Schalles miteinander zu vergleichen und

3. augenscheinlich von geringerer Bedeutung, die Fähigkeit Intervalle, physikalisch gesprochen Tonfrequenzen, zu unterscheiden, daneben

4. das Abschätzungsvermögen für die Zeitdifferenz zwischen zwei Auskultationsphänomenen.

Die wichtigste dieser Fähigkeiten, nämlich die zuerst angeführte, soll zunächst behandelt werden.

Wir schließen uns hieran an frühere Untersuchungen des Verf. (92) an.

1. Die Fähigkeit unseres Gehörsinnes, Schallerscheinungen zeitlich zu ordnen.

Wir benutzen die Fähigkeit, Schallerscheinungen zeitlich zu ordnen, z. B. systolische und diastolische Geräusche zu unterscheiden. Es ergibt sich daraus also die Fragestellung, wie kurz dürfen zwei ihrem Klangcharakter, ihrer Intensität und ihrer Frequenz nach verschiedene Geräusche aufeinander folgen, damit ihre Reihenfolge noch richtig erkannt werden kann. Natürlich haben wir bei der Auskultation immer nicht nur *eine* akustische Erscheinung, sondern meistens zwei, drei, selbst noch mehr der Reihenfolge nach zu ordnen. Zunächst interessiert uns aber die einfachste Frage, nämlich die der Trennung und zeitlich richtigen Einordnung von zwei verschiedenen Tönen oder Geräuschen, d. h. akustischen Schwingungen von reiner Sinusform oder ungleichmäßiger Art.

Während über alle möglichen Erscheinungen und Leistungen des Gehörsinnes die Physiologie sehr exakte und sorgfältige Untersuchungen angestellt hat, ist dieser Frage, die für die Auskultation von so großer Bedeutung ist, am wenigsten Beachtung geschenkt worden. H. HELMHOLTZ (81) gibt hierüber nur an, daß zwei Töne als getrennt empfunden werden, wenn sie 0,1 sec auseinander liegen. Im Handbuch der Physiologie von BETHE-BERGMANN, EMBDEN (64) findet sich über dieses Thema gar nichts. Sonst liegen noch Arbeiten von KUCHARSKI (119) vor, die aber auch für unsere Fragestellung wenig weiter helfen.

Wir haben zur Klärung dieser Frage eigene Versuche anstellen müssen, die in früheren Veröffentlichungen (92) wiedergegeben wurden. Es seien hier deshalb nur die wichtigsten Ergebnisse kurz angeführt.

Die Versuche wurden mit einem akustischen Herzphantom durchgeführt, das es ermöglichte, Geräusche ähnlich den Herztönen und Geräuschen in beliebiger Zahl, Reihenfolge, Dauer und Abstand einer Vp. im Kopfhörer vorzuführen. Die gleichzeitige Registrierung erlaubte die Kontrolle und Ausmessung der akustischen Reize. Außerdem konnten auch taktile Reize mit einem Tauchspulengerät übermittelt werden, um auch die gleichzeitige Palpation beim Auskultieren untersuchen zu können.

Die mit dieser Versuchsanordnung gewonnenen Werte sind in den Tab. 1—4 wiedergegeben, die der früheren Veröffentlichung entnommen sind. Bei diesen Untersuchungen hat sich zusammengefaßt ergeben: daß es im allgemeinen möglich ist, Herzgeräusche, die etwas kürzer als ein Drittel der Systolendauer vor oder nach einem Ton auftreten, zeitlich richtig mit dem Ohr zu lokalisieren, und zwar gelingt dies dem großen Durchschnitt der Untersucher, wenn die Herzfrequenz bis zu 80 in der Minute beträgt. Darüber hinaus befinden wir uns aber in einem Grenzgebiet, in dem die Aussagen unsicher werden, woran auch durch die Tatsache nichts geändert wird, daß einige besonders begabte Vpp. erheblich bessere, ja erstaunlich gute Leistungen auch bei ausgesprochenen Tachykardien vollbringen.

Durch die vielfach empfohlene Betastung des Carotispulses oder des Herzspitzenstoßes sind die Grenzen der Leistungsfähigkeit in keinem Fall entscheidend zu verbessern gewesen. Es ist ja auch nicht wahrscheinlich, daß bei Zuhilfenahme eines zweiten Sinnes kürzere Zeitunterschiede erkannt werden können. Der Wahrnehmungsvorgang wird dadurch komplizierter und damit ungenauer.

Aus dem oben Gesagten ergibt sich, daß die Unterscheidung besonders von präsystolischen Geräuschen, die kurz vor dem ersten Ton, und von kurzdauernden systolischen Geräuschen, die kurz nach dem ersten Ton auftreten, auch bei langsamer Herzaktion durch die Auskultation unmöglich werden kann.

Tabelle 1.

Nr. der Versuchsperson	Zahl der Wiederholungen je Minute (Herzfrequenz)						
	60	80	100	120	140	160	200
1	0,08	< 0,01	< 0,01	< 0,01	< 0,01	0,04	—
2	0,09	0,13	0,14	—	—	—	—
3	0,02	0,08	0,01	0,01	0,08	0,07	—
4	< 0,01	< 0,01	0,14	—	—	—	—
5	0,18	< 0,01	< 0,01	< 0,01	< 0,01	< 0,01	< 0,01
6	< 0,01	0,09	< 0,01	0,04	< 0,01	0,05	0,05
7	0,02	0,01	0,01	—	—	—	—
8	0,11	0,09	—	—	—	—	—
9	0,09	0,01	0,06	—	—	—	—
10	< 0,01	0,03	0,14	—	—	—	—

Die Tabelle gibt die Zeitunterschiede an, die zwischen einem Ton von etwa 200 Hz und einem brummenden, schabenden Geräusch mindestens bestehen muß, damit die Reihenfolge beider noch bestimmt werden kann. Lautstärke und Klangcharakter sind möglichst den Herztönen und Geräuschen angepaßt. Zeitangaben in Sekunden. — bedeutet Versuchsperson konnte keine Angaben mehr machen.

Tabelle 2.

Nr. der Versuchsperson	Zahl der Wiederholungen (Herzfrequenz)					
	60	80	100	120	140	160
1	0,02	0,08	—	—	—	—
2	0,05	0,08	—	—	—	—
3	0,02	0,01	0,06	0,06	0,06	0,06
4	0,18	—	—	—	—	—
5	0,05	< 0,01	< 0,01	< 0,01	< 0,01	< 0,01
6	0,05	0,06	0,06	—	—	—
7	0,17	0,13	—	—	—	—
8	0,05	0,07	—	—	—	—
9	0,11	0,08	—	—	—	—
10	0,11	0,16	—	—	—	—

Die Tabelle zeigt die Zeitunterschiede an, die mindestens zwischen einem Ton und einem taktilen Reiz bestehen müssen, damit die Reihenfolge noch richtig erkannt werden kann.

Tabelle 3.

Nr. der Versuchsperson	Zahl der Wiederholungen je Minute (Herzfrequenz)				
	60	80	100	120	160
1	0,02	0,02	0,08	0,13	—
2	0,11	0,14	0,14	0,18	—
3	<0,01	0,04	0,01	0,08	0,10
4	0,18	0,08	—	—	—
5	<0,01	<0,01	<0.01	<0,01	0,03
6	0,02	0,08	0,11	—	—
7	0,11	0,13	—	—	—
8	0,02	0,08	—	—	—
9	0,11	0,08	—	—	—
10	0,20	0,18	—	—	—

Die Tabelle 3 zeigt die Zeitunterschiede, die zwischen einem Ton von etwa 200 Hz und 0,1 sec Dauer und einem taktilen Reiz mindestens bestehen müssen, damit die Reihenfolge richtig erkannt werden kann. Im Abstand von etwa 0,3 sec folgt dem ersten Ton ein zweiter von gleicher Frequenz, aber nur 0,05 sec Dauer. Der akustische Eindruck entspricht ungefähr reinen Herztönen.

Tabelle 4.

Nr. der Versuchsperson	Zahl der Wiederholungen je Minute (Herzfrequenz)			
	60	80	100	120
1	0,09	0,07	0,05	—
2	0,09	0,15	—	—
3	0,09	0,07 1 mal verbessert	0,05 1 mal verbessert	0,06 2 mal verbessert 1 mal verschlecht.
4	0,09 1 mal verbessert	0,15 1 mal verbessert	0,08	—
5	0,09	0,15	0,08	0,06
6	0,07	0,07	0,05	0,06
7	0,02 1 mal verbessert	0,06	0,16	—
8	0,16	0,15	—	—
9	0,16	0,14	—	—
10	0,09	0,15	0,08	—

Die Tabelle gibt die Zeitunterschiede an, die zwischen dem Beginn eines Tones von etwa 200 Hz und 0,1 sec Dauer und einem brummenden, schabenden Geräusch gleicher Dauer bestehen muß, damit die richtige Reihenfolge erkannt wird. Außerdem war im richtigen Systolenabstand ein zweiter Ton gleicher Frequenz von 0,05 sec Dauer zu hören. Der akustische Eindruck ähnelte dem der Herztöne mit einem Geräusch zu wechselnden Zeiten der Herzrevolution. Die Versuchspersonen gaben z. B. an: mesosystolisches Geräusch, Geräusch kurz vor dem zweiten Ton, Geräusch kurz nach dem zweiten Ton usw. Nachdem sie den Zeitpunkt, zü dem das Geräusch auftritt, schriftlich vermerkt hatten, wurde ihnen gleichzeitig mit dem ersten Ton ein taktiler Reiz geboten und sie konnten nun ihre Aufgaben berichtigen. Die Bemerkung verschlechtert bzw. verbessert hat also Bezug auf diese Überprüfung der Ergebnisse durch die „Palpation des zentralen Pulses".

(Tab. 1—4 sind der Arbeit: K. Holldack, „Grenzen der Herzauskultation", Sitzungsberichte der Akademie der Wissenschaften, Heidelberg, entnommen).

Man kann aus diesen Versuchen den Schluß ziehen, daß die Diagnostik der Herzklappenfehler, besonders von jenen, die über eine große Erfahrung verfügen, mit großer Sicherheit ohne eine genaue zeitliche Lokalisation der Geräusche möglich ist. Abgesehen von dem klinischen Bild, der Anamnese, der Pulsbeschaffenheit, der Lage und Art des Herzspitzenstoßes, dem Vorhandensein oder Fehlen eines Katzenschnurrens, wird auch bei der Auskultation natürlich die Diagnose erleichtert durch die Feststellung der Betontheit oder Abgeschwächtheit der Töne und nicht, wie der Untersucher vielfach selbst in gutem Glauben angibt, aus der Lage des Herzgeräusches.

Wir haben ferner untersucht, ob die Fähigkeit, verschiedene akustische Reize zeitlich einzuordnen mit dem was man gemeinhin Musikalität nennt, zusammenhängt. Der Komponist W. Fortner arbeitete zu diesem Zweck einen musikalischen Test aus und untersuchte damit die vorher mit dem Geräusch Herzphantom geprüften Vpp. Einzelheiten finden sich in der angegebenen Arbeit (92) des Verf. Im allgemeinen kann gesagt werden, daß „Musikalische" besser und schneller auskultieren lernen als „Unmusikalische".

Der Wert dieser Untersuchungen könnte eingeschränkt werden, wenn man den Fragenkomplex vom Standpunkt der Ganzheitsbetrachtung W. Köhlers (112) untersucht. Bei unseren Versuchen wurden anfänglich nur zwei akustische Einzelreize miteinander verglichen. F. Krüger in seiner „Lehre vom Ganzen" hat darauf hingewiesen, daß die Änderung des Abstandes zweier Punkte viel schlechter erkannt wird als die Änderung des Abstandes zweier Linien. Wird aber der Abstand der beiden Ecken eines Rechteckes geändert, so werden schon die kleinsten Abweichungen von der regelrechten Form erkannt. Die Wahrnehmungsschwelle ist also bei der Beurteilung einer Ganzheit sehr viel niedriger.

Diese Feststellungen haben nach demselben Autor nicht nur für die Beurteilung geometrischer Figuren Gültigkeit, sondern sie gelten ebenso für die Wahrnehmung von Farbunterschieden und, was für uns interessant ist, auch für akustische Eindrücke. Es wäre demnach anzunehmen, daß Abweichungen der Reihenfolge von akustischen Reizen im Rahmen einer Melodie geboten, besser erkannt werden, als wenn nur beide Reize einzeln dargeboten werden. Lewis hat in seinem Lehrbuch der Herzkrankheiten ausgesprochen: ,,man erkenne die Mitralstenose, wie das Bellen eines Hundes". Zweifellos wollte er damit sagen, daß man die Diagnose nicht durch die analysierende Bestimmung des zeitlichen Auftretens der Geräusche stellt, sondern weil einem die Melodie der Mitralstenose als ,,Ganzes" bekannt ist. Damit stimmt die Tatsache überein, daß die Mitralstenose zwar meistens richtig diagnostiziert wird, wenn diese ,,Ganzheit" des Auskultationsbefundes erstens genügend eingelernt und zweitens wenn sie vorhanden ist. Ist dies aber nicht der Fall, weil wichtige Bestandteile der Ganzheit fehlen, so bleibt der Klappenfehler unerkannt.

Sehr aufschlußreich in diesem Zusammenhang sind die Ausführungen von Johannes v. Kries über die Musikalität.

Ist der Grundrhythmus und das präsystolische Geräusch durch das Eintreten einer absoluten Arrhythmie verschwunden, so ist die Diagnose manchmal nicht mehr zu stellen. Auch erfahrenste Kliniker bestätigen immer wieder, daß es zuweilen nicht möglich ist, bei einer absoluten Arrhythmie mit voller Sicherheit zu unterscheiden, ob dieser eine Mitralstenose zugrunde liegt oder nicht. Jüngst hat H. Cookson (Brit. Heart J. **11**, 155 (1949)] über 38 Patienten zwischen 51—77 Jahren mit der Mitralstenose berichtet und auf die Schwierigkeit der Diagnose, besonders bei absoluter Arrhythmie, hingewiesen. Aus diesen Überlegungen geht hervor, daß doch die zeitliche Analyse des Auskultationsbefundes in vielen Fällen unerläßlich ist, da wir häufig nicht einen als ,,Ganzheit" imponierenden Auskultationsbefund zu erwarten haben.

Da die vierte Frage, nämlich die nach dem Unterscheidungsvermögen für die Länge der Zeitdifferenz mit der ersten, bisher behandelten, sachlich die engsten Berührungspunkte hat, sei sie hier vorweg genommen:

G. Ludwig und K. Holldack haben dieses Thema einer speziellen Untersuchung unterzogen (*141*). Es wurde dabei ein ganz ähnliches akustisches Herzphantom benutzt, wie es oben beschrieben wurde. Getestet wurde das Unterscheidungsvermögen des Abstandes eines oder mehrerer Tonpaare von Tönen mit einer Frequenz von 300 Hz und einer Dauer von 0,06 sec. Die Abstände der Töne wurden entsprechend den bei der Herzauskultation vorkommenden Extratönen von der Verschmelzungsfrequenz bis etwa 0,2 sec gewählt. Es zeigte sich, daß feinere Unterschiede der Länge der Pause zwischen den beiden Tönen als 0,04 sec gegenüber einer solchen von z. B. 0,06 sec mit dem Ohr nicht mehr sicher getroffen werden können. Sehr kurze Zeitintervalle zwischen den Tönen, die noch kürzer als 0,03 sec dauern, sind von den längeren Tonpaaren wieder deutlich zu unterscheiden, da dann die beiden Töne beginnen zu verschmelzen und ein ganz neuer Klangcharakter hierdurch entsteht. Bei unseren Untersuchungen haben wir bewußt das ,,Richtungshören", das ja die Unterscheidung sehr viel kleinerer Zeitintervalle ermöglicht, außer Betracht gelassen, da das Richtungshören erstens für die Herzauskultation bisher keine Bedeutung gewonnen hat. Zweitens bedeutet aber das

„Richtungshören" sinnesphysiologisch etwas ganz anderes, da hierbei die Zeitdifferenz nicht direkt sinnlich wahrgenommen wird, sondern erst gedanklich aus dem „Richtungseindruck" erschlossen werden muß.

Es hat sich zusammenfassend aus diesen Untersuchungen ergeben, daß die Unterscheidung z. B. eines „Mitralöffnungstones" und eines gespaltenen II. Tones, die ja nach Tonhöhe und Klangcharakter mit dem Ohr nicht unterschieden werden können, auch an der Zeitdifferenz, bzw. ihrem gegenseitigen Abstand, der sich in der Schallkurve so leicht bestimmen läßt, nicht oft voneinander getrennt werden können.

Es kommt noch hinzu, daß die angeführten Werte für das Unterscheidungsvermögen von Zeitdifferenzen nur dann Gültigkeit haben, wenn die beiden zu vergleichenden Tonpaare unmittelbar hintereinander auskultiert werden. Wird dagegen ein Paar mit einem „Erinnerungstonpaar" verglichen, wie dies bei der Herzauskultation immer der Fall ist, so wird die Leistungsfähigkeit unseres Ohres noch beträchtlich schlechter. Auch dieses wurde experimentell von uns festgestellt.

2. Die sogenannten Extratöne.

Wie wichtig es ist, kleine Zeitunterschiede bei der Beurteilung kranker Herzen und ihre Auskultationsbefunde feststellen zu können, ergibt sich besonders aus der Betrachtung der *Dreierrhythmen*. In den Lehrbüchern und im Unterricht- der Auskultation ist bisher dieser speziellen Frage verhältnismäßig wenig Aufmerksamkeit gewidmet worden. Nachdem wir Kenntnis vom zeitlichen Unterscheidungsvermögen mit dem Ohr gewonnen haben, nimmt dies auch nicht weiter wunder. Es ist mit der Auskultation eben nicht möglich, eine sichere Unterscheidung der Dreierrhythmen durchzuführen. Gewisse Hinweise lassen sich aber aus dem auskultatorischen Verhalten ableiten. Im wesentlichen aber zeigt sich hier eine entscheidende Überlegenheit der Registrierung. Wegen der Unsicherheit, die auf diesem Gebiet bisher herrschte, ist auch die Nomenklatur noch etwas verwirrend. Abb. 1 zeigt in schematischer Übersicht die wesentlichen Möglichkeiten der Entstehung eines Dreierrhythmus.

Sehr unterschiedlich wird z. B. der Begriff Galopprhythmus gebraucht. Während ein Teil der Autoren diesen Begriff nur auf den präsystolischen und protodiastolischen Galopp durch Hörbarwerden des Vorhoftones und durch Hörbarwerden des III. Tones im engsten Sinn dieses Begriffes (vgl. Nr. 4 des Schemas Abb. 1) angewendet wissen wollen, gebraucht ein anderer Teil ihn auch bei der Mitralstenose. Hier soll mit der Aussage, man höre einen Galopp, zum Ausdruck gebracht werden, daß ein Mitralöffnungston besteht. Am zweckmäßigsten ist es wohl, das Wort nur zur Beschreibung der sinnlichen Wahrnehmung zu benutzen, ohne damit etwas über die Art der Entstehung oder den klinischen Wert des erhobenen Befundes aussagen zu wollen. Der Galopprhythmus oder, um es unverbindlicher zu sagen, der Dreierrhythmus muß dann also, um seine Bedeutung zu charakterisieren, immer näher beschrieben werden, z. B. als Vorhoftongalopp, Galopp durch III. Ton, durch Mitralöffnungston usw.

1. Am häufigsten entsteht ein Galopp- oder Dreierrhythmus durch die Spaltung des II.Tones über der Basis. Die Spaltung der II.Töne hört man am besten links neben dem Brustbein im 2.—3. Intercostalraum. Die Spaltung kommt durch ungleichzeitigen Schluß der Aorten- und Pulmonalklappen zustande. Es wird über die Vorgänge, die zur Spaltung führen, später noch ausführlich zu sprechen sein. Für die Erkennung, allein durch die Auskultation, ist wichtig zu wissen, daß im Gegensatz zu allen anderen Extratönen die Spaltung häufig nur bei der Inspiration gehört werden kann. Die Zeitdifferenz zwischen dem Beginn beider Anteile des gespaltenen II. Tones beträgt nach Ansicht der meisten Autoren höchstens 0,07 sec.

2. Der Mitralöffnungston. Über ihn werden wir im folgenden Kapitel ausführlich zu sprechen haben.

3. Der systolische Extraton, der häufig spät in der Systole auftritt, wie C. LIAN als erster gezeigt hat, findet sich häufig bei Personen, die eine Pleuritis sinistra oder Perikarditis durchgemacht haben. Manchmal liegen diese schon Jahre zurück. Es können auch mehrere systolische Extratöne vorkommen. Der

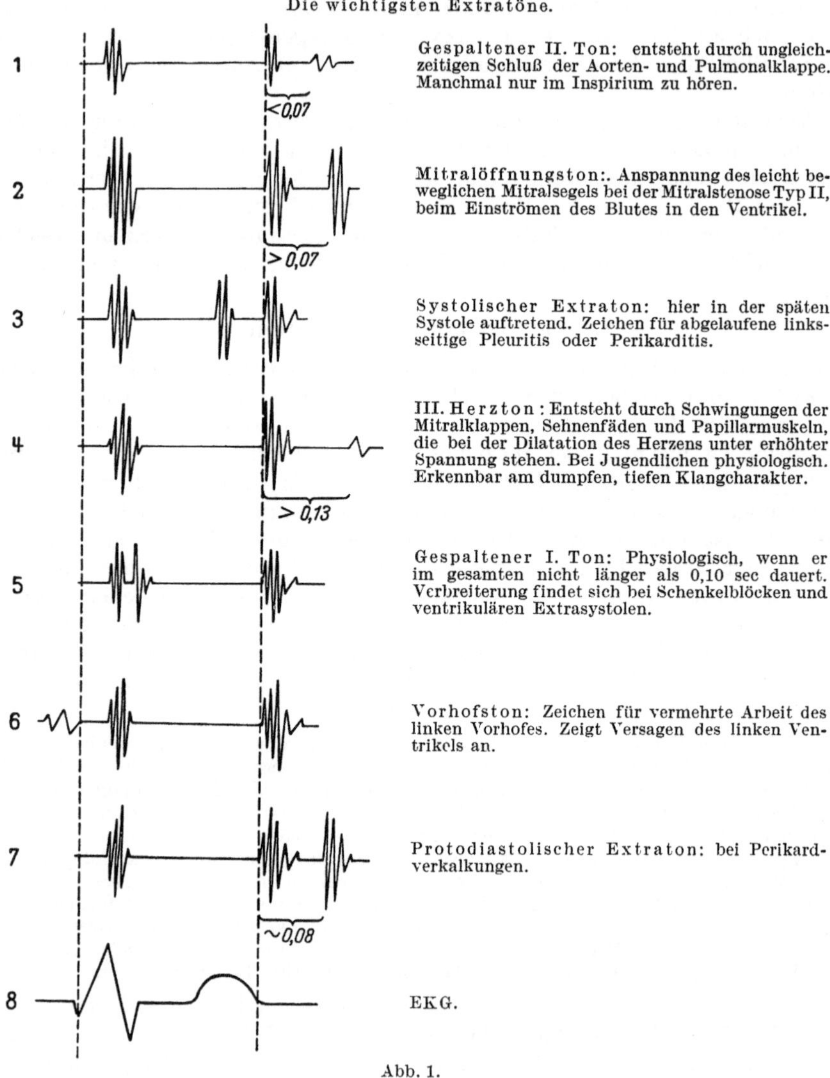

Abb. 1.

systolische Extraton kann auch das einzige klinisch bemerkbare Zeichen eines früher durchgemachten Vorderwandinfarktes sein (Abb. 5—7) [K. HOLLDACK (*31*)]. Bei einer, auf einen alten Infarkt hinweisenden Anamnese und dem Beste-hen eines systolischen Extratones, sollten jedenfalls alle elektrokardiographischen Möglichkeiten (Brustwandableitung) ausgeschöpft werden. Meistens wird es dann gelingen die Reste eines Vorderwandinfarktes nachzuweisen. Die starke Abhängigkeit des zeitlichen Auftretens des systolischen Extratones von der Kör-perhaltung, wie es die Abb. 6a—c zeigen, scheint mir seine extrakardiale Genese zu beweisen. Ein Verwachsungsstrang zwischen Pleura und Perikard z. B. würde durch die Änderung der Körperhaltung des Patienten und die dadurch verursachte Lageänderung des Herzens früher oder später in der Systole angespannt werden. Die Zeitdifferenz von 0,02 sec im Auftreten des Extratones in Abb. 6a und 6c ist in diesem Zusammenhang als sehr beträchtlich anzusehen, wenn man sie mit der Länge z. B. der normalen Anspannungszeit etwa 0,05—0,10 sec vergleicht.

4. Der sog. III. Herzton wurde bisher durch eine Erschütterung der Ventrikelwand erklärt. Wenn das Blut in der ersten Phase der Diastole in den Ventrikel unter gesteigertem Druck einströmt, sollen diese Erschütterungen entstehen. Ich glaube, daß diese Erklärung nicht zutrifft. Wie an anderer Stelle (*100*) gezeigt werden konnte, kann der III. Ton sich in einen Mitralöffnungston umwandeln. Das bedeutet, daß der Mitralöffnungston nichts anderes ist als ein durch die Besonderheiten der Klappen bei der Mitralstenose abgewandelter III. Herzton. Beide entstehen an den längs durch den Ventrikel laufenden Segelflächen, Sehnenfäden und Papillarmuskeln, die zusammen durch das einströmende Blut in Schwingungen versetzt werden. Durch die schrumpfenden Klappenränder wird bei der Mitralstenose die normale Schwingungseinheit in der Mitte wie durch einen Geigensteg unterbrochen. Dadurch wird die Frequenz des Mitralöffnungstones erhöht. Außerdem werden die Mitralsegel dem einströmenden Blut entgegen gestellt, wodurch das frühere Auftreten des Mitralöffnungstones erklärt werden kann. Der Mitralöffnungston beginnt spätestens 0,12 sec nach Beginn des II. Tones, während der III. Ton meistens 0,13—0,14 ausnahmsweise noch später auftritt. So betrachtet, kann der III. Herzton immer dann beobachtet werden, wenn eine Dilatation der Ventrikel eintritt, da dann der Abstand zwischen Papillarmuskel und Anulus fibrosus größer wird. Die vermehrte Spannung, unter die dann Segelund Sehnenfäden versetzt werden, führen zu einer größeren Frequenz der an ihnen entstehenden Schwingungen und damit zu besserer Hörbarkeit. Das Deutlicherwerden oder Neuauftreten eines III. Tones zeigt uns also entsprechend vielen klinischen Beobachtungen einer Dilatation der Ventrikel unter Umständen geringster Art an.

5. Die Spaltung des I. Tones hat keine pathognomonische Bedeutung, wenn der I. Ton als Ganzes nicht wesentlich über 0,1 sec verbreitert ist. Bei Schenkelblöcken und ventrikulären Extrasystolen ist dies jedoch häufig der Fall. Die Spaltung des I. Tones kann also durch ungleichseitige Aktion beider Kammern entstehen.

6. Der Vorhofton oder IV. Ton entsteht, wie der Name sagt, durch die Tätigkeit des Vorhofes. Es können zum mindesten zwei getrennte Anteile abgegrenzt werden. 1. Ein Teil, der auf der Höhe von P des Ekg beginnt, und von A. WEBER als Anspannungston des Vorhofes gedeutet wird (Abb. 10). 2. Ein Teil der nach dem Ende von P. anfängt und der Austreibungston sein soll (Abb. 11). Die Verstärkung beider Anteile rührt von einer vermehrten Tätigkeit des Vorhofes her. Auskultatorisch kann nur der I. Teil zuweilen wahrgenommen werden. Man hört ihn am besten über der absoluten Herzdämpfung. In der Schallkurve sind sämtliche Schwingungen, die von der Vorhofaktion herrühren, nur beim AV-Block zu übersehen, da sie sonst in die Schwingungen des I. Tones übergehen. Sie haben niedrigere Frequenz, sind also meist nur bei niedrig abgestimmtem Verstärker zu registrieren. Die Schwingungen des II. Anteiles des Vorhoftones sind häufig besonders bei der Hypertension als frühestes Zeichen einer Linksdekompensation vermehrt. Diesem Zeichen kommt also ein hoher diagnostischer und prognostischer Wert zu (A. WEBER).

7. Der protodiastolische Extraton. C. LIAN weist darauf hin, daß ein Ton meist ziemlich großer Amplitude, die des II. Tones meist übertreffend, bei Peri-

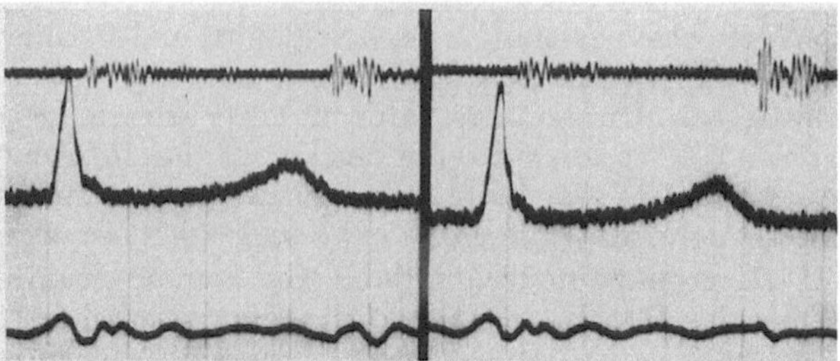

Abb. 2. Gespaltener II. Ton bei einem Patienten mit Myokarditis, der keinerlei Zeichen von Kreislaufdekompensation hatte. Ähnliche Kurven werden zuweilen auch bei ganz gesunden Individuen gefunden. Häufiger findet man sie allerdings bei solchen, bei denen eine Druckerhöhung im kleinen Kreislauf nach dem klinischen Bild wahrscheinlich ist. — Rechts: Über der Auskultationsstelle der Aorta. Links: Über der Auskultationsstelle der Pulmonalis. — Oben: Herzschall „hoch"; Mitte: Ekg-Ableitung II; Unten: Herzschallkurve „tief".

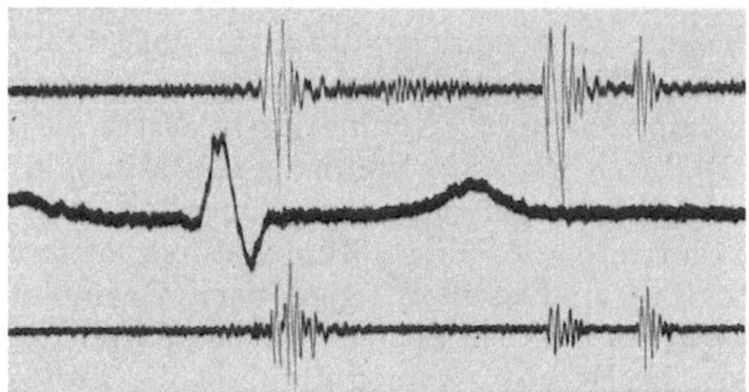

Abb. 3. Mitralöffnungston großer Amplitude 0,11 sec nach dem Beginn des II. Tones. Über der Spitze hat der Mitralöffnungston größere Amplitude als der II. Ton. Paukender I. Ton. Auch über der Basis leises systolisches Geräusch. Über der Spitze sehr leises präsystolisches Geräusch. Es handelt sich um eine Mitralstenose vom Typ II. Die Pat. hatte durch ihren Herzfehler wenig Beschwerden. Sie klagte nur über etwas Atemnot und Herzklopfen beim schnellen Gehen und Treppensteigen. Vor 12 Jahren hatte sie einen Gelenkrheumatismus durchgemacht. Sie mußte damals 4 Monate liegen. — Oben: Herzschall „hoch" über der Basis; Mitte: Ekg-Ableitung II; Unten: Herzschall „hoch" über der Spitze.

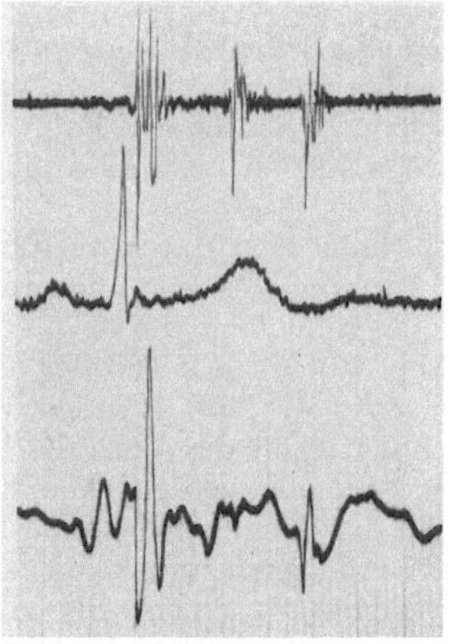

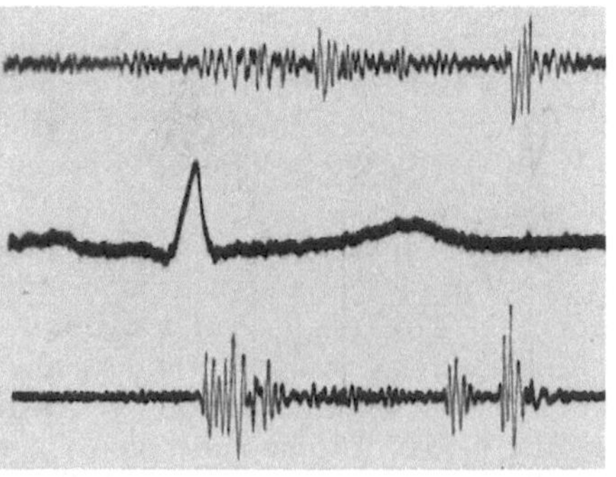

Abb. 4. Systolischer Extraton, der hier etwa in der Mitte der Systole auftritt. In diesem Fall ließ sich keine Erklärung für das Zustandekommen des Extratones aus der Anamnese. ableiten. — Oben: Herzschall „hoch"; Mitte: Ekg-Ablt. II; Unten: Herzschall „tief".

Abb. 5. Herzschallkurve von Spitze und Basis mit zwei Verstärkern und zwei Mikrophonen gleicher Bauart geschrieben. Der Beginn der Töne ist über beiden Auskultationsstellen derselbe, obgleich die Amplitude sehr verschieden ist. Das wahrscheinlich durch Aortenatherom bedingte Systolicum ist über der Basis sehr viel lauter. Über der Spitze ein spätsystolischer Extraton, der nur hier zur Darstellung kommt. Dies Verhalten ist typisch. Es handelt sich um einen Patienten mit einem alten Vorderwandinfarkt, der sich 5 Jahre vor dieser Untersuchung abgespielt hatte. Der Pat. kam wegen stenokardischer Beschwerden und Bewegungsdyspnoe zu uns. Außerdem bestand ein roter Hochdruck. In dem Brustwand-Ekg fand sich ein R-Verlust über der Spitze. — Oben: Herzschall „hoch" über der Basis; Mitte: Ekg-Abtlg. II; Unten: Herzschall „hoch" über der Spitze.

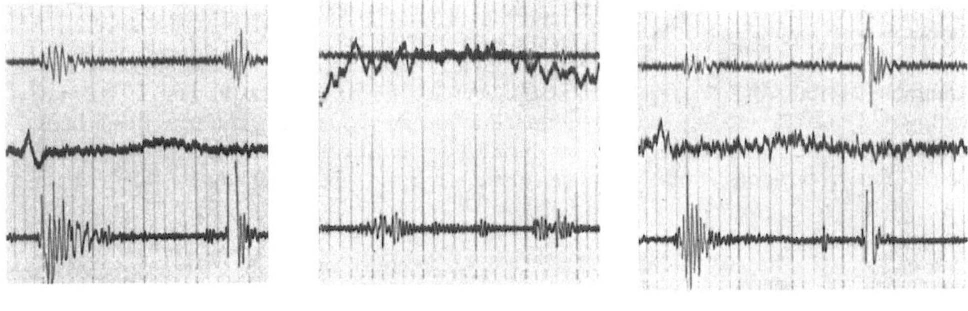

a   b   c

Abb. 6a—c. Herzschallkurve desselben Patienten mit Vorderwandinfarkt, etwa ein Jahr später geschrieben als die von Abb. 5. a) In Rückenlage des Patienten geschrieben. Der spätsystolische Extraton tritt etwa 0.02 sec vor dem II. Ton auf. b) Herzschallkurve am sitzenden Patient geschrieben, deshalb starke Verzitterung des Ekg's. Der Extraton verschmilzt fast mit dem II. Ton. c) Herzschallkurve in linker Seitenlage geschrieben. Der Extraton beginnt jetzt 0,04 sec vor Beginn des II. Tones. Die Abhängigkeit im zeitlichen Auftreten des spätsystolischen Extratones kann als Hinweis für seine extrakardiale Genese aufgefaßt werden. Der Abstand zwischen I. und II. Ton ist in allen drei Stellungen des Pat. völlig konstant. Es handelt sich also nicht um Äußerungen der Systolenlänge. — Oben: Herzschall „hoch" über der Basis geschrieben; Mitte: Ekg-Abltg. II.; Unten: Herzschallkurve „hoch" über der Spitze geschrieben.

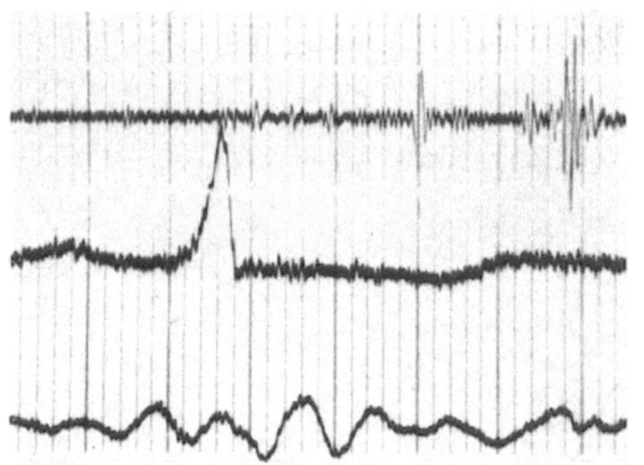

Abb. 7. Myokardinfarkt. Der systolische Extraton tritt in diesem Falle ebenfalls sehr spät auf, etwa 0,04 sec vor dem Beginn des II. Tones. — Oben: Herzschall „hoch"; Mitte: Ekg-Abltg. II; Unten: Herzschall „tief".

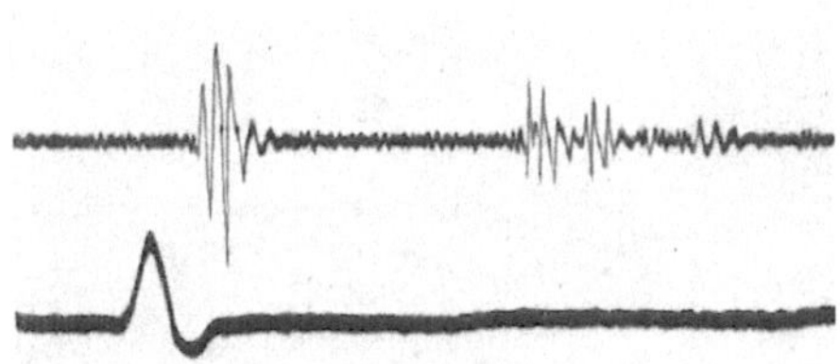

Abb. 8. Gespaltener II. Ton und III. Ton. Dieser beginnt 0,14 sec nach dem Beginn des II. Tones. Klinisch handelt es sich um einen jugendlichen Patienten mit diphtherischer Herzmuskelschädigung. Klinisch keine Dekompensation. — Oben: Herzschall „hoch"; Unten: Ekg-Abltg. II.

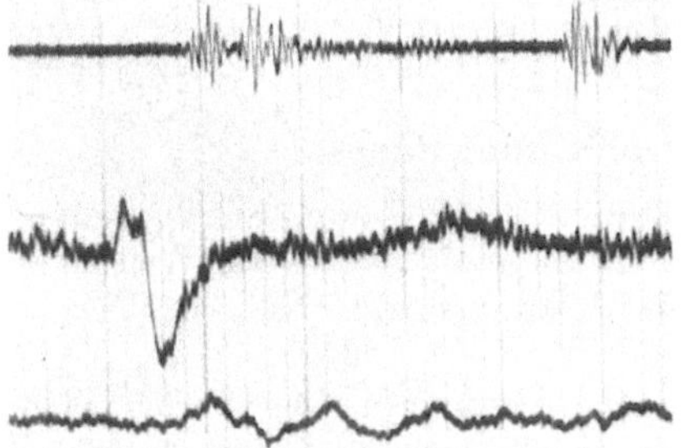

Abb. 9. Gespaltener I. Ton. Gesamtlänge des I. Tones 0.11. Dieser Befund kann noch nicht als pathologisch angesehen werden. Der Kammerinitialkomplex ist aber etwas breit, so daß es sich hier doch um eine ungleichzeitige Erregung des re. und li. Ventrikels handeln dürfte. — Oben: Herzschall „hoch"; Mitte: Ekg-Abltg. II; Unten: Herzschall „tief".

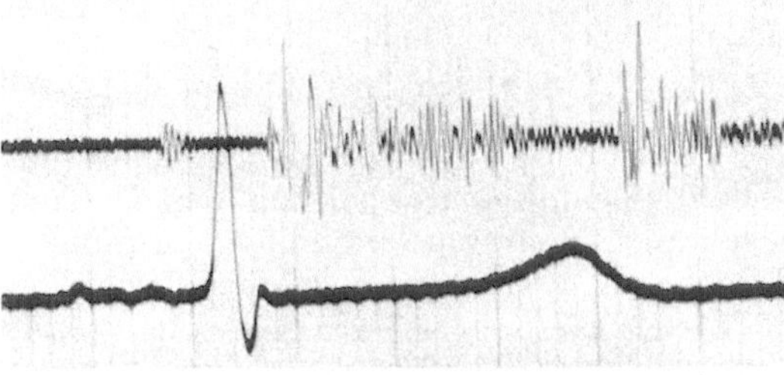

Abb. 10. Vorhofton bei kombiniertem Aorten-Mitral-Vitium. Der Vorhofton beginnt 0,09 sec nach dem Anfang von P. Er hat so hohe Frequenz, daß er auch in der Herzschallkurve „hoch" gut zur Darstellung kommt. Systolisches Decrescendogeräusch im Anschluß an den I. Ton. Nach dem II. Ton diastolisches Geräusch. — Oben: Herzschallkurve „hoch"; Unten: Ekg-Abltg. II.

kardverkalkungen getroffen wird. Hier handelt es sich um ein ausgesprochen
seltenes Phänomen (Abb. 12).

8. Der III. und IV. Ton werden oft gleichzeitig verstärkt gefunden, besonders
auch bei Myokarditiden. Besteht zugleich eine Sinustachykardie und Verlängerung der PQ-Zeit, so können die beiden Töne immer näher rücken und sich schließlich überlagern. Es kommt dann zu einem lauten Extraton. Man spricht in diesen Fällen von einem Summationsgalopp.

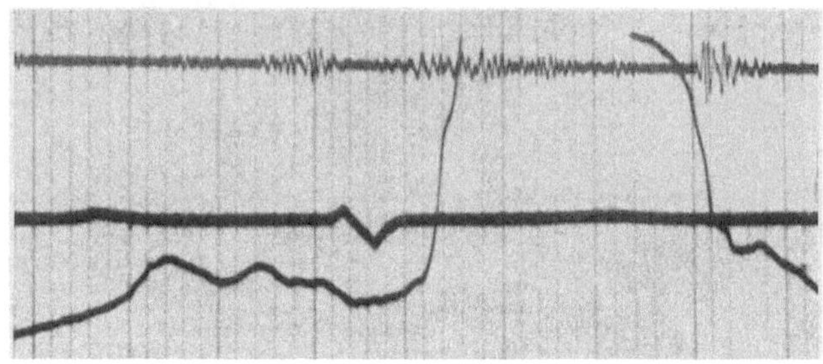

Abb. 11. Vorhoftöne bei stark verlängerter PQ-Zeit (0,3). 0,1 sec nach Beginn von P finden sich die ersten
kleinen Schwingungen. 0,2 sec nach Beginn von P finden sich sehr viel größere Ausschläge, die mit einem I.Ton
verwechselt werden könnten. Da sie aber deutlich vor dem QRS-Komplex liegen. ist diese Deutung unmöglich.
Oben: Herzschall „hoch"; Mitte: Ekg-Abltg. II; Unten: Carotispulskurve.

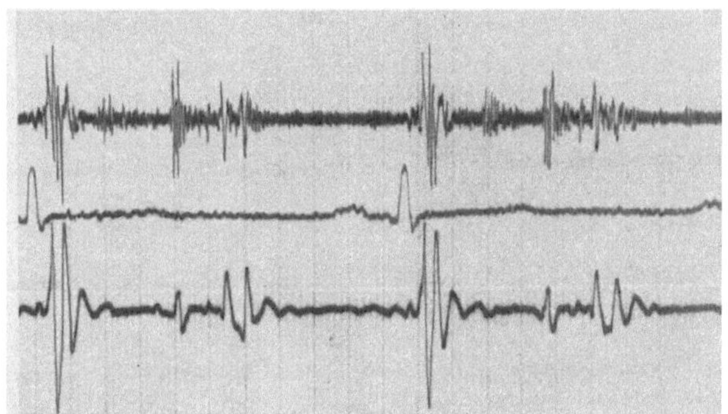

Abb. 12. Protodiastolischer Extraton etwa 0,14 sec nach dem Beginn des II. Tones. Es handelt sich um einen
Patienten, bei dem wegen einer tuberkulösen Perikarditis mit starker Einflußstauung eine Kardiolyse vorgenommen wurde. Im Rö-Bild waren aber noch immer ausgedehnte Verkalkungen des Perikards nachweisbar.
Beachtlich ist der große Anteil an Schwingungen niedriger Frequenz, wie die Herzschallkurve tief zeigt. Bei
einem Mitralöffnungston findet man dieses Verhalten nie. — Oben: Herzschall „hoch"; Mitte: Ekg-Abltg. II;
Unten: Herzschall „tief".

3. Die Entstehungsweise des Mitralöffnungstones.

Es ist das Verdienst A. Webers, auf die Notwendigkeit der Trennung zwischen
Verdoppelung und Spaltung des II. Tones hingewiesen zu haben (A. Weber
gebraucht Verdoppelung immer im Sinne von Mitralöffnungston). Nur die Verdoppelung könne als ein Zeichen der Mitralstenose betrachtet werden.

Nach Angaben von Herkel und Zur (82), Weber und Lepeschkin handelt es sich um
einen gedoppelten II. Ton, wenn die Zeitdifferenz zwischen IIa und IIb über 0,035 sec beträgt.
Herkel und Zur fanden als einziges Zeichen einer Mitralstenose die Verdoppelung des zweiten
Tones in 30% der von ihnen untersuchten, über 90 Fällen. B. Oberst hat in einer Dissertation
61 Mitralstenosen unserer Klinik, von denen Schallkurven vorhanden waren, zusammengestellt. Von diesen hatten 31 einen Mitralöffnungston, also über 50%. Ein Öffnungston ohne
diastolisches Geräusch wurde siebenmal beobachtet.

Über die Entstehungsweise des Mitralöffnungstones gibt es viele Theorien. Herkel und
Zur glauben, das Geräusch entstehe, indem die Mitralklappe, da sie an der vollständigen

Öffnung gehindert werden, durch das in den Ventrikel schießende Blut in Schwingungen versetzt werde. Die verhältnismäßig hohe Frequenz und große Amplitude des IIb-Tones werde durch die Verhärtung der Klappen, die ihre Schwingungsfähigkeit erhöht, erklärt. Lepeschkin (*130*) gibt an, der IIb-Ton entstehe zur Zeit der Öffnung der Mitralklappe. Weber (*207*) macht das Zurückschnellen der verhärteten, systolisch zusammengepreßten Mitralklappen im Beginn der Diastole für die Entstehung des IIb-Tones verantwortlich. Die hohe Frequenz

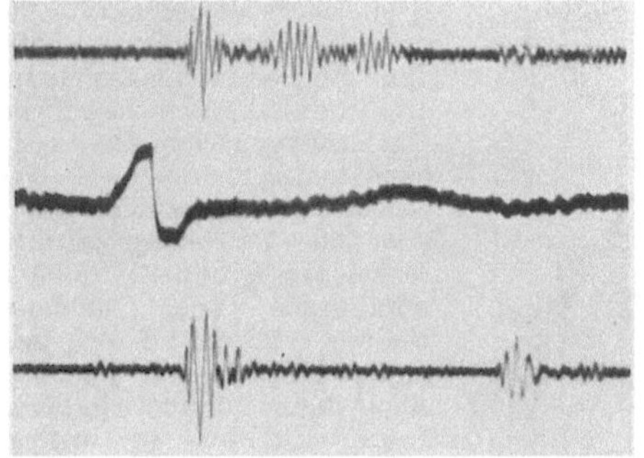

Abb. 12A. Gleichzeitige Schallschreibung von Spitze und Basis mit zwei gleichen Verstärkern und zwei gleichen Mikrophonen. Da die tiefen Frequenzen sehr gut ausgesiebt sind, kommen nur die Tonsegmente der I. Töne zur Darstellung. Dadurch beginnt der I. Ton über Spitze und Basis genau gleichzeitig. Der Beginn des I. Tones läßt sich so genau bestimmen und ist unabhängig vom Ort der Schreibung. Zweiteiliges, wahrscheinlich akzidentelles Systolicum über der Basis. Der Patient klagte nicht über Herzbeschwerden. Oben: Herzschall „hoch" über der Basis; Mitte: Ekg-Abltg. II; Unten: Herzschall „hoch" über der Spitze.

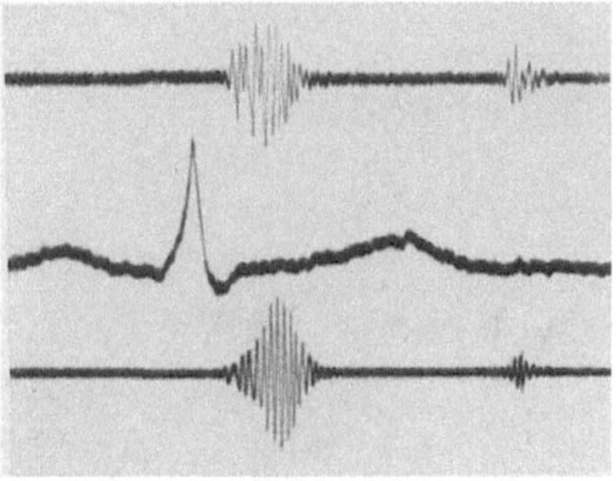

Abb. 12B. Sehr lauter I. Ton, der bei der Auskultation deutlich „klingenden" Charakter hatte. Es handelte sich um einen 39jährigen Dystrophiker. Entsprechend dem klingenden Ton finden sich in der Schallkurve reine Sinusschwingungen zunehmender Frequenz. Eine Ursache für dieses Verhalten des I. Tones ist bisher nicht bekannt. Man erkennt deutlich, daß der I. Ton an der Spitze nicht früher beginnt als an der Basis. Oben: Herzschall „hoch" über der Basis; Mitte: Ekg-Abltg. II: Unten: Herzschall „hoch" über der Spitze.

erkläre sich aus der geringen Masse der Mitralklappen. Während man früher die Verdoppelung des zweiten Tones auf ungleichzeitigen Schluß der Aorten- und Pulmonalklappen bezog, forderten Guttmann (*76*), Scherff (*181*) u. a. seine Entstehung an der Mitralis. Wolferth und Margolies (*217*) bestimmen die Zeit des Öffnungstones röntgenkymographisch.

Gegen die Theorie, daß es sich um einen ungleichzeitigen Schluß der Aorten- und Pulmonalklappen handele, spricht die Größe der Zeitdifferenz. Hierauf werden wir bei der Behandlung der Spaltung der zweiten Töne noch näher eingehen. Vor allem ist diese Erklärung aber unmöglich, weil der IIa-Ton wiederum gespalten sein kann, auch wenn ein Mitralöffnungston vorhanden ist. Aus der oben erwähnten Zusammenstellung von B. Oberst seien kurz folgende Einzelheiten wiedergegeben, die für die Erklärung des Zustandekommens des IIb-Tones von Bedeutung sind:

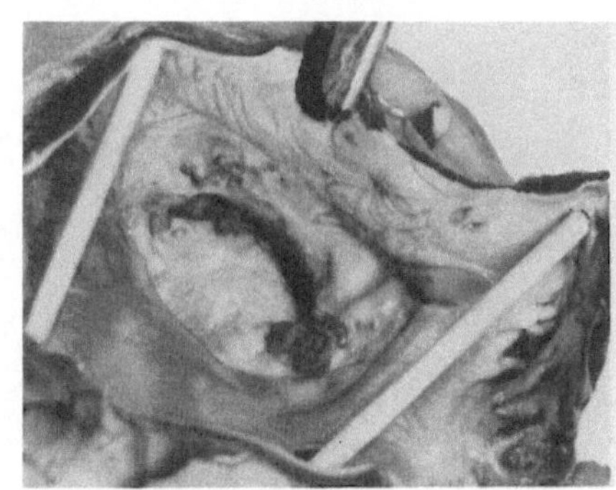

Abb. 13. Photographie einer Mitralstenose vom Typ I. Man erkennt die frischen polypösen-verrukösen Auflagerungen auf den Segelflächen und die Narben, die sich ebenfalls auf die ganze Segelfläche erstrecken.

1. Ein Zusammenhang zwischen Kompensation und Dekompensation einerseits und Vorhandensein bzw. Fehlen des Mitralöffnungstones ließ sich nicht feststellen. Es hatten von 27 kompensierten 18 einen Doppelton.

2. Zwischen der Dauer des Bestehens der Mitralstenose und der Häufigkeit eines Öffnungstones sind keine Beziehungen nachweisbar, wohl aber konnte ein Zusammenhang zwischen der Länge der Zeitdifferenz IIa—IIb und der Dauer des Bestehens der Mitralstenose festgestellt werden. Die älteren Mitralstenosen haben,

wie aus der Tab. 6 zu ersehen ist, durchschnittlich eine etwas größere Zeitdifferenz als die erst kurz bestehenden. Diese Tatsache wird sich später als nicht ganz bedeutungslos herausstellen.

Zur Bestimmung des Entstehungsortes eines Geräusches oder eines Extratones wäre es am einfachsten, wenn durch genaue Zeitmessung die Stelle der Brustwand festgestellt würde, an der er zuerst aufträte. Senkrecht unter dieser müßte sich dann der Entstehungsort befinden. Eine Überschlagsrechnung ergibt, daß bei den räumlichen Entfernungen, um die es sich hier handelt, und bei einer Schalleitungsgeschwindigkeit von 500—1000 m/sec Zeitdifferenzen von 1/5000—1/10 000 sec mindestens noch gemessen werden müßten. Solche Zeitmessungen bereiten dem Physiker keine unüberwindlichen Schwierigkeiten. In unserem Falle könnte durch Verwendung eines Kathodenstrahloscillographen z.B. eine genügend weite Auseinanderziehung der Schallkurve erfolgen, so daß die Abmessung der Differenz der Gipfelpunkte wohl möglich wäre. Es kommt aber eine Schwierigkeit hinzu, deren Überwindung nicht so leicht möglich sein wird. Es handelt sich ja nicht um Einzelschwingungen, sondern immer um Serien. Die Inhomogenität des leitenden Materials ändert dabei das Aussehen der Schwingungen derart, daß die einzelnen Gipfelpunkte nicht mit Sicherheit in beiden Kurven als identisch erkannt werden können. Mit den heutigen Methoden der Herzschallschreibung ist also dieser, an sich für die Aufklärung der akustischen Phänomene der Herzrevolution vielversprechende Weg nicht gangbar.

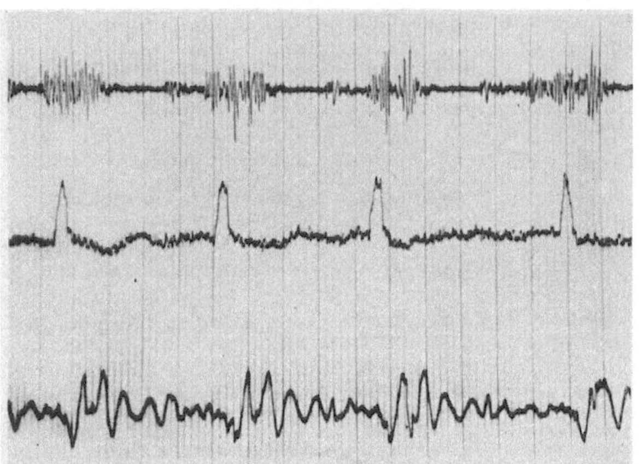

Abb. 14. Herzschallkurve zum Herzen Abb. 13. Gespaltener I. Ton. Deutliches präsystolisches Geräusch. Auffallend kleine Amplitude des II. Tones. Kein Mitralöffnungston. Zu Beginn des präsystolischen Geräusches hebt sich ein Vorhofton ab. Mitralstenose Typ I. Oben: Herzschall „hoch"; Mitte: Ekg-Abltg. II; Unten: Herzschall „tief".

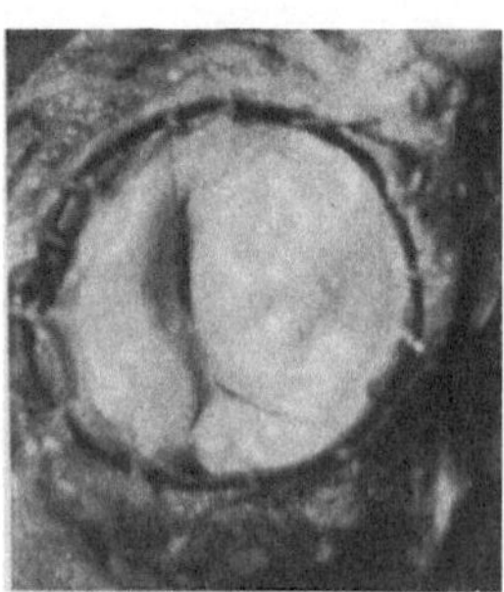

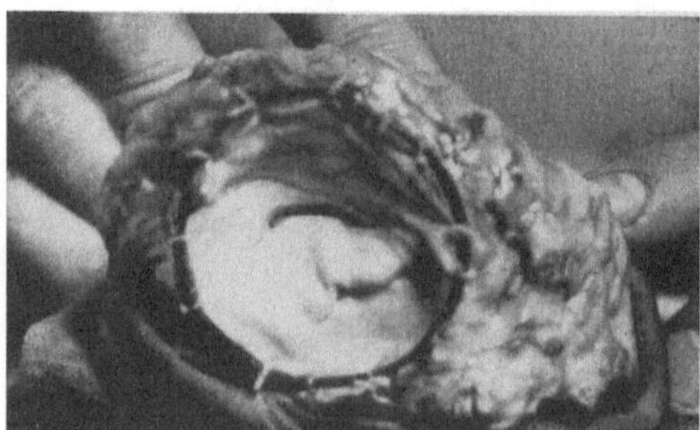

a   b

Abb. 15a u. b. Die Bilder zeigen eine Mitralklappe nach Kappung der Vorhöfe. Li. a) Systolen- re. (b) in Diastolenstellung. Durch die Endokarditis sind nur die Ränder der Klappen verdickt, während die Segelflächen zart und schwingungsfähig geblieben sind. Die Stenosierung ist fast ebenso stark wie bei der Mitralstenose Abb.13.

Abb. 12a zeigt eine Herzschallkurve, die mit zwei gleichen Verstärkern, zwei gleichen Mikrophonen und zwei gleichen Galvanometern zugleich von Herzspitze und Basis aufgenommen wurde. Es läßt sich aus den Kurven erkennen, daß die zeitliche Differenz im Auftreten des I. Tones, auf die E. Schütz (*190*) hingewiesen hat, dadurch entsteht, daß das Vorsegment über der Basis viel schlechter zur Darstellung kommt. Das spätere Auftreten des I. Tones von 5/100 sec ist also nur ein scheinbares. Die Schwingungen des Tonsegmentes registriert man über der Spitze und Basis gleichzeitig. Es wäre ja auch unverständlich, wie eine solche Zeitdifferenz zustande kommen sollte, da die Schalleitung so lange Zeiten, wie oben gezeigt wurde, nicht benötigt. Aus der genauen zeitlichen Bestimmung des Mitralöffnungstones kann auf seinen Entstehungsort also nicht geschlossen werden. Da es aber schwere Mitralstenosen mit und ohne Mitralöffnungston gibt, muß sich ein Unterschied am Klappenapparat oder an der Stelle, an der der IIb-Ton entsteht, nachweisen lassen. Dies ist in der Tat der Fall.

Wie aus den beigefügten Abbildungen ersichtlich ist, gibt es Mitralstenosen, die durch eine Schrumpfung aller Teile des Mitralsegels entstehen (Abb. 13 u. 14) und

solche, bei denen sich nur die Ränder zu einem verdickten Ring zusammenschließen, während der übrige Teil der Klappe weich und elastisch bleibt (Abb. 15 u. 16). Die pathologische Anatomie lehrt uns, daß die Schließungsränder der Klappen die Prädilektionsstellen für die entzündlichen Veränderungen bei der Endokarditis sind. Dementsprechend beobachten wir Mitralstenosen mit Mitralöffnungston häufiger als solche ohne Mitralöffnungston. Dieser Teil der Klappe kann im Blut hin- und herpendeln und wird ähnlich einem flatternden Segel,

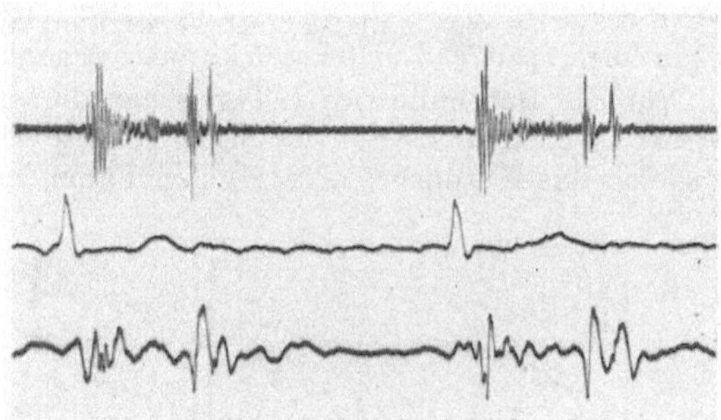

Abb. 16. Schallkurve des in Abb. 15 a u. b dargestellten Herzens. Mitralöffnungston großer Amplitude. An ihn schließt sich ein diastolisches Decrescendogeräusch an. Auf den I. Ton folgt ein kurzes leises systolisches Geräusch. Mitralstenose Typ II. Oben: Herzschall „hoch" Nähe der Herzspitze; Mitte: Ekg-Abltg. II; Unten: Herzschall „tief".

wenn das Boot vor den Wind gebracht wird, mit einem Knall in einer Endstellung gespannt. Der Mitralöffnungston wäre also so zu erklären, daß nach beendigter Systole, während das Segel vorhofwärts konvex angespannt war, nun das einströmende Blut das Segel in den Ventrikel hineinverbuchtet, und es dort mit

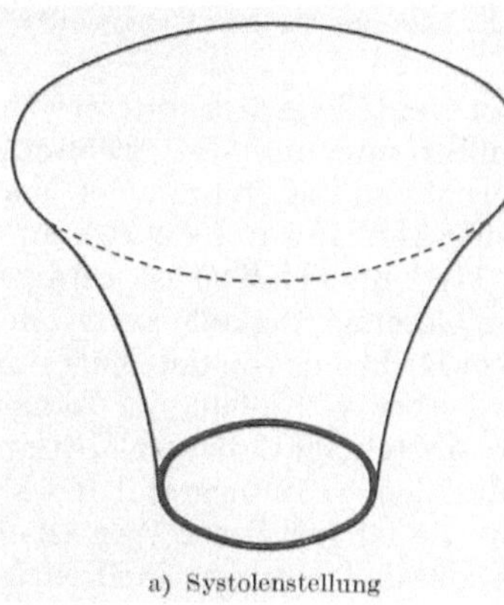

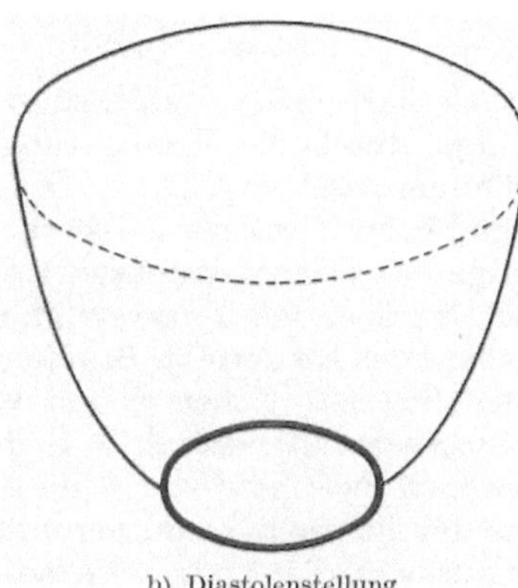

Abb. 17 a u. b. Schematische Darstellung der Wandstellung des Mitraltrichters während der Systole und Diastole bei einer Mitralstenose vom Typ II.

einem Ruck in seiner konkaven Endstellung angehalten wird. Bei beginnender Systole andererseits wird das Segel wieder zurückgetrieben und erreicht wieder, wie aus der Skizze zu ersehen ist, die nach dem Vorhof zu konvexe Stellung. Der hierbei entstehende Anspannungsknall verstärkt den I. Ton der Mitralstenose. Aus den Skizzen und Photographien ist eine Vorstellung der Vorgänge, wie sie sich im Wechsel zwischen Diastole und Systole der Mitralis abspielen, möglich. Räumlich gedacht, bilden beide Mitralsegel während der Systole einen Trichter mit eingezogenen Wänden, während der Diastole einen solchen mit ausgebuchteten,

aufgeblähten Wänden. Die beigefügten Schallkurven lassen erkennen, daß
die Mitralstenosen, die verhärtete, verkalkte und verkürzte Klappen besitzen,
im Schallbild keinen Mitralöffnungston und auch keinen paukenden ersten Ton
haben. Die zweite abgebildete Mitralstenose, obgleich sie ebenfalls hochgradig
war, hatte ein leicht bewegliches durchhängendes Mitralsegel und zeigte dementsprechend in der Schallkurve einen Mitralöffnungston und paukenden ersten Ton.

Über die Umstände, die zu einer Verstärkung bzw. Abschwächung des I. Tones führen,
soll in einem späteren Kapitel noch ausführlich gesprochen werden.

Für die Betonung des I. Tones hat die mangelhafte Ausbildung der „Stellwirbel" Bedeutung. Bei der Mitralstenose können diese Wirbel ihre Funktion,
obgleich das Klappensegel bei jenen Fällen mit Mitralöffnungston leicht beweg-

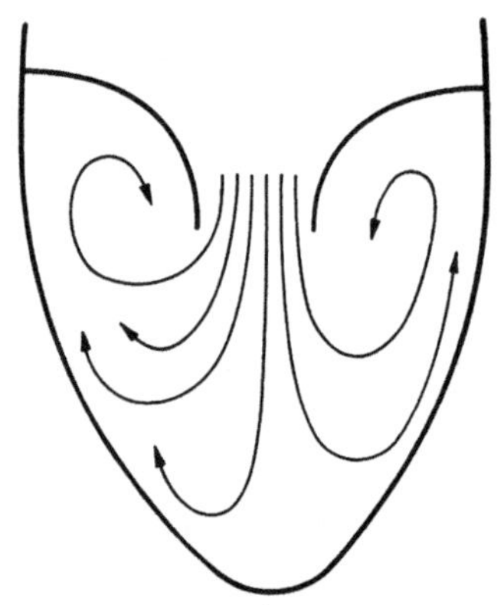

Abb. 18a. Lage der „Stellwirbel" beim normalen
Herzen.

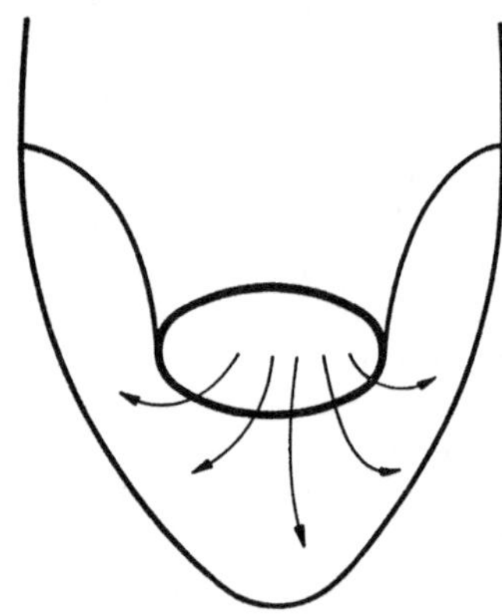

Abb. 18b. Lage der Stellwirbel bei der Mitralstenose.
Durch das tiefe Herabsteigen der Einflußöffnung wird
die volle Ausbildung der Wirbel gestört.

lich ist, deshalb nicht ausführen, weil sie weiter ventrikelwärts auftreten. Dies
ist bedingt durch die Verengerung der Einflußöffnung und die Erhöhung der
Einströmungsgeschwindigkeit. Die Lage der Wirbel und die Stellung der Klappen
kurz vor Beginn der Systole ist schematisch in der Abb. 18a u. b dargestellt. Für
die Länge des Zeitunterschiedes zwischen dem IIa und IIb-Ton ist verantwortlich der Druck in den Venae pulmonales und die Geschwindigkeit, in der sich die
Ventilebene des Herzens im Beginn der Diastole in Richtung von der Spitze zu den
Vorhöfen bewegt. Neben diesen Faktoren wird aber vor allem die Länge des
Durchhanges der Mitralsegel, d. h. die Größe des Ausschlages, die der Mittelpunkt
der Klappen zwischen dem Anulus fibrosus und dem Öffnungsrand des Mitralostiums durchmessen kann, verantwortlich sein. Je länger dieser Weg ist, desto
größer wird auch die Endgeschwindigkeit sein, in der das Segel gestrafft wird, d.h.
die Intensität des Tones wird ebenfalls mit der Länge des Weges, den der Mittelpunkt zurücklegen kann, ansteigen. Nun wird verständlich, warum lange bestehende Mitralstenosen durchschnittlich größere Differenz IIa—IIb haben. Durch
die geschilderten Vorgänge, die zur Entstehung des Mitralöffnungstones und des
paukenden ersten Tones führen, werden die Klappen auf Dehnung beansprucht.
Im Laufe der Jahre wird der Durchhang der Mitralklappen langsam zunehmen,
und damit wird auch die Zeitdifferenz IIa—IIb mit der Zeit größer.

Aus dem Vorhandensein eines Mitralöffnungstones und der Zeitdifferenz zwi-
schen seinem Auftreten und dem Beginn des II. Tones lassen sich also *weitgehende*
Rückschlüsse auf die pathologisch-anatomischen Veränderungen der Klappen ziehen.
Das heißt, wir können am Lebenden schon erkennen, ob seine Klappen allgemein

verhärtet, verkürzt und verdickt sind, oder ob nur ein verdickter Ring die Klappenöffnung einengt, und die übrigen Teile des Segels elastisch und frei beweglich und von normaler Länge sind. Eine Nachprüfung dieser Beobachtungen an einem großen Material wäre wünschenswert. Bei der Sektion solcher Herzen müßte beachtet werden, daß durch die üblichen Sektionsmethoden gerade diese Veränderungen wenig gut dargestellt werden. Es empfiehlt sich, die Technik dahingehend abzuändern, daß man zunächst den linken Vorhof eröffnet und von oben einen Blick auf die Mitralis wirft. Bei unverletztem Anulus fibrosus und

Die beiden Typen der Mitralstenosen.

Typ I	Typ II
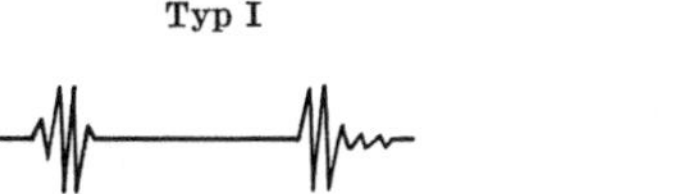	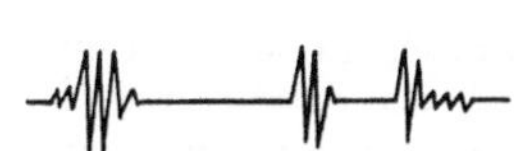
Die ganze Segelfläche ist verdickt, verkürzt, narbig umgewandelt, häufig verkalkt.	Nur die Schließungsränder sind verdickt, sonst zarte Klappen.
Kein Mitralöffnungston.	Mitralöffnungston.
Normal lauter erster Ton.	Paukender erster Ton.
Häufiger mit Mitralinsuffizienz kombiniert.	Seltener mit Mitralinsuffizienz kombiniert.
Ca. 40 bis 45% aller Mitralstenosen.	Ca. 55 bis 60% aller Mitralstenosen.
Keine Möglichkeit chirurgischer Behandlung.	Aussicht auf chirurgische Behandlung.
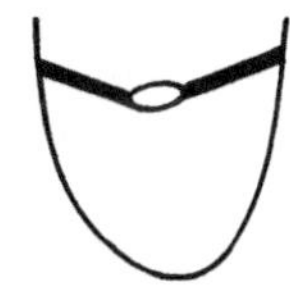	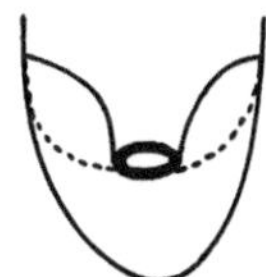

Abb. 19.

Öffnungsring der Mitralstenose lassen sich die geschilderten Verhältnisse auf den ersten Blick erkennen.

Eine praktische Bedeutung kann die Unterscheidung dieser beiden Typen von Mitralstenosen vielleicht einmal bekommen, wenn man sich überlegt, daß der Typ II mit dem langen beweglichen Segel sich für eine Operation eignen könnte, während eine solche natürlich bei völlig geschrumpften und verhärteten Mitralklappen (Typ I) von vornherein aussichtslos erscheint.

Zum Teil wurden Mitralstenosen schon mit Erfolg operativ angegangen. Vgl. hierzu CUTLER, LEWIN und BECK, SOUTTER (*41*). Auch BLALOCK (*19*) hat jüngst berichtet, daß er zur Beseitigung der Dehnung des linken Vorhofes eine künstliche Verbindung zwischen linkem und rechtem Vorhof durch das Vorhofseptum schafft. In neuester Zeit berichteten O. E. HARKEN, L. BELLIS, P. F. WARE und L. R. NORMAN (*77*) über chirurgische Behandlung von Mitralstenosen. In größeren Serien betrug die Mortalität etwa 15%. Ein großer Teil der Patienten war durch die Operation deutlich gebessert. E. P. GLOVER u. Mitarbeiter (*65*) SMITHY u. Mitarbeiter (*179*), DERRA (*43*).

Zum Beweis für die Richtigkeit der oben geschilderten Verhältnisse an den Mitralklappen wäre noch zu fordern, daß das Auftreten eines paukenden ersten Tones und eines Mitralöffnungstones häufig zugleich am selben Herzen festzustellen ist. Nach unserer Zusammenstellung trifft dies in der Tat in 80% der Fälle zu. Warum es nicht in 100% der Fälle so ist, erklären folgende Überlegungen: Bei komplizierten Mitralinsuffizienzen ist der erste Ton abgeschwächt. Trotzdem kann natürlich ein Öffnungston vorhanden sein. Außerdem kann ein paukender erster Ton andere Ursachen haben als die Mitralstenose. Man hört ihn ja auch bei

Tachykardien, im Kollaps usw. Hinzu kommt noch, daß die Abgrenzung eines paukenden Tones mit dem Ohr manchmal nicht leicht ist. Auch bei der Herzschallschreibung hatten wir hier methodische Schwierigkeiten. Hierauf wird im folgenden noch näher eingegangen werden.

Die Zahl der autoptisch bestätigten Fälle, die die Richtigkeit der geschilderten Beobachtungen erweist, wird ferner vermehrt durch die Abb. 11a und 11b, S. 58 in A. Webers Herzschallbuch (*207*), die ebenfalls das Fehlen des Mitralöffnungstones bei hochgradiger Verkalkung und Schrumpfung der Mitralklappen erkennen lassen. Auch in Kienles (*109*), „Vergleichender Herzdiagnostik" finden sich solche Abbildungen, natürlich ohne daß die geschilderten Schlüsse von dem Autor gezogen wurden.

Für die praktische Beurteilung ergeben sich also aus dem Auskultations- und Herzschallbefund folgende Schlüsse: Je lauter der I. Ton und je größer die Amplitude des Mitralöffnungstones, um so strenger sind die pathologischen Veränderungen auf die Schließungsränder der Klappen beschränkt. Die Prognose dieser Mitralstenosen scheint besser zu sein als die, deren Klappen im ganzen pathologisch verändert sind. Häufig sind bei der Mitralstenose vom I. Typ mehrere entzündliche Schübe an den Klappen abgelaufen und weitere sind zu erwarten. Der Abstand zwischen dem Beginn des II. Tones und dem Beginn des Mitralöffnungstones ist wichtig für die Beurteilung des Alters der Mitralstenose. Je länger dieser Zwischenraum, desto älter der Klappenfehler. Werte um 0,10 sprechen dafür, daß der Klappenfehler mindestens 5 Jahre besteht. Das ist ein Umstand, der für die Begutachtung von Wert sein kann.

Tabelle 5. *Das Verhalten des Abstandes zwischen dem Beginn des II. Tones und dem Beginn des Mitralöffnungstones in Abhängigkeit von der Dauer des Bestehens des Klappenfehlers, untersucht an 75 Mitralstenosen vom II. Typ.*

Beziehung zwischen dem Alter einer Mitralstenose und dem Zeitabstand IIa/IIb.

Anzahl der Mitralstenosen mit Doppelton:	Jahre des Bestehens	Zeitabstand IIa/IIb	Durchschnittlich
7	1—2	1 × 0,06″ 4 × 0,07″ 2 × 0,08″	0,071″
8	2—5	1 × 0,05″ 1 × 0,06″ 4 × 0,07″ 2 × 0,10″	0,073″
20	5—12	1 × 0,06″ 2 × 0,07″ 7 × 0,08″ 4 × 0,09″ 3 × 0,10″ 1 × 0,11″ 1 × 0,12″ 1 × 0,14″	0,089″
18	12—20	2 × 0,08″ 9 × 0,09″ 5 × 0,10″ 1 × 0,12″ 1 × 0,14″	0,096″
22	>20	9 × 0,09″ 7 × 0,10″ 2 × 0,11″ 2 × 0,12″ 1 × 0,13″ 1 × 0,15″	0,102″

Verkalkungen der Ventilebene finden sich für gewöhnlich nur beim Typ I. Vereinzelt können sie aber auch beim Typ II vorkommen. Die Verkalkungen lassen sich aber bei der Durchleuchtung von denen beim Typ I unterscheiden. Sie haben größere Amplituden und beschreiben bei jeder Herzaktion ein Dreieck, während sie beim Typ I nur geringe lineare Anschläge aufweisen. Es sei hier nochmals auf den von Wolferth und Margolies veröffentlichten Fall hingewiesen.

Eine schematische Gegenüberstellung kennzeichnet die Hauptmerkmale der beiden Typen. Unser Material umfaßt jetzt etwa 150 Fälle von Mitralstenosen, von denen einige 2- und 3mal im Abstand von Jahren phonokardiographisch untersucht wurden. Im Gegensatz zu früheren Veröffentlichungen findet sich der Typ II doch beträchtlich häufiger, als wir zunächst beobachteten.

Mit dem zeitlichen Verhalten des Mitralöffnungstones bei Lagewechsel haben sich in letzter Zeit SCHÖLLMERICH u. H. GEHL (187) befaßt. Sie beobachteten, daß der Mitralöffnungston beim Aufrichten des Pat. aus der Horizontale in die Vertikale auf dem Kipptisch deutlich später auftritt. Die Verlängerung des Abstandes vom II. Ton bis zum Mitralöffnungston betrug bis zu 50%. Erklärt wird dieses Verhalten des Mitralöffnungstones mit einer Abnahme des venösen Rückstromes zum Herzen in aufrechter Körperhaltung. Diese Annahme wird bestätigt durch die Abnahme des Minuten- und Schlagvolumens, die gleichzeitig nach dem Verfahren von WETZLER-BÖGER u. BRÖMSER-RANKE bestimmt wurden. Die Verff. sehen in diesen Untersuchungsergebnissen eine Bestätigung der oben geschilderten Erklärungsversuche für das Zustandekommen des Mitralöffnungstones.

Schon im vorigen Kapitel wurde die zeitliche Verschiebung eines Extratones bei Lagewechsel des Pat. hervorgehoben. Allerdings wird der systolische Extraton oft stärker durch eine Rotation des Pat. um seine Längsachse in seinem zeitlichen Auftreten verändert.

4. Die Bestimmung des zeitlichen Auftretens von Herzgeräuschen.

Herzgeräusche treten um so früher in der Herzphase auf, je größer die Druckdifferenz zwischen den Herz- oder Gefäßteilen ist, bei deren Füllung sie entstehen. Dieses unterschiedliche Verhalten kann mit dem Ohr meist nicht erkannt werden. Es ist also der graphischen Methode vorbehalten, die hier zusätzliche diagnostische Hinweise ergibt.

a) Das *systolische Geräusch* der Mitralinsuffizienz schließt sich unmittelbar an den I. Ton an, da der niedrige Vorhofdruck von der sich kontrahierenden Kammer sofort überschritten wird. Es nimmt dann stetig an Intensität ab, um meist schon ziemlich lange vor dem II. Ton ganz aufzuhören. Je schwerer die Insuffi-

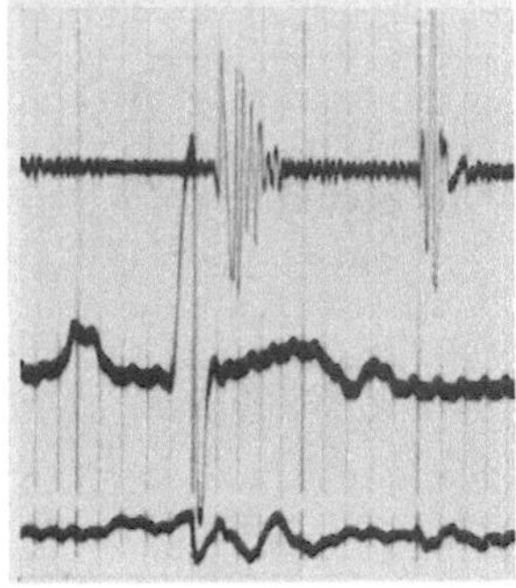 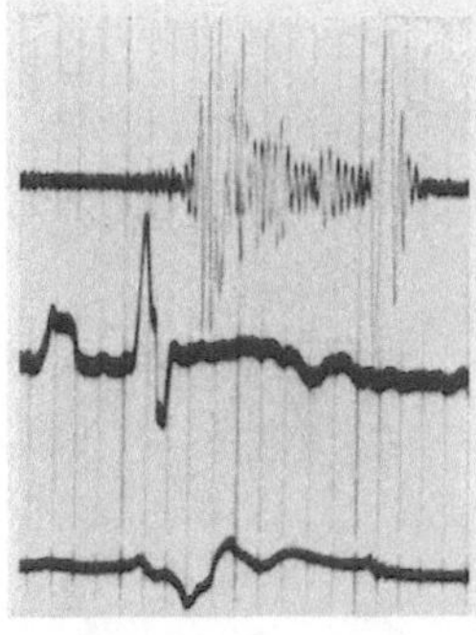

a   b

Abb. 20a u. b. Herzschallkurve eines Hundes, bei dem künstlich eine Mitralinsuffizienz angelegt wurde. Abb. 20a vor der Operation, reine Herztöne. Abb. 20b nach der Operation ein systolisches Decrescendogeräusch, das unmittelbar an den ersten Ton anschließt. Es handelte sich um eine ziemlich leichte Insuffizienz,. Dementsprechend ist das Decrescendo ziemlich steil, der I. Ton hat dieselbe Amplitude wie vor der Operation. — Oben: Herzschall „hoch"; Mitte: Ekg-Abltg. II; Unten: Herzschall „tief".

zienz ist, desto weniger wird die Öffnung durch die fortschreitende Kontraktion der Muskulatur verengert. Das bedeutet, daß auch die Insuffizienz bis fast oder sogar ganz zum Schluß der Systole bestehen bleibt. Aus der Länge des Geräusches und der Steilheit seines Decrescendo kann also auf die Schwere der Insuffizienz geschlossen werden (Abb. 20—22).

Das gegenteilige Verhalten zeigen die spätsystolischen Geräusche (Abb. 23). A. WEBER erklärt deren Zustandekommen mit einer „funktionellen" Mitralinsuffizienz. Durch eine Schädigung der Papillarmuskel soll es bei steigendem Druck im li. Ventrikel zu einer Insuffizienz der Klappen kommen. Man findet solche Geräusche aber auch bei Aortensklerose und zuweilen zusammen mit systolischen Extratönen als Residuen nach Pericarditiden.

Bei der Aortenstenose und auch bei den Septumdefekten muß erst der Druck in der Aorta bzw. der Nachbarherzhöhle übertroffen werden, ehe sich eine so starke Strömungsgeschwindigkeit entwickeln kann, daß es zur Entstehung eines Geräusches kommt. Gegen Ende der Systole ist dann der Druck in der Aorta angestiegen, die Druckdifferenz kleiner geworden, damit nimmt auch die Intensität des Geräusches ab. Noch vor Beendigung der Systole wird die kritische Geschwindigkeit oft wieder unterschritten. Das bedeutet, daß das Geräusch schon vor Beendigung der Systole aufhören kann. Im ganzen gesehen haben diese Defekte, also Aortenstenose und Septumdefekte, ein typisches spindelförmiges Austreibungsgeräusch, das meist etwa 0,05—0,1 sec nach dem I. Ton beginnt und oft ebensoviel vor Beginn des II. Tones endet (Abb. 24).

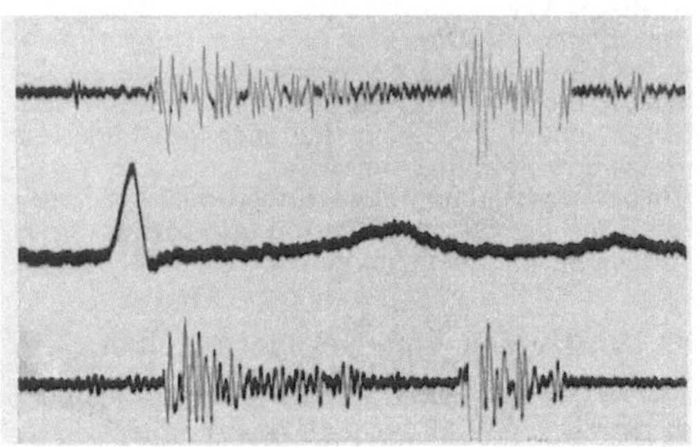

Abb. 21. Decrescendogeräusch bei leichter Mitralinsuffizienz. Dafür, daß es sich um einen leichten Fehler handelt, spricht das steile Decrescendo und das frühe Ende des Geräusches. Der I. Ton hat ziemlich kleine Amplitude. Über der Spitze hat normalerweise der I. Ton größere Amplitude als der II. Röntgenologisch war das Herz nur wenig nach links vergrößert. Der linke Vorhof sprang aber deutlich in den HOLZKNECHTschen Raum vor. — Oben: Herzschall „hoch"; Mitte: Ekg-Abltg. II; Unten: Herzschall „hoch" über der Spitze.

b) *Die diastolischen Geräusche* verhalten sich bei der Aorteninsuffizienz hinsichtlich des Zeitpunktes ihres Auftretens ebenfalls anders als die der Mitralstenose. Bei ersterer ist die Druckdifferenz zwischen Aortenwurzel und der schlaffen Kammer sehr groß. Das Geräusch beginnt daher unmittelbar anschließend an den II. Ton (Abb. 25 u. 26). Bei der Mitralstenose liegen die Verhältnisse nicht so einfach. Erstens ist der Druck in den Venae pulmonales bzw. dem linken Vorhof sehr viel geringer als in der Aortenwurzel, bis das Einströmen beginnt, dauert etwas länger, und zweitens schiebt das einströmende Blut die Ventilebene erst von ihrer vorhofkonvexen Stellung in die zum Ventrikel konvexe Lage.

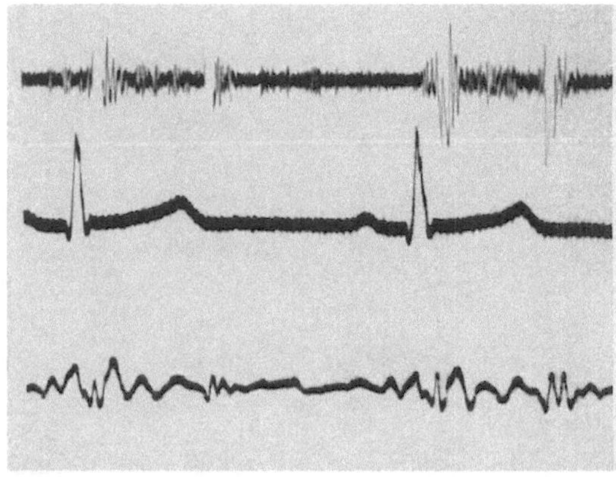

Abb. 22. Decrescendogeräusch bei schwerer Mitralinsuffizienz. Das Geräusch beginnt gleich nach dem I. Ton und reicht bis zum II. Ton. Das Decrescendo ist sehr flach. Es handelt sich um einen Patienten, der kardial insuffizient war. Das Herz war röntgenologisch deutlich vergrößert. — Oben: Herzschall „hoch" über der Spitze des Sternums; Mitte: Ekg-Abltg. II; Unten: Herzschall „tief".

Wir studierten diese Verhältnisse im vorigen Kapitel bei der Entstehung des Mitralöffnungstones. Erst wenn die Ventilebene in dieser Stellung angelangt ist, strömen wesentliche Blutmengen durch das verengte Ostium. Das diastolische Geräusch beginnt also im Anschluß an den Mitralöffnungston 0,06—0,12 sec nach Beginn des II. Tones (Abb. 26 u. 27). Fehlt der Mitralöffnungston, so beginnt das Geräusch dennoch erst nach einer Pause von ungefähr gleicher Länge nach dem

dem II. Ton (Abb. 28). G. WELLS, B. RAPPA- PORT und SPRAGUE (*213*) haben gezeigt, daß eine geringe Pause vor dem Entstehen des Diastoli- cums auch bei der Aor- teninsuffizienz bestehen kann. Dies erklärt sich daraus, daß auch bei einem starken Druck- gefälle einige Zeit ver- geht, ehe die Strömung in Gang kommt. Größen- ordnungsmäßig ist diese Pause aber in keiner Weise mit der bei der Mitralstenose zu verglei- chen. Auch ein geringes anfängliches Crescendo verzeichneten die ge- nannten Autoren beim Diastolicum der Aorten- insuffizienz. Prinzipiell ändert sich hierdurch nichts an den vorher aufgestellten Regeln. Abb. 26 zeigt ein musi- kalisches Diastolicum bei einer luischen Aorten- insuffizienz. Das laute musikalische Geräusch imponierte zunächst als Systolicum. Da auch die Töne nicht deutlich zu hören waren, dachten wir zunächst an das Vor- liegen einer Aortensteno- se. Die fast gleiche Länge der Systole und Diastole erschwerte hier die zeit- liche Festlegung des Geräusches. Die große Blutdruckamplitude von 160/65 mm Hg machte aber die Aorteninsuffi- zienz sehr wahrschein- lich. Die vorher zitierten Autoren G. WELLS usw. (*213*) glauben, daß diese musikalischen diastoli- schen Geräusche, die im

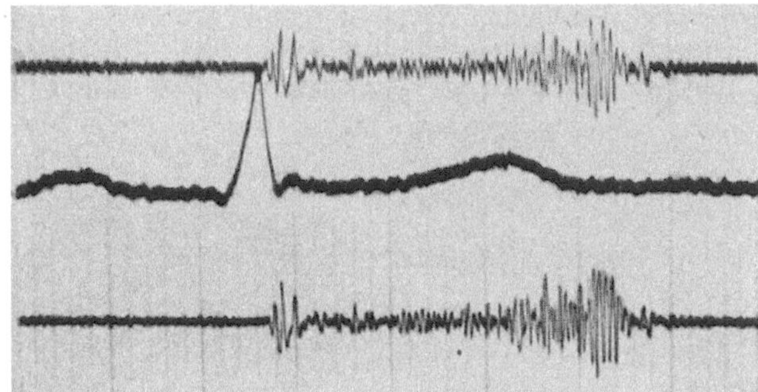

Abb. 23. Funktionelle Mitralinsuffizienz (?) durch Versagen der Papillar- muskeln. Systolisches Crescendogeräusch, das in der Mitte der Systole be- ginnt und bis zum II.Ton reicht. 60jähriger Mann mit leichter Angine d'effort und geringer Bewegungsdyspnoe. — Oben: Herzschall „hoch" über der Basis; Mitte: Ekg-Abltg. II; Unten: Herzschall „hoch" über der Spitze.

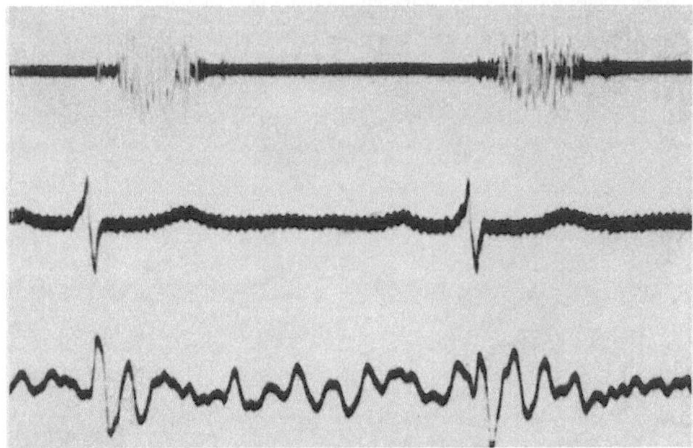

Abb. 24. Spindelförmiges Austreibungsgeräusch bei Aortenstenose. I. und II. Ton haben sehr kleine Amplitude. Klinisch handelte es sich um eine Aortenstenose bei einem 59jährigen Mann. Blutdruck 110/90 mm Hg. Kein Rheumatismus in der Anamnese. — Oben: Herzschall „hoch"; Mitte: Ekg-Abltg. II; Unten: Herzschall „tief".

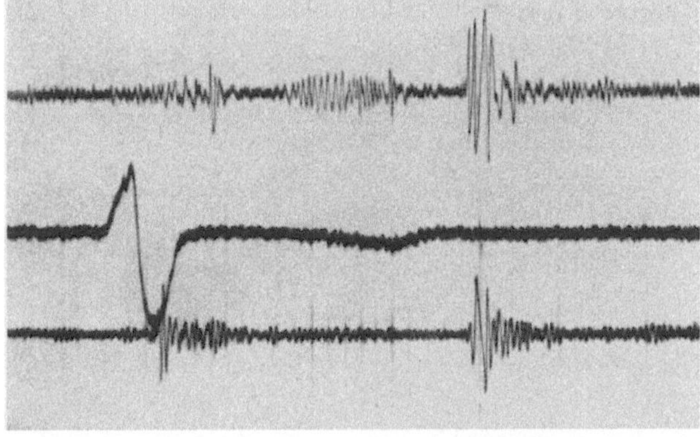

Abb. 25. Protodiastolisches Geräusch bei Aorteninsuffizienz. Es schließt sich unmittelbar an den II. Ton an. Über der Basis ein spindelförmiges Systolicum. Am li. Sternalrand in Höhe des Ansatzes der 5. Rippe ein systolisches Decrescendogeräusch. Es handelt sich um einen Patienten, der vor 5 Jahren bei einem schweren Rheumatismus einen Herzfehler bekam. Blutdruck 140/65 mm Hg. — Oben: Herzschall „hoch" über der Basis.; Mitte: Ekg-Abltg. II; Unten: Herzschall „hoch" am linken Sternalrand in Höhe des Ansatzes der 5. Rippe geschrieben.

Schallbild durch ihre Regelmäßigkeit auffallen, durch das Zurückschlagen einer Semilunarklappe ventrikelwärts entstehen. Bei einigen von ihnen beobachteten Fällen verschwand das Geräusch plötzlich, um nach Tagen wieder aufzutreten.

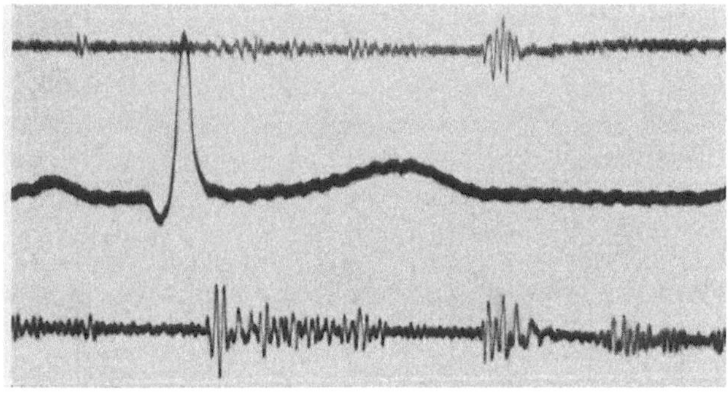

Abb. 26. Sehr lautes diastolisches, musikalisches Geräusch bei einem Patienten mit Aortitis luica. Das Geräusch schließt sich fast unmittelbar an den II. Ton an und hat nicht den üblichen reinen Decrescendocharakter, sondern zeigt im Beginn ein deutliches Crescendo. Wegen des starken Wechsels im Auftreten des Geräusches wird es als ein Zurückschlagen einer Semilunarklappe herzwärts gedeutet. Klinisch konnte man das Geräusch nicht sicher als diastolisches erkennen, es bestand für mehrere Behorcher der Eindruck eines systolischen Geräusches, da die Töne sehr leise und die Zeitdifferenz zwischen Dauer der Systole und Diastole nicht wahrnehmbar war. — Oben: Herzschall „hoch" über der Basis geschrieben; Mitte: Ekg-Abltg. II; Unten: Herzschall hoch über der Spitze.

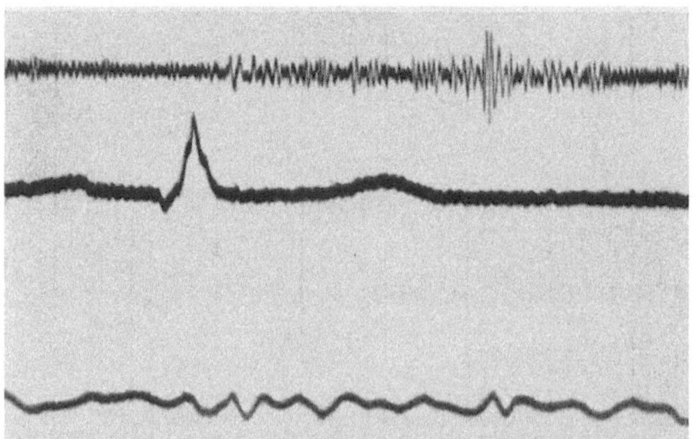

Abb. 27. Diastolisches Geräusch bei Mitralstenose Typ I. Kein Mitralöffnungston. Das diastolische Geräusch beginnt 0,13 sec nach Beginn des II. Tones. Ein systolisches Geräusch, das unmittelbar an den I. Ton anschließt und ziemlich lange vor dem II. Ton endet, spricht für gleichzeitig bestehende, leichtere Mitralinsuffizienz. — Oben: Herzschall „hoch" über der Basis; Mitte: Ekg-Abltg. II; Unten: Herzschall „hoch" über der Spitze.

Abb. 28. Kontinuierliches Geräusch bei Ductus arteriosus apertus Botalli. Das Geräusch beginnt bald nach dem I. Ton, erreicht sein Maximum zur Zeit des II. Tones und klingt dann allmählich aus. Der II. Ton hat große Amplitude. — Oben: Herzschall „hoch"; Mitte: Ekg-Abltg. II; Unten: Herzschall „tief".

Sie deuten das so, daß die Klappe wieder ihre normale Stellung einnahm und dann wieder zurückschlug.

C. LIAN (*138*) findet bei der Mitralstenose eine initiale Verstärkung des diastolischen Geräusches. Mir ist es bisher in keinem Fall mit Sicherheit gelungen, eine solche initiale Verstärkung von einem Mitralöffnungston, der ja zur selben Zeit auftritt, abzugrenzen.

Die präsystolische Verstärkung des diastolischen Geräusches bei der Mitralstenose hat auch in letzter Zeit verschiedene Autoren beschäftigt. Es kann keinem Zweifel mehr unterliegen, daß die Vorhoftätigkeit mit dem Crescendogeräusch zu tun hat. Dies hat als erster SCHELLONG (*183*) *eindeutig* gezeigt. Bei einem A-V-Block fand sich ein präsystolisches Crescendogeräusch nur bei den Schlägen, bei denen die P-Zacke zufällig im richtigen Abstand vor der Kammererregung auftrat. VISIU (*204*) zeigte an mehreren Herzschallkurven Schwingungen eines Geräusches vor Beginn des I. Tones, die allerdings im Gegensatz zu dem ersten präsystolischen Geräusch nach der Q-Zacke im Ekg auftreten. Diese eigentlich systolischen Geräusche erklärt Verf.

durch eine Insuffizienz der Klappe, die durch die Verhärtung der Einflußöffnung entstehen soll. Erhöht sich der Druck im Ventrikel, so kommt es doch zu einem vollständigen Schluß der Klappe. Diese „Frühinsuffizienz" bedeutet also nicht, daß es sich um ein „unreines" Vitium handelt. Im Unterschied zum eigentlichen präsystolischen Geräusch kommt dieses „frühzeitige" systolische Geräusch natürlich auch bei absoluter Arrhythmie vor.

Die zahlreichen Verwechslungsmöglichkeiten mit präsystolischen Geräuschen heben ALIMURUNG, RAPPAPORT und SPRAGUE (2) hervor. Vor allem die Vorhoftöne können den auskultatorischen Eindruck eines Präsystolicums erwecken. Aber auch die Spaltung des I. Tones täuscht, besonders wenn der zweite Anteil der lautere ist, ein Präsystolicum vor.

c) Unter *kontinuierlichen Geräuschen* versteht man solche, die sich nicht auf eine Phase der Herzrevolution beschränken, sondern von der Systole auf die Diastole übergreifen. Meist sind die schon bei der einfachen Auskultation an ihrem eigenartigen Klangcharakter zu erkennen. Man hat sie, die zuerst von GIBSON (1900) zit. nach MANNHEIMER (*149*) beschrieben wurden, daher auch Maschinengeräusche genannt (Abb.28). Sie sind häufig

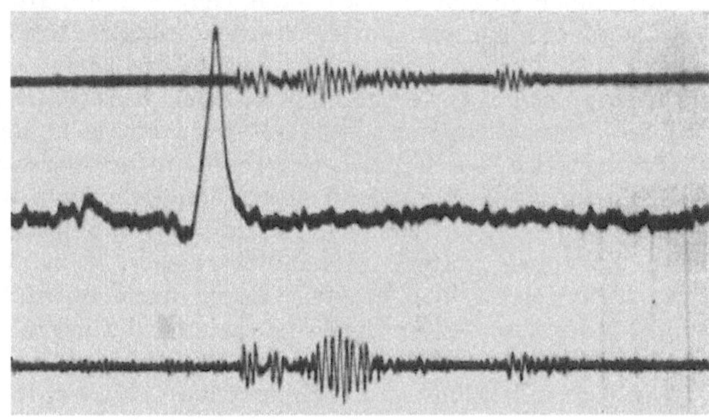

Abb. 29. Spindelförmiges Austreibungsgeräusch bei Ventrikelseptumdefekt. Beginn, Maximum und Ende des Geräusches über der Basis des Herzens und über dem Rücken gleichzeitig. — Oben: Herzschall „hoch" über der Basis des Herzens; Mitte: Ekg-Abltg. II; Unten: Herzschall „hoch" über dem Rücken geschrieben.

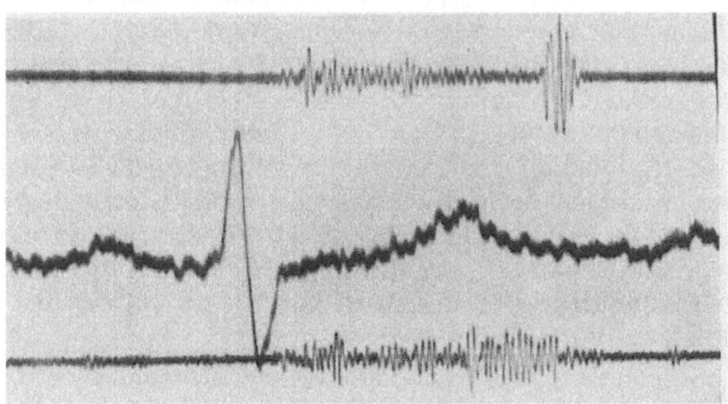

Abb. 30. Systolisches Geräusch bei Aortenisthmusstenose. Das Geräusch ist über dem Rücken deutlich später verzeichnet als über der Basis, weil es sich nicht um ein fortgeleitetes Herzgeräusch, sondern um ein Gefäßgeräusch im Collateralkreislauf handelt. — Oben: Herzschall „hoch" über der Basis des Herzens; Mitte: Ekg-Abltg. II; Unten: Herzschall „hoch" über dem Rücken geschrieben. Vgl. Abb. 29.

sehr laut. Nur mit einem gleichzeitigen systolischen und diastolischen Geräusch oder mit perikardialen könnten sie verwechselt werden. Dies hat aber praktisch keine Bedeutung. Sie kommen vor allem beim offenen Ductus Botalli vor, um bei dessen Unterbindung zu verschwinden. Außerdem werden sie bei allen arteriovenösen Aneurysmen beobachtet. Solche können in der Lunge bestehen (C. BAKER und G.R. TROUNCE (9), G. BIÖRCK und C. CRAFOORD (16) und CRANE und Mitarbeiter (40)]. Da sich solche Aneurysmen operativ heilen lassen, ist es bedeutsam, wenn sie diagnostiziert werden können. Auch das Schwirren einer stark vascularisierten Struma liefert ein kontinuierliches Geräusch.

d) Eine besondere Bewandtnis hat es mit den *Geräuschen,* die man in den Gefäßen *des Collateralkreislaufes* bei der *Aortenisthmusstenose* hören kann. Es handelt sich hierbei nicht etwa um vom Herzen fortgeleitete Geräusche, sondern um solche, die in den Intercostalarterien entstehen. Da durch diesen Collateralkreislauf ein für seine Weite viel zu großes Blutvolumen gepreßt werden muß, wird die kritische Geschwindigkeit, bis zu der das Blut laminar strömt, überschritten, und es kommt zu Wirbelbildungen und damit Geräuschen. Das Geräusch entsteht in den Gefäßen, wenn die Pulswelle dort angelangt ist. Es wird also um diejenige Zeit später als das Geräusch am Herzen auftreten, die die Pulswelle vom Herzen bis zur Auskultationsstelle benötigt. In der Aortenwurzel bewegt sich die Pulswelle sehr langsam vorwärts, wie C. Timm (*199*) mit kinemathographischen Untersuchungen zeigen konnte. Bei der Aortenisthmusstenose wird die Pulswellengeschwindigkeit wohl etwas höher sein als normal. Für die schätzungsweise 30—40 cm betragende Entfernung von der Aortenwurzel bis zur Auskultationsstelle kann man eine Verspätung von 0,05 bis 0,10 sec annehmen. In der Tat findet sich das Geräusch bei der Schreibung über dem Rücken um diesen Zeitraum später. Manchmal reichen seine letzten Schwingungen noch etwas über den II. Ton hinaus. Es ist dann ebenfalls ein kontinuierliches Geräusch, besonders bei Kindern, bei denen die übrigen Zeichen der Isthmusstenose oft noch nicht ausgebildet sind, kann das „Verspätungssymptom" [K. Holldack (*94*)] mit zur Stellung der Diagnose verwendet werden.

Von Zinner und Kay (*220*) wurde die phonokardiographische Zeitbestimmung der Herzgeräusche zur Unterscheidung von solchen, die im rechten, von solchen, die im linken Herzen entstehen, herangezogen. Das Prinzip ist kurz folgendes: Bei starkem Pressen wie bei dem Valsavaschen Versuch wird der Einstrom des Blutes ins rechte Herz unterbrochen, damit verschwinden die Herzgeräusche häufig ganz oder werden deutlich schwächer. Wird nun das Pressen unterbrochen, so strömt das Blut sofort wieder ins rechte Herz ein. Geräusche, die dort entstehen, werden also unmittelbar nach dem Aufhören des Pressens in großer Stärke wahrzunehmen sein. Das linke Herz erhält ein starkes Blutangebot aber erst wieder, nachdem die leergepreßten Lungengefäße aufgefüllt sind. Geräusche, die hier entstehen, werden erst nach einigen Herzschlägen wieder laut hörbar. Typische linksseitige Geräusche sind z. B. das präsystolische Geräusch einer Mitralstenose. Genau so verhielt sich aber auch ein kontinuierliches Geräusch beim Ductus apertus Botalli. Auch zur Untersuchung der Herztöne läßt sich das geschilderte Verfahren anwenden.

Wir haben uns mit derartigen Untersuchungen ebenfalls beschäftigt. Es ergab sich aber, daß für die klinische Routineuntersuchung das Verfahren nicht geeignet ist, da es für die Patienten, besonders natürlich wenn sie dekompensiert sind, beschwerlich ist. Durch das Muskelzittern sind in den seltensten Fällen Kurven ausreichender Qualität zu erreichen. Für wissenschaftliche Untersuchungen sind aber die Möglichkeiten, die das Verfahren bietet, noch längst nicht erschöpft.

5. Die Bestimmung des zeitlichen Auftretens der Herztöne.

a) des I. Tones. Das zeitliche Verhalten des I. Tones soll im Zusammenhang mit den Änderungen seiner Amplitudengröße später (S. 447) besprochen werden.

b) des II. Tones. Der II. Ton gilt allgemein als das Ende der mechanischen Systole. Zur Ausmessung der Systolendauer wird daher fast immer die Herzschallschreibung mit herangezogen. Nach einem Verfahren, das zuerst von Schultz (*192*) beschrieben wurde, entwickelte Blumberger (*20*) eine Methode zur Bestimmung von Anspannungs- und Austreibungszeit. Dazu ist die Simultanschreibung von Ekg, Schallkurve und Carotispulskurve nötig. Die Anspannungszeit reicht von der Q-Zacke des Ekgs bis zum Beginn des Anstieges der Pulskurve. Von dort bis zum Beginn des II. Tones reicht die Austreibungszeit. Nach den Untersuchungen BLUMBERGERs zeigt das insuffizient werdende Herz zunächst Veränderungen der Anspannungszeit im Sinne einer Verlängerung. Dann wird auch die Austreibungszeit länger, die dann bei schweren Insuffizienzen wieder kürzer wird. Bei erfolgreicher Therapie bilden sich diese Veränderungen wieder zurück. Vorübergehende Schädigungen des Herzmuskels durch Extrasystolen lassen sich nach demselben Autor am Verhalten der Anspannungszeit des ersten postextrasystolischen Schlages erkennen.

MAASS (148) hat eine Methode entwickelt, die es ermöglicht, auch mit einem Zweifachschreiber dieselben Werte zu gewinnen.

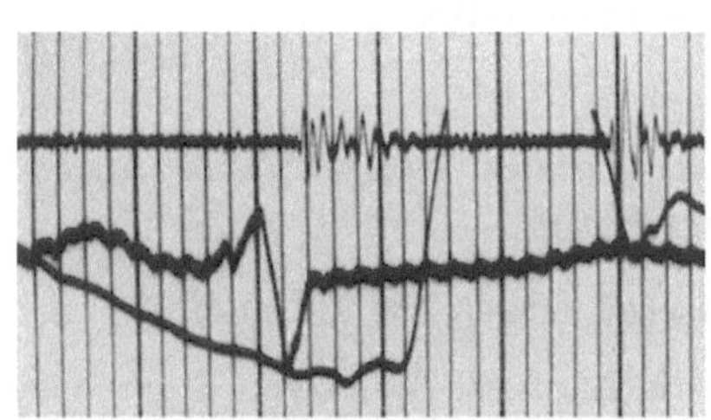

Abb. 31a. Herzschallkurve eines Patienten mit einer Lipoidnephrose. Pulsfrequenz 85 min, QT 0,52, stark verlängert, Q-II 0,33. Deutliches „Heggelin-Syndrom". Umformungszeit 0,06. Druckanstiegszeit 0,07 (stark verlängert, typisch für das Heggelin-Syndrom). Anspannungszeit 0,13. Austreibungszeit 0,19 (sehr kurz, ebenfalls typisch). — Oben: Herzschall „hoch"; Mitte: Ekg-Abltg. II; Unten: Carotispulskurve.

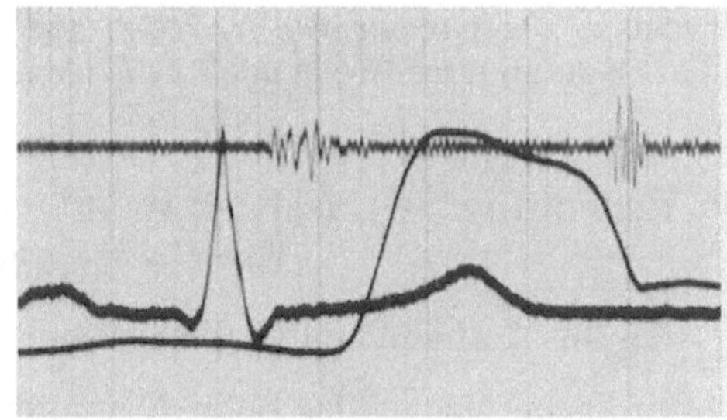

Abb. 31b. Herzschallkurve eines Patienten mit unbestimmten Herzbeschwerden, die durch kleine AT 10-Gaben zu bessern waren. Erhöhung des Kaliums im Serum(23,6 mg-% Ca im Serum 9,1) Pulsfrequenz 60/min. QT 0,32 (verkürzt) Q-II 0,41. Umformungszeit 0,06. Druckanstiegszeit 0,055. Austreibungszeit 0,28. „Anti-Heggelin-Syndrom". Kurven wie Abb. 31a.

Die Bestimmung der Anspannungs- und Austreibungszeit ist jedenfalls eine Methode, die geeignet ist, Einblick in die Herzarbeit zu gewinnen. Die vergleichende Untersuchung der Wirkung von Strophanthin und Digilanid von SARRE und MEILINGER (176) und von Digitoxin von BEURICH und MAASS (14) erweisen dies. HEGGELIN (80) fand bei komatösen Patienten einen sog. Spechtschlagrhythmus bei der Auskultation des Herzens. In der Schallkurve entspricht diesem eine starke Vorverlegung des II. Tones. In einigen Fällen lag der II. Ton noch wesentlich vor dem Beginn der T-Zacke, an deren Ende er für gewöhnlich auftritt. HEGGELIN (80) bezieht diese Verkürzung der mechanischen bei gleichzeitiger Verlängerung der elektrischen Systole auf Stoffwechselstörungen im Herzmuskel und nennt die Erscheinung, die sehr selten zu sein scheint, energetisch-dynamische Herzinsuffizienz. RUPP, FRITSCHY und PAHUD (173) untersuchten dieses Syndrom bei der Insulinschockbehandlung und fanden gesetzmäßige Zusammenhänge zwischen der Vorverlegung des II. Tones und dem Kaliumspiegel im Blut.

Ein Beispiel für ein typisches Heggelin-Syndrom bringt Abb. 31a. Abb. 31b zeigt, daß auch das Gegenteil eines Heggelin-Syndromes vorkommt und klinische Bedeutung haben kann. Es handelt sich um einen Pat., der unter der Diagnose einer latenten Tetanie von uns mit kleinen Dosen AT 10 behandelt wurde. Bei ihm fand sich eine auffallende Verspätung des II. Tones gegenüber dem elektrischen Systolenende. Während die mechanische Systolenlänge 0,405 sec dauert, ist die elektrische schon nach 0,33 sec beendet. Bemerkenswert ist, daß der Wert für K im Serum bei ihm auf 29,8 mg-% erhöht war, während der Ca-Wert 9,7 mg-% betrug. Der Patient vertrug hohe AT 10-Dosen sehr schlecht, mit zweimal täglich

5 Tropfen fühlte er sich aber deutlich gebessert. Parallel mit seinem subjektiven Zustand verhielten sich die Kaliumwerte und auch die Verspätung des II. Tones. Je früher letzterer auftrat und je näher er der Norm der Kaliumwerte lag, desto besser ging es dem Patienten. Dies wurde fortlaufend an fünf verschiedenen Tagen untersucht. Die zeitliche Beziehung des II. Tones zum Ende der elektrischen Systole ist also sehr abhängig vom Mineralhaushalt, was wir auch besonders schön bei einem dystrophischen Myotoniker (Thomson, Steiner, Curschmann) nachweisen konnten. Dieser hatte erniedrigte Calciumwerte im Serum, die ebenfalls mit einem „Heggelin-Syndrom" bei sehr starker Verlängerung der QT-Zeit und hier vor allem der Austreibungszeit einherging. Die Benennung des Heggelin-Syndromes als energetisch-dynamische Herzinsuffizienz erscheint uns unglücklich nicht nur, weil es unmöglich erscheint, einen sinnvollen Namen für die wesensverwandte Verspätung des II. Tones gegenüber der T-Zacke zu finden. Hierauf soll aber an anderer Stelle ausführlicher eingegangen werden.

IV. Bedeutung von Intensitätsunterschieden der Schallerscheinungen für die Herzbeurteilung.

1. Das Unterscheidungsvermögen unseres Ohres für Intensitäten.

Wir haben uns bei der Betrachtung über die Lautheit des ersten Tones schon mit der Frage beschäftigt, wie weit unser Ohr in der Lage ist, verschiedene Intensitäten von Tönen und Geräuschen zu unterscheiden. Ebenso wie bei der Beantwortung der Frage, wie weit Intervalle unterschieden werden können, befinden wir uns hier in einer wesentlich günstigeren Lage als bei der Beantwortung der ersten Frage, der zeitlichen Einordnungsfähigkeit der Gehörseindrücke, da wir uns hier auf dem Boden gesicherter sinnesphysiologischer Tatsachen bewegen können. Die Fähigkeit des Ohres, Intensitäten zu unterscheiden, ist eine außerordentlich schlechte. Ein Ton oder ein Geräusch muß um mehr als 25% in seiner Intensität von dem Vergleichston unterschieden sein, um als lauter oder leiser empfunden zu werden, vorausgesetzt, daß die Frequenz dieselbe ist. Hornbostel (*104*).

Bei der Feststellung eines paukenden ersten Tones sind aber diese Bedingungen bei weitem erfüllt, denn es ist ja bekannt, daß ein paukender erster Ton oft schon in einiger Entfernung von der Brustwand ohne Benutzung eines Hörrohres vernommen werden kann.

2. Messung der Intensitätsunterschiede mit der Herzschallschreibung.

In Kapitel II, Abs. 3 wurde schon gezeigt, daß es gut möglich ist, eine Eichung der Herzschallapparatur vorzunehmen und die Schallintensität in dyn/cm² oder erg/cm² anzugeben.

Diese Zahlen haben das Ansehen von exakten physikalischen Größen. Man muß sich aber vor einer Pseudoexaktheit hüten. Mannheimer (*143*) fand z. B., daß alle Herzgeräusche bei Mädchen mit entwickelten Mammae leiser waren als bei Jungen derselben Altersklasse. Schon bei der Atmung sind Veränderungen der Intensität um 100% festzustellen. Man muß diese Zahlen also sehr kritisch betrachten, will man nicht großen Irrtümern unterliegen. Natürlich haben diese Zahlen zunächst auch nichts mit der subjektiven Lautstärke zu tun. Voraussetzung für einen Vergleich gleicher Intensitäten in dyn/cm² ist nämlich, daß es sich um Schwingungen gleicher Frequenz handelt. Bei unseren Untersuchungen ist es aber meistens so, daß beim Auftreten von größeren Intensitäten auch höhere

Frequenzen auftreten. Dies bezieht sich vor allem auf die II. Basistöne. Wir haben daher zunächst auf eine Eicheinrichtung bei unserer Apparatur verzichtet. Zum Vergleich der Intensitäten benutzen wir nur die Schreibung mit gleicher Verstärkerempfindlichkeit an den verschiedenen zu untersuchenden Stellen. Auch so kann man sich ein gutes Bild von den vorkommenden Intensitätsunterschieden machen. Die von uns verwendeten Verstärker haben außerdem den Vorteil, daß sie eine zunächst sehr steil ansteigende Charakteristik haben. Oberhalb 75 Hz läuft diese dann fast parallel der Abscisse, so daß oberhalb dieses Wertes Schwingungen aller Frequenzen mit gleicher Empfindlichkeit zur Darstellung kommen. Das heißt also, es werden die physiologisch sehr viel interessanteren absoluten Intensitäten miteinander verglichen und nicht die subjektiven.

Bei gleicher Verstärkereinstellung wurde so über Spitze und Basis der Herzschall registriert, und es konnte z. B. gute Übereinstimmung zwischen dem Bestehen eines paukenden I. Tones und dem Vorhandensein eines Mitralöffnungstones gefunden werden.

Die Beobachtung, daß die Lautheit des I. Tones sehr stark von der Beschaffenheit der A-V-Klappen bestimmt wird, veranlaßte uns, die Bedingungen, die zu einer Verstärkung oder Abschwächung des I. Tones führen, zu untersuchen.

3. Untersuchung über die Gründe, die zu einer Abschwächung oder Verstärkung des I. Tones führen.

Bei den folgenden Überlegungen werden alle Umstände, die die Lautheit der Herztöne beeinträchtigen, und die nicht am Herzen selbst gelegen sind, außer acht gelassen. Solche extrakardialen Faktoren, wie z. B. Adipositas der Brustwand, Emphysem usw. verändern meist ja auch beide Herztöne im selben Sinn. Hier handelt es sich aber nur darum, festzustellen, wann der I. Ton in seiner Intensität verändert wird.

Wenn im folgenden vom I. Ton gesprochen wird, so ist immer nur das Tonsegment des I. Tones gemeint. Nach W. R. HESS entstehen die Schwingungen des I. Tones dann, wenn die Kammern aus ihrer ovalen diastolischen Form kommend die kugelähnlichste Gestalt erreicht haben. W. R. HESS nimmt an, daß die gesamte Umwandung, also A-V-Klappen und die Ventrikelmuskulatur in Schwingung geraten, wenn die zunächst isotonisch ablaufende Kammerkontraktion abgebremst wird, und sich die Kammerumwandung plötzlich um den inkompressiblen Kammerinhalt schließt. Diese Auffassung von der Entstehung des ersten Tones stimmt gut mit den neuen Auffassungen von LEWIS und DOCK (137a) überein, die allerdings im Gegensatz zu W. R. HESS glauben, daß nur die A-V-Klappen geeignet sind, tonartige Schwingungen auszuführen, während die übrige Kammerwand wegen zu starker Dämpfung für die Erzeugung des ersten Tones keine Bedeutung habe.

Wie wir schon sahen, finden wir eine Verstärkung des I. Tones:

1. bei Mitralstenosen (nicht in allen Fällen),

2. bei frühzeitig einfallenden Extrasystolen,

3. beim A-V-Block bei den Schlägen, bei denen die Vorhofkontraktion gerade kurz vor der Kammerkontraktion erfolgt,

4. im Kollaps.

Vor allem bei der Mitralstenose wurde die Verstärkung des I. Tones dadurch erklärt, daß der schlechtgefüllte Ventrikel sich mit größerer Geschwindigkeit um seinen geringen Inhalt kontrahiert, [KREHL (116)] und es dadurch zu einer plötzlichen Anspannung der Wände komme. Diese Erklärung leuchtet zunächst für die Mitralstenose, die frühzeitigen Extrasystolen (Abb. 32) und auch für den Kollaps ein, denn in allen diesen Fällen scheint ja der Ventrikel schlechter gefüllt zu sein.

Anders verhält es sich aber bei einzelnen Schlägen des A-V-Blockes, bei denen der I. Ton verstärkt gefunden wird (Abb. 28). Hier kann man von einer schlechteren Füllung wohl nicht sprechen. Die Diastolen sind bei der bestehenden Bradykardie alle sehr lang. Es ist also genügend Zeit zur Ausfüllung der Kammern vorhanden.

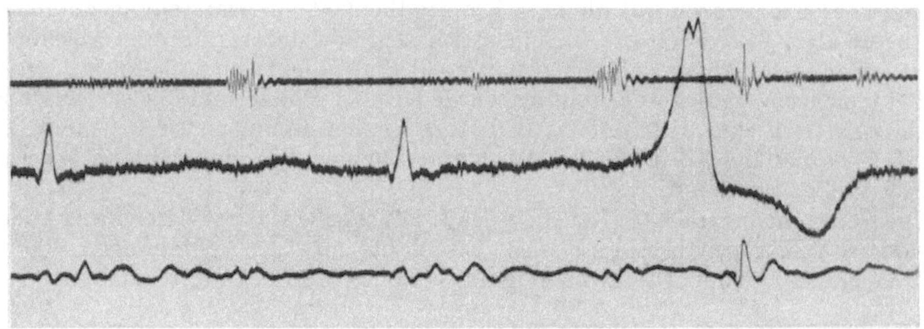

Abb. 32. Verhalten des I. Tones bei sehr frühzeitig auftretender ventrikulärer Extrasystole. Die I. Töne der Normalschläge sind so klein, daß sie auf der Kurve fast nicht erkannt werden können. Unmittelbar nach dem II. Ton des zweiten Schlages beginnt die ventrikuläre Extrasystole. Es war zu wenig Zeit, um den Ventrikel richtig zu füllen. Auch die „Stellwirbel" konnten sich noch nicht ausbilden. Deshalb ist die „Stellung" der Klappen im Beginn der Systole unvollständig. Der I. Ton wird laut. Hier wird die Verstärkung des I. Tones unabhängig von der Vorhoftätigkeit. Die Schallkurve stammt von der Patientin mit Eisenmengersyndrom. — Oben: Herzschall „hoch"; Mitte: Ekg-Abltg. II; Unten: Herzschall „tief".

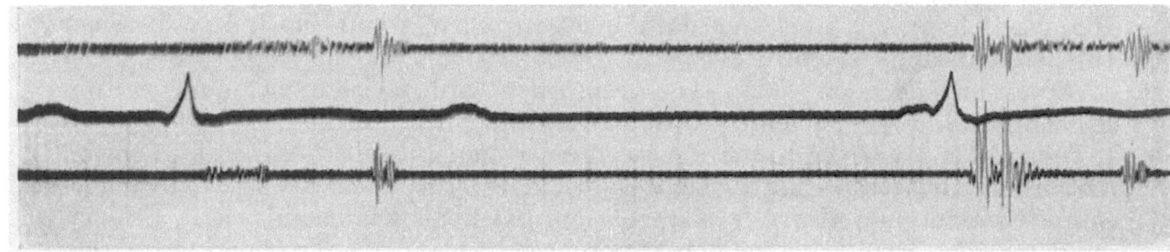

Abb. 33. Verhalten des I. Tones bei „Vorhofpfropfung" infolge A-V-Block. Beim I. Schlag li. hat der I. Ton sehr kleine Amplitude. Beim 2. Schlag re. ist ein sehr lauter gespaltener I. Ton zu erkennen, weil die Stellung der A-V-Klappen durch die Vorhofaktion gestört ist. Über der Basis ist ein systolisches Geräusch verzeichnet. — Oben: Herzschall „hoch" über der Basis; Mitte: Ekg-Abltg. II; Unten: Herzschall „hoch" über der Spitze geschrieben.

Das einzige, was die Schläge mit dem lauteren I. Ton vor den anderen auszeichnet, ist die kurz vor dem Kammerinitialkomplex auftretende P-Zacke. Tritt aber die P-Zacke mit normaler Überleitungszeit auf, so ist auch die Intensität des I. Tones normal. Es kommt also auf das unmittelbar vor dem QRS auftretende P an. Die Aktion des Vorhofes erfolgt zu einer Zeit, zu der die A-V-Klappen durch die „Stellwirbel" schon geschlossen sind und hält auch noch an, wenn die Kammer ihre Kontraktion beginnt. Es entsteht also eine „Pfropfung". Das wesentliche, was zur Verstärkung des I. Tones führt, ist die Störung der „Stellung" der Klappen durch die unzeitige Vorhofkontraktion. Die A-V-Klappen, die in diesem Fall schon richtig in ihre Schlußstellung gebracht waren, werden durch die Vorhofsaktion entspannt und ventrikelwärts vorgeschoben (Abb. 33 u. 34). So kann man sich vorstellen, daß die Lautheit des I. Tones von der Stellung der Klappen abhängt und nicht von einer mangelhaften Füllung der Kammern.

Auch bei den anderen drei Beobachtungen finden wir vielleicht eine andere Erklärung für die Verstärkung des I. Tones. Es bleibt zu fragen, warum bei den Mitralstenosen, die ja doch Jahre hindurch bestehen, der linke Ventrikel immer relativ zu groß bleibt, während doch sonst das Herz sich in bewunderungswürdiger Geschwindigkeit allen notwendigen Blutvolumina anpaßt.

J. K. Lewis und W. Dock (135) haben, wie schon gesagt, darauf hingewiesen, daß der Herzmuskel ein ideal schalltönender Körper ist, ähnlich einem Gummiball mit zentimeterdicken Wänden. Die Klappen stellen dagegen eine gut schwingungsfähige Membran dar, die nach Ansicht der Autoren allein für die Schwingungen des Tonsegmentes des I. Tones verantwortlich sind.

Daß auch bei der Mitralstenose die Stellung der Klappen nicht in gewöhnlicher Weise funktioniert, haben wir schon auf S. 432 dargestellt. Dasselbe trifft für die früheinsetzenden Extrasystolen zu, weil nicht genug Zeit vorhanden war, um die „Stellwirbel" zu entwickeln. Auch kommt es nicht zur richtigen „Stellung" der Klappen beim Kollaps, weil durch das Versacken des Blutes in die Peripherie die Einströmungsgeschwindigkeit so stark herabgesetzt wird, daß die Füllung in laminarer Strömung erfolgt. Wir sehen also, daß es überall dort, wo die „Stellung" der Klappen aus den verschiedensten Gründen unvollkommen ist, zu einer Verstärkung des I. Tones kommt.

Es wäre nun zu untersuchen, ob es auch eine klappenbedingte Abschwächung des I. Tones gibt. Dies ist in der Tat der Fall. Bei der Einteilung der Mitralstenosen sehen wir schon, daß der I. Typ keinen paukenden I. Ton hat.

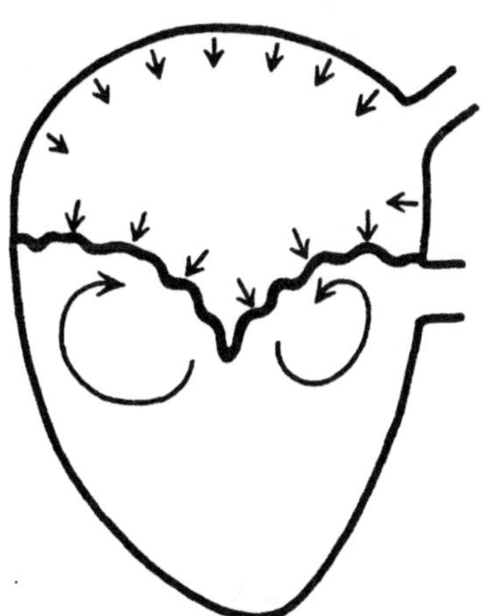

Abb. 34. Schematische Darstellung der Entspannung der A-V-Klappen durch Vorhofpfropfung.

Sicherlich ist die Stellfunktion der Wirbel auch bei diesem Typ von Mitralstenosen gestört. Es muß aber zur Verstärkung des I. Tones noch eine zweite Voraussetzung erfüllt sein. Die Ventilebene muß zart und schwingungsfähig sein. Wir sahen, daß es das Charakteristikum der Mitralstenosen vom Typ I ist, daß ihre ganzen Segelflächen narbig verändert sind. Bei den Mitralinsuffizienzen, die ja durch narbige Verkürzung der Segelflächen entstehen, finden wir ebenfalls häufig einen leisen I. Ton, während dies bei den relativen, rein myogenen Insuffizienzen von mir bisher noch nie beobachtet wurde.

Bei einem Kranken konnte ich ein fast völliges Verschwinden beider Herztöne neben einem spindelförmigen Austreibungsgeräusch in der Schallkurve feststellen (95). Trotz verhältnismäßig großer Blutdruckamplitude mußte man die Diagnose Aortenstenose stellen. Die Röntgenuntersuchung mit harten Rö-Strahlen ergab eine ausgedehnte Verkalkung der Ventilebene. Ein zweiter Fall zeigte dasselbe akustische Verhalten, wie aus der Schallkurve zu entnehmen ist. Die ausgedehnten, zentimeterdicken Verkalkungen bezogen nicht nur die Aorten- und Mitralklappen ein, sondern reichten auch noch ins Myokard. Hier führten sie zu einer Störung der Reizleitung vom Vorhof zur Kammer.

Es gibt sicherlich noch andere Gründe, die zu einer Abschwächung des I. Tones führen können, z. B. langsamer Druckanstieg in den Kammern bei Mitralinsuffizienz oder Septumdefekt. Aber höchst wahrscheinlich ist die Beschaffenheit der Klappen ein wesentlicher Faktor für die Intensität des I. Tones. In neun Fällen habe ich bisher die Verkalkung der Ventilebene mit dem Stethoskop diagnostiziert und später die Bestätigung vom Röntgenologen erhalten (Dr. Meyer-Krahmer). Fünf Fälle davon waren Aortenstenosen. Das ist für diesen als selten angesehenen Klappenfehler eine ziemlich große Zahl. Unter den Aortenstenosen befanden sich übrigens auch junge Patienten in der Mitte oder am Ende des 3. Lebensjahres.

Im amerikanischen Schrifttum wird jetzt immer häufiger über Verkalkungen der Aorten- und Mitralklappen berichtet, C. E. DAVIS und R. R. STEINER (42) und andere. Nach Ansicht dieser Autoren gelingt der Nachweis der Verkalkungen am besten mit Schichtaufnahmen. Bei der Durchleuchtung mit harten Rö-Strahlen ist eine sehr gute Dunkeladaptation unerläßlich. C. KUMPE und W. BEAN (120) haben über 107 Autopsien von Aortenstenosen berichtet. Sie fanden Verdickungen einer oder beider Mitralklappen bei 15 Fällen, sklerotische Plaques bei 16%, deutliche ausgedehnte Verkalkungen in zwei Fällen. Also immerhin in rund $^1/_3$ der Fälle Veränderungen an den Mitralklappen, die zu einer Abschwächung des I. Tones führen können. In einer Zusammenstellung von BÖHMIG (27) ist der Prozentsatz solcher Veränderungen noch höher[1].

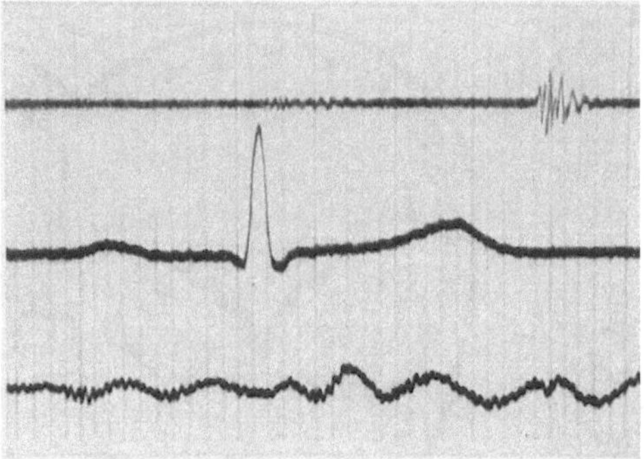

Es kann beim Überblicken all dieser Verhältnisse kein Zweifel mehr darüber bestehen, daß die Intensität von der Schwingungsfähigkeit der A-V-Klappen beeinflußt wird.

W. ERNSTHAUSEN (53) hat in einer verdienstvollen Arbeit die Herztätigkeit als Schwingungsvorgang dargestellt. Er kommt zu dem Schluß, daß die geringe Ähnlichkeit des Bildes der Herztöne bei Anwendung verschiedener Methoden (zwei die Herzbewegung erfassende Methoden, Messung der Brustwandbewegung, Messung der Druckschwankungen im Oesophagus und Messung der Thoraxvolumenschwankungen) gegen eine Entstehung der Herztöne durch spezifische Klappenbewegungen spräche. Diese hätten zudem zu geringe Masse und Steifigkeit. Wenn jemand behauptete, daß die E-Seite der Violine zu geringe Masse und Steifigkeit besitze, um mit ihrem Klang einen Konzertsaal zu erfüllen, würde dies wohl auch nicht sehr überzeugend wirken. Ich glaube nicht, daß die Überlegungen des Autors den Verhältnissen voll gerecht werden. Das was der Kliniker täglich sieht und vor allem der Vergleich der Schallkurven mit den autoptisch zu erhebenden Befunden an den Klappen scheinen uns das Gegenteil zu beweisen. In diesem Zusammenhang wäre noch auf eine Arbeit F. SCHEMINZKYs (185) einzugehen. Er konnte einen Menschen untersuchen, der über den MÜLLERschen und VALSALVAschen Versuch seine Pulsfrequenz „willkürlich" beeinflussen konnte, wobei auch jedesmal eine Umkehr der Betonung des I. und II. Tones eintrat. Diese Vorgänge wurden auf Schallplatten und Kurven registriert. Während des VALSAVAschen Versuches hatte die Versuchsperson eine deutliche Bradykardie und zugleich wurde über dem ERBschen Punkt der I. Ton lauter als der II. Ton gefunden, während in Ruhe der II. Ton an dieser Stelle deutlich lauter war.

Die Betonung des I. Tones wird in diesem Fall ebenso wie bei den Mitralstenosen auf die „schlechte" Füllung des linken Ventrikels bezogen. Ich glaube indessen, daß auch hier die Verstärkung eine mittelbare Folge der langsameren Füllung des Ventrikels erst auf dem Umweg über die schlechte Ausbildung der Stellwirbel ist. Beim starken Pressen wird die Entleerung des linken Ventrikels gefördert, während der rechte Ventrikel weniger Blut erhält. Schließlich wird auch die Füllung des linken Ventrikels so langsam erfolgen, daß auch hier die Stellwirbel sich nicht mehr in ausreichendem Maße entwickeln. Immer wenn wir eine geringe Füllung der Ventrikel annehmen, ist also die gestörte Funktion der „Stellwirbel" wahrscheinlich. Am schönsten zeigt die Verstärkung des I. Tones beim A-V-Block bei den Schlägen mit Vorhofpfropfung die Wichtigkeit der „Klappenstellung", weil bei diesem Beispiel die mangelhafte Füllung des Ventrikels fehlt und also keine Rolle spielen kann. Auf die starke Abhängigkeit der Intensität des I. Tones von der Vorhoftätigkeit weist S. LEVINE (131)

Abb. 35. Sehr leiser I. Ton bei einer 19 jährigen Patientin, die eine Verlängerung der QP-Zeit auf 0,21 sec hat. Im Verhältnis zum II. Ton müßte bei Schreibung über der Spitze der I. Ton größere Amplitude haben. Die Thoraxwände waren bei dieser Patientin dünn, so daß extrakardiale Faktoren für die Abschwächung des I. Tones nicht verantwortlich gemacht werden können. Die Pat. hatte eine chronische Tonsillitis. — Oben: Herzschall „hoch" über der Spitze geschrieben; Mitte: Ekg-Abltg. II; Unten: Herzschall „tief".

---

[1] *Anmerkung bei der Korrektur*: P. D. GENOVESE [Amer. Heart J. **42**, 344 (1951)] hat an einer größeren Zahl von Mitralstenosen zeigen können, daß die Prognose derjenigen mit Verkalkungen beträchtlich schlechter ist als die der Mitralstenosen ohne Verkalkung.

besonders hin. Nachdem die Wirkung der Vorhoftätigkeit am vollständigen A-V-Block gezeigt wurde, soll nun auch ein Beispiel gebracht werden, an dem die Abschwächung des I. Tones bei verlängerter P Q-Zeit zu erkennen ist (Abb. 35) und zweitens eine Kurve, bei der trotz sehr starker Verlängerung der Überleitungszeit keine merkliche Abschwächung des I. Tones zu verzeichnen ist. In der überwiegenden Zahl der Fälle mit verlängerter Überleitungszeit ist aber die Abschwächung des I. Tones vorhanden. Man muß aus dem widersprechenden Verhalten des I. Tones in den seltenen Ausnahmefällen schließen, daß die Ursachen für die Abschwächung des I. Tones eben doch sehr mannigfacher Art sein können.

Bei der Beurteilung der Intensität der Herztöne muß ein Thema abgehandelt werden, das in den Lehrbüchern der Auskultation öfter Erwähnung findet. Auch A. WEBER hat immer wieder hervorgehoben, daß bei einer „Täubung" des Ohres durch einen sehr lauten Herzton ein dicht auffolgendes, kurzes Geräusch unhörbar werden könne.

Mit meinem Mitarbeiter GERTH habe ich diese Frage experimentell untersucht (97). Wir bedienten uns hierzu unseres akustischen Herzphantoms. Hiermit konnten Herztöne im

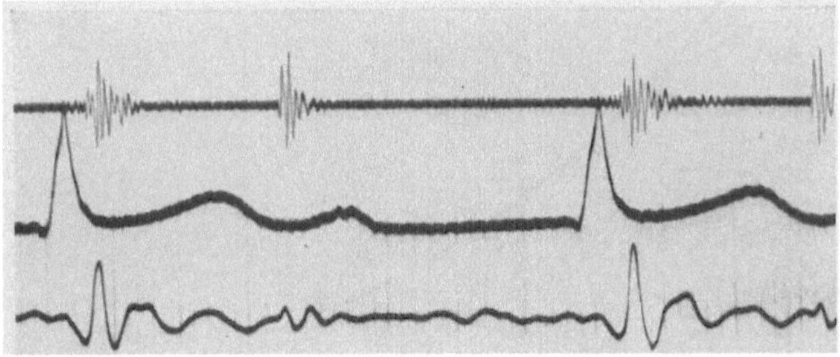

Abb. 36. Herzschallkurve eines Patienten mit Tuberculosis cutis colliquativa, der über keinerlei Herzbeschwerden klagte. Die Überleitungszeit von Vorhof zur Kammer ist auf 0,38 verlängert. Trotzdem hat der I. Ton relativ große Amplitude. Über der Mitte des Sternums ist die Amplitude des I. und II. Tones fast gleich. Sehr schön ist in dieser Kurve die Zweiteilung des II. Tones zu erkennen. — Oben: Herzschall „hoch" über der Mitte des Sternums; Mitte: Ekg-Abltg. II; Unten: Herzschall „tief".

Kopfhörer geboten werden, die eine Lautstärke hatten, wie sie maximal beim Auskultieren vorkommen. In variablem Abstand wurden dann Geräusche gesendet, die nur gering über der Hörschwelle lagen. Es zeigte sich, daß diese trotzdem meistens gehört wurden. Nur wenn sie sehr dicht an der Hörschwelle lagen und nicht länger als 0,1 sec nach dem Ton endeten, wurden sie in der Tat überhört. Wurden diese Geräusche dann zur Gegenprobe vor dem Ton gesendet, so konnten sie gut wahrgenommen werden. Hiermit ist wohl bewiesen, daß es sich tatsächlich um einen „Täubungseffekt" gehandelt hat. In der Praxis der Herzauskultation kommt also sicherlich ein „Täubungseffekt" vor. Eine große Bedeutung kommt ihm aber wohl nicht zu, weil die Bedingungen, unter denen er zu erzeugen ist, gemessen an den natürlich vorkommenden Werten, doch als ziemlich extrem angesehen werden müssen.

4. Das Verhalten der Amplitude und des Beginnes des I. Tones

Mit der Abhängigkeit der Intensität des I. Tones von der Länge der Überleitungszeit vom Vorhof zur Kammer haben sich außer S. LEVINE vor allem WOLFERTH und MARGOLIES (7) und LEWIS und DOCK (137a) beschäftigt. Dabei wird von allen Autoren ein Maximum der Intensität des I. Tones gefunden, wenn P 0,08—0,14 sec vor Q beginnt. Nicht so einheitlich sind die Ansichten darüber, ob bei normaler Überleitungszeit auch noch eine Verstärkung des I. Tones durch die Aktion des Vorhofes hervorgebracht wird. S. LEVINE ist, wie gesagt, dieser Ansicht. Bei absoluten Arrhythmien müßte demnach der I. Ton immer leiser sein als beim Sinusrhythmus mit normaler Überleitungszeit. Das widerspricht der klinischen Erfahrung. LEVINE glaubt allein durch die Beobachtung der Abschwächung des I. Tones eine Verlängerung der PQ-Zeit erkennen zu können, wobei er sich angeblich selten um mehr als 0,02 sec irrt. Aus dem Wechsel der Intensität des I. Tones schließt er auf das Vorliegen von Vorhofflattern, während beim Vorhofflimmern die Intensität des I. Tones immer konstant sei. Die wechselnde Länge der Überleitungszeit beim Flattern verursacht nach Angabe des Autors die verschiedene Stellung der A-V-Klappen und damit den Wechsel in der Lautstärke des I. Tones.

D. A. RYTAND (*175*) hat bei Patienten mit Vorhofflimmern die Amplitude des I. Tones ausgemessen und sie in Beziehung gesetzt zur Länge der voraufgehenden Diastole. Dabei ergibt sich, daß eine deutliche Abhängigkeit besteht zwischen der Diastolenlänge und der Amplitude des I. Tones. Je länger jene, desto kleiner wird diese gefunden. Voraussetzung ist allerdings, daß eine große

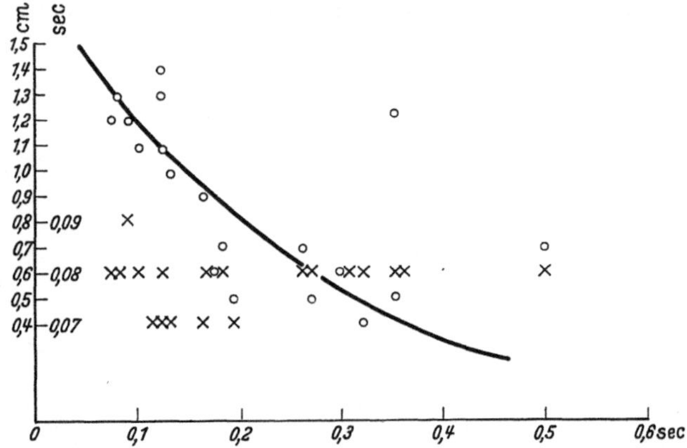

Abb. 37. Zeigt das Verhalten des I. Tones bei einem Fall mit Vorhofflimmern in Abhängigkeit von der Diastolenlänge. Auf der Abscisse ist die voraufgehende Diastolenlänge in Sekunden aufgetragen. Auf der Ordinate ist die Amplitude des I. Tones in Zentimeter angegeben (Zahlen li. der Ordinate). Außerdem ist die Zeitdifferenz zwischen Q im Ekg und dem Beginn des Tonsegmentes des I. Tones in Sekunden angegeben. Die Amplitude des I. Tones zeigt gesetzmäßige Abhängigkeit von der Diastolenlänge,. Die einzelnen o lassen sich zu einer Kurve verbinden,. Die Zeitdifferenz Q-Beginn von I. ist völlig unabhängig von der Länge der voraufgehenden Diastole. Die × liegen willkürlich verstreut in einem Band von 0,02 sec. Je ein o und ein × liegen paarweise untereinander und gehören zum selben Schlag.

Zahl von Schlägen in gleicher Atemstellung untersucht wird. Abb. 37 zeigt eine Kurve, die erhalten wird, wenn man auf der Ordinate die Amplituden der I. Töne in Zentimeter einträgt, während auf der Abszisse die Diastolenlänge angegeben wird. Bemerkenswert ist übrigens, daß bei den Mitralstenosen die Abhängigkeit beider Größen nicht mit derselben Deutlichkeit zum Ausdruck kommt.

Zusammen mit A. WEYGAND und F. BSCHORR (*96*) haben wir diese Untersuchungen wiederholt und dabei gefunden, daß nicht in allen Fällen die absoluten Arrhythmien derartig übersichtliche Verhältnisse aufweisen, wie sie der Autor angibt. In manchen Fällen fanden wir aber seinen Kurven genau entsprechende Zusammenhänge. Wir stellten uns die Aufgabe, neben der Amplitude auch das zeitliche Auftreten des I. Tones in Abhängigkeit von der vorausgehenden Diastolenlänge zu untersuchen. Es war ja zunächst zu erwarten, daß bei schlechter „Stellung" der Klappen, also nach kurzer Diastole, der I. Ton später nach dem Beginn der elektrischen Erregung auftreten würde, als bei vollendeter „Stellung" der Klappen. Die Bestimmung des Beginns des I. Tones stößt auf gewisse Schwierigkeiten. E. SCHÜTZ (*191*) hat darauf hingewiesen, daß der I. Ton bei der Schreibung über der Spitze etwa 0,05 sec früher auftritt als über der Basis. Es handelt sich hier um niederfrequente Schwingungen vor dem I. Ton, oder besser, vor dessen Tonsegment, die an der Spitze in stärkerem Ausmaß auftreten als über der Basis. Diese tiefen Schwingungen werden über den Gegenden des Herzens gut zur Brustwand fortgeleitet, die wenig von der Lunge bedeckt sind. Der III. und IV. Ton, beide reich an niedrigen Frequenzen, sind über der absoluten Herzdämpfung am besten oder überhaupt nur dort zu hören, da das Lungengewebe sie an den übrigen Stellen stark absorbiert. Die Lunge leitet Schwingungen höherer Frequenz dagegen besser.

Unsere Herzschallverstärker sieben die niedrigen Frequenzen sehr stark aus, so daß das Tonsegment allein zur Darstellung kommt. In unseren Kurven ist infolgedessen kein Unterschied im Beginn des I. Tones zwischen Spitze und Basis festzustellen. Der Anstieg des I. Tones ist bei so starker Beschneidung der langsamen Schwingungen auch steiler, so daß wir meistens keine Schwierigkeiten hatten, den Beginn des I. Tones sicher festzustellen.

Wir untersuchten auf den Beginn des I. Tones erstens 92 Normalpersonen, d. h. solche, die weder ein Mitralvitium, noch eine absolute Arrhythmie, noch Extrasystolen hatten. Zweitens 20 Personen mit absoluter Arrhythmie, also mit Myodegeneratio cordis, Thyreotoxicosen usw., drittens 24 Patienten mit Mitralstenosen mit Sinusrhythmus und viertens 12 Patienten mit Mitralstenosen mit absoluter Arrhythmie.

Die Durchschnittswerte für die Zeit zwischen Q im Ekg und dem Beginn des I. Tones sind folgende:

Gruppe 1:	Vergleichsfälle	0,060 sec
Gruppe 2:	Absolute Arrhythmie ohne Mitralvitium	0,070 sec
Gruppe 3:	Mitralstenosen mit Sinusrhythmus	0,074 sec
Gruppe 4:	Mitralstenosen mit Arrhythmie	0,087 sec

Es zeigte sich also, daß bei den absoluten Arrhythmien und bei den Mitralstenosen eine Verzögerung im Auftreten des I. Tones festzustellen ist, und zwar bei beiden Gruppen in fast gleichem Ausmaß. Kommen beide Umstände, die die Verzögerung herbeiführen, bei demselben Patienten zusammen vor, so addiert sich die Wirkung beider Störungen und des Auftreten des I. Tones wird noch weiter verzögert.

Bei der statistischen Bearbeitung des Zahlenmaterials kommt es darauf an festzustellen, ob zwischen den aufgeführten Gruppen tatsächlich sachlich bedingte Unterschiede vorliegen, d. h. ob der Zeitpunkt des Beginns des I. Tones nach dem Beginn der Q-Zacke im Ekg tatsächlich später bei absoluten Arrhythmien und Mitralstenosen mit und ohne absoluter Arrhythmie auftritt als bei Normalpersonen, oder ob es sich um rein zufallsbedingte Unterschiede handelt. Die geeignete statistische Methode hierfür ist die FISHERsche Streuungsaufteilung, da bei diesem Verfahren nicht nur die jeweiligen Mittelwerte mit den dazugehörigen Standardabweichungen Verwendung finden, sondern der gesamte Aufbau des Materials in den statistischen Vergleich mit einbezogen wird. Die Ableitung der FISHERschen Streuungsaufteilung, d. h. die hier verwendeten Formeln und detaillierten Rechenvorschriften finden sich in KOLLERs Graphischen Tafeln und vom gleichen Autor im Abschnitt „Statistische Methoden" im Handbuch der Erbbiologie des Menschen. Der zum statistischen Vergleich sich aus den erwähnten Rechenoperationen ergebende charakteristische Wert wird sowohl von dem Schöpfer der Methode als auch von KOLLER mit Q bezeichnet.

Auch hier wird dieser Wert Q genannt (zu beachten ist, daß dieses statistische Q natürlich nicht mit dem Q im Ekg verwechselt wird). Die Signifikanz des Unterschiedes zwischen den zu vergleichenden Gruppen ergibt sich aus dem Vergleich des nach den oben skizzierten Methoden ermittelten Q-Wertes mit dem von KOLLER tabellierten Tafelwert Q. Überschreitet der ermittelte Wert dabei den Tafelwert, so ist der Unterschied gesichert. Die Berechnung an unserem Material hat ergeben, daß sich zwischen allen Gruppen statistisch gesicherte Unterschiede vorfinden bis auf die Gruppe II gegen III. (Vgl. Tab. 6), d. h. daß bei absoluten Arrhythmien und Mitralstenosen der I. Ton tatsächlich durchschnittlich um 0,01 sec, bei Mitralstenosen mit absoluter Arrhythmie um über 0,02 sec später beginnt als bei den übrigen Patienten.

Es war auch zu untersuchen, ob zwischen der Verzögerung des I. Tones und Änderungen seiner Amplitude ein Zusammenhang besteht.

In Abb. 37 haben wir die Abhängigkeit der Amplitude des I. Tones bei einem Patienten mit Vorhofflimmern von der Diastolenlänge graphisch dargestellt. Die ausgezogene Kurve zeigt, daß die Amplitude mit Zunahme der Diastolenlänge deutlich abnimmt. Die Kreuze, die den Beginn des I. Tones nach der Q-Zacke des Ekgs angeben, lassen sich nicht zu einer solchen Kurve verbinden. Es zeigt sich vielmehr, daß der Beginn des I. Tones von der Diastolenlänge unabhängig ist. Dies ist überraschend, da eine längere Diastole doch eine bessere Füllung des Ventrikels bedeutet, daß die Anspannungszeit mit einer geringeren Füllung des Ventrikels länger wird und umgekehrt, d. h. daß ebenfalls eine Abhängigkeit zwischen Füllungs-

Tabelle 6a. *Verteilung der 148 Fälle nach dem Kriterium der Zeitdifferenz zwischen der Q-Zacke des Ekgs und dem Beginn des I. Tones.*

Zeitdifferenz Q im Ekg Beginn des I. Tones in sec	Anzahl der Fälle in den einzelnen Gruppen			
	Gruppe I Normalpersonen	Gruppe II Absolute Arrhythmien	Gruppe III Mitralstenosen	Gruppe IV Mitralstenosen und abs. Arrhythmien
0,04 bis unter 0,05	4	—	—	—
0,05 ,, ,, 0,06	16	1	1	—
0,06 ,, ,, 0,07	38	9	4	—
0,07 ,, ,, 0,08	27	8	10	1
0,08 ,, ,, 0,09	7	2	8	7
0,09 ,, ,, 0,10	—	—	1	2
0,10 ,, ,. 0,11	—	—	—	2
Summe:	92	20	24	12

Tabelle 6b. *Wechselseitige Analyse der Gruppen.*

Streuungsanalyse	Ermittelter Q-Wert Q nach Koller	Tafelwert Q nach Koller
Gruppe I gegen Gruppe II	3,62	3,1
Gruppe I gegen Gruppe III	5,4	3,1
Gruppe I gegen Gruppe IV	7,6	3,1
Gruppe II gegen Gruppe III	1,55	3,17
Gruppe III gegen Gruppe IV	5,66	3,3

volumen und Dauer der Zeitdifferenz Q (im Ekg) bis Beginn des I. Tones besteht. Da dies nun offensichtlich nicht der Fall ist, muß man nach einer Erklärung für dieses unterschiedliche Verhalten der Amplitude und der Verspätung des I. Tones suchen.

Einer Arbeitshypothese hierüber können folgende Überlegungen zugrunde gelegt werden: Es hat sich gezeigt, daß bei allen Veränderungen, die zu einer Herabsetzung des Ladedruckes führen, also Fortfall der Vorhofaktion bei der Arrhythmie absoluta, Reduzierventilwirkung der Mitralstenosierung oder beides zusammen, der I. Ton gegenüber der Norm verspätet auftritt. Verkleinertes Füllungsvolumen führt indessen, wie wir sahen, nicht zu einer Verspätung des I. Tones. Stellen wir uns nun eine Gummiblase ähnlich einem Kinderluftballon vor, der mit Wasser gefüllt wird, so wird die Abweichung von der Kugelgestalt größer sein, wenn die Füllung unter geringem Druck also langsam geschieht, als wenn das Wasser unter starkem Druck in den Ballon strömt und diesen dabei aufbläht. Im zweiten Fall wird in jedem Augenblick der Füllung, also nicht nur bei Beendigung der Füllung, die Gestalt des Ballons der Kugelform ähnlicher sein als im ersten Fall. Die Anspannungszeit ist bekanntlich die Zeit, die verbraucht wird von dem Beginn der Erregung des Herzmuskels bis zur Erreichung des Augenblicks, zu dem der Herzmuskel das Blutvolumen mit der kleinsten Oberfläche um-

schließt, d. h. das Herz der Kugelform am nächsten kommt. Die Verspätung des
I. Tones oder die Anspannungszeit würde also umgekehrt proportional dem Ladedruck sein. Je geringer der Ladedruck ist, desto größer ist die Verspätung des
I. Tones und umgekehrt. Diese Beziehungen gelten natürlich nur bei der Voraussetzung gleicher Kontraktilität des Herzmuskels.

Da die Verzögerung des I. Tones niemals gefunden wurde, wenn eine Verstärkung des I. Tones eine schlechte „Stellung“ der Klappen wahrscheinlich machte,
muß angenommen werden, daß für die Bewegung der Klappen auch aus einer unvollkommenen „Stellung“ in die Anspannungsstellung keine meßbare Zeit verbraucht wird.

Die Verlängerung der Anspannungszeit wirkt sich natürlich auf den Nutz-
effekt der Herzarbeit ungünstig aus. Die Kontraktion des Muskels während dieser
Zeit ist ja bedeutungslos für die Blutförderung. Bei den Mitralstenosen mit
Arrhythmie, wenn beide Gründe zur Herabsetzung des Ladedruckes zusammentreffen, ist die Verzögerung des I. Tones besonders stark.

Es läßt sich also hier in Zahlen ausdrücken, wie besonders ungünstig das Auftreten der absoluten Arrhythmie gerade bei den Mitralstenosen ist. Während
sonst das Vitium zur Zeit des Bestehens eines Sinusrhythmus noch relativ gut,
oft ganz ohne Beschwerden vertragen wird, ist bei der Mitralstenose die Addition
der beiden im gleichen Sinn wirkenden Komponenten besonders ungünstig. Man
kann gut verstehen, daß eine bis zum Eintreten des Vorhofflimmerns kaum Beschwerden verursachende Mitralstenose nunmehr dekompensiert. Aus dem bisher
Gesagten geht hervor, daß es nicht zweckmäßig ist, von einer mangelhaften
Füllung des linken Ventrikels zu sprechen. Es ist besser, man unterscheidet
genauer zwischen einer Füllung unter einem verminderten Druck und einem verminderten Füllungsvolumen. Die Füllung unter vermindertem Druck führt zu
einer Verspätung des I. Tones, oder was dasselbe ist, zu einer Verlängerung der
Anspannungszeit. Bei Untersuchungen über die Anspannungs- und Austreibungszeit sollte berücksichtigt werden, daß die Länge der Anspannungszeit nicht nur
vom Zustand des Herzmuskels abhängt, sondern auch von den geschilderten Verhältnissen. Andererseits glaube ich eine große Zahl Beobachtungen angeführt zu
haben, die zeigen, daß die Amplitude des I. Tones in hohem Maße von der mehr
oder weniger vollkommenen „Stellung“ der A-V-Klappen abhängt. Ob die Verminderung des Füllungsvolumens zusätzlich eine Rolle spielt und wie groß diese
ist, läßt sich z. Z. noch nicht sicher beurteilen. Neben diesen funktionellen Verhältnissen spielen natürlich die anatomischen eine große Rolle für die Amplitude
des I. Tones, wie dies im Kapitel über den Mitralöffnungston und im vorigen
Kapitel gezeigt wurde.

Nach dem Gesagten kann man sich vorstellen, warum bei den absoluten
Arrhythmien ohne Mitralstenose eine Abhängigkeit der Intensität des I. Tones von
der voraufgehenden Diastolenlänge besteht, bei denen mit Mitralstenose indessen
nicht. Bei der ersten Form ist die Stellung der Klappen bei kurzer Diastole nicht
vollendet, wir hören also einen lauten Ton, bei langer Diastole ist sie vollendet, wir
hören daher einen leisen Ton. Bei den Mitralstenosen ist die „Stellung“ immer unvollkommen, weil die Stellwirbel eben an unwirksamer Stelle auftreten (Vgl.
Abb. 18), wir hören also nach kurzer wie nach langer Diastole immer einen relativ
lauten I. Ton.

Bei der Schwierigkeit der Diagnose der Mitralstenose bei absoluter Arrhythmie
kann die Verzögerung des I. Tones, die, wie wir sahen, gerade hierbei besonders
groß ist, mit Verwendung finden. Ein Beginn des I. Tones später als 0,07 sec nach
Q spricht für das Vorliegen einer Mitralstenose. In Fortführung dieser Arbeiten
kamen wir zu einer Aufteilung der Anspannungszeit in ihre wesensverschiedenen

Teile, die wir „Umformungs- und Druckanstiegszeit" nannten. (*38*). Dabei ist im strengen Sinne des Wortes nur die Druckanstiegszeit isometrisch. Das Verhalten dieser beiden Phasen der Anspannungszeit wurde nun bei den verschiedensten Patienten mit Klappenfehlern, Hochdruck, absoluter Arrhythmie usw. untersucht. Es fand sich dabei, daß die Unterteilung der Anspannungszeit in diese beiden Anteile klinisch von Bedeutung ist. Schon Blumberger hat auf die Vielzahl der Komponenten hingewiesen, die zu einer Verlängerung der Anspannungszeit führen können. Vor allem Reindell hatte daher der Ausmessung der Anspannungszeit keine große Bedeutung für die Erkennung einer beginnenden Herzinsuffizienz zuerkennen können. Unsere Untersuchungen haben ergeben, daß beim dekompensierten Hochdruck die Druckanstiegszeit deutlich länger ist als bei den kompensierten Fällen. Der Einfluß des Füllungsdruckes auf die zeitliche Lage des Tonsegmentes des I. Tones läßt sich dagegen am schönsten bei der absoluten Arrhythmie erkennen. Hier findet sich nämlich die oben geschilderte Verlängerung der Umformungszeit wenig oder überhaupt nicht ausgesprochen, wenn bei einem gleichzeitig bestehenden dekompensierten Hochdruck der Druck in der Vena pulmonal. erhöht ist und dadurch auch ohne Vorhoftätigkeit die Füllung unter normalem Druck vonstatten geht. Bei der Aorteninsuffizienz findet sich regelmäßig eine Verkürzung der Druckanstiegszeit, die fast völlig aufgehoben werden kann, da sie nicht nur durch die Senkung des diastolischen Aortendruckes verkürzt wird, sondern auch das unter hohem Druck in den Ventrikel zurückströmende Blut zur Druckerhöhung beiträgt. Dies sind nur einige Beispiele für die Aufschlüsse, die aus der Beobachtung des Beginns des I. Tones in zeitlicher Beziehung erhalten werden können.

Eine Bestätigung der geschilderten Befunde bedeuten die Untersuchungen von Cerletti und Weisel (*35*), die mit der intrakardialen Druckmessung, Tonschreibung und Pletysmographie des freigelegten Hundeherzens zu ganz ähnlichen Ergebnissen kommen. Sie bestimmten außerdem noch die Zeit, die vom Beginn der elektrischen Erregung bis zur ersten mechanischen Bewegung vergeht, und messen diese elektromechanische Latenz, während ihre elektropressorische Latenz dem entspricht, was ich Umformungszeit genannt habe. Beim Hund fanden sie hierfür Werte von 30—50 m. s.

5. Vergleich der Intensität der II. Basistöne.

Eine größere Bedeutung hat bei der Auskultation der *Intensitätsvergleich zwischen dem zweiten „Aorten- und Pulmonalton"*. Die Verstärkung des zweiten Aortentones gilt als Zeichen für eine Erhöhung des Blutdrucks und wird häufig, wenn auch nicht in allen Fällen, bei der Hypertension festgestellt. Die Verstärkung des zweiten Pulmonaltones, die in der Jugend physiologisch sein soll, gilt als ein wichtiges Zeichen für eine Vermehrung des Druckes im kleinen Kreislauf.

Unsere Aufmerksamkeit auf den Vergleich zwischen zweitem Aorten- und zweitem Pulmonalton wurde erregt durch die Frage, ob durch die Herzschallschreibung eine Lokalisation der Unterbrechung des rechten oder linken Schenkels des Reizleitungssystems angenommen werden kann, und ob dem elektrokardiographischen Bild des häufigen oder seltenen Schenkelblocktypes jeweils eine Links- bzw. Rechtsunterbrechung zugeordnet werden kann. v. Jagic (*106*) hat behauptet, daß man auskultatorisch den Aortenteil und den Pulmonalteil des zweiten Tones trennen könne, der Aortenteil klinge kurz und hoch, der Pulmonalteil dumpfer und gedehnter. Der erste Anteil klinge dumpf und tief, der zweite hoch und kurz. Diese Behauptung hält der Kritik schon deshalb nicht stand, weil es, wie im III. Kapitel S. 422 gezeigt wurde, nicht gelingt, mit dem Gehörsinn die Reihenfolge zweier akustischer Reize mit Sicherheit zu bestimmen, wenn sie kürzer als 0,1 sec aufeinander folgen. Der Schluß der Aorten- und Pulmonalklappe differiert meist nur um 0,03 sec. Auf den Herzschallkurven kann, besonders wenn eine Spaltung der zweiten Töne vorhanden ist und die Filmgeschwindigkeit nicht zu gering ist, häufig ein höher frequenter Anteil von einem solchen niedriger Frequenz unterschieden werden. A. WEBER gibt für die Verspätung des Pulmonalklappenschlusses gegenüber dem Schluß der Aortenklappe folgende Gründe an: Während der Inspiration wird die Differenz zwischen Aorten- und Thoraxbinnendruck größer, dadurch erfolgt der Schluß der Aortenklappe früher. Dem rechten Herzen wird durch den verminderten Binnendruck des Thorax mehr Blut geboten.

Zum Auswurf dieser vermehrten Blutmenge wird mehr Zeit benötigt und daher schließt sich die Pulmonalklappe später. Im Exspirium werden die entgegengesetzten Kräfte wirksam. Das Auftreten eines gespaltenen zweiten Tones bei der Einatmung kann sowohl auskultatorisch als auch mit der Herzschallschreibung festgestellt werden. Allerdings gelingt dies nicht bei allen Versuchspersonen.

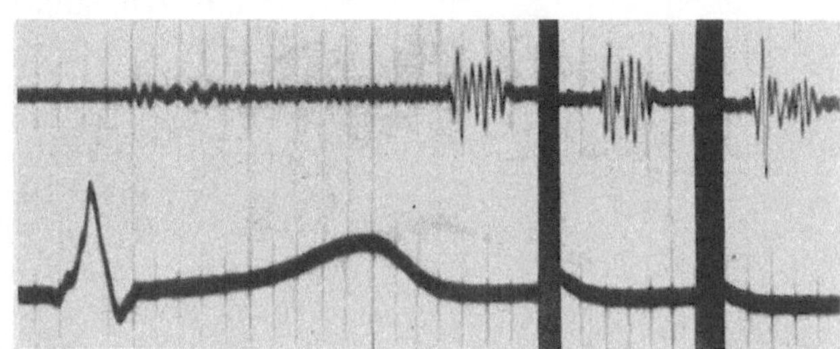

Abb. 38. Herzschallkurve in verschiedener Atemphase. Vom zweiten und dritten Schlag sind nur die II. Töne abgebildet. Man erkennt deutlich das Auseinanderweichen der beiden Anteile im Inspirium beim dritten Schlag. Der zweite Anteil (Pulmonalanteil) des II. Tones hat geringe Frequenz. — Oben: Herzschallkurve „hoch"; Unten: Ekg-Abltg. II.

Durch einen einfachen Versuch kann man diese Spaltung des zweiten Tones ebenfalls leicht hervorbringen. Zunächst werden bei einer ruhigliegenden Versuchsperson die Herztöne über der Basis geschrieben. Durch plötzliches Erheben beider Beine fließt dem rechten Herzen eine große Menge Blut zu, und es ist zu erkennen, wie der zweite Ton, der über der Pulmonalis geschrieben wurde, jetzt deutlich gespalten ist. Das Ergebnis eines solchen

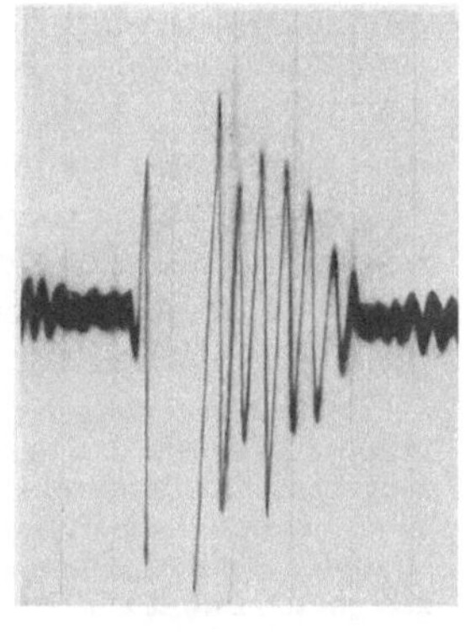 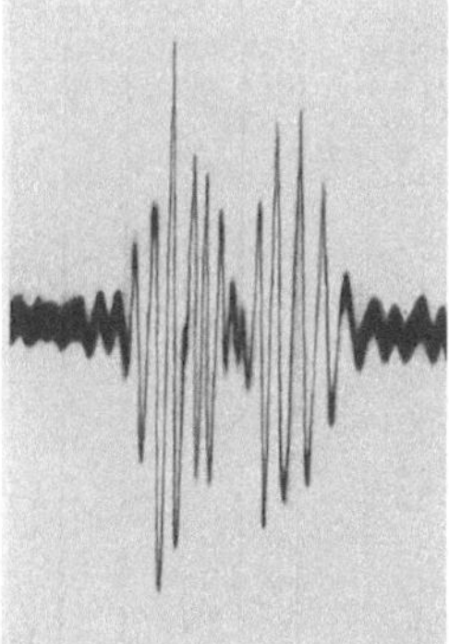

Abb. 39. II. Töne im Exspirium auf dem Bild links und im Inspirium, Bild rechts, allein dargestellt. Deutliche Spaltung des II. Tones im Inspirium.

Versuches ist aus den Schallkurven, die in Abb. 40 wiedergegeben sind, zu erkennen. Vor dem Erheben der Beine gehen Aorten- und Pulmonalanteil ineinander über. Die Gesamtlänge des zweiten Tones beträgt 0,06 sec. Nach dem Erheben der Beine ist der Pulmonalanteil deutlich größer als der Aortenanteil, ein Befund, der sonst selten beobachtet wird, und der die starke Druckerhöhung im kleinen Kreislauf anzeigt, zugleich ein schönes Beispiel für das Wirksamwerden des Bainbridgereflexes. Dabei hat sich die Länge der zweiten Töne auf 0,10 sec ausgedehnt. Das mitgeschriebene Ekg ist durch die Bewegungen sehr unruhig, obgleich das Erheben der Beine nicht vom Patienten selbst ausgeführt wurde, sondern passiv geschah. Die geschilderten Veränderungen sind aber trotzdem gut sichtbar. Wiederholt man den geschilderten Versuch bei mehreren Personen, so fällt auf, daß er nur bei einem verhältnismäßig kleinen Teil derselben gelingt. Außerdem ist die Verlängerung der Differenz zwischen II a und II b auch bei den positiven Versuchen geringer als die Verlängerung, die man bei tiefer Inspiration erhalten kann. Das Blutangebot an den rechten Ventrikel wird aber zweifellos beim Erheben der Beine stärker vermehrt als beim Wechsel der Atmungsphase. Dies muß wohl als Hinweis daraufhin aufgefaßt werden, daß es sich auch in diesem Fall nicht um rein mechanische hämodynamische Vorgänge handelt, sondern um reflektorisch gesteuerte. Als adäquaten Reiz wird man die Blutfüllung oder den Druck im kleinen Kreislauf vermuten können. Ähnliche Vorgänge sind uns durch die Arbeiten GOLLWITZER-MEIERS bekannt geworden, die für das

Zustandekommen der Blutverteilung die reflektorisch gesteuerte Venenmotorik verantwortlich macht. Auch der Lungenentlastungsreflex H. SCHWIEGKs könnte in diesemZusammenhang Bedeutung haben. Die Herzschallschreibung am bloßgelegten Hundeherzen zu Beginn einer intrakardialen Infusion direkt in den rechten Ventrikel mit sehr dicker Nadel und unter einem Druck von 1,5 m H₂O ergab fast keine Verschiebung der beiden Anteile der II. Töne gegeneinander.

Durch die Arbeiten von BLUMBERGER und SARRE (*20, 176*) sind die Veränderungen der Anspannungs- und Austreibungszeit des dekompensierten Herzens und deren Änderung durch Strophanthin und Digitalis bekannt geworden. Wir versuchten bei Patienten mit möglichst reiner Rechts- und Linksdekompensation eine Verschiebung des Aorten- und Pulmonalisklappenschlusses durch intravenöse Strophanthingaben zu erzielen, da ja zu erwarten ist, daß der überlastete Ventrikel seine Austreibungszeit stärker verändern wird als der weniger dekompensierte Herzanteil. Leider sind reine Rechts- und Linksdekompensationen nicht so häufig, als daß wir eine große Zahl solcher Versuche zur Verfügung hätten. Die Ergebnisse bei dieser Untersuchung sind nicht so eindeutig ausgefallen, daß aus ihnen schon jetzt Schlüsse gezogen werden können. Überhaupt scheint eine größere zeitliche Differenz zwischen der Aktion der beiden Ventrikel nur unter ganz besonderen Verhältnissen zu erreichen zu sein. Die beiden Hälften des Herzens sind in funktioneller Hinsicht eben doch eine Einheit, wofür ja auch der anatomische Bau der Herzmuskulatur spricht.

Bei Untersuchungen der geschilderten Art muß darauf geachtet werden, daß die Papiergeschwindigkeit des Kymographions mindestens 100 mm in der Sekunde beträgt, sonst lassen sich die Pulmonalis- und Aortenteile nicht voneinander trennen. Trotz wiederholter Aufnahmen, um den geeigneten Punkt zur Darstellung der zweiten Töne herauszufinden, und trotz sorgfältigster Untersuchung läßt sich bei einer kleinen Zahl der Fälle eine endgültige Entscheidung, ob zuerst der Aorten- oder Pulmonalanteil auftritt, nicht fällen.

Eine große Hilfe bei dieser Entscheidung ist die Bestimmung des Zeitpunktes der Incisur der Carotispulskurve. Bei der Untersuchung des Ursprungsortes von ventrikulären Extrasystolen haben sich z. B. CASTEX, PATTRO und GONZALEZ (*36*) dieses Verfahrens bedient. Die gleichzeitige Registrierung des Carotispulses ist technisch einfach und kann zu den hier geschilderten Zwecken ebenso gut piezoelektrisch wie in der hergebrachten Form mit Luftübertragung erfolgen.

Bei unseren Untersuchungen fand sich in fast allen Kurven mit gespaltenen II. Tönen, daß die Incisur der Carotispulskurve zwischen den beiden Teilen des II. Tones gelegen ist. (Abb. 41). Da die Incisur dem zugehörigen Ton nicht vorangehen kann, muß es als bewiesen

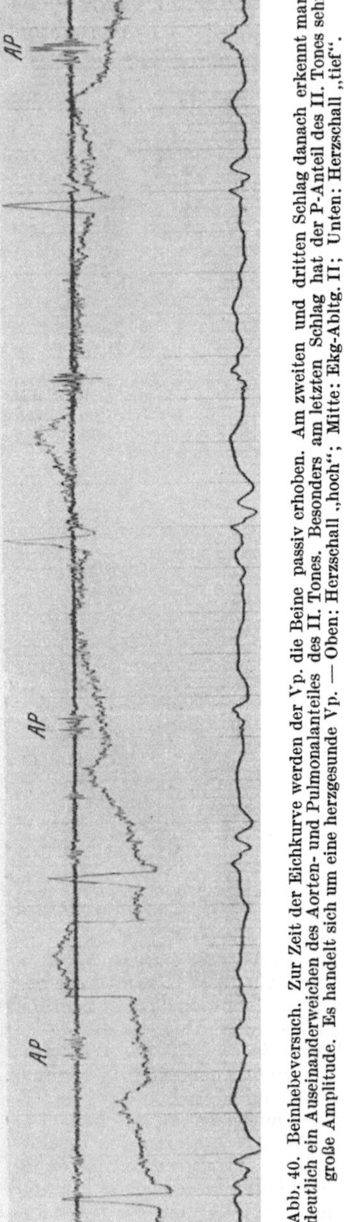

Abb. 40. Beinhebeversuch. Zur Zeit der Eichkurve werden der Vp. die Beine passiv erhoben. Am zweiten und dritten Schlag danach erkennt man deutlich ein Auseinanderweichen des Aorten- und Pulmonalanteiles des II. Tones. Besonders am letzten Schlag hat der P-Anteil des II. Tones sehr große Amplitude. Es handelt sich um eine herzgesunde Vp. — Oben: Herzschall „hoch"; Mitte: Ekg-Abltg. II; Unten: Herzschall „tief".

angesehen werden, daß der erste Anteil dem Aortenschluß und der zweite dem Pulmonalisschluß zugehört.

Wir haben diese Verhältnisse auch bei den Schenkelblöcken untersucht (*99*).

Es muß hier hervorgehoben werden, daß die Registrierung der Spaltung der II. Töne, die phonokardiographisch sehr viel häufiger ist, als man nach der Auskultation annimmt, auf große Schwierigkeiten stößt. Es handelt sich meistens um ältere Patienten mit erheblichem Emphysem. Es ist uns daher in einigen der untersuchten Fälle erst bei der 5. Schreibung gelungen, den Pulmonalanteil, der häufig sehr kleine Amplituden hat, eindeutig zur Darstellung zu bringen.

In jenen Fällen aber, in denen die Schallschreibung so eine Spaltung der II. Töne aufdeckte, fand sich immer bei den Rechtsschenkelblöcken ein verhältnismäßig großes Intervall zwischen beiden Anteilen des II. Tones. Die Incisur lag dabei dicht hinter dem ersten Anteil. Bei den Linksschenkelblöcken war dagegen das Intervall zwischen beiden Teilen durchschnittlich kürzer und die Incisur lag um die Leitungszeit der Pulswelle von der Klappe zur Abnahmestelle verspätet hinter dem zweiten Anteil. Bemerkenswerterweise hatte bei den Linksschenkelblöcken der erste Anteil, der hier vom Pulmonalisschluß herrührte, deutlich kleinere Amplitude als der zweite. Typische Beispiele für einen Rechts- und einen Linksschenkel bringen die Abb. 42 u. 43.

Ganz ähnliche Verhältnisse findet man bei

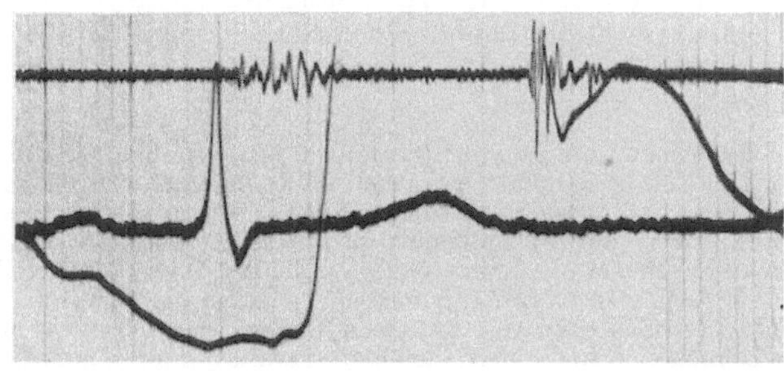

Abb. 41. Herzschallkurve eines herzgesunden Patienten mit gespaltenen II. Tönen. Die Incisur folgt dem ersten (Aorten-) Teil des II. Tones und geht dem zweiten (Pumonal-) Anteil voraus. — Oben: Herzschall „hoch" über der Basis; Mitte: Ekg-Abltg. II; Unten: Carotispulskurve.

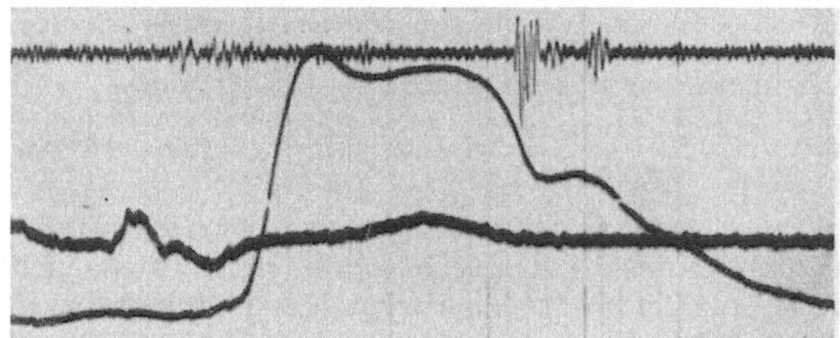

Abb. 42. Herzschallkurve bei einem Rechtsschenkelblock. Deutlich gespaltene II. Töne. Die Incisur folgt dem ersten Anteil des II. Tones. — Oben: Herzschall „hoch" über der Basis; Mitte: Ekg-Abltg. II; Unten: Carotispulskurve.

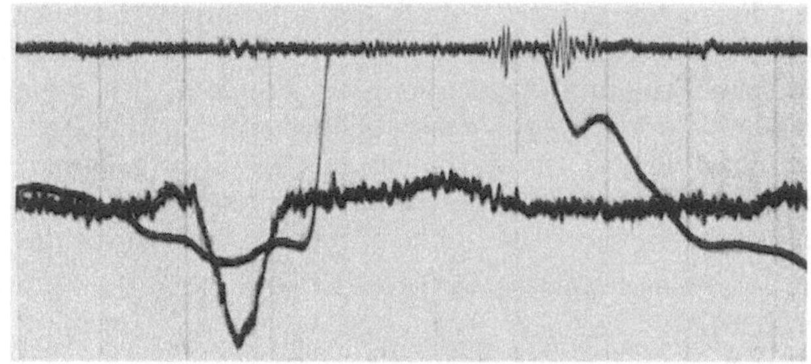

Abb. 43. Herzschallkurve eines Linksschenkelblockes. Deutliche Spaltung des II. Tones. Die Incisur folgt dem zweiten Anteil des II. Tones. Der erste Anteil geht um 0,06 sec voraus und hat deutlich kleinere Amplitude als der zweite Anteil. — Oben: Herzschall „hoch" über der Basis; Mitte: Ekg-Abltg. II; Unten: Carotispulskurve.

den ventrikulären Extrasystolen. Bei ihnen überschreitet die Zeitdifferenz zwischen dem Beginn des ersten und zweiten Anteils des II. Tones nicht selten die sonst gültige Grenze von 0,07 sec bis 0,09 sec und vereinzelt noch weiter.

V. Die Bedeutung des Unterscheidungsvermögens von Intervallen.

1. Die Fähigkeit, Intervalle mit dem Ohr und unter Zuhilfenahme von Apparaten zu unterscheiden.

Aus dem bisher Gesagten geht schon hervor, daß für die Vergleichung der zweiten Töne nicht nur Intensitätsunterschiede wichtig sind, sondern auch die Frequenz, d. h. die Tonhöhe beobachtet werden muß. Es handelt sich also um die Frage, welche Intervalle das Ohr noch zu unterscheiden vermag. Hierin leistet es überraschend Gutes.

Bei einer Frequenz von 100 Hz genügt schon eine halbe Schwingung, um eine Änderung der Tonhöhe bemerkbar zu machen, d. h. also Änderungen von einem halben Prozent. Der Gehörsinn verhält sich in der Beziehung genau so wie der Gesichtssinn. Mit dem Auge vermögen wir feinste Farbnuancen zu unterscheiden, während verhältnismäßig große Helligkeitsunterschiede unerkannt bleiben. Bei der Intervallbeurteilung durch das Ohr liegen die Verhältnisse aber tatsächlich nicht so günstig, wie es auf den ersten Blick erscheinen mag. Aus Untersuchungen von Abraham Brühl, Mach, Lübke und Leimbach ergibt sich, daß die Kennzeit, d. h. die Zeit, die ein Ton erklingen muß, um als solcher erkannt zu werden, bei 100 Hz zwischen 0,03 und 0,07 sec, bei 50 Hz zwischen 0,05 und 1,1 sec liegt. Diese Zeiten erscheinen dabei noch verhältnismäßig kurz, wenn man bedenkt, daß die Nutzzeit des Ohres mit ungefähr 0,1 sec angegeben wird, und die Reaktionszeit bei zunehmender Intensität nicht erheblich kürzer werden soll. Hinzu kommt, daß beim Erkennen von tiefen Tönen diese als zu hoch erscheinen und man den Ton sehr viel länger erklingen lassen muß, wenn die richtige Höhe beurteilt werden soll. Hohe Töne, die kurze Zeit gegeben werden, erscheinen zu niedrig, dies hat jedoch für die Auskultation keine Bedeutung. Da der zweite Ton im allgemeinen eine Länge von 0,05 sec hat, geht aus den angegebenen Tatsachen hervor, daß wir uns auch bei der Intervallunterscheidung in einem Grenzgebiet bewegen, wo mannigfaltige Täuschungsmöglichkeiten bestehen. Es muß ferner berücksichtigt werden, daß die Unterscheidung des Intervalls zweier Töne beträchtlich leichter ist als die zweier Geräusche, und um solche handelt es sich ja bei der Auskultation.

Demgegenüber befinden wir uns bei der Unterscheidung von Geräuschfrequenzen mittels der Herzschallschreibung ebenfalls nicht in einer gut zu nennenden Situation. Die Frequenzbestimmung erfolgt hier durch das Auszählen der Schwingungen. Auch hier lassen sich Fehler nicht vermeiden. Reine Sinusschwingungen, wie sie z. B. vorkommen bei musikalischen Geräuschen, klingenden Aortentönen usw., lassen eine ziemlich genaue Frequenzbestimmung zu, bei unregelmäßigen Geräuschschallbildern ist aber die Auszählung natürlich sehr erschwert, und auch hier stört die geringe Dauer der Schallphänomene. Die technische Analysierung der Frequenz so kurz anhaltender Geräusche ist ebenfalls nicht ganz einfach, da alle Siebvorrichtungen, je steiler ihre Frequenzcharakteristik ist, eine um so längere Ein- und Ausschwingzeit besitzen. Je feiner also die Frequenzanalyse gemacht werden soll, desto größer werden die Fehler, die durch den Apparat hereinkommen. Immerhin ist es aber doch möglich, wenigstens in den meisten Fällen durch sorgfältiges Auszählen und Messen den niedrigen frequenten Pulmonalanteil von dem höherfrequenten Aortenteil des zweiten Tones zu trennen.

Die Frequenzanalyse des Herzschalls hat J. A. Blume (*24*) mit einem neuen Verfahren angegangen.

Die Herzschallkurve wird mit einem harmonischen Analysator in ihre Einzelfrequenzen zerlegt, wobei das Verfahren des Verf. für die Herzschallkurven besonders geeignet ist, weil es auch bei schnell abklingenden Kurven, wie z. B. den Herztönen richtige Ergebnisse liefert.

Das Verfahren erfordert viel Arbeit und Zeit und setzt auch mathematische Kenntnisse voraus, die über das dem Mediziner zur Verfügung Stehende hinausgehen. Für den klinischen Gebrauch wird es daher voraussichtlich keine Bedeutung erlangen. Bei wissenschaftlichen Untersuchungen kann es aber von Nutzen sein, wie die mitgeteilten Beispiele über Veränderungen des Frequenzgehaltes der Herztöne nach Sympathicomimeticis zeigen. Bemerkenswert ist vielleicht, daß die Analyse des II. Tones mit diesem Verfahren in den meisten Fällen zeigt, daß gegen das Ende des II. Tones die tiefen Frequenzen an Intensität gegenüber den hohen zunehmen.

Ein anderes Verfahren zur Frequenzanalyse wurde von W. D. KEIDEL bekannt gegeben (*108*). Hierbei ist der Frequenzgehalt des Herzschalls direkt auf einem Kathodenstrahloszillographen abzulesen. Es sind also keine Rechnungen erforderlich. An die senkrecht aufeinanderstehenden Plattenpaare der Oszillographenröhre sind zwei Verstärker mit reziproker Frequenzcharakteristik angelegt. Der eine von ihnen verstärkt besonders die tiefen Frequenzen, der zweite in zunehmendem Maße die hohen. Enthält der Herzschall viele hohe Frequenzen, so wird der Elektronenstrahl vorwiegend in der einen Richtung abgelenkt, während bei überwiegend tiefem Frequenzgehalt des Lungen- oder Herzschalls die Ablenkung vorwiegend in der hierzu senkrechten Richtung erfolgt. Bei einer mittleren Frequenz liegt die Ablenkungsrichtung in der Mitte der beiden Hauptrichtungen. Der Apparat ist für einen Frequenzbereich von 0—600 Hz eingerichtet.

Mit dem zweifellos neue Wege in der Herzschallregistrierung aufweisenden Verfahren sind bisher klinisch bedeutsame Ergebnisse noch nicht erzielt worden.

2. Die Unterscheidung des Aorten- und des Pulmonalanteiles des II. Tones in der Herzschallkurve.

Durch die vergleichende Untersuchung der beiden Anteile des zweiten Tones bei den Schenkelblockkranken wurden wir dazu angeregt, größere Untersuchungen über das Verhalten dieser beiden Anteile auch bei Gesunden und andersartig Kranken anzustellen. Dabei hat sich herausgestellt, daß normalerweise wenigstens in Expirationsstellung der zweite Ton auch dann, wenn keine deutliche Spaltung zu erkennen ist, im Anfang aus höheren Frequenzen als gegen sein Ende besteht (Abb. 44). Die Exspirationsstellung eignet sich für die Herzschallschreibung genau wie für die Auskultation besonders gut. Daß dieses typische Schallbild nicht nur für den Menschen charakteristisch ist, lassen die Abbildungen (45) von Schallkurven verschiedener Tiere erkennen.

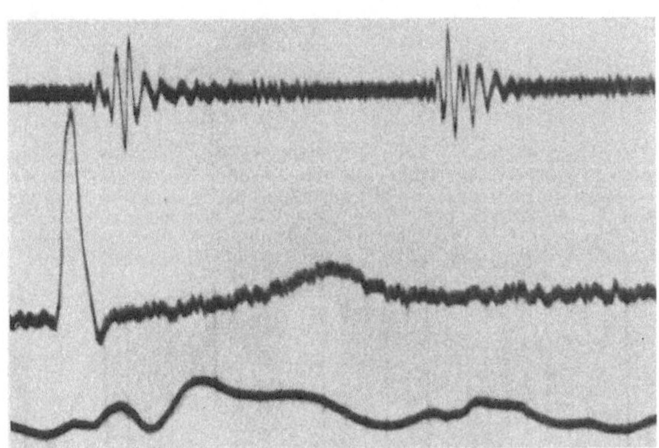

Abb. 44. Am II. Ton dieser Schallkurve erkennt man, daß der II. Ton mit höherfrequenten Schwingungen großer Amplitude beginnt und solchen niedrigerer Frequenz und kleinerer Amplitude endet. Die Kurve stammt von einem herzgesunden Jugendlichen. — Oben: Herzschallkurve „hoch"; Mitte: Ekg-Abltg. II; Unten: Herzschallkurve „tief".

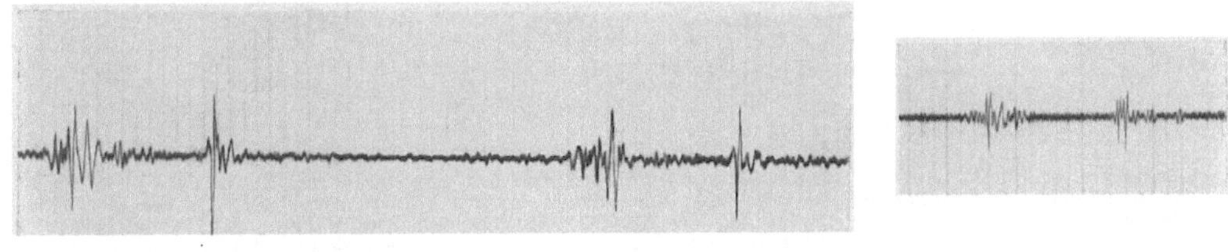

a   b

Abb. 45a u. b. a) Herzschallkurve „hoch" eines Kaltblutpferdes. Auch hier ist deutlich zu erkennen, daß der II. Ton aus einem ersten hochfrequenten und einem zweiten niederfrequenten Anteil besteht. b) Herzschallkurve eines großen Schäferhundes, die die Zweiteilung des II. Tones ebenfalls erkennen läßt.

Die Abb. 46 zeigt eine Herzschallkurve, die direkt von der Abgangsstelle der Aorta (obere Kurve) und der Abgangsstelle der A. pulmonalis (untere Kurve) mit zwei gleichen Mikrophonen und Verstärkern am freigelegten Hundeherzen geschrieben wurden. Die mittelste Kurve ist das mißratene Ekg. Auf der untersten Kurve sieht man einen deutlich gespaltenen II. Ton. Beide Anteile haben fast die gleiche Amplitude. Der zweite Anteil hat deutlich niedrigere Frequenz. Dieser zweite Anteil entspricht dem Schluß der Pulmonalklappen, während der erste Anteil durch den fortgeleiteten Schluß der Aortenklappen bedingt ist. Die viel geringere Energie des Schlusses der Pulmonalklappen wird dagegen nur wenig zur Abgangsstelle der Aorta fortgeleitet. Deshalb ist eine Spaltung der zweiten Töne hier nicht zu verzeichnen.

Zu ähnlichen Ergebnissen kam auch BRAUN-MENENDEZ (*32*), der bei der gleichzeitigen blutigen Pulskurvenschreibung in der Aorta und A. pulmonalis beim Hund stets ein Vorangehen der Incisur der Aortenkurve von etwa 0,03 sec beobachtete. Die Incisur der Pulskurve wird aber auf den Klappenschluß bezogen. Bei unserer Kurve beträgt die Differenz zwischen dem Beginn von IIa und IIb 0,04 sec.

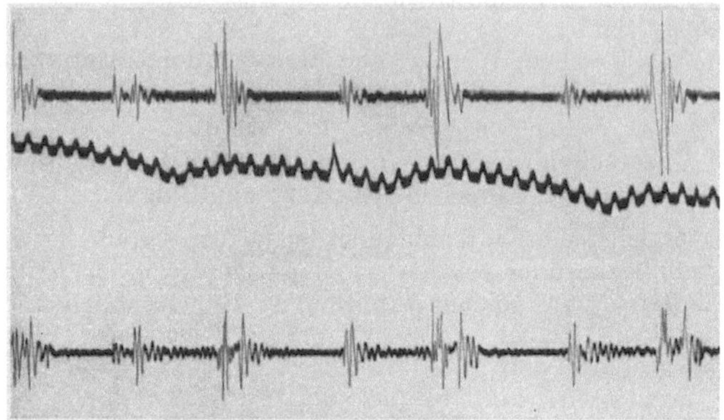

Abb. 46. Herzschallkurve vom bloßgelegten Hundeherzen. In der obersten Kurve sieht man den II. Ton mit sehr viel größerer Amplitude als den I. Ton. Das Mikrophon war direkt auf den Bulbus Aortae aufgesetzt. Das zweite Mikrophon schreibt die Töne über das A. pulmonalis. Der Aortenanteil, der sehr viel lauter ist, ist auch hier als der erste Teil des II. Tones mit fast gleicher Amplitude wie der zweite Pulmonalanteil zu erkennen. Der Pulmonalanteil hat deutlich niedrigere Frequenz. — Oben: Herzschall „hoch", Mikrophon direkt auf der Aorta; Mitte: Verunglücktes Ekg; Unten: Herzschall „hoch". Mikrophon direkt auf der A. pulmonalis.

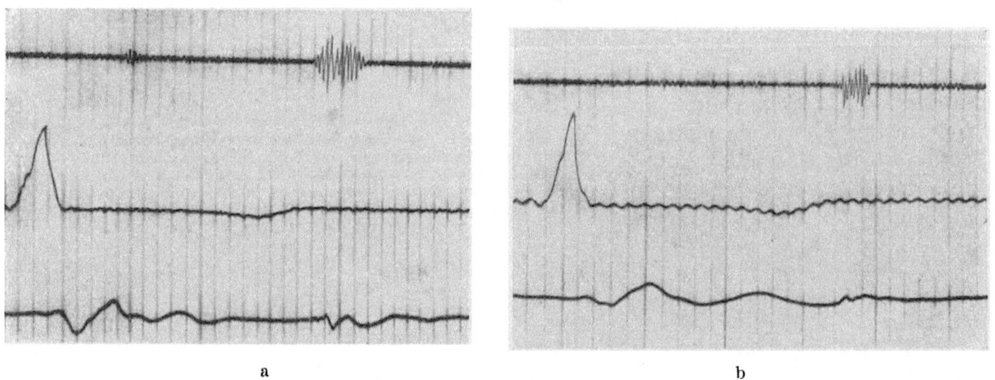

a   b

Abb. 47a u. b. Durch Evipan i. v. wurde der Blutdruck in kurzer Zeit von 200/120 mm Hg (a) auf 140/80 mm Hg (b) gesenkt. Der II. Ton hat bei niedrigem Aortendruck deutlich kleinere Amplitude. Da der II. Ton gespalten ist erkennt man deutlich daß nur der Aortenanteil verkleinert wird, während der Pulmonalanteil unveränderte Amplitude aufweist. Mikrophon und Verstärkereinstellung bleiben während des Versuches unverändert. Die Patientin hatte einen roten Hochdruck, der subjektiv starke Beschwerden machte. Vor allem litt sie stärker unter Bewegungsdyspnoe. — Oben: Herzschall „hoch"; Mitte: Ekg-Abltg. II; Unten: Herzschall „tief".

Die Betonung der Lautheit der zweiten Töne durch Drucksteigerung im Arterienrohr läßt sich sehr gut nachweisen, wenn es gelingt, einen Hochdruck in kurzer Zeit auf normale Werte zu senken. Dies geschieht bei manchen labilen Hochdrucken durch die *Narkose*. In der beigefügten Abb. 47 ist zu erkennen, wie sowohl die Amplitude als auch die Frequenz des zweiten Tones in der Narkose abnimmt. Die Zahlen unter den Abbildungen geben jeweils die dazugehörigen

Blutdruckwerte an. Alle Schallkurven wurden über derselben Auskultationsstelle mit demselben Verstärkungsgrad geschrieben.

Bei der Untersuchung der *Schenkelblockkurven* und der von *ventrikulären Extrasystolen* fiel uns auf, daß man an der herkömmlichen Lehrmeinung, daß man über dem Intercostalraum rechts neben dem Sternum die Aortentöne am besten auskultieren kann und links im zweiten Intercostalraum die Pulmonalistöne gehört werden, Zweifel haben muß. Schon KREHL (*116*) hatte es als ein Wunder bezeichnet, daß der zweite Aortenton und der zweite Pulmonalton gleich klängen. HOCHREIN (*86*) erklärt die gleiche Tonhöhe mit der gleichen Wandspannung der Aorta und A. pulmonalis. Da die A. pulmonalis eine geringere Wandstärke habe als die Aorta, werde sie durch den geringeren Druck in der A. pulmonalis unter dieselbe Spannung versetzt wie die dickerwandige Aorta durch den höheren Aortendruck. Dieser Beweis würde nur dann zutreffen, wenn der II. Ton im wesentlichen durch Schwingungen der beiden Gefäße ausgelöst würde. Die Semilunarklappen sind nämlich von gleicher Bauart und Elastizität. Sie befinden sich also, da der Druck verschieden ist, unter verschiedener Spannung. Die Schwingungen, die von ihnen ausgehen, müssen also verschiedene Frequenz haben. Da sie das in der Tat haben, kann man umgekehrt dieses Verhalten als Hinweis darauf verwenden, daß die Töne doch wesentlich aus Schwingungen der Klappen entstehen.

3. Lokalisation vom II. Aorten- und Pulmonalton.

A. WEBER spricht als erster von der Möglichkeit, daß die jetzt gültige Meinung, man höre den zweiten Aortenton rechts und den zweiten Pulmonalton links vom Sternum, falsch sei und begründet seine Zweifel folgendermaßen:

1. Bei Aortenstenosen verschwindet der II. Aortenton. Es verschwindet aber häufig nicht nur der zweite Aortenton, sondern auch über der Auskultationsstelle der Pulmonalis werden die zweiten Töne nicht mehr gehört, bzw. man kann solche in der Herzschallkurve bei hoher Abstimmung nicht mehr erkennen.

2. Die Spaltung des zweiten Tones beim Wechsel zwischen In- und Exspiration müßte, wenn immer Aorten- und Pulmonalton gehört werden, bei allen Patienten nachweisbar sein. Da dies aber keineswegs der Fall ist, schließt WEBER, müsse der zweite Pulmonalton für gewöhnlich unhörbar bleiben, und man höre den Schluß der Pulmonalklappen nur, wenn diese durch eine Drucksteigerung im kleinen Kreislauf vermehrte Schallenergie und Töne höherer Frequenz abgeben. Diese Beobachtungen können wir bestätigen. Auch unter unserem Krankenmaterial von über 20 *Aortenstenosen* finden sich solche, auf deren Schallkurven bei hoher Verstärkerabstimmung sowohl der zweite Ton über der Aorten- als auch über der Pulmonalisauskultationsstelle abgeschwächt oder verschwunden ist.

Bei 224 Patienten haben wir mit der gleichen Verstärkereinstellung vergleichende Herzschallkurven von der Auskultationsstelle der Pulmonalis und der Aorta geschrieben. Dabei hat sich gezeigt, daß es in der Mehrzahl der Fälle möglich ist, den Aortenanteil und Pulmonalanteil voneinander zu trennen. Wir haben uns dabei vor allem dafür interessiert, wie sich die *zweiten Töne* hinsichtlich ihrer Amplitude in *verschiedenen Lebensaltern* verhalten und zweitens, wie sich die verschiedenen Anteile bei *Druckerhöhungen* im *großen* oder *kleinen Kreislauf* abgrenzen lassen.

Aus der Tab. 7 ist zu erkennen, daß mit zunehmendem Alter die zweiten Töne in ihrer Gesamtheit allmählich von links nach rechts zunehmend *lauter* werden. Bei Kindern sind die zweiten Töne immer links vom Sternum lauter, bei Jugendlichen meistens und bei Erwachsenen und Greisen sind die Aortentöne wenigstens in ungefähr der Hälfte der Fälle lauter als die zweiten Töne über der Auskultationsstelle der Pulmonalis. Für die Zunahme der Lautstärke des zweiten Aortentones in den höheren Lebensjahrzehnten spielt natürlich die Hauptrolle die Hypertension, aber es gibt auch andere Gründe, die zu einer Verstärkung der zweiten Töne rechts vom Sternum führen können. Den Einfluß des Aortendruckes auf die Lautheit der zweiten Töne ergibt folgende Zusammenstellung: Von 29 Hochdruckfällen hatten bei einem systolischen Druck über 200 mm Hg 4 lautere zweite Töne über der Auskultationsstelle der Aorta, 4 gleich laute zweite Töne links und rechts neben dem Sternum. Bei einem Blutdruck von 180 bis 200 mm Hg hatten 4 lautere Töne über der Aorta, 4 gleichlautende über der Aortenund Pulmonalisauskultationsstelle und drei lautere zweite Töne links vom Sternum. Bei einem Blutdruck zwischen 160 und 180 mm Hg wurden viermal die zweiten Töne lauter rechts und viermal lauter links vom Sternum registriert. Zusammengefaßt wurden also bei den untersuchten Hochdruckfällen 12 mal lautere zweite Töne rechts des Sternums festgestellt, 8 mal gleich laute rechts und links vom Sternum und 9 mal lautere links vom Sternum. Es zeigt sich also schon hier, daß die Amplitude der zweiten Töne keineswegs allein vom Druck in den Arterien abhängt, sondern daß hier andere Faktoren mitspie-

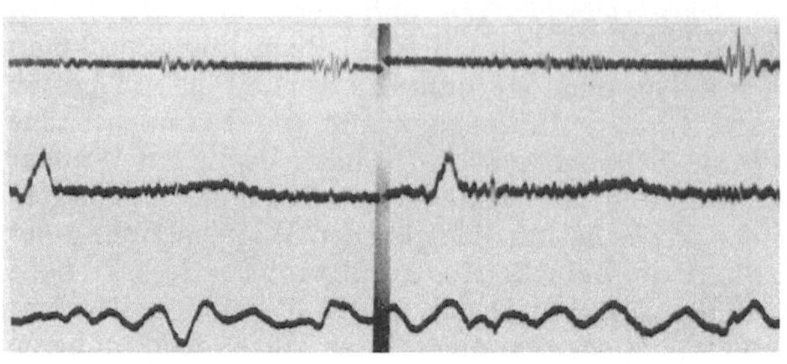

Abb. 48. Herzschallkurve einer 34 jährigen mit gleicher Verstärkereinstellung über der Auskultationsstelle der „Aorta" und der „Pulmonalis" geschrieben, also re. und li. vom Sternum. Die höherfrequenten Schwingungen, die auf den Schluß der Aortenklappen bezogen werden, haben ebenso wie die niederfrequenten Pulmonalschwingungen links vom Sternum größere Amplitude. Diese Betonung des II. Pt. hat mit einer Druckerhöhung im kleinen Kreislauf nichts zu tun. — Oben: Herzschall „hoch"; Mitte: Ekg-Abltg. II; Unten: Herzschall „tief".

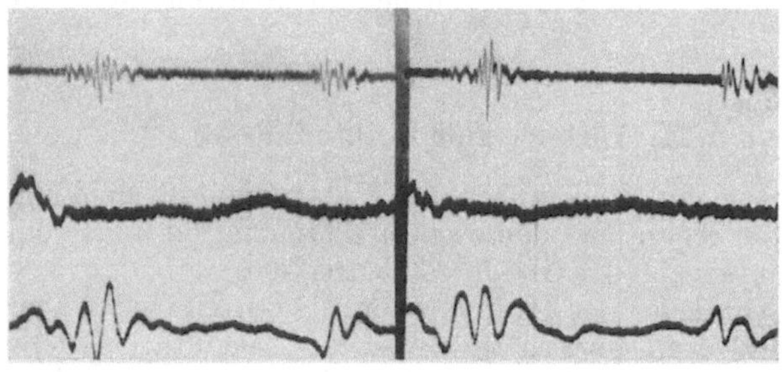

Abb. 49. Herzschallkurve eines 64 jährigen mit leicht dekompensierter Myodegeneratio cordis. Re. und li. vom Sternum mit gleicher Verstärkereinstellung geschrieben. Hochfrequenter Aortenanteil hat re. und li. vom Sternum fast die gleiche Amplitude. Der niederfrequente Pulmonalanteil hat jedoch über der Auskultationsstelle der „Pulmonalis" deutlich größere Amplitude als re. vom Sternum. Trotzdem wird bei der Auskultation der höherfrequente Aortenanteil mehr zum Gehörseindruck beitragen, weil unser Ohr für die höherfrequenten Schwingungen empfindlicher ist. Re. über der Auskultationsstelle der „Aorta", li. über der Pulmonalis geschrieben. — Oben: Herzschall „hoch"; Mitte: Ekg-Abltg. II; Unten: Herzschall „tief".

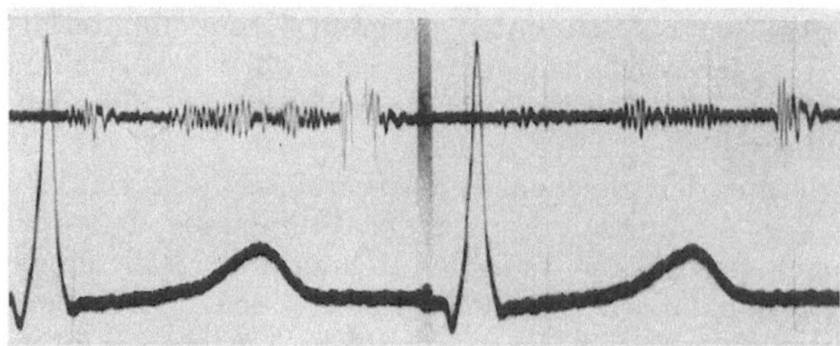

Abb. 50. Herzschallschreibung im re. und li. zweiten Intercostalraum nahe dem Sternalrand, bei einem 68 jährigen Patienten mit Hypertension. Blutdruck 195/100 mm Hg. Der Patient litt unter geringer Dyspnoe bei körperlichen Anstrengungen. Über der Auskultationsstelle der „Aorta" haben die hochfrequenten Schwingungen des Aortenklappenschlusses sehr viel größere Amplitude als li. vom Sternum. Aber auch hier über der Auskultationsstelle der „Pulmonalis" haben die Aortenschwingungen noch beträchtlich größere Amplitude als die Pulmonalschwingungen. Der niederfrequente Pulmonalton hat aber li. vom Sternum größere Amplitude als re. vom Sternum. — Oben: Herzschall „hoch"; Unten: Ekg-Abltg. II.

len. Als solche können angesehen werden: Zustand der Semilunarklappen, der Arterienwand, vor allem aber die Dicke der Thoraxwand, die Art des Gewebes, durch das sich der Schall ausbreiten muß, z. B. Vorlagerung von Lungengewebe beim Emphysem usw.

Ähnlich wie die zweiten Töne als Ganzes verhalten sich natürlich auch die beiden Anteile des zweiten Tones, nämlich der Aorten- und Pulmonalanteil. Da der Aortenanteil wie die Analyse der 224 Kurven ergeben hat, mit zwei Ausnahmen immer der größere auch links vom Sternum ist, bezieht sich das eben Gesagte nur auf den Aortenanteil. Bei den Krankheiten, die eine Erhöhung des Widerstandes im kleinen Kreislauf herbeiführen, also Emphysem, ausgedehnte Lungentuberkulose, Staublunge, Bronchiektasen und Asthma bronchiale, die bei unserem

Tabelle 7.

Alter Jahre	Gesamtzahl der untersuchten Fälle	Vergleich der Amplituden der zweiten Töne links und rechts vom Sternum			Vergleich der Amplituden des Aorten- und Pulmonalanteils an der „Auskultationsstelle der Pulmonalis". Zweiter Intercostalraum links vom Sternum					
		Größere Amplitude links vom Sternum	Gleichgroße Amplitude links und rechts vom Sternum	Größere Amplitude rechts vom Sternum	Aortenanteil kleiner als Pulmonalisanteil	Aorten- und Pulmonalanteil gleich groß	Aortenanteil größer als Pulmonalanteil			
							gesamt	$^3/_4$	$^1/_2$	$^1/_4$
0— 5	3	2	1				3		2	1
6—10	7	7					7	1	2	4
11—20	28	16	7	5		4	24	4	10	10
21—40	75	46	15	14		16	59	16	28	15
41—60	65	32	15	18	2	15	48	9	31	8
61	46	18	8	20		10	36	9	17	10
Summe	224	121	46	57	2	45	177	39	90	48

Kurvenmaterial zehnmal beobachtet wurden, waren die Herztöne fünfmal rechts des Sternums lauter, einmal rechts und links vom Sternum gleich laut und viermal links des Sternums lauter. Nach den Regeln der Auskultation hätte man also aus einem betonten zweiten Pulmonalton viermal auf eine Druckerhöhung im kleinen Kreislauf schließen können. Analysiert man den Pulmonalisanteil des zweiten Tones, so findet sich siebenmal ein Anhalt für eine Druckerhöhung im kleinen Kreislauf, eine solche wurde dann angenommen, wenn der Pulmonalanteil links vom Sternum drei Viertel oder mehr der Amplitude des Aortentones hatte. War jedoch der Aortendruck über 170 mm Hg erhöht, so wurde schon eine Druckerhöhung im kleinen Kreislauf angenommen, wenn die Amplitude des Pulmonalisanteiles etwas größer als die Hälfte des Aortenanteiles war.

Im Gegensatz dazu würde man nach der Auskultation zu häufig einen erhöhten Druck im kleinen Kreislauf bei unseren 51 Mitralstenosen angenommen haben. Hier fand sich ein lauterer zweiter Ton links des Sternums in 33 Fällen, gleich laute zweite Töne in acht Fällen und lautere zweite Töne rechts des Sternums in 10 Fällen. Eine Druckerhöhung im kleinen Kreislauf, nach den geschilderten Richtlinien bestimmt, wurde 24 mal, keine Druckerhöhung 27 mal festgestellt. Dabei überwogen die dekompensierten Mitralstenosen deutlich über die kompensierten.

Nach den angeführten Zahlen könnte man vermuten, daß mit der angegebenen Methode ein exakter Weg gefunden wäre, den Druck in der A. pulmonalis unblutig und leicht zu bestimmen. Leider ist dieses jedoch nicht der Fall. Die Unterscheidung des Pulmonalisanteiles vom Aortenteil ist in manchen Kurven doch recht schwierig, außerdem geht, wie sich ja aus den oben gemachten Ausführungen schon ergibt, der Druck in der Pulmonalarterie und die Lautheit des Pulmonalisanteiles keineswegs in allen Fällen parallel. Die Fehler sind etwa gleichgroße, wie wir sie bei der Abhängigkeit der Größe des Aortenanteiles vom Druck in der Aorta fanden. Es scheint auch so zu sein, daß die Lage des Herzens im Thorax, vor allen Dingen wohl eine Rotation um die Längsachse, einen nicht zu unterschätzenden Einfluß auf die Lautheit der zweiten Töne hat. Damit kommen als weitere Faktoren für das Verhalten der beiden Anteile des zweiten Tones der Zwerchfellstand, Hypertrophie der rechten und linken Kammer, Verziehungen des Herzens durch Narben usw. ins Spiel. Hierüber können nur vergleichende topographisch-anatomische Untersuchungen Klarheit bringen. Bei der Vielheit teils sich aufhebender, teils sich addierender Faktoren, die das Verhalten der zweiten Töne bestimmen, kann es nicht wunder nehmen, daß manchmal ein widersprechendes Verhalten der zweiten Töne bzw. ihrer Anteile im klinischen Bild beobachtet wird. Obwohl nicht häufig, mindert dies den Wert der Methode.

Wenn auch die Bedeutung für eine direkte Bestimmung des Druckes im kleinen Kreislauf gering ist, so hat die Untersuchung der zweiten Töne nach dem geschilderten Verfahren doch einen praktischen Wert, und zwar vor allem auf dem Gebiet der Diagnostik der angeborenen Pulmonalstenose. Das Verhalten der zweiten Töne bei der Aortenstenose spricht dafür, daß der zweite Aortenton gewöhnlich auch links vom Sternum gehört wird. Wie verhalten sich nun aber die zweiten Töne bei der Pulmonalstenose? Die bisher gültige Meinung war, daß

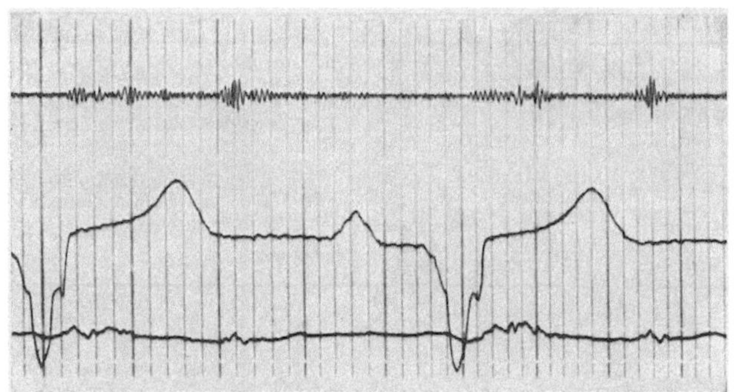

Abb. 51. Herzschallkurve des Patienten mit FALLOTscher Tetralogie im 2. Intercostalraum li. geschrieben. Besonders am ersten Schlag li. erkennt man die Zweiteilung des II. Tones. Der Pulmonalanteil hat deutlich kleinere Amplitude als der Aortenanteil. — Oben: Herzschall „hoch"; Mitte: Ekg-Abltg. II (starker Re-Typ); Unten: Herzschall „tief".

der zweite Pulmonalton an der üblichen Stelle behorcht, bei der Pulmonalstenose abgeschwächt oder unhörbar sei (EDENS, ROMBERG, R. ASH, WHITE). Das würde darauf hinweisen, daß man gewöhnlich auch den zweiten Pulmonalton allein links vom Sternum hört. Einige Autoren weisen darauf hin, daß dieses auskultatorische Verhalten doch nicht ausnahmslos gefunden wird (ASSMANN u. a.). H. RÖSSLER (*169*) berichtet über einen autoptisch bestätigten Fall von ROKITANSKY-FALLOTscher Tetralogie, bei dem „P₂" betont war. Zu den Veränderungen beim FALLOTschen Syndrom gehört bekanntlich eine meist schwere Pulmonalstenose. Für dieses akustische Verhalten findet der Autor keine Erklärung. Im Nachtrag derselben Arbeit berichtet er über zwei weitere Fälle, die denselben merkwürdigen Auskultationsbefund aufwiesen (vgl. auch das entsprechende Kapitel im Teil IV dieser Arbeit).

Bei einem unserer Patienten mit FALLOTscher Tetralogie wurde die Diagnose Pulmonalstenose, für die sonst alle Zeichen sprachen, bezweifelt, weil der zweite „Pulmonalton" betont war. Die Herzschallkurve Abb. 51 ließ erkennen, daß der laute Ton im II. ICR links durch große Aortenschwingungen bedingt ist, während der Pulmonalanteil kleine Amplituden aufweist. Die Sektion (Doz. Dr. DOERR) bestätigte dann auch die Diagnose Pulmonalstenose bei FALLOTscher Tetralogie. Das gleiche Verhalten zeigten zwei Kinder mit FALLOTscher Tetralogie (Prof. OPITZ).

Im Hinblick auf die immer mehr in Aufnahme kommende chirurgische Behandlung der angeborenen Vitien (A. BLALOCK) ist der Beitrag zur Differentialdiagnose durch die hier gegebene Klärung der Auskultationsbefunde sicher nicht bedeutungslos.

Zusammenfassend darf also festgestellt werden: Man hört über der Auskultationsstelle der Aorta meistens nur den Schluß der Aortenklappe. Über der Auskultationsstelle der Pulmonalis, also links vom Sternum, wird nie der Schluß der

Pulmonalisklappen allein, sondern entweder *nur der Schluß der Aortenklappe* oder der *Schluß der Aortenklappe* zusammen mit dem Schluß der Pulmonalklappe gehört. Ein „*betonter* zweiter Pulmonalton" berechtigt also *nicht* ohne weiteres, auf eine Druckerhöhung im kleinen Kreislauf zu schließen. Die *Betonung* des zweiten „*Pulmonaltones*" kann aus den folgenden zwei Ursachen zustande kommen:

1. Bei *Druckerhöhung* im kleinen Kreislauf wird die vermehrte Amplitude und Frequenz des Pulmonaltones zum Aortenton hinzukommen, in den meisten Fällen wird dadurch der zweite Teil verlängert. Diese Verlängerung wird von unserem Gehör als Verstärkung wahrgenommen. In diesem Fall ist der Schluß von einem „betonten zweiten Pulmonalton" auf eine Druckerhöhung im kleinen Kreislauf richtig.

Das Verhalten der beiden Anteile des II. Tones.

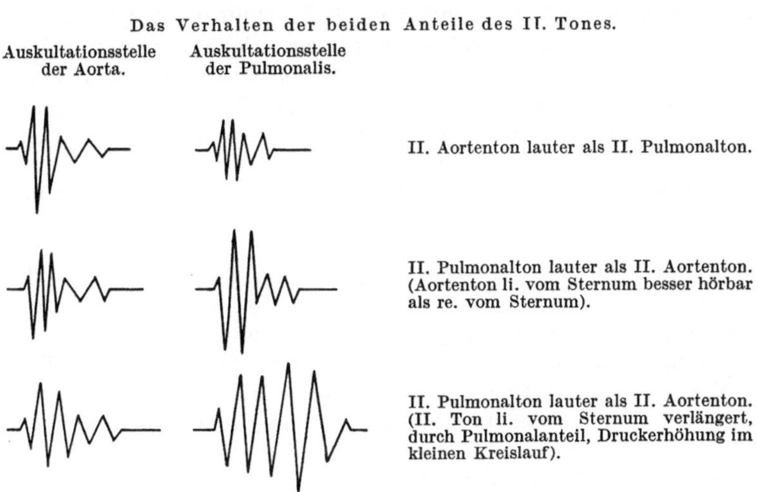

Abb. 52.

2. Der *Aortenton* kann über der Auskultationsstelle der Pulmonalis *besser gehört* werden als über der Auskultationsstelle der Aorta, mit anderen Worten *links* vom Sternum besser als rechts vom Sternum. Mit einer Druckerhöhung im kleinen Kreislauf hat diese Erscheinung *nichts* zu tun. Sie wird beobachtet bei Jugendlichen, besonders bei Kindern, bei denen nach der bisherigen Meinung ein „betonter Pulmonalton" physiologisch ist. Diese Auffassung ist nicht richtig. Es handelt sich um eine bessere Hörbarkeit des zweiten Aortentones links vom Sternum. Der Pulmonalisanteil ist im Herzschallbild bei Kindern über der Auskultationsstelle der Pulmonalis in vielen Fällen deutlich zu erkennen und von geringer Amplitude. Diese Erscheinung tritt aber nun nicht nur bei Jugendlichen auf, sondern dieselbe Beobachtung kann man auch häufig bei Patienten mittleren Alters, vereinzelt sogar auch bei Patienten jenseits des 80. Lebensjahres machen.

Bei Druckerhöhung im kleinen Kreislauf wird manchmal die Frequenz des Pulmonalanteiles des zweiten Tones gleich der des Aortenteiles. Dann wird die Unterscheidung schwierig, ja unmöglich. Es wäre verfehlt, aus dieser Tatsache auf einen gleichen Druck in der A. pulmonalis der Aorta zu schließen. Die Eigenfrequenz der A. pulmonalis ist wegen ihrer geringen Länge, ihrer dünnen Wandbeschaffenheit, sowie dadurch, daß sie sich frühzeitig teilt, sicher höher als diejenige der Aorta. Ein niedriger Druck wird also schon Schwingungen gleicher Frequenz, wie in der Aorta der höhere, erzeugen können. Schematisch dargestellt zeigt die Abb. 52 noch einmal die Möglichkeiten des Verhaltens der Schwingungen der „Aorta" und der „Pulmonalis".

VI. Zusammenfassung.

Unsere bisherigen Untersuchungen haben gezeigt, daß die Auskultation des Herzens in mancher Beziehung noch von zum Teil nicht richtigen, z. T. nicht gesicherten Voraussetzungen ausgeht.

1. Die Untersuchungen von systolischen und diastolischen bzw. präsystolischen Geräuschen ist im Durchschnitt nur möglich, wenn diese Geräusche mindestens 0,1 sec vor oder nach den Tönen beginnen oder enden. Nur wenige Begabte können bis zu einer zeitlichen Differenz von 0,06 sec die zeitliche Einordnung richtig vornehmen.

2. Es ergab sich ferner, daß mit einem einfachen musikalischen Test die Begabung zum Auskultieren leicht und sicher festgestellt werden kann.

3. Durch die vergleichende Palpation des zentralen Pulses kann keine *entscheidende* Verbesserung der zeitlichen Einordnung von Herzgeräuschen erwartet werden.

4. Die Klärung der Entstehungsursache des Mitralöffnungstones als Anspannungston des Mitralsegels bei der beginnenden Kammerfüllung erlaubt Rückschlüsse vom auskultatorischen Verhalten der Mitralstenose auf Art und Ausdehnung der pathologisch-anatomischen Veränderungen an den Klappen. Dies ist von Bedeutung bei der Indikationsstellung zur operativen Behandlung der Mitralstenosen.

Die Intensität des I. Tones hängt stark ab von der richtigen „Stellung" der Klappen. Je vollkommener diese ist, um so leiser ist der I. Ton und umgekehrt. Voraussetzung für einen lauten I. Ton sind schwingungsfähige Mitralsegel. Narbige Veränderungen derselben führen zu einer Abschwächung des I. Tones.

6. Die Verzögerung des Beginnes des Tonsegmentes des I. Tones bei absoluten Arrhythmien wird durch den herabgesetzten Ladedruck des Ventrikels erklärt. Die „mangelhafte Füllung" des linken Ventrikels verursacht also eine Verzögerung des I. Tones, nicht aber seine Verstärkung.

7. Die Abschwächung des I. Tones bei der Aortenstenose erklärt sich z. T. durch narbige Veränderungen der A-V-Klappen, die häufig als Verkalkungen röntgenologisch nachweisbar sind.

8. Die „Verspätung" des systolischen Geräusches bei der Aortenisthmusstenose kann mit vergleichender Schallschreibung nachgewiesen werden. Sie bedeutet ein Symptom, das besonders bei Jugendlichen zur Sicherung der Diagnose beitragen kann.

9. Die Bedeutung des Unterscheidungsvermögens für Intensitäten und Intervalle wird untersucht.

10. Durch die Schallschreibung der zweiten Töne mit hoher Papiergeschwindigkeit können Aorten- und Pulmonalisanteil getrennt werden. Es ergeben sich hieraus Hinweise auf den Druck im kleinen Kreislauf. Durch die Auskultation kann dagegen ein Druckanstieg im kleinen Kreislauf von einem besseren Hörbarwerden des Aortentones links vom Sternum nicht unterschieden werden.

11. Durch die Analyse der beiden Anteile des zweiten Tones wird die Diagnostik der angeborenen Pulmonalstenose verfeinert.

12. Die Mitbestimmung des Beginnes des I. Tones erlaubt die Unterteilung der Anspannungszeit in eine „Umformungs- und eine Druckanstiegszeit". Erstere wird, vor allem durch die Verminderung des Füllungsdruckes des linken Ventrikels verlängert. Die Druckanstiegszeit ist dagegen bei all jenen Erkrankungen verlängert, bei denen die Kontraktionsfähigkeit des linken Ventrikels gestört ist, z. B. beim dekompensierten Hochdruck.

13. Es konnte der Nachweis geführt werden, daß eine „Täubung" des Ohres durch laute Herztöne vorkommt (*97*). Ein „Überhören" von Herzgeräuschen aus

diesem Grunde spielt aber praktisch sicher keine große Rolle. Nur Herzgeräusche, die früher als 0,1 sec nach dem Ende des täubenden Tones enden, also sehr kurz sind, kommen dafür in Frage. Außerdem müssen sie dicht an der Hörschwelle des Ohres liegen, da lautere Geräusche sonst trotz der reaktiven Hörschwellenerhöhung wahrnehmbar sind.

VII. Akustische Krankheitszeichen bei den verschiedenen Klappenfehlern.

Aus dem bisher Gesagten geht schon hervor, daß sich die Indikation zur feineren Analyse der akustischen Krankheitszeichen am Herzen nicht auf die eigentlichen Klappenfehler beschränken darf. Die Differenzierung der Galopprhythmen hat ebenfalls große praktische Bedeutung. Dennoch bleibt natürlich das Hauptindikationsgebiet der Herzauskultation und auch der Schallschreibung die Erkennung der Erkrankungen der erworbenen und angeborenen Vitien. Hier ist zu beachten, was für jede spezielle Untersuchungsmethode gilt, daß sie nur richtige Ergebnisse liefert, wenn man sie richtig einsetzt und die Befunde im Rahmen des klinischen Gesamtbildes wertet. Auch ist die richtige Deutung einer Herzschallkurve genau so wie die eines Ekg ohne klinische Angaben schwer oder sogar unmöglich.

A. Die erworbenen Herzfehler.
1. Mitralinsuffizienz.

Es ist ein weit verbreiteter Irrtum, daß die Mitralinsuffizienz der häufigste Klappenfehler sei. Daß sie der am schwersten zu diagnostizierende ist, sagt schon TRAUBE. Die Unsicherheit der Diagnose rührt unter anderem daher, daß ihre akustischen Zeichen am vieldeutigsten sind. Bei der Autopsie großer Serien von an Klappenfehlern Gestorbenen hat HENSCHEN in mehr als einem Drittel der Fälle die klinische Diagnose Mitralinsuffizienz nicht bestätigen können, während die Mitralstenose zu wenig diagnostiziert wird. Ohne anamnestische Hinweise (Gelenkrheumatismus, Anginen usw.) Veränderungen der Herzform, die sich am besten bei der Durchleuchtung nachweisen lassen (Hypertrophie des linken Ventrikels, linken Vorhofes, rechten Ventrikels, Lungenstauung) bleibt die Diagnose immer mit einem gewissen Unsicherheitsfaktor behaftet.

Akustisch findet sich oft eine Abschwächung des I. Tones. Je schwerer die Insuffizienz, desto leiser der I. Ton. Nur leichte Insuffizienzen haben einen normalen I. Ton an der Spitze. Das systolische Decrescendogeräusch ist meist ziemlich laut. Es hat häufig einen rauhen, etwas schabenden Klangcharakter. Seine Frequenz ist ziemlich niedrig. Es wird am besten über der Spitze wahrgenommen. Seiner Lautheit entsprechend ist es aber in vielen Fällen über einem recht großen Bezirk gut zu auskultieren. Manchmal reicht dieser bis hinauf zur Basis. Der II. Ton über der Basis ist meistens links vom Sternum lauter. Dies rührt in einem Teil der Fälle von der Drucksteigerung im kleinen Kreislauf her, die als Kompensationserscheinung aufgefaßt wird. Sie führt zur Vergrößerung der Amplitude und Erhöhung der Frequenz des Pulmonalanteiles, was beides unserem Ohr als Zunahme der Lautstärke imponiert. Dazu kommt noch, daß durch die Rotation des Herzens im Gegenuhrzeigersinn von oben gesehen durch die Hypertrophie des rechten Ventrikels die Basistöne nach links verschoben werden. Wir hören also auch den Aortenanteil rechts vom Sternum besser. Da es sich aber häufig um jugendliche Patienten handelt, ist diagnostisch mit der Betonung des II. Tones links vom Sternum nicht viel anzufangen.

Zur Beurteilung der Schwere des Vitiums kann die Registrierung des Schalles beitragen. Das sich unmittelbar an den I. Ton anschließende Geräusch endet verschieden früh vor dem II. Ton. Nur in schweren Fällen reicht es bis zu diesem.

In schwersten Fällen läßt es überhaupt jeden Decrescendocharakter vermissen und hält bis zum II. Ton in unverminderter Stärke an. Je steiler also das Decrescendo, desto leichter der Klappenfehler.

Das Geräuschbild unterscheidet sich bei den myogenen und relativen Insuffizienzen nicht von solchen, die durch Klappenveränderungen hervorgerufen sind. Die Abschwächung des I. Tones findet sich eher bei organischen Klappenveränderungen. Ebenso wie bei der Mitralstenose vom I. Typ ist die Schwingungsfähigkeit der Mitralklappen durch entzündliche oder narbige Veränderungen herabgesetzt. Abschwächung des I. Tones und ein unmittelbar an ihn anschließendes Decrescendogeräusch sind also die akustischen Hauptmerkmale der Mitralinsuffizienz mit organischen Klappenveränderungen.

Ganz selten wird ein spät in der Systole auftretendes Geräusch gefunden, das bis zum II. Ton reicht. A. WEBER (*207*) denkt sich die Entstehung so, daß durch alleinige Schädigung der Papillarmuskeln diese dem steigenden Ventrikeldruck nicht mehr standhalten können, und die Mitralsegel schließlich vorhofwärts ausweichen lassen. Er bezeichnet diesen Vorgang als funktionelle Mitralinsuffizienz. Ein Beispiel einer solchen Schallkurve bringt Abb. 23. Ein Beispiel einer leichten Mitralinsuffizienz gibt Abb. 21 und einer schweren Abb. 22 wieder.

2. Mitralstenose.

Die Mitralstenose ist der häufigste Klappenfehler, den wir beobachten. Meistens ist bekanntlich die Mitralstenose mit einer Insuffizienz vergesellschaftet. Reine Mitralstenosen sind aber häufiger als reine Insuffizienzen, wenn man nur die durch eine Endokarditis entstandenen und nicht die myogenen Insuffizienzen berücksichtigt. Wie schon im Kapitel über die Entstehungsweise des Mitralöffnungstones gezeigt wurde, ist das akustische Erscheinungsbild vielgestaltig und charakteristisch. Gerade hier finden wir auch einiges Neue, was man bis zur Anwendung der graphischen Methode noch nicht kannte. Da bei Mitralstenosen die Pulsfrequenz häufig sehr beschleunigt ist, was ja nicht nur für die Patienten mit Sinusrhythmus, sondern auch für jene gilt, die schon eine absolute Arrhythmie haben, ist hier die Hilfe der Schallschreibung oft eine Erleichterung bei der Diagnosestellung.

Ist bei einer Mitralstenose kein Geräusch zu hören, sondern nur ein Dreierrhythmus, so können ein großer Teil der im Kapitel III, 2., Abb. 1 angegebenen Extratöne für die Entstehung des Galoppes in Frage kommen und müssen differentialdiagnostisch abgewogen werden. In vielen Fällen wird allerdings die Auskultation in linker Seitenlage und nach Belastung ein diastolisches Geräusch zum Vorschein bringen, aber in einem restlichen Teil versagen auch diese bekannten Kunstgriffe.

Nach HERKEL und ZUR (*82*) sind etwa 30% aller Mitralstenosen bei der Schreibung nur am Mitralöffnungston in der Schallkurve zu erkennen, ohne daß diastolische Geräusche nachweisbar wären. Diese Zahl ist zu hoch. Führt man die Schreibung nach Belastung durch, was wegen der Ekg-Kabel und der langen Einstellzeit der Verstärker manchmal etwas mühsam ist, so wird die Zahl der Stenosen ohne Geräusche beträchtlich kleiner. Sehr bewährt hat sich die gleichzeitige Auskultation mit dem Kopfhörer während der Schallschreibung. Man hat dann die Kontrolle, daß das Mikrophon an der richtigen Stelle aufgesetzt wurde und das Geräusch auch wirklich zur Darstellung kommt. Es kann kein Zweifel darüber bestehen, daß der Mitralöffnungston bei der gewöhnlichen Auskultation manchmal nicht zu erkennen ist. Besonders, wenn der Abstand zwischen ihm und dem II. Ton verhältnismäßig gering und seine Amplitude klein ist. Mit der

Verstärkerauskultation können in manchen Fällen Öffnungstöne gehört werden, die einem bei gewöhnlicher Auskultation entgehen.

Wie schon früher gezeigt wurde, ist die Differentialdiagnose der Dreierrhythmen nicht einfach:

Der Mitralöffnungston tritt 0,06—0,12 sec nach Beginn des II. Tones auf. Beim gespaltenen II. Ton ist eine längere Zeitdifferenz zwischen dem Beginn der beiden Anteile als 0,07 nur bei Schenkelblöcken und ventrikulären Extrasystolen zu beobachten. Beide werden im stets mitgeschriebenen Ekg leicht erkannt.

Die Länge der Differenz zwischen II. Ton und Mitralöffnungston erlaubt Rückschlüsse auf das Alter der Mitralstenose. Je länger diese, desto älter der Klappenfehler. Bei Werten um 0,10 besteht der Fehler durchschnittlich 6—10 Jahre oder noch länger (vgl. Tab. 5).

Das Vorhandensein eines Mitralöffnungstones beweist das Vorliegen einer Mitralstenose. Sein Fehlen spricht nicht dagegen. Wie im Kapitel über die Entstehung des Mitralöffnungstones gezeigt wurde, lassen sich die Mitralstenosen in zwei Gruppen einteilen. Diese Gruppeneinteilung hat praktische Bedeutung, weil beide Typen eine verschiedene Prognose haben. Häufiger ist der II. Typ der Mitralstenosen. Er zeichnet sich akustisch durch einen verstärkten I. Ton und das Vorhandensein eines Mitralöffnungstones aus.

Beim I. Typ fehlen diese beiden Merkmale. Meistens werden die ganzen Segelflächen nicht beim ersten endokarditischen Schub ergriffen, sondern erst bei weiteren. Man findet den I. Typ also häufig bei immer wieder rezidivierenden Endokarditiden, bei denen der Körper mit dem Infekt nicht fertig wird. Dieser Umstand ist es, der die Prognose trübt.

Zusammenfassend sollen die akustischen Zeichen der Mitralstenose jetzt noch einmal aufgezählt werden:

1. *Geräusche:* Das diastolische Geräusch der Mitralstenose unterscheidet sich im Klangcharakter durch seine tiefere Frequenz und dadurch, daß es rauher klingt, von dem der Aorteninsuffizienz. In der Schallkurve läßt sich der Frequenzunterschied zuweilen gut darstellen, besonders, wenn man die Möglichkeit hat, die Abstimmung des Verstärkers zu variieren. Auch hinsichtlich des zeitlichen Auftretens verhalten sich die Geräusche bei beiden Vitien verschieden. Das protodiastolische Geräusch der Mitralstenose beginnt unmittelbar oder nach einer kurzen Pause nach dem Mitralöffnungston. Fehlt dieser, so bleibt ein freies Intervall bis zu 0,15 sec nach Beginn des II. Tones. Bei der Aorteninsuffizienz beginnt das Geräusch unmittelbar im Anschluß an den II. Ton. Das Geräusch setzt sich je nach Lautstärke verschieden weit in die Diastole fort, ist es sehr laut, so reicht es über die ganze Länge der Diastole und geht in das präsystolische Crescendogeräusch über. Bei absoluter Arrhythmie fehlt aus bekannten Gründen das präsystolische Crescendo. Hierüber ist Einigkeit erst seit Anwendung der Schallschreibung erzielt worden, da manche Autoren den Crescendocharakter auf den paukenden I. Ton bezogen wissen wollten. Besonders schön zeigt sich die Wirkung der Vorhofaktion im Sinne einer Verstärkung des Geräusches bei einer vollständigen A-V-Dissoziation.

2. *I. Ton.* An der Spitze normal laut oder abgeschwächt beim Typ I, verstärkt beim Typ II. Auf jeden Fall verzögertes Auftreten des Tonsegmentes des I. Tones. Bei Sinusrhythmus durchschnittlich 0,06 sec nach Q. Bei absoluter Arrhythmie 0,07—0,09 sec nach der Q-Zacke (normal etwa 0,05 sec).

3. *II. Ton.* Meist rechts vom Sternum im 2. ICR, lauter als links vom Sternum. Teils durch Druckerhöhung im kleinen Kreislauf, teils durch Drehung des Herzens bei Hypertrophie des rechten Ventrikels.

4. *Mitralöffnungston.* Nur beim Typ II vorhanden. Größe seiner Amplitude ist abhängig von der Größe der unveränderten zarten Segelfläche. Länge der Zeitdifferenz II. Ton — Mitralöffnungston abhängig vom Alter des Vitiums.

Erklärung für die Entstehungsweise des Mitralöffnungstones s. Kap. III, 3, S. 428. Erklärung für die Verzögerung des I. Tones s. Kap. IV, 4, S. 447. Schallkurven von Mitralstenosen finden sich in Abb. 3, 14, 16, 27.

Für die Indikation zur Operation ergeben sich aus der Phonokardiographie folgende Richtlinien: Paukender I., Mitralöffnungston großer Amplitude, lange Umformungszeit. nicht verlängerte Druckanstiegszeit, fehlendes oder nur kurzes Systolicum sind Zeichen dafür. daß die Stenosierung erheblich ist, daß sich die Entzündung auf die Klappenränder beschränkt und keine oder nur eine geringe Insuffizienz der Klappen und der Muskulatur vorliegt. Sie sprechen dafür, daß eine Operation durchführbar und eine Besserung zu erhoffen ist. Natürlich müssen diese Untersuchungen ergänzt werden durch eine klinische Allgemeinuntersuchung. evtl. Druckmessung im kleinen Kreislauf (Grosse-Brockhoff) und auch eine röntgenologische Untersuchung auf Klappenverkalkungen.

3. Aorteninsuffizienz.

Bei der Aorteninsuffizienz sind die akustischen Zeichen nicht von derartiger Mannigfaltigkeit, wie. bei der Mitralstenose. Sowohl bei der Aorteninsuffizienz. wie auch bei der Aortenstenose kommen Extratöne zur Beobachtung. Sie haben klinische Bedeutung, weil aus ihnen auf den Zustand des linken Ventrikels geschlossen werden kann. Vor allem sind es die niederfrequenten präsystolischen Schwingungen, die nicht gehört werden können. In der Schallkurve erkennt man sie nur, wenn die Kurven mit tiefer Verstärkerabstimmung geschrieben werden. A. Weber bezieht sie auf die Austreibungstätigkeit des linken Vorhofes. Sie sind aber nicht spezifisch für die Aortenvitien, sondern können bei jeder Insuffizienz des linken Ventrikels auftreten. Vor allem zeigen sie daher die drohende Dekompensation beim Hochdruck oft als frühestes Zeichen an. Für die Aortenvitien gilt aber dasselbe. Von den Tönen zeigt der II. Ton bei schweren Fehlern, wie bekannt, eine Abschwächung. Dies ist natürlich auch in der Schallkurve zu erkennen.

Entscheidend für die Diagnose ist unter den akustischen Zeichen das zuweilen laute, manchmal aber auch sehr leise Diastolicum über dem Erbschen Punkt. Wie schon bei der Darstellung der Mitralstenosengeräusche gesagt wurde, ist dieses hochabgestimmte Diastolicum besonders schön mit der Verstärkerauskultation zu erkennen, wenn man mit noch höherer Abstimmung arbeitet als bei der gewöhnlichen Schallschreibung. Die Aorteninsuffizienzgeräusche haben Frequenzen bis 600 Hz. Solche Frequenzen werden sonst fast nie von Herzgeräuschen erreicht. In vereinzelten Fällen konnten wir so diastolische Geräusche auch dort finden, wo solche mit dem gewöhnlichen Stethoskop selbst bei Anwendung aller Kunstgriffe, tiefe Exspiration, Auskultation bei nach vorn geneigtem Oberkörper usw., nicht zu hören waren.

Die Verstärkerauskultation kann auch bei der zeitlichen Festlegung der Geräusche von Nutzen sein, da beim Übergang zu höherer Abstimmung das diastolische Geräusch lauter wird, während das ja immer auch vorhandene Systolicum leiser wird.

Einige Hinweise vermag die Schallschreibung noch bei der Erkennung von Kombinationen anderer Vitien mit der Aorteninsuffizienz zu geben:

1. Kommt zur Aorteninsuffizienz eine Stenosierung des Ostiums hinzu, so ist dies klinisch an den hämodynamischen Veränderungen zu erkennen. Bei der Auskultation erkennt man das Leiserwerden der II. Töne. Da ein systolisches Geräusch sowieso immer vorhanden ist, kann nur die Spindelgestalt eines Austreibungsgeräusches in der Schallkurve als Zeichen für eine zusätzliche Stenosierung verwendet werden. Hierauf hat zuerst A. Weber an schönen Beispielen hingewiesen.

2. Die Erkennung einer zusätzlichen Stenosierung des Mitralostiums, besonders wenn sie klein ist, ist ebenfalls häufig recht schwierig. Auch hier ist die Schallschreibung zuweilen von Nutzen, besonders wenn ein Mitralöffnungston in ihr gefunden wird. Dieser geht bei der Auskultation häufig in den Geräuschen unter. Es ist wahrscheinlich, daß das sog. FLINTsche Geräusch zum mindesten in einem Teil der Fälle durch komplizierende Mitralstenosen hervorgerufen wird. In allen jenen Fällen, in denen sich ein Mitralöffnungston neben einem Aorten-Diastolicum an der Spitze findet, darf mit großer Wahrscheinlichkeit die Diagnose auf zusätzliche Stenosierung des Mitralostiums gestellt werden.

3. Die Mitralinsuffizienz schließlich läßt sich zuweilen mit einiger Sicherheit zusätzlich zu der Aorteninsuffizienz erkennen, wenn ein Systolicum unmittelbar an den I. Ton anschließt. Hier sind aber die Herzschallbefunde am wenigsten charakteristisch.

Herzschallkurven von Aorteninsuffizienzen finden sich in Abb. 25 und 26.

4. Aortenstenose.

Die Aortenstenose ist nicht so selten, wie meist angegeben wird. Es kann keinem Zweifel unterliegen, daß sie in unserem Krankenmaterial ungefähr so häufig ist wie die klappenbedingte, reine Mitralinsuffizienz. Abgesehen von dem meist

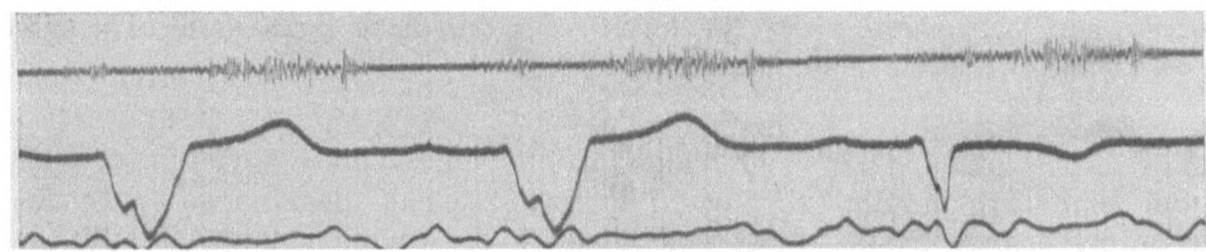

Abb. 53. 37jähriger Patient mit intermittierendem Schenkelblock. Die ersten beiden Schläge mit sehr starker Verbreiterung des Kammerinitialkomplexes, der dritte Schlag und die weiteren zeigen normale Breite. Bei dem Patienten bestand außerdem eine Aortenstenose mit lautem spindelförmigem Austreibungsgeräusch, der II. Ton hat verhältnismäßig große Amplitude, der I. ist sehr stark abgeschwächt. Röntgenologisch war eine starke Verkalkung der Ventilebene nachzuweisen. Blutdruck 95/80 mm Hg. — Oben: Herzschall „hoch"; Mitte: Ekg-Abltg. II; Unten: Herzschall „tief".

typischen klinischen Bild kann man die Aortenstenose manchmal auch akustisch ohne Hörrohr diagnostizieren an dem lauten, auf Distanz schon mit dem unbewaffneten Ohr wahrnehmbaren Geräusch. Aber auch die systolischen Geräusche bei Aortensklerose können sehr laut sein. Die Fortleitung in die Carotiden ist nicht beweisend für Aortenstenose, da sie ebenfalls bei beiden Geräucharten vorkommt. Wichtiger ist das Verhalten der II. Töne. Bekanntlich wird zur Diagnose der Aortenstenose die Abschwächung der II. Aortentöne verlangt. Verstärkung oder *klingender* Charakter des II. Aortentones deutet auf die Sklerosierung hin. Durch BITTORF und TRENDELENBURG (*18*) wurde als Äquivalent für den klingenden Charakter der Töne die regelmäßige sinusförmige Gestalt der Schwingungen in der Schallkurve beschrieben. Wie schon früher ausgeführt wurde, sind auch die II. Töne links vom Sternum abgeschwächt. In finalem Zustand, bei voll ausgebildeter Mitralisation und starker Lungenstauung können links vom Sternum die II. Töne angedeutet hörbar sein. Da der Aortenanteil durch die Schwingungsunfähigkeit der Aortenklappen ausgelöscht ist, hört und schreibt man dann hier wirklich einmal nur die Pulmonalisschwingungen, was sonst nie vorkommt.

In der Schallkurve läßt sich das Geräusch als spindelförmiges Austreibungsgeräusch differenzieren. Es beginnt nach einer deutlichen Pause nach dem I. Ton und klingt noch vor Beginn des II. Tones ab. Es unterscheidet sich also deutlich in seiner Form von den systolischen Geräuschen bei der Mitralinsuffizienz. Das systolische Geräusch, das gewöhnlich bei der Aorteninsuffizienz zu erkennen ist, hat diesen spindelförmigen Charakter nicht. Findet sich ein spindelförmiges Geräusch bei einer Aorteninsuffizienz, so handelt es sich nicht um eine reine Insuffizienz, sondern um eine Insuffizienz mit Stenose.

Die Abschwächung des I. Tones ist ebenfalls ein häufiges akustisches Zeichen der Aortenstenose, wenngleich es nicht so regelmäßig gefunden wird wie das Leiserwerden des II. Tones. Bis jetzt gab es keine Erklärung für die Entstehung dieses Symptomes. In älteren Büchern findet man angegeben, daß der langsamere Druckanstieg dafür verantwortlich sei. Es wird aber übersehen, daß der Druck wohl in der Aorta langsamer ansteigt, nicht aber im linken Ventrikel. Zur Klärung für eine Abschwächung des I. Tones kommt dieser Umstand also nicht in Frage.

Die häufig zu findende Verdickung der A-V-Klappen kann sicher in einem Teil der Fälle die Abschwächung des I. Tones erklären. Auch eine verlängerte Überleitungszeit kann evtl. zu einer Abschwächung des I. Tones führen (S. 447). Bei der Aortenstenose finden wir öfters eine Verlängerung der PQ-Zeit. Wie in dem S. 445 angeführten Beispiel zu erkennen ist, kommen auch Verkalkungen der A-V-Klappen und der Aortenklappen häufig gemeinsam mit Störungen der Überleitung vom Vorhof zur Kammer vor. Hierauf wurde verschiedentlich, besonders im amerikanischen Schrifttum hingewiesen. Diese Verkalkungen reichen oft tief in das Myokard und sollen, da sie Folgezustände entzündlicher oder degenerativer Prozesse sind, zur Störung der Reizleitung führen. Eine Herzschallkurve einer Aortenstenose findet sich in Abb. 24 und 53.

5. Tricuspidalinsuffizienz.

Bei der Erkennung der Tricuspidalinsuffizienz spielen die akustischen Zeichen eine untergeordnete Rolle, da es sich in der überwiegenden Zahl der Fälle um relative Insuffizienzen handelt, die im späten Verlauf anderer Vitien auftreten. Man hört ein systolisches Decrescendogeräusch am rechten Sternalrand, am Ansatz der 4.—5. Rippe. Im Schallbild sieht dieses genau so aus, wie das der Mitralinsuffizienz über der Spitze geschrieben. Auch hinsichtlich der Schwere der Insuffizienz und der Länge des Geräusches gelten dieselben Regeln, wie sie bei der Mitralinsuffizienz aufgestellt wurden. Zu einer Abschwächung des I. Tones kommt es bei der Tricuspidalinsuffizienz nicht. Dieser wird im wesentlichen durch Schwingungen am linken Ventrikel gebildet.

Aus dem Gesagten geht hervor, daß ohne die typischen Zeichen, vor allem positiver Venenpuls, Leberpuls, die Diagnose nicht möglich ist. Diese Zeichen sind aber auch so leicht zu erkennen, daß die Diagnose im allgemeinen keine Schwierigkeit bereitet. Zuweilen wird der positive Venenpuls mit dem starken Pulsieren der Carotiden bei der Aorteninsuffizienz und der Leberpuls mit den von der Bauchaorta der Leber mitgeteilten Pulsationen verwechselt. Bei der Aorteninsuffizienz kommt es selten zur Entstehung einer Tricuspidalinsuffizienz, weil diese ja zur schweren Rechtsinsuffizienz gehört, außerdem fühlt sich der positive Venenpuls deutlich weicher an als die Carotis. Der Leberpuls ist im Gegensatz zu den mitgeteilten Pulsationen expansiv. Bei Beachtung dieser Merkmale ist eine Verwechslung wohl immer zu vermeiden.

6. Pulmonalinsuffizienz.

Wir haben diese seltene Diagnose in den letzten drei Jahren zweimal mit einiger Wahrscheinlichkeit stellen können. Auskultatorisch findet man ein hochfrequentes, sehr leises Diastolicum in der Höhe des 2.—3. Intercostalraumes links vom Sternum. Die geringe Lautstärke und hohe Frequenz des Geräusches läßt dieses besonders schön bei der Verstärkerauskultation erscheinen. Wie das Diastolicum bei der Aorteninsuffizienz, beginnt das der Pulmonalinsuffizienz direkt im Anschluß an den II. Ton. Ohne vermehrte Pulsationen der Äste der Pulmonalis, die bei der Durchleuchtung oder kymographisch gefunden wurden, läßt sich die Diagnose nicht stellen.

B. Die Mißbildungen des Herzens und der großen Gefäße.

Plötzlich ist das Interesse an den angeborenen Herzfehlern erwacht, und der Fatalismus gegenüber der Diagnostik und Therapie hat einer Aktivität Platz gemacht, die fast beängstigend wirkt. Wären nicht derartige Erfolge in der Therapie und großartige Fortschritte in unserem Wissen über die Physiologie, besonders des kleinen Kreislaufes, zu verzeichnen, so würde man sich über den Mut der Forscher mehr entsetzen als freuen können. Es liegen aber jetzt schon große Erfahrungen über die neuen, oft eingreifenden Untersuchungsmethoden vor, so daß man wohl sagen kann, daß die Gefahren nicht so groß sind, wie man zunächst annehmen mußte. Besonders H. TAUSSIG (*196*) hat in ihrer grundlegenden Monographie gezeigt, wie weit sich die Diagnostik der angeborenen Vitien auch ohne Herzkatheterismus und Angiokardiographie treiben läßt. Nur die sorgfältige Durchleuchtung ermöglicht es ihr, über die Größe jeder der Kammern und Vorhöfe ziemlich genaue Aussagen zu machen. Der Verlauf der großen Gefäße und ihr Kaliber, besonders das der Pulmonalis, werden bestimmt. Es scheint so, als wenn die Umgestaltung des Herzens zu für die einzelnen Fehler typischen Formen bei den angeborenen Vitien regelmäßiger erfolgt als bei den erworbenen. Es wäre möglich, daß dies auf das Fehlen von entzündlichen Veränderungen am Myokard zurückzuführen ist. Dafür wird aber die Röntgendiagnostik bei den Mißbildungen des Herzens erschwert durch die bedeutend größere Mannigfaltigkeit. Zweifellos bedürfen die Durchleuchtungsbefunde in vielen Fällen der Bestätigung und Ergänzung durch die genannten eingreifenden Untersuchungen. Vor allem wurde auch, wahrscheinlich mit Recht, darauf hingewiesen, daß so weitgehende Schlüsse aus der Durchleuchtung nur bei kleinen Kindern gezogen werden können. Es bleibt aber trotzdem festzustellen, daß die Diagnostik der angeborenen Vitien auch mit einfachen klinischen Untersuchungsmethoden viel weiter zu treiben ist, als man zunächst ahnte. Man wird die einfachen Untersuchungsmethoden mit dem Fortschreiten unserer Kenntnis nicht weniger, sondern mehr verwenden können.

Hier handelt es sich darum, zu untersuchen, was die akustischen Krankheitszeichen, insbesondere die Phonokardiographie, uns bei der Diagnostik der angeborenen Vitien sagen können. Sie werden auch von H. TAUSSIG etwas stiefmütterlich behandelt. Die Phonokardiographie wird von ihr z. B. gar nicht zur Anwendung gebracht. Das hat E. MANNHEIMER nachgeholt, der in dem von ihm herausgegebenen Werk (*153*) „Morbus Caeruleus" ausführlich über die kalibrierte Phonokardiographie berichtet. Hierbei finden allerdings nur die mit Blausucht einhergehenden Vitien Berücksichtigung. Seit den verdienstvollen Untersuchungen von MAUD ABBOT (*1*), durch die unsere Kenntnisse über die Häufigkeit und Art der angeborenen Vitien sehr bereichert wurden, werden die angeborenen Vitien meist nach einem Prinzip geordnet, das sich auf das Fehlen bzw. Vorhandensein und die Stärke der Cyanose aufbaut. Sicherlich ist die Cyanose ein sehr wichtiges Symptom, aber darauf ein Einteilungsprinzip zu gründen, scheint mir doch nicht sehr zweckmäßig. Wer käme auf den Gedanken, die erworbenen Vitien in solche mit und solche ohne Leberschwellung einzuteilen ? W. DOERR (*44*) hat eine andere Einteilung vorgenommen, die von den entwicklungsgeschichtlichen Zusammenhängen ausgeht und wegen ihres logischen Aufbaues sehr einprägsam ist. Es ist nicht die Aufgabe dieser Darstellung, ein vollständiges Bild sämtlicher Mißbildungen am Herzen und den großen Gefäßen zu entwerfen. Der größte Teil der Mißbildungen hat für den Internisten sowieso kein Interesse, weil die damit behafteten Kinder nur für Tage oder Wochen lebensfähig sind. Es soll nur kurz auf die Diagnostik der wichtigsten angeborenen Herzfehler eingegangen werden, und das auch nur soweit es für das Verständnis der dabei zur Beobachtung

Die akustischen Zeichen der häufigsten erworbenen Klappenfehler.

	Die durch Auskultation und Verstärkerauskultation wahrnehmbaren Zeichen				Die darüber hinaus nur durch die Schallschreibung wahrnehmbaren Zeichen			
	I. Ton	II. Ton	Extratöne	Geräusch	I. Ton	II. Ton	Extratöne	Geräusche
Mitral-Insuffizienz	Je schwerer desto mehr abgeschwächt	Li. v. Sternum häufig lauter	Nicht typisch	Systolisches Decrescendogeräusch		Häufig nicht durch Verstärkung d. P-Anteiles	—	Geräusch im unmittelbaren Anschluß an I. Ton, endet um so früher vor II., je leichter die Insuffizienz
Mitralstenose Typ I.	Abgeschwächt	Li. v. Sternum häufig lauter		Präsystolisches Geräusch bei Vorhoftätigkeit	Abgeschwächt	Zur Hälfte d. Fälle Verstärkung des P-Anteiles	Kein Mitralöffnungston	Protodiastolisches Geräusch, beginnend mit einer Pause nach II. Ton
Mitralstenose Typ II	Paukend	Li. v. Sternum lauter	Mitralöffnungston	Präsystolisches Geräusch bei Vorhoftätigkeit u. Protodiastolisches Geräusch	Verspätetes Auftreten bei Sinusrhythmus etwa 0,07, bei absolut. Arrhythmie über 0,08 sec Paukend	do.	Mitralöffnungston 0,06 bis 0,12 sec nach Beginn von II. Ton, je n. Alter d. Fehlers	do.
Aorten-insuffizienz	Unverändert	Nur bei schweren Insuffizienzen abgeschwächt	Nicht typisch	Hochabgestimmtes diastolisches Geräusch, oft sehr leise, daher gut mit Verstärker wahrnehmbar	Unverändert	Meist re. neben dem Sternum etwas größere Amplitude	—	Diastolisches hochfrequentes Geräusch im unmittelbaren Anschluß an II. Ton
Aorten-stenose	Häufig abgeschwächt	Immer abgeschwächt	Nicht typisch	Lautes systolisches Geräusch in die Carotiden fortgeleitet	Sehr kleine Amplitude, manchmal gar nicht mehr zu sehen	Re. u. li. vom Sternum häufig gar nicht zu erkennen	—	Spindelförmiges Austreibungsgeräusch mit Pause nach I. und vor II. Ton

gelangenden akustischen Zeichen nötig ist. Der Wert der akustischen Krankheitszeichen für die Diagnose ist bei den einzelnen Mißbildungen sehr verschieden. Er wechselt von völliger Bedeutungslosigkeit z. B. bei der Transposition der großen Gefäße bis zum führenden Symptom, das fast allein die Diagnose ermöglicht, wie z. B. dem kontinuierlichen Geräusch beim offen gebliebenen Ductus arteriosus Botalli. Daß natürlich auch dieser Befund mit Kritik verwendet werden muß, ist bekannt[1].

Ehe wir mit der Besprechung der einzelnen Mißbildungen beginnen, muß noch darauf hingewiesen werden, daß die Feststellung eines Geräusches beim Säugling und Kleinstkind das Vorliegen einer Herzmißbildung anzeigen kann. Es gibt aber sehr häufig auch laute Geräusche bei Neugeborenen, die später verschwinden, ohne daß je eine Mißbildung des Herzens vorgelegen hat. Solche Geräusche, fast immer reine Systolica, entstehen vielleicht an dem physiologisch noch offenen Foramen ovale und dem Ductus Botalli. Die fetale Endokarditis spielt praktisch eine sehr geringe Rolle. Eine weitere Differenzierung solcher Geräusche ist im frühesten Lebensalter nur sehr selten möglich. Erstens ist eine Lokalisation des Geräusches oder seines Punctum maximum bei der Kleinheit des Thorax in so frühem Alter nicht möglich. Zweitens ist die auskultatorische Zeitbestimmung meist wegen der Tachykardie undurchführbar. In diesem Alter kommen z. B. kontinuierliche Geräusche wie beim Ductus Botalli auch noch nicht vor, weil die Druckverhältnisse noch ganz andere sind als beim größeren Kind und Erwachsenen. Auch diastolische Geräusche spielen noch eine geringe Rolle. Mitralstenosen und Aorteninsuffizienzen gibt es praktisch noch nicht, ich weiß auch nicht, ob sie, wenn sie als angeborener Fehler existieren, schon typische Geräusche haben. Uns ist es nie gelungen, solche nachzuweisen. Das soll aber nicht bedeuten, daß man nicht danach suchen soll. Man darf nur nicht zuviel von der Phonokardiographie erwarten. Vor allem, weil die Durchführung dieser Untersuchung bei Säuglingen auch technisch schwierig ist. Ohne Vorbereitung mit Barbitursäure sind sie zu unruhig, und selbst wenn die Kinder während der Untersuchung schlafen, werden die Kurven durch die frequente Atmung häufig gestört. Vom zweiten Lebensjahr an werden die Möglichkeiten dann schnell besser und im 3. und 4. Lebensjahr bekommt man schon einwandfreie Kurven.

1. Die herzfernen Arterienmißbildungen.

a) Der persistierende Ductus arteriosus Botalli.

Es gibt keine andere Mißbildung, bei der die Diagnose in so hohem Maß auf die akustischen Zeichen aufgebaut wird wie den offenen Ductus Botalli. Dies ist sehr bedeutsam, da alle anderen Befunde einschließlich des Rö-Befundes uncharakteristisch sein können.

Die Diagnose des Ductus arteriosus ist leicht zu stellen, wenn das typische kontinuierliche Geräusch über den 2. Intercostalraum links vom Sternum zu hören ist. Das Geräusch ist meist sehr laut, es klingt rauh und ist in einem großen Bezirk auch im Rücken zu hören[2]. Oft wird es als Maschinengeräusch bezeichnet. Zwei typische Beispiele finden sich in Abb. 28 und 54. Ein kontinuierliches Geräusch kann natürlich nie am Herzen selbst entstehen, da hier kein Ort während der Systole und Diastole die gleiche Druckdifferenz gegenüber einem anderen Teil des Herzens hat. Nur jenseits der Aortenklappen findet sich im Windkessel der großen Arterien, auch im Beginn der Diastole, noch ein stark erhöhter Druck. Ein kontinuierliches Geräusch beweist also immer das Vorhandensein einer pathologischen Verbindung einer großen Arterie des großen oder kleinen Kreislaufes mit einer Vene oder der beiden arteriellen Gefäßsysteme miteinander, wobei dann der Pulmonalkreislauf die Rolle der Vene spielt. Es unterliegt keinem Zweifel, daß es vereinzelt auch Fälle von offengebliebenem Ductus arteriosus gibt, die das typische kontinuierliche Geräusch nicht aufweisen, nach dem 6. Lebensjahr gehört dies aber zu den Raritäten. Die meisten Autoren vertreten daher den Stand-

---

[1] Zusammenfassende Darstellungen der Diagnostik der Herzmißbildungen sind im deutschen Schrifttum von Rossi u. Grob (*70*), Grosse-Brockhoff, Neuhaus u. Schaede gegeben worden (*74*).

[2] Entsprechend seiner gewöhnlich großen Lautstärke und niedrigen Frequenz kann es meistens über der Basis des Herzens als deutliches Schwirren wahrgenommen werden.

punkt, man solle nur solche Fälle operieren, bei denen dieses Geräusch anzeigt, daß ein erheblicher Teil des Blutes durch den Ductus falsche Wege geht. Diese Blutmenge kann 50—75% des gesamten Minutenvolumens betragen. Wie aber schon gesagt, gehen die Intensität des Geräusches und die übergeleitete Blutmenge keineswegs parallel.

Die Schallschreibung wird Aufschluß darüber geben können, ob ein echtes kontinuierliches Geräusch vorliegt, oder ob dieses nur vorgetäuscht wird. Das kontinuierliche Geräusch entsteht meist etwa in der Mitte der Systole, hat ein Crescendo, das bis zum II. Ton reicht, von diesem klingt es dann allmählich wieder ab, um in den meisten Fällen noch ziemlich lange vor Beginn des I. Tones aufzuhören. Das Geräusch ist abhängig von der Druckdifferenz zwischen A. pulmonalis und der Aorta. Je höher der Druck in der A. pulmonalis und je niedriger der der Aorta, desto leiser ist das Geräusch. Im Kollaps mit starkem Absinken des Aortendruckes kann es verschwinden. In den ersten Lebenswochen, wenn der Pulmonaldruck noch hoch ist, ist es häufig noch nicht zu hören. Manchmal tritt es sogar erst im 2. Lebensjahr auf. Das bedeutet aber natürlich nicht, daß der Druck in beiden großen Gefäßen bis dahin gleich hoch ist. Bis zu diesem Alter ist die Diagnose daher manchmal nicht zu stellen. Eine operative Behandlung kommt vor dem 4. Lebensjahr auch nicht in Frage. Die günstigste Zeit hierfür reicht etwa vom 6.—18. Lebensjahr. Aber bis zum 40. Lebensjahr ist sie noch möglich.

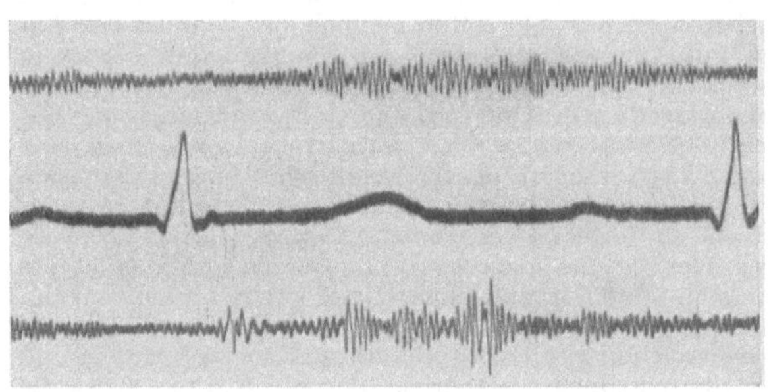

Abb. 54. Herzschallkurve eines 7jährigen Knaben mit Ductus arteriosus apertus. Das kontinuierliche Geräusch reicht hier weit bis in die Diastole. — Oben: Herzschall „hoch" über der Basis; Mitte: Ekg-Abltg. II; Unten: Herzschall „hoch" über der Spitze.

Es gibt einige Vorkommnisse, bei denen akustische Verwechslungsmöglichkeit mit einem Ductus Botalli besteht. Vor allem ist dabei zu denken an Aortenvitien, die mit ihrem systolischen und diastolischen Geräusch evtl. auskultatorisch ähnlich sein können, zumal bei der Aorteninsuffizienz eine große Blutdruckamplitude besteht, ebenso wie beim Ductus. Hierauf hat besonders BOHN hingewiesen, der vor allem auch auf die Zunahme der Amplitude nach Belastung Wert legt. Meistens ist aber der Klangcharakter bei der Aorteninsuffizienz doch anders, weil die Geräusche deutlich unterteilt sind, während beim kontinuierlichen Geräusch ein Übergang des systolischen in den diastolischen Teil ohne dazwischen liegende Pause erfolgt. Außerdem ist das kontinuierliche Geräusch von niedriger Frequenz, während das Diastolicum bei Aorteninsuffizienz sehr hohe Frequenz hat. Deshalb fühlt man beim Ductus apertus auch fast immer ein Schwirren über der Basis, während dies bei der Aorteninsuffizienz nie vorkommt,oder besser gesagt,fühlt man bei der Aorteninsuffizienz ein Schwirren über der Basis, so ist es nie diastolisch, sondern immer rein systolisch. Das Schwirren, das man mit dem Tastsinn wahrnimmt, ist nicht nur abhängig von der Lautstärke eines Geräusches, sondern auch von dessen Frequenz. Nur die tiefen Frequenzen werden mit dem Tastsinn gut wahrgenommen, während wir mit dem Ohr die höheren besser erkennen.

Auch beim Vorhofseptumdefekt sollen systolische und diastolische Geräusche vorkommen. Am häufigsten sind zweifellos systolische, spindelförmige Austreibungsgeräusche. Kontinuierliche Geräusche fanden wir bei unseren Fällen niemals. Die diastolischen Geräusche beim Vorhofseptumdefekt zeichnen sich durch starke Inkonstanz aus.

Worauf im Schrifttum zu wenig hingewiesen wird, ist die Tatsache, daß das perikarditische Reiben dem kontinuierlichen Geräusch ähnlich sein kann. Beide Geräusche finden sich häufig am linken Sternalrand. Sie sind beide rauh und laut. Unter Umständen erlaubt nur die Schallschreibung die Unterscheidung. Zuweilen sind aber auch solche Schallkurven schwer zu deuten, und man ist froh, einen Hinweis aus der klinischen Gesamtlage zu bekommen. Ganz ähnliche Erscheinungen wie der Ductus Botalli apertus macht akustisch das perforierte Aneurysma eines Sinus valsalvae. Hier ist aber das klinische Bild so unterschiedlich, daß eine Verwechslung ausgeschlossen ist. Es handelt sich meist um Zustände, die das Bild eines Infarktes nachahmen. Nur das auffällige Geräusch, das vorher nicht da war, läßt den Kundigen die Differentialdiagnose stellen. Die absolut schlechte Prognose dieses Ereignisses, das immer in wenigen Tagen zum Tode führt, sollte daran denken lassen, einen operativen Verschluß zu versuchen.

An einem Hund, bei dem wir einen künstlichen Vorhofseptumdefekt setzen wollten, eröffneten wir versehentlich den Sinus valsalvae. Das hellrote Aortenblut schoß in dünnem Strahl in den re. Vorhof. Um die Schallphänomene zu studieren, wurde das rechte Herzohr, durch das wir eingegangen waren, abgebunden und mehrere Schallkurven vom Herzen direkt und von der Thoraxwand geschrieben. Mit dem Schlauchstethoskop und mit dem Verstärker hörte man ein sehr hochfrequentes, ziemlich langgezogenes kontinuierliches Geräusch. Der Verstärker war zu niedrig abgestimmt und auf zu hohe Verstärkung eingestellt. Die Kurven waren deshalb mißraten. Es zeigte sich aber, daß es anatomisch sehr leicht möglich ist, die fragliche Gegend des Septums zugänglich zu machen, besonders wenn man sich des von J. Y. TEMPLETON und Mitarbeitern (198) angegebenen Verfahrens bedient. Diese führten plastische Operationen und den künstlichen Ersatz der vorher entfernten A-V-Klappen durch, indem sie den re. Vorhof durch Abklemmen der beiden Venae cavae blutleer machten. Man kann dies ohne Schaden für die Versuchstiere etwa 3—5 Min. tun. Bei rechtzeitiger Diagnosestellung scheint mir der operative Verschluß eines spontan in den re. Vorhof perforierten Sinus valsalvae technisch möglich.

Als weiteres Krankheitsbild, das ein kontinuierliches Geräusch erzeugen kann, muß das arteriovenöse Aneurysma der

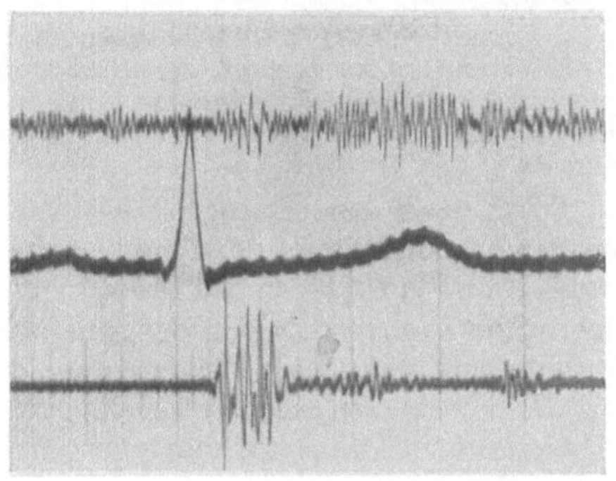

Abb. 55. Kontinuierliches Geräusch mit dem Maximum kurz vor dem II. Ton. Diesmal handelt es sich nicht um einen DuctusBotalli, sondern um ein arteriovenöses Aneurysma im Thorax. Das Geräusch war re. vom Sternum deutlich lauter als li. vom Sternum. Diese Erscheinung war die einzige, die darauf hinwies, daß es sich nicht um einen offenen Ductus Botalli handelte. Aus dem Verlauf der Kurve allein kann ein Unterschied zwischen beiden Vorkommnissen nicht erkannt werden. — Oben: Herzschall „hoch" über der Basis geschrieben; Mitte: Ekg-Abltg. II; Unten: Herzschall „hoch" über der Spitze geschrieben.

Lunge erwähnt werden. C. BAKER und TROUNCE (9) und G. BIÖRCK und C. CRAFOORD (16) haben jüngst über solche Fälle berichtet. Es handelt sich um Mißbildungen, die aus einer Verbindung zwischen Lungenarterien und Venen in Form von Angiomen oder um Anastomosen von Ästen einer Coronararterie mit einer Lungenvene bestehen. Im ersteren Fall gibt es typische Röntgenbilder mit pulsierenden Tumorschatten in den Lungenfeldern. Cyanose und Trommelschlägelfinger werden ebenfalls beobachtet. Die Lobektomie brachte in einigen beschriebenen Fällen Heilung. Bei dem zuletzt zitierten Fall wurde die Operation in der Absicht, den Ductus Botalli zu unterbinden, vorgenommen. Erst bei der Operation wurde die Anastomose zwischen Coronararterie und Lungenvene entdeckt. Der Ductus Botalli war verschlossen. Unterbindung der Anastomose brachte deutliche Besserung.

Selbstverständlich kann auch ein traumatisch entstandenes arterio-venöses Aneurysma ein kontinuierliches Geräusch erzeugen. Die Diagnose ist dann aus der Anamnese zu stellen. Die Schallkurve eines solchen zeigt Abb. 55. Der Gipfel des kontinuierlichen Geräusches findet sich beim offenen Ductus Botalli kurz vor oder zur Zeit des II. Tones, der Zeit des größten Druckunterschiedes. Bei Aneurysmen tritt er um so später auf, je weiter die Verbindung vom Herzen entfernt ist.

Nach gelungener Operation verschwindet das kontinuierliche Geräusch immer, wie zahlreiche Autoren angeben [E. MANNHEIMER (153), H. TAUSSIG (196),

A. Levine (*136*)]. Oft bleibt aber ein systolisches Geräusch zurück, das ja bei vielen Menschen gefunden wird. Bei Rekanalisierung, die bei der anfänglich durchgeführten Unterbindung häufiger vorkam, tritt das kontinuierliche Geräusch wieder auf.

Die kurze Aufzählung der differentialdiagnostischen Möglichkeiten hat gezeigt, daß man sich mit der Feststellung eines kontinuierlichen Geräusches nicht zufrieden geben darf, sondern daß immer das Gesamtbild betrachtet werden muß. Smith und Wood (*178*) haben die kymographischen Zeichen des Ductus arteriosus apertus einer besonderen Untersuchung unterzogen. Sie verwenden eine sehr hohe Rastergeschwindigkeit von 1,8 sec, so daß nur wenig mehr als ein Herzschlag zur Darstellung kommt. Sie finden folgende für den Ductus apertus charakteristischen Zeichen:

1. Para aortale Wellen geringerer Dichte unterhalb des Aortenknopfes.
2. Verstärkte Zacken im Pulmonalgebiet.
3. Verstärkte Zacken im oberen Anteil des linken Ventrikels und
4. für uns am interessantesten, direkt unterhalb des Aortenbogens, zwischen diesem und dem Pulmonalbogen, ein schmales Gebiet mit sehr feinen Zäckchen, die eine Frequenz von 200—400 Hz haben. Es ist dies die *kymographische* Darstellung des *kontinuierlichen Geräusches.*

Trotz des hohen diagnostischen Wertes eines kontinuierlichen Geräusches kann natürlich kein Zweifel darüber bestehen, daß vor der Operation die Angiokardiographie und die Herzkatheterisierung Anwendung finden müssen, da sonst der Operateur immer wieder vor unliebsame Überraschungen gestellt werden wird. Andererseits kann aber durch die Kenntnis der klinischen Symptomatologie und vor allem der akustischen Zeichen der Mißbildungen des Herzens viel unnütze Arbeit und viel unnütze Quälerei für den Patienten erspart werden, da man bei vielen Patienten so schon sagen kann, daß eine operative Behandlung nicht in Frage kommt. Es wird heute schon vielfach vergessen, daß der Herzkatheterismus ans Ende, nicht an den Anfang der Herzuntersuchung gehört.

b) Aortenisthmusstenose.

Es soll hier nicht auf die Unterscheidung der verschiedenen Typen der Isthmusstenose und das klinische Bild derselben eingegangen werden. Die mangelhafte Durchblutung der unteren Körperpartien wird sich, wenn man nur an das Vorliegen einer Isthmusstenose denkt, meistens leicht nachweisen lassen. Es seien nur kurz die akustischen Zeichen der Isthmusstenose geschildert:

Häufig hört man über der Basis des Herzens, meist lauter links vom Sternum, ein rauhes, nicht sehr lautes Systolicum. Auch über der Interscapulargegend oder an den Scapularwinkeln sind Geräusche zu hören. Hier fühlt man in manchen Fällen auch Schwirren und das Pulsieren der erweiterten Gefäße des Kollateralkreislaufes.

In der Schallkurve findet man ein spät in der Systole einsetzendes, spindelförmiges Austreibungsgeräusch, das kurz vor Beginn des II. Tones endet. Der II. Ton ist meist rechts vom Sternum lauter, entsprechend der Druckerhöhung und der Linkshypertrophie des Herzens. Schreibt man über den Gefäßen des Kollateralkreislaufes zum Vergleich mit dem Systolicum über der Basis des Herzens den Schall, so findet sich eine deutliche Verspätung des Geräusches in den Gefäßen [s. Kapitel III, 4, S. 439, dort auch Beispiele solcher Kurven (Abb. 30)].

Auch bei anderen Mißbildungen des Herzens sind Geräusche im Rücken zu auskultieren (Ductus Botalli, Vorhofseptumdefekt). Der Nachweis des Verspätungssymptomes (*94*) erlaubt die differentialdiagnostische Unterscheidung dieser Geräusche von denen, die bei der Isthmusstenose in den Gefäßen des Kollateralkreislaufes entstehen. Weiter gesichert wird die Diagnose durch den Nachweis der von Rössler (*169*) zuerst beschriebenen Arrosionen an den unteren Rändern der Rippen, die durch die erweiterten, stark geschlängelten Intercostalarterien entstehen. Röntgenologisch sind die Befunde sonst spärlich. Das Herz ist meist etwas linksbetont, aber nicht vergrößert. Der Aortenknopf kann fehlen oder klein sein. In vereinzelten Fällen springt er aber auch besonders stark vor. Elektrokardiographisch findet sich häufig ein linkstypischer Kurvenverlauf. Die Ausdehnung und der Sitz der Stenose läßt sich direkt sichtbar machen durch die Angiokardiographie, was für die chirurgische Behandlung von großem Nutzen sein kann[1].

Zusammengefaßt ergibt sich, daß für die Diagnose und Differentialdiagnose der Aortenisthmusstenose die akustischen Zeichen nicht die gleich große Bedeutung haben wie für die des Ductus Botalli. Immerhin vermag die Auskultation von Geräuschen an verschiedenen Stellen des Rückens die Aufmerksamkeit auf das Vorliegen einer Isthmusstenose zu lenken, während der Nachweis des Verspätungssymptomes die Diagnose sichern kann, was besonders bei Jugendlichen von Bedeutung ist, da bei Kindern die typischen Rippenarrosionen noch fehlen. Diese treten frühestens mit dem 6. Lebensjahr auf, sie fehlen häufig bis zur Pubertät.

2. Die herznahen Truncusmißbildungen.

a) Fallotsche Tetralogie.

Die wichtigste und häufigste Mißbildung dieser Gruppe ist die Fallotsche Tetralogie. Das Zusammentreffen von Pulmonalstenose bzw. Atresie, über dem Septum reitende Aorta. Septumdefekt und Hypertrophie des rechten Ventrikels war schon Rokitansky geläufig. Bei den Mißbildungen dieser Gruppe ist die genaue Differenzierung der einzelnen pathologischen Veränderungen unsere Aufgabe, da durch sie unser therapeutisches Vorgehen und die Prognose bestimmt werden. Meistens sieht man den Patienten mit Fallotscher Tetralogie auf den ersten Blick an, daß sie ein angeborenes Vitium haben. Starke Cyanose, mehr oder weniger ausgeprägter Kümmerwuchs, Trommelschlegelfinger und Atemnot. Auch die häufig von solchen Patienten eingenommene Hockstellung ist charakteristisch.

Das Problem dieser Erkrankung ist die mangelhafte Blutversorgung der Lungen. Durch die Stenosierung des Pulmonalostiums oder des Infundibulums gelangt zu wenig Blut in die Lungen. Solange der Ductus arteriosus offen bleibt, kann durch ihn Blut von der Aorta in die Lungenarterien und von dort wieder in den linken Vorhof gelangen. Die Versorgung des Körpers mit sauerstoffgesättigtem Blut wird also durch diese Verbindung gebessert. Die Beimischung von venösem Blut aus dem rechten Ventrikel direkt in die Aorta genügt dann meistens nicht, um eine Cyanose in Ruhe zu erzeugen. Solange der Ductus Botalli offen bleibt, dies kann in seltenen Fällen bis zum 2. Lebensjahr dauern, sind die Kinder meistens nicht oder nur sehr wenig blau.

Bei der Auskultation findet sich ein rauhes systolisches Geräusch, meist am lautesten im 2. ICR links vom Sternum. Dort fühlt man auch häufig ein systolisches Schwirren. Meist ist das Geräusch laut, es kann aber auch ziemlich leise sein oder sogar fehlen. Unter 59 Fällen fehlte das Systolicum nach Mannheimer (*153*) zweimal. Je lauter das Geräusch, desto weiter wird es fortgeleitet, zuweilen hört man es auch über dem Rücken. Der II. „Pulmonalton" soll für gewöhnlich abgeschwächt gefunden werden. Ausnahmen von dieser Regel sind aber schon lange bekannt. Bei den von uns beobachteten drei Fällen fand sich immer ein betonter II. Ton links vom Sternum (vgl. IV, 5, S. 452 und V, 2, S. 457).

Mannheimer (*153*) gibt an: Von 61 Fällen hätten 10 eine Betonung des II. Pulmonaltones aufgewiesen. Wievielmal die „Pulmonal"-Töne gleich laut waren wie die „Aortentöne", ist nicht angegeben. Bei der Fallotschen Tetralogie fand derselbe Autor eine Abschwächung oder sogar das Fehlen des „Pulmonaltones", besonders in den Fällen, in denen die Pulmonalis atretisch war. Dem widersprechen die Angaben von H. Taussig, die die II. Töne links vom Sternum häufig lauter findet, auch wenn die Pulmonalis nicht funktioniert, und die diese Erscheinung dadurch erklärt, daß man links vom Sternum dann eben die Aortentöne höre.

Hiermit kommt sie zu demselben Ergebnis, zu dem wir auch bei der Abtrennung der Aorten- und Pulmonalschwingungen in der Herzschallkurve kamen. Schon früher wurde gezeigt, daß für das Verhältnis der Amplitudengröße Aortenanteil/Pulmonalanteil nicht nur der Druck in den beiden Gefäßen von Bedeutung

---

[1] Weniger eingreifend ist zu diesem Zweck die Tomographie, die aber natürlich nicht in allen Fällen einen genauen Überblick über die Ausdehnung der Stenose verschafft.

ist, sondern es spielt auch die Drehung des Herzens durch Hypertrophie eine große
Rolle. Wir sahen, daß Rechtshypertrophie eine Drehung des Herzens im Gegen-
uhrzeigersinn von oben gesehen bedingt. Dadurch verschieben sich beide Ostien,
die A. pulmonalis stärker, weil weiter außen liegend nach links. Bei den Pulmonalstenosen wird dieses geschehen, da bei diesen immer eine besonders starke Rechts-
Hypertrophie besteht. Dadurch kommt es, abgesehen von allen anderen Umständen zu einer Verstärkung des „P₂". Bei der Fallotschen Tetralogie kommt
aber im Gegensatz zur reinen Pulmonalstenose etwas hinzu, was dieser Verschiebung entgegen wirkt, sie aber wohl selten voll aufhebt. Es ist dies die Rechtsverlagerung der Aorta, die hier ja nicht aus dem linken Ventrikel, sondern aus
beiden entspringt. Die *Herzschallschreibung* hat Taussig , soweit aus ihren Veröffentlichungen zu entnehmen ist, nicht verwendet. Sie hebt hervor, daß bei der
Atresie der A. pulmonalis der II. Ton immer
klar und einheitlich klinge. Der Nachweis einer
Spaltung des II. Tones, die wie früher gezeigt
wurde, ganz sicher nur mit der Schallschreibung
bewiesen werden kann, gibt uns also zu erkennen,
daß eine funktionsfähige A. pulmonalis vorhanden ist. Damit ist dann die Atresie der Pulmonalis
ausgeschlossen. Das ist eine wichtige Erkenntnis,
da bei der Atresie der A. pulmonalis die Blalock-
Taussig-Operation ausgeführt sein muß, ehe der
Ductus Botalli obliteriert. Nur durch ihn erhält ja bei völlig verschlossenem Hauptstamm
der Pulmonalis die Lunge Blut. Bei den Fällen
mit funktionierender A. pulmonalis kann man
warten, bis die Kinder etwas größer sind, wodurch die Operation wesentlich leichter und un-
gefährlicher wird. Das Verhalten der beiden Anteile des II. Basistones ist für die Erkennung der
geschilderten Verhältnisse also von Bedeutung.

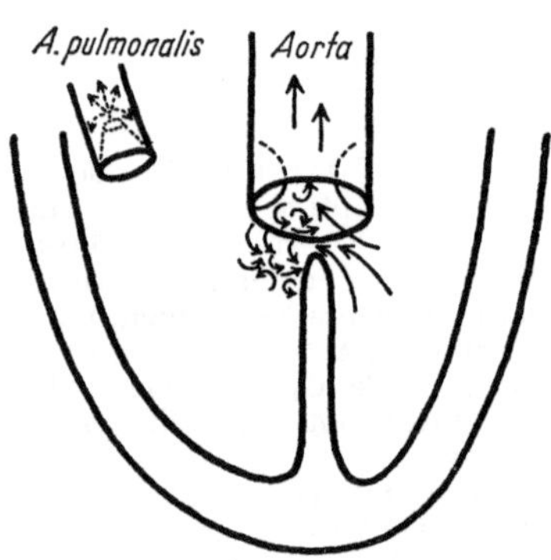

Abb. 56. Schematische Darstellung der
Entstehungsorte der beiden systolischen
Geräusche bei der Rokitanski Fallot-
schen Tetralogie, erstens an der stenosier-
ten A.pulmonalis und zweitens am hohen
Ventrikelseptumdefekt.

In der *Herzschallkurve* stellt sich das Systolicum als spindelförmiges Austreibungsgeräusch dar, ganz ähnlich dem, das wir bei der Aortenstenose kennen-
gelernt haben. In Wahrheit haben wir es aber gar nicht mit *einem* Geräusch, sondern mit zweien zu tun. Das eine entsteht als Stenosengeräusch an dem verengten
Pulmonalostium bzw. dem Infundibulum. Dieses Geräusch finden wir allein bei
den reinen Pulmonalstenosen, wie wir noch sehen werden. Das zweite Geräusch
entsteht am Ventrikelseptumdefekt. Dieses Geräusch können wir ebenfalls beim
isolierten Defekt des Septum ventriculorum finden. Beide Geräusche sind nach
dem Zeitpunkt ihres Auftretens und nach der Gestalt ihres Schallbildes identisch
und können, soweit wir heute wissen, nicht voneinander unterschieden werden.
Man sollte allerdings erwarten, daß bei der Fallotschen Tetralogie das Systolicum
wegen der Summation der zwei Geräusche durchschnittlich lauter sei als bei der
reinen Pulmonalstenose oder dem isolierten Septumdefekt. Ob dies den Tatsachen
entspricht, kann ich nicht entscheiden, da wir dazu zu wenig solcher Vitien bisher
gesehen haben. A. Lichtenstein und E. Mannheimer (*153*) bezweifeln, daß am
Septumdefekt ein Austreibungsgeräusch entstehe, weil der Druckunterschied
zwischen rechter und linker Kammer bei der Katheterisierung in vielen Fällen
sehr gering gefunden wurde. Ich glaube, daß diese Überlegung nicht zutreffend
ist. Es handelt sich bei der Fallotschen Tetralogie nicht um einen einfachen Septumdefekt, bei dem in der Tat eine erhebliche Druckdifferenz herrschen muß,
damit der Blutstrom eine genügende Geschwindigkeit erreichen kann. In unserem

Fall spielt aber die Hauptrolle die Druckdifferenz zwischen Ventrikeln und Aorta, in die beide ihr Blut auswerfen. Die kritische Geschwindigkeit des Blutes, also die Geschwindigkeit, bei der die laminare Strömungsart in die turbulente übergeht, ist in jedem Fall überschritten. Die Druckdifferenz in den beiden Ventrikeln ist nur insofern bedeutsam, als sie bestimmt, nach welcher Seite der Septumspitze sich die Wirbel ablösen. Eine einfache Skizze (Abb. 56) veranschaulicht am besten die geschilderten Verhältnisse. Man wird wohl in allen Fällen, bei denen eine über dem Septum reitende Aorta vorliegt, ein spindelförmiges Systolicum erwarten können. Nur bei denjenigen Fällen, bei denen ein Pseudotruncus communis, d. h. keine funktionierende A. pulmonalis vorhanden ist, wird das Geräusch einfachen

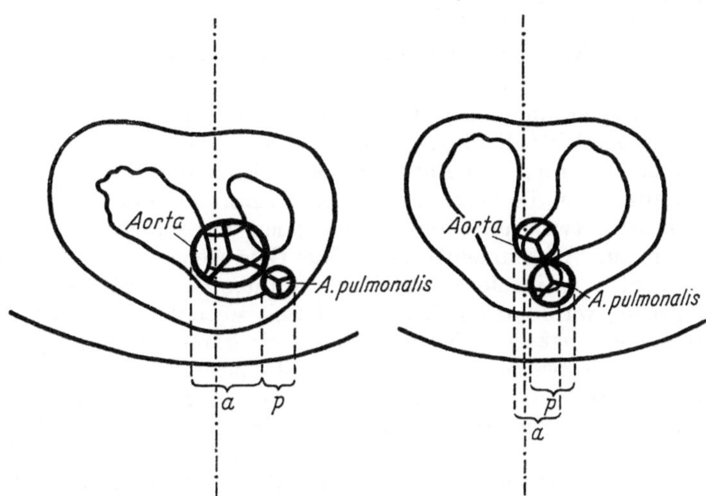

Abb. 57. Projektion der Herzklappen auf die vordere Thoraxwand. li. Abbildung bei ROKITANSKY-FALLOTscher Tetralogie, re. beim normalen Herzen. Es fällt die stärkere „Links-Lage" der A.pulmonalis auf, während sich die Projektionen beider Gefäße normalerweise stark überdecken.

Ursprungs sein. Da die Ursprungsorte der beiden Geräusche so dicht beieinander liegen, ist es nicht möglich, zwei getrennte Maxima für die Geräusche nachzuweisen.

Ein Beispiel einer Schallkurve der geschilderten Mißbildung findet sich in Abb. 51.

Zusammenfassend ist zu sagen:

Für die Diagnose der FALLOTschen Tetralogie ist die Erkennung eines spindelförmigen Austreibungsgeräusches zu verwenden. Es muß aber bedacht werden, daß ein solches auch bei Septumdefekten, und zwar solchen des Vorhofes *und* der Kammern beobachtet wird. Auch bei der Aortenstenose kommen solche spindelförmigen Geräusche vor, dann ist aber die Amplitude der II. Töne rechts und links vom Sternum stark verringert. Häufig auch die des I. Tones, wie wir sahen. Bei der FALLOTschen Tetralogie ist in zahlreichen Fällen eine Betonung der II. Töne links vom Sternum festzustellen. Dies erklärt sich aus der besseren Hörbarkeit des Aortenanteils links vom Sternum. Läßt der II. Ton die übliche Zweiteilung in der Schallkurve vermissen, so spricht dies dafür, daß eine funktionierende A. pulmonalis nicht vorhanden ist.

b) Eisenmenger-Syndrom.

Die Unterscheidung der FALLOTschen Tetralogie vom Eisenmenger-Syndrom ist wichtig, da bei letzterem das Hauptcharakteristicum, nämlich die verminderte Lungendurchblutung fehlt. Das verschiedene klinische Gesamtbild wird die

Unterscheidung zumeist auch leicht machen, trotz der entwicklungsgeschichtlichen Ähnlichkeit beider Syndrome.

Die *akustischen Zeichen* sind vielgestaltig und oft nicht leicht zu deuten. Zur differentialdiagnostischen Klärung wird man häufig die Schreibung mit heranziehen müssen.

Selbstverständlich hört man über der Mitte des Sternums ein lautes Systolicum, dem ebenfalls häufig ein Schwirren entspricht. Dieses Geräusch entsteht durch den Septumdefekt. Aus den veröffentlichten Schallkurven, besonders in dem von E. Mannheimer herausgegebenen Buch „Morbus Caeruleus" erkennt man aber, daß durchschnittlich das spindelförmige Geräusch doch geringere Amplitude und häufig auch geringere Dauer hat als bei den Fallot-Fällen. Dies erklärt sich daraus, daß es sich hier um nur *ein* Geräusch handelt, und nicht um die Überlagerung zweier wie in jenen Fällen. Nicht ganz selten hört man auch ein Diastolicum.

Für das Zustandekommen von diastolischen Geräuschen gibt es beim Eisenmenger-Syndrom zwei Möglichkeiten. Erstens soll die starke Erweiterung der A. pulmonalis zu einer relativen Pulmonalinsuffizienz führen können, und zweitens ist nicht ganz selten die Seminularklappe der Aorta, die über dem hohen Septumdefekt inseriert, etwas nach unten verschoben und mißgestaltet. Hierdurch kommt es dann zur Aorteninsuffizienz. Die Geräusche unterscheiden sich in beiden Fällen höchstens insofern, als ein sehr lautes Geräusch für eine Aorteninsuffizienz spricht, während ein leises Geräusch sowohl durch eine Pulmonalals auch durch eine Aorteninsuffizienz bedingt sein kann. Im Fall von Th. Wegmüller (*209*) wurde zeitweise auch ein präsystolisches Geräusch wahrgenommen. Da es aber nicht graphisch festgehalten wurde, ist bei dem Reichtum an akustischen Erscheinungen bei diesem Fall das Vorhandensein doch zweifelhaft.

Gegenüber dem kontinuierlichen Geräusch des Ductus Botalli sind diese systolischen und diastolischen Geräusche leicht am anderen Klangcharakter zu unterscheiden. Auf jeden Fall können sie aber in der Schallkurve von diesem durch die andere zeitliche Lage sicher abgegrenzt werden. Differentialdiagnostisch kommen natürlich gegenüber dem Eisenmenger-Syndrom auch die erworbenen Herzfehler in Betracht. Vor allem dann, wenn ein Diastolicum vorhanden ist. Die Mitralstenosen können ein ähnliches Bild hervorrufen und damit auch das Lutembacher-Syndrom. Man wird also die Schallkurve daraufhin zu untersuchen haben, ob das Diastolicum gleich nach dem II. Ton beginnt, ob ein Mitralöffnungston vorhanden ist usw. Das Systolicum kann natürlich auch von einer gleichzeitig bestehenden Mitralinsuffizienz herrühren und hat dann einen Decrescendocharakter und nicht den eines spindelförmigen Austreibungsgeräusches. Der II. Ton beim Eisenmenger-Syndrom ist immer links vom Sternum sehr viel lauter als rechts. Da der Druck in der Pulmonalarterie hier immer stark erhöht ist, Werte über 100 mm Hg wurden gemessen, ist der Pulmonalanteil hierfür verantwortlich.

Die akustischen Zeichen des Eisenmenger-Syndroms sind also erstens ein systolisches Geräusch über der Mitte des Sternums, das meist etwas leiser ist und kürzer dauert als bei der Fallotschen Tetralogie, zweitens evtl. ein diastolisches Decrescendogeräusch, am besten über dem Erbschen Punkt zu hören, das hervorgerufen wird durch eine relative Pulmonalinsuffizienz oder durch eine Aorteninsuffizienz. Im letzteren Fall kann es laut sein. Drittens die Betonung des II. Tones links vom Sternum. Hier handelt es sich um eine echte Betonung des Pulmonalanteiles.

c) Reine Pulmonalstenose.

Reine Pulmonalstenosen, d. h. solche, bei denen kein Septumdefekt und keine reitende Aorta besteht, sind selten. So muß sich z. B. die auf diesem Gebiet besonders erfahrene H. Taussig bei der Schilderung dieser Mißbildung auf die Literaturangaben beschränken. Jüngst hat aber Mannheimer darauf hingewiesen, daß die Mißbildung wegen ihrer relativen Symptomarmut sehr häufig übersehen wird. Neben der Pulmonalstenose, die eine Klappenstenose oder eine Infundibulumstenose sein kann, besteht häufiger ein Offenbleiben des Ductus arteriosus oder ein Offenbleiben des Foramen ovale. Die Patienten sind meist nicht blau.

Im Gegensatz zur FALLOTschen Tetralogie ist der Pulmonalconus vorspringend, vor allem bei den Fällen, bei denen die Stenose nur auf die Klappe beschränkt ist. Beiden Mißbildungen ist natürlich die Leerheit der Lungenfelder gemeinsam.

Akustisch finden wir ein systolisches, rauhes Geräusch links vom Sternum in der Gegend des 2. ICR. Das Geräusch sollte durchschnittlich leiser sein als bei der FALLOTschen Tetralogie, denn hier handelt es sich wieder nur um ein einfaches Geräusch. Während wir beim Eisenmenger-Syndrom nur die Septumdefekt-komponente des Fallot-Doppelgeräusches hören, nehmen wir hier nur die Pulmonalstenosen-Komponente wahr. Bei der Schreibung zeigt sich die spindelförmige Gestalt des Austreibungsgeräusches. Der II. Basiston wird bei der Aus-

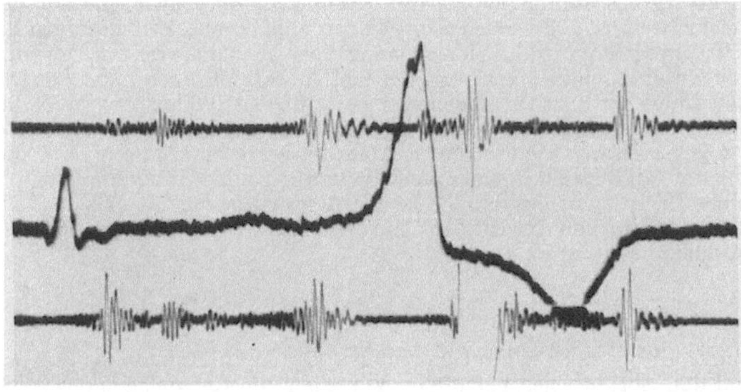

Abb. 58. Herzschallkurve eines Patienten mit Eisenmenger-Syndrom. Es findet sich ein spindelförmiges Systolikum, am lautesten über der Mitte des Sternums. Die Diastole ist geräuschfrei. — Oben: Herzschall „hoch" über der Basis; Mitte: Ekg-Abltg. II; Unten: Herzschall „hoch" zwischen Spitzenton und li. Sternalrand.

kultation wohl nicht abgeschwächt sein, wohl aber der Pulmonalanteil bei der Schallschreibung. Vgl. S. 462. Die Differentialdiagnose gegenüber dem Eisenmenger ist natürlich trotzdem leicht, da auch bei der reinen Pulmonalstenose die Lungenfelder „leer" sind, während sie beim Eisenmenger-Syndrom stark gezeichnet sind.

d) Aortenstenose.

Die angeborene Aortenstenose ist ein seltenes Vorkommnis. Verstanden werden kann sie ebenso wie die Pulmonalstenose als halbseitig atrophierender Prozeß am Bulbus Truncus-gebiet des linken Herzens wie diese an dem des rechten Herzens. Es ist sehr zweifelhaft, ob der Abb. 132, S. 430 abgebildete Fall in Congenital malformations of the heart von H. TAUS-SIG wirklich eine „angeborene" Aortenstenose darstellt. Die starken Verkalkungen an den Aortenklappen und, was besonders im Zusammenhang mit unseren Erfahrungen über die Abschwächung des I. Tones (S. 470) bei der Aortenstenose interessant ist, auch der Mitral-klappen, sprechen zum mindesten für sekundäre entzündliche Prozesse in diesem Bereich. Vielleicht handelt es sich aber wirklich einmal um eine „fetale Endokarditis". Die Unter-scheidung von angeborenen und erworbenen Aortenstenosen stützt sich im wesentlichen auf die Anamnese. Alle anderen Befunde sind die gleichen. Dies bezieht sich auch auf die akusti-schen Zeichen. Differentialdiagnostisch kommen sonst nur die Ventrikelseptumdefekte und allenfalls das Eisenmenger-Syndrom in Frage. Veränderungen der Kreislaufzeit und der Sauerstoffsättigung des Blutes, sowie namentlich das unterschiedliche röntgenologische Ver-halten (große Pulmonalarterie, Hiluspulsationen usw.) erlauben die Trennung beider Krank-heitsbilder.

e) Subaortenstenose.

Die Subaortenstenose entsteht durch das Erhaltenbleiben einer Membran, die sich unter-halb des Aortenosthiums anspannt und dadurch in verschieden starkem Ausmaß den Blut-auswurf aus dem linken Ventrikel behindert. Die akustischen Zeichen sind hinsichtlich des sehr lauten systolischen Geräusches dieselben wie die der angeborenen oder erworbenen Aortenstenose. Da die Aortenklappen selbst unverändert sind, ist eine Abschwächung des II. Tones über der Basis nicht zu erwarten. Nach den Angaben der Literatur fehlt die Abschwächung auch meist.

f) Die Zweiklappigkeit der Aorta.

Nach Ansicht der amerikanischen Kardiologen kann man beim Bestehen einer Endocarditis lenta mit Aorteninsuffizienz, beim Fehlen jeder rheumatischen oder luischen Erkrankung mit dem Bestehen einer angeborenen Zweiklappigkeit der Aorta rechnen. Diese Mißbildung wird in Amerika häufiger diagnostiziert. Wir beobachteten einen solchen Fall. Es wurde uns aber vom Pathologen (Prof. Dr. Velten, Pathologisches Institut der Universität Heidelberg) gezeigt, daß die tatsächlich vorhandene Zweiklappigkeit eine sekundäre sei, die durch Verschmelzung zweier Klappen durch die entzündlichen Prozesse zustande gekommen war. Bei den schweren Veränderungen, die die Endokarditis an den Aortenklappen hervorzubringen pflegt, wird es wohl in den meisten Fällen ziemlich schwierig, wenn nicht unmöglich sein, sicher nachzuweisen, daß es sich wirklich um angeborene Mißbildungen handelt. Es ist aus dem Schrifttum nicht ganz klar zu ersehen, welche Merkmale in Amerika für den Nachweis einer primären Zweiklappigkeit verlangt werden, so daß ich noch nicht ganz überzeugt bin, daß nicht doch einige der dort für angeboren gehaltenen Mißbildungen in Wahrheit entzündlicher Natur sind. Man muß aber bedenken, daß auch rassische Unterschiede ein häufigeres Vorkommen solcher Fehlentwicklungen in Amerika erklären könnten. Für die Therapie ist die Erkennung der Mißbildung ja auch ohne Bedeutung. Die Zweiklappigkeit der Aorta geht immer mit einer Insuffizienz einher. Es ist nicht möglich, die Insuffizienz bei Zweiklappigkeit von einer gewöhnlichen Insuffizienz durch akustisch andersartige Erscheinungen oder andere Symptome abzugrenzen.

g) Andere Mißbildungen der Aorta.

Wie bekannt, gibt es noch zahlreiche andersartige Mißbildungen der Aorta, die meist die Ascendens und den Aortenbogen betreffen. Vor allem die Rechtslagen des Aortenbogens mit den verschiedenen Variationen im Verhalten der Descendens. Angeborene aneurysmatische Erweiterungen der Ascendens, entsprechend der Erweiterung der Pulmonalis, z. B. beim Eisenmenger-Syndrom. Allen diesen Mißbildungen ist gemeinsam, daß ihre Erkennung im wesentlichen eine Aufgabe der Röntgenologie ist. Akustische Zeichen, die zur Diagnose wichtig wären, gibt es nicht.

h) Ausdehnung der atrophierenden Prozesse auf den Ventrikel.

Sehr häufig erstrecken sich die einseitig atrophierenden Prozesse nicht auf ein oder zwei Metamere, sondern auf eine viel größere Anzahl. Man spricht dann von einer „Systemerkrankung". Es kommt dabei zu mehr oder weniger ausgesprochenen Stenosierungen und Atresien der A-V-Klappen und schließlich zum Nichtfunktionieren des rechten oder linken Ventrikels. Sollen solche Individuen lebensfähig sein, so müssen natürlich ausgedehnte Defekte der Scheidewände oder Anastomosen der großen Gefäße bestehen. Diese bestimmen dann auch das akustische Bild und es können die aufgezeigten Richtlinien zur Diagnose dieser Mißbildung verwendet werden. Der nicht funktionierende Ventrikel erzeugt keine Geräusche. Die Stenosierung der A-V-Klappe im linken Herzen verhält sich wie eine erworbene Mitralstenose. Die Tricuspidalstenose soll zuweilen ebenfalls präsystolische Geräusche verursachen. Ich habe nie etwas Derartiges gesehen. Ein Tricuspidalöffnungston, entsprechend dem Mitralöffnungston, ist wegen der Dreiteilung der Tricuspidalis nicht zu erwarten.

3. Die Transposition der großen Gefäße und die Dextrokardie.

Die Transposition der großen Gefäße entsteht durch das Ausbleiben der Rotation der beiden großen Schlagadern umeinander. Die Aorta entspringt aus dem rechten, die Pulmonalis aus dem linken Ventrikel. Lebensfähig sind solche Individuen nur, wenn eine Kommunikation zwischen beiden Kreisläufen eine Durchmischung des Blutes ermöglicht. Diese Kommunikationen sind oft in starkem Ausmaß vorhanden. Offenes Foramen ovale, große Vorhofseptumdefekte, und offener Ductus Botalli kommen entweder allein oder beliebig miteinander kombiniert vor. Das akustische Erscheinungsbild wird durch diese Kommunikationen bestimmt. Über die Erkennung des Ductus arteriosus apertus an dem kontinuierlichen Geräusch haben wir schon ausführlich gesprochen. Über die Geräusche der Septumdefekte werden wir später noch einiges zu sagen haben (S. 485).

Die Transposition an sich verursacht keine Geräusche, aber die Töne werden durch sie verändert. Während für gewöhnlich die A. pulmonalis vorn links und die Aorta rechts hinter ihr entspringt, ist dies bei der Transposition gerade umgekehrt. Für gewöhnlich sind die Schwingungen, die beim Aortenschluß entstehen, soviel stärker, daß sie trotz weiterer Entfernung von der Brustwand mit erheblich größerer Amplitude sowohl rechts wie links vom Sternum registriert werden. Bei der Transposition der großen Gefäße liegt aber die Aorta der Brustwand näher. Die Bedingungen für die Darstellung der an ihr entstehenden Schwingungen sind also noch günstiger als normal. Dafür dürfte aber der Druck in beiden großen Schlagadern, wegen der vielen Ausgleichsmöglichkeiten derselben, nicht wesentlich verschieden sein. Es ist also zweifelhaft, ob in solchen Fällen überhaupt die beiden Anteile des II. Tones verschiedene Frequenz aufweisen, wie dies normalerweise der Fall ist. Erst eine große Zahl von Schallkurven bei dieser Mißbildung und die Auswertung derselben nach dem in Kapitel V, 2 aufgestellten Richtlinien wird Klarheit bringen, ob aus dem Verhalten der beiden Anteile des II. Tones für die Transposition spezifische Abweichungen des Tonbildes gefunden werden. Es wäre möglich, daß die übliche Reihenfolge zunächst Schwingungen großer Amplitude, denen niederfrequente Schwingungen kleinerer Amplitude folgen, hier umgekehrt wird. Die Seltenheit dieser Mißbildung wird aber kaum ohne „Sammelforschung" eine genügend große Zahl solcher Kurven zusammenbringen lassen. Natürlich liegen die Verhältnisse bei der Dextrokardie prinzipiell ähnlich. Hier haben wir bei 2 Fällen nachweisen können, daß der Pulmonalanteil des II. Tones rechts vom Sternum größer ist als links vom Sternum. Man wird nicht erwarten können, daß in allen Fällen dieses spiegelbildliche Verhalten zu erkennen ist, da ja auch das anatomische Bild keineswegs immer getreu spiegelbildlich ist. Durch Teilinversionen finden sich Verhältnisse, die manchmal sehr schwer zu überblicken sind. Die übliche Umkehr des Ekg tritt ja ebenfalls nicht in allen Fällen von Dextrokardie auf, wie ich an einem Fall (*89*) zeigen konnte. Die Gründe hierfür sind damals diskutiert worden. Eine praktische Bedeutung kommt dem umgekehrten Verhalten des Pulmonalanteiles bei der Dextrokardie zur Stellung der Diagnose nicht zu.

4. Defekte der Scheidewände des Herzens.

a) Kammerseptumdefekte.

Von allen Mißbildungen des Herzens hat der isolierte Kammerseptumdefekt die beste Prognose. Dabei ist diese Mißbildung eine der häufigen. Wichtig ist die Erkennung und differentialdiagnostische Abgrenzung, weil das laute systolische Preßstahl-Geräusch leicht erkannt wird, und die Patienten und deren Angehörige zuweilen völlig unnütz beunruhigt werden. Das laute, rauhe Systolicum wird über der Mitte des Sternums gehört. Es ist häufig so laut, daß es auch als Distanzgeräusch wahrgenommen werden kann. Auch im Rücken der Patienten, besonders wenn es sich um Kinder handelt, kann das Geräusch gehört werden. Entsprechend seiner Lautstärke und niedrigen Frequenz fühlt man öfter über dem Präkordium ein deutliches Schwirren. Schon hierdurch, sowie durch die sehr große Lautstärke unterscheidet sich das Geräusch von akzidentellen Geräuschen, die zwar bei Jugendlichen auch recht laut sein können (WENCKEBACH u. a.) aber doch fast nie als Distanzgeräusch erkennbar sind. Vom Systolicum bei der Mitralinsuffizienz unterscheidet sich das des Septumdefektes durch seinen spindelförmigen Charakter, während das der Mitralinsuffizienz Decrescendo-Charakter hat. Die Form der Geräusche ist sicher nur durch die Schreibung zu erkennen. Der II. Ton ist beim Septumdefekt an der Basis verstärkt, während er bei der Aortenstenose, wie wir sahen, abgeschwächt ist. Das Systolicum der Aortenstenose, das ja ebenfalls spindelförmige Gestalt hat, breitet sich mehr in die Gegend des Nackens und Halses aus. Ein weniger zuverlässiges Unterscheidungsmerkmal für das Systolicum des Septumdefektes vom akzidentellen Geräusch ist seine Abhängigkeit von der Lage des Pat. bei der Auskultation, das Lauterwerden des Geräusches im Liegen und nach körperlicher Anstrengung. Beides kommt auch bei akzidentellen Geräuschen vor. Da die Kommunikationsöffnung fast immer klein ist, sind funktionelle Veränderungen des Kreislaufes meistens nicht nachweisbar. Röntgenologisch sind die Herzen häufig nicht vergrößert und auch nicht pathologisch konfiguriert. Jedenfalls trifft dies für den gewöhnlichen Septumdefekt oder Morbus Roger zu.

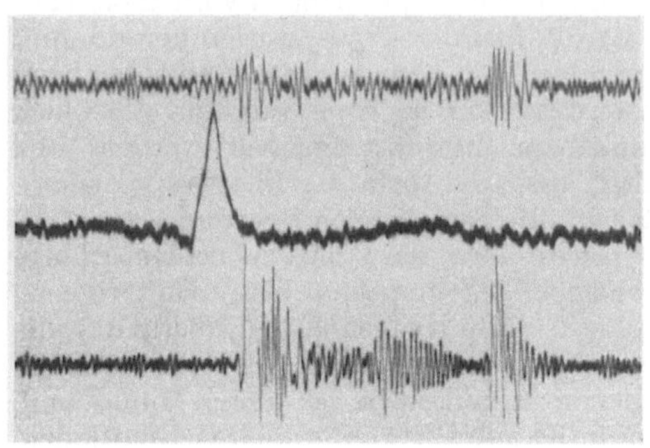

Abb. 59. Spindelförmiges Systolicum, am lautesten in der Mitte des Sternums in Höhe des Ansatzes der 4. und 5. Rippe. Beide Herztöne haben große Amplitude. Es handelt sich um einen Patienten mit Ventrikelseptumdefekt mit starker Deformierung des Thorax. — Oben: Herzschall „hoch" über der Basis; Mitte: Ekg-Abltg. II; Unten: Herzschall „hoch" medial vom Spitzenstoß geschrieben.

Der hohe Septumdefekt, oft mit geringer Rechtsverschiebung der Aorta vergesellschaftet bildet den Übergang zum Eisenmenger-Syndrom. Hierbei kommt es dann zum „Überreiten"

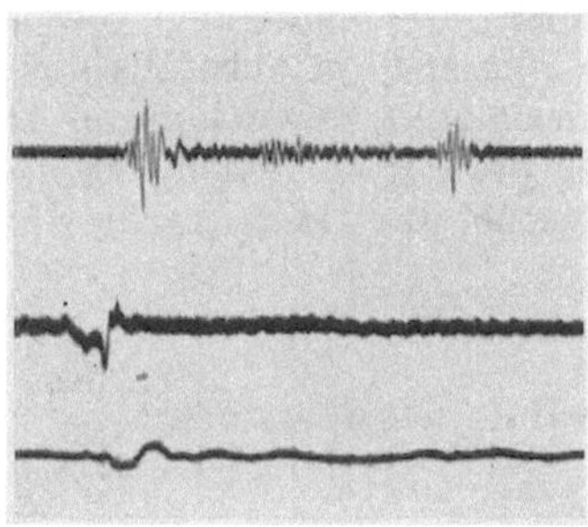
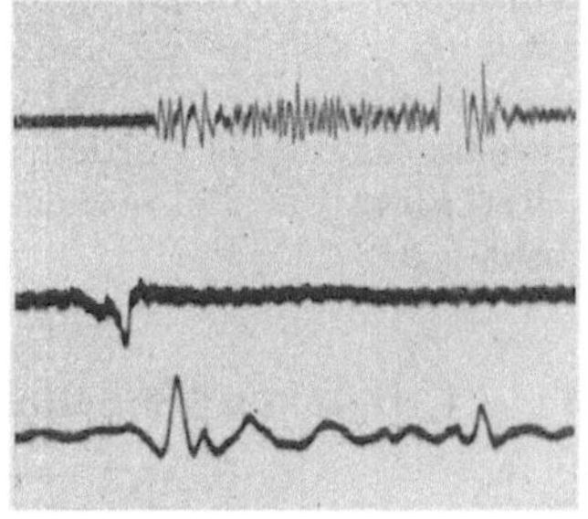

a   b

Abb. 60a u. b. Spindelförmiges systolisches Geräusch bei Vorhofseptumdefekt. Es handelt sich um ein 19jähriges Mädchen, das im Wachstum stark zurückgeblieben war und bei dem seit frühester Jugend ein Herzfehler bestand. Die Wachstumsstörung war nicht allein auf den Herzfehler, sondern auch auf eine endokrine Störung zurückzuführen. Man hörte ein lautes Systolicum, das am lautesten über dem Sternum in Höhe des Ansatzes der 3. und 4. Rippe war. a) über der Spitze; b) über der Basis geschrieben. — Oben: Herzschall „hoch"; Mitte: Ekg-Abltg. II; Unten: Herzschall „tief".

der Aorta über dem Septum, evtl. mit Erweiterung der A. pulmonalis und vollständige Ausbildung aller Symptome des Syndroms, die im entsprechenden Kapitel geschildert wurden. Der gewöhnliche Septumdefekt führt dagegen nicht zur Cyanose, da es sich vorwiegend um einen Links-rechts-Shunt handelt. Auch eine Spätcyanose entwickelt sich fast nie. Die Äther- und Decholinzeit sind aus demselben Grunde oft normal. Die Lebenserwartung der Patienten ist nicht verringert, auch ist ihre Leistungsfähigkeit meist nicht herabgesetzt.

Das typische Verhalten der akustischen Zeichen und das Fehlen anderer Veränderungen, vor allem der Form und Größe des Herzens und jeglicher Beschwerden, lassen die Diagnose, wenigstens wenn der Patient nicht gar zu jung ist, mit
ziemlich großer Sicherheit stellen.

b) Die Vorhofseptumdefekte, einschließlich des Lutembacher-Syndroms.

Dem klinisch und röntgenologisch so klar umrissenen Krankheitsbild des Vor-
hofseptumdefektes, das die Vermutungsdiagnose zuweilen schon prima viata
gestattet, stehen vielfältige und vor allem stark wechselnde akustische Erscheinun-

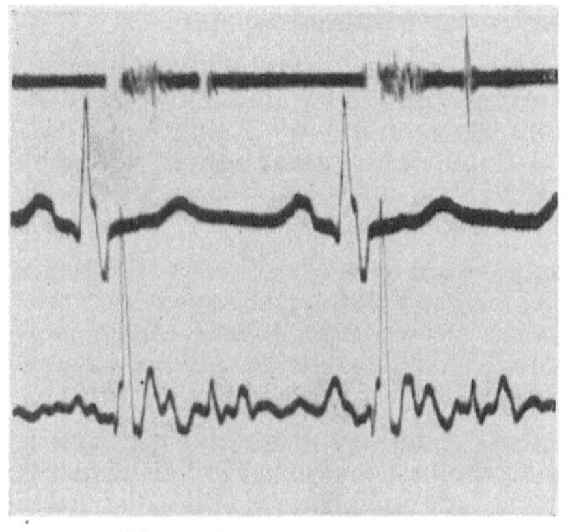
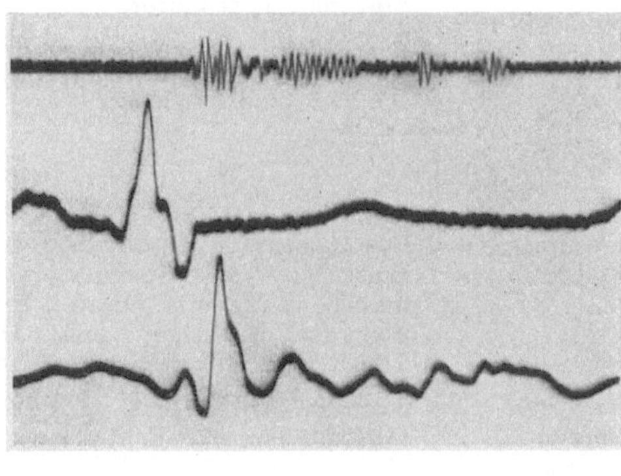

a b

Abb. 61a u. b. a) Herzschallkurve einer Patientin mit Vorhofseptumdefekt und Mitralstenose. Typ II. Spindelförmiges Systolicum. 0,08 sec nach Beginn des II. Tones diastolisches Geräusch (Papiergeschwindigkeit 40 mm).
b) Herzschallkurve derselben Pat. Man erkennt den Mitralöffnungston 0,08 sec nach dem Beginn des II. Tones
(Papiergeschwindigkeit 100 mm). — Oben: Herzschall „hoch"; Mitte: Ekg-Abltg. II; Unten: Herzschall „tief".

gen gegenüber. Am häufigsten hört man ganz ähnlich wie beim Ventrikelseptumdefekt ein lautes, rauhes Systolicum, das in der Schallkurve ebenfalls spindelförmigen Charakter hat. Die Stelle des Punctum maximum ist ganz ähnlich der des
Ventrikelseptumdefektes, da die Vorhöfe im Thorax ja mehr hinter als über den
Kammern liegen. Aus der Ausbreitung des Geräusches sind also keine entscheidenden differentialdiagnostischen Hinweise zwischen beiden Krankheitsbildern
zu erwarten. Zeitweise werden beim Vorhofseptumdefekt auch diastolische Geräusche beobachtet. Hierüber sind sich, soweit ich sehe, alle Autoren einig. Schallkurven davon finden sich jedoch meines Wissens bisher nirgends. Es ist sehr fraglich, wo das systolische Geräusch entsteht, da es sehr unwahrscheinlich ist, daß
die geringe Druckdifferenz zwischen den beiden Vorhöfen genügt, um derartig
laute Geräusche zu erzeugen. Auch die Bedingungen für die Entstehung der diastolischen Geräusche sind noch ungeklärt. In einem Teil der Fälle handelt es sich
sicherlich um die diastolischen Geräusche der komplizierenden Mitralstenosen.
Ob es bei angeborenen Mitralstenosen auch Mitralöffnungstöne gibt, weiß ich
nicht. In unserem Fall ist ja nicht erwiesen, ob die Mitralstenose wirklich eine
angeborene ist. Ziemlich sicher läßt sich sagen, daß beim Lutembacher-Syndrom
die Verspätung des I. Tones so groß sein wird, wie sonst nur bei den Mitralstenosen
mit absoluter Arrhythmie, da der Ladedruck der linken Kammer durch den Vorhofseptumdefekt erniedrigt ist (vgl. Abschnitt IV, 4). In dem geschilderten Fall

Akustische Zeichen der wichtigsten angeborenen Herzfehler.

Diagnose	Auskultationsbefunde	Akustische Zeichen, die darüber hinaus nur mit der Schallschreibung erkannt werden können
Offener Ductus Botalli	Kontinuierliches Geräusch, laut, rauh über der Basis des Herzens punct. max. 2. ICR, li. vom Sternalrand. Manchmal fortgeleitet bis zum Interscapularraum.	Spät nach dem I. Ton einsetzend, Ansteigen der Intensität bis kurz vor oder bis zum zweiten Ton, der große Amplitude hat, danach wieder Abklingen des Geräusches. Aufhören desselben meist lange vor Beginn des I. Tones.
Aortenisthmusstenose	Systolisches Geräusch über der Basis des Herzens. Systolische Geräusche zwischen den Schulterblättern. Basistöne re. vom Sternum meist lauter.	Späteinsetzendes spindelförmiges Systolicum über der Basis. Bei Schreibung über dem Rücken 0,05—0,10 sec späteres Auftreten des Geräusches dort (Verspätungssymptom).
Fallotsche Tetralogie	Systolisches Geräusch über der Basis, am lautesten li. vom Sternum.	Spindelförmiges systolisches Geräusch. Aortenanteil des zweiten Tones meist li. vom Sternum größere Amplitude. Fehlt ein Pulmonalteil ganz, besteht Verdacht auf Fehlen einer funktionstüchtigen A. pulmonalis.
Eisenmenger-Syndrom	Systolisches Geräusch über der Basis, li. vom Sternum. In manchen Fällen Diastolicum über dem Erbschen Punkt. II. Ton li. vom Sternum verstärkt.	Spindelförmiges systolisches Geräusch in manchen Fällen hochfrequentes diastolisches Decrescendogeräusch gleich nach dem II. Ton beginnend. Pulmonalanteil des II. Tones vergrößerte Amplitude.
Isolierte Pulmonalstenose	Systolisches Basisgeräusch. Punct. max. II. Ton ICR li. II. Ton wahrscheinlich li. lauter als re.	Spindelförmiges Austreibungsgeräusch durchschnittlich wahrscheinlich kleinerer Amplitude und kürzerer Dauer als bei der Fallotschen Tetralogie. Pulmonalanteil des II. Tones verkleinerte Amplitude.
angeborene Aortenstenose	Akustisch dasselbe Verhalten wie bei der erworbenen Aortenstenose (s.S. 469).	
Subaortenstenose	Lautes systolisches Geräusch über der Basis des Herzens. Punkt. max. 2. ICR. re. vom Sternum. Basistöne meist nicht abgeschwächt.	Spindelförmiges systolisches Austreibungsgeräusch.
Angeborene Zweiklappigkeit der Aorta	Akustisch dasselbe Verhalten wie bei der erworbenen Aorteninsuffizienz (s. S. 468).	
Ventrikelseptumdefekt Morbus Roger	Sehr lautes Systolicum über der Mitte des Sternums. Dort ebenfalls starkes Schwirren. II. Ton meistens laut.	Spindelförmiges Systolicum.
Vorhofseptumdefekt	Häufig systolisches Geräusch gleichen Klangcharakters, wie beim Ventrikelseptumdefekt. Auch das Punkt. max. und die Ausbreitung gleichen dem Ventrikelseptumdefekt. Vorübergehend wurden auch diastolische Geräusche beobachtet. Der II. Ton an der Basis ist ungewöhnlich laut.	Spindelförmiges Austreibungsgeräusch, Aorten- und Pulmonalanteil haben li. vom Sternum sehr viel größere Amplitude.
Lutembacher-Syndrom	Alle Zeichen der Mitralstenose. Meistens mit lautem Systolicum über der Mitte des Sternums.	Ebenfalls alle Zeichen der Mitralstenose. Das laute Systolicum hat spindelförmigen Charakter. Mitralöffnungston.

betrug diese Zeitdifferenz Q im Ekg-Beginn des Tonsegmentes des I. Tones 0,08 sec, ist also sehr groß. Der II. Ton wird bei Vorhofseptumdefekt links vom Sternum ganz besonders verstärkt wahrgenommen. Fast niemals, außer beim Eisenmenger-Syndrom ist eine so hochgradige Verstärkung sonst zu beobachten. Das kommt daher, weil beim Vorhofseptumdefekt durch die Hypertrophie oder Dilatation der rechten Kammer das Herz von oben gesehen stark im Gegen-uhrzeigersinn gedreht wird, wodurch auch der Aortenanteil des II. Tones links vom Sternum besser hörbar wird. Außerdem ist auch der Pulmonalanteil durch Druckerhöhung im kleinen Kreislauf verstärkt. Es ist uns jetzt gelungen, künst-liche Vorhofseptumdefekte beim Hund zu erzeugen, dadurch hoffen wir die akustischen Zeichen dieser Mißbildung genauer studieren und so noch sichere Be-träge zur Diagnostik dieser Mißbildung erbringen zu können.

VIII. Schlußbemerkungen.

Es ist nicht nötig, die Ergebnisse noch einmal aufzuzählen, die das Studium der akustischen Krankheitszeichen zur Diagnostik der erworbenen und angeborenen Herzfehler erbracht hat. Aus den beigefügten Tabellen sind sie im einzelnen für jeden der praktisch wichtigen leicht zu ersehen. Die Schallschreibung hat zweifellos unsere Kenntnisse in starkem Maße zu erweitern vermocht. Hat man sich mit der Deutung von Schallkurven eine Zeitlang beschäftigt, so meint man beim Ansehen der Kurven die Geräusche zu hören, andererseits sieht man beim Abhören eines Herzens die Schallkurve vor sich. Dadurch werden die Ergeb-nisse der Auskultation sicherer und lebendiger. Es gibt wohl keine Methode, die das Erlernen der Auskultation mehr erleichtert als die gleichzeitige Beschäftigung mit Herzschallkurven. Die Herzauskultation und die Schallschreibung sind also keine Methoden, die miteinander konkurrieren, sondern solche, die sich gegen-seitig ergänzen. Für beide gilt, daß sie nur im Rahmen einer gründlichen All-gemeinuntersuchung Wert haben. Für den praktizierenden Arzt wird in den meisten Fällen das genügen, was er mit dem Ohr wahrnehmen kann, denn auch dort, wo z. B. die Differenzierung eines Extratones nicht gelingt, wird häufig das klinische Bild die Vermutungsdiagnose ermöglichen. Den Wert der Schall-schreibung für die feinere Herzdiagnostik glaube ich gezeigt zu haben. Immer wird es Fragen zu entscheiden geben, die über die Leistungsfähigkeit unseres Ohres hinausgehen und die dann der Klärung durch die graphische Methode, die sich ja so leicht in den kardiologischen Untersuchungsgang einbauen läßt, vorbehalten bleiben. Daß die Herzauskultation und die Herzschallschreibung in jüngster Zeit Fortschritte gemacht haben, die eine erneute ernstliche Beschäftigung mit diesen Problemen rechtfertigen, scheint mir ebenfalls erwiesen. Vor allem glaube ich aber, daß noch eine ganze Reihe neuer Erkenntnisse darauf warten, an das Tages-licht befördert zu werden, handelt es sich doch um Untersuchungen, die mit ver-hältnismäßig geringen technischen Aufwand überall durchführbar sind.

XII. Die Prognose des Coma diabeticum[1].

Ein Sofort-Severitätsindex.

Von

A. F. Essellier, R. L. Jeanneret und B. J. Koszewski.

(Zürich)

Mit 20 Abbildungen.

Inhalt.

		Seite
Literatur		489
I. Einleitung		493
II. Diabetes-Material der Zürcher Klinik aus den Jahren 1930 bis 1949		494
	1. Morbidität	494
	2. Altersverteilung	495
	3. Dauer des Diabetes	495
	4. Blutzuckerwerte	496
	5. Letalität	496
	6. Todesursachen	497
III. Die Fälle von acidotischem Diabetes der Zürcher Klinik aus den Jahren 1930 bis 1949		499
	1. Häufigkeit	499
	2. Altersverteilung	499
	3. Auslösende Ursachen	500
	4. Letalität	500
	5. Todesursachen	502
IV. Die prognostische Bedeutung einzelner Faktoren beim acidotischen Diabetes		502
	1. Alter	502
	2. Dauer des Diabetes	503
	3. Auslösende Ursachen	504
	4. Abdominelle Erscheinungen	504
	5. Grad der Bewußtseinsstörung	504
	6. Dauer der Bewußtseinsstörung	505
	7. Areflexie	505
	8. Kussmaulsche Atmung	506
	9. Exsiccose	506
	10. Kardiovasculäre Erscheinungen	506
	11. Laboratoriumsbefunde	507
	a) Bluteiweißveränderungen	507
	b) Hämoglobingehalt des Blutes	508
	c) Blutbild	508
	d) Mineralstoffwechsel	510
	e) Blutreststickstoff	510
	f) Blutzucker	511
	g) Alkalireserve	512
V. Beurteilung der Prognose des acidotischen Diabetes		514
	1. Severitätsindexe, ihre Bedeutung	514
	2. Aufstellung eines Sofort-Severitätsindexes	516
	a) Auswahl der Faktoren, Korrelationen	516
	b) Die Faktoren des Sofort-Severitätsindexes	518
	c) Bewertung der Faktoren, Aufbau des Sofort-Severitätsindexes	520
	d) Die Prognosenstellung mit dem Sofort-Severitätsindex	523

---

[1] Aus der medizinischen Universitätsklinik Zürich (Direktor: Prof. W. Löffler).

VI. Vergleich des Sofort-Severitätsindexes mit den Indexen von RABINOWITCH und von COLLEN 525
   1. Die prognostischen Faktoren und ihre Bewertung bei den einzelnen Severitätsindexen 525
   2. Vergleichende Betrachtungen über den Wert der einzelnen Severitätsindexe 529
     a) für die sofortige Prognosenstellung und für die Gestaltung der Therapie 529
     b) für die Beurteilung der Zusammensetzung des Materials verschiedener Kliniken 530
     c) für die Beurteilung verschiedener Behandlungsmethoden 532
VII. Schlußbetrachtungen zur Frage der Prognose des acidotischen Diabetes. 533
VIII. Zusammenfassung 535

Literatur.

ADLERSBERG, D., u. O. PORGES: Über kurzfristige Behandlung der Zuckerkrankheit mit fettarmer, kohlenhydratreicher Kost unter gleichzeitiger Insulinanwendung. Med. Klin. **1932**, 1386.

ALMY, T. P., K. SWIFT and E. TOLSTOI: Treatment of diabetic acidosis and diabetic coma. J. Amer. med. Assoc. **129**, 863 (1945).

BAKER, T. W.: A clinical survey of one hundred and eight consecutive cases of diabetic coma. Arch. int. Med. **58**, 373 (1936).

BARACH, J. H.: Diabetes and its treatment. Oxford Univ. Press 1949.

BARNER: Untersuchungen komatöser und präkomatöser Zustände bei Diabetes mit der biologischen Leucocytenkurve. Z. klin. Med. **105**, 102 (1927).

BARTELHEIMER, H.: Extrainsuläre hormonale Regulationen im diabetischen Stoffwechsel. Erg. inn. Med. **59**, 595 (1940).

BEARDWOOD, J. T., jr.: The abdominal symptomatology of diabetic acidosis. J. Amer. med. Assoc. **105**, 1168 (1935).

— and G. P. ROUSE: Diabetic acidosis. A study of two hundred and twenty consecutive cases. J. Amer. med. Assoc. **117**, 1701 (1941).

BEEK, ED. S., u. J. GROEN: Die Sterblichkeit an Diabetes mellitus in Holland. Eine medizinisch-statistische Studie. Geneesk. Bl. **37**, 187 (1939).

BERINGER, A.: Über das Verhalten des Leberglycogens und der Ketonkörper beim Diabetes mellitus. Schweiz. med. Wschr. **1949**, 298.

BERNING, H.: Die Bauchsymptomatologie des diabetischen Komas. Erg. inn. Med. **57**, 582 (1939).

— Die Klinik des diabetischen Komas. Med. Welt **1940**, 763.

BERTRAM, F.: Pathogenese und Prognose des Coma diabeticum. Erg. inn. Med. **43**, 258 (1932).

— Die Therapie des Coma diabeticum. Klin. Wschr. **11**, 1998 (1932).

— Die Zuckerkrankheit. III. Aufl. Stuttgart: Georg Thieme 1947.

— Die Zuckerkrankheit. Med. Rdsch. **1**, 14—20, 1947.

— Probleme der heutigen Diabetestherapie. Münch. med. Wschr. **1950**, 507.

BERTRAND, J., et R. TIFFENEAU: Les dégénéressences systématisées centrales dans le coma diabétique. C. r. Soc. Biol. Paris **136**, 500 (1942).

BIGELOW and LOMBARD: Cancer and other chronic diseases in Massachusetts, Boston: Houghton Mifflin Company 1933.

BLACK, A. B., and J. M. MALINS: Diabetic ketosis. A comparison of results of orthodox and intensive methods of treatment based on 170 consecutive cases. Lancet **1949** I, 56.

BLÖCH, J.: Klinik des Diabetes in Boller, Diabetes mellitus. Wien und Innsbruck: Urban u. Schwarzenberg 1950.

BLUM, L.: Azotémie, chlorémie et réserve alcaline. Bull. Soc. méd. Hôp. Paris **52**, 1731 (1928).

BLUM et CAULAERT: L'azotémie par manque de sel. Gaz. Hôp. **1928** II, 1689. Presse méd. **1928**, 1411.

BOLLER, R.: Diabetes mellitus. Wien: Urban u. Schwarzenberg 1950.

BONDY, P. K., W. L. BLOOM, V. S. WHITNER and B. W. FORRER: "Studies of the role of the liver in human carbohydrate metabolism by the venous catheter technic.
II. Patients with diabetic ketosis, before and after the administration of insulin."

v. BONSDORFF, B.: Über die Todesursache bei Diabetikern. Finska Läk. sällsk. Hdl. **80**, 33 (1937); Ref. Kongreßzbl. **89**, 617 (1937).

BOULIN, R.: Considérations sur les facteurs de mortalité du coma diabétique. Sem. Hôp. Paris **22**, 2011 (1946).

— L'épreuve d'hyperglycémie écourtée et le diagnostic du diabète sucré. Sem. Hôp. Paris **22**, 2016 (1946).

Boulin, R.: La glycémie dans le coma diabétique. Presse méd. 1948, 753.
— u. P. Uhry: Le traitement du coma diabétique. Bruxelles méd. 1950, 733.
— P. Uhry, F. W. Meyer et S. Bonfils: Essai de traitement du coma diabétique en fonction des données biochimiques du métabolisme, des glucides. Presse méd. 1949, 689.
Brakier, T., et L. Brull: Quelques considérations sur les causes de mortalité de l'acidose diabétique. Rev. méd. Liège 5, 7 (1950).
Brentano, C.: Der Ketonkörperumsatz des Diabetikers ohne Azetonurie. Münch. med. Wschr. 1937, 1411.
— u. D. v. Keiser: Hunger als Ursache des Coma diabeticum. Dtsch. med. Wschr. 1937, 213.
— u. S. Markees: Exogene bzw. alimentäre Ketonkörperbildung aus Fettsäuren. Z. exper. Med. 99, 498 (1936).
Brügel, H. G.: Über das Verhalten des Ketonkörperspiegels im Coma diabeticum. Klin. Wschr. 1941 I, 89.
Brüger, M.: Diabetes mellitus and Hyperthyroidism: Report of a case with a fasting blood sugar of 1500 mgr. per 100 cm³ in the absence of coma. J. Amer. med. Assoc. 104, 2163 (1935).
— Verdauung und Stoffwechselkrankheiten. Stuttgart: Ferdinand Enke 1951.
— Über Erfolge und Mißerfolge der Comatherapie. Klin. Wschr. 21, 891 (1942).
Card, W. J.: Clinical study of sixty-seven cases of diabetic coma. Thom. Hosp. Rep. II S 1, 17—25 (1936); Ref. Kongreßzbl. 92, 606 (1938).
Chang, Harrop and Schaub: The circulating blood volume in diabetic acidosis. J. clin. Invest. 5, 407 (1928).
Chauffard, A., M. Le Conte et M. Dorie: La déshydratation du sang et des organes dans le coma diabétique. Presse méd. 2 avril 1917.
Collen, M. F.: Interrelation of the factors influencing mortality in diabetic coma. Arch. int. Med. 70, 347 u. 369 (1942).
Constam, G. R.: Therapie des Diabetes mellitus. Basel: Benno Schwabe 1950.
Curtis, W. S., and J. M. Dixson: Extreme hyperglycemia in diabetic coma with recovery. J. Amer. med. Assoc. 90, 1115 (1928).
Dahlberg, G., E. Jorpes, S. Kallner u. A. Lichtenstein: Diabetes mellitus in Sweden. Acta med. scand. Suppl. (Stockh.) 188, (1947).
Dameshek, W.: ACTH and its hematologic impact. Blood 5, 779 (1950).
Danowsky, T. S., A. W. Winkler and J. P. Peters: Salt depletion, peripheral vascular collapse, and the treatment of diabetic acidosis. Yale J. Biol. a. Med. 18, 405 (1946).
Detre, L.: Zuckerkrankheit und Blutbild. Z. klin. Med. 107, 319 (1928).
Dienst, C.: Insulin und Säurebasenhaushalt. Klin. Wschr. 1939, 1936.
Dillon, E. S., and W. W. Dyer: Factors influencing prognosis in diabetic coma. Amer. J. med. Sci. 190, 683 (1935).
— and W. W. Dyer: Factors influencing the prognosis in diabetic coma. Ann. int. Med. 11, 602 (1937).
— H. E. Riggs and W. W. Dyer: Cerebral lesions in uncomplicated total diabetic acidosis. Amer. J. med. Sci. 192, 360 (1936).
Dodds and Robertson: The relation of acido-acetic acid to diabetic coma, and cause of death. Lancet 1930, 852.
Dornedden: Zit. bei F. Fürth, Morbidität und Mortalität bei Diabetes. Münch. med. Wschr. 1936, 1260.
Drolet, G. J.: Diabetes mortality in New York-City during the thirty-year period 1901—1931. A review. J. Amer. med. Assoc. 100, 733 (1933).
Emerson: Zit. bei H. Lemser, Arch. Rassenbiol. 33, 193 (1939).
Engel, R.: Coma diabeticum. Kochsalzhaushalt und Nebennierenfunktion. Verh. dtsch. Ges. inn. Med. 49, 84 (1937).
Falta, W.: Die Zuckerkrankheit. III. Aufl. Berlin-Wien: Urban u. Schwarzenberg 1944.
Fleisch, A.: Ernährungsprobleme in Mangelzeiten. Basel: Benno Schwabe 1947.
Fletcher, A., and J. W. Graham: Complications of diabetes mellitus with special reference to cause and prevention. Canad. med. Assoc. J. 41, 566 (1939).
Flynn, J. M.: The changing cause of death in diabetic mellitus. Amer. J. med. Sci. 189, 157 (1935).
Forsham, P. H., G. W. Thorn, F. T. S. Prunty and A. G. Hills: Clinical studies with pituitry adrenalcorticotropin. J. clin. Endocrinol. 8, 15 (1948).
Foster, N. B.: Diabetic coma. J. Amer. med. Assoc. 84, 719 (1925).
Fowler, A. F., E. H. Bensley and J. M. Rabinowitch: Diabetic coma. Canad. med. Assoc. J. 42, 336 (1940).
Franks, M., R. F. Berris, N. O. Kaplan and G. B. Myers: Metabolic studies in diabetes mellitus. I. The effect of the early administration of dextrose. Arch. int. Med. 80, 739 (1947). Metabolic studies in diabetes mellitus.
II. The effect of the administration of sodium phosphate. Arch. Int. Med. 81, 42 (1948).

Fürth, E.: Morbidität und Mortalität bei Diabetes. Münch. med. Wschr. **1936**, 1260.

Fullerton, Lyall and Davidson: The treatment of diabetic uremia with hypertonic glucose solutions. Lancet **1932** I, 558.

Ginsburg: Ergebnisse der Senkungsreaktion bei einigen inneren Krankheiten. Wien klin. Wschr. **1927**, 189.

Gloor, W.: Die praktische Durchführung der Diabetesbehandlung. Schweiz. med. Wschr. **1929**, 1049.

Gottstein, A., u. F. Umber: Diabetes und Krieg. Dtsch. med. Wschr. **1916**, 1309.

Grafe, E.: Probleme der heutigen Diabetestherapie. Münch. med. Wschr. **1950**, 170.

— u. C. Tropp: Der Diabetes mellitus. Handbuch der inneren Medizin, Bd. VI/2. Berlin: Springer 1944.

Hagtvedt, J.: Diabetic coma. A 9-year statistical record. Acta med. scand. (Stockh.) **114**, 168 (1943).

Hanssen, P.: Diabetes mellitus in Bergen (1925—1941). Acta med. scand. Suppl. (Stockh.) **178** (1946).

Harrop, Widenhorn, Weinstein: Stoffwechseluntersuchungen über ein Hormon der Nebennierenrinde. Münch. med. Wschr. **1932**, 171.

Hartmann, A. F.: Treatment of severe diabetic acidosis. Arch. int. Med. **16**, 413 (1935).

Heck, F. J., and B. E. Hall: Leukemoid reactions of the myeloid type. J. Amer. med. Assoc. **112**, 95 (1939).

Hegglin, R.: Über Kreislaufprobleme bei gestörtem Zuckerstoffwechsel, insbesondere im Coma diabeticum. Arch. Kreislaufforsch. **7**, 1 (1940).

Höpker, W.: Der Einfluß der Kriegs- und Nachkriegszeit auf Diabetes mellitus. Klin. Wschr. **1949**, 478.

Horwitz: Azidose und Mikrocytose. Z. klin. Med. **113**, 395 (1930).

— Azidose, Blutmenge u. Erythrocythose. Z. klin. Med. **118**, 198 (1931).

Iversen and Clousen: zit. nach Blöch in Bolle,: Diabetes mellitus. S. 94. Wien: Urban u. Schwarzenberg 1950.

John, H. J.: Diabetes, a statistical study of 2000 cases. Arch. int. Med. **42**, 217 (1928).

Joslin, E. P.: The universality of diabetes, its true incidence and the need for a reorganization of its treatment. Acta med. scand. Suppl. (Stockh.) **196** (1947).

— Furtherance of treatment of diabetes mellitus. J. Amer. med. Assoc. **139**, 1 (1949).

— L. J. Dublin and H. H. Marks: Studies in diabetes mellitus. Mortality and longerity of diabetics. Amer. J. med. Sci. **189**, 163 (1935).

— H. F. Root, P. White, A. Marble and A. P. Joslin: Diabetic coma. Arch. int. Med. **59**, 175 (1937).

— L. J. Dublin, A. Marble: Studies in diabetes mellitus. I. Characteristics and trends of diabetes mortality throughout the world. Amer. J. med. Sci. **186**, 753 (1933).

— H. F. Root, P. White, A. Marble and C. C. Bailey: The treatment of diabetes mellitus. VIII. Aufl., Philadelphia: Lea and Febiger 1946.

— Diabetes mellitus 1921—46. Practitioner **413**, 157 (1946).

— The universality of diabetes, its true incidence and the need for a reorganization of its treatment. Acta med. scand. Suppl. (Stockh.) **196**, 3 (1947).

Kahn and Olmstedt: The treatment of diabetic acidosis. J. metabol. Res. 7/8, 29 (1926).

Kirk, E.: 24 Fälle von diabetischem Coma hintereinander ohne Todesfall behandelt. Ugeskr. Laeg. **1942**, 564.

— Klinik und Behandlung der Azidose mit isotonischer Natr. bic.-Lösung. Kopenhagen: E. Munksgaard; und Leipzig: J. A. Barth 1944.

— Acidosis (Acidosis caused by an abnormal production of acid). Acta med. scand. Suppl. (Stockh.) **183**, 85 (1946).

Kleeberg: Zur Behandlung des Coma diabeticum und komaähnlicher Zustände. Z. klin. Med. **113**, 258 (1930).

Labbé et Boulin: Du rôle du collapsus cardiovasculaire dans la pathogénie de certains comas diabétiques acidosiques réfractaires à l'insuline. Presse méd. **1928**, 257.

Lande, H.: The uncontrollable causes of death in diabetic coma. J. Amer. med. Assoc. **101**, 9 (1933).

Laur, O., u. F. Meythaler: Katamnestische Ergebnisse bei Rostocker Diabetikern der letzten 10 Jahre. Klin. Wschr. **1940** I, 463.

Lawrence, R. D.: The treatment of desperate cases of diabetic coma. Brit. med. J. **1930** I, 690.

— The diabetic life. London: I. A. Churchill 1944.

Lee, J., D. Naidoo and J. A. Torrens: Diabetic coma. Treatment with and without the early administration of glucose. Brit. med. J. **1949** I, 565.

Lemser, H.: Die Frage einer Rassenbiologie beim Diabetes mellitus. Arch. Rassenbiol. **33**, 193 (1939).

492   A. F. Essellier, R. L. Jeanneret und B. J. Koszewski:

Lichtwitz: Klinische Chemie. Berlin: Julius Springer 1930.
Luz, K.: Zur Altersschichtung und Häufigkeit des Diabetes mellitus im Stadt- und Landkreis Leipzig, sowie über den Einfluß der Kriegskost auf die Gesamtlage des Zuckerkranken. Dtsch. Z. Verdauungs- u. Stoffwechselkrkh. 4, H. 5 (1941).
McArthur, J. W., R. G. Sprague and H. L. Mason: The urinary excretion of corticosteroids in diabetic acidosis. J. clin. Endocrinol. 9, 672 (1949); 10, 307 (1950).
McCance, R. A., and E. M. Widdowson: Functional disorganization of the kidney in disease. J. Physiol. 95, 36 (1939).
— Medical problems in mineral metabolisme. Lancet 1936 I, 704, 765, 823.
Mach, R. S.: Les troubles du métabolisme du sel et de l'eau. Paris: Masson 1946. Lausanne: Roth 1946.
Markees, S., u. A. Menczer: Experimentelle Studien zum Acidoseproblem. Schweiz. med. Wschr. 1946, 255, 337 u. 828.
— u. F. W. Meyer: Die Therapie des Coma diabeticum mit Cocarboxylase. Schweiz. med. Wschr. 1949, 931.
Masel, J.: Zur Frage der Säurevergiftung beim Coma diabeticum. Z. klin. Med. 79, 1 (1914).
Meyer-Bisch: Mineral- und Wasserstoffwechsel bei Diabetes mellitus. Erg. inn. Med. 32, 267 (1927).
Naunyn, B.: Diabetes mellitus. Wien: Urban u. Schwarzenberg 1906.
Nielsen: Das Verhalten der Blutkörperchen bei Diabetes mellitus sowie bei azidotischen Zuständen. Klin. Wschr. 1930, 299; zit. in Bertram: Erg. inn. Med. 43, 258 (1932).
v. Noorden, C., u. S. Isaac: Die Zuckerkrankheit und ihre Behandlung. 8. Aufl. Berlin: Springer 1927.
Owens, L. B., and S. S. Rockwern: Prognosis in diabetic coma. Amer. J. med. Sci. 198, 252 (1939).
Peck, F. B.: The treatment of diabetic coma at Indianapolis General Hospital. J. Ind. St. med. Assoc. 1948, 595.
Plattner, H. C.: Les troubles du métabolisme de l'eau et des électrolytes dans le coma diabétique. Helvet. med. Acta Suppl. 23 (1949).
Ponteva, E.: Über die Resultate der Diabetesbehandlung in Finnland. Acta med. scand. Suppl. (Stockh.) 88, (1938).
Prenz, H.: Untersuchungen über das diabetische Koma unter Berücksichtigung der Bauchsymptome. Med. Welt 1940, 1045.
Rabinowitch, J. M., A. F. Fouler and E. H. Bensley: Diabetic coma (an investigation of mortalities and report of a severity index for comparative studies). Ann. int. Med. 12, 1403 (1939).
— Diabetic coma: evaluation and treatment. Proc. Amer. Diab. Assoc. 6, 195 (1946).
Remen, L.: Blutsenkungsgeschwindigkeit bei Diabetes mellitus. Klin. Wschr. 1931 II, 2131.
Rüsch, G.: Über die Klinik und die Behandlung des Coma diabeticum. Schweiz. med. Wschr. 1944, 523.
Säuberli, H.: Die Behandlung des Coma diabeticum an der med. Universitätsklinik Zürich. Inaug.-Diss. Zürich 1934.
Schilling, V.: (Aussprache: A. Gigon. Kohlenhydratstoffwechsel und Harnstoff). Verh. Ges. inn. Med. 39, 224 (1927).
Sehestedt: Verhütung der Zuckerkrankheit. Med. Welt 1932, 53.
Selye, H.: Stress, Acta Inc. Montreal 1950.
—. Textbook of Endocrinology. Acta Endocrinol. Montreal 1947.
Spiegelmann, M., and H. H. Marks: Age and sex variations in the prevalence and onset of diabetes mellitus. Amer. J. Publ. Health 36, 26 (1946).
Strauss: Insulin und Herzfunktion. Zbl. Herzkrkh. 18, 25 (1926).
— Kreislaufinsuffizienz als Todesursache bei Diabetikern. Klin. Wschr. 1927, 296.
Süsskind, B.: Zuckerverzehr und Zuckerkrankheit. Wien. klin. Wschr. 1937, 968.
Sundermann, F. W., and F. C. Dohan: Distribution of water and electrolytes in experimental diabetes mellitus. Amer. J. Physiol. 132, 418 (1941).
Tallenberg: Das weiße Blutbild beim sthenischen und asthenischen Diabetes mellitus. Med. Klin. 1931, 1756.
Tiber, A. M.: The trend of diabetes mellitus in New York City. J. Amer. med. Assoc. 106, 1537 (1936).
Tullis, J. L.: The Leukocytosis of diabetic acidosis. Amer. J. med. Sci. 215, 424 (1948).
Ullmann, H.: Die Zunahme der Zuckerkrankheit. Dtsch. med. Wschr. 1927, 561.
Umber, F.: Die Prognose des Diabetes. Dtsch. med. Wschr. 1942, 881.
Vartiainen, J.: Studien über den Diabetes mellitus in Finnland. Acta med. scand. (Stockh.) 118, 575 (1944).
— Changes in diabetic death rate in Finland. Ann. Med. int. fenn., Helsinki 1947, 36/1 (191—197).

WEISS, T.: Coma diabeticum und Insulin. Dtsch. Arch. klin. Med. **156**, 226 (1927).
— Allgemeine Gesichtspunkte bei der Behandlung Zuckerkranker. Münch. med. Wschr. **1928**, 1716 u. 1764.
WETZEL-ALBERS, I.: Statistische Studie über die Diabetesfälle an der medizinischen Klinik Düsseldorf in der Zeit vom 1. 1. 1931—30. 6. 1935. Med. Welt **1938**, 409.
WILDER, R. M.: Clinical Diabetes mellitus and hyperinsulinismus. Philadelphia-London: W. B. Saunders 1940.
WISSELINCK: Die Senkungsgeschwindigkeit der roten Blutkörperchen bei Diabetes mellitus. Über den Einfluß des Blut-, des Urinzuckers, der Ketonurie und des Insulins auf die Senkungsgeschwindigkeit der roten Blutkörperchen. Münch. med. Wschr. **1929**, 1373.
WUHRMANN, F.: Myocarditis, Myocardosen, Myocardie. Schweiz. med. Wschr. **1950**, 71.
— u. CH. WUNDERLY: Die Bluteiweißkörper des Menschen. Basel: Benno Schwabe 1947.
ZONTSCHEW, WASSIL I.: Beiträge zur Frage der Häufigkeit und Ätiologie des Diabetes in Bulgarien. Jb. Univ. Sofia Med. Fak. **15**, 61 (1936).

I. Einleitung.

Vor der Einführung der Insulintherapie gerieten sechs von zehn Diabetikern einmal ins Coma diabeticum. Heute macht immer noch jeder zehnte Zuckerkranke ein Koma durch. Das Koma bleibt also trotz dem Insulin eine nicht seltene und wichtige Komplikation des Diabetes mellitus.

Die Prognose des Coma diabeticum galt in der Vorinsulinzeit als infaust; die Letalität betrug über 90%. Die Entdeckung des Insulins brachte eine entscheidende Wendung mit sich. Die Letalität ging um rund die Hälfte zurück. Die von den einzelnen Autoren für die letzten Dezennien angegebenen Letalitätsziffern zeigen aber auffallende Unterschiede. So gibt JOSLIN für 1936 bis 1940 (145 Fälle) über 12% an, für 1942 bis 1946 (126 Fälle) 2,4%, HÖPKER für 1935 bis 1941 (52 Fälle) 66%, PECK für 1938 bis 1942 (94 Fälle) 62% und für 1946 (16 Fälle) 19%, BOULIN für 1938 — 1946 (50 Fälle) 46%. Diese stark voneinander abweichenden Angaben über die Letalität des Coma diabeticum können durch Unterschiede in der Therapie, in der Zusammensetzung des Materials und nicht zuletzt durch Unterschiede in der Auffassung der Begriffe Präkoma, Koma und Komatodesfall bedingt sein. Allgemein werden für die sehr verschiedenen Letalitätsziffern die angewandten Behandlungsmethoden allein verantwortlich gemacht, während die Rolle der beiden anderen Faktoren unterschätzt wird.

Um die Bedeutung der Zusammensetzung des Materials und der Auffassung der Begriffe für die Letalität des Coma diabeticum zu erfassen, haben wir die Diabetesfälle der medizinischen Klinik Zürich aus den Jahren 1930—1949 bearbeitet und mit dem Material anderer Autoren verglichen. Wir haben unsere Fälle aus den ersten Jahren der Insulintherapie nicht berücksichtigt, um die durch die noch unsichere Handhabung des Insulins bedingten Unterschiede in den Behandlungsergebnissen anzuschließen.

Die *Zusammensetzung des Materials* kann nur auf Grund der Charakterisierung der Einzelfälle durch prognostisch wichtige Symptome angegeben werden. Wir haben deshalb versucht, die prognostische Bedeutung der einzelnen Symptome des Coma diabeticum und ihre gegenseitigen Beziehungen abzuklären. Es zeigte sich, daß die Schwere eines Falles nur durch mehrere Faktoren gekennzeichnet werden kann. Die prognostische Bedeutung einer solchen Faktorengruppe kann mittels eines sog. *Severitätsindexes* zahlenmäßig ausgedrückt werden. Bei diesem Vorgehen wird die Schwere eines Falles und somit seine Prognose durch die *Indexzahl* charakterisiert. Die Fälle können dann nach ihrem Index in Gruppen gleicher Schwere eingeteilt werden. Durch Vergleich solcher Gruppen aus dem Krankengut verschiedener Autoren kann die Bedeutung der Zusammensetzung des Materials für die Unterschiede in der Letalität des Coma diabeticum ermittelt werden.

Die Literatur zeigt, wie verschieden die *Begriffe* Präkoma, Koma und Komatodesfall angewandt werden. Das Vollbild des Coma diabeticum stellt eine leicht faßbare klinische Einheit dar. Die Therapie und die Letalität lassen sich ohne

Schwierigkeit beurteilen. Es müssen aber auch die Fälle von Präkoma mitberücksichtigt werden. Dieses Stadium der Störung der diabetischen Stoffwechsellage ist aber klinisch nicht scharf abgrenzbar. Die genau meßbare Erniedrigung der Alkalireserve im Blut wurde deshalb zur Definition herangezogen. Nach Joslin sollen nur Fälle mit einer Alkalireserve unter 20 Vol.-% als Koma angesprochen werden.

Bei dieser biochemischen Definition des Coma diabeticum werden aber, wie neuere Statistiken, u. a. auch diejenigen von Joslin zeigen, zahlreiche Fälle ohne jegliche Störung des Bewußtseins den Komafällen zugeteilt (bei Joslin 225 von 637 Fällen, d. h. 35%). Hingegen werden bewußtlose Diabetiker mit Hyperglykämie, Acetonurie und Exsiccose nicht zu den Komafällen gerechnet, weil ihre Alkalireserve mehr als 20 Vol.-% beträgt. Damit solche Fälle mitberücksichtigt werden, setzen verschiedene Autoren den von Joslin zur Begriffsbestimmung vorgeschlagenen Grenzwert der Alkalireserve herauf. So wird von Baker diese Grenze auf 25 Vol.-%, von Dillon und Dyer auf 29 Vol.-%, von Boulin und Uhry auf 30 Vol.-% und von Hartmann auf 45 Vol.-% festgelegt. Auf diese Weise werden die Fälle mit intaktem Bewußtsein nicht ausgeschlossen, dem Koma im klinischen Sinne aber wieder die ihm zukommende Bedeutung beigemessen, wie es von zahlreichen Autoren (Bertram, Collen, Dodds und Robertson, Beardwood und Rouse, Forster, Owens und Rockwern u. a.) gefordert wird.

Auf Grund unseres Materials setzen wir den Grenzwert der Alkalireserve auf 40 Vol.-% fest. Wir haben nämlich keine Fälle mit einer auf die Störung der diabetischen Stoffwechsellage sicher zurückzuführenden Bewußtseinstrübung beobachtet, die eine Alkalireserve über 40 Vol.-% aufweisen. Da das Krankheitsbild sich nicht auf Grund des klinischen Bildes allein abgrenzen läßt, ziehen wir es vor, nicht von Präkoma und Coma diabeticum, sondern von *acidotischem Diabetes* zu sprechen. Darunter verstehen wir *Diabetesfälle mit einer Alkalireserve unter 40 Vol.-%*.

Die nicht genau abgrenzbaren Begriffe Präkoma und Koma haben sich auch zur Charakterisierung eines Materials als nicht brauchbar erwiesen. Wir teilen deshalb die Fälle von acidotischem Diabetes mittels eines Severitätsindexes ihrer Schwere entsprechend in genau definierte Gruppen ein.

Nach Festlegung der Begriffe und Einteilung der Fälle in fest umschriebene Gruppen erhält man vergleichbares Material. Erst dann können die Ursachen der Unterschiede in der Prognose abgeklärt und der Wert verschiedener Behandlungsmethoden beurteilt werden.

II. Diabetes-Material der Zürcher Klinik aus den Jahren 1930 bis 1949.

Eine kurze Darstellung des Diabetes-Materials der Klinik soll der Besprechung unserer Fälle von acidotischem Diabetes vorangeschickt werden.

1. Morbidität.

In den Jahren 1930—1949 wurden auf unserer Klinik 58884 Patienten hospitalisiert. Darunter finden sich 2341 Fälle von Diabetes mellitus, d. h. 3,97% (Tab. 1). Dieser Prozentsatz entspricht annähernd den Verhältnissen in anderen allgemeinen Krankenhäusern (Weiss 3,38%, John 2,28%, Bertram 1,26%, Zontschew 3,65%, Tiber 2,8—9,7%, Ponteva 2,1—7,9%).

Die ersten genaueren Zahlen über die Morbidität des Diabetes mellitus in der *Schweiz* konnten auf Grund der während des Krieges zur Zuteilung von Diät ausgestellten ärztlichen Zeugnisse ermittelt werden. Am 1. 5. 1942 waren in der Schweiz 4894 Diabetiker gemeldet. Das sind 1,14 Diabetiker auf 1000 Einwohner (Fleisch). Nach Joslin, Spiegelmann und Marks, Bigelow und Lombard u. a. beträgt die durchschnittliche Diabetesmorbidität in den USA rund 4‰. Blöch gibt für Wien in 1950 eine Morbiditätvon 3,6‰ an, Umber für Berlin in 1940 3,0‰.

54% unserer Zuckerkranken sind Frauen. Wie in anderen Kliniken (Joslin, Vartiainen, Wetzel-Albers, Luz u. a.) ist auch bei uns der Diabetes bei Frauen häufiger (4,71%) als bei Männern (3,36%). Unter den Frauen ist also jede 21. Aufnahme zuckerkrank, unter den Männern jede 30.

Die Zahl der Diabetesfälle nimmt im Laufe unserer 20 jährigen Beobachtungsperiode, besonders bei den Frauen, langsam zu (s. Tab. 1). Der stärkere Anstieg der Jahre 1939—1942 geht parallel mit der allgemeinen Zunahme der Hospitalisationen der Kriegsjahre. Auch in anderen Ländern wurde in den letzten Dezennien eine Zunahme der hospitalisierten Diabetesfälle beobachtet (UMBER, JOSLIN, DORNEDDEN, TIBER, PONTEVA, VARTIAINEN u. a.). Die Entdeckung des Insulins und die mit ihrer Anwendung auf breiterer Basis in Zusammenhang stehende wiederholte Hospitalisation der gleichen Patienten wurden anfänglich dafür verantwortlich gemacht. Eine bessere diagnostische Erfassung der Kranken mag auch eine gewisse Rolle gespielt haben (BLÖCH, GRAFE u. TROPP u. a.). Die Zunahme in den letzten 15 Jahren hingegen deutet auf die Möglichkeit einer tatsächlichen Erhöhung der Diabetes-

Tabelle 1. *Diabetes-Material der Medizinischen Universitätsklinik Zürich aus den Jahren 1930—1949.*

Jahrgang	Gesamtzahl der Aufnahmen			Todesfälle			Diabetesfälle			Todesfälle bei Diabetikern		
	♂	♀	total	♂	♀	total	♂	♀	total	♂	♀	total
1930	1332	931	2263	170	125	295	41	42	83	6	10	16
1931	1538	1219	2757	205	158	363	50	37	87	8	11	19
1932	1700	1250	2950	223	128	351	56	34	90	12	5	17
1933	1541	1353	2894	210	156	366	54	45	99	10	5	15
1934	1391	1273	2664	187	119	306	41	69	110	2	12	14
1935	1351	1268	2619	222	145	367	59	59	118	15	16	31
1936	1297	1178	2475	211	146	357	46	45	91	10	7	17
1937	1350	1348	2698	205	176	381	38	57	95	6	10	16
1938	1437	1383	2820	219	187	406	62	60	122	7	9	16
1939	1991	1534	3525	247	193	440	68	73	141	9	13	22
1940	1996	1371	3367	192	201	393	60	70	130	7	15	22
1941	1916	1505	3421	220	202	422	74	83	157	16	12	28
1942	1706	1368	3074	230	187	417	69	74	143	13	14	27
1943	1838	1440	3278	236	203	439	60	64	124	6	15	21
1944	1935	1717	3652	249	244	493	47	62	109	9	15	24
1945	1802	1532	3334	233	237	470	44	70	114	11	11	22
1946	1535	1446	2981	217	259	476	45	82	127	10	17	27
1947	1592	1329	2921	249	214	463	49	76	125	7	17	24
1948	1418	1191	2609	221	178	399	50	74	124	8	16	24
1949	1371	1211	2582	195	188	383	64	88	152	5	17	22
	32037	26847	58884	4341	3646	7987	1077	1264	2341[1]	177	247	424

morbidität hin. Nach ULLMANN, GRAFE u. TROPP sowie EMERSON wäre der zunehmende Wohlstand daran beteiligt; auch FLEISCH bezeichnet den Diabetes als eine Krankheit des Wohlstandes. FREUDEBERG, HOLSTEIN u. a. führen die Zunahme der Diabetesfälle auf einen erhöhten Zuckerverbrauch zurück, ADLERSBERG u. PORGES, SÜSSKIND u. a. auf einen vermehrten Fettgenuß. Ferner weisen JOSLIN, SEHESTEDT, BLÖCH sowie GRAFE u. TROPP auf die Zunahme des Durchschnittsalters in den meisten Ländern hin, welche es mit sich bringt, daß zahlreichere Menschen das „Diabetesalter" erreichen.

2. Altersverteilung.

Der *Altersaufbau* unseres Materials geht aus Tab. 2 hervor. Da in Zürich die kindlichen Diabetiker in der Universitäts-Kinderklinik behandelt werden, finden sich in unserem Material nur 51 Patienten unter 20 Jahren. Am zahlreichsten sind die Altersklassen über 50 Jahre vertreten. Die 50—59 jährigen machen 23,7 %, die 60—69 jährigen 40,4 %, die 70—79 jährigen 14,1 % und die über 80 jährigen 1,8 % des Diabetes-Materials aus. *Von unseren Diabetikern sind 70 % über 50 Jahre alt.*

3. Dauer des Diabetes.

Die Einteilung unserer Fälle nach der *Dauer des Diabetes* ist in Tab. 3 wiedergegeben. Auffällig ist die relativ hohe Anzahl der Diabetiker, deren Leiden vor weniger als 3 Monaten entdeckt worden war (22,5 % der Fälle). In 61 Fällen besteht der Diabetes seit mehr als 20 Jahren.

[1] Wovon 834 Wiederaufnahmen.

Darunter finden sich 11 Fälle mit einer über 30jährigen Krankheitsdauer. Zum Vergleich sei hinzugefügt, daß nach der Statistik der Metropolitan Life Insurance Company die durchschnittliche Krankheitsdauer bei 1741 in den Jahren 1930—1934 gestorbenen Diabetikern 10,0 Jahre und bei 651 in den Jahren 1944—1946 Verstorbenen 14,1 Jahre betrug (zit. nach Joslin).

4. Blutzuckerwerte.

Tab. 4 zeigt die bei unseren Patienten notierten Blutzuckerwerte bei Klinikeintritt. In rund 12% der Fälle war der Blutzuckerwert höher als 500 mg-%. Werte über 1000 mg-% fanden sich in 1,7% der Fälle. Der höchste Wert betrug 2000 mg-%. Im allgemeinen hatten die erst vor kurzem entdeckten Diabetesfälle höhere Blutzuckerwerte als die schon länger bekannten und behandelten Fälle.

Tabelle 2. *Altersverteilung und Letalität der Diabetesfälle.*

Alter (Jahre)	Männer	†	Frauen	†	Total	†	Letalität (in %)
unter 20	32	1	19	1	51	2	4
20—29	101	4	76	5	177	9	5
30—39	111	11	79	2	190	13	7
40—49	156	15	127	12	283	27	9
50—59	274	52	281	46	555	98	17
60—69	291	52	421	92	712	144	20
70—79	102	36	228	75	330	111	34
über 80	10	6	33	14	43	20	47
Total	1077	177	1264	247	2341	424	18,1

Tabelle 3. *Dauer des Diabetes und Letalität.*

Dauer des Diabetes (in Jahren)	Männer	†	Frauen	†	Total	†
unter $^3/_{12}$	278	47	250	75	528	122
$^3/_{12}$—$^6/_{12}$	31	4	29	2	60	6
$^6/_{12}$—1	45	3	59	5	104	8
1—2	90	8	82	11	172	19
2—5	212	36	241	43	453	79
5—10	186	26	285	52	471	78
10—15	121	25	185	27	306	52
15—20	59	13	92	16	151	29
über 20	34	5	27	10	61	15
unbekannt	21	10	14	6	35	16

5. Letalität.

Die Diabetesletalität auf unserer Klinik beträgt für die Jahre 1930—1949 18,1%: von 2341 Diabetikern sind 424 ad exitum gekommen (s. Tab. 1). Für die gleiche Zeitspanne beträgt die Gesamtletalität auf der Klinik 13,5% (7987 Todesfälle auf 58884 Patienten). Die Diabetesletalität ist also mit 18,1% wesentlich höher als die Gesamtletalität. In der *Schweiz* beträgt die Diabetesletalität für das Jahr 1942 9,50%: von 4894 Diabetikern sind in diesem Jahre 465 ad exitum gekommen.

In unserem Material ist die Letalität der an Diabetes erkrankten Frauen mit 247 Todesfällen auf 1264 Patientinnen, d. h. 19,4% größer als diejenige der Männer, welche 16,43% beträgt (177 Todesfälle auf 1077 Patienten). Für das gesamte Krankenmaterial der Klinik ist hingegen die Letalität bei den Männern (13,55%) gleich wie bei den Frauen (13,58)%. Die höhere Diabetesletalität bei den Frauen ist darauf zurückzuführen, daß in unserem Diabetesmaterial die Frauen in den Altersklassen über 60 Jahre zahlreicher vertreten sind (682 Frauen gegenüber 403 Männern) und zudem eine höhere Letalität aufweisen (Blöch, Ponteva). Für die höhere Letalität der alten Diabetikerinnen sind, wie wir zeigen werden, ausschließlich das häufigere Vorkommen und die höhere Letalität des acidotischen Diabetes bei den älteren Frauen verantwortlich zu machen.

Die höchsten Letalitätsziffern zeigen die Diabetiker, deren Leiden vor weniger als 3 Monaten entdeckt worden war und diejenigen mit einer über 15 jährigen Krankheitsdauer (s. Tab. 3). *In rund 13% aller Diabetes-Todesfälle war die Zuckerkrankheit bei der Aufnahme noch nicht bekannt.*

6. Todesursachen.

Die umfangreichste Zusammenstellung der Todesursachen beim Diabetes mellitus wurde von Joslin 1946 veröffentlicht. Um einen Vergleich mit seinem Material zu ermöglichen, haben wir, obwohl wir nicht in allen Punkten damit einig gehen, die Einteilung von Joslin übernommen (Tab. 5). Es ist aber zu bemerken, daß in der Zusammenstellung von Joslin nur 429 sezierte von insgesamt 725 Todesfällen berücksichtigt sind, so daß die von ihm angegebenen Zahlen nicht auf sein gesamtes Diabetesmaterial bezogen werden können. Da unsere 424 gestorbenen Diabetiker alle seziert worden sind[1], ergeben unsere Zahlen ein richtigeres Bild der Todesursachen beim Diabetes mellitus.

Das Spektrum der Todesursachen beim Diabetes mellitus hat sich seit der Entdeckung des Insulins grundlegend verändert (Strauss, Joslin, Flynn, Bertram u. a.). Vor dem Insulin war das Koma die häufigste Todesursache beim Diabetes, während jetzt die vasculären und renalen Erkrankungen weitaus im Vordergrund stehen. Der auf das Koma entfallende Anteil an der Diabetesletalität beträgt nach Joslin für die Naunyn-Ära (1898—1914) 63,8%, für die Allen-Ära (1914 bis 1922) 41,5%, für die Banting-Ära (1922—1936) 8,4%, für die Hagedorn-Ära (1937—1943) 3,4% und für die Best-Ära 3,1%. *In unserem Material kommt das unkomplizierte Coma diabeticum als Todesursache auffallend selten vor.* Nur 14

Tabelle 4. *Diabetesfälle: Blutzuckerwert bei Klinikeintritt und Letalität.*

Blutzuckerwerte (in mg-%)	Anzahl der Fälle	davon gestorben	Letalität (in %)
unter 100	107	11 ⎫	
100—199	700	81 ⎬	11,4
200—299	679	91 ⎫	
300—399	375	69 ⎬	16,5
400—499	180	44 ⎭	
500—599	103	31 ⎫	
600—699	63	25	
700—799	46	20 ⎬	36,3
800—899	14	5	
900—999	11	5 ⎭	
1000—1099	13	7 ⎫	
1100—1199	4	4	
1200—1299	9	5 ⎬	65,0
1300—1399	4	2	
1400—1499	7	6 ⎭	
1500—1599	1	1 ⎫	
über 1600	2	2 ⎬	100,0
nicht bestimmt	23	15 ⎭	

von unseren 424 gestorbenen Diabetikern, d. h. 3,3%, sind einem unkomplizierten Koma erlegen. Diese niedrige Ziffer stimmt mit den umfangreichen amerikanischen Statistiken (Joslin, Rabinowitch u. a.) überein. Sie gibt aber kein richtiges Bild über die eigentliche Komaletalität (Joslin, Bertram, Hagtvedt). Diese Letalitätsziffer berücksichtigt nämlich nicht die letal verlaufenden Fälle von kompliziertem Coma diabeticum, d. h. die ad exitum gekommenen Diabetesfälle, welche klinisch als Koma verliefen bzw. acidotisch waren und bei welchen die Sektion eine konkurrierende Todesursache (Pneumonie, Herzinfarkt, Sepsis u. dgl.) ergab. Werden die Fälle von kompliziertem Koma mitberücksichtigt, so ist in unserem Material der Anteil des Coma diabeticum an der Diabetesletalität bedeutend höher (18,6%).

Von den übrigen Todesursachen kommen in unserem Material an erster Stelle die Erkrankungen des Zirkulationssystems mit 183 Fällen, denen die Gruppe der Infektionskrankheiten mit 87 Fällen, diejenige der Affektionen des Respirationstractus mit 47 und schließlich die Gruppe der Urogenitalerkrankungen mit 40 Fällen folgen. Von den einzelnen Krankheiten steht unter den Todesursachen an erster Stelle die Lungentuberkulose mit 53 Fällen; ihr folgen die Pneumonie (44 Fälle), die Encephalomalacie (44 Fälle), der Herzinfarkt (35 Fälle) die Myodegeneratio cordis (29 Fälle) die Sepsis (20 Fälle), die Encephalorrhagie (19 Fälle), die Pyelonephritis (19 Fälle) und die generalisierte Arteriosklerose (7 Fälle).

Der Vergleich mit den Zahlen Joslins zeigt, daß in seinem Material die gangränösen Gefäßprozesse und die Herzinfarkte zahlreicher sind. Bei uns hingegen kommen die Lungentuberkulose, die Pneumonie und die vasculären

---

[1] Die pathologisch-anatomischen Untersuchungen wurden im Pathologischen Institut der Universität Zürich (Direktor: Prof. H. v. Meyenburg) ausgeführt.

Tabelle 5. *Todesursachen bei Diabetikern*: Vergleich der autoptisch bestätigten Todesursachen bei 429 von insgesamt 725 während der Jahre 1923—1945 in der G. F. Baker Clinic* verstorbenen Diabetikern mit den Todesursachen der während der Jahre 1930—1949 in der Medizinischen Klinik Zürich verstorbenen und sezierten 424 Diabetiker.

	Fälle von Joslin	eigene Fälle
1. Unkompliziertes Coma diabeticum	12	14
2. Alkalosis	1	—
3. Hypoglykämie	1	—
4. Inanition	1	—
5. Infekte:		
a) akute:		
Furunculosis	14	3
Abscesse	—	2
„Cellulitis"	6	—
Sepsis	19	20
Osteomyelitis	1	—
Meningitis	1	3
Sinusitis	3	—
Appendicitis	5	1
Erysipel	—	1
Parotitis phlegmonosa	—	1
b) chronische:		
Lungentuberkulose	7	53
übrige tbk. Krankheiten	—	2
Syphilis	1	1
6. Respirationstractus:		
Lungenabsceß	4	2
Akute Infekte der Lungen (Pneumonien)	18	44
Empyem	—	1
Asthma	1	—
7. Tumoren:		
Pankreascarcinom	9	1
übrige Carcinome	36	18
Hirntumoren	—	3
Sarkome	3	—
8. Blutkrankheiten:		
Leukämie	2	1
Purpura haemorrhagica	1	—
9. Knochen- und Gelenkerkrankungen:		
Knochenfraktur (mit Fettembolie)	—	1
10. Zirkulationssystem:		
Coronarsklerose	6	—
Herzinfarkte	87	35

	Fälle von Joslin	eigene Fälle
noch 1 . Zirkulationssystem:		
Myodegeneratio et Insuff. cordis	18	29
akute Myokarditis	—	3
Hypertonia essentialis decompensata	—	14
Perikarditis	5	1
Endokarditis	1	1
Herzklappenfehler	2	7
Mesenterialthrombose	2	1
Apoplexia pancreatis	1	—
Lungenembolie	15	10
andere Embolien	1	1
Gangrän	53	11
Encephalomalacie }	20	44
Encephalorrhagie }		19
Allgemeine Arteriosklerose	1	7
Periarteriitis nodosa	1	—
11. Hyperthyreose	1	—
12. Schwangerschaft	1	—
13. Verdauungstractus:		
Lebercirrhose	3	8
Echinococcus der Leber	—	1
Hämochromatose	5	1
Hepatitis acuta	1	7
Cholecystitis	7	1
Gallenblasenperforation	1	—
Obturationsileus	2	1
Magen-Duodenalgeschwür	2	2
Pancreatitis acuta	3	2
Colitis ulcerosa	1	1
Incarcerierte Hernie	2	—
Peritonitis purulenta	—	4
14. Urogenitalorgane:		
Intercapilläre Glomerulosklerose	3	10
Nephrosklerosis	—	9
Glomerulonephritis (alle Formen)	15	2
Pyelonephritis	15	19
Hydronephrosis	1	—
Perinephritis abscendens	4	—
Nierensteine	1	—
Prostatahypertrophie	2	—
15. Intoxikationen	—	1

* Zit. nach E. P. Joslin u. Mitarbeiter: The Treatment of Diabetes Mellitus, VIII Ed. 1946.

Hirnprozesse als Todesursache häufiger vor. Das unkomplizierte Coma diabeticum kommt für ein zahlengleiches Material bei JOSLIN etwas weniger häufig vor (2,79%) als bei uns (3,3%).

III. Die Fälle von acidotischem Diabetes der Zürcher Klinik aus den Jahren 1930 bis 1949.

Es werden hier die 169 Fälle von acidotischem Diabetes aus unserem Material, d. h. die Diabetesfälle mit einer Alkalireserve unter 40 Vol.-%, besprochen. Wir rechnen noch 32 Fälle hinzu (vorwiegend aus den Jahren 1930—1932), bei welchen keine Alkalireservebestimmung durchgeführt werden konnte, die aber unter dem Vollbild des Coma diabeticum verliefen.

Die Durchsicht der Literatur zeigt, daß die Angaben verschiedener Autoren über Prognose und Therapie des Coma diabeticum nicht miteinander verglichen werden können. Es fehlt nämlich die zu einem Vergleich notwendige Wiedergabe des Materials der verschiedenen Kliniken nach Einzelfällen und mit allen die Letalität beeinflussenden Faktoren. Auch könnte, wie wir es später zeigen werden, der Wert der in den letzten Jahren vorgeschlagenen Severitätsindexe nur auf Grund solcher Angaben beurteilt werden. Leider muß aus Platzmangel auf eine solche Wiedergabe unserer Fälle verzichtet werden.

1. Häufigkeit.

Bei einer Gesamtzahl von 2341 Zuckerkranken stellen die 201 Fälle von acidotischem Diabetes 8,6% unseres Diabetesmaterials dar. LAUR u. MEYTHALER geben für 567 Diabetesfälle eine Komahäufigkeit von 13,3% an, BEARDWOOD für 1865 Fälle 11,8%, DILLON u. DYER für 3009 Fälle 8,9%, WETZEL-ALBERS für 567 Fälle 8,46%, HÖPKER für 1495 Fälle 6,15% und JOSLIN für 2112 Fälle 1,5%.

Unter unseren Fällen von acidotischem Diabetes finden sich 130 Frauen, d. h. 65% (s. Tab. 9). WETZEL-ALBERS hat in ihrem Material 67% Frauen, JOSLIN 63%, LANS u. MEYTHALER 60%.

In unserem Material machen die Fälle, bei welchen der Diabetes seit weniger als einem Jahr bekannt war, 28% aus (s. Tab. 10). Der Diabetes wird noch zu oft erst beim Auftreten einer Acidose erkannt. Nach JOSLIN war in einer Serie von 145 Komafällen der Diabetes in 13% der Fälle noch unbekannt, nach BEARD-WOOD u. ROUSE in einer solchen von 220 Fällen in 20,5% und nach DILLON u. DYER in einer Gruppe von 224 Fällen in 37%.

2. Altersverteilung.

Die Altersverteilung unserer acidotischen Diabetesfälle geht aus Tab. 6 hervor. 95, d. h. *42,4% der Fälle betreffen Patienten über 50 Jahre.* Die über 50jährigen machen unter den Frauen 55%, unter den Männern nur 32% aus. Das häufigere Vorkommen des Koma bei älteren Frauen ist von verschiedenen Autoren beobachtet worden (OWENS, COLLEN u. a.). Diese stärkere Neigung der älteren Frauen zur Acidose ist zusammen mit ihrer größeren Komaletalität für die höhere Letalität des Diabetes bei den Frauen verantwortlich. Vergleichsweise

Tabelle 6. *Altersverteilung der 201 acidotischen Diabetesfälle aus den Jahren 1930—1949.*

Alter der Diabetiker (Jahre)	unter 20	20—29	30—39	40—49	50—59	60—69	70—79	über 80	Total
alle Diabetesfälle	51	177	190	283	555	712	330	43	2341
davon m. Acidose	15	47	21	23	40	32	21	2	201

sei erwähnt, daß im Material von Joslin für die Jahre 1923—1946 die Altersklassen über 50 Jahre nur 16,1% der Fälle ausmachen.

In den Altersklassen unter 30 Jahren weisen rund 30% der Diabetiker eine Acidose auf, während unter den mehr als 60jährigen dies nur in rund 5% der Fälle zutrifft (s. Tab. 6). Dieser Unterschied ist der Ausdruck der größeren Neigung jugendlicher Diabetiker zur Acidose (Joslin, Bertram).

3. Auslösende Ursachen.

Die auslösende Ursache kann oft nicht festgestellt werden (nach Bertram in 27% der Fälle, nach Rüsch in 25%). Dies trifft auch für unser Material zu. Die üblichen auslösenden Momente finden sich bei uns in annähernd gleicher Häufigkeit wie bei anderen Autoren. Für interkurrente Infekte gibt Collen eine Häufigkeit von 54% an, Hagtvedt 39%, Berning 38%, Bertram 32,6%, Beardwood u. Rouse 26,8%, für Insulinabbau Berning 18%, Bertram 16,8%, für Kreislauferkrankungen Bertram 6,5%, für Diätfehler Berning 6%, Bertram 4,3%, für Magendarmerkrankungen Bertram 5,4%. Weiter kommen in Frage Insulinresistenz, Hirngefäßprozesse, außergewöhnliche körperliche Anstrengungen, Unfälle, psychische Erregungen und Gravidität. Die Kenntnis der möglichen auslösenden Ursachen ist vor allem für deren richtige Deutung als Warnungszeichen von Wichtigkeit.

4. Letalität.

Die Unterschiede in der von den verschiedenen Autoren angegebenen Letalität des Coma diabeticum sind, wie bereits erwähnt, zum Teil auf die uneinheitliche Auffassung des Begriffes Komatod zurückzuführen. Es kann ein unkompliziertes oder ein kompliziertes Koma vorliegen und der Exitus letalis kann im Koma oder erst nach Überwindung desselben eintreten.

Tritt der Tod während des Koma ein, so werden bei der Berechnung der Letalität von verschiedenen Autoren diejenigen Fälle abgezogen, „bei denen Begleiterscheinungen vorlagen, die (auf Grund des autoptischen Befundes) nach Überwindung des Koma sicheren Tod herbeigeführt hätten" (Bertram). Im Gegensatz dazu sind wir der Ansicht, daß auch diese Fälle zu den Komatodesfällen gerechnet werden müssen, da es auch auf Grund des anatomischen Befundes nur in den wenigsten Fällen möglich ist, die ursächliche Bedeutung des Koma selbst und diejenige der Komplikationen für den letalen Ausgang auseinanderzuhalten.

Die Fälle, welche erst nach Überwindung des Koma, d. h. nach Rückbildung der Bewußtseinsstörung und Behebung der Acidose ad exitum kommen, werden von den einzelnen Autoren bei der Letalitätsberechnung verschieden gehandhabt. So zieht Bertram alle Fälle ab, welche „längere Zeit" nach Überwindung des Koma an Begleiterkrankungen sterben. Hingegen hält er es für unberechtigt, diejenigen Fälle abzuzählen, welche „längere Zeit (viele Stunden bis Tage)" nach Überwindung des Koma unter dem Bild der kardiovasculären Insuffizienz sterben, welche er als unmittelbare Folge des Koma ansieht. Was unter „längerer Zeit" zu verstehen ist, gibt allerdings Bertram nicht an. Auch in der übrigen Literatur finden wir keine diesbezüglichen Angaben.

In unserem Material von acidotischem Diabetes sind 83 Fälle im Koma oder nach Überwindung desselben ad exitum gekommen. 79 davon sind im Laufe der ersten 12 Tage gestorben. Nur 4 Patienten starben längere Zeit nach Überwindung des Koma: 2 nach 4 Wochen an Sepsis bzw. Lungentuberkulose, 1 nach 6 Wochen an Herzinfarkt und 1 nach 8 Wochen an den Folgen einer Pyelonephritis. Wir rechnen diese 4 Fälle nicht zu den Komatodesfällen, da es offensichtlich ist, daß von einem gewissen Zeitpunkt an nach Überwindung eines Koma nicht mehr von

Tabelle 7. *Zeitpunkt des Todes nach Eintritt in die Behandlung bei 79 in den Jahren 1930—1949 gestorbenen acidotischen Diabetikern.*

Eintritt des Todes (Tag)	1.	2.	3.	4.	5.	6.	7.	8.	9.	12.
Zahl der Fälle	52	12	3	5	1	1	2	1	1	1

Komatodesfall gesprochen werden kann. Die Festlegung dieses Zeitpunktes ist weitgehend eine Frage des individuellen Ermessens. Für unser Material haben wir die Grenze bei 12 Tagen gezogen.

Zusammenfassend rechnen wir zu den *Komatodesfällen:*

1. Alle im Koma gestorbenen Fälle von unkompliziertem Koma.

2. Sämtliche im Koma gestorbenen Fälle von kompliziertem Koma, im Gegensatz zu BERTRAM unabhängig davon, ob die Komplikation allein hätte zum Tode führen können oder nicht.

3. Dazu alle nicht mehr im Koma, jedoch innerhalb eines Zeitintervalles von 12 Tagen nach Eintritt in die Behandlung ad exitum gekommenen Fälle von unkompliziertem und kompliziertem Koma.

Bei diesem Vorgehen können wir auf die fragwürdige Unterscheidung zwischen primärem und sekundärem bzw. unmittelbarem und mittelbarem Komatod verzichten. Bei dieser Auffassung des Komatodesfalles erhält man eine

Tabelle 8. *Vergleich der Todesursachen der 61 in den Jahren 1923—1946 in der Klinik von JOSLIN[1] verstorbenen „Komafälle" mit den Todesursachen der in den Jahren 1930—1949 in der Medizinischen Universitätsklinik Zürich verstorbenen und sezierten acidotischen Diabetikern*

Todesursache	Fälle JOSLINS 1923—1946	Eigene Fälle 1930—1949
Pneumonie	9	18
Unkompliziertes Koma	22	14
Sepsis	18	8
Herzklappenfehler . . .	3	6
Herzinfarkt	—	6
Cystopyelonephritis . .	—	6
Lungentuberkulose . .	—	4
Lungenembolie	2	3
Myocarditis acuta . . .	—	3
Pancreatitis acuta . . .	3	2
Hepatitis epidemica . .	—	2
Encephalomalacie . .	—	2
Nephrocirrhosis maligna Fahr	—	1
Glomerulonephritis acuta	—	1
Glomerulosclerosis Kimmelstiel	—	1
Knochenfraktur (mit Lungenfettembolie)	—	1
Meningitis purulenta . .	—	1
Ulcusblutung	1	—
Hirnödem	1	—
Alkalose	1	—
Infizierte Brandwunden	1	—

höhere, aber nicht willkürlich korrigierte Letalitätsziffer. Wir ziehen es aber vor, unsere Behandlungsergebnisse in ein etwas ungünstigeres Licht zu stellen, als Begleiterkrankungen unberechtigterweise für den letalen Ausgang verantwortlich zu machen.

In unserem Material von 201 Fällen von acidotischem Diabetes finden sich 79 Komatodesfälle. Für die Zeit von 1930—1949 haben wir also eine Komaletalität von 39,3% (Frauen 45,4%, Männer 28,2%). Zum Vergleich geben wir einige Angaben der Literatur für annähernd gleiche Beobachtungsperioden wieder: BÜRGER verzeichnet bei 268 Fällen aus den Jahren 1923—1939 eine Letalität von 70%, HÖPKER für 92 Fälle aus den Jahren 1935—1948 49%, BRAKIER u. BRULL für 180 Fälle aus den Jahren 1924—1948 31,1% und JOSLIN für 546 Fälle aus den Jahren 1929—1946 8,6%.

Unter unseren 79 Komatodesfällen sind 52, d. h. 66%, während der ersten 24 Std. nach Eintritt in die Behandlung gestorben; von diesen kamen 12 Fälle in

---

[1] Siehe JOSLIN und Mitarbeiter: The Treatment of Diabetes. VIII. Ed. 1946, Tab. 53, p. 446.

den ersten 6 Std., 19 in der 6.—12., 13 in der 12.—18. und 8 Fälle in der 18. bis 24 Std. ad exitum. Während des 2. Tages sind 12 Patienten, d. h. 15%, gestorben. 15 Patienten, d. h. 19%, sind zwischen dem 3. und 12. Tag ad exitum gekommen (Tab. 7).

5. Todesursachen.

Unter den Todesursachen unserer acidotischen Diabetiker steht die Pneumonie an erster Stelle. Es folgen das unkomplizierte Koma, die Sepsis, der Herzinfarkt, die Cystopyelonephritis (Tab. 8). In der gleichen Zusammenstellung geben wir vergleichsweise die Angaben Joslins über die Todesursachen von 61 Komatodesfällen, von welchen aber nur 42 autoptisch verifiziert wurden. Dem Vergleich kommt deshalb nur eine relative Bedeutung zu. So ist es z. B. möglich, daß der höhere Prozentsatz von unkompliziertem Koma bei Joslin darauf zurückzuführen ist, daß in rund $^1/_3$ der Fälle keine Sektion durchgeführt wurde.

IV. Die prognostische Bedeutung einzelner Faktoren beim acidotischen Diabetes.

Um die prognostische Bedeutung einzelner Faktoren wie Alter, Dauer des Diabetes, Dauer des Koma, auslösende Ursache, Begleitinfektionen sowie bestimmter Symptome und Laboratoriumsbefunde zu erfassen, sollen im folgenden ihre Beziehungen zur Letalität des acidotischen Diabetes untersucht werden.

1. Alter.

Die Zunahme der Sterblichkeit mit dem Alter macht sich beim Diabetes geltend und noch stärker beim acidotischen Diabetes (Abb. 1). Das Alter wird allgemein als wichtiger Faktor der Prognose des acidotischen Diabetes anerkannt (Joslin, Beardwood u. Rouse, Rabinowitch, Collen, Wilder u. a.). Die Letalität der verschiedenen Altersklassen unseres Materials ist in Tab. 9 wiedergegeben. Die Zunahme der Sterblichkeit mit dem Alter wird durch Abb. 2 eindrücklich veranschaulicht. Von unseren 83 unter 40 Jahre alten acidotischen Diabetikern sind nur 7, d. h. 8%, gestorben, während von den 118 über 40 Jahre alten Patienten 71, d. h. 60%, ad exitum kamen. Almy u. Mitarbeiter haben bei ihren Patienten unter 20 Jahren eine Letalität von 5,1% und bei Fällen über 40 Jahren eine solche von 48,5%. Wilder gibt für Fälle unter 40 Jahren 4% und für solche über 40 Jahre 40% an, Joslin 4,4% bzw. 22,8%, Lande 12%

Tabelle 9. *Beziehungen zwischen Alter und Letalität der acidotischen Diabetiker.*

Alter (Jahre)	Frauen	†	Männer	†	Total	†	Letalität (in %)
unter 20	8	1	7	—	15	1	7
20—29	27	2	20	1	47	3	6
30—39	12	—	9	3	21	3	14
40—49	11	7	12	4	23	11	48
50—59	27	14	13	4	40	18	45
60—69	27	20	5	3	32	23	72
70—79	16	13	5	5	21	18	86
über 80	2	2	—	—	2	2	100
Total	130	59	71	20	201	79	39,3

bzw. 54%, Rabinowitch (819 Fälle) 11,4% bzw. 48,5%, Collen 19,8% bzw. 50,4%. *Das Alter der Patienten spielt also für die Prognose des acidotischen Diabetes eine ausschlaggebende Rolle.*

Untersucht man in unserem Material den Einfluß des Alters auf die Letalität des acidotischen Diabetes für beide Geschlechter, so zeigt sich, daß in den Altersklassen unter 50 Jahren die Letalität für beide Geschlechter die gleiche ist (17%) und daß sie in den Altersklassen über 50 Jahre für die Frauen bedeutend höher (68%) ist als für die Männer (52%). *Die hohe Letalität und das häufige Vorkommen des acidotischen Diabetes bei älteren Frauen sind für die höhere Diabetesletalität bei den Frauen (19,47% gegenüber 16,43% bei den Männern) weitgehend*

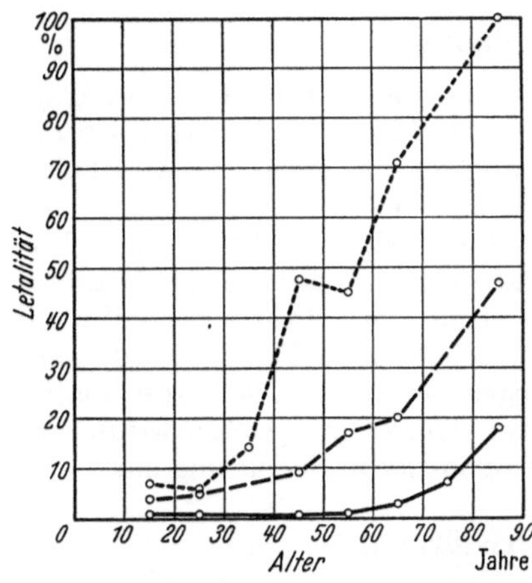

Abb. 1. *Alter und Letalität.* ——— Letalität in der Schweiz im Jahresmittel 1940/43 auf 100 Einwohner je Altersklassen. — — — Letalität der Diabetiker der Zürcher Klinik in den Jahren 1930 bis 1949 in Prozent je Altersklassen. - - - - - Letalität der acidotischen Diabetiker der Zürcher Klinik in den Jahren 1930—1949 in Prozent je Altersklassen.

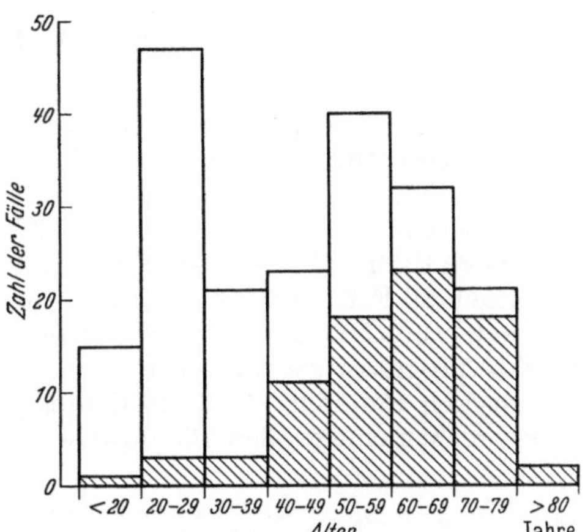

Abb. 2. Anzahl der Patienten und der Todesfälle (schraffiert) für jede Altersklasse bei einem Material von 201 Fällen von acidotischem Diabetes.

verantwortlich. Dies wird dadurch gezeigt, daß nach Abzug der Fälle von acidotischem Diabetes die Letalität der übrigen Diabetesfälle für beide Geschlechter annähernd die gleiche ist: von 1134 diabetischen Frauen ohne Acidose sind 188, d. h. 16,6% gestorben, von 1006 diabetischen Männern ohne Acidose sind 157, d. h. 15,6% ad exitum gekommen.

2. Dauer des Diabetes.

Die Gruppe der Patienten, deren Diabetes vor weniger als einem Jahr erkannt wurde, stellt 28% unserer 201 Fälle dar. Die Letalität dieser Gruppe beträgt 56%, während diejenige der acidotischen Diabetiker mit einer seit mehr als einem Jahr bekannten Zuckerkrankheit sich auf 32,5% beläuft. Zwischen der Dauer des Diabetes und der Letalität des acidotischen Diabetes lassen sich in unserem Material keine gesetzmäßigen Beziehungen nachweisen (Tab. 10). In der Literatur finden wir keine diesbezüglichen Angaben.

Tabelle 10. *Beziehungen zwischen Dauer des Diabetes und Letalität der acidotischen Diabetiker.*

Dauer des Diabetes (in Jahren)	unter 3/12	3/12—12/12	1—2	2—5	5—10	10—15	15—20	unbekannt
Anzahl der Fälle	48	9	15	61	43	19	4	2
davon gestorben	25	7	5	20	12	6	2	2
Letalität (in %)	52	77	33	33	28	32	50	—

3. Auslösende Ursachen.

Es ist unbestritten, daß die auslösende Ursache für den Ausgang des acido-
tischen Diabetes von Bedeutung ist (Bertram u. a.) Neben den organischen
Herz- und Hirnerkrankungen spielen in diesem Zusammenhang die akut-
entzündlichen Affektionen die wichtigste Rolle. Bei rund 60% unserer
Patienten lag eine bakterielle Infektion vor. Während 48% dieser Fälle ad
exitum kamen, betrug die Letalität der Fälle ohne Begleitinfektion nur 25%.
Die bakterielle Infektion ist also nicht nur für die Auslösung (Joslin, Hagtvedt,
Berning, Bertram u. a.), sondern auch für den Ausgang des acidotischen
Diabetes von Wichtigkeit (v. Noorden u. Isaac, Bertram).

4. Abdominelle Erscheinungen.

Abdominelle Beschwerden und Erbrechen sind beim Diabetiker wichtige
Alarmzeichen. Ihre Häufigkeit wird von Prenz mit 72%, von Beardwood mit
71%, von Beardwood u. Rouse mit 53,6% angegeben. Almy u. Mitarbeiter
fanden Brechreiz in 38% und Erbrechen in 31% ihrer Fälle.

In unserem Material fanden wir 112 Fälle, d. h. 56%, mit Erbrechen. Von
diesen acidotischen Diabetikern kamen 34% ad exitum, während die Letalität
der übrigen 89 Fälle 46% betrug. Bei Collen beträgt die Letalität der Fälle mit
Kaffeesatzerbrechen 25%. Dem Kaffeesatzerbrechen mißt Rabinowitch eine
schlechte prognostische Bedeutung bei. Im Gegensatz zu Rabinowitch kommt
nach unseren Feststellungen und denjenigen von Collen, von Beardwood u. a.
dem Erbrechen eine größere diagnostische als prognostische Bedeutung zu.

5. Grad der Bewußtseinsstörung.

In neuerer Zeit wird in diagnostischer Hinsicht dem Bewußtseinszustand
weniger Bedeutung beigemessen als der Erniedrigung der Alkalireserve. Hingegen
wird nach wie vor die prognostische Tragweite des Grades der Bewußtseinsstörung von allen Autoren hervorgehoben (Owens u. Rockwern, Joslin, Boller,
Bertram, Wilder, Dillon u. Dyer, Rabinowitch, Collen). Die Schwere
der Bewußtseinsstörung wird verschieden gekennzeichnet. In Anlehnung an
Rabinowitch u. Collen unterscheiden wir folgende Grade: wach, somnolent,
halbbewußtlos (auf Anruf noch reagierend), bewußtlos (auf Schmerzreize noch
reagierend) und tief bewußtlos. Joslin gibt eine Abstufung in wach, somnolent
oder halbbewußtlos und bewußtlos an. Dillon u. Dyer betrachten einen Patienten als bewußtlos, wenn er nicht mehr in der Lage ist, eine einfache Frage mit
ja oder nein zu beantworten.

Bertram betrachtet das Präkoma und das Koma als eine Funktionsstörung
bestimmter Abschnitte des zentralen Nervensystems als Folge des Zusammenbruchs der Stoffwechselregulation. Ein Hinweis für die Richtigkeit dieser Auffassung geben die von Dillon, Riggs u. Dyer bei 8 im Alter von 14—45 Jahren
an unkompliziertem Koma gestorbenen Patienten erhobenen pathologisch-
anatomischen Hirnbefunde: Dilatation der Capillaren, degenerative Endothel-
veränderungen, perivasculäres und pericelluläres Ödem, Proliferation der Neuro-
glia, eine in den 3. und 4. Rindenschichten, im extrapyramidalen System, in
den diencephalen und medullären vegetativen Zentren, im olivocerebellären
System und im Sommerschen Sektor des Ammonhornes am stärksten ausgeprägte Degeneration der Ganglienzellen, sowie tiefgreifende Veränderungen im
Plexus chorioideus.

Die eminente Bedeutung der Bewußtseinsstörung bzw. ihrer Schwere für den
Ausgang des acidotischen Diabetes kommt in unserem Material deutlich zum

Ausdruck (Tab. 11). Von unseren 201 acidotischen Patienten waren 28 wach, 60 somnolent, 42 halbbewußtlos, 45 bewußtlos aber auf Schmerzreize reagierend und 26 gänzlich bewußtlos. Es zeigten also 86% der Patienten eine Beeinträchtigung des Bewußtseins. Die Letalität betrug bei den wachen Patienten 7%, bei den somnolenten 10%, bei den halbbewußtlosen 38%, bei den bewußtlosen aber auf Schmerzreize reagierenden 67% und bei den gänzlich bewußtlosen 96%.

Tabelle 11. *Beziehungen zwischen Bewußtseinszustand und Letalität der acidotischen Diabetiker.*

Bewußtseinszustand	wach	somnolent	halbbewußtlos	bewußtlos, auf Schmerzreize noch reagierend	tief bewußtlos
Anzahl der Fälle	28	60	42	45	26
davon gestorben	2	6	16	30	25
Letalität (in %)	7	10	38	67	96

In Tab. 12 haben wir vergleichsweise die Angaben verschiedener Autoren wiedergegeben. *Immer geht der Grad der Bewußtseinsstörung parallel mit einer eindrücklichen Zunahme der Letalität einher.*

Tabelle 12. *Beziehungen zwischen Grad der Bewußtseinsstörung und Letalität der acidotischen Diabetiker nach verschiedenen Autoren.*

Grad der Bewußt-seinsstörung	Letalität						
	Eigenes Material (1951) 201 Fälle	RABINO-WITCH (1939) 121 Fälle	COLLEN (1942) 315 Fälle	JOSLIN (1923—39) 452 Fälle	JOSLIN (1940—45) 185 Fälle	OWENS u. ROCKWERN (1939) 92 Fälle	DILLON u. DYER (1937) 268 Fälle
wach	7%	—	—	3,2%	2,6%	0 %	
somnolent . .	10%	13,3%	5,9%	} 8,8%	} 0,9%	} 33,3%	} 28,0%
halb bewußtlos	38%	16,2%	21,5%				
bewußtlos, auf Schmerzreize noch reagierend	67%	53,8%	51,0%	} 35,0%	} 10,3%	} 73,5%	} 81,0%
tief bewußtlos	96%	100,0%	83,8%				

6. Dauer der Bewußtseinsstörung.

Die Prognose ist im allgemeinen um so ungünstiger, je länger die Störung des Bewußtseins bis zum Eintritt in die Behandlung bestanden hat (JOSLIN, BERTRAM u. a.). DILLON u. DYER geben für eine Komadauer unter 24 Std. eine Letalität von 34,3% und für eine Dauer von über 24 Std. eine solche von 51,1% an, RABINO-WITCH 14,3% bzw. 28,6% und COLLEN 28,0 bzw. 44,1%.

Auch in unserem Material zeigt sich, daß eine langdauernde Bewußtlosigkeit die Prognose ungünstig beeinflußt. Auf eine statistische Auswertung unserer Fälle in bezug auf den Einfluß der Dauer der Bewußtseinsstörung auf die Letalität haben wir verzichtet. Ihre genaue Dauer kann nämlich, wie es auch DILLON u. DYER bemerken, in vielen Fällen nicht ermittelt werden. Zudem weist ein nicht unbeträchtlicher Prozentsatz der acidotischen Diabetiker keine Bewußtseinsstörung auf.

7. Areflexie.

BERTRAM bezeichnet das Verhalten der Sehnenreflexe als ein wichtiges Hilfsmittel zur Verfeinerung der Prognosenstellung beim unkomplizierten Coma diabeticum: die Aussichten auf eine Rettung des Komatösen sind auch bei länger bestehender Bewußtseinstrübung dann noch günstiger zu stellen, wenn die

Sehnenreflexe erhalten geblieben sind. Eigenartigerweise wird in den uns zugänglichen neueren Arbeiten der prognostischen Bedeutung der Areflexie keine Beachtung geschenkt.

In 102 von unseren 201 Fällen lag eine Areflexie vor. Die Letalität dieser Gruppe beträgt 62%, während diejenige der 99 Fälle mit erhaltenen Reflexen sich auf nur 16% beläuft. Die Areflexie kann im Koma aufgetreten sein oder als Zeichen einer Polyneuritis diabetica, also einer längerdauernden Schädigung des Nervensystems, vorbestanden haben. In den beiden Fällen ist sie als ungünstiger prognostischer Faktor anzusehen.

8. Kussmaulsche Atmung.

Nach Bertram ist das Fehlen der „großen Atmung" bei Fällen von echtem diabetischem Koma ein signum mali ominis. Ihr Ausbleiben bzw. ihr Verschwinden wäre der Ausdruck einer Lähmung des Atemzentrums durch die Säuren, besonders durch die Gesamtacetonkörper. Wir können diese Frage in unserem Material nicht nachprüfen, da die Anzahl der komatösen Patienten ohne Kussmaulsche Atmung zu klein ist, um eine statistische Auswertung zuzulassen.

Die Angaben über die Häufigkeit der Kussmaulschen Atmung gehen stark auseinander. Sie beträgt nach Almy u. Mitarbeiter 8%, nach Boulin u. Uhry 81%, nach Baker 82,5%. In unserem Material konnten wir keine gesetzmäßigen Beziehungen zwischen dem Grad der Acidose und dem Auftreten einer Kussmaulschen Atmung feststellen. So haben wir eine „große Atmung" bei Patienten mit einer Acidose leichten Grades beobachtet, während wir sie in 8% der Fälle mit einer Alkalireserve unter 20 Vol.-% vermißten. In unserem Material haben 78% der Patienten eine Kussmaulsche Atmung. Während von dieser Gruppe 69, d. h. 44% starben, kamen von den 44 Fällen ohne „große Atmung" nur 10, d. h. 22%, ad exitum. Die Kussmaulsche Atmung ist beim acidotischen Diabetes als ungünstiges prognostisches Zeichen zu bewerten.

9. Exsiccose.

Es ist das Verdienst von Labbé sowie von Lawrence, auf die überragende Bedeutung der Exsiccose beim Coma diabeticum mit Nachdruck hingewiesen zu haben. Nach Lawrence ist die Deshydration für den Tod im Kreislaufkollaps verantwortlich. Auf die zahlreichen Arbeiten über den Wasserhaushalt und Mineralstoffwechsel im Coma diabeticum kann hier nicht eingegangen werden. Es sei auf die Monographie von Plattner hingewiesen, welche eine klare Übersicht über diese Fragen gibt.

Der herabgesetzte Turgor des subcutanen Gewebes, die Hypotonie der Bulbi und die trockene, belegte Zunge sind die eindrücklichsten klinischen Zeichen der Exsiccose. Nach Almy, Swift und Tolstoi finden sich weiche Bulbi in 44% der Komafälle. In unserer statistischen Auswertung haben wir von den Exsiccose-Zeichen nur die *trockene, belegte Zunge* berücksichtigt, da sie am leichtesten objektiv festgestellt werden kann. Wir finden sie in 135 von unseren 201 Fällen von acidotischem Diabetes. Von diesen sind 68, d. h. 50%, gestorben. Von den Patienten, bei welchen dieses Symptom nicht vorhanden war, sind nur 11, d. h. 17%, ad exitum gekommen. Die trockene Zunge, als einfaches klinisches Zeichen der Exsiccose, besitzt demnach eine eindeutige prognostische Bedeutung.

10. Kardiovasculäre Erscheinungen.

Der kardiovasculäre Kollaps steht häufig im Vordergrund der Symptomatologie des Coma diabeticum. Seine ungünstige prognostische Bedeutung ist allgemein bekannt. Die Bestimmung des Blutdrucks ist hier nicht nur ein einfaches, sondern auch ein wichtiges prognostisches Hilfsmittel. JOSLIN betrachtet einen Blutdruck unter 90 mm Hg als ein ungünstiges prognostisches Zeichen. BERTRAM gibt als kritischen Wert beim „hypertonischen" Diabetiker 100 mm Hg, beim „asthenischen" Diabetiker 80 mm Hg an. RABINOWITCH findet bei einem systolischen Blutdruck über 90 mm Hg eine durchschnittliche Letalität von 11,5% und bei einem Druck unter 90 mm Hg eine solche von 53,8%. Für die gleichen Gruppen verzeichnet COLLEN Letalitäten von 27,6% bzw. 72,2%.

Unter unseren Fällen finden sich zahlreiche mit einem schweren kardiovasculären Kollaps. Von 201 acidotischen Diabetikern hatten 47 einen systolischen Blutdruck unter 90 mmHg. Von diesen kamen 35, d. h. 74%, ad exitum. Von unseren 154 Patienten mit einem systolischen Blutdruck über 90 mm Hg sind 44, d. h. 28,5% gestorben. Die Beziehungen zwischen dem systolischen Blutdruck bei Eintritt in die Behandlung und der Letalität unserer acidotischen Diabetiker sind in Tab. 13 wiedergegeben. Als Zeichen des kardiovasculären Versagens kommt der Hypotonie eine ungünstige prognostische Bedeutung zu.

Tabelle 13. *Beziehungen zwischen systolischem Blutdruck und Letalität der acidotischen Diabetiker.*

Systolischer Blutdruck (in mm Hg)	Anzahl der Fälle	davon gestorben	Letalität (in %)
unter 60	6	6	100
60—70	14	14	100
70—80	9	7	67
80—90	18	8	44
90—100	21	5	24
100—110	22	4	17
110—120	29	7	24
120—130	21	8	38
130—140	22	6	27
140—150	18	7	39
über 150	21	7	33

Es bestehen in unserem Material keine Beziehungen zwischen *Pulsfrequenz* und Letalität (Tab. 14). Auch die Qualität des Pulses läßt keine prognostischen Schlüsse zu (BERTRAM). Das Auftreten einer Pulsunregelmäßigkeit bei vorher normaler Herztätigkeit ist hingegen ein ungünstiges Zeichen (JOSLIN, BERTRAM). Unsere Patienten mit Rhythmusstörungen hatten eine schlechtere Prognose. In den meisten Fällen lag aber eine vorbestehende organische Herzaffektion vor.

Tabelle 14. *Beziehungen zwischen Pulsfrequenz und Letalität der acidotischen Diabetiker.*

Pulsfrequenz	70—79	80—89	90—99	100—109	110—119	120—129	130—139	140—149	150—159	160—169	pulslos
Anzahl der Fälle . .	8	16	21	31	27	42	25	17	3	3	8
davon gest.	4	4	9	10	10	15	9	7	1	2	8
Letalität (in %) .	(50)	25	43	32	37	36	36	41	(33)	(66)	(100)

11. Laboratoriumsbefunde.

a) Bluteiweißveränderungen.

Nach WUHRMANN können im Coma diabeticum eine Zunahme der α- und β_1-Globuline und eine Verkürzung des WELTMANNschen Koagulationsbandes bei negativer Cadmium-Reaktion beobachtet werden.

Die *Senkungsgeschwindigkeit der roten Blutkörperchen* wird beim acidotischen Diabetes von mehreren Faktoren gegensinnig beeinflußt. So wird sie durch Begleitinfektionen sowie durch Komplikationen, vor allem renaler Natur, beschleunigt, während sie durch Acidose, Bluteindickung und Leberstauung verlangsamt wird. Im Coma diabeticum sind oft mehrere dieser Faktoren gleichzeitig im Spiel. Es ist deshalb nicht zu erwarten, daß die Senkungsreaktion ein irgendwie charakteristisches Verhalten zeigen würde.

Ginsburg sowie Remen fanden bei Diabetesfällen mit Acetonurie eine normale oder verlangsamte Senkungsgeschwindigkeit. Nach Bertram ist die Senkungsgeschwindigkeit absolut uncharakteristisch. So beobachtete er in manchen Fällen von unkompliziertem Koma eine stark beschleunigte Senkungsreaktion und in gewissen Fällen mit schweren Begleitinfektionen auffallend niedrige Werte, welche nach Überwindung des Koma in erhöhte Werte übergingen. Wie Wisselinck, mißt Bertram der Senkungsgeschwindigkeit der roten Blutkörperchen keine prognostische Bedeutung zu.

In unserem Material war die Senkungsgeschwindigkeit meist stark bis sehr stark beschleunigt (Tab. 15). Eine gesetzmäßige Beziehung zwischen der Senkungsbeschleunigung und der Letalität läßt sich nicht nachweisen.

Tabelle 15. *Beziehungen zwischen Senkungsgeschwindigkeit der roten Blutkörperchen bei Klinikeintritt und Letalität der acidotischen Diabetiker.*

Senkungsgeschwindigkeit der roten Blutkörperchen in mm (weites Röhrchen, 2-Std.-Wert)	Anzahl der Fälle	davon †
<10	21	6
10—19	18	4
20—29	31	3
30—39	41	18
40—49	29	10
50—59	26	10
>60	13	8
nicht bestimmt	22	20

Tabelle 16. *Beziehungen zwischen Hämoglobinwerten bei Klinikeintritt und Letalität der acidotischen Diabetiker.*

Hämoglobin in % (100% = 16,0 g-%)	Anzahl der Fälle	davon †
>130	3	1
120—129	12	2
110—119	35	13
100—109	49	12
90—99	46	18
80—89	35	17
70—79	8	3
60—69	1	1
50—59	1	1
nicht bestimmt	11	11

b) Hämoglobingehalt des Blutes.

Die Bestimmung des Hämoglobingehaltes des Blutes ist zusammen mit der Bestimmung der Erythrocytenzahl, des Hämatokrites und des Eiweißgehaltes des Serums ein Hilfsmittel zur quantitativen Erfassung der Exsiccose (Meyer-Bisch, Dodds u. Robertson, Plattner). Als Ausdruck der Bluteindickung ist der Hämoglobingehalt beim acidotischen Diabetes häufig erhöht. In 52% unserer Fälle fanden wir Hämoglobinwerte über 16,0 g-%. Eine gesetzmäßige Beziehung zur Letalität besteht aber nicht (Tab. 16).

c) Blutbild.

Die Erythrocytenzahl nimmt im allgemeinen im Coma diabeticum zu (Chauffard u. Mitarbeiter, Chang, Harrop u. Schaub, Plattner, Blöch). Nach Horwitz läßt sich eine Volumenzunahme des einzelnen Erythrocyten feststellen. Die Vermehrung der Erythrocyten wird allgemein als Ausdruck der Exsiccose betrachtet.

Die *Leukocytose* ist die auffallendste Veränderung des Blutbildes beim acidotischen Diabetes. Sie läßt sich nicht durch die Bluteindickung allein erklären (Detre, Kleeberg). Nielsen vertritt die Ansicht, daß die Leukocytose parallel mit dem Grad der Acidose geht und zieht sie zur Differentialdiagnose zwischen Coma diabeticum und Insulinschock heran. Bertram konnte keine direkte Beziehung zwischen der Höhe der Leukocytose und dem Grad der Acidose nachweisen.

Nach BERTRAM fehlt eine Leukocytose bei den komatösen Patienten niemals. DILLON u. DYER fanden unter 191 Fällen nur 16 Fälle mit einer Leukocytenzahl unter 10000. BAKER erwähnt eine Leukocytose über 12000 in 55% seiner Fälle. Die häufigsten Leukocytenwerte liegen zwischen 15—35000. JOSLIN erwähnt einen Fall mit 92000 Leukocyten. Die Leukocytose bildet sich unter der Behandlung rasch zurück (BERTRAM u. a.). Sie kommt sowohl beim komplizierten wie beim unkomplizierten Koma vor (BERTRAM). DILLON u. DYER hatten unter 19 Fällen mit einer Leukocytose über 40000 10 Fälle von kompliziertem und 9 Fälle von unkompliziertem Koma. Beim acidotischen Diabetes erlaubt also eine Leukocytose nicht ohne weiteres, auf das Vorhandensein einer Begleitinfektion zu schließen. Diese Tatsache ist besonders beim Vorliegen eines „pseudoperitonitischen" Bildes von praktischer Bedeutung.

In unserem Material findet sich bei der Mehrzahl der Patienten eine Leukocytose. Von 178 Fällen, bei welchen die Leukocyten gezählt wurden, zeigen nur 36 eine Leukocytenzahl unter 10000. In 88 Fällen finden sich Werte von 10000 bis 20000, in 35 solche zwischen 20000 und 30000 und in 19 Werte über 30000 (Tab. 17). In allen unseren autoptisch verifizierten Fällen von unkompliziertem Koma, in welchen ein Hämogramm ausgeführt worden war (9 Fälle), fand sich eine Leukocytose. Im Gegensatz zu RABINOWITCH konnten wir, wie JOSLIN, BERTRAM, DILLON u. DYER, keine Beziehungen zwischen der Höhe der Leukocytose und der Letalität feststellen.

In qualitativer Hinsicht beobachtet man häufig im Coma diabeticum eine beträchtliche *Linksverschiebung* (SCHILLING, JOSLIN, BARNER, BERTRAM). Nicht selten findet man unreife Neutrophile im peripheren Blut (BARNER, HECK u. HALL, BERTRAM, BLÖCH). Nach BARNER gehen diese Veränderungen parallel mit dem Grad der Ketonurie. Die unreifen Formen verschwinden mit Abklingen des Koma (BERTRAM, HECK u. HALL).

Tabelle 17. *Beziehungen zwischen Leukocytenzahl bei Klinikeintritt und Letalität der acidotischen Diabetiker.*

Leukocytenzahl/mm³	Anzahl der Fälle	davon †
<5000	4	0
5—10000	32	8
10—15000	43	17
15—20000	45	14
20—25000	21	9
25—30000	14	4
30—35000	9	3
35—40000	6	1
>40000	4	1
nicht bestimmt	23	22

Eine *Lymphopenie* wird von BERTRAM, der sie auf eine „Erschöpfung des Adrenalsystems" zurückführt, als besonders charakteristisch für das Coma diabeticum bezeichnet. Er findet sie in rund ein Drittel seiner Fälle. Sie kann nicht nur relativ, sondern auch absolut sein (TALLENBERG). Oft ist sie sehr ausgeprägt, bei zwei seiner Patienten fand BERTRAM bei Auszählung mehrerer 100 Zeilen keinen einzigen Lymphocyten. Nach diesem Autor ist die Prognose um so ungünstiger je ausgesprochener die absolute Lymphopenie.

DETRE, TALLENBERG, BERTRAM sowie BLÖCH machen ferner auf das Vorliegen einer *Eosinopenie* im Coma diabeticum aufmerksam. Manchmal verschwinden die eosinophilen Leukocyten gänzlich aus dem peripheren Blut. BLÖCH erwähnt auch eine Zunahme der *Thrombocyten.*

Die cellulären Blutveränderungen beim Coma diabeticum lassen an einen *Stress* (SELYE) denken. Neutrophile Leukocytose, Lymphopenie, Eosinopenie und Vermehrung der Thrombocyten sind nämlich der blutmorphologische Ausdruck des Stress. Es sei hier erwähnt, daß im Coma diabeticum noch andere Momente in diese Richtung hindeuten. So äußert STRAUSS bereits 1926 die Vermutung, daß die kardiovasculäre Insuffizienz durch eine Erschöpfung des Adrenalsystems bedingt sei, wofür die in fast allen Fällen anzutreffende Lipoidarmut der Nebennierenrinde sprechen würde. Auch betrachten HARROP, WIDENHORN u. WEINSTEIN die Erhöhung des Blutreststickstoffes im Coma diabeticum als Folge einer durch eine Nebennereninsuffizienz bedingte Nierenfunktionsstorung. McARTHUR et al. beobachteten beim acidotischen Diabetes eine gesteigerte Tätigkeit der Nebennierenrinde, welche sich durch einen Abfall der Bluteosinophilen und eine Steigerung der Corticosteroid-Ausscheidung nachweisen ließ.

d) Mineralstoffwechsel.

Im Coma diabeticum ist der Salz- und Wasserhaushalt hochgradig gestört. Der Wasserverlust geht immer mit einem beträchtlichen Elektrolytenverlust (Na, K, Cl) einher, welcher vorwiegend das NaCl betrifft. Der NaCl-Verlust kann bis 40—50% des Gesamtbestandes betragen und zu einer oft hochgradigen Blutreststickstofferhöhung führen (Blum, Blöch). Auf die verschiedenen pathogenetischen Erklärungen des Elektrolytenverlustes kann hier nicht eingegangen werden. Nach der heutigen Auffassung spielt die Acidose bei der Dehydration und beim Elektrolytenverlust bestimmt eine Rolle; der Mechanismus ist aber nicht abgeklärt (Mach. Plattner u. a.).

Die Störungen des Mineralstoffwechsels im Coma diabeticum können nur durch Bilanzversuche hinreichend erfaßt werden. Die 201 Fälle unseres Materials von acidotischem Diabetes sind nicht von diesem Gesichtspunkt aus untersucht worden. Wir beschränken uns deshalb hier auf die Wiedergabe der Serumchloridwerte.

Die *Serumchloride* wurden bei 130 unserer Patienten bestimmt. In 31 Fällen war der Chloridgehalt erhöht, in 56 normal und in 43 vermindert. Von den Fällen mit erhöhten Werten sind 15 (48%) gestorben, von denjenigen mit normalen Werten 18 (32%) und von denjenigen mit verminderten Werten 11 (26%). Die Unterschiede in der Letalität sind bei diesen kleinen Gruppen zu gering, um verwertet werden zu können, dies um so mehr als infolge der häufig vorhandenen Bluteindickung der Chloridgehalt im Serum keinen Rückschluß auf den tatsächlichen NaCl-Verlust des Organismus zuläßt. Auch in der Literatur finden sich unseres Wissens keine Angaben über die Beziehungen zwischen Chloridgehalt des Serums und Letalität.

e) Blutreststickstoff.

Die Störung der Nierentätigkeit kann im Coma diabeticum bis zur Anurie führen. Die Glomerulusfiltration ist eingeschränkt, die tubuläre Funktion hingegen ungestört (McCance). Die Herabsetzung der Glomerulusfiltration ist durch mehrere Faktoren bedingt. Infolge des Kreislaufversagens besteht eine Abnahme der Blutumlaufgeschwindigkeit und eine Herabsetzung des Filtrationsdruckes (Iversen u. Clousen, Card). Ferner hat die durch die Exsiccose bedingte Bluteindickung eine Vermehrung der Bluteiweiße und damit eine Erhöhung des kolloidosmotischen Druckes zur Folge.

Neben einer fast konstant anzutreffenden Albuminurie, Cylindrurie, Oligurie bis Anurie findet man im Koma sehr häufig eine Retention harnpflichtiger Substanzen. Die Erhöhung des Blutreststickstoffes ist oft beträchtlich. Sie kann nicht durch eine »azotémie par manque de sel« (Blum, Danowski, Winkler u. Peters) allein erklärt werden. Harrop, Widenhorn u. Weinstein bringen den Anstieg des Blutreststickstoffes in ursächlichen Zusammenhang mit einer Insuffizienz der Nebennieren, die sekundär zu Nierenfunktionsstörungen führen soll. McCance u. Widdowson sehen die Ursache der Azotämie beim acidotischen Diabetes in einer gesteigerten Rückresorption des vermehrt vorhandenen Harnstoffes durch das Tubulusepithel. Zudem findet im Koma ein erhöhter Eiweißzerfall statt (v. Noorden, Lichtwitz, Labbé u. a.). Zeichen einer Nierenfunktionsstörung lassen im Koma also nicht ohne weiteres auf eine Schädigung des Nierenparenchyms schließen. Als Ausdruck einer sekundären funktionellen Beeinträchtigung der Nierentätigkeit zeigen die renalen Symptome vielmehr die Schwere der Störung der diabetischen Stoffwechsellage an.

Die Bestimmung des *Blutreststickstoffes* ist ein zuverlässiger Gradmesser dieser sekundären Nierenfunktionsstörung. Die prognostische Bedeutung einer Erhöhung des Blut-Rest-N ist allgemein anerkannt (LABBÉ u. BOULIN, FULLERTON LYALL u. DAVIDSON, RABINOWITCH, COLLEN). DILLON u. DYER weisen auf die prognostische Bedeutung einer Vermehrung des Harnstoff-N hin. Sie finden in ihrem Material für Werte unter 20 mg-% eine Letalität von 22,1% und für Werte über 20 mg-% eine solche von 62,4%. Die Fälle von kompliziertem und von unkompliziertem Koma verhalten sich in dieser Hinsicht gleich. BEARDWOOD u. ROUSE geben für Werte des Harnstoff-N unter 20 mg-% eine Letalität von 8,5%, für Werte zwischen 20 und 40 mg-% eine solche von 26,1% und für Werte über 40 mg-%55 % an.

Die *Blutreststickstoff-Werte* unserer Patienten sind in Tab. 18 aufgeführt. Von den 188 Fällen, bei welchen die Bestimmung durchgeführt wurde, zeigen 133, d. h. 71%, einen über die Norm (35 mg-%) erhöhten Wert. Bei den Patienten mit einem Rest-N zwischen 35 und 60 mg-% beträgt die Letalität 34%, bei denjenigen mit einem Rest-N-Wert zwischen 60 und 90 mg-% 56%, bei denjenigen zwischen 90 und 120 mg-% ist sie 69% und bei denjenigen mit Werten über 120 mg-% beträgt sie 100%.

Vergleichsweise geben wir in Tab. 19 die Letalität von

Tabelle 18. *Beziehungen zwischen Blutreststickstoff bei Klinikeintritt und Letalität der acidotischen Diabetiker.*

Blutreststickstoff (in mg-%)	Anzahl der Fälle	davon gestorben	Letalität (in %)
unter 35	55	6	11
35—60	74	25	34
60—90	41	23	56
90—120	13	9	69
über 120	5	5	100

Tabelle 19. *Beziehungen zwischen Blutreststickstoff und Letalität beim acidotischen Diabetes bei den Fällen von* RABINOWITCH, *von* COLLEN *und im eigenen Material.*

Blutreststickstoff (in mg-%)	Letalität in %		
	RABINOWITCH 185 Fälle	COLLEN 122 Fälle	eig. Material 188 Fälle
unter 40	8,0	20,9	14,3
40—60	9,1	37,1	35,6
60—80	30,3	59,0	61,1
über 80	63,6	63,6	65,2

RABINOWITCH, von COLLEN und diejenige unserer Fälle für steigende Blutreststickstoff-Werte wieder. Die Zunahme der Letalität mit steigenden Blutreststickstoff-Werten ist deutlich genug, um die ungünstige prognostische Bedeutung einer Blutreststickstoff-Erhöhung klarzulegen.

f) Blutzucker.

Die Wichtigkeit des Blutzuckers für die Diagnose und für die Leitung der Therapie des acidotischen Diabetes braucht nicht unterstrichen zu werden. Über seine prognostische Bedeutung findet man hingegen in der Literatur abweichende Angaben. Nach BAKER sagt die Höhe des Blutzuckers nichts über die Schwere eines Falles aus. BERTRAM ist der Ansicht, daß die Höhe des Blutzuckers, abgesehen von den sehr stark gesteigerten Werten (über 700 mg-%), für die Prognose ohne Bedeutung ist. Aus seinem Material geht aber hervor, daß seine Fälle von Präkoma und Koma mit Blutzuckerwerten über 500 mg-% eine doppelt so hohe Letalität aufweisen wie die Fälle mit Blutzuckerwerten unter 500 mg-%. Nach BRÜGER enden die meisten Fälle mit Blutzuckerwerten über 1200 mg-% letal. FALTA macht analoge Angaben. Nach JOSLIN bedeutet ein hoher Blutzuckerwert nicht unbedingt eine schlechte Prognose. Doch weist er darauf hin, daß eine Beziehung zwischen der Höhe des Blutzuckers

und der Schwere der Stoffwechselstörung bestehen soll, „wenn es wahr ist, daß
der Blutzucker im diabetischen Koma nicht nur von der Nahrungszufuhr, sondern
auch vom Eiweiß-, Fett- und Glykogen-Abbau her kommt". Ferner weist Joslin
darauf hin, daß die zur Normalisierung der Glykämie erforderlichen Insulindosen
von der Höhe des Blutzuckerausgangswertes abhängig sind. Dillon und Dyer
finden eine eindeutige Beziehung zwischen der Höhe des Blutzuckers und der
Letalität. In ihrem Material von unkompliziertem Koma beträgt der Durch-
schnittswert des Blutzuckers in den geretteten Fällen 487 mg-%, bei den letal

Tabelle 20. *Beziehungen zwischen Blutzucker bei Klinikeintritt und Letalität
der acidotischen Diabetiker.*

Blutzucker (in mg-%)	unter 200	200 bis 299	300 bis 399	400 bis 499	500 bis 599	600 bis 699	700 bis 799	800 bis 899	900 bis 999	1000 bis 1099	1100 bis 1199	1200 bis 1299	1300 bis 1399	1400 bis 1499	1500 bis 1599	1600 bis 1699	1700 bis 1799	1800 bis 1899	1900 bis 1999	2000 bis 2099
Anzahl der Fälle ..	1	3	22	30	27	36	26	10	7	13	4	8	4	7	1	1	—	—	—	1
davon gest..	0	1	1	6	9	17	12	4	3	6	4	5	2	6	1	1	—	—	—	1
Letalität (in %) .	14				42					64					100					

verlaufenden Fällen hingegen 713 mg-%. Auch Boller hält den Blutzucker für
prognostisch bedeutungsvoll. Rabinowitch sowie Collen weisen ebenfalls
eine enge Beziehung zwischen Höhe des Blutzuckers und der Letalität nach.
Komafälle mit einem Blutzucker über 1000 mg-% haben allgemein eine schlechte
Prognose. Der von Curtis u. Dixon mitgeteilte Fall mit einem Blutzucker von
1620 mg-% und der Fall von Dillon u. Dyer mit einem solchen von 1850 mg-%
welche gerettet wurden, stellen seltene Ausnahmen dar.

Tabelle 21. *Beziehungen zwischen Blutzucker bei Klinikeintritt und Letalität
der acidotischen Diabetiker nach verschiedenen Autoren.*

| Blutzucker (mg-%) | Letalität | | | | | |
	Bertram (1932) 135 Fälle	Joslin (zit. n. Rabinowitch) 316 Fälle	Dillon u. Dyer (1937) 268 Fälle	Rabinowitch (1939) 111 Fälle	Collen (1942) 315 Fälle	eigenes Material (1951) 201 Fälle
unter 500	25,2%	6,8%	37,8%	14,9%	20,1%	14%
500—1000	56,0%	17,5%	53,3%	26,8%	40,7%	42%
über 1000	—	41,7%	50,0%	75,0%	52,6%	67%

In unserem Material findet sich eine eindeutige Beziehung zwischen der Höhe
des Blutzuckers bei Eintritt in die Behandlung und der Letalität. Die Letalität
beträgt für Werte bis 500 mg-% 14%, für Werte zwischen 500 und 1000 mg-%
42%, für solche zwischen 1000 und 1500 64% und für Werte über 1500 mg-%
100% (Tab. 20).

Die prognostische Bedeutung des Blutzuckers für die Letalität des acidotischen Diabetes geht aus Tab. 21, in welcher wir das Material verschiedener
Autoren wiedergeben, klar hervor.

g) Alkalireserve.

Die Bestimmung der Alkalireserve im Blut ist die gebräuchlichste Methode
zur Messung der diabetischen Acidose. Sie ist im diabetischen Koma stets
herabgesetzt. Alkalireservewerte zwischen 53 und 40 Vol.-% geben nach Bertram

eine leichte Acidose, solche von 40—30 Vol.-% eine mittlere und solche unter 30 Vol.-% eine schwere Acidose an. KIRK spricht von Acidose leichten Grades bei Alkalireservewerten zwischen 46 und 36,8 Vol.-% (20—16 Millimol), mäßigen Grades bei solchen zwischen 36,8 und 23 Vol.-% (16—10 Millimol) und schweren Grades bei Alkalireservewerten unter 23 Vol.-%.

Zur Abgrenzung des acidotischen Diabetes bzw. des Coma diabeticum wurden von den einzelnen Autoren verschiedene Werte der Alkalireserve vorgeschlagen: der niedrigste Wert ist von JOSLIN (20 Vol.-%), der höchste von HARTMANN (45 Vol.-%) angegeben. Auf Grund unseres Materials haben wir diese Grenze bei 40 Vol.-% gezogen.

In unserem Material konnte in 32 Fällen, welche das Vollbild des Coma diabeticum zeigten, die Alkalireserve aus technischen Gründen nicht bestimmt werden. Unter den übrigen 169 acidotischen Diabetikern finden sich 18 mit einer Alkalireserve unter 10 Vol.-%, 32 mit einer solchen zwischen 10 und 15 Vol.-%, 33 mit Werten zwischen 15 und 20 Vol.-%, 23 mit solchen zwischen 20 und 25 Vol.-%, 21 mit 25—30 Vol.-%, 23 mit 30—35 Vol.-% und 19 mit einer Alkalireserve zwischen 35 und 40 Vol.-%. Die Beziehungen zwischen der Alkalireserve und der Letalität in unseren 169 Fällen sind in Tab. 22 dargestellt.

Tabelle 22. *Beziehungen zwischen Alkalireserve bei Klinikeintritt und Letalität der acidotischen Diabetiker.*

Alkalireserve (in Vol.-%)	Anzahl der Fälle	davon gestorben	Letalität (in %)
unter 10	18	4	22
10—20	65	23	35
20—30	44	14	32
30—40	42	17	40
Total	169	58	34,3

Die höchste Letalität (40%) zeigen die Fälle mit einer Alkalireserve zwischen 40 und 30 Vol.-%, die niedrigste (22%) diejenigen mit einer solchen unter 10 Vol.-%. Man könnte daraus den Schluß ziehen wollen, daß eine stark erniedrigte Alkalireserve ein günstiges prognostisches Zeichen sei; da diese Letalitätsunterschiede sich auf zu kleine Gruppen beziehen, ist dies nicht zulässig. Es läßt sich höchstens sagen, *daß die Letalität in keiner Beziehung zur Erniedrigung der Alkalireserve steht.* Diese Schlußfolgerung würde auch noch dann zu Recht bestehen, wenn man die 32 Fälle bzw. 21 Todesfälle, bei welchen keine Alkalireservebestimmung durchgeführt wurde, willkürlich irgendeiner dieser Gruppen zuordnen würde.

Das Fehlen einer Beziehung zwischen dem Grad der Alkalireserveverminderung und der Letalität ist in unserem Material nicht etwa darauf zurückzuführen, daß wir zur Abgrenzung des acidotischen Diabetes den Alkalireservegrenzwert von 40 Vol.-% angenommen haben. Bei dieser Abgrenzung haben wir 169 Fälle mit einer durchschnittlichen Letalität von 34,3%. Nehmen wir wie BOULIN und UHRY als Grenzwert 30 Vol.-% bzw. wie DILLON u. DYER 29 Vol.-%, so verbleiben 127 Fälle mit einer Letalität von 31,5%. Setzen wir wie BAKER die Grenze bei 25 Vol.-% an, so ergibt sich bei 106 Fällen eine Letalität von 33%. Wählen wir schließlich wie von JOSLIN vorgeschlagen, als kritischen Wert 20 Vol.-%, so bleiben uns 83 Fälle mit einer durchschnittlichen Letalität von 32,5%.

Manche Autoren messen der Alkalireserve eine prognostische Bedeutung zu (BEARDWOOD u. ROUSE, DILLON u. DYER, BOLLER). Auch JOSLIN nimmt eine gewisse Beziehung zwischen dem Grade der Alkalireserveerniedrigung und der Letalität an. BERTRAM anerkennt ebenfalls einen solchen Zusammenhang, hebt aber hervor, daß die Alkalireserveverminderung nicht die unmittelbare Todesursache sein kann. RABINOWITCH betrachtet die Herabsetzung der Alkalireserve als ungünstigen prognostischen Faktor, obwohl er darauf hinweist, daß in seinem Material die Fälle mit einer Alkalireserve über 25 Vol.-% die höchste Letalität aufweisen. Collen und Baker lehnen eine Beziehung zwischen Letalität und Alkalireserve ab, ebenfalls Owens u. Rockwern, welche bei ihren geretteten Fällen durchschnittlich eine stärker erniedrigte Alkalireserve finden als bei den letal verlaufenden Fällen.

Tab. 23 zeigt die Beziehungen zwischen der Alkalireserve und der Letalität im Material verschiedener Autoren. Bei Beardwood u. Rouse sowie bei Joslin (für 1923—39) geht die Erniedrigung der Alkalireserve mit einer eindeutigen Zunahme der Letalität einher. Bei Dillon u. Dyer sowie bei Collen besteht keine eindeutige Beziehung zwischen Alkalireserve und Letalität. Bei Owens u. Rockwern, bei Rabinowitch sowie in unserem Material weisen die Fälle mit einer stark herabgesetzten Alkalireserve eine geringere Letalität auf als diejenigen Fälle mit wenig erniedrigter Alkalireserve. *Eigenartigerweise kann also die Alkalireserve, welche für die Diagnose des acidotischen Diabetes maßgebend ist, für die Prognosenstellung nicht verwertet werden.*

Tabelle 23. *Beziehungen zwischen Alkalireserve und Letalität der acidotischen Diabetiker nach verschiedenen Autoren.*

Alkali-reserve Vol.-%	Letalität							
	Owens u. Rockwern (1939) 71 Fälle	Dillon u. Dyer (1937) 268 Fälle	Rabino-witch (1939) 713 Fälle	Collen (1942) 315 Fälle	eigenes Material (1951) 169 Fälle	Beardwood u. Rouse (1941) 209 Fälle	Joslin (1923—39) 184 Fälle	Joslin (1940—45) 56 Fälle
40—30	100,0%	—	} 48,9%	} 33,3%	40%	} 20,6%	—	—
30—25	83,3%	48,8%			} 32%		—	—
25—20	30,7%	39,3%	30,0%				—	—
20—15	46,7%	31,1%	16,7%	30,7%[1]	} 35%	} 20,5%	} 7,1%	} 3,9%
15—10	48,2%	50,0%	27,1%	30,4%[2]				
10— 5	28,6%	} 66,0%	20,6%	31,4%[3]	} 22%	} 58,0%	} 16,8%	} 1,8%
unter 5	—		21,4%	59,1%[4]				

[1] 19—16 Vol.-%. — [2] 15—12 Vol.-%. — [3] 11— 8 Vol.-%. — [4] unter 8 Vol.-%.

V. Beurteilung der Prognose des acidotischen Diabetes.

1. Severitätsindexe, ihre Bedeutung.

Die Prognose des acidotischen Diabetes kann nur unter Berücksichtigung mehrerer Faktoren gestellt werden. Es werden vor allem das Alter der Patienten, die Dauer des Koma, die Schwere der Bewußtseinstörung, die Höhe des Blutzuckers, der Grad der Acidose, der kardiovasculäre Zustand, die Nierenfunktion sowie das Vorliegen von Komplikationen herangezogen.

Rabinowitch (1939) versuchte u. W. als erster den Schweregrad des Coma diabeticum *quantitativ* auszudrücken, indem er verschiedene prognostische Faktoren ihrer Schwere entsprechend mit steigender Punktzahl belastete und deren Summe als „Severitätsindex" bezeichnete (Tab. 24). Dieses Vorgehen soll nach Rabinowitch eine objektive Prognosenstellung ermöglichen und dazu dienen, das klinische Material in Gruppen gleicher Schwere einzuteilen, damit die Fälle aus verschiedenen Kliniken verglichen und der Wert der durchgeführten Therapien beurteilt werden können. Ferner kann nach Peck der Severitätsindex der Berechnung der Insulindosierung zu Grunde gelegt werden. Collen gab 1942 einen modifizierten und etwas vereinfachten Severitätsindex (Tab. 25), sowie eine, die „prospektive Mortalität" anzeigende Severitätsformel an. Diese Formel lautet:

$$\text{Mort.\%} = \frac{30\,(\text{Bew.} + \text{Kompl.}) + \text{Alter} + 50 - \text{d. BD.}}{4}$$

Mort.% = vorausgesehene durchschnittliche prozentuale Mortalität
Bew. = Grad der Bewußtseinsstörung (in Punktzahl 1—4 ausgedrückt)
Kompl. = Schwere der Komplikationen (in Punktzahl 1—5 ausgedrückt)
Alter = Alter des Patienten in Jahren.
d. BD. = diastolischer Blutdruck in mm Hg.

Obwohl die Einteilung der Fälle von acidotischem Diabetes nach genau bestimmbaren Schweregraden, die Voraussetzung für vergleichende Untersuchungen über Behandlungserfolge und Prognose des Coma diabeticum bildet,

Tabelle 24. *Severitätsindex nach* RABINOWITCH.

Faktor	Punktzahl				
	1	2	3	4	5
Alter (Jahre) . . .	unter 15	16—30	31—50	51—70	über 71
Komadauer (Std.)	unter 12	13—24	25—36	37—48	über 49
Bewußtseinszustand	somnolent	halb bewußt-los	bewußtlos, aber auf Schmerz reagierend	tief bewußtlos	
Kaffeesatz-Er-brechen			vorhanden		
Infektion.			vorhanden		
Blutdruck (systolisch) . .	89—80	79—70	69—60	59—50	unter 49
Alkalireserve (Vol.-%) . . .	19—16	15—12	11— 8	7—4	unter 3
Reststickstoff (mg-%)	41—60	61—80	81—100	101—130	über 130
„associated condi-tions"	sehr leicht	leicht	mittel-schwer	schwer	sehr schwer

Index	Klinischer Zustand
unter 5	sehr leicht
6—10	leicht
11—15	mittelschwer
16—20	schwer
über 20	sehr schwer.

Tabelle 25. *Severitätsindex nach* COLLEN.

Faktor	Punktzahl				
	1	2	3	4	5
Alter (Jahre) . . .	unter 15	16—30	31—50	51—70	über 71
Blutdruck (diasto-lisch mm Hg) .	69—60	59—50	49—40	39—30	unter 27
Komplikationen. .	sehr leicht	leicht	mittel-schwer	schwer	sehr schwer
Reststickstoff (mg-%)	41—60	61—80	81—100	101—120	über 121
Bewußtseinszustand	somnolent	halb bewußt-los	bewußtlos, auf Schmerz-reize rea-gierend	tief bewußt-los	
Komadauer (Std.) .			über 24		
Blutzucker (mg-%)			über 800		

wurde bis jetzt von den Severitätsindexen nur wenig Gebrauch gemacht. Dies ist wohl darauf zurückzuführen, daß die Indexe von Rabinowitch und von Collen in ihrer Anwendung zu kompliziert sind und keine unmittelbare praktische Bedeutung besitzen, weil sie nicht gleich nach dem Eintritt des Patienten in die Klinik berechnet werden können.

2. Aufstellung eines Sofort-Severitätsindexes.

Die Severitätsindexe wurden von Rabinowitch und von Collen geschaffen, damit die Fälle retrospektiv auf Grund ihrer Schwere in vergleichbare Gruppen eingeteilt werden können. Der Severitätsindex sollte aber u. E. auch dazu dienen, *die Prognose des Einzelfalles* gleich bei Klinikeintritt zu stellen und *die Therapie* nach bestimmten Normen zu gestalten. Eine rasche Prognosenstellung ist gerade beim Coma diabeticum besonders wichtig, weil die Wendung meist innerhalb Stunden eintritt. In 66% unserer Komatodesfälle erfolgte der Exitus letalis im Laufe der ersten 24 Std. nach Eintritt in die Behandlung. Dem Severitätsindex kommt also für Prognose und Therapie nur dann eine praktische Bedeutung zu, wenn er innerhalb weniger Minuten berechnet werden kann. Wir haben deshalb versucht, einen sofort aufstellbaren Severitätsindex aufzubauen.

a) Auswahl der Faktoren, Korrelationen.

In unserem Material von acidotischem Diabetes zeigen folgende Faktoren einen eindeutigen Einfluß auf die Letalität: Alter, Grad und Dauer der Bewußtseinsstörung, Areflexie, Kussmaulsche Atmung, Exsiccose-Zeichen, kardiovasculärer Zustand, Vorhandensein und Schwere von Komplikationen, sowie Blutzucker und Blutreststickstoff. Die Dauer des Diabetes, die abdominellen

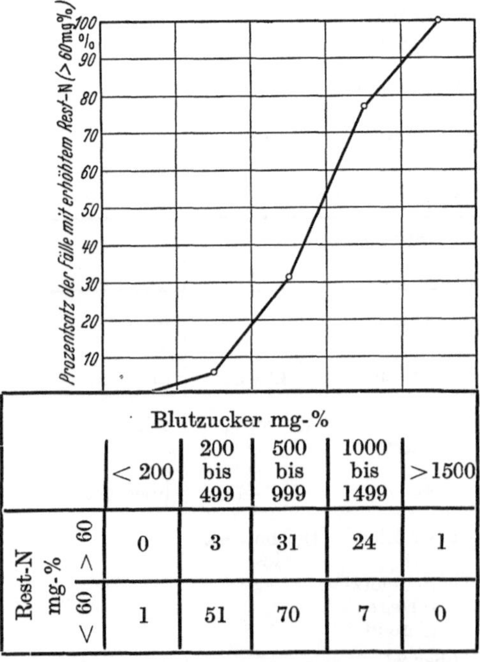

Blutzucker mg-%					
	< 200	200 bis 499	500 bis 999	1000 bis 1499	>1500
Rest-N mg-% > 60	0	3	31	24	1
Rest-N mg-% 60 <	1	51	70	7	0

Abb. 3. Beziehungen zwischen Blutreststickstoff und Blutzucker bei 188 Fällen von acidotischem Diabetes.

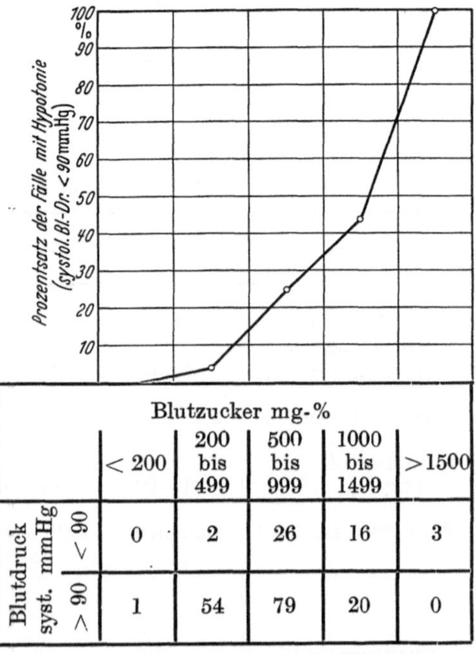

Blutzucker mg-%					
	< 200	200 bis 499	500 bis 999	1000 bis 1499	>1500
Blutdruck syst. mmHg < 90	0	2	26	16	3
Blutdruck syst. mmHg > 90	1	54	79	20	0

Abb. 4. Beziehungen zwischen Hypotonie und Blutzucker bei 201 Fällen von acidotischem Diabetes.

Erscheinungen, der Grad der Alkalireserve-Erniedrigung, die Chloridwerte, die Leukocytenzahl, die Hämoglobinwerte und die Blutsenkungsgeschwindigkeit besitzen keine prognostische Bedeutung. Die Angaben der Literatur stimmen, wie wir es im vorhergehenden Abschnitt gezeigt haben, mit unseren Feststellungen weitgehend überein.

In einem Severitätsindex brauchen nur diejenigen Faktoren berücksichtigt zu werden, welche auf die Letalität einen eindeutigen Einfluß ausüben. Von den

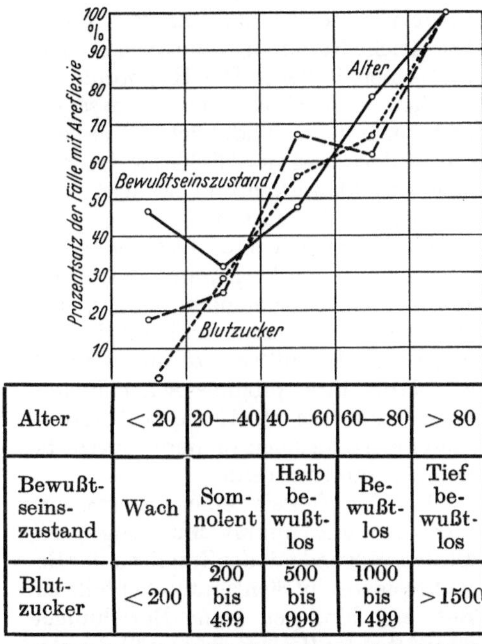

Alter	< 20	20—40	40—60	60—80	> 80
Bewußt-seins-zustand	Wach	Som-nolent	Halb be-wußt-los	Be-wußt-los	Tief be-wußt-los
Blut-zucker	< 200	200 bis 499	500 bis 999	1000 bis 1499	> 1500

Abb. 5. Prozentuale Häufigkeit der Areflexie in Funktion des Alters. der Bewußtseinsstörung und des Blutzuckers bei 201 Fällen von acidotischem Diabetes.

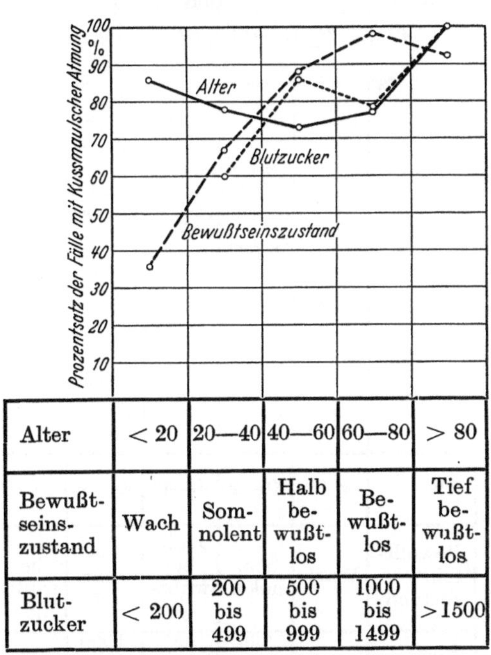

Alter	< 20	20—40	40—60	60—80	> 80
Bewußt-seins-zustand	Wach	Som-nolent	Halb be-wußt-los	Be-wußt-los	Tief be-wußt-los
Blut-zucker	< 200	200 bis 499	500 bis 999	1000 bis 1499	> 1500

Abb. 6. Prozentuale Häufigkeit der KUSSMAULschen Atmung in Funktion des Alters, der Bewußtseinsstörung und des Blutzuckers bei 201 Fällen von acidotischem Diabetes.

zu berücksichtigenden Faktoren sind die einen quantitativ ausdrückbar, während die andern nicht meßbar sind. Einzelne Faktoren sind leicht faßbar, andere können nur durch zeitraubende Laboratoriumsuntersuchungen bestimmt werden.

So erscheint es zunächst fast unmöglich, einen einfachen und sofort bestimmbaren Severitätsindex aufzustellen. In der Absicht, die Anzahl der im Index zu berücksichtigenden Faktoren möglichst klein zu halten, soll untersucht werden, ob auf Grund der zwischen den prognostisch wichtigen Faktoren bestehenden *Korrelationen* einige von ihnen eliminiert werden können.

Die Korrelation zwischen dem *Blutreststickstoff* und dem Blutzucker ist in Abb. 3 dargestellt. Eine deutliche Erhöhung des Blutreststickstoffes (über 60 mg-%) findet sich in nur 5% der Fälle mit Blutzuckerwerten unter 500 mg-%, in 31% der Fälle mit Werten zwischen 500 und 999 mg-% und in 77% der Fälle mit Blutzuckerwerten zwischen 1000 und 1499 mg-%. Die Blutreststickstoff-Erhöhung weist also in unserem Material enge Beziehungen zur Höhe des Blutzuckers auf. COLLEN, welcher die „Interrelationen" zwischen den Faktoren, welche die Letalität des Coma diabeticum beeinflussen, eingehend untersucht hat, fand ebenfalls, daß der Rest-N mit dem Blutzucker parallel ansteigt. Durch Berücksichtigung des Blutzuckers im Severitätsindex kann also der Einfluß des Blutreststickstoffes auf die Letalität des acidotischen Diabetes indirekt ausgedrückt werden. Dieser nicht spezifisch diabetische Faktor kann deshalb beim Aufbau des Indexes außer acht gelassen werden.

Eine ähnliche Beziehung läßt sich zwischen dem Vorhandensein einer Hypotonie und der Höhe des Blutzuckers nachweisen. Eine deutliche Hypotonie (systolischer Blutdruck unter 90 mm Hg) findet sich in nur 4% unserer Fälle mit einem Blutzucker unter 500 mg-%, in 25% derjenigen mit Blutzuckerwerten zwischen 500 und 999 mg-%, in 44% der Fälle mit Werten zwischen 1000 und 1499 mg-%, in 100% der Fälle mit einer Hyperglykämie über 1500 mg-% (Abb. 4).

Die gleiche Beziehung fand auch Collen bei seinen Fällen. Die Hypotonie als Zeichen des kardiovasculären Versagens kann also beim acidotischen Diabetes durch den Grad der Glykämie indirekt ausgedrückt werden und braucht nicht selber im Index zu figurieren.

Die Häufigkeit einer *Areflexie* bei acidotischen Diabetikern nimmt, wie Abb. 5 zeigt, mit zunehmendem Alter, mit steigendem Blutzucker und mit der Zunahme der Bewußtseinstörung deutlich zu. Trotz ihrer prognostischen Bedeutung kann die Areflexie auf Grund dieser Korrelationen aus dem Severitätsindex eliminiert werden.

Die Häufigkeit einer Kussmaul-schen *Atmung* nimmt mit steigendem Blutzucker und mit der Zunahme der Bewußtseinsbeeinträchtigung ebenfalls zu. Sie zeigt hingegen keine Beziehungen zum Alter der Patienten (Abb. 6). Infolge ihrer engen Beziehungen zum Blutzucker und zum Grad der Bewußtseinsstörung braucht die Areflexie im Index nicht berücksichtigt zu werden.

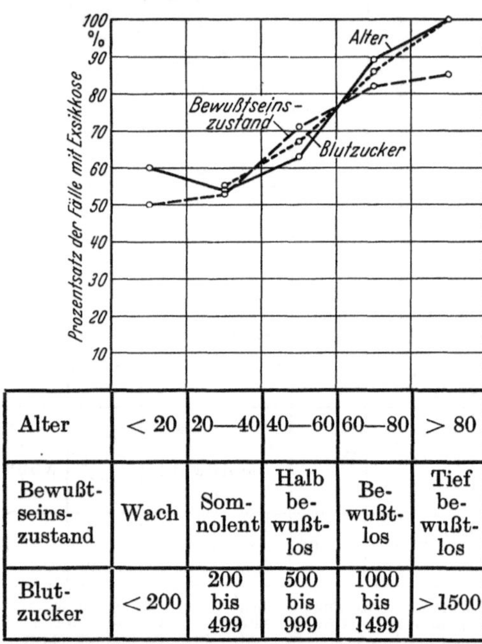

Alter	< 20	20—40	40—60	60—80	> 80
Bewußt-seins-zustand	Wach	Som-nolent	Halb be-wußt-los	Be-wußt-los	Tief be-wußt-los
Blut-zucker	< 200	200 bis 499	500 bis 999	1000 bis 1499	>1500

Abb. 7. Prozentuale Häufigkeit der Exsiccosezeichen in Funktion des Alters. der Bewußtseinsstörung und des Blutzuckers bei 201 Fällen von acidotischem Diabetes.

Die Häufigkeit einer *Exsiccose* (wir haben hier nur das Vorkommen einer trockenen, belegten Zunge berücksichtigt) nimmt, wie in Abb. 7 dargestellt, mit steigendem Blutzucker, mit der Zunahme der Störung des Bewußtseins und mit steigendem Alter der Patienten zu. Das Vorliegen einer Exsiccose braucht deshalb im Severitätsindex nicht gesondert belastet zu werden.

Zusammenfassend zeigen die erwähnten Korrelationen, daß die Erhöhung des Blutreststickstoffes, die Hypotonie als Ausdruck des kardiovasculären Versagens, die Areflexie, die Kussmaulsche Atmung und die Zeichen der Exsiccose sehr enge Beziehungen zu andern prognostischen Faktoren aufweisen. Bei Berücksichtigung des Alters, des Grades der Bewußtseinsstörung und des Blutzuckers können die übrigen Faktoren beim Aufbau des Severitätsindexes außer acht gelassen werden.

b) Die Faktoren des Sofort-Severitätsindexes.

Alter, Grad der Bewußtseinsstörung, Höhe des Blutzuckers und *Schwere der Komplikationen* sind die Faktoren, die wir zum Aufbau unsere Severitätsindexes verwenden. Diese Faktoren beeinflussen die Letalität unabhängig voneinander.

In Abb. 8 wird gezeigt, daß mit zunehmendem Alter die Letalität größer wird
und daß zudem in jeder Alterskategorie die Letalität mit zunehmender Bewußtseinsstörung eindeutig ansteigt. Neben dem Alter als allgemeinem Letalitätsfaktor muß also der Grad der Bewußtseinsstörung im Severitätsindex berücksichtigt werden.

Auch die Höhe des Blutzuckers beeinflußt die Letalität des acidotischen
Diabetes, unabhängig vom Alter des Patienten. Aus Abb. 9 ersieht man, daß

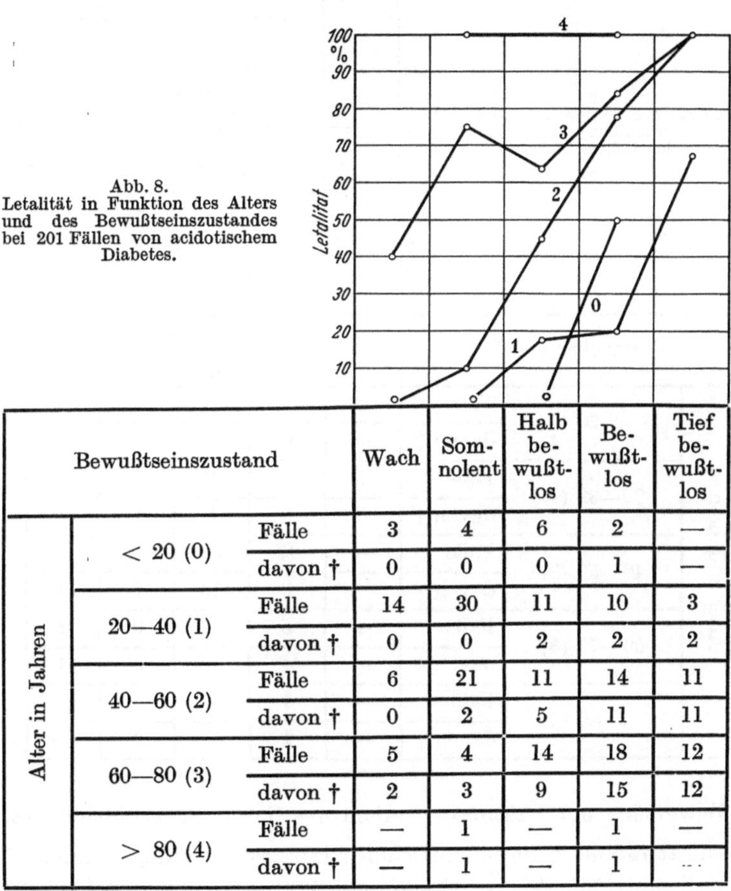

Abb. 8.
Letalität in Funktion des Alters
und des Bewußtseinszustandes
bei 201 Fällen von acidotischem
Diabetes.

Bewußtseinszustand			Wach	Som-nolent	Halb be-wußt-los	Be-wußt-los	Tief be-wußt-los
Alter in Jahren	< 20 (0)	Fälle	3	4	6	2	—
		davon †	0	0	0	1	—
	20—40 (1)	Fälle	14	30	11	10	3
		davon †	0	0	2	2	2
	40—60 (2)	Fälle	6	21	11	14	11
		davon †	0	2	5	11	11
	60—80 (3)	Fälle	5	4	14	18	12
		davon †	2	3	9	15	12
	> 80 (4)	Fälle	—	1	—	1	—
		davon †	—	1	—	1	...

einerseits die Letalität mit zunehmendem Alter ansteigt und daß sie zudem in
jeder Altersklasse mit zunehmenden Blutzuckerwerten größer wird. Ferner
zeigt Abb. 10, daß die Höhe des Blutzuckers und der Grad der Bewußtseinsstörung die Letalität unabhängig voneinander beeinflussen. Der Blutzucker muß
deshalb neben dem Alter und dem Grad der Bewußtseinsstörung im Severitätsindex berücksichtigt werden.

Die Letalität des acidotischen Diabetes wird ferner durch das Vorhandensein
von Komplikationen erhöht. Als solche stehen im Vordergrund Infektionen,
Herzaffektionen und cerebrale Gefäß-Prozesse. Bei unseren acidotischen Diabetikern fanden wir in rund 60% der Fälle eine Begleitinfektion. Abb. 11 zeigt, daß
zwischen der Häufigkeit einer Begleitinfektion und dem Alter der Patienten, der
Höhe des Blutzuckers und dem Grad der Bewußtseinsstörung keine gesetzmäßige

Beziehungen nachgewiesen werden können. Da die Bedeutung der Infektionen für den Ausgang des Coma diabeticum durch keinen der übrigen ebenfalls die Letalität beeinflussenden Faktoren ausgedrückt wird, muß sie als selbständiger Faktor im Severitätsindex berücksichtigt werden. Das gleiche gilt für andere Komplikationen.

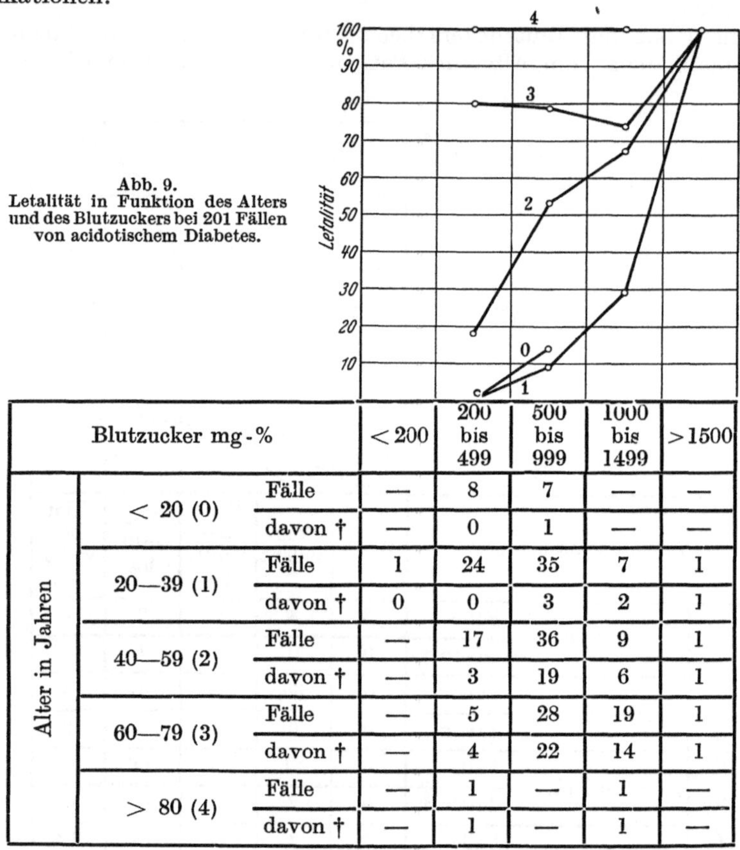

Abb. 9.
Letalität in Funktion des Alters und des Blutzuckers bei 201 Fällen von acidotischem Diabetes.

Blutzucker mg-%			< 200	200 bis 499	500 bis 999	1000 bis 1499	> 1500
Alter in Jahren	< 20 (0)	Fälle	—	8	7	—	—
		davon †	—	0	1	—	—
	20—39 (1)	Fälle	1	24	35	7	1
		davon †	0	0	3	2	1
	40—59 (2)	Fälle	—	17	36	9	1
		davon †	—	3	19	6	1
	60—79 (3)	Fälle	—	5	28	19	1
		davon †	—	4	22	14	1
	> 80 (4)	Fälle	—	1	—	1	—
		davon †	—	1	—	1	—

c) Bewertung der Faktoren, Aufbau des Sofort-Severitätsindexes.

Die Letalität nimmt beim acidotischen Diabetes mit zunehmendem Alter der Patienten, mit zunehmender Hyperglykämie und mit zunehmender Störung des Bewußtseins zu. Diese Beziehungen gehen aus den Abb. 12, 13 u. 14 eindeutig hervor.

Von den Faktoren, die wir in unserem Severitätsindex berücksichtigen, sind das Alter und der Blutzucker quantitativ ausdrückbar. Bei diesen Faktoren können also Stufen zunehmender Schwere ohne weiteres abgegrenzt werden. Bei der Störung des Bewußtseins, welche an sich nicht meßbar ist, lassen sich ebenfalls Stufen zunehmender Schwere auf Grund objektiver Kriterien unterscheiden. Bei den Komplikationen kann eine quantitative Abgrenzung nicht durchgeführt werden. Ihre Schwere läßt sich aber auf Grund der Letalität, die sie als isolierte Krankheit aufweisen, doch mit genügender Genauigkeit einschätzen.

Zum Aufbau des Sofort-Indexes unterscheiden wir in Anlehnung an Rabinowitch und Collen bei jedem Faktor 5 Stufen zunehmender Schwere. Wir haben

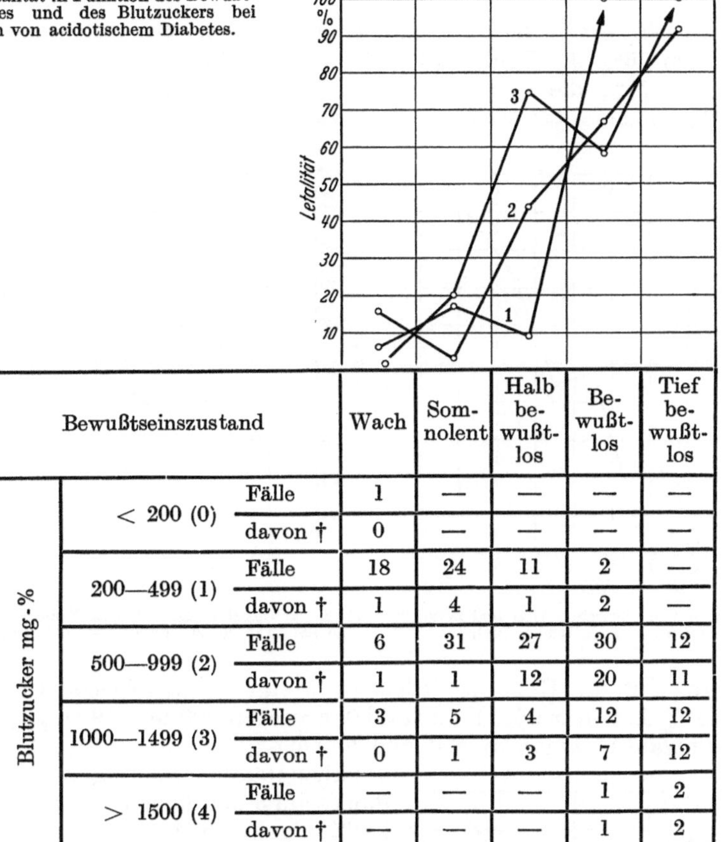

Abb. 10. Letalität in Funktion des Bewußtseinszustandes und des Blutzuckers bei 201 Fällen von acidotischem Diabetes.

Bewußtseinszustand			Wach	Somnolent	Halb bewußtlos	Bewußtlos	Tief bewußtlos
Blutzucker mg-%	< 200 (0)	Fälle	1	—	—	—	—
		davon †	0	—	—	—	—
	200—499 (1)	Fälle	18	24	11	2	—
		davon †	1	4	1	2	—
	500—999 (2)	Fälle	6	31	27	30	12
		davon †	1	1	12	20	11
	1000—1499 (3)	Fälle	3	5	4	12	12
		davon †	0	1	3	7	12
	> 1500 (4)	Fälle	—	—	—	1	2
		davon †	—	—	—	1	2

die Stufen derart gewählt, daß die Letalität für jeden Faktor von Stufe zu Stufe möglichst linear zunimmt. Die Stufen werden im Index entsprechend ihrer Schwere mit einer Punktzahl 0—4 belastet. Nach diesem Gesichtspunkt können die Fälle in bezug auf jeden Faktor in Gruppen zunehmender Schwere eingeteilt werden, welche im Index mit der entsprechenden Punktzahl belastet werden.

Beim *Alter* können folgende Gruppen gebildet werden: die Gruppe der Patienten zwischen 15 und 19 Jahren mit einer Gruppenletalität von 7%, welche die Punktzahl 0 erhält; diejenige der 20—39 jährigen mit einer

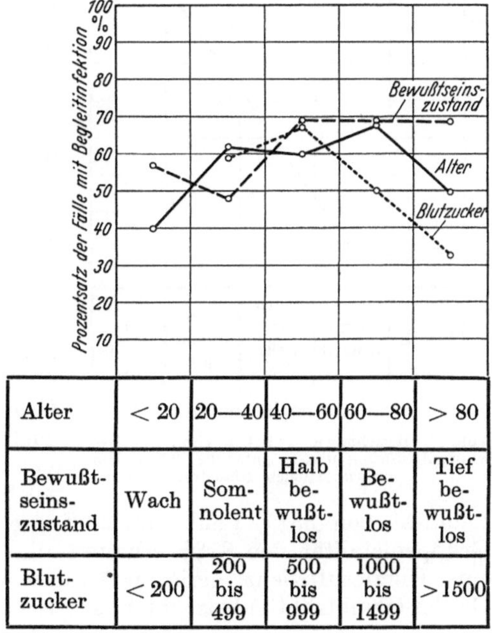

Alter	< 20	20—40	40—60	60—80	> 80
Bewußtseinszustand	Wach	Somnolent	Halb bewußtlos	Bewußtlos	Tief bewußtlos
Blutzucker	< 200	200 bis 499	500 bis 999	1000 bis 1499	>1500

Abb. 11. Prozentuale Häufigkeit der Begleitinfektionen in Funktion des Alters der Bewußtseinsstörung und des Blutzuckers bei 201 Fällen von acidotischem Diabetes.

Letalität von 9% erhält die Punktzahl 1, diejenige der 40—59jährigen mit einer Letalität von 46% die Punktzahl 2, die Gruppe der 60—79jährigen mit einer Letalität von 77% die Punktzahl 3 und die Gruppe der über 80jährigen mit einer 100%igen Letalität erhält die Punktzahl 4.

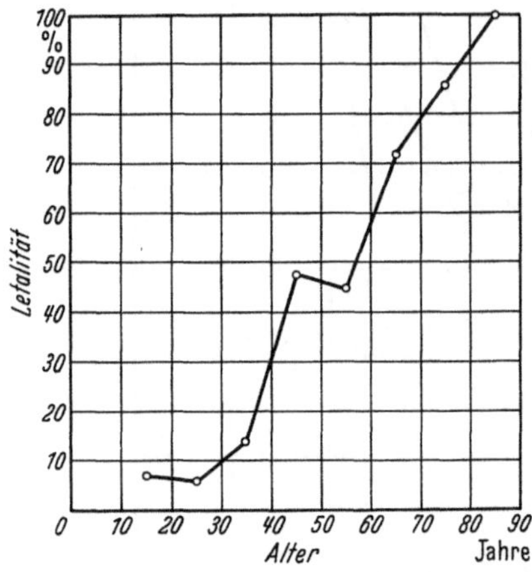

Abb. 12. Beziehungen zwischen Alter und Letalität bei 201 Fällen von acidotischem Diabetes.

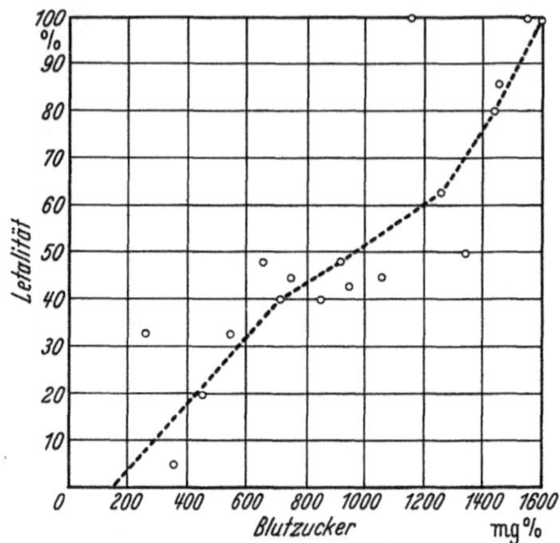

Abb. 13. Beziehungen zwischen Höhe des Blutzuckers und Letalität bei 201 Fällen von acidotischem Diabetes.

In bezug auf die Höhe des *Blutzuckers* ergibt sich folgende Gruppierung: bis 199 mg-% Letalität 0%, Punktzahl 0, zwischen 200 und 499 mg-% Letalität 15%, Punktzahl 1; zwischen 500 und 999 mg-% Letalität 42%, Punktzahl 2; zwischen 1000 und 1499 mg-% Letalität 64%, Punktzahl 3 und über 1500 mg-% Letalität 100%, Punktzahl 4.

In bezug auf den *Bewußtseinszustand* finden sich folgende Verhältnisse: die Gruppe der wachen Patienten mit einer Gruppenletalität von 7% erhält die Punktzahl 0, diejenige der somnolenten mit einer Letalität von 10% die Punktzahl 1, diejenige der Halbbewußtlosen (auf Anruf noch reagierend) mit einer Letalität von 38% die Punktzahl 2, die Gruppe der bewußtlosen, aber auf Schmerz reagierenden Patienten mit einer Letalität von 67% die Punktzahl 3 und die Gruppe der tiefbewußtlosen Patienten mit einer Gruppenletalität von 96% erhält die Punktzahl 4.

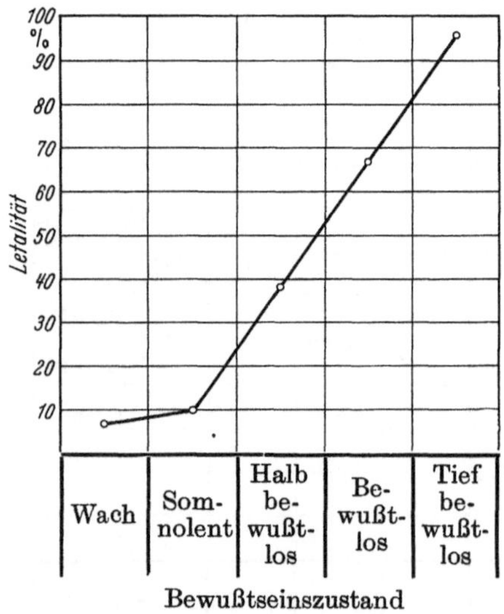

Bei den *Komplikationen* werden folgende Gruppen unterschieden: Komplikationen leichten Grades mit einer Gruppenletalität von 16%, welche die Punktzahl 1 erhalten, solche mittelschweren Grades mit einer

Abb. 14. Beziehungen zwischen Grad der Bewußtseinsstörung und Letalität bei 201 Fällen von acidotischem Diabetes.

Letalität von 33%, Punktzahl 2, Komplikationen schweren Grades mit einer Gruppenletalität von 87% erhalten die Punktzahl 3. Leichte Infekte sowie eine Herzinsuffizienz geringen Grades werden als Komplikationen leichten Grades (Punktzahl 1) betrachtet; septische Infekte, eine schwere Herzinsuffizienz sowie cerebrale Gefäßprozesse mit groben neurologischen Ausfallserscheinungen gelten als Komplikationen schweren Grades (Punktzahl 3). Das gleichzeitige Vorliegen von mehreren Komplikationen schweren Grades wird im Index mit Punktzahl 4 belastet.

Bei der beschriebenen Gruppen-Einteilung ergibt sich für jeden Faktor zwischen dem durch die Punktzahl ausgedrückten Schweregrad und der Letalität eine annähernd lineare Beziehung (Abb. 15).

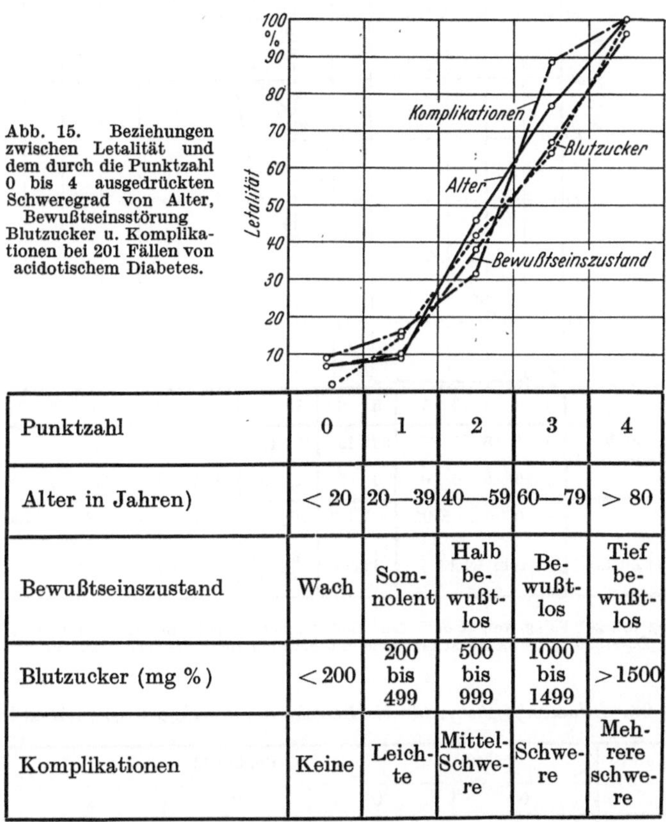

Abb. 15. Beziehungen zwischen Letalität und dem durch die Punktzahl 0 bis 4 ausgedrückten Schweregrad von Alter, Bewußtseinsstörung Blutzucker u. Komplikationen bei 201 Fällen von acidotischem Diabetes.

Punktzahl	0	1	2	3	4
Alter in Jahren)	< 20	20—39	40—59	60—79	> 80
Bewußtseinszustand	Wach	Somnolent	Halb bewußtlos	Bewußtlos	Tief bewußtlos
Blutzucker (mg %)	< 200	200 bis 499	500 bis 999	1000 bis 1499	>1500
Komplikationen	Keine	Leichte	Mittel-Schwere	Schwere	Mehrere schwere

Der Sofort-Severitätsindex eines Falles ist die Summe der Punktzahlen, mit welchen die Faktoren Alter, Bewußtseinsstörung, Blutzucker und Komplikationen belastet werden. Entsprechend seinem Aufbau aus 4 Faktoren mit Punktzahl 0 bis 4, kann der Index 0—16 betragen.

d) Die Prognosenstellung mit dem Sofort-Severitätsindex.

Wird in unserem Material die Letalität der Fälle mit gleichem Index berechnet, so zeigt sich (Abb. 16), daß für die Fälle mit einem Index unter 5 die Letalität 0% beträgt, daß sie für die Fälle mit einem Index von 6—11 steil von 11% auf 94% ansteigt und daß sie für die Fälle mit dem Index von 12 und mehr 100% beträgt.

Auf Grund der Letalität für die einzelnen Indexe kann *die Schwere des klinischen Zustandes, d. h. die Prognose* des betreffenden Falles ermittelt werden. Wie Rabinowitch unterscheiden wir 5 Grade zunehmender Schwere: sehr leicht,

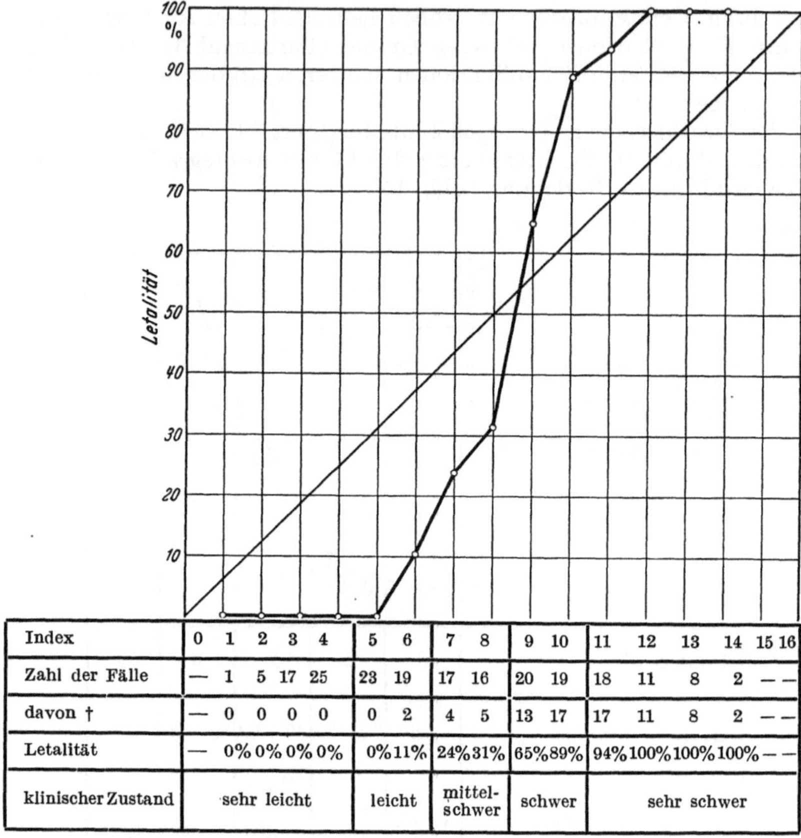

Index	0	1	2	3	4	5	6	7	8	9	10	11	12	13	14	15	16
Zahl der Fälle	—	1	5	17	25	23	19	17	16	20	19	18	11	8	2	—	—
davon †	—	0	0	0	0	0	2	4	5	13	17	17	11	8	2	—	—
Letalität	—	0%	0%	0%	0%	0%	11%	24%	31%	65%	89%	94%	100%	100%	100%	—	—
klinischer Zustand	sehr leicht					leicht		mittel-schwer		schwer		sehr schwer					

Abb. 16. Einteilung von 201 Fällen von acidotischem Diabetes nach dem Sofort-Severitätsindex. Kurvenmäßige Darstellung der Letalität der Fälle mit gleichem Index (Severitätskurve).

Tabelle 26. *Belastungsschema für die Berechnung des Sofort-Severitätsindexes.*

Faktor	Punktzahl				
	0	1	2	3	4
Alter (Jahre) . . .	unter 20	20—39	40—59	60—79	über 80
Bewußtseinszustand	wach	somnolent	halb bewußt-los (auf Anruf noch reagierend)	bewußtlos (auf Schmerz-reize noch reagierend)	tief bewußt-los
Blutzucker (mg-%)	unter 200	200—499	500—999	1000—1499	über 1500
Komplikationen. .	keine	leichte	mittel-schwere	schwere	mehrere schwere

Index	Klinischer Zustand
unter 5	sehr leicht
5 u. 6	leicht
7 u. 8	mittelschwer
9 u. 10	schwer
über 10	sehr schwer

leicht, mittelschwer, schwer und sehr schwer. Die 16 Zahlen unseres Sofort-Indexes werden deshalb in 5 Gruppen unterteilt, die wir derart gewählt haben, daß die Letalität von der einen zur andern Indexgruppe möglichst gleichmäßig ansteigt. Die Gruppe der Fälle mit einem Index unter 5 hat eine Letalität von 0% und wird als sehr leicht bezeichnet, diejenige mit einem Index von 5 und 6 mit einer Letalität von 5% wird als leicht, die Gruppe mit einem Index von 7 und 8 und einer Letalität von 27% als mittelschwer, diejenige mit einem Index von 9 und 10 mit einer Letalität von 77% als schwer und die Gruppe der Fälle mit einem Index über 10, die eine Letalität von 97% aufweist, wird als sehr schwer bezeichnet.

Der Sofort-Severitätsindex eines Falles von acidotischem Diabetes kann auf Grund des in Tab. 26 für jeden Faktor angegebenen Belastungsschemas auf einfachste Weise berechnet werden. Diese Tabelle gibt ebenfalls den, den verschiedenen Indexen entsprechenden klinischen Zustand, und damit die Prognose des Falles an.

VI. Vergleich des Sofort-Severitätsindexes mit den Indexen von RABINOWITCH und von COLLEN.

Der den verschiedenen Indexen zugrunde liegende Gedanke ist der gleiche: die Schwere eines Falles bzw. seine Prognose durch eine Zahl, den Severitätsindex, auszudrücken. Der Index ist die Summe der Punktzahlen, durch welche die Schwere verschiedener prognostischer Faktoren im betreffenden Belastungsschema angegeben wird.

Der von uns vorgeschlagene Sofort-Severitätsindex ist wesentlich einfacher als die Indexe von RABINOWITCH und von COLLEN. Er ermöglicht in jedem Fall eine sofortige Prognosenstellung und kann zur Gestaltung der Therapie verwendet werden.

1. Die prognostischen Faktoren und ihre Bewertung bei den einzelnen Severitätsindexen.

RABINOWITCH berücksichtigt 9 Faktoren, COLLEN 7 Faktoren. Von diesen werden gewisse ihrer Schwere entsprechend graduell mit Punktzahl 1—5 belastet; die Bewertung der andern erfolgt nur auf Grund ihres Vorhandenseins, welches mit Punktzahl 3 belastet wird. Die höchsten Indexwerte betragen bei RABINO-WITCH 40, bei COLLEN 30. Der Sofort-Severitätsindex enthält nur 4 Faktoren. Wir unterscheiden für jeden Faktor 5 Grade zunehmender Schwere, welche durch Punktzahl 0—4 ausgedrückt werden. Die erste Stufe, als durch den Faktor noch nicht aggravierte Stufe, wird nicht belastet und erhält die Punktzahl 0. Der höchste Indexwert beträgt 16.

Das *Alter* als prognostischer Faktor wird in allen drei Indexen berücksichtigt. Im Sofort-Severitätsindex werden die jüngeren Altersklassen, welche eine niedrigere Letalität aufweisen (s. Abb. 2) weniger belastet als bei RABINOWITCH und COLLEN. So wird z. B. ein Alter von 30—40 Jahren in unserem Index nur mit $^1/_4$ der größtmöglichen Belastung (Punktzahl 1) bewertet, während das gleiche Alter bei RABINOWITCH und bei COLLEN bereits mit $^3/_5$ der maximalen Belastung (Punktzahl 3) behaftet wird. Das von uns gewählte Belastungschema für das Alter entspricht besser den tatsächlichen Verhältnissen (s. Abb. 1).

Auch der *Bewußtseinszustand* figuriert in den drei Indexen. Die Unterteilung in Grade zunehmender Schwere ist nach den gleichen Gesichtspunkten vorgenommen. Die Bewertung ist aber insofern verschieden, als in unserem Index eine tiefe Bewußtlosigkeit mit der größten Punktzahl belastet wird. Durch dieses Vorgehen wird der überaus schlechten prognostischen Bedeutung einer hochgradigen Bewußtseinsstörung besser Rechnung getragen (s. Tab. 11 u. 12).

Die Bewertung der ebenfalls in allen drei Indexen berücksichtigten *Komplikationen* ist etwas verschieden. Wir führen wie Collen den Faktor „Komplikationen" mit abgestufter Belastung an. Rabinowitch ist hier anders vorgegangen, indem er das Vorhandensein einer Infektion mit Punktzahl 3 belastete und zudem, in einer andern Rubrik, 5 Schweregrade von sog. „associated conditions" berücksichtigt. Darunter versteht er „akute Bedingungen, welche unabhängig vom Koma zum Tode führen können". Daß beim Faktor „Infektionen" eine graduelle Belastung angebracht ist, braucht nicht besonders hervorgehoben zu werden.

Die Höhe des *Blutzuckers* als Letalitätsfaktor ist im Index von Collen und in unserem Index enthalten. Collen führt keine Abstufung durch; er belastet bloß eine Hyperglykämie über 800 mg-% mit 3 Punkten und vernachlässigt die niedrigeren Blutzuckerwerte. Rabinowitch berücksichtigt in seinem Index diesen Faktor überhaupt nicht, obwohl er in seinen Fällen, im Material von Dillon und Dyer sowie in demjenigen von Joslin eindeutige Beziehungen zwischen der Höhe des Blutzuckers und der Letalität nachweisen konnte. Wir haben im Sofort-Severitätsindex den Blutzucker graduell belastet. Diese Bewertung entspricht nämlich den Beziehungen zwischen Höhe des Blutzuckers und der Letalität des acidotischen Diabetes (s. Tab. 21).

Im Sofort-Severitätsindex haben wir die übrigen von Rabinowitch und von Collen angeführten Faktoren nicht berücksichtigt, entweder weil sie keine prognostische Bedeutung haben oder weil sie Korrelationen zu andern im Index enthaltenen Faktoren aufweisen.

Obwohl die ungünstige prognostische Bedeutung einer Erhöhung des Blutreststickstoffes feststeht (s. Tab. 18 u. 19), haben wir im Gegensatz zu Rabinowitch und zu Collen diesen Faktor in unserem Index nicht angeführt. Die Korrelation zwischen Blutzucker und Blutreststickstoff (s. Abb. 3) zeigt nämlich, daß der Blutreststickstoff indirekt durch den Blutzucker ausgedrückt wird. Die Berücksichtigung im Severitätsindex dieses nicht spezifisch diabetischen und nur durch eine zeitraubende Laboratoriumsuntersuchung bestimmbaren Faktors ist also überflüssig.

Die Hypotonie als Zeichen des kardiovasculären Versagens wird von Rabinowitch und von Collen zur Ermittlung des Severitätsindexes herangezogen. Wegen der zwischen Hypotonie und Grad der Hyperglykämie bestehenden Korrelation (s. Abb. 4) haben wir diesen Faktor, trotz seiner prognostischen Bedeutung, im Sofort-Severitätsindex nicht angeführt.

Der ungünstige Einfluß der Dauer der Bewußtseinsstörung auf die Letalität des acidotischen Diabetes ist unbestritten. Sie kann aber in den meisten Fällen nicht genau oder überhaupt nicht eruiert werden. Bei unseren 173 Fällen mit einer Störung des Bewußtseins konnten in 53% der Fälle die Dauer der Bewußtseinsbeeinträchtigung nicht ermittelt werden. Die Brauchbarkeit eines Severitätsindexes, welcher diesen so häufig nicht bestimmbaren Faktor enthält, erscheint a priori fragwürdig. Wir haben deshalb diesen von Rabinowitch und von Collen in ihren Indexen aufgenommenen Faktor nicht berücksichtigt. Diese Dauer wird übrigens einigermaßen durch den Grad der Bewußtseinstrübung ausgedrückt.

Rabinowitch belastet in seinem Index das Vorhandensein von „Kaffeesatz-Erbrechen" mit der Punktzahl 3. Collen führt diesen Faktor nicht an. Da in unseren Fällen dem Erbrechen keine prognostische Bedeutung zukommt, haben wir diesen Faktor ebenfalls außer acht gelassen.

Die Herabsetzung der *Alkalireserve* ist eines der wesentlichsten Kriterien des acidotischen Diabetes. Wie zahlreiche Autoren konnten auch wir in unseren Fällen keine Beziehung zwischen dem Grad der Alkalireserveerniedrigung und der Letalität nachweisen. Wir haben sie deshalb im Sofort-Severitätsindex nicht berücksichtigt. COLLEN führt die Alkalireserve weder in seinem Index noch in seiner Severitätsformel auf. Einzelne Autoren messen ihr aber eine prognostische Bedeutung zu. RABINOWITCH nimmt sie als erschwerenden Faktor in seinem Severitätsindex auf. Dieser Autor, welcher in seinem Material zwischen dem Grad der Alkalireserveerniedrigung und der Letalität eine umgekehrte Beziehung findet, gibt keine Erklärung dafür, weshalb er diesen Faktor in seinem Index trotzdem berücksichtigt. Da die prognostische Bedeutung der Alkalireserve beim acidotischen Diabetes noch umstritten ist, soll auf diese Frage hier näher eingegangen werden. Es ist in diesem Zusammenhang namentlich von Interesse, die Beziehungen zwischen der Alkalireserve und der Häufigkeit und dem Schweregrad der prognostisch wichtigen Faktoren zu untersuchen.

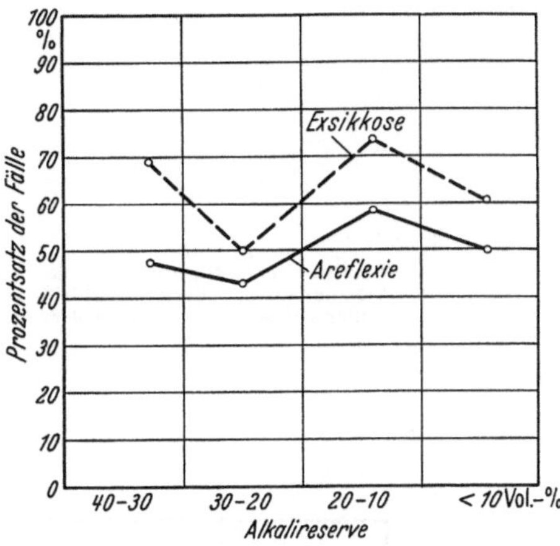

Abb. 17. Prozentuale Häufigkeit von Areflexie (———) und Exsiccose (- - - -) in Funktion der Alkalireserveerniedrigung bei 169 Fällen von acidotischem Diabetes.

Zwischen dem Auftreten einer Areflexie und einer Exsiccose einerseits und dem Grad der Alkalireserveverminderung anderseits, lassen sich keine Beziehungen nachweisen (Abb. 17).

In unserem Material besteht — wie Tab. 27 zeigt — kein gesetzmäßiger Zusammenhang zwischen dem Grad der Alkalireserveverminderung und dem Grad der Bewußtseinsstörung. So wiesen 31 von 83 Diabetikern mit schwerer

Tabelle 27. *Beziehungen zwischen der Alkalireserve und dem Bewußtseinszustand bei 169 acidotischen Diabetikern.*

Alkalireserve (Vol.-%)	Bewußtseinszustand				
	wach	somnolent	halb bewußtlos	bewußtlos, auf Schmerzreize reagierend	tief bewußtlos
unter 10	2	3	6	5	2
10—15	1	11	7	6	7
15—20	1	13	5	11	3
20—25	3	8	6	4	2
25—30	4	7	5	4	1
30—35	7	4	7	4	1
35—40	8	6	2	2	1
Total	26	52	38	36	17

Acidose (Alkalireserve unter 20 Vol.-%) eine nur geringgradige Störung des Bewußtseins auf, während 19 von 86 Patienten mit einer Acidose mäßigen oder leichten Grades (Alkalireserve über 20 Vol.-%) bewußtlos sind. Eine gesetzmäßige Beziehung zwischen dem Grad der Alkalireserveverminderung und der Schwere der Bewußtseinsstörung wird auch von anderen Autoren abgelehnt (FOSTER,

Kahn, Dodds u. Robertson, Bertram, Rabinowitch, Beardwood u. Rouse, Owens u. Rockwern).

Wird bei unseren acidotischen Diabetikern die Letalität in Funktion des Blutzuckers und der Alkalireserve untersucht, so zeigt sich, daß innerhalb jeder Gruppe von Patienten mit gleichgradiger Hyperglykämie die Sterblichkeit mit zunehmender Herabsetzung der Alkalireserve abnimmt (Abb. 18).

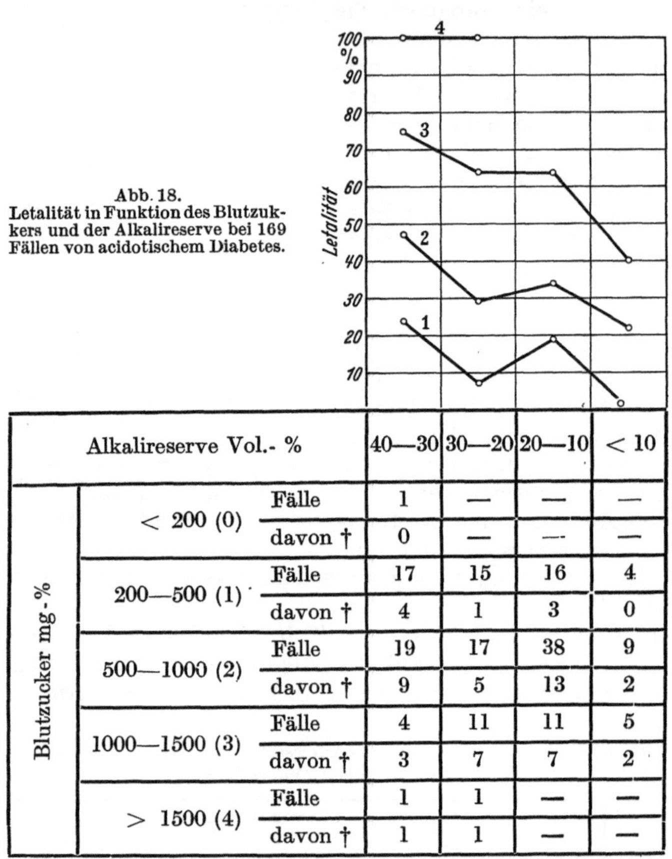

Abb. 18.
Letalität in Funktion des Blutzukkers und der Alkalireserve bei 169 Fällen von acidotischem Diabetes.

Blutzucker mg-% / Alkalireserve Vol.- %			40—30	30—20	20—10	< 10
< 200 (0)	Fälle		1	—	—	—
	davon †		0	—	—	—
200—500 (1)	Fälle		17	15	16	4
	davon †		4	1	3	0
500—1000 (2)	Fälle		19	17	38	9
	davon †		9	5	13	2
1000—1500 (3)	Fälle		4	11	11	5
	davon †		3	7	7	2
> 1500 (4)	Fälle		1	1	—	—
	davon †		1	1	—	—

Untersuchen wir ferner die Letalität für jeden Grad der Acidose innerhalb der Gruppen von Patienten mit gleichgradiger Störung des Bewußtseins, so ergibt sich die auffallende Tatsache, daß innerhalb jeder Gruppe die Letalität größer ist bei wenig erniedrigter als bei stark verminderter Alkalireserve (Abb. 19). Es sei hervorgehoben, daß bei den bewußtlosen Patienten mit wenig erniedrigter Alkalireserve die Bewußtlosigkeit nicht etwa durch eine Komplikation bedingt war. Dies geht u. a. aus der Zusammenstellung der Todesursachen unserer acidotischen Diabetiker (s. Tab. 8) hervor, in welcher sich nur ganz vereinzelt Leiden finden, welche eine Beeinträchtigung des Bewußtseins zur Folge haben.

Aus diesem Verhalten darf abgeleitet werden, daß für den letalen Ausgang des acidotischen Diabetes nicht so sehr die Acidose an sich, als die besondere Anfälligkeit des Patienten ihr gegenüber ausschlaggebend ist. In unserem Material haben wir besonders bei Patienten der höheren Altersklassen bereits bei geringgradiger Alkalireserveerniedrigung schwere Bewußtseinsstörungen beobachtet.

Dies kann als Zeichen einer erhöhten Anfälligkeit aufgefaßt werden und unterstreicht die prognostische Bedeutung des Bewußtseinszustandes.

Es zeigt sich also, daß die Alkalireserve nicht nur keine Beziehungen zur Letalität aufweist, sondern daß unter bestimmten Bedingungen der Grad der Acidose und die Höhe der Letalität sich umgekehrt verhalten. Das Vorgehen von RABINOWITCH, die Alkalireserve als erschwerenden Faktor im Severitätsindex anzuführen, ist u. E. nicht begründet.

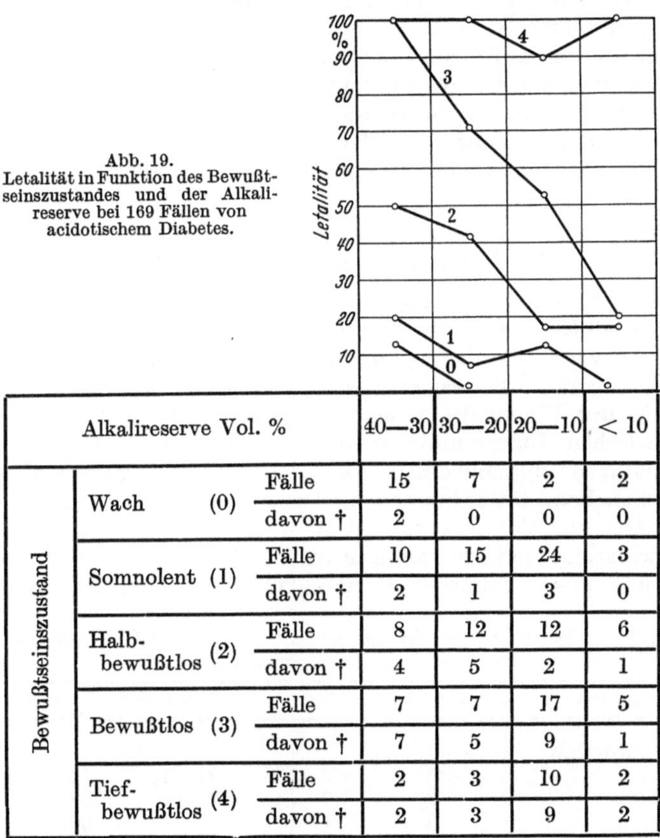

Abb. 19.
Letalität in Funktion des Bewußtseinszustandes und der Alkalireserve bei 169 Fällen von acidotischem Diabetes.

Alkalireserve Vol. %			40—30	30—20	20—10	< 10
Wach (0)	Fälle		15	7	2	2
	davon †		2	0	0	0
Somnolent (1)	Fälle		10	15	24	3
	davon †		2	1	3	0
Halb- bewußtlos (2)	Fälle		8	12	12	6
	davon †		4	5	2	1
Bewußtlos (3)	Fälle		7	7	17	5
	davon †		7	5	9	1
Tief- bewußtlos (4)	Fälle		2	3	10	2
	davon †		2	3	9	2

2. Vergleichende Betrachtungen über den Wert der einzelnen Severitätsindexe.

Die Bedeutung der Severitätsindexe von RABINOWITCH und von COLLEN liegt darin, daß sie es ermöglichen, die Fälle von acidotischem Diabetes in Gruppen gleicher Schwere einzuteilen, die Zusammensetzung des Materials verschiedener Kliniken zu charakterisieren und den Wert der angewandten Behandlungsmethoden zu beurteilen. Mit dem Sofort-Severitätsindex kann zudem die Prognose jedes Falles sofort bei Klinikeintritt ermittelt und die Therapie danach gerichtet werden.

a) Bedeutung der Severitätsindexe für die sofortige Prognosenstellung und für die Gestaltung der Therapie.

Der Severitätsindex von RABINOWITCH berücksichtigt unter den erschwerenden Faktoren den Blutreststickstoff und die Alkalireserve. COLLEN führt in seinem Index ebenfalls den Blutreststickstoff auf. Da die Bestimmung dieser Faktoren zeitraubende Laboratoriumsuntersuchungen erfordert, ermöglichen diese beiden Severitätsindexe keine sofortige Prognosenstellung.

Peck machte den Vorschlag, die Insulintherapie des Coma diabeticum mit Hilfe des Severitätsindexes von Rabinowitch zu leiten; da aber die Insulinbehandlung sofort bei Klinikeintritt einsetzen muß, bereitet der Umstand, daß dieser Severitätsindex erst nach Bestimmung des Blutreststickstoffes und der Alkalireserve berechnet werden kann, gewisse Schwierigkeiten. Um diese Schwierigkeiten zu umgehen, verabreicht Peck gleich bei Klinikseintritt in jedem Falle, unabhängig von seiner Schwere, die gleiche Insulindosis. Erst die folgenden Insulinmengen werden auf Grund des inzwischen berechneten Severitätsindexes festgelegt. Auf diese Weise wird es trotzdem möglich, die Fälle gleicher Schwere mit den gleichen Insulindosen zu behandeln. Der Sofort-Severitätsindex, welcher unmittelbar nach der Aufnahme des Patienten berechnet werden kann, bietet den Vorteil, die Therapie von Anfang an der Schwere des Falles anpassen zu können.

b) Bedeutung der Severitätsindexe für die Beurteilung der Zusammensetzung des Materials verschiedener Kliniken.

Unter „Severitätskurve" verstehen wir die Kurve, welche für ein bestimmtes Material von acidotischem Diabetes und für einen bestimmten Severitätsindex die tatsächliche Letalität für jeden Indexwert angibt. Bei einem „idealen" Severitätsindex würde die Severitätskurve der Proportionalitätsgerade entsprechen, d. h. der Diagonale, welche vom Nullpunkt ausgehend eine lineare Beziehung zwischen Index und tatsächlicher Letalität gewährleisten würde. Einer gleichmäßigen Zunahme des Indexwertes würde eine gleichmäßige Zunahme der tatsächlichen Letalität entsprechen. Die Aufstellung eines „idealen" Severitätsindexes hätte zur Voraussetzung, daß nicht nur die Bedeutung sämtlicher prognostisch wichtiger Faktoren, sondern auch die Reaktionsweise des betreffenden Organismus mit mathematischer Genauigkeit erfaßt werden könnten. Eine

Tabelle 28. *Einteilung der eigenen Fälle von acidotischem Diabetes nach verschiedenen Severitätsindexen.*

Klinischer Zustand	sehr leicht	leicht	mittelschwer	schwer	sehr schwer
nach Index Rabinowitch					
Punktzahl	<5	6—10	11—15	16—20	>20
Anzahl der Fälle	9	47	53	37	23
davon gestorben	0	1	8	26	23
tatsächliche Letalität. . .	0%	2%	15%	70%	100%
nach Index Collen					
Punktzahl	<5	6—10	11—15	16—20	>20
Anzahl der Fälle	43	56	37	22	11
davon gestorben	0	6	20	21	11
tatsächliche Letalität . . .	0%	11%	54%	95%	100%
nach Formel Collen					
vorausgesehene Letalität. .	<20	21—40	41—60	61—80	>80
Anzahl der Fälle	66	41	31	26	5
davon gestorben	0	7	21	25	5
tatsächliche Letalität . . .	0%	17%	68%	96%	100%
nach dem Sofort-Severitäts-Index					
Punktzahl	<5	5—6	7— 8	9—10	>10
Anzahl der Fälle	45	37	30	30	27
davon gestorben	0	2	8	22	26
tatsächliche Letalität . . .	0%	5%	27%	73%	96%

solche Forderung kann aber bei biologischen Vorgängen naturgemäß nie erfüllt werden.

Auch wenn ein „idealer" Severitätsindex nie geschaffen werden kann, steht trotzdem fest, daß der Wert eines Indexes umso größer ist, als die ihm entsprechende Severitätskurve sich der Proportionalitätsgerade möglichst nähert. Der Vergleich der Severitätskurven verschiedener Severitätsindexe für das gleiche Material gibt somit die Möglichkeit, den Wert dieser Indexe zu beurteilen.

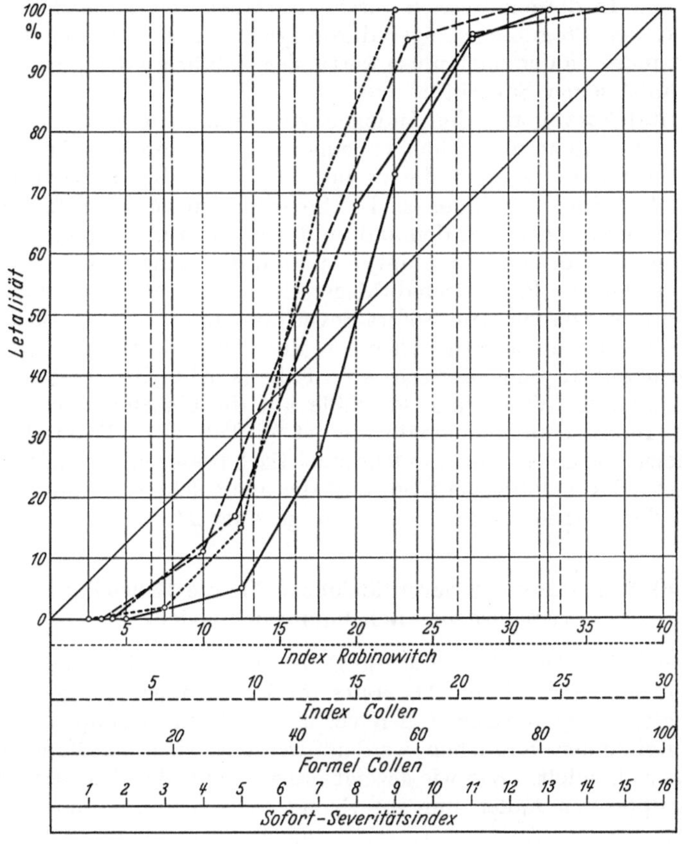

Abb. 20. Severitätskurven für unser Material nach dem Index von RABINOWITCH ($\cdots$), nach dem Index von COLLEN (– – –) nach der Formel von COLLEN ($-\cdots\cdots-$) und nach dem Sofort-Severitätsindex (——).

Wir müssen uns hier darauf beschränken, für unsere Fälle die Severitätskurven nach den Indexen von RABINOWITCH und von COLLEN, nach der Severitätsformel von COLLEN und nach unserem Sofort-Severitätsindex miteinander zu vergleichen. Da in der Literatur unseres Wissens keine Wiedergabe eines Materials von acidotischem Diabetes sich findet, in welcher die Fälle einzeln und mit allen die Letalität beeinflussenden Faktoren dargestellt sind, können weitere Vergleiche nicht angestellt werden.

Die Einteilung unserer Fälle von acidotischem Diabetes nach diesen vier Indexen ist in Tab. 28 wiedergegeben. Es sind hier nur die 169 Fälle berücksichtigt, bei welchen die Alkalireserve bestimmt werden konnte. Die entsprechenden Severitätskurven sind in Abb. 20 dargestellt.

Grundsätzlich können bei allen Severitätskurven 3 Abschnitte unterschieden werden. Der erste, unter der Proportionalitätsgerade, flach ansteigende Abschnitt entspricht den sehr leichten und leichten Schweregraden. Der mittlere Kurventeil steigt sehr steil an und schneidet die Proportionalitätsgerade; ihm entsprechen die mittelschweren und schweren Fälle; der dritte Abschnitt, welcher oberhalb der Proportionalitätsgerade liegt, verläuft flacher und entspricht den sehr schweren Fällen. Diese Kurven zeigen, daß im ersten und dritten Abschnitt die Zunahme der Letalität mit dem Index gering, im mittleren Kurvenabschnitt hingegen beträchtlich ist. In diesem Bereich der Severitätskurve ist die Beurteilung der Letalität bzw. der Prognose weniger differenziert als in den andern Bereichen Ein Severitätsindex ist demnach umso wertvoller, je kürzer der mittlere d. h. der steilere Abschnitt seiner Severitätskurve ist.

Die Severitätskurven mit den Indexen von Collen und von Rabinowitch unterscheiden sich nicht wesentlich voneinander. Die mit der Severitätsformel von Collen erhaltene Severitätskurve liegt zwischen diesen Kurven und derjenigen des Sofort-Severitätsindexes. Die Severitätskurve des Sofort-Severitätsindexes unterscheidet sich von den andern durch einen gleichmäßigeren Anstieg des ersten und des dritten Abschnittes und durch einen kürzeren mittleren Kurventeil, welcher die Proportionalitätsgerade in ihrer Mitte schneidet.

Der von uns vorgeschlagene Sofort-Severitätsindex erlaubt also eine besser differenzierte Verteilung auf die Gruppen der sehr leichten, leichten, mittelschweren, sowie auf diejenige der schweren Fälle (s. Abb. 20). Ferner ergibt sich daß die zahlenmäßige Verteilung der Fälle auf die einzelnen Schweregruppen mit unserem Index eine gleichmäßigere ist (s. Tab. 28). Dadurch entstehen annähernd gleich starke Gruppen, welche statistisch besser miteinander verglichen werden können. Es ist offensichtlich, daß die aus solchen Gruppen abgeleitete Einschätzung der prognostischen Aussichten genauer ist.

c) Bedeutung der Severitätsindexe für die Beurteilung verschiedener Behandlungsmethoden.

Beim acidotischen Diabetes stößt die Beurteilung einer Behandlungsmethode auf erhebliche Schwierigkeiten. Als erstes muß man über eine genügend große Gruppe von gleich behandelten Fällen verfügen. Solche Gruppen können aber erst dann miteinander verglichen werden, wenn es sich um Fälle annähernd gleicher Schwere handelt. Wie wir gezeigt haben, kann die Schwere eines Falles oder einer Gruppe von Fällen nur auf Grund eines Severitätsindexes ermittelt werden.

So haben einzelne Autoren, welche sich in den letzten Jahren mit vergleichenden Unterschungen über den Wert verschiedener Behandlungsmethoden beschäftigen, die Schwere ihrer Fälle mittels der Severitätsformel von Collen bestimmt. Die sehr leichten und sehr schweren Fällen können für die Beurteilung einer Therapie nicht verwendet werden, da ihre Prognose durch die Ausgangslage von vornherein festgelegt ist; hier kann die Art der Behandlung keinen entscheidenden Einfluß auf die Letalität ausüben. Franks und Mitarbeiter wählen für ihre Untersuchungen über Behandlungserfolge die Fälle, welche nach der Severitätsformel von Collen eine „prospektive Letalität" von 30—60% aufweisen. Dies entspricht dem mittleren, steilen Abschnitt der Severitätskurve dieser Formel (s. Abb. 20). Lee und Mitarbeiter gehen gleich vor. Auf diese Weise konnten diese Autoren u. a. überzeugend zeigen, daß die Verabreichung von Glykose zu Beginn der Behandlung des acidotischen Diabetes ungünstige Ergebnisse zeitigt.

Für die Beurteilung von therapeutischen Methoden auf Grund des Sofort-Severitätsindexes eignen sich alle Fälle mit Indexwerten von 5—10, d. h. die leichten, mittelschweren und schweren Fälle.

Zusammenfassend bestehen die Vorteile des Sofort-Severitätsindexes darin, daß er im Gegensatz zu den Indexen von RABINOWITCH und von COLLEN nur 4 Faktoren enthält. Diese Faktoren können immer bestimmt werden, sind objektiv faßbar und erfordern keine zeitraubenden Laboratoriumsuntersuchungen. Zudem kann der Sofort-Severitätsindex im Gegensatz zu der Formel von COLLEN auf einfachste Weise berechnet werden. Er ermöglicht deshalb nicht nur die retrospektive Beurteilung der Schwere eines Falles, sondern eine sofortige Prognosenstellung und kann zur Gestaltung der Therapie verwendet werden. Ferner gibt der Sofort-Severitätsindex eine differenziertere Einteilung des Materials in Gruppen von Fällen gleicher Schwere.

VII. Schlußbetrachtungen zur Frage der Prognose des acidotischen Diabetes.

Im Zentrum der Diskussion über die Prognose des Coma diabeticum stehen die auffallenden Unterschiede in den von den einzelnen Autoren angegebenen Letalitätsziffern. Die Angaben schwanken zwischen 2,4% und 66%. Hierfür sind Unterschiede in der Zusammensetzung des Materials und in der Therapie sowie uneinheitliche Auffassung der Begriffe Präkoma und Koma verantwortlich zu machen.

Die Bedeutung der Unterschiede in der Zusammensetzung des Materials der einzelnen Autoren kann nur dann erfaßt werden, wenn über das betreffende Krankengut genügende Angaben vorliegen. Es müßten für jeden Fall sämtliche die Letalität beeinflussenden und somit die Schwere des Falles kennzeichnenden Faktoren angegeben werden. Die Zusammensetzung eines Materials kann aber auch ohne eine solche Charakterisierung der Einzelfälle beurteilt werden, wenn die Fälle mittels eines Severitätsindexes in Gruppen gleicher Schwere eingeteilt wiedergegeben sind. In der Literatur ist kein Material von acidotischem Diabetes nach Einzelfällen gesondert veröffentlicht. In Gruppen vergleichbarer Schwere eingeteilt, liegen auf Grund des gleichen Severitätsindexes nur die Fälle von RABINOWITCH und von COLLEN vor.

Mit Hilfe des Severitätsindexes läßt sich zeigen, daß die Unterschiede in der Letalität des acidotischen Diabetes, welche bei RABINOWITCH 23,8%, bei COLLEN 40,2% und bei uns 34,3% beträgt, weitgehend auf Unterschiede in der Zusammensetzung des Materials zurückzuführen sind. Da das Material von RABINOWITCH und von COLLEN nur nach dem Index von RABINOWITCH eingeteilt in der Literatur vorliegt, haben wir, trotz unseren grundsätzlichen Einwänden, für diesen Vergleich den Severitätsindex von RABINOWITCH benützt (Tab. 29). Es zeigt sich, daß bei RABINOWITCH die sehr leichten und leichten Fälle 41% des Gesamtmaterials ausmachen, während sie bei COLLEN nur 28% und bei uns 33% darstellen und daß die schweren und sehr schweren Fälle bei COLLEN und bei uns 38% bzw. 36% der Fälle ausmachen, während sie nur 28% des Materials von RABINOWITCH bilden.

Ein Vergleich mit dem umfangreichen Komamaterial von JOSLIN ist in dieser Form nicht durchführbar. Dies ist um so bedauerlicher, als gerade dieser Autor die niedrigsten Letalitätsziffern angibt. Es wäre von großem Interesse, zu wissen, inwiefern diese nur von JOSLIN erreichte Herabsetzung der Komaletalität auf bessere Behandlungserfolge oder bloß auf eine besonders günstige Zusammensetzung seines Krankengutes beruht.

Auch wenn das Material von Joslin mit demjenigen von Autoren, welche eine höhere Letalität angeben, auf Grund eines Severitätsindexes nicht verglichen werden kann, liegen doch Angaben vor, die einen gewissen Vergleich zulassen. Von den Faktoren des Sofort-Severitätsindexes (Alter, Grad der Bewußtseinsstörung, Blutzucker und Komplikationen) sind für einzelne Serien von

Tabelle 29. *Prozentuale Verteilung der Fälle auf Gruppen verschiedener Schwere bei Anwendung des Severitätsindexes von* Rabinowitch.

Schweregruppe	Material von RABINOWITCH		Material von COLLEN		eigenes Material*	
	Zahl der Fälle	in % des Materials	Zahl der Fälle	in % des Materials	Zahl der Fälle	in % des Materials
sehr leicht, leicht (Index <10).	42	41,6	30	28,0	56	33,1
mittelschwer (Index 11—15). . . .	31	30,7	36	33,7	53	31,4
schwer, sehr schwer (Index >15).	28	27,7	41	38,3	60	35,5
Total	101	100	107	100	169	100

* Es sind hier nur die Fälle, bei welchen die Alkalireserve bestimmt werden konnte, berücksichtigt.

Fällen Joslins die Altersverteilung, der Grad der Bewußtseinsstörung und die Blutzuckerwerte bekannt. Das Material von Joslin läßt sich in bezug auf diese Faktoren mit unseren 83 Fällen von acidotischem Diabetes vergleichen, welche der Definition des Coma diabeticum nach Joslin entsprechen (Alkalireserve unter 20 Vol.-%) und eine Letalität von 32,5% aufweisen.

In bezug auf die Altersverteilung fällt auf, daß im Material von Joslin rund 75% der Fälle auf die Altersklassen unter 40 Jahren entfallen. Von unseren 83 Fällen gehören nur 46% diesen Altersklassen an (Tab. 30). Die Zusammensetzung unseres Materials in bezug auf diesen prognostisch ausschlaggebenden Faktor (s. Tab. 9, Abb. 1 u. 2) ist also bedeutend ungünstiger als diejenige des Joslinschen Materials.

Der Vergleich der Fälle von Joslin mit unseren Fällen in

Tabelle 30. *Altersverteilung des Materials von* Joslin *und des eigenen Materials (Fälle von acidotischem Diabetes mit Alkalireserve unter 20 Vol.-%).*

Alter (in Jahren)	Fälle von JOSLIN (1923—45)		eigene Fälle	
	Anzahl	%	Anzahl	%
<10	39⎫		—⎫	
10—19	266⎭	47	5⎭	6
20—29	83⎫		25⎫	
30—39	88⎭	26	8⎭	40
40—49	70⎫		14⎫	
50—59	65⎭	21	19⎭	40
60—69	29⎫		8⎫	
>70	11⎭	6	4⎭	14
Total	651	100	83	100

bezug auf den Grad der Bewußtseinsstörung ergibt, daß auch in dieser Beziehung unser Material bedeutend ungünstiger ist. Aus Tab. 31 ist ersichtlich, daß 35% der Patienten von Joslin bei klarem Sensorium sind, während dies bei unseren Fällen in nur 5% zutrifft. Bei Joslin sind nur 19% der Patienten tief bewußtlos, bei uns 41%.

Der Vergleich des nach zunehmenden Blutzuckerwerten eingeteilten Materials von Joslin mit unseren Fällen zeigt, daß rund 75% seiner Patienten einen

Blutzucker unter 600 mg-% aufweisen, während dies bei uns in nur 40% der Fall ist. Eine Hyperglykämie über 1000 mg-% findet sich im Material von Joslin in nur 4%, in unserem hingegen in 20% der Fälle (Tab. 32). Auch in bezug auf die Höhe des Blutzuckers ist unser Material wesentlich schwerer.

Dem Alter, dem Grad der Bewußtseinsstörung und der Höhe des Blutzuckers kommt, wie wir gezeigt haben, beim acidotischen Diabetes eine maßgebende prognostische Bedeutung zu (s. Abb. 12, 13 u. 14). Die großen Unterschiede zwischen dem Material von Joslin und unseren Fällen in bezug auf diese Faktoren lassen es wahrscheinlich erscheinen, *daß die auffallend niedrige Letalität des Coma diabeticum bei* Joslin *vor allem auf eine besonders günstige Zusammensetzung seines Materials zurückzuführen ist.*

Ohne eine genaue Charakterisierung der Schwere der zu vergleichenden Fälle, die nur mittels eines Severitätsindexes erfolgen kann, lassen sich die therapeutischen Ergebnisse verschiedener Autoren und somit der Wert der angewandten Behandlungsmethoden nur sehr mangelhaft beurteilen. Die Anwendung eines Severitätsindexes bietet ferner nicht unbedeutenden Vorteil, eine Einteilung der Fälle von acidotischem Diabetes in Gruppen gleicher Schwere auf Grund objektiver Kriterien zu ermöglichen. Wir schlagen vor, eine solche Einteilung anstelle der unsicher und uneinheitlich gehandhabten Unterscheidung in Präkoma- und Komafälle treten zu lassen.

Tabelle 31. *Bewußtseinszustand bei den Fällen von* Joslin *und den eigenen Fällen von acidotischem Diabetes mit Alkalireserve unter 20 Vol.-%.*

Bewußtseinszustand	Fälle von Joslin (1923—45)		eigene Fälle	
	Anzahl	%	Anzahl	%
wach	225	35,3	4	5
somnolent bis halb bewußtlos	290	45,5	45	54
bewußtlos . .	122	19,2	34	41
Total	637		83	

Tabelle 32. *Blutzucker bei den Fällen von* Joslin *und den eigenen Fällen von acidotischem Diabetes mit Alkalireserve unter 20 Vol.-%.*

Blutzucker (in mg-%)	Fälle von Joslin (1940—46)		eigene Fälle	
	Anzahl	%	Anzahl	%
200—400	67	38,7	7	8,4
400—600	60	34,7	25	30,1
600—1000	39	22,5	35	42,2
1000—1300	5	2,9	10	12,1
über 1300	2	1,2	6	7,2
Total	173	100	83	100

VIII. Zusammenfassung.

Die Frage der Prognose des Coma diabeticum wird durch Bearbeitung von 201 Fällen von acidotischem Diabetes aus dem 2341 Fälle umfassenden Diabetesmaterial der Medizinischen Universitätsklinik Zürich aus den Jahren 1930—1949 geprüft.

Für diese Zeit beträgt die Häufigkeit des Diabetes mellitus 3,97% des Gesamtmaterials der Klinik. Die Anzahl der Hospitalisationen wegen Diabetes nimmt in diesen Jahren allmählich zu. Die Frauen sind mit 54% vertreten. Die hohen Altersklassen überwiegen, 70% unserer Diabetiker sind über 50 Jahre alt. Die Durchschnittsletalität beläuft sich auf 18,1%. Unter den 424 Todesfällen bei Diabetikern finden sich 79 Koma-Todesfälle, d. h. 18,6%. Das unkomplizierte Koma macht aber nur 3,3% der Todesursachen aus. Von den übrigen Todesursachen sind in absteigender Reihenfolge die Erkrankungen des Zirkulationssystems (183 Todesfälle), die Infektionskrankheiten (87 Fälle), die Affektionen des Respirationstractus (47 Fälle) und diejenigen des Urogenitalsystemes (40 Fälle) zu erwähnen.

Den schwer abgrenzbaren und uneinheitlich gehandhabten Begriffen Präkoma und Coma diabeticum ziehen wir die Bezeichnung acidotischen Diabetes vor. Darunter verstehen wir die Fälle von Diabetes mellitus mit einer unter 40 Vol.-% erniedrigten Alkalireserve. Bei Festsetzung der Grenze der Alkalireserveverminderung auf 40 Vol.-% werden in unserem Material alle Fälle, welche eine Störung des Bewußtseins aufweisen, erfaßt.

In den Jahren 1930—1949 wurden 201 Fälle von acidotischem Diabetes beobachtet. Bezogen auf unsere 2341 Diabetesfälle bedeutet dies eine Häufigkeit von 8,6% (für die Frauen 12%, für die Männer 6,5%). Rund 60% der Fälle betreffen Patienten über 40 Jahre. Die Letalität beträgt 39,3%. Von den 79 Komatodesfällen kamen 66% innerhalb 24 Std. nach Klinikaufnahme ad exitum. Unter den Todesursachen ist die Pneumonie mit 23%, das unkomplizierte Koma mit 18%, die Sepsis mit 10% vertreten.

Als prognostisch wichtige Faktoren haben sich erwiesen Alter, Grad und Dauer der Bewußtseinsstörung, Areflexie, Kussmaulsche Atmung, Exsiccose, kardiovasculärer Zustand, Vorhandensein und Schwere von Komplikationen, sowie Blutzucker und Blutreststickstoff.

Hingegen finden sich in unseren Fällen keine Beziehungen zwischen Letalität und Dauer des Diabetes, abdominellen Symptomen, Chloridwerten, Leukocytenzahlen, Hämoglobinwerten und Beschleunigung der Senkungsreaktion. Auffallenderweise kommt in unserem Material, wie auch bei Owens u. Rockwern, Rabinowitch und Collen *dem Grad der Alkalireserveerniedrigung keine prognostische Bedeutung zu.*

Wie Rabinowitch und Collen verwenden wir zur Einteilung der Fälle von acidotischem Diabetes einen Severitätsindex. Die Korrelationen zwischen den die Letalität beeinflussenden Faktoren werden untersucht. Es wird gezeigt, daß Blutreststickstoff, Hypotonie als Ausdruck des kardiovasculären Versagens, Areflexie, Kussmaulsche Atmung und Exsiccose enge Beziehungen zur Höhe des Blutzuckers und zum Grad der Bewußtseinsstörung aufweisen. Diese Faktoren können also bei der Aufstellung eines Severitätsindexes außer acht gelassen werden. Von den prognostischen Faktoren müssen nur Alter, Grad der Bewußtseinsstörung, Höhe des Blutzuckers und Vorhandensein von Komplikationen berücksichtigt werden.

Es wird ein einfacher, in wenigen Minuten bestimmbarer, nur diese vier objektiv faßbaren und quantitativ ausdrückbaren Faktoren enthaltender Sofort-Severitätsindex vorgeschlagen. Für das Alter, den Grad der Bewußtseinsstörung und die Höhe des Blutzuckers werden 5 Grade zunehmender Schwere unterschieden, welche mit Punktzahlen 0—4 belastet werden. Komplikationen werden je nach ihrer Schwere mit Punktzahl 1—3, das gleichzeitige Vorliegen mehrerer Komplikationen mit Punktzahl 4 belastet. Die Summe dieser Punktzahlen ergibt den Sofort-Severitätsindex des betreffenden Falles. Mit diesem Index können die Fälle von acidotischem Diabetes in Grade zunehmender Schwere eingeteilt werden: Index bis 4 sehr leicht, Index 5 und 6 leicht, Index 7 und 8 mittelschwer, Index 9 und 10 schwer und Index über 10 sehr schwer.

Die Severitätsindexe von Rabinowitch und von Collen enthalten 9 bzw. 7 Faktoren, deren Bestimmung zeitraubende Laboratoriumsuntersuchungen erfordert. Der Index von Collen gibt keine bessere Charakterisierung der Fälle von acidotischem Diabetes als derjenige von Rabinowitch. Die von Collen angegebene Severitätsformel besitzt den Indexen gegenüber keine wesentlichen Vorteile, da ihre Berechnung zu umständlich ist.

Die Anwendung des Sofort-Severitätsindexes ergibt eine gleichmäßigere Verteilung der Fälle von acidotischem Diabetes auf die verschiedenen Gruppen gleicher Schwere und somit bessere statistische Auswertungsmöglichkeiten. Die Abstufung der Letalität der einzelnen Gruppen ist differenzierter. Der Sofort-Severitätsindex kann innerhalb weniger Minuten bestimmt werden und deshalb nicht nur zur Prognosenstellung sondern auch zur Gestaltung der Therapie verwendet werden.

Unsere Fälle werden mit denjenigen von RABINOWITCH mittels seines Indexes und mit denjenigen von JOSLIN auf Grund einzelner prognostisch wichtiger Faktoren verglichen. Dieser Vergleich zeigt, daß unser Material von acidotischem Diabetes wesentlich schwerer ist. Die Unterschiede in den von den einzelnen Autoren für das Coma diabeticum angegebenen Letalitätsziffern werden vor allem auf die verschiedenartige Zusammensetzung ihres Materials zurückgeführt.

Nur durch die generelle Anwendung des gleichen Severitätsindexes könnten die Fälle von acidotischem Diabetes verschiedener Kliniken in objektiv abgrenzbare und deshalb in bezug auf ihre Schwere untereinander vergleichbare Gruppen eingeteilt werden. Eine solche Einteilung soll anstelle der für vergleichende Untersuchungen über Prognose und Therapie des acidotischen Diabetes nicht brauchbaren Begriffe Präkoma und Koma treten.

XIII. Die fetalen Erythroblastosen und der Rhesusfaktor[1].

Von

LEONORE BALLOWITZ-Berlin.

Mit 11 Abbildungen.

Inhalt.

Literatur 539
A. Einführung
    I. Theorien über die Entstehung der fetalen Erythroblastosen bis zur Anerkennung des Rhesusfaktors 552
    II. Praktische Auswirkung der WIENERschen Entdeckung und LEVINEschen Theorie für die Beurteilung der fetalen Erythroblastosen 557
    III. Häufigkeit und Vorkommen der Erythroblastosen 561
    IV. Ähnliche Erkrankungen bei Tieren 564
B. Serologie und Immunbiologie der Rh-Eigenschaft des Menschen
    I. Hergang der Entdeckung des Rh-Faktors 568
    II. Nomenklatur der verschiedenen Rh-Untergruppen unter Berücksichtigung der Eigenschaften der Erythrocyten, der Immunseren und der Antikörper 569
    III. Das Vorkommen der einzelnen Rh-Typen bei den verschiedenen Völkern 581
    IV. Praktische Herstellung und Aufbewahrung der Seren 582
    V. Die verschiedenen Testmethoden 587
C. Serologische Befunde bei den nicht Rh-bedingten Neugeborenen-Erythroblastosen
    I. Die AB-Isoimmunisierung 595
    II. Isoimmunisierungen durch andere Blutfaktoren 596
D. Klinische Beobachtungen bei den fetalen Erythroblastosen
    I. Die Vorgeschichte 598
    II. Die Verdachtsdiagnose nach serologischen Untersuchungen des Blutes der Mutter und des Vaters 602
    III. Symptomatologie der erkrankten Neugeborenen mit besonderer Berücksichtigung der pathologischen Anatomie und der Laboratoriumsbefunde 605
    IV. Das klinische Erscheinungsbild bei den Neugeborenen und die Differentialdiagnose 624
E. Behandlungsmöglichkeiten bei den fetalen Erythroblastosen
    I. Bluttransfusionen 628
    II. Die Austauschtransfusion 630
        a) Die Indikation zur Austauschtransfusion und die Frage der vorzeitigen Schnittentbindung bei Rh-sensibilisierten Müttern 635
        b) Beobachtungen bei den Kindern nach der Austauschtransfusion
            1. Letalität, Spätschäden, allgemeine körperliche und geistige Entwicklung der Kinder 637
            2. Die Besonderheiten in der Genesungszeit nach einer Austauschtransfusion . 638
    III. Andersartige Behandlungsverfahren der fetalen Erythroblastosen 647
    IV. Die Behandlung der nicht durch D-Sensibilisierung bedingten Erythroblastosen . 650
Schlußwort 650

---

[1] Aus dem Kaiserin Auguste Victoria-Haus, Berlin-Charlottenburg. Direktor: Prof. Dr. JOPPICH. Abgeschlossen Aug. 1951.

Literatur.

ABELSON, N. M.: Paper read before Interurban Club, Philadelphia, April 1946; zit. Young, Christian et al.

AGERTY, H. A., R. S. WIKSMAN and L. KACHER: Erythroblastosis fetalis in a set of identical twins. Amer. J. Dis. Childr. 80, 62 (1950).

AIDIN, R.,CORNER and G. TOVEY: Kernikterus and prematurity. Lancet 1, 1153 (1950).

AKERREN, Y.: Auftreten palpabler Milzen bei gesunden Neugeborenen und gesunden Säuglingen. Acta paediatr. (Stockh.) 34 (1947); Ref. Arch. Kinderheilk. 134, 252 (1947).

ALLEN, F.H., L. K. DIAMOND and J. B. WATROUS: Erythroblastosis fetalis. The value of blood from female donors for exchange transfusion. New England J. Med. 241, 799 (1949); Ref. J. Pediatr. 36, 135 (1950).

ALOTT, W., and HOHNAN: Anti N and other low-temperature agglutinins in human serum. Lancet 1947, 130; Zit. TISCHENDORF [2].

ALTZITZOGLOU: Das Blutbild beim Icterus neonatorum familiaris gravis und seine diagnostische Bedeutung. Mschr. Kinderheilk. 58, 329 (1933).

ANDRESEN, P. H., and J. KELL: An incomplete agglutinin related to the L-(Lewis)system. Acta path. scand. (Københ.) 26, 636 (1949); Ref. Zbl. Bakter. 149, 20 (1951).

ANSELMINO u. HOFFMANN: Die Ursachen des Icterus neonatorum. Klin Wschr. 1931, 97.

— K. J., u. M. A. VON FINCK: Moderne Behandlungsmethoden bei den Rh-bedingten hämolytischen Neugeborenenerkrankungen. Med. Klin. 44, 449 (1949).

ARNOLD, D. P.: Evaluation of replacement tranfusion in the treatment of hemolytic disease of the newborn infant. J. Pediatr. 34, 293 (1949).

— and K. M. ALFORD: A new technique for replacement transfusion in the treatment of hemolytic disease of the newborn infant. J. Pediatr. 32, 113 (1948).

ASHBY: Med. chronical 1884; zit. Broman [1].

BAKSE, C. J. A.: Angeborene Anämie durch das E-Antigen: Nederl. Tijdschr. Geneesk. 1949; 261; Ref. Kongreßzbl. 121, 269 (1949).

BALLANTYNE, J. W.: Diseases of the Foetus, Edinburgh 1898; zit. Wolff [1].

BALLOWITZ, L.: Über die Behandlung des Icterus gravis mit Austauschtransfusionen. Ärztl. Wschr. 1951, 844.

BECKER u. VOGEL: J. Neuropath. 7, 190 (1940); zit. KÜSTER u. KRINGS.

BENECKE, E.: Hyperinsulinismus und Glykogenspeicherung beim Icterus gravis familiaris. Zbl. Path. 72, 401 (1939).

BERLIN, R. B.: Capillary determination of Rh and ABO groups. Amer. J. clin. Path. 17, 233 (1947).

BERNARD, J., u. M. BESSIS: Betrachtungen über die Behandlung akuter Leukämien durch Entblutungstransfusion. Sang 19, 45 (1948); Ref. Dtsch. med. Wschr. 74, 28 (1949).

BERNDT, H.: Nachweis freier Rh-Antikörper im Blute Neugeborener und Folgerungen für die geburtshilfliche Praxis. Dtsch. med. Wschr. 75, 318 (1950).

BERNER, A.: Sérumglobulines, sérumalbumine et réaction au Cadmium de Wunderly et Wuhrmann. Helvet. med. Acta, Ser. A 16, 3 (1949); Ref. Kongreßzbl. 122, 394 (1949).

BERNHEIM, KARRER: Über Icterus gravis beim Neugeborenen. Z. Kinderheilk. 58, 105 (1937).

BERTHOLD: Retikulocytenstudien im Säuglingsalter. Arch. Kinderheilk. 136, 99 (1949).

BESSIS, M. [1]: La Maladie Hémolytique du Noveau-Né, Paris: Masson et Cie. 1947; zit MOLLISON, MOURANT u. RACE.

— [2]: The use of replacement transfusion in diseases other than hemolytic disease of the newborn. Blood 4, 324 (1949).

— and P. FREIXA: Etudes sur l'ictére hémolytique expérimental par injection et ingestion d'antisérum. Rev. d'hémat. 2, 114 (1947).

— and GORIUS: The distribution of Rh genotypes in France. Study on 1000 individuals. C. r. Soc. Biol. Paris 141, 1119 (1947).

BINDEWALD, H.: Beitrag zur Frage einer Beziehung zwischen Rhesus-System und Dysporia entero-broncho-pancreatica congenita familiaris (GLANZMANN). Med. Klin. 45, 1137 (1950).

BLOMFIELD: Brit. med. J. 1, 1142 (1901); zit. BROMAN [1].

BLOXSOM: Difficulty in beginning respiration seen in infants delivered by cesarean section; analysis of 100 consecutive cesarean sections. J. Pediatr. 20, 215 (1942); zit. LANDAU u. Mitarbeiter.

BOCK, M., M. A. VON FINCK, M. EILERS: Ein Fall von Icterus gravis neonatorum infolge Unverträglichkeit des Blutkörperchenmerkmals A. Klin. Wschr. 1949, 240.

BOEHNKE, M.: Beitrag zur Kenntnis des Icterus gravis. Z. Kinderheilk. 60, 666 (1939).

BOKELMANN: Beitrag zur Frage der Bedeutung des Blutbildes im mensuellen Cyclus des Weibes. Arch. Gynäk. 164, 597 (1937); zit. WOLFF [1].

VAN BOLHUIS, J. H.: Placenta en Rhesusantagonische Thesis. Leiden: Groen 1948; zit. VAN LOGHEM, BOLHUIS, SOETERS u. VEENE KLAAS.

540   LEONORE BALLOWITZ:

BOORMAN, K., and B. DODD: [1]Group specific substances A, B, M, N, Rh: their occurence in tissues and body fluids. J. of Path. 55, 329, (1943).
— — [2]: Activation of haemagglutinins by human serum. J. of Path. 59, 95 (1947); zit. BOORMAN, DODD u. TRINICK 1949.
— — and R. H. TRINICK: Haemolytic disease of the newborn due to anti A antibodies. Lancet 6565, 1088 (1949).
— — P. L. MOLLISON: The clinical significance of the Rh factor. Brit. med. J. 2, 535 u. 569 (1942); zit. BROMAN [1] sowie MOLLISON, MOURANT u. RACE.
BORNSTEIN, S., and M. ISRAEL: Agglutinogens in fetal erythrocytes. Proc. Soc. exper. Biol. a. Med. 49, 718 (1942); zit. LEVINE [3].
DU BOUCHET: Interagglutination positive malgré l'identité de groupes entre le sang de la mère et du nouveau-né. C. r. Soc. Biol. Paris 94, 16 (1926); zit. LENART.
BOWLEY, C. C.: The antenatal and postnatal care of the erythroblastotic infant. Amer. J. Obstetr. 54, 489 (1947); Ref. Kongreßzbl. 119, 294 (1949).
— and J. DUNSFORD: The agglutinin anti-M associated with pregnancy. Report on two cases. Brit. med. J. 1949, No. 4629, 681.
BRANCATO, G. G.: Severe erythroblastosis fetalis and icterus precox (Occurence of both diseases in the same family). Amer. J. Dis. Childr. 77, 351 (1949).
BRENDEMOEN, O. J., and C. BRENDEMOEN: Anti A and Anti B isoagglutinin titers in Rh immunized pregnant woman. J. Labor. a. clin. Med. 33, 1089 (1948).
BRENNER, W.: Beiträge zur Kenntnis des Eisen- und Kupferstoffwechsels im Kindesalter. Z. Kinderheilk. 65, 727 (1948).
BROCK: Biologische Daten für den Kinderarzt. Band I, Berlin: Julius Springer 1932.
BROMAN, B. [1]: The blood factor Rh in man, Acta paediatr. (Stockh.) 31, Suppl. II (1944).
— [2]: Rh immunisering av Rh positiva mödrar. Nord. Med. 43, 218 (1950).
BROMBERG, J. M., and J. POLISHUK: Non-erythroblastotic hydrops fetalis. Amer. J. clin. Path. 18, 927 (1948).
BRUNER, D. W., R. G. BROWN, F. E. HULL and A. S. KINKAID: Blood factors and baby pig anemia. J. Amer. Vet. Med. Assoc. 115, 94 (1949).
— F. E. HULL and E. R. DOLL: The relation of blood factors to icterus in foals. Amer. J. Vet. Res. 9, 237 (1948).
— E. R. DOLL, F. E. HULL and A. S. KINKAID: Further studies on hemolytic icterus in foals. Amer. J. Vet. Res. 11, 22 (1950).
DE BRUYNE, G. I., and S. VAN CREVELD: On the cause of nuclear jaundice in neonatal sepsis with jaundice. Arch. Dis. Childh. 23, 84 (1948).
BÜCHMANN, P.: Die Bedeutung der Serumeisenbestimmung für die Klinik. Erg. inn. Med. 60, 446 (1941).
BÜNGELER: Angeborene Leukämie bei einer Frühgeburt. Zbl. Path. 50, 388 (1931).
BUSCH, M. G.: Beziehungen zwischen Histaminvergiftung, Icterus gravis neonatorum, Hydrops fetus universalis und Blasenmole. Zbl. Gynäk. 66, 1206 (1942 II).
CALLENDER, S. T., and R. R. RACE: A serological and genetical study of multiple antibodies formed in response to blood transfusion by a patient with lupus erythematosus diffusus. Ann. Eugenics 13, 102 (1946); zit. CAPPELL [2].
CANN, J. R., R. A. BROWN, D. CARLETON GAJDUSEK, J. G. KIRKWOOD, PH. STURGEON: Fractionation of Rh Antiserum by electrophoresis convection. J. of Immun. 66, 137 (1951).
CAPPELL, D. F. [1]: The blood group Rh. Brit. med. J. 1946, 601 u. 641.
— [2]: Some scientific aspects of the Rh-factor. Glasgow med. J. 29, 267 (1948).
— [3]: Recent advances in our knowledge of the Rh-Factor. Brit. med. J. 1948, 323.
— [4]: The mother-child incompatibility problem in relation to the nervous sequelae of haemolytic disease of the newborn. Brain 70, 486 (1947).
— and M. N. McFARLANE: Inclusion bodies (Protozoon like cells) in the organs of infants. J. of Path. 59, 385 (1947).
CAROLI, J., M. BESSIS et GORIUS: Recherches sur la cause de l'ictère grave familial des muletons. Rev. de Hématol. 2, 207 (1947); Ref. Mschr. Kinderheilk. 97, 39 (1949).
CARTER, B. B. [1]: Maternal Rh Sensitization and the clinically normal child. Amer. J. Obstetr. 54, 879 (1947).
— [2]: Preliminary report on a substance which inhibits anti Rh-serum. Amer. J. Path. 17, 649 (1947); Ref. Kongreßzbl.118, 467 (1948).
— [3]: Rh hapten: its preparation, assay and nature. J. of Immun. 61, 79 (1949).
— and J. LOUGHREY: A method of demonstrating anti Rh agglutinins in cases of erythroblastosis fetalis. Amer. J. clin. Path. 15, 575 (1945); zit. ZÖLLNER.
CATHIE, I. A. B.: Breast-feeding in erythroblastosis foetalis. Brit. med. J. 1947, 650.
CHESNER, CH., and J. A. CICERRELLA: Erythroblastosis fetalis associated with Rh positive mothers. J. Pediatr. 33, 190 (1948).

CHOWN [1]: Rapid, simple and economical method for Rh agglutination. Amer. J. clin. Path. (Techn. Suppl.) 14, 114 (1944); zit. DAHR [1].
— [2]: On certain variations in erythroblastosis fetalis. Blood Special issue No. II, 155 (1948); zit. FRISCH u. JACKETS.
CHU, C. M., and R. R. A. COOMBS: Modification of human red cells by virus action: agglutination by „incomplete" Rh antibody. Lancet 1, 484 (1947).
CLAIREAUX, A.: Haemolytic disease of the newborn part I. A clinical-pathological study of 157 cases. Arch. Dis. Childh. 25, 61 (1950).
CONLEY, J. E., J. ERBES, F. J. STODDARD, J. W. FREE: Replacement transfusion following administration of incompatible blood. Amer. J. clin. Path. 19, 1131 (1949).
COOMBS, R. R. A., and A. E. MOURANT: On certain properties of antisera prepared against human serum and its various protein fractions, their use in detection of sensitization of human red cells with „incomplete" Rh antibody and on nature of this antibody. J. of Path. 59, 105 (1947); zit. MOLLISON, MOURANT u. RACE.
COOPER, M. B.: Erythrophagocytosis in haemolytic disease of the newborn. Blood 5, 678 (1950).
McCORDOCK, H. A., and M. G. SMITH: Amer. J. Dis. Childr. 47, 771 (1934); zit. WYATT u. Mitarbeiter.
CUTBUSH, MOLLISON and PARKIN: A new human bloodgroup. Nature (Lond) 165, 188 (1950).
DAHR, P. [1]: Die Technik der Blutgruppen- und Blutfaktorenbestimmung. 4. und 5. Aufl. Stuttgart 1948 und 1950.
— [2]: Vorschlag zur Verhütung der Neugeborenenerythroblastose. Klin. Wschr. 26, 442 (1948).
— [3]: Neugeborenen-Erythroblastose beim erstgeborenen Kind. Ärztl. Wschr. 6, 7 (1951).
— u. H. KNÜPPEL: Ein erbliches Blutgruppensystem beim Kaninchen mit wahrscheinlichen Beziehungen zum Kaninchenhydrops. Klin. Wschr. 24—25, 592 (1947).
— u. J. WOLFF: Über das Auftreten „irregulärer" Blutgruppenantikörper in der Frauenmilch. Dtsch. med. Wschr. 72, 378 (1947).
— u. R. MANZ: Neuere Ergebnisse der Rh-Blutgruppenforschung und ihre besondere Bedeutung für die klinische Medizin. Ärztl. Wschr. 3, 289 (1948).
— KINDLER u. H. KNÜPPEL: Über die Deutung von Rh-Antikörperbefunden. Ärztl. Wschr. 4, 719 (1949).
DARÈSTE: Recherches sur la production artificielle des monstruosités en essais de tératogénie expérimentale. II. Aufl. Paris 1891. Zit. n. MELLINGHOFF.
DARROW: Icterus gravis (erythroblastosis) neonatorum; examination of etiology consideration. Arch. Path. 25, 378 (1938); zit. n. BROMAN [1].
— and J. CHAPIN: Pathogenesis of passive Rh isosensitization in the newborn (Erythroblastosis fetalis). Amer. J. Dis. Childr. 73, 257 (1947); zit. n. DEREYMAEKER.
DEGENER u. JAFFÉ: Ausgedehnte Lebernekrosen bei einem Säugling. Zbl. Path. 35, 556 (1924); zit. n. ZOLLINGER.
DEREYMAEKER, A.: L'ictère nucléaire du nouveau né. Paris: Masson et Cie. 1949.
DEUTSCH, H. F., R. A. ALBERTY, L. J. GOSTING, J. W. WILLIAMS: Biophysical studies of blood plasma proteins. VI. Immunological properties of γ_1 globulin from plasma of normal humans. J. of Immun. 56, 183 (1947); Ref. Kongreßzbl. 118, 377 (1948).
DIAMOND, L. K. [1]: Medical progress; clinical importance of Rh blood type. New England J. Med. 232, 447 (1945); zit. n. LEVINE [3].
— [2]: Forts. zu 1. New England J. Med. 232, 475 (1945); zit. MOLLISON, MOURANT u. RACE.
— [3]: Erythroblastosis foetalis or haemolytic disease of newborn. Proc. roy. Soc. Med. 40, 546 (1947); zit. n. ANSELMINO u. v. FINCK.
— [4]: Austauschtransfusion als eine Behandlung bei fetaler Erythroblastose. Pediatrics 2, (1948); Ref. Arch. Kinderheilk. 137, 124 (1943).
— [5]: The production and proper use of Rh typing reagents. Amer. J. Publ. Health 38, 645 (1948).
— [6]: Anemias of Infancy and Childhood. Mitchell-Nelson Textbook of Pediatrics. 5. Edition.
— and R. L. DENTON: Rh agglutination in various media with particular reference to value of albumin. J. Labor a. clin. Med. 30, 821 (1945); zit. SCHMIDTMANN.
— and ABELSON [1]: The detection of Rh sensitization, evaluation of tests for Rh antibodies. J. Labor. a. clin. Med. 30, 668 (1945).
— — [2]: Persönliche Mitteilung. Zit. n. WITEBSKY, RUBIN, ENGASSER u. BLUM.
— BLACKFAN and BATY: Erythroblastosis fetalis and its association with universal edema of the fetus, icterus gravis neonatorum and anemia of the newborn. J. Pediatr. 1, 269 (1932); zit. n. BROMAN u. WOLFF.
DIENST: Das Eklampsiegift. Vorläufige Mitteilung. Zbl. Gynäk. 29 I, 353 (1905); zit. n. BROMAN.

DOMENICI, F.: La transfusione sostitution nelle anemie emolitiche del neonato. Rass. clin. Sci. **25**, 35 (1949); Ref. Kongreßzbl. **122**, 397 (1949).

DRUMMOND, R. J., and A. G. WATKINS: The Rh factor and hepatomegaly and splenomegaly in children and adolescents. Brit. med. J. **1946**, No. 4460, 984.

DUNSFORD, J. [1]: Agglutinin anti P in pregnancy. Brit. med. J. **1949**, Nr. 4591, 15.

— [2]· Nature (Lond.) (im Druck); zit. n. LEVINE, WIGOD, BAKER u. PONDER.

v. DUNGERN u. HIRSZFELD: Über gruppenspezifische Strukturen des Blutes. Z. Immun., forschg. **8**, 526 (1911); zit. n. DAHR [1].

EAST, E. N., and C. M. MAIR: Intensive immunization of an already sensitized Rh negative woman, bird of a mildly diseased child. J. Labor. a. clin. Med. **34**, 983 (1949).

EBBEKE: Zit. n. SAMSON.

EBERHARD, G.: Inaug.-Diss. Zürich 1929; zit. n. ZOLLINGER.

ECKLIN: Ein Fall von Anämie bei einem Neugeborenen. Mschr. Kinderheilk. **15**, 425 (1919).

EFFKEMANN u. WERLE: Die Bedeutung der verminderten Histaminase-Aktivität des Schwangerenblutes bei der Entstehung des Abortes. Zbl. Gynäk. **64**, 1220 (1940).

EGGIMAN, P.: Lésions hépatiques et pancréatiques dans l'érythroblastose fétale Ann. paediatr. (Basel) **172**, 73 (1949); Ref. Kongreßzbl. **123**, 367 (1949—50).

ELBEL, H., u. O. PROKOP: Ein neues erbliches Antigen als Ursache gehäufter Fehlgeburten. Z. Hyg. **132**, 120 (1951).

EYQUEM, A.: L'atteinte du système nerveux central chez les jeunes animaux présentant une maladie hémolytique expérimentale. C. r. Soc. Biol. Paris **142**, 585 (1948); zit. n. DEREY-MAEKER.

FANCONI, G. [1]: Die primären Anämien und Erythroblastosen im Kindesalter. Mschr. Kinderheilk. **68**, 129 (1937).

— [2]: Die Bedeutung des Rhesus-Faktors. Ärztl. Mh. (Schweiz) **2**, 805 (1946).

— [3]: Diskussionsbemerkung. Mschr. Kinderheilk. **98**, 159 (1950).

— BOTSZTEJN u. METAXAS BÜHLER: Einige besondere Verlaufsformen der Pankreasfibrose mit Bronchiektasen. Helvet. paediatr. Acta **2**, 279 (1947); Ref. Mschr. Kinderheilk. **38**, 407 (1950).

FANCONI-WALLGREN: Lehrbuch der Pädiatrie. Basel 1950.

FARBER, G., and S. B. WOLBACH: Intranuclear and cytoplasmic inclusions ("protozoon like bodies") in the salivary glands and other organs of infants. Amer. J. Path. **8**, 123 (1932); zit. n. WYATT u. Mitarbeiter.

v. FARNOS: Das Verhalten der Blutplättchen bei Neugeborenen und ganz jungen Säuglingen. Jb. Kinderheilk. **112**, 47 (1926); zit. n. BROCK.

FARQUHAR, J. W., and J. C. LEWIS: Replacement transfusion technic in the newborn. Lancet **1**, 953 (1949).

FERLAZZO, A.: Erythrometric formula and reticulocytes in normal newborn, premature and asphyxiated infants. Riv. clin. Pediatr. **46**, 386 (1948); Ref. Amer. J. Dis. Childr. **79**, 333 (1950).

FISCHER, W.: Die angeborene allgemeine Wassersucht. Dtsch. med. Wschr. **38**, 410 (1912).

FISHER: Nach R. R. RACE: An „incomplete" antibody in human serum. Nature (Lond.) **153**, 771 (1944); zit. n. CAPPELL [2].

FISK, R. T., and C. A. McGEE: The use of gelatine in Rh testing and antibody determinations. Amer. J. clin. Path. **17**, 737 (1947).

FRAMM: Beobachtungen bei Frühgeborenen. Z. Geburtsh. **88**, 319 (1925). ·

FREUDENBERG: Ann. paediatr. (Basel) **165**, 168 (1945); zit. n. KÜSTER u. KRINGS.

FRIEDBERGER u. FRÖHNER: Lehrbuch der speziellen Pathologie und Therapie der Haustiere. Stuttgart: F. Enke 1908.

FRISCH, A. W., and V. JACKETS: Anti Rh Agglutinins, their clinical significance. Amer. J. clin. Path. **19**, 435 (1949).

FURMAN, R. A., H. K. HELLERSTEIN, V. V. STARTZMAN: Electrocardiographic changes occuring during the course of replacement transfusions. J. Pediatr. **38**, 45 (1951).

GARRAHAN: La xantochromie physiologique du liquide céphalorachidien. Investigations chez les nouveau-nés. Rev. franç. pédiatr. **4**, 483 (1928); zit. n. SAMSON.

GASSER, C., u. A. GRUMBACH: Über ein durch heterospezifisches N bedingtes morbus-haemolyticus-ähnliches Krankheitsbild. Helvet. paediatr. Acta **4**, 54 (1949); zit. n. WIENER u. WEXLER [4].

GAUTIER, P., F. THÉLIN, A. VOGT: Résultats de la technique de Pinkus dans l'exsanguino-transfusion chez le nouveau-né. Ann. paediatr. (Basel) **174**, 128 (1950).

GERVER, J. B., and R. DAY: Intelligence Quotient of children who have recovered from erythroblastosis fetalis. J. Pediatr. **36**, 342 (1950).

GILBEY, B. E. [1]: A new blood group antigen, „Jobbins". Nature (Lond.) **1947**, 362; Ref. Kongreßzbl. **118**, 467 (1948).

— [2]: An Rh allele on the E e locus reacting with both anti E and anti e sera. Brit. J. exper. Path. **31**, 703 (1950).

GINSBERG, V., and F. FELDMAN: Analysis of fifty cases of erythroblastosis fetalis. Amer. J. Obstetr. 59, 618 (1950).

GLANZMANN, E. [1]: Disporia entero-broncho-pancreatica congenita familiaris. Cystische Pancreasfibrose (Syndrom von LANDSTEINER-FANCONI-ANDERSEN). Eine klinische Vorlesung. Ann. paediatr. (Basel) 166, 289 (1946); zit. n. BINDEWALD.
— [2]: Einführung in die Kinderheilkunde. 3. Aufl. Wien: Springer 1949.

GLASS, B.: The relation of Rh incompatibility to abortion. Amer. J. Obstetr. 57, 323 (1949).

GOLDBLOOM, A., and H. H. LUBINSKI: Anti Rh agglutinins in maternal blood without symptoms of hemolytic anemia in the newborn infant. J. Pediatr. 28, 83 (1946); zit. n. FRISCH u. JACKETS.

GOLDSMITH, J. W.: Experiences with Rh hapten. Amer. J. Obstetr. 59, 172 (1950).

GOTTSEGEN, G., u. B. RONA: Behandlung der akuten Leukämie mit Entblutungstransfusion. Schweiz. med. Wschr. 1949, 193.

GREUTER: Zit. n. BROCK.

GROVE-RASMUSSEN, M., F. TUDVAD, G. JØRGENSEN: Icterus gravis efter isoimmunisering med A agglutinogen. Nord. Med. 38, 1259 (1948); Ref. Zbl. Bakter. 147, 240 (1949).

GRUBB, R.: Dextran as a medium for the demonstration of incomplete anti Rh agglutinins. Amer. J. clin. Path. 1949, 223.
— and W. T. J. MORGAN: The „Lewis“ blood group characters of erythrocytes and body-fluids. Brit. J. exper. Path. 30, 198 (1949); Ref. Kongreßzbl. 124, 340 (1950).

GRUMBACH, A.: Die Rhesustypen und ihre Diagnose. Schweiz. med. Wschr. 1947, 815; Ref. Kongreßzbl. 120, 332 (1949).

GRUNDORFER, J.: Heterospecific blood groups pregnancy in hemolytic disease of the newborn. Amer. J. Obstetr. 58, 574 (1949).

GUGLIELMO, DI: Le eritremie. Haematologica (Palermo) 17, fasc. VI, (1936); zit. n. LEHNDORFF [2].

GUINAND-DONIOL, J., and F. THÉLIN: Exsanguination transfusion by the supraumbilical method in haemolytic disease of the newborn. Pediatr. 1949, Nr. 5, 417; Ref. International medicaldigest 55, 354 (1949).

GUREVITCH, J., Z. POLISHUK, D. HERMONI: Titration of physiologic and immune antibodies with washed and unwashed erythrocytes. Amer. J. clin. Path. 19, 265 (1949).

GYORGY, P.: Protection of the liver through prenatal and neonatal nutrition with special reference to erythroblastosis. 6. Internat. Pädiater-Kongr. Zürich 1950.

HÄBELMANN, G.: Die Lebensdauer transfundierter Leukocyten. Klin. Wschr. 21, 904 (1942).

HABERMAN, S., J. M. HILL, B. W. EVERIST and J. W. DAVENPORT: The demonstration and characterization of the anti d agglutinin an antigen predicted by FISHER und RACE. Blood 3, 682 (1948).

HAILE, H.: Habituelle Aborte und Rh Unverträglichkeit. Dtsch. med. Wschr. 75, 1247 (1950).

HALAC, E., u. H. L. GARZON: Isoimmunisation durch den Faktor Rh, Studien über die Dauer seiner Aktivität. Ann. paediatr. (Basel) 172, Nr. 5—6; Ref. Arch. Kinderheilk. 137, 189 (1949).

HALBRECHT, J. [1]: Die Pathogenese haemolytischer Krankheiten des Neugeborenen mit besonderer Berücksichtigung der A und B Antigene (Icterus praecox). 5. Internat. Congress of Pediatrics New York; Ref. Arch. Kinderheilk. 134, 239 (1947).
— [2]: Contribution à l'étude de l'étiologie et de la pathogénie de l'icterus praecox forme athénuée de la maladie hémolytique du nouveau-né. 6. Internat. Pädiater-Kongr. Zürich 1950.

HAMBURGER, F.: Sodium salicylate inhibiting anti Rh immunization in animals. Proc. Soc. exper. Biol. a. Med. 61, 101 (1945).

HARTMANN: Oe. V. S. 1880; zit. n. FRIEDBERGER u. FRÖHNER.

HATTERSLEY, P. G., AUS and FAWCETTE: The prozone phenomen in Rh blocking serums. Amer. J. clin. Path. 17, 695 (1947); Ref. Kongreßzbl. 118, 468 (1948).
— and M. L. FAWCETTE: The use of preserved erythrocytes for the detection and identification of Rh antibodies. J. of Labor. a. clin. Med. 33, 1176 (1948).

HAWSKLEY u. LIGHTWOOD: Z. Kinderheilk. 51, (1931); zit. n. ZOLLINGER.

HEISSEN u. SCHALLOER: Über die Größenverhältnisse der roten Blutkörperchen beim Neugeborenen und Säugling. Z. Kinderheilk. 46, 105 (1928).

HELLMAN u. HERTIG: Erythroblastosis. Amer. J. Obstetr. 36, 137 (1938); zit. n. MELLINGHOFF u. ZOLLINGER.
— [2]: Pathological changes in the placenta associated with erythroblastosis of the fetus. Amer. J. Path. 14, 111 (1938).

HELLMANN L. M., and G. R. VOSBURGH: Role of transfusion in the etiology of erythroblastosis. A warning to physicians. J. Amer. med. Assoc. 136, 79 (1948); Ref. Kongreßzbl. 120, 118 (1949).

Hemberg, C. A.: Die Größe und Form der roten Blutkörperchen bei Menschen verschiedenen Alters unter physiologischen Verhältnissen. Acta med. scand. (Stockh.) **122**, 92 (1941); Ref. Zbl. Kinderheilk. **39**, 599 (1942).

Henderson: Zit. n. Ziegler.

Henry, N. W.: Technique and comparative values of cross agglutination methods. A study of centrifuge, slide, and hangingdrop techniques. J. Labor. a. clin. Med. **26**, 557 (1940); Ref. Zbl. Kinderheilk. **40**, 133 (1943).

Hertwig, O.: Lehrbuch der Entwicklungsgeschichte des Menschen und der Wirbeltiere. 9. Aufl. Jena: Gustav Fischer 1910.

Herz: Hämatologische Untersuchungen bei Frühgeburten. Mschr. Kinderheilk. **40**, 1 (1928); zit. n. Altzitzoglou.

Hill, J. M., u. S. Haberman: 1947 persönliche Mitteilung an Mollison, Mourant u. Race.

— — R. Guy: Further evidence for antibodies of third order fractionation of agglutinins, blocking antibodies and cryptagglutinoids by physicochemical methods. Amer. J. clin. Path. **19**, 134 (1949).

—· — A. V. Orozco: The preparation of potent anti Rh serum by injektion of Rh positive blood into previously isoimmunized individuals. J. Amer. med. Assoc. **128**, 944 (1945); Ref. Klin. Wschr. **24—25**, 54 (1946—47).

Hirszfeld, H.: Konstitutionsserologie und Blutgruppenforschung. Berlin 1930; Zit. n. Dahr [1].

— u. H. Zborowski [1]: Gruppenspezifische Beziehungen zwischen Mutter und Frucht und elektive Durchlässigkeit der Placenta. Klin. Wschr. **4**, 1152 (1925).

— — [2]: Über die Grundlagen des serologischen Zusammenlebens zwischen Mutter und Frucht. II. Mitteilung. Klin. Wschr. **5**, 741 (1926).

Hoffman, Ph. B., and D. Ermoine Edwards: A report of a new concept in the treatment of Rh negative pregnant women. Amer. J. Obstetr. **59**, 207 (1950).

Hoffmann u. Hausmann: Icterus neonatorum gravis. Folgezustände und Pathogenese. Mschr. Kinderheilk. **33**, 193 (1926).

Hogben: Mutation and the Rhesus reaction. Nature (Lond.) **152**, 721 (1943); zit.n.Broman [1].

Holt: Diseases of Infancy and Childhood. herausg. v. L. E. Holt, R. McIntosh. London/New York 1940.

Howard: Zit. n. East u. Mair.

Hubinont, P. O. [1]: Action of heating on Rh positive human red cells. Nature (Lond.) **161**, 642 (1948).

— [2]: Iso-Immunization by blood groupfactors A and B in man . Brit. med. J. **1949**, 574; Ref. Kongreßzbl. **125**, 72 (1950).

— [3]: Action of trypsin on Rh positive human red cells. Nature (Lond.) **167**, 278 (1951).

— and J. Snoeck: Rh gene frequencies in pygmies (Batswa) of the Belgian Congo. Nature (Lond.) **164**, 323 (1949).

Huth, E. [1]: Zur Transfusionsbehandlung des Icterus gravis neonatorum mit Rh positivem und mütterlichem Blut. Arch. Kinderheilk. **135**, 1 (1948).

— [2]: Über den Rh-Schock des Neugeborenen. Z. Kinderheilk. **65**, 29 (1948).

Huxley: The anatomy of invertebrated animals 1877; zit. n. Hertwig.

Jacobi, M., A. Litvak, S. Gruber: The influence of human serum albumin on edema in erythroblastosis fetalis. J. Pediatr. **29**, 177 (1946); Ref. Amer. J. Dis. Childr. **75**, 240 (1948).

James, J. D., G. Plaut: The Duffy antibody and haemophilia. Lancet **1**, 150 (1951).

Jervis, G. A.: Brain damage in the child. A sequela of maternal isoimmunization with the B Factor. Amer. J. Dis. Childr. **79**, 495 (1950).

Ikin, E. W., A. E. Mourant, C. Plaut: Second example of the „Duffy" antibody. Brit. med. J. **1950**, Nr. 4653, 584.

Imamura: Zit. Dahr [1].

Johansson, J.: Variations in the manifestation of letal characters in the Swedish breeds of cattle. Proc. VII. Internat. Genet. Congr. Edinburgh 1939, 169; zit. n. Nachtsheim u. Klein.

de Jong: Zit. n. Wiener u. Wexler [4].

Joppich, G.: Untersuchungen an Säuglingen mit fötaler Erythroblastose nach Austauschtransfusion. VI. Internat. Pädiater-Kongreß. Zürich 1950.

Kariher, D. H.: On the prophylaxis of the haemolytic disease of the newborn. Amer. J. Obstetr. **54**, 1 (1947).

— and D. J. Miller: Evidence of maternal Rh sensitization without evidence of haemolytic disease in the newborn. Amer. J. med. Sci. **212**, 327 (1946); Ref. Amer. J. Dis. Childr. **76**, 341 (1948); zit. n. Carter.

Keel, M.: Anemia in newborn and icterus gravis. Ann. paediatr. (Basel) **160**, 113 (1943); zit. n. Zollinger.

KELLY, I. J., J. G. SHAFFER: Haemolytic disease of the newborn in dizygotic twins: an interesting family history. J. Pediatr. **38**, 717 (1951).

KLEBS: Prager med. Wschr. **1878**, 1489; zit. n. W. FISCHER.

KLEINSCHMIDT, H. [1]: Icterus neonatorum gravis. Klin. Wschr. **9**, 1951 (1930).

— [2]: Verhandlungsbericht Pädiater-Kongreß. Göttingen 1948. Mschr. Kinderheilk. **97**, 162 (1949).

KLINE, B. S.· The pathogenesis of erythroblastosis fetalis. Blood **4**, 1249 (1949).

KNÖPFELMACHER, W.: Der habituelle Icterus gravis neonatorum und verwandte Krankheiten beim Neugeborenen. Erg. inn. Med. **5**, 205 (1910).

KRAH, E., F. DICKGIESSER: Zur Frage des Mechanismus der Rh-Sensibilisierung. Klin. Wschr. **28**, 136 (1950).

DE KROMME, L., L. A. M. VAN DER SPEK u. H. ROTTINGHUIS: Immunisierung mit dem A- oder B-Faktor bei Schwangeren mit Rhesusantagonismus. Nederl. Tijdschr. Geneesk. **37**, 3143 (1949); Ref. Schweiz. med. Wschr. **80**, 213 (1950).

— — Ein Fall von Isoimmunisierung durch den Blutfaktor N. Nederl. Tijdschr. Geneesk. **1947**, 2202; Ref. Kongreßzbl. **122**, 272 (1949).

KÜSTER, F., u. E. BECHER: Das WELTMANNsche Koagulationsband im Serum des Fetus und des gesunden Säuglings. Z. Kinderheilk. **65**, 373 (1948).

— u. H. HOCKS: Zur Pathogenese und Therapie der fetalen Erythroblastose. Z. Kinderheilk. **66**, 327 (1949).

— u. H. KRINGS: Die Bedeutung des Bilirubins für die Pathogenese des Hirnschadens bei der erythroblastosis fetalis. Z. Kinderheilk. **67**, 503 (1950).

KUHNS, W. J., A. BAILEY: Use of red cells modified by papain for delection of Rh antibodies. Amer. J. clin. Path. **20**, 1067 (1950).

LAGRÈZE, L.: Über habituellen Icterus gravis beim Neugeborenen. Diss. Straßburg 1904; zit. n. WOLFF und PFANNENSTIEL.

LAHS, G.: Inaug.-Diss. Kiel 1898; zit. n. W. FISCHER.

LANDAU, D. B., H. B. GOODRICH, W. F. FRANCKA, F. R. BURNS: Death of Cesarean infants: a theory as to its cause and a method of prevention. J. Pediatr. **36**, 421 (1950).

LANDE, L.: Clinical signs and development of survivors of Kernikterus due to Rh Sensitization. J. Pediatr. **32**, 693 (1948).

LANDSTEINER, K.: 1901; zit. n. ZÖLLNER u. DAHR [1].

— and A. S. WIENER [1]: An agglutinable factor in human blood recognizable by immune sera for rhesus blood. Proc. Soc. exper. Biol. a. Med. **43**, 223 (1940).

— — [2]: Studies on an agglutinogen (Rh) of human blood reacting with antirhesus sera and human isoagglutinins. J. exper. Med. **74**, 309 (1941); zit. n. CAPPELL.

— and P. LEVINE: On individual differences in human blood. Amer. J. of exper. Med. **47**, 757 (1928); zit. n. ZÖLLNER.

DE LANGE, C. [1]: Angeborener Ikterus bei normalgebildeten Gallenwegen. Jb. Kinderheilk. **114**, 15 (1926).

— [2]: Weiterer Beitrag zur Kenntnis des Icterus familiaris gravior. Jb. Kinderheilk. **142**, 255 (1934).

— [3]: Kernikterus (ORTH-SCHMORL) mit und ohne Erythroblastose. Jb. Kinderheilk. **145**, 273 (1935).

— [4]: Rev. franç. de Pediatr. **12**, 793 (1936); zit. n. DEREYMAEKER.

— u. A. ARNTZENIUS: Icterus familiaris gravior und Hydrops universalis congenitus foetus. Jb. Kinderheilk. **124**, 1 (1929).

LANGWORTHY, O.: Development of behavior patterns and myelination of the nervous system in the human fetus and infant. Carnegie Instit. Publ. Nr. 443, Washington 1933. Zit. n. LANDE.

LARSSON, E. L.: Letala arosfaktorer hos nötkreatur. Landtbruksveckans Handlinger 1935 I; zit. n. NACHTSHEIM u. KLEIN.

LAWLER, S. B., and J. J. VAN LOGHEM: The rhesus antigen C^W causing haemolytic disease of the newborn. Lancet **2**, 545 (1947); Ref. Klin. Wschr. **26**, 282 (1948).

LEHNDORFF, H. [1]: Die Erythroblastosen im Kindesalter. Z. Kinderheilk. **56**, 423 (1934).

— [2]: Anaemia neonatorum. Erg. inn. Med. **52**, 611 (1937).

LENART: Icterus neonatorum, eine Folge von Isoagglutinationserscheinungen. Jb. Kinderheilk. **121**, 135 (1928).

LEVENS, H.: Mitteilungen aus der geburtshilflichen Praxis. 3. Speck- resp. Mondkälber. Mh. prakt. Tierheilk. **24**, 313 (1913); zit. n. SALOMONSEN, NACHTSHEIM u. KLEIN.

LEVINE, P. [1]: The pathogenesis of erythroblastosis fetalis. J. Pediatr. **23**, 656 (1943); zit. n. RACE (MOLLISON, MOURANT u. RACE).

— [2]: Prevention of unintentional isoimmunisation of rh negative female population. J. Amer. med. Assoc. **128**, 946 (1945); Ref. Klin. Wschr. **24—25**, 54 (1946—47).

— [3]: The mechanism of transplacental isoimmunization. Blood **3**, 404 (1948).

LEVINE P., [4]: Haemolytic disease in the first-born. 6. Internat. Pädiater-Kongr. Zürich 1950.
— BURNHAM, KATZIN and VOGEL: The role of isoimmunization in the pathogenesis of erythroblastosis fetalis. Amer. J. Obstetr. **42**, 925 (1941); zit. n. BROMAN [1].
— KATZIN, BURNHAM: Isoimmunization in pregnancy, its possible bearing on the etiology of erythroblastosis fetalis. Proc. Soc. exper. Biol. a. Med. **45**, 346 (1940); ferner J. Amer. med. Assoc. **116**, 825 (1941); zit. n. BROMAN [1] u. a.
— JAVERT and KATZIN: Zit. n. BROMAN [1].
— MOHN u. WITEBSKY: Zit. n. EAST u. MAIR.
— RAUCH u. BLOCK: Zit. n. LEVINE, WIGOD, BAKER u. PONDER.
— u. STETSON: An unusual case of intra-group agglutination. J. Amer. med. Assoc. **113**, 126 (1939); zit. n. BROMAN [1] sowie MOLLISON, MOURANT u. RACE.
— VOGEL, KATZIN and BURNHAM: Pathogenesis of erythroblastosis fetalis, statistical evidence. Science (Lancaster, Pa.) **94**, 371 (1941); zit. n. BROMAN [1].
— M. WIGOD, A. N. BAKER, R. PONDER: The Kell-Cellano (K—k) genetic system of human blood factors. Blood **4**, 869 (1949).
— u. H. WONG: The incidence of the Rh factor and erythroblastosis fetalis in Chinese. Amer. J. Obstetr. **45**, 832 (1943); zit. n. WIENER u. WEXLER [2] sowie BROMAN [1].
LIEBEGOTT, G.: Zur Pathogenese des Hydrops congenitus. Zieglers Beitr. **101**, 319 (1938).
LINARES-GARZÓN H.: Multiple Isoimmunisierung durch Bluttransfusionen. Prensa med. argent. **1949**, 189 (span.); Ref. Kongreßzbl. **121**, 393 (1949).
LIPPMANN: Amer. J. Dis. Childr. **27**, 473 (1924); zit. n. BROCK.
van LOGHEM, J. J.: Preliminary note on influence of heterospecific immunization on production of Rh-antibodies. Brit. med. J. **2**, 326 (1948).
— [2]: Mschr. Kindergeneesk. **18**, 3/4 (1950); zit. n. DAHR [1].
— J. G. VAN BOLHUIS, J. H. SOETERS and G. M. H. VEENEKLAAS: Treatment of 160 cases of erythroblastosis fetalis with replacement transfusion. Brit. med. J. **1949** II, No. 4618, 49.
— et B. LE COULTRE: Contribution à la technique de la détermination du facteur Rh. Schweiz. med. Wschr. **1947**, 1057; Ref. Kongreßzbl. **120**, 433 (1949).
— and M. V. D. HART: Production of Rh agglutinins anti C and anti E by artifical immunisation of volunteer donors. Brit. med. J. **1947**, No. 4536, 958; Ref. Kongreßzbl. **121**, 140 (1949).
LOUGHREY, J., B. B. CARTER: Treatment of the erythroblastosis of the newborn. Amer. J. Obstetr. **1948**, 1051; Ref. Zbl. Bakter. **147**, 240 (1949).
LUBINSKI, H. H., and H. C. PORTMUFF: Influence of heat and Formalin upon the Rh agglutinogen. J. Labor. a. clin. Med. **32**, 178 (1947); Ref. Kongreßzbl. **119**, 97 (1949).
LUCAS and DEARING: Blood Volume in infants estimated by the vital dye method. Amer. J. Dis. Childr. **21**, 96 (1921); zit. n. BROCK sowie SECKEL.
LUCIA, S. P., and M. L. HUNT: The significance of AB0 compatibility and its relationship to the intensity of Rh immunization. Blood **5**, 766 (1950).
— [2]: Haemolytic disease of the newborn. I. An analysis of a sample of an obstetric population. J. Labor. a. clin. Med. **35**, 24 (1950). — II. An analysis of maternal ante-partum factors in a sample of sensitized rh negative woman in relation to the clinical condition of their offspring. J. Labor. a. clin. Med. **35**, 28 (1950).
McCLURE: Über Icterus neonatorum gravis. Z. Kinderheilk. **51**, 86 (1931).
MacKAY, E. M., H. O. CARUL, A. U. WICK: Antiketogenetic and glycogenic activity of citric acid. J. of biol. Chem. **133**, 59 (1940); zit. n. WEXLER, PINCUS usw.
MAINKA: Arch. Kinderheilk. **120**, 40 (1940).
MALAGUZZI-VALERI, O.: Prenatal treatment of the haemolytic disease of the newborn. 6. Internat. Pädiater-Kongr. Zürich 1950.
MATSON, G. A., C. L. PIPER: Distribution of the blood groups M. N., Rh types and secretors among the Utah-indians of Utah. Amer. J. physic. Anthrop. **5**, 357 (1947); Ref. Kongreßzbl. **120**, 432 (1949).
DE MARSH, G. B., H. L. ALT, W. F. WINDLE: Factors influencing the blood picture of the newborn. Amer. J. Dis. Childr. **75**, 860 (1948).
MATTERSDORF, G.: Inaug.-Diss. Breslau 1891; zit. n. W. FISCHER.
MELLINGHOFF, H.: Ein Beitrag zur Frage der sogenannten Erythroblastose der Neugeborenen. Mschr. Kinderheilk. **85**, 70 (1940—41).
MESQUITA, M. P., V. L. RIBEIRO: Ref. in Foreign letters: Brasil. J. Amer. med. Assoc. **138**, 526 (1948).
MICHAELIS, L.: Beitrag zur Kenntnis der Reticulocyten und ihrer klinischen Bedeutung im Kindesalter. Z. Kinderheilk. **55**, 567 (1933).
MITCHELL-NELSON: Textbook of Pediatrics 5. Edition. Philadelphia u. London.
MOELLER, C., u. L. RUNGE: Beitrag zur Rh-Testserumgewinnung. Z. Kinderheilk. **65**, 1 (1948).

MOLLISON, P. L. [1]: The survival of transfused erythrocytes in haemolytic disease of the newborn. Arch. Dis. Childr. 18, 161 (1943); zit. n. BOORMAN, DODD u. TRINICK.
— [2]: Assessment of the severity of haemolytic disease of the newborn. 6. Internat. Pädiater-Kongr. Zürich 1950.
— and M. CUTBUSH [1]: Exchange transfusion in the haemolytic disease of the newborn. Lancet 1948, No. 1527, 522; Ref. Dtsch. med. Wschr. 74, 445 (1949).
— — [2]: Haemolytic disease of the newborn: criteria of severity. Brit. med. J. 1, 123 (1949).
— A. E. MOURANT, R. R. RACE: The Rh blood groups and their clinical effects. Med. Res. Counc. Memor. No. 19, London 1948.
— u. J. C. S. PATERSON: Survival after transfusion of Rh positive erythrocytes previously incubated with Rh antibody. Amer. J. clin. Path. 2, 109 (1949).
MOLONEY, W. C.: Attempts at desensitization of woman immunized by the Rh factor. Amer. J. Obstetr. 60, 617 (1950).
MORTON, J. A., and M. M. PICKLES: Use of trypsin in detection of incomplete anti Rh antibodies. Nature (Lond.) 159, 779 (1947); zit. n. MOLLISON, MOURANT u. RACE.
MOURANT, A. E.: New rhesus antibody. Nature (Lond.) 155, 542 (1945); zit. n. CAPPELL [1].
— [2]: The blood groups of the Basques. Nature (Lond.) 160, 505 (1947).
MURRAY, J.: Lipid inhibition of haemagglutination. 6. Internat. Pädiater-Kongr. Zürich 1950.
NACHTSHEIM, H., u. H. KLEIN: Hydrops congenitus universalis beim Kaninchen, eine erbliche fetale Erythroblastose. Abh. dtsch. akad. Wiss. Berlin 1948.
— [1]: Eine erbliche fetale Erythroblastose beim Tier und ihre Beziehungen zu den Gruppenfaktoren des Blutes. Klin. Wschr. 24—25, 590 (1947).
— [2]: Berichtigung zu der Arbeit von P. DAHR, Fortschritte der Blutgruppenforschung. Zbl. Bakter. I Orig. 153, 243 (1949); 155, 228 (1950).
NUSSEY, A. M.: Bantis disease. Possible relationship to Rh factor. Brit. med. J. 1949, 414.
OCKLITZ, H. W., u. H. H. SCHMITZ: Über Austauschtransfusion im Kindesalter. Mschr. Kinderheilk. 98, 383 (1950).
OPITZ, H.: Icterus neonatorum gravis. Kinderärztl. Prax. 16, 73 (1948).
ORIGLIA, D., u. U. V. LUTATI: Significato delle reazioni di WELTMANN e di TAKATA-ARA sul siero di sangue del neonato. La pediatr. del Med. pract. Turin 1947, 22, 1. Excerpta Med. pediatr. 2, 34 (1948).
OSBORN, D. A.: A case of anamnestic reaction with Rh Agglutinins. Brit. med. J. 1949 II, No. 4618, 53.
OTILA, E.: Studien über Cerebrospinalflüssigkeit bei Frühgeburten. Acta paediatr. (Stockh.) 35, Suppl. 1 (1948); Ref. Arch. Kinderheilk. 137, 61 (1949).
OTTENBERG: J. Amer. med. Assoc. 81, 295 (1923); zit. n. BROMAN [1].
PACHE, H. D. [1]: Die Erythroblastose der Neugeborenen als Familienkrankheit. Z. Kinderheilk. 59, 73 (1937).
— [2]: Die erbliche Form der Neugeborenenerythroblastose. Z. Kinderheilk. 61, 86 (1939).
PARSONS [1]: Congenital anaemie. Acta paediatr. (Stockh.) 13, 378 (1932); zit. n. WOLFF [1]
— [2]: The clinician and the Rh factor. Haemolytic disease of the newborn. Lancet 1947, I, 815 u. 847; zit. n. HUTH [2].
— HAWKSLEY and GITTINS: The haemolytic (erythronoclastic) anemias of the neonatal period with special reference to erythroblastosis of the newborn. Arch. Dis. Childh. 8, 159 (1933); zit. n. WOLFF [1].
PEDERSEN, K. O.: Ultracentrifugal Studies on Serum and Serum Fractions. Uppsala/Schweden: Almquist u. Wiksells 1945.; zit. n. WITEBSKY, RUBIN u. BLUM.
PÉHU: Les érythroblastoses du foetus et du nouveau-né à type familial. Arch. Mal. Coeur 28, 523 (1935).
—, M. et A. BROCHIER: Prophylaxie de l'ictère grave familial du nouveau né. (Maladie de PFANNENSTIEL). Rev. franç. de Puéricult. 5, 11 (1937—38).
PENNELL, S.: The treatment of erythroblastosis fetalis by transfusion with sedimented red cells. Blood 5, 107 (1950).
PETERS, R.: Über Icterus neonatorum gravis und angeborene Wassersucht. Zieglers Beitr. 92, 531 (1934).
PFANNENSTIEL: Über den habituellen Icterus gravis Neugeborener. Münch. med. Wschr. 1908 II, 2169 u. 2253.
PICKLES, M. M.: Nature (Lond.) 158, 880 (1946); zit. MOLLISON, MOURANT u. RACE.
PINKUS, L. R.: Transfusions in newborn infants through abdominal wall segment of umbilical vein. J. Pediatr. 33, 418 (1948).
PITFIELD: Arch. Pediatr. 1912, 760; zit. n. HUTH.
PLAUT, G., M. LEITCH BARROW, I. M. ABBOTT: The results of routine investigation for Rh factor at the N. W. London Depot. Brit. med. J. 1945, No. 1, 373; Ref. Dtsch. med. Wschr. 71, 328 (1946).

Polayes, S. H.: Erythroblastosis fetalis in mother with Rh-positiv blood. Report of six cases with comment on isoimmunization with „A" and „B" agglutinins. Amer. J. Dis. Childr. 69, 99 (1945); zit. n. Yannet u. Liebermann.
— J. McNally: Isoimmunization with the A and B factors and its relations to hemolytic disease of the newborn. Amer. J. clin. Path. 18, 375 (1948); Ref. Kongreßzbl. 121, 139 (1949).
Pollitzer: Stato del sangue e degli organi ematopoietici nel neonato. Pediatria 32, 69 (1924); zit. n. Lenart.
Potter, E. L.: Universal edema of the fetus unassociated with erythroblastosis. Amer. J Obstetr. 46, 130 (1943); zit. n. Bromberg u. Polishuk.
— Rh: its relations to congenital hemolytic disease and to intragroup transfusion reactions. Monographie. Year Book Publishers 1947.
Prawirohardzo, S.: Nederl. Tijdschr. Geneesk. 82, 6218 (1938); zit. n. Wyatt u. Mitarbeiter.
Primrose, T., G. J. E. van Drosser, N. W. Philpott: A graphic method of prognosis for the infant in the antenatal care of Rh isoimmunized pregnant women. Amer. J. Obstetr. 54, 662 (1947).
Prokop, O., u. F. Schleyer: Rh-fremde Sensibilisierung als Ursache von Fehlgeburten: Kell-Erythroblastose. Dtsch. med. Wschr. 76, 665 (1951).
Proom, H.: J. of Path. 55, 419 (1943); zit. n. Mollison, Mourant u. Race.
Race, R. R. [1]: The „incomplete" antibody in human serum. Nature (Lond.) 153, 771 (1944); zit. n. Mollison, Mourant u. Race.
— [2]: Comment on the study of the genetics of blood groups. Revue de Hématol. 1, 106 (1946); zit. n. Cappell.
— R. Sanger and S. D. Lawler: Rh genes allelomorphic to C. Nature (Lond.) 161, 316 (1948).
Race, Taylor: Serum that discloses the genotype of some Rh-positive people. Nature (Lond.) 1943, 300; zit. n. Ziegler.
— Cappell and McFarlane: Brit. med. J. 2, 289 (1943); zit. n. Broman [1].
Rasi, F., M. Bolletti [1]: Formula eritrocitometrica numero dei globuli rossi e dei reticolociti nel neonato e loro variazioni nei primi giorni di vita. Riv. clin. Pediatr. 36, 605 (1938); Ref. Zbl. Kinderheilk. 35, 357 (1939).
— — [2]: La piastrine del sangue nel neonato. Riv. clin. Pediatr. 36, 357 (1939); Ref. Zbl. Kinderheilk. 35, 75 (1939).
Rautmann, H.: Über Blutbildung bei fetaler allgemeiner Wassersucht. Zieglers Beitr. 54, 332 (1912); Ref. Münch. med. Wschr. 17 (1913).
Retsch, H. H.: Das Blutbild des Neugeborenen. Zbl. Gynäk. 70, Heft 3 (1948).
Rohr, K.: Das menschliche Knochenmark. 2. Aufl. Stuttgart: Georg Thieme 1949.
Rolleston: Grave familial jaundice of the newly born. Practitioner 104, 1 (1920); zit. n. Huth.
Rubio, G. T.: Untersuchungen über den Erythrocytendurchmesser bei gesunden und kranken Kindern. Mschr. Kinderheilk. 66, 292 (1936).
Rüger, I.: Über totalen Blutaustausch bei Neugeborenen-Erythroblastosen. Mschr. Kinderheilk. 97, 157 (1949).
Rust: Capillarmikroskopische Untersuchungen beim Ikterus. Diss. Berlin 1950.
Sachs, H. W., u. H. Trentmann: Auftreten fötaler Erythroblastose bei A_1-Kindern und Ausbleiben bei A_2-Kindern in einer Familie mit A_1-0-Inkompatibilität. Dtsch. med. Wschr. 75, 1301 (1950).
Sacks, M. S., J. A. Guilbeau, G. T. Bradford, E. F. Jahn: Rh Isosensitization in the American negro. Blood 4, 1245 (1949).
— W. J. Kuhns u. E. F. Jahn: Rh-isoimmunization in pregnancy. Observations in a series of ninetysix sensitized women. Amer. J. Obstetr. 54, 400 (1947); Ref. Kongreßzbl. 119, 293 (1949); zit. Frisch u. Jackets.
Salomonsen, L. [1]: Über fetale Erythro-Leukoblastose. Z. Kinderheilk. 51, 181 (1931).
— [2]: Die Erkrankungen des Neugeborenen. Lehrbuch der Pädiatrie. Fanconi, Wallgren. Basel 1950.
Samson: Die Liquordiagnostik im Kindesalter. Erg. inn. Med. 41, 553 (1931).
Sänger, M.: Arch. Gynäk. 33, 161 (1880); zit. n. W. Fischer.
Sanger u. Abelson: Zit. n. Levine, Wigod, Baker u. Ponder by Race in personal communication.
Schaefer, K. H.: Zur Pathogenese der Infektanämie insbesondere ihre Beziehungen zum Eisenstoffwechsel des wachsenden Organismus. Klin. Wschr. 19, 591 (1940).
Schiff: Zit. n. Grumbach u. Zöllner.
Schmidtmann, K. W.: Klinische Rh Untersuchungen unter besonderer Berücksichtigung des Gelatine Konglutinations-Testes. Dtsch. med. Wschr. 74, 1003 (1949).
Schneider, Ch. L., D. C. Beaver, L. Ange Kozlow, W. W. Zuelzer: Rh antibody stimulation with rh negative fetus (Rh anamnestic reaction) and its significance to the newborn. Amer. J. Obstetr. 59, 543 (1950).

SCHÖTTLER: Zit. n. FRIEDBERGER u. FRÖHNE.

SCHUBERT, I., u. A. GRÜNBERG: Zur Frage der Übertragung von Immun-Antikörpern von der Mutter auf das Kind. Schweiz. med. Wschr. 79, 1007 (1949).

SCHULZ, H.: Knochenmarkstudien bei Hydrops foetus universalis. Mschr. Geburtsh. 96, 36 (1934).

SCHWAB, M.: Intravitale Hämolyse nach Transfusion gruppengleichen Rh positiven Blutes auf rh negativen Empfänger. Klin. Wschr. 24—25, 123 (1946—47).

SECKEL, H.: Die Blutmenge normaler und dystropher Säuglinge. Jb. Kinderheilk. 126, 83 (1929).

SELANDER, P.: Acta paediatr. (Stockh.) 32, 38 (1944); Ref. Kinderärztl. Prax. 18, 63 (1950).

SELWYN: Inhibition of Rh agglutination by disodium hydrogen citrate. Nature (Lond.) 164, 493 (1949).

SIEFART, G.: Oedem der Placenta und foetale Leukämie. Mschr. Geburtsh. 8, 215 (1898); zit. n. W. FISCHER.

SIEGERT, R.: Erfahrungen bei Untersuchungen des Rh-Faktors. Vortrag Frankfurter med. Ges. 1948; Ref. Klin. Wschr. 26, 607 (1948).

— u. W. SPIELMANN: Gewinnung von Rh-Haptenen aus menschlichem Blut und Urin. Z. exper. Med. 115, 491 (1950).

SIMMONS, R. T., J. J. GRAYDON: Blood group frequencies in Admiralty Islanders: further observations on the Fijians and Indonesians and on Rh gene frequencies in some other races. Med. J. Australia 1/19, 577 (1947); Ref. Excerpta Med. Mikrobiol. a. Hyg. 1948 I, Nr. 1077.

SJÖSTRAM, P.: Citric acid in the blood serum in the diagnosis of the disease of the liver and bile ducts. Acta chir. scand. (Stockh.) Suppl. 1937, 49; zit. n. WEXLER, PINCUS usw.

SMITH, C. M.: Chronic congenital aregenerative anemia (pure redcell anemia) associated with isoimmunization by the blood group factor A. BLOOD 4, 697 (1949).

SNOO, DE: Nederl. Tijdschr. Verloskde. 44, 147 (1941): zit. n. BROMAN [1].

SOMMER, H., H. S. SHATIN and W. C. BOYD: The use of adjuvants in the production of Rh antisera in animals. J. of Immun. 62, 237 (1949).

SPIEGELBERG-WIENER: Lehrbuch der Geburtshilfe. 1891, 3. Aufl. Zit. n. W. FISCHER.

SPIELMANN, W.: Zur Pathogenese der Erythroblastose, dargestellt an A-immunisierten Müttern. Klin. Wschr. 29, 13 (1951).

STARK, G.: Fetale Erythroblastose nach Rh-Sensibilisierung durch kleinste Blutmengen. Dtsch. med. Wschr. 76, 517 (1951).

STEVEN, E. M.: Pure anti E antibody in the serum of a Rh-positive woman. Lancet 1, 447 (1950).

STRAHL: Neues über den Bau der Placenta. Merkel und Bonets Erg. Bd. VI, 1896; zit. n. HERTWIG.

STRATTON [1]: Demonstration of Rh factor in blood of 48 mm embryo. Nature (Lond.) 152, 443 (1943); zit. n. LEVINE [3].

— F. [2]: New Rh allelomorph. Nature (Lond.) 158, 25 (1946); zit. n. CAPPELL.

— and P. H. RENTON: The Rhesus Faktor D^u. Brit. med. J. 1949, No. 4629, 683.

SUGISHITA: Zit. n. DAHR [1].

TAUBER u. VANOTTI: Zit. n. ZIEGLER.

THALHIMER, W., D. Y. SOLANDT, C. H. BEST: Experimental exchange transfusion, using purified heparin. Lancet 2, 554 (1938); zit. n. WIENER u. WEXLER [4].

THOENES, F.: Die Bedeutung der Erythrocytometrie für die ätiologische Diagnose der Anämien des Kindesalters. Mschr. Kinderheilk. 96, 97 (1948—49).

— u. R. ASCHAFFENBURG: Der Eisenstoffwechsel des wachsenden Organismus. Beihefte Jb. Kinderheilk. 1934, H. 35.

THOMSON, K. J., J. FREUND, H. E. SOMMER, A. W. WALTER: Immunisation of ducks against malaria by means of killed parasites with or without adjuvants. Amer. J. Trop. Med. 27, 79 (1947); zit. n. SOMMER, SHATIN u. BOYD.

THORLING: Upsala läkaref. förh. 28, 1 (1922); zit. n. BROMAN [1].

THURAU, R.: Serumeiweißkörper gesunder und kranker Kinder. Mschr. Kinderheilk. 97, 59 (1949).

TISCHENDORF, W. [1]: Rh-Faktor und Blutübertragung. Dtsch. med. Wschr. 1946, 300.

— [2]: Die Bedeutung atypischer Agglutinine für innere Krankheiten und hämatologische Syndrome. Dtsch. med. Wschr. 74, 449 (1949).

TOMAKI: Zit. n. UNGER.

TRAINA, I.: Formula eritrocitometrica nel bambino normale. Haematol. (Pavia) Arch. 24, 81 (1942); Ref. Zbl. Kinderheilk. 40, 565 (1943).

TSCHERNE: Die hormonale Ätiologie des Hydrops foetus universalis. Arch. Gynäk. 167, 489 (1938); zit. n. WOLFF [1].

UNGER, L. T.: Studies on preventive and curative treatments for Rh sensitization. Amer. J. Obstetr. 58, 1186 (1949).

VAHLQUIST, B. [1]: Das Serumeisen. Acta paediatr. (Stockh.) 28, Suppl. V, (1941).

— [2]: Serum iron and serum bilirubin levels in congenital anaemia of the newborn and icterus gravis neonatorum. Upsala läkaref. förh. 50, 183 (1945); Ref. Amer. J. Dis. Childr. 77, 675 (1949).

VAUGHAN, V. C.: Kernicterus in erythroblastosis fetalis. J. of Pediatr. 29 462 (1946).

VEENEKLAAS, G. M. H.: Rh organization and Rh research in the Netherlands. 6. Internat. Paediater-Kongr. Zürich 1950.

DE VICARIIS: Zit. n. RETSCH.

VOGEL: Zit. n. FARQUHAR u. LEWIS. Lancet 1, 953 (1949).

— and ROSENFELD: In preparation. Zit. n. LEVINE, WIGOD, BAKER u. PONDER.

VOGT, M.: Zit. n. PÉHU, BROCHIER.

DE VRIES, S. J.: Leichte Fälle von Erythroblastosis fetalis. Nederl. Tijdschr. Geneesk. 1947, 13; Ref. Kongr. Zbl. 122, 114 (1949).

WALLACE, WIENER and DOYLE: Amer. J. Obstetr. 56, 1163 (1948); zit. n. DAHR [3].

WALLER, R. K., and M. WALLER: Intentional isoimmunizations against the antigen D (Rho). J. Labor. a. clin. Med. 34, 270 (1949).

— and R. R. RACE: Six blood group antibodies in the serum of a transfused patient. Brit. med. J. 4700, 225 (1951).

WALLERSTEIN, H.: Substitution transfusion, a new treatment for severe erythroblastosis fetalis. Amer. J. Dis. Childr. 73, 19 (1947).

WALSH u. MONTGOMERY: Nature (Lond.) 160; zit. n. REINER MÜLLER. Medizinische Mikrobiologie. Berlin und München: Urban und Schwarzenberg 1950.

WASSERMAN, L. R., and L. SHARNEY: Blood exchange in replacement transfusions. I. Theoretical considerations. Blood 5, 925 (1950).

— I. A. RASCHKOFF, L. SHARNEY, T. F. YOH, D. LEAVITT: Blood exchange in replacement transfusions. II. Studies with erythrocytes tagged with radioaktive Phosphorus. Blood 5, 938 (1950).

WATERHOUSE, I. A. H., and L. HOGBEN: Incompatibility of mother and foetus with respect to the isoagglutinogen A and its antibody. Brit. J. Soc. med. 1, 1 (1947); Ref. Klin. Wschr. 24—25, 604 (1946—47).

WEXLER, I. B., I. B. PINCUS, S. NATELSON, I. K. LUGOVOY: The fate of citrate in erythroblastotic infants treated with exchange transfusion. J. clin. Invest. 28, 474 (1949).

WIENER, A. S. [1]: Hemolytic reactions following transfusions of blood of homologous group; further observation on role of property Rh, particularly in cases without demonstrable isoantibodies. Arch. of Path. 32, 227 (1941); zit. n. MOLLISON, MOURANT u. RACE.

— [2]: Subdivisions of group A and group AB. Isoimmunization of A_2 individuals against A blood; with special reference to role of subgroups in transfusion reactions. J. of Immun. 41, 181 (1941); zit. n. BROMAN [1].

— [3]: A new test (blocking test) for Rh sensitization. Proc. Soc. exper. Biol. a. Med. 56, 173 (1944); zit. n. MOLLISON, MOURANT u. RACE sowie ZÖLLNER.

— [4]: Diagnosis and treatment of anaemia of the newborn caused by occult placental hemmorrhage. Amer. J. Obstetr. 56, 717 (1948); Ref. Kongreßzbl. 121, 143 (1949).

— [5]: Further observations in isosensitization to the Rh Factor. Proc. Soc. exper. Biol. a. Med. 70, 576 (1949).

— [6]: Rh Syllabus. Stuttgart: Georg Thieme 1949.

— and H. BRODY: The encephalopathy (Kernikterus) of erythroblastosis fetalis: its serologic diagnosis and pathogenesis. Amer. J. ment. Deficiency 51, 1 (1946).

— E. B. GORDON: Studies on the blood factor rh^W. Amer. J. clin. Path. 19, 621 (1949).

— J. G. HURST and E. B. SONN: Studies on the conglutination-reaction with special reference to the nature of conglutinin. J. exper. Med. 86, 267 (1947).

— and E. B. SONN: Pathogenesis of congenital hemolytic disease (erythroblastosis fetalis) II Illustrative case histories of Rh sensitization. Amer. J. Dis. Childr. 71, 25 (1946).

— et E. B. SONN-GORDON: Réaction transfusionelle hémolytique intra-groupe due a un hémagglutinogène jusqu'ici non décrit. Rev. de Hématol. 2, 3 (1947); Ref. Kongreßzbl. 118, 481 (1948).

— L. J. UNGER, C. A. MAZZARINO: Further Studies on the rh^W factor. Amer. J. clin. Path. 19, 779 (1949).

— and I. B. WEXLER [1]: The use of heparin when performing exchange blood transfusions in newborn infants. J. Lab. a. clin. Med. 31, 1016 (1946).

— — [2]: Erythroblastosis fetalis in negroid infants. Blood 3, 414 (1948).

— — [3]: Results of therapy of erythroblastosis with exchange transfusion. Blood 4, 1 (1949).

— — [4]: Erythroblastosis foetalis und Blutaustausch. Stuttgart: Georg Thieme 1950.

WIENER, A. S., and I. B. WEXLER [5]: Mortality following exchange transfusion in erythroblastosis fetalis. Amer. J.Obstetr. **59**, 178 (1950).

— — and T. M. GRUNDFAST: Therapy of erythroblastosis fetalis with exchange transfusion. Bull. N. Y. Acad. Med. **23**, 207 (1947); zit. n. WIENER u. WEXLER [4].

— — u. HURST: Anwendung von Austauschtransfusion in der Behandlung schwerer Erythroblastosen infolge Sensibilisierung gegen A- und B-Faktoren mit Beobachtungen über die Pathogenese der Krankheit. Blood **4**, 1014 (1949); Ref. Kongreßzbl. **126**, 237 (1950).

— — — J. of Hematol. 4, Nr. 9 (1949); zit. n. DAHR [1].

WILLI, H.: Zur Therapie des Icterus gravis familiaris. Helvet. paediatr. Acta Suppl. 2, 90 (1946).

WINTROBE and SHUEMAKER: Comparison of hematopoiesis in the fetus and during recovery from pernicious anemia, together with a consideration of the relationship of fetal hematopoiesis to makrocytic anemia of pregnancy and anemia in infants. J. clin. Invest. **14**, 837 (1935); zit. n. WOLFF [1].

WITEBSKY, E., LANGLEY, STRATTON: Zit. n. DAHR. Dtsch. med. Wschr. **72**, 378 (1947).

— u. J. F. MOHN: J. Labor. a. clin. Med. **33**, 1353 (1948); zit. n. SPIELMANN.

— M. I. RUBIN, L. BLUM: Studies in Erythroblastosis fetalis. I Activation of the incomplete Rh Antibody by the blood serum of full-term and premature newborn infants. J. Labor. a. clin. Med. **32**, 1330 (1947).

— — L. M. ENGASSER, L. BLUM: Studies in Erythroblastosis fetalis. II Investigations on the detection of sensitization of the red blood cells of newborn infants with erythroblastosis fetalis. J. Labor. a. clin. Med. **32**, 1339 (1947).

WOLF, A. M., C. H. SCHULTZ, M. FREUNDLICH, S. O. LEWINSOHN: Prevention of erythroblastosis with Rh-Hapten. J. Amer. med. Assoc. **144**, 88 (1950).

WOLFE, S., u. I. NEIGUS: Erythroblastosis fetalis, with report of 27 cases. Amer. J. Obstetr. **40**, 31 (1940); zit. n. ZOLLINGER.

WOLFF, J. [1]: Die fetalen Erythroblastosekrankheiten als Ausdruck funktioneller Unreife. Erg. inn. Med. **60**, 72 (1941).

— [2]: Die Entstehung der hämolytischen Fetosen. Mschr. Kinderheilk. **94**, 325 (1944).

— [3]: Der Rhesus-Faktor bei den hämolytischen Fetosen. Arch. Kinderheilk. **135**, 28 (1948).

WUHRMANN, F., CH. WUNDERLY, F. HUGENTOBLER: Über die Kombination der Weltmann-Kalziumchlorid-Hitzekoagulation mit der Kadmiumsulfattrübungsreaktion zur Abschätzung der Globulinunterfraktionen. Dtsch. med. Wschr. **1949** II, 1263.

WYATT, J. P., J. SAXTON, R. S. LEE, H. PINKERTON: Generalized cytomegalic inclusion disease. J. Pediatr. **36**, 271 (1950).

YAGUDA: Erythroblastosis in the newborn and in early childhood. J. clin. Path. **5**, 226 (1935); zit. n. LEHNDORFF [2].

YANNET, H., R. LIEBERMANN: Mother-child ABO incompatibility: A Relation of secretor Status to mental deficiency. Amer. J. Dis. Childr. **76**, 176 (1948).

YLPPÖ, A.: Zur Klinik und Ätiologie des familiären Icterus neonatorum gravis. Z. Kinderheilk. **17**, 334 (1918).

YOSIDA: Über die gruppenspezifischen Unterschiede der Transsudate, Exsudate, Sekrete, Exkrete, Organextrakte, Organzellen des Menschen und ihre rechtsmedizinische Anwendung. Z. exper. Med. **63**, 331 (1928); zit. n. DAHR [1].

YOUNG, L. E., R. M. CHRISTIAN, D. M. EROIN, R. W. DAWIS, W. A. O'BRIEN, S. N. SWISHER and C. L. YUILE: Hemolytic disease in newborn dogs. Blood **6**, 291 (1951).

ZERMATI, M., R. VARGUES, Y. AZOULAY: Étude des propriétés immunologiques des CO 2 globulines titrage d'anticorps. C. r. Soc. Biol. Paris **141**, 408 (1947); Ref. Kongreßzbl. **122**, 11 (1949).

ZIEGLER, E. [1]: Über die klinische Bedeutung des Rhesus-Systems beim Morbus haemolyticus neonatorum. Helvet. paediatr. Acta Suppl. 2, 41 (1946).

— [2]: Das Rhesus-System und seine praktische Bedeutung. Schweiz. med. Jb. **1948**, 51.

ZIMMERMANN, H. M., u. H. YANNET: Kernikterus. Amer. J. Dis. Childr. **45**, 740 (1933).; zit. n. KÜSTER u. KRINGS.

ZÖLLNER, N.: Theorie und Klinik des Rh-Faktors. Klin. Wschr. **24—25**, 293 (1947).

ZOLLINGER, H. U.: Pathologische Anatomie und Pathogenese des familiären Morbus haemolyticus neonatorum. Helvet. paediatr. Acta Suppl. 2, 127 (1946).

ZOUTENDYK, A.: Rhesus factor blood types in South African Bantu. S. Africa. J. med. Sci. **12**, 167 (1947); Ref. Zbl. Bakter. **147**, 242 (1949).

ZUELZER, W. W., W. E. WHEELER and M. F. LEONHARD: Rh factor: practical aspects. Pediatrics **1**, 799 (1948).

A. Einführung.

I. Theorien über die Entstehung der fetalen Erythroblastosen bis zur Anerkennung des Einflusses des Rhesusfaktors.

Unter den Todesursachen bei Neugeborenen hat schon seit längerer Zeit eine Gruppe von Krankheiten, die bei den Kindern einzelner Familien abwechselnd auftritt, ein gewisses Interesse erregt. Die Zusammengehörigkeit dieser Erkrankungen ist erst allmählich erkannt worden. Es handelt sich um die von ECKLIN 1919 zuerst beschriebene *Neugeborenenanämie*, um den *Icterus gravis* und den *Hydrops congenitus*. Auf Anregung von RAUTMANN sind diese drei Krankheiten 1912 als fetale Erythroblastosen zusammengefaßt worden.

Die *Ursachen* dieser Erkrankungen sind von den verschiedenen Autoren auf Grund von Einzelbeobachtungen recht unterschiedlich angenommen worden. Wenn auch die zahlreichen Hypothesen zur Erklärung der Ätiologie der Erkrankungen heute kaum noch eine praktische Bedeutung haben, so weisen sie auf die Schwierigkeiten hin, das Wesen einer Krankheit auf Grund von klinischen Symptomen zu erklären. Die kurze Erörterung der früheren verschiedenen Anschauungen hat deshalb mehr als rein historisches Interesse.

Das Schrifttum ist nach den ersten Beschreibungen des Icterus gravis 1884 von ASHBY und 1901 von BLOMFIELD in England und 1904 von LAGRÈZE in Deutschland sehr stark angewachsen, so daß es nur mit großen Schwierigkeiten vollständig zu übersehen ist. Schon 1908 stellte PFANNENSTIEL sieben typische Familiengeschichten aus der Literatur zusammen und konnte das Krankheitsbild sehr charakteristisch schildern. Noch weiter zurück gehen Beschreibungen über Fälle von Hydrops congenitus. So sammelte BALLANTYNE schon 1898 70 Fälle aus der Literatur seit 1614. Ausführliche Schilderungen mit Nachweisen des bis dahin erschienenen Schrifttums finden sich in den Übersichten von WOLFF [1] und BROMAN [1]. WOLFF [1] stellte in seinen Betrachtungen Hypothesen der exogenen und endogenen Entstehungsursache gegenüber. Er selbst neigte 1941 zu einer nur schwer in dieses System einzuordnenden Annahme, die 1918 in ähnlicher Form bereits YLPPÖ vertreten hatte. Nach WOLFF handele es sich um eine funktionelle Unreife verschiedener Organsysteme, ein Verharren auf embryonalen Zuständen, die im Augenblick der Geburt die Umstellung auf das extrauterine Leben erschweren oder unmöglich machen. Hervorgerufen werden soll diese Unreife durch eine Keimanomalie mit abwegiger Entwicklungstendenz, die gleichzeitig auch Fehlbildungen an der Placenta bedinge.

Unter den *exogenen* Ursachen wurde zunächst nach *Infektionen* gesucht. Neben anderen glaubten KNÖPFELMACHER (1910) und THORLING (1922) das Krankheitsbild durch ein von der Mutter auf das Kind übertragenes infektiös-toxisches Geschehen erklären zu können. Andererseits wurden immer wieder Vermutungen über *Schwangerschaftstoxämien* als Ursache der kindlichen Erkrankungen laut. Dabei wurden Verbindungen geknüpft zwischen Ikterus bei der Mutter und dem Icterus gravis der Neugeborenen (BERNHEIM-KARRER), sowie zwischen dem Auftreten von Ödemen bei der Mutter und dem Hydrops beim Kind (RAUTMANN, MELLINGHOFF, BUSCH). Von anderen Autoren wurden unbekannte Toxine angenommen (PITFIELD 1911, ROLLESTON 1920, DE LANGE 1926, HOFFMANN und HAUSMANN 1926. KLEINSCHMIDT 1930). Über die Angriffspunkte dieser Toxine bestanden verschiedene Ansichten. DE LANGE und KLEINSCHMIDT hielten für ausschlaggebend den toxischen, hämolytischen Blutzerfall und sahen in der starken Blutregeneration eine sekundäre Erscheinung. HOFFMANN und HAUSMANN hoben neben der hämolytischen eine endothelschädigende Wirkung hervor. BERNHEIM-KARRER vertrat die Annahme einer myelotropen und hepatotropen Angriffsweise. Da die

Anämie in manchen Fällen fehlen kann, betrachtete er sie als sekundär bei vorhandener Markschädigung — jedoch lagen nur einzelne Knochenmarksuntersuchungen vor. Die englische Schule unter Parsons wies wieder auf die primäre Bedeutung der Hämolyse hin. Man rechnete den Hydrops, den Icterus gravis und die Neugeborenen-Anämie zu den hämolytischen Anämien, zu denen ferner die Lederer-Anämie, die Jaksch-Anämie und andere familiäre hämolytische Anämien gehören. Irgendwelche ursächliche Faktoren für die Störung gab man nicht an.

Busch schloß sich 1942 der Vermutung einer Toxikose an. Er versuchte die Krankheitssymptome beim Icterus gravis, dem Hydrops congenitus und bei der Blasenmole durch eine *Histaminvergiftung* zu erklären. Auf dieselbe Ursache wurden die häufiger beobachteten Ödeme bei der graviden Mutter zurückgeführt. Analog zu Untersuchungen von Effkemann und Werle über den hohen Histaminasegehalt des Schwangerenblutes und eine Verminderung der Aktivität der Histaminase bei verschiedenen Arten von Aborten hielt Busch bei den angeführten Erkrankungen eine ähnliche fehlerhafte Umstellung der Organe der Frau in der Schwangerschaft für möglich. Mit der in der Schwangerschaft beobachteten Histaminvermehrung halte der Histaminaseanstieg nicht Schritt. Dieser Histaminasemangel führe mit jeder weiteren Schwangerschaft zu einer zunehmenden Histaminschädigung des mütterlichen Gefäßsystemes und bedinge unter anderem auch ödematöse Veränderungen an der Placenta. Der Mangel sei aber besonders gefährlich für den Feten, weil das in seinem Organismus entstehende Histamin fast ausschließlich in der Placenta durch mütterliche Histaminase abgebaut werde. Die auftretenden Ödeme und die hämorrhagische Diathese beim Feten seien Zeichen der allgemeinen Gefäßschädigung. Die schon physiologisch beim Neugeborenen recht aktive Blutregeneration und der in den ersten Tagen sehr intensive Blutabbau würden durch die Eindickung des strömenden Blutes nach der Capillarschädigung des Histamins erheblich gesteigert. In derselben Weise schädlich wirke der schlechte Sauerstoffaustausch in der Lunge, eine Folge der durch die Capillardurchlässigkeit auch hier entstehenden Ödeme. Die Leber- und Milzvergrößerungen sowie der Ikterus ließen sich dadurch leicht erklären. Die cerebralen Störungen wären wegen der besonderen Empfindlichkeit der Hirngefäße gegen Histamin mit anschließender Diffusion von Gallenfarbstoff und Gallensäure in die Ganglienzellen zu verstehen. 1946 hebt Ziegler, jetzt schon im Rahmen der Rhesusfaktor-Theorie, die Möglichkeit solcher Histamin- bzw. auch Acetylcholin-Schockwirkungen für die Entstehung vieler Symptome beim Icterus gravis und Hydrops congenitus hervor. Besonders zu beachten sei der rapide Krankheitsablauf nach der Geburt, der sich durch den Wegfall der Histaminentgiftung in der Placenta bei weiterem starkem Blutabbau mit vermehrter Histaminbildung verstehen ließe. Er sieht im Histamin nicht das ursprüngliche Toxin wie Busch, sondern führt seine Entstehung sowie die anderer toxischer Nebenprodukte auf den starken Blutzerfall zurück. Zu ganz ähnlichen Überlegungen kommt 1948 unabhängig von den beiden eben genannten Autoren auch Huth.

Eine weitere Gruppe von Hypothesen wurde aufgestellt, bei denen *Mangel an Nährstoffen* als Ursache der Erkrankungen erwogen wurde. Schulz versuchte 1934 ebenso wie M. Vogt den Hydrops auf Grund von skorbutähnlichen Knochenbefunden bei einer Sektion eines entsprechenden Falles durch Vitamin-C-Mangel zu erklären. Fanconi diskutierte 1937 als Möglichkeit für die Entstehung der Erythroblastosen eine B_2-Avitaminose nach anscheinend günstigen Behandlungserfolgen durch Lebergaben an die schwangeren Mütter, während Wintrobe und Shuemaker einen vorübergehenden Mangel von intrinsic Faktor des Perniciosaprinzips als Ursache der Neugeborenenanämie vermuteten.

Mellinghoff stellte in den Mittelpunkt seiner Betrachtungen die besonders von Hellmann und Hertig 1938 näher untersuchten *Veränderungen an den Placenten* bei Fällen von Hydrops und Icterus gravis. Er nahm an, daß diese Veränderung „durch eine fehlerhafte Einflußnahme irgendwelcher körpereigenen Wirkstoffe, zu denen die Vitamine in Beziehung stehen mögen", ausgelöst würden. Bei den Placentarveränderungen handelt es sich vorwiegend um eine Hyperplasie mit ödematöser Durchtränkung, ferner um ein Persistieren der Langhansschen Zellschicht und um eine Verminderung der Anzahl der placentaren Blutgefäße mit intracapillären Blutbildungsherden. Mellinghoff glaubte an eine hierdurch bedingte schlechte Sauerstoffversorgung des Feten. Er führte Versuche von Darèste an Hühnereiern an. Hier wurde entweder durch teilweises Bestreichen der Eierschalen mit einer luftundurchlässigen Masse die Sauerstoffzufuhr eingeschränkt oder die Verbrennungsvorgänge und damit der Sauerstoffbedarf gesteigert, indem die Eier einer höheren Bruttemperatur ausgesetzt wurden. Bei letzterer Versuchsanordnung soll der vermehrt benötigte Sauerstoff auch durch die unversehrte Schale nicht genügend zugeführt werden können. Unter beiden Bedingungen traten bei den Hühnerembryonen neben anderen Mißbildungen Anämien auf. Teilweise wurden infolge der Mißbildungen im Gefäßsystem hydropische Veränderungen beobachtet. Mellinghoff dachte an ähnliche Verhältnisse beim Menschen und machte für das Krankheitsgeschehen eine schlechtere Sauerstoffdiffusion durch die veränderte Placenta verantwortlich.

Auch *hormonale Störungen* wurden erörtert. Tscherne untersuchte 1938 die vergrößerte Placenta eines hydropischen Neugeborenen und fand, daß sie nur wenig Prolan, dagegen im Vergleich mit normalen Placenten stark vermehrt Follikelhormon enthielt. Da man nach Bokelmann durch übergroße Dosen von Follikelhormon beim Menschen Anämien hervorrufen könne, sah Tscherne das Follikelhormon bei den fetalen Anämien als Blutgift an. Er erklärte damit auch das häufigere Eintreten von Frühgeburten in den gleichen Familien. Weitere Veränderungen an anderen endokrinen Drüsen der erkrankten Kinder — Thymus, Nebenniere, Hypophyse — seien dann ihrerseits wieder für einzelne Krankheitssymptome verantwortlich. So sollen z. B. Veränderungen im Hypophysenhinterlappen durch Hemmung der Diurese Anlaß für die Ödembildung geben.

Umgekehrt glaubte de Snoo 1941 gerade an eine Schutzwirkung des mütterlichen Follikelhormones gegenüber einem hämolytisch-toxischen Geschehen. Dieser Schutz gegen die in den hypertrophischen Placentarzotten gebildeten Toxine (Villine) höre mit der Geburt auf. So ließe sich die Tatsache erklären, daß die Kinder oft anscheinend gesund geboren werden, um schwer zu erkranken, sobald das schützende mütterliche Follikelhormon wegfiele.

Liebegott fand 1938 bei 3 Fällen von Hydrops congenitus beim Neugeborenen eine Hyperplasie des Inselapparates des Pankreas neben Verbreiterung und Verfettung der inneren Rindenabschnitte der Nebennieren. Diese pathologisch-anatomischen Befunde wurden unter anderem von E. Benecke und Wolff [1] bestätigt. Dagegen konnte Zollinger später bei sehr genauen Messungen keine Größenunterschiede im Vergleich mit einer größeren Zahl von normalen Neugeborenen finden. Liebegott erwartete einen Hyperinsulinismus bei den Neugeborenen mit Hydrops und untersuchte deshalb den Glykogengehalt verschiedener Organe. Hierbei zeigte sich vermehrt Glykogen in den Leberzellen, den Epithelien der Sammelröhrchen der Nieren, vor allem aber in der Skelet- und Herzmuskulatur. Auf Grund verschiedener Literaturhinweise berichtete Liebegott, daß es unter Insulineinwirkung zur Ödembildung kommen könne z. B. beim Insulinödem der Diabetiker, und sah hierin eine Brücke zu den Ödemen beim Hydrops. Schwieriger zu deuten seien die Veränderungen des Blutbildes. Doch er glaubte, sie als Folgeerscheinung des gestörten Stoffwechsels erklären zu können, darunter die Vermehrung der kernhaltigen roten Zellen z. B. durch Eindickung des Blutes nach Abströmen der Blutflüssigkeit in das Unterhautzellgewebe. Er vermutete, daß die Hyperplasie des Inselapparates beim Feten in Beziehung stehe zu Störungen im mütterlichen Kohlenhydratstoffwechsel. Wenn man die Schwierigkeit berücksichtigt, Kohlenhydratbestimmungen an Leichenorganen durchzuführen, so muß wohl den Einwendungen von ZOLLINGER recht gegeben werden.

Andere Untersucher gingen in früheren Jahren vorwiegend von den *morphologischen Blutbildveränderungen* aus. Es wurden mehrfach wegen der bestehenden Veränderungen im weißen Blutbild Neugeborenenerkrankungen, die man wohl sicher zum Hydrops congenitus rechnen muß, als Leukämien beschrieben — so z. B. 1878 von KLEBS, 1888 von SÄNGER, 1898 von LAHS und SIEFART, ferner von BÜNGELER und anderen. W. FISCHER befaßte sich 1912 mit dieser Frage und bezweifelte, wie schon vor ihm 1891 MATTERSDORF und SPIEGELBERG-WIENER, ob es sich in diesen und in ähnlichen von ihnen beschriebenen Fällen wirklich um Leukämien handelte. Auf der anderen Seite fiel immer wieder die starke Erythroblastose auf. DI GUGLIELMO verglich deshalb 1936 die Erythrämien (Erythroblastosen) Mielosi eritremiche — mit den Leukämien — den Mielosi lucemiche. Handele es sich bei den Leukämien um eine primäre Erkrankung des leukopoetischen Systems, so sei das gleiche bei den Erythroblastosen für das erythropoetische System anzunehmen. Er unterschied bei den letzteren 2 Verlaufsformen — die akute in den Neugeborenenerythroblastosen — die mehr chronische in der Cooley-Anämie. Auch LEHNDORFF kam 1934 zu einer ähnlichen Einteilung ebenso wie später PÉHU und YAGUDA (1935) und vorher DIAMOND, BLACKFAN und BATY (1932). Jedoch rückte LEHNDORFF schon 1937 von dieser Einteilung wieder ab. Er erkannte die Erythroblastenvermehrung als nicht obligates Symptom bei den Neugeborenenerkrankungen an, nachdem Arbeiten von DE LANGE und anderen erwiesen hatten, daß die Vermehrung der kernhaltigen roten Zellen in einigen typischen Krankheitsfällen ganz fehlte. Die Erythroblastenvermehrung konnte nicht mehr als pathognomonisch aufgefaßt werden und verlor dadurch auch an Bedeutung bei ätiologischen Erwägungen.

Diesen verschiedenen Erklärungsversuchen für mehr exogene Einwirkungen stehen nach WOLFF [1] Hypothesen gegenüber, die den *Beginn der Störungen in die Keimanlage* verlegen. Keimanomalien, Hemmungs- und Fehlbildungen werden ursächlich angenommen, und die nicht selten an den erkrankten Kindern beschriebenen anderweitigen Mißbildungen erscheinen als gleichgeordnet.

Unberücksichtigt blieben bisher Angaben, die zum Teil schon recht frühzeitig die Ursachen der Erythroblastosekrankheiten in einer *Antigen-Antikörper-Reaktion*, darunter auch in einer Blutgruppenunverträglichkeit, suchten.

Von den Frauenärzten wurden als Ursache der Eklampsie gelegentlich *Blutgruppenunverträglichkeiten* zwischen Mutter und Feten angenommen. Schon 1905 glaubte DIENST die eklamptischen Erscheinungen durch Agglutination und Hämolyse kindlicher Blutzellen, die durch ungewöhnliche Durchlässigkeit der Placenta in den mütterlichen Kreislauf gelangt sein sollten, erklären zu können. Er hatte beobachtet, daß bei Wöchnerinnen der Blutgruppe „0" ein steigender Anti-„A"-bzw. Anti-„B"-Titer auftrat, wenn die Kinder zur Gruppe „A" oder „B" gehörten. Dabei dachte er auch an die Möglichkeit eines umgekehrten Vorkommnisses, an das Übertreten mütterlichen Blutes in den kindlichen Kreislauf, ohne jedoch weiter auf dadurch zu erwartende fetale Krankheiten einzugehen. 1923 erweiterte OTTENBERG diese Theorie einer gegenseitigen Immunisierung mit Anstieg der Isoagglutinine von Mutter und Kind während der Schwangerschaft sogar noch, indem er

sie außer auf die Eklampsie auch auf den Icterus neonatorum und seltene hämorrhagische Erkrankungen des Neugeborenen ausdehnte.

1928 hat LENART ebenfalls Isoagglutinationserscheinungen beim Icterus neonatorum vermutet. Er beruft sich auf eine Arbeit von POLLITZER, der im Serum
von Schwangeren hohe Blutgruppenisoagglutinintiter gefunden hat, und auf
Untersuchungen von HIRSZFELD und ZBOROWSKI über das Vorkommen mütterlicher Isoagglutinine im Feten. LENART nimmt einen Übertritt in das Kind durch
die Placenta in der Gravidität, während der Geburt und später durch das Colostrum an. Bei einer sog. heterospezifischen Schwangerschaft, in der die Blutgruppen von Mutter und Kind nicht übereinstimmen, käme es dann zum Zerfall
der kindlichen Erythrocyten und damit zur Bilirubinämie, vorausgesetzt, daß die
kindlichen Erythrocyten von den mütterlichen Isoagglutininen angegriffen werden
können. Das wäre z. B. bei folgender Blutgruppenverteilung der Fall: Mutter „O",
Kind „A" oder „B", aber nicht, wenn die Verhältnisse umgekehrt lägen. (Mutter
„A" oder „B", Kind „O".) LENART bezeichnet die erste Art von heterospezifischen
Schwangerschaften, in denen die mütterlichen Isoagglutinine sich gegen die kindlichen Erythrocyten schon nach der gewöhnlichen Blutgruppeneinteilung richten,
als agglutinophil. Er nimmt ihre Häufigkeit mit etwa 26% an, glaubt aber, einen
Icterus neonatorum bei ungefähr 50—60% aller Neugeborenen beobachten zu
können. Zur Erklärung dieser Differenz führt er Untersuchungen von DU BOUCHET
(1926) an, welcher in 2 von 24 Fällen bei gleicher Blutgruppe von Mutter und Kind
(homospezifischer Schwangerschaft) eine Agglutination der kindlichen Erythrocyten durch das mütterliche Serum beobachtet hat. LENART glaubt so eine befriedigende Erklärung für das Entstehen der Hyperbilirubinämie beim Feten und
Neugeborenen gefunden zu haben. Je nach der Stärke des Blutzerfalles käme es dann
zum gewöhnlichen Icterus neonatorum oder in seltenen Fällen zum Icterus gravis.

DARROW kommt 1938 durch theoretische Überlegungen nach einer Betrachtung der Literatur über den Icterus gravis zu der Annahme einer der Krankheit
zugrunde liegenden Antigen-Antikörperreaktion. Die Autorin nimmt eine Immunisierung der Mutter durch eine Eigenschaft des fetalen Blutes, möglicherweise
durch das fetale Hämoglobin, an, welches sich ja vom Hämoglobin des Erwachsenen unterscheidet. Hierdurch sei eine Antikörperbildung im mütterlichen Organismus bedingt. Die Antikörper sollen durch die Placenta und durch das Colostrum in das Kind gelangen und eine Antigen-Antikörperreaktion auslösen. An
einen Zusammenhang mit Blutgruppenunterschieden glaubt sie nicht.

1939 veröffentlichten LEVINE und STETSON eine Arbeit über das Auftreten
eines *irregulären Agglutinins* im Serum einer zweitgebärenden Patientin, bei
welcher nach der Entbindung eines totgeborenen, macerierten Feten eine Bluttransfusion zu schweren hämolytischen Komplikationen geführt hatte. Dieses
Agglutinin reagierte mit einem Antigen an den Erythrocyten des gruppenverträg-
lichen Vaters und mit 83 von 104 beliebigen Blutproben der Gruppe „O", aber nicht
mit den Erythrocyten der Mutter. Im Verlauf ihrer weiteren Untersuchungen
fanden LEVINE, KATZIN und BURNHAM einen Zusammenhang zwischen dem Auftreten solcher irregulären Agglutinine mit besonderer Reaktionsaktivität bei 37°
und Schwangerschaftskomplikationen, wie Tot- und Fehlgeburten. WIENER und
PETERS wiesen darauf hin, daß Bluttransfusionszwischenfälle bei gleicher A-B-0-
Gruppe von Empfänger und Spender entweder nach wiederholten Transfusionen
oder bei schwangeren Frauen oder bei solchen, die vor kurzem entbunden hatten,
auftraten. Schon in ihrer ersten Mitteilung fanden LEVINE und STETSON, daß das
im Serum ihrer Patientin enthaltene Agglutinin neben 80% verschiedener Erythrocyten auch die ihres Ehemannes agglutinierte. So folgerten sie, daß sich die
Entstehung des Agglutinins folgendermaßen erklären ließe: Das Kind habe vom

Vater eine Eigenschaft geerbt, welche die Mutter nicht besitze. Gegen diese komme es im Verlauf der Schwangerschaft zu einer Isoimmunisierung der Mutter mit Bildung des irregulären Agglutinins im mütterlichen Blutserum. Bald fanden LEVINE, KATZIN und BURNHAM (1940) in einem ihrer beschriebenen Fälle, daß sich dieses Agglutinin gegen den im gleichen Jahr von LANDSTEINER und WIENER auf Grund später zu erörternder Laboratoriumsuntersuchungen entdeckten Rhesusfaktor richtete. Ihr Agglutinin ergab übereinstimmende Reaktionen mit einem Anti-Rh (Anti-Rhesus)-Serum. Das gleiche konnte nachträglich für den zuerst von LEVINE und STETSON 1939 beschriebenen Fall festgestellt werden. Weitere in rascher Folge erschienene Mitteilungen und systematische Untersuchungen, wieder hauptsächlich von LEVINE und Mitarbeitern, brachten nun weitgehende Klarheit auch in den Entstehungsmechanismus der von uns betrachteten Neugeborenen-Erkrankungen. Im Zusammenhang mit diesen neuen Erkenntnissen über die Ätiologie der Krankheitsgruppe wurde nach neuen wirklich charakteristischen Krankheitsbezeichnungen gesucht. WIENER schlug 1944 die in den angelsächsischen Ländern jetzt viel gebrauchte Bezeichnung „haemolytic disease of the newborn — hämolytische Krankheit des Neugeborenen" vor. WOLFF [2] sprach von „hämolytischen Fetosen". PARSONS wählte 1947 den Namen „iso-immunisation diseases of the newborn" und umschrieb damit besonders treffend die Ursache aller 3 Krankheitsformen. Trotzdem soll in unseren weiteren Ausführungen die bekannte, wenn auch nicht ganz umfassende, alte Bezeichnung der fetalen Erythroblastose beibehalten werden.

II. Praktische Auswirkung der WIENERschen Entdeckung und LEVINEschen Theorie für die Beurteilung der fetalen Erythroblastosen.

Es hat sich gezeigt, daß die neuentdeckte Blutkörpercheneigenschaft, der Rh-Faktor, eine ausgesprochene Fähigkeit zur Isoimmunisierung aufweist. Zwar gibt es nicht wie bei den Blutgruppenmerkmalen A und B natürlich vorkommende Anti-Rh-Agglutinine. Ein Anti-Rh entsteht nach direkter Berührung mit dem Agglutinogen. Diese Sensibilisierung kann durch Transfusion von Rh (Rhesus-positivem) Blut auf rh (Rhesus-negativen) Empfänger eintreten. Sodann wird sie während der Schwangerschaft einer rh-Frau mit einem Rh-Kind beobachtet. Man braucht also bei einer ersten Bluttransfusion, falls es sich beim Empfänger nicht um eine schon gravide gewesene Frau handelt, nicht mit dem Vorhandensein eines Anti-Rh-Agglutinins zu rechnen. Schon 1941 hat WIENER gezeigt, daß die *Schnelligkeit*, mit *der* die *Sensibilisierung* eintritt, sehr wechselt. Ferner kann auch die Menge von Rh-positivem Blut, die bei einer oder mehreren Transfusionen überhaupt notwendig ist, um eine Sensibilisierung hervorzurufen, bei den einzelnen rh-Individuen sehr unterschiedlich sein. Die antigene Kraft des Rh-Faktors ist im allgemeinen schwach, aber abgesehen von der „A"- und „B"-Eigenschaft größer als die der damals bekannten anderen Blutfaktoren, —0, M, N, P. Sie ist auch wesentlich größer als die der vielfachen inzwischen entdeckten anderweitigen Gruppenmerkmale.

Bei zusammenfassenden Untersuchungen an großen Reihen von Familien mit erythroblastotischen Kindern haben sich in etwa 90% rh-Mütter und Rh-Kinder und Väter ergeben. Die Immunisierung der rh-Mutter erfolgt, wie schon oben angedeutet, im allgemeinen durch den Rh-Feten, der vom Vater die Rh-Eigenschaft geerbt hat. In einzelnen Fällen kann die Sensibilisierung der Mutter durch vorangegangene Bluttransfusionen mit Rh-Blut eingetreten sein. Dabei entstehende Antikörper wandern unter bestimmten Bedingungen durch die Placenta in das Kind. Hier üben sie ihre zerstörenden Wirkungen an den Erythrocyten und wohl auch noch an anderen Organzellen aus, wodurch sich z. B. die Vermehrung der Erythroblasten als Folge der eintretenden Hämolyse mit anschließender starker regeneratorischer Blutbildung erklären läßt. Die Schwere des Krankheitsbildes hängt zunächst von der Menge der in das Kind übergetretenen Antikörper ab. Gelangen nur kleinere Mengen von Antikörpern in den kindlichen Organismus, wird sich eine Neugeborenenanämie entwickeln, während es bei sehr intensivem und frühzeitigem Antikörperübertritt zum Absterben der Früchte vor dem Geburtstermin und zum Auftreten von hydropischen Symptomen kommt. Der Icterus gravis nimmt eine gewisse Mittelstellung ein. Die schon früher geläufige Tatsache, daß oft in einer Familie die erstgeborenen Kinder von der Erkrankung frei bleiben, während die folgenden dann regelmäßig erkranken, fand ihre Erklärung darin, daß in der Regel das Antigen längere Zeit einwirken muß, bis es überhaupt zur Sensibilisierung der Mutter und zur Bildung von größeren Mengen von Antikörpern kommt.

An einigen der Praxis entnommenen Beispielen mögen diese Verhältnisse schon an dieser Stelle erläutert werden. Oft lenkt uns die Geburtenanamnese einer Familie auf wichtige Überlegungen bezüglich des Immunisierungsgeschehens hin. Besonders eindrucksvoll kommt die Tatsache der nach der ersten Schwangerschaft eingetretenen Sensibilisierung der Mutter bei der von uns beobachteten Familie „B" zum Ausdruck.

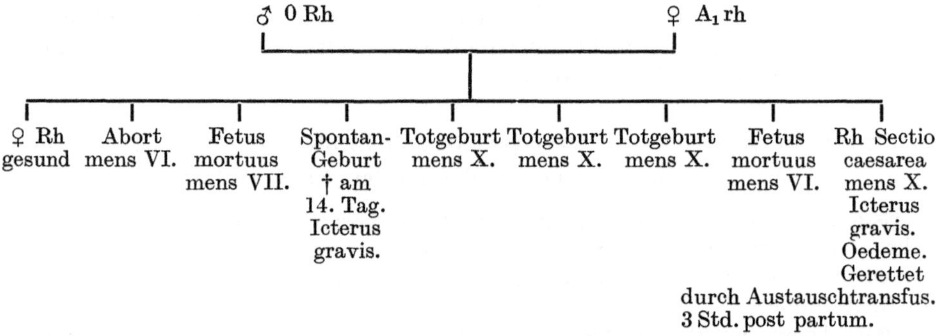

Nur die erstgeborene Rh-Tochter ist gesund. Es folgen 7 Schwangerschaften, in denen nur einmal ein lebendes Kind geboren worden ist. Dieses ist nach wenigen Tagen an einem Icterus gravis verstorben. Die einmal eingetretene Sensibilisierung bleibt also bestehen. Das 9. Kind der gleichen Familie ist durch einen Kaiserschnitt lebend entbunden worden und hat trotz sehr schwerer Erkrankung durch die später zu besprechende Austauschtransfusionsbehandlung gerettet werden können.

In anderen Fällen genügt nicht eine Schwangerschaft mit einem Rh-Kind für eine merkbare Rh-Sensibilisierung der Mutter.

Bei der Familie „Bö" erkrankt erst das 5. Kind an einem Icterus gravis. Seine vorher geborenen 3 Rh-Geschwister sind gesund und haben nach Angaben der Mutter als Neugeborene auch keine verdächtigen Zeichen für eine Erythroblastose aufgewiesen. Das 4. Kind ist nicht untersucht worden.

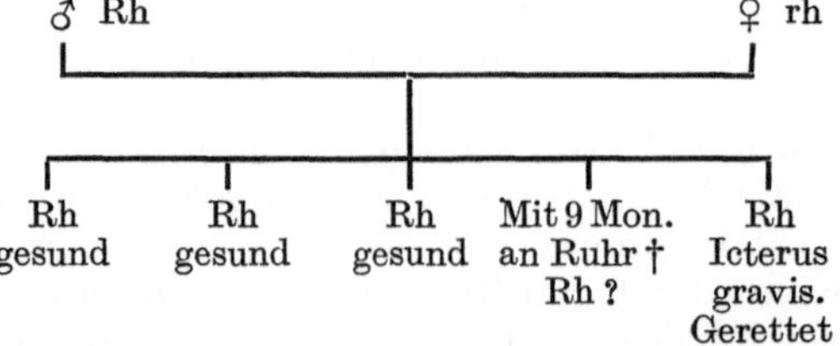

Cappell beschreibt eine Familie, in der erst das 18. Kind einer rh-Frau an einer Neugeborenenanämie erkrankt ist. Acht der vorher geborenen Geschwister seien Rh-positiv, 4 rh-negativ, bei den anderen seien keine derartigen Bestimmungen durchgeführt worden.

Ähnliche Verhältnisse sind bei Rh-Sensibilisierungen durch Bluttransfusionen beschrieben. Auch hier bestehen bei den einzelnen Individuen erhebliche Unterschiede in bezug auf den Zeitpunkt des Eintretens einer Reaktion. Schon nach einer einzigen Transfusion können nach DIAMOND [5] bei etwa 50% der rh-Menschen mit Hilfe von serologischen Testen Rh-Antikörper nachgewiesen werden. Nach einer Mitteilung von BESSIS erscheint sogar eine Sensibilisierung durch intramuskuläre Blutinjektionen wahrscheinlich (siehe S. 602). Gelegentlich sind Rh-Antikörper schon eine Woche nach der ersten Bluttransfusion beschrieben worden (WIENER [1], DIAMOND [2]), und zwar in solcher Stärke, daß schwere Transfusionszwischenfälle entstanden sind. Im allgemeinen jedoch soll sich nach MOLLISON, MOURANT und RACE die durch Bluttransfusionen hervorgerufene Sensibilisierung gegen den Rh-Faktor erst allmählich entwickeln und steigern. Die ersten Transfusionsreaktionen sollen milde verlaufen oder gar unbemerkt bleiben. Ferner sollen Transfusionen, wenn sie in größeren Abständen vorgenommen werden, stärker sensibilisieren als Übertragungen, die kurz hintereinander erfolgen.

Im Rahmen der LEVINEschen Theorie lassen sich auch Familiengeschichten deuten, bei denen nach erkrankten Kindern auch wieder gesunde geboren werden. Das tritt dann ein, wenn der Vater bezüglich des Rh-Faktors nicht homozygot ist. Bei den üblichen Rh-Faktorbestimmungen erscheint die Rh-Eigenschaft als dominant. rh-Individuen sind immer homozygot rh/rh, während Rh-Menschen sowohl die Erbformel Rh/Rh als auch Rh/rh haben können. Weist der Vater die heterozygote Formel Rh/rh auf, so kann ein Teil seiner Kinder rh sein. Letztere werden von den schon in früheren Graviditäten bei der rh-Mutter entstandenen Rh-Antikörpern nicht geschädigt.

Ein solches Bild zeigt der Stammbaum der in der hiesigen Klinik beobachteten Familie „L".

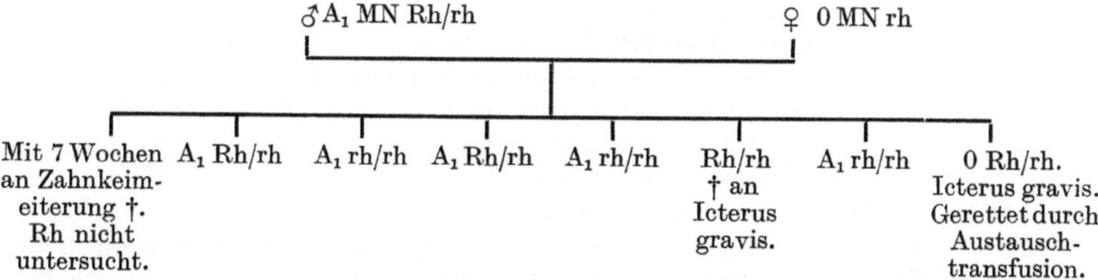

Hier ist tatsächlich jedes 2. Kind rh, wenn man das Erstgeborene, bei dem keine Rh-Faktorbestimmung vorgenommen werden konnte, außer acht läßt. Zwei Rh-Kinder sind gesund. Das 3. Rh ist an Icterus gravis gestorben, das 4. Rh-Kind, das 8. in der Geschwisterreihe, ist ebenfalls an Icterus gravis erkrankt, doch konnte es durch die besondere Behandlung am Leben erhalten werden. Von den Kindern der Familie „Se" sind 4 an den Erythroblastoseerkrankungen gestorben.

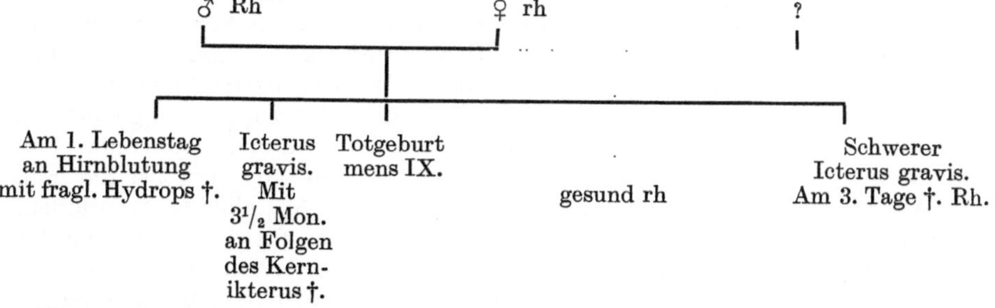

Hier ist der Ehemann wahrscheinlich homozygot Rh/Rh. Der 1946 geborene Knabe ist illegitim, rh und gesund.

Es ist schon erwähnt worden, daß nicht alle Fälle von Erythroblastoseerkrankungen bei Neugeborenen durch eine Rh-Isoimmunisierung zu erklären sind. Etwa 10% der Mütter solcher Kinder erweisen sich als Rh. Genaue Zahlen stellt Broman [1] 1944 aus dem bis dahin bekannten Schrifttum zusammen (Levine, Burnham, Katzin und Vogel 1941, Boorman, Dodd und Mollison 1942, Race, Taylor, Cappell und McFarlane 1943). In dieser Aufstellung zeigen sich unter 251 untersuchten Müttern 231 rh und 20 Rh. 1947 berichten van Loghem und Le Coultre von 4 Rh-Frauen unter 60, die erythroblastotische Kinder geboren hatten. Schon in ihren ersten Veröffentlichungen haben deshalb Levine und Mitarbeiter die mögliche *Sensibilisierung* dieser Frauen *durch andere Blutkörpercheneigenschaften* angenommen.

So sind in den letzten Jahren eine zunehmende Zahl von Berichten (Bock, von Fink und Eilers, Boorman, Dodd und Trinick, Brancato, Grove-Rasmussen, Tudvad und Jørgensen, Grundorfer, Halbrecht, Polayes, Polayes und McNally, Pennell, C. H. Smith, Waterhouse und Hogben, Wiener, Wexler und Hurst, Yannet und Liebermann u. a.) über Sensibilisierung von Müttern gegenüber den A- und B-Gruppen erschienen. Von verschiedenen Untersuchern, u. a. von Grundorfer, wird darauf hingewiesen, daß die A-Substanz bei Müttern, die zur Blutgruppe 0 gehören, eine besondere Rolle für die Isoimmunisierung spiele. Auch in drei von uns beobachteten Fällen verhielt es sich so. Unter Berücksichtigung unserer drei Fälle habe ich 19 Mitteilungen über A-Sensibilisierungen gefunden. Sensibilisierungen durch den B-Faktor sind in dem oben angeführten Schrifttum dagegen nur 2mal beschrieben und von uns in einem Fall beobachtet worden. Diese verschiedenen Zahlen, die keinen Anspruch auf Vollständigkeit erheben, lassen sich möglicherweise zum Teil durch die unterschiedliche Häufigkeit dieser beiden Blutgruppen erklären.

Übermäßig im mütterlichen Blut vorhandenes α und β kann die Ursache für eine Erythroblastoseerkrankung darstellen. Von Halbrecht ist diese Krankheitsgruppe als Icterus praecox bezeichnet und von dem durch die Rh-Sensibilisierung hervorgerufenen Icterus gravis unterschieden worden. Häufig erkrankt in solchen Familien, wie wir es übereinstimmend mit Halbrecht auch in drei von uns beobachteten Fällen festgestellt haben, schon das erste Kind. In der 4. Familie war es das 3. Kind. Das Krankheitsbild ist meistens nicht so schwer wie bei einer Rh-Sensibilisierung. Doch kann der leichtere Verlauf solcher Fälle (Halbrecht und Brancato) wohl nicht unbedingt als Regel angenommen werden, weil zuweilen von Todesfällen berichtet worden ist (Polayes und McNally, Bock, Finck und Eilers u. a.). Auch das Vorkommen von Kernikterus durch AB0-Isoimmunisierung ist beschrieben worden (Polayes und Jervis, Boorman und Mitarbeiter). Zwei der von uns beobachteten Kinder sind am 2. bzw. 5. Lebenstag gestorben. Bei beiden zeigte sich bei der Autopsie eine Gelbfärbung der Hirnkerne im Bereich der Stammganglien. Aus diesem Grund sollte man den Begriff des Icterus praecox nicht einführen.

Waterhouse und Hogben kommen auf Grund von statistischen Untersuchungen zu der Überzeugung, daß sich die AB0-Unverträglichkeit schon in der frühen Schwangerschaft letal auf den Feten auswirke. Die Geburtenzahl in Ehen, in denen der Mann der Blutgruppe A und die Frau der Blutgruppe 0 angehört, sei deutlich geringer als bei umgekehrter Blutgruppenverteilung. Im ersten Fall treten blutgruppenunverträgliche Schwangerschaften auf und im zweiten Fall nicht. Waterhouse und Hogben glauben, daß bei etwa 3% aller Konzeptionen, die zu keiner normalen Austragung kommen, die Ursache für das Absterben der Frucht in einer AB0-Isoimmunisierung zu suchen sei. Hirszfeld und Zborowski [2] haben an größeren Untersuchungsreihen festgestellt, daß A-Kinder bei 0-Müttern durchschnittlich etwa 80 g leichter sind als A-Kinder bei A-Müttern und 0-Kinder bei 0-Müttern. Derartige Gewichtsunterschiede konnten wir jedoch nicht auffinden.

Auch die Möglichkeit einer A_1-Sensibilisierung einer A_2-Mutter als Ursache einer Erythroblastose haben RACE, TAYLOR und Mitarbeiter erwogen. Ferner teilen DE KROMME und VAN DER SPEK eine Isoimmunisation durch den Blutfaktor N bei einer AMRh-Frau durch Graviditäten mit tödlicher Erkrankung zweier Kinder mit. GASSER und GRUMBACH haben ebenfalls eine Erythroblastose bei einem Neugeborenen infolge N-Sensibilisierung der Mutter beobachtet. Allerdings wird man mit Isoimmunisierungen gegen die Faktoren M, N und P während einer Gravidität nicht allzu häufig zu rechnen haben. Denn derartige Sensibilisierungen sind auch bei Bluttransfusionen nur relativ selten beschrieben worden. Nach LINARES-GARZÓN sind bis 1949 nur 4 Fälle von irregulären Anti-M bei Empfängern des Typus N und 3 Fälle von Sensibilisierung gegen den P-Faktor bei p-negativen Patienten infolge Bluttransfusionen beschrieben.

Durch ABO-Immunisierung sowie Sensibilisierungen gegen die Faktoren M, N und P können jedoch nicht alle Erythroblastoseerkrankungen bei Kindern von Rh-Müttern erklärt werden. Die weitere Differenzierung hat bald gezeigt, daß die Erythrocyten noch weit mehr antigene Eigenschaften besitzen, als bis dahin angenommen worden ist. Nach der Beschreibung eines gegen rh-Erythrocyten gerichteten Agglutinins (eines sog. Anti-HR) durch LEVINE, JAVERT und KATZIN und des sog. Anti-St-Agglutinins durch RACE und TAYLOR 1943 sind in den letzten Jahren eine große Anzahl neuer zum Teil dem Rhesussystem zugehöriger Untergruppeneigenschaften entdeckt, welche im Abschnitt über die Serologie näher zu beschreiben sein werden. Auch von diesem System wohl unabhängige Formen, wie z. B. der Lutheran-, Kell-, Lewis-, Jobbins-Levay-Becker- und Duffy-Faktor, wurden anläßlich von Bluttransfusionszwischenfällen oder Erythroblastoseerkrankungen Neugeborener aufgefunden. Wenn auch die Fülle der hier erscheinenden Erythrocyteneigenschaften einen verwirrenden Eindruck hinterläßt, so bleibt doch auch in diesen Fällen das Prinzip der Isoimmunisierung der Mütter durch eine ihnen fremde Eigenschaft der Feten mit Antikörperbildung erhalten.

III. Häufigkeit und Vorkommen der Erythroblastosen.

Schon oben ist auf die *unterschiedliche Empfindlichkeit* einzelner Individuen *gegen eine Rh-Sensibilisierung* hingewiesen worden. So ist alsbald aufgefallen, daß Erythroblastoseerkrankungen wesentlich seltener auftreten, als man es nach der Häufigkeit eines Rh-Kindes bei einer rh-Mutter annehmen kann. Mit dem Auftreten von Erythroblastosen rechnet man jetzt im allgemeinen in einem Fall auf 200 Entbindungen (SCHWARTZ und LEVINE 1943, BOORMAN, DALEY and DODD 1947, zitiert nach MOLLISON, MOURANT und RACE). BROMAN [1] hat 1944 bei 937 Wöchnerinnen dreimal eine Rh-Sensibilisierung beobachtet, in allen 3 Fällen sind die neugeborenen Kinder erkrankt. Nach LUCIA und HUNT [2] weisen 4,3% der Kinder von rh-Frauen Symptome einer Erythroblastose auf. CARTER [1] berichtet über 18 Erythroblastosefälle unter 3290 Entbindungen, das ist 1 Fall auf 177 Entbindungen, während noch 1940 im amerikanischen Lehrbuch für Kinderheilkunde von HOLT 1 Fall auf 1000 Entbindungen angenommen wird. Diese Änderung der beobachteten Verhältniszahlen erklärt sich wohl sicher durch die Vervollkommnung der diagnostischen Technik. Trotzdem besteht für eine rh-Mutter nur eine verhältnismäßig geringe Gefahr, durch ein Rh-Kind gegen den Rh-Faktor sensibilisiert zu werden.

Nach MOLLISON, MOURANT und RACE sind etwa 17% aller Frauen rh und 14% mit Rh-Männern verheiratet. Etwa 8% der Ehemänner sollen bezüglich des Rh-Faktors eine heterozygote Erbformel, also Rh/rh, 6% die homozygote Formel

Rh/Rh besitzen. Danach wird geschätzt, daß aus Ehen von rh-Frauen mit Rh-Männern (sowohl Rh/rh als auch Rh/Rh genotypisch) von etwa 14 geborenen Kindern 10 Rh/rh (71,4%) und 4 rh/rh (28,5%) sein müssen. So ist in 10% aller Geburten mit der Kombination Mutter rh/rh, Kind Rh/rh zu rechnen. Broman [1] gibt ebenfalls auf Grund theoretischer Erwägungen die Häufigkeit dieser Kombination mit 8—10% an. Mollison, Mourant und Race finden unter 100 unausgewählten Kindern 10 Rh mit rh-Mutter. Bedenkt man ferner, daß meistens das erste Rh-Kind einer rh-Mutter nicht erkrankt, so kann man für die weitere Rechnung Beobachtungen von Waterhouse und Hogben heranziehen. Nach diesen sind etwa $^1/_3$ aller Schwangerschaften erste Schwangerschaften. Man müßte Erythroblastoseerkrankungen in etwa 6—7% aller Geburten erwarten, vorausgesetzt, daß jedesmal vom zweiten Kinde an bei dem Zusammentreffen von rh-Mutter mit Rh-Kind eine manifeste Erkrankung auftreten würde. Bei dieser Rechnung bleiben verschiedene Tatsachen, zum Beispiel auch diejenige, daß gelegentlich derartige Folgekrankheiten auch schon in ersten Graviditäten auftreten, unberücksichtigt. Auch dürften die Zahlen durch die unterschiedliche Geburtenhäufigkeit in einzelnen Familien erheblich beeinflußt werden. Jedenfalls hätte man aber bei 200 Geburten nicht mit einem, sondern mit etwa 12 Fällen von Rh-bedingten Neugeborenenerkrankungen zu rechnen.

Zur Erklärung dieser Abweichung hat schon Levine 1941 verschiedene Überlegungen angestellt. Zunächst weist auch er auf falsche Zahlenverhältnisse bei statistischen Untersuchungen durch die relativ kleine Kinderzahl in einzelnen Familien hin. Ferner nimmt er eine *unterschiedliche Sensibilisierbarkeit* einzelner rh-Frauen an. Diese Annahme ist auch später experimentell unter anderem von van Loghem und Mitarbeitern, Moeller und Runge, von Diamond [5], von R. K. und M. Waller [5] sowie von Wiener [5] bei Versuchen, freiwillige rh-Menschen zur Gewinnung von Testseren künstlich gegen den Rh-Faktor zu sensibilisieren, bestätigt worden. R. K. und M. Waller berichteten über ihre Ergebnisse bei der Sensibilisierung von 10 Personen folgendes: Es wurde jeweils 1 cm³ Rh-Blutkörperchensediment injiziert, zunächst im Abstand von 6 Wochen und dann weiter in Intervallen von 10 Tagen. Dreimal traten Antikörper erstmals nach der dritten Injektion, in einem weiteren Fall nach der vierten Injektion auf. Bei diesen Personen bildeten sich agglutinierende Antikörper von höherem Titer. Bei 5 weiteren traten die Antikörper erst später, und zwar in blockierender Form (Näheres hierzu s. S. 577) und mit niedrigen Titern auf. Bei der letzten Person konnten überhaupt keine Rh-Antikörper nachgewiesen werden. Nach Wiener [5] wurden nach 2 Injektionen mit Rh-Erythrocyten 38,3% der rh-Menschen sensibilisiert, nach 3 Injektionen 54,4% und nach 6 Injektionen hatten 78,1% Rh-Antikörper gebildet.

Wiener hat eine weitere Hypothese aufgestellt, die besagt, daß die Sensibilisierbarkeit gegen den Rh-Faktor von einem besonderen Gen K abhänge. Dabei bezeichne K die Fähigkeit zur Bildung von derartigen Antikörpern und k die Unfähigkeit. Etwa 96% der Menschen sollen zum Genotypus kk gehören, also nicht sensibilisierbar sein und nur 3% die Eigenschaft K besitzen. Von den letzteren seien nur 0,02% genotypisch KK und damit äußerst leicht sensibilisierbar. Bei näheren, vergleichenden Untersuchungen (Wiener [5], Wiener und Wexler [4] u. a.) hat sich jedoch herausgestellt, daß die Häufigkeit der Sensibilisierung der rh-Individuen durch Bluttransfusionen sich deutlich von der Häufigkeit der Sensibilisierung durch Graviditäten unterscheidet. Die besprochene Theorie des K—k-Gens ist danach nicht weiter behandelt worden.

Andere Autoren (Hogben, Tischendorf, Dahr, Siegert u. a.) heben neben der unterschiedlichen Sensibilisierbarkeit einzelner Individuen eine anzunehmende *unterschiedliche antigene Kraft* einzelner Rh-Blutkörperchen hervor.

Besonders eindrucksvoll stellt sich das bei Versuchen dar, Meerschweinchen mit menschlichen Rh-Erythrocyten gegen den Rh-Faktor zu sensibilisieren. 1946—47 ist auch in unserer Klinik von JOPPICH (unveröffentlicht) nach anfänglicher Verwendung von Rhesusaffenblutkörperchen zur Gewinnung von Rh-Testseren eine Sensibilisierung von Meerschweinchen mit menschlichen 0 Rh-Erythrocyten durchgeführt worden. Dabei haben sich in einer größeren Versuchsreihe nur wenige brauchbare Seren ergeben. Einzelne Spender haben sich als geeignet, andere als ungeeignet erwiesen. Auch bei geeigneten Spendern haben aber nur ein Teil der Meerschweinchen mit so starker Antikörperbildung reagiert, daß ihre Seren als Testseren noch nach den notwendigen Absorptionen verwendet werden konnten. Über sehr ähnliche Ergebnisse hat 1948 DAHR berichtet.

Als weiterer Erklärungsversuch für das relativ seltene Vorkommen von Erythroblastosen bei rh-Müttern mit Rh-Kindern sind Überlegungen darüber angestellt worden, inwieweit ein gleichzeitig vorhandenes andersartiges und *stärkeres Antigen* die Wirkung des *schwächeren Rh-Antigens mindern* könne, wie es ja von einigen Fällen in der Immunbiologie bekannt ist. So haben zum Beispiel TOMAKI und andere gezeigt, daß die Diphtherie-Immunisierung bei Individuen der Blutgruppe A erfolgreicher ist als bei Angehörigen der Blutgruppe B, wenn ein Diphtherietoxin verwandt wird, welches außer dem Diphtherie-Antigen A-Substanz enthält. Die A-Substanz stammt aus Schweinemägen, die zur Herstellung von Pepton verwandt werden. Bei Personen der Blutgruppe B tritt dann gleichzeitig mit der Diphtherie-Immunisierung eine solche gegen die A-Blutgruppensubstanz ein. Letztere schwächt die Diphtherie-Immunisierung ab.

LEVINE nimmt an, daß bei unterschiedlicher Blutgruppe zwischen Mutter und Kind im Sinne einer agglutinophilen Schwangerschaft (nach LENART) die Gruppensubstanzen A und B zur verstärkten Bildung von α und β führen. Dadurch soll das Auftreten von Rh-Antikörpern vermindert werden. Bei den von uns seit 1947 beobachteten verwertbaren 45 Erythroblastosefällen bestand 7 mal eine Unverträglichkeit der Blutgruppe von Mutter und Kind. Diese Verteilung weicht nur wenig von den auch sonst beobachteten Verhältnissen ab. LENART nimmt agglutinophile Schwangerschaften in 26% an. Nach einer Mitteilung von DIA-MOND (nach UNGER) sollen inzwischen diese Theorie bestätigende Beobachtungen gemacht worden sein. Danach betrüge die Sensibilisierungsgefahr bei homozygoten Rh-Vätern 11%, wenn Mutter und Kind im AB0-System übereinstimmen, gegenüber nur 4—5% bei unterschiedlicher AB0-Gruppe zwischen Mutter und Kind. Bei heterozygotem Vater betrüge die Sensibilisierungsgefahr unter den ersten Bedingungen 3%, und wenn AB0-Unverträglichkeit besteht, nur noch 1%. Schon früher haben LEVINE, WIENER und RACE sowie SONN (nach UNGER) ähnliche Feststellungen gemacht. LUCIA und HUNT haben bei 170 rh-Frauen, die gegen Rh sensibilisiert waren, in 95% eine AB0-Verträglichkeit zwischen Mutter und Kind gefunden. In unausgesuchtem Material (1167 Fälle) bestand eine solche Verträglichkeit nur in 80%. Auch die Beobachtungen von DE KROMME, VAN DER SPEK und ROTTINGHUIS sprechen in dem gleichen Sinne. Sie beschrieben das Absinken eines Rh-Antikörpers während der Schwangerschaft bei einer 0 rh-Mutter bei gleichzeitigem Anstieg des α-Titers im Serum der Mutter. Ein gesundes A Rh-Kind wurde geboren. DE KROMME und Mitarbeiter vermuteten danach eine Konkurrenzwirkung zwischen den Anti-A- und den Anti-Rh-Agglutininen. Sie versuchten deshalb in 4 anderen Fällen, bei denen nach der Anamnese keine gesunden Kinder zu erwarten waren, einen ähnlichen Effekt durch künstliche Sensibilisierung mit B rh-Erythrocyten durchzuführen. Es gelang jedoch nicht, im Gegenteil trat bei drei so behandelten Müttern ein deutlicher Rh-Antikörperanstieg auf.

WIENER (nach UNGER) hat 1945 als erster vorgeschlagen, Frauen in der Gravidität mit Typhus- und Pertussisvaccinen zu behandeln und sie dadurch gegen eine Sensibilisierung durch den Rh-Faktor des Feten zu schützen. Nähere Einzelheiten dieser Behandlungsart werden später zu besprechen sein. Doch bleibt hierbei zu bedenken, daß eine sogenannte „Konkurrenz der Antigene" in vielen Tierversuchsanordnungen oder auch bei verschiedenen Kombinationen von Mischvaccinen nicht zu erwarten ist. Dagegen kann sogar unter geeigneten Bedingungen bei mehrfacher Sensibilisierung eine Verstärkung jeder Einzelkomponente erzielt werden. Auch Mitteilungen von LINARES-GARZÓN sowie WALLER und RACE über multiple Isoimmunisierungen nach Bluttransfusionen zeigen die Grenze solcher Erwartungen. In dem Fall von WALLER und RACE fand sich in dem Serum des Patienten neben dem regulären Anti-A ein Anti-M, Anti-S, Anti-C, Anti-E und Anti-Fy[a].

Bei den Überlegungen über die Häufigkeit von erythroblastotischen Neugeborenenerkrankungen soll eine weitere Tatsache nicht unerwähnt bleiben. Es gibt eine ganze Anzahl von Veröffentlichungen (CARTER, CHOWN [2], GOLD-BLOOM und LUBINSKI, KARIHER und MILLER, SACKS, KUHNS und JAHN, ZUELZER, WHEELER und LEONHARD), die darüber berichten, daß rh-Frauen, in deren Blut Rh-Antikörper auch mit höheren Titern nachgewiesen sind, gesunde Rh-Kinder geboren haben. CARTER [1] hat bei 337 Entbindungen von rh-Müttern mit Rh-Kindern 18 Fälle von Erythroblastose beobachtet und 6mal sind die *Rh-Kinder trotz Sensibilisierung der Mutter mit nachweisbaren Antikörpern gesund* geblieben. Die Mütter sind also durch den Rh-Faktor des Feten sensibilisiert worden, die von ihnen gebildeten Antikörper haben aber den Kindern keinen wahrnehmbaren Schaden zugefügt. Sie sind wahrscheinlich nicht durch die Placenta in das Kind übergetreten. In einer von uns beobachteten Familie R. ist das 3. Kind an einem Icterus gravis verstorben. Während der 4. Schwangerschaft lassen sich im mütterlichen Blutserum agglutinierende und blockierende Antikörper (blockierende im 7. Monat 1:128) nachweisen. An dem neugeborenen Rh-Knaben findet sich auch bei späteren Untersuchungen kein Anhalt für eine Rh-bedingte Neugeborenenerkrankung. SACHS und Mitarbeiter beschreiben derartige Verhältnisse, daß rh-Mütter, die gegen Rh immunisiert sind, gesunde Rh-Kinder geboren haben, in 32,9% der sensibilisierten Mütter. Nimmt man zur Erklärung dieses Umstandes eine geringere Permeabilität der Placenta an, so werden Behandlungsversuche bei den Neugeborenenerythroblastosen verständlich, die auf eine Verhinderung des Übertrittes von Rh-Antikörpern vom mütterlichen in den kindlichen Kreislauf — sozusagen durch Verdichtung der Placenta — abzielen. (HOFFMAN und ERMOINE EDWARDS) (s. S. 649).

Die in diesen Kapiteln angestellten Überlegungen lassen schon jetzt erkennen, wie unterschiedlich die Verhältnisse im Einzelfall liegen können, und wie vorsichtig man deshalb mit irgendwelchen prognostischen Aussagen in jedem Fall sein muß. Dieser noch erheblichen Unsicherheit wird man sich auch weiterhin immer wieder bewußt sein müssen.

IV. Ähnliche Erkrankungen bei Tieren.

Im Tierreich sind mit der Erythroblastose des Menschen vergleichbare oder möglicherweise identische Krankheitsbilder bekannt geworden. Ihre Kenntnis kann zur Deutung der menschlichen Krankheitserscheinungen beitragen.

Die angeborene Wassersucht wurde mehrfach bei *Kälbern* beschrieben. (LEVENS 1913, LARSSON 1935, JOHANNSSON 1939.) Nach einer Beobachtung von LEVENS wurden in einem Kuhstall innerhalb eines Jahres 5 Kälber mit Hydrops geboren. Sie hatten alle den gleichen Stier zum Vater. Nach der Entfernung des Stieres traten keine derartigen Fälle mehr auf. Auch Angaben über das Auftreten von Ikterus bei neugeborenen *Füllen* finden sich schon in der älteren Literatur. HARTMANN beschrieb 1888 Beobachtungen an Füllen, die schon gelbsüchtig zur Welt kamen, und SCHÖTTLER berichtete von 4 Fohlen einer Stute, die am ersten Lebenstage an Ikterus erkrankten. Doch fehlen in allen diesen Fällen Angaben über genauere Untersuchungen. 1948 beobachteten BRUNER und Mitarbeiter hämolytische Neugeborenenerkrankungen bei Fohlen nach transplacentarer Isoimmunisierung der Stuten durch ein Blutkörperchenantigen der Fohlen. Die Antikörperübertragung von der Stute auf die Fohlen erfolgt durch die Muttermilch, aber nur in den ersten 36 Lebensstunden.

1947 veröffentlichten CAROLI, BESSIS und GORIUS eine Arbeit über den Icterus gravis bei *Mauleseln*. Nach ihren Angaben gehen bei der Mauleselzucht an einer Gelbsucht mit Hämaturie etwa 8% der neugeborenen Tiere zugrunde. Schon wenige Stunden nach der Geburt pflegen die ersten Krankheitszeichen aufzutreten. Man vermutete in Analogie zum Icterus gravis des Menschen, daß es sich um eine Immunisierung der Stuten durch den fremden Feten handele. Tatsächlich konnte man im Blutserum solcher Stuten, die gelbsüchtige Maulesel geboren hatten, leichter spezifische Agglutinine gegen die roten Blutkörperchen von Mauleseln und Eseln durch Injektion von Eselerythrocyten erzeugen als bei Vergleichstieren. Die gleichen Agglutinine fanden sich auch im Blut der neugeborenen ikterischen Maulesel. Die Agglutinine richteten sich auffälligerweise auch gegen Menschenerythrocyten, aber nicht gegen die roten Blutkörperchen der Pferde. Hervorzuheben war, daß von den gleichen Stuten zur Welt gebrachte Pferde ohne derartige auffällige Krankheitszeichen in der Neugeborenenperiode blieben.

Besonders interessant erschien im Hinblick auf die später zu erörternden verschiedenen Behandlungsmöglichkeiten des Icterus gravis beim Menschen die Tatsache, daß CAROLI und Mitarbeiter einige der erkrankten Maulesel durch Übertragungen von Blut von Stutenfüllen retten konnten.

1948 veröffentlichten NACHTSHEIM und KLEIN einen zusammenfassenden Bericht über ihre seit 1938 durchgeführten Untersuchungen an einem sogenannten *„Hydrops-Kaninchenstamm"*. Sie beobachteten in einer Kaninchensippe von 1938—1946 43 Junge, die an einem Hydrops bei der Geburt erkrankt waren. Die Jungen wurden voll ausgetragen und meistens auch lebend geboren. In der Regel gingen sie aber während der Geburt oder unmittelbar danach zugrunde. Nur eins der Tiere lebte etwa noch 2 Stunden nach der Geburt, 3 andere waren pränatal abgestorben und maceriert. Neben den Tieren, die eine ausgesprochene hydropische Flüssigkeitsdurchtränkung der Gewebe aufwiesen, die in ihrer Schwere im Einzelfall recht unterschiedlich war, wurden in demselben Stamm andere kranke neugeborene Kaninchen beobachtet, bei denen solche Hydropserscheinungen fehlten. Trotzdem hatten diese sehr ähnliche Organbefunde wie die hydropischen Jungen, zum Beispiel auch eine starke Erythroblastose. NACHTSHEIM nahm deshalb als sicher an, daß bei den Kaninchen neben dem Hydrops auch eine Anaemia neonatorum vorkäme. Auch die hieran erkrankten Tiere starben bei der Geburt. Ein dem Icterus gravis verwandtes Bild konnten die Verfasser nicht nachweisen. Interessant erschien ferner die Tatsache, daß alle bisher beschriebenen kranken Tiere, sowohl die Hydropstiere, als die lediglich erythroblastotischen Neugeborenen, Albinos waren. Auch der Stammvater der Zucht war ein Albino. Kranke Tiere traten unter seinen Nachkommen sowohl bei Paarung mit Albinohäsinnen, Halbalbinohäsinnen (Russen) und mit farbigen Häsinnen auf. In der späteren Zucht konnten auch nur Albinos oder Halbalbinos Hydropsväter werden. NACHTSHEIM und KLEIN nahmen deshalb an, „daß der Albino-Faktor oder ein an ihn gekoppelter Faktor als Konditionalfaktor wirkt, der homozygot vorhanden sein muß, damit das Hydrops-Gen in Wirksamkeit treten kann". Diese Untersuchungen wurden zum großen Teil vor der Entdeckung des Rh-Faktors nach rein genetischen Gesichtspunkten durchgeführt. Es wurde eine recessive Anlage für die Krankheit angenommen. Diese sollte von dem Stammvater, der an einer anderweitigen Mißbildung litt, ausgehen. Bei der Annahme ähnlicher Immunisierungsvorgänge beim Kaninchenhydrops wie bei den menschlichen fetalen Erythroblastosen käme man wohl zu einer andersartigen Züchtungsauswahl. Vielleicht würde die Erkrankungshäufigkeit bei den jungen Kaninchen zunehmen, wenn vorwiegend die mütterliche Erbanlage berücksichtigt würde. Eine gewisse Abweichung zu den menschlichen Erythroblastosen ergaben folgende Feststellungen von Nachtsheim und Klein. Bei der Zusammenstellung der Erkrankungszahlen in verschiedenen Würfen bei gleichem Vater und gleicher Mutter stieg die Zahl der Erkrankungen nicht mit der Wurfzahl. Auffallend war nur eine gewisse Kleinheit aller Würfe. Von den Verfassern wurde an die Möglichkeit gedacht, daß manche Embryonen schon sehr frühzeitig abstürben, in utero resorbiert würden und so nicht zur Beobachtung gelangten.

Nach dem Bekanntwerden der Bedeutung des Rh-Faktors für die Erythroblastose des Menschen wurden in Zusammenarbeit mit Nachtsheim von Dahr und Knüppel Untersuchungen über Blutgruppen bei den Kaninchen durchgeführt. Sie sollten serologische Zusammenhänge beim Kaninchenhydrops aufdecken. Nach der Immunisierung von Meerschweinchen mit Blutkörperchen von Kaninchenböcken, die Väter von Hydropsjungen waren, wurden die gewonnenen Seren mit den Erythrocyten von den Kaninchenmüttern solcher erkrankten Jungen absorbiert. Dadurch konnten von den Meerschweinchen gebildete Anti-Art-Agglutinine entfernt werden (s. S. 583). Nach dieser Behandlung sollte sich nach Dahr und Knüppel in manchen Meerschweinchenseren ein spezifischer Antikörper gezeigt haben, der analog zum Rh-Faktor beim Menschen in Beziehung zum Kaninchenhydrops gebracht wurde. Von englischen Untersuchern sollen nach einer Mitteilung von Nachtsheim diese Ergebnisse inzwischen jedoch nicht bestätigt worden sein.

In den letzten Jahren wurde von Young und Mitarbeitern versucht, durch künstliche Immunisierung von Hündinnen Krankheiten bei deren Jungen zu erzeugen, die den menschlichen Erythroblastosen entsprechen. Sie immunisierten Hündinnen, denen der Hundefaktor A fehlte, durch i.v. Injektion mit A-positiven Hundeerythrocyten. Die Hündinnen wurden von A-positiven Hunden gedeckt. Alle A-positiven Jungen dieser Hündinnen zeigten unmittelbar nach der Geburt keine Krankheitserscheinungen, in ihrem Blut waren keine A-Antikörper nachweisbar. Wurden sie jedoch von der immunisierten Mutter gesäugt, so entwickelte sich am 1. Tag eine Gelbsucht. Von 24 so erkrankten Jungen starben 9 innerhalb von 3 Tagen, 3 wurden getötet, 12 wurden gesund (davon 2 nach Transfusionen von A-negativem Hundeblut). An den Erythrocyten der kranken Hunde konnten nach der Aufnahme der Milch Antikörper im Coombs-Test (s. S. 592) nachgewiesen werden. Auch A-positive Junge von nicht immunisierten Hündinnen erkrankten gleichartig, wenn sie am 1. Lebenstag antikörperhaltige Milch von immunisierten Hündinnen bekamen. Bei 20 ebenso behandelten A-negativen jungen Hunden blieben Antikörper bis zum 32. Tag im Serum nachweisbar, eine Bindung an die Erythrocyten fand nicht statt. Diese Tiere zeigten dementsprechend keine Krankheitserscheinungen. Eine gleichartige Immunisierung von 20 Hündinnen gegen den Hundefaktor C rief keine entsprechenden Erscheinungen hervor.

Abelson hat natürlich vorkommende hämolytische Erkrankungen bei neugeborenen Hunden beobachtet. Diese Erkrankungen kamen vorwiegend bei

Dachshunden nach einer Isoimmunisierung der Hündinnen in der Schwangerschaft vor.

In den letzten Jahren ist häufiger versucht worden, künstlich Erythroblastosen bei neugeborenen Versuchstieren hervorzurufen. EYQUEM injizierte den jungen Tieren (Hunden und *Katzen*) Immunserum und konnte bei ihnen entsprechende Krankheitsbilder mit Anämie, Gelbsucht, Kernikterus und Hirnschädigung erzeugen. Ähnliche Erkrankungen führten BESSIS und FREIXA bei neugeborenen *Ratten* durch Injektion sowie durch Fütterung von Anti-Ratten-Serum herbei. BRUNER und Mitarbeiter konnten eine hämolytische Anämie bei neugeborenen *Schweinen* hervorrufen nach einer Immunisierung der Muttertiere gegen Erythrocyten der Eber. Die Ferkel erkrankten nur dann, wenn sie die antikörperhaltige Muttermilch am 1. Lebenstag tranken.

Bei der Betrachtung dieser Krankheitsgruppen im Tierreich erscheinen einige Fragen über die Pathogenese der menschlichen Erythroblastosen besonders von Wichtigkeit. So ist schon oben erwähnt worden, daß gelegentlich eine besondere „Undurchlässigkeit" der Placenta angenommen worden ist, um das Gesundbleiben von Rh-Kindern bei sicher gegen den Rh-Faktor sensibilisierten rh-Müttern zu erklären. Vergleicht man einmal die verschiedenen Formen der Placenta bei den Tiergruppen, bei denen erythroblastotische Neugeborenenerkrankungen beschrieben worden sind, so fallen erhebliche Unterschiede in deren histologischem Bau auf. In der vergleichenden Anatomie der Säugetiere wird nach HUXLEY zwischen den Mammalia deciduata und Mammalia indeciduata unterschieden. Bei den Mammalia deciduata werden sogenannte Vollplacenten nach STRAHL gebildet. Es kommt zu einer innigen *Verwachsung des mütterlichen und kindlichen Anteils der Placenta*, so daß bei der Geburt auch mütterliches Placentargewebe, die Membrana decidua, mit ausgestoßen wird. Die Eröffnung der mütterlichen Blutgefäße zeigt sich deutlich in einer Blutung. Bei den Indeciduata besteht dagegen *keine so enge Verbindung und Durchwachsung* der mütterlichen und kindlichen Anteile. Mütterliches und kindliches Gewebe legen sich nur eng aneinander. (Semiplacenten nach STRAHL.) Bei der Geburt können die Zotten der Eihäute ohne Verletzung aus der Uterusschleimhaut herausgezogen werden. Der mütterliche Kreislauf ist hier vom kindlichen durch wesentlich dickere Gewebsschichten getrennt. Die intrauterine Ernährung des Feten erfolgt vorwiegend durch die sogenannte Embryotrophe, eine seröse Ernährungsflüssigkeit, der zum Teil Leukocyten, Fett oder zerfallene Schleimhautbestandteile beigemischt sind. Bei den Tieren mit Vollplacenten dagegen werden die Nährstoffe für den Feten hauptsächlich vom mütterlichen Blutserum transportiert (Hämotrophe). Die innigste Verbindung zwischen uteriner und fetaler Placenta besteht bei der scheibenförmigen Vollplacenta, der sogenannten Placenta discoidea haemochoriale. Hier wird das Chorionepithel direkt vom mütterlichen Blut umspült. Eine solche Form der Vollplacenta besitzen der Mensch, der Affe, — auch das Kaninchen und die Ratte. Hunde und Katzen haben eine Placenta zonaria, eine besondere Form der Vollplacenten. Die Verbindung zwischen mütterlichen und kindlichen Blutgefäßen ist nicht ganz so eng wie bei der Scheibenplacenta. Hingegen haben Pferde, Esel, Rinder und Schweine Semiplacenten ohne Decidua. Bei letzteren liegen zwischen dem Chorionepithel und dem mütterlichen Blut noch das mütterliche Gefäßendothel, eine Bindegewebsschicht und das Epithel der Uterusschleimhaut.

Es sind freilich sowohl bei den Formen der Placenta mit der schärferen Trennung zwischen mütterlichem und kindlichem Kreislauf wie bei den hämochorialen Placenten, bei denen die Zotten in einen mütterlichen Blutsee tauchen, Erythroblastosen beschrieben worden. Durch weitere Versuche müßte die Frage geklärt werden, ob bei den einzelnen Tierarten vorwiegend eine diaplacentare

Übertragung der Antikörper oder eine solche durch die Milch anzunehmen ist. Erst dann wird es möglich sein, Behandlungsversuche zu beurteilen, die auf eine „Dichtung der Placenta" abzielen.

Wichtige Parallelen ergeben sich bei der Beschreibung der morphologischen und histologischen Organbefunde zwischen den menschlichen und den tierischen Erkrankungen. Eingehende Beschreibungen würden hier zu weit führen, sie sind vor allem in der Veröffentlichung von Nachtsheim und Klein sowie von Young und Mitarbeitern niedergelegt. Es mag aber darauf hingewiesen werden, daß man auf Grund rein morphologischer Organbefunde oder ähnlichen Krankheitsverlaufes keine bindenden Schlüsse auf eine gleiche oder ähnliche Ätiologie ziehen kann.

B. Serologie und Immunbiologie der Rh-Eigenschaft des Menschen.

I. Hergang der Entdeckung des Rh-Faktors.

1901 wurden von Landsteiner zum erstenmal die vier Blutgruppen A, B, AB und 0 beschrieben, ferner wurde die Regel aufgestellt, daß im Blut eines Individuums neben den die Gruppe bezeichnenden Erythrocyteneigenschaften A, B und 0 noch regelmäßig Isoagglutinine vorhanden sind. Letztere richten sich gegen die bei dem einzelnen Menschen nicht vorhandenen Erythrocyteneigenschaften. Somit enthält ein Serum der Gruppe A ein Anti-B (β) und ein Serum der Gruppe B ein Anti-A (α). Im Serum der Gruppe 0 finden sich α und β, während bei der Gruppe AB keine regulären Isoagglutinine vorkommen. Die Arbeiten von Landsteiner bildeten die Grundlage für umfangreiche Forschungen auf dem Gebiet der Blutgruppenserologie. Von Dungern und Hirszfeld fanden Unterschiede bei verschiedenen Blutproben der Gruppe A. Sie bezeichneten die heute allgemein mit A_1 und A_2 angegebenen Untergruppen zunächst mit „A-groß" und „A-klein", da nach bestimmtem Absorptionsverfahren Anti-A-Seren so eingestellt werden können, daß sie nur noch A_1 (A-groß)- und nicht mehr A_2 (A-klein)-Erythrocyten agglutinieren. Über die Gruppen M, N und P wurde erstmals 1928 von Landsteiner und Levine berichtet.

Schiff entdeckte die weniger bekannten Faktoren H und G und berichtete außerdem über unterschiedliches Vorkommen von A- und B-Substanz in den Körpersäften bei einzelnen Menschen, z. B. im Speichel, Magensaft, Tränen, Schweiß usw. Er bezeichnete diejenigen Menschen als „Ausscheider", bei denen in den Säften A oder B Gruppenreceptoren gefunden wurden, die anderen als „Nichtausscheider", in ihren Körpersäften fehlten diese Faktoren. Nach der Entdeckung von tierischen Anti-0-Seren konnte auch eine Ausscheidung von 0-Substanz im Speichel einiger Menschen der Gruppe 0 festgestellt werden (Dahr [1]). Daneben wurde von anderen Autoren über das Vorkommen der A- und B-Eigenschaft in Körpergeweben und Zellen berichtet (Näheres hierzu siehe Dahr [1]). Es sei hervorgehoben, daß nach Yosida sich derartige Receptoren nicht in Knorpel- und Knochenextrakten, ferner nicht in der Linse und im Glaskörper des Auges und im Gehirn nachweisen lassen. In den übrigen Zellen und Organen werden sie in unterschiedlicher Stärke gefunden. Bei verschiedenen Individuen können diese Eigenschaften in einzelnen Organen fehlen, so nach Hirszfeld in der Leber, der Gallenblase, dem Herzen, der Aorta und in den Muskeln. In den anderen Organen, Magen, Darm, Nieren, Nebennieren, Lungen, Milz, Pankreas werden sie regelmäßig gefunden.

In tierischen Seren findet man gelegentlich weitere spontan vorkommende Agglutinine, die mit einer bestimmten Anzahl menschlicher Blutkörperchen reagieren. Ein gegen das von Imamura beschriebene Merkmal Q gerichtetes Agglutinin kommt spontan bisweilen in Seren von Schweinen und Hühnern vor. Die von Sugishita entdeckte Blutkörpercheneigenschaft E läßt sich durch ein in Aalseren vorhandenes Agglutinin nachweisen. Auch für die Herstellung von Anti-P-Seren sucht man bei Pferden, Schweinen, Schafen und Kaninchen nach einem natürlichen Anti-P-Agglutinin. Das Vorkommen der verschiedenen Agglutinine in tierischen Seren wie vor allem die folgende Beobachtung von Schiff haben Landsteiner und Wiener zu systematischen Untersuchungen auf diesem Gebiet veranlaßt.

Schiff beschrieb, daß sich bei Kaninchen nach der Injektion von Schafblut in dem Serum Anti-A-Agglutinine und Hämolysine bilden. So versuchten Landsteiner und Wiener neue Antiseren bei Versuchstieren durch Injektion anderer tierischer Erythrocyten zu erzeugen. Dabei fanden sie, daß im Blutserum von Kaninchen nach einer Behandlung mit Rhesusaffenerythrocyten gelegentlich ein bisher unbekanntes Agglutinin gebildet wurde. Dieses führte bei ungefähr 85% der von ihnen untersuchten Erythrocyten der weißen Bevölkerung von New York eine Verklumpung der Erythrocyten herbei. Sie bezeichneten die mit einem solchen Serum nachweisbare agglutinable Erythrocyteneigenschaft als den

Rhesus- oder Rh-Faktor. Schon damals nahmen sie ein von dem Blutgruppensystem ABO und den Faktoren M, N und P unabhängiges Auftreten des Rh-Faktors als wahrscheinlich an. Bei späteren Prüfungen stellte es sich heraus, daß Meerschweinchen sich noch besser als Kaninchen mit Rhesusaffenblut gegen den Rh-Faktor immunisieren ließen. Zu den weiteren Untersuchungen wurde deshalb zunächst solches Meerschweinchenserum verwandt. Gelegentlich wurden Rh-Testseren auch durch die Immunisierung von Ziegen mit Rhesuserythrocyten gewonnen. Nach dem Bekanntwerden der Ursache von Bluttransfusionszwischenfällen, die durch eine Rh-Unverträglichkeit bei Spender und Empfänger bedingt waren, erwiesen sich die Immunseren solcher Empfänger als besonders brauchbar für Rh-Faktor-Bestimmungen. Durch die Transfusionen bildete sich im Serum der rh-Empfänger ein Anti-Rh-Agglutinin ähnlich wie bei den Versuchstieren, die mit Rhesusaffenblut behandelt worden waren. Die gleichen Verhältnisse ergaben sich — wie schon oben näher beschrieben — bei einer Rh-Sensibilisierung einer rh-Mutter während der Schwangerschaft mit einem Rh-Feten. Auch im Blutserum solcher Mütter konnten die den Versuchstierseren weitgehend entsprechenden Agglutinine gefunden werden. Andererseits wurden aber bald in einzelnen menschlichen Seren Abweichungen von dem Verhalten tierischer Seren beschrieben. Aus eingehenden Studien dieser Abweichungen ergab sich die im nächsten Abschnitt zusammengefaßte Einteilung der Rh-Untergruppen.

II. Nomenklatur der verschiedenen Rh-Untergruppen unter Berücksichtigung der Eigenschaften der Erythrocyten, der Immunseren und der Antikörper.

Ein Anti-Rh-Serum, das wie die bei der Immunisierung von Tieren erhaltenen Seren 85% der roten Blutkörperchen von weißen Menschen agglutiniert, wird als 85%iges *Standardserum* bezeichnet. Es erlaubt die übliche Bestimmung der Eigenschaften Rh und rh. Rh-Erythrocyten werden davon agglutiniert, rh-Blutkörperchen nicht. Neben diesem Standardserum sind bei der Immunisierung von Menschen durch bestimmte Blutkörperchen Seren beobachtet worden, die entweder 30% oder 70% entsprechender Menschenblute zur Verklumpung bringen. Von diesen Beobachtungen ist WIENER ausgegangen, als er sowohl die Rh-Blute als auch die rh-Blute in je 3 *Untergruppen* eingeteilt hat. Mit der Bezeichnung Rh (Rho nach englischen Autoren) werden wie bisher alle Erythrocyten gekennzeichnet, die von einem 85%igen Standardserum agglutiniert werden. Zur Gruppe Rh_1 gehören rote Blutkörperchen, die außer durch das Standardserum auch durch 70%iges Serum verklumpt werden. Rh_2-Erythrocyten agglutinieren mit dem Standardserum und mit einem 30%igen Serum. rh-Blute reagieren weder mit einem Standardserum noch mit einem 30%igen oder 70%igen Serum. Nur vom 70%igen und nicht vom Standardserum oder vom 30%igen Serum werden rh′-Erythrocyten[1] verklumpt, und rote Blutkörperchen mit der Eigenschaft rh″ werden nur von einem 30%igen, nicht aber von dem 70%igen und dem 85%igen Standardserum erfaßt. Danach ergeben sich gewisse Übereinstimmungen zwischen den Erythrocyten der Gruppe Rh_1 und rh′. Sie werden beide vom 70%igen Serum verklumpt. Auf der anderen Seite zeigen eine übereinstimmende Reaktion mit dem 30%igen Serum die Gruppen Rh_2 und rh″. Rh_0 und rh-Blute reagieren weder mit dem 30%igen noch mit dem 70%igen Serum. Das Standardserum wird nach der WIENERschen Nomenklatur als Anti-Rh (oder Anti-Rh_0)-

---

[1] In älteren Arbeiten, auch in der ursprünglichen Mitteilung von WIENER, wurden die Gruppen rh′ und rh″ zunächst mit den großen Buchstaben Rh′ und Rh″ bezeichnet. Das ist inzwischen wegen besserer Übersichtlichkeit geändert, so daß alle mit dem 85%igen Standardserum negativen Gruppen mit kleinen Buchstaben (rh′, rh″) bezeichnet werden.

Serum bezeichnet, das 70%ige als Anti-rh'-Serum und das 30%ige als Anti-rh''. Neue Gesichtspunkte sind mit der Auffindung eines weiteren agglutinierenden Serums durch RACE und TAYLOR (1943) hinzugekommen. Es handelt sich um ein Serum, das mit 80% der Erythrocyten der weißen Menschen reagiert. Deshalb ist es zunächst als 80%iges Serum, oder auch nach dem Namen der Patientin, in deren Blut es zuerst beobachtet wurde, als St-Serum bezeichnet worden. Es hat sich gezeigt, daß dieses Serum gewisse Ähnlichkeiten mit dem von LEVINE und Mitarbeitern beschriebenen Anti-Hr-Serum aufweist. Das Anti-Hr- und das 80%ige Serum unterscheiden sich lediglich in ihrer Reaktionsstärke. Mit dem Hr-Serum werden solche Erythrocyten agglutiniert, die nicht vom 70%igen Serum verklumpt werden. LEVINE hat ursprünglich angenommen, daß es sich bei diesem Serum um einen Gegenspieler des Standard-Anti-Rh-Serums handele. Alle rh-Blute sollten vom Hr-Serum agglutiniert werden. Das hat sich nicht bestätigt. Dagegen besteht ein derartiger Antagonismus zum 70%igen Serum. Das 80%ige Serum agglutiniert die gleichen Blutproben wie das Anti-Hr-Serum, dann aber noch zahlreiche andere Blutkörperchen, diese allerdings mit deutlich schwächerer Agglutination. Die von beiden Seren (sowohl vom 80%igen als auch vom Anti-Hr) erfaßten Blute besitzen das zu fordernde Agglutinogen hr' zweimal, das heißt das Agglutinogen ist homozygot in dem Blut enthalten. Die nur vom 80%igen Serum, nicht vom Hr-Serum erfaßten Blutkörperchen sind heterozygot. Sie reagieren andererseits auch mit dem 70%igen Serum. Solche Erythrocyten besitzen sowohl das Agglutinogen hr' (nachweisbar mit dem 80%igen) wie das Agglutinogen rh' (nachweisbar mit dem 70%igen Serum). Zum besseren Verständnis dieser Zusammenhänge mag die Tabelle 1 herangezogen werden. Auch sei schon an dieser Stelle auf die spätere Beschreibung der Rh-Nomenklatur der englischen Autoren hingewiesen (Siehe auch Tab. 2 und 3). In der Tab. 1 sind noch einige bisher nicht besprochene Bezeichnungen angewandt. Es handelt sich um die Gruppe Rh_z. Diese Erythrocyten werden außer vom Standardserum sowohl vom 70%igen Serum (Anti-rh'-Serum) wie vom 30%igen Serum (Anti-rh''-Serum) agglutiniert. Rote Blutkörperchen der Gruppe rh_y reagieren mit dem 70%igen und 30%igen Serum, nicht dagegen mit dem Standardserum. Letztere Erythrocytentypen sind von englischen Serologen schon vor ihrer Auffindung als wahrscheinlich angenommen worden. Sie sind wegen ihres seltenen Vorkommens erst später als die anderen Gruppen entdeckt. Außerdem werden in der Tab. 1 anstelle der geläufigen Bezeichnungen Rh_0, Rh_1, Rh_2 usw. Abkürzungen, in denen das h fortgelassen wird, also R^0, R^1, R^2 usw., verwandt. Es ist dies eine neuere Bezeichnung für die Rh-Gene, während die bisher angewandte Schreibweise den Phänotyp berücksichtigt. Ein Typ Rh_1, der sowohl mit dem 85%igen Standardserum wie auch mit dem 70%igen Serum reagiert, kann sich aus verschiedenen Komponenten zusammensetzen, wenn man wie auch bei der Vererbung anderer Eigenschaften 2 allele Gene — ein väterliches und ein mütterliches — für jede Eigenschaft annimmt. Der Phänotyp Rh_1 könnte demnach durch die Kombination folgender Gene: $R^1R^1 — R^1R^0 — R^1r — R^1r'$ — aber auch von R^0r' entstehen. Jedesmal würden sowohl das Standardserum wie das 70%ige Serum eine Agglutination dieser Erythrocyten herbeiführen. Ähnlich verhält es sich beim Typ Rh_2. Er wird vom Standardserum und vom 30%igen Serum agglutiniert. Die Genkombinationen $R^2R^2 — R^2R^0 — R^2r — R^2r''$ — und R^0r'' — können ihn bedingen. Durch die Entdeckung weiterer Antiseren sowie durch systematische gleichzeitige Verwendung eines 80%igen Serums neben dem Standardserum, und dem 70%igen und 30%igen Serum gelingt es, oft einen näheren Einblick in diese Genzusammensetzung zu erhalten. Das Verständnis dieser Zusammenhänge scheint eine von FISHER 1944 eingeführte Nomenklatur der Rh-Untergruppen zu erleichtern. Deshalb soll zunächst diese Einteilung erörtert werden.

Tabelle 1. *Reaktion verschiedener Erythrocyten mit Rh-Untergruppenseren.*
(Modifiziert nach D. F. Cappell, Glasgow Med. J. 29, 267 (1948).

Rh-Unter-gruppen	Meerschwein-chen Antirhesus-serum	Einfache menschliche agglutinierende Seren				Doppelte menschliche agglutinierende Seren	
		85 % (Anti Rho)	80 % (Anti hr')	30 % (Anti rh'')	70 % (Anti rh')	87 % (Anti Rh₁)	87 % (Anti Rh₂)
R^1	+	+	—	—	+	+	+
R^2	+	+	+	+	—	+	+
R^0	+	+	+	—	—	+	+
R^z	+	+	—	+	+	+	+
r'	—	—	—	—	+	+	—
r''	—	—	+	+	—	—	+
ry	—	—	—	+	+	+	+
r	—	—	+	—	—	—	—

Die beiden verschiedenen Nomenklaturen beruhen auf einer unterschiedlichen Auffassung der Vererbungsweise der Rh-Typen. WIENER nimmt an, daß sich an einem Ort des die Rh-Eigenschaft tragenden Chromosoms jeweils ein ganzes Rh-Gen befände. An dem einen der korrespondierenden Chromosomen läge das von der Mutter, am anderen das vom Vater ererbte Rh-Gen. Da recht unterschiedliche Rh-Gene (R^0, R^1, R^2, R^z, r, r', r'', ry) vorkommen, muß es sich um *multiple Allele* handeln. FISHER gliedert dagegen die einzelnen Rh-Typen und Gene noch weiter auf und kommt dadurch zu 3 Paaren von *einfachen allelen Genen*. Er bezeichnet das vom 70%igen (Anti-rh' nach WIENER)-Serum erfaßte Agglutinogen als C, das 70%ige Serum als Anti-C-Serum. Das 80%ige Serum (Anti-hr' nach WIENER), das ja als Gegenspieler des 70%igen Serums aufzufassen ist, ist das Anti-c-Serum mit dem entsprechenden Agglutinogen c. c findet sich in WIENERs Gruppen R^0, R^2, r, r''. Das sind die Gene, die vom 80%igen Serum agglutiniert werden. C finden wir dann in den übrigen Genen, R^1, R^z, r', ry.

Ein Gegenspieler des 85%igen Standardserums ist noch nicht bekannt gewesen, als FISHER seine Theorie aufgestellt hat. Er hat deshalb zunächst sein Auftreten vorausgesagt und bezeichnet das Agglutinogen des 85%igen Serums (Anti-Rho nach WIENER) als D, das vermutete Allel als d. Erst 1948 ist diese Vorhersage durch die Entdeckung eines Anti-d-Agglutinins durch HABERMAN, HILL, EVERIST und DAVENPORT erfüllt worden. Die Erythrocyteneigenschaft D findet sich in allen von uns mit großen Buchstaben geschriebenen WIENERschen Rh-Genen, die Eigenschaft d in allen Gruppen mit kleinen Buchstaben.

Das 30%ige Serum (Anti-rh'' nach WIENER) ist von FISHER schließlich als Anti-E-Serum bezeichnet worden. Auch hierzu hat zunächst der geforderte Antagonist — das anti-e-Serum — gefehlt. Dieses ist erstmalig 1945 von MOURANT im Serum eines Patienten, der mehrfach Bluttransfusionen erhalten hat, festgestellt worden. Ein E findet sich in allen Bluten, die mit dem 30%igen Serum reagieren, also in den WIENERschen Gruppen R^2, R^z, r'' und ry. In den Typen R^0, R^1, r und r' ist e enthalten. FISHER nimmt also an, daß für die Zusammensetzung der Rh-Eigenschaften 3 lose miteinander verknüpfte Gene verantwortlich seien, die nebeneinander auf einem Chromosomen lägen. Am häufigsten kommen die Zusammenstellungen CDe, cde und cDE vor. MOLLISON, MOURANT und RACE schätzen die Häufigkeit des Gens CDe auf 40,76%, von cde auf 38,86% und von cDE auf 14,11%. FISHER glaubt die Entstehung der seltenen Gruppen cDe (2,57%), cdE (1,19%), Cde (0,98%) und CDE (0,24% nach RACE) durch Austauscherscheinungen an den Chromosomen (Crossing over)

Tabelle 2. *Reaktion der verschiedenen Rh-Seren mit Erythrocytengruppen*

Wienersche und Fishersche Nomenklatur. Tabelle modifiziert nach Wiener: Rh-Syllabus. Georg Thieme 1949.

2 Rh-Phänotypen			8 Rh-Phänotypen				18 Rh-Hr-Phänotypen				27 Rh-Hr-Phänotypen			
Reaktion mit Anti D Anti Rh$_0$	Bezeichnung	Ungefähre Häufigkeit in N Y C.[1] Weiße %	Anti C rh'	Anti E rh''	Bezeichnung	Ungefähre Häufigkeit in N Y C. Weiße %	Anti c hr'	Anti e hr''	Bezeichnung	Ungefähre Häufigkeit in N Y C. Weiße %	Reaktion mit Anti d Hr$_0$	Bezeichnung	Errechnete Häufigkeit in N Y C. Weiße %	Genotypen
—	d rh negativ	15,9	—	—	cde rh	14,4	⊕[2]	⊕	cde rh	14,4	⊕	cde/cde r r	14,4	cde/cde r r
			+	—	Cde rh'	1,1	—	⊕	Cde/Cde rh'rh'	0,02	⊕	Cde/Cde r'r'	0,02	Cde/Cde r'r'
							+	⊕	Cde/cde rh'rh	1,1	⊕	Cde/cde r'r	1,1	Cde/cde r'r
			—	+	cdE rh''	0,4	⊕	—	cdE/cdE rh''rh''	0,003	⊕	cdE/cdE r''r''	0,003	cdE/cdE r''r''
							⊕	+	cdE/cde rh''rh	0,4	⊕	cdE/cde r''r	0,4	cdE/cde r''r
			+	+	CdE rh'rh'' (rhy)	0,02	+	+	CdE/cde rh^y rh	0,02	⊕	CdE/cde r^y r	0,02	CdE/cde u. Cde/cdE r^y r u. r'r''
							—	+	CdE/Cde rh^y rh'	0,0003	⊕	CdE/Cde r^y r'	0,0003	CdE/Cde r^y r'
							+	—	CdE/cdE rh^y rh''	0,0001	⊕	CdE/cdE r^y r''	0,0001	CdE/cdE r^y r''
							—	—	CdE/CdE rh^y rh^y	0,000001	⊕	CdE/CdE r^y r^y	0,000001	CdE/CdE r^y r^y
+	D Rh positiv	84,1	—	—	cDe Rh$_0$	2,5	⊕	⊕	cDe Rh$_0$	2,5	—	cDe/cDe R$_0$R$_0$	0,1	cDe/cDe R^{0}R^0
											+	cDe/cde R$_0$r	2,4	cDe/cde R^{0}r

+	−	CDe Rh_1	51,2	−	⊕	CDe/CDe Rh_1Rh_1	18,0	−	CDe/CDe R_1R_1	16,9	CDe/CDe R^1R^1
								+	CDe/Cde R_1r'	1,1	CDe/Cde R^1r'
				+	⊕	CDe/cde Rh_1rh	33,2	−	CDe/cDe R_1R_0	2,6	CDe/cDe R^1R^0
								+	CDe/cde R_1r	30,6	CDe/cde u. cDe/Cde R^1r u. R^0r'
−	+	cDE Rh_2	16,5	⊕	−	cDE/cDE Rh_2Rh_2	2,9	−	cDE/cDE R_2R_2	2,7	cDE/cDE R^2R^2
								+	cDE/cdE R_2r''	0,2	cDE/cdE R^2r''
				⊕	+	cDE/cdc Rh_2rh	13,6	−	cDE/cDe R_2R_0	1,1	cDE/cDe R^2R^0
								+	cDE/cde R_2r	12,5	cDE/cde u. cDe/cdE R^2r u. R^0r''
+	+	CDE Rh_1Rh_2 (Rh_z)	14,9	+	+	CDE/cDe Rh_zRho	14,8	−	CDE/cDe R_zR_0	13,9	CDE/cDe u. CDe/cDE R^zR^0 u. R^1R^2
								+	CDE/cde R_zr	0,9	CDE/cde u. CDe/cdE u. cDE/Cde, cDe/CdE R^zr, R^1r'', R^2r', R^0r^y
				−	+	CDE/CDe Rh_zRh_1	0,09	−	CDE/CDe R_zR_1	0,08	CDE/CDe R^zR^1
								+	CDE/Cde R_zr'	0,001	CDE/Cde u. CDe/CdE R^zr' u. R^1r^y
				+	−	CDE/cDE Rh_zRh_2	0,03	−	CDE/cDE R_zR_2	0,03	CDE/cDE R^zR^2
								+	CDE/cdE R_zr''	0,0004	CDE/cdE u. cDE/CdE R^zr'' u. R^2r^y
				−	−	CDE/CDE Rh_zRh_z	0,001	−	CDE/CDE R_zR_z	0,0001	CDE/CDE R^zR^z
								+	CDE/CdE R_zr_y	0,00002	CDE/CdE R^zr^y

[1] NYC = New Tork City — [2] ⊕ Diese Reaktionen müssen auf jeden Fall positiv ausfallen.

erklären zu können. Zur Veranschaulichung haben MOLLISON, MOURANT und RACE folgende Figur (Abb. 1) gezeichnet.

Bei heterozygotem Zusammentreffen der 3 häufigen Gene ergeben sich nach der Überkreuzung die selteneren Gene, die im unteren Teil der Zeichnung neu entstanden sind. Eine Ausnahme bildet die Gengruppe CdE. Sie tritt sehr selten auf. FISHER und RACE schätzen ihre Häufigkeit in England auf weniger als 0,005%. CLAIM, STANCU, CLARK und SNYDER haben den zunächst nur vorausgesagten Typ CdE 1947 zuerst an Erythrocyten festgestellt. 1948 beschreibt VAN DEN BOSCH auf Grund von Familienuntersuchungen den äußerst seltenen Genotyp CdE/cde. Die Entstehung der Gruppe CdE läßt sich nicht durch einen einfachen Genaustausch der häufigen Gruppen erklären. Zu ihrer Entstehung wäre ein Crossing over beim heterozygoten Zusammentreffen einer häufigen mit einer der selteneren Blutgruppen zu fordern und zwar ein E/e-Austausch bei der Kombination cDE, Cde. Ein C/c-Austausch bei CDe/cdE erscheint unwahrscheinlich, denn FISHER nimmt an, daß C in der Mitte zwischen D und E liegen muß, weil ein Austausch zwischen D und E bedeutend häufiger vorkommt als ein solcher zwischen C und E sowie zwischen C und D. Das spricht nach den Regeln der Vererbungslehre für eine weitere Entfernung von D und E auf dem Chromosom als zwischen C und E sowie C und D. Diese Theorie könnte eine einleuchtende Erklärung für das sehr seltene Auftreten von CdE geben.

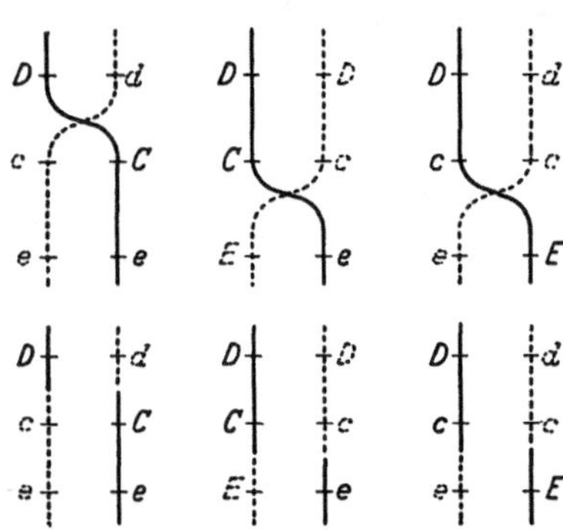

Abb. 1. Darstellung von FISHERs Theorie der Überkreuzung der Chromosomen.

Doch liegen überzeugende Beweise oder Gegenargumente bisher weder für die WIENERsche noch für die FISHERsche Vererbungstheorie vor. Indessen vermittelt die FISHERsche Nomenklatur der Rh-Untergruppen ein plastisches Symbol der Agglutinogene an den Erythrocyten und der gegen sie eingestellten Antikörper. Sie soll deshalb in den folgenden Erörterungen bevorzugt angewendet werden. Die Schwierigkeit ihrer rein sprachlichen Veranschaulichung muß dabei in Kauf genommen werden.

Die nach einem Entwurf WIENERs etwas modifizierte Tab. 2 gibt uns die Möglichkeit zur Bestimmung von Rh-Typen in einer ähnlichen Reihenfolge wie in der vorangehenden Beschreibung wieder. Außerdem ist auf Grund von über 1000 Untersuchungen durch WIENER die ungefähre Häufigkeit der einzelnen Typen unter der weißen Bevölkerung von New York angegeben. In der 1. senkrechten Kolumne sind die Blutkörperchen lediglich mit einem Standard-Anti-D-Serum untersucht. Es ergeben sich 2 Phänotypen Rh und rh. Rh mit einer Häufigkeit von 84,1%, rh von 15,9%. Im 2. Teil der Tab. 2 sind die Erythrocyten außer mit dem Anti-D-Serum mit einem Anti-C (70%igem Serum) und mit einem Anti-E (30%igem)-Serum getestet. Hierdurch können 8 verschiedene Phänotypen unterschieden werden. Durch die weitere zusätzliche Untersuchung mit einem Anti-c- und Anti-e-Serum ergeben sich 18 Typen von roten Blutkörperchen. Werden nur 4 Seren — ein Anti-D, Anti-C, Anti-E und Anti-c — verwendet (das ist in der Tab. 2 nicht besonders hervorgehoben), so können nur 11 Gruppen unterschieden werden. Endlich ermöglicht die Untersuchung mit allen 6 Seren — Anti-D, Anti-C, Anti-E, sowie Anti-d, Anti-c und Anti-e, — die Unterscheidung von 27 der 35 möglichen verschiedenen Rh-Genotypen.

Man kann an dieser Tabelle also nicht nur einen annähernden Überblick über die Entwicklung der Serologie der Rh-Untergruppen gewinnen oder bei Betrachtung der waagerechten Reihen die Reaktion der einzelnen Typen mit verschiedenen Seren erkennen, sondern man kann auch entnehmen, wie weit die Erythrocyten differenziert werden können, wenn nur ein Teil der Seren zur Verfügung steht. Aus einer solchen vorläufigen Eingliederung können Rückschlüsse auf den am häufigsten zu erwartenden Genotyp gezogen werden mit einer gleichzeitigen Übersicht über die Irrtumsmöglichkeiten. Wird z. B. ein Blut zunächst mit dem Standard-Anti-D-Serum als positiv bestimmt, dann mit einem Anti-C (70% igem)-Serum als negativ und mit einem Anti-E (30% igem)-Serum als positiv, so gehört er zum Phänotyp cDE (Rh$_2$). Stehen keine weiteren Seren zur Untersuchung zur Verfügung, so kann mit 75,8% iger (12,5 unter 16,5) Wahrscheinlichkeit der Genotyp cDE, cde (R^{2}r) bzw. sehr selten cDe/cdE (R^{0}r'') angenommen werden. In 24,2% müßte mit einem anderen Genotyp, und zwar in 16,3% (2,7 unter 16,5) mit cDE/cDE (R^{2}R^2), in 1,2% (0,2 unter 16,5) mit cDE/cdE (R^{2}r'') und in 6,7% (1,1 unter 16,5) mit cDE/cDe (R^{2}R^0) gerechnet werden. Handelte es sich in dem untersuchten Fall um den Vater von Erythroblastosekindern mit rh-Mutter, so kann eine größere Häufigkeit der Typen cDE/cDE (R^{2}R^2) und cDE/cDe (R^{2}R^0) angenommen werden, da in diesen Typen das D homozygot vorhanden ist. Eine Rh-Sensibilisierung ist ja bei der rh-Mutter und homozygot Rh(DD)-Vater häufiger zu erwarten als bei heterozygotem (Dd)-Vater. Hierauf wurde schon auf S. 563 hingewiesen.

Allerdings erschöpfen sich die zum Rh-System gehörenden Agglutinogene an den Erythrocyten mit den angeführten Gruppen noch nicht ganz. 1946 haben CALLENDER und RACE eine *Variante des C* beschrieben. Beim Vergleich verschiedener Anti-C-Seren sind bei einzelnen Blutgruppen Differenzen beobachtet worden. Gelegentlich haben einzelne Erythrocyten mit verschiedenen als 70% ig bestimmten (Anti-C-)Seren unterschiedlich reagiert. Bei der genauen Verfolgung solcher Beobachtungen hat sich herausgestellt, daß neben dem bisher bekannten C ein nur wenig abweichendes aber serologisch genau zu differenzierendes Agglutinogen vorkommt, welches als C^w (nach WIENER als rh''' oder rh^w) bezeichnet wird. Über 50% aller Anti-C-Seren agglutinieren sowohl C als auch C^w-Blute, obgleich an den Erythrocyten der Typ C^w selten ist. Andererseits gibt es neben reinen Anti-C-Seren auch reine Anti-C^w-Seren. Fügt man zu einer in vitro hergestellten Mischung eines reinen Anti-C-Serums mit einem reinen Anti-C^w-Serum C oder C^w-Erythrocyten (letztere kommen nach RACE in England in 1,3% der C-Typen vor), so kann das korrespondierende Agglutinin im Serum an die Erythrocyten gebunden — von ihnen absorbiert werden. Nach dem Entfernen der Erythrocyten ist in dem Serum nur noch das andersartige Agglutinin vorhanden. Wenn gemischte Anti-C- und Anti-C^w-Seren durch eine Immunisierung entstehen (nach CAPPELL [2] kommt das häufig bei anhaltender Immunisierung mit C-Blutkörperchen vor), so soll man andererseits nicht in der Lage sein, durch entsprechende Absorptionen mit C- oder C^w-Erythrocyten reine Seren herzustellen. Nach Untersuchungen vorwiegend von RACE, SANGER und LAWLER (1948) gibt es außer c, C und C^w noch wenigstens zwei weitere Varianten. Es handelt sich um den dem C besonders nahestehenden Typ C^u und den wohl eine Spielart des c darstellenden c^v. WIENER und GORDON, sowie WIENER, UNGER und MAZZARINO teilen mit, daß der Typ C^w an den Erythrocyten immer in Kombination mit D, nicht zusammen mit d vorkäme. Sie führen diese Beobachtung als Stütze für die WIENERsche Theorie der Vererbungsweise der Rh-Gruppen an.

Auch bei der Untersuchung von D-Zellen mit mehreren Anti-D-Seren haben sich ähnliche Verhältnisse ergeben. Manche starken Seren agglutinieren einzelne Blutproben nicht, die von anderen Standardseren deutlich verklumpt werden. So ist auch hier neben dem Typ D ein Typ D^u erstmalig 1946 von STRATTON beschrieben worden, und es bestehen Anhaltspunkte dafür, daß sich der D^u-Typ noch weiter zerlegen läßt. Race, Sanger und Lawler nehmen mindestens 6 Varianten an. Unter den agglutinierenden Seren unterscheidet man auch hier reine Anti-D- und gemischte Anti-D-D^u-Seren. Es glückt bei diesen Immunseren ebenfalls nicht die beiden Komponenten durch entsprechende Absorption mit reinen D- oder D^u-Zellen zu trennen. Etwa die Hälfte der zur Beobachtung kommenden Anti-D-Seren enthalten auch ein Anti-D^u. Für die Klinik ergibt sich aus diesen Beobachtungen die Forderung, alle Rh-Faktoruntersuchungen mit mehreren Anti-D-Seren auszuführen, nach Möglichkeit auch mit solchen, die sicher sowohl Anti-D als auch Anti-D^u enthalten. Sonst könnten Fehlbestimmungen mit schwerwiegenden Folgen entstehen, indem z. B. Blutspender vom Typ D^u fälschlicherweise als d bestimmt werden. D^u stellt für d-Menschen ein Antigen dar, während weder eine D^u-Sensibilisierung von D-Individuen noch umgekehrt D-Sensibilisierungen beim Typ D^u bisher beschrieben worden sind. Stratton und Renton geben folgende charakteristische Eigenschaften für D^u-Blute an: D^u-Erythrocyten reagieren mit einigen (0—45%) der üblichen Anti-D (Anti-D + D^u)-Seren in einer Aufschwemmung in NaCl-Lösung. Die schwachen D^u-Typen reagieren nur mit wenigen Seren, die starken mit einer großen Anzahl. Alle D^u-Blutkörperchen geben einen positiven Coombs-Test (s. S. 592), wenn sie mit starken, blockierenden Anti-D-Seren behandelt werden. Mit Ausnahme von einigen starken D^u-Formen geben sie keinen positiven Konglutinationstest (s. S. 578) mit blockierenden Anti-D-Seren. Mit Anti-d-Seren reagieren sie in keiner Form. Besonders unangenehm sind d-D^u-Fehlbestimmungen außer bei Blutspendern auch bei Testerythrocyten. Besteht z. B. ein Typ CD^ue/cde an Stelle des angenommenen Cde/cde, so kann fälschlicherweise in einem auf Reinheit untersuchten Anti-D-Serum neben dem bekannten Anti-D ein Anti-C diagnostiziert werden. In Wirklichkeit handelt es sich um ein D + D^u-Serum. Für die Gruppen E e hat 1950 Gilbey ein weiteres Allel beschrieben. Es reagiert sowohl mit Anti-E wie mit Anti-e-Seren.

Nach der Behandlung der verschiedenen möglichen Rh-Untergruppen soll noch eine kurze Übersicht über die *Häufigkeit des Vorkommens der verschiedenen Rh-Antiseren* gegeben werden. Aus diesen Zahlen werden sich die für die Klinik wichtigen Untersuchungen von solchen abgrenzen lassen, denen vorwiegend ein theoretisches Interesse zukommt. Mollison, Mourant und Race geben 1948 in einer Tabelle über die Häufigkeit der verschiedenen Serumtypen bei Rh-sensibilisierten Menschen in England folgende Werte an: Ein reines Anti-D-Serum findet sich in über 60%. Als nächst häufiges ist eine Kombination von Anti-D- und Anti-C-Antikörpern im Serum sensibilisierter Personen zu erwarten, und zwar sind in etwa 30% beide Typen in agglutinierender Form vorhanden und in weiteren 2% findet man nur das Anti-C in agglutinierender, das Anti-D dagegen in blockierender Form (s. S. 577). Anti-E und Anti-D kommen kombiniert in etwa 2% vor. Mit einem reinen Anti-E sowie einem reinen Anti-c-Antikörper kann in etwa 1% gerechnet werden. Alle anderen Antikörper — Anti-C unter Umständen kombiniert mit Anti-C^w, reines Anti-C^w, Anti-e und Anti-d kommen nur selten vor. Gegenüber diesen Verhältnissen mögen in anderen Ländern Abweichungen vorkommen. So ist z. B. in Holland (Lawler und van Loghem), in den nordischen Ländern (Broman [2]) und wahrscheinlich überhaupt auf dem europäischen Kontinent die Variante C^w häufiger als in England und Amerika. Broman [2] gibt an, unter 250 Rhesus-immunisierten Müttern 5 mit der Blutkörpercheneigenschaft Rh gefunden zu haben, von diesen sollen 2 Anti-C^w-, 2 Anti-c- und 1 Anti-E-Antikörper gebildet haben. In einem Diagramm stellt er die unterschiedliche antigene Kraft der Rh-Agglutinogene dar. Auch hier steht ganz an der Spitze mit einem starken Immunisierungseffekt das D, in weitem Abstand folgen nebeneinander mit etwa gleicher Stärke C^w, c und E. Das schwächste Antigen stellen d sowie e dar. Anti-C entsteht in reiner Form auch nach dieser Darstellung sehr selten.

Aus diesen Zusammenfassungen kann man sehen, daß für klinische Zwecke die entscheidende Bedeutung dem Anti-D allein oder kombiniert mit Anti-C, Anti-C^w und Anti-E zukommt. Man wird sich zur Vermeidung von Transfusionszwischenfällen und zur Diagnostik der Neugeborenenerythroblastosen im allgemeinen mit der Bestimmung des D, das heißt mit der *üblichen Feststellung des Rh-Faktors begnügen* können. Als Blutspender für rh-Empfänger dürfen allerdings nur solche vom Typ cde/cde verwendet werden. Bei Spendern, die neben dem d/d womöglich ein C oder E aufweisen, müßte wegen der Häufigkeit einer kombinierten Sensibilisierung gegen C und D (32%) sowie gegen E und D (2%) mit Zwischenfällen gerechnet werden. Das gleiche gilt auch für die Transfusionsbehandlung der Kinder mit einer Neugeborenenanämie oder einem Icterus gravis. Bei diesen Fällen sollten bei der Bestimmung des Antikörpertyps sowohl im mütterlichen als gegebenenfalls auch im kindlichen Blut außer D auch die anderen Rh-Antigene berücksichtigt werden. Durch die Verwendung von Testerythrocyten mit bekanntem Genotyp können solche Bestimmungen oft ohne allzu große Schwierigkeiten durchgeführt werden (s. Kap. B IV). Wir konnten in unserer Klinik auf diese Weise seit 1947[1] unter 59 verwertbaren Fällen von Blutfaktoren-Sensibilisierung bei 49 rh-Müttern 46 mal Anti-D-Seren, 3 mal Anti-CD-Seren finden. Bei 3 Müttern stellten wir eine A-, einmal eine B-Sensibilisierung fest. 2 mal fanden wir ebenfalls bei Rh-Müttern in ihrem Serum gegen die Erythrocyten des Ehemannes gerichtete schwache Antikörper, davon wahrscheinlich einmal ein blockierendes Anti-c. 3 mal gelang uns der sichere Antikörpernachweis nicht. In einer Familie mit rh-Mutter, rh-Vater und rh-Kind fanden sich ebenfalls im mütterlichen Serum nicht näher bestimmte Antikörper gegen die Erythrocyten des Vaters. Wir glauben danach, daß man sich für klinische Zwecke bei den Schwierigkeiten, die für uns in der Beschaffung von zuverlässigen Untergruppenseren bestehen, vorerst auf ein solches Vorgehen beschränken kann.

Das Kapitel über die verschiedenen Rh-Typen und die entsprechenden Antiseren kann nicht abgeschlossen werden ohne eine nähere Betrachtung der Antikörper selbst und ihrer Wirkung auf Erythrocyten in vivo und in vitro. Die zunächst entdeckten *Rh-Agglutinine* führen in vitro zu einer Agglutination von Erythrocyten, wenn diese, wie es zur Blutgruppenbestimmung üblich ist, in einer 0,9%igen NaCl-Lösung aufgeschwemmt werden. Ihre höchste Wirksamkeit liegt bei 37,0° C. 1944 haben WIENER und RACE unabhängig voneinander festgestellt, daß in manchen Fällen von sicherer Rh-Sensibilisierung in vitro mit dieser Methode keine Antikörper nachgewiesen werden können. Sie haben beide einen zweiten Antikörpertyp gefunden, welcher Erythrocyten in einer Aufschwemmung in Kochsalzlösung nicht agglutiniert, sie aber doch beeinflußt. Rote Blutkörperchen, die mit diesem *inkompletten* (nach RACE) *Antikörpern* in Berührung gebracht worden sind, werden nachher von einem Anti-Rh-Serum nicht mehr oder nur sehr schwach verklumpt. WIENER erklärt diese Verhältnisse etwa folgendermaßen: Die schon in Kochsalzlösung eine Agglutination der Erythrocyten herbeiführenden Rh-Antikörper sind wie andere bisher bekannte Agglutinine polyvalent. Wahrscheinlich enthalten sie zwei reaktionsfähige Gruppen. An der Oberfläche der Erythrocyten können zahlreiche Rh-Haptene angenommen werden. Treffen

---

[1] Sichere Testerythrocytenformeln sind uns erst seit Herbst 1948 bekannt. Sie wurden freundlicherweise durch Vermittlung von Herrn Prof. M. D. CAPPELL in Glasgow für uns bestimmt. Es ist möglich, daß anfangs einige kombinierte CD- oder DE-Seren als reine D-Seren angesehen wurden.

nun bivalente Agglutinine mit roten Blutkörperchen, die passende Haptene besitzen, zusammen, so werden zwei Haptene verschiedener Erythrocyten miteinander verkettet. Die beiden reaktionsfähigen Gruppen des bivalenten Antikörpers binden die Haptene und damit die Erythrocyten aneinander. Bei dem zweiten Antikörpertyp, der keine Agglutination von in NaCl-Lösung aufgeschwemmten Blutkörperchen herbeiführt, kann eine Monovalenz angenommen werden. Ein solcher Antikörper reagiert nur mit einem Hapten und kettet dadurch nicht mehrere Erythrocyten aneinander. Eine Agglutination tritt nicht ein. Auf der anderen Seite können nach der Reaktion mit einem monovalenten Antikörper die Erythrocytenhaptene nicht mehr von bivalenten Antikörpern erfaßt werden. Die Erythrocyten sind blockiert. Es hat sich gezeigt, daß das Vorhandensein solcher monovalenten Antikörper außer durch die beschriebene Blockierung der Rh-Haptene an den Erythrocyten (durch die sog. Blockingprobe) noch auf andere Weise nachgewiesen werden kann. Unter bestimmten Bedingungen tritt eine Verklebung von Erythrocyten, deren Rh-Haptene mit monovalenten Antikörpern verbunden sind, ein. Ein unspezifischer Faktor im Blutserum oder Plasma bewirkt eine Zusammenlagerung mehrerer monovalenter Antikörpermoleküle. Dadurch werden auch die mit den monovalenten Antikörpern verbundenen Erythrocyten verklumpt. Dieser zusätzliche Faktor wird als *Konglutinin* (Koagglutinin) bezeichnet, die eintretende Erythrocytenverklumpung als Konglutination im Gegensatz zur sonst bekannten Agglutination. Die Konglutination mit Rh-Antikörpern wird ebenfalls bei 37° C am besten erkennbar. Mit dem Konglutinationstest lassen sich bedeutend mehr monovalente Antikörper nachweisen als durch die ursprüngliche einfache Blockierung. Die Wirkung des Konglutinins tritt nur ein, wenn sich der spezifische Antikörper mit dem passenden Antigen verbunden hat. Dieses Konglutinin wird durch Erhitzen auf 60° C nicht zerstört, es ist also nicht mit dem Komplement identisch, auf der anderen Seite wird es schon durch geringe Verdünnung mit NaCl-Lösung unwirksam. Eine ähnliche zur Konglutination führende Wirkung wird auf Erythrocyten, deren Rh-Haptene mit monovalenten Antikörpern besetzt sind, durch tierische Albuminlösungen (Diamond und Denton), ferner durch Filtrate aus Cholera-Kulturen (Pickles), durch verschiedene Virussuspensionen (Chu und Coombs), durch Trypsinlösungen (Morton und Pickles), durch Papainlösungen (Kuhns und Bailey). durch Lösungen von Acacia-Gummi (Wiener, Wexler und Hurst [2]), durch Dextran (Grubb) sowie Kollidonlösungen (Spielmann) hervorgerufen. Nach Untersuchungen von Fisk und McGee sowie Schmidtmann kann eine Konglutination auch durch Gelatinezusatz eintreten. Fisk und McGee sowie Wiener (nach Schmidtmann) nehmen an, daß diese Gelatinewirkung unspezifisch zu erklären sei und mit den kohäsiven und adhäsiven Eigenschaften der Gelatine zusammenhänge. Ähnliche Verhältnisse liegen vermutlich beim Acacia-Gummi, dem Dextran und Kollidon vor. Beim sog. Konglutinin im Blutserum muß es sich dagegen um einen mehr spezifischen Stoff handeln. Auffällig ist nämlich, daß ein solches Konglutinin im Serum von Neugeborenen und besonders von Frühgeborenen fehlt oder doch schwächer ist als im Serum der Erwachsenen. Witebsky, Rubin und Blum haben bei eingehenden Studien dieser Verhältnisse keinen sicheren Zusammenhang zwischen dem prozentualen Gehalt des Blutserums an Albumin und Globulin und einem hohen oder niedrigen Konglutiningehalt feststellen können. Sie haben vor allem keine überzeugende Differenz in der Zusammensetzung der Proteinfraktionen von Nabelschnurblutproben, die gleiche monovalente Antikörper aktivierten oder sie unbeeinflußt ließen, gefunden. Danach darf ein einfacher Einfluß der Eiweißkonzentration abgelehnt werden, woran zunächst bei den ja im allgemeinen niedrigeren

Serumeiweißwerten der Neugeborenen gedacht werden konnte. Andererseits haben die gleichen Autoren festgestellt, daß monovalente Antikörper, die während einer Schwangerschaftssensibilisierung entstehen, von Nabelschnurblutseren kaum beeinflußt werden. Durch künstliche Sensibilisierung mittels Bluttransfusionen hervorgerufene monovalente Antikörper werden von den gleichen Nabelschnurblutproben gut aktiviert, wenn auch nicht so stark wie von Erwachsenenseren. Es handelt sich demnach bei der Konglutination um recht verwickelte Verhältnisse, die auch mit einem erst beim Neugeborenen langsam heranreifenden Protein — von WIENER und anderen wird ein Zusammenhang mit dem 1945 von PEDERSEN beschriebenen Protein X angenommen — nur schwer zu erklären sind.

Nach den beschriebenen Eigenschaften der verschiedenen Antikörper sind von den einzelnen Autoren unterschiedliche Bezeichnungen eingeführt worden. Die bivalenten Antikörper werden auch als komplette oder agglutinierende oder salinische oder überhaupt als Rh-Agglutinin benannt. Für die mono- oder univalenten Antikörper werden auch die Bezeichnungen inkomplette, blockierende Antikörper oder Glutinine, im englischen Schrifttum auch albumin agglutinins, angegeben.

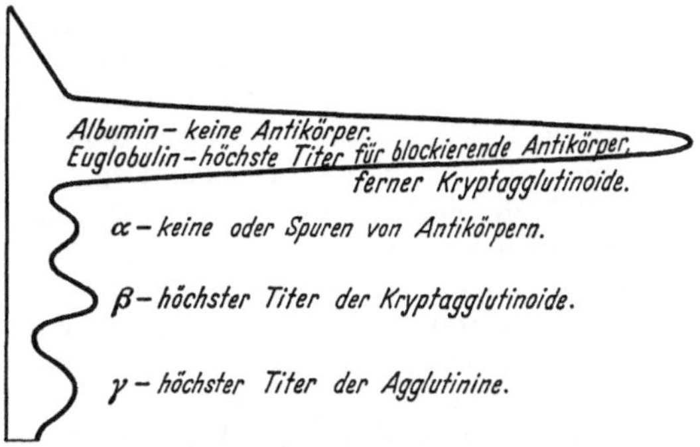

Nach HILL, HABERMAN, GUY und anderen finden sich die mit den verschiedenen Methoden erfaßten *Rh-Antikörper* teilweise *in unterschiedlichen Serumbestandteilen.* Die kompletten Antikörper werden in der γ-Globulinfraktion nachgewiesen. Die blockierenden Antikörper, die schon durch einfache Blockierung der Erythrocyten in Kochsalzaufschwemmungen nachgewiesen werden können, gehören vorwiegend zu den Euglobulinen und zum geringen Teil zur α- und β-Fraktion. Deutlich abgrenzbar wird durch die feinen Eiweißuntersuchungen unter den monovalenten Antikörpern ein besonderer Typ, die sog. Kryptagglutinoide. Sie werden im Albumin- und Plasma-Konglutinationstest teilweise erfaßt, regelmäßig jedoch durch den später noch näher zu besprechenden Coombstest. Mit der Blockingprobe können Kryptagglutinoide nach HILL und HABERMAN und GUY auch bei hohen Konzentrationen nicht nachgewiesen werden. Sie kommen in der Euglobulin- und in der β-Globulinfraktion vor. Die Abb. 2 veranschaulicht die Verteilung der verschiedenen Rh-Antikörper in den einzelnen Serumeiweißfraktionen. CANN und Mitarbeiter geben 1951 die Verteilung der Rh-Antikörper in den durch Elektrophorese trennbaren Eiweißfraktionen jedoch abweichend gegenüber den obengenannten Autoren an. Sie finden die blockierenden Antikörper in einer γ-Globulinfraktion von geringer Mobilität. Die Kryptagglutinoide seien über die γ-Globuline verteilt. Über 25% der Kryptagglutinoide fänden sich ferner an α- und β-Globuline gebunden. Als weiterer Unterschied zwischen blockierenden und agglutinierenden Antikörpern wird ihre unterschiedliche Diffusionsgeschwindigkeit und eine unterschiedliche Thermostabilität angegeben. Blockierende Antikörper diffundieren leicht und sind relativ thermostabil. Agglutinierende Antikörper werden durch halbstündiges Erhitzen auf 60° C zerstört und diffundieren schwerer.

Vergleicht man die Wirkung von Rh-Antikörpern in vivo und in vitro, so fällt in vitro die fehlende Hämolyse auf. Auch nach dem Zusatz von Meerschweinchen-

Abb. 2. Diagramm der Konzentration der verschiedenen Antikörper in Beziehung zu der elektrophoretischen Aufteilung des Serums. (HILL, HABERMAN, GUY).

komplement wird sie nicht beobachtet. Mollison und Paterson haben Rh-Spendererythrocyten vor einer Transfusion in vitro mit blockierenden Rh-Antikörpern vorbehandelt. Sie zeigen im fremden rh-Organismus eine normale Überlebensdauer. Werden derart vorbehandelte Erythrocyten auf Rh-Empfänger übertragen, so verteilen sich die Antikörper rasch auf die Empfängererythrocyten. Rh-Antikörper sollen nach Mollison und Paterson eine Hämolyse in vivo nur dann bedingen, wenn ein bestimmter unterer Grenzwert an Antikörpergehalt überschritten wird, oder die blockierenden Antikörper riefen auch bei Gegenwart von normalem Plasma keine Hämolyse hervor. Man müßte bei letzterer Deutung zusätzliche Faktoren annehmen, die im Organismus die Hämolyse, wie sie bei Rh-bedingten Erkrankungen auftritt, auslösen. Schwab berichtet z. B. 1946 über eine hämoglobinämische Nephrose nach einem Rh-bedingten Transfusionszwischenfall.

Nach Diamond (persönliche Mitteilung an Race) sollen blockierende Antikörper bei länger anhaltenden und starken Immunisierungen entstehen, während agglutinierende Antikörper mehr im Beginn der Immunisierungen auftreten. Anti-D-Seren kommen wegen der starken immunisierenden Kraft des D recht häufig in blockierender Form vor, dagegen enthalten die Antiseren der anderen Gruppen d, C, c, E, e, vorwiegend agglutinierende Antikörper. Nach Race sind bis 1948 in blockierender Form mehrmals ein Anti-c und einmal ein Anti-C beschrieben worden. Ich habe inzwischen zwei Beschreibungen über das Auftreten eines blockierenden Anti-E neben dem agglutinierenden Anti-E bei Müttern mit erythroblastosekranken Kindern gefunden (Bakse 1949 und Steven 1950).

Außer den agglutinierenden Antikörpern und den blockierenden monovalenten Glutininen mit der besonderen Form der Kryptagglutinoide wird in letzter Zeit z. B. von Levine, Mohn und Witebsky sowie von Howard und Mitarbeitern eine *weitere Art von Rh-Antikörpern* vermutet. Diese sollen nach East und Mair sowohl bivalente als auch monovalente Antikörper hemmen. Sie sollen mit keinem der bisher üblichen Teste, auch nicht mit dem Coombs-Test (s. S. 592) nachweisbar sein. Es wird vermutet, daß sie durch besonders intensive Immunisierung entstehen. Ihr Vorhandensein wird dann angenommen, wenn sicher Rh-Erythrocyten sowohl von agglutinierenden als auch von blockierenden Anti-Rh-Seren nicht mehr agglutiniert werden, also fälschlich als rh erscheinen. Durch die Umhüllung mit dieser vierten Art von Antikörpern sollen die Blutkörperchen für die Wirkung der blockierenden oder agglutinierenden Antikörperformen unempfänglich werden. East und Mair berichten über eine einschlägige Beobachtung.

Die rh-Mutter hatte zuerst ein gesundes Kind geboren und dann 2 Aborte gehabt. Die 4. Schwangerschaft endete mit einer Totgeburt, das 5. Kind hatte einen Hydrops congenitus. Daraufhin wurde bei der Frau der Versuch einer Desensibilisierung durch kleine Injektionen teilweise intravenös, teilweise intramuskulär mit Blut des Ehemannes unternommen. Insgesamt wurden 43 Einspritzungen, davon 15 während der inzwischen eingetretenen 6. Gravidität, vorgenommen. Der Antikörpertiter eines blockierenden Anti-D stieg zunächst stark an, fiel später auf 1:128, ab um gegen Ende der Gravidität wieder anzusteigen. Es wurde ein lebensfrisches Kind geboren, welches einen mittelschweren Ikterus durchmachte und ohne Schwierigkeiten am Leben erhalten werden konnte. Der Antikörpertiter betrug am Tage der Geburt — sowohl im mütterlichen als auch im kindlichen Blut 1:4000. Ein solcher gleichhoher Antikörpertiter bei Mutter und Kind wurde gewöhnlich nur dann gefunden, wenn die Mutter in einer früheren Gravidität Rh-sensibilisiert wurde, das jetzige Kind aber rh war, und deshalb keine Reaktion zwischen mütterlichen Antikörpern und kindlichen Blutkörperchen oder Gewebszellen stattfand. Die durch die Placenta diffundierten Antikörper kreisten dann in unverminderter Stärke auch im kindlichen Blut. Bei rh-sensibilisierten Müttern und Rh-Kindern werden freie Antikörper im kindlichen Serum in der Regel nur in bedeutend niederen Verdünnungen als bei der Mutter gefunden, da sie sich zum großen Teil gleich mit den Erythrocyten verbinden. Das von East und Mair beschriebene Neugeborene erschien auch mit den üblichen Rh-Testseren als rh. Erst nach $3^{1}/_{2}$ Monaten reagierten die kindlichen Erythrocyten Rh. Besonders überraschend war die Tatsache, daß sich bis etwa zur gleichen Zeit im kindlichen Serum noch immer blockierende Rh-Antikörper nachweisen ließen. Bei Rh-Kindern pflegen freie Antikörper im Blutserum sehr rasch nach der Geburt zu verschwinden. East und Mair nehmen deshalb eine Umhüllung der kindlichen Rh-Erythrocyten durch die beschriebene 4. Form von Rh-Antikörpern an. Dadurch werden die Erythrocyten vor den gleichzeitig vorhandenen blockierenden Antikörpern geschützt und andererseits sind sie auch für die Rh-Testseren unangreifbar gemacht.

So können sich aus sorgfältigen Beobachtungen, die zunächst als Spitzfindigkeiten erscheinen mögen, für die Praxis äußerst wichtige Gesichtspunkte ergeben.

III. Das Vorkommen der einzelnen Rh-Typen bei den verschiedenen Völkern.

Einzelne Fragen dieses Abschnittes sind schon im vorhergehenden Kapitel gestreift worden. Es ist verständlich, daß die neuentdeckten Blutfaktoren neben dem Kliniker und dem Serologen vor allem den Erbforscher interessieren. Werden ihm durch diese Entdeckungen doch gleich eine ganze Reihe von scharf abgrenzbaren und teilweise sogar genotypisch bestimmbaren Eigenschaften menschlicher Zellen in die Hand gegeben. Zahlreiche neue Fragestellungen ergeben sich daraus sowohl für die individuelle Vererbung wie für die Verteilung und Weiterverbreitung einzelner Erbfaktoren in größeren Bevölkerungskreisen. Letzten Endes wird dann die Klärung dieser Probleme auch dem Kliniker wieder wichtige Gesichtspunkte für die Behandlung seines Einzelfalles eröffnen. Da mir ein umfangreiches Schrifttum über Familienuntersuchungen sowohl hinsichtlich der Verteilung der einzelnen Rh-Gene wie auch bezüglich der natürlichen Rh-Sensibilisierung durch Schwangerschaften z. B. in Geschwisterkreisen nicht zugänglich ist, muß ich mich hier auf einzelne Mitteilungen über das unterschiedliche Vorkommen der Rh-Eigenschaften und der Rh-Sensibilisierung bei den verschiedenen Völkern beschränken. Der Prozentsatz der rh zu den Rh-Individuen wird von den Untersuchern für die weißen Menschen im allgemeinen recht gleichartig angegeben, während bei den farbigen Rassen erhebliche Unterschiede zu verzeichnen sind. Die Einzelheiten sind in der Tab. 3 zusammengefaßt. Falls der Rh-Faktor bei allen Rassen bezüglich der Sensibilisierung etwa die gleiche Rolle spielt, könnte man annehmen, daß die Zahl der Erythroblastosen bei den verschiedenen Völkern der Häufigkeit der rh-Typen parallel geht. Für die Chinesen scheint das im Vergleich mit den weißen Völkern zuzutreffen. Nach einer Mitteilung von Levine und Wong kommen bei den Chinesen nur sehr selten Erythroblastosen vor und auch nur sehr wenige Angehörige der mongoloiden Rassen sind rh. Bei Negern beträgt die Häufigkeit der rh-Individuen etwa 5—10%. Nach Wiener und Wexler [2] sollen Rh-bedingte Erythroblastosen aber verhältnismäßig viel seltener auftreten. Letztere Autoren nehmen einen erheblichen Einfluß anderer zusätzlicher Faktoren für das Auftreten von manifesten kindlichen Erkrankungen an. Nach sehr umfassenden Untersuchungen bestreiten Sachs, Guilbeau, Bradford und Jahn jedoch diese Annahme. Unter 1302 rh-schwangeren Negerinnen wurden 64 Fälle (das sind 4,9%) Rh-Immunisierungen festgestellt. Gleichzeitig wurden bei 8889 rh-weißen Frauen 460 Fälle (5,2%) von Rh-Immunisierung beobachtet. Der Unterschied der Rh-Sensibilisierung bei rh-weißen Frauen und rh-Negerinnen liegt danach im Bereich des statistischen Fehlers.

Über die *Verteilung der Rh-Untergruppen* bei den verschiedenen Völkern liegen bisher erst einige Befunde vor. Für die Engländer wird von Mollison, Mourant und Race folgende Genverteilung errechnet: R^1 (CDe) 40,76%, r (cde) 38,86% R^2 (cDE) 14,11%, R^0 (cDe) 2,57%, R^{1w} (C^wDe) 1,29%, r'' (cdE) 1,19%, r' (Cde) 0,98%, R^z (CDE) 0,24%. Bessis und Gorius sehen bei 1000 Untersuchungen in Frankreich die Gene folgendermaßen verteilt: R^2r (cDE/cde) 12,7%, R^1R^2 (CDe/cDE) 12%, R^1r (CDe/cde) 36,3%, rr (cde/cde) 15,4%, R^1R^1 (CDe/CDe)

Tabelle 3. *Verteilung der Rh-Gruppen bei verschiedenen Völkern und Ländern.*
(Tabelle modifiziert nach B. BROMAN, Acta paediatr. (Stockh.) **31**, Suppl. II (1944).
Weitere Angaben s. auch POTTER [2]).

Land oder Volk	Untersucher	Zahl der Untersuchungen	% rh	% Rh
Basken	MOURANT [2]	250	35,6	64,4
New York	WIENER 1949	mehr als 1000	14,9	85,1
England	RACE		16,8	83,2
	G. PLAUT, L. M. BARROR, J. M. ABBOTT	5837	16—17	83—84
Holland	VAN LOGHEM u. LE COULTRE	1496	13,6	86,4
Deutschland	DAHR 1949	1765	15,4	84,6
	BALLOWITZ 1951	2145	15,9	84,1
Amerikanische Neger	SACHS und GUILBEAU, BRADFORD und JAHN	11486	8,4	91,6
	LANDSTEINER und WIENER	113	8,0	92,0
Utah-Indianer	MATSON und PIPER	104	(sehr selten)	100
	LANDSTEINER, WIENER und MATSON	120	0,8	99,2
Chinesen	LEVINE u. WONG	150	0,7	99,3
Indonesier	SIMMONS u. GRAYDON	496	0,2	99,8
Fidschianer	SIMMONS u. GRAYDON	110	(sehr selten)	100
Admiralitätsinsulaner	SIMMONS u. GRAYDON	112	(sehr selten)	100

19,3%, r″r (cdE/cde) 0,5%, R^0r (cDe/cde) 3%, r′r (Cde/cde) 0,6%. ZOUTEN-DYK findet bei südafrikanischen Bantus den Typ rh in 5%, Rh_1 sei sehr selten. Rh_2 käme in 2,3% vor. Dagegen sei die Häufigkeit von Rh_0, im Vergleich zu den Europäern erheblich erhöht. Von HUBINONT und SNOECK wird die Häufigkeit der Rh-Gene bei den Pygmäen in Belgisch-Kongo folgendermaßen bestimmt: cde (r) 10,5%, cDe (R^0) 63,8%, CDe (R^1) 6,2%, cDE (R^2) 19,5%. Bei den Utah-Indianern gehören nach MATSON und PIPER 33,66% zum Typ Rh_1, 28,84% zum Typ Rh_2 und 37,50% zum Typ Rh_1Rh_2. Der Typ C^w kommt nach WIENER und GORDON in 4% bei weißen Menschen vor, bei Negern (104) und Chinesen (31) ist er nicht gefunden worden. Aus dieser nicht vollständigen Zusammenstellung mag hervorgehen, daß die Durchführung systematischer Untersuchungen über dieses umfassende Problem genetisch wichtige Zusammenhänge aufdecken kann.

IV. Praktische Herstellung und Aufbewahrung der Seren.

Zunächst soll kurz die *Gewinnung* von Testseren zur Rh-Faktorbestimmung *durch* die *Immunisierung von Versuchstieren* angegeben werden. Hauptsächlich sind früher Meerschweinchenimmunseren nach einer Vorbehandlung mit Rhesus-affenblutkörperchen verwendet worden.

Das Blut kann den Affen entweder durch Herz- oder Venenpunktion entnommen werden. Es wird sogleich mit Natriumcitratlösung in der üblichen Weise versetzt. Etwa die Hälfte des Blutes wird zentrifugiert und nach dem Abpipettieren des Plasmas werden die Erythrocyten mit 0,9%iger NaCl-Lösung zweimal gewaschen. Der Rest des Blutes wird im Eisschrank mit dem Citrat aufbewahrt. Nach dem Waschen wird durch Hinzufügen von physiologischer NaCl-Lösung eine etwa 50% ige Blutkörperchenaufschwemmung hergestellt und hiervon jedem Meerschweinchen etwa 1 cm³ intraperitoneal injiziert. Nach 5 Tagen wird die gleiche Dosis von dem Rest der jetzt erst frisch gewaschenen Erythrocyten gespritzt. Sechs weitere Tage später werden die Tiere entweder aus der Carotis entblutet oder man entnimmt, wie es in unserer Klinik bevorzugt ausgeführt worden ist, das Blut durch eine Herzpunktion. Man kann durch die letztere Methode die Tiere unter Umständen erhalten und später noch einmal mit kleineren Erythrocytenmengen immunisieren. Das gewonnene Blut läßt man gerinnen, trennt das Serum vom Blutkuchen und inaktiviert es ¹/₂ Std. bei 56° C. Danach wird das Serum 1:10 mit physiologischer NaCl-Lösung verdünnt und mit dem gleichen Volumen A₁rh-Erythrocyten, die möglichst außerdem die Faktoren M, N und P besitzen, absorbiert. Vor der Absorption müssen diese Erythrocyten wieder zweimal in NaCl-Lösung gewaschen werden. Das Gemisch von Serum und Testerythrocyten wird zunächst 1 Std. im Brutschrank und anschließend nach kräftigem Durchschütteln mehrere Stunden — am besten über Nacht (DAHR [1]) — im Eisschrank bei etwa + 4° C belassen. Das Serum wird anschließend abzentrifugiert und zum Teil unverdünnt, zum Teil in weiteren Verdünnungen 1:20, 1:40 mit A₁rh und A₁Rh sowie mit 0rh und 0 Rh Erythrocyten zusammengebracht. Es wird dadurch festgestellt, ob sowohl allgemein gegen menschliche Erythrocyten gerichtete Agglutinine (Anti-Art-Agglutinine) wie ein möglicherweise vorhandenes Anti-A-Agglutinin durch die Absorption entfernt worden sind. Werden rh-Erythrocyten noch agglutiniert, so muß eine Nachabsorption mit dem gleichen Volumen von A₁rh-Erythrocyten, bei nur noch sehr schwacher Agglutination mit der halben Menge vorgenommen werden. Werden Rh-Erythrocyten nicht oder nur in der Ausgangsverdünnung von 1:10 schwach agglutiniert, so werden solche Seren verworfen. Nach vollständiger Absorption, wenn weder A₁rh noch 0rh oder B rh Blutkörperchen agglutiniert, Rh-Erythrocyten dagegen in mehreren Verdünnungsgraden deutlich verklumpt werden, ist das Serum gebrauchsfertig. Tritt die Agglutination in der Verdünnungsreihe 1:10, 1:20, 1:40, 1:80 usw. noch bei starken Verdünnungen ein, so kann das Serum vor dem Gebrauch noch weiter verdünnt werden.

DAHR [1] schlägt vor, diese Gebrauchsverdünnung so zu wählen, daß Rh-Erythrocyten noch mindestens in der nächst höheren Verdünnung agglutiniert werden. Wir empfehlen allerdings, vorwiegend auf Grund der Erfahrungen mit humanen Seren, nicht so stark zu verdünnen, denn wir haben keine sicheren Resultate von so stark verdünnten Seren gesehen. Das mag damit zusammenhängen, daß einzelne Rh-Erythrocyten von dem gleichen Serum teilweise mit unterschiedlichem Titer verklumpt werden. Das ist auch von anderen Untersuchern (WITEBSKY, RUBIN und BLUM) festgestellt worden. Wir benutzen vorwiegend bei humanen Seren (s. unten) als Gebrauchsverdünnung deshalb immer eine solche, die mindestens 4—5 Verdünnungsstufen unter dem Endtiter liegt und stimmen damit etwa mit Angaben von VAN LOGHEM und LE COULTRE überein. Diese Autoren halten für diagnostische Zwecke nur solche Seren für brauchbar, die einen Titer über 1:64 besitzen. Die Endagglutination wird von ihnen mit mikroskopischer Ablesung bestimmt, während wir makroskopisch und nur in Zweifelsfällen mit einer schwachen Lupe ablesen. Auch auf dem 1946 in Dallas (Texas) abgehaltenen Hämatologen-Kongreß ist für ein Anti-Rh-Testserum ein Mindesttiter von 1:32 international anerkannt worden. Schon in der Einleitung ist darauf aufmerksam gemacht worden, daß gelegentlich Rh-Testseren auch durch die Immunisierung von Meerschweinchen mit menschlichen Rh-Erythrocyten an Stelle von Affenblutkörperchen hergestellt werden. Auf die geringe Ausbeute an brauchbaren Seren bei solchen Versuchen ist schon hingewiesen. Deshalb braucht das Verfahren nicht näher beschrieben zu werden. Auch durch gewisse Zusatzstoffe haben SOMMER, SHATIN und BOYD keine besseren Ergebnisse erzielt. Diese Autoren stützen sich auf frühere Beobachtungen über Steigerungen der antigenen Kraft verschiedener Substanzen durch Falba, Bayol F und abgetötete Tuberkelbacillen in Tierversuchen z. B. von THOMSON, FREUND, SOMMER und WALTER bei der Malariaimmunisierung von Enten mit abgetöteten Malariaparasiten. Bei dem Rh-Antigen haben sie ähnliche Steigerungen jedoch nicht beobachten können.

Im allgemeinen werden jetzt *menschliche Seren* zu Rh-Faktorbestimmungen bevorzugt angewandt. Es handelt sich um die Seren von Müttern, deren neugeborene Kinder an Erythroblastose erkrankt waren, oder um Seren von Patienten nach Bluttransfusionszwischenfällen. Bei der Vorbereitung solcher Seren zum Gebrauch als Rh-Testserum müssen vor allem zwei Dinge besonders berücksichtigt werden. Die Seren dürfen für die üblichen Rh-Faktorbestimmungen nur ein Anti-D, nach Möglichkeit kombiniert mit einem Anti-D^u (siehe hierzu auch Kap. B II) enthalten. Eine gleichzeitige Immunisierung gegen andere Rh-Untergruppen — in Frage kommt vor allem eine gleichzeitige Sensibilisierung gegen C — muß ausgeschlossen werden. Die in Frage kommenden Seren müssen also außer gegen rh (cde/cde) rote Blutkörperchen auch gegen Cde/cde und möglichst gegen cdE/cde Erythrocyten getestet werden. Diese drei Formen von roten Blutkörperchen dürfen nicht verklumpt werden. Rh(D)-Erythrocyten müssen dagegen in mehreren Verdünnungsstufen deutliche Agglutination nach dem Einwirken des Serums zeigen.

Auf der anderen Seite enthalten die menschlichen Seren mit Ausnahme der Blutgruppe AB reguläre Anti-A- und Anti-B-Agglutinine. Die *Absorption* derselben kann durch Zusatz entsprechender rh-Erythrocyten zu den inaktivierten Seren geschehen. Bei Seren der Blutgruppe B z. B. durch Hinzufügen 2mal in physiologischer NaCl-Lösung gewaschener A_1 rh-Erythrocyten.

Die Erythrocyten werden möglichst ohne Verdünnungsflüssigkeit dicht zentrifugiert dem Serum zugesetzt. DAHR [1] gibt an, mit einem einmaligen Zusatz von etwa $^1/_1$ Vol. Erythrocyten das Anti-A oder Anti-B entfernen zu können. Wir haben unsere Seren meistens 2 mal mit $^1/_1$ Vol. entsprechender Erythrocyten absorbiert, erst danach sind A oder B rh-Erythrocyten auch bei Lupenablesung nicht mehr agglutiniert worden. Dieser Unterschied mag mit den verschiedenen bei der Testung der Erythrocyten angewandten Verfahren zusammenhängen (s. Kap. B V). Bei Seren der Blutgruppe 0 muß sowohl das Anti-A wie das Anti-B entfernt werden. Das kann man entweder durch die Absorption mit A_1B rh-Erythrocyten erreichen oder durch getrennte Absorption mit A_1rh- und Brh-Blutkörperchen. Beide Verfahren werden von uns angewandt. Mit einem uns seit $1^1/_2$ Jahren zur Verfügung stehenden A_1 Brh-Spender haben wir besonders gute Resultate erzielt. In diesem Falle ist eine Nachabsorption mit Brh-Erythrocyten, wie es sonst auch bei A_1B-Bluten infolge eines schwachen B häufiger beschrieben wird, nicht notwendig gewesen.

Zur *Absorption* kleinerer Serummengen kommt außer dem eben beschriebenen Verfahren noch eine Entfernung des Anti-A oder Anti-B *mittels Speichel* von Ausscheidern (s. S. 568) in Betracht. Speichel von Menschen, die A_1,B- oder A_1B-Gruppensubstanz ausscheiden, kann dazu gebraucht werden. Auch hier ist bei A_1B Ausscheidern der B-Anteil oft nicht stark genug, so daß das Anti-B im Testserum nicht vollständig entfernt wird. Es muß dann noch zusätzlich B-haltiger Speichel hinzugefügt werden. Für die Speichelabsorption von Seren können wir bei der von uns angewendeten Blutkörperchentestung im hängenden Tropfen (s. Kap. B V) ebenfalls nicht mit der von DAHR [1] angegebenen Menge von $^1/_1$ Vol. Speichel von verschiedenen Ausscheidern auskommen. Wir setzen gewöhnlich zu 1 cm³ Serum 1,5 cm³ Speichel hinzu. Man muß ferner bedenken, daß blockierende Antikörper in den Seren durch die Verdünnung mit Speichel in ihrer Wirksamkeit abgeschwächt oder sogar unwirksam gemacht werden.

Um Speichel dem Serum zusetzen zu können, ist eine Vorbehandlung erforderlich. Aus dem frischen Speichel werden zunächst corpusculäre Beimischungen durch scharfes Zentrifugieren entfernt. Die überstehende, annähernd klare Flüssigkeit wird sehr vorsichtig abpipettiert. Der Speichel wird jetzt für 10 min im Wasserbad gekocht. Dadurch verliert er an Viscosität, wird annähernd keimfrei und vor allem wird ein thermolabiles Ferment, das die Blutgruppensubstanz im Speichel selbst sonst zerstört, ausgeschaltet. Die Verarbeitung des Speichels muß also möglichst sofort nach der Entnahme erfolgen. Nach dem Abkühlen wird er in entsprechender Menge dem vorher inaktivierten Serum zugefügt. Wir benutzen die Seren frühestens 2 Std. nach dem Zusatz des Speichels und stellen sie zunächst 1 Std. in den Brutschrank und dann 1 Std. bei $+ 4°$ C in den Eisschrank.

Seren, die mit Speichel absorbiert sind, bleiben auch beim Aufbewahren im Eisschrank nicht sehr lange unverändert. Wir können sie im Durchschnitt etwa

2 Wochen lang verwenden und stellen sie deshalb nur in entsprechend kleinen Mengen her. Die hierzu notwendigen Speichelmengen bekamen wir ohne Schwierigkeiten. DAHR [2] schlägt vor, vorher etwas Pilokarpin per os zu geben.

Nach der Prüfung auf Spezifität und der Absorption von α und β sind die Seren gebrauchsfertig. Speichelabsorbierte Seren können höchstens 2 Wochen, die mit Erythrocyten absorbierten Seren wesentlich länger aufbewahrt werden, vorausgesetzt, daß während des gesamten Absorptionsverfahrens steril gearbeitet wird. Einzelne Testseren haben wir bei dauernden Titerkontrollen nach der Absorption mit Erythrocyten 6 Monate, 5 Monate und ein anderes etwa 3 Monate lang benutzt. Allerdings hat sich in allen Seren in dieser Zeit ein erheblicher Titerabfall des Anti-Rh-Agglutinins gezeigt.

Bei dem Serum H lag der Titer von agglutinierenden Rh-Antikörpern unmittelbar nach der Absorption kurz nach der Entnahme bei der Patientin zwischen 1:160 und 1:640 mit verschiedenen Rh-Blutkörperchen, etwa 1 Monat später zwischen 1:80 und 1:160, 4 Monate nach der Absorption betrug der Titer gegen Blut der gleichen Spender 1:16 bzw. 1:32 und hielt sich bis zum endgültigen Verbrauch des Serums nach weiteren 2 Monaten etwa auf der gleichen Höhe, so daß zum Schluß das Serum bei unverdünnter Anwendung noch leidlich zuverlässig war. In einem anderen Serum A sank der Anti-Rh-Titer (ebenfalls agglutinierende Antikörper) nach 1 Monat von 1:640 bzw. 1:1280 auf 1:160 und nach 4 Monaten auf 1:64 bzw. 1:128 ab. Das Serum G war nach 1 Monat im Anti-Rh-Titer von 1:256 auf 1:64 abgesunken. Nach 2 und 3 Monaten konnte es wegen eines Abfalls auf 1:16 nur noch unverdünnt zusammen mit einem anderen Serum gebraucht werden.

Wenn die Seren aktiv ohne weitere Vorbehandlung steril aufbewahrt und erst kurz vor dem Gebrauch absorbiert werden, so fällt der Titer vielleicht etwas langsamer ab. Bei unserem Serum G war eine Vergleichsprobe, die neben dem absorbierten Teil aktiv aufbewahrt wurde, noch 2 Monate länger brauchbar.

Da wertvolle Seren trotz sorgfältigster steriler Behandlung gelegentlich immer wieder einmal durch Bakterienwachstum — vorwiegend Anaerobier — unbrauchbar werden, sind von verschiedenen Autoren *antibakterielle Zusätze* empfohlen worden, z. B. Chloroform oder phenolhaltige Lösungen (ferner Merthiolate, Cianid). Wir besitzen hierüber keine eigenen Erfahrungen.

Es bleibt noch die Frage zu erörtern, inwieweit auch *Seren, die nur blockierende Rh-Antikörper enthalten*, als Testseren verwendet werden können. Wir haben in unserer Klinik bisher immer genügend Seren mit agglutinierenden Antikörpern zur Verfügung gehabt, so daß in größerem Umfange derartige Testseren mit blockierenden Antikörpern nicht verwendet worden sind. Von anderen Untersuchungsstellen werden solche Seren dagegen regelmäßig herangezogen. Das Verfahren beruht darauf, daß die zu untersuchenden Erythrocyten in einer für die Konglutination geeigneten Flüssigkeit, z. B. in Plasma, Serum oder bestimmten Albumin- oder Gelatine-Lösungen usw. aufgeschwemmt werden. Sollten derartige Seren absorbiert werden, so müssen die Absorptionserythrocyten in AB Serum gewaschen werden, da schon ein geringer Zusatz von NaCl-Lösung die Konglutination verhindern kann. Eine Absorption mit Speichel ist deshalb auch nicht möglich.

Um den Bedarf an Rh-Testseren zu decken, reichen die natürlich vorkommenden menschlichen Seren im allgemeinen nicht aus, vor allem deshalb nicht, weil der Antikörpertiter im Blutserum von Erythroblastose-Müttern oder von Patienten nach Bluttransfusionszwischenfällen nach einer gewissen Zeit abzusinken pflegt. Freilich ist das im Einzelfall verschieden. Bei manchen Müttern sind die Antikörper z. B. schon wenige Tage nach der Entbindung mit den üblichen serologischen Testen nicht mehr nachweisbar. In anderen Fällen halten sie sich jahrelang. HALAC und GARZON haben Rh-Agglutinine im Serum einer Frau noch 33 Jahre nach der letzten Gravidität festgestellt. Von verschiedenen Autoren sind *Nachimmunisierungen* sensibilisierter *rh-Menschen* mit Rh-Blut beschrieben worden. HILL, HABERMAN und OROZCO haben z. B. durch mehrere kleine Injektionen von Rh-Blut bei 2 rh-Frauen Titeranstiege von 1:64 auf 1:640 und von 1:4 auf 1:2048 erzielt. Selbstverständlich kommen für derartige Eingriffe lediglich Frauen in der Menopause, die keine Kinder mehr gebären können, oder freiwillig sich bereiterklärende Männer in Frage. Sicherlich kann man durch dieses Verfahren gut verwendbare Seren bekommen. Unter Umständen kann auch eine Immunisierung noch nicht sensibilisierter rh-Individuen mit gutem Erfolg vorgenommen werden. Auf die dabei zu erwartende unterschiedliche Sensibilisierbarkeit einzelner Personen ist im Kapitel AIII, S. 562 hingewiesen. Derartige aktive Immunisierungen sind in der hiesigen Klinik nicht vorgenommen worden. Da in Deutschland noch nicht bei allen Bluttransfusionen der Rh-Faktor berücksichtigt wird, erscheint uns ein solches Vorgehen zu gefährlich.

In vermehrtem Maße bestehen Schwierigkeiten in der Beschaffung von *Testseren für die Untergruppen*. Die durch unbeabsichtigte Immunisierung vorkommenden Seren decken den Bedarf bei weitem nicht. Auch hier werden deshalb künstliche Immunisierungen vorgenommen. Entsprechend der geringeren antigenen Kraft der Rh-Untergruppen-Agglutinogene muß die Sensibilisierung über längere Zeit ausgedehnt werden. VAN LOGHEM und VON DER HART berichten 1947 über derartige Versuche zur Herstellung eines Anti-C und Anti-E.

6 rh-freiwillige Spender wurden mit Cde, cde(rh')- bzw. mit cdE/cde(rh'')-Erythrocyten behandelt. 2mal konnte nach längerem Intervall ein Auftreten von Antikörpern beobachtet werden. Der erste Spender erhielt über 10 Monate verteilt insgesamt 26 Injektionen (0,05 bis 2,0 cm³) i.v. Nach der 17. Injektion trat eine Allgemeinreaktion auf, und es konnte ein agglutinierendes Anti-E bis 1:16 nachgewiesen werden. Der Titer stieg auch bei den weiteren Injektionen nur auf 1:32 an, daneben entwickelten sich aber blockierende E-Antikörper mit einem Titer von 1:128. Der zweite Spender wurde im ganzen 32mal innerhalb von 6 Monaten i.v. (0,25—2,0 cm³) gespritzt. Es bildete sich ein Anti-C-Agglutinin bis 1:8 und später ein blockierendes Anti-C bis 1:32. Überraschenderweise traten bei diesem Spender gleichzeitig blockierende D-Antikörper auf. Es stellte sich nachträglich heraus, daß die zur Immunisierung benutzten Erythrocyten nicht die Formel d/d sondern D^u/d besaßen.

Die Absorptionsverfahren von Rh-Untergruppentestseren unterscheiden sich nicht wesentlich von denen für das Anti-D-Standardserum.

Bei den zur α- und β-Absorption benutzten Erythrocyten muß darauf geachtet werden, daß sie das Agglutinogen, gegen welches sich das Serum richten soll, nicht besitzen. Anti-C-Seren müssen also mit c/c, Anti-E-Seren mit e/e-Blutkörperchen usw. absorbiert werden. Stehen kombinierte Seren, z. B. Anti-CD- oder Anti-DE-Seren zur Verfügung, so können nach der α- und β-Absorption mit cde/cde-Erythrocyten mit diesen Seren lediglich Cde/cde-Erythrocyten von cde/cde-Blutkörperchen oder cdE/cde von cde/cde abgetrennt werden. Als Standard-Rh-Testseren sind sie nicht zu verwenden. Findet sich das Anti-C oder Anti-E neben dem Anti-D in größerer Stärke, so kann eine Absorption des D im Brutschrank (37° C) versucht werden, um reine Anti-C- oder Anti-E-Seren zu gewinnen. Man benutzt zur Gewinnung eines Anti-C-Serum in solchem Fall cDe/cde(Rho)- oder cde/cDE(Rh₂)-Blutkörperchen. VAN LOGHEM und LE COULTRE berichten über Erfolge mit dieser Methode. Ist das Anti-C bzw. Anti-E nur in sehr niedrigem Titer neben starkem Anti-D vorhanden und wird Wert auf ein reines Anti-D-Serum gelegt, so kann durch eine Absorption mit Cde/cde(rh')- bzw. mit cdE/cde(rh'')-Erythrocyten ein reines Anti-D-Serum erzielt werden. Letzteres Verfahren haben wir in unserer Klinik mit Erfolg durchgeführt. Auch hier erfolgt die Absorption lediglich im Brutschrank bei 37° C, da bei dieser Temperatur Rh-Antikörper maximal wirken im Gegensatz zu α und β, bei denen die größte Reaktionsaktivität bei niedrigeren Temperaturen (maximal bei 25° C) liegt. Anti-M- und Anti-N-Agglutinine haben ihre größte Avidität zwischen 14° und 19° C (ALOTT und Mitarb.) und irreguläres a₁ und a₂ zwischen 15 und 18° C (DAHR [2]). Die weiteren Kombinationsmöglichkeiten, die zur Herstellung von Rh-Untergruppentestseren verwendet werden können, lassen sich aus genauen Überlegungen ableiten. Auf ihre eingehende Beschreibung kann somit verzichtet werden.

ZERMATI, VARGUES und AZOULAY weisen auf die Möglichkeit einer *Konzentrierung von Anti-Rh-Seren* durch eine Ausfällung der antikörpertragenden Globuline mittels CO_2 hin. Die ausgefällten und gewaschenen Globuline können in einer kleinen Flüssigkeitsmenge (einem Bruchteil der Ausgangsmenge) wieder aufgeschwemmt werden. Es ergeben sich entsprechend höhere Titer. Ein solches Verfahren mag bei sehr seltenen Seren mit niedrigem Titer recht wertvoll sein.

V. Die verschiedenen Testmethoden.

Um die klinische Vermutungsdiagnose eines Rh-bedingten Bluttransfusionszwischenfalles oder einer Neugeborenenerkrankung infolge Rh-Sensibilisierung der Mutter serologisch zu sichern, kann eine Reihe verschiedener Teste angestellt werden. Zunächst gilt es, den Rh-Faktor, möglichst auch die Rh-Untergruppen des Patienten, bei einer Erythroblastose auch bei den verschiedenen Familienangehörigen zu ermitteln. Selbstverständlich sind Rh-Faktorbestimmungen auch vor Bluttransfusionen bei dem Empfänger und grundsätzlich bei allen Blutspendern vorzunehmen. Sodann müssen im Blutserum Rh-sensibilisierter Personen die verschiedenen Antikörper nachgewiesen werden. Schließlich besteht die Notwendigkeit im Blut der kranken Neugeborenen, die aus dem mütterlichen Kreislauf stammenden Antikörper aufzufinden. Für alle diese Untersuchungen sind von den einzelnen Autoren verschiedene Methoden angegeben.

a) Röhrchenmethoden.

Zur Testung von Blutkörperchen, das heißt zur *Bestimmung des Rh-Faktors,* werden vorwiegend zwei im einzelnen modifizierte Methoden angewandt. Zuerst wird der Röhrchentest nach den Beschreibungen der Technik von LANDSTEINER und WIENER (1941) und von BOORMAN, DODD und MOLLISON (1942) mitgeteilt. Ein oder besser zwei Tropfen des Anti-D-Testserums werden in schmale Reagensröhrchen pipettiert. Dazu kommt eine 2—3%ige Aufschwemmung der zu untersuchenden Erythrocyten. Die Erythrocyten können bei gleich nach der Entnahme vorgenommener Untersuchung aus dem Ohrläppchen oder der Fingerbeere gewonnen werden. Man läßt dann am besten einige Tropfen Blut in ein Gläschen mit physiologischer Kochsalzlösung fallen. Kann die Untersuchung nicht gleich vorgenommen werden, so empfiehlt sich eine sterile Entnahme von Venenblut, welches man ohne Zusätze erstarren läßt. Vor der Untersuchung entfernt man dann den größten Teil des Serums, schwemmt mit einem kleinen Serumrest mit Hilfe einer Pipette Erythrocyten vom Blutkuchen ab und pipettiert sie ebenfalls in physiologische Kochsalzlösung. Auch aus Citratblut lassen sich die Erythrocyten nach dem Abzentrifugieren des Plasmas gewinnen. Es ist zweckmäßig, die in der Na-Cl-Lösung aufgeschwemmten Erythrocyten (mehrmals, gewöhnlich) 2mal zu waschen (bis die überstehende Flüssigkeit klar bleibt). Nach dem letzten Waschen und Zentrifugieren wird von dem Erythrocytensediment die überstehende Kochsalzlösung möglichst vollständig abpipettiert. Die Erythrocyten sollen jetzt in die zur Untersuchung notwendige Aufschwemmung gebracht werden. Enthält das Testserum agglutinierende Antikörper, so werden die roten Blutkörperchen etwa zu 2—3% in 0,9%iger NaCl-Lösung suspendiert. Arbeitet man mit blockierenden Antikörpern im Testserum, so müssen die Erythrocyten in einer 20%igen Rinderalbuminlösung (beziehbar durch die Armour Laboratories) oder in gruppenverträglichem Plasma oder Serum, in einer Gelatinelösung, in einer Kollidon- oder Dextranlösung aufgeschwemmt werden. (Virusaufschwemmungen, wie Filtrate aus Cholerakulturen werden in der Praxis kaum hierzu angewendet.)

Eine *Gelatinelösung* wird nach SCHMIDTMANN folgendermaßen hergestellt: 8 g Nährbodengelatine werden mit 1 g sekundärem Natriumphosphat und 92 cm³ Aqua dest. einen Tag zum Quellen stehen gelassen. Die Mischung wird dann 2¹/₂ Std. im Autoklaven bei 120° erhitzt. Der Bodensatz wird anschließend abzentrifugiert und das klare Zentrifugat nochmals ¹/₂ Std. sterilisiert. Eine *Dextranlösung* soll 7% Dextran und 0,65% NaCl enthalten. Sie kann im Autoklaven sterilisiert werden. Für den *Kollidontest* wird das handelsübliche Periston 1:3 mit Aqua dest. verdünnt.

Sind in die Reagensröhrchen zu gleichen Teilen Testserum und entsprechende Aufschwemmungen der zu untersuchenden Erythrocyten eingefüllt (neben einer Kontrolle mit bekannten Rh- und rh-Blutkörperchen), so werden die Röhrchen kräftig geschüttelt und für 1—2 Std. bei 37° in den Brutschrank oder ins Wasserbad gestellt. Manche Autoren, z. B. MOLLISON, MOURANT und RACE verschließen die Röhrchen mit passenden Kappen, um ein Verdunsten zu verhüten. Nach dem Brutschrankaufenthalt wird die Agglutination entweder sogleich bei schwacher Vergrößerung unter dem Mikroskop oder mit einer Lupe abgelesen, oder die Röhrchen werden vor allem bei der Anwendung blockierender Seren vor der Ablesung zur Verstärkung der Agglutination noch einige Minuten mit niedriger Tourenzahl zentrifugiert. Die Rh-Agglutination ist wesentlich feiner als die gewöhnliche Blutgruppenagglutination.

Man darf die Röhrchen deshalb nicht zu stark schütteln. Bei Anwendung eines guten Serums kann man die Rh-Erythrocyten unter dem Mikroskop in deutlichen Klumpen erkennen. Die rh-Zellen sind dagegen überhaupt nicht zusammengeballt. Die ursprüngliche Kuppenablesung bei der Röhrchenmethode gilt jetzt im allgemeinen für Rh-Bestimmungen nicht mehr als genügend zuverlässig. Diese beruht darauf, daß bei nicht eingetretener Agglutination die Erythrocyten sich mit glattem Rand in die Mitte der Bodenkuppe sedimentieren, während bei vorhandener Agglutination ein über die ganze Bodenkuppe ausgedehntes, zackig begrenztes, verschieden dichtes Sediment entsteht. Die Ablesung erfolgt mit dem Spiegel ohne die Röhrchen aufzuschütteln.

b) Objektträgertests.

Von Diamond und Abelson ist 1945 eine Methode beschrieben worden, mit der schon nach wenigen Minuten der Rh-Faktor eines Blutes bestimmt werden kann. Auf einen Objektträger wird ein Tropfen eines Anti-Rh-Serums mit hohem Titer gegeben. Es ist dabei gleichgültig, ob es sich um ein Serum mit agglutinierenden oder blockierenden Antikörpern handelt. Zu dem Serum werden 2—3 Tropfen Vollblut getan, entweder in Form von Citrat-Oxalat- oder heparinisiertem Blut oder die Erythrocyten werden in ihrem eigenen Serum aufgeschwemmt. Das Testserum und das Blut werden auf dem Objektträger gemischt und über einer schwachkerzigen elektrischen Glühbirne 3 min erwärmt und geschüttelt. Bei Rh-Blutproben muß innerhalb dieser Zeit eine massive Agglutination eintreten. Alle anderen Erythrocyten werden nach Ablauf der 3 min als rh bezeichnet.

Dahr mischt ebenfalls auf dem Objektträger das Anti-Rh-Testserum mit einer 2—3%igen Blutkörperchenaufschwemmung und läßt das Gemisch nach dem Umrühren mit einem Glasstab einige Minuten bei Zimmertemperatur still stehen. Dann wird der Objektträger oder auch, wenn zahlreiche Untersuchungen gleichzeitig angesetzt werden, die beschickte Glasplatte vorsichtig geschüttelt und nach 20 min werden die Resultate makroskopisch und gegebenenfalls mit einer 6—8fachen Lupe abgelesen. Bei rh-Bluten bleibt das Reaktionsgemisch homogen, bei Rh-Bluten zeigen sich feinkörnige Agglutinate, die mitunter nur mit der Lupe zu erkennen sind.

Da bei den beiden bisher beschriebenen Objektträgermethoden die Beurteilung der Ergebnisse gelegentlich infolge des Eintrocknens des Reaktionsgemisches auf Schwierigkeiten stößt, ist in unserer Klinik eine Objektträgermethode *im hängenden Tropfen* (Joppich) eingeführt worden. Die Ablesung erfolgt nach einstündigem Brutschrankaufenthalt. Aber auch noch nach 12stündigem anschließenden Stehen bei Zimmertemperatur können die Ergebnisse im allgemeinen mit der gleichen Sicherheit abgelesen werden. Gegenüber der Dahrschen Methode besitzt unser Vorgehen ferner den Vorteil, daß die Reaktion bei 37° — der optimalen Temperatur für die Wirksamkeit von Rh-Agglutininen — abläuft. Da wir andererseits ebenfalls 2—3%ige Erythrocytenaufschwemmungen verwenden, fallen Ableseschwierigkeiten weg, die bei der verhältnismäßig feinen Agglutination durch das Anti-Rh-Agglutinin durch Verwendung von Vollblut entstehen können wie bei dem Test von Diamond und Abelson. Bei Anwendung von Vollblut oder sehr dichten Blutkörperchenaufschwemmungen können bei nicht sehr starken Testseren die feinen Agglutinate unter Umständen von nicht verklumpten Erythrocyten überdeckt werden. Die gleichen Vorteile könnte man bei der Anwendung von hohlgeschliffenen Objektträgern oder Glasplatten, die man ebenfalls in einer feuchten Kammer in den Brutschrank bringen kann, erwarten. Hierbei sedimentieren während des langen Brutschrankaufenthaltes die Erythrocyten auf den Objektträger. Nur durch kräftiges Bewegen lassen sie sich aufschütteln, und man läuft Gefahr, dabei die feinen Agglutinate zu zerstören. Deshalb haben wir uns auf die Verwendung von gewöhnlichen Objektträgern eingestellt, die nach dem Durchmischen von aufgeträufeltem Rh-Testserum und Erythrocytenaufschwemmung in die feuchte Kammer auf selbstgebogene Gestelle aus Glasrohr umgekippt gelegt werden. Das Reaktionsgemisch befindet sich im hängenden Tropfen auf der Unterseite des Objektträgers (s. Abb. 3). Nach einstündigem Bebrüten lassen sich so recht eindeutige Resultate ablesen. Der Boden einer großen Petrischale wird mit feuchtem Fließpapier ausgelegt, darauf befinden sich zwei Glasrohrgestelle. Auf jedem Objektträger wird nur eine Probe untersucht. Nach dem Aufträufeln von einem Tropfen Testserum und einem Tropfen 2%iger Erythrocytenaufschwemmung wird das Gemisch auf dem Objektträger etwas hin und her bewegt. Der Objektträger wird dann umgedreht und auf die Glasgestelle gelegt. In eine Schale kommen 5—6 Objektträger. Die Ablesung der Agglutination erfolgt nach einstündigem Brutschrankaufenthalt makroskopisch oder mit schwacher Lupe. Eine Erythrocytensedimentierung an eine Glaswand, die beim Röhrchentest auch im gewöhnlichen Objektträgertest, nicht dagegen im hängenden Tropfen zustande kommt, unterstützt wohl eine rasch eintretende grobe Agglutination. Für die A-, B-, 0-Blutgruppen werden deshalb bei Bestimmungen im hängenden Tropfen bei Anwendung des gleichen Serums niedrigere Titer als beim Zentrifugen(röhrchen)- oder Objektträgertest angegeben. Henry glaubt, diese Tatsache allein durch eine schlechtere Durchmischung des

Agglutinins mit dem Agglutinogen wegen des fehlenden Schaukelns bei der hängenden Tropfen-Methode erklären zu können. Wir achten bei unseren Untersuchungen darauf, daß vor dem Umkippen der Objektträger das Reaktionsgemisch wirklich gut durcheinander gemengt wird. Danach können wir bei Beobachtung von Rh-Agglutinationen im hängenden Tropfen sicher keine schwächere Agglutination als bei anderen gelegentlich auch von uns angewendeten Verfahren feststellen.

c) Capillartests.

Zur Rh-Faktorbestimmung sind unter Berücksichtigung eines ursprünglich von PONSOLD (zitiert nach DAHR) angegebenen Verfahrens auch Capillarmethoden (CHOWN, BERLIN u. a.) empfohlen worden. Hierbei wird die unterschiedliche Mischung von Testserum und zu untersuchenden Blutkörperchen in einer Capillare beobachtet. Einzelheiten müssen in den Originalarbeiten nachgelesen werden.

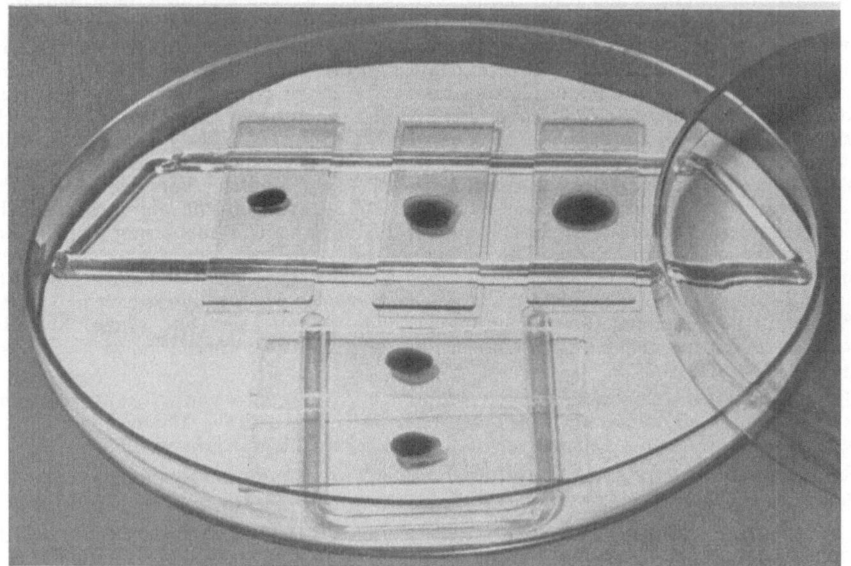

Abb. 3. Petri-Schale als feuchte Kammer zur Rh-Faktorbestimmung im hängenden Tropfen.

Für die Bestimmung der *Rh-Untergruppentypen* werden die gleichen Verfahren benutzt, nur werden an Stelle des Standard-Anti-D-Serums entsprechende andere Seren verwendet.

Es muß noch darauf hingewiesen werden, daß bei *Rh-Faktorbestimmung* an den Erythrocyten *von Neugeborenen* folgende Besonderheiten zu beachten sind. Neugeborenen-Erythrocyten können *nicht mit tierischen Seren* getestet werden, die durch Immunisierung mit Rhesusaffen-Blutkörperchen hergestellt sind, weil sie mit solchen Seren immer positiv reagieren. Ferner kann bei der Anwendung der üblichen Rh-Tests eine Fehlbestimmung bei erythroblastosekranken Kindern durch Beladung der Erythrocyten mit blockierenden Antikörpern aus dem mütterlichen Blut entstehen. Solche Erythrocyten können vor allem bei Aufschwemmung in NaCl-Lösung fälschlicherweise rh erscheinen, da für die Antikörper des agglutinierenden Testserums keine Receptoren an den Erythrocyten mehr frei sind.

Zum *Nachweis von Rh-Antikörpern* im Serum sensibilisierter Personen können ebenfalls die gleichen Methoden — Röhrchen-, Objektträger-, Capillartests — angewendet werden.

Anstelle des Anti-Rh-Testserums wird hier das im allgemeinen inaktivierte Patientenserum verwendet und gegen bekannte 0 Rh- und 0 rh-Erythrocyten in den für die einzelnen Methoden angegebenen Aufschwemmungen geprüft. Um sowohl agglutinierende als auch blockierende Antikörper zu erfassen, müssen bei den Verfahren, die nicht mit Vollblut arbeiten, die Erythrocyten einmal in 0,9%iger NaCl-Lösung und ferner in Plasma, Serum, Albumin, Dextran, Kollidon oder Gelatinelösung aufgeschwemmt werden. Damit wird ein für die Konglutination geeignetes Milieu geschaffen. Sollen die blockierenden Antikörper mittels des *Trypsin-* oder *Papaintests* nachgewiesen werden, so werden die Erythrocyten mit den entsprechenden Lösungen zunächst vorbehandelt. Bei beiden Substanzen handelt es sich um proteolytische Fermente. *Trypsin* (Difco) wird nach Dausset und Vidal (zit. Hubinont) in der Verdünnung 1:250 0,85%iger NaCl-Lösung zugesetzt. Nach einstündigem Stehen wird eine Phosphatpufferung nach Sörenson zugegeben (20% M/15 sec. Natriumphosphat und 0,5% M/15 prim. Kaliumphosphat). Diese frisch bereitete Lösung wird mit $^1/_3$ Vol. dichtzentrifugierter 0 Rh- (und als Kontrolle 0 rh-) Erythrocyten 1 Std. in ein Wasserbad von 40° gebracht und häufig geschüttelt. Die Erythrocyten mußten vor dem Mischen mit der Trypsinlösung dreimal in NaCl-Lösung gewaschen werden. Auch nach dem Aufenthalt im Wasserbad werden sie dreimal in 0,9%iger NaCl-Lösung gewaschen. Es werden durch diese Behandlung keine Hämolyse, keine Agglutination und keine morphologischen Zellveränderungen bei mikroskopischer Betrachtung hervorgerufen. Die vorbehandelten Erythrocyten werden in 0,9%iger NaCl-Lösung aufgeschwemmt und mit dem zu untersuchenden Serum zusammengebracht. Durch die Einwirkung des Fermentes auf die Erythrocyten lassen sich blockierende Antikörper schon bei einer Aufschwemmung in NaCl-Lösung nachweisen. Prokop (Gerichtsmedizinischer Kongreß Berlin 1951) hat mit dem Trypsintest recht eindeutige Resultate erzielt und auch noch sehr geringe Mengen von blockierenden Antikörpern nachweisen können. Die Vorbehandlung der Erythrocyten mit *Papain* ist sehr ähnlich. Vor Gebrauch wird zu 9 Teilen einer 0,85%igen NaCl-Lösung 1 Vol. M/15 Sörenson-Phosphatpuffer gegeben. Zu 9 Teilen dieser gepufferten Salzlösung kommt 1 Teil Papain-Stammlösung (1 g Papain in 100 cm³ 0,85%iger NaCl-Lösung). Die fertige Lösung wird mit den vorher gewaschenen Testerythrocyten 30—45 min in das Wasserbad von 37° gegeben und häufig geschüttelt. Die behandelten Erythrocyten werden anschließend wieder dreimal gewaschen und dann in 2—3%iger Aufschwemmung dem zu untersuchenden Serum zugesetzt. Auch nach dieser Methode (nach Kuhns und Bailey) können blockierende Antikörper schon in NaCl-Lösung nachgewiesen werden.

Die zunächst zum Nachweis von blockierenden Antikörpern von Wiener angegebene Blocking-Probe wird jetzt kaum noch ausgeführt. Mit dieser Probe können kleine Mengen und verschiedene Formen von monovalenten Antikörpern nicht erfaßt werden.

Sollen außer einem Anti-D andere Rh-Untergruppenantikörper nachgewiesen werden, so müssen die Seren mit entsprechenden bekannten Erythrocyten getestet werden. Je nach den vorhandenen bekannten Testerythrocyten können hierfür verschiedene Schemata aufgestellt werden. Dabei müssen solche Untersuchungen auf agglutinierende wie auf blockierende Antikörper vorgenommen werden.

Bei Seren der Blutgruppe A oder AB mischen wir zum Beispiel das Patientenserum mit 3 Formen von bekannten Blutkörperchen. Wir können dadurch neben einem Anti-D auch Anti-d nachweisen oder ein Anti-C von einem Anti-c und ein Anti-E von einem Anti-e differenzieren.

	Erythrocyten.		
Reaktion mit einem	A_1 CDe/CDe (16,9%)[1]	A_1 cde/cde (13,4%)	A_1 CDe/cDE (13,9%)
Anti-D	+	—	+
Anti-d	—	+	—
Anti-C	+	—	+
Anti-c	—	+	+
Anti-E	—	—	+
Anti-e	+	+	+
Anti-CD	+	—	+
Anti-DE	+	—	+

Ein Serum, das gleichzeitig Anti-C und D enthält, läßt sich so noch nicht von einem nur Anti-D oder nur Anti-C enthaltenden Serum abgrenzen. Das war uns bis 1950 erst nach Absorption des β mit B-rh(cde/cde)-Erythrocyten möglich, da uns damals ein Rh-Typ Cde/cde (1,1%) nur einmal bei einem Angehörigen der Blutgruppe B bekannt war. Diese Cde/cde-Erythrocyten werden nur von Anti-C enthaltenden Seren agglutiniert. Ein Anti-C + D-Serum muß von

---

[1] Die in () angegebenen Prozentzahlen geben die Häufigkeit des entsprechenden Rh-Typs nach Wiener an.

einem Anti-C-Serum durch die Wirkung auf cDe/cde(2,4%)-Blutkörperchen unterschieden werden. Zur Abgrenzung eines D + E-Antikörpers benötigt man cdE/cde(0,4%)-Blutkörperchen.

Aus dieser Zusammenstellung kann man ersehen, daß man schon eine ganze Anzahl von Seren differenzieren kann, wenn nur Testerythrocyten der häufigeren Typen zur Verfügung stehen. Die nur mit selteneren Gruppen zu treffenden Unterscheidungen können mit gewissen Einschränkungen durch Prüfung gegen eine größere Anzahl unausgewählter Blutproben durch den Prozentsatz der Agglutinationen wahrscheinlich gemacht werden. Schon früher war erwähnt, daß vom Standardserum etwa 85%, vom Anti-C-Serum 70%, vom Anti-E-Serum 30%, vom Anti-c-Serum 80%, vom Anti-e-Serum 96% und vom Anti-d-Serum annähernd 65% von unausgewählten Blutproben der weißen Menschen agglutiniert werden. Es erscheint selbstverständlich, daß die Bestimmungen genauer und müheloser erfolgen können, wenn eine größere Anzahl von bekannten Testerythrocyten z. B. vor allem auch vom Typ Cde/cde (1,1%), cde/cdE (0,4%) sowie cDe/cde (2,4%) zur Verfügung stehen. Recht günstig ist es, wenn sich diese Typen bei Menschen der Blutgruppe 0 finden lassen, weil die Testerythrocyten dann ohne Absorption für alle verschiedenen (A-B-0)-Seren verwendet werden können. Besonders wesentlich erscheint auch das Vorhandensein von D^{u}d-Erythrocyten zur Einstellung der Standardseren und von C^{w}c-Blutkörperchen wegen des anscheinend gar nicht so seltenen Vorkommens von Anti-C^{w}-Sensibilisierungen.

Die *Testerythrocyten* werden bei uns für jede Untersuchungsserie durch Entnahme aus der Fingerbeere der bekannten Spender frisch entnommen. Vor allem für die selteneren Gruppen ist jedoch eine längere Aufbewahrungsmöglichkeit recht wünschenswert, ohne daß die Erythrocyten dabei an Agglutinabilität abnehmen dürfen. Die Agglutinabilität der roten Blutkörperchen verschwindet besonders leicht beim Aufbewahren in NaCl-Lösung. Für einige Tage haltbar sind sie im Blutkuchen. Nach Hattersley und Fawcette behalten Erythrocyten in Alsevers-Lösung (Dextrose 2,05 g, Natriumcitrat 0,8 g, NaCl 0,42 g, Aqua dest. ad 100,0) für mehrere Wochen ihre Agglutinabilität und Spezifität. Bei der Entnahme wird 1 Teil Blut mit 1 Teil Alsevers-Lösung gemischt. Die Mischung wird im Eisschrank aufbewahrt. Selbstverständlich sind für Rh-Testungen Erythrocyten, die beim Aufbewahren infolge Bakterienwachstums panagglutinabel geworden sind, nicht brauchbar. Von dem Hinzufügen von antibakteriellen Stoffen zu den Erythrocyten muß aber abgeraten werden. Nach Lubinski und Portmuff verhindert z. B. ein Zusatz von 0,2—0,3% Formalin die Rh-Agglutination, während die AB- und MN-Agglutinogene hiervon nicht geschädigt werden. Auch nur kurzes Erhitzen auf 56° schwächt das Rh-Agglutinogen ab. Beläßt man die Erythrocyten 15—20 min bei dieser Temperatur, so werden Rh-Zellen auch für hochtitrige Anti-D-Seren unangreifbar, während die AB-Agglutinogene auch hiervon nicht beeinflußt werden. Lubinski und Portmuff nehmen deshalb an, daß die Rh-Agglutinogene an der Oberfläche der Erythrocyten und die A-, B-, M- und N-Agglutinogene mehr innerhalb der Zellen liegen. Fischer (zit. nach Dahr [3]) konnte das Rh-Antigen im Agglutinationshemmungsversuch nur im Hämolysat, nicht an den Erythrocytenstromata nachweisen. Nach Mesquita und Ribeiro dagegen soll das Rh-Antigen im Stroma sitzen. Letztere Autoren konnten nach der Immunisierung von Meerschweinchen mit Erythrocytenstroma von Rhesusaffen Rh-Agglutinine erzeugen. Hubinont [1] hat nach dem Erhitzen auf 56° die von den Erythrocyten „abgesprengten" Rh-Receptoren in der Suspensionsflüssigkeit nachgewiesen. Außer der Hitze und Formalin werden Rh-Blutkörperchen durch den Zusatz von Natriumcitrat und Natriumsalicylat (nach Selwyn bzw. F. Hamburger) in ihrer Agglutinabilität durch Anti-Rh-Seren analog den oben angegebenen Beobachtungen gehemmt. Die Hemmung beginnt nach Selwyn bereits bei 0,1% Na-Citrat und wird durch Zusatz von Serum gemindert. Diese Beobachtungen gelten außer für Anti-D auch für Rh-Untergruppenseren in agglutinierender Form. Blockierende Antikörper werden davon nicht betroffen.

Besonders bewährt hat sich uns für die Bestimmung der Immunseren von Müttern erythroblastischer Kinder das direkte Zusammenbringen des mütterlichen Serums mit Erythrocyten des Vaters oder von vorher geborenen Kindern, falls eine ABO-Blutgruppenverträglichkeit besteht. Unter Umständen wird diese Verträglichkeit durch Speichelabsorption von α und β hergestellt. Wenn bei solchem Zusammenbringen des Serums eines fraglich Rh-sensibilisierten Menschen mit dem die Sensibilisierung hervorrufenden Blutkörperchen keine Agglutination — auch im Konglutinationstest — eintritt, so ist das Vorhandensein von Antikörpern unwahrscheinlich.

Bei allen Bestimmungen von Antikörpern in unverdünntem Serum muß man ferner bedenken, daß gelegentlich ein sog. *Zonenphänomen* beobachtet worden ist. Dieses besteht darin, daß in unverdünntem Serum und auch in den ersten Verdünnungsstufen bei Seren mit sehr hohen Titern eine Überschußhemmung eintreten kann, so daß es zu keiner sichtbaren oder nur sehr schwachen Agglutination in den niedrigen Verdünnungsstufen kommt. Durch das Inaktivieren der Seren wird nach Dahr [1] diese Erscheinung abgeschwächt. Ferner berichten Hattersley, Aus und Fawcette, daß die Hemmung nach einstündigem Aufenthalt im Brutschrank bei 37° C aufgehoben werde. Diese Autoren beobachteten das Zonenphänomen bei einem blockierenden Serum im Röhrchentest mit Rinderalbuminlösung und Ablesung nach sofortigem Zentrifugieren bei hoher Tourenzahl. Stellten sie die Röhrchen nach dem anfangs negativen Befund für 1 Std. in den Brutschrank, dann trat die Agglutination auch bei diesen Seren ein. Bei dem von uns angewendeten Untersuchungsverfahren ist also kaum mit einem solchen Vorkommnis zu rechnen. Levine [3] bringt das Auftreten des Zonenphänomens mit dem hypothetischen dritten Antikörpertyp in Verbindung.

Auch zur Orientierung darüber, ob in einem zu untersuchenden Serum überhaupt Antikörper vorhanden sind, wird man in Einzelfällen demnach mit den Bestimmungen im unverdünnten Serum nicht auskommen. Man muß vielmehr *Titerbestimmungen* vornehmen. Im allgemeinen wird von uns die Titerbestimmung erst nach der Untersuchung mit unverdünntem Serum vorgenommen.

Beim Vorhandensein von blockierenden Antikörpern wird, wie schon eben angedeutet, auch die Serumverdünnung mit gruppenverträglichem Plasma, Serum, Albuminlösungen, Gelatine, Dextran- oder Kolloidlösungen vorgenommen. Sind in einem Serum gleichzeitig blockierende und agglutinierende Antikörper vorhanden, so haben die blockierenden Antikörper häufig einen höheren Titer als die agglutinierenden und können dadurch erkannt werden. Ist das nicht der Fall, so kann das Vorhandensein der blockierenden Antikörper neben den agglutinierenden z. B. durch die unterschiedliche Thermostabilität nachgewiesen werden, worauf Diamond und Abelson [1] hingewiesen haben. Nach dem Erhitzen des Serums auf 60° werden agglutinierende Antikörper zerstört, die blockierenden Antikörper werden dagegen nur etwas geschädigt. Der nach dem Erhitzen ermittelte Titer der blockierenden Antikörper muß deshalb mit etwa 1,5 multipliziert werden (Dahr [1]). Bei der Beurteilung von Seren, die sowohl blockierende wie auch agglutinierende Antikörper enthalten, ist ferner zu bedenken, daß die Wirkung der Agglutinine infolge einer Blockierung der Testerythrocyten durch die blockierenden Antikörper verdeckt werden kann. Dadurch kann eine sichere Bewertung sehr erschwert werden (Beispiele s. Dahr [1]).

Die bisher beschriebenen Methoden zum Nachweis von Rh-Antikörpern beruhen alle auf der Beobachtung der durch die spezifische Antigen-Antikörperreaktion eintretenden Agglutination. Von einem etwas anderen Gesichtspunkt geht der sog. *Coombs-Test* aus. Da die Rh-Antikörper zu den Globulinen gehören, wird ihr Vorhandensein mit einem durch Immunisierung von Kaninchen mit menschlichem Globulin gewonnenen Anti-Globulin-Serum nachgewiesen.

Dieses Testserum ist zunächst durch Injektionen von gereinigtem Globulin gewonnen worden. 1947 haben Coombs und Mourant jedoch festgestellt, daß vollständiges menschliches Serum, das sowohl Globuline als auch Albumine enthält, bei Kaninchen ein besseres Antigen darstellt, ohne daß dadurch der Mechanismus des Testes geändert wird. Man benutzt deshalb heute (nach Mollison, Mourant und Race) vorwiegend unbehandeltes menschliches Serum und injiziert davon zunächst 0,5 cm³ dem Kaninchen in die Ohrvene und anschließend 6mal im Abstand von 2—3 Tagen 1,0 cm³. 10 Tage nach der letzten Injektion wird Blut entnommen und nach ein paar Tagen mit neuen Injektionen begonnen. Wegen der Gefahr der Anaphylaxie soll die erste Injektion der 2. und auch späterer Serien intraperitoneal gegeben werden. Das Blut kann nach der zweiten Injektionsserie schon 8—9 Tage später gewonnen werden. Verwendet man ein mit Aluminium präzipitiertes Serum nach der Methode von Proom (Einzelheiten siehe dort oder bei Mollison, Mourant und Race), so kommt man mit intramuskulären Injektionen aus. In beide Hinterbeine des Kaninchens werden je 5 cm³ solchen Serums intramuskulär gespritzt und das gleiche nach 14 Tagen einmal wiederholt. Nach weiteren 10 Tagen wird Blut von dem behandelten Tier entnommen. Das nach beiden Methoden gewonnene Kaninchenserum wird $1/_2$ Std. bei 56° inaktiviert und anschließend mit aufs sorgfältigste (etwa 6 mal mit 0,9 %iger NaCl-Lösung) gewaschenen A_1B- und 0-Erythrocyten absorbiert. Es dürfen mit den Absorptionserythrocyten keinesfalls Spuren von Plasmaglobulinen in das Serum gebracht werden, da sonst das wirksame Antiglobulin verschwindet. Wie häufig und mit welchem Volumen von Erythrocyten die Absorption durchzuführen ist, muß durch das Zusammenbringen des Serums mit normalen menschlichen Blutkörperchen verschiedener Blutgruppen geprüft werden. Sie dürfen von dem Serum in einer Kochsalzaufschwemmung ebenfalls nach häufigem Waschen nicht verklumpt werden. Van Loghem [2] gibt an, daß man das Absorbieren sparen kann, wenn das Serum im Wasserbad von 62° eine Stunde lang erhitzt wird. Hierdurch sollen die heterospezifischen Antikörper zerstört werden. Hill und Haberman haben durch Immunisierung von Ziegen ebenfalls ein brauchbares Anti-Menschen-Globulin-Serum hergestellt.

Mit einem solchen gegen menschliches Globulin gerichteten Serum können im sog. *direkten Coombs-Test* die *an* der Oberfläche der *Erythrocyten* in vivo *verankerten* monovalenten *Antikörper* nachgewiesen werden. Dieser direkte Test, bei dem die sehr sorgfältig gewaschenen Erythrocyten unter Mitführung von Kontrollen normaler Erythrocyten mit dem Coombs-Serum entweder auf einem Objektträger oder in einem Röhrchen zusammengebracht werden, erlaubt also den Nachweis von Antikörpern, die an die kindlichen Blutkörperchen bei Erythroblastosen gebunden sind. Es können so auch Antikörper an den Rh-injizierten Erythrocyten nach Bluttransfusionszwischenfällen bei rh-Empfängern aufgefunden werden. Der *indirekte Coombs-Test* weist blockierende *Antikörper im Serum* sensibilisierter Personen nach.

Hierzu wird das zu untersuchende Serum zunächst mit einer 2—5 %igen Aufschwemmung von in NaCl-Lösung gewaschenen Blutkörperchen entsprechenden Rh-Typs in Röhrchen gemischt — bei einem vermuteten Anti-D mit D-Erythrocyten und d-Erythrocyten als Kontrolle. Nach $1/_2$stündigem Aufenthalt bei 37° werden die Blutkörperchen, an deren Oberfläche sich inzwischen monovalente Antikörper aus dem zu untersuchenden Serum angelagert haben können, wieder gründlich in NaCl-Lösung gewaschen und abschließend in eine 5 %ige Suspension in physiologische NaCl-Lösung gebracht. Jetzt wird auf einem Objektträger ein Tropfen dieser Aufschwemmung zu einem Tropfen Antiglobulinserum gegeben und durchmischt. Nach einer Minute wird der Objektträger vorsichtig bewegt. Eine positive Reaktion zeigt sich etwa nach 30 sec durch deutliche Agglutination.

Mit Hilfe des Coombs-Testes können monovalente Antikörper verschiedener Art nachgewiesen werden, neben den einzelnen blockierenden Rh-Antikörpern z. B. auch gelegentlich in monovalenter Form auftretendes Anti-A, Anti-B, gewisse Autoagglutinine und seltenere Blutfaktorenantikörper. Der Coombs-Test ist nicht allein zum Nachweis von Rh-Antikörpern verwendbar, so daß die nachgewiesenen Antikörper besonders bei dem direkten Test noch näher differenziert werden müssen. Jedoch ist die Probe recht empfindlich und zeigt schon sehr kleine Mengen von Antikörpern an. In der indirekten Form wird sie nur dann positiv, wenn der im Serum vorhandene Antikörper mit den hinzugefügten Testerythrocyten korrespondiert. Van Loghem [2] hat auch beim Coombs-Test das Zonenphänomen beobachtet. Besonders dann, wenn das Anti-Globulin-Serum durch ein protrahiertes Immunisierungsverfahren hergestellt wurde, soll dieses Phänomen beobachtet werden. Bei genauer Analysierung konnte dieser Autor feststellen, daß das Zonenphänomen mit einem Ausbleiben der Agglutination in den niederen Verdünnungsstufen vor allen Dingen bei der Untersuchung von Erythrocyten, die nur wenig sensibilisiert sind, zu beobachten ist. In der angeführten Beobachtung konnte eine direkte Abhängigkeit von der Stärke der Beladung der Erythrocyten und der Zahl der Röhrchen mit fehlender Agglutination abgeleitet werden.

Der direkte Coombs-Test leitet uns zu der dritten Gruppe von Rh-Test über, die den *Nachweis von Antikörpern im Organismus des geschädigten Kindes* erbringen sollen. Bei reichlichem Übertritt von Rh-Antikörpern aus dem mütterlichen Kreislauf in den kindlichen können auch bei dem Rh-Kind gelegentlich freie Antikörper im Serum nachgewiesen werden, allerdings meistens nur unmittelbar nach der Geburt und mit deutlich niedrigeren Titern als im mütterlichen Serum. Berndt beschreibt folgende Beobachtung: Bei einer Rh-sensibilisierten Mutter betrug der Antikörpertiter 1:1024. Im Nabelschnurblut, das sofort zentrifugiert wurde, betrug der Titer 1:512. Bei einer Probe des gleichzeitig entnommenen Nabelschnurblutes wurde erst nach 2 Std. das Serum vom Blutkuchen getrennt. In diesem Serum sind keine freien Rh-Antikörper mehr nachweisbar. Sie hatten sich an die Rh-Erythrocyten des Kindes gebunden. Besteht bei einer Mutter eine Rh-Sensibilisierung aus einer früheren Schwangerschaft, so können Rh-Antikörper auch in dem Blutserum eines rh-Neugeborenen gefunden werden. Es liegen in diesem Falle nach einer Tabelle von Wiener und Wexler (1950) die Titer im Nabelschnurblut für blockierende Antikörper etwa gleich hoch wie im mütterlichen Serum. Solche freien Antikörper im Nabelschnurblut können mit den gleichen Methoden, wie sie im vorigen Abschnitt beschrieben sind, nachgewiesen werden. In vielen Fällen von Neugeborenenerythroblastosen können hingegen keine freien Antikörper im kindlichen Serum gefunden werden. Dann kann der Antikörperübertritt in das Kind nur durch den Nachweis der an die kindlichen roten Blutzellen gebundenen Antikörper bewiesen werden.

Carter und Loughrey haben 1945 dafür eine Methode angegeben. Die einmal gewaschenen kindlichen Blutkörperchen werden in einer Aufschwemmung in Kochsalzlösung 5 min im Wasserbad von 56° kräftig geschüttelt. Dadurch sollen die Antikörper von der Oberfläche der Erythrocyten abgesprengt werden. Sie gehen in die überstehende Flüssigkeit über und können nach Abzentrifugieren der Erythrocyten durch Austestung gegen bekannte ORh- und Orh-Blutkörperchen nachgewiesen werden. Diamond und Abelson [2] benutzen den sogenannten „Reagglutinations-Test". Zweimal gewaschene kindliche rote Blutkörperchen werden im dicken Tropfen auf einem Objektträger mit einem großen Tropfen unveränderten Oxalat-Blutes eines blutgruppenverträglichen Rh-Spenders gemischt. Nach 2 min langem Schütteln tritt beim Vorhandensein von blockierenden Antikörpern eine Agglutination ein. Wir verwenden in unserer Klinik vorwiegend einen von Witebsky, Rubin, Engasser und Blum angegebenen Konglutinationstest. Ungewaschene rote Blutkörperchen eines erythroblastotischen Säuglings werden auf dem Objektträger mit aktivem oder auch inaktiviertem blutgruppenverträglichen Erwachsenen-Serum oder Plasma vermischt und nach Brutschrankaufenthalt auf eine womöglich eingetretene Agglutination geprüft. Eine positive Agglutination beweist das Vorhandensein von blockierenden Antikörpern. Witebsky und Mitarbeiter fanden bei diesem Test bei Anwendung der Objektträgerprobe häufiger positive Resultate als bei gleichem Ansatz im Röhrchentest. Sie weisen aber darauf hin, daß für diese Objektträgermethode 20- oder 30%ige Albuminlösungen nicht brauchbar sind, während sie im Teströhrchen angeblich gut verwendet werden können. Bei der Anwendung von Plasma anstelle von Serum sollen häufiger Pseudoagglutinationen beobachtet werden.

Abschließend sei noch einmal auf die *Fehlermöglichkeiten* hingewiesen, die beim Testen von Blutkörperchen der an Erythroblastosen erkrankten Neugeborenen auftreten können. Wie schon früher erwähnt, können solche Erythrocyten durch das Haften von monovalenten Antikörpern an ihrer Oberfläche fälschlich als rh bestimmt werden. Andererseits soll daran erinnert werden, daß bei solchen blockierenden Erythrocyten Fehlbestimmungen der Blutgruppen bei Anwendung von Vollblut im Objektträgertest zu erwarten sind. Solche Erythrocyten verklumpen ja schon auf einfachen Zusatz von leerem Serum. Es sieht dann so aus, als läge die Blutgruppe AB vor. Blutgruppenbestimmungsmethoden mit Vollblut müssen deshalb bei Neugeborenen verworfen werden, sie sollten bei Neugeborenen grundsätzlich im Röhrchentest unter Anwendung von Erythrocytenaufschwemmungen in physiologischer Kochsalzlösung vorgenommen werden.

C. Serologische Befunde
bei den nicht Rh-bedingten Neugeborenen-Erythroblastosen.
I. Die AB-Isoimmunisierung.

Auch eine AB-Isoimmunisierung zwischen Mutter und Feten kann gelegentlich zur Ursache von Erythroblastoseerkrankungen werden. Durch die unterschiedliche Häufigkeit der einzelnen Blutgruppen ist mit einem solchen Vorkommnis am häufigsten bei 0-Mutter und A-Kind zu rechnen. Die Tatsache eines α und β-Anstieges im mütterlichen Serum in der Schwangerschaft ist schon länger bekannt. POLLITZER hat 1924 auf die hohen Blutgruppenisoagglutinationstiter von Schwangeren hingewiesen. DIENST beschreibt ähnliche Erscheinungen sogar schon 1905 bei Wöchnerinnen. BOORMAN, DODD und MOLLISON haben 1945 festgestellt, daß das Maximum des Titers im allgemeinen zwischen dem 10. und 20. Tag nach der Entbindung zu finden ist. Trotzdem scheint diese sehr häufige Sensibilisierung im allgemeinen keinen schädigenden Einfluß auf das Kind auszuüben. Eine gewisse Aufklärung darüber, unter welchen Umständen es doch zu einer Erkrankung des Kindes infolge solcher Immunisierungen kommen kann, haben Beobachtungen von WIENER, BOORMAN, DODD und anderen erbracht (zit. nach BOCK, VON FINCK und EILERS). Danach können A- und B-Antikörper auch in monovalenter Form entsprechend den blockierenden Rh-Antikörpern auftreten. Nach WIENER [6] können monovalente Formen bei Antikörpern jeder gegebenen Spezifität verkommen. Sie sollen erst später bei länger anhaltender Immunisierung auftreten, wie die blockierenden Rh-Antikörper relativ thermostabil sein und die unverletzte Placenta leicht durchwandern können.

Diese Anschauungen werden durch Beobachtungen von HUBINONT [2], GROVE-RASMUSSEN und Mitarbeitern sowie von GUREVITCH, POLISHUK und HERMONI gestützt. Nach HUBINONT soll durch Isoimmunisation entstandenes α und β im Gegensatz zu den regulären Agglutininen bei 37° C stärker reagieren als bei 4° C. GUREVITCH und Mitarbeiter haben Unterschiede in der Agglutination von gewaschenen und ungewaschenen Erythrocyten durch die Immunseren gefunden, während die regulären Isoagglutinine einen solchen Unterschied nicht ergeben. GROVE-RASMUSSEN, TUDVAD und JØRGENSEN beobachten bei den Immunseren eine stärkere Agglutination, wenn die Testerythrocyten zur Titerbestimmung nicht wie gewöhnlich in physiologischer NaCl-Lösung, sondern in AB-Serum aufgeschwemmt wurden. Besonders geeignet für den Nachweis von monovalentem Anti-A und Anti-B soll nach WIENER, WEXLER und HURST der sog. Acacia-Test sein. Hierbei wird die Konglutination in einer Lösung von Acacia-Gummi geprüft. 1 g Acacia-Gummi, 1 g sek. Natriumphosphat werden in 90 cm³ destilliertem Wasser gelöst und im Autoklaven 10 min lang sterilisiert. Näheres über die Durchführung des Testes siehe bei WIENER, WEXLER und HURST [2] oder bei DAHR [1].

Durch A- und B-Isoimmunisierung hervorgerufene Neugeborenenerkrankungen sind hiernach nur dann zu erwarten, wenn im mütterlichen Serum neben einem im allgemeinen wohl hohen regulären α- und β-Titer noch solche monovalenten A- und B-Antikörper zu finden sind. Die monovalenten A- und B-Antikörper können auch an den kindlichen Erythrocyten und nach BOORMAN, DODD und TRINICK auch in anderen kindlichen Geweben, z. B. in der Lunge, Niere, Leber und Milz nachgewiesen werden. Interessant ist eine weitere Beobachtung von BOORMAN, DODD und TRINICK. Sie haben einem A-Kind, in dessen Blut monovalente A-Antikörper aus dem mütterlichen Kreislauf erwartet worden sind, gleichzeitig gleiche Mengen A- und 0-Erythrocyten transfundiert. Nach 5 Tagen haben sie im kindlichen Blut praktisch keine transfundierten A-Erythrocyten mehr aufgefunden, während 0-Erythrocyten etwa in gleicher Menge wie sofort nach der Transfusion vorhanden gewesen sind. Ähnliche Beobachtungen hat 1943 MOLLISON über die Lebensfähigkeit von rh- und Rh-Erythrocyten bei Neugeborenen mitgeteilt, die durch eine mütterliche Rh-Sensibilisierung geschädigt worden sind. Von ihnen werden transfundierte Rh-Erythrocyten ebenfalls sehr rasch zerstört. Gegen die eben angeführte Theorie erhebt Halbrecht [2] den Einwand, daß er in Nabelschnurbluten solcher durch AB0-Unverträglichkeit erkrankter Kinder in 55% der Fälle neben blockierenden Antikörpern auch agglutinierende gefunden habe. Er glaubt nicht an die selektive Filtration der verschiedenen Antikörper in der Placenta. Spielmann nimmt nach eigenen Versuchen mit gleichzeitigen Titerbestimmungen in· verschiedenen Konglutinationslösungen an, daß es sich bei einer A- oder B-Unverträglichkeit wahrscheinlich nicht um echte, blockierende Antikörper handele. Er hält die Wirkung von entsprechenden Hämolysinen für möglich.

Bei den 4 in unserer Klinik beobachteten Fällen von Icterus gravis infolge AB0-Unverträglichkeit ergaben sich folgende serologischen Befunde:
In dem 1. derartigen Krankheitsfall — einer A0-Unverträglichkeit — wurden die α- und β-Titer nur in NaCl-Lösung bestimmt. Der α-Titer lag bis zu 6 Wochen nach der Entbindung bei der Mutter H. zwischen 1:1024 und 1:512. Bis zur Verdünnung 1:16 war nach 1 stündigem Brutschrankaufenthalt Hämolyse eingetreten. Der β-Titer betrug nur 1:4. Im 2. Fall Pi. handelte es sich ebenfalls um eine A-Sensibilisierung der 0-Mutter. Am 4. Tag nach der Entbindung wurde der α-Titer in NaCl-Lösung bei 1:128 in AB-Serum bei 1:2048 bzw. 1:4096 abgelesen. Der β-Titer lag in NaCl-Lösung und im Serum gleich hoch bei 1:32. Im 3. Fall Rein. lag eine weitere A0-Unverträglichkeit vor. Die Mutter hatte die Blutgruppe 0 rh, der Vater und das Kind A_1Rh. Kurz nach der Entbindung des 1. Kindes konnten im Serum der Mutter *keine* Rh-Antikörper gefunden werden. Der α-Titer lag im Serum nur um ein Röhrchen höher (1:1024) als in NaCl-Lösung (1:512). Das Kind starb am 2. Tag. Wegen des gleichzeitig bestehenden Mongolismus war von einem Therapieversuch abgesehen worden. Die sichere Diagnose gelang erst 6 Monate später, nachdem die Mutter erneut gravide geworden war. Der α-Titer betrug jetzt im Serum 1:4096 und in NaCl-Lösung nur 1:128. Auch jetzt konnten keine Rh-Antikörper nachgewiesen werden. In dem 4. Fall Nie. war die 0-Mutter gegen den B-Faktor des Kindes sensibilisiert. Der β-Titer betrug in NaCl-Lösung 1:64, im Serum 1:8192 — der α-Titer dagegen sowohl in NaCl-Lösung wie im Serum nur 1:32.

Yannet und Liebermann meinen das seltene Auftreten einer Erythroblastose auf Grund einer AB-Isoimmunisierung der Mutter durch Zusammenhänge mit der Ausscheiderfunktion erklären zu können. Scheidet ein Kind in seinen Körpersäften A- oder B-Blutgruppensubstanz aus, so müßte ein großer Teil der mütterlichen Antikörper von diesen Säften absorbiert werden. Die Antikörper würden damit von den Erythrocyten abgelenkt. Umgekehrt müssen sie sich besonders auf die Erythrocyten konzentrieren, wenn das Kind kein Ausscheider ist. Man könne in einem solchen Fall mit vermehrter Hämolyse rechnen. In einem von uns daraufhin untersuchten Fall einer Erythroblastose durch A-0-Unverträglichkeit konnte aber entgegen dieser Hypothese im Speichel des Kindes A-Substanz nachgewiesen werden. Auch Wiener, Wexler und Hurst weisen darauf hin, daß die von ihnen beobachteten, derart erkrankten Kinder Ausscheider sind.

Sachs und Trentmann berichten 1950 über eine recht interessante Beobachtung. In einer Familie mit einer A_1-Sensibilisierung der Mutter sind zwei A_2-Kinder ohne wesentliche Krankheitserscheinungen geblieben, während ein sicheres A_1-Kind an einem starken Icterus gravis erkrankt ist. Der mütterliche Anti-A-Titer hat in der Schwangerschaft mit dem A_1-Kind 1:1024, gegen 1:64 bei der Gravidität mit dem A_2-Kind betragen. Wiener hat schon 1941 bei einer A_2-Frau einen hohen Anti-A_1-Titer nach der Entbindung von einem toten Kind gefunden.

II. Isoimmunisierungen durch andere Blutfaktoren.

Es ist schon darauf hingewiesen worden, daß Erythroblastosen gelegentlich auf ein irreguläres Anti-N zurückgeführt werden (de Kromme und van der Spek, sowie Gasser und Grumbach). Die Frage, ob die Antikörper in solchen Fällen auch vorwiegend in monovalenter Form wirksam werden, ist meines

Wissens noch offen. Bei zwei Beobachtungen von Anti-M-Agglutininen im Serum schwangerer Frauen von BOWLEY und DUNSFORD handelt es sich jedenfalls nicht um monovalente Antikörper. Die beiden neugeborenen Kinder mit den Gruppen MN blieben gesund, obwohl der Anti-M-Titer im Blut der einen Mutter sogar 1:128 betrug. Ähnlich verhielt es sich auch bei zwei von DUNSFORD beschriebenen Beobachtungen von Anti-P im Serum schwangerer Frauen. Auch hier fehlte die Titersteigerung beim Aufschwemmen der Testerythrocyten im Serum im Vergleich zu den üblichen Aufschwemmungen in NaCl-Lösung — dem Charakteristikum der monovalenten Antikörper. Bei den P-Kindern dieser Frauen bestanden keine Zeichen von Erythroblastose. Danach dürfte es sich in den zuletzt angeführten Fällen um natürliche, nicht um Immunantikörper handeln. Wichtig wäre in solchen Fällen die Angabe, ob diese Antikörper schon vor der Schwangerschaft vorhanden gewesen bzw. ob sie längere Zeit danach verschwunden oder aber ganz wesentlich abgesunken sind.

Neben den schon bekannten Blutfaktoren sind durch genaue Untersuchungen bei Bluttransfusionszwischenfällen und Neugeborenenerythroblastosen inzwischen weitere Blutgruppensysteme und Faktoren entdeckt. Nach der Auffindung eines sog. Kell(K)-Antigens 1946 in England, von COOMBS, MOURANT und RACE, welches durch ein Anti-Kell-Immunserum in etwa 7—10% der menschlichen Blutproben nachweisbar ist, haben LEVINE, WIGOD, BAKER und PONDER 1949 das dazu passende Allele k ermittelt. Sie beschrieben ein Anti-k (zunächst auch Anti-Cellano genannt) im Blutserum der Mutter eines Kindes mit Neugeborenenerythroblastose und konnten an zwei Familien den Nachweis erbringen, daß das von ihnen entdeckte Immunserum einen Gegenspieler zum Kell-Antikörper darstellt. Blutkörperchen mit der heterozygoten Eigenschaft Kk werden von beiden Seren agglutiniert. Nur 0,2% der Blute der weißen Bevölkerung werden vom k-Antikörper nicht agglutiniert. Diese Blute sind KK, d. h. Kell-homozygot-positiv. Etwa 8,6% aller Blute müssen dann Kk, also heterozygot-Kell-positiv sein und 91,2% Kell-negativ. Die Wahrscheinlichkeit, ein Anti-k (oder Anti-Cellano)-Serum zu finden, ist danach sehr gering. Nach LEVINE und Mitarbeitern wäre nur in etwa jeder 500. Ehe die Kombination Frau KK (Kell-positiv—Cellano-negativ) Mann kk (Kell-negativ—Cellano-positiv) zu erwarten. Die umgekehrte differierende Kombination, also Frau kk Mann KK, komme dagegen in jeder 12. bis 13. Ehe vor. Bis 1949 sind dementsprechend bereits 6mal Anti-Kell-Seren gefunden worden. Nach PROKOP und SCHLEYER waren bis Mai 1951 18 entsprechende Beobachtungen veröffentlicht. Die Seren werden von den einzelnen Autoren unterschiedlich benannt. Die Bezeichnungen Si-Antigen (WIENER und SONN-GORDON), Drizen- (SANGER und ABELSON), And- (DUNSFORD [2]), Lazarus- (LEVINE, RAUCH und BLOCK) sowie P.L.-Antigen (VOGEL und ROSENFELD) sind Synonyme zum Kell-Faktor. Kell-Antikörper geben einen positiven Coombs-Test, kommen also in monovalenter Form vor. Sie haben bei 37° C eine höhere Aktivität als bei niedrigeren Temperaturen. Das beschriebene Anti-k- (Anti-Cellano)-Serum lag in agglutinierender Form vor.

Auch gegen das 1947 von GILBEY beschriebene Jobbins-Blutgruppenantigen sind während einer Gravidität monovalente Antikörper gebildet worden. Unter 120 rh-Blutproben ist dieses Jobbins-Antigen durch den Coombs-Test nur 9mal nachweisbar gewesen. Wieweit für die Genese von Neugeborenenerythroblastosen auch das 1946 von MOURANT entdeckte und 1947 von ANDRESEN erweiterte Lewis-System und ferner der 1946 in England von CALLENDER und RACE gefundene Lutheran, der 1947 von WALSH und MONTGOMERY beobachtete S-Faktor, der von CALLENDER und RACE ermittelte Levay-Faktor, der Becker-Faktor (ELBEL und PROKOP 1951) oder der 1950 von CUTBUSH, MOLLISON und PARKIN nach einem Bluttransfusionszwischenfall beschriebene Duffy-Faktor von Bedeutung sind, kann erst nach weiteren Beobachtungen entschieden werden.

Das *Duffy-Antigen* kommt bei 66% der englischen Bevölkerung vor. Nach JAMES und PLAUT ist eine Beziehung zur Hämophilie wahrscheinlich. Ein Duffy-Antikörper ist bis 1951 fünfmal nach Transfusionszwischenfällen beschrieben. Drei dieser Empfänger litten an einer Hämophilie. Als Symbol für das Duffy-Antigen ist die Bezeichnung Fy^a eingeführt, der entsprechende Antikörper ist ein Anti-Fy^a. Das *Merkmal S* besitzt anscheinend Bindungen an das MN-System. Über bestehende Beziehungen des *Lewis-Systems* zur Ausscheidung von Blutgruppensubstanz siehe GRUBB und MORGAN sowie ANDRESEN und KELL. Danach sollen Le(a+)-Personen Nichtausscheider sein, während Le(b+)-Menschen in ihren Körpersäften Blutgruppensubstanzen ausscheiden. Für das Lewis-System sind von englischen und skandinavischen Serologen folgende Bezeichnungen festgelegt:

Gene	Le^a
	Le^b
Genotypen	Le^a Le^a
	Le^a Le^b
	Le^b Le^b
Phänotypen	Le (a+b—)
	Le (a—b+)
	Le (a—b—)
Antikörper	Anti Le^a
	Anti Le^b.

Nach dieser Aufstellung kann der Typ Le$^{(a—b—)}$ nur schwer erklärt werden. ANDERSEN und KELL haben 1949 einen Antikörper gefunden, der speziell mit diesem Blutkörperchentyp reagiert, nicht dagegen mit Le$^{(a+)}$- oder Le$^{(b+)}$-Blutproben. Sie nehmen an, mit diesem Antiserum einen neuen, sog. X-Faktor entdeckt zu haben, der mit dem LEWIS-System im Zusammenhang stehe. Dieser Faktor müßte die Entwicklung der Faktoren Le^a und Le^b hemmen. Das *Lutheran-Antigen* wird als Lu^a, der entsprechende Antikörper als Anti-Lu^a bezeichnet.

D. Klinische Beobachtungen bei den fetalen Erythroblastosen.

I. Die Vorgeschichte.

Schon in den ersten Beschreibungen des Icterus gravis (LAGRÈZE, PFANNENSTIEL u. a.) wird auf das familiäre Auftreten dieser Neugeborenenerkrankung hingewiesen. Auch die Zusammenfassung der drei Krankheitsbilder — der Neugeborenenanämie, des Icterus gravis und des Hydrops congenitus — zu einer Krankheitsgruppe hat sich vor der Aufklärung der Entstehungsursache auf Beobachtungen über das Auftreten von zwei oder allen drei Krankheitsbildern bei den Kindern der gleichen Familie gestützt. So gibt uns häufig schon die Geburtenanamnese einer Mutter einen Hinweis auf möglicherweise erneut zu erwartende Neugeborenenerkrankungen. Sind in einer Familie bei einem Neugeborenen schon einmal oder mehrmals derartige Krankheiten diagnostiziert worden, so ist mit großer Wahrscheinlichkeit mit ihrem Wiederauftreten bei späteren Kindern zu rechnen. Außer solchen sicheren Angaben müssen aber auch Mitteilungen von unklaren *Todesfällen* der Kinder *innerhalb der Neugeborenenperiode* oder von ungeklärten Totgeburten unseren Verdacht auf eine Rh-Sensibilisierung der Mutter lenken. Habituelle *Aborte* gehören dagegen im allgemeinen ursächlich *nicht* in diese Krankheitsgruppe. Nach einer Aufstellung von GLASS auf Grund der Untersuchung von 3171 Frauen mit 603 Graviditäten kann höchstens ein geringer Anstieg der Aborte bei sensibilisierten rh-Frauen in späteren Graviditäten (etwa zwischen 5. und 7. Schwangerschaft) im Vergleich mit Rh-Frauen und nicht sensibilisierten rh-Frauen festgestellt werden.

HAILE vergleicht nach 102 eigenen Untersuchungen an Frauen mit habituellen Aborten die sonst in der Literatur angegebenen Rh-Faktor-Verhältnisse im Blut solcher Frauen. Danach haben die verschiedenen Autoren folgende Häufigkeit gefunden (s. nebenstehende Tabelle).

Von GLANZMANN wurde 1946 die Hypothese aufgestellt, daß auch für die Entstehung der *cystischen Pankreasfibrose* eine Rh-Sensibilisierung wahrscheinlich sei. Er hatte bei einem Kind mit Meconiumileus eine Erythroblastose beobachtet und in drei anderen Fällen eine Rh-Unverträglichkeit zwischen Mutter und Kind nachgewiesen. Schon vorher hatten auch WISSLER und ZOLLINGER, FANCONI und BOTSZTEJN, REHSTEINER sowie MUELLER (zit. nach BINDEWALD) an derartige Zusammenhänge gedacht. GLANZMANN glaubt, dieses Syndrom etwa folgendermaßen erklären zu können. Mütterliche Antikörper sollen über das Fruchtwasser in das Bronchialsystem und den Darmkanal des Kindes gelangen. Hier soll durch eine direkte, zellständige Antikörperwirkung an den Epithelien eine Schädigung auftreten. Dadurch können einerseits Stenosen entstehen und andererseits Änderungen der von diesen geschädigten Zellen gebildeten Sekrete eintreten. Er nennt deshalb das Krankheitssyndrom die „Dysporia entero-broncho-pancreatica congenita familiaris". BINDEWALD berichtet 1950 allerdings über drei autoptisch

Untersucher	Anzahl der untersuchten Frauen mit habituellen Aborten	rh-Frauen %
LEVINE — HUNT	25	12
E. POTTER	45	11,1
KÄSER	50	13—15
STADTMÜLLER	44	8,5
DAHR	180	50
HAILE	102	30,4

sichergestellte Fälle von cystischer Pankreasfibrose, ohne daß eine Rh-Unverträglichkeit zwischen Mutter und Kind nachgewiesen werden konnte. Auch FANCONI, BOTSZTEJN und METAXAS BÜHLER haben bei mehreren derartigen Fällen keine Rh-Unverträglichkeit zwischen Mutter und Kind gefunden. Immerhin muß man bei der Aufstellung einer Anamnese auch an dieses zwar seltene Krankheitsbild denken.

Möglicherweise kann auch bei noch anderen z. T. recht seltenen Krankheitsbildern an Folgezustände einer Rh-Sensibilisierung der Mutter gedacht werden. FANCONI [2] hält eine derartige Genese z. B. bei der Rhabdomyomatosis cordis für denkbar. Auch Lebercirrhosen bei Kleinkindern oder auch bei macerierten Totgeburten werden damit z. B. von ZOLLINGER, HENDERSON, sowie von DRUMMOND und WATKINS in Zusammenhang gebracht.

Die Tab. 4[1] gibt die Geburtenfolge in den von uns beobachteten Familien mit dem Auftreten entsprechender Neugeborenenerkrankungen an. Einzelheiten wurden schon oben (S. 558) in genauen Stammbäumen gezeigt. Außer dem von uns behandelten Kinde waren häufig schon vorhergeborene Geschwister erkrankt und größtenteils verstorben. In einzelnen Familien trat die Erkrankung sogar schon beim ersten Kind auf. Hierauf wurde bereits in den einleitenden Kapiteln hingewiesen. Bei der Familie S. und Ra. scheint die Rh-Sensibilisierung durch eine vor der Schwangerschaft durchgeführte *Bluttransfusion* ausgelöst zu sein. Die Erkrankung des erstgeborenen Kindes bei der Familie Ra. an einem Hydrops congenitus war besonders eindrucksvoll. Bei der Mutter war nach einem vorangegangenen Abort im 3. Monat eine Transfusion mit Blut des Ehemannes ausgeführt worden. Da nach Injektionen und Transfusionen von Rh-Blut an rh-Empfänger nach den schon erwähnten Untersuchungen von WIENER [5], DIAMOND [5] u. a. (siehe auch Kap. A II und A III) eine Rh-Sensibilisierung mit

---

[1] In den Tabellen 4 und 5 sind lediglich die bis zum Oktober 1950 beobachteten Erkrankungen aufgeführt. In den Erörterungen des Textes sind noch weitere 24 Fälle, die bis zum Dezember 1951 aufgenommen worden sind, berücksichtigt. (19D-, 1 CD-, 2 A-, 1 B-Sensibilisierung, ein Fall ohne sichere AK. bei Rh-Mutter und rh-Vater).

Tabelle 4. *Übersicht über die D-Sensibilisierungen in den einzelnen Familien in ihrer Auswirkung auf die Nachkommenschaft.*

I. Mit Austauschtransfusionen (AT) erfolgreich behandelte Säuglinge.

Zeichen	Vater	Mutter	Angaben über die Nachkommen								Vorausgegangene Bluttransfusionen der Mutter
Oe.		A rh	○ † 4. Wo.	0 Rh ● AT	△						
Gl.	A	rh	○	A Rh ● AT							
K.	A	A rh	△	A Rh ● AT							
M.	Rh	B rh AK*+	○ † 12. Std.	△	○ † 6. Std.	BRh ● AT	Rh ● AT				
Gü.	Rh	0 rh AK+	Rh ○	○ † 1. Tag	A Rh ● AT						
Ro.	Rh	0 rh AK+	Rh ○	⊕ ⊕	0 Rh ● AT						3 Bluttransfusionen n. 2. Geb.
Rd.	B Rh	B rh AK+	○	● †	B Rh ● AT						
L.	A,MNRh/rh	0MNrh AK+	○ †	Rh ○	rh ○	A,0 Rh ○	A, 0 rh ○	Rh ● †	rh ○	0 Rh ● AT	1 Bluttransfusion nach 1. Geburt
SaD.B	Rh	A rh AK+	A Rh ● AT	0 Rh ● AT							1 Bluttransfusion 6 Jahre vor 1. Gravidität
Ri.	Rh	B rh AK+	rh ○	Rh ○	○ † 4. Mon.	0 Rh ● AT					
Br.	A Rh	A rh AK+	Rh ○	A Rh ● AT							
Bö.	Rh	A Brh AK+	Rh ○	Rh ○	Rh ○	○ † 9. Mon.	A Rh ● AT				
A. B.	Rh	A rh AK+	rh ○	Rh ○	Rh ⊘	Rh ● AT					
B.	Rh	A rh AK+	○	⊕	△	● †	△	△	⊕	A Rh ● AT	
Li.	A Rh	0 rh AK+	○ †	○○	○	0 Rh ● AT					
Rei.	Rh	rh AK+	⊕	Rh ○	○ †	0 Rb ● AT					
Ra.	Rh	A rh AK+	⊕	●	A Rh ● AT						1 Bluttransfusion v. Ehem. n. Ab.

II. Trotz der Austauschtransfusionen (AT) verstorbene Säuglinge.

Zeichen	Vater	Mutter	Angaben über die Nachkommen				
Scho.		0 rh	⊕	● †	0 Rh ● AT †		
Ge.		rh	○	○ †	○ △	0 Rh ● AT †	
Sch.		A rh	○	○ Little	A Rh ● AT†		
H.		rh	⊙ †	⊙ †	△	⊕	0 Rh ● AT †
H. L.	Rh	rh AK+	rh ○	○ †	○ † 3. Mon.	● † 3. Tg. Ikterus	A Rh ● AT † Geburtstrauma
R.	Rh	rh AK+	○	● †	Rh ● AT †		

Fall	Mutter	Kind							Bemerkung
Sd.	Rh	0 rh (AK+)	○	△	B Rh ● AT†				1 Bluttransfusion nach 2. Grav.
Wa.	Rh	0 rh	○	Rh ● AT†					1 Bluttransfusion nach 1. Grav. schlechte Reaktion
W.	0 Rh	0 rh (AK+)	○	0 Rh ● AT†					
III. Mit kleinen Transfusionen (T) behandelte Säuglinge, teils mit Erfolg.									
L.	B Rh	A rh	○	○	○ † 2. Mon.	0 Rh ● T† 11. Tag			
P.	Rh	rh	○	⊕	0 Rh ● T†				
Sc.		A rh	○ † 6. Mon.	⊕	A Rh ● T				
Kr.	A B Rh	A rh (AK+)	○†○†	⊙†	○†	Rh ○	rh ○–○ rh	A Rh ● T	
He.		A rh (AK+)	○	○	⊕	A Rh ● T†			
H. G.	Rh	rh (AK+)	rh ○	○†	○ † 3. Mon.	●†	●†	A Rh ● T†	
Gr.		0 rh (AK+)	○	●†	△	○	⊕	A₁, Rh ● T	
Si.	A Rh	0 rh (AK+)	○	○	0 Rh ● T				
IV. Moribund eingewiesene Säuglinge.									
Z.	Rh	A rh (AK+)	○	●†	●†				
Se.	Rh	rh (AK+)	○†	●†	△	rh ○ außerehelich	0 Rh ●†		
U.	A Rh	0 rh (AK+)	○	○	○	0 Rh ●†			
			aus der ersten Ehe der Mutter						
Schol.	A Rh	0 rh	○	A Rh ●†					
V. Neugeborene mit Anämie (Rh-bedingt).									
A. T.	A Rh	A rh (AK+)	rh ○	Rh ○	A Rh ⊘				
Fö.	Rh	rh (AK+)	⊕	○	B Rh ⊘				
Go.	0 Rh	0 rh (AK++)	○	○	○	0 Rh ⊘			
Fr.	A B Rh	0 rh (AK+)	○	A Rh ⊘					
Jo.	Rh	A rh (AK+)	○	0 Rh ⊘					

Zeichenerklärung: ○ gesund, ○† an anderer Ursache gestorben, △ Totgeburt. ⊕ Fehlgeburt, ⊘ Neugeborenen-Anämie, ● Erythroblastose, ● mit Icterus gravis, ● mit Hydrops congenitus, ⊙ Fraglicher Icterus gravis.

* AK+ bedeutet positiver Antikörpernachweis im mütterlichen Blut. (1947 wurden die Antikörpernachweise mit unzureichender Technik durchgeführt. Resultate sind daher bei diesen Fällen nicht vermerkt.)

größerer Häufigkeit als durch die Schwangerschaft einer rh-Mutter mit einem Rh-Kinde eintritt, müssen solche Rh-unverträglichen Transfusionen vor allem bei Frauen vor der Menopause und bei Mädchen ernst bewertet werden. LEVINE [1] sowie HELLMAN und VOSBURGH weisen neben zahlreichen anderen Autoren besonders eindringlich auf die Bedeutung von Rh-unverträglichen Bluttransfusionen für die Entstehung der Erythroblastosen hin. HELLMAN und VOS-BURGH haben bei 7 von 27 Frauen, die derartig kranke Kinder geboren haben, anamnestisch solche unverträglichen Bluttransfusionen nachweisen können. LEVINE [4] hat insgesamt 170 Fälle von Erythroblastoseerkrankungen bei erstgeborenen Kindern beobachtet. 129 dieser Mütter haben vor der Schwangerschaft Bluttransfusionen und 6 intramuskuläre Blutinjektionen erhalten. Auf eine Rh-Sensibilisierung durch kleine intramuskuläre Blutinjektionen weisen im deutschen Schrifttum besonders DAHR [2], STARK, KRAH und DICKGIESSER sowie NORDMEYER hin. KRAH und DICKGIESSER halten ferner in einem ihrer beschriebenen Fälle eine Rh-Sensibilisierung durch eine homoplastische Kniegelenkstransplantation von einem Rh-Spender auf eine rh-Empfängerin für wahrscheinlich. Nach WALLACE, WIENER und DOYLE soll eine solche Immunisierung auch durch Injektionen von Rekonvaleszentenserum möglich sein. Nach neueren Untersuchungen muß angenommen werden, daß geringe Mengen von Rh-Antigen auch im Serum vorhanden sind. Bei der Aufnahme der Anamnese sollte deshalb außer nach verdächtigen Neugeborenenerkrankungen und Todesfällen auch nach Bluttransfusionen oder intramuskulären Blut- und Seruminjektionen bei der Mutter gefragt werden, und hier vor allem nach solchen, bei denen besondere Reaktionen beobachtet worden sind.

II. Die Verdachtsdiagnose nach serologischen Untersuchungen des Blutes der Mutter und des Vaters.

Außer durch die besondere Anamnese hinsichtlich der voraufgegangenen Geburten einer Mutter können Rh-bedingte Neugeborenenerkrankungen durch systematische Rh-Faktorbestimmungen bei den schwangeren Frauen und gegebenenfalls bei ihren Ehemännern in gewissem Umfange vorausgesagt werden. Wollte man sich dabei allerdings lediglich auf die kritische Rh-Gruppierung verlassen, so würde man viel zu häufig eine Erythroblastose erwarten. Im einleitenden Kapitel (A II) ist darauf hingewiesen worden, daß längst nicht alle rh-Frauen, die Rh-Kinder tragen, dadurch gegen den Rh-Faktor sensibilisiert werden. Man muß also, um eine gewisse Vorhersage für das Kind treffen zu können, bei rh-Frauen auch Antikörperbestimmungen vornehmen. Auch hiernach wird man wegen der Vielzahl der Rh-Untergruppen und anderer Blutfaktoren, die gelegentlich auch zu Erythroblastosen führen können, nicht alle Fälle sogleich voraussagen können. Bei der doch erheblichen Kompliziertheit eingehenderer serologischer Differenzierungen können aber jedenfalls zur Zeit umfassende Bestimmungen nicht in allen Schwangerschaften durchgeführt werden. Trotzdem wird wegen der überragenden Bedeutung des D als Antigen die Mehrzahl der zu erwartenden Neugeborenenerkrankungen durch die Bestimmung des Rh-Faktors wie der Rh-Antikörper erkannt werden.

Um die *Lebensaussichten* von weiteren Kindern einer Familie, in der einmal eine Erythroblastoseerkrankung aufgetreten ist, beurteilen zu können, ist die Erbformel des Vaters bezüglich des D von besonderer Wichtigkeit. Kann doch bei Heterozygotie Dd mit gesunden rh-Kindern gerechnet werden. Derartige Bestimmungen können am sichersten mit einem Anti-d-Serum neben dem üblichen Anti-D-Serum durchgeführt werden. Da Anti-d-Seren aber äußerst selten vorkommen, ist eine solche serologische Untersuchung z. Z. jedenfalls in Deutschland höchstens in Einzelfällen möglich. Im allgemeinen wird man sich darauf beschränken müssen, durch Bestimmung des Rh-Faktors bei den Eltern des Vaters oder bei seinen Kindern hierüber Klarheit zu erhalten. Ist ein Elternteil oder eines der Kinder rh, so ist die heterozygote Formel Dd anzunehmen.

Es erhebt sich die Frage, mit welcher Sicherheit erythroblastotische Kinder bei nachgewiesenen Rh-Antikörpern bei der Mutter zu erwarten sind. 1944 hat WIENER [6] die Theorie aufgestellt, daß für die Pathogenese der Neugeborenenerkrankungen den blockierenden Antikörpern die entscheidende Bedeutung zukomme. Die bivalenten Agglutinine gelangen seiner Meinung nach wegen ihres großen Moleküles kaum durch die Placenta in das Kind. Ihr Vorhandensein im mütterlichen Serum gebe lediglich einen Hinweis auf eine bestehende Rh-Sensibilisierung der Mutter, ohne daß eine besondere Gefährdung des Kindes damit ohne weiteres verbunden sei. LEVINE [3] weist 1948 in einer Arbeit über den Mechanismus der transplacentaren Isoimmunisierung auch noch auf die Wirkungen des erwarteten dritten Antikörpertyps hin, der zur Erklärung des Vorkommens gesunder oder wenig befallener Kinder von stark immunisierten Müttern herangezogen wird. Auf eine ähnliche Beschreibung von EAST und MAIR ist auf S. 580 schon hingewiesen worden. Nach LEVINE [3] habe man mit solchen Antikörpern in Seren mit ausgeprägtem Zonenphänomen zu rechnen. Immerhin kommen derartige Dinge wohl nur verhältnismäßig selten vor.

Für die Klinik ist also vorwiegend die Feststellung der blockierenden Antikörper von Wichtigkeit. Trotz der schon mehrfachen Hinweise auf verschiedenste Ausnahmen läßt sich nach WIENER [6], — FRISCH und JACKETS, — GINSBERG und FELDMAN, — PRIMROSE, DROSSER und PHILPOTT sowie LUCIA und HUNT eine gewisse *Beziehung zwischen der Schwere der kindlichen Erkrankung und der Höhe des mütterlichen Antikörpertiters* aufstellen. PRIMROSE und Mitarbeiter kommen durch die Aufzeichnung der Antikörpertiter in Kurvenform nach regelmäßigen Kontrollen während der Schwangerschaft zu fünf verschiedenen Kurventypen, aus denen sie etwa folgende prognostischen Schlüsse ziehen. Beim *Immunisierungsgrad I* werden nur in den letzten Schwangerschaftswochen blockierende, gelegentlich auch agglutinierende Antikörper höchstens bis zum Titer 1:4 gefunden. Die Kinder solcher Mütter sollen ohne Behandlung gut gedeihen. Beim *Grad II* wird die Immunisierung auch erst von etwa der 30. Schwangerschaftswoche an erkennbar. Die blockierenden Antikörper steigen bis zum Titer 1:8. Die rechtzeitig geborenen Kinder sollen dann im allgemeinen klinische Symptome von geringer Schwere zeigen. Beim *Grad III* mit Titeranstiegen bis 1:32 (blockierend) werden nach der Schnelligkeit und dem Zeitpunkt des Anstieges zwei Gruppen unterschieden. a) Ein scharfer Anstieg nach der 30. Woche, womöglich mit einer Senkung in den letzten 2 Wochen bedeute eine schwere kindliche Erkrankung. Diese Kinder können aber durch sofortige Behandlung gerettet werden. b) Die Antikörper treten relativ früh — schon um die 20. Woche auf und steigen auch allmählich bis 1:32 an. Dieses bezeichne eine schlechte Prognose für Kinder. Bei Austragung werden sie oft tot geboren. Auch beim *Grad IV* wird zwischen frühzeitig (20. bis 30. Woche) und spät (nach der 30. Woche) zu Titern von 1:64 und darüber ansteigenden blockierenden Antikörpern unterschieden. Der schon um die 20. Woche hohe Anstieg soll ein Absterben der Feten bereits mehrere Wochen vor dem Termin bedingen, aber auch bei den erst spät nachweisbaren so hohen Werten würden die Kinder gewöhnlich tot geboren. Als schwerster *Grad V* wird das Auftreten von blockierenden Antikörpern bis 1:4 und darüber schon vor der 20. Schwangerschaftswoche angesehen. Aborte und sehr frühzeitige Totgeburten seien die Folge. Auch wir sahen bei 2 Müttern, bei denen schon einmal in der 16. Woche bzw. in

der 24. Schwangerschaftswoche blockierende Antikörper mit niedrigen Titern
nachgewiesen wurden, die Kinder vorzeitig absterben. Die Antikörper stiegen
während mehrfacher Kontrollen nicht über 1:4 an. Frisch und Jackets sowie
Ginsberg und Feldman setzten einfach die höchsten beobachteten Antikörpertiter bei den Müttern in Vergleich zur Schwere und Letalität der kindlichen Erkrankungen. Sie gewinnen schon hiernach eine gewisse Parallele zwischen zunehmender Höhe der Antikörper und einer Verschlechterung der Prognose für das
Kind. Sacks, Kuhns und Jahn berichten, daß bei einem Antikörpertiter unter
1:10 (Konglutinationstest) bei den Müttern 25 von 27 Kindern von der Erythroblastose genesen sind. Bei Titern zwischen 1:10 und 1:100 sind dagegen von
19 Kindern nur 3 am Leben geblieben. Lucia und Hunt wollen 5 Faktoren besonders berücksichtigen, bevor sie eine Prognose für das Kind stellen. Als ungünstig sind demnach anzusehen: 1. Ein höherer Titer blockierender Antikörper
als der der Agglutinine. 2. Ein hoher mütterlicher Antikörpertiter während der
letzten Schwangerschaftsmonate. 3. Das Auftreten von Antikörpern vor den
letzten Schwangerschaftswochen. 4. Das Vorhandensein von Antikörpern bei
wiederholten Prüfungen. 5. AB0-Verträglichkeit zwischen Mutter und Kind. Bei
den von uns beobachteten Fällen lagen die Titer für blockierende Antikörper bei
der Mutter kurz nach der Entbindung bei Werten meistens zwischen 1:2 und 1:256.
Um genaue Parallelen zur Schwere der kindlichen Erkrankungen aufstellen zu
können, muß noch eine größere Zahl von Fällen abgewartet werden. Bei den beiden
Kindern, die ohne Zeichen von Hirn- oder sonstigen Organschäden nach einem
Icterus gravis gesund wurden, ohne daß eine Austauschtransfusion vorgenommen
wurde, lagen die Titer für blockierende Antikörper im Blut der Mutter 4 und 7 Tage
nach der Entbindung bei 1:8 und 1:32. In den besonders schweren Fällen, die
wenige Stunden nach der Geburt vor dem Einsetzen der Austauschtransfusion verstarben, fanden sich Titer von mehrfach 1:10, einmal 1:20, mehrfach 1:32 und einmal 1:128 im mütterlichen Serum. Bei einem einmal beobachteten Titer von
1:4000 für blockierende Antikörper wurde wenig vor dem erwarteten Termin ein
lebendes Kind mit starkem Ikterus spontan geboren, das Kind konnte durch die
Austauschtransfusion gerettet werden. Vorher lag eine Totgeburt an Hydrops congenitus vor. Da bei den von uns behandelten und beobachteten Kindern die
Diagnose meistens erst durch den kurz nach der Geburt aufgetretenen schweren
Ikterus in den Entbindungsanstalten gestellt wurde, konnten wir die Antikörpertiter während der Schwangerschaft nur in einzelnen Fällen verfolgen. Aber selbst
solche genauen Kurven, wie sie von Primrose und Mitarbeitern aufgestellt worden
sind, können nur mit bestimmten Einschränkungen auf den beobachteten Einzelfall angewandt werden. Vor allem muß man bei Mehrgebärenden daran denken,
daß noch aus früheren Schwangerschaften Rh-Antikörper nachweisbar sein können. Das Verschwinden der Rh-Antikörper nach Beendigung einer Schwangerschaft ist bei den einzelnen Menschen erheblichen Schwankungen unterworfen. Im
Sinne einer anamnestischen Reaktion können die Rh-Antikörper während einer
Schwangerschaft mit rh-Feten sogar ansteigen. Das Kind wird davon natürlich
nicht geschädigt. Osborn, Schneider sowie Schneider, Beaver, Ange, Kozlow
und Zuelzer befassen sich in besonderen Mitteilungen mit dieser Frage. Schneider und Mitarbeiter haben in solchen Fällen Antikörpertiter bis 1:1024 teilweise
vorwiegend in blockierender Form gefunden und über deshalb vorgenommene
künstliche Schnittentbindungen solcher Kinder berichtet. In den einleitenden
Betrachtungen ist ferner darauf hingewiesen worden, daß gelegentlich auch einmal
gesunde Rh-Kinder trotz nachweisbarer Rh-Sensibilisierung der Mutter geboren
werden und auch im späteren Verlauf ohne Krankheitszeichen bleiben. Auf die
Besonderheiten eines derartigen von uns beobachteten Kindes wurde schon auf

S. 564 aufmerksam gemacht. Unsere Familiengeschichte war deshalb so besonders eindrucksvoll, weil das dritte Kind an einer Erythroblastose verstorben war, während das vierte Rh-Kind keine klinisch faßbaren Krankheitszeichen aufwies. Außer dem in der Einleitung gegebenen Erklärungsversuch einer unterschiedlichen Placentardurchlässigkeit für die Rh-Antikörper — eine Meinung, die u. a. von DOCKERAY und SACHS vertreten wird, sollen jetzt noch einige andere Deutungsmöglichkeiten angeführt werden. Nach KARIHER und MILLER muß an einen Schutz der kindlichen Erythrocyten durch eine zu erwägende Ausscheidung von Rh-Substanzen in den Körpersäften gedacht werden. Allerdings wird Rh-Substanz nach MOLLISON, MOURANT und RACE in den Körpersäften nicht in Mengen ausgeschieden, die mit den üblichen serologischen Methoden erfaßt werden können. SIEGERT und SPIELMANN konnten Rh-Hapten in sehr unterschiedlicher Menge im Urin von Rh-Menschen nachweisen. WIENER glaubt, daß der Verlauf der Erythroblastosen wesentlich von der Menge des vorhandenen Konglutinins (Protein X) beeinflußt wird. Er hat 1947 zusammen mit HURST und SONN gezeigt, wie das Konglutinin in den ersten Lebenstagen allmählich zunimmt. WITEBSKY, RUBIN und BLUM haben gleiche Beobachtungen beschrieben. Erst durch das allmähliche Auftreten des Konglutinins im Blutplasma des Neugeborenen sollen die blockierenden Antikörper ihre volle zerstörende Wirkung an den kindlichen Erythrocyten entfalten. Dieser Reifungsprozeß des Konglutinins könnte bei einzelnen Kindern etwas unterschiedlich einsetzen. Bei spätem Erscheinen des Konglutinins entständen sehr leichte Krankheitsbilder erst nach der Geburt, oder die Kinder blieben sogar völlig erscheinungsfrei. Zusammenfassend ist festzustellen, daß sich bei der Betrachtung eines größeren Krankengutes sichere Abhängigkeiten bezüglich der Schwere der kindlichen Erkrankungen von dem Zeitpunkt des Auftretens von Rh-Antikörpern im mütterlichen Blut sowie ihrer Titerhöhe erkennen lassen. In der Beurteilung des Einzelfalles wird man jedoch abwartende Stellungnahme empfehlen müssen, da wohl noch anderen zum Teil bisher nicht bekannten Faktoren eine für den Ausbruch der Krankheit mitbestimmende Rolle zukommt. Bei der Mutter selbst macht sich die eingetretene Rh-Sensibilisierung im allgemeinen klinisch nicht bemerkbar. Lediglich bei schweren Fällen von kindlichem Hydrops mit Absterben der Frucht sind gelegentlich toxische Symptome beobachtet worden. EITEL glaubt in einem Fall die Entstehung eines erworbenen hämolytischen Ikterus bei einer Frau als Folge einer Rh-Sensibilisierung durch eine Schwangerschaft sowie mehrere Bluttransfusionen erklären zu können.

III. Symptomatologie der erkrankten Neugeborenen mit besonderer Berücksichtigung der pathologischen Anatomie und der Laboratoriumsbefunde.

Erlebt man das Auftreten eines Icterus gravis, so fragt man erstaunt, weshalb sich so schwere Krankheitszeichen bei einem doch zunächst äußerlich ganz unauffälligen Kind so plötzlich einstellen. Weshalb treten die Erscheinungen der Schädigung durch die Rh-Antikörper im allgemeinen gerade kurze Zeit nach der Entbindung auf? Dieses eruptive Ausbrechen der Krankheit ist in einzelnen Fällen so eindrucksvoll, daß DE SNOO 1941 vor dem Bekanntwerden der Rh-Theorie den Beginn der Krankheit durch den Fortfall des schützenden mütterlichen Follikelhormons erklärt und therapeutisch Menformoninjektionen empfohlen hat. Aber die Annahme des bis zu der Geburt gesunden Kindes erweist sich bei näherer Betrachtung als fehlerhaft. Durch genauere Untersuchungen lassen sich meistens schon vor dem Auftreten der führenden Symptome bestimmte Veränderungen nachweisen. Beim Hydrops war der vorwiegend intrauterine Krankheitsablauf schon immer bekannt und auch in einzelnen Fällen von Icterus gravis bestand die Gelbsucht schon bei der Geburt. Andererseits wird die kurz nach der Geburt einsetzende Verschlechterung des Zustandes durch die vielfachen Umstellungen im Organismus des Kindes zu diesem Zeitpunkt verständlich. Allein als Folge des plötzlichen Ausfalles der Nährstoff- und Sauerstoffversorgung durch die Placenta werden schon unter normalen Verhältnissen einzelne Organe bis an die Grenze ihrer Leistungsfähigkeit belastet. Wahrscheinlich spielt beim Icterus gravis das plötzliche Ausfallen der Ausscheidungsfunktion der Placenta z. B. für Bilirubin und andere Blutzerfallsprodukte eine besondere Rolle. Schon während der letzten Wochen des intrauterinen Lebens läuft bei den Feten die durch die mütterliche Rh-Sensibilisierung hervorgerufene Antigen-Antikörperreaktion in gewissem Umfange dauernd ab. Das Rh-Agglutinogen ist bereits im Blut sehr junger Früchte nachgewiesen worden — von Stratton [2] bei einem 48 cm und von Bornstein und Israel bei einem 17 cm langen Feten. Diamond[1] hat es 3mal im Blut von 3 Monate alten Feten gefunden, während Potter es 15mal bei 17 Untersuchungen an 8—200 g schweren Feten festgestellt hat. Levine [3] nimmt einen Übertritt von kleinen Mengen kindlicher Erythrocyten ins mütterliche Blut in der zweiten Hälfte der Schwangerschaft an. Durch die Rückbildung der Langhansschen Zellschicht entstehe dann ein besonders dichter Kontakt zwischen mütterlichem und kindlichem Kreislauf. Gleichzeitig sei der Druck in den kindlichen Placentargefäßen höher als in den sehr langsam vom Blut durchflossenen mütterlichen Sinus. Durch diese hinübergelangenden kindlichen Erythrocyten werde nach Levine [3] bei der Mutter die Sensibilisierung hervorgerufen. Dahr [3] glaubt dagegen, daß eine Rh-Sensibilisierung während der Gravidität im allgemeinen nicht durch intakte fetale Blutkörperchen zustandekomme, sondern durch gelöstes Rh-Antigen. Rückläufig sollen die Antikörper wieder in das Kind gelangen. Die Menge hänge von der Globulinzusammensetzung der verschiedenen Antikörper-Gruppen ab. Bei blockierenden Antikörpern stelle sich anscheinend ein Gleichgewicht zwischen der Konzentration im mütterlichen und kindlichen Blut ein.

Der *erhöhte* pränatale *Blutzerfall* läßt sich bei Autopsien sehr frühzeitig verstorbener Kinder durch eine oft erhebliche Eisenspeicherung in der Leber und Milz erkennen. Zollinger, ferner MacClure haben eine Eisenspeicherung häufig in den Hauptstücken der Nierenkanälchen gefunden. Besonders eindringlich werden die Veränderungen im Bereich der Kupfferschen Sternzellen in der Leber beschrieben. Sie sollen in den meisten Fällen stark vergrößert sein und sich in voller Phagocytosetätigkeit befinden. Häufig sei die Speicherung von Hämosiderinkörnchen in ihnen zu erkennen, einzelne mit Hämosiderin stark angefüllte Sternzellen sollen in die Blutbahn abwandern. Man findet sie neben freien Eisenkörnchen und Eisenkrystallen vor allem in den Ästen der Venae hepaticae wieder. Die Kupfferschen Sternzellen speichern ebenfalls als Folge des vermehrten Blutzerfalls außer dem Hämosiderin Schollen von Gallepigment und auch ganze Erythrocyten sowie Teile von ihnen oder auch zuweilen Erythroblasten. Im Organblut der Leber sind ferner häufig große Phagocyten gefunden worden. Sie enthalten ebenfalls Eisenpigment oder rote Blutkörperchen oder auch Teile von ihnen. Cooper hat derartige Phagocyten bei intensivem Durchmustern der Ausstriche auch im strömenden Blut bei erythroblastosekranken Kindern gefunden. Vanotti und Tauber beschrieben bei einem Kind, das nur 35 min gelebt und in vivo noch keinen nachweisbaren Ikterus gehabt hat, eine starke Vermehrung von Bilirubin, Proto- und Koproporphyrin in der Leber. Diese Untersuchungen sind spektralanalytisch vorgenommen worden. Eine postmortale Entstehung des Protoporphyrins ist unwahrscheinlich, da das bei Fäulnisvorgängen vorwiegend auftretende Deuteroporphyrin nicht vermehrt gewesen ist. Koproporphyrin wird nicht postmortal gebildet. So lassen auch diese Befunde auf einen intravitalen Blutabbau schließen.

Es erhebt sich die. Frage, inwieweit auch in vivo derartige Veränderungen, die mit dem Blutabbau zusammenhängen, nachweisbar und wieweit sie für die Diagnose einer fetalen Erythroblastoseerkrankung verwendbar sind. Die eine Form der Krankheitsgruppe hat ihren Namen durch die auftretende *Anämie*

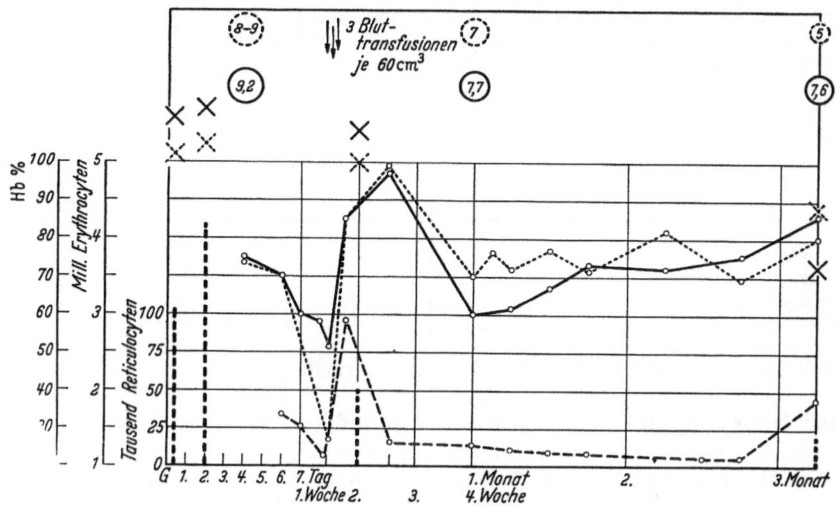

Abb. 4. Hämoglobin, Erythrocyten und Reticulocyten bei einem Icterus gravis (Kind Si.), der nur mit kleinen rh-Transfusionen behandelt wurde.

———Hb .... Erythrocyten - - - - Reticulocyten. Kreuze und Säulen bezeichnen die Normalwerte nach DIAMOND [6]. O bezeichnet Erythrocytendurchmesser, ⊙ sind entsprechende Normalwerte nach DIAMOND [6].

erhalten. Auch beim Icterus gravis und beim Hydrops congenitus bestehen gewöhnlich Anämien unterschiedlichen Grades. Allerdings kann im intrauterinen Stadium der Erkrankungen die überstürzte Blutneubildung den Zerfall ausgleichen, so daß ein Mangel an Erythrocyten im strömenden Blut zunächst nicht zu verzeichnen ist. Ausgeprägte Hydropsfälle pflegen unmittelbar nach der Geburt zum Tode zu führen, so daß Blutbildkontrollen nicht durchgeführt werden können. Bei den Erkrankungen an Icterus gravis entsteht eine Anämie gewöhnlich schon in den ersten Tagen oder sie tritt beim Überleben der Kinder spätestens in der 1.—2. Woche auf. Auch bei den einer Bluttransfusionsbehandlung unterzogenen Säuglingen wird sie sehr oft beobachtet. Zwischen der Neugeborenenanämie und dem Icterus gravis bestehen also fließende Übergänge, ebenso wie es häufig Grenzfälle zwischen dem Hydrops congenitus und dem Icterus gravis gibt. In der Abb. 4 ist das Verhalten des Hämoglobin und der Erythrocyten eines nur mit kleinen rh-Transfusionen behandelten Icterus-gravis-Falles neben den für diese Lebensperiode regelrechten Hämoglobin- und Erythrocytenwerten dargestellt. Ferner sind die später näher zu besprechenden Werte für den mittleren Erythrocytendurchmesser und die Reticulocytenwerte in absoluten Zahlen aufgezeichnet.

Für die klinische Beurteilung der Schwere einzelner Erythroblastoseerkrankungen werden Hämoglobin- und Erythrocytenwerte gleich nach der Geburt oder innerhalb der ersten Lebensstunden und -tage herangezogen.

Die Durchschnittswerte werden bei gesunden Säuglingen von den einzelnen Untersuchern etwas unterschiedlich angegeben. SELANDER, RETSCH, sowie DE MARSH, ALT und WINDLE machen auf den Einfluß von frühem und spätem Abnabeln auf diese Werte aufmerksam. SELANDER findet durch frühes Abnabeln noch im ersten Lebensmonat eine deutliche Senkung sowohl der Hämoglobin- als auch der Erythrocytenzahl. Bei DE MARSH, ALT und WINDLE liegen die Werte bei frühem Abnabeln durchschnittlich bei 16,4 g Hämoglobin und 4,82 Mill. Erythrocyten und beim späten Abnabeln bei 20,6 g Hämoglobin und 5,50 Mill. Erythrocyten. Diese Untersucher finden ferner höhere Werte im Capillarblut beim Vergleich mit aus dem Sinus longitudinalis entnommenem Venenblut. MOLLISON [2] weist auf oft erhebliche Unterschiede im Nabelvenenblut und im etwa gleichzeitig oder auch später entnommenen Capillarblut hin. Ferner bestätigt er die Unterschiede zwischen Capillar- und Venenblut. RETSCH macht darauf aufmerksam, daß größere und schwerere Säuglinge etwas höhere Werte aufweisen und bei Knaben im Vergleich zu Mädchen das Hämoglobin um etwa 3% höher liege. Im amerikanischen Textbook of Pediatrics von Mitchell-Nelson werden nachstehende Durchschnittszahlen angeführt:

| | Hämoglobin | | Erythrocyten |
	in %	in g	in Mill. cm³
bei der Geburt	113	(17,6)	5,1
am 2. Tag	115	(18,0)	5,3
mit 14 Tagen	109	(17,0)	5,0
mit 3 Wochen	73	(11,4)	4,3

Letztere Zahlen sind der Abb. 3 als Normalwerte zugrunde gelegt.

Nach MOLLISON und CUTBUSH soll neben anderen Faktoren der Hämoglobingehalt im Nabelschnurblut für die Prognose eines Krankheitsfalles aufschlußreich sein. Bei Werten über 14,5 g (93%) sollen sich die Kinder meistens spontan erholen, während beim Absinken unter 8 g (51%) der Exitus innerhalb von 24 Std. erwartet werden muß. Die in unserer Klinik festgestellten Hämoglobin- und Erythrocytenwerte sind in der Tab. 5 aufgezeichnet. Betrachtet man die Zahlen für die ersten Lebenstage insgesamt, so ergibt sich in den meisten Werten eine deutliche Senkung gegenüber den Normalzahlen. Besonders eindrucksvoll kommt die Anämie bei den sogleich nach der Geburt untersuchten Kindern zum Ausdruck. Annähernd sichere Schlüsse über die voraussichtliche Rettungsmöglichkeit durch eine Transfusionsbehandlung können wir allein aus diesen Zahlen jedoch nicht ziehen. Es bestehen so erhebliche Schwankungen, daß auch aus größeren Zusammenstellungen wohl nur markante Durchschnittswerte gewonnen werden können. Der Einzelfall wird zunächst unsicher bleiben. MOLLISON [1] glaubt, daß die Mortalität und Morbidität bei den Erythroblastosen in direktem Zusammenhang mit der raschen Blutzerstörung stehe und deshalb sollen alle Befunde, die die Menge dieser Blutzerstörung angeben, ausreichende Kriterien für die Schwere des Falles sein. VEENEKLAAS berichtet dagegen über Bestimmungen des Grades der Beladung der kindlichen Erythrocyten mit Antikörpern nach einer Methode von VAN LOGHEM. Er findet häufig nur eine geringe Beladung der Erythrocyten auch bei schwerkranken Kindern und hohen Antikörpertitern im mütterlichen Serum. Danach wird an die Möglichkeit gedacht, daß die Antikörper noch von anderen Zellen und Geweben gebunden werden.

Um die Veränderung des Blutbildes im Zusammenhang betrachten zu können, soll jetzt erst auf die gleichzeitig vorhandene *vermehrte Blutneubildung* eingegangen werden. Auch dieser Vorgang läuft schon pränatal ab, ja er ist sogar vorwiegend

Tabelle 5. *Eigene Beobachtungen über Hämoglobin, Erythrocyten und Erythroblasten bei Neugeborenen mit Erythroblastose.*

Zeichen	Lebens-tag	Hämoglobin in %	Erythrocyten in Millionen	Kernhaltige Rote	Auszählungsart
I. Mit Austauschtransfusionen erfolgreich behandelte Säuglinge.					
L.	1.*	75	2,64	26000	70% der kernhaltigen Zellen
Sa. B.	1.*	75	3,60	14000	27% der kernhaltigen Zellen
A. B.	1.*	90	3,54	6500	25% der kernhaltigen Zellen
B.	1.*	70	2,63	massenh.	
M.	1.	50	2,9	34000	
Gü.	1.	85	3,50	7000	2⁰/₀₀ der Erythrocyten
Bö.	1.	85	3,71	40000	51% der kernhaltigen Zellen
Br.	1.	85	2,82	90000	80% der kernhaltigen Zellen
Li.	1.	95	3,89	3200	8% der kernhaltigen Zellen
Rei.	1.	85	2,89	83000	162 auf 100 Weiße
Ra.	1.	50	3,0	26400	196 auf 100 Weiße
Ro.	2.	120	5,2	vereinz.	
Rd.	2.	60	2,44	78000	22⁰/₀₀ der Erythrocyten
Sa. D.	2.	110	5,0	5000	10% der kernhaltigen Zellen
Ri.	2.	105	3,84	700	5% der kernhaltigen Zellen
Gl.	3.	110	5,32	vereinz.	
K.	3.	45	1,6	vereinz.	
Oe.	4.	35	1,98	9800	87 auf 100 Weiße
II. Trotz Austauschtransfusion verstorbene Säuglinge.					
R.	1.*	70	3,4	140000	42⁰/₀₀ der Erythrocyten
Scho.	1.	80	3,68	23000	63 auf 100 Weiße
H.	1.	70	3,0	216000	72⁰/₀₀ der Erythrocyten
Sch.	1.	100	4,4	12400	155 auf 100 Weiße
W.	1.	60	2,54	590000	98% der kernhaltigen Zellen
Ge.	2.	60	1,79	22500	166 auf 100 Weiße
Hl.	2.	90	5,1	5100	1⁰/₀₀ der Erythrocyten
Sd.	2.	70	2,47	39000	80% der kernhaltigen Zellen
Wa.	2.	100	5,84	76000	13⁰/₀₀ der Erythrocyten
III. Mit kleinen Transfusionen behandelte Kinder.					
a) überlebende.					
Hg.	1.*	80	4,0	4600	38% der kernhaltigen Zellen
Se.	4.	80	3,30	370	5 auf 100 Weiße
Si.	4.	75	3,67	288	3% der kernhaltigen Zellen
Gr.	7.	60	2,33	keine	
Kr.	12.	50	2,44	6100	25% der kernhaltigen Zellen
b) verstorbene.					
L.	3.	70	2,70	1000	9 auf 100 Weiße
P.	3.	100	3,3	440	9 auf 100 Weiße
He.	3.	85	3,7	650	5% der kernhaltigen Zellen
IV. Moribund eingewiesene Säuglinge.					
Se.	3.	65	2,64	100000	79% der kernhaltigen Zellen
Z.	4.	70	2,84	25800	9⁰/₀₀ der Erythrocyten
U.	4.	115	4,27	700	4% der kernhaltigen Zellen
V. Rh-bedingte Neugeborenenanämie.					
Jo.	5.	80	3,53	keine	
,,	17.	50	2,7	keine	
Fr.	14.	55	2,7	2000	11% der kernhaltigen Zellen
Go.	15.	55	2,21	700	4% der kernhaltigen Zellen
A. T.	26.	25	0,90	200	3 auf 100 Weiße
Fö.	27.	60	3,58	keine	

Sämtliche Untersuchungen wurden in Capillarblut vorgenommen. * bedeutet unmittelbar nach der Geburt untersucht.

während des intrauterinen Lebens vorhanden. Einige Zeit nach der Geburt geht zumindest die Ausschwemmung von Reticulocyten und Erythroblasten in die Blutbahn bei den überlebenden Kindern sehr stark zurück. Auch im Knochenmark zeigt sich dann entweder ein Rückgang der Erythropoese oder eine Reifungshemmung mit Überwiegen der jugendlichen Elemente.

Über *Knochenmarksuntersuchungen* kurz nach der Geburt wird von ZOLLINGER beim Icterus gravis etwa folgendes berichtet: Bei der Untersuchung des Wirbelmarks hat er (allerdings nur bei einer kleinen Zahl von untersuchten Fällen) regelmäßig eine sehr lebhafte Erythropoese mit starker Vermehrung der Proerythroblasten neben reichlich Myeloblasten gefunden. Das periphere Mark aus dem Humerus, den Rippen usw. soll derartige Veränderungen nicht aufweisen. Von anderen Autoren (EBERHARD, GLANZMANN [2], KEEL, DE LANGE und ARNTZENIUS, LIEBEGOTT, PETERS, WOLFE und NEIGUS) wird ziemlich übereinstimmend eine vermehrte Erythropoese mit einer Zunahme der besonders jugendlichen Zellen und von einigen Untersuchern auch eine etwas gesteigerte Granulopoese angegeben. Nach WOLFE und NEIGUS betrug das Verhältnis der roten zu den weißen Zellen 95:50. Jugendliche Rote fanden sich etwa 40 auf 60 Reife. Bei gesunden Neugeborenen bestehe zwischen ihnen etwa das Verhältnis von 15:85. Über abweichende Knochenmarksbefunde im Verlauf der Erkrankung s. S. 642. Nach den eingehenden anatomischen Studien von ZOLLINGER und anderen finden sich bei Fällen von Icterus gravis ferner wieder vorwiegend in den ersten Lebenstagen *Blutbildungsherde* in den verschiedenen Organen. Sie sollen oft an vielen Stellen gleichzeitig vorhanden sein. ZOLLINGER berichtet (unter Zuhilfenahme von Mitteilungen anderer Autoren) über ihr Auftreten in eigentlich allen Organen mit Ausnahme der Hirnsubstanz. Diese heterotopen Blutbildungsherde. die neben Erythroblasten auch weiße Zellen enthalten, werden von ihm auf eine chronisch-toxische Noxe zurückgeführt. Eigeneiweißzerfall, Infekte und Antigen-Antikörperreaktionen können ihr Auftreten bedingen. Sie kämen unter den gleichen ätiologischen Bedingungen vor, wie im späteren Leben lympho-plasmocytäre entzündliche Infiltrate. Experimentell werden sie durch die Zufuhr von hämolytischen Giften, aber auch durch das hämolysierte Blut selbst erzeugt. Auch letzteres führt zur Vermehrung der homotopen Blutbildungsherde in Leber und Milz und zu ihrem heterotopen Erscheinen in anderen Organen. Das Auftreten solcher Herde wird von ZOLLINGER in Übereinstimmung mit YLPPÖ. PLAUT und MANNHEIMER als „uniforme Reaktionsart des fetalen Organismus'' bezeichnet. Außer durch den Erythrocytenzerfall erklärt sich diese starke extramedulläre Blutneubildung beim Icterus gravis also wenigstens teilweise wohl unmittelbar durch die toxische Schädigung. Hieraus werden Beobachtungen verständlich, die gelegentlich von reichlich kernhaltigen roten Zellen im strömenden Blut bei nur geringer Anämie berichten. Andererseits können die Erythroblasten auch bei schweren Erkrankungen mit erheblicher hämolytischer Anämie fast ganz fehlen.

Bei der klinischen Untersuchung findet man im strömenden Blut neben den im Knochenmark zum Teil wohl auch überstürzt gebildeten Erythrocyten häufig Zellen, die aus solchen extramedullären Blutbildungsherden stammen. Nach der Anschauung von ROHR leiten sich alle unreifen roten wie weißen Zellen des strömenden Blutes aus extramedullären Blutbildungsherden ab. Schon frühzeitig ist den Untersuchern die Vermehrung der kernhaltigen roten Blutkörperchen aufgefallen und diese Beobachtung brachte der Erkrankungsgruppe ihren zusammenfassenden Namen der Erythroblastosen. Die von SALOMONSEN benutzten Bezeichnungen Erythro-Leukoblastose weist auf die ebenfalls häufigen Veränderungen im weißen Blutbild hin.

Im Blut des gesunden Neugeborenen werden *kernhaltige rote Blutkörperchen* in kleinen Mengen regelmäßig gefunden. Sie stammen hier aus den Resten der homotopen Blutbildungsherde in der Leber und der Milz. Ihre Anzahl wird von den verschiedenen Autoren bei normalen Kindern folgendermaßen angegeben.

Nach LIPPMANN:		Zeit der Geburt.							
				Stunden					
	$^1/_2$	6	12	18	24	36	48	5 Tage
Absolute Zahl der kernhaltigen Roten/mm³	523	469	277	152	122	39	26	0
Maximalwerte	4800	3703	2883	1274	756	324	152	22

Nach ALTZIZOGLOU:		Lebenstag					
	1.	2.	3.	4.	5.	6.
Durchschnittliche Zahl in ⁰/₀₀ auf Erythrocyten berechnet	0,09	0,016	—	—	—	—
Maximale Zahl in ⁰/₀₀	0,5	0,15	0,33	—	—	1 Normoblast auf 300 000 Erythrocyten
% der normoblastenfreien Kinder	8	24	32	57	76	90,5

In dem Lehrbuch von MITCHELL-NELSON findet sich nach DIAMOND [6] als mittlerer Durchschnitt der Wert von 1—5% der kernhaltigen Zellen (Leukocyten) am 1. Lebenstag und von 2% am 2. Lebenstag, später werden keine kernhaltigen Roten mehr angegeben. RETSCH berichtet über 2,96 Normoblasten auf 100 Leukocyten im Nabelvenenblut und 0,2 nach 48 Std. DE VRIES hat bei 85 gesunden Kindern von Rh-Müttern innerhalb der ersten 18 Lebensstunden durchschnittlich 2,8 Erythroblasten auf 200 Leukocyten gefunden. Nur bei 0,3% hat er mehr als 7 Erythroblasten auf 200 Leukocyten gezählt. 30,6% der Kinder hätten keine kernhaltigen Zellen im strömenden Blut. Bei *Frühgeborenen* hat DE VICARIIS noch nach 10 und 20 Tagen Erythroblasten beobachtet. Nach HERZ beträgt die Zahl der kernhaltigen roten Zellen bei Frühgeborenen am 1. Lebenstag 495—6228 mm³. Sie sollen innerhalb der ersten Lebenswoche verschwinden.

In der Tab. 5 sind neben den Hämoglobin- und Erythrocytenwerten die in unserer Klinik beobachteten Zahlen der kernhaltigen roten Blutkörperchen angegeben. Auch bei der Durchsicht dieser Zahlen gewinnt man allein keinen sicheren Hinweis auf die Schwere der Krankheitsbilder. Zur Anstellung statistischer Erhebungen ist das Material zu klein. Die Schwankungen in den einzelnen Gruppen erscheinen noch größer als bei dem Vergleich des Hämoglobins und der Erythrocytenzahlen. Obwohl die Werte im allgemeinen wesentlich über den für das Neugeborene noch normalen Zahlen liegen, haben selbst einige der tödlich verlaufenen Fälle nur eine relativ geringe Erythroblastämie. Nach MOLLISON und CUTBUSH sprechen hohe Erythroblastenzahlen — über 20 auf 100 Leukocyten — für eine schwere Erkrankung. Wir können nach unseren Zahlen nur hinzufügen: Das Fehlen einer erheblichen Vermehrung schließt eine schwere Erkrankung nicht aus. Nach den obigen Ausführungen über die Entstehungsweise der extramedullären Blutbildungsherde auch durch toxische Produkte wird es nicht erstaunlich sein, daß wir bei unseren Kranken keine unbedingten Parallelen zwischen den Hämoglobin- und Erythrocytenwerten, der Bilirubin- und Eisenvermehrung im Blutserum und der Zahl der kernhaltigen roten Blutzellen gefunden haben.

Betrachtet man die kernhaltigen roten Blutkörperchen bei einem Fall mit erheblicher Erythroblastämie, so findet man wie in der Abb. 5 neben Normoblasten, Erythroblasten und Proerythroblasten verhältnismäßig häufig Mitosen, ferner Karyorrhexisformen. Außerdem in wesentlich geringerer Zahl und unterschiedlicher Häufigkeit Myelocyten und auch Myeloblasten. Bei dem Kind B., Abb. 5a, haben wir unter den kernhaltigen Zellen 74% kernhaltige Rote und unter 100 weißen 5 Myelocyten und 8 Promyelocyten gezählt.

Stellt man die Frage, wie lange die Erythroblasten im Blut nachweisbar sind, so findet man bei den mit kleinen Transfusionen behandelten, in Heilung ausgegangenen Fällen ein rasches Absinken. Beim Kind Go. sind nach 4 Wochen, beim Kind Fr. nach 7 Wochen, beim Kind A. T. nach 6 Wochen keine kern-

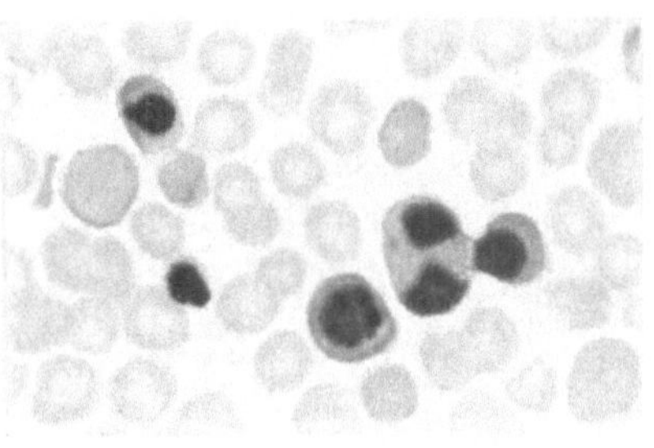

Abb. 5 a.

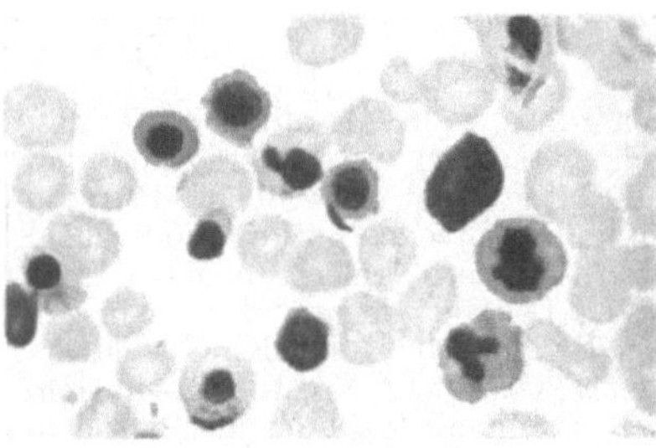

Abb. 5 b.

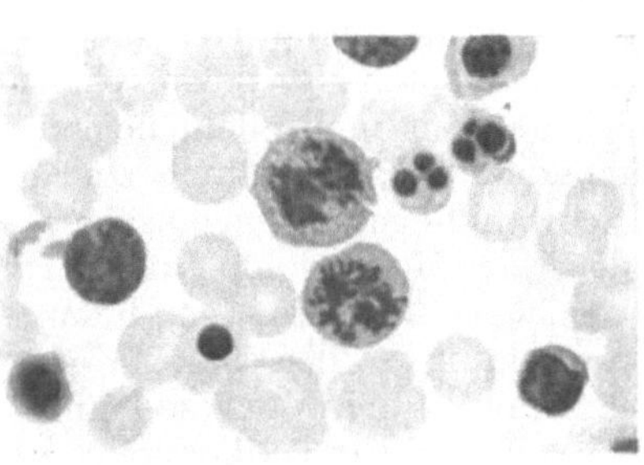

Abb. 5 c.

Abb. 5 a—c. Zellformen der Erythrocytenreihe im Blutausstrich bei fetaler Erythroblastose. Färbung: MAY-GRÜNWALD, GIEMSA.

Abb. 5 a. Kind B. Schwere Erythroblastose, erfolgreich mit Austauschtransfusion behandelt.

Abb. 5 b—c. Kind W. Schwere Erythroblastose, trotz Austauschtransfusion gestorben.

haltigen roten Zellen mehr nachweisbar. Diese Kinder gehören zu der Krankheitsgruppe der Neugeborenenanämien. Bei den mit rh-Transfusionen behandelten Icterusgravis-Fällen sind die kernhaltigen Roten nach 5, 7, 10 und 20 Tagen aus dem strömenden Blut verschwunden. Nach Austauschtransfusionen geht dieser Vorgang noch etwas rascher vor sich. Auch von anderen Autoren (CLAIREAUX, ZIEGLER, DE LANGE und ARNTZENIUS) wird auf das rasche Verschwinden nach der Behandlung mit kleinen Transfusionen hingewiesen. Von DIAMOND [6] wird im Verlauf einer Neugeborenenanämie ohne jede Transfusionsbehandlung das Fehlen der kernhaltigen Roten nach etwa 2 Wochen vermerkt bei einem Ausgangswert von 50000/mm³. Für die besonders schweren, tödlich verlaufenden Fälle nimmt ALTZIZOGLOU auf Grund von 2 Beobachtungen ein umgekehrtes Verhalten, nämlich einen dauernden Anstieg der Erythroblasten bis zum Exitus letalis an. Aber auch einen Fall mit Schwankungen in der Erythroblastenzahl ohne deutliche Senkung oder Steigerung sah er tödlich enden. Einen ähnlichen Befund haben wir bei dem Kind W. nach der Austauschtransfusion festgestellt.

Bei ihm ist es nach der Austauschtransfusion wie üblich zunächst zu einer Senkung der kernhaltigen Erythrocyten von 590 000 auf 33 500 und 5 Std. später kurz vor dem Exitus erneut zu einem Anstieg auf 55 400 gekommen. Bei diesem extrem veränderten Blutbild (siehe auch Abb. 5 b und c) möchte ich diesen Anstieg aber kaum bewerten.

Bei 3 anderen Kindern, die nach 3—4 Tagen Beobachtung gestorben sind, sind 2 mal nach einer Austauschtransfusion und 1 mal nach 2 kleinen rh-Transfusionen die kernhaltigen roten Zellen schnell abgesunken. Alle anderen Kinder sind so rasch gestorben, daß wir keine vergleichenden Blutbildbefunde besitzen. Denkt man an die gar nicht so seltenen Beschreibungen von schweren und auch tödlich verlaufenen Fällen von Icterus gravis überhaupt ohne Vermehrung der Erythroblasten (ASTRACHAN, MONTLAUR und LEVY, zit. WOLFF), so wird man auch aus dem Ansteigen oder Verschwinden der Erythroblasten keine sicheren Prognosen erwarten. Die Erythroblastämie ist eben nur als ein häufiges und in seiner Stärke recht wechselndes, vorübergehendes Symptom zu betrachten.

Auf eine vermehrte Blutbildung im Knochenmark selbst weist eine in den ersten Krankheitstagen zu beobachtende Vermehrung der *vital granulierten* Erythrocyten hin.

Auch hier schwanken die von den verschiedenen Autoren angegebenen Normalzahlen. Für den ersten Lebenstag werden mitgeteilt von:

SEYFARTH	zitiert nach WOLFF	5—10%	
KATO	,, ,, ,,	1,63%	der Erythrocyten
FAXÉN	,, ,, ,,	2,5%	
HERTZ	zit. nach MICHAELIS	1,0%	

In den nächsten Tagen kommt es zu einem deutlichen Abfall.

Nach DIAMOND [6]	auf 1%	nach 14 Tagen,
	auf 0,5%	nach 3 Monaten,
	auf 0,8%	nach 6 Monaten,
nach SEYFARTH	auf 2%	nach 10 Tagen,
(zitiert nach MICHAELIS)	auf 0,7%	nach 6 Wochen.

Nach BERTHOLD werden vom 1. Monat bis in das 2. Trimenon durchschnittlich 10⁰/₀₀ mit minimal 2⁰/₀₀ und maximal 16⁰/₀₀ gefunden. Bei *Frühgeborenen* geben SEYFARTH und JÜRGENS Werte von 20—30% an, die langsam abnehmen. NAZAROWA hat bei ihnen 2—3%, MOL- DAWSKY 3—4%, CREVELD in der 1. Woche 2,5% und in der 4. Woche 0,7% beobachtet (zit. MICHAELIS [2]). DE MARSH, ALT und WINDLE weisen darauf hin, daß sie bei Kindern, deren Nabelschnur sehr rasch unterbunden worden war, am 2. Lebenstag höhere Reticulo- cytenwerte, nämlich durchschnittlich 5,9% gegen 2,7% bei Kindern mit später Abnabelung gefunden haben.

Zur Zählung benützen wir ein von BERTHOLD nach Anregung von HEILMEYER angegebenes Verfahren, wonach das frisch aus der Fingerbeere entnommene Blut mit 1%iger wäßriger Brillantkresylblaulösung unter Zusatz von Natriumcitrat vermischt und 30—40 min in einem Paraffinblock in der feuchten Kammer belassen wird. Anschließend werden Ausstriche angefertigt.

Bei unseren erythroblastosekranken Kindern fanden wir vor der Behandlung am 1. bzw. 2. Lebenstag durchschnittlich 162⁰/₀₀ Reticulocyten, minimal 10⁰/₀₀ und maximal 405⁰/₀₀. CLAIREAUX gab bei 2 Fällen 50% Reticulocyten, als höchste Werte an. Eine deutliche Abhängigkeit vom Hämoglobin- oder Erythrocyten- wert bestand nicht. Dagegen hatten die Kinder mit hoher Reticulocytenzahl auch meistens eine große Anzahl von kernhaltigen roten Zellen im strömenden Blut. Über die Änderung der Reticulocytenzahlen im Verlauf der Erkrankung berichten die Abb. 4 und 7. Sie stimmen weitgehend mit den Beobachtungen anderer Autoren (VAN LOGHEM, BOLHUIS, SOETERS und VEENEKLAAS) überein. In MITCHELL-NELSONs Textbook of Pediatrics ist von DIAMOND [6] eine für die Neugeborenenanämie *ohne* Transfusionen typische Kurve abgebildet. Danach besteht zwischen dem 10. und 28. Tag eine ausgesprochene aregeneratorische Phase mit Reticulocytenwerten unter 10⁰/₀₀.

Betrachten wir an den Erythrocyten noch ihre Färbbarkeit, Form und Größe, so fallen auch hier gewisse Veränderungen auf. Die *Polychromasie* tritt in den Blutbildern beim Icterus gravis in den ersten Tagen sehr deutlich hervor. Auch eine Poikilocytose und Anisocytose wird häufig erwähnt. Bei einem Teil unserer Fälle haben wir mehrfach Erythrocytenmessungen vorgenommen. Es fand sich im allgemeinen eine Vergrößerung der *Erythrocytendurchmesser* in Übereinstim- mung mit Mitteilungen von ZIEGLER und DIAMOND [6]. Eine einfache Makro- cytose wird in vielen Arbeiten angeführt.

Auch beim gesunden Neugeborenen besteht nach der Geburt eine physiologische Makro- cytose. Sie erfährt nach TRAINA sowie RASI und BOLLETTI innerhalb der ersten 24—48 Std. eine Erhöhung. Im Verlauf der dann folgenden 15—30 Tage fällt die Zahl der Makrocyten deutlich ab, so daß etwa vom 2.—6. Monat eine Mikrocytose besteht und die Werte sich dann an die der Erwachsenen angleichen. Die mittleren Durchmesser werden für gesunde Säuglinge in den verschiedenen Lebensabschnitten etwa folgendermaßen angegeben:

Reife Neugeborene Durchmesser in μ
        nach Thoenes 8,3
        nach Hemberg (in den ersten 2 Wochen) 8,079
        nach Rubio (Nabelschnurblut) 7,95
        nach Diamond [6] . . . . 8—9

Säuglinge im I. Quartal
        nach Thoenes 7,6
        nach Rubio 7,73
        nach Diamond [6] . . . . 6—7

Säuglinge im II. Quartal
        nach Rubio 7,59
        nach Hemberg (mit $1/_2$ Jahr) 7,19
        nach Diamond [6] . . . . 5—6

Ältere Säuglinge bis 1 Jahr
        nach Thoenes 7,2
        nach Rubio 7,56
        nach Diamond [6] . . . . etwa 7

im 2. Lebensjahr
        nach Thoenes 7,3
        nach Rubio 7,62
        nach Diamond [6] . . . . etwa 7

Bei Frühgeborenen besteht nach Ferlazzo eine stärkere Makrocytose mit schnellerer Rückbildung als bei den reifen Neugeborenen. Thoenes gibt den mittleren Durchmesser mit 8,4 μ an. Als weitere Eigentümlichkeit der Erythrocyten des Neugeborenen wird auf das Abweichen der Price-Jones-Kurven vom Normaltyp z. B. von Hemberg, ferner von Heissen und Schalloer hingewiesen. Während bei Erwachsenen der Unterschied im Durchmesser der größten und der kleinsten Erythrocyten etwa 2,5 μ beträgt, liegt diese Differenz in der ersten Lebenswoche bei 3,9 μ, im Einzelfall wird auch eine noch größere Spanne beschrieben. Die Kurve hat also eine breitere Basis. Die durchschnittliche Schwankungsbreite liegt innerhalb der ersten 6 Lebenswochen nach Heissen und Schalloer zwischen 6,4 und 10,2 μ. Über zwei Drittel aller Erythrocyten haben einen Durchmesser zwischen 8,5 und 9,75 μ.

In der Abb. 6 sind die Price-Jones-Kurven bei 2 Kindern im Verlauf eines Icterus gravis, der nur mit kleinen rh-Bluttransfusionen behandelt worden ist, abgebildet. Man sieht bei dem Kind Si. im Anfang eine deutliche Vermehrung der großen Zellen, die Kurve gleicht sich dann bis zum 3. Monat an die Werte normaler Säuglinge an. Auch auf die Abb. 9a—c sei verwiesen, in denen die Verhältnisse bei 3 Kindern nach einer Austauschtransfusion dargestellt sind. Bei dem am meisten geschädigten Kind B. (Übergangsfall zum Hydrops) finden sich anfangs die größten Zellen. Die Erkrankung der Kinder A. B. und L. ist mittelschwer. Auch bei diesen Kindern gleichen sich die Zellen nach der Behandlung rasch an normale Kurven an. Die mittleren Durchmesser lagen vor der Behandlung folgendermaßen:

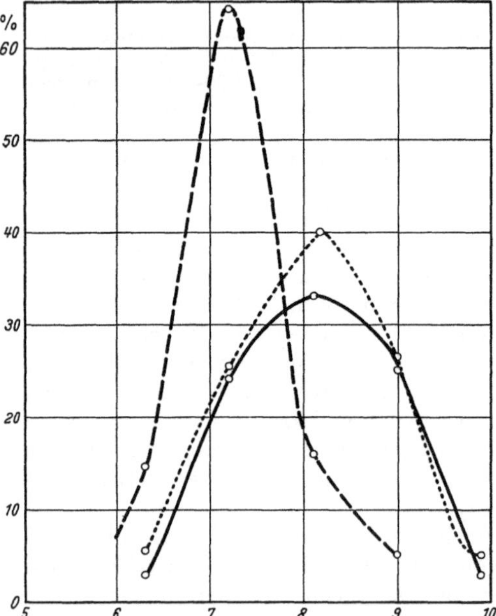

Abb. 6a. Kind Gr. Price-Jones-Kurven der Erythrocyten.

Lebenstag		Mittlerer Durchmesser
7.	————————	8,17 μ
42.	- - - - - - - - - - -	8,06 μ
80.	— — — — — —	7,32 μ

Kinder:

	Si.	Gr.	A. B.	L.	B.	Sa.
Lebenstag	5	7	1	2	1	1
Mittlerer Durchmesser in μ . .	9,2	8,17	8,52	8,50	9,04	8,15

Die Werte sind erhöht oder an der oberen Grenze der Norm.

Dicken- und *Volumenbestimmungen* der Erythrocyten sind nur bei einzelnen Kindern in etwas unregelmäßigen Abständen vorgenommen worden. Die Hämatokritwerte sinken mit zunehmender Anämie auf 20 bis 25, gelegentlich noch etwas tiefer ab. Die Erythrocytendicke hat bei den vorwiegend im Verlauf der Behandlung vorgenommenen Bestimmungen zwischen 1,7 und 2,4 gelegen. Das sind nach THOENES für Säuglinge physiologische Maße.

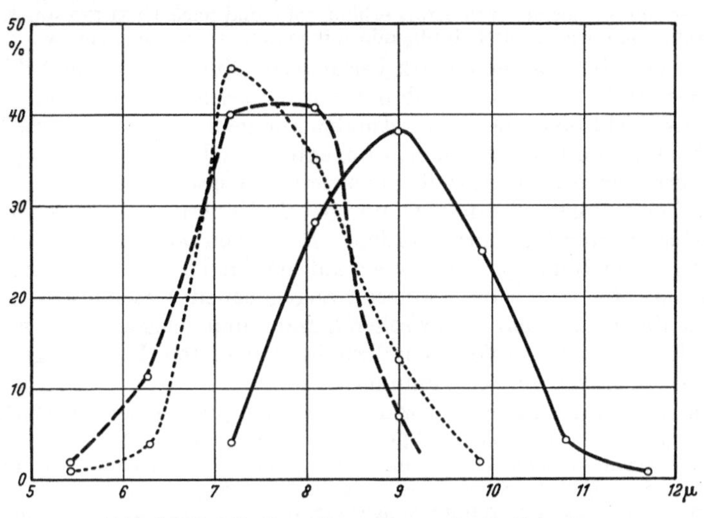

Abb. 6b. Kind Si. PRICE-JONES-Kurven der Erythrocyten.

Lebenstag		Mittlerer Durchmesser
5.	——————	9,2 μ
26.	------------	7,74 μ
95.	— — — — —	7,63 μ

Die Beurteilung der *osmotischen Resistenz* der Erythrocyten stößt bei Kindern mit Icterus gravis wegen des starken Bilirubingehaltes des Blutes bei der Verwendung von ungewaschenen Erythrocyten auf Schwierigkeiten bei der Ablesung der beginnenden Hämolyse. Es ist daher zweckmäßig, die Erythrocyten vorher zu waschen. Es ergaben sich dabei keine gröberen Abweichungen im Sinne einer Resistenzvermehrung oder einer deutlichen Resistenzverminderung. Auch hier ist lediglich die für Neugeborene typische etwas breite Spanne zwischen Hämolysebeginn und vollständiger Hämolyse gefunden worden.

Die Zahl der *Blutplättchen* beträgt nach VON FARNOS bei Neugeborenen 100000—200000, am 5.—7. Tag 170000—270000, in der 3. Woche erreichen sie Erwachsenenwerte von 250000—350000 (Methode nach FONIO). Wir zählen die Thrombocyten ebenfalls nach der Methode von FONIO und haben übereinstimmend mit ZIEGLER und anderen in mehreren Fällen von Icterus gravis eine Thrombopenie gefunden, welche in der ersten Woche deutlich wird und bald wieder verschwindet. Auch von DIAMOND [6] wird darauf hingewiesen, daß die Blutplättchen nach der 1. Woche auf normale Werte zurückkommen. Das Kind H. G. hatte unmittelbar nach der Geburt 900000 Blutplättchen, am 3. Tag nur noch 104000. Die Kinder Si. und Gr. wiesen vor der ersten Transfusion am 7. und 9. Tag 126000 bzw. 59500 Thrombocyten im mm³ Blut auf. Auch bei den einer Austauschtransfusion unterzogenen Kindern erreichten die Thrombocyten gewöhnlich in der ersten Lebenswoche die tiefsten Werte und stiegen dann wieder an.

Bei Kindern mit schwerem Icterus gravis werden häufig *Haut-* und *Schleimhautblutungen* beobachtet. Sie dürften vorwiegend auf einer Capillarschädigung und ferner auf dem schon beim gesunden Neugeborenen vorhandenen Prothrombinmangel beruhen. ZOLLINGER hat im Bereich solcher Blutungen an zahlreichen Stellen Rupturen der Capillarwand feststellen können. Die Wände der geschädigten Capillaren sind im Bereich der Basalmembran verquollen und die Adventitiazellen etwas vergrößert.

Für das gesunde Neugeborene werden nach BROCK für die Blutungszeit keine Abweichungen von den Werten der Erwachsenen (2—3 min) angegeben. Die Gerinnungszeit soll beim Auftreten eines Icterus neonatorum etwas erhöht sein und nach GREUTER am 3. Lebenstag den Höchstwert von durchschnittlich $6^{1}/_{2}$ min mit maximal $7^{1}/_{2}$ min erreichen.

ZIEGLER berichtet über eine stark verlängerte Blutungszeit bei 2 Kindern mit Icterus gravis am 1. Lebenstag, so daß es aus dem Schnepperstich an der Fingerbeere und aus Injektionsstellen noch stundenlang geblutet habe. Etwas Derartiges haben wir bei unseren Kindern nicht beobachtet. Auch von DIAMOND [6] wird auf die häufig verlängerte Blutungszeit hingewiesen. Genaue Bestimmungen der Blutungs- und Gerinnungszeit sind von uns bei 7 Kindern vor und nach der Austauschtransfusion durchgeführt worden. Es haben sich gelegentlich geringe Verlängerungen der Blutungszeit ergeben auf maximal 5 min. Die Gerinnungszeit hat nur einmal etwa den von GREUTER angegebenen Maximalwert von 7 min erreicht. Im allgemeinen hat sie zwischen 2 und 4 min gelegen. Die Prothrombinzeit schwankt bei den kranken Kindern in den ersten Lebenstagen zwischen 16 und 23 sec (nur wenige Bestimmungen).

Kommen wir jetzt zu einer kurzen Betrachtung des *weißen Blutbildes.*

Beim gesunden Neugeborenen besteht schon im Nabelschnurblut eine Erhöhung der Gesamtleukocytenzahl — nach RETSCH auf 9500—11500 — mit einer Abhängigkeit von der Wehenstärke und -dauer im Sinne eine weiteren Steigerung durch lange, starke Wehen. Am 1. Lebenstag beginnt eine weitere Steigerung, die am 2. Tag ihr Maximum von 16000 bis 22000 (Angaben verschiedener Autoren nach BROCK) erreicht. Jetzt folgt ein langsamer Abfall auf etwa 9000—10000. Diese Werte werden mit leichten Schwankungen während der ersten 3—6 Lebensmonate beibehalten. Im Differentialbild besteht gleich nach der Geburt eine neutrophile Leukocytose mit einer Linksverschiebung, die sich in der Phase des Anstieges noch verstärkt. Der Abfall nach dem 4. Tag wird durch eine Verminderung der Neutrophilen mit Einschluß der jugendlichen Zellen bedingt. Die absolute Lymphocytenzahl bleibt während der ganzen Periode etwa gleich hoch. Durch das zunächst hohe Ansteigen und spätere Abfallen der neutrophilen Zellen kommt sowohl die Schwankung in den Gesamtzahlen als auch in den relativen Verhältniswerten zustande. Zwischen dem 5. und 10. Tag fallen die Neutrophilen so stark ab, daß sie etwa noch die Hälfte der Lymphocyten ausmachen (siehe hierzu auch Abb. 11a S. 646).

Bei den Erythroblastosefällen stößt man zunächst auf eine Schwierigkeit in der Feststellung der Gesamtleukocytenzahl, da bei den üblichen Methoden in der Zählkammer auch die kernhaltigen roten Zellen in der Mehrzahl mitgezählt werden. Beim Auszählen fallen zwar oft die besonders kleinen Kerne der Normoblasten auf. Die noch jugendlicheren kernhaltigen Roten lassen sich aber in der Zählkammer nicht von den Leukocyten abtrennen. Im allgemeinen werden deshalb alle kernhaltigen Zellen gezählt und aus ihrem Verhältnis zu den Leukocyten im Ausstrich die absolute Zahl geschätzt. Man muß bei diesen Werten allerdings mit erheblichen Fehlern rechnen. Wir haben beim Icterus gravis vor der Behandlung unmittelbar nach der Geburt durchschnittlich 12000 Leukocyten, am 1. Tag 20700, am 2. Tag 21800 Leukocyten gefunden. So scheint die Gesamtzahl durchschnittlich gar nicht wesentlich von den Werten bei gesunden Kindern abzuweichen. Allerdings schwanken die Werte der einzelnen Fälle doch erheblich, und die Maximalwerte zeigen mit 36000—50000 Zellen eine deutliche Vermehrung.

Von DIAMOND [6] werden beim Icterus gravis Durchschnittswerte von 15000 bis 30000 Leukocyten angegeben. In den ersten 3 Tagen fällt bei unseren kranken Kindern, so wie es für das gesunde Neugeborene beschrieben ist, eine Linksverschiebung auf. Jugendliche Leukocyten schwanken gewöhnlich zwischen 1—5%, nur in einigen Blutbildern sind unter 100 Leukocyten keine gefunden worden. In 6 Fällen werden höhere Prozentwerte, nämlich je einmal 8, 10, 11, 14, 18 und 19 angegeben. Stabkernige Leukocyten schwanken zwischen 2—20%, je einmal wurden 23 und 28% gezählt. Lymphocyten werden in den ersten 3 Tagen durchschnittlich 30,7% gefunden, die Einzelwerte haben zwischen 18 und 36% gelegen. Besonders bei den Fällen mit hohen Erythroblastenzahlen finden sich außerdem häufig einzelne Myelocyten, auch Myeloblasten. Mehr als 5% derartige Zellen werden aber nur bei den äußerst schweren Fällen der Kinder W., B. und Z. angeführt. Bei Kind Z. sind am 4. Lebenstage kurz vor dem Exitus 13% Myelocyten und 4% Promyelocyten gezählt worden. Beim Kind W. bestanden die folgenden starken Veränderungen: Von den etwa 600000 kernhaltigen Zellen sind 98% kernhaltige Rote, davon 4% Proerythroblasten, 20% Erythroblasten, 67% Normoblasten, 7% Karyorrhexisformen. Die Weißen gliedern sich folgendermaßen: 4 Myeloblasten, 16 Promyelocyten, 19 Myelocyten, 25 Jugendliche, 13 Stabkernige, 19 Segmentkernige, 1 Eosinophiler, 3 Monocyten. Von anderen Untersuchern werden in Einzelfällen ähnliche Werte angegeben. Bei den späteren Untersuchungen sind die Zahlen teilweise durch die inzwischen durchgeführte Behandlung nur schwer zu vergleichen. Häufigere kleinere Transfusionen erzeugen dabei größere Schwankungen als die einmalige Austauschtransfusion. Bei den erst an späteren Lebenstagen eingewiesenen leichteren Fällen ist die sogenannte Leukocytenkreuzung — das prozentuale Überwiegen der Lymphocyten über die Segmentkernigen — einige Male erst zwischen dem 10. und 20. Lebenstag eingetreten. (Normalerweise kommt es hierzu zwischen dem 5. und 10. Tag.) Das Verhalten nach der Austauschtransfusion schildert an einem typischen Beispiel die Abb. 11 b (S. 646). Im ganzen sind die Veränderungen des weißen Blutbildes häufig beim Icterus gravis gering und zeigen oft nur die auch beim gesunden Neugeborenen vorhandenen Schwankungen nach der Geburt in etwas ausgeprägterer Form. Bei sehr schweren Erkrankungen können dagegen so starke Blutbildveränderungen eintreten, wie sie auch bei schwersten Störungen im späteren Leben kaum gefunden werden.

Wir müssen jetzt noch einmal auf die Zeichen des erhöhten Blutzerfalls zurückkommen. Hier gibt uns vor allem die Bestimmung des *Serumeisens* einen wichtigen Anhaltspunkt.

Auch hier zeigen sich in den Normalwerten des gesunden Neugeborenen in den ersten Lebenstagen erhebliche Schwankungen. VAHLQUIST gibt folgende Zahlen an: Im Nabelschnurblut beträgt das Serumeisen etwa 160 γ-%, in den ersten 24 Std. sinkt es auf etwa 50 γ-% ab und steigt dann allmählich wieder an, erreicht am 6. Tag 115 γ-% und am 14. Tag 125 γ-%. BRENNER veröffentlichte 1948 nach eigenen Untersuchungen eine recht eindrucksvolle Kurve über die physiologische Schwankungsbreite des Serumeisens beim Kind (Abb. 8a S. 642). Sie stimmt für die Neugeborenenperiode etwa mit den Werten von VAHLQUIST, THOENES und ASCHAFFENBURG sowie SCHÄFER überein und kann uns als Anhalt dienen.

VAHLQUIST berichtet bei Untersuchungen des Serumeisens von Kindern mit Neugeborenenanämien über eine anfängliche Erhöhung mit späterem Abfall zur Norm. Auch von SALOMONSEN [2] werden hohe Serumeisenwerte bei der Neugeborenenanämie angegeben. Wir verfügen über einige gleichlautende Bestimmungen[1]. Bei dem Icterus gravis fand VAHLQUIST schwankende Werte. Wir

---

[1] Die Serumeisenbestimmungen wurden im Laboratorium der Klinik von Dr. WIESENER nach der Methode von HEILMEYER und PLÖTNER modifiziert für Havemann-Colorimeter durchgeführt.

beobachteten bei 6 Kindern am ersten Lebenstag 135 γ-%, 143 γ-%, 212 γ-%, 220 γ-%, 245 γ-% und 400 γ-% (Kind W.), bei anderen Fällen ebenfalls vor der Behandlung am 2. Tag 208 γ-%, 210 γ-% und 278 γ-% und einmal am 3. Tag 335 γ-%. Bei den erst später eingewiesenen leichteren Fällen zeigten sich beim Kind Si. und Kind Gr. folgende Werte:

Kind Si.:		Kind Gr.:	
6. Tag	349 γ-%	8. Tag	171 γ-%
26. Tag	133 γ-%	1 Monat	158 γ-%
2 Monate	142 γ-%	2 Monate	155 γ-%
		3 Monate	80 γ-%

Bei dem Kind Gr. lag zwischen dem 2. und 3. Monat ein deutlicher Anstieg der Hämoglobin- und Erythrocytenwerte. In allen von uns untersuchten Fällen waren die Serumeisenwerte erhöht. Bei den 2 nicht mit einer Austauschtransfusion behandelten Kindern gingen sie erst nach dem 2. Monat zur Norm zurück. Über die Verhältnisse nach der Austauschtransfusion berichtet die Abb. 8b. Im allgemeinen erreichen bei diesen Kindern die erhöhten Werte etwas früher das normale Niveau. Aus einem erhöhten Serumeisenspiegel kann nach Buchmann jedoch nicht allein auf Störungen im Blutabbau und Blutaufbau geschlossen werden. Auch bei Leberschädigungen kann dieser Wert erhöht sein, wenn die Leberzellen die Fähigkeit der Eisenspeicherung verloren haben. Da auch beim Icterus gravis eine Schädigung der Leber zu bestehen pflegt, können die hohen Werte auf beiden Faktoren beruhen.

Auch das *Bilirubin* im Blut setzt sich aus hämatogenem und hepatogenem Anteil zusammen. Wenn auch nach Vahlquist die Unterscheidung von hepatogenem und hämatogenem Bilirubin nach der Methode von Hijmans van den Bergh bei den Neugeborenen unsicher ist, so weist diese Reaktion bei Icterus-gravis-Fällen doch auf Unterschiede hin. Bei manchen Kindern ist die direkte Reaktion, bei anderen nur die indirekte positiv. Aus der Höhe des Bilirubinspiegels allein lassen sich wie bei fast allen bisher geschilderten Symptomen der Krankheit keine zuverlässigen prognostischen Schlüsse ziehen, jedenfalls kann ein schwerer Verlauf durch einen im Beginn nur wenig erhöhten Wert nicht ausgeschlossen werden.

Vahlquist gibt die Durchschnittswerte bei gesunden Neugeborenen folgendermaßen an:

Serumbilirubin.

im Nabelvenenblut	1,75 mg-%
am 1. Lebenstag	5,97 mg-%
am 6. Lebenstag	7,69 mg-%
am 14. Lebenstag	4,23 mg-%

Das Auftreten des manifesten Haut- und des auch gelegentlich zu beobachtenden Skleren-ikterus geht diesen Blutwerten allerdings nicht unbedingt parallel, sondern hängt noch von einer besonderen Capillardurchlässigkeit ab. Wird künstlich eine gesteigerte Capillardurch-lässigkeit z. B. durch kataphoretische Applikation von Histamin auf die Haut (nach Ebbeke) hervorgerufen, so kann man fast bei jedem Neugeborenen in der entstehenden Quaddel einen lokalisierten Ikterus hervorrufen.

Bei dem schwer geschädigten Kind B. (Übergang zum Hydrops) betrug das Bilirubin im Nabelschnurblut nur 2,12 mg-% und war auch nach 5 Std. nur auf 3,67 mg-% gestiegen, während bei anderen sonst weniger geschädigten Kindern schon kurz nach der Geburt Werte bis zu 10 mg-% beobachtet wurden.

Die genauen Zahlen sind in bezug auf den drohenden *Kernikterus* von Wichtigkeit. Bei Kindern, die zur Sektion kamen, wurden nur in einigen Fällen vorher die Bilirubinwerte bestimmt. Trotzdem erscheint eine Gegenüberstellung von 2 Kindern, bei denen ein Kernikterus nachgewiesen worden ist, mit 2 Kindern ohne Kernikterus interessant. Die Kinder G. H. und Wa. starben beide am 4. Lebenstag, bei dem einen waren am 3. Tag, beim anderen am 2. Tag 17,3 mg-%

und 18,21 mg-% Bilirubin nachgewiesen worden. Beide Kinder hatten autoptisch einen deutlichen Kernikterus. Bei den am 2. Lebenstag verstorbenen Kindern W. und Sd. zeigte sich kein Kernikterus. Die Bilirubinwerte betrugen am gleichen bzw. am Vortage 8,52 mg-% und 10,12 mg-%. Bei größeren Untersuchungsreihen konnte eine derartige Abhängigkeit des Kernikterus von der Höhe des Bilirubins im Serum und dem Zeitpunkt des Todes jedoch nicht in allen Fällen bestätigt werden (LANDE, BECKER und VOGEL).

Zur Erklärung der Entstehung der Hirnschädigung beim Icterus gravis werden mehrere Theorien aufgestellt. Die Mehrzahl der Autoren nimmt eine primäre Schädigung des Gehirns mit sekundärer Bilirubineinlagerung als wahrscheinlich an (DARROW und CHAPIN, WOLFF [3], FANCONI, FREUDENBERG, ferner ZIEGLER, ZOLLINGER und andere). Die Ursache für diese primäre Schädigung wird entweder in einer direkten Wirkung der Rh-Antikörper auf die Ganglienzellen oder auf die Capillaren gesucht, oder es werden die Anämie mit Anoxämie, ferner toxische Stoffe, die infolge der Leberschädigung bzw. der Hämolyse auftreten, dafür verantwortlich gemacht. WIENER und BRODY glauben an eine primäre Verlegung von Capillaren durch kleine Agglutinationsthromben und an späteres Eindringen von Bilirubin. Auch andere Organschäden erklären sie auf diese Weise. Berichte über Ganglienzellschädigungen auch in nicht gelbgefärbten Hirnpartien (ZIMMERMANN und YANNET, DE LANGE 1935, DEREYMAEKER) werden als Stütze dieser Theorien angeführt. KÜSTER und KRINGS kommen neuerdings auf Grund von Tierversuchen zu der Überzeugung, daß das Bilirubin allein in Verbindung mit einer bestehenden besonderen Capillardurchlässigkeit die Schäden bedingen könne. Sie haben bei Kaninchen etwa $^{1}/_{2}$ Std. lang von der Carotis aus das Gehirn mit Bilirubinlösungen in steigenden Konzentrationen durchströmen lassen und dabei allerdings bei recht hohem Gehalt cerebrale Schädigungen beobachtet. Viele Tiere sind daran zugrunde gegangen. Freilich müssen wegen der kurzen Einwirkungszeit hohe Konzentrationen von Bilirubin (70—100 mg-%) angewandt werden, wie sie beim Icterus gravis nicht vorkommen. Bei diesem ist aber die Wirkungsdauer wesentlich länger. Nach letzteren Autoren bestehe beim Icterus gravis eine Capillarschädigung, die das Eindringen des Bilirubins in das Gehirngewebe begünstigt. Das Nichtauftreten eines Kernikterus bei anderen Gelbsuchtformen soll durch die fehlende Capillarschädigung bedingt sein. Die Verfasser halten es danach für einleuchtend, daß auch bei dem septischen Ikterus in der Neugeborenenperiode gelegentlich ein Kernikterus beschrieben worden ist (BERNHEIM-KARRER, BOEHNKE, DE BRUYNE und VAN CREVELD, KLEINSCHMIDT [1], DE LANGE 1935, ZIMMERMANN und YANNET, ZOLLINGER, BALLOWITZ u. a.). Denn auch hier beständen toxische Capillarschäden. Andererseits sei bei schwerer Gelbsucht durch eine Gallengangsatresie kein sicherer Kernikterus nachgewiesen. Nach einer Mitteilung von RUST werden bei an Ikterus erkrankten Erwachsenen Veränderungen an den Capillaren beobachtet. Die Autorin konnte Verengungen der Capillaren durch Betrachtung mit dem Capillarmikroskop bei Patienten mit Ikterus feststellen und im Tierversuch einen gleichen Effekt durch die Injektionen von Gallensäuren erzielen. Es handelte sich um allgemeine Capillarverengungen mit isolierter Erweiterung der Schaltstücke. In den erweiterten Schaltstücken kam es zu einer erhöhten Durchlässigkeit der Capillarwand z.T. mit Blutaustritten. Die Blutströmung war in den veränderten Capillaren beschleunigt und zeigte Plasmalücken. Durch Bilirubin konnte ein ähnlicher Effekt nicht erzielt werden. Besondere Schwierigkeiten bietet die Bewertung der Bilirubineinlagerung in die Hirnkerne insofern, als auch bei völlig gesunden Neugeborenen und fehlender Rh-Sensibilisierung und vor allem beim Frühgeborenen gleichartige Verfärbungen der Kerne sowie oft Bilirubin im Liquor gefunden worden sind (Aidin und Mitarbeiter, Framm, Garrahan, Kleinschmidt [2], Otila). Aidin und Mitarbeiter beschrieben bei solchen Frühgeborenen cerebrale Symptome mit Erbrechen, unregelmäßiger Atmung, erhöhtem Muskeltonus mit Nackensteifigkeit, Krämpfen, aber auch Schlaffheit, ferner Hyperpyrexien und cyanotische Anfälle. Nach Anselmino und Hoffmann haben die Kinder mit einem physiologischen Neugeborenenikterus, bei dem eine besondere Durchlässigkeit der Hautgefäße für das Bilirubin besteht, anscheinend auch eine besonders labile Blutliquorschranke. Sie haben bei diesen Kindern die höchsten Bilirubinwerte im Liquor gefunden. Marix (Inaug.-Diss. Berlin, in Vorbereitung) konnte nachweisen, daß bei Frühgeborenen mit ausgeprägtem Icterus neonatorum in der späteren Entwicklung keine Spätschäden auftreten, die mit den Veränderungen nach einem Kernikterus bei Icterus gravis vergleichbar sind. Danach muß es sich wohl um unterschiedliche Veränderungen handeln.

Zur Beantwortung der Frage, weshalb vorwiegend die Stammganglien von solchen Schäden beim Icterus gravis betroffen sind, wird von Lande eine Mitteilung von Langworthy herangezogen. Danach soll die „Myelination" in diesen Partien etwa von der 28. Schwangerschaftswoche bis zum 4. Lebensmonat ablaufen. Diese Hirnregionen befinden sich also zum Zeitpunkt der Geburt in rascher Entwicklung und sollen deshalb besonders empfindlich sein.

Dereymaeker versucht 1949 durch experimentelle Untersuchungen neben genauen klinischen und pathologisch-anatomischen Studien in die Zusammenhänge der Entstehung des Hirnschadens weiter einzudringen. Er kommt zu dem Ergebnis, daß ein echter Kernikterus beim Neugeborenen mit entsprechenden Folgeerscheinungen nur durch eine Rh- oder sonstige Blutgruppensensibilisierung der Mutter zustande käme. Auch im Tierversuch können nach Untersuchungen von Eyquem beim Hund und der Katze ähnliche Krankheitsbilder durch Injektionen von Immunseren, die gegen Erythrocyteneigenschaften der entsprechenden Tierart gerichtet sind, erzeugt werden. Die cerebralen Alterationen seien bei solchen künstlich hervorgerufenem Icterus gravis sehr häufig, in ihrer Ausdehnung im Einzelfall recht wechselnd und nicht an das Vorhandensein einer Bilirubindurchtränkung des entsprechenden Gehirnabschnittes gebunden. Die Veränderungen wären im allgemeinen nicht vor der Geburt vorhanden, sondern sollen sich in den ersten Tagen des extrauterinen Lebens entwickeln. Das Gehirn von sehr jungen Tieren zeige eine besondere Empfindlichkeit gegen cerebrale Gifte. Nach der Injektion von 5%igem Fuchsin (0,25—3 mg/g Körpergewicht) sind 6 Ratten im Alter von 2—6 Tagen mit schweren cerebralen Symptomen erkrankt und zum Teil gestorben. 6 Vergleichstiere im Alter von 21—30 Tagen weisen keine oder nur leichte Störungen auf. Danach wird an die Möglichkeit einer Verstärkung der Hirnschäden bei frühgeborenen Kindern gedacht. Eine selbst tödliche Hämolyse vermag bei Meerschweinchen keine nervösen Zeichen im Sinne eines Kernikterus herbeizuführen. Auch Bilirubininjektionen haben in der Versuchsanordnung von Dereymaeker (etwa 0,2 bis 72 mg subcutan, intraperitoneal, intrakardial bzw. in die A. carotis) keine derartigen Ganglienzellschädigungen hervorgerufen. Es ist auch keine Gelbfärbung des Hirnparenchyms eingetreten, obwohl an den übrigen Organen, darunter in den Meningen und im Bereich des Plexus chorioideus, ein zum Teil starker Ikterus bestanden hat. Hepatische Gifte kämen wegen der fehlenden Parallele zwischen der Schwere der Lebererkrankung bei einzelnen Krankheitsfällen und dem Auftreten des Kernikterus als eigentliche Ursache für den Hirnschaden nicht in Frage. Eine gewisse Verstärkung der zentralen Störungen durch ein Darniederliegen der Leberfunktion könne dagegen nicht unbedingt abgestritten werden. So kommt Dereymaeker zu der Überzeugung, daß die Antigen-

Antikörper-Reaktion selbst die ursprüngliche Ganglienzellschädigung hervorrufen muß. Er zeigt an Meerschweinchen, daß Kaninchenserum mit Hammelhämolysin die Bluthirnschranke passieren kann und gleichzeitig injiziertes Trypanblau oder Bilirubin mit in das Gehirn übertritt. Wird Trypanblau oder Bilirubin allein oder mit normalem Kaninchenserum gespritzt, so kommt es nicht zu einer Färbung des Gehirns, außerdem fehlen die cerebralen Symptome, die regelmäßig nach der Injektion von Hammelhämolysin-Immunserum auftreten. Der Autor nimmt beim Icterus gravis eine direkte Reaktion des Antikörpers mit dem nach Untersuchungen von VAN BOLHUIS auch im Gehirn vorhandenen Rh-Antigen an. Die Bevorzugung einzelner Kerngebiete — des Pallidum und Striatum, der Kerne am Boden des 4. Ventrikels, der Olive, des Nucleus dentatus im Kleinhirn — könnte durch das unterschiedliche Vorhandensein des Rh-Antigens in den verschiedenen Hirnpartien bedingt sein. Die Untersuchungen von VAN BOLHUIS, der bereits in einigen Fällen solche unterschiedliche Stärke des Rh-Antigens in den Organen und einzelnen Hirnregionen nachgewiesen hat, sollten als Stütze dieser Theorie unbedingt erweitert werden. Trotz dieser ausgedehnten Untersuchungen erscheinen uns die Fragen über die Entstehung des Hirnschadens noch nicht völlig geklärt, da sich z. B. die Gruppensubstanzen A und B nicht im Gehirn nachweisen lassen, obwohl gelegentlich Fälle von Kernikterus bei Icterus gravis infolge einer ABO-Unverträglichkeit beschrieben worden sind.

Bei der histologischen Untersuchung der gelbverfärbten Gehirnpartien von Kindern, die in den ersten Tagen gestorben sind, können gewöhnlich keinerlei Veränderungen nachgewiesen werden. Nur bei genauer Untersuchung mit Spezialfärbungen (z. B. nach NISSL) lassen sich bereits Ganglienzelldegenerationen bis zur Nekrose feststellen, auch Gliaveränderungen mit Zerfallserscheinungen sind von ZOLLINGER beschrieben. DEREYMAEKER weist auf die häufige starke Blutfüllung und Vasodilatation der Gefäße im Gehirn besonders im Bereich des Bodens des 4. Ventrikels, des Kleinhirns und der Basalganglien hin. Er hat auch mehrfach ein perivasculäres Ödem beobachtet. Sterben die Kinder etwas später, so zeigen sich Fettgranula in den Zellen und später tritt eine Gliawucherung auf, so daß bei der Betrachtung solcher Gehirne Monate und Jahre nach Ablauf der akuten Veränderungen nur noch das Fehlen der Ganglienzellen und eine reaktive Gliawucherung unter Umständen mit Schrumpfungsvorgängen nachweisbar sind. Die Gelbfärbung verschwindet etwa im 3. Lebensmonat (DEREYMAEKER). DE LANGE [4] hat als seltene Spätveränderungen eine Mikrogyrie, CAPPELL einmal einen Hydrocephalus bei Porencephalie beschrieben.

Wenden wir uns jetzt noch einmal der *Leberfunktion* zu. Von den Pathologen sind vielfältige Veränderungen angegeben worden. Neben dem schon erwähnten reichlichen Vorkommen von Blutbildungsherden und neben der oft übermäßigen Phagocytosetätigkeit der KUPFFERschen Sternzellen sind auch häufig Veränderungen an den Leberzellen selbst beschrieben. Außer einer einfachen Dissoziation und Schwellung der Leberzellen kommen Nekrobiosen, Kernpyknosen und andere degenerative Veränderungen bis zur Nekrose vor. Schon makroskopisch erkennbare Nekrosen sind äußerst selten (DEGENER und JAFFÉ). Ferner sind von ZOLLINGER sowie von HAWSKLEY und LIGHTWOOD Veränderungen am Gitterfasernetz beobachtet worden im Sinne einer Zunahme der Faserdicke mit einem Übergang zum typischen Bild einer diffusen Lebercirrhose bei erst später (nach 3 Wochen und $4^1/_2$ Monaten) verstorbenen Fällen. CLAIREAUX weist besonders darauf hin, daß die Veränderungen an den Leberzellen bei den rasch verstorbenen Kindern kaum vorhanden sind, aber mit der Lebensdauer zunehmen.

Bei der Beurteilung klinisch-chemischer Funktionsproben muß man wieder mit den besonderen Verhältnissen beim Neugeborenen rechnen.

Die *Serumeiweißwerte* werden von Thurau für die verschiedenen Lebensalter folgendermaßen angegeben:

Altersgruppe	Gesamteiweiß g-%	Albumin g-%	Globulin g-%	Quotient
Frühgeburten	4,68	3,36	1,32	2,54
0—3 Monate	5,26	3,50	1,76	2,00
3—12 Monate	6,32	4,17	2,15	1,94
1—14 Jahre	7,22	4,48	2,74	1,64

Beim Hydrops congenitus wird über Hypoproteinämien häufiger berichtet (Bromberg und Polishuk u. a.). Einzelne Bestimmungen bei den von uns beobachteten Fällen von Icterus gravis sind auf Seite 639 angegeben. Diese Werte zeigen keine wesentlichen Abweichungen von der Norm. Doch wird man außer mit Verschiebungen des Albumin-Globulin-Verhältnisses wohl auch beim Icterus gravis gelegentlich mit einer Hypoproteinämie rechnen können. Ziegler glaubt die Makrocytose ähnlich wie bei der Hepatitis epidemica oder der Lebercirrhose damit in Zusammenhang bringen zu können.

Das *Weltmannsche Koagulationsband* zeigt bei gesunden Neugeborenen wie bei Frühgeborenen nach Küster und Becher im Nabelschnurblut eine Verbreiterung von 1—9 und 1—10. Diese Verschiebung wird bis zum Ende des ersten Lebensmonates ausgeglichen. Origlia und Lutati beschreiben gleichartige Befunde. Bei 9 von uns vor der Behandlung mit dieser Probe untersuchten Seren von Kindern mit Icterus gravis, darunter bei 2 sehr schweren Fällen, lagen die Werte innerhalb der ersten 8 Tage zwischen 1—8 und 1—11, also etwa im Bereich der Norm. Bei den beiden nur mit kleinen Transfusionen behandelten Kindern Gr. und Si. waren im 2. Lebensmonat die Normalwerte von 1—5 und 1—6 erreicht. Nach den Austauschtransfusionen zeigte das Band schon gleich nach der Transfusion Werte zwischen 1—6 und 1—8. Nur einmal kam es anschließend für kurze Zeit zu einer Verbreiterung von 1—9. Die *Takata-Ara-Reaktion* soll nach Origlia und Lutati bei Neugeborenen positiv sein. Bei unseren Icterus-gravis-Fällen fiel sie nur bei 2 Kindern für kurze Zeit stark positiv aus. In mehreren Fällen bestanden leichte Trübungen im ersten und zweiten Röhrchen. Fast regelmäßig war in der ersten Lebenswoche die *Cadmiumsulfatprobe* positiv. Das gleiche Ergebnis fand sich auch bei einigen gesunden Vergleichskindern. Dieser positive Ausfall mag mit den niedrigen Serumeiweißwerten beim Neugeborenen in Beziehung stehen. Nach Berner hängt die Trübung nach dem Zusatz von Cadmiumsulfatlösungen zu Mischungen von Albumin- und Globulinlösungen in vitro hauptsächlich von dem Albumingehalt der Lösung ab. Bei genügend hohem Albumingehalt kann die Globulinkonzentration, ohne daß eine Trübung oder Ausflockung eintritt, erheblich variiert werden. Auch Wuhrmann, Wunderly und Hugentobler weisen auf die stabilisierende (eine Ausflockung hemmende) Wirkung der Albumine hin. So kann man bei den Neugeborenen aus einer positiven Cadmiumsulfatprobe in Verbindung mit einem verlängerten Weltmannschen Band wahrscheinlich nicht unbedingt auf eine Vermehrung der γ-Globuline schließen. Nach der Austauschtransfusion ist diese positive Cadmiumsulfatprobe spätestens nach 3 Wochen, bei den mit kleinen Transfusionen behandelten Kindern im Laufe des 2. Monats verschwunden. Wenn diese auf einer Bluteiweißverschiebung beruhenden Funktionsproben beim Neugeborenen auch recht schwer zu deuten sind, so fällt doch bei unseren kranken Kindern die rasche Rückkehr zu normalen Werten auf.

Außer durch Eiweißlabilitätsproben können Leberschädigungen z. B. durch die *Leucin-* und *Tyrosinausscheidung* im Urin nachgewiesen werden. Dieser

Befund soll autolytische Vorgänge im Leberparenchym anzeigen. Eine besonders ungünstige prognostische Bedeutung kann aber auch diesem Symptom beim Icterus gravis nicht zugesprochen werden, da ZIEGLER es auch bei 4 in Heilung ausgehenden Fällen beobachtet hat. Wir haben derartige Krystalle im Urinsediment nicht festgestellt. Die Ausscheidung von Urobilinkörpern im Urin fehlt bei den von uns beobachteten Icterus-gravis-Fällen ebenso wie beim gesunden Neugeborenen. Das *Bilirubin* ist nur in einem Teil der Fälle *im Urin* ausgeschieden worden. Auch die direkte Hijmas van den Bergh-Probe ist im Blutserum, worauf bereits hingewiesen wurde, nur im Beginn der Erkrankung und auch nicht bei allen Kindern positiv ausgefallen, wenn lediglich das Auftreten einer tief rotvioletten Farbe nach dem Zusatz des Diazoreagens als positive Reaktion gewertet wird. Wir sind uns auch bei dieser Probe der Unsicherheit in der Beurteilung der Resultate beim Neugeborenen bewußt. Uns scheint danach dem Leberschaden für den Stoffwechsel zum mindesten im Beginn der Erkrankung bei den meisten Fällen von Icterus gravis keine überragende Bedeutung zuzukommen. Jedenfalls muß er nach einer Austauschtransfusion im allgemeinen rasch reversibel sein. Eine beschränkte Schädigung oder sogar ein Untergang von Leberzellen kann andererseits in vivo kaum erkannt werden, da ja die Stoffwechselleistungen auch von einem Teil des Organs lange Zeit voll bewältigt werden können.

Es sei schließlich darauf hingewiesen, daß auch häufig *Veränderungen* an den *Nieren* vorkommen. Neben Blutbildungsherden wird über Eisenspeicherung in den Hauptstücken und über eine trübe Schwellung der Epithelien in den Hauptstücken berichtet (ZOLLINGER). Auch die Glomeruli zeigen gelegentlich Veränderungen, die Basalmembranen der Glomerusschlingen sind ähnlich wie bei den geschädigten Capillaren im Bereich von Blutungen verquollen. In den Harnkanälchen hat ZOLLINGER gelegentlich Hämoglobincylinder, selten ikterische Cylinder und unspezifische Cylinder gefunden. Bei unseren Urinuntersuchungen fiel oft eine vorübergehende Eiweißausscheidung manchmal mit Cylindern und einzelnen Erythrocyten in den ersten Tagen auf. Einmal wurde eine kurze Zeit anhaltende Hämoglobinurie festgestellt. Über längere Zeit bestehende Nierenbefunde fanden sich bei unseren Fällen nicht.

Unter den pathologisch anatomischen Untersuchungsbefunden müssen noch die Veränderungen an der *Milz* hervorgehoben werden. Die fast immer vorhandene Vergrößerung dieses Organs kommt vorwiegend durch eine Verbreiterung der Pulpastränge zustande. Die Follikel sind dagegen stark verkleinert. Sonst fällt neben den auch hier zahlreichen Blutbildungsherden eine Vermehrung der Reticulumzellen mit Speicherung von Eisen, Gallenfarbstoff und Teilen von Erythrocyten auf. ZOLLINGER findet im Gegensatz zu DE LANGE die Sinusendothelien nicht geschwollen.

Den Mitteilungen von ZOLLINGER entnehme ich ferner folgende Hinweise: Neben einer häufig vorhandenen Thymusatrophie findet sich fast regelmäßig beim Icterus gravis eine Atrophie des ganzen lymphatischen Apparates, ähnlich wie auch sonst bei toxischen Prozessen. In den Lungen treten sehr oft Parenchymblutungen auf. Zweimal hat er ulceröse Enterocolitiden gefunden. An den Nebennieren, dem Pankreas und dem Herzen sind keine besonderen Veränderungen festgestellt worden. EGGIMANN berichtet 1949 über eine Pankreasfibrose bei einem totgeborenen Kind mit Hydrops congenitus (s. S. 599). Als Ursache der starken Ödeme beim Hydrops nimmt ZOLLINGER die schon vorher erwähnte Capillarschädigung mit einer Schwellung der Basalmembran an. Er glaubt, daß es sich um eine mit der Antigen-Antikörper-Reaktion in Verbindung stehende Gelverquellung handele. Die sonstigen Organbefunde beim Hydrops unterscheiden

sich nicht wesentlich von denen beim Icterus gravis. Ausführliche Sektions-
berichte bei der Neugeborenenanämie liegen wenige vor. Claireaux weist auf
das Vorhandensein von Blutbildungsherden hin, ferner auf leichte subcutane
Ödeme. Milz und Lebervergrößerungen finden sich auch hier, dagegen fehlen die
Hirnveränderungen.

So bleiben als letztes die Veränderungen an der *Placenta*. Besonders auffällige Befunde sind hier bei Kindern mit Hydrops congenitus vorhanden. Solche
Placenten sind sehr groß und flüssigkeitsreich. Die Zotten zeigen oft ein starkes
Ödem und eine Verquellung der Stromazellen. Ebenso sind die Capillarwände verquollen. Die Langhanssche Schicht ist oft bei der Geburt nicht zurückgebildet.
Ferner besteht eine Wucherung des Syncytiums. Auch bei dem Icterus gravis
sind von Wolfe und Neigus sowie von Hellmann und Hertig ähnliche Placentaveränderungen beschrieben worden. Kline hat in 2 Fällen Verschlüsse
zahlreicher Blutgefäße durch agglutinierte Erythrocyten und Fibrin gefunden
neben Wandnekrosen und Rupturen an kindlichen Placentargefäßen.

Versucht man nach der Beschreibung dieser vielen für die Erkrankung im
einzelnen nicht spezifischen und oft nicht obligaten Symptome einen Überblick
darüber zu gewinnen, welche Organsysteme bei den Neugeborenenerythroblastosen am meisten befallen sind, so sind es vorwiegend das Blut einschließlich der
blutbildenden und der am Blutabbau beteiligten Organe. Die Leber scheint noch
neben der vermehrten Beanspruchung durch den erhöhten Blutzerfall selbst
geschädigt zu sein. Ferner sind es die vom Kernikterus betroffenen Gebiete des
Gehirns, vorwiegend die Basalganglien, und auch die Placenta. Im einzelnen ist
es oft nicht abzugrenzen, wie weit es sich bei den Organschäden um sekundäre
Erscheinungen handelt, oder wie weit eine direkte Schädigung durch die Antikörper angenommen werden kann.

Die eigentliche Todesursache ist bei den einzelnen Kindern oft schwer anzugeben. Die Anämie selbst kommt dafür höchstens bei der Neugeborenenanämie
in Frage. Beim Icterus gravis und dem Hydrops congenitus treten die toxischen
Schädigungen durch die Antigen-Antikörper-Reaktion und die dabei anfallenden
Toxine und Stoffwechselprodukte in den Mittelpunkt. Neben der Schädigung
lebenswichtiger Hirnzentren oder der Leber mögen gelegentlich auch die allgemeinen Capillarveränderungen für den tödlichen Ausgang unmittelbar von
Bedeutung sein.

IV. Das klinische Erscheinungsbild bei den Neugeborenen und die Differentialdiagnose.

An eine *Neugeborenenanämie* wird man denken, wenn bei einem Säugling in
der ersten Lebenswoche oder wenig später nach dem Verschwinden des vielleicht
etwas deutlicheren Neugeborenenikterus eine Anämie auftritt. Verstärkt wird
der Verdacht durch die in vielen Fällen noch nachweisbaren kernhaltigen roten
Blutkörperchen im Ausstrich, ferner durch einen häufig vorkommenden Milz-
und Lebertumor. Eine palpable Milz wird von Åkerren aber auch bei gesunden
Neugeborenen am 3. Lebenstag in 45% angegeben. Die Rh-Faktorbestimmung
bei der Mutter und dem Kind sowie der noch wahrscheinlich positiv ausfallende
Nachweis von Rh-Antikörpern im mütterlichen Blut wird die Diagnose
sichern. Als Differentialdiagnose kommen vorwiegend Blutungen mit Anämie
— z. B. bei Melaena — in Betracht. Dabei muß nach Wiener [4], wenn die
Kinder schon anämisch geboren werden, vor allem an okkulte Placentarblu-
tungen gedacht werden. Beim Vorliegen einer Placenta praevia sind mehrfach
Anämien bei den Neugeborenen beschrieben. Auch wir haben einen derartigen

Fall mit 3,4 Mill. Erythrocyten am 3. Lebenstag beobachtet. Ein Anhalt für eine Rh- oder Blutgruppenunverträglichkeit hat nicht bestanden. Differentialdiagnostisch kommt außerdem wie bei allen anderen Formen der Neugeborenenerythroblastosen eine Lues in Frage. Sie kann durch entsprechende Blutuntersuchungen bei der Mutter und dem Kind und gegebenenfalls auch durch das Fehlen der typischen Knochenveränderungen ausgeschlossen werden. Als große Seltenheiten könnten primäre Blutkrankheiten, wie eine aplastische Anämie, eine thrombopenische Purpura, schließlich ein angeborener hämolytischer Ikterus oder eine Leukämie in Erwägung gezogen werden. Auch die Kinder diabetischer Mütter haben oft eine vermehrte extramedulläre Blutbildung mit Erythroblastämie bei der Geburt (nach SALOMONSEN [2]). Sie sterben oft am 2.—3. Lebenstag.

Beim *Icterus gravis* wird der Haut- und Sklerenikterus gewöhnlich im Laufe des ersten Lebenstages sichtbar und nimmt rasch an Stärke bis zu einer intensiven Gelbfärbung der Haut, Schleimhäute und der inneren Organe zu. Auch das Auftreten eines Ikterus zwischen den ersten 24 und 48 Std. muß noch als verdächtig angesehen werden, denn der gewöhnliche Neugeborenenikterus macht sich meistens erst am 3. oder 4. Lebenstag bemerkbar. Gar nicht so selten werden die Kinder schon ikterisch geboren, dann ist auch gelegentlich das Fruchtwasser und die Vernix caseosa gelb verfärbt. Leichte Grade von Gelbsucht lassen sich anfangs besonders gut an der Nabelschnur erkennen. Auch beim Icterus gravis besteht häufig schon bei der Geburt ein tastbarer Milz- und Lebertumor. Die Vergrößerung dieser Organe kann in den folgenden Tagen noch zunehmen. Ferner sind oft Haut- und Schleimhautblutungen als Petechien oder auch in flächenhafter Ausdehnung erkennbar. Schwere Fälle weisen leichtere Grade von Ödemen auf. Bei einem von uns behandelten Kind waren sie vor allem in der Hals- und Nackenregion lokalisiert. Die häufig vorhandene Anämie fällt oft wegen der starken Gelbfärbung der Haut nicht sogleich auf. Auch hier erhärten die Blutbildbefunde und der serologische Nachweis einer Rh- oder Blutgruppenunverträglichkeit die Diagnose. Außer im mütterlichen Blut sind die blockierenden Antikörper in solchen Fällen mit entsprechenden Methoden (Konglutination nach WITEBSKY oder Coombs-Test) zumeist auch an den kindlichen Erythrocyten nachweisbar. Differentialdiagnostisch kommen neben den schon bei der Neugeborenenanämie erwähnten Krankheiten u. U. eine angeborene Toxoplasmose, vor allem aber eine Gallengangsatresie oder eine Sepsis in Frage. Beide Erkrankungen pflegen mit einem stärkeren Ikterus einherzugehen. Zum Bild der Sepsis gehören auch gelegentlich kleine Hautblutungen, ein Milztumor und eine Anämie. Auch das Auftreten von kernhaltigen roten Blutkörperchen in mäßigem Umfang spricht in den ersten Tagen nicht gegen eine Sepsis. Fieber können Neugeborene auch bei der Sepsis vermissen lassen. Allerdings pflegt das volle Bild einer so schweren Sepsis doch erst nach einigen Tagen ausgeprägt zu sein, und häufig weisen entzündliche Veränderungen z. B. im Bereich des Nabels auf die Infektion hin. Bei einem Verschluß der Gallenwege, der meistens auf einer Gallengangsatresie beruht oder in ganz seltenen Fällen durch eine Kompression bedingt ist, kann ebenfalls bald nach der Geburt ein stärkerer Ikterus auftreten. Die für den Okklusionsikterus besonders charakteristische Bilirubinurie kommt auch gar nicht selten beim Icterus gravis vor. Acholische Stühle können nach OPITZ beim Gallengangsverschluß in den ersten Wochen fehlen, da in dieser Zeit noch eine Bilirubinausscheidung durch die Darmschleimhaut möglich ist. Andererseits kommen auch beim Icterus gravis gelegentlich helle Stühle vor. Eine verstärkte Blutungsneigung pflegt beim Verschlußikterus erst in späteren Stadien aufzutreten, ein Milz- und Lebertumor fehlt gewöhnlich beim Gallengangsverschluß.

Nach CAPPELL und MCFARLANE sowie WYATT, SAXTON, LEE und PINKERTON besteht klinisch eine sehr große Ähnlichkeit zwischen einem Rh-bedingten Icterus gravis und einer Neugeborenenerkrankung mit generalisiertem Auftreten von Einschlußkörperchen in den verschiedensten Organen (generalized cytomegalic inclusion disease nach WYATT und Mitarbeitern). Wahrscheinlich handelt es sich hierbei um eine diaplacentare Virusinfektion. Latente Formen mit einem Auftreten solcher Einschlußkörperchen nur in den Speicheldrüsen sollen relativ häufig vorkommen (nach MCCORDOCK und SMITH in 10% bei 60 Sektionen von totgeborenen und anderen Kindern, nach FARBER und WOLBACH in 12% bei 183 Sektionen von Kindern unter 17 Monaten und nach PRAWIROHARDZO sogar in 32% aller Sektionen bei Kindern). Verbreitet sich die Erkrankung auf andere vorwiegend viscerale Organe — Respirationstrakt, Nieren, Leber, Pankreas, seltener auf die Schilddrüse, die Nebennieren, das Gehirn usw. —, so ergeben sich erhebliche klinische Parallelen zum Icterus gravis. WYATT und Mitarbeiter haben solche generalisierten Fälle 5mal unter 461 Sektionen (1,1%) von Totgeburten und Kindern unter 5 Jahren gefunden, FARBER und WOLBACH geben sie in 1,2% bei 183 Sektionen von Kindern unter 17 Monaten an. Neben der Gelbsucht sind bei den erkrankten Säuglingen Erythroblastämien, Hepato- und Splenomegalien sowie Purpuraerscheinungen beschrieben. Auch die Laboratoriumsbefunde zeigen große Ähnlichkeiten zum Icterus gravis. Pathologisch-anatomisch lassen sich diese Erkrankungen durch die als pathognomonisch angesehenen besonderen Riesenzellen mit Einschlußkörperchen in Kern und Plasma erkennen. Ihre klinische Abgrenzung vom Icterus gravis dürfte auf erhebliche Schwierigkeiten stoßen. Wegen des häufigen Befallenseins der Nieren von der Einschlußkörperkrankheit könnte die Diagnose vielleicht gelegentlich durch den Nachweis von spezifischen Zellen mit Einschlußkörperchen im Urin gestellt werden.

Die für einen *Kernikterus* typischen Zeichen treten gewöhnlich erst einige Zeit nach der Geburt am dritten und vierten Lebenstag, gelegentlich noch später, oder auch am ersten oder zweiten Tag auf. Eine Opisthotonushaltung sowie Hypertonien anderer Muskelgruppen, Benommenheit wechselnd mit motorischer Unruhe und Krämpfen sind die hervorragendsten Zeichen. Die Nahrungsaufnahme stößt oft auf Schwierigkeiten. Gewöhnlich sterben diese Kinder in den ersten Lebenstagen. Die eben geschilderten Symptome sind aber noch nicht pathognomonisch für einen Kernikterus. Nach CLAIREAUX zeigen sie zunächst nur die cerebrale Irritation an, gewinnen allerdings in Verbindung mit einem Icterus gravis an prognostischer Bedeutung. Der Kernikterus kann andererseits während des akuten Stadiums larviert fast ohne Symptome verlaufen. Als verdächtige Zeichen werden von DEREYMAEKER eine auffällige Ruhe, erhebliche Inappetenz, verzögertes Schlucken und allgemeine nervöse Zeichen angeführt. Auch diese Kinder können plötzlich infolge einer Bulbärparalyse mit Apnoe, der geläufigsten unmittelbaren Todesursache des Kernikterus sterben oder später die typischen Störungen zeigen. Ein entsprechender Fall wurde in unserer Klinik beobachtet.

Das Kind Fö. (Mutter rh, im Serum agglutinierende und blockierende Antikörper gegen D, Kind Rh) wurde mit einem etwas intensiven Neugeborenenikterus am 4. Tag eingewiesen. Es war matt und verschlafen, trank schlecht. Der Ikterus war schon am 11. Lebenstag ohne Behandlung völlig abgeblaßt. In der 4. Lebenswoche entwickelte sich eine typische Neugeborenenanämie, die sich nach einer kleinen Bluttransfusion besserte. Mit 7 Wochen wurde das Kind in gutem Allgemeinzustand entlassen und zeigte auch bei einer Kontrolluntersuchung im 5. Lebensmonat keine nervösen Ausfallserscheinungen. Erst bei der nächsten Kontrolle mit 14 Monaten konnte eine typische Athetose mit Hypertonien der Beinmuskulatur bei anscheinend nicht gestörter Intelligenz festgestellt werden.

Überleben die Kinder die akute Erkrankung, so treten im jetzt folgenden chronischen Stadium charakteristische Ausfallserscheinungen auf. LANDE teilt sie je nach dem Sitz der Schädigung in 4 Gruppen ein, die sich beim einzelnen Patienten häufig kombinieren. Bei Zerstörungen im Globus pallidus und im Striatum kommt es zum Bild der Athetose. Veränderungen im pyramidalen und extrapyramidalen System rufen spastische Lähmungen hervor. Ataxien und Gleichgewichtsstörungen entstehen durch Ausfälle im Cerebellum. In der letzten Gruppe stehen atonische Diplegien im Vordergrund. Dazu kommen nicht selten Hirnnervensymptome wie Blindheit und Taubheit, Abducenslähmungen usw. DEREYMAEKER unterscheidet Störungen des Muskeltonus (Spasmen, Hypertonien, Hypotonien), unwillkürliche Bewegungen (Zittern, Muskelklonus, Krämpfe), psychische Irritationen (Somnolenz oder Hyperagilität, durchdringendes Schreien, Appetitlosigkeit, Schlafstörungen) sowie Schädigungen der Hirnnerven teilweise mit Schluck- und Atemstörungen. Oft bestehen starke Ähnlichkeiten zum Syndrom der LITTLEschen Krankheit. Auch die geistige Entwicklung solcher Kinder kann oft merklich verzögert sein oder ganz darniederliegen. Andererseits sind bei 68 Kindern, die von einem Icterus gravis ohne motorische Störungen genasen, nach GERVER und DAY bei Prüfung mit dem Stanford-Binet-Test nur ganz geringe Beeinträchtigungen der Intelligenz im Vergleich mit den gesunden Geschwistern nachgewiesen worden. Von der günstigen Prognose nach der Genesung ohne motorische Störungen braucht danach nicht abgegangen zu werden. Wir haben unter unseren poliklinischen Patienten in der letzten Zeit 3 Kinder mit den Folgeerscheinungen eines Kernikterus beobachtet. Ein 15-jähriger Knabe hat eine ausgesprochene Athetose und ist hilfsschulfähig. Bei einem andern Knaben stehen Gleichgewichtsstörungen mit Ataxien und Spasmen der Extremitätenmuskulatur im Vordergrund. Dieses Kind ist debil. Als idiotisch muß wohl ein $1^1/_2$jähriges Mädchen mit Muskelspasmen und Athetose bezeichnet werden. Bei ihm hat sich eine ausgesprochene Mikrocephalie entwickelt.

Überlebt ein Kind einen Icterus gravis, so können außer den Folgen eines Kernikterus noch *andere Organschäden* zurückbleiben. So z. B. eine Lebercirrhose und vielleicht auch eine Pankreasfibrose. Glücklicherweise werden derartige Folgezustände aber nur verhältnismäßig selten beobachtet. DRUMMOND und WATKINS berichten 1946 über Spleno- und Hepatomegalien bei mehreren Kindern von Rh-sensibilisierten Müttern. In den Geburtenanamnesen sind Icterus-gravis-Fälle und Totgeburten bei Geschwistern geschildert. Die Kinder sind zur Zeit der Untersuchung 13, 9 und 6 Jahre alt und zeigen außer der anscheinend schon seit der Säuglingszeit vorhandenen Vergrößerung von Leber und Milz keine besonderen Krankheitszeichen. NUSSEY hält in einem Teil der Fälle von Banti-Syndrom einen Zusammenhang mit einer Rh-Schädigung in der Neugeborenenperiode für möglich. Er schildert die Erkrankung bei 3 Rh-Geschwistern. Das erste Rh-Kind und ein rh-Kind dieser Familie sind gesund. Die Blutgruppe der Mutter wurde mit A rh, die des Vaters mit A Rh bestimmt. Auch wir beobachteten bei einem von uns erfolgreich mit einer Austauschtransfusion behandelten Kind Rd. noch mit $1^1/_2$ Jahren eine derbe Lebervergrößerung. Die Milz war um das erste Jahr nur vorübergehend auch etwas hart tastbar. Die mehrfach durchgeführten Leberfunktionsproben (Bilirubin im Serum, Weltmann, Takata-Ara, Cadmiumsulfatprobe, sowie die Urobilin- und Urobilogenausscheidung) zeigten keine Abweichungen von der Norm. Das Kind entwickelte sich sonst zufriedenstellend. Mit 15 Monaten lief es allein, war sehr munter und an seiner Umgebung interessiert. Nach 2 Jahren und 3 Monaten war die Lebervergrößerung verschwunden.

Einen *Hydrops congenitus* wird man an ausgedehnten Ödemen mit Auftreibung des Abdomen erkennen. Letztere wird durch die ebenfalls starke Leber- und Milzvergrößerung, aber auch durch den gewöhnlich vorhandenen Ascites hervorgerufen.

Auch im Bereich des Thorax kommen seröse Ergüsse vor. Dem Geburtshelfer fällt die Vergrößerung der Placenta auf. Differentialdiagnostisch kommen neben der Lues angeborene Veränderungen, die Anlaß zur Bildung von Ödemen geben können, in Frage — z. B. Mißbildungen des Herzens. Von einer Reihe von Autoren wird beim Hydrops congenitus neuerdings auch wieder auf Ödeme bei den Müttern hingewiesen (Bromberg und Polishuk, Zollinger). Solche Kinder mit Hydrops congenitus sterben während der Geburt oder wenige Stunden danach. Häufig wird auch ein intrauterines Absterben der Feten beobachtet. Sie können dann maceriert geboren werden. Es ist bemerkenswert, daß von manchen Autoren (Bromberg und Polishuk, Chesner und Mitarbeiter, Potter) auf Grund von einzelnen, besonderen Beobachtungen an die Möglichkeit eines von der Rh-Sensibilisierung abweichenden Entstehungsmechanismus für manche Hydrops-fälle gedacht wird. Nach diesen Mitteilungen ist ein Hydrops schon beim ersten Kind aufgetreten und hat sich in den folgenden Schwangerschaften im allgemeinen nicht wiederholt. Es sind auch später keine anderen Formen der fetalen Erythroblastosekrankheit aufgetreten. Dagegen ist bei den Müttern in diesen Fällen mehrfach eine Präeklampsie mit Ödemen und Hypoproteinämie beobachtet worden. Bromberg und Polishuk halten es für möglich, daß ein Hydrops unabhängig von einer Blutfaktorenunverträglichkeit auch durch andere Ursachen, die zu einer Hypoproteinämie führen, hervorgerufen werden kann. Auch beim Rh-bedingten Hydrops congenitus sind wohl infolge des Leberschadens Hypoproteinämien von Jacobi, Litvak und Gruber beschrieben worden. Wir beobachteten eine Familie, bei deren erstem Kind 1943 ein Hydrops congenitus diagnostiziert und durch die Autopsie bestätigt wurde, ohne daß die Mutter vorher Bluttransfusionen erhalten hatte. 6 Jahre später konnten in einer zweiten Schwangerschaft bei der 0 Rh-Mutter keine Antikörper gegen die 0 rh-Erythrocyten des Ehemannes nachgewiesen werden. Das spontan geborene zweite Kind wies keinerlei Zeichen einer Erythroblastose auf.

E. Behandlungsmöglichkeiten bei den fetalen Erythroblastosen.

I. Bluttransfusionen.

In den einleitenden Abschnitten war mehrfach kurz auf Behandlungsverfahren hingewiesen worden, die sich aus den verschiedenen früheren Anschauungen über die Ursache der fetalen Erythroblastosen ableiteten. Hierbei zeigte es sich, daß die Neugeborenenanämie in der Regel leicht therapeutisch zu beeinflussen ist, während beim Hydrops congenitus eine durchaus ungünstige Prognose besteht. Auch beim Icterus gravis, der ohne Behandlung in 50—80% der Fälle zum Tode führt, konnten nennenswerte Erfolge nicht erzielt werden, weder mit besonderen Diäten während der Schwangerschaft (Darreichung von Leber oder Vitaminen), noch mit Hormongaben an die Neugeborenen oder auch mit Dauerinfusionen (nach Willi) war eine Besserung möglich. Etwas günstiger lagen die Verhältnisse bei der Behandlung mit Bluttransfusionen, die von de Lange und Arntzenius 1929, sowie von Kleinschmidt 1930 zur Bekämpfung der Symptome des Blutzerfalls beim Icterus gravis vorgenommen wurden. Häufiger wurden danach Besserungen und Heilungen beschrieben, die aber wegen der Kleinheit des Materials der einzelnen Kliniken statistisch kaum zu erfassen waren. Die Behandlung mit Bluttransfusionen erlangte besondere Bedeutung durch die Rh-Theorie.

Zunächst erhob sich die Frage, ob dem kranken Neugeborenen Rh- oder rh-Blut transfundiert werden sollte. Aus früheren Erfahrungen war bekannt, daß bei der Verwendung von Rh-Blut (z. B. vom Vater) gelegentlich Besserungen erzielt werden konnten und nur selten nach einer solchen Transfusion eine akute

Verschlechterung auftrat. Allerdings stiegen öfter die Werte von Hämoglobin und Erythrocyten auch nach größeren Transfusionen nur verhältnismäßig wenig an. HUTH [2] und MAINKA beschrieben anschließend an Rh-Transfusionen bei einem Icterus gravis am 23. Tag bzw. bei einer Neugeborenenanämie eine Verstärkung des Ikterus mit Zunahme des Bilirubins im Serum. PACHE sah nach Bluttransfusionen eine verstärkte Bilirubinurie. Bald zeigte es sich jedoch, daß durch die Übertragung von rh-Blut deutlich bessere Erfolge zu erzielen waren. PARSONS [2] konnte z. B. durch rh-Transfusionen die Letalität auf 29,3% senken, während sie noch 50,5% betrug, wenn bei den Spendern nur die ABO-Gruppe berücksichtigt worden war. Auch die Untersuchungen von MOLLISON [1] über die unterschiedliche Lebensdauer transfundierter rh- und Rh-Erythrocyten aus Blutgemischen bei Kindern mit Icterus gravis sprachen sehr für die Überlegenheit der rh-Erythrocyten. Letztere waren noch nach 8—12 Wochen im kindlichen Blut nachweisbar, während Rh-Erythrocyten schon nach wenigen Tagen nicht mehr gefunden werden konnten. Die theoretischen Überlegungen von DARROW (zitiert nach ANSELMINO und FINCK), VAUGHAN (1945) und auch von DAHR und MANZ (1948), die durch die Übertragung von Rh-Blut die Antikörper von den kindlichen auf die transfundierten Erythrocyten ablenken wollen, werden von klinischer Seite zurückhaltend betrachtet. Hat man doch Anlaß, wenigstens in einem Teil der Krankheitssymptome nicht eine direkte Antigen-Antikörperwirkung, sondern die Folgen der eingetretenen Hämolyse zu sehen. Die Übertragung von Rh-Blut kann vielleicht zu einer Absättigung der Rh-Antikörper führen, die dabei akut entstehenden Blutzerfallsprodukte gefährden das Kind aber erneut. Der Vorteil der Übertragung von rh-Blut wird gerade in der Verminderung der Hämolyse gesehen. Solche Transfusionen mit rh-Blut stellen heute die Methode der Wahl bei den Neugeborenenanämien dar. Beim Icterus gravis wird man sie nur in Ausnahmefällen, wenn eine Austauschtransfusion nicht möglich ist, anwenden. Dabei werden meistens die sonst für Säuglinge üblichen Dosen überschritten, so daß bis zu 100 cm³ auf einmal injiziert werden. Häufig werden mehrfach Transfusionen wegen des erneuten Absinkens des Hämoglobins durchgeführt (s. S. 642).

Von einzelnen Autoren werden Transfusionen von sedimentierten und gegebenenfalls noch gewaschenen Erythrocytenkonzentraten besonders empfohlen. Man geht dabei von Überlegungen über die besonderen Verhältnisse des Protein X beim Neugeborenen aus. Eine Konglutination von Rh-Erythrocyten mit blockierenden Rh-Antikörpern kann ja im allgemeinen mit dem Serum oder Plasma von Neugeborenen in vitro nicht herbeigeführt werden. Nach WIENER, HURST und SONN sowie WITEBSKY, RUBIN und BLUM reifen die hierzu notwendigen Proteine erst allmählich. Das bedeutet, daß man durch eine Transfusion von Erwachsenenplasma beim Neugeborenen infolge der damit verbundenen Zufuhr des fehlenden Proteins eine plötzliche Verklumpung der bereits mit blockierenden Antikörpern besetzten Erythrocyten mit allen ihren Folgen hervorrufen könnte. PENNELL empfiehlt deshalb nur Blutkörperchensedimente zur Transfusion beim Icterus gravis anstelle von Austauschtransfusionen. Er führt die dabei von ihm gesehenen günstigen Erfolge — von 28 so behandelten Kindern mit Icterus gravis starben nur 3 — außer auf die angeführte fehlende Aktivierung von blockierenden Antikörpern auch auf den Wegfall der Citratzufuhr zurück. Will man die Befunde über das allmähliche Entstehen des Proteins zur Deutung des Krankheitsverlaufes heranziehen, so ergeben sich freilich gewisse Schwierigkeiten, denn es ist schwer verständlich, warum die hämolytischen Krankheitserscheinungen ganz überwiegend unmittelbar post partum stürmisch einsetzen und auch schon pränatal nachweisbar sind, obwohl eine für die Wirkung der blockierenden

Antikörper geeignete Serumeiweißzusammensetzung noch gar nicht vorhanden ist. Wären allein die Eiweißverhältnisse für diese Wirkung verantwortlich, so müßte man doch den Beginn des Krankheitsbildes oder zumindest eine erhebliche Verschlechterung zu einem späteren Termin erwarten. Der gewöhnliche Krankheitsverlauf muß daher noch durch andere Faktoren eingeleitet werden.

Wie weit in der Praxis die Injektion von plasmafreien Erythrocyten den Transfusionen von Vollblut überlegen ist, kann erst nach weiteren Beobachtungen entschieden werden. Über die Vorteile der Verwendung von gewaschenen Erythrocyten der Mutter bei Erythroblastosen, die auf einer andersartigen vom üblichen rh-Rh-Schema abweichenden Isoimmunisierung beruhen, wird später berichtet.

Im allgemeinen kann man von einer Zufuhr von rh-Blut eine Besserung der Anämie erwarten und annehmen, daß die transfundierten roten Blutkörperchen nicht von den mütterlichen Rh-Antikörpern zerstört werden. Die weitere Hämolyse der kindlichen Erythrocyten wird man nicht verhindern können. Nach den Beobachtungen über die als Folge der Hämolyse oder durch direkte Antikörperwirkung entstehenden schweren Organveränderungen beim *Icterus gravis* ist es verständlich, daß man mit einer solchen Therapie nur einen Teil der Fälle wird am Leben erhalten können. Außerdem wird man in einer relativ großen Zahl mit cerebralen Schädigungen infolge eines Kernikterus rechnen müssen. Wiener und Wexler [2] haben bei Behandlung des Icterus gravis mit einfachen rh-Transfusionen in 4 von 25 Fällen (16%) derartige Störungen gesehen. Zuelzer hat neurologische Spätschäden 8 mal bei 25 Fällen (32%) beobachtet. Bei der *Neugeborenenanämie* genügt wegen des weniger stürmischen Krankheitsgeschehens die Bekämpfung der Anämie. Auch hier wird man unbedingt rh-Blut verwenden, da bis etwa 6—8 Wochen nach der Geburt mit dem Vorhandensein von Rh-Antikörpern gerechnet werden muß.

II. Die Austauschtransfusion.

Wendet man anstelle einer gewöhnlichen Transfusion oder einer Übertragung von sedimentierten, kompakten Erythrocyten eine sogenannte Austauschtransfusion an — der Name „Exchange Transfusion" wurde 1938 von Thalhimer und Mitarbeitern bei Versuchen an einem nephrektomierten Hund eingeführt —, so erzielt man neben der Bekämpfung der Anämie einen weitgehenden Ersatz des Rh-kindlichen Blutes durch rh-Spenderblut. Ferner werden die an den kindlichen Erythrocyten haftenden blockierenden Rh-Antikörper sowie im Serum vorhandene freie Rh-Antikörper entfernt. Daneben werden Blutzerfallsstoffe, u. a. Bilirubin, herausgespült. Die Rh-Antikörper oder auch das Bilirubin werden aber, wie Untersuchungen von Mollison sowie Wiener, Wexler und Grundfast zeigen, auch bei einem fast vollständigen Ersatz des kindlichen Blutes durch Spenderblut längst nicht so weitgehend wie z. B. zunächst die kindlichen Erythrocyten entfernt. Diese Stoffe sind nicht nur im Plasma, sondern auch in der Gewebsflüssigkeit vorhanden und strömen von hier rasch in das Plasma zurück. So kann nur ein Teil entfernt werden (vgl. hierzu auch S. 641).

Bei der fetalen Erythroblastose wurde eine Transfusion in die Vena saphena mit gleichzeitigem Aderlaß aus dem Sinus longitudinalis erstmalig 1925 von Hart (Canada) beschrieben. Es handelte sich um das 8. Kind einer Familie. Nur das 1. Kind lebte, 6 Geschwister waren in den ersten Lebenstagen an schwerem Ikterus erkrankt und gestorben. Das mit der Transfusion behandelte Kind konnte gerettet werden. Trotz dieses eindrucksvollen Erfolges wurden bis zur Herausstellung der Rh-Faktor-Theorie keine weiteren Veröffentlichungen über diese Behandlungsmethode bekannt. Nachdem die serologischen Befunde bei der Erkrankungsgruppe einigermaßen fundiert erschienen, wurden Austauschtransfusionen mit unterschiedlicher Methode in verschiedenen Kliniken durchgeführt. WIENER und WEXLER [4] versuchten 1944 in Einzelfällen derartige Transfusionen mit mehreren Entnahmestellen. WALLERSTEIN beschrieb 1947 seine Erfahrungen mit einem ähnlichen Verfahren wie HART. Er injizierte das Spenderblut in eine periphere Vene und entnahm aus dem Sinus. Oder er ließ das kindliche Blut aus dem distalen Ende der Armvene ausfließen und injizierte in das proximale. DIAMOND [3] gab eine Methode an, nach welcher feine *Katheter in die Nabelvene* eingeführt und abwechselnd Spenderblut injiziert und kindliches Blut abgesaugt wurden. Er benutzte Polyvinyl-Spezialkatheter aus einem durchsichtigen, biegsamen Material mit besonders glatter Oberfläche zur Herabsetzung der Blutgerinnung[1].

In den Niederlanden werden nach Angaben von VAN LOGHEM und Mitarbeitern anstelle dieser plastischen Katheter Gumminélatonkatheter No VI (innerer Durchmesser 1 mm, äußerer Durchmesser 2,6 mm) oder No VIII (innerer Durchmesser 1,5 mm, äußerer Durchmesser 3,1 mm) verwendet. Das eingeführte Katheterende wird entweder glatt abgeschnitten oder es ist besonders konstruiert. Zur Beobachtung setzen diese Autoren ein Glasröhrchen vor die Katheter.

Da die Nabelvene nach Angaben von DIAMOND nur etwa 36 Std. lang vom Nabelschnurrest aus durchgängig ist, sind für später noch notwendig werdende Transfusionen von ARNOLD und ALFORD sowie von PINKUS andere Wege angegeben worden. ARNOLD und ALFORD haben einen plastischen *Katheter durch die Vena saphena*, die sie dicht unterhalb des Leistenbandes eröffnen, in die Vena iliaca com. bzw. in die Vena cava eingeführt. Nach PINKUS soll die *Nabelvene bei chirurgischer Freilegung in der Bauchwand* mit Querschnitt dicht oberhalb des Nabels im Gegensatz zum Nabelschnurteil noch 2 Wochen bis 3 Monate nach der Geburt durchgängig sein. Er leitet deshalb den Katheter von einer solchen Incisionsstelle aus in die Vene ein. Über größere Erfahrungen mit dieser Methode berichten GUINAND-DONIOL und THÉLIN. WIENER-WEXLER [4] empfehlen, die *Zufuhr* des Spenderblutes *und* die *Abnahme* des kindlichen Blutes *an 2 verschiedenen Gefäßen* vor sich gehen zu lassen. Sie verwenden als Injektionsvene vorwiegend die Saphena am inneren Knöchel und lassen das Blut aus der Arteria radialis ausströmen. Um die Blutgerinnung für die Dauer des Eingriffes herabzusetzen, spritzen sie zu Beginn und nach der Injektion von 250 cm³ Blut je 200 Einheiten (0,2 cm³) Heparin. Diese Heparinanwendung wurde auch von VOGEL empfohlen. Andere Autoren (VAN LOGHEM und Mitarbeiter, WALLERSTEIN und andere) fürchten danach eine verstärkte Blutungsneigung und wenden kein Heparin an. WIENER und WEXLER [4] sehen es als Vorteil ihrer Methode an, daß eine gewisse Unsicherheit bezüglich der Lage des Katheters fortfällt. Für die Nabelvenenmethode geben VAN LOGHEM, VAN BOLHUIS, SOETERS und VEENEKLAAS an, daß ein Einführen des Katheters für 6—8 cm oft genügt. Das Katheterende liegt dann noch in der Nabelvene. Wird der Katheter 12—14 cm weit eingeführt, so erreicht er die Vena cava. Ein Stopp bei etwa 11 cm zeigt an, daß der Katheter in einen Pfortaderast geglitten ist. An der Leiche haben wir einen sicheren Wider-

---

[1] Plastische Katheter können durch The Telegraph Construction and Maintenance Co. Ltd. Telcon Workes, Greenwich, London als 1 mm bore, 0,25 ml. wall Telecothene Sleeving bezogen werden. Sie werden durch häufigeres Kochen unelastisch und werden deshalb chemisch — mit Zephirol — keimfrei gemacht. Nach unseren Erfahrungen tritt nach längerem Lagern eine leichtere Blutgerinnung in den Kathetern auf.

stand weder beim Hineingleiten des Katheters ins rechte Herz noch beim Hin-
durchgleiten in die Cava sup. festgestellt. Durch dieses blinde Arbeiten kann
gelegentlich ein großer Teil des Spenderblutes gleich wieder abgesaugt werden,
falls das Katheterende in einer weiten Vene mit langsamem Abfluß liegt. Auch
Verletzungen der Venenwand können unter Umständen durch das Einführen des
Katheters hervorgerufen werden. Wir haben autoptisch einmal einen kleinen,
an der Wand der Vena iliaca com. haftenden flottierenden Thrombus nach dem
Einführen des plastischen Katheters (von der Vena saphena aus) gefunden.

In unserer Klinik wurden verschiedene Methoden angewandt. Zunächst gingen wir etwa
entsprechend der WIENERschen Mitteilung vor, ließen das kindliche Blut aus der *Arteria
radialis* ausströmen und führten das Spenderblut durch eine *periphere Vene* zu — entweder
am Schädel, in der Ellenbeuge oder am Bein — teilweise nach einer Venesectio. Die Arteria
radialis wurde dicht oberhalb des Handgelenks nach einem Längsschnitt stumpf freigelegt
und nach oben und unten durch je einen nicht geknüpften Haltefaden gesichert, der nach
Beendigung des Eingriffes zur Unterbindung gebraucht wurde. Mit einer sehr feinen Schere
wurde etwa im Winkel von 30° ein recht kleiner, schräger Schnitt in die Wand der Arterie
ausgeführt. Auch uns erwies sich, ebenso wie WIENER und WEXLER [4], das Einführen einer
Kanüle in das Arterienlumen wegen der oberhalb der Kanülenspitze auftretenden reflekto-
rischen Kontraktion des Gefäßes mit Thrombosierung als unzweckmäßig. Wir ließen deshalb
das Blut direkt aus der Arterie in einen kleinen Glastrichter spritzen und fingen es aus dem
Trichter in einem Meßkolben auf. Die in die Vene eingespritzte Blutmenge wurde genau auf
die herausgeflossene Menge eingestellt. Bei einer bestehenden Anämie wurden im Verlauf der
Transfusion etwa 50, nach WIENER und WEXLER [4] bis 100 cm³ Blut mehr injiziert als
abflossen. Das Tempo hing im Einzelfalle etwas von der Größe des in der Arteria radialis
entstandenen Loches ab. WIENER und WEXLER [4] haben eine Mindestdauer von etwa
90 min für den Austausch von 1000 cm³ Blut angegeben. Wir dehnten den Eingriff im allgemeinen etwas länger (auf 2—4 Std.) aus und führten etwa 800 cm³ Blut ohne vorherige
Heparingabe zu. Nach dem Abschluß der Transfusion wurde die Arteria radialis oberhalb
und unterhalb der Incisionsstelle unterbunden. Das wird von den Neugeborenen wegen der
ausgedehnten Kollateralen ohne Störungen vertragen. Der Wundverschluß erfolgte nach den
gebräuchlichen chirurgischen Regeln. Eine erschwerte Wundheilung wurde gelegentlich
infolge des langen Offenseins der Wunde beobachtet. Wegen der langen Dauer des Eingriffs
mußte auch in gewissem Grade mit geringer Verunreinigung des zugeführten Blutes durch
Luftkeime gerechnet werden. Wir gaben, nachdem sich bei einem unserer ersten Fälle nach
der Austauschtransfusion eine Sepsis entwickelt hatte, vorsorglich in den auf die Transfusion
folgenden Tagen Penicillin per os (20 000 E pro kg als Tagesmenge in 8 Dosen).

Nachdem uns 1948 freundlicherweise von Herrn Professor CAPPELL aus Glasgow plastische
Katheter zur Verfügung gestellt wurden, führten wir eine Reihe von Austauschtransfusionen
durch die *Nabelvene* nach DIAMOND aus. In der dicht vor dem Hautansatz frisch durchschnit-
tenen Nabelschnur wurde die Vene aufgesucht und in diese etwa 10—11 cm weit ein plasti-
scher Katheter eingeführt. Der Katheter wurde an ein Dreiwegehahnsystem mit möglichst
kurzen Schläuchen, um den toten Raum zu verringern, angeschlossen[1]. Immer abwechselnd
wurden 10 oder auch 20 cm³ Spenderblut eingespritzt und eine entsprechende Menge kindlichen Blutes abgesaugt. In der Gesamtmenge wurden wieder etwa 50 cm³ Blut mehr zugeführt. Auch bei dieser Technik dehnten wir die eigentliche Transfusion im allgemeinen auf
2—3 Std. aus. Nach der Beendigung des Eingriffes wurden die Nabelschnurgefäße um-
stochen und der Stumpf steril verbunden.

Bei einigen unserer Patienten war die Nabelvene für den Katheter infolge besonderer
Krümmungen oder Thrombosierungen nicht durchgängig. Bei ihnen legten wir nach einem
Querschnitt 1—2 cm unterhalb des Leistenbandes an der Innenseite eines Oberschenkels
etwa am unteren Rande des Fossa ovalis die *Vena saphena* nach den Angaben von ARNOLD
und ALFORD stumpf 1—1½ cm lang frei. Vorsorglich zunächst nicht geknüpfte Unter-
bindungsfäden wurden proximal und distal unter dem Gefäß hindurchgezogen. Wieder mit
einer feinen Schere wurde das Lumen durch einen schrägen Wandschnitt eröffnet, wodurch
sich ebenso wie bei der Arteria radialis ein kleiner Lappen aufklappen ließ. Vorsichtig wurde
meistens nach einer leichten Dehnung zwischen den Branchen einer sehr feinen anatomischen
Pinzette der Katheter eingeführt und etwa 10 cm oder auch wenig weiter vorgeschoben, bis
das Blut in rascher Tropfenzahl herausfloß und sich nach dem Ansetzen einer Spritze ohne

---

[1] Von SCHÄFER wird anstelle des bei uns verwendeten üblichen Dreiwegehahn-
systems ein besonderer Apparat für die Austauschtransfusion (Zusatzgerät zum BRAUNschen
Bluttransfusionsgerät) angegeben (Firma B. Braun, Melsungen).

Schwierigkeiten absaugen ließ. Dann wurde an den Katheter wieder ein Dreiwegehahnsystem angeschlossen und gerade so wie bei der Nabelvenenmethode in gleichmäßigem Rhythmus Blut injiziert und dem kindlichen Kreislauf entnommen. Gelegentlich wurden die Spritzen auch bei den Nabelvenentransfusionen direkt mit einer Flügelkanüle an den Katheter angesetzt. Nach beendeter Transfusion erfolgte die übliche chirurgische Versorgung.

Das Spenderblut wird von fast allen Beschreibern zur Verhinderung der Gerinnung mit *Natriumcitrat* versetzt, häufig mit einem Zusatz von Traubenzucker. WIENER und WEXLER [4] mischen unter 500 cm³ Blut 60 cm³ 3%ige Natriumcitratlösung. VAN LOGHEM und Mitarbeiter geben zu 500 cm³ Blut 90 cm³ einer 3,3%igen Natriumcitrat- und 15%ige Glucose enthaltenden Lösung. MOLLISON (nach VAN LOGHEM und Mitarbeiter) setzt zu 500 cm³ 50 cm³ einer 5%igen Natriumcitrat- und 6%igen Glucose-Lösung. Wir haben etwa diesen Angaben entsprechend auf 400 cm³ (der üblichen Menge eines der Spender) 40 cm³ 5%ige Natriumcitratlösung und 20 cm³ 20%igen Traubenzucker gegeben. Auch in Amerika wird für die Austauschtransfusionen nach den Angaben von WIENER und WEXLER [4] nur *Frischblut*, kein Konservenblut verwendet, nachdem sie gefunden haben, daß Nachtransfusionen wegen eines an die Austauschtransfusion anschließenden Absinkens von Hämoglobin und Erythrocyten besonders nach der Verwendung von Konservenblut notwendig werden. Es sei an dieser Stelle auf die besondere Gefährlichkeit einer Transfusion von überhitztem Blut hingewiesen. Mit schwerer Hämolyse muß danach gerechnet werden. Im Zusammenhang mit der Austauschtransfusion deutet unter anderen ARNOLD auf diese Gefahr hin.

Interessant ist eine Mitteilung von ALLEN, DIAMOND und WATROUS, nach der die Aussicht des Überlebens der Kinder bei Blutübertragungen von Spenderinnen günstiger sind als bei Transfusionen von männlichen Spendern. Von 137 Kindern, die Austauschtransfusionen von Blutspendern erhielten, starben 27 (19,7%). Dagegen blieben die 42 Kinder, bei denen die Transfusionen mit Blut von Spenderinnen durchgeführt wurde, am Leben. Die Häufigkeit des trotz dieser Behandlung aufgetretenen Kernikterus wich dagegen in beiden Gruppen nicht wesentlich voneinander ab.

WIENER und WEXLER [4] machen noch auf einen besonderen Gesichtspunkt in bezug auf die ABO-Gruppe der zu wählenden rh-Spender aufmerksam. Bei Unverträglichkeit der ABO-Gruppen von Mutter und Kind kann es neben einer Rh- auch zu einer A- oder B-Sensibilisierung der Mutter mit Übertritt entsprechender Antikörper gekommen sein. Überträgt man dann der A-, B- oder AB-Blutgruppe des Kindes entsprechendes rh-Spenderblut, so würden die transfundierten Erythrocyten womöglich durch das Anti-A bzw. Anti-B zerstört werden. Da bei Neugeborenen die Blutfaktoren A, B, AB oder 0 schon ausgebildet sind, die regulären Isoagglutinine α und β aber noch fehlen, empfiehlt es sich, zur Austauschtransfusion Spender mit der ABO-Gruppe der Mutter zu wählen. Allerdings müssen die Titer des regulären α und β in den Seren dieser Spender niedrig liegen. Wenn genügend 0-rh-Spender mit niedrigem α und β-Titer vorhanden sind, so können sie unbedenklich bei jeder beliebigen Blutgruppe des Neugeborenen verwendet werden.

Die für die Austauschtransfusion verwendete Gesamtmenge wird von den einzelnen Kliniken unterschiedlich angegeben. VAN LOGHEM und Mitarbeiter bezeichnen die zirkulierende Blutmenge des Neugeborenen mit $^1/_{10}$ des Geburtsgewichtes. Sie nehmen das $1^1/_2$fache dieser Menge an Spenderblut für die Transfusionen, kommen also bei Geburtsgewichten zwischen 2000 und 4000 g auf 300 bis 600 cm³. MOLLISON und CUTBUSH [1] verwenden 350—450 cm³ Blut. DIAMOND [2] gibt 500 cm³ an, ähnlich DOMENICI. Die genaue Menge wird nach letzterem Autor ebenfalls aus dem Gewicht des Neugeborenen errechnet. Es werden 130—150 cm³ pro kg injiziert. WIENER und WEXLER [4] empfehlen in ihren letzten Arbeiten, 1000 cm³ Blut für die Transfusion zu verwenden. In unserer Klinik sind in den ersten so behandelten Fällen 300—400 cm³ Blut ausgetauscht worden. Inzwischen haben wir die Menge über 600 cm³ auf 800 cm³ gesteigert. WIENER und WEXLER, ferner DE JONG sowie WASSERMAN und SHARNEY haben genaue Formeln über die Menge des ersetzten kindlichen Blutes bei den verschiedenen Verfahren der Austauschtransfusion aufgestellt. Diese theoretischen Werte sind durch differenzierte Agglutinationsverfahren und von WASSERMAN und Mitarbeitern genauer durch Markierung der kindlichen Erythrocyten mit radioaktivem Phosphor bestätigt worden. Es ergeben sich nur unwesentliche Unterschiede bei Anwendung des kontinuierlichen Austausches — Blutzufuhr und Entnahme an verschiedenen Gefäßen — oder der intermittierenden Transfusion — Blutzufuhr und Entnahme aus der gleichen Vene. Nach WIENER und WEXLER [4] sind nach dem Austausch einer Menge, die dem Gesamtblutvolumen des Kindes entspricht, etwa 63% des kindlichen Blutes durch Spenderblut ersetzt, nach der doppelten Menge sind es etwa 85%, nach der 3fachen 95% und nach der 4fachen 98%. Die Angaben über die Gesamtblutmenge beim Neugeborenen schwanken bei den einzelnen Untersuchern zwischen 7 und 16% des Körpergewichtes. (DOMENICI etwa 7%, LUCAS und DEARING durchschnittlich 15,5% (10,7—19,5%), SECKEL für Säuglinge durchschnittlich 8,2% (6,3—10,5%) mit dem Hinweis auf prozentual größere Mengen beim Neugeborenen. L. R. WASSERMAN und Mitarbeiter weisen eindringlich auf die Bedeutung des Verhältnisses von Hämatokrit des Spenderblutes zu dem Hämatokritwert des Empfängers hin. Bei einem anämischen Kind, welches Spenderblut mit hohem Prozentsatz an Erythrocyten erhält, werden durch eine gleich große Blutmenge prozentual mehr Erythrocyten ersetzt als dann, wenn die Erythrocytenzahlen in Spender- und Empfängerblut etwa gleich groß sind. Beträgt das Verhältnis von Hämatokrit des Spenders zum Hämatokrit des Empfängers R = 1, so verbleiben z. B. bei einem Austausch, der einem Blutvolumen des Kindes entspricht, noch etwa 35% kindliche Erythrocyten. Beträgt das Verhältnis R = 2, so verbleiben noch 21%, bei R = 4 nur noch 12% der kindlichen Blutkörperchen. Man kann diese Überlegung bei der Austauschtransfusion insofern ausnützen, als es möglich ist, durch Entfernen einer gewissen Plasmamenge aus dem Spenderblut die Erythrocytenkonzentration zu erhöhen.

Es sei noch darauf hingewiesen, daß in den letzten Jahren Austauschtransfusionen auch bei Erwachsenen bei verschiedenen Erkrankungen angewendet wurden. BERNARD und BESSIS behandelten Leukämien mit diesem Verfahren und sahen danach selbst bei moribunden Kranken Rückbildungen der hämatologischen Befunde im peripheren Blut und im Knochenmark. Ihre Behandlung stützte sich auf Theorien über das Vorhandensein von antileukämischen Substanzen im Blut gesunder Menschen. 1949 berichtete BESSIS [2] über 38 so behandelte Leukämiefälle. 30mal traten klinische Remissionen, 6mal mit völligem Verschwinden der hämatologischen Veränderungen im peripheren Blut und im Knochenmark ein. Die Besserungen hielten durchschnittlich 3 Wochen bis 3¹/₂ Monate lang an. 2 der Patienten mit kompletter Remission lebten noch nach 11 Monaten, einer noch ohne erneute Krankheitszeichen. GOTTSEGEN und RONA konnten dagegen bei einer seit 2 Monaten bestehenden akuten Myeloblastenleukämie trotz einer Austauschtransfusion mit 15 l Blut in 3 Sitzungen keine Besserung erzielen. Außer bei der Leukämie liegen einzelne positive Berichte über die Behandlung bei akuten anurischen Nephritiden sowie bei verschiedenen Vergiftungen vor. Ferner teilten CONLEY und Mitarbeiter eine erfolgreiche Anwendung mit nach einem schweren Bluttransfusionszwischenfall mit Anurie als Folge einer ABO-Fehlbestimmung. Sie führten in 90 min 6000 cm³ Spenderblut zu und entfernten gleichzeitig 5000 cm³ Patientenblut. OCKLITZ und SCHMITZ berichteten über Austauschtransfusionen bei Kindern. Außer bei den Erythroblastosen führten sie eine solche Behandlung mehrmals bei Leukämien, je einmal bei einer Urämie und einer Pseudonephrose, ferner bei Säuglingen mit Atrophie-Dekomposition und interstitieller plasmacellulärer Pneumonie durch. Sichere Schlüsse auf die Wirksamkeit können aus dem kleinen Material jedoch noch nicht gezogen werden.

a) Die Indikation zur Austauschtransfusion und die Frage der vorzeitigen Schnittentbindung bei Rh-sensibilisierten Müttern.

Will man versuchen, genaue Angaben über die Indikation zur Austauschtransfusion beim Icterus gravis zu machen, so stößt man auf beträchtliche Schwierigkeiten. Bei der Besprechung der Symptomatologie ist immer wieder auf die im einzelnen recht unterschiedliche Ausbildung der verschiedenen Krankheitszeichen hingewiesen worden. Es ist deshalb schwierig, aus wenigen Untersuchungsbefunden allein ein Urteil über die Schwere der Erkrankung zu erhalten, und die von verschiedenen Autoren gegebenen Anhaltspunkte differieren beträchtlich. MOLLISON und CUTBUSH [2] haben eine Anzahl von Vergleichsuntersuchungen an gesunden und kranken Neugeborenen durchgeführt. Sie halten die *Hämoglobinwerte im Nabelschnurblut* für besonders aufschlußreich. Bei mehr als 14,5 g-% kann mit einer spontanen Erholung gerechnet werden, während bei einem Wert unter 8 g-% die Kinder höchstwahrscheinlich noch am 1. Lebenstag sterben. Der Tod durch Kernikterus ist in der dazwischenliegenden Gruppe am 2.—5. Lebenstag zu erwarten. Außer dem Hämoglobin wird die Höhe des *Serumbilirubins* zunächst im Nabelschnurblut bewertet. Hohe Werte — über 4 mg-% — sprechen für eine schwere Erkrankung, ebenso sind *Erythroblastenzahlen* von mehr als 20 auf 100 Leukocyten ungünstig zu beurteilen. Die sehr schwer erkrankten Kinder sollen außerdem einen erhöhten venösen Blutdruck aufweisen. VAN LOGHEM, VAN BOLHUIS, SOETERS und VEENEKLAAS berücksichtigen außer diesen hämatologischen Befunden auch noch die *Anamnese* — besonders vorangegangene Todesfälle bei Geschwistern infolge der Rh-Sensibilisierung —, ferner den *Antikörpergehalt* im mütterlichen und kindlichen Blut. Sie weisen darauf hin, daß sie in einigen Fällen trotz wenig pathologischer Blutbefunde später einen Kernikterus mit tödlichem Ausgang beobachtet haben. Besonders weit wird die Indikation für die Austauschtransfusion von WIENER und WEXLER [4] gestellt. Sie wollen *alle* Rh-Kinder, selbst die leicht sensibilisierter Mütter, einer solchen Behandlung unterziehen. Sie gehen davon aus, daß die einzelnen Symptome nicht mit Sicherheit eine Prognose für das einzelne Kind gestatten. Da die einwandfrei durchgeführte Austauschtransfusion keine Operationsmortalität aufweise, sehen sie in ihr die Methode der Wahl bei jeder serologisch sichergestellten mütterlichen Blutfaktorensensibilisierung. In unserer Klinik wurde ähnlich wie von den niederländischen Autoren ein gewisser Mittelweg zwischen den Angaben von MOLLISON sowie von WIENER und WEXLER [4] eingeschlagen. Fanden wir bei der Geburt keine Zeichen eines vermehrten Blutzerfalls, so wiederholten wir die Bestimmungen mehrfach im Abstand von wenigen Stunden und machten die Therapie vom weiteren Verlauf abhängig. Andererseits zögerten wir nicht mit der Durchführung der Austauschtransfusion, wenn gleich nach der Geburt oder wenig später eine Anämie, eine Bilirubinvermehrung oder eine deutliche Erythroblastose auch von geringerer Stärke als nach den Angaben von MOLLISON und CUTBUSH [2] vorhanden war. Der größere Teil der von uns behandelten Kinder wurde allerdings erst nach dem Auftreten eines starken Ikterus innerhalb der ersten Lebenstage infolge des späten Einweisungstermins dieser Behandlungsart unterzogen.

Sind in einer Familie schon Kinder infolge einer Rh-Sensibilisierung der Mutter erkrankt oder verstorben, so erhebt sich ebenso wie nach einer Sensibilisierung durch Bluttransfusionen die Frage, ob man in einer weiteren Schwangerschaft durch eine vorzeitige Schnittentbindung das Kind in einem gewissen Grade vor der Antikörperwirkung und damit vor der Erkrankung schützen kann. Neben zahlreichen anderen Autoren weisen PRIMROSE, DROSSER und PHILPOTT besonders eindrucksvoll darauf hin, daß in einer bestimmten Gruppe von Rh-sensibilisierten Müttern häufig das Absterben der Kinder kurz vor der Entbindung zu beobachten ist. Man hat gehofft, in solchen Fällen durch eine *vorzeitige Ent-bindung* lebende Kinder zu erhalten und sie womöglich durch die Behandlung mit einer Austauschtransfusion retten zu können. Da aber nicht nur in den letzten Schwangerschaftswochen, sondern vielfach während der 2. Hälfte der Gravidität überhaupt — gelegentlich auch noch früher — mit einem Antikörper-übertritt in das Kind zu rechnen ist, darf man auch nach einer vorzeitigen Schnitt-entbindung nicht ohne weiteres ein gesundes Kind erwarten. Man kann aber vielleicht hoffen, etwas günstigere Bedingungen für das Kind zu schaffen. WIENER und WEXLER [4] haben deshalb als Regel angegeben, daß nur leicht sensibilisierte Mütter zum richtigen Termin entbinden sollen. Bei mäßiger Sensibilisierung empfehlen sie etwa 2 Wochen vor dem Termin und bei stärker sensibilisierten Müttern bis zu 4 Wochen vor dem Termin die Geburt herbeizu-führen. Alle Rh-Kinder sollen dann sogleich einer Austauschtransfusion unter-zogen werden. 1950 haben die gleichen Autoren jedoch eine Zusammenfassung über die Letalität der von ihnen mit einer Austauschtransfusion behandelten Fälle veröffentlicht. Bei 74 Fällen ergibt sich eine Gesamtsterblichkeit von 16,2%, dabei zeigen die durch einen Kaiserschnitt entbundenen Kinder die höchste Sterblichkeit, nämlich 46,6% (15 Fälle). Von 36 anderen Kindern, bei denen die Diagnose schon vor der spontan oder eingeleiteten Entbindung serologisch gestellt worden ist, sind trotz der Behandlung 4 (11,1%) gestorben. Bei 23 Kindern ist die Diagnose klinisch und serologisch erst nach der Entbindung gestellt und die Behandlung entsprechend später eingeleitet worden. Hiervon ist nur 1 Kind gestorben. Wenn man auch annehmen kann, daß die Erkrankung bei den Kindern der letzten Gruppe im allgemeinen leichter gewesen ist, so mahnen diese Zahlen doch zur Vorsicht. Von BLOXSOM sowie kürzlich von LANDAU und Mitarbeitern wird eine erhöhte Letalität gesunder Kinder nach einer Schnittentbindung auch bei Entbindung zum regelrechten Termin angegeben. Bei den vorzeitigen Ent-bindungen wegen einer Erythroblastose kommen aber zu dieser anscheinend durch den Eingriff direkt bedingten Schädigung (letztere kann nach den Angaben von LANDAU, GOODRICH, FRANCKA und BURNS durch späte Durchtrennung der Nabelschnur vermindert werden) noch andere ungünstige Bedingungen. Die Kinder sind schon in utero krank und weisen ferner alle Schwächen Frühgeborener auf, U. a. eine besondere Anfälligkeit des Gehirns gegenüber Giften (DEREY-MAEKER). Die hierdurch entstehenden größeren technischen Schwierigkeiten bei der Austauschtransfusion lassen sich bei einiger Übung im allgemeinen über-winden — in unserer Klinik ist der Eingriff einmal bei einem 1700 g schweren Kind durchgeführt worden. Doch ist die Empfindlichkeit dieser Kinder sehr groß. Die bei uns trotz der Austauschtransfusion gestorbenen Kinder wiesen ein Durchschnittsgewicht von 2824 g bei der Geburt auf. Die erfolgreich behandelten Kinder hatten ein durchschnittliches Geburtsgewicht von 3416 g. Zu einer vor-zeitigen Schnittentbindung werden wir daher auch bei stärkster Rh-Sensibili-sierung nur mit Vorsicht raten. Kommen doch zu den eben geschilderten un-günstigen Verhältnissen noch die Unsicherheiten der Beurteilung der sero-logischen Befunde. Es sei hier erneut auf die Möglichkeit eines Anstieges der Anti-körper bei schon vorher Rh-sensibilisierten Müttern während der Gravidität mit rh-Kindern hingewiesen (anamnestische Reaktion) und auf die eindrucksvolle Mitteilung von SCHNEIDER und Mitarbeitern, die unter 6185 Entbindungen 3 der-artige Fälle mit Antikörperanstiegen bis 1:1024 (blockierend) beobachteten und vorzeitig durch Sectio entbanden. Eines dieser völlig gesunden rh-Kinder starb an Asphyxie!

b) Beobachtungen bei den Kindern nach der Austauschtransfusion.

1. Letalität, Spätschäden, allgemeine körperliche und geistige Entwicklung der Kinder.

Die Letalität bei unbehandeltem Icterus gravis wird in der älteren Literatur als sehr hoch angegeben. Genauere Zahlen finden sich wegen der wenigen Fälle in den einzelnen Kliniken kaum. Erst nachdem sich durch die Aufdeckung der Zusammenhänge einer Rh-Unverträglichkeit bei dieser Erkrankung wirkungsvolle therapeutische Maßnahmen ergeben haben, ist nach Vergleichszahlen in dem früheren Material gesucht worden. BOWLEY berichtet über eine Letalität von 50—80% bei den unbehandelten Kindern. 10% der Rekonvaleszenten behielten außerdem noch Schäden des Zentralnervensystems oder Hepatomegalien. WILLI gibt die Sterblichkeit mit 60—70% an, und BARTHELS (nach DOMENICI FOLCO) mit 63,7%, während LEHNDORFF [3] bei dem unbehandelten Icterus gravis eine 80%ige Letalität anführt. VAN LOGHEM, BOLHUIS, SOETERS und VEENEKLAAS haben in 88 Familien, bei deren späteren Kindern Austauschtransfusionen vorgenommen wurden, genaue Geburtenanamnesen aufgestellt. Beim nicht behandelten Icterus gravis (156 Fälle) finden sie eine Sterblichkeit von 73,7%, werden auch die Fälle mit Neugeborenenanämie und leichter Gelbsucht hinzugerechnet, eine solche von 63,5%. Fragt man nach der Sterblichkeit der mit einer Austauschtransfusion behandelten Fälle von Icterus gravis, so findet man folgende Mitteilungen. ARNOLD berichtet bei 27 Fällen über eine Mortalität von 19,2%, DIAMOND [4] 1948 über eine solche von 23,5% (85 Fälle) und BARTHELS (nach DOMENICI FOLCO) kann sogar eine Senkung auf 8,5% feststellen. VAN LOGHEM, VAN BOLHUIS, SOETERS und VEENEKLAAS teilen bei 160 mit einer Austauschtransfusion behandelten Erythroblastosefällen eine Sterblichkeit von 22,5% mit. WIENER und WEXLER [5] veröffentlichen 1950 ihre Ergebnisse in einer unterteilten Aufstellung (s. a. S. 636). Die Sterblichkeit liegt bei 74 Fällen bei 16,2%. Eine Letalität von 15,2% nach 177 Austauschtransfusionen geben ALLEN, DIAMOND und WATROUS an. Eine an anderer Stelle ebenfalls von WIENER und WEXLER [4] beschriebene Gruppe von Kindern, bei denen aus äußeren Gründen nur kleine rh-Transfusionen durchgeführt wurden, wies unter 33 Fällen eine Sterblichkeit von 69,6% auf. In unserer Klinik wurden bisher 27 Neugeborene mit einer Austauschtransfusion behandelt[1]. Es handelte sich fast ausnahmslos um schwere Fälle, die oft erst verhältnismäßig spät in das Krankenhaus eingewiesen wurden. 18 Kinder blieben am Leben (66%)[2]. In diesen Familien waren schon 7 mal Geschwister an Erythroblastosen verstorben, und 4 Mütter hatten vor der beobachteten Entbindung vermutlich Rh-unverträgliche Bluttransfusionen erhalten. 9 Kinder (33%) starben trotz der Behandlung. Davon stammten 7 Kinder aus bereits belasteten Familien, 3 mal mit vorangegangenen Totgeburten. Einmal hatte die Mutter Bluttransfusionen erhalten. Wir behandelten 8 (inzwischen 10) andere Kinder meistens wegen des sehr späten Einlieferungstermins mit kleinen rh-Transfusionen. 4 (6) dieser Kinder starben, 3 zeigen Hirnschäden.

Bei den Überlebenden interessieren die beim Icterus gravis auftretenden neurologischen Spätschäden. WIENER und WEXLER [4] beobachteten unter 30 mit einer Austauschtransfusion behandelten Fällen keine derartigen Zeichen, unter 25 mit einfachen rh-Transfusionen behandelten Kindern zeigten 4 (16%) Symptome eines überstandenen Kernikterus. DIAMOND [4] sah 3—4 Monate nach der Behandlung mit einer Austauschtransfusion bei 65 Kindern keine

---

[1] Die ersten Austauschtransfusionen führte Dr. J. RÜGER aus.

[2] Während der Drucklegung sind 11 weitere Kinder erfolgreich behandelt worden. Danach senkt sich die Sterblichkeit in unserer Klinik auf 23,7%.

Zeichen von Kernikterus. Van Loghem, Bolhuis, Soeters und Veeneklaas konnten Angaben über den weiteren Verlauf bei 135 Kindern nach einer Austauschtransfusion erhalten. Es wurden 5 mal (das ist in 3,7%) Zeichen von Hirnschädigung festgestellt. Die 18 bis Oktober 1950 erfolgreich mit einer Austauschtransfusion in unserer Klinik behandelten Kinder konnten bis auf 2 regelmäßig nachuntersucht werden. Die Beobachtungszeit erstreckte sich auf 1—4 Jahre. Bei einem Kind entwickelten sich allmählich atonische Paresen im Bereich der linken Körperhälfte auch mit einer Abducensschwäche. Das Mädchen hat trotzdem mit $1^3/_4$ Jahren laufen gelernt. Die Intelligenz scheint nicht verringert. Bei einem anderen besteht ein leichter Hydrocephalus, der aber wohl nicht als unmittelbare Folge des Icterus gravis aufzufassen ist. Ein drittes Kind zeigt eine geringgradige Intelligenzstörung. Alle anderen Kinder zeigten in ihrer späteren körperlichen und geistigen Entwicklung während der Beobachtungszeit keine Besonderheiten. Sie lernten zum üblichen Termin laufen und sprechen und wiesen weder in den Körpermaßen noch im Gewicht gröbere Abweichungen gegenüber normalen Kindern auf. Die Intelligenz schien bei einfacher Beurteilung dem Familienniveau zu entsprechen. Eingehende Intelligenzleistungen wurden in diesem Alter noch nicht vorgenommen[1].

2. Die Besonderheiten in der Genesungszeit nach einer Austauschtransfusion.

Für den Kliniker haben die nach einer Austauschtransfusion einsetzenden Veränderungen im kindlichen Organismus ein besonderes Interesse im Blick auf die plötzliche Änderung der hämatologischen und der Stoffwechselverhältnisse, die durch einen solchen Eingriff unvermittelt bei einem schwerkranken Patienten herbeigeführt werden. Auch bei einem gesunden Neugeborenen müßte ein solcher Eingriff ganz erhebliche Umstellungen hervorrufen. Das ihm übertragene sehr sauerstoffarme und mit gerinnungshemmenden Zusätzen (Natriumcitrat, Heparin) versehene Blut von Erwachsenen unterscheidet sich in vielen Dingen erheblich von dem Blut eines Neugeborenen. Die Zahl der Erythrocyten ist beim Neugeborenen erhöht, sie haben einen anderen Durchmesser und sind stärker mit dem vom Hämoglobin des Erwachsenen unterschiedlichen fetalen Hämoglobin beladen. Die Anzahl und Zusammensetzung der Leukocyten und die Menge des Serumeiweißes unterscheiden sich erheblich. Dazu kommen die im einzelnen nicht so leicht zu fassenden Unterschiede der immunbiologischen Eigenschaften im Blutserum. Auch bei einer kleinen Transfusion ergeben sich dadurch Verschiebungen, doch müssen diese nach einer Austauschtransfusion mit einem so weitgehenden Ersatz des kindlichen Blutes durch Spenderblut wesentlich deutlicher zum Ausdruck kommen. In der folgenden Beschreibung soll versucht werden, einen Einblick in die Auswirkungen einer Austauschtransfusion auf den Organismus eines an Icterus gravis erkrankten Neugeborenen zu gewinnen.

Wegen der reichlichen Zufuhr von *Natriumcitrat* wurden gelegentlich während der Transfusion beobachtete Krampfzustände als Folgen einer relativen Hypocalcämie gedeutet. Wir konnten derartige Zustände mehrfach nach Injektionen von Calcium gluconicum verschwinden sehen. Deshalb änderten wir unser Transfusionsschema entsprechend den Mitteilungen von van Loghem, Bolhuis. Soeters und Veeneklaas insofern ab, als wir nicht mehr wie ursprünglich erst nach der erfolgten Übertragung 5 cm³ Calcium gluconicum injizierten, sondern jetzt nach je 100 cm³ Blut 1 cm³ 10%ige Calciumlösung spritzten. Wexler. Pincus, Natelson und Lugovoy bestimmten während der Austauschtransfusion

---

[1] Bei einem der späteren 11 Fälle wurden Krämpfe beobachtet, und es besteht der Verdacht auf Mikrocephalus.

den Citrat-, Phosphor-, Protein- und Calciumgehalt im kindlichen Blut. Sie fanden bei einem besonders schwer geschädigten Kind mit Icterus gravis einen erheblichen Anstieg des Citratspiegels bis auf 120 mg-% am Ende der Transfusion, während dieser Spiegel bei einem gesunden transfundierten Vergleichskind nur auf 42 mg-% anstieg. Bei diesem Vergleichskind war der Spiegel schon eine Stunde nach der Austauschtransfusion auf den Normalwert von 2—3 mg-% abgesunken. Diese Autoren glauben aus der Höhe des Anstiegs einen Rückschluß auf den bestehenden Leberschaden ziehen zu können, da der Abbau des Citrats in der Leber vor sich gehe (SJÖSTROM; McKAY, CARUL und WICK). Ferner beobachteten sie auch einen spontanen Anstieg des Calciums von 10 mg-% bis auf 24 mg-% nach Injektion von 240 cm³ Citratblut. Sie nehmen an, daß es sich hierbei um eine Mobilisierung aus dem Skeletsystem handelte. FURMAN, HELLERSTEIN und STARTZMAN konnten im EKG. im Verlauf der Austauschtransfusion Veränderungen im Sinne einer Hypocalcämie feststellen. Wir dachten ferner an die Möglichkeit einer Verzögerung der Blutgerinnung durch die Verschiebungen im Ionen-Gleichgewicht und bestimmten deshalb häufiger nach der Transfusion bei den Kindern die *Blutungs-* und *Gerinnungszeit*. Wir konnten aber keine derartigen Störungen finden. Die ermittelten Werte beim Kind B. können das näher zeigen.

	Blutungszeit	Gerinnungszeit
Vor der Transfusion	1 min 30 sec	4 min 30 sec
$^1/_2$ Std. nach der Transfusion	1 min 15 sec	4 min 45 sec
$2^1/_2$ Std. nach der Transfusion	2 min	3 min
$8^1/_2$ Std. nach der Transfusion	3 min 30 sec	2 min 20 sec
$13^1/_2$ Std. nach der Transfusion	3 min 30 sec	4 min 30 sec

Eine gelegentlich während der Transfusion auftretende Tachypnoe, die auch noch einige Zeit danach anhielt, brachten wir in Zusammenhang mit der schlechten Sauerstoffsättigung des übertragenen Spenderblutes. Wir ließen deshalb die Kinder während der Transfusion und in den folgenden Stunden mit Sauerstoff angereicherte Luft einatmen. Stärkere Grade von Cyanose beobachteten wir nicht.

Bei der Bestimmung der *Serumproteine* vor und nach der Transfusion fanden wir bei 4 Kindern folgende Werte:

	Bö.	A. B.	Sa. B.	Rei.
Vor der Transfusion				
Gesamteiweiß	5,46 g-%	5,41 g-%	6,10 g-%	4,63 g-%
Albumin	3,01 g-%	3,78 g-%	2,25 g-%	2,75 g-%
Globulin	2,45 g-%	1,63 g-%	3,85 g-%	1,88 g-%
Nach der Transfusion				
Gesamteiweiß	4,65 g-%	4,93 g-%	4,79 g-%	5,18 g-%
Albumin	2,78 g-%	3,91 g-%	2,31 g-%	3,12 g-%
Globulin	1,87 g-%	1,52 g-%	2,48 g-%	2,06 g-%

Die bei mehreren Kindern nach der Transfusion eingetretene Senkung möchten wir durch die Verdünnung des Spenderblutes mit Citrat und Traubenzuckerlösung erklären. Bei dem von WEXLER, PINCUS und Mitarbeitern transfundierten gesunden Vergleichskind sind folgende Gesamteiweißwerte im Serum festgestellt worden:

Kind vor der Transfusion . . . . 5,14 g-%
Kind 1 Std. nachher . . . . . . 5,48 g-%
Kind 19 Std. nachher . . . . . 4,6 g-%
Spenderplasma . . . . 6,7 g-%

Tabelle 6. *Änderung des Bilirubins im Serum, der Takata-, Weltmann- und Cadmiumsulfatprobe nach der Austauschtransfusion bei Icterus gravis.*

Kind	Ri.				Bö.				Br.			
	B*	T	W	C	B	T	W	C	B	T	W	C
Vor der Transfusion	10,24 mg-%	∅	1—11		12,56 mg-%	schw. +	1—9	‡	10,48 mg-%	∅	1—10	+
Gleich nach der Transfusion . .	5,12 mg-%				4,73 mg-%	schw. +	1—6	∅	7,32 mg-%			
Am 4. Tag nach der Transfusion	2,56 mg-%	∅			4,84 mg-%	∅			5,77 mg-%			
Am 12. Tag nach d. Transfusion.					2,91 mg-%	∅		∅	4,91 mg-%	∅	1—7	
Am 14. Tag nach d. Transfusion.	1,10 mg-%	∅	1—9									
Am 25. Tag nach d. Transfusion.	0,75 mg-%	∅	1—7		0,94 mg-%	∅		schw. +				
1. Monat nach der Transfusion .									0,72 mg-%	∅		∅
2. Monat nach der Transfusion .								∅	0,62 mg-%	∅	1—7	∅
3. Monat nach der Transfusion .			1—6	schw. +								
4. Monat nach der Transfusion .			1—6	∅		∅	1—5					

Kind	A. B.				B.				Sa. B.			
	B	T	W	C	B	T	W	C	B	T	W	C
Vor der Transfusion	Nabelschnurblut 2,41 mg-% 4,8 mg-%	schw. +	1—11	‡	3,76 mg-%	(+)	1—8	+	2,96 mg-%	+	1—11	(+)
Gleich nach der Transfusion . .	2,39 mg-%	+	1—8	‡	3,59 mg-%				1,78 mg-%	(+)	1—8	(+)
Am 4. Tag nach der Transfusion	9,82 mg-%			(+)	1,72 mg-%		1—7	+	4,05 mg-%	—	1—6	∅
Am 12. Tag nach d. Transfusion.	2,76 mg-%	∅	1—6	+					1,47 mg-%	(+)	1—9	+
Am 14. Tag nach d. Transfusion.												
Am 25. Tag nach d. Transfusion.	0,79 mg-%	∅	1—6	(+)	0,69 mg-%				0,5 mg-%	∅	1—7	∅
1. Monat nach der Transfusion .												
2. Monat nach der Transfusion .				∅	0,37 mg-%	∅	1—6	∅	0,79 mg-%			
3. Monat nach der Transfusion .												
4. Monat nach der Transfusion .												

* B = Bilirubin im Serum, T = Takata-, W = Weltmann-, C = Cadmiumsulfatprobe

Die auf spezifischen Veränderungen beruhenden *Eiweißlabilitätsproben* zur Prüfung der Leberfunktion verändern sich ebenfalls nach der Transfusion und während der späteren Genesungszeit. Hierauf ist schon oben hingewiesen worden. Die Tab. 6 zeigt die Einzelheiten dieser Untersuchungen, daneben auch die *Bilirubinwerte* im Serum. Bei den Bilirubinwerten fällt ein deutlicher Abfall auf. Jedoch sinkt der Spiegel nicht so tief, wie man es bei einem Ersatz von mehr als 90% des kindlichen Blutes durch Spenderblut annehmen sollte. Das hängt offenbar mit dem Nachströmen des Bilirubins aus dem Gewebe bei fallender Konzentration im Blut zusammen. Insgesamt haben wir bei einer Austauschtransfusion z. B. etwa 40 mg Bilirubin mit dem abgesaugten Blut aus dem kindlichen Organismus entfernt. Vor der Transfusion waren in dem zirkulierenden Blut allein etwa 29 mg Bilirubin vorhanden (10,4 mg-% bei einem Gewicht des Kindes von

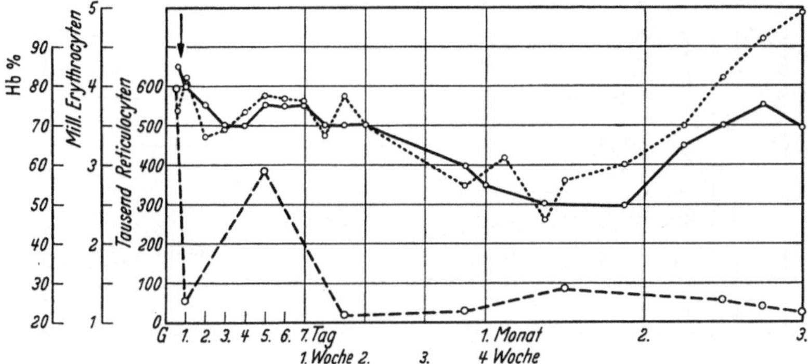

Abb. 7. Verlauf von Hämoglobin (———), Erythrocyten (·········) und Reticulocyten (o----o) nach der Austauschtransfusion (820 cm³ Spenderblut) bei Icterus gravis.

2 840 g). Nach der Transfusion haben wir im strömenden Blut noch etwa 11 mg Bilirubin (3,9 mg-%) berechnet. Ähnliche Verhältnisse liegen auch für die blokkierenden Rh-Antikörper vor (s. S. 630). Auch sie strömen aus dem Gewebe in das Blut zurück. Besonders aufschlußreich ist hierfür der nach der Transfusion erneut beobachtete erhebliche Bilirubinanstieg bei dem Kind A. B. Diesem Kind sind zunächst 400 cm³ rh-Blut und anschließend versehentlich auf Grund einer Fehlbestimmung des Rh-Faktors bei einer zweiten Spenderin 400 cm³ Rh-Blut transfundiert worden. Durch die aus dem Gewebe nachströmenden blockierenden Rh-Antikörper ist es zu einer stärkeren Zerstörung der Rh-Spendererythrocyten gekommen mit Abfall des Hämoglobins von 75% auf 55% und der Erythrocyten von 3,28 auf 1,52 Millionen innerhalb von 3 Tagen. Nach 2 kleinen rh-Transfusionen hat sich der Zustand glücklicherweise bald gebessert. Die Bilirubinwerte im Serum sind rasch abgesunken. Allerdings ist ein so deutliches Fortlaufen der Hämolyse nach einer derartigen Transfusion von zunächst rh- und später Rh-Blut nicht immer zu beobachten. Es mag mit der unterschiedlichen Menge der im Gewebe vorhandenen Antikörper zusammenhängen. 1948 haben wir Austauschtransfusionen zur Hälfte mit rh- und als 2. Portion mit Rh-Blut in Ermangelung einer größeren Anzahl von rh-Blutspendern vorgenommen. 2 von 6 so behandelten Kindern sind gestorben. Bei den überlebenden haben wir nur noch einmal ein so deutliches Weiterschreiten der Hämolyse wie bei dem Kind A. B. beobachtet. Die anderen 3 Kinder L., Ro. und Rd. haben sich unauffällig verhalten. Bei dem Kind Rd. hat sich allerdings später die oben beschriebene 1¹/₂ Jahre bestehende Hepatomegalie entwickelt.

Ein besonderes Interesse erweckte bald eine häufig nach der Austauschtransfusion etwa in der 3. Woche beginnende und bis in den 3. Monat anhaltende *Anämie*. Sie erreichte bei unseren Patienten häufiger Werte zwischen 35 und 50% Hämoglobin, so daß mehrfach Bluttransfusionen durchgeführt wurden. Aber auch ohne besondere Behandlung bildete sie sich bei anderen spontan wieder zurück. Eine derartige Kurve zeigt die Abb. 7. Von VAN LOGHEM, BOLHUIS, SOETERS und VEENEKLAAS, VON GAUTIER, THÉLIN, VOGT, sowie von WIENER und WEXLER [4] ist über gleichartige Beobachtungen berichtet worden. Zur Zeit dieser leicht hypochromen Anämie ist die Zahl der *Reticulocyten* im strömenden

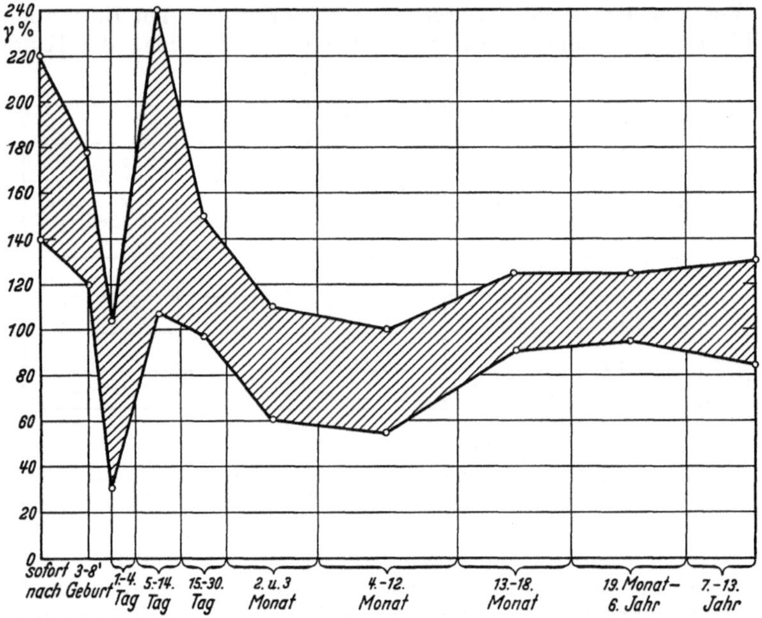

Abb. 8a. Physiologische Schwankungsbreite von Serumeisen beim Kinde. [Nach W. BRENNER. Z. Kinderheilk. 65, 727 (7) (1948)].

Blut *herabgesetzt* ganz ähnlich, wie es von DIAMOND [6] bei einer unbehandelten Neugeborenenanämie zwischen dem 10. und 30. Lebenstag als aregeneratorische Phase geschildert ist. Auch bei den leichteren Fällen von Icterus gravis, die nach kleinen rh-Transfusionen gesund geworden sind, haben wir in der gleichen Zeit eine Anämie und sehr niedrige Reticulocytenzahlen gefunden (vgl. Abb. 4 und 7 unter Berücksichtigung der unterschiedlichen Größenverhältnisse bei der Darstellung der Reticulocyten). Im *Knochenmark* ergab sich bei allen Erkrankungen an Icterus gravis während der Ausbildung der Anämie eine Verminderung des Erythroblastenanteiles im Vergleich zum Wert gleich nach der Geburt[1]. Unmittelbar post partum zeigten diese Fälle im allgemeinen eine gesteigerte Erythropoese. Während der Anämie lagen die Werte der kernhaltigen Roten oft deutlich unterhalb der Norm der gesunden Säuglinge gleichen Lebensalters. In einzelnen Fällen blieb eine im Vergleich zur Norm leichte Erhöhung der Erythroblasten-Zahlen bestehen, jedoch zeigte sich eine deutliche Linksverschiebung in der Reihe der jugendlichen roten Blutkörperchen. Auf ähnliche Befunde weist FANCONI hin.

---

[1] Nähere Einzelheiten mit entsprechenden Kurven werden in einer Mitteilung von SUBERG aus unserer Klinik veröffentlicht.

Küster und Hocks haben einen Knochenmarksbefund mit einer Reifungshemmung der roten Blutkörperchen bei einem 12 Tage alten Säugling mit einer typischen Neugeborenenanämie festgestellt. Am 31. Lebenstag finden sie ebenfalls einen sehr niedrigen Erythroblastenanteil. Sie vergleichen ihren Befund mit der beschriebenen Hyperregeneration beim Icterus gravis und glauben, die beiden Krankheitsbilder dadurch unterscheiden zu können. Wird jedoch im Verlauf beider Erkrankungen das Knochenmark zu etwa gleichen Zeiten untersucht, so läßt sich ein gewisses Parallelgehen der Markbefunde erkennen. Es wäre zu erstreben, auch bei der Neugeborenenanämie möglichst unmittelbar nach der Geburt Knochenmarksunter-

suchungen vorzunehmen, eine Maßnahme, die bei der verhältnismäßig späten Diagnosestellung dieser Erkrankung schwer durchführbar ist.

Die im einzelnen schon erwähnten (Kapitel D III) Veränderungen der *Serumeisenwerte* beim Icterus gravis sind während der anämischen Phase in der Abb. 8b aufgezeichnet. Als Vergleich dient die von BRENNER (Abb. 8a) für gesunde Säuglinge angegebene Kurve. Aus der Gegenüberstellung beider Kurven sind einmal die relativ hohen Anfangswerte bei den Icterusgravis-Kindern, ferner die Irritation unmittelbar nach der Austauschtransfusion zu erkennen. Im allgemeinen sinken die Kurven dann auch wie bei normalen Säuglingen ab, sie liegen aber noch über den normalen Werten bzw. an

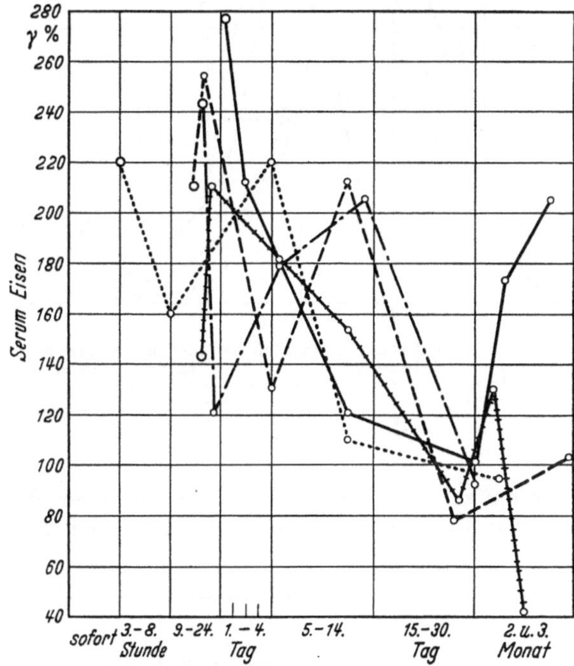

Abb. 8b. Serumeisen nach der Austauschtransfusion.
—— Kind Br. - - - Bö. ····· Sa. B. ·—··— Rei, —·—·—·— A. B

ihrer oberen Grenze. Bei später ausgeführten Kontrollen des Serumeisens haben sich (bei anderen Kindern) Werte im Bereich der Normalkurve ergeben.

	Kind					
	Ri.	Rd.	Sa. D.	L.	Gü.
Serumeisen in γ-%	67	68	84	128	118	137
Alter des Kindes in Monaten . .	4	7	12	13	14	17

Die Veränderungen der *Erythrocytengröße* im Verlauf der Erkrankung und Genesung zeigen die Price-Jones-Kurven bei 3 Kindern in der Abb. 9a—c. (Vergleiche auch Abb. 6). Besonders eindrucksvoll ist die Differenz der Werte vor und sogleich nach der Transfusion. Die Abb. 10 stammt aus einem Blutausstrich (Capillarblut) gleich nach der Austauschtransfusion beim Kind Li. Unter den gleichmäßig und normal großen Spendererythrocyten heben sich deutlich rote Blutkörperchen des Kindes durch ihre besondere Größe und bei der Färbung auch noch durch die Polychromasie ab. In anderen Gesichtsfeldern sind diese großen Zellen seltener.

Versucht man aus den mitgeteilten Befunden eine ursächliche *Erklärung* für die im Anschluß an die Austauschtransfusion auftretende Anämie zu finden, so muß man eine Verminderung der Blutregeneration annehmen. Die Ursache dieser im allgemeinen vorübergehenden Knochenmarksschädigung wird wahrscheinlich im Krankheitsprozeß als solchem zu suchen sein, da ganz ähnliche Befunde auch bei den nicht mit einer Austauschtransfusion behandelten Icterus-gravis-Fällen und auch bei den Neugeborenenanämien beschrieben worden sind. AGERTY und Mitarbeiter haben von Zwillingen mit Icterus gravis den einen mit einer Austauschtransfusion behandelt. Beide Kinder blieben am Leben und beide bekamen eine sehr ähnliche Anämie. Das mit der Austauschtransfusion behandelte Kind erholte sich rascher. Wir glauben nicht, diese Anämie einfach durch die kürzere Lebensdauer der transfundierten Erythrocyten erklären zu können. Bei einem mit einer Austauschtransfusion behandelten

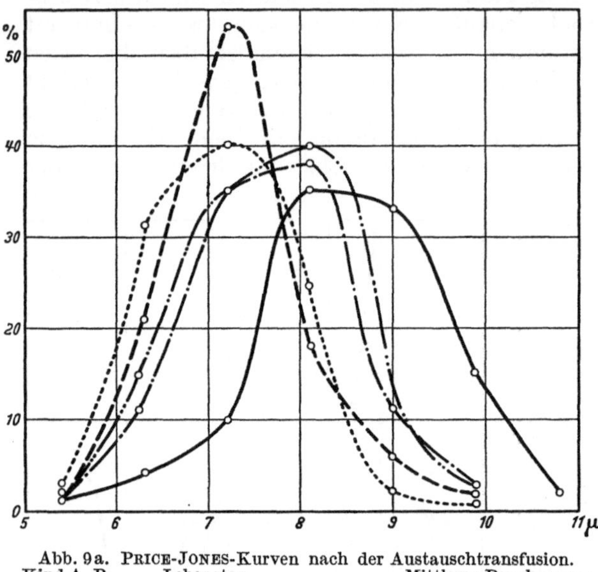

Abb. 9a. PRICE-JONES-Kurven nach der Austauschtransfusion.

Kind A. B.	Lebenstag		Mittlerer Durchmesser
vor Transf.	2.	—————	8,52 μ
nach Transf.	2.	·—·—·—·—·—·	7,58 μ
	3.	— — — — —	7,33 μ
	26.	··············	7,13 μ
	70.	— ·· — ·· — ·	7,65 μ

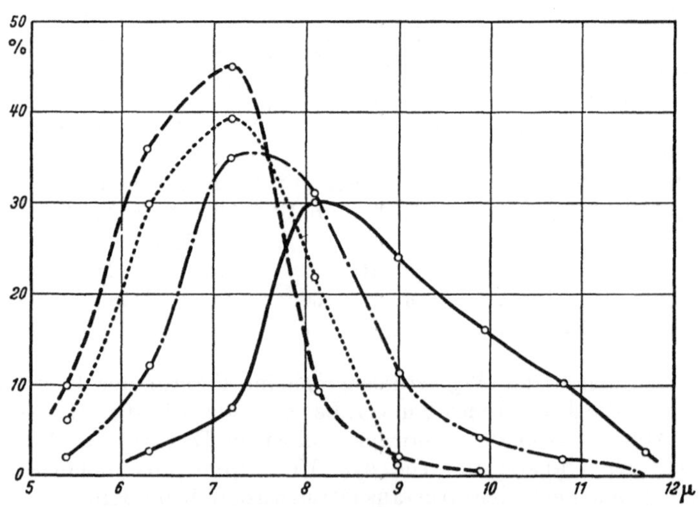

Abb. 9b. PRICE-JONES-Kurven nach der Austauschtransfusion.

Kind B.	Lebenstag		Mittlerer Durchmesser
vor Transf.	1.	—————	9,04 μ
nach Transf.	2.	·—·—·—·—·—·	7,84 μ
	12.	— — — — —	6,85 μ
	25.	··············	7,05 μ

Kind der Blutgruppe 0 wurde von uns in Ermangelung eines 0 rh-Spenders A rh-Blut injiziert. Durch differenzierte Agglutination mit Anti-A- und Anti-Rh-Serum konnten wir 24 Tage später unter 3,5 Millionen Erythrocyten noch 2,45 Mill. (70%) A -rh-Erythrocyten finden. Nach 6 Wochen waren es noch 1,50 Mill. (60%) von 2,51 Mill. Die Erythrocytenzahl gleich nach der Austauschtransfusion lag bei 4,78 Mill. Hierbei handelte es sich fast ausschließlich um A -rh-rote Blutkörperchen. Erst nach 11 Wochen waren keine A -rh-Spendererythrocyten mehr nachweisbar. Diese Beobachtungen wie ähnliche Mitteilungen von MOLLISON sprechen gegen die Annahme eines sehr raschen Abbaues der transfundierten Erythrocyten. ANSELMINO und VON FINCK nehmen einen dämpfenden Einfluß des transfundierten rh-Blutes auf die Neubildung von Rh-Erythrocyten beim Kind an. Wir haben bei einem Rh-Neugeborenen mit cerebralen Mißbildungen zur Klärung dieser Frage probeweise eine Aus-

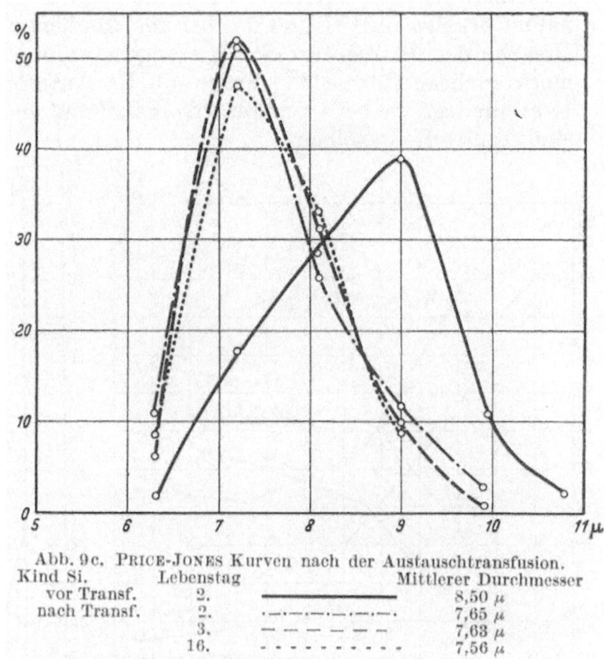

Abb. 9c. PRICE-JONES Kurven nach der Austauschtransfusion.

Kind Si.	Lebenstag		Mittlerer Durchmesser
vor Transf.	2.	——————	8,50 μ
nach Transf.	2.	·—·—·—·—·—·—	7,65 μ
	3.	— — — — — —	7,63 μ
	16.	- - - - - - - -	7,56 μ

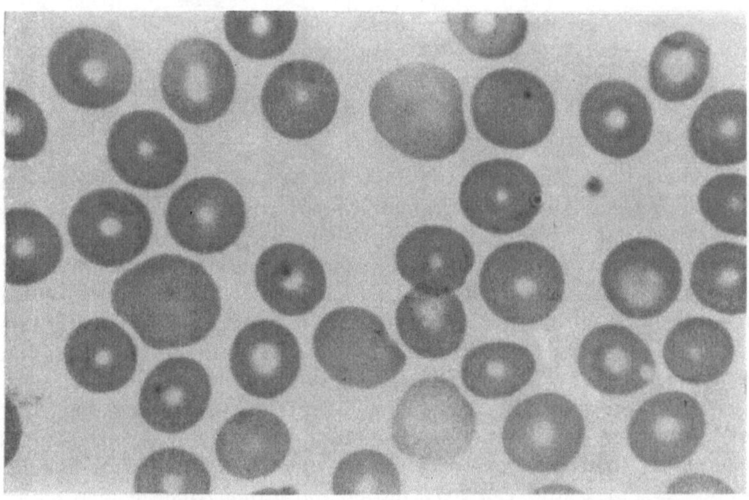

Abb. 10. Blutausstrich nach der Austauschtransfusion (Kind Li).

tauschtransfusion mit rh-Blut durchgeführt. Bei diesem nicht Rh-geschädigten Kind trat eine Anämie von entsprechendem Ausmaß nicht ein. WIENER und WEXLER [4] geben an, daß die scheinbare Aplasie des Knochenmarks in dieser

Periode auf einer raschen Zerstörung der Erythrocyten durch persistierende
Rh-Antikörper kurz nach der Freigabe aus dem Knochenmark bei Hyperplasie
desselben beruhen könnte. Das Fehlen der Reticulocyten wird mit dieser Annahme erklärt. Auf Grund der bei uns erhobenen Knochenmarksbefunde wird die
Ursache der Anämie auf eine Reifungshemmung der Erythropoese im Knochenmark zurückgeführt. Die Frage, ob Rh-Antikörper oder andere im Verlauf des
Krankheitsgeschehens auftretende Faktoren hierfür verantwortlich zu machen
sind, muß offen bleiben.

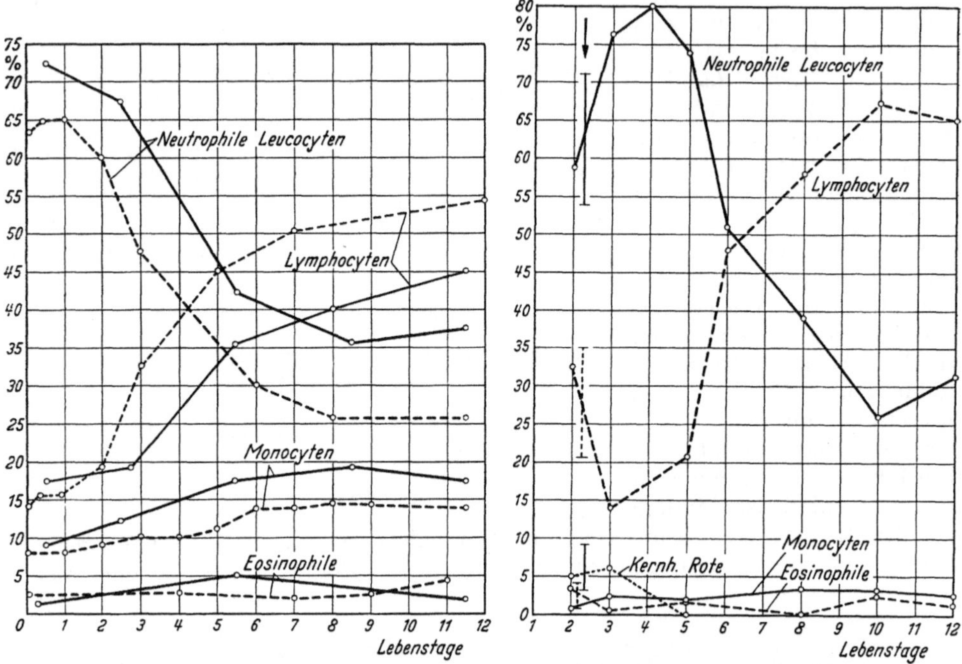

Abb. 11a. Prozentualer Anteil der verschiedenen Leuko-
cytenformen bei gesunden Neugeborenen. Nach CAR-
STANJEN, ZIBORDI. (s. Handbuch der Anatomie des
Kindes: PETER, WETZEL, HEINRICH Bd. I. 1928.)

Abb. 11b. Prozentualer Anteil der verschiedenenLeu-
kocyten nach der Austauschtransfusion bei Kind Ri.
Die Säulen zeigen die normalen Durchschnittswerte
bei Erwachsenen (Spenderblut) an.

Abschließend soll in den Abb. 11a u. b ein Hinweis darauf gegeben werden,
wie rasch sich der Organismus des Neugeborenen auf die für ihn physiologischen
Verhältnisse selbst nach so eingreifenden Veränderungen, wie sie mit einer Austauschtransfusion hervorgerufen werden, wieder umstellt. Es sind die Relativ-
werte der verschiedenen *Leukocyten* entsprechend den üblichen Prozentangaben
einmal für normale Säuglinge mit der typischen 1. Leukocytenkreuzung, und dann
die Verhältnisse bei einem mit einer Austauschtransfusion behandelten Kind
mit einem Icterus gravis dargestellt. Auch bei den meisten anderen Kindern
verlaufen die Kurven sehr ähnlich. In den ersten Tagen nach der Austauschtransfusion kommt es im allgemeinen zu einem Ansteigen der Gesamtzahl der
Leukocyten, dann relativ rasch zu einem Angleichen an die Werte gesunder
Neugeborener. OCKLITZ und SCHMITZ haben nach der Austauschtransfusion bei
Neugeborenen mit Icterus gravis sowie bei älteren, andersartig erkrankten Kindern ähnliche Befunde erhoben. HABELMANN weist auf Grund von Reagensglas-
versuchen auf die besonders kurze Lebensdauer transfundierter Leukocyten hin.
Bei dem Kind Ra. hat sich als Ausnahme besonders eindrucksvoll eine kurz nach
der Transfusion einsetzende und längere Zeit anhaltende Leukopenie gezeigt.

Die Gesamtleukocytenzahlen sind folgende:

						Hb.
1. Lebenstag vor der Transfusion . . .				13600 (40000—26400 kernh. Rote)		46%
2. Lebenstag nach der Austauschtransf.				9480		100%
3.	,,	,,	,,	,,	5000	
4.	,,	,,	,,	,,	2400	120%
5.	,,	,,	,,	,,	3100	
6.	,,	,,	,,	,,	5200	
7.	,,	,,	,,	,,	4200	110%
8.	,,	,,	,,	,,	4800	
9.	,,	,,	,,	,,	6800	
14.	,,	,,	,,	,,	8400	100%
27.	,,	,,	,,	,,	7800	65%
36.	,,	,,	,,	,,	6000	70%

Man kann bei einem solchen Fall an eine komplexe Knochenmarkshemmung denken, die neben der Erythropoese auch die Leukopoese betrifft. Bei mehreren Kindern haben wir ferner eine Eosinophilie mit einem Gipfel im Höchstfall von 19% am Ende der 1. Woche gefunden.

III. Andersartige Behandlungsverfahren der fetalen Erythroblastosen.

Seit langem hat sich die ärztliche Forschung bemüht, Wege zu finden, um durch vorbeugende Maßnahmen während der Gravidität bereits eine Erkrankung der Kinder zu verhindern. Dieses Ziel wäre erreicht, wenn es gelänge, die Antikörperbildung im mütterlichen Organismus hintanzuhalten, oder wenigstens die Antikörper gleich nach ihrer Bildung abzusättigen bzw. ihren Übertritt in das Kind zu verhindern. Es ist oben (S. 563) darauf hingewiesen worden, daß man versucht hat, unter Ausnutzung der „Konkurrenz der Antigene" mit Hilfe gleichzeitiger Einwirkung stärkerer Antigene in der Schwangerschaft eine Verminderung der Rh-Antikörperbildung zu bewirken. So schlug WIENER vor, die gefährdeten Frauen durch Typhus- oder Pertussisvaccine zu schützen. Diese Überlegungen erhielten eine gewisse Stütze durch Versuche an freiwilligen rh-Männern. Ihnen wurden Rh-Erythrocyten und gleichzeitig Vaccine verabfolgt. Nach WIENER [5] wurden nach 2 bzw. 3 Injektionen von Rh-Erythrocyten 54,4% der rh-Männer immunisiert. UNGER berichtete, daß bei gleichzeitigen *Vaccinegaben* unter entsprechenden Bedingungen nur in 14% und nach VAN LOGHEM bei zahlreichen Injektionen nur in 21% eine Rh-Sensibilisierung eintrat. UNGER behandelte ferner 58 mehrgebärende rh-Frauen in der Schwangerschaft in 6 wöchigen Abständen entweder mit Typhusvaccine (1000 Mill. Keime/cm³) oder mit Pertussisvaccine (20000 Mill. Keime/cm³). Nur eine dieser Frauen entwickelte Rh-Antikörper. Bei 9 Frauen, die schon vor der Behandlung gegen den Rh-Faktor sensibilisiert waren, konnte kein Effekt erzielt werden. Über einen guten Erfolg mit der Typhusvaccinebehandlung während der Schwangerschaft berichtete MALAGUZZI, VALERI 1950. Ein endgültiges Urteil kann nach der Meinung von UNGER über diese Behandlungsversuche erst nach Jahren abgegeben werden. WIENER und WEXLER [4] glauben, daß bisher keine zuverlässige Methode für eine derartige Gegenimmunisierung besteht.

Aussichtsreicher könnte die Behandlung mit *Rh-Haptenen* sein, wenn auch hier bisher ebensowenig bereits gesichertes Tatsachenmaterial vorliegt. BETTINA CARTER hat 1947 über einen aus 0 Rh-Blutkörperchen isolierten Stoff, der in vitro spezifisch die Anti-Rh-Agglutinine hemme, berichtet. Diese Substanz wirke im Tierversuch allein nicht als Antigen, sondern nur in Verbindung mit Proteinen.

1949 wird die Herstellung dieser Substanz in etwas veränderter Form von CARTER [3] etwa folgendermaßen angegeben: Nach Entfernung des Serums werden Erythrocyten aller Blutgruppen und wenn möglich aller Rh-Untergruppen ausgenommen rh-Blutkörperchen vom Typ cde/cde mit $^1/_2$ Volumen destillierten Wassers versetzt. Nach eingetretener Hämolyse wird die 5fache Menge 95%igen Alkohols unter sorgfältigem Schütteln hinzugefügt und das Gemisch gut 12 Std. bei 4° stehen gelassen. Durch den Zusatz des Alkohols ist ein roter Niederschlag entstanden, der jetzt durch Filtration als Rückstand gewonnen und mehrere Male mit Alkohol in fallenden Konzentrationen (50%ig—25%ig) aufgeschüttelt und erneut filtriert wird. Abschließend wird der Rückstand mit 5facher Menge Äther vermischt und dann 5 Tage lang wieder bei 4° aufbewahrt. Zwischendurch soll täglich etwa 10 min lang mehrmals geschüttelt werden. Nach dieser Ruhezeit erfolgt eine erneute Filtration. Der Rückstand wird jetzt verworfen und das Filtrat entweder im Unterdruck bei Temperaturen unter 40° destilliert oder in der Hitze evaporiert. Anschließend wird es im Exsiccator in Gegenwart von P_2O_5 getrocknet. Der gelblich weiße, wachsige Rückstand wird abschließend in absolutem Alkohol aufgelöst. Dieses Präparat ist etwa 3 Monate lang haltbar.

Nach CARTER ist die Wirksamkeit durch den Hemmungsversuch mit Anti-Rh-Seren und ferner durch die Komplementbindungsmethode zu prüfen. Bei dem letzteren Verfahren dient die isolierte Substanz als Antigen. Es handelt sich bei diesem Rh-Hapten um einen lipoiden Stoff. MURRAY und LATHE haben aus Fettextrakten von Blut und Gewebe durch Chromatographie 2 Fraktionen isoliert, die die Agglutination durch Anti-Rh-Seren unterdrücken. Außerdem haben sie einen Stoff, der die biologische Aktivität eines dieser „Inhibitoren" vermindert, gefunden. MURRAY nimmt an, daß solche Inhibitoren in den von CARTER benutzten Fettextrakten die Resultate in vitro erklären können. Die von MURRAY geprüften Inhibitoren sind nicht spezifisch. Sie hemmen anscheinend die Wirkung aller Hämagglutinine und können auch aus rh-Blut gewonnen werden.

SIEGERT und SPIELMANN haben ebenfalls durch Extraktion mit Alkohol und Äther und einer Fällung mit Aceton aus Erythrocyten Rh-Haptene isolieren können. Es handelt sich um phosphatid-ähnliche Stoffe. Sie werden durch Lecithin in ihrer Hemmungswirkung noch um etwa das 10fache übertroffen. Zur Bindung von blockierenden Antikörpern sind bedeutend größere Mengen dieses Haptens erforderlich als zur Absättigung von Agglutininen. Von Interesse erscheint in diesem Zusammenhang eine Mitteilung von PROKOP. Danach besitzen das Rh-Antigen und das Lues-Antigen wahrscheinlich gemeinsame Teilantigene. Auch bei Lues-Antigenen handelt es sich um Lipoidextrakte.

In ihren späteren Arbeiten berichtet CARTER über Erfolge in vivo mit der von ihr hergestellten Substanz. Rh-sensibilisierte Mütter werden in der Schwangerschaft etwa einmal wöchentlich mit 100—200 mg i.m. behandelt. Nach der Behandlung hat sich ein deutlicher Titerabfall der Rh-Antikörper gezeigt. GOLDSMITH berichtet über 3 Fälle. Zweimal ist bei stark sensibilisierten frühzeitig behandelten Müttern ein Titerabfall beobachtet und ein gesundes Rh-Kind geboren worden. In beiden Fällen sind ältere Geschwister an Icterus gravis erkrankt bzw. schon tot geboren. Bei einer 3. Frau hat die Behandlung erst 6 Wochen vor der Entbindung eingesetzt. Auch hier ist es zu einem Titerabfall der Rh-Antikörper gekommen. Trotzdem ist das Rh-Kind so stark geschädigt, daß es 1 Stunde post partum gestorben ist. UNGER hat ebenfalls mit einem von CARTER hergestellten bzw. kontrollierten Hapten 5 Frauen in der Schwangerschaft behandelt, aber keine guten Erfolge gesehen. Alle 5 Frauen haben typische Todesfallanamnesen und Rh-Antikörper im Serum. Die Kinder zweier Frauen zeigen bei der Geburt trotzdem eine Erythroblastose, einmal ist es zu einer Totgeburt gekommen. Die 2 weiteren Kinder sind rh. WOLF, SCHULTZ und Mitarbeiter sehen keinen Erfolg der Haptenbehandlung bei 22 graviden Frauen. Wir haben bisher nur einmal eine Haptenbehandlung bei einer Rh-sensibilisierten Frau in der Schwangerschaft durchgeführt. Die Injektionen (Rh Hapten Serag) wurden vom Ende des 6. Schwangerschaftsmonats an zweimal wöchentlich durchgeführt. Der Antikörpertiter im mütterlichen Blut sank nicht ab. Etwa 4 Wochen vor dem regulären Geburtstermin wurden spontan hydropische

Zwillinge geboren. Sie blieben nur wenige Minuten am Leben. Außer zur Behandlung der Mütter wird das Hapten auch für die kranken Neugeborenen zur Absättigung der in ihrem Organismus befindlichen Rh-Antikörper empfohlen. LOUGHREY und CARTER sowie GOLDSMITH haben hierbei gute Erfolge gesehen. Wir konnten uns in einem entsprechend behandelten Fall nicht von einer Änderung des Krankheitsablaufes überzeugen. Anscheinend sind die nach Angaben von CARTER hergestellten Extrakte doch von recht unterschiedlicher Brauchbarkeit. MURRAY betont, daß er CARTERs Resultate auch in vitro nicht erzielen konnte. So kann man z. Z. noch kein endgültiges Urteil über die Brauchbarkeit dieser Methoden abgeben.

Außer den bisher angeführten Behandlungsmöglichkeiten sind noch zahlreiche weitere Therapievorschläge auch in den letzten Jahren angegeben worden. UNGER führt bei den sensibilisierten Müttern *Austauschtransfusionen* durch, um die Antikörper zu entfernen. Sehr große Blutmengen — einmal 21000 cm³ im Laufe von $14^1/_2$ Wochen — wurden in mehreren Sitzungen transfundiert. Die danach erzielten Titersenkungen waren nur gering und nicht andauernd. Rh-Kinder erkrankten trotzdem an Erythroblastosen. EAST und MAIR versuchten bei einer rh-Frau nach einer hydropischen Totgeburt eine *Desensibilisierung* durch *Blutinjektionen* vom Ehemann herbeizuführen. Die dabei gemachten Beobachtungen mit dem Auftreten von Antikörpern des vermuteten 3. Typs wurden auf Seite 580 beschrieben.

An *medikamentösen Behandlungen* wurden von KARIHER Äthylendisulfonate (Allergosil Brandt) vorgeschlagen. Das Präparat sollte in sehr kleinen Dosen während der Schwangerschaft gegeben werden, als Oxydationskatalysator wirken und dadurch allergische Reaktionen ausgleichen. MOLONEY konnte eine Wirkung dieses Stoffes bei den Erathroblastosen nicht bestätigen. GLANZMANN sah in einem Fall einen überraschenden Erfolg nach einer Injektion von Antistin. Der Ikterus verschwand von einem Tag zum anderen. HOFFMANN und EDWARDS berichteten über Erfolge einer Behandlung in der Schwangerschaft mit Anhydro-hydroxy-progesteron oral und Vitamin-K-Injektionen. Sie wollten damit Uteruskontraktionen und Blutungen, die bei Rh-sensibilisierten Frauen vermehrt auftreten sollen, vermeiden und glaubten so den Übertritt von kindlichem Rh-Antigen in den mütterlichen Kreislauf vermindern zu können. Mit Methionin und Vitamin E behandelte GYORGY Rh-sensibilisierte schwangere Frauen. Bei einer Kombination mit einer Austauschtransfusion beim Kind soll danach infolge einer Leberschutzwirkung die Letalität sinken und die Krankheitsdauer verkürzt werden. Wir haben unseren mit Austauschtransfusionen behandelten Neugeborenen, auch um den Leberstoffwechsel möglichst zu entlasten, in den ersten Lebenstagen anstelle von Muttermilch Traubenzuckerlösung entsprechend einem Vorschlag von FANCONI [2], ferner Vitamin K gegeben. Infolge einer möglichen Leberschädigung neben der häufig beschriebenen Capillarschädigung muß noch mit einer Verstärkung der schon beim gesunden Neugeborenen vorhandenen Blutungsneigung gerechnet werden.

Weil in der Milch von Rh-sensibilisierten Frauen oft Rh-Antikörper nachweisbar sind (WITEBSKY, LANGLEY, STRATTON u. a.), sind Bedenken gegen die Ernährung mit Muttermilch geäußert worden. Isoagglutinine (vorwiegend α und β) werden häufig im Colostrum und in der Milch teilweise mit höheren Titern, als sie im Blutserum der Mutter vorhanden sind, ausgeschieden. In anderen Körperflüssigkeiten — Speichel, Magensaft, Tränen usw. — finden sie sich aber im Gegensatz zu den Gruppensubstanzen A und B nur sehr selten. CATHIE hat das Blut von Rh-Neugeborenen nach Verfütterung von Rh-antikörperhaltiger Milch oder antikörperhaltigem Serum untersucht. Er hat keine Rh-Antikörper mit dem

Coombs-Test in dem Blut der Neugeborenen nachweisen können. Entsprechend diesen Ergebnissen konnten wir in eigenen Versuchen keinen Übertritt von α in das Serum von Frühgeborenen der Blutgruppen B und 0 nach Verfütterung von α-haltiger Milch (Titer 1:64 bis 1:256) feststellen. Danach bestehen keine Bedenken gegen das Nähren kranker Säuglinge durch die eigene Mutter. Die gewöhnlich fehlende Darmpassage des α und auch β wird von Dahr und Wolf durch eine sofortige Absättigung in der Darmwand erklärt. Nach den schon früher angeführten Untersuchungen von Hirszfeld gehört der Darm zu den Organen, die regelmäßig A- und B-Gruppensubstanz enthalten. Für unsere Versuche kommt wegen der gewählten Blutgruppenkonstellation (α-haltige Milch, B- und 0-Kinder) ein derartiger Vorgang aber nicht in Frage. Wir glauben eher an eine fehlende Resorption infolge der verhältnismäßig umfangreichen Molekülgröße dieser Antikörper. Ähnliches nehmen Schubert und Grünberg für Typhusagglutinine an. Die Frage, ob für die kleineren blockierenden Rh-Antikörper eine Absorption in der Darmwand des Rh-Kindes erwartet werden kann, ist meines Wissens noch offen. Sie könnte vielleicht durch den Nachweis der Antikörper im Stuhl entsprechend der Mitteilung von Schubert und Grünberg für die Typhusagglutinine geklärt werden.

IV. Die Behandlung der nicht durch D-Sensibilisierung bedingten Erythroblastosen.

Bei kindlichen Erythroblastoseerkrankungen infolge einer mütterlichen Sensibilisierung gegen einen anderen Blutfaktor als D sind im Prinzip die gleichen Behandlungsmethoden einzuschlagen, wie sie bisher besprochen wurden. Für die Austauschtransfusion können sich aber Schwierigkeiten bei der Auswahl der geeigneten Blutspender ergeben. Grundsätzlich ist ein Spender mit dem Blutgruppentyp der Mutter zu verwenden, denn in diesem Blut fehlt das Antigen, gegen welches die Antikörper gerichtet sind. Gewisse Unverträglichkeiten können aber dabei unter Umständen infolge der regulär im Serum vorhandenen Anti-A- und Anti-B-Agglutinine entstehen. Diese können bei niedrigem α bzw. β-Titer in Kauf genommen werden, wenn man nicht, um alle Zwischenfälle auszuschließen, die jeweils passenden Erythrocyten in AB-Plasma suspendiert verwenden will.

So haben wir z. B. bei dem Icterus gravis des Kindes Nie. abzentrifugierte 0-Blutkörperchen in Plasma der Blutgruppe AB aufgeschwemmt und zur Austauschtransfusion verwendet. Es handelte sich um einen Icterus gravis infolge einer B-Sensibilisierung. Der Eingriff ist von dem Kind sehr gut vertragen worden.

Wegen der Schwierigkeiten bei serologischen Bestimmungen von Rh-Untergruppen oder sonstiger seltener Blutfaktoren kann es zuweilen unmöglich sein, in wenigen Stunden ein eindeutiges Resultat zu bekommen. Da indessen eine wirksame Behandlung des schweren Icterus gravis in den ersten Lebensstunden durchgeführt werden muß, empfiehlt es sich, das mütterliche Serum mit den Erythrocyten der blutgruppenverträglichen Spender zusammenzubringen. Ausgewählt für die Transfusionen werden dann solche Spender, mit deren Blut keine Agglutination oder Konglutination eingetreten ist. Wo auch ein solches Vorgehen nicht möglich ist, können gewaschene mütterliche Erythrocyten entweder entsprechend dem Vorschlag von Wiener und Sonn [2] sowie von Pennell in konzentrierter Form transfundiert werden, oder mütterliche, gewaschene Erythrocyten werden in AB-Plasma aufgeschwemmt zur Austauschtransfusion verwendet.

Schlußwort.

Die Klärung der Ätiologie der fetalen Erythroblastosen hat vielfache neue Probleme der Krankheitsforschung aufgegeben. Durch den Nachweis der

Isoimmunisierungsvorgänge zwischen der Mutter und dem Feten konnte diese Krankheitsgruppe nach ursächlichen Gesichtspunkten von anderen Erkrankungen abgegrenzt werden. Zahlreiche Fragen im Ablauf des neuartigen Krankheitsgeschehens sind bereits beantwortet, während viele Zusammenhänge noch genauer geklärt werden müssen. Die bisher vorliegenden Beobachtungen haben gezeigt, daß den Entdeckungen von WIENER und LEVINE eine große praktische Bedeutung zukommt. Die Wichtigkeit, die man diesen Problemen beimessen muß, zeigt sich in der relativ großen Verbreitung derartiger Krankheitszustände.

Völlig neuartige therapeutische Verfahren sind entwickelt worden. Die Austauschtransfusion stellt einen lebensrettenden Eingriff dar, bei dessen Gelingen eine Gesundung des Kindes möglich ist. Das Wissen um diese Vorgänge und die Möglichkeit, schnell die erforderlichen serologischen Untersuchungen durchzuführen, ist Voraussetzung für ein erfolgreiches therapeutisches Handeln. Noch wesentliche Verbesserungen der Behandlungsmaßnahmen sind zu erhoffen. Besonders wichtig erscheinen die Versuche zur Verhütung einer Antikörperbildung im mütterlichen Organismus. Erst damit könnte das Stadium der symptomatischen Behandlung überwunden werden.

Auch auf dem Gebiet der Bluttransfusionsbehandlung hat sich durch die Kenntnis der Rh-Eigenschaften der roten Blutkörperchen eine völlig neue Einstellung zur Frage der Notwendigkeit und der Folgen dieses Eingriffes ergeben. Theoretische Überlegungen und praktische Erfahrungen haben gezeigt, daß die Forderung nach strenger Indikationsstellung und die Berücksichtigung auch der Blutfaktorenverträglichkeit Vorbedingungen für ein einwandfreies Arbeiten auf diesem wichtigen therapeutischen Gebiete sind.

Eine exakte Diagnostik und erfolgreiche Behandlung der durch eine Unverträglichkeit des Rh-Faktors zwischen Mutter und Kind bedingten Neugeborenenerkrankungen erfordert eine weitgehende Zusammenarbeit zwischen Frauenkliniken, praktizierenden Ärzten, Serologen und Kinderärzten. Auch in der Kinderklinik können die notwendigen therapeutischen Maßnahmen nur in enger Gemeinschaftsarbeit durchgeführt werden. Es sei daher an dieser Stelle allen Mitarbeitern, unter denen besonders die zahlreichen Blutspender erwähnt seien, für ihre stete Bereitschaft gedankt.

XIV. Toxoplasmosis.

Mit besonderer Berücksichtigung der Embryopathia toxoplasmotica*.

Von

FRED BAMATTER-Genf.

Mit 52 Abbildungen und 12 Tabellen.

Inhalt.

Seite

Literatur 653

I. Einleitung 680
   1. Zur Geschichte der Toxoplasmosis 680
   2. Allgemeine Gesichtspunkte zur Betrachtung des Toxoplasmoseproblems . . 683

II. Die Klinik der Toxoplasmose beim Menschen (s. a. spez. Einteilung daselbst) . 684
   1. Die verschiedenen klinischen Formen 685
     A. Konnatale Toxoplasmose 685
       a) Akute evolutive Formen 685
       b) Subakute Formen 693
       als Anhang:
       Zusammenstellung der 74 bisher bekannten histo-parasitologisch nach-
       gewiesenen Fälle von im 1. Jahr tödlicher konnataler Toxoplasmose 698
       c) Inaktive (chronische) Formen 733
       als Anhang: Toxoplasmose und Zwillingsschwangerschaft 743
       Pathologische Erscheinungen bei Müttern von Toxoplasmosekindern 743
     B. Postnatale Toxoplasmoseinfektion (beim Kind und beim Erwachsenen) . 749
       a) Akute Formen 749
       b) Chronische Formen 756
       c) Inapperzepte Toxoplasmose 758
   2. Die Bedeutung der Augenerscheinungen für die Diagnose 759
     A. Fundusveränderungen bei angeborener Toxoplasmose 760
     B. Fundusveränderungen bei postnatal erworbener Toxoplasmose 762
     C. Miterkrankung des vorderen Augensegmentes 765
   3. Kritische Zusammenstellung der Toxoplasmose-Kasuistik und Einordnung
     nach Krankheitsformen 767
   4. Zur Therapie der Toxoplasmoseinfektionen 772

III. Parasitologie und Serologie 774

IV. Pathologische Anatomie 780

V. Differentialdiagnose 791
   1. Embryopathia rubeolaris 791
   2. Retrolentale Fibroplasie 792
   3. Das Sabin-Feldman-Syndrom 792
   4. Weitere bei der Differentialdiagnose miteinzubeziehende Krankheiten . . . 801

VI. Einblick in die veterinärmedizinische Toxoplasmoseforschung 806

VII. Die Frage der Übertragung vom Tier auf den Menschen 808
   1. Die als Infektionsquellen verdächtigten Tiere 808
   2. Die serologischen Abklärungsversuche 812
   3. Die Rolle der Ektoparasiten 813

VIII. Geographische Verbreitung der Toxoplasmosis 815

IX. Rückblick und Ausblick 817

X. Schlußfolgerungen 825

XI. Zusammenfassung 827

* Aus der Universitäts-Augenklinik Genf (Direktor: Professor A. FRANCESCHETTI)
   Eine Reihe der in dieser Arbeit enthaltenen Untersuchungen konnte dank der freundlichen Unterstützung der Fritz Hoffmann-La Roche-Stiftung, Basel, durchgeführt werden.

Literatur.

I. Arbeiten über Toxoplasmose beim Menschen.

ABBOTT, K. H., and J. D. CAMP: Extensive symetrical cerebral calcification and chorioretinitis in identical twins (toxoplasmosis). Bull. Los Angeles Neur. Soc. 12, 38—48 (1947).

ADAMS, F. H.: Toxoplasmosis. Staff Meeting Bull. Hosp. Univ. Minnesota 17, 3 (1945).

— J. M. ADAMS, P. KABLER and M. COONEY: Toxoplasmosis in children. Pediatrics 2, 511—519 (1948).

— — — — Diagnostic tests for toxoplasmosis. Pediatrics 4, 490—497 (1949).

— R. HORNS and C. EKLUND: Toxoplasmosis in a large Minnesota family. Pediatrics 28, 165—171 (1946).

ALLEGRE, M. G. E.: Toxoplasmose cong. et hydrocéphalie. Revue neur. 83, 462—465 (1950).

ALM, L.: Nagot om toxoplasmosens mikrobiologi. Sv. Läkartidn. 45, 333 (1948).

ANSARI, N., et A. INOU: Présence de toxoplasmes dans les frottis de conjonctive palpébrale humaine. Bull. Soc. Path. exot. 41, 463—464 (1948).

APPELBAUM, A.: Human toxoplasmosis. Report of a case in an adult with ocular manifestations. Amer. Western med. S. Surg. 1, 323—332 (1947).

APPELMANS, M., P. BRUTSAERT, P. OOMS et L. MORTEL-MANS: Un cas de toxoplasmose congénitale. Bull. Soc. belge Ophtalm. 95, 492—501 (1950).

ATTINGER: E., Epidemisch auftretende Viruskrankheit unter dem Bilde einer von unregelmäßigem, oft hohem und langdauerndem Fieber begleiteten Allgemeininfektion (atypische infektiöse Mononucleose). Schweiz. med. Wschr. 81, 1172—1174 (1951).

BABLET, J.: La toxoplasmose. Rev. col. Med. Chir. (Paris) 22, 58—68 (1950).

BALFOUR, A.: Toxoplasma. J. trop. Med. 23, 68 (1920).

BALLABRIGA, A.: Toxoplasmosis. „Summaries of communications and discuss.", 6. Internat. Congress of Pediatr. Zurich, 1950, III, p. 367

— Toxoplasmose (étude anatomo-pathologique). Communic. au XIIIe Congrès de Pédiatr. de Langue franç. Alger, 7/9 mai 1951.

—, A., y W. OPPENHEIMER: Contribucion al conocimiento de la toxoplasmosis infantil. Rev. españ. pediatr. 5, 59—71 (1949).

BAMATTER, F.: Encéphalite consécutive à une conjonctivite à inclusions. Conf. neurol. 4, 6 (1942).

— La toxoplasmose. Ann. paediatr. (Basel) 167, 347—350 (1946).

— La choriorétinite toxoplasmique. Ophtalmologica (Karger) 114, 340—357 (1947).

— L'état actuel de nos connaissances sur la toxoplasmose. Praxis (Berne) 37, 680 (1948).

— Recherches sur les principaux syndromes ophtalmo-neurologiques infectieux chez le nouveau-né. Thèse d'agrégation, Genève 1948.

— La toxoplasmose chez l'animal et chez l'homme (aperçu sur nos connaissances actuelles de la maladie). Méd. et Hyg. 7, 17, 33, 81—82 (1949).

— Répercussion sur l'enfant des maladies infectieuses de la mère pendant la grossesse. Ann. paediatr. (Basel) Suppl. Bibl. paediatr. No. 48, (1949).

— Deux maladies infectieuses à transmission diaplacentaire et leurs effets sur le système nerveux central. (Toxoplasmose et embryopathie rubéoleuse.) Schweiz. Arch. Neur. 65, 384—390 (1950).

— Toxoplasmosis. „Summaries of Communications and Discuss.", 6. Internat. Congress of Pediatr. 1950, III, p. 367.

— L'image pathognomonique clinique et anatomo-pathologique des embryopathies. Rapp. XIII. Congr. Péd. Langue Franç. Alger 7/9 mai 1951. Edit. L'Expansion Scient. Franç., Paris 1951, p. 183—203.

— Neuere Gesichtspunkte in der Toxoplasmoseforschung. Vortr. Ges. Ärzte in Wien 5. Okt. 1951. Wien. med. Wschr. 64, 185—189 (1952).

— et L. BABAIANTZ: La sémiologie radiologique de la toxoplasmose et de l'histoplasmose. Radiol. Clin. Basel 18, 273—275 (1949).

— — Les aspects radiologiques de la toxoplasmose et de l'histoplasmose. J. Radiol. électrol. 31, 423—424 (1950).

— R. FANKHAUSER, A. FRANCESCHETTI, E. FREUDENBERG, C. GASSER, E. GLANZMANN, M. JACCOTTET, E. JUILLARD, E. SCHWARZ, J. TOMCSIK and A. WERTHEMANN: Joint research on toxoplasmosis in man and animal in Switzerland. Exhibitions (No. 146) 6. Internat. Congress of Pediatr. Zurich, 1950.

— et H. HABEGGER: La toxoplasmose en neurologie humaine. 65 ième anniversaire Prof. GLANZMANN. Schweiz. med. Wschr. avril 1952 (à paraître).

BARTSOKAS, S.: Toxoplasmosis. Nosokom. Khron. 10, 95—96 (1951).

BELLONI, M.: Malattie infettive acute in gravidanza ed embriopatie; acquisizioni recenti, con particulare riguardo alla rosolia ed alla toxoplasmosi. Clinica nuova 10, 713—730 (1950).

BENGTSSON, E.: Herzaffektion bei Toxoplasmosis. Cardiologia (Karger) **17**, 289—295 (1950).
BERGOUIGNAN, M.: Toxoplasmose et histoplasmose. J. Méd. Bordeaux **126**, 66—72 (1949).
BERTOYE, A., L. THEVENIN et J. L. BONNET: Un cas de toxoplasmose stabilisé chez l'enfant. Pédiatrie Lyon **38**, 633—637 (1949).
BEYME, F.: Über das Gehirn einer familiär-Oligophrenen mit symmetrischen Kalkablagerungen, besonders in den Stammganglien. Schweiz. Arch. Neur. **56**, H. 2, 161—190 (1946).
— Über das Wesen, die Ätiologie und die Pathogenese der symmetrischen Kalkablagerungen im Gehirn. Schweiz. Arch. Neur. **57**, H. 1, 16—61 (1946).
BIAGI, F.: Cutirreacciones con toxoplasmina en Tampico. Rev. med. Hosp. gen. Mexico **14**, 191—195 (1951).
LE BIHAN, R., R. BOISOT et C. LAGARDE: Calcifications craniennes probablement dues à une toxoplasmose. J. radiol. électr. **32**, 100 (1951).
BINKHORST, C. D.: Een geval von toxoplasmosis bij de mens. Chorioretinitis toxoplasmotica. Nederl. Tijdschr. Geneesk. 91, 8 (1947).—Ophtalmologica (Karger) **113**, 239—241 (1947).
— Toxoplasmosis. Een parasitologisch bevestigde diagnose? De betekenis van de klinische verschijnselen bij infantiele toxoplasmosis. Mschr. Kindergeneesk. **15**, 1—11 (1947).
— Toxoplasmosis. Report of four cases with demonstration of parasites in one case. Ophtalmologica Karger **115**, 65—77 (1948).
— Toxoplasmosis. Nederl. Tijdschr. Geneesk. **92**, 1666 (1948).
— Zur klinischen Diagnose der Augentoxoplasmose. Ann. paediatr. (Basel) **171**, 235—239 (1948).
— Toxoplasmosis. A clinical serological and histopathological study with special reference to the eye manifestations. Presentation of twenty cases of proved or presumable toxoplasmic retinopathy and retino-encephalopathy with associated ocular manifestations. Leiden: H. E. Stenfert Kroese 1948.
— L. M. C. BEDAUX, W. G. M. VAN DER VALK, P. K. DE HAAS u. R. BRUECKNER: Das Vorkommen von Uveitis bei kongenitaler bzw. frühinfantiler Meningo-Encephalo-Myelitis; kasuistischer Beitrag zur Differentialdiagnose der Toxoplasmose. Ophthalmologica (Basel) **118**, 711—721 (1949).
— u. A. M. LORENTZ DE HAAS: Chorioretinitis centralis en encephalitis. Nederl. Tijdschr. Geneesk. **90**, 455—458 (1946).
BIOCCA, E.: La toxoplasmosi. Recenti Progressi in Med. Roma **11**, 77—82 (1951).
BLACK, B. G. H.: Cas suspect de toxoplasmose congénitale. Disc. E. G. ROBERTSON et J. B. HAMILTON. Trans. Ophtalm. Soc. Austral. **5**, 93 (1945).
BLAND, J. O. W.: Glandular fever. The protozoal nature of the experimental disease. Brit. J. exper. Path. **12**, 311—319 (1931).
BOESEN, I.: Et tilfaelde af kongenit. Toxoplasmose. Ugeskr. Laeg. (dän.) **110**, 226—228 (1948).
BOHN, H., u. E. KOCH: Die Toxoplasmose. Erwachsenentoxoplasmose. Eine klinische Beobachtng. Med. Welt **20**, 547—549 (1951).
BOHROD, M. G.: Classification of histologic reactions in allergic diseases. Amer. J. Med. **3**, 511—522 (1947).
BONAMOUR, M. J.: Le „colobome maculaire" séquelle de toxoplasmose. Bull. Soc. Ophtalm. France **9**, 993—997 (1949).
BOURGIGNON, A.: Un syndrome nouveau d'origine toxoplasmique vraisemblable. Semaine Hôp. Paris **26**, 472 (1950).
BOURQUIN, J. B.: Les malformations du nouveau-né causées par des viroses de la grossesse et plus particulièrement par la rubéole (embryopathie rubéoleuse). Paris: Le François 1948, p. 32.
BRANDT, H.: Beitrag zur Encephalitis congenita Virchow. Virchows Arch. **293**, 487—489 (1934).
BREIDENBACH, H. M.: Ein Fall von Hydrocephalus congenitus internus chronicus mit beinahe vollständigem Fehlen des Großhirns. Diss. München 1938.
BRENNAN, A. J., T. BROWN, J. WARREN and G. VRANIAN: A syndrome characterized by generalized cutaneous eruption, chorioretinitis and eosinophilia, probably due to chronic toxoplasma infection. Amer. J. Med. **7**, 431—436 (1949).
BRINI, M. A.: Considérations générales à propos de la toxoplasmose latente. Bull. Soc. Ophtalm. France **9**, 961—963 (1949).
— Lésions congénitales et maladies de la mère pendant la grossesse. Strasbourg méd. **1**, 298—302 (1950).
BROENDSTRUP, P.: Ablatio falciformis congenita. Acta ophthalm. (Københ.) **22**, 193—202 (1944).
BRÜCKNER, R.: Symptômes oculaires dans un cas de toxoplasmose. Bull. Soc. Ophtalm. Paris, **2**, 254—258 (1947).

Brückner, R., P. K. de Haas, W. G. M. van der Valk, L. Bedaux u. C. D. Binkhorst: Das Vorkommen von Uveitis bei kongenitaler oder frühinfantiler Meningoencephalitis. Ophthalmologica (Karger) 118, 711—720 (1949).

Brug, S. L., u. J. J. Th. Vos: Toxoplasmosis hominis. Nederl. Tijdschr. Geneesk. 86, 2956—2962 (1942).

Brutsaert, P. La toxoplasmose humaine et son diagnostic. Rev. Belge Path. et Méd. exper. 21, 261—276 (1952).

— — et P. Danis: Choriorétinite toxoplasmique. Bull. Soc. belge Ophtalm. 92, 181 (1949).

— et G. Helderweirt: Le diagnostic de la toxoplasmose. A propos d'un cas suspect observé en Belgique en 1948. Communic. Soc. Belge Pédiatr. 29. 10. 1949 (tiré à part).

Bucco, G.: La toxoplasmosi umana; etiologia e patogenesi. Acta med. ital. mal. infett. 4, 208—213 (1949).

Buchanan, D., and C. Lara-Gonzalez: Toxoplasma encephalomyelitis. Trans. Clin. Neurol. Soc. Meeting, Oct. 10, 1944. — Arch. of Neur. 53, 447—448 (1945).

Burke, F.: Toxoplasmosis. Clin. Proc. Child. Hosp. 1, 125 (1945).

Callahan, W. P. jr.: The incidence of toxoplasmic infections in the St. Louis area. Proc. Soc. exper. Biol. a. Med. 59, 68—70 (1945).

— W. O. Russel and M. G. Smith: Human toxoplasmosis; a clinico-pathologic study with presentation of 5 cases and review of the literature. Medecine 25, 343—397 (1946).

Calmettes, Deodati, Deumie et Jammes: A propos d'un cas de toxoplasmose oculaire. Rev. d'Oto-neuro ophtalm. 21, 445 (1949).

— — e Gally: Tossoplasmosi oculare. Atti del 38. congr. Soc. oft. ital. 24/28. 10. 1949 11, 68—72 (1949).

— — — Toxoplasmose oculaire. Arch. d'Ophtalm. 10, 165—169 (1950).

Campbell, A. M. G., and F. Clifton: Adult toxoplasmosis in one family. Brain; a J. of Neur. 73, 281—290 (1950).

Cappel, D. F., and M. N. McFarlane: Inclusion bodies (protozoan-like cells) in organs of infants. J. of Path. (Amer.) 59, 385—398 (1947).

Cappon, D.: Intracerebral calcification in a microcephalic. Lancet 1, 795 (1948).

Caron, J. P.: Toxoplasmose humaine. France méd. 13, 17—18 (1950).

Carrol-Wynton, H.: Roentgen manifestations of acute and healed toxoplasmosis encephalomyelitis. Radiology 54, 554—558 (1950).

Castellani, A.: Note on certain protozoa-like bodies in a case of protracted fever with splenomegaly. J. trop. Med. 17, 113—114 (1914).

— Una malattia emorragico-ulcerativa probabilmente nuova. Acta Med. ital. mal infet. e parass. 5, 373—376 (1950).

Cathie, I. A. B., and J. A. Dudgeon: The laboratory diagnosis of toxoplasmosis. J. clin. Path. 2, 259—265 (1949).

Chaparro, L. E.: Ocular toxoplasmosis; report of two cases. Bull. Pract. Ophthalm. (Greens Eye Hospital, San Francisco) 18, 13 (1948).

Clemens, H. H.: Actinomycosis; report of case in child with recovery following thymol therapy. J. of Pediatrics 16, 487—494 (1940).

Coulon, G.: Présence d'un nouvel encéphalitozoon (Encephalitozoon Brumpti, n. sp.) dans le liquide céphalo-rachidien d'un sujet atteint de méningite suraigue. Ann. de Parasitol. 7, 449—452 (1929).

van Creveld, S.: Toxoplasmosis kombiniert mit Situs inversus totalis. Schweiz. med. Wschr. 78, 1295 (1948).

— Ph. Arons and J. I. de Bruyne: Toxoplasmosis combined with situs inversus totalis. Ann. paediatr. (Basel) 171, 177—184 (1948).

— — — Toxoplasmosis gecombineerd met situs inversus totalis. Nederl. Tijdschr. Geneesk. 92, 2903—2909 (1948).

Crothers, B.: Toxoplasmic encephalitis clinical experience. Arch. of Neur. 49, 315—319 (1943).

— Clinical experience with toxoplasmic encephalitis. J. nerv. Dis. 97, 86—92 (1943).

Cuboni, E.: Toxoplasmose. Wien. klin. Wschr. 63, 272—275 (1951).

— La toxoplasmosi — Vie di propagazione — Procediementi diagnostici. Ann. Sanità Pubbl. (Roma) 12, 3—12 (1951).

Danis, M.: Colobomes atypiques. Bull. Soc. Franç. Ophtalm. (Rapport du 25. 5. 1940) 1940, 119—124.

— Les aspects normaux et les anomalies congénitales du fond de l'oeil (Atlas ophtalmoscopique). Paris: Masson et Cie. 1940.

— P.: Un cas de toxoplasmose oculaire congénitale. Disc. Rapport Appelmans. Bull. Soc. belge Ophtalm. 95, 501—502 (1950).

DAVEL, J., P. VAN DER ELST, J. WINSSER, P. H. VAN THIEL u. J. D. VERLINDE: Een toxo-plasmastan, tijdens het leven geïsoleerd uit de liquor cerebrospinalis van een zuigeling. Mschr. Kindergeneesk. **16**, 11—20 (1948).

DEBRE, R., I. BERTRAND, E. BARGETON et P. MOZZICONACCI: Toxoplasmose congénitale du nouveau-né. Observations anatomo-cliniques. Bull. Soc. méd. Hôp. Paris **67**, 553—559 (1951).

— R. MANDE, P. MOZZICONACCI et J. LAVAT: Deux observations de toxoplasmose. Arch. franç. de Pédiatr. **6**, 95—96 (1949).

DEKKING, H. M.: Blind oog bij kinderen. Clinische les. Nederl. Tijdschr. Geneesk. **92**, 826 (1948).

— Toxoplasmose cause d'affections congénitales de l'oeil. Annales d'Ocul. **182**, 887 (1949).

— Toxoplasmosis as a cause of congenital defects. Ophthalmologica (Basel) **117**, 1—7 (1949).

DELASCIO, D., et P. REFINETTI: Toxoplasmose Congênita. Pediatr. pratica Sao Paulo **21**, 353—354 (1950).

DELTHEIL, J.: La toxoplasmose. Thèse de Paris No. 176 (1946).

DENA, F. P., R. SOTO y L. C. LEON: Un caso de toxoplasmosis. Bol. Med. Hosp. Inf. Mexico **7**, 24—39 (1950).

DENNIG, H., u. H. HANGLEITER: Der heutige Stand der Chemotherapie bakterieller Er-krankungen und der Infektionskrankheiten. Dtsch. med. Wschr. **76**, 647—649 u. 680—682 (1951).

DESCLAUX, P., et C. MORLON: Les psycho-embryopathies toxoplasmiques. Semaine Hôp. Paris **26**, 3734—3740 (1950).

— A. SOULAIRAC et C. MORLON: Oligophrénie et toxoplasmose. Arch. franç. de Pédiatr. **6**, 489—494 (1949).

DITTRICH, J. K.: Zur Klinik der Toxoplasmose. (Übersichtsref. mit 3 eig. Fällen aus d. Univ.-Kinderklinik Leipzig.) Überlassung d. unpubl. Manuskr. durch den Autor.

DONTENWILL, W.: Intrauteriner Fruchttod und Toxoplasmose. Z. Geburtsh. u. Frauenheilk. **11**, 792—800 (1951).

— Ein Eall von Toxoplasmose-Encephalomyelitis mit fast völligem Abbau des Kleinhirns. Zbl. Path. u. path. Anat. **88**, 43—46 (1951).

DOW, R. S.: Toxoplasmic encephalitis. Clinical findings in two patients from Pacific North-west. Northwest Med. **44**, 382—387 (1945).

DRELL, J. M.: Ocular toxoplasmosis. Amer. J. Ophthalm. **28**, 541—543 (1945).

DRENOWSKI, A. K.: Toxoplasmen als zufälliger mikroskopischer Befund im menschlichen Blut. Schweiz. med. Wschr. **77**, 429 (1947).

DUBOIS, M.: Contribution à l'étude de la toxoplasmose humaine. Thèse Paris 1950.

DVORAK, V.: První pozorovani choroby Janku (toxoplasmosy) na Moravé. Lék. listy **6**, 7—10 (1951).

DVORAK, T. G., and W. H. MIDDLETON: Congenital cyst of the optic nerve with encephalo-cele. Trans. Amer. Acad. Ophthalm. Otol. Jan.—Febr. 277—279 (1951).

DYKE, C. G., A. WOLF, D. COWEN, B. H. PAIGE and J. CAFFEY: Toxoplasmic encephalo-myelitis. VIII. Significance of roentgenographic findings in the diagnosis of infantile or congenital toxoplasmosis. Amer. J. Roentgenol. **47**, 830—841 (1942).

ECKSTEIN, A.: Malaria im Kindesalter. Ann. paediatr. (Basel) Suppl. Bibl. paediatr. Nr. 47 (1946).

EDMONDS, A. R.: Human toxoplasmosis. Med. J. Austral. **2**, 394 (1948).

— Human toxoplasmosis with report of a case. Med. J. Austral. **36**, 456—457 (1949).

EICHENWALD, H.: Human toxoplasmosis. Cornell M. J. **4**, 8—15 (1949).

ENGLESON, G.: Toxoplasmosis in children. With reference to one particular case. Acta paediatr. (Stockh.) **35**, 258—267 (1948).

— Studies of toxoplasmic family — Sulfathiazol prophylaxis. Acta paediatr. (Stockh.) **37**, 359—362 (1949).

— Invärtesmedicinska synpunkter pä toxoplasmos. Nord. Med. **43**, 129 (1950).

ESENTE, L.: La toxoplasmosi infantile nei suoi aspetti clinici generali ed oculari. Riv. Clin. pediatr. **47**, 280—302 (1949).

FANCONI G., u. H. ZELLWEGER: Die bleibenden Schädigungen des Zentralnervensystems infolge Erkrankungen des Fetus und des Kleinkindes. Schweiz. Arch. Neur. **63**, 193—218 (1949).

FARBER, S., and S. B. WOLBACH: Intranuclear and cytoplasmic inclusions („protozoan-like bodies") in salivary glands and other organs of infants. Amer. J. of Path. **8**, 123 (1932).

FARNARIER, G. M.: Chorio-rétinite toxoplasmique. Etude clinique et biologique. Bull. Soc. franç. d'Ophtalm. **62**, 254—258 (1949).

FARQUHAR, H. C.: Congenital toxoplasmosis. Report of two cases in twins. Lancet **259**, 562—564 (1950).

— and W. M. L. TURNER: Congenital toxoplasmosis. Report of two cases. Arch. Dis. Childh. **24**, 137—142 (1949).

FEDERICI, P. C.: Toxoplasma e toxoplasmosi. Giorn. Clin. med. **31**, 489—494 (1950).

FEDOROVITCH, A. L.: Hémoparasites trouvés dans un cas de fièvre chronique. Ann. Inst. Pasteur **30**, 249—250 (1916).

FELDMAN, H. A., and A. B. SABIN: Skin reactions to toxoplasmic antigen in people of different ages without known history of infection. Pediatrics **4**, 798—804 (1949).

FINKE, L.: Die Bedeutung der kongenitalen Toxoplasmose für die Geburtshilfe. Z. Geburtsh. u. Frauenheilk. **10**, 719—730 (1950).

— Klinische Beobachtungen zur Frage der serologisch diagnostizierten latenten Toxoplasmose der Frau. Med. Welt **20**, 1435—1438 (1951).

FISCHL, R.: Ein Beitrag zur Kenntnis der Encephalitis beim Säugling. Prager med. Wschr. **22**, 307—308, 323—324, 335—336 (1897).

— Zur Kenntnis der Encephalitis beim Säugling. Jb. Kinderheilk. **49**, 58 (1899).

FISHER, O. D.: Toxoplasma meningo-encephalitis in late childhood. (Review.) Great Ormond Street J. **1**, 43—47 (1951).

— Toxoplasma infection in English children. A survey with toxoplasmin intradermal antigen. Lancet **261**, 904—906 (1951).

FISHER, S. H., and D. WILSON: Report of a case with Roentgen demonstration of unusual intracranial calcifications. Amer. J. Roentgenol. (Springfield) **59**, 816—818 (1948).

FOCHER, L.: Toxoplasmosis. Gyermekgyógyászat **2**, 39—45 (1951).

FORREST, H. A.: Symposium section: Toxoplasmosis. Internat. med. Digest. **54**, 117 (1949).

FRANCESCHETTI, A., et F. BAMATTER: L'importance des lésions oculaires pour le diagnostic de la toxoplasmose chez l'homme. Bull. Soc. franç. d'Ophtalm. **60**, 184—198 (1947).

— — Alterazioni oculari e tossoplasmosi. Soc. Oftalm. Italiana. Atti del XXXVI. Congresso **9**, 9—15 (1947).

— — De l'importance des lésions oculaires pour le diagnostic des embryopathies. Bull. Acad. Suisse Soc. méd. Bâle **6**, 201—210 (1950).

FRANÇOIS, J.: Quand devons-nous penser à la toxoplasmose? Ann. Oculist., Paris **110**, 1022—1029 (1951).

FRANKE, H., u. H. G. HORST: Zur Frühdiagnose und Therapie der Erwachsenen-Toxoplasmose. Dtsch. med. Wschr. **76**, 1049—1052 (1951).

FREEMAN, P., and H. B. PRYOR: Toxoplasmosis in a nine-year-old girl. J. of Pediatr. St. Louis **36**, 365—369 (1950).

FRENKEL, J. K.: Dermal hypersensibility of toxoplasma antigens (toxoplasmins). Proc. Soc. exper. Biol. a. Med. **68**, 634—639 (1948).

— Pathogenesis, diagnosis and treatment of human toxoplasmosis. J. Amer. med. Assoc. **140**, 369—377 (1949).

— Uveitis and toxoplasmin sensitivity. Amer. J. Ophthalm. **32**, 127—135 (1949).

— and H. C. NAFFZIGER: An early fatal case of infantile toxoplasmosis in California. California Med. **72**, 174—176 (1950).

FREUDENBERG, E.: Akute infantile Toxoplasmosis Encephalitis. Schweiz. med. Wschr. **77**, 680—682 (1947).

FREUND, J.: Accumulation of antibodies in the central nervous system. J. exper. Med. **51**, 889 (1930).

FRITZ, W.: Über den Nachweis von Toxoplasma mittels Tierversuch. Schweiz. Z. Path. **14**, 582—586 (1951).

FRUGONI, C.: Toxoplasmosi in adulto. Il Policlinico, Sez. Prat. **58**, 3—13 (1951).

GARCIA, E. Y.: Toxoplasmosis and sparganosis in native Filipinos; clinical reports. J. Philippine med. Assoc. **26**, 225—230 (1950).

GARD, S.: Toxoplasmosens laboratoriediagnostik och epidemiologi. Nord. Med. **45**, 352—357 (1951).

— u. H. J. MAGNUSSON: Glandulär form av toxoplasmos i samband med graviditat. Sv. Läkartidn. **47**, 2141 (1950).

— — A glandular form of toxoplasmosis in connection with pregnanci. Acta med. scand. (Stockh.) **141**, 59—64 (1951).

— — F. WAHLGREN and G. GILLE: Congenital toxoplasmosis, clinical, histopathologic and parasitologic observations during life and post-mortem. Pediatrics **4**, 432—442 (1949).

GARRAHAN, J. P.: Histoplasmosis y toxoplasmosis. Pediatr. Amer. **9**, 206—208 (1951).

GASSER, C.: Diskuss. Bemerk. z. Toxoplasmose. Ann. paediatr. (Basel) **171**, 255 (1948).

— u. E. SCHWARZ: Foetale Mißbildungen mit abnormen Verkalkungen als Folge intrauteriner Infektionen (Toxoplasmose, Röteln in graviditate usw.). Helvet. paediatr. Acta **2**, 351—370 (1947).

GEYELIN, H. R., and W. PENFIELD: Cerebral calcification in epilepsy. Arch. of Neur. **21**, 1020—1043 (1929).

GIFFORD, B. L.: Toxoplasmosis. Amer. J. Ophthalm. **30**, 1025—1027 (1947).

GILLE, G.: Toxoplasmos — en ny infejtionssjukdom. Hyg. revy — Tidskr. Hälsovards-nämnder (Stockh.) **37**, 181—182 (1948).

GIRAUD, P., J. RANQUE, R. BERNARD, et P. ROBERT: Un cas de toxoplasmose du nouveau-né confirmé par inoculation du liquide ventriculaire au cobaye. Arch. franç. de Pédiatr. **6**, 66—68 (1949). S. a. HENRI GIRAUD: Contribution à l'étude de la toxoplasmose infantile. Thèse Marseille 1949.

GIROUD, P., et A. GRJEBINE: Fièvres exanthématiques au Moyen Congo et toxoplasmose. Bull. Soc. Path. exot. **44**, 54—57 (1951).

— J. JADIN et C. REIZES: Nouveaux résultats concernant les fièvres exanthématiques avec ulcération ou tache noire et les toxoplasmoses au Moyen Congo. Bull. Soc. Path. exot. **44**, 422—424 (1951).

GLANZMANN, E.: Toxoplasmosis im Kindesalter. Bull. Schweiz. Akad. med. Wiss. **2**, 345—362 (1947).

— Nouveaux cas de toxoplasmose chez l'enfant. Concours méd. **70**, 2385—2388 (1948).

— Gegenwartsaufgaben des Kinderarztes. Wien. klin. Wschr. **60**, 105—109 (1948).

— Diskussionsbemerkungen zur Toxoplasmose. Ann. paediatr. (Basel) **171**, 254 (1948).

GODTFREDSEN, E.: Et nyt oftalmo-neurologisk syndrom ved toxoplasmose. Nord. Med. **37**, 507—508 (1948).

GOHRBRANDT: Über Gehirnbefunde bei Neugeborenen und Säuglingen. Virchows Arch. **247**, 374—396 (1923).

GOMPERTS, C. E.: Relation between JENSEN's chorioretinitis and toxoplasma infections. Ophtalmologica (Basel) **120**, 178—181 (1950).

— Het verband tussen chorioretinitis van JENSEN en toxoplasma infectie. Nederl. Tijdschr. Geneesk. **94**, 1310—1312 (1950).

GOTTLIEB, T.: Det kliniska värdet av toxoplasmos-diagnostik inom den förebyggande mödravärden. (Clinical toxoplasmosis diagnosis in preventive care of mothers.) Sv. Läkartidn. **48**, 1272—1274 (1951).

GRANSTRÖM, K. O., and H. J. MAGNUSSON: Eye symptoms in toxoplasmosis. Observations on four cases in childhood. Acta ophthalm. (København.) **26**, 223—227 (1948).

— — Choriorétinite toxoplasmique avec modification de la macula, cause de strabisme chez l'enfant Arch. franç. de Pédiatr. **6**, 325—330 (1949).

— — Convergent strabismus, macular foci and toxoplasmosis in monozygotis twins. Brit. J. Ophthalm. **34**, 105—107 (1950).

GUIMARAES, F. N.: Toxoplasmose humana. Meningo-encefalomielite toxoplasmica; ocorrência em adulto e em recemnascido. Mem. Inst. Oswaldo Cruz **38**, 257—320 (1943). — Acta med. Rio de Janeiro **11**, 127—131 (1943).

— Two new cases of human toxoplasmosis. J. Amer. med. Assoc. **124**, 252 (1944).

GUTTMANN, L.: Möglichkeiten und Grenzen der Encephalographie bei cerebraler Kinder-lähmung. Fortschr. Röntgenstr. **40**, 965—978 (1929).

HABEGGER, H.: Le réservoir biologique animal et sa relation avec l'infection toxoplasmique humaine. Thèse Genève 1952.

HALL, W. E. B.: Toxoplasmosis (Correspondence). J. Amer. med. Assoc. **112**, 2190 (1939).

HANSEN: Phasenkontrastverfahren zum Toxoplasmosenachweis im Liquor. Wiss. Ausst. 51. Tagg. Dtsch. Kinderheilk. Heidelberg, August 1951.

HANSSON, C. J.: Das Röntgenbild bei Toxoplasmose. Sv. Läkartidn. **45**, 385—386 (1948).

HART, E. W., J. W. PAULLEY, J. S. RIVERS and E. K. WESTLAKE: Toxoplasmosis. Arch. Middlesex Hosp. Edinburgh **1**, 26—50 (1951), and J. trop. Med. a. Hyg. **54**, 226—231 (1951).

HARTL, H.: Der Einfluß des Aureomycins auf die Seroreaktionen der Toxoplasmose. Ärztl. Wschr. **6**, 1037—1038 (1951).

HARTMANN, E., et S. BRAUN-VALLON: La toxoplasmose oculaire. Annales d'Ocul. **179**, 524—531 (1946).

HARWIN, M., and A. ANGRIST: Neonatal toxoplasmic encephalitis. Arch. Pediatr. (Amer.) **65**, 124—130 (1948).

HASSIN, G. B.: Acute (epidemic ?) encephalitis: Report of a case in a new-born twin with histologic observations. Arch. of Neur. **18**, 44 (1927).

— Histopathology of the peripheral and central nervous system. Ed. 2. New York: Paul B. Hoeber Inc. 1940.

HEATH, P., and W. ZUELZER: Toxoplasmosis: report of ocular findings in infant twins. Arch. of Ophthalm. **33**, 184—191 (1945).

HEIDELMAN, J. M.: Evaluation of toxoplasma neutralization tests in cases of chorioretinitis. Arch. of Ophthalm. **34**, 28—39 (1945).

HELLBRÜGGE, T.: Über Toxoplasmose. Dtsch. med. Wschr. **74**, 385—389 (1949).

HERTIG, A. T.: Sarcosporidia in the myocardium of a premature infant. Report of a case. Amer. J. Path. **10**, 413—418 (1934).

HESSE, S.: Angewandte Pharmakologie. S. 96. Berlin—München: Urban u. Schwarzenberg 1947.

HEUYER, G., CRÉMIEUX, KOUPERNIK et LANG: Un nouveau cas de toxoplasmose avec séro-reaction positive. Arch. franç. de Pédiatr. 8, 160—162 (1951).

— S. LEBOVICI, Mme. ROBERT et M. MARTINETTI: Un cas de toxoplasmose. Encéphalographie gazeuse. Arch. franç. de Pédiatr. 8, 35—36 (1951).

HOANG-XUAN-MAN: Un cas de toxoplasmose. Bull. Soc. Ophtalm. de France 63, 570—576 (1950).

HOELME: Zur Ätiologie der Maculakolobome Z. Augenheilk. 88, 297—302 (1936).

VAN DER HOEVE, J.: Eenige opmerkingen over het dubbelzijdig colobom der choriodea in de maculastreek. Nederl. Tijdschr. Geneesk. 2, 256—261 (1902).

HOGAN, M. J.: Toxoplasmic chorioretinitis. Trans. Pac. Coast Oto-Ophthalm. Soc. 1947, 28, 83—100.

— Toxoplasmosis; ocular manifestations. Trans. Amer. Acad. Ophthalm. oto-lar. 54, 183—189 (1950).

— Ocular Toxoplasmosis. (Amer. Ophthalm. Soc., N.Y.) Columbia Univ. Press, New York 1951.

HOLDEN, W. S., and A. S. WHITEHEAD: The radiological appearances in congenital toxo-plasmosis. Brit. J. Radiol. 24, 38—40 (1951).

HOLM, E.: Coloboma corporis vitrei. Acta ophthalm. (Københ.) 1, 63—65 (1923).

— Ogonmanifestioner vid toxoplasmos. Sv. Läkartidn. 45, 387—392 (1948).

— Et par tilfaelde af kongenit toxoplasmose. Ugeskr. Laeg. 110, 1363—1366 (1948).

HOLMDAHL, S.: Toxoplasmos och graviditet. Göteborg: Elanders Boktryckeri 1949.

— S. C.: Värdet av serologisk toxoplasmos-diagnostik inom den förebyggande mödravarden. (Value of serological toxoplasmosis diagnosis in prenatal car of mothers.) Sv. Läkartidn. 48, 1274—1277 (1951).

HØLUND, T.: Kongenit. toxoplasmose. Nord. Med. 44, 1104—1105 (1950).

HUTCHISON, J.: Congenital toxoplasmosis. Report of two cases. Arch. Dis. Childh. 24, 303—308 (1949).

ISERLE, J., u. ED. MARSALEK: Nase zkusenosti stoxoplasmon u člověka. (Personal observations on human toxoplasmosis.) Čas. lék. česk. Prague 88, 1423—1425 (1949).

JACOBY, N. M., and L. SAGORIN: Human toxoplasmosis in England. Report of a case. Lancet 255, 926—928 (1948).

JAMMES: Un cas de toxoplasmose. J. Radiol. électr. 30, 525—526 (1949).

JANKŪ, J.: Pathogenesa a pathologická anatomic tak nazvaného vrozeného kolumbu zluté skvzany voku normalné velikem a microphthalmickém s nálezem parasitu v sitnici. Čas. lék. česk. 62, 39, 1021—1027 (1923); 40, 1054—1059 (1923); 41, 1081—1085 (1923); 42, 1111—1115 (1923); 43, 1138—1144 (1923); ref. Zbl. Ophthalm. 12, 112 (1924).

JECKELN, E.: Zur pathologischen Anatomie der Toxoplasmose. Zbl. Path. 86, 454 (1950).

JELKE, H.: Ein Beitrag zur Kenntnis humaner Toxoplasmosis. Ann. paediatr. (Basel) 175, 434—458 (1950).

— Bidrag till kännedomen om human toxoplasmos. Sv. Läkartidn. 47, 1—19 (1950).

JELLIFFE, D. B.: Congenital toxoplasmosis in an African child. Arch. Dis. Childh. 26, 258—260 (1951).

JOHNSON, L. V.: Use of neutralizing antibody test in diagnosis of human toxoplasmic chorio-ditis. Arch. of Ophthalm. 36, 677—684 (1946).

JONXIS, J. H. P.: Demonstratie van een geval van toxoplasma. Nederl. Tijdschr. Geneesk. 92, 1733 (1948).

JÜPTNER, H.: Die Toxoplasmose. Med. Klin. 46, 789—792 (1951).

JURETIC, M.: Toxoplasmosis. (Informationi prikaz, toxoplasmosis.) Vojno San. pregled 7, 305—308 (1950).

JÜRGENSSEN, H.: Toxoplasmose bei einem drei Monate alten Säugling. Österr. Z. Kinderheilk. 4, 366 (1950).

KABLER, P., and M. COONEY: Toxoplasmosis. Minnesota Med. 30, 637—639 (1947).

KAESS, A.: Congenital hydrocephalus in a newborn infant. — Epidemic hepatitis in the mother in the second-third month of pregnancy. Acta paediatr. (Stockh.) 40, 239—248 (1951).

KANABUSOWA, I.: Toksoplazmozie. Polski tygodnik lekarski, Warsaw 4, 228—230 (1949).

KAPLAN, M., J. BLUM et E. BLUMEN: Encéphalite toxoplasmique avec microcéphalie, chorio-rétinite et calcifications intra-craniennes. Semaine Hôp. Paris 25, 3982—3983 (1949).

KAZNELSON, H.: Über die Maculakolobome. Russk. oftalm. Ž. 6, 1173—1178 (1927).

KEAN, B. H., and R. G. GROCOTT: Sarcosporidiosis or toxoplasmosis in man and guinea pig. Amer. J. Path. 21, 467—483 (1945).

— — Asymptomatic toxoplasmosis. Amer. J. trop. Med. 27, 745—748 (1947).

— — Congenital toxoplasmosis. J. Amer. med. Assoc. 136, 104—108 (1948).

Keen, J. A.: Bilateral microphthalmia. Report on a case. S. afric. med. J. **23**, 518—520 (1949).

Keller, W., und O. Vivell: Über die klinische und epidemiologische Bedeutung des Antikörpernachweises gegen das Toxoplasma Gondii mit dem Sabin-Feldmanschen Farbtest. Z. f. Kinderheilk. **71**, 42—60 (1952).

Kemp, G.: Zur Klinik und Epidemiologie der Toxoplasmose. Klin. Wschr. **28**, 602—606 (1950).

Mc Keown, H. S.: Retinal hemorrhages in the new-born. Arch. of Ophthalm. **26**, 25—37 (1941).

Klenerman, P.: Congenital toxoplasmosis. S.Afric. Med. J. **25**, 273—274 (1951).

Klima, M.: Toxoplasmosis. Česk. Ofthalm. Praha **5**, 301—307 (1949).

— Developmental abnormalities of the eye due to toxoplasmosis. Česk. ofthalm. Praha **5**, 343—352 (1949).

Knapp, A.: Diagnosis of disease of the inner portion of the eye (Toxoplasmosis). Arch. of Ophthalm. **32**,430 (1944).

Koch, F. L. P.: Tuberous sclerosis and toxoplasmic encephalomyelitis. Letter to the Editor. J. Amer. med. Assoc. **122**, 1267 (1943).

— Discussion about toxoplasmosis. Arch. of Ophthalm. **34**, 71 (1945).

— Kindertoxoplasmose. Beitrag zur Therapie der akuten Toxoplasmose. Med. Welt **20**, 549—553 (1951).

— Toxoplasmosis; in A. Sorsby: Systematic ophthalmology, Sect. III, p. 48—65. London: Butterworth & Co. Publ. Ltd. 1951.

— J. Schorn u. G. Ule: Über Toxoplasmose. Dtsch. Z. Nervenheilk. **166**, 315—348 (1951).

— A. Wolf, D. Cowen and B. H. Paige: Toxoplasmic encephalomyelitis. Significance of ocular lesions in the diagnosis of infantile or congenital toxoplasmosis. Arch. of Ophthalm. **29**, 1—25 (1943).

Koch, W., et A. Uribe: Toxoplasmosis. Rev. med. Valparaiso 3, 237—241 (1950).

Köhn, K.: Kurze medizinhistorische Studie zum Thema Toxoplasmose. Ärztl. Wschr. **7**, 65—67 (1952).

Koppen, K.: Von den Ursachen der Fehlgeburten. Med. Klin. **46**, 633—636 (1951).

Krause, A. C.: Congenital encephalo-ophthalmic dysplasia. Arch. of Ophthalm. **36**, 387—444 (1946).

— Ocular Toxoplasmosis. Ophthalmologica Ibero America **12**, 1—12 (1950).

— and L. Smith: The therapeutic treatment of uveitis associated with toxoplasmosis. Amer. J. Ophthalm. **29**, 977—980 (1946).

Krepler, P.: Ein diagnostisch schwieriger Fall von konnataler Toxoplasmose bei einem Kleinkind. Österr. Z. Kinderheilk. **6**, 90—98 (1951).

Kringelbach, J.: Et tilfaelde af akut toxoplasmose. Ugeskr. Laeg. **111**, 1266—1269 (1949).

Kudicke, H.: Toxoplasmose. Eine Übersicht. Med. Mschr. **5**, 822—828 (1951).

Kugelmass, I. N.: Developmental arrest by infantile toxoplasmosis. N.Y. State J. Med. **48**, 208 (1948).

Landau, A.: Glandulär form av toxoplasmos hos barn. Nord. Med. **46**, 1575 (1951).

de Lange, C.: Klinische und pathologisch-anatomische Mitteilungen über Hydrocephalus chronicus congenitus und acquisitus. Z. ges. Neurol. **120**, 433—500 (1929).

— Encephalitis toxoplasmatica. Nederl. Tijdschr. Geneesk. **85**, 1151 (1941).

Lauria, K.: Ein Fall von angeborener Toxoplasmose. Duodecim (Helsingfors) **65**, 91—98 (1949).

Lavier, G.: La toxoplasmose. Presse méd. **1945**, 107—109.

Lefebvre, G.: Encéphalopathie toxoplasmique (Toxoplasmose congénitale). Arch. Hosp. **21**, 234—235 (1949).

Lelong, M.: Deux cas de toxoplasmose congénitale du nourrisson. Ann. paediatr. (Basel) **171**, 279—283 (1948).

— La toxoplasmose humaine. Progrès méd. Paris **79**, 228—235 (1951).

— R. J. Le Tan Vinh, Desmonts et L. Dupre-Bouteloup: Un cas de toxoplasmose du nouveau-né. Isolement du parasite et étude anatomo-histologique. Bull. Soc. méd. Hôp. Paris **67**, 541—553 (1951).

— G. Renard, R. Joseph et Desmonts: Un nouveau cas de toxoplasmose congénitale chez un enfant de 6 mois. Arch. franç. de Pédiatr. **5**, 503—505 (1948).

— A. Rossier, F. Alison, R. J. Le Tan Vinh, G. Desmonts, Boulard et Ribierre: Deux cas de toxoplasmose congénitale du nourrisson. Arch. franç. de Pédiatr. **5**, 113—119 (1948).

Le Tan Vinh, R. J., et Desmonts: La toxoplasmose. Paris méd. **38**, 376—379 (1948).

Letondal, P.: A propos du diagnostic de la toxoplasmose. Union méd. Canada **79**, 31—33 (1950).

Levaditi, C.: Au sujet de certaines protozooses héréditaires humaines à localisation oculaire et nerveuse. C. r. Soc. Biol. Paris **98**, 297—299 (1928).

LEVIN, P., and H. MOORE: Fetal toxoplasmic encephalitis. A type of congenital cerebral disease. J. of Pediatr. **21**, 673—679 (1942).

LICHSTEIN, J., and L. SOLIS-COHEN: Familial tuberous sclerosis (epiloia) without adenoma sebaceum. Report of two cases. J. Amer. med. Assoc. **122**, 429—432 (1943).

LIDE, T. N.: Congenital tularemia. Arch. of Path. **43**, 165—169 (1947).

LINDSAY, S., and J. W. LUKE: Foetal leptospirosis (Weil's disease) in a newborn infant. Case of intrauterine foetal infection with report of an autopsy. J. of Pediatr. **34**, 90—94 (1949).

LIPPMANN, S.: Zur Kenntnis der Toxoplasmose. Praxis (Bern) **38**, 950—951 (1949).

LITCHFIELD, H. R.: Toxoplasmosis. In: Pediatric Progress, p. 221—225. Philadelphia: F. A. Davis Co., Publ. 1948.

LLOYD, R. I.: Discussion about Toxoplasmosis. New York Acad. of Med. Sect. of Ophthalm. 19. 3. 1945. Arch. of Ophthalm. **34**, 72 (1945).

LORENZ, K.: Verkalkungen des Plexus chorioideus der Seitenventrikel als Folge kongenitaler Toxoplasmose. Fortschr. Röntgenstr. **73**, 735—740 (1950).

LOTMAR, F.: Histopathologische Befunde in Gehirnen von kongenitalem Myxödem (Thyreoplasie). Z. Neur. **119**, 491—513 (1929).

— Histopathologische Befunde in Gehirnen von endemischem Kretinismus, Thyreoplasie und Kachexia thyreopriva. Z. Neur. **146**, 1—53 (1933).

MACDONALD, A.: Serological diagnosis of human toxoplasmosis. Lancet **256**, 950—953 (1949).

— Incidence of toxoplasma infection in North-West England. Transmission of antibody from mother to foetus. Lancet **259**, 560—562 (1950).

DE MAESTRI, A.: Il quadro radiologico della toxoplasmosi. Radiol. (Roma) **6**, 33—40 (1950).

MAGNUS, H.: Doppelseitiges Pseudogliom, vorgetäuscht durch Bindegewebsbildung hinter der Linse mit Arteria hyaloidea persistens bei Mikrophthalmus. Graefes Arch. **118**, 359—368 (1927).

MAGNUSSON, H. J.: Toxoplasmic encephalitis in a child infected in utero. Acta psychiatr. (København) **46**, 193—202 (1947).

— Toxoplasmos. Sv. Läkartidn. **44**, 1313 (1947).

— Toxoplasmos i Sverige; tva klinisktserologiskt diagnostiserade fall. Nord. Med. **38**, 1144 (1948).

— Toxoplasmosis in Sweden, two clinically-serologic diagnosed cases. Acta paediatr. (Stockh.) **35**, 183 (1948).

— An encephalo-ophthalmic syndrome in two premature children. Ann. paediatr. (Basel) **173**, 246—253 (1949).

— Toxoplasmosens klinik. Nord. Med. **45**, 344—349 (1951).

— and F. WAHLGREN: Human toxoplasmosis. An account of 12 cases in Sweden. Acta path. scand. (København) **25**, 215—236 (1948).

MAKSTENIEKS, O.: Die Hautprobe, Farbstoffprobe und Komplementbindungsreaktion bei der Toxoplasmose. Summaries of Commun., 6. Intern. Congr. of Ped. Zurich, **1950**, 161.

VAN MANEN, J. G.: Décollement rétinien falciforme congénital et anomalies congénitales connexes. Ophthalmologica (Basel) **107**, 121—157 (1944).

MANN, I.: Congenital retinal fold. Brit. J. Ophthalm. **19**, 641—658 (1935).

— Developmental abnormalities of the eyes, p. 181. Cambridge 1937.

MANNHEIMER, E.: Toxoplasmos. Sv. Läkartidn. **46**, 1753—1766 (1949).

MANTZ, F. A., H. R. DAILEY, M. C. ANS and R. G. GROCOTT: Toxoplasmosis in Pa nama. Report of two additional cases. Amer. J. trop. Med. **29**, 895—908 (1949).

MARBURG, O., and L. CASAMAYOR: Phlebostasis and Phlebothrombosis of the brain in the new-born and in early childhood. Arch. of Neur. **52**, 170—188 (1944).

MARIANI, G.: Sull' infezione sperimentale da toxoplasma e su un protozoo di incerta classificazione. Ann. Sanità Pubbl. (Roma) **12**, 13—17 (1951).

VON MASSENBACH: Aureomycin bei positivem Sabin-Feldman-Test in der Schwangerschaft. Disk.-Bemerk. 44. Tagg. Nordwestdtsch. Ges. f. Gyn. Lübeck 22./24. 9. 1950; ref. Z. Geburtsh. u. Frauenheilk. **11**, 82 (1951).

MATHESON, K., TH. THJTTA og E. STEEN: Toxoplasma-chorioretinitt. Meddelelse om det frste kjente tilfelle av Toxoplasmose i Norge. Tidsskr. norske Laegeforen **71**, 111—112, (1951).

MAYER, J. B.: Infantile Toxopl. Encephalitis. Ärztl. Wschr. **4**, 36—42 (1949).

MEISNER, W.: Die Entstehung eines Makulakoloboms. Z. Augenheilk. **73**, 333 (1931).

MELLGREN, J.: Bidrag till toxoplasmosens patologiska anatomi. Sv. Läkartidn. **45**, 341—348 (1948).

MERRIT, H. M., and C. D. ARING: Familial tuberous sclerosis; toxoplasmosis as possible diagnosis in cases reported. J. Amer. med. Assoc. **122**, 892 (1943).

MEYER, W. C.: Beiträge zur Frage des Pseudokalkes im Zentralnervensystem. Z. Neur. **146**, 393 (1933).

MICHAEL, J. C.: Über Kalkherde im Gehirn bei Krampfkindern. (englisch.) Arch. of Neur. **36**, 514 (1936).

MICKAL, A.: Infectious hepatitis in pregnancy. Amer. J. Obstetr. **62**, 409—414 (1951).

MIETTINEN, M., u. A. OKSALA: Lisävalaistusta toxoplasmosis kysymykseen erään tapauksen nojalla. (Contribution to problem of toxoplasmosis with case report.) Duodecim (Helsingfors) **66**, 667—675 (1950).

MIFKA, P., u. W. ROTH: Verkalkende Encephalitis-Toxoplasmose. Wien. klin. Wschr. **62**, 324 (1950).

— u. W. SWOBODA: Zur Röntgendiagnostik der Toxoplasmose. Österr. Z. Kinderheilk. **6**, 78—89 (1951).

MILLER, M. C.: Infantile toxoplasmosis. J. of Pediatr. **30**, 201—204 (1947).

MOHR, W., u. A. WESTPHAL: Zur Klinik und Therapie der Toxoplasmose. (Vorläufige Mitteilungen.) Med. Klin. **45**, 1167—1168 (1950).

MONNIER, M., F. BAMATTER u. A. FRANCESCHETTI: Das EEG nach Hirnschädigungen bei Embryopathien (Rubeola, Toxoplasmose). Tgg. dtsch. EEG Arbeitsgemeinschaft, Heidelberg, 29. 8. 1951. Nervenarzt **1952** (im Druck).

MOOSER, H.: Tarbardillo, an american variety of typhus. J. inf. Dis. Chicago **44**, 186—193 (1929).

MORO, L. ed U. GIURANNA: Su di un caso di toxoplasmosi congenita accertata clinicamente, sierologicamente e parassitologicamente con assenza di calcificazioni endocraniche e senza alterazioni anatomopatologiche a carico della massa encefalica. Pediatria **58**, 567—582 (1950).

MOURIQUAND, G., N. BOULEZ et C. FAYARD: Sur la toxoplasmose. J. Méd. Lyon **31**, 411—418 (1950).

MUDROW-REICHENOW, L.: Disk.-Bemerk. zu WESTPHAL: Toxoplasmose in Deutschland. Zbl. Bakter. I. Orig. **157**, 37 (1951).

MULÈ, F.: Contributo allo studio della tossoplasmosi. (A proposito di un caso di meningoencefalite da tossoplasma. Pediatria **58**, 381—392 (1950).

MÜLLER, H. K.: Zur Frage der Encephalitis vera neonatorum. Inaug.-Diss. Basel 1939.

— Über Toxoplasmosis. Klin. Mbl. Augenheilk. **117**, 319—320 (1950).

MURANO, G.: L'importanza ezo-patogenetica della isoimmunizzazione materna in alcune encefalopatie infantile. Minerva pediatr. **2**, 101—108 (1950).

MURRAY, R. G. E.: Recognition of toxoplasmosis. (Review.) MacGill Med. J. **12**, 222—246 (1943).

MUSSA, B.: Una nuova malattia: la toxoplasmosi. Nipiopedologia, organo dell' ospedalino KOELLIKER e poliambulanza mensi in Torino 1, 148—150 (1948).

— Su di un caso di toxoplasmosi, Nipiopedologia, organo dell' ospedalino KOELLIKER e poliambulanza mensi in Torino 2, 2—13 (1949).

NASS, A. L. C.: Contribution à l'étude de la toxoplasmose. Thèse Paris Nr. 1068 (1949).

NASS, C. A. G.: Free hand curves in estimating the potency of human sera against toxoplasma. Second International Biometric Conference Geneva August 30th 1949.

NEIDITSCH, L.: Klinische Beobachtungen an einigen Toxoplasmosefällen sowie Sektionsbefunde bei einem menschlichen Falle und bei Tieren. Schweiz. med. Wschr. **81**, 485—491 (1951).

NELSON, T. L., and F. A. MANTZ: Active infantile toxoplasmosis. J. of Pediatr. St. Louis **35**, 378—380 (1949).

NEUHAUSER, ED., and A. TUCKER: The Roentgen changes produced by diffuse torulosis in the new-born. Amer. J. Roentgenol. **59**, 805—815 (1948).

NICOLLE, C., et L. MANCEAUX: Sur un protozoaire nouveau du gondi. C. r. Acad. Sci. **148**, 369—372 (1909).

NOBREGA, P.: Toxoplasmose: generalidades e metodos de diagnostico. Rev. Paulista med. **37**, 444—459 (1950).

NOETZEL, H.: Tödlich verlaufende Toxoplasmose bei einem Erwachsenen. Zieglers Beitr. **111**, 419—425 (1951).

NUTT, A. B., T. WRIGHT, J. H. BOWIE and C. P. BEATTIE: A case of toxoplasmosis. Brit. med. J. **1949**, 905—907.

ORLANDELLI, M.: La toxoplasmosi nell' infanzia. La Clin. Pediatr. (Bologna) **30**, 339—348 (1948).

ORTEGA, L.: Toxoplasmic encephalomyelitis. Bol. Asoc. med. de Puerto Rico **40**, 169—172 (1948).

OTTEN, E., u. A. WESTPHAL: Die Toxoplasmose zur Frage der Berufskrankheit. Tierärztl. Umsch. **6**, 102—103 (1951).

PAIGE, H. B., D. COWEN and A. WOLF: Fetal encephalomyelitis: prenatel inception of infantile toxoplasmosis. Science (Lancaster, Pa.) **93**, 548—549 (1941).

— — — Toxoplasmic encephalomyelitis. V. Further observations of infantile toxoplasmosis. Intra-uterine inception of the disease. Visceral manifestations. Amer. J. Dis. Childr. **63**, 474—514 (1942).

PEARLMA, M. D.: Toxoplasmosis encephalomyelitis. Med. Radiogr. **27**, 25—27 (1951).

PENDE, N. et V.: Hydrocéphalie et méningites foetales dans les maladies de développement de l'enfant. J. de Radiol. **30**, 296—297 (1949).

PESME, P., et P. DELBÈS: Un cas probable de toxoplasmose. Bull. Soc. franç. Ophtalm. **61**, 132—138 (1948).

PETERMANN, M. G.: Treatment of convulsions. Pediatr. Progr. Phila. **1**, 493—505 (1948).

PFEIFFER, R.: Toxoplasmosis: Report of two cases. Arch. of Ophthalm. **34**, 71—72 (1945).

PHISALIX, M.: ALPHONSE LAVERAN. Sa vie, son oeuvre. Paris: Masson & Cie. 1922, p. 77.

PIEKARSKI, G.: Menschliche Toxoplasmainfektionen in Deutschland. Naturwiss. **36**, 158—159 (1949).

— Die Toxoplasmose. Umschau **49**, 658—660 (1949).

— Toxoplasma Gondii als Parasit des Menschen und der Tiere. Z. Parasitenk. **15**, 582—625 (1950).

— Zur Toxoplasmose. Diskussionsbemerkungen Tagung Dtsch. Mikrobiol. u. Hyg. 1950, Hamburg. Zbl. Bakter. I. Orig. **157**, H. 1/2 (1951).

— Über Toxoplasmose. Berl. med. Z. **2**, 202—203 (1951).

— Zur Serologie der Toxoplasmose. Klin. Mbl. Augenheilk. **119**, 1—11 (1951).

— u. A. WESTPHAL: Grundlagen und Voraussetzungen für den Toxoplasmosefarbtest nach SABIN und FELDMAN. Ärztl. Wschr. **6**, 249—252 (1951).

PILLAT, A.: Zur Frage des Toxoplasmosevorkommens am Auge. Ophthalm. Ges. Wien 9. 1. 1950; ref. Klin. Mbl. Augenheilk. **117**, 91 (1950).

— Das Fundusbild bei der frischen Toxoplasmose des Erwachsenen. Österr. Z. Kinderheilk. **6**, 38—52 (1951).

— Augenbefunde bei Toxoplasmose. Disk.-Bemerk. Vortrag BAMATTER 5. 10. 1951. Wien. med. Wschr. **63**, 806 (1951).

PIMENTA, A. M., E. KRINSKY, C. P. DA SILVA e W. E. MAFFEI: Caso provavel de toxoplasmose, forma cerebral. Rev. Paulista med. **37**, 487—488 (1950).

— — — — Caso provável de toxoplasmose forma cerebral. Ann. Paul. med. cir. **61**, 48—49 (1951).

PINKERTON, H., and R. G. HENDERSON: Adult toxoplasmosis. A previously unrecognized disease entity simulating typhus-spooted fever group. J. Amer. med. Assoc. **116**, 807—814 (1941).

— and D. WEINMAN: Toxoplasma infection in man. Arch. of Path. **30**, 374—392 (1940).

PIRISI, B.: La toxoplasmosi umana. Sistema nervoso 1, 58—77 (1949).

PLAUT, A.: The problem of human toxoplasma carriers. Amer. J. Path. **22**, 427—431 (1946).

PLUVINAGE, R.: La toxoplasmose humaine. Les entretiens de BICHAT. Médecine **1949**, 377—380 (expansion scientifique française).

— La toxoplasmose. Presse méd. **49**, 705—708 (1949).

— La toxoplasmose humaine. Suppl. Paris Méd. **2**, 149—153 (1949).

— La toxoplasmose humaine. Iconographie médicale. Suppl. Semaine Hôp. Paris no. 8, 30 janvier 1952.

POULSEN, G.: Ablatio falciformis cong. atypica. Acta ophthalm. (København) **25**, 447—453 (1947).

PRAG, S.: Fall av toxoplasmosis. Nord. Med. **41**, 517 (1949).

PRATT-THOMAS, H. R. and W. M. CANNON: Systematic infantile toxoplasmosis. Amer. J. Path. **22**, 779—795 (1946).

PREZIOSI, P.: La toxoplasmosi dell' uomo. Rif. med. **64**, 967—969 (1950).

PRICK, J. J. G., et J. A. M. PRICK-HOEFNAGELS: Etude clinique et anatomo-pathologique de la toxoplasmose chez l'homme. Fol. psych. et neurol. **53**, 352—386 (1950).

RALLO, A.: La toxoplasmosi. Riforma Med. **63**, 744—745 (1949).

RAMOS, R., A. BALLABRIGA and OPPENHEIMER: Antimony: results of treatment in Kala-Azar and attempt of treatment in toxoplasmosis. Exhibitions, 6. Internat. Congress of Pediatr. Zürich 1950, p. 85.

RANQUE, J.: Deux cas radiologiques de toxoplasmose. J. Radiol. électr. **31**, 82—83 (1950).

— Etude radioclinique de la toxoplasmose humaine. Diplôme d'électro-radiologie de la Faculté de Paris. Service du Dr. GALLY, 1950.

REESE, A. B., and F. PAYNE: Persistence and hyperplasia of the primary vitreous. Amer. J. Ophthalm. **29**, 1—24 (1946).

REINAND, T.: Et fall av toxoplasmos jämte hort överskt över toxoplasmosens klinik. Sv. Läkartidn. **45**, 382—385 (1948).

REISS, H. J., J. POTEL u. A. KREBS: Granulomatosis infantiseptica. Z. inn. Med. **6**, 451—457 (1951).

— u. G. VERRON: Beiträge zur Toxoplasmose. Dtsch. Gesdh.wes. **6**, 646—652 (1951).

RICCI, H. N.: Congenital toxoplasmosis. Chicago Ophthalmological Soc. Meeting Dec. 1945; ref. Amer. J. Ophthalm. **29**, 1590 (1946).

RICHARD, J.: Toxoplasmose. Acta paediatr. belg. **4**, 49—57 (1950).

RICHTER, R.: Meningoencephalomyelitis neonatorum. Anatomic report of a case. Arch. of Neur. **36**, 1085—1100 (1936).
RIDLEY, H.: Toxoplasmosis, a summary of the disease with report of a case. Brit. J. Ophthalm. **33**, 397—407 (1949).
RIEBE, S.: Beiträge zur pathologischen Anatomie und zur allgemeinen Pathologie. Zieglers Beitr. **111**, 267—282 (1951).
— Neue histologische Beobachtungen bei Toxoplasmose. Dem. Tgg. Pathol. Norddeutschl., 22./23. 9. 1951 Lübeck.
— u. W. STROBEL: Demonstration von Toxoplasmosefällen. Tagg. dtsch. Kinderärzte-Ges. Aug. 1951, Heidelberg.
RIEGER, H.: Augensymptome der erworbenen Toxoplasmose der Erwachsenen. Med. Klin. **46**, 792—796 (1951).
— Toxoplasmose. Wien. klin. Wschr. **63**, 680—683 (1951).
— Zur Klinik der im Erwachsenenalter erworbenen Toxoplasmose. Klin. Mbl. Augenheilk. **119**, 459—476 (1951).
— Über die bei den nach angeborener Toxoplasmose Genesenen nachweisbaren Augenhintergrundsveränderungen. Ber. 57. Zusammenkunft dtsch. Ophthalm. Ges. Heidelberg **1951**, 160—165.
— Über weitere auf Toxoplasmosis adultorum acquisita verdächtige Fälle von Retinitis exsudative externa centralis. Klin. Mbl. Augenheilk. **120**, 33—50 (1952).
RILEY, I. D., and G. C. ARNEIL: Toxoplasmosis complicated by chickenpox and smallpox. Lancet **259**, 564—565 (1950).
ROBERTSON, E. G.: Toxoplasmic encephalomyelitis with report of two cases. Med. J. Austral. **2**, 449—452 (1946).
— and J. B. HAMILTON: Presentation of three cases of toxoplasmosis. Trans. Ophthalm. Soc. Austral. **5**, 85 (1945).
ROBINSON, P.: A case of toxoplasmosis with recovery. Ann. paediatr. (Basel) **168**, 134—137 (1947).
ROBSON, J. T.: Human toxoplasmosis; a family case study. Northwest **49**, 42 (1950).
ROCA-GARCIA, M., J. CAMACHO-GAMBA et G. E. GOMEZ: Un caso de toxoplasmosis congenita. Rev. Colomb. Pediat. Puericult. **10**, 238—276 (1951).
RODHAIN, J.: Toxoplasmose: maladie nouvelle. Rev. méd. Louvain 1, 12—16 (1949).
RODNEY, M. B., N. MITCHELL, B. REDNER and R. TURIN: Infantile toxoplasmosis. Report of a case with autopsy. Pediatrics **5**, 649—663 (1950).
ROGGENKÄMPER: Über Toxoplasmose. Klin. Mbl. Augenheilk. **116**, 669—670 (1950).
ROMAGNY, G.: Toxoplasmose et mongolisme. Communications personnelles 1951.
ROTH, W., u. W. FRITZ: Über das Vorkommen von Toxoplasmose in der Schweiz und die Spezifität des Neutralisationstestes. Schweiz. Z. Path. **13**, 624—628 (1950).
RUCHMAN, I.: Occurence of toxoplasma-neutralizing antibodies in various disease conditions. J. Labor. a. clin. Med. **33**, 87—95 (1948).
— and R. J. JOHANSMANN: Biological properties of strain of toxoplasma recovered from a fatal case of congenital toxoplasmosis. Amer. J. trop. Med. **28**, 687—695 (1948).
RUCKER, C. W.: Seesaw nystagmus associated with chorioretinitis and positive neutralization test for toxoplasma. Amer. Arch. Ophthalm. Chicago **35**, 301—302 (1946).
RUSCHITSKA, E.: Das pathologisch-anatomische und das histologische Bild der infantilen Toxoplasmose an Hand eines Falles. Österr. Z. Kinderheilk. **6**, 24—37 (1951).
RUSSELL, D. S.: Observations on the pathology of hydrocephalus. Med. Res. Counc. Spec. Report Ser. **6**, 138 (1949). Nr. 256 H. M. Stationary Office, London 1949.
RYERSON, F. S.: Probable toxoplasmal chorioiditis. Chicago Ophthalm. Soc. Meeting Feb. 18th, 1946. Amer. J. Ophthalm. **30**, 212—213 (1947).
SABIN, A. B.: Biological and immunological idendity of toxoplasma of animal and human origin. Proc. Soc. exper. Biol. a. Med. **41**, 75—80 (1939).
— Toxoplasmic encephalitis in children. J. Amer. med. Assoc. **116**, 801—807 (1941).
— Toxoplasmosis, a recently recognized disease of human beings. De Sanctis A.G. Adv. in Pediatrics N.Y. 1, 1—56 (1942). Intersci. Publ.
— Toxoplasma neutralizing antibodies in human beings and morbid conditions associated with it. Proc. Soc. exper. Biol. a. Med. **51**, 6—10 (1942).
— Toxoplasmosis in BRENNEMANNs practice of pediatrics. Hagertown Md. W. T. Prior. Comp. Inc. 4, 43—54 (1943).
— Complement fixation test in toxoplasmosis and persistence of the antibody in human beings. Pediatrics **4**, 443—453 (1949).
— Toxoplasmosis. Diagnostic and treatment. Amer. J. Ophthalm. **33**, 1255—1268 (1950).
— Symposium: Toxoplasmosis. Diagnosis and treatment. Trans. Amer. Acad. of Ophthalm. **54**, 190—206 (1950).

SABIN, A.B., and H.A. FELDMAN: Dyes as microchemical indication of new immunity phenomenon affecting protozoan parasite (Toxoplasma). Science (Lancaster, Pa.) 108, 660—663 (1948).
— — Persistence of placentally transmitted toxoplasmic antibodies in normal children in relation to diagnosis of congenital toxoplasmosis. Pediatrics 4, 660—664 (1949).
— — Chorioretinopathy associated with other evidence of cerebral damage in childhood. J. of Pediatr. St. Louis 35, 296—309 (1949).
— and J. RUCHMAN: Characteristics of the toxoplasma neutralizing antibody. Proc. Soc. exper. Biol. a. Med. 51, 1—6 (1942).
— and J. WARREN: The complement fixation reaction in toxoplasmic infection. Proc. Soc. exper. Biol. a. Med. 51, 11—14 (1942).
SAGGESE, V.: Considerazioni su di un caso di cerebropatia congenita con calcificazioni meningite diffuse. Pediatria Riv. 50, 447 (1942).
SALZER, H., J. M. SCHEINKER and C. D. ARING: Toxoplasmic encephalitis. Dis. Nerv. Syst. 7, 153—156 (1946).
SANGIORGI, G.: Toxoplasmas e toxoplasmose revisao sintetica e critica. Resenha clin. cient. S. Paulo 18, 459—462 (1949).
SANTE, L. R.: Roentgen manifestations of adult toxoplasmosis. Amer. J. Roentgenol. 47, 825—829 (1942).
SCHIRDUAN, M.: Verdacht auf Toxoplasmose bei Meningitis nach Erythema chron. migrans bullosum. Arch. f. Dermat. 192, 256—260 (1951).
SCHLUMBERGER, H. G., and A. C. SERVICE: A case of histoplasmosis in an infant with autopsy. Amer. J. med. Sci. 207, 230—239 (1944).
SCHMIDT, M. B.: Über die Histologie der Plexusverkalkungen. Handbuch der Pathologie Bd. 3, Abt. 2.
SCHMUTTERMEIER, E.: Ein Fall von Toxoplasmose. Österr. Z. Kinderheilk. 6, 74—77 (1951).
SCHOEPS, J.: Toxoplasmogena defektsjukdomars klinik och röntgendiagna. Särtryck ur Nord. Med. 42, 1606 (1949).
— Die menschliche Toxoplasmosis. Dtsch. Arch. klin. Med. 197, 353—368 (1950).
— Die Röntgendiagnose der toxoplasmogenen Defekterkrankungen. Fortschr. Röntgenstr. 72, 577—586 (1950).
— Die Bedeutung der kongenitalen Toxoplasmainfektion für die ätiologische Röntgendiagnostik von organischen Defekterkrankungen des Zentralnervensystems. Fortschr. Röntgenstrahlen 74, 101—104 (1951).
SCHÖNENBERG, H.: Klinische und encephalographische Befunde bei Verdacht auf Cavum Vergae. Z. Kinderheilk. 68, 512—530 (1950).
SCHORN, J.: Eine eigenartige Encephalitis und die Frage des Toxoplasma hominis. Verh. dtsch. Ges. Path. 33. Tag., Kiel 7./10. 6. 1949, Bd. 172, (1950).
SCHRADER, E., u. A. WESTPHAL: Zur Ätiologie der Endangitis und Arteriosclerosis obliterans. Klin. Wschr. 29, 19—20 (1951).
SCHRICK, E.: Congenital toxoplasmosis; case report with autopsy findings. Permanente foundation med. Bull. Oakland 9, 44—48 (1951).
SCHÜLLER, A.: Über Verkalkungen der Plexus chorioidei. In: SCHITTENHELM, Lehrbuch der Röntgendiagnostik. Berlin: Springer 1924.
SCHULTZ, Willi: Die geburtshilfliche Bedeutung der Toxoplasmose. Ref. Tagg. Nordwestdtsch. Ges. f. Gyn. Lübeck 22./24. Sept. 1950.
— Geburtshilfe und Toxoplasmose. Geburtsh. u. Frauenheilk. (im Druck).
— Kurze Übersicht über die klinische Bedeutung der Toxoplasmose in „Tropenkrankheiten und Geburtshilfe". Beitr. im Handbuch SEITZ-AMREICH, Absatz III: Sonstige tropische Infektionskrankheiten (im Druck).
— Praktische Bedeutung der Toxoplasmose für die Geburtshilfe. Zbl. Gyn. (im Druck).
SCHWARTZ, PH.: Erkrankungen des Zentralnervensystems nach traumatischer Geburtsschädigung. Z. Neur. 90, 263—468 (1924).
SCHWARZ, G., E. K. ROSE and W. FRY: Toxoplasmic encephalomyelitis. A clinical report of 6 cases. Pediatrics 1, 478—494 (1948).
— and J. WENDELL: Encephalitis due to toxoplasma. Arch. of Neur. 52, 425 (1944). — Arch. of Ophthalm. 34, 339 (1945).
SCHWARTZMAN, J.: Addendum to case report of congenital toxoplasmosis. J. of Pediatr. 36, 655 (1950).
— A. MAFFIA, M. E. CRUSIUS and A. BRUNHOFFER: Congenital Toxoplasmosis. J. of Pediatr. St. Louis 33, 66—73 (1948).
SENOR, J. C.: Aspectos maternologicos de la toxoplasmosis. Tokogin. pract. Madrid 8, 273—280 (1949).
SEYSS, R., u. E. WIESNER: Ein Fall von konnataler Toxoplasmose. Österr. Z. Kinderheilk. 6, 67—73 (1951).

SIEGMUND, H.: Die Entstehung von Porencephalien und Sklerosen aus geburtstraumatischen Hirnschädigungen. Virchows Arch. 241, 237—276 (1923).
DI SIENO, A.: Primo caso di toxoplasmosi infantile in Milano. Giorn. di malattie infective 1, 424—428 (1949).
SIIM, J. CHR.: Epidemiological aspects of toxoplasmosis. Summaries of communications. 6. Internat. Congress of Pediatr. Zurich, 1950, III, p. 365.
— Toxoplasmosis acquisita. 7 tilfaelde med staerkt positive toxoplasma reaktioner. Udgivet af den alm danske laege forening 114, 353—358 (1951).
— Acquired toxoplasmosis. Report of seven cases with strongly positive serologic reactions. J. Amer. med. Assoc. 147, 1641—1645 (1951).
— Studies on acquired toxoplasmosis II. Acta pathol. 30, 1952 (in print).
SIKL, H.: Toxoplasmosa. Čas. lék. česk. 88, 572 (1949).
SJÖGREN, H.: A case of toxoplasmotic chorioretinitis cured with atepe (atebrin + plasmochin). Brit. J. Ophthalm. 34, 752—753 (1950).
SMITT, O.: Fall av toxoplasmos. Nord. Med. 38, 857 (1948).
— and S. WINBLAD: A report on congenital toxoplasmosis. Acta path. scand. (København.) 25, 585—597 (1948).
SORIA: Las lesiones del fondo del ojo en la toxoplasmosis. Arch. Soc. oftalm. hisp. amer. Madrid 10, 478—484 (1950).
SPATZ, J.: Übor den Eisennachweis im Gehirn, besonders in Zentren des extrapyramidal-motorischen Systems. Z. Neur. 77, 261—390 (1922).
SPIELMEYER, W.: Histopathologie des Nervensystems. Bd. 1. Berlin: Springer 1922.
SPOTO, P.: Embriopatie da malattie infettive in gravidanza. Minerva ginec. 2, 217—228 (1950).
STALDER, G.: Tryptophanprobe im Liquor cerebrospinalis. Ann. paediatr. (Basel) 176, 270—291 (1951).
STANKOVIĆ, M. u. I.: Prvi verovatni sluchayeui toksoplasmoze kod nas. (Premier cas probable de toxoplasmose en Yougoslavie.) Srpski Arkhiv 49, 19—25 (1951).
STEEN, E.: Toxoplasmose. En oversikt over etiologi, kliniske former, diagnose og behandling. Tidsskr. norske Laegeforen 71, 113—115, 128 (1951).
STEINBRINCK, W.: Toxoplasmose. Hypophysär-diencephalische Krankheitsbilder als Ausdruck toxoplasmogener Defekterkrankungen. Med. Klin. 46, 1183 (1951).
STEINER, G., and D. H. KAUMP: Infantile toxoplasmic encephalitis. Report of a case. J. Neuropath. a. exper. Neur. 3, 36—48 (1944).
STOPPELMAN, M. R., u. S. BLAAUW-VAN DOK: Toxoplasmosis met afwijkingen in de funestie van het beenmerg. Nederl. Tijdschr. Geneesk. 94, 1374—1376 (1950).
STRAUB, W.: Über Augentoxoplasmose. Bericht über die 55. Zusammenk. der dtsch. ophthalm. Ges. 1949, 362—364.
— Augenbefunde bei der mittels des positiven Sabin-Feldman-Tests nachgewiesenen Toxoplasmainfektion des Menschen. Dtsch. med. Wschr. 76, 890—892 (1951).
— Die Toxoplasmose mit besonderer Berücksichtigung der Augensymptomatologie. Klin. Mbl. Augenheilk. 118, 66—75 (1951).
— Fundustoxoplasmose des Erwachsenen. Württemberg. Augenärztl. Verein 11./12. 3. 1950. Klin. Mbl. Augenheilk. 118, 87 (1951).
— Unsere Erfahrungen bei der Augentoxoplasmose Erwachsener. Klin. Mbl. Augenheilk. 118, 483—499 (1951).
STROBEL, W.: Ein Beitrag zum Krankheitsbild der Säuglings-Toxoplasmose und klinische Stellungnahme zum Sabin-Feldman-Test. Dtsch. med. Wschr. 76, 1433—1436 (1951).
STRÖM, J.: Toxoplasmosis due to laboratory infection in two adults. Acta med. scand. (Stockh.) 139, 244—252 (1951).
STRONG, J.: Chorioretinitis due to toxoplasmosis. Amer. J. Ophthalm. 31, 1170—1171 (1948).
STUERMER, V. M., R. J. STEIN and J. H. RANDALL: The incidence of toxoplasmosis amoung pregnant woman in Iowa. J. Iowa Med. Soc. 41, 248—252 (1951).
SULAMAA, M.: Kliniska studier vid behandling av hydrocephalus hos barn. Nord. Med. 41, 640—643 (1949).
SULKIN, S. E., and P. M. LEVIN: Toxoplasmosis, clinical, epidemiologic and laboratory aspects. Texas State J. of Med. 46, 834—838 (1950).
— C.H.LODOWSKI and L.W.HARTMAN: Accidental microscopic finding of toxoplasma in human blood. Texas Rep. Biol. a. Med. 8, 45—51 (1950).
SUTTON, D.: Intracranial calcification in toxoplasmosis. Brit. J. Radiol. 24, 31—37 (1951).
SYVERTON, J. V., and H. B. SLAVIN: Human toxoplasmosis. J. Amer. med. Assoc. 131, 957—959 (1946).

TANNER, F. H., P. M. BANCROFF and H. E. HARVEY: Infantile toxoplasmic encephalitis. Case report with unusual anamnestic features. Nebraska State med. J. Norfolk 33, 96—99 (1948).

TERRY, T. L.: Bilateral retrolental fibroplasia. Arch. Ophthalm. Amer. 29, 36 (1943).

THALHAMMER, O.: Die Toxoplasmose. Mitt. Österr. Sam.Verw. 52, 1 (1951).

— Die Toxoplasmose. Österr. Z. Kinderheilk. 6, 1—23 (1951).

— Zur Therapie der Toxoplasmose. Interruption nach vorangegangener Geburt eines toxoplasmatischen Kindes? Österr. Z. Kinderheilk. 6, 99—108 (1951).

— Erfahrungen mit Toxoplasmose in Wien vom November 1949 bis November 1950. Klin. Med. Wien 6, 204—209 (1951).

— u. L. JANICEK: Allergometrie bei Toxoplasmose. Ein differentialdiagnostischer Versuch. Ann. paediatr. (Basel) 177, 116—121 (1951).

THEZE, J.: Pathologie de la Guyane française. Lèpre, filariose etc. Toxoplasmose. Bull. Soc. Path. exot. 9, 467 (1916).

THIBAUDEAU, R.: La toxoplasmose infantile. Union med. Canada 79, 1294—1299 (1950).

— La toxoplasmose infantile. Laval med. 15, 1080—1091 (1950).

THIEFFRY, ST.: Toxoplasmose. Encyclopédie médico-chirurgicale, Paris. Pédiatrie. La seconde enfance. Ière édition, 1949, Chap. 26595.

— et J. LAVAT: Quatre cas de chorio-rétinite d'origine toxoplasmique possible. Bull. Soc. Ophtalm. de France 1950, 13—19.

VAN THIEL, P. H.: Toxoplasmosis hominis; isolatie van een nieuwe stam. Nederl. Tijdschr. Geneesk. 93, 1752—1754 (1949).

— and S. BOUWER: Toxoplasmosis hominis; isolation of a new strain. Docum. néerl. indones. merb. trop. 1, 175—179 (1949).

THIERS, H. et G. ROMAGNY: Mongolisme chez une enfant atteinte de toxoplasmose. Discussion du rapport étiologique. Lyon Méd. 185, 145—151 (1951).

— COUDERT, G., ROMAGNY et GARIN: Deux observations posant le problème d'une localisation synoviale de l'infection toxoplasmique. Rev. Rhum. 18, 548—551 (1951).

THOMAS, W. C.: Toxoplasmosis, brief review. North Carolina Med. J. 3, 295—296 (1942).

v. TOERNE, H.: Zur Pathohistologie der Toxoplasmosis. Verh. dtsch. Ges. Path. 33. Tag., Kiel, 7./10. 6. 1949.

TOLENTINO, P.: La toxoplasmosi. Riv. sintetica, Ann. sanità pubbl. 9, 143—154 (1948).

— Un nuovo caso di toxoplasmosi. Minerva Pediatr. 1, 101—107 (1949).

— Le reazioni immunologiche per la toxoplasmosi ed il loro significato diagnostico ed immunologico. Minerva Med. 41, 344—347 (1950).

— Il problema diagnostico della toxoplasmosi umana. Recenti Progr. in Medicina 11, 83—86 (1951).

— ed A. BUCALOSSI: Due casi di encefalomielite infantile di natura toxoplasmica. Policlin. inf. 16, 245—264 (1948).

— ed A. RAZZI: Risultati dell' intradermoreazione alla toxoplasmina in varie età ed in relazione ai test sierologici. Atti II. Cong. Soc. Ital. Malatt. Inf. e Paras., Montecatini-Siena 7./9. 5. 1950.

TOMLINSON, W. Z.: Human chronic toxoplasmosis. Amer. J. clin. Path. 15, 123—127 (1945).

DE TONI, G.: Contributo alla conoscenza della toxoplasmosi in Italia e sua importanza nella patologia infantile. Minerva Med. 39, 157—159 (1948).

— Beitrag zur Kenntnis der Toxoplasmose und deren klinische Bedeutung in der Kinderpathologie. Ann. paediatr. (Basel) 171, 240—244 (1948).

— Die Toxoplasmose in Italien. Schweiz. med. Wschr. 78, 1185 (1948).

— La toxoplasmosis humana. Rev. españ. pediatr. 5, 317—328 (1949).

— La toxoplasmosi umana. Parte II: La Clinica. Acta Med. Italica di Mal. Inf. e Paras. (Napoli) 4, 293—300 (1949).

— La toxoplasmosi umana. Settimana Med. Firenze 38, 239—251 (1950).

— La toxoplasmosi. Atti II. Cong. Soc. Ital. Malatt. Inf. e Paras., Montecatini-Siena 7./9. 5. 1950.

TORRES, C. M.: Sur une nouvelle maladie de l'homme caractérisée par la présence d'un parasite intracellulaire très proche du toxoplasma et de l'encéphalitozoon dans le tissu musculaire cardiaque, les muscles squelettiques, le tissu celluleux sous-cutané et le tissu nerveux. C. r. Soc. Biol. Paris 97, 1778—1781 (1927).

— Morphologie d'un nouveau parasite de l'homme: Encéphalitozoon chagasi n. sp. observé dans un cas de méningoencéphalomyélite congénitale avec myosite et myocardite. C. r. Soc. Biol. Paris 97, 1787—1790 (1927).

— Affinités de l'encéphalotozoon chagasi, agent étiologique d'une méningo-encéphalomyélite congénitale avec myocardite et myosite chez l'homme. C. r. Soc. Biol. Paris 97, 1797—1799 (1927).

ULE, G.: Eine ungewöhnliche Form der Encephalitis beim Erwachsenen. Toxoplasmose?
Zbl. Neurol. 108, 307 (1949).
ULLERICH, K., u. A. WESTPHAL: Über die Bedeutung der Toxoplasmose in Deutschland unter
besonderer Berücksichtigung der Augenerkrankungen. Münch. med. Wschr. 92, 119—127
(1950).
ULLRICH, O.: Diskussionsbemerkung zum Vortrag WINSSER (19. 1. 1949). Klin. Wschr. 27,
797 (1949).
VADALA, A. J.: Ocular toxoplasmosis. Med. Bull. Europ. Command. 8, 267—270 (1951).
VAGLIO, N.: La toxoplasmosi umana ed i suoi aspetti ostetrici. Arch. ostetr. ginec. 55,
142—153 (1950).
— In tema di toxoplasmosi. Pediatria 58, 471—472 (1950).
VAHLQUIST, BO: The appearance of humoral antibodies in the foetus and young infants.
Summaries of Commun., 6. Internat. Congress of Pediatr. Zurich, 1950, p. 38.
VAIL, D.: Chorioretinitis associated with toxoplasma. Proc. roy. Soc. Med. 36, 629—632 (1943).
— J. C. STRONG and W. V. STEPHENSON: Chorioretinitis associated with positive serologic
tests for toxoplasma in older children and adults. Amer. J. Ophthalm. 26, 133—141 (1943).
VANĚK et O. JÍROVEC: Pneumocystis carinii comme vecteur de pneumonie atypique des
enfants nouveau-nés. Zbl. Bakter. Orig. I, Abt. 158 (1952) (im Druck).
VAUGHAN, J. E., and H. RAMIREZ: Coccidioidomycosis as a complication of Pregnancy.
California Med. 74, 121—125 (1951).
VECCHIO, F.: La tossoplasmosi. Pediatria 56, 327—331 (1948).
VERHAART, W. J. C.: Toxoplasma encephalitis. Medisch. Mbl. 1, 16 (1946).
VERHAGE, J.: Neuritis optica en maculaexsudaat bij kinderverlamming. Nederl. Tijdschr.
Geneesk. 87 II., 1150 (1943).
VERLINDE, J. D.: Toxoplasmose. Nederl. Tijdschr. Geneesk. 94, 9—15 (1950).
— u. O. MAKSTENIEKS: Een geval van hydrocephalie in verband met toxoplasmose bij een kat.
Mschr. Kindergeneesk. 17, 360—365 (1950).
— — Toxoplasmosis in Nederland. Nederl. Tijdschr. Geneesk. 95, 2050—2059 (1951).
— — H. BEEKMAN u. A. COOPER: Clinische parasitologische en serologische waarnemingen in
het beloop van congenitale toxoplasmosis. Nederl. Tijdschr. Geneesk. 94, 2746—2754 (1950).
VIGNALOU, P.: Un cas probable de toxoplasmose. Arch. Ophtalm. Paris 9, 214 (1949).
— Un cas probable de toxoplasmose. Rev. d'Otol. etc. 22, 529—530 (1950).
VIGNOLO-LUTATI, U.: La toxoplasmosi. Minerva gin. 3, 77—82 (1951).
VILLEGAS, A. G.: Infantile toxoplasmosis. Rev. esp. pediatr. 2, 149—161 (1946).
VIRCHOW, R.: Zur pathologischen Anatomie des Gehirns. 1. Congenitale Encephalitis und
Myelitis. Arch. path. Anat. 38, 134 (1867).
VIVELL, O.: Vergleichende Untersuchungen zwischen dem SABIN-FELDMANschen Farbtest
auf Toxoplasmose und dem Toxoplasminhauttest. Zugleich ein Beitrag zur Spezifität
und zur Bewertung des Sabin-Feldman-Tests. Z. Kinderheilk. 70, 271—281 (1952).
VOS, J. J. TH.: Encephalitis toxoplasmotica. Nederl. Tijdschr. Geneesk. 85, 2401—2408 (1941).
DE VRIES: Un cas de toxoplasmose. Disc. et communic. P. PESME et P. DELBÈS. Bull. Soc.
franç. d'Ophtalm. 61, 138 (1948).
WAGENER, H. P.: Toxoplasmic chorioretinitis. Amer. J. med. Sci. 208, 255—264 (1944).
WAHLGREN, F.: Toxoplasmosens patologiska anatomi. Nord. Med. 45, 349—352 (1951).
WALENZ, H.: Beitrag zur Toxoplasmoseinfektion beim Menschen. Berl. med. Z. H. 25/26 (1950).
— Ein Fall von Toxoplasmose beim Säugling. Med. Klin. 45, 310—311 (1950).
— u. A. WESTPHAL: Toxoplasmose bei Kindern. Mschr. Kinderheilk. 98, 329—336 (1950).
WALLGREN, A.: Deux maladies nouvelles: la toxoplasmose et la maladie fibrokystique du
pancréas. Arch. franç. de Pédiatr. 5, 1—16 (1948).
— Bemerkungen zum Problem der Toxoplasmose sowie der Viruskrankheiten bei Schwange-
ren und ihren Einfluß auf den Fetus. Ann. paediatr. (Basel) 171, 284—285 (1948).
WALSH, F. B., M. J. HOGAN and A. B. SABIN: Symposium on toxoplasmosis. Trans. Amer.
Acad. of Ophthalm. 54, 177—206 (1950).
WATSON, E.: Hydranencephalie. Report of two cases which combine features of hydro-
cephalus and anencephalus. Amer. J. Dis. Childh. 67, 282 (1944).
WEDEKIND, P.: Ein Beitrag zur Klinik der Erwachsenentoxoplasmose. Münch. med. Wschr.
93, 2457—2460 (1951).
WEINMAN, D.: Chronic toxoplasmosis. J. inf. Dis. 73, 85—92 (1943).
— Human toxoplasmosis. Puerto Rico J. publ. Health a. trop. Med. 20, 125—161 (1944).
— La toxoplasmosis en el hombre. Dia. Med. 17, 1164—1170 (1945).
WERTHEMANN, A.: Zur pathologischen Anatomie der Toxoplasmose. Schweiz. Z. Path. 11,
283—285 (1948).
— Auswirkung mütterlicher Infektionen auf die Frucht unter besonderer Berücksichtigung
von Rubeolen und Toxoplasmose. Ann. paediatr. (Basel) 171, 187—218 (1948).

Westphal, A.: Das Vorkommen von Toxoplasmose in Deutschland und ihre Behandlungs-möglichkeit mit Aureomycin. Z. Tropenmed. Parasitol. 1, 526—532 (1950).
— Toxoplasmose in Deutschland. Zbl. Bakter. 1. Orig. 157, 35—37 (1951).
— u. H. Knuettgen: Zur Spezifität der Toxoplasmosereaktion nach Sabin-Feldman-Med. Mschr. 4, 196—199 (1950).
— u. Willi Schultz: Fruchttod bei Toxoplasmose. Dtsch. med. Wschr. 75, 1431—1433 (1950).
— — Die klinische Bewertung der Titer beim Sabin-Feldman-Serofarbtest auf Toxoplasmose. Z. inn. Med. 5, 761—764 (1950).
Weve, H.: Über Ablatio falciformis cong. Arch. Augenheilk. 109, 371—394 (1935).
Weyers, H.: Bemerkungen zur Klinik, Pathologie, Serologie und Therapie der konnatalen Toxoplasmose. Arch. Kinderheilk. 142, 161—191 (1951).
Wieck, Chr.: Zur Pathogenese und Klinik der Toxoplasmose beim Menschen. Dtsch. Gesdh.wes. 6, 186—190 (1951).
— Die Toxoplasmose beim Menschen. Pharmazie 6, 466—467 (1951).
Wiedemann, H. R.: Toxoplasmose, eine für den Kinderarzt wichtige Krankheit. Kinderärztl. Prax. 18, 543—555 (1950).
— u. G. Kemp: Zur konnatalen Toxoplasmose — besonders in diagnostischer Hinsicht. Ärztl. Wschr. 6, 973—976 (1951).
— u. Rohrschneider: Demonstration zur konnatalen Toxoplasmose. Med.Klin. 44,1195 (1949).
— u. H. Trentmann: Zur konnatalen Toxoplasmose. Med. Mschr. 3, 837—841 (1949).
Wildi, E.: Quelques problèmes anatomiques d'actualité en neuropathologie du premier âge. Ref. Tagg. Schweiz. Ges. Pädiatr. 16./17. 6. 1951, Basel. Ann. paediatr. (im Druck).
Wilk-Wilczynska, M.: Toksoplazmoza. Polski Tygodnik Lekarski Warsaw 4, 364—369 i 395—396 (1949).
Willi, H.: Neurologisches aus dem Gebiet der Neugeborenenpathologie. Ref. Tagg. Schweiz. Ges. Pädiatr. 16./17. 6. 1951, Basel. Ann. paediatr. (im Druck).
Wilson, B. D. R., and J. F. Smith: Case of congenital toxoplasmosis. St. Thomas's Hosp. Rep. 5, 123—126 (1949).
Winkelman, N. W., and M. T. Moore: Neonatal toxoplasmosis. Trans. Philad. Neurol. Soc. Meeting March 24, 1944. Arch. of Neur. 53, 247—248 (1945).
Winning, C. H. O. M.: Toxoplasmosis (Presentation of cases). Ophthalmologica (Karger) 122, 124 (1951).
Winsser, J.: Die serologische Untersuchungsmethode bei Toxoplasmosis mit Hilfe des Rabbit-Skin-Tests. Ann. paediatr. (Basel) 171, 219—234 (1948).
— siehe auch Teil III.
— P. H. van Thiel, J. D. Verlinde, J. Davel and P. van der Elst: Isolation of toxoplasma from cerebrospinal fluid of a living infant in Holland. Proc. Soc. exper. Biol. a. Med. 67, 292 (1948).
Wohlwill: Zur Frage der sogenannten Encephalitis congenita (Virchow). I. Teil: Über normale und pathologische Fettkörnchenzellbefunde bei Neugeborenen und Säuglingen. Z. Neur. 68, 384—415 (1921). II. Teil: Über schwere cerebrale Destruktionsprozesse bei Neugeborenen und kleinen Kindern (corticale und medulläre Encephalomalacien und Sklerosen). Z. Neur. 73, 360—418 (1921).
Wolf, A., and D. Cowen: Granulomatous encephalomyelitis due to an encephalitozoon (encephalitozoic encephalomyelitis). A new protozoan disease of man. Bull. neurol. Inst. N.Y. 6, 306—371 (1937).
— — Granulomatous encephalomyelitis due to a protozoan. Toxoplasma or encephalitozoon. II. Identification of a case from the literature. Bull. neurol. Inst. N.Y. 7, 266—290 (1938).
— — Toxoplasmic encephalomyelitis. In: G. Blumer, Practitioner. Library of Med. a. Surg. N.Y. Appleton century Comp. Inc., suppl. vol. chap. XX, 195—207 (1940).
— — and B. H. Paige: Toxoplasmic encephalomyelitis. III. A new case of granulomatous encephalomyelitis due to a protozoan. Amer. J. Path. 15, 657—694 (1939).
— — — Human toxoplasmosis, occurence in infants as an encephalomyelitis. Verification by transmission to animals. Science (Lancaster, Pa.) 89, 226—227 (1939).
— — — Toxoplasmic encephalomyelitis. Trans. Amer. Neurol. Assoc. 65, 76—79 (1939).
— — — Fetal encephalomyelitis prenatal inception of infantile toxoplasmosis. Science (Lancaster, Pa.) 93, 548—549 (1941).
— — — Toxoplasmic encephalomyelitis. VI. Clinical diagnosis of infantile or congenital toxoplasmosis. Survival beyond infancy. Arch. of Neur. 48, 689—739 (1942).
— — — Toxoplasmic encephalomyelitis. Further observations of infantile toxoplasmosis intrauterine inception of the disease. Visceral manifestations. Amer. J. Dis. Childh. 63, 474—514 (1912).
— — et R. Pluvinage: L'encéphalomyélite à toxoplasmes. Revue neur. 81, 262 (1949).

Wollheim, E.: Zur Klinik der Erwachsenentoxoplasmose. Münch. med. Wschr. **94,** 194—199 (1952).

Woods, A. C.: The influence of hypersensitivity on endogenous uveal disease. Amer. J. Ophthalm. **30,** 257—274 (1947).

Wyatt, J. P., J. Saxton, R. S. Lee and H. Pinkerton: Generalized cytomegalic inclusions disease. J. of Pediatr. **36,** 271—294 (1950).

Wyllie, W. G., H. J. W. Fisher and I. A. B. Cathie: Congenital toxoplasmosis. Quart. J. Med. Oxford **19,** 57—66 (1950).

Yudkin, A.: Eye symptoms in toxoplasmosis. Amer. J. Ophthalm. **34,** 911 (1951).

Zasuchin, D. H., M. A. Skvortzov, H. I. Osinowski, V. Zasuchina, P. B. Levitanskaia a. S. G. Vacina: Human toxoplasmosis. Pediatria (Moscow) **3,** 40—46 (1949).

von Zeipel, G., and L. A. Linder: Toxoplasmosis; a serological investigation with dye-test. Acta path. scand. (København.) **29,** 229—238 (1951).

Zellweger, H.: Die Cisterna interventricularis und ihre klinische Bedeutung. Helvet. Paediatr. Acta **6,** 484—503 (1951).

Ziedses des Plantes, B. G.: Het ventriculogram bij toxoplasmosis. Nederl. Tijdschr. Geneesk. **95,** 2027—2028 (1951).

Zilliacus, H.: Toxoplasmosis. Finska Läkartidn. **24,** 426—428 (1950).

— u. A. Wist: Toxoplasmosistandista. Finska Läkartidn. **22,** 643 (1948).

— — Human toxoplasmosis. Ann. chir. gyn. fenn. **38,** 622—629 (1949).

Zuelzer, W. W.: Infantile Toxoplasmosis with a report of three cases, including two in which the patients were identical twins. Arch. of Path. **38,** 1—19 (1944).

II. Arbeiten aus der Veterinärmedizin.

Adie, J. R.: Note on a parasite in the sparrow. Ind. med. Gaz. **43,** 176—180 (1908).

Aragão, Henrique de Beaurepaire: Observaçoes sobre algunas hemogregarinas das aves Mem. Inst. Oswaldo Cruz (port.) **3,** 54—64 (1911).

Arantes, J. B.: Toxoplasmose. Evolucâo do toxoplasma canis no systema nervoso do pombo e as lesõ3s por elle produzidas. Brasil med. **28,** 114 (1914).

Bamatter, F.: La toxoplasmose chez l'animal et chez l'homme (Aperçu sur nos connaissances actuelles de la maladie). Méd. et Hyg. **7,** 17, 33 et 81—82 (1949).

de la Barrera, J. M., et A. Riva: Toxoplasma du cobaye. C. r. Soc. Biol. Paris **97,** 416—417 (1927).

Blanc, G.: Sur un cas de toxoplasmose canine observée en Tunisie. Bull. Soc. Path. exot. **10,** 377—378 (1917).

— et J. Hintermann: A propos d'un cas de toxoplasmose canine observée au Maroc. Maroc méd. **27,** 287—289 (1948).

— — Un cas de toxoplasmose canine observée au Maroc. Grande réceptivité du xerus getulus à l'infection expérimentale. Arch. Inst. Pasteur, Maroc **3,** 618—621 (1949).

Boez, L.: Schizogonie et lésions pulmonaires dans un cas de toxoplasmose spontanée du chien. C. r. Soc. Biol. Paris **85,** 479—482 (1921).

Boisseau, R., et L. Nodenot: Un cas de toxoplasmose spontanée du cobaye observé à l'Institut Pasteur de Brazzaville (A. E. F.). Bull. Soc. Path. exot. **29,** 135—141 (1936).

Born, W. C.: Natürliche Toxoplasma-Infektion beim Huhn. Tierärztl. Umsch. **6,** 27 (1951).

Bourret, G.: La toxoplasmose du lapin à St. Louis du Sénégal. Bull. Soc. Path. exot. **4,** 373—376 (1911).

Brug, S., J. K. den Heyer et J. Haga: Toxoplasmose du lapin aux Indes Orientales Néerlandaises. Ann. de Parasitol. **3,** 232—238 (1925).

Brumpt, E.: Précis de parasitologie. 6e. édit. Paris: Masson & Cie. 1949.

Buttitta, P. L.: Sulla biologia del toxoplasma hominis, nella cavia, nel topolino e nell' uovo embrionato. Boll. Soc. ital. biol. sper. (Napoli) **27,** 83—84 (1951).

Cameron, G. C., and H. B. Maitland: A description of parasites in spontaneous encephalitis of rabbits. J. of Path. (Amer.) **27,** 328—333 (1924).

Campbell, A. M. G.: Animal disease in relation to man. Bristol Med.-Chir. J. **68,** 105—115 (1951).

Carini, A.: Infection spontanée du pigeon et du chien due au toxoplasma cuniculi. Bull. Soc. Path. exot. **4,** 721 (1911).

— et J. Maciel: Toxoplasmose naturelle du chien. Bull. Soc. Path. exot. **6,** 681—683 (1913).

— — Infections de toxoplasmose et de paralysie bulbaire infectieuse par les muqueuses saines. Bull. Soc. Path. exot. **7,** 112—114 (1914).

— — Quelques hémoparasites du Brésil. Bull. Soc. Path. exot. **9,** 247—264 (1916).

— et L. Migliano: Sur un toxoplasme du cobaye (Toxoplasma caviae). Bull. Soc. Path. exot. **9,** 435—436 (1916).

— — Toxoplasmes (ou hémogrégarines ?). Bull. Soc. Path. exot. **9,** 262—265 (1916).

Castellani, A.: Note on two protozoal organismus. Far-East Assoc. trop. Med. (C. r. 3e. congrès biennal Saigon) **1914**, 113—118.
— Note on certain protozoal-like bodies in a case of protracted fever and splenomegaly. J. trop. Med. **17**, 113—114 (1914).
Chatton, E., et G. Blanc: Notes et réflexions sur le toxoplasme de la toxoplasmose du gondi. Arch. Inst. Pasteur, Tunis **10**, 1—40 (1917) et Arch. Inst. Pasteur, Maroc. **4**, 245—290 (1951).
— — Prédilection du Rhipicephalus sanguineus pour le gondi; son rôle probable de vecteur de la toxoplasmose. Arch. Inst. Pasteur, Tunis **10**, 281 (1917/18)
Christiansen, M.: Toxoplasmosis hos harer i Danmark. Medlemsbl. Danske Dyrlägeforening **31**, 93 (1948).
— and J. Chr. Siim: Toxoplasmosis in hares in Denmark. Lancet **260**, 1201—1203 (1951).
Cohrs, P.: Die Entmarkungs-Encephalitis (Hard pad disease) des Hundes. Dtsch. tierärztl. Wschr. **58**, 129—134 (1951).
— Toxoplasmose-Encephalitis des Hundes. Dtsch. tierärztl. Wschr. **58**, 161—163 (1951).
Coles, A. C.: Blood parasites found in mammals, birds and fishes in England. Parasitology **7**, 17—61 (1914—1915).
Cormio, A. R.: Toxoplasmose spontanée du lapin. Patologica **1933** (févr.), 87.
Coutelen, F.: Existence des toxoplasmoses chez les Lacertitiens: Un toxoplasme nouveau chez un iguane de la Trinité. C. r. Soc. Biol. Paris **110**, 885—887 (1932).
— Existence d'une encéphalite spontanée toxoplasmique chez les Wonbats. Un toxoplasme nouveau, toxoplasma Wenyoni n. sp., parasite de Phascolomys Mitchelli (Australia). C. r. Soc. Biol. Paris **110**, 1245—1247 (1932).
— Existence d'une toxoplasmose spontanée généralisée chez le furet. Un toxoplasme nouveau, toxoplasma Laidlawi n. sp., parasite de Mustela (Putorius), putorius var. furo. C. r. Soc. Biol. Paris **111**, 284—287 (1932).
Cowdry, E. V., and F. M. Nicholson: The coexistence of protozoan-like parasites and meningoencephalitis in mice. J. exper. Med. **40**, 51 (1924).
Elton, C., D. H. S. Davies and G. M. Findlay: An epidemic among voles (Microtus agrestis on the Scottish border in the spring of 1934). J. Animal Ecol. **4**, 277—288 (1935).
Fankhauser, R.: Toxoplasmose-Encephalitis beim Hund. Schweiz. Arch. Tierheilk. **92**, 217—227 (1950).
— La toxoplasmose chez le chien. Méd. et Hyg. **8**, 81 (1950).
— Zwei neue Fälle von Toxoplasmose beim Hund. Schweiz. Arch. Tierheilk. **93**, 13—22 (1951).
— Toxoplasmose beim Hund. Schweiz. med. Wschr. **81**, 336 (1951).
— Encéphalite toxoplasmique chez le chien. Méd. et Hyg. **9**, 253 (1951).
— Encephalitis und Hard-pad-Symptom beim Hunde (Eine kritische Übersicht). Schweiz. Arch. Tierheilk. **93**, 715—730 u. 796—821 (1951).
— Toxoplasmose auch beim Huhn. Schweiz. Arch. Tierheilk. **93**, 823—828 (1951).
Findlay, G. M., and A. D. Middleton: Epidemic disease among voles (microtus) with special reference to toxoplasmosis. J. Animal Ecology **3**, 150—160 (1934).
França, C.: Sur la classification des hémosporidies. J. Sci. Mat. Fis. e Nat. Acad. Sci. Lisboa **1**, 26—65 (1917).
— Quelques considérations sur la classification des hématozoaires. J. Sci. Mat. Fis. e Nat. Acad. Sci. Lisboa **1**, 221—229 (1917).
Franchini, G.: Observations sur les hématozoaires des oiseaux d'Italie. Ann. Inst. Pasteur **38**, 470—515 (1924).
Fritz, W.: Über die Möglichkeit einer Übertragung von Toxoplasma vom Hund auf den Menschen sowie über das Vorkommen des Erregers bei Tieren. Rev. Suisse de Zool. **54**, 449—456 (1951).
Geiger, W.: Staupe bei älteren Hunden. Dtsch. tierärztl. Wschr. **48**, 294—295 (1940).
Grocott, L.: A case of canine toxoplasmosis from the Canal Zone. Amer. J. trop. Med. **30**, 669—675 (1950).
Hegner, R., and F. Wolfson: Toxoplasma-like parasites in canaries infected with plasmodium. Amer. J. Hyg. **27**, 212—220 (1938); **28**, 437 (1938).
Hellwich, K.: Bericht über Canicola-Leptospirose in Dresden. Dtsch. Gesdh.wes. **5**, 1140—1142 (1950).
Hepding, L.: Über Toxoplasmen (toxoplasma gallinarum) in der Retina eines Huhnes und über deren Beziehung zur Hühnerlähmung. Z. Infektionskrkh. Haustiere. **55**, 109—116 (1939).
Herman, C. M.: Toxoplasma in the North American birds and attempted transmission to canaries and chickens. Amer. J. Hyg. **25**, 303—312 (1937).
— The relative incidence of blood protozoa in the Cape Cod birds. Trans. Amer. Microsc. Soc. **57**, 132—141 (1938).

Hirato, K.: Notes on two cases of toxoplasmosis observed among Raccoon-dogs in the vicinity of Sapporo. Jap. J. vet. Sci. **1**, 552 (1909).

Holz, J.: Erkenntnisse der Toxoplasmoseforschung. Tierärztl. Umsch. **6**, 287—288 (1951).

Hulphers, G., K. Lilleengen u. S. Rubarth: Toxoplasmos hos hare och tjäder. Sv. Veterinärtidskr. **52**, 295—331 (1947).

Jasper, E.: Toxoplasmosis in the dog. Report of a new case. J. Amer. vet. Assoc. **118**, 22—25 (1951).

Johnson, C.: Toxoplasmosis in the pigeon. Annual report of the Gorgas Memorial Laboratory 1943. Washington D. C. Government Printing Office 15—16, 1944.

Kantorowicz, R.: I. Veränderte Staupe? Mh. Vet.Med. **2**, 138—139 (1947). — II. Weitere Beobachtungen zur Frage der veränderten Staupe. Mh. Vet.Med. **3**, 113—114 (1948).

Keagy, H. F.: Toxoplasma in the Chinchilla. J. Amer. vet. Assoc. **114**, 15 (1949).

Kean, B. H., and R. G. Grocott: Sarcosporidiosis or toxoplasmosis in man and guineapig. Am. J. Path. **21**, 467—483 (1945).

Krishman, K. V., J. Chiranji and C. Lal: Note on finding of toxoplasma cuniculi in two experimental rabbits. Indian J. med. Res. **20**, 1049—1050 (1933).

Langham, R. F., and L. B. Sholl: Canine toxoplasmosis. Am. J. Path. **25**, 569—573 (1949).

Laveran, A.: Au sujet de l'hématozoaire endoglobulaire de Padda oryzivora. C. r. Soc. Biol. Paris **52**, 19—20 (1900).

— Nouvelles contributions à l'étude du toxoplasma gondii. Bull. Soc. Path. exot. **5**, (7 févr.) (1915).

— et A. Marullaz: Contribution à l'étude morphologique du T. gondii et du T. cuniculi. Bull. Soc. Path. exot. **6**, 298 (1913).

— — Infection du lapin par le toxoplasma gondii. Bull. Soc. Path. exot. **6**, 249 (1913).

— — Au sujet des toxoplasmes du lapin et du gondi. C. r. Acad. Sci. Paris **156**, 933 (1913).

— — Sur deux hémamibes et un toxoplasme du liothrix luteus. Bull. Soc. Path. exot. **7**, 21—25 (1914).

— et Nattan-Larrier: Au sujet des altérations anatomiques produites par le toxoplasma cuniculi. Bull. Soc. Path. exot. **6**, 158 (1913).

Legras: Sur les formes hémogrégariennes vues dans le sang et dans les tissus ganglionnaires des bovidés d'Algérie. Bull. Soc. Path. exot. **11**, 274—278 (1918).

Lepine, P.: Conservation de toxoplasma cuniculi dans le cerveau de la souris. C. r. Soc. Biol. Paris **100**, 262—264 (1929).

Levaditi, C., S. Nicolau et R. Schoen: L'étiologie de l'encéphalite épizootique du lapin dans ses rapports avec l'étude expérimentale de l'encéphalite léthargique. Encéphalitozoon cuniculi n. sp. Ann. Inst. Pasteur **38**, 651—712 (1924).

— et R. Schoen: Présence d'un toxoplasme dans l'encéphale du cynocéphalus babuin. Bull. Soc. Path. exot. **26**, 402—405 (1933).

— — et V. Sanchis-Bayarri: Recherches sur l'encéphalomyélite toxoplasmique du lapin. C. r. Soc. Biol. Paris **98**, 292—296 (1928).

— — — L'encéphalomyélite toxoplasmique chronique du lapin et de la souris. C. r. Soc. Biol. Paris **99**, 37—40 (1928).

MacHattie, C.: Notes on two cases of naturally occuring toxoplasmosis of the dog in Bagdad. Trans. roy. Soc. trop. Med. Lond. **32**, 273—276 (1938).

MacIntyre, A. B., D. J. Trevan and R. F. Montgomerie: Observations on canine encephalitis. Vet. Record **60**, 635—648 (1948).

Mallet, M.: 202 vaccinations contre la maladie de Carré par le virus absorbé sur hydroxyde d'aluminium et désséché. Bull. Acad. Vét. **22**, 240—247 (1949).

Manwell, R. D.: Avian toxoplasmosis with invasion of the erythrocytes. J. of Parasitol. **27**, 245—251 (1941).

— F. Coulston, E. Binkley and V. Jones: Mammalian and avian toxoplasma. J. inf. Dis. **76**, 1—14 (1945).

— and H. P. Drobeck: Mammalian toxoplasmosis in birds. Exper. Parasitol. **1**, 83—93 (1951).

— and C. Herman: Blood parasites of birds of the Syracuse (N. Y.) region. J. of Parasitol. **21**, 415—416 (1935).

Markham, F. S.: Spontaneous toxoplasma encephalitis in the guinea-pig. Amer. J. Hyg. **26**, 193—196 (1937).

Marotel, G., et Pierron: Deux notes de clinique parasitaire sur la coccidiose bovine et la toxoplasmose. Rev. Med. Vet. de Lyon et de Toulouse **94**, 112 (1943).

— — Une nouvelle maladie du lapin français: La toxoplasmose. Rev. Path. comp. **1943**, 250.

Marullaz, M.: Au sujet d'un toxoplasme des oiseaux. Bull. Soc. Path. exot. **6**, 323—326 (1913).

Meleney, H. D.: Toxoplasmosis mistaken for histoplasmosis in a cat. Amer. J. trop. Med. **25**, 163 (1945).

MELLO, U.: Un cas de toxoplasmose du chien observé à Turin. Bull. Soc. Path. exot. 3, 359 à 363 (1910).

— and DE FROILANO: Preliminary note on a new haemogregarine found in the pigeon's blood. Indian J. med. Res. 3, 93—94 (1915).

MESNIL, F.: Réflexions sur le toxoplasma de la toxoplasmose du gondi. Bull. Inst. Pasteur 16, 71 (1918).

MEYER, K. F.: The animal kingdom, a reservoir of human disease. Ann. int. Med. 29, 326—346 (1948).

MIGLIANO, L.: Un caso de toxoplasmose canina. Brazil med. 26, 273—274 (1912).

MOOSER, H.: Toxoplasma in Zuchten weißer Mäuse. Schweiz. med. Wschr. 80, 1399—1400 (1950).

NEVEU LEMAIRE, M.: Traité de protozoologie méd. et vét. p. 673. Paris: Vigot frères 1934.

NICOLAU, S.: Infection toxoplasmique spontanée du cobaye. C. r. Soc. Biol. Paris 110, 676—678 (1932).

— et G. BALMUS: Toxoplasma musculi. C. r. Soc. Biol. Paris 113, 1002—1005 (1933).

— — Toxoplasmose des souris et des cobayes. C. r. Soc. Biol. Paris 115, 959—962 (1934).

— et L. KOPCIOWSKA: Rage à virus fixe et toxoplasma caviae. C. r. Soc. Biol. Paris 113, 855—857 (1933).

— — Toxoplasmose spontanée du chien. Bull. Soc. Path. exot. 28, 490—498 (1935).

— — Infection expérimentale des petits oiseaux avec le toxoplasma canis. C. r. Soc. Biol. Paris 119, 976 (1935).

— — Toxoplasmose spontanée du chimpanzé. C. r. Soc. Biol. Paris 129, 179—181 (1938).

NICOLLE, C., et M. CONOR: La toxoplasmose du gondi. Maladie naturelle. Maladie expérimentale. Bull. Soc. Path. exot. 6, 160—165 (1913).

— et L. MANCEAUX: Sur une infection à corps de Leishman (organismes voisins) du gondi. C. r. Acad. Sci. Paris 147, 763—766 (1908).

— — Sur un protozoaire nouveau du gondi: C. r. Acad. Sci. Paris 148, 369—372 (1909).

— — Sur un protozoaire nouveau du gondi. Arch. Inst. Pasteur, Tunis 2, 97—103 (1909).

NOELLER, W., u. O. NITSCHE: Über einige Erkrankungen unserer einheimischen Sperlingsvögel. Berl. tierärztl. Wschr. 1923, 443—446 u. 455—458.

NOVY, F. G., and W. F. MacNEAL: Trypanosomes and bird malaria. Amer. Med. 8, 932 (1904).

OLAFSON, P., and W. S. MONLUX: Toxoplasma infection in animals. Cornell Veterinarian 32, 176—190 (1942).

OTTEN, E.: Die Behandlung der Nervösen Staupe der Hunde. Mschr. prakt. Tierheilk. 1, 97—111 (1949).

— G. PIEKARSKI u. A. WESTPHAL: Die Bedeutung der Toxoplasmose für die Veterinärmedizin. Dtsch. tierärztl. Wschr. 58, 24—26 (1951).

— u. A. WESTPHAL: Beitrag zum Staupedurchbruch nach vorhergegangener aktiver Immunisierung. Zur Differentialdiagnose: die Toxoplasmose. Tierärztl. Umsch. No. 3/4, 59 (1951).

— — u. S. HENZE: Toxoplasmose, Staupe, Leptospirose, serologische Untersuchungen über getrenntes und gemeinsames Vorkommen beim Hunde. Tierärztl. Umsch. 6 (1951) (i. Druck).

— — u. R. KAJAHN: Über das Vorkommen von Toxoplasmose beim Hunde. Statistische Erhebungen. Mh. prakt. Tierheilk. 2, 305—308 (1950).

— — — Zur Epidemiologie der Toxoplasmose. Der Hund als Infektionsquelle des Menschen. Klin. Wschr. 29, 343—346 (1951).

PATIÑO-CAMARGO, L., J. DE ZULUETA y G. TORO-MEJIA: Toxoplasma (cavie) en Colombia. Communicacion present. a la Acad. Nacion. de Med. de Bogota, Agosto 1944.

PERDRAU, J. R., and L. P. PUGH: The pathology of disseminated encephalomyelitis of the dog. (The nervous form of canine distemper.) J. of Path. 33, 79—91 (1930).

PERRIN, TH., G. BRIGHAM and E. PICKENS: Toxoplasmosis in wild rats. J. inf. Dis. 72, 91—96 (1943).

PESSÔA, S. B., u. C. CORRÊA: Nota sobre toxoplasmas dos passaros. Ann. paulist. de Med. Cirurg. 20, 103—106 (1929).

PETERS, G., u. S. YAMAGIWA: Zur Histopathologie der Staupe-Encephalitis der Hunde und der epizootischen Encephalitis der Silberfüchse. Arch. Tierheilk. 70, 138 (1936).

PIEKARSKI, G.: Zur Epidemiologie der Toxoplasmose. Z. Parasitenkde. 14, 388—389 (1949).

— Toxoplasma gondii als Parasit von Tier und Menschen. Z. Parasitenkde. 15, 582—625 (1950).

— Die Toxoplasmose, eine neuerkannte Krankheit. Landarzt 27, 5 (1951).

PIXELL, H. M. L.: Notes on toxoplasma gondii. Proc. roy. Soc. Biol. London 87, 67—77 (1913).

PLATE, L.: Brief note on toxoplasma pyrogenes CASTELLANI 1913. J. trop. Med. 17, 98 (1914).

RAFFAELE, G.: Sulle cosidette toxoplasmosi dei passeri. Riv. Malariol. 11, Fasc. 6 (1932).

— Sul comportamento degli sporozoiti nel sangue dell' ospite. Riv. Malariol. 13, 395 (1934).

RAŠÍN, K.: Toxoplasmosa zajíce (Lepus europaeus Pall.). (La toxoplasmose du lièvre). Věstnik Čsl. zoolgické společnosti. Sv. 12, 157—179 (1948).

RATCLIFFE, H. L., and C. B. WORTH: Toxoplasmosis of captive wild birds and mammals. Amer. J. Path. **27**, 655—667 (1951).

RAY, H. N., and K. RAGHOVACHARI: A note on toxoplasma canis infection in a Spaniel. Indian J. Vet. Sci. **11**, 28—32 (1941).

REIS, J. P., e NOBREGA: Tratado de doenças das aves. (Referências detalhadas sôbre a toxoplasmose de aves.) Ediçao Instituto Biol. Sao Paulo **1936**, 102—306.

DE RODANICHE, E., and T. DE PINZON: Spontaneous toxoplasmosis in the guinea-pig in Panama. J. Parasitol. Lanc. **35**, 152—155 (1949).

RODHAIN, J.: La grande réceptivité des Sciuridés aux toxoplasmes. C. r. Soc. Biol. Paris **144**, 717—719 (1950).

— et H. HENDRIX: Un cas d'infection spontanée par toxoplasmose de la marmotte. C. r. Soc. Biol. Paris **142**, 1583—1589 (1948).

ROSENBUSCH, F.: Toxoplasmosis avium en los canarios. 7e réunion de la Soc. Arg. Patol. reg. del Norte **11**, 904—906 (1931).

RUBARTH, S.: Über Hasen-Toxoplasmose. Diskussionsbemerkungen. Acta path. scand. (København.) **25**, 235—236 (1948).

VAN SACEGHEM, R.: Infection naturelle par le toxoplasma cuniculi. Bull. Soc. Path. exot. Paris **9**, 432—434 (1916).

SANGIORGI, G.: Un nuovo protozoa parasita del Mus musculus (Toxoplasma musculi). Pathologica **5**, 323—325 (1913).

— Toxoplasma ratti n. sp. Giorn. Acad. Med. Torino **4**, 383—385 (1914).

SCHEITLIN, M., E. SEIFERLE u. H. STÜNZI: Klinische und pathologisch-anatomische Beobachtungen über die sog. „Hard Pad Disease" beim Hund. Schweiz. Arch. Tierheilk. **93**, 91—129 (1951).

SCHOEN, R.: Infection spontanée par le toxoplasma cuniculi (Splendore) chez le lapin. C. r. Soc. Biol. Paris **109**, 1320—1321 (1932).

SCHUSTER, J.: Über eine spontan beim Kaninchen auftretende encephalitische Erkrankung. Klin. Wschr. **4**, 550 (1925).

SCHWETZ, J., et GEERINCK: Sur quelques parasites sanguicoles des rongeurs de Stanleyville (Congo Belge). Trypanosome Lewisi, Grahamella et toxoplasma. Bull. Soc. Path. exot. **22**, 657—661 (1929).

SJOLTE, I. P.: Toxoplasmosis canis. Skandinavisk Veterinär-Tidskrift **37**, 501—516 (1947).

SPARAPANI, G.: La toxoplasmosi dei polli. Pediatria (Napoli) **58**, 411—414 (1950).

SPLENDORE, A.: Un nuovo protozoa parassita dei conigli. Rev. Soc. Sci. Sao Paulo **3**, 109 (1908); **4**, No. 5—7 (1909); **5**, 167 (1910).

— Sur un nouveau protozoaire parasite du lapin. Bull. Soc. Path. exot. **2**, 462—465 (1909).

— Sulla toxoplasmosi dei conigli. Pathologica 15 gennaio 1913.

— Des formes flagellées et des gamètes dans le toxoplasma cuniculi. Bull. Soc. Path. exot. **6**, 318 (1913).

STETTER, R.: Staupe und Sulfonamidbehandlung. Tierärztl. Umsch. **4**, 213—218 (1949).

TADDIA, L.: Plasmodidi et corpi toxoplasma simili nei passeri del veneto. Riv. Malariol. **17**, 237—241 (1938).

TRANSMONTANO PELOURO, J.: Toxoplasmosis. Repos. Trab. Lab. Centr. Path. Veter. **5**, 241 (1943).

UEGAKI, J.: Über den Hämoproteus von Zosterops palpebrosa preguensis aus Formosa. Fukuoka Acta med. **21**, 8 (1928).

— Untersuchungen über die Blutprotozoen von Vögeln der Südsee. Arch. f. Protistenkde. **72**, 74—90 (1930).

WALKER, E. L. and M. A. SWEENY: Some infectious simulating experimental typhus in guinea-pig Amer. J. trop. Med. **12**, 217—222 (1932).

WALZBERG, U.: Zur pathologischen Histologie der natürlichen Toxoplasmose des Zeisigs Z. Infektionskrkh. **25**, 19—34 (1923).

WESTPHAL, A. und L. FINKE: Der Hund als epidemiologischer Faktor der Toxoplasmose des Menschen. Z. Tropenmed. **2**, 236—238 (1950).

WETMORE, P.: Blood parasites of birds of the District of Columbia and Patuxent Research Refuge vicinity. J. of Parasitol. **27**, 379—393 (1941).

WICKHAM, N. and H. R. CARNE: Toxoplasmosis in domestic animals in Australia. Austral. vet. J. **26**, 1—3 (1950).

WIKTOR, T. J.: Toxoplasmose animale. Sur une épidémie des lapins et des pigeons à Stanleyville (Congo Belge). Ann. Soc. belge Méd. trop. **30**, 97—107 (1950).

WINSSER, J.: Toxoplasmosis: een zoönose. Tijdschr. Diergeneesk. **73**, 386—397 (1948).

WOLFSON, F.: Organisms described in avian toxoplasmosis. Amer. J. Hyg. **32**, 86—89 (1940).

WOLFSON, F.: Mammalian toxoplasma in erythrocytes of canaries, ducks and duck embryos. Amer. J. trop. Med. **21**, 653 (1941).

WOOD, F. D., and S. F. WOOD: Occurence of haematozoa in some California birds and mammals. J. of Parasitol. **23**, 197 (1937).

WRIGHT, J. H., and E. M. CRAIGHEAD: Infectious motor paralysis in young rabbits. J. exper. Med. **36**, 135 (1922).

YAKIMOFF, W. L.: La toxoplasmose des poissons. Zbl. Bakter. **101**, 217 (1927).

— et N. KOHL-YAKIMOFF: Cas de toxoplasmose canine en Allemagne. Bull. Soc. Path. exot. **4**, 617—619 (1911).

ZIEMANN, H.: Über Malaria und andere Blutparasiten. S. 119 u. 127—128. Jena: G. Fischer 1898.

— Kurzer Beitrag zu den Beziehungen zwischen der Entwicklung der Hämosporidien und dem reticuloendothelialen System. Zbl. Bakter. I. Orig. **140**, 63 (1937).

III. Parasitologie und experimentelle Arbeiten.

ADAMS, F. H., J. M. ADAMS, M. COONEY and P. KABLER: Experimental toxoplasmosis. Proc. Soc. exper. Biol. (N.Y.) **70**, 258—260 (1949).

ARAGÃO, HENRIQUE DE BEAUREPAIRE: Considération sur les hémogrégarines des oiseaux. C. r. Soc. Biol. Paris **113**, 214—216 (1933).

AUGUSTINE, D. L., D. WEINMAN and J. MACALLISTER: Rapid and sterilizing effect of penicillin sodium in experimental relapsing fever infections and its effectiveness in the treatment of trypanosomiasis (trypanoma lewisi and toxoplasmosis). Science (Lancaster, Pa.) **99**, 19—20 (1944).

BADER (Heidelberg): Diskussionsbemerkungen betr. Pseudocysten. Zbl. Bakter. **155**, 382 (1950).

BAMATTER, F., E. SUTER, M. LEUENBERGER u. W. ROTH: Demonstration über tierexperimentelle Untersuchungen mit Toxoplasma. Schweiz. Z. Path. **11**, 531—538 (1948).

BARBAGALLO, S.: Sull comportamento elettroforetico delle sieroproteine di soggetti con prove cutanee e tintoriali positive per la toxoplasmosi. Boll. Soc. ital. biol. sper. (Napoli) **27**, 90—91 (1951).

BEQUIGNON, R., et L. REINIE: Au sujet du „virus lymphophile" isolé par M. PETZETAKIS. C. r. Soc. Biol. Paris **126**, 395—398 (1937).

BIELING, R.: Tierversuche über die Toxoplasmeninfektion. Dtsch. med. Wschr. **76**, 907 (1951).

BIOCCA, E.: Observaçoes ulteriores na quimioterapia da toxoplasmose. Sep. dos Arqu. Biol. Sao Paulo **27**, 1—3 (1943).

— Quimioterapia sulfonica da toxoplasmose. Sep. dos Arqu. Biol. Sao Paulo **27**, 7—10 e 63 e 89—91 (1943).

— Toxoplasmose e seu tratamento quimioterapico. Rev. Bras. de Med. **1**, 380—382 (1944).

— Resistencia a reinfecçoes de toxoplasma em animales tratados da toxoplasmose experimental com diferentes substancias quimioterapicas. Sep. dos Arqu. Biol. Sao Paulo **29**, 1—4 (1945).

— Osservazioni sulla posizione sistematica del toxoplasma. Rivista di Parassitol. **10**, 73—92 (1949).

— La toxoplasmosi, aspetti biologici. Recenti Progr. in Medicina **11**, 77—82 (1951).

— e P. NOBREGA: Sobre a quimioterapia da toxoplasmose. Arqu. Biol. Sao Paulo **29**, 83—87 (1945).

— — Sobre a quimioterapia da toxoplasmose. Arqu. Biol. Sao Paulo **30**, 63—66 (1946).

— — Pesquisas sobre a immunidale na toxoplasma. Arqu. Biol. Sao Paulo **31**, 82—85 (1947).

— — Osservazioni sull' immunità nella toxoplasmosi. Rendiconti dell' Accademia Nazionale dei Lincei. Classe di Scienze fisiche, matematiche et naturali **2**, 353—357 (1947).

— y R. PASQUALIN: A açao terapeutica de alguns compostos sulfanilamidicos na infecçao experimental por toxoplasma. Arqu. Biol. **26**, 107—109 (1942).

— — Ricerche preliminari sull' azione terapeutica di alcuni composti sulfanilamidici nell' infezione sperimentale da toxoplasma. Estratto dalla Riv. Ann. d' Igiene **52**, 12—14 (1942).

BLANC, G. et J. BRUNEAU: Préparation d'un sérum animal neutralisant le virus de la toxoplasmose. Bull. Acad. nat. Med. Paris **134**, 240—244 (1950) et Arch. Inst. Pasteur, Maroc **4**, 291—297 (1951).

— — et A. CHABAUD: Quelques essais de transmission de la toxoplasmose par arthropodes piqueurs. Ann. Inst. Pasteur Paris **78**, 277—280 (1950) et Arch. Inst. Pasteur, Maroc **4**, 298—303 (1951).

BLAND, J. O. W.: Glandular fever. II. The protozoal nature of the experimental disease. Brit. J. exper. Path. **12**, 311—319 (1931).

BUTTITTA, P. L.: Isolamento nel topolino e nell' uovo embrionato di un ceppo di toxoplasma hominis dal liquor di una ammalata a reazione cutani e tintoriali positive. Boll. Soc. ital. biol. sper. (Napoli) **27**, 83 (1951).

— e V. TERRANA: Risultati di intradermoreazione alla toxoplasmina eseguita sistematicamente in un gruppo di ammalati. Boll. Soc. ital. biol. sper. (Napoli) **27**, 88—90 (1951).

CARINI, A.: Reproduction expérimentale de la toxoplasmose du lapin. Bull. Soc. Path. exot. **2**, 465 et 524 (1909).

CHALMERS, A., and A. KAMAR: Toxoplasma pyrogenes Castellani, 1913. J. trop. Med. **23**, 45 (1920).

COOPER, C., G. R. COATNEY and C. A. IMBODEN: Aureomycin in experimental Chesson strain vivax malaria. Proc. Soc. exper. Biol. a. Med. **72**, 587—588 (1949).

COWEN, D., and A. WOLF: Toxoplasmosis in the monkey. Acute fatal infection experimentally produced in a young Macaca Mulatta. J. infect. Dis. **77**, 144—157 (1945).

— — Acute fetal experimental toxoplasmosis in a young monkey. Arch. of Neurol. **53**, 249 (1945).

— — Experimental congenital toxoplasmosis. I. The vagina as a portal of entry of toxoplasma in the mouse. J. exper. Med. **92**, 393—402 (1950).

— — Experimental congenital toxoplasmosis. II. Transmission of toxoplasmosis to the placenta and fetus following vaginal infection in the mouse. J. exper. Med. **92**, 403—416 (1950).

— — Experimental congenital toxoplasmosis. III. Toxoplasmosis in the offspring of mice infected by the vaginal route. Incidence and manifestations of the disease. J. exper. Med. **92**, 417—429 (1950).

— — Experimental congenital toxoplasmosis. IV. Genital and secondary lesions in the mouse infected with toxoplasma by the vaginal route. J. of Neuropath. **10**, 1—15 (1951).

— — Experimental congenital toxoplasmosis. V. Lesions in the offspring of mice infected with toxoplasma by the vaginal route. Observations on an associated hepatic injury. J. of Neuropath. **10**, 142—157 (1951).

CRAIG and FAUST: Clinical Parasitology. Lea and Febiger, Philadelphia, 4th edit. rev. 5th print. 1945.

CROSS, J. B.: A cytologic study of toxoplasma with special reference to its effects on the host's cell. J. inf. Dis. **80**, 278—296 (1947).

— Diasone and promin as therapeutic agents in experimental toxoplasmosis. Proc. Soc. exper. Biol. a. Med. **76**, 548—551 (1951).

— and L. ANIGSTEIN: Chemiotherapeutic study of experimental toxoplasmosis. Preliminary Rep. Texas rep. Biol. a. Med. **6**, 260—265 (1948).

— — The inflammatory reaction to toxoplasma in the omentum and peritoneal fluid of the mouse. Amer. J. trop. Med. **29**, 473—481 (1949).

— and H. JOSEPH: Heparin and experimental toxoplasmosis in the mouse. Texas Rep. on Biol. and Med. **7**, 86 (1949).

— — Chloromycetin and experimental toxoplasmosis. Texas Rep. on Biol. and Med. **7**, 406—407 (1949).

CUBONI, E.: Il toxoplasma gondii. Boll. Ist. sieroter. Milano **30**, 198—223 (1951).

DOFLEIN-REICHENOW: Lehrbuch der Protozoenkunde. 5. Aufl., 2. Teil, S. 965. Jena 1929.

EICHENWALD, H.: Experimental toxoplasmosis. I. Transmission of the infection in utero and through the milk lactating female mice. Amer. J. Dis. Childh. **76**, 307—315 (1948).

— Experimental toxoplasmosis. II. Effect of sulfadiazine and antiserum on congenital toxoplasmosis in mice. Proc. Soc. exper. Biol. a. Med. **71**, 45—49 (1949).

GERLACH, F.: Toxoplasmose. Handbuch der pathogenen Mikroorganismen, Bd. IX, 514—519, 3. Aufl., 1929.

GINGRICH, W. D. and E. M. DARROW: The effect of endochin on experimental toxoplasmosis. Amer. J. trop. Med. **31**, 12—17 (1951).

GIROUD, P., et J. A. GAILLARD: Action comparée de la terramycine et de l'auréomycine sur les toxoplasmoses. C. r. Acad. Sci. Paris **232**, 1457—1459 (1951).

— — Culture des toxoplasmes dans le poumon de lapin. Bull. Soc. path. exot. **44**, 540—542 (1951).

GOODPASTURE, E. W., and K. ANDERSON: Problem of infection as presented by bacterial invasion of chorio-allantoic membrane of chick embryos. Amer. J. Path. **13**, 149—174 (1937).

GUIMARAES, F. M., e H. MEYER: Cultivo de toxoplasma Nicolle 1909 em culturas de tecidos. Rev. Bras. Biol. **2**, 123—129 (1942).

HAVLIK, O.: Laboratory diagnosis of toxoplasmosis. Čas. lék. česk. **88**, 653—654 (1949).

JACOBS, L., and F. E. JONES: The parasitemia in experimental toxoplasmosis. J. inf. Dis. **87**, 78—89 (1950).

— — and M. L. MELTON: The survival of toxoplasma gondii in various fluids. J. Parasitol. **37**, 18 (1951).

KAESS, E., and E. STEEN: Aureomycin treatment of acute experimental toxoplasmosis in rabbits. Acta path. 28, 165—168 (1951).
— — Serological investigations of rabbits experimentally infected with toxoplasma gondii. Acta path. scand. (København.) 28, 169—173 (1951).
KIDD, J. G., and W. F. FRIEDWOLD: Natural antibody that reacts in vitro with sedimentable constituent of normal tissue cells. J. exper. Med. 76, 543 (1942).
KLARFELD, B.: Zur Histopathologie der experimentellen Blastomykose des Gehirns. Z. Neur. 58, 176—215 (1920).
KLING, C., E. WASSÉN et J. FAAHRAEUS: Recherches sur l'étiologie de l'encéphalite post-vaccinale. C. r. Soc. Biol. Paris 109, 1337 (1932).
— — — Morphologie du parasite siégeant dans le névraxe des sujets atteints d'encéphalite post-vaccinale. C. r. Soc. Biol. Paris 109, 1340 (1932).
KNAPP, W.: Über chemotherapeutische Versuche am Erreger der Toxoplasmose. Vorläufige Mitteilung. Med. Welt 20, 554—556 (1951).
LAVEN, H., u. A. WESTPHAL: Die Übertragung von Toxoplasmose gondii unter besonderer Berücksichtigung des Blutes als Infektionsquelle. Z. trop. Med. 2, 221—235 (1950).
LAVERAN, A., et M. MARULLAZ: Recherches expérimentales sur le toxoplasma gondi. Bull. Soc. Path. exot. 6, 460—468 (1913).
LEPINE, P., et R. SCHOEN: Infection chronique du névraxe et immunité antitoxoplasmique de la souris. C. r. Soc. Biol. Paris 107, 228—230 (1931).
LEVADITI, C., P. LEPINE et R. SCHOEN: L'immunité antitoxoplasmique. C. r. Soc. Biol. Paris 99, 1130 (1928).
— — — Mécanisme de l'immunité antitoxoplasmique du névraxe. C. r. Soc. Biol. Paris 99, 1219 (1928).
— S. NICOLAU et R. SCHOEN: La nature microsporidienne du virus rabique. C. r. Soc. Biol. Paris 90, 398 (1924).
— V. SANCHIS-BAYARRI et R. SCHOEN: Encéphalite spontanée du lapin provoquée par le toxoplasma cuniculi. C. r. Soc. Biol. Paris 97, 1692 (1927).
— — — L'infection toxoplasmique expérimentale de l'oeil. C. r. Soc. Biol. Paris 98, 1414—1419 (1928).
— — R. LEPINE et R. SCHOEN: Etude sur l'encéphalomyélite provoquée par le toxoplasma cuniculi. Ann. Inst. Pasteur 43, 673—736 et 1063—1080 (1929).
— et R. SCHOEN: Nouvelles recherches sur le toxoplasma cuniculi. C. r. Soc. Biol. Paris 99, 1126 (1928).
— — Pénétration et pullulation de protozoaires dans la cellule nerveuse (Neuroprotozooses). C. r. Acad. Sci. 186, 1584 (1929).
MACFARLANE, J. O., and I. RUCHMAN: Cultivation of toxoplasma in the developing chick embryo. Proc. Soc. exper. Biol. a. Med. 67, 1—4 (1948).
MANOUELIAN, J., et J. VIALA: Encephalitozoon rabiei: parasite de la rage. Ann. Inst. Pasteur 38, 258 (1924).
MANWELL, R. D.: Toxoplasma or exo-erythrocytic schizogony in malaria? Riv. di Malariol. 18, 76—88 (1939).
MARIANI, G.: Sull' infezione sperimentale da toxoplasma e su un protozoo di incerta classificazione. Ann. Sanità Pubbl. (Roma) 12, 13—17 (1951).
MENSE: Handbuch der Tropenkrankheiten. 3. Aufl., Bd. 5, 1. Teil, S. 828. Leipzig 1929.
MESNIL, F., et A. SARRAILHE: Toxoplasmose expérimentale de la souris; passage par les muqueuses, conservation de virus dans le cadavre. C. r. Soc. Biol. Paris 74, 1325—1327 (1913).
MEYER, H., and X. M. DE OLIVEIRA: Consideration of protozoa in tissue cultures maintained at ambient temperature. Rev. Brasil. biol. 3, 341—343 (1943).
— — Results of three years observation of culture of toxoplasma (NICOLLE et MANCEAUX 1909) in tissue culture. Rev. Brasil. biol. 5, 145—146 (1945).
— u. W. ROTH: Weitere experimentelle Beobachtungen bei der Toxoplasmainfektion. Schweiz. Z. Path. 12, 513—517 (1949).
MINGOJA, Q., e E. BIOCCA: Pesquizas quimicas e quimioterapicas sobre novas sulfonas. Sep. dos Arqu. de Biologia 27, 1—8 (1943).
MORGAN, I. M., R. W. SCHLESINGER and P. K. OLITSKY: Induced resistance of the central nervous system to experimental infection with equine encephalomyelitis virus. J. exper. Med. 76, 357 (1942).
MÜHLPFORDT, H.: Das Verhalten sarcosporidieninfizierter Tiere im Sero-Farbtest auf Toxoplasmose nach SABIN-FELDMAN. Z. Tropenmed. 3, 205—215 (1951).
NANTZ, F. A., and H. BLATT: The new tissue culture test with the patient white blood cells. Ann. Allergy 5, 554 (1947).
NICOLAU, S.: Quelques propriétés d'un toxoplasme qui infecte spontanément les cobayes. C. r. Soc. Biol. Paris 110, 763—766 (1932).

Nicolau, S.: Nouvelles recherches expérimentales sur le toxoplasma caviae. C. r. Soc. Biol. Paris **113**, 706—708 (1933).
— et A. Kopciowska: La mégamononucléose sanguine dans l'infection toxoplasmique expérimentale. C. r. Soc. Biol. Paris **126**, 881—884 (1937).
— et A. Ravelo: La réaction de fixation du complément dans le sérum et dans les extraits d'organes d'animaux atteints de toxoplasmose expérimentale. Bull. Soc. Path. exot. **30**, 855—859 (1937).
Nobrega, P. et J. Reis: Identidade dos toxoplasmas de aves e de mamiferos. Sep. Arqu. Inst. Biol. Sao Paulo **13**, 21—28 (1942).
Nöller, W.: Die Toxoplasmen. Prowazeks Handbuch der pathogenen Protozoen, Bd. 7, S. 907—918. Leipzig: Joh. Ambr. Barth 1920.
Paraense, W. L.: A ansencia de açao terapeutica da ,,paludrine" na toxoplasmose experimental. Mem. Inst. Oswaldo Cruz **64**, 639—645 (1949).
Peel, E., et E. van Oye: Recherches sur la transmission transplacentaire des microfilaires. Ann. Soc. belge de Med. trop. **30**, 59—64 (1950).
Perrin, T. L.: Spontaneous and experimental encephalitozoon infection in laboratory animals. Arch. of Path. **36**, 559—568 (1943).
— Toxoplasma and encephalitozoon in spontaneous and experimental infection of animals. A comparative study. Arch. of Path. **36**, 568—578 (1943).
Piekarski, G.: Zur Parasitologie und Serologie der Toxoplasmosis. Zbl. Bakter. I. Orig. **155**, 375—381 (1950).
— und H. Toerne: Zur Parasitologie, Pathologie und Serologie tödlicher Infektionen mit Toxoplasma Gondii. Klin. Wschr. **28**, 606—609 (1950).
— und A. Westphal: Grundlagen und Voraussetzungen für den Toxoplasmose-Farbtest nach Sabin und Feldman. Ärztl. Wschr. **6**, 249—252 (1951).
Plimmer, H. G.: Notes on the genus toxoplasma, with a description of three new species. Proc. roy. Soc. Biol. London **89**, 291—296 (1916).
Prowazek, S. V.: Parasitische Protozoen aus Japan gesammelt von Herrn Dr. Mine in Fukuoka. Arch. Schiffs- u. Tropen-Hyg. **14**, 297—302 (1910).
Raffaele, G.: Evoluzione di Plasmodium toxoplasma ed altri microorganismi negli organi interni dei vertebrali. Riv. Malariol. **17**, 85—100 (1938).
Ranquini, J. H.: Técnicas de investigación de toxoplasmas. Medicamenta Madrid **15**, 204—206 (1951).
da Rocha-Lima, H.: Beitrag zur Kenntnis der Blastomykosen. Zbl. Bakter. **67**, 233—249 (1911).
Rodhain, J.: Formation de pseudokystes au cours d'essais d'immunité croisée entre souches différentes de toxoplasmes. C. r. Soc. Biol. Paris **144**, 719—722 (1950).
Roth, W., u. W. Fritz: siehe Teil I.
Ruchman, I., and J. C. Fowler: Localization and persistence of toxoplasma in tissues of experimentally infected white rats. Proc. Soc. exper. Biol. a. Med. **76**, 793—796 (1951).
Sabin, A. B.: Isolation of filtrable transmissible agent with ,,neurolytic" properties from toxoplasma-infected tissues. Science (Lancaster, Pa.) **88**, 189—191 (1938).
— Identification of filtrable, transmissible neurolytic agent isolated from toxoplasmainfected tissue as new pleuropneumonia-like microbe. Science (Lancaster, Pa.) **88**, 575—576 (1938).
— Biological and immunological identity of toxoplasma of animal and human origin. Proc. Soc. exper. Biol. a. Med. **41**, 75—80 (1939).
— and P. K. Olitsky: Toxoplasma an obligate intracellular parasitism. Science (Lancaster, Pa.) **85**, 336—338 (1937).
— and J. Warren: Therapeutic effects of the sulfonamides on infection by an intracellular protozoan (Toxoplasma). J. of Bacter. **41**, 80 (1941).
— — Therapeutic effectiveness of certain sulfonamides on infection by an intracellular protozoan (Toxoplasma). Proc. Soc. exper. Biol. a. Med. **51**, 19—23 (1942).
Sarrailhe, A.: Notes sur la toxoplasmose expérimentale. Bull. Soc. Path. exot. **7**, 232 (1914).
Sassuchin, D.: Material zum Studium der Blutparasiten der Nager im Südosten von RSFSR. 2. Blutparasiten des Citellus pygmaeus Pallas. Arch. Protistenk. **75**, 135—156 (1931).
Sergent, E.: Parasites des paludismes et toxoplasmes. (A propos de parasites de la caille.) Arch. Inst. Pasteur d'Algérie **18**, 374—401 (1940).
Steen, E.: Acute experimental toxoplasmosis treated with aureomycin. Acta path. scand. (København) **27**, 844—850 (1950).
— and E. Käss: A new toxoplasma antigen for complement fixation test. Acta path. scand. (København) **28**, 36—39 (1951).
Summers, W. A.: Antagonism of sulfonamide inhibition by para-aminobenzoic acid and folic acid in toxoplasma infected mice. Proc. Soc. exper. Biol. a. Med. **66**, 509—511 (1947).
— The effects of oral administration of aureomycin sulfathiazol, sulfamerazine and 4,4-diaminodiphenylsulfone on toxoplasmosis in mice. Amer. J. trop. Med. **29**, 889—895 (1949).

THALHAMMER, O.: Die Teste auf Toxoplasmose. Vorläufige eigene Ergebnisse. Österr. Z. Kinderheilk. **6**, 53—66 (1951).
— E. SCHNABL u. H. MORITSCH: Behandlungsversuch experimenteller Toxoplasmose mit Sulfonamid und Aureomycin. Wiener Z. inn. Med. **32**, 262—266 (1951).
VAN THIEL, P. H.: De parasitologie van toxoplasmosis. Nederl. Tijdschr. Geneesk. **92**, 1666 (1948).
— De therapie van experimentele toxoplasmosis met enkele sulfonamides, arseenverbindingen en antimalariamiddelen. Nederl. Tijdschr. Geneesk. **93**, 3818—3820 (1949).
— The transmission of toxoplasmosis and the role of Calliphora-erythrocephala Meig. Docum. néerl. indon. morb. trop. **1**, 264—269 (1949).
— The transmission of toxoplasmosis and the role of Calliphora erythrocephala Meig. Acta leidensia **21**, 168—175 (1950).
— and S. BOUWER: The parasitology of toxoplasmosis hominis. Acta leidensia **21**, 164—167 (1950).
TODD, J. L. and S. B. WOLBACH: Parasitic protozoa from the Gambia. J. med. Res. **21**, 195—218 (1912).
TOLENTINO, P.: Le reazioni immunologiche per la toxoplasmosi ed il loro significato diagnostico ed immunologico (con particulare riguarda alla reazione tintoriale). Minerva Med. Torino **41**, 344—347 (1950).
— ed A. RAZZI: Ricerche sierologiche e cliniche di orientamento sulla frequenza della toxoplasmosi in Italia. Minerva Paediatr. **1**, 63 (1949).
TOTZE, R.: Blutsaugen unter rein experimentellen Bedingungen. Zbl. Bakter. Orig. **132**, 382—384 (1934).
VERLINDE, J. D.: Parasitologische en serologische onderzoekingen bij congenitale toxoplasmosis. Nederl. Tijdschr. Geneesk. **94**, 3515—3516 (1950).
— and O. MAKSTENIEKS: Repeated isolation of toxoplasma from the cerebrospinal fluid and from the blood and the antibody response in four cases of congenital toxoplasmosis. Antonie van Leeuwenhoek **16**, 366—372 (1950).
WARREN, J., and S. B. RUSS: Cultivation of toxoplasma in embryo noted egg. Antigen derived from chorioallantoic membrane. Proc. Soc. exper. Biol. a. Med. **67**, 85—89 (1948).
— and A. B. SABIN: Complement fixation reaction in toxoplasmic infection. Proc. Soc. exper. Biol. a. Med. **51**, 11—14 (1942).
— — Effect of certain antiprotozoal drugs on toxoplasma in vitro and in vivo. Proc. Soc. exper. Biol. a. Med. **51**, 15—18 (1942).
WEINMAN, D., and R. BERNE: Therapeutic cure of acute experimental toxoplasmosis in animals. J. Amer. med. Assoc. **124**, 6—8 (1944).
— and H. J. KLATCHKO: Description of toxin in toxoplasmosis. Yale J. Biol. a. Med. **22**, 323—326 (1950).
WENYON, C. M.: Hemogregarines in man with notes on some other supposed parasites. Trop. Dis. Bull. **20**, 527—550 (1923).
— Protozoology: a manual for medical men, veterinarious and zoologists. p. 1041. New York: William Wood & Comp. 1926.
WESTPHAL, A.: Die Entwicklung und Formvariabilität von Toxoplasma gondii, einem intrazellulären Parasiten des Menschen. Sonderdr. Verh. dtsch. Zoologen, Marburg 1950.
— Eine neue Toxoplasmose-Komplementbindungsreaktion. Z. Tropenmed. Parasitol. **3**, H. 2, Oktober 1951.
— Abhängigkeit der Titerhöhe des Sabin-Feldman-Testes vom Methylenblau. Z. Tropenmed. Parasitol. **3**, 72—77 (1951).
— u. H. MÜHLPFORDT: Untersuchungen über Wesen und Fehlerquelle des Toxoplasmose-Serofarbtestes nach SABIN und FELDMAN. Z. Hyg. **131**, 423—434 (1950).
WEYER, F.: Ein experimenteller Beitrag zur Frage der Übertragung von Toxoplasma gondii durch Arthropoden. Z. Tropenmed. **3**, 65—72 (1951).
WINSSER, J.: Die parasitologische und serologische Diagnose der Toxoplasmosis. Klin. Wschr. **27**, 769—797 (1949).
— u. O. MAKSTENIEKS: Een nieuwe serologische methode voor de diagnostiek van toxoplasmosis. Nederl. Tijdschr. Geneesk. **93**, 3630—3640 (1949).
— — Newer diagnostic procedures in toxoplasmosis. Antonie van Leeuwenhoek **15**, 118—124 (1949).
WOLF, A., D. COWEN and B. PAIGE: Toxoplasmic encephalomyelitis. IV. Experimental transmission of the infection to animals from a human infant. J. exper. Med. **71**, 187—214 (1940).
WOLFSCHLAG, H. J.: Tierexperimentelle Untersuchungen zur Therapie der Toxoplasmose. Z. Kinderheilk. **69**, 564—577 (1951).

Wolfson, F.: Experimental transmission of toxoplasma in canaries. J. Parasitol. **23**, 553 (1937).
— Maintenance of human „toxoplasma" in chicken embryos. J. Parasitol. suppl. dec. **28**, 16 (1942).

Editorial.

Notes on human toxoplasmosis. J. Amer. med. Assoc. **124**, 440—441 (1944).
Toxoplasmosis. Lancet **1948**, 934—936; Int. med. Dig. Annotation Brit. med. J. **1949**, 718; **54**, 117 (1949); Brit. med. J. **1949**, 4607; Lancet **1950** II, 577—578.
Animal Toxoplasmosis. Research at Ang. Memorial Animal Hospital, Boston (Mass.). N. Amer. Veterinarian **31**, 148 (1950).
Histoplasmosis y toxoplasmosis. Revista española de pediatria **6**, 962—964 (1950).
Toxoplasmose. Ugeskr. Laeg. **113**, 369—370 (1951).
Toxoplasmosis in adults. Policlin. Sez. prat. **58**, 3—13 (1951).

I. Einleitung

1. Zur Geschichte der Toxoplasmosis.

Als wir 1945 erstmalig in Europa über zwei intravital diagnostizierte und histo-parasitologisch bestätigte Fälle von angeborener Toxoplasmose berichteten, war diese merkwürdige Krankheit beim Menschen bloß in Amerika und nur in beschränktem Maße bekannt.

Die Kenntnis dieser neuartigen, häufig intrauterin übertragenen Protozoeninfektion verdankten wir der ausgezeichneten Monographie Sabins, in deren Besitz wir zufällig noch vor Kriegsende gelangt waren.

Der Erreger der Toxoplasmose (T.) wurde sehr wahrscheinlich zum erstenmal 1900 von Laveran beim indischen Reisfinken (Padda orizivora) gesehen. Seine eigentliche Entdeckung ist jedoch das Verdienst des Nobelpreisträgers Charles Nicolle und seines Mitarbeiters L. Manceaux, die ihn 1908 bei einem kleinen als Versuchstier gebrauchten Nager (Ctenodactylus gundi, Pallas, 1778) im Pasteur-Institut Tunis nachwiesen. Im gleichen Jahr fand Splendore beim Kaninchen den gleichen Parasiten. Wegen seiner leicht bogenförmigen Gestalt erhielt er nach dem griechischen τόξον den Namen Toxoplasma. Es handelt sich um einen wohl organisierten Protozoen vermutlich aus der Sporozoenklasse (Brumpt), dessen genaue Einteilung (s. S. 775 u. S. 815) noch gar nicht gesichert ist.

Seit der Erstbeschreibung dieser Zoonose sind in der alten und neuen Welt sehr zahlreiche Beobachtungen bei kleinen Säugetieren und bei Vögeln bekannt geworden. Diese mehr zufälligen Toxoplasmabefunde bei eingegangenen Laboratoriumstieren oder bei tot aufgefundenen Nagern (z. B. Eichhörnchen) wiesen deutlich auf die unter Umständen ausgesprochene Pathogenität des Erregers im Tierreich hin.

Wir möchten hier die bisher oft verkannte Entdeckung der T.-Parasiten beim Menschen durch Castellani (1914) vorausschicken. Bei einem 14jährigen Knaben aus Ceylon, der während 2 Jahren an intermittierendem chininrefraktärem Fieber mit Anämie und Splenomegalie litt, beschrieb er nämlich im postmortalen Milzausstrich genau das Protozoon und nannte es Toxoplasma *pyrogenes*. Diese Diagnose wurde damals von Mesnil bei Ansicht der Präparate bestätigt. Ohne Kenntnis derselben deutete dann mehrere Jahre später Wenyon fälschlicherweise den Castellanischen Befund als wahrscheinliche Pilzerkrankung.

Die Toxoplasmose wurde nun auch vielfach experimentell erforscht, so beim Meerschweinchen (Nicolau, Cormio, Pinkerton-Henderson, Boisseau-Nodenot, Adams et al.), beim Gundi (Nicolle-Conor), bei der Maus (Pixell,

JACOBS-JONES, SABIN-OLITSKY, CROSS-ANIGSTEIN, COWEN-WOLF, PIEKARSKI, LAVEN-WESTPHAL u. a.), bei der Ratte (JACOBS-JONES, RUCHMAN-FOWLER), beim Kaninchen (LEVADITI et al., BLAND, WICKHAM-CARNÉ, WOLFSON u. a.), beim Wildhasen (RAŠÍN), beim Affen (NICOLLE-MANCEAUX, NICOLLE-CONOR, LEVADITI et al., SABIN-OLITSKY, SABIN-RUCHMAN, WOLF-COWEN, WESTPHAL u. a.) und bei Vögeln (ARANTES, REIS-NOBREGA, LEVADITI-SCHOEN, MANWELL u. a.).

Die zu den Versuchen benutzten Nagetiere zeigen vor dem Eingehen gewöhnlich zunehmende Abmagerung, Freßunlust, Meteorismus sowie Encephalitissymptome.

Die Spontaninfektion bei Versuchstieren wurde öfters beobachtet. So fanden sie 1927 DE LA BARRERA und RIVA bei mit Flecktyphus beimpften Meerschweinchen, während MOOSER 1929 erstmalig die Toxoplasmose-Encephalitis in einer Meerschweinchenserie, welche zur Erforschung des Tabardillo (mexikanischer Flecktyphus) diente, beschrieb. Auch WALKER und SWEENY waren durch Flecktyphus simulierende Gewebeveränderungen bei Meerschweinchen überrascht.

Wiederholt wurden unabsichtliche T.-Infektionen bei Tieren in Versuchsstationen beobachtet. So stammt aus dem Pasteur-Institut in Tunis ein Bericht (1916) von einem Hund, der scheinbar durch infizierte Gundi angesteckt wurde.

LEVADITI und SCHOEN, denen wir übrigens zahlreiche experimentelle Arbeiten über Kaninchen-T. verdanken, fanden 1933 im Gehirn eines Babuin-Affen Toxoplasmapseudocysten. Im Affenbau des Pariser Pasteur-Instituts wurden damals auch Kaninchen gehalten, die als Träger der Toxoplasmoseerreger genügend bekannt sind. Unfreiwillige Stallinfektionen können sich hie und da sehr rasch in einem Tierbestand ausbreiten und dessen Vernichtung herbeiführen.

Unter Berücksichtigung der gewohnten Vorsichtsmaßregeln können jedoch in einem Institut T.-Tierversuche ohne eigentliche Übertragungsgefahr neben anderen Tiergruppen durchgeführt werden. Dies geht auch aus unseren eigenen Erfahrungen hervor.

In Nordamerika entdeckten 1935 SABIN und OLITSKY bei einem Meerschweinchen einen hochpathogenen T.-Stamm, dessen eingehendes Studium ihnen folgende grundlegenden Schlüsse erlaubte:

1. Der Parasit ist pathogen für: Meerschweinchen, Maus, Kaninchen, Rhesusaffen, Huhn und Hühnchen.

2. Der Parasit vermehrt sich nur in lebenden Zellen.

.3. Die Infektion kann auf intracutanem, intracerebralem, intravenösem, nasalem und oralem Wege erfolgen.

4. Die T.-Infektion führt beim Affen zur Bildung von neutralisierenden Antikörpern (was später auch beim Menschen Geltung fand).

Die ausgedehnten eigenen Erfahrungen auf dem Gebiete der Tiertoxoplasmose führten zur Vermutung SABINs, daß der von WOLF und COWEN 1937 bei einem an granulomatöser Encephalomyelitis gestorbenen einmonatigen Säugling beschriebene und als Encephalitozoon hominis aufgefaßte Parasit wahrscheinlich zur Toxoplasmose gehöre.

Kaum 2 Jahre später gelang es dann WOLF, COWEN und PAIGE bei einem 31 Tage alten Kind mit kongenitaler Encephalomyelitis und zentraler Chorioretinitis aus der Leiche einen tierpathogenen Toxoplasmose-Stamm zu isolieren. Die Veränderungen im Zentralnervensystem bezeichneten sie als „toxoplasmic encephalomyelitis", den Erreger als *Toxoplasma hominis*.

Gekreuzte Immunitätsversuche deuteten dann aber auf die Identität des beim Menschen gefundenen und des von SABIN beim Meerschweinchen beschriebenen Parasiten.

Die genannten Entdecker der T. beim Menschen stellten fernerhin fest, daß
die klinische Auswirkung der kongenitalen Form sich oft erst im späteren Kindesalter bemerkbar macht und gar nicht immer die Lebensfähigkeit beeinträchtigen
muß. Die Zahl der von ihnen publizierten und autoptisch bestätigten Fälle
wuchs bis 1942 auf 5 an. Inzwischen beschrieben 1940 PINKERTON und WEINMAN
in Peru erstmals beim Erwachsenen (22jähr. Mann) eine Toxoplasmose. Der Tod
erfolgte nach 12tägiger fieberhafter Erkrankung. Die Obduktion ergab generalisierte T.-Herde. SABIN berichtete sodann 1940 und 1941 über 2 Fälle von akuter
Meningoencephalitis bei einem 6- bzw. 8jährigen Knaben. Das jüngere Kind starb,
das ältere erholte sich nach 10 Tagen. Bei beiden waren die Tierversuche positiv.

Bemerkenswert ist ferner, daß LEVADITI bereits 1928, also gut 10 Jahre vor
dem Bekanntwerden der ersten bewiesenen Beobachtung von konnataler T. beim
Neugeborenen durch WOLF, COWEN und PAIGE, den im 16. Lebensmonat gestorbenen Fall von JANKU aus der Literatur mit Hydrocephalus permagnus, Mikrophthalmie, kolobomatöser Mißbildung in der Maculagegend und sporozoenähn-
lichen Parasitencystchen in der Retina als angeborene T. gedeutet hat.

Bei Durchsicht des Schrifttums fielen dann WOLF und COWEN, und WOLF,
COWEN u. PAIGE die Fälle von RICHTER (1936) und CORNELIA DE LANGE (1938)
1938 bzw. 1942 als toxoplasmoseverdächtig auf. Ihre histo-parasitologischen
Nachuntersuchungen waren in der Tat beidemal für T. beweisend.

In ähnlicher Weise gelang es bei dem von H. MÜLLER 1939 als Encephalitis
neonatorum publizierten und von uns als konnatale Toxoplasmose angesprochenen
Fall Roland J. die Erreger im mikroskopischen Schnitt einwandfrei zu erkennen.

Ferner sind die anatomo-pathologischen Beobachtungen VIRCHOWscher
Encephalitis neonatorum von FISCHL (1897 u. 1899), WOHLWILL (1921) und
BRANDT (1934) sowohl durch WOLF und COWEN, als auch von uns (1946) in ganz
unabhängiger Weise vermutungsmäßig unter die angeborenen T.-Formen eingereiht worden. Es spricht dies zweifelsohne für die weitgehende anatomo-patho-
logische Pathognomonie bei diesem Krankheitsbild[1].

Im Jahre 1942 waren die grundlegenden Erforschungen der konnatalen T.
durch WOLF, COWEN u. PAIGE an Hand von 5 eigenen Beobachtungen bereits in
zahlreichen unübertrefflichen Arbeiten in Schrifttum niedergelegt. Die Zahl der
seither durch den Erregernachweis festgestellten Fälle von angeborener Toxoplasmose ist noch gut überblickbar. Wir konnten aus der Weltliteratur 74 autoptisch gesicherte Angaben zusammenstellen (s. Tab. 6). Dazu kommen noch rein
klinische Untersuchungen mit positivem Parasitenbefund im Liquor. Dabei fällt
neben dem großen amerikanischen Beitrag seit 1946 ein angemessener, in der letzten
Zeit sogar weit überwiegender Teil des Beobachtungsgutes auch der europäischen
Toxoplasmoseforschung zu. Erwähnenswert sind hier vor allem die ersten Veröffentlichungen aus der Schweiz (BAMATTER, FRANCESCHETTI, FREUDENBERG,
WERTHEMANN, GLANZMANN, GASSER u. SCHWARZ), aus Holland (BINKHORST,
WINSSER, DAVEL-VAN DER ELST-WINSSER-VAN THIEL-VERLINDE, DEKKING u. a.),
aus Schweden (WALLGREN, MAGNUSSON u. WAHLGREN, GARD, SCHOEPS), aus
Italien (DE TONI, TOLENTINO, TOLENTINO u. BUCALOSSI, VECCHIO, SANGIORGI,
BIOCCA), aus Frankreich (LELONG, BERTOYE, GIRAUD, DEBRÉ), aus Spanien
(BALLABRIGA), aus England (JACOBY, NUTT, FARQUHAR u. TURNER, MACDONALD),
aus Finnland (LAURIA), aus Polen (KANABUSOWA, WILK-WILCZYNSKA), aus
Rußland (ZASUCHIN et al.), und aus Deutschland (HELLBRÜGGE, WIEDEMANN u.
TRENTMANN, ULLRICH, PIEKARSKI, J. B. MAYER, SCHORN, STROBEL, VERRON,
WALENZ u. WESTPHAL, WESTPHAL, SCHULTZ, PIEKARSKI u. VON TÖRNE u. a.).

---

[1] Wiederholt haben wir in Vorträgen schon 1946 auf die Ähnlichkeit einzelner von
Ph. SCHWARTZ (1924) veröffentlichten traumatischen Geburtsschädigungen mit konnataler T.
hingewiesen.

Zweifelsohne haben die von SABIN ausgearbeiteten Methoden (Kaninchen-Hauttest und Farbstofftest) zur Bestimmung der Toxoplasmaantikörper im Serum sehr viel zur Ausbreitung unserer Kenntnisse über die T. beigetragen. Ist auch heute der Wert des während Jahren gültigen Neutralisationstestes gegenüber der heute angewandten SABIN-FELDMANschen Farbprobe völlig zurückgewichen, so hat seine routinemäßige Anwendung doch ein vielerorts beträchtliches Beobachtungsmaterial zusammengerafft und sicher seinerzeit zur Aufdeckung zahlreicher neuer Toxoplasmosefälle geführt.

Wir werden in einem speziellen Abschnitt die Bedeutung der neueren Gesichtspunkte bei der Auswertung der serologischen Untersuchungsresultate hervorheben.

2. Allgemeine Gesichtspunkte zur Betrachtung des Toxoplasmoseproblems.

Die zahlreichen früheren Beobachtungen autopsierter konnataler Encephalopathien mit unklarer Ätiologie, die sich bei der histo-parasitologischen Nachuntersuchung im Anschluß an die Entdeckung der menschlichen Toxoplasmose durch WOLF, COWEN und PAIGE als sichere Erkrankungen dieser Art erwiesen, zeigen deutlich, daß diese Anthropozoonose sicher schon seit Jahrzehnten eine, wenn auch numerisch gesprochen nur sehr wenig auffallende Rolle gespielt hat.

Im gleichen Sinne sind auch die nicht ganz seltenen Fälle defektiv abgeheilter Encephalo-Chorioretinopathien bei Erwachsenen höherer Altersstufen (z. B. Insassen von Blindenheimen und Nervenheilanstalten) mit positiven Toxoplasma-Serumtesten aufzufassen.

Der sensationelle Nachweis des Vorkommens einer diaplacentaren Übertragung der Toxoplasmen durch die bereits genannten amerikanischen Autoren macht es wohl begreiflich, daß das Hauptaugenmerk auf die konnatalen Fälle, die sich durch ein ziemlich bestimmtes klinisches und anatomo-pathologisches Symptomenbild auszeichnen, gelenkt worden ist. Allerdings ist die Gesamtzahl der bis jetzt bekannten und durch Erregernachweis gesicherten Beobachtungen angeborener Toxoplasmose relativ gering und würde sich sehr wahrscheinlich auch kaum noch wesentlich vergrößern durch noch eingehendere systematische Nachkontrollen suspekter Fälle in Kinderkliniken und pathologischen Instituten. Diese Ansicht ist auch nach unseren persönlichen Erfahrungen begründet, da sich durch derartige retrospektive Nachforschungen an einem bedeutenden Krankenmaterial in Genf, unter Miteinbezug des Zentralen Röntgen-Instituts (Prof. R. GILBERT), der Universitäts-Augenklinik (Prof. A. FRANCESCHETTI) und der Universitäts-Frauenklinik (Prof. H. DE WATTEVILLE), keine neuen Fälle aufdecken ließen. Bemerkenswert dabei ist das Fehlen gesicherter Toxoplasmosediagnosen unter 6000 Geburten in den letzten 5 Jahren, obschon wir bei dem größten Teil davon unsere ganze Aufmerksamkeit auf das eventuelle Vorkommen dieser Krankheit gelenkt haben. HOLMDAHL fand unter 18000 Geburten nur einen einzigen T.-Fall. Allerdings waren CALLAHAN, RUSSEL und SMITH erfolgreicher; unter 10000 Obduktionskontrollen konnten sie zurückschauend 5mal toxoplasmotische Erscheinungen erkennen.

Die Frequenzzahl erhöht sich wesentlich bei gezielten Nachuntersuchungen. In Deutschland überprüften WIEDEMANN und TRENTMANN 996 Krankengeschichten zentralnervös gestörter Patienten der Universitäts-KinderklinikMünster/Westf. kritisch auf T. Bei 16 der Geschädigten erwuchs so der Verdacht auf eine fetale Infektionskrankheit, darunter 4mal mit Indizien für toxoplasmogenen Ursprung.

Merkwürdigerweise stammen unsere hauptsächlichsten Beobachtungen aus der privaten Praxis und nicht von Spitaleinweisungen.

Nach den gesammelten Erfahrungen scheint es sich bei den bisher vorgefundenen konnatalen Toxoplasmosen — das gleiche gilt auch für die postnatalen Formen — um sporadische Erkrankungen zu handeln. Das Ausbleiben irgendwelcher epidemischer Häufung dieser Infektionskrankheit erklärt weitgehend ihr verhältnismäßig seltenes Vorkommen.

Der brennende Punkt des Toxoplasmoseproblems ist die Frage der Epidemiologie, die sozusagen völlig offensteht. Das Schwergewicht der heutigen Forschung auf diesem Gebiet liegt daher in den Aufklärungsversuchen, welche die Übertragung des Tierparasiten auf den Menschen sicherstellen sollen.

Ganz allgemein gilt für die Toxoplasmen die Annahme eines biologischen Reservoirs sehr wahrscheinlich in wilden (Ratten, Mäuse, Hasen, Eichhörnchen usw.) und vielleicht auch in zahmgehaltenen Nagetieren (z. B. Kaninchen) sowie in manchen Vogelarten (z. B. Huhn, Taube, Ente) [s. a. Tab. 11 S. 814].

Daß auch der Hund, dessen Erkrankung an T. nun schon oftmals festgestellt wurde, zu den latenten Trägern dieser Parasiten gehört, darf heute wohl als Tatsache gelten. Es liegen allerdings noch keine stichhaltigen Beobachtungen vor, die eine menschliche Infektion durch den Hund oder durch andere Tiere beweisen könnten.

Die Entwicklung der Toxoplasmoseforschung beim Menschen gleicht auffallend den Erkenntnissen, die sich allmählich beim Studium der Menschenhistoplasmose ergaben. Anfänglich sah man nur die schweren, durchwegs fatalen Erscheinungen im ersten Lebensalter. Bald erkannte man sozusagen statistisch an Hand auffallend hoher Zahlen von nichttuberkulösen Lungenverkalkungen bei Jugendlichen und Erwachsenen den mit dem Leben durchaus zu vereinbarenden chronischen Zustand der Krankheit. So wurde das Augenmerk auf die ungemein viel häufigere klinisch stumme, inaktive Histoplasmose gelenkt, deren Erfassung aber für die Aufklärung der Epidemiologie von allergrößter Bedeutung ist. In dieser Hinsicht sind hier manche Vergleiche auch mit der Tuberkulose möglich.

Ebenso vermutet man mit Recht bei der Toxoplasmose des Menschen *das Bestehen auch einer wahrscheinlich ziemlich häufigen inapperzepten subklinischen Infektion, deren Erkennung durch den Immunitätsnachweis vom epidemiologischen Gesichtspunkt aus das höchste Interesse bietet.*

In dieser Arbeit stützen wir uns bei der Beschreibung der klinischen, der parasitologischen und der anatomopathologischen Grundlagen lediglich auf diejenigen Fälle des Schrifttums, die durch den Erregernachweis bewiesen sind.

Aus den bereits in großer Zahl vorliegenden Berichten über toxoplasmoseverdächtige klinische Krankheitsbilder mit serologischem Antikörpernachweis dienten uns nur solche mit genügenden Unterlagen.

Bei allen unseren Ausführungen konnten wir uns weitgehend auf persönliche Erfahrungen berufen.

Beim jetzigen Stand unserer Kenntnisse über diese interessante Anthropo-Zoonose sind vorläufig noch alle kasuistischen Beobachtungen bemerkenswert, möge es sich dabei um klassische oder um seltenere Krankheitstypen handeln.

Wir haben daher nicht gezögert, auf die eindrucksvollen Beobachtungen über Toxoplasmose aus unserem eigenen Krankengut näher einzugehen, da die Schilderung von typischen Fällen in mancher Beziehung einer zusammengerafften Symptomenbeschreibung zweifellos überlegen ist.

II. Die Klinik der Toxoplasmose beim Menschen.

Übersichtshalber schicken wir die dem Kapitel zugrunde gelegte Einteilung voraus:

1. Die verschiedenen klinischen Formen.
   A. Konnatale Toxoplasmose.
      (Klassische Trias: Hydrocephalie, Chorioretinitis und Gehirnverkalkung.)
      Oft unter dem Bild angeborener Gehirn-, Augen- und Schädelmißbildungen *(Embryopathia toxoplasmotica).*

a) Akute evolutive Formen (meist mit tödlichem Ausgang).
Encephalo-Retinopathien. Viscerale Formen (Darm [Enterocolitis toxoplasmotica], Leber, Lungen).

b) Subakute Formen (letal oder in Defektheilung übergehend).
Encephalo-Retinopathien. Viscerale Formen (Darmgeschwüre ?, Leberinsuffizienz ?, Pneumonien unklarer Ätiologie ?, Myokarditis ?)

c) Inaktive (chronische) Formen.
Psycho-neuro-ophthalmologische Residuen. Isolierte Augenhintergrundsveränderungen. Isolierte Gehirnverkalkungen. Schädelmißbildungen. Viscerale Kalkherde.

B. Postnatale Toxoplasmoseinfektionen.

a) Akute Formen.

Beim Kind (Meningo-Encephalitis).

Beim Erwachsenen.

Tödliche viscerale T.. Laboratoriumsinfektionen. Lymphdrüsenfieber-Typus. Meningo-Encephalitis mit oder ohne Allgemeinerscheinungen. Frühdiagnose der akuten Toxoplasmakrankheit (Meningo-Encephalitis mit oder ohne Allgemeinerscheinungen).

b) Chronische Formen.

Beim Kind.

Schubweiser Krankheitsverlauf (Differentialdiagnose zwischen angeborener und postnatal erworbener T.). Encephalitis mit psychischem Zerfall. Myokard- und Gehirntoxoplasmose als zufälliger Autopsiebefund.

Beim Erwachsenen.

Isolierte (?) Muskel- (Myokard-) Toxoplasmose. Encephalitis unter dem Bild eines Pseudohirntumors. Chronische Hauterkrankung (?) mit oder ohne neuro-ophthalmologische Symptome (s. S. 822).

1. Die verschiedenen klinischen Formen.

A. Konnatale Toxoplasmose.

a) Akute evolutive Formen.

Das klinische Bild der akuten evolutiven angeborenen Toxoplasmose kann wohl als charakteristisch bezeichnet werden. Die von WOLF, COWEN und PAIGE zwischen 1937 und 1942 beschriebenen 5 Fälle betrafen immer Neugeborene, die schon in den ersten 2 bis 3 Lebenstagen Anzeichen von Hydrocephalus internus (4mal), chorioretinitischen Augenhintergrundsveränderungen (4mal) und intra-cerebralen Verkalkungen (3mal) erkennen ließen. Diese Symptomentrias wurde dann auch in der Folge von den meisten übrigen Beobachtern als durchaus typisch für die konnatale T. erkannt, die in der überwiegenden Zahl der Fälle das Zentralnervensystem und dessen direkter Anhang, die Augen befällt. Wir besprechen deshalb zuerst diese

Encephalo-Retinopathien.

Folgende persönliche Beobachtung sei hier vorausgeschickt:

Fall 1. Margaret A., geb. am 13. 5. 44, Zwillingsschwester des Falles 2. Familienanamnese o. B. Nach einem Spontanabort gebar die Mutter 1936 einen normalen Knaben, der sich körperlich und geistig sehr gut entwickelte. Während der jetzigen Zwillingsschwangerschaft litt die Mutter intermittierend unter Kopfweh, Erbrechen und Fieber. Urin mit merklichem aber wechselndem Eiweißgehalt. Blutdruck zwischen 23/14 und 20/12 mg Hg. Der Frauenarzt (Prof. KOENIG) diagnostizierte Schwangerschaftstoxikose. Diesem Zustand wurde auch der schier unausstehliche Pruritus der unteren Extremitäten, die mit kleinen petechialen Hautefflorescenzen und mit Erythemflecken bedeckt waren, zugeschrieben. Kurz vor Ende der Schwangerschaft, vom 1. bis 7. Mai, schubweiser Temperaturanstieg bis 39°. Beim Eintritt in die Privatabteilung der Universitäts-Frauenklinik am 12. 5. wog die Schwangere 111,800 kg. Am 13. 5. um 01.00 Uhr

Tabelle 1.
Fall Margaret A.
Liquor cerebrospinalis.

	2. 6. 44 (link. Ventrikel)	7. 6. 44 (link. Ventrikel)
Ventrikeldruck	28 cm H_2O	22 cm H_2O
Aussehen	xanthochrom	xanthochrom
Zellen (Fuchs-Rosenthal)	258/3 vorwiegend Mononucleäre, zahlr. Erythrocyten	68/3 vorwiegend Mononucleäre, wenig Erythrocyten
Eiweiß:		
Fibringerinnsel	Spuren	$+$
Gesamteiweiß n. Kafka (1. Zahl) .	528,2 mg-%	362 mg-%
Globuline n. Kafka (2. Zahl) . . .	110,2 mg-%	152 mg-% (!)
Albumine n. Kafka	418,0 mg-%	212 mg-%
E. Q.	0,26	0,72 (!)
Nonne	$+++$	$+++$
Pandy	$+++$	$++++$
Zucker	11 mg-%	6,8 mg-%
Chloride (als Cl)	351 mg-%	419 mg-%
Tryptophan-Reaktion	$++$	$++$
Nitrat-Nitrit-Reaktion (Greental) . . .	—	—
Goldsol-Reaktion n. Lange	$+$	$+$
	a	b
Bakteriologische Untersuchung	Sediment: keine Mikroorganismen; Kulturen steril; Übertragung auf Mäuse und Meerschweinchen negativ.	keine Mikroorganism.

künstlicher Blasensprung. Um 11.30 Uhr erfolgt die Geburt eines Knaben (Patrick A.) und 5 Min. später diejenige des Mädchens (Margaret A.). Nachgeburtsperiode o. B. Beide Placenten makroskopisch normal.

Tabelle 2.

Masse	Margaret A.	Patrick A.
Geb.-Gewicht.	1900 g	2600 g
Länge	44 cm	46 cm
Kopf		
Umfang	34 cm	33 cm
Diam. fronto-occip.	10 cm	10 cm
Diam. bipariet.	7 cm	7 cm
Diam. bitemp.	6,5 cm	6 cm
Diam. mento-occipit.	12 cm	12 cm
Diam. suboccip.-bregm. . . .	8,5 cm	8 cm
Diam. mento-bregmat. . . .	9 cm	8,5 cm

Beide Kinder haben sofort geschrien. Der Geburtshelfer hat in ihrem Verhalten nichts Spezielles bemerkt. Sie erhalten Frauenmilch-Eledon-Gemisch. Das Mädchen nimmt während 11 Tagen nicht zu und seine Körpertemperatur bleibt trotz der Wärmeflaschen auffallend niedrig. Die Zwillinge werden in die Säuglingsklinik verlegt.

Nach dem Partus verschwinden die allgemeinen Beschwerden sowie die Hauterscheinungen bei der Mutter sehr rasch, der Blutdruck sinkt auf 13/10 mm Hg und im Urin bleiben nur noch Spuren von Eiweiß übrig.

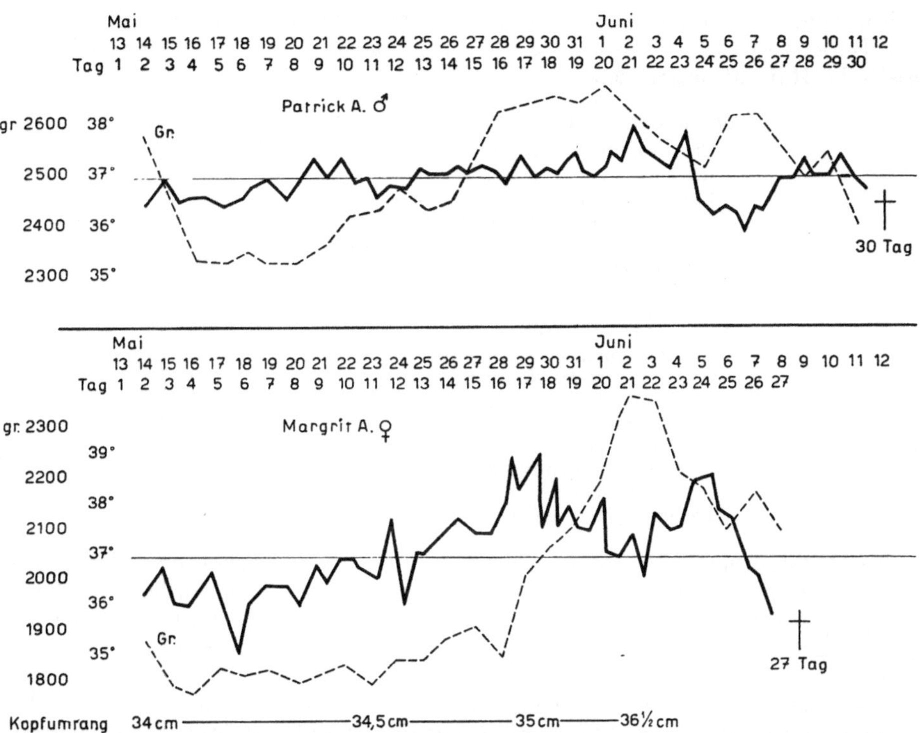

Abb. 1. Temperatur- und Gewichtskurven bei zweieiigen Zwillingen mit konnataler Toxoplasmose. Der Knabe starb am 30. Lebenstag infolge einer Enterocolitis ulcerosa toxoplasmotica. Das Mädchen erlag am 27. Lebenstag einer ganz charakteristischen Meningo-Encephalomyelitis toxoplasmotica mit Hydrocephalus internus. Der Zerfall der regulierenden Zentren bewirkte bei dem Mädchen einen sehr wechselhaften Temperaturverlauf. (Eigene Beobachtung, s. auch. Tab. 6. S. 704, Nr. 19 u. 20.)

Beim Zwillingsmädchen beginnt am 11. Lebenstag eine unregelmäßige, steigende 14 tägige Fieberkurve mit plötzlichem tiefen Abfall vor dem Tode. In diese Periode fällt ein steiler Gewichtsanstieg (siehe Abb. 1) und das Auftreten einer deutlichen Hydrocephalie (+ 3 cm in 27 Tagen) mit Erweiterung der Schädelvenen. Gleichzeitig stellt sich Tonussteigerung bis zu generalisierten tonischen Krämpfen ein, abwechselnd mit klonischen Zuckungen des Gesichts und der Extremitäten und mehr feinem Zittern der Glieder und einzelner Muskelgruppen. Ferner Nystagmus, Anisochorie und verzögerter Lichtreflex beiderseits. Nur mäßige Pupillenerweiterung mit Homatropin, was die Untersuchung des Augenhintergrundes erschwert. Links erkennen wir in der Maculagegend einen großen grauen mit Pigment umgebenen chorioretinalen Herd, der einer kolobomatösen Mißbildung ähnlich ist.

Unsere klinische Diagnose Encephalitis mit entzündlichem Hydrocephalus internus wird durch die Punktion der beiderseits stark erweiterten Seitenventrikel bestätigt. Der Liquor zeigt nämlich Xanthochromie, albuminocytologische Dissoziation mit Gesamteiweißwerten bis zu 528,5 mg-% und stark positiver Tryptophanreaktion (s. Tab. 1).

Gestützt auf die Berichte der amerikanischen Autoren, schlossen wir in Gegenwart einer Encephalomyelitis beim Neugeborenen mit chorio-retinitischen Maculaherden auf Toxoplasmosis.

Aus der Krankengeschichte erwähnen wir noch folgende wesentliche Aufzeichnungen: andauernde Somnolenz, zunehmende Trinkschwäche, klägliches Aufschreien, eingefallene Gesichtszüge, Sehnenreflexsteigerung mit nachfolgendem Reflexschwund, Farbwechsel, Dermographismus sowie kleine uncharakteristische Hautefflorescenzen.

Blutstatus (1. 6. 44)

Erythrocyten	5 080 000
Hb	95 %
F. I.	1,0
B. S. R. (Mikromethode) nach 30 min	12
nach 60 min	17
Leukocyten	8 400
Differenzierung:	
Myelocyten	2 %
Metamyelocyten	5,5 %
Unsegmentierte Neutroph.	10 %
Segmentierte Neutroph.	1 %
Eosinoph.	3 %
Basoph.	1 %
Monocyten	3,5 %
Lymphocyten (meist große)	73 %
Plasmazellen	1 %

Thrombocyten sehr zahlreich und gut geformt.

Die Versteifungserscheinungen machen bald einer Hypotonie Platz. Die Hautsensibilität an den unteren Extremitäten ist kaum noch vorhanden. Trotz Flüssigkeitszufuhr kommt es zu Gewichtsabnahme. Die Atmung wird immer unregelmäßiger. Exitus letalis am 27. Lebenstag. Obduktionsbefund siehe S. 780 u. ff.

Seitdem die angeborene T. bei uns bekannt geworden ist, wird bei der hier üblichen pädiatrischen Untersuchung sämtlicher Neugeborener, z. B. in der Genfer Universitäts-Frauenklinik, ganz speziell darauf geachtet. Die Thermolabilität, selbst bei Frühgeburten, kann ein Zeichen zerstörender Gehirnprozesse sein. Neben dem obligatorischen Ophthalmoskopieren wird auch die periodische Schädelumfangmessung vorgenommen. Krampfzustände jeder Art werden ätiologisch möglichst aufgeklärt.

Die Verdachtdiagnose T. wird durch den Nachweis intracerebraler Kalkschatten im Schädelröntgenbild bestärkt. Nach unserer Übersicht (s. Tab. 6) beträgt die Frequenz der Kalkablagerungen bei der Neugeborenen- und Säuglingstoxoplasmose 60%. Allerdings sind sie manchmal erst autoptisch, hie und da sogar erst histologisch vorgefunden worden. Nach den neuesten sehr eingehenden Berichten (amerikanische Autoren) scheint den oft nur mikroskopisch erkennbaren Gehirnverkalkungen bei nachgewiesener Toxoplasmose in etwa 90% der Fälle eine weitgehende, aber nicht ausschlaggebende pathognomonische Bedeutung zuzukommen.

Bei den akuten Formen ist der Liquor cerebrospinalis regelmäßig pathologisch, ja sozusagen pathognomonisch verändert. Im Verhältnis zum hohen Eiweißgehalt ist die Zellzahl meist gering. Im Cytogramm überwiegen rundkernige Zellen, hauptsächlich Monocyten oft mit Makrophagentätigkeit. Deutliche, mehr oder weniger körnige, rundliche, basophile Zelleinschlüsse wurden von BAMATTER, GASSER u. SCHWARZ und von FREUDENBERG beschrieben. Es handelt sich dabei nicht um die Erreger, sondern um phagocytierte Abbauprodukte aus dem Z.N.S. GASSER u. SCHWARZ fanden vorwiegend Kalkschollen.

Der gelungene *direkte Toxoplasmennachweis in der Rückenmarksflüssigkeit bei konnataler Erkrankung* wurde bis jetzt (s. Übersichtstab. 6, Nr. 34, 35, 57, 58, 67 u. 68) eigentlich nur durch BINKHORST, DAVEL-VAN DER ELST-WINSSER-VAN THIEL-VERLINDE und VERLINDE u. MAKSTENIEKS angegeben. Nach diesen Berichten sind die Parasiten im Sediment mit Methylenblau gut erkennbar. Sehr wahrscheinlich ist aber dieser Nachweis bei frühzeitig erkannten akuten Fällen in vermehrtem Maße möglich.

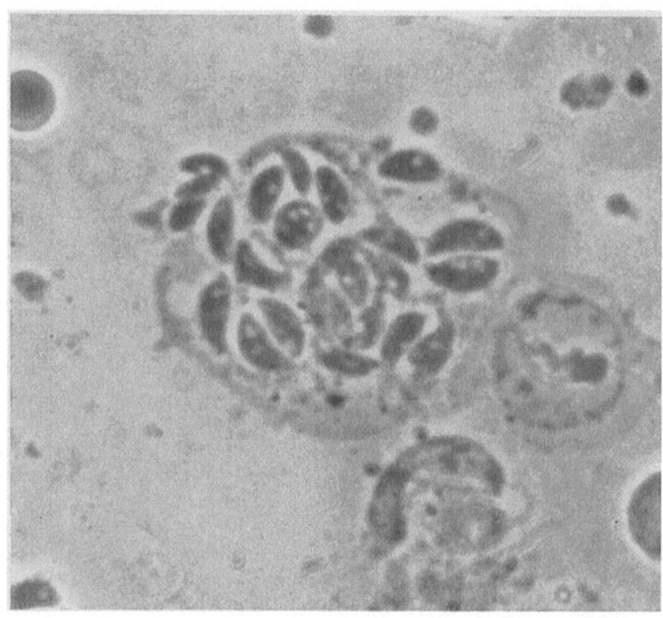

Abb. 2. Eine mit Toxoplasmen vollbeladene Zelle aus dem Peritonealexsudat der Maus. Der Zellkern ist gänzlich auf eine Seite verdrängt. (Aus BAMATTER, SUTER, LEUENBERGER u. ROTH. Nativpräparat, Aufnahme mit Phasenkontrastverfahren, Vergr. 1000fach und $2^{1}/_{2}$malige Vergr. der Originalmikrophotographie).

FRANKE und HORST haben bei Meningo-Encephalitis Erwachsener im unzentrifugierten, nur durch Abstehen erhaltenen Liquorsatz bei adäquater Färbung und beim genügenden Suchen die Erreger fast regelmäßig angetroffen (s. S. 755).

Bei der üblichen bakteriologischen Prüfung des Liquorsediments empfehlen wir vor allem auch die Benützung des Phasenkontrastmikroskops. Selbst vereinzelte Toxoplasmen können auf diese Weise sehr gut zur Darstellung gebracht werden. (Persönliche Mitt. von Prof. ROMINGER über Erfahrungen bei Patienten, BAMATTER et al. bei Tierversuchen, siehe Abb. 2 und 3).

Die *Tryptophanproben* fallen jeweils sehr *stark positiv* aus (eigene Beobachtungen, FREUDENBERG), ebenso ist die Goldsolreaktion positiv, jedoch ohne charakteristischen Kurvenverlauf (s. Tab. 1).

Auf *die zentral ausgelösten neuro-vegetativen Stoffwechselstörungen* hat besonders FREUDENBERG aufmerksam gemacht. Er fand hohe Nüchternblutzuckerwerte von über 100 mg-%; Hyperglykämie bis zu 340 mg-% und Glykosurie erfolgten in seinem Fall schon nach schwacher Zuckerbelastung. Der Ausfall der Glykoregulation geht mit Gleichgewichtsstörungen im Wasser-Salzhaushalt (Ödeme) sowie mit Vasomotorismus (Cutis marmorata oder Rubor) einher. Die auffallenden

Schwankungen der Körpertemperatur sind sehr schön auf der Fieberkurve des Kindes M. A. (s. Abb. 1) erkennbar. Trotz Wärmeflaschen gelang es uns während der ersten 8 Tage nicht, die Körpererwärmung auf 37° zu bringen. Die Fieberkurve zeigt dann weiterhin einen merkwürdig unregelmäßigen Verlauf, der sich durch das Ergriffensein und den Zerfall der Thermozentren im Gehirn gut erklären ließe. Eine Untertemperatur bis auf 33,8° zeigte das auffallend schläfrige Patientchen von Gard-Magnusson-Wahlgren-Gille. Auch Freudenberg hebt *das schließliche Zusammenbrechen jeder Temperaturregulation* in der sehr lehrreichen Beschreibung seines ersten Falles besonders hervor.

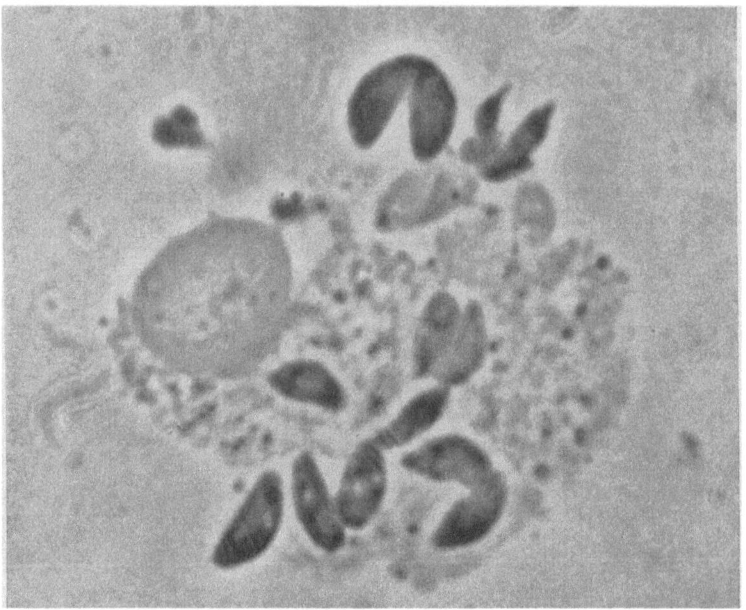

Abb. 3. Peritonealexsudat der Maus. Aufbrechen einer Wirtszelle mit Austritt der Toxoplasmen, die z. T. paarig angeordnet sind (Teilungsstadien ?). (Eigene Beobachtung, Nativpräparat, Aufnahme mit Phasenkontrastverfahren, Vergr. 1000fach und $3^{1}/_{2}$malige Vergr. der Originalmikrophotographie).

Epikritisch enthält unsere Beobachtung die wesentlichen Symptome der angeborenen Toxoplasmose, nämlich die maculäre chorioretinitische Augenhintergrundsveränderung, den akuten entzündlichen Hydrocephalus mit den ganz charakteristischen Liquorveränderungen sowie encephalitische Krankheitszeichen. Die Gehirnverkalkungen wurden hier erst im histologischen Präparat festgestellt.

Die negativen Ergebnisse der Liquorübertragungen bilden keineswegs eine besondere Ausnahme in der Reihe der bis jetzt zur Sprache gekommenen Beobachtungen. Resultatlose Ersterfahrungen dienen oft geradezu als Lehrgeld. Jedenfalls gelang kürzlich unserem Arbeitsteam bei einem mikrohydrocephalen Neugeborenen die Isolierung des Parasitenstammes (s. S. 798, eigene Beob. Fall Sch.).

Die positive Liquorüberimpfung auf Mäuse und Meerschweinchen finden wir in unserem Verzeichnis der fatalen angeborenen Toxoplasmosen nur bei Binkhorst-Verlinde, Verlinde-Makstenieks und bei Gard-Magnusson-Wahlgren-Gille. Die letzteren Autoren erreichten bei einem 25 tägigen Säugling am vierten, siebten und elften Beobachtungstag sowohl mit dem Lumbal- als auch mit dem Ventrikelpunktat charakteristische Infektionen bei den Versuchstieren.

VERLINDE und MAKSTENIEKS sowie VERLINDE-MAKSTENIEKS-BEEKMAN-COPPER haben in Europa wohl die größte Erfahrung im tierexperimentellen Nachweis der Parasiten aus dem menschlichen Liquor. Wir verdanken einer persönlichen Mitteilung Prof. VERLINDES die Kenntnis 9 gelungener Impfungen mit intravital abgenommener Rückenmarksflüssigkeit; 4mal waren auch die Blutproben positiv. Die holländischen Forscher zentrifugieren den Liquor sofort während 20 min bei 3000 Touren. Das Sediment wird mikroskopisch geprüft, dann in 1 cm³ der überliegenden Flüssigkeit suspendiert und weißen Mäusen i. c. und i. p. injiziert. (Vergleiche auch FRANKE und HORST.)

Die im Untertitel erwähnte klassische Trias, zu der sich im allgemeinen noch die psycho-motorische Mangelentwicklung gesellt, ist laut zahlreichen klinischen Erhebungen nicht immer voll ausgebildet. Alle Kombinationen sind hier möglich, ebenso die rein monosymptomatischen Varianten. In unserer kritischen Literaturübersicht haben wir versucht, die bis jetzt bekannt gewordenen Symptomenkomplexe systematisch so weit wie möglich zu gruppieren (s. Tab. 8).

Neben den Kardinalsymptomen scheint es uns angezeigt auch *die mehr oder weniger regelmäßig auftretenden klinischen Begleiterscheinungen* speziell anzugeben. Da steht in erster Linie der *Ikterus*, der auf unserer Tab. 6 elfmal deutlich hervorgehoben wurde. PAIGE-COWEN-WOLF, WALLGREN, SCHRICK u. a. erwähnen besonders die *Hepato-Splenomegalie*, GARD-MAGNUSSON-WAHLGREN-GILLE dazu noch einen dunklen Urin. Die Gelbsucht kann sich schon in den ersten Tagen, ausnahmsweise einen Icterus gravis vortäuschend (WINKELMAN-MOORE, WERTHEMANN), einstellen. Zu wiederholten Malen wiesen die Toxoplasmose-Kinder *feine Hautblutungen* auf (WINKELMAN-MOORE, SMITT-WINBLAD). WILLI beschreibt Petechien am Kopf und am Stamm, die wohl der hier nachgewiesenen Thrombocytopenie zuzuschreiben sind. *Größere Blutungen* aus Nabel, Mund und Rectum und in die Haut sind von CALLAHAN-RUSSEL-SMITH in ihrem ersten Fall aufgezeichnet worden. In ihrer zweiten Beobachtung, ebenfalls mit Hautblutungen, stellten sie auch Blutarmut fest. Bei nicht tödlichen angeborenen T.-Infektionen sahen MAGNUSSON und WAHLGREN einmal die Verbindung Milz-Lebervergrößerung, Hämatemesis und kleinfleckiges hämorrhagisches vorübergehendes Exanthem und auf Vitamin K rasch gebesserte *Hypoprothrombinämie*, ein andermal bei einer schwachen Frühgeburt neben hypoprothrombinämischen Symptomen erbsengroße Pemphigusblasen an Wange, Brust, Nacken und Fuß.

Ein *Hautexanthem* ist dann und wann bald nach der Geburt gesehen worden. ZUELZER beschreibt es als Rash, VERRON als blaurote zentral erhabene Maculae am ganzen Körper, besonders an den Handflächen und Fußsohlen. COWEN-WOLF-PAIGE sprechen von maculo-papulösem Ausschlag bei einem Neugeborenen am 6., beim andern am 9. Tag zusammen mit einer plötzlichen Nabelblutung.

Viscerale Formen.

Ausnahmsweise können bei der konnatalen T. *viscerale Erscheinungen* im Vordergrund stehen. Man muß sie sich vergegenwärtigen, um nicht gelegentlich vor einem kranken Neugeborenen an der Diagnose vorbeizugehen.

HERTIG erkannte bei einem 25 tägigen Patientchen eine terminale *Bronchopneumonie*. Unter gleichen Verhältnissen führt H. MÜLLER (1939) eine beidseitige röntgenologisch bestätigte *Pneumonie* an. PAIGE-COWEN-WOLF diagnostizierten bei einem Neugeborenen mit Hepato-Splenomegalie am 2. Lebenstag eine Lungeninfektion, während ZUELZER bei einem apathischen Krampfkind in der 1. Lebenswoche Herzvergrößerung und vermehrte Lungenzeichnung nachwies. Pertussisähnlicher Husten mit Lungenherden ist von KEMP hervorgehoben worden. Bei all diesen kleinen Patienten bestand aber auch eine autoptisch nachgewiesene Erkrankung des Zentralnervensystems.

Nun müssen wir hier noch auf *das nicht ganz seltene Vorkommen von ausgesprochenen Durchfällen* bei der angeborenen T. aufmerksam machen. Sie haben sich als Begleit- oder auch als Vordergrundssymptom bei einer Anzahl toxoplasmosekranker Säuglinge mit wechselndem Abstand vom Geburtstermin und verschieden lang dauernd eingestellt (WOLF-COWEN, ADAMS, ADAMS-KABLER-COONEY, CALLAHAN-RUSSEL-SMITH, VERRON, DEBRÉ-BERTRAND-BARGETON-MOZZICONACCI-KEMP u. a.) eingestellt. Sehr lehrreich sind auch die Erfahrungen ZUELZERs, der bei einem eineiigen Negerzwilling eine tödliche intrauterin erworbene T.-Erkrankung mit vorwiegender Gelbsucht und Meteorismus beschreibt, dieweil der überlebende Zwillingsbruder an Ikterus und Durchfällen litt. Auch diese Fälle entpuppten sich stets, allerdings meist erst bei der Obduktion, als toxoplasmotische Encephalo-Retinopathien.

Wir möchten hier anschließend die Krankengeschichte des Zwillingsbruders unseres Prototypfalles M. A. kurz wiedergeben, da sie, obschon eine völlige Rarität darstellend, in der Toxoplasmoseliteratur auf eine bisher unbekannte Krankheitsform der konnatalen T. hinweist.

Das Kind Patrick A. kam 5 min vor dem Schwesterchen komplikationslos zur Welt (Maße s. Tab. 2). Gewichts- und Körperwärmekurven sind viel regelmäßiger als beim Mädchen. Am 20. Lebenstag setzte ein zunehmender schwerer Durchfall ein. Nach 3tägigem leichtem Fieber kam es zu Untertemperaturen. Die Stühle wurden immer bedenklicher; sie enthielten schleimig-eitrige Beimengungen und Blut. Das Abdomen war im Verlauf der ganzen Krankheit aufgetrieben und äußerst druckschmerzhaft. Der Kleine schrie ständig, er schien durch diese Bauchspannung direkt gepeinigt zu sein.

Blutstatus (6. 6. 44).

```
Erythrocyten . . . . . . . . . . . . . . . 4 680 000
Hb.. . . . . . . . . . . . . . . . . . . . . . . . 84 %
F. I. . . . . . . . . . . . . . . . . . . . . . . . 0,89
B. S. R. (Mikromethode) nach 30 min . . . . . 18
                         nach 60 min . . . . . 26
Leukocyten . . . . . . . . . . . . . . . . . 17 000
Differenzierung:
    Myelocyten . . . . . . . . . . . . . . . . . 0  %
    Metamyelocyten. . . . . . . . . . . . . . . 6  %
    Unsegmentierte Neutroph. . . . . . . . . . 37  %
    Segmentierte Neutroph. . . . . . . . . . . 10  %
    Eosinoph. . . . . . . . . . . . . . . . . . 2  %
    Basoph. . . . . . . . . . . . . . . . . . . 1  %
    Monocyten . . . . . . . . . . . . . . . . 13,5 %
    Lymphocyten . . . . . . . . . . . . . . . 30,5 %
    Plasmazellen . . . . . . . . . . . . . . . 0  %
Thrombocyten zahlreich, normalgestaltig.
```

Im Gegensatz zur ausgesprochenen Lymphocytose bei der Zwillingsschwester fanden wir hier deutliche Leukocytose und Linksverschiebung sowie eine vergleichsweise noch höhere B.S.R.

Trotz genauester Diät und aller sachgemäßen Behandlungsversuche nahmen die enterocolitischen Erscheinungen, verbunden mit braunem Erbrechen, zu. Alle Flüssigkeitszufuhr konnte die Exsiccose nicht verhindern und der Tod trat am 30. Lebenstag ein. Eine bakteriologische Stuhluntersuchung (Prof. Dr. GRUM-BACH, Zürich) ergab Mischflora mit Vorwiegen der Enterokokken; die Kulturen auf Erreger der Enteritisgruppe blieben negativ. *Es handelte sich hier um eine ulceröse hämorrhagische Enterocolitis toxoplasmotica. Die Sektion wies einwandfrei die rein intestinale Krankheitsform nach.*

Über autoptisch nachgewiesene Darmkomplikationen bei angeborener auch das ZNS ergreifender T. berichtet dann 1950 VERRON (Fall P. Sch.) bei einer mikroencephalen Frühgeburt mit Durchfällen seit der 5. Lebenswoche. HELLBRÜGGE, der 1949 zum erstenmal in Deutschland die Toxoplasmose beschrieb, stützte sich dabei auf die Beobachtung eines $3^1/_2$ jährigen überlebenden Buben mit geistig-körperlichem Rückstand, Septum pellucidum-Mißbildung und Kalkschatten im Gehirn, bilat. Chorioretinitis pigmentosa sowie monatelangen Durchfällen und Anämie. Der Parasitennachweis in den Stühlen konnte nicht erbracht werden. Ätiologische Schlüsse in bezug auf die hier erst mit $2^1/_2$ Jahren aufgetretenen Darmerscheinungen sind daher nicht erlaubt. Jedoch sind diese Erhebungen bei einem zur Gruppe der chronisch gewordenen konnatalen T. gehörenden Kind sehr bemerkenswert.

Wir werden bei der Betrachtung der Hundetoxoplasmose (s. S. 811) auf die Bedeutung der gar nicht so seltenen Darmlokalisation zurückkommen.

Unsere eigene Erfahrung zeigt jedenfalls deutlich, daß auch bei der menschlichen Infektion stets auf diese Form der Krankheit zu achten ist.

Wir möchten in diesem Abschnitt noch auf die *Mitbeteiligung des Herzens am Infektionsprozeß* hindeuten. Wenn auch die klinische Diagnose der Herzaffektion bei der intrauterin erworbenen T. bis jetzt noch nie gestellt worden ist (wir haben selber überlebende Kinder vergeblich mit dem EKG daraufhin untersucht), lassen die bisher bekannten kardiologischen Sektionsbefunde die Möglichkeit ihrer elektrographischen Erkennung durchaus vermuten.

Die Augensymptome mit ihren Varianten nebst der Differentialdiagnose werden in einem besonderen Abschnitt besprochen (s. S. 759).

Zusammenfassend sei hier auf das nicht seltene Fehlen einzelner oder sogar mehrerer Kardinalsymptome hingewiesen. Andererseits können aber beim Neugeborenen ursächlich unklare Krankheitszeichen wie ungewöhnlicher Ikterus, Hepatosplenomegalie, Hautblutungen sowie Exantheme, pneumonische und enterocolitische Erscheinungen, schließlich auch Myokardschäden den Verdacht auf konnatale T. lenken.

b) Subakute Formen.

In unserer Zusammenstellung der tödlich verlaufenen und autoptisch erwiesenen konnatalen Toxoplasmosen lassen sich leicht zwei Verlaufstypen unterscheiden. Der eine führt rasch, in wenigen Tagen oder Wochen, zum Tode; wir haben ihn als akute Form bezeichnet. Der andere zieht sich subakut auf Wochen und Monate hinaus. Eine Übersicht der Krankheitsdauer bei diesen Fällen zeigt deutlich ein gewisses zahlenmäßiges Gleichgewicht zwischen der akuten und der mehr oder weniger protrahierten Verlaufsweise des Leidens. Im gleichen Sinne spricht auch die zusammengesetzte vergleichende Darstellung der Lebensdauer (s. umstehende Tabelle 3).

Die bis jetzt bekannten akuten Toxoplasmosen verliefen alle infaust. Die subakuten Zustände dagegen können auch in eine chronische Phase übergehen, die dann meist mit den inaktiven Residualformen identisch ist. Erwähnenswert ist hier eine eingehende Beobachtung von VERRON. Sie betrifft einen weiblichen Säugling, bei dem seit dem dritten Monat eine Vergrößerung des Schädels, eine schwere psychomotorische Minderentwicklung sowie eine vom Spezialisten nachgewiesene Taubheit angegeben wird. Der Augenhintergrund wies beiderseits suspekte Maculaherde, das Schädelröntgenbild intracerebrale Kalkinkrustationen auf. Mutter und Kind hatten Farbtest-Titer von 1:144. Die Lebensdauer des Kindes betrug nahezu zwei Jahre. Die Obduktion ergab einwandfreie toxoplasmotische Gehirnveränderungen mit Parasitenbefund.

Tabelle 3.

Zusammenfassung der Angaben über die Krankheits- und Lebensdauer der in Tab. 6 angeführten Beobachtungen.

(Die Angaben beschränken sich auf das 1. Lebensjahr.)

Krankheitsdauer:		Lebensdauer:	
Totgeboren oder nach einigen Minuten gestorben	6	Totgeboren oder nur einige Minuten gelebt	6
bis zu 1 Tag	9	bis zu 1 Tag	5
von 2 bis 3 Tagen	6	von 2 bis 3 Tagen	6
von 4 bis 7 Tagen	3	von 4 bis 7 Tagen	4
zwischen 1 und 2 Wochen	5	von 1 bis 2 Wochen	2
zwischen 2 und 4 Wochen	13	von 2 bis 4 Wochen	14
zwischen 1 und 2 Monaten	16	von 1 bis 2 Monaten	18
zwischen 2 und 3 Monaten	3	von 2 bis 3 Monaten	6
zwischen 3 und 4 Monaten	1	von 3 bis 4 Monaten	2
zwischen 5 und 6 Monaten	0	von 5 bis 6 Monaten	1
zwischen 6 und 12 Monaten	6	von 6 bis 12 Monaten	7
unbekannt	6	unbekannt	3
zusammen	**74**	zusammen	**74**

Encephalo-Retinopathien.

Die klinischen Zeichen der subakuten Infektion decken sich weitaus mit dem oben geschilderten Bild des akuten Leidens. Ihre diskretere Ausprägung macht die Diagnose im allgemeinen aber weniger augenfällig. Bei relativ frühzeitiger transplacentarer Übertragung wickelt sich oft das akute Stadium schon im Mutterleib ab, so daß beim Neugeborenen nur die subakuten Züge des Krankheitsbildes vorgefunden werden. Der akute Infektionsprozeß führt nicht selten zu schier völligem Schwund der Gehirnsubstanz, unter Ausbildung einer Hydroencephalopathie oder gegebenenfalls einer Mikrohydrocephalie (s. Kap. V S. 798). Derartige konnatale Toxoplasmosen zeigen im extra-uterinen Leben dann meist eine subakute Verlaufsform.

Ein klassisches Beispiel einer seit Geburt beobachteten subakuten Entwicklung der Krankheit ist der von Cowen, Wolf und Paige (1942) veröffentlichte Fall J. F. Bei dem rechtzeitig, jedoch ikterisch geborenen Knaben trat bald eine Milz-Leberschwellung auf. Eine am 9. Lebenstag bemerkte Nabelblutung wich rasch nach Behandlung mit Vitamin K und einem Naphtoquinon-Präparat. Mit 26 Tagen waren die Kopfnähte klaffend und die große Fontanelle gespannt. Das Schädelröntgenbild bestätigte den Hydrocephalus internus und zeigte zahlreiche intracerebrale Kalkschatten. Am 31. Tag wurden im Augenhintergrund beiderseits mehrere chorioretinitische Herde festgestellt. Zudem bestand links eine Mikrophthalmie. Der Liquor c.-s. erschien xanthochrom mit erhöhtem Eiweiß- und Zellgehalt. Im Alter von $7^1/_2$ Wochen führte die Übertragung der Rückenmarksflüssigkeit auf die Maus zur Isolierung eines Toxoplasmastammes. Die Blutüberimpfung dagegen verlief negativ. Mit zwei Monaten machte der Säugling eine wenig fieberhafte rechtsseitige Pneumonie durch; Kulturen aus dem Nasopharynx zeigten einen Pneumococcus vom Typus 23. Die Gelbsucht verschwand mit 7 Wochen, der Milztumor mit $7^1/_2$ Monaten, während die Leberhypertrophie fortbestand. Der Wasserkopf war beständig und die psychomotorische Entwicklung blieb zurück. Neutralisierende Antikörper konnten beim überlebenden Kind und dessen Mutter durch Sabin nachgewiesen werden. Letzterer hob auch die Bedeutung dieser Krankengeschichte besonders hervor.

Die subakuten Erkrankungen werden aber auch vielmals erst im späteren Säuglingsalter entdeckt. Begreiflicherweise gerät dann jeweils der intrauterine Infektionsmodus in Frage, und zwar besonders seit dem Nachweis von Toxoplasmen-

Übertragungen durch die Muttermilch bei neugeborenen Mäusen (EICHENWALD). Beim Menschen ist diese Ansteckungsweise allerdings bis jetzt noch nie sicher festgestellt worden.

Unaufgeklärte Gehirnerkrankungen, vor allem Wasserköpfe und Mikrocephalien müssen unbedingt auf Toxoplasmose weiter untersucht werden. Wichtig ist das Vorhandensein einer für diese parasitäre Krankheit sprechenden Augenmitbeteiligung, die, bei genauer Untersuchung ja praktisch bei dem angeborenen Typus noch nie vermißt worden ist. Mikrophthalmien, uveitische Erscheinungen, sowie Sekundärkatarakt sind selten im Vergleich zu den sehr konstanten retinochorioiditischen Herden im Augenhintergrund (s. S. 765).

In jedem verdächtigen Fall wird man ferner im Schädelröntgenbild den Nachweis intracerebraler Kalkschatten, des dritten wichtigen Gliedes der Symptomentrias, versuchen. Pneumo-encephalographische Aufnahmen decken gewöhnlich auch noch die häufig symmetrischen Seitenventrikelerweiterungen auf, welche in der Regel durch entzündliche Verwachsungsprozesse im Bereiche der natürlichen Engpassagen zustande kommen. Die genaue cyto-chemische und bakteriologische Liquoranalyse kann auch bei diesen mehr protrahierten Verlaufstypen eine xanthochrome Flüssigkeit, gewöhnlich mit albumino-cytologischer Dissoziation, sowie Tryptophangehalt und manchmal auch einkernige, mit phagocytierten Abbaustoffen beladene Sedimentzellen, aufdecken. Die Goldsolreaktion ist fast durchwegs positiv, bei hohem Eiweißgehalt in der Regel vom Serumkurventyp.

Der Nachweis von Toxoplasmen im Liquor cerebrospinalis sowie im Blut ist auch bei subakuten Erkrankungsformen schon mehrmals gelungen. So fanden VERLINDE, MAKSTENIEKS, BEEKMAN und COPPER bei einem männlichen Säugling mit Hydrocephalus, Gehirnverkalkungen und Chorioretinopathie am 12., 17., 37. und noch am 67. Lebenstag die Erreger mittels intracerebraler und intraperitonealer Liquorüberimpfung auf Mäuse, während beim nämlichen Kind die Blutentnahmen am 17., 37. und sogar noch am 107. Tag positiv ausfielen. Der Sabin-Feldman-Test ergab hier steigende Titer bis zu 1:2048, während die Komplementbindungsreaktion bis auf 1:32 anstieg. Bei der Mutter dieses Patientchens betrugen die respektiven Höchstwerte 1:4096 und 1:256. Eine derartige serologische Konstellation ist an sich schon für die Diagnose ausschlaggebend, wir finden sie jedoch nicht regelmäßig bei der konnatalen Toxoplasmainfektion.

Über einen klassischen Fall von intrauteriner T. mit tierexperimentellem Nachweis der Erreger im Liquor c.-s. bei einem 40 tägigen weiblichen Säugling berichteten vor kurzem ROCA-GARCIA, CAMACHO-GAMBA und GÓMEZ aus Bogota. Bemerkenswert sind hier die ganz besonders hohen vorgefundenen Serumtiter; bei Mutter und Kind betrugen sie für die Ko.B.R. 1:256 und für die Farbstoffprobe 1:1000000 (!).

Über weitere gelungene Parasitenisolierungen aus der Spinalflüssigkeit s. S. 730 u. 732.

Beim subakuten Verlaufsmodus verdienen die *neurologisch-klinischen Erscheinungen* noch eine besondere Erwähnung. Die meningo-encephalitische Natur des Leidens bedingt häufig zu Beginn desselben Krampfzustände, die sich dann legen, um in der Folge periodisch wiederzukehren. Bei unklaren Krämpfen im Säuglingsalter muß deshalb stets an T. gedacht werden. Je mehr sich der Krankheitszustand zeitlich ausdehnt und in die inaktiv-chronische Form übergeht, desto weniger werden die Konvulsionen von Fieberschüben begleitet sein. Solche „kalten" Anfälle müssen dann, soweit wie möglich, auch unter Zuhilfenahme des EEG (s. S. 738) von eigentlichen epileptischen Krisen unterschieden werden. Augenhintergrundsherde sowie Kalkschatten im Gehirn sprächen auch hier in Zweifelsfällen weitgehend für Toxoplasmose.

Bei protrahierten Fällen von angeborener Toxoplasmose können aber *ganz verschiedene neurologische Bilder* entstehen, je nach Lokalisation, Form und Ausmaß des encephalomyelitischen Krankheitsprozesses, wobei die beiden letzteren Eigenschaften wohl auch von der Virulenz des Erregers abhängen können. Zwei Hauptformen stehen jedoch im Vordergrund. Wir denken zuerst an jene, im Zeitpunkt der Geburt bereits weit fortgeschrittenen Zerstörungen der Gehirnhemisphären bei abklingender oder bereits abgeklungener Infektion, d. h. an die sog. „ausgebrannten" Fälle, welche ähnlich wie manche Kinder mit genetisch bedingten schweren Gehirnmißbildungen, oder wie Mittelhirnwesen, wochen- oder monatelang ein rein vegetatives Dasein zu fristen vermögen. Andererseits kann eine konnatale T. nach einer anfänglichen Latenzphase und verhältnismäßig spät wieder aufflackern und wie gesagt eine postuterin erworbene Krankheit vortäuschen.

Die 74 angeborenen im ersten Jahr gestorbenen und histo-parasitologisch sichergestellten Toxoplasmosefälle der Tabelle 6 können, was den Beginn der klinisch erkennbaren Symptome anbelangt, wie folgt eingeteilt werden:

Tabelle 4.

· *Beginn der Krankheit:*

(in bezug auf die Geburt).

	Anzahl der Fälle
Totgeboren	3
bei der Geburt	38
in der 1. Woche	11
zwischen 1. und 2. Woche	6
zwischen 2. und 4. Woche	4
zwischen 1. und 2. Monat.	5
zwischen 2. und 3. Monat.	3
zwischen 3. und 4. Monat.	1
zwischen 4. und 5. Monat.	1
unbekannt	2
Zusammen	74

Während die Hälfte aller Beobachtungen bereits bei oder kurz nach der Geburt und ca. $^3/_5$ davon in den ersten 7 Lebenstagen (inklusive des ersten) gemacht worden sind, zeigt die andere Hälfte deutlich den manchmal sehr verspäteten klinischen Ausbruch der angeborenen Infektionskrankheit.

Nach dem heutigen Stand unseres Wissens dürfen solche „*Spätfälle*", insofern sie das neuro-ophthalmologische Bild der Krankheit umfassen, dem konnatalen Krankheitstyp zugerechnet werden, um so mehr, als die genaue retrospektive Betrachtung zahlreicher einschlägiger Krankenberichte doch meistens deutliche Anhaltspunkte für Entwicklungs- oder Verhaltungsstörungen schon in der ersten Lebenszeit gibt. Dagegen ist es wohl möglich, daß geraume Zeit nach der Geburt auftretende rein viszerale Formen auch akquiriert sein können. Pulmonale oder intestinale Toxoplasmosen ohne Beteiligung des Z.N.S. gehören allerdings zu den größten Seltenheiten. Nachgewiesen ist in unserer Gesamtzusammenfassung nur eine einzige Beobachtung (Tab. 6 Nr. 20, siehe auch S. 692); dem Verlauf nach müssen wir sie aber zu den akuten Formen zählen.

Es gibt unter den subakuten konnatalen T. zahlreiche Beschreibungen von Lähmungszeichen, die manchmal im Vordergrund stehen, oft aber nur Teilerscheinung im neurologischen Bild sind. Bei autoptisch nachgewiesenen Fällen sahen Wolf, Cowen und Paige, Hogan, Strobel, Neiditsch u. a. Facialisparesen, während Callahan, Russel und Smith bei einem drei Monate lang lebenden Knaben eine Ptosis feststellten. In ihrem ersten Fall sah KEMP Lähmungen der Augenmuskeln und des linken Beines. Einseitige Armlähmung wird auch von BINKHORST (Fall A. V. D.) vermerkt. Schlaffe Lähmungen der unteren Extremitäten nach vorausgegangener Spastizität finden wir bei RUCHMAN und JOHANSMAN angegeben, derweil CALLAHAN et al. über eine männliche Frühgeburt (4. Fall) mit Zeichen einer Rückenmarksläsion, d. h. einer Halbseitenlähmung rechts, einer Armlähmung links, gesteigerten Reflexen der oberen Extremitäten und Muskelschwund der reflexlosen Beine berichten. Blasenlähmung kommt ebenfalls vor (STROBEL).

Generalisierte Hyper- oder Hypotonien unklarer Genese sollten also stets auch auf T. untersucht werden.

Gar nicht selten wird im neurologischen Status eine Lethargie angeführt (GARD, MAGNUSSON, WAHLGREN und GILLE, C. DE LANGE, STROBEL, ZASUCHIN et al., WALENZ und WESTPHAL). FREUDENBERG hat bei einer $3^3/_4$ Monate dauernden sehr charakteristischen konnatalen tödlichen T.-Hydro-Encephalitis besonders auch auf vasomotorische Störungen, zusammen mit großen Unregelmäßigkeiten der Körpertemperatur hingewiesen. Eine derartige ganz ungewöhnliche Sägefieberkurve mit Ausschlägen zwischen 32,5° und 41,6°, die während $3^1/_2$ Monaten bis kurz vor dem Tode anhielten, ist in der Arbeit von CORNELIA DE LANGE (1929) abgebildet. Aus eigener Erfahrung betrachten auch wir die Feststellung eines Zusammenbruchs der zentralen Wärmeregulation als einen wichtigen diagnostischen Hinweis bei der protrahierten Säuglingstoxoplasmose.

Folgende Tabelle enthält eine kurze Gegenüberstellung der hauptsächlichsten neuro-ophthalmologischen Symptome, wie sie aus der Beschreibung der 74, durch die Obduktion bewiesenen, im ersten Lebensjahr tödlich verlaufenen Fälle von angeborener T. hervorgehen. Diese Übersicht enthält daher sowohl die akuten als auch die subakuten Erkrankungsformen. Numerisch verteilen sich die erwähnten Symptome auf beide Gruppen ziemlich gleichmäßig, so daß wir ohne weiteres einen Schluß über ihre relative Häufigkeit bei der subakuten Toxoplasmose ziehen dürfen.

Tabelle 5.

Summarische Zusammenstellung der neuro-ophthalmologischen Symptome, bei 74, durch Obduktion bewiesenen, im ersten Lebensjahr gestorbenen Fällen von konnataler Toxoplasmose.

	Anzahl der Fälle
Hydrocephalus	50
Muskelzuckungen	4
Krämpfe	31
Spastizität	3
Opisthotonus	3
Nackensteifigkeit	1
Lähmungen	10
Somnolenz	5
Erbrechen	12
Hypothermie	15
Intracerebrale Verkalkungen	39
Strabismus	5
Nystagmus	9
Pupillenerscheinungen	6
Chorioretinitis einseitig	3
Chorioretinitis beiderseitig	18
Veränderungen im vorderen Augensegment	7
Taubheit	1
Atemstörung	8
Frühgeburt	27

Tabelle 6. *Zusammenstellung der 74 bisher bekannten histo-parasitologisch*

Fall	Autor	Geschlecht	Geb.-Gewicht in kg	Beginn d.klin.Symptome	Krankheitsverlauf Lebensdauer = Ld.	Hydrocephalus	Xanthochromie	Eiweiß	Zellen pro mm³	Erreger Tpl. = Toxoplasmen	Übrige Befunde	Intracerebrale Kalkherde
1	JANKU, L. Tschechoslowakei, Prag 1923	m.		3Mt	Hydrocephalus int. permagnus (75 cm) Erbrechen, Chorioretinitis, Blindheit Ld. 11—16 Mt.?	+ + +						
2	TORRES, C. M. Brasilien. Rio de Janeiro 1927	w.		Geburt	Krampfzustände Ld. 2 Tg.							
3	LANGE, DE CORNELIA Holland, Amsterdam 1929	w.	3	Geburt	Anorexie, Somnolenz, Atemstörung, Erbrechen. klonische Zuckungen bes. d. Arme. Erweiterte Schädelnähte Ld. 4 Mt.	+		14°/₀₀	postmortal: einige Mononukl.	Viele Streptokokken. Diplokokken und Stäbchen		+ (aut-opt.)
4	HERTIG, A. T. USA, Boston 1934				Term. Pneumonie Ld. 25 Tg.							
5	RICHTER, R. USA, Chicago 1936	w.		6 Wo.	Krämpfe Ld. 7 Wch.		+	1260 mg-%	Leuc. 30 Erythr. 980 (hämorrhag. Liquor)			+ (postmort.)
6	WOLF, A. und COWEN, D. USA, New York City 1937 (1. Fall J. S.)	w.		2 Tg.	Atemstörung, Erbrechen, Durchfall, Fieber Ld. 29 Tg.	+						
7	MÜLLER, HANS Schweiz, Basel 1939 (Fall J. R.)	m.	2	Geburt	Gewichtssturz, Hypotonie, Strabismus divergens, Ernährungsschwierigkeit, bds. Pneumonie (Röntgen) Ld. 27 Tg.	in vivo nicht festgestellt						

nachgewiesenen Fälle von im 1. Jahr tödlicher konnataler Toxoplasmose (To.)[1]

Chorio-Retinitis (und andere Augenbefunde)	Klinisches Bild		Hämatologie	Serologische Teste	Klinische Diagnose	Anatomo-Pathologie				Spezielle Bemerkungen
	Krämpfe = K. Nystagmus = N.	Temp. = T. Atmung = A.				Zentralnervensystem	Augen	andere Organe	Erreger-Nachweis Tpl. = Toxoplasmen	
bilat. intra vitam diagn.					Macula-Kolobom		li. Mikrophthalmus mikroskop.: bds. Chorioretinitis m. Macula-herden		Retina bd. Augen, als Coccidiose aufgefaßt	J. hat beim Menschen die Chorioretinitis parasitaria entdeckt u. eine intrauterine Übertragung des Erregers vermutet. Diagnose Toxoplasmose, 1928, von LEVADITI suggeriert
	K								Z.N.S., Myokard, Skelettmuskeln, Unterhautzellgewebe	Parasit vom Autor als Encephalitozoon chagasi gedeutet
ophthalmosk. intra vitam: kein pathol. Befund	K (Arme)	T.: ausgesprochene Poikiloth. (33,5 bis 40,5) A.: CHEYNE-STOKES u. BIOT				Leptomeningitis general. m. mononukl. Zellen. Hämorrhag. Encephalitis m. Nekrosen u. Verkalkungen. Chron. Ependymitis. Hydrocephalus		Bds. Pneumonie, Ascites mit Streptokokken ohne Peritonitis	Z.N.S (andererorts nicht gesucht)	Aut. nimmt ein. Zusammenhang zwischen d. entzündl. Hydrocephalus und der Streptokokken-infektion an. Diagnose Toxoplasmose nach Originalpräparaten, 1942, von PAIGE. COWEN u. WOLF gestellt.
		T.: +							Z.N.S. Lungen, Myokard, N.-Nieren	Aut. spricht von Sarcocystis. † vermutl.d.bakterielle Infektion. Diagnose Toxoplasmose, 1940, d. PINKERTON u. WEINMAN.
	K	T.: +						Bronchopneumonie	Z.N.S.	Toxoplasmen, 1938, von WOLF u. COWEN durch Nachuntersuch. der Schnitte gefunden.
+		T.: +			Gehirn und Rückenmark untersucht		charakteristischer Befund		Gehirn, Retina	Erreger als Encephalitozoon hominis gedeutet. Mit Einbezug der Fälle JANKU und TORRES 1939 von den Autoren der Toxoplasmose zugeteilt.
Augen nicht unters.		T.: wenig erhöht, termin. Hyperthermie A.: defekt.	Hg. 53% R. 2 700 000 W. 14 700 Neutro stabf. 9% Neutro segm. 42% Mono 8% Eos. 9% Ly. 32%		Lebensschwache Frühgeburt, Aspirationspneumonie.	Leptomeningitis. Encephalomalacie. Ventrikelerweiterung. Gelbe Flecken a. d. Gehirnoberfläch. Hämorrhagisch.-nekrotische Encephalitis mit miliaren Granulomen (Diagnose Lues erwogen)		Pneumonie (auch vom interstit. Typus)	Gehirn (Pseudocysten)	Dieser Fall wurde 1946 von BAMATTER als To. erkannt. Die Kontrolluntersuchung der Schnitte durch WERTHEMANN führte in der Tat auch zum Erregernachweis

[1] Die bis Juni 1950 veröffentlichen Fälle wurden von uns schon an der Ausstellung des 6. Internat. Paediaterkongr. (1950) tabellarisch angeführt.

Tabelle 6. *Zusammenstellung der 74 bisher bekannten histo-parasitologisch nachgewiesenen*

Fall	Autor	Geschlecht	Geb.-Gewicht in kg	Beginn d.klin.Symptome	Krankheitsverlauf Lebensdauer = Ld.	Hydrocephalus	Liquor cerebrospinalis Xanthochromie	Eiweiß	Zellen pro mm³	Erreger Tpl.=Toxoplasmen	Übrige Befunde	Intracerebrale Kalkherde
8	WOLF, A. COWEN, D. und PAIGE, B. H. USA New York City 1939 (2. Fall C. D.)	m.	3	3 Tg.	Sectio. Verdacht auf Gehirn-Rückenmarks-trauma. Erbrechen. Urin: Eiw.-Spuren u. Leukoc.; Milz-Lebervergrößer. Ld. 31 Tg.	+	+ Ben zid. (+)	Pandy ++++			Druck 14 cm Queckenst.-Verdacht auf cervic. subarachn.-Block (Lipiodol!)	+++
9	VOS, J. J. TH. Holland, Groningen 1941	w.	normal	15 Tg.	b. Geb. norm.Ernähr.-Störungen, Erbrechen. Atrophie. Ld. 5 Wch.	+		Nonne +			Ventrikeldruck 49 cm. Ventriculogramm	
10	PAIGE, B. H., COWEN, D. u. WOLF, A. USA, New York City 1942 (3. Fall L. M).	w.	2,3	Geburt	Hypotrophisch geboren. Gesichtslähmung, Hydrocephalus, Zirkulationsstörungen, Milz-Leberschwellung Ld. 9 Wch.	seit Geb. 2. Tg. = 35 cm 17. Tg. =40,7cm nicht kommunizierend (Farbstoffprobe!)	**Lumbalpunktion** + **Ventrikelpunktion** +	Pandy ++++ Ges.-Eiw.: 177 mg-% Ges.-Eiw.: 323 mg-%	Erythr.180 Ly. 5 Erythr.480 Ly. 7 Polyn. 1		Druck norm. L. Zucker: 23 mg-% NaCl: 653 mg-% Druck + L. Zucker 43 mg-% NaCl. 653 mg-%	+ (6. Tag)
11	PAIGE, B. H., COWEN, D., u. WOLF, A. USA, New York City 1942 (4. Fall Baby R.)	m.	2,6	n. gelebt	Negerkind (aus 1. Schwangerschaft) Kranioklasie wegen Hydrocephalus cong. Daneben ein Fetus papyraceus von 20 cm (Zwillingsbildung) Ld.— (Totgeburt)	+ röntgenol. intrauterin im 7. Mt. diagn. Hauptsächl. Erweit. d. Hinterhörn.					blutiger Liquor b. Kephalotripsie	++
12	PAIGE, B. H., COWEN, D., u. WOLF, A. USA, New York City 1942 (5. Fall A.M.T.)	w.	2,9	2 Tg.	Mutter: Schwäche, Übelkeit, Erbrechen i. d. 4 ersten Schwangerschaftsmon. Zangengeburt. Kind: 2 Tg. Lungeninfekt. Ödeme. Zirkulat.-Störung. Milz-Leberschwellung. Ld.: 3½ Tg.	—	*Liqour nicht untersucht*					

Fälle von im 1. Jahr tödlicher konnataler Toxoplasmose (To.) (Fortsetzung 1.)

Chorio-Retinitis (und andere Augenbefunde)	Klinisches Bild — Krämpfe = K. / Nystagmus = N.	Temp. = T. / Atmung = A.	Hämatologie	Serologische Teste	Klinische Diagnose	Anatomo-Pathologie — Zentralnervensystem	Augen	andere Organe	Erreger-Nachweis (Tpl. = Toxoplasmen)	Spezielle Bemerkungen
+ intra vitam als Blutung aufgefaßt	K. am 3. Tag HORNERsches Syndrom li. Areflexie N K paretisch	T.: 35,5 bis 38,5 A.: CHEYNE-STOKES Zyanose	R. 5 970 000 W. 8 000 Neutro 61% Ly. 33% Eos. 5% Mono 1%		Multiple Geburtsverletzungen im Z. N. S. Hydrocephalus, Tumor?	Obduktion auf Gehirn u. Rm. beschränkt. Leptomeningitis, multiple Herde v. Encephalomyelitis, Nekrosen, miliare Granulome. Verkalk.; Schwellung im unteren Cervicalsegm. für Tpl. charakt. makro- u. mikroskop. Gehirnherde	hint. Pol des r. Auges: Chorioretinitis		Exsudat der Leptomeninx, Gehirnparenchym, Granulome, Chorioidea u. Retina freie Tpl. u. Pseudocysten im Gehirn	Übertragung der Tpl. vom Mensch. auf das Tier zum erst. Mal gelung. [Science 89, 226 bis 277 (1939)]. Patient wird in der Publik. 1940 als Mädchen angeführt; es handelt sich jedoch um einen Knab. Fall schon 1936 beobachtet, 1941 als Toxoplasmose publiziert
12.Tg.: membranöse Gebilde bds. im Fundus. Mikro-Enophthalmie. Diff. Diag.: 1. Retinoblastom 2. Tunica vasculosa persist. 3. Ablatio retin.	K in d. Extremit. Sehnenreflexe +++ Pat. Klonus Gesichtslähmung	T.: 34,5	17.Tg.: R. 3 700 000 W. 5 200% Neutro.13% Ly. 71% Mono. 7% Eos. 8% Baso. 1% 48.Tg.: R. 2 700 000 W. 15 800 Neutro.44% Ly. 46% Mono. 8% Eos. 1% Baso. 1%		Hydrocephalus occlusiv. m. Retinoblastom	Leptomeningitis toxopl. mit gelb. Herden. Enorme Erweiterung der Ventrik. mit periventr. Nekrose. Ependymitis granulom.; Verkalkungen. Miliare Granulome.	Mikrophthalmus		Gehirn (einzeln u. in Gruppen, extra- u. intracellulär) sehr zahlr. in Nekroseherden. seltener in d. Leptomeninx.	11 Std. post mortem Gehirnsubstanz Kaninchen i. c. u. i.p. verimpft. Bei 2 Mäusen Meningo-Encephalitis toxopl.; bei der einen gelang die Passage.
++ bds. Mikro-Enophthalmie r.	Pupille r > l.	T (Mutter): 38,7			Toxoplasmosis	Leptomeningit. toxopl. m. hypertroph. Piazellen. Nekrose der Ventrikelwand. Miliare Granulome. Verkalk. ++. Ependymitis granulom.	Chorioretinitis.	Extramedull. Hämatopoiese i. Leber, Milz, Hoden. Placenta: Exsudat mit Polynucl.i. Chorion (ohne Parasiten)	++++ Gehirn. Herzfas., N.-Nieren, gestr. Muskul. (larynx, temporalis, äuß. Augenmusk.)	Mütterl. Blut sowie Cervixsekret 2 mal Mäusen mit neg. Resultat eingespritzt. Wohnung mit vielen Mäusen.
nicht unters.		T.: + A.:Cyanose	2. Tg.: Hg. 167% R. 6 280 000 W. 22 300 Neutro 61% Ly. 27% Mono 8% Eos. 4% Kernhalt. R. 6% 3. Tg.: Hg. 133% R. 5 580 000 W. 19 400 Neutro 46% Ly. 40% Mono 12% Eos. 2% Kernhalt. R. 7%		Konnataler Herzfehler Schädeltrauma, Sepsis	Leptomening. mit umschrieb. hämorrhag. Herden. Ventrikel nicht vergrößert. Mikr.: Granulome mit vereinzelten zentr. Nekrosen. Ependym u. Plexus nicht verändert		Placenta normal	Gehirn, Rückenm., Lungen, Herz, N.-Nieren, Ovarien, Gewebe der Nabelgegd. Bauch-Intercostal- u. Peritrachealmusk. Thyreoidea (vor allem viscerale Lokalisat.)	Blutkultur in vivo negativ. Rascher Verlauf. Verhältnismäßig frisch. Gehirnlokalisation ohne Verkalk. (Infektion wahrscheinlich am Ende der Schwangerschaft

Tabelle 6. *Zusammenstellung der 74 bisher bekannten histo-parasitologisch nachgewiesenen*

Fall	Autor	Geschlecht	Geb.-Gewicht in kg	Beginn d.klin.Symptome	Krankheitsverlauf Lebensdauer = Ld.	Hydrocephalus	Liquor cerebrospinalis					Intracerebrale Kalkherde
							Xanthochromie	Eiweiß	Zellen pro mm³	Erreger Tpl. = Toxoplasmen	Übrige Befunde	
13	STEINER, G., u. KAUMP, D.H USA., Cincinnati 1944	m.		Geburt	Ld.: 3 Tg.	+						
14	STEINER, G., u. KAUMP, D.H. USA., Detroit 1944	m.		1 Tg.	Fieber, Zyanose, Augenverdreh., Extremität.-Krämpfe. Ikterus (gravis ?) Ld. 3 Tg.							
15	ZUELZER, W.W. USA., Detroit 1944 (Fall H.)	m.	1,6	Geb.	Mutter: Schwangerschaftsende beschwerlich. Negerkind, Zweitgeb. Zwilling. Gelbsucht m. 3 Tg. Sondenernähr. Meteorismus. Stuhlentfärbg. Haut-Rash. Rhinitis. Ld.: 1 Mt.	anfängl. schwach ausgesproch. b. d. Obduktion						+ (nur histopathol.)
16	ZUELZER, W.W USA., Detroit 1944 (Fall R.S.)	m.		3. Tg.	Bei Geburt apathisch. Krämpfe. Ernährungsschwierigk. Radiosk. Herzvergrößerung, vermehrte Lungenzeichng. Ld.: 11 Tg.		+	Pandy +++		nicht untersucht	Druck: norm. L. Zucker normal	
17	ADAMS, F. H., ADAMS, J. M., KABLER, P. u. COONEY, M. USA., Minneapolis, Minn., 1945	m.		Totgeb.		++++						++++
18	WINKELMAN, N. W. und MOORE, M. T. USA., Philadelphia 1945	m.	?	2 Tg.	Zyanose; spastische Atmung, Ikterus, Hautblutungen, Zukkungen d. Hände u. Füße, Herz-, Milz-, Lebervergrößg. Ld.: 3 Tg.							

Fälle von im 1. Jahr tödlicher konnataler Toxoplasmose (To.) (Fortsetzung 2.)

Chorio-Retinitis (und andere Augenbefunde)	Klinisches Bild		Hämatologie	Serologische Teste*	Klinische Diagnose	Anatomo-Pathologie				Spezielle Bemerkungen
	Krämpfe = K. Nystagmus = N.	Temp. = T. Atmung = A.				Zentral-nervensystem	Augen	andere Organe	Erreger-Nachweis Tpl. = Toxoplasmen	
						Nur Gehirn untersucht			Gehirn	
	K	T.: + A.: pathol.				Nur Gehirn untersucht			Gehirn N.-Nieren (ohne histol. Veränder.)	
+ nur re. (post mortem)		T.: 35—39	Hg. 21,8%	K.H.T. Mutter: +++ Kind: fraglich, leb. Zwill.-bruder: ++	Ikterus mit Atemstörung (2Transfus.)	Gelbe Flüssigkeit subarachnoid. Corticale Herde. Ausgedehnte Encephalomyelitis mit kavernösen Nekrosen. Granulationsgew. Hydrocephalus. Verkalkungen. (Aut. nimmt Verkalkung der Erreger an.)	Rechts: makul. Chorioretinitis u. ak. diffuse Iridocyclitis.	Extramedull. Hämatopoiese in Leber, Milz, Pankreas, Nieren, Hoden, Myokarditis, Myositis. Interstit. Bronchopneum. Milz- und Leberdegeneration.	Gehirn Rückenm. (spärlich)	Tierversuch mit Pat. Gehirn negativ. Zwillingsbruder (Steißgeburt, 2,5 kg, ikterisch, Durchfall, Xantho-chr. Liquor, Gehirnverkalk., leichte Hydrocephalie (ohne Erregernachweis), lebt; bds. Uveokeratitis u. chorioretinitis macularis extensiva. Elternhaus mäuseverseucht Vater mit lebenden und toten Ratten in Berührung.
nicht unters.	K opisthotonus N Apathie allg. Schwäche	T.: 38,4 dann Sturz A.:rasch	Hg. 24,1% W. 21 200 Neutr. 6% Ly. 92% Mono 2% Blutkultur neg.	K.H.T. Mutter: 2 mal neg.	prim. Lebensschwäche Lungenkomplikat.	Leptomeningit., kavernöse Nekrosen, Nekrosen der Nervenzellen. Fibrinoide Thrombose einzeln. Gefäße. Miliare Granulome. Ependym und Plexus o. B. Rückenm.: granulomatöse Herde.	Ver-engerte Lidspalte r.	Myokarditis u. Alveolitis toxoplasm. Nekrose i. Pankreas, N.-Nieren u. Hoden. Glomerul. Nierenverändrg. Extramedull. Erythrop. i. d. Milz	Gehirn Rückenm. Herz Muskeln Nieren N.-Nieren Lungen Hoden	Mutterblut 1 Monat später Mäusen i.c. und i.p. inokuliert. Nach 5monat. Beobachtung keine Toxopl. Erscheinungen. Ratten im Elternhaus nachgewiesen.
						Gehirn klein, Cortex zu einer feinen Membr. reduziert. Aquaeductus durch Kalkkonkremente verstopft.			Gehirn, isoliert u. in Pseudocysten.	
					Ery-throblastosis foetalis.	Leichter Hydrocephalus int. Ausgedehnte Ventrikelwand-nekrose. Histol.: chronische Granulomherde mit zentr. Nekrose. Keine mil. Knöt.		Milz +++ Leberdegeneration (150 g)	Gehirn (frei, als Cysten u. in Phagocyten)	Kind einer diabetischen Primipara (28 J.), durch Kaiserschnitt geb.

* Kaninchen-Haut-Test (K.H.T.), Farbstoff-Test (F.T.), Komplement-Bindungs-Reaktion (Ko.B.R.), Toxoplasmin-Test (T'inT.).

Tabelle 6. *Zusammenstellung der 74 bisher bekannten histo-parasitologisch nachgewiesenen*

Fall	Autor	Geschlecht	Geb.-Gewicht in kg	Beginn d. klin. Symptome	Krankheitsverlauf Lebensdauer = Ld.	Hydrocephalus	Liquor cerebrospinalis					Intracerebrale Kalkherde
							Xanthochromie	Eiweiß	Zellen pro mm³	Erreger Tpl. = Toxoplasmen	Übrige Befunde	
19	BAMATTER, F. Schweiz, Genf. 1946 (1. Fall, A. M. Zwilling von N. 20)	w.	1,9	geb.	Hypothermie wechselnd mit Fieber. Allgem. Versteifung, Krämpfe der Glieder, des Gesichts u. der Bulbi. Hydrocephalus. Ld.: 26 Tg.	seit 15 Tg. beob.	1. Ventrikel-Punktion vom 2. 6. 44					+ (b. d. obdukt., als Pseudo-Kalk.)
							+	Ges. Eiw.: 528,2 mg-% Alb.: 418 mg-% Glob.: 110,2 mg-%	258/3 Erythr. + + vorwiegend mononucl.	neg.	Druck: 28 cm L.Zucker: 11 mg-% NaCl 351 mg-% Tryptophan + + Goldsol.: +	
							2. Ventrikel-Punktion v. 7. 6. 44					
							+	Ges. Eiw.: 364 mg-% Alb.: 212 mg-% Glob.: 152 mg-%	68/3 vorwiegend mononucl.	neg.	Druck: 22 cm L.Zucker: 6,8 mg-% NaCl 419 mg-% Tryptophan: + + Goldsol.: +	
20	BAMATTER, F. Schweiz, Genf 1946 (2. Fall. A. P., Zwilling von Nr. 19)	w.	2,6	17 Tg.	Enterocolitis jeder Therapie trotzend. Meteorismus + + Exsikkose, Toxikose Ld.: 30 Tg.							
21	CALLAHAN, W. P. jr., RUSSEL, W. O. u. SMITH, M. G. USA., St. Louis, Miss. 1946 (1. Fall)	w.	2,8	Geburt	Gespannte Fontanelle, großer Bauch, Leber u. Milz + + +, Ikterus, Blutung aus Nabel, Mund. Rectum u. i. der Haut. Ld.: 3 Tg.							+ + (schon am 3. Tg.)
22	CALLAHAN, W. P. jr., RUSSEL, W. O. u. SMITH, M. G. USA., St. Louis, Miss. 1946 (2. Fall)	m.		am 17. Tg. unters.	1. Beobacht. gewölbte Fontanelle. Hydrocephalus int. Leber + +, Anämie mit Hautblutung., Ikterus, Erbrechen im Bogen.	+	1. Lumbalpunktion					
							+ ?	Pandy:—			Druck: + +	
				2. Beobacht. (mit 1¾ Mt.): Bds. Mittelohrentzündung, bds. Mastoidektomie Ld.: 3 Mon.	+	2. Lumbalpunktion					+	
							+	Pandy: +	18 Rundkernige			

Fälle von im 1. Jahr tödlicher konnataler Toxoplasmose (To.) (Fortsetzung 3.)

Chorio-Retinitis (und andere Augenbefunde)	Klinisches Bild		Hämatologie	Serologische Teste*	Klinische Diagnose	Anatomo-Pathologie				Spezielle Bemerkungen
	Krämpfe = K. Nystagmus = N.	Temp. = T. Atmung = A.				Zentralnervensystem	Augen	andere Organe	Erreger-Nachweis Tpl. = Toxoplasmen	
Chorio-retinitis, intra vitam diagn.	K (tonisch u. klonisch), allgem. Körperstarre N	T.: + und Poikylothermie A.: unregelmäßig	Hg.: 95% R. 5080000 Ind. 1,0 W. 8400 Myel. 2% Metamyel. 5,5% Neutr.Stbf. 10% Neutr.segm. 1% Eos. 3% Baso 1% Mono 3,5% Ly. 73% Plasm. 1% Thromboc. +++ B.S. 12 nach 30' 17 n. 60'	K.H.T. (4. 5. 1946) Mutter: — (ausgef. in Cincinnati durch SABIN) 3 Jahre spät. +	Toxoplasma-Infekt. b. Neugebor.	Leptomening., Encephalomyelitis toxopl. Neben Kalkherden werden Ansammlung. v. Pseudokalk beschrieben	Chorio-retinitis macul. toxopl. bds.	Extramedull. Haematopoiese i. Leber und Milz	Gehirn, Rückenm. Netzhaut	1. europäischer Fall von konnataler To. in vivo diagnostiziert. Die Mutter lebte mit 3 Katzen, hatte selbst Hautläsionen. Genaue histol. Unters. eines dieser Tiere negativ
Augenhintergrund o. B.		T.: Fieber-Hypothermie A.: unregelmäßig	Hg. 84% R. 4680000 Ind. 0,89 W. 17000 Myeloc 0% Metamyel. 6% Neutro Stab. 37% Neutro segm. 10% Eos. 2% Baso. 1% Mono 13,5% Ly. 30,5% Plasm. 0% Thromboc. ++	siehe Fall Nr. 19	Enterocolitis gravis toxoplasmotica?	Hemisphären, Gehirnstamm, Rückenm. makroskop. und mikrosk. ohne Veränderungen	nicht untersucht	Colitis ulcerosa im Colon desc. und Sigmoïd. Bakt. vorwieg. Enterokokken (Prof. GRUMBACH). Ausgesprochen diff. Lebersteatose, Lungenstauung ++	In Submucosa u. Muscularis nahe der hämorrhagisch-nekrot. Darmgeschwüre	Erster Fall von Enterocolitis toxoplasmotica
		T.: Hypothermie			Morbus haemorrhagicus neonatorum	Weiße Knötchen an d. Gehirnoberfläche. Kalkeinlagerg. i. d. Gehirnsubstanz		Blutungen i. Lungen und Magen-Darmschleimhaut	Gehirn Myokard Nieren	Frühzeitiger Nachweis der Gehirnverkalkg. als Beweis der intrauterinen Übertragung
Augen nicht unters.	1. Ptose l. Pupillen erweit. r. 2. Anisochorie. Pupillen Lichtrefl. r > l, partielle Ptosis r. K	R. +	1. R. 3040000 W. 60000(!) Neutro Stabf. 21% Neutro segm. 42% Ly. 37% Mono 10% Kernhalt. R. + Blutungs-Zeit: 1' Gerinnungs-Zeit: 1½' 2. R. 4200000 W. 19200		Tetanie, Krämpfe nach Geburtstrauma, Otomastoïditis	Gehirnrinde sehr dünn, erweiterte Ventrikel, charakterist. Granulomherde		leichte interstit. Pneumonie	Gehirn Mittelohr (Otitis media toxopl.!)	

* Kaninchen-Haut-Test (K.H.T.), Farbstoff-Test (F.T.), Komplement-Bindungs-Reaktion (Ko.B.R.), Toxoplasmin-Test (T'inT.).

Tabelle 6. *Zusammenstellung der 74 bisher bekannten histo-parasitologisch nachgewiesenen*

Fall	Autor	Geschlecht	Geb.-Gewicht in kg	Beginn d.klin.Symptome	Krankheitsverlauf Lebensdauer = Ld.	Hydrocephalus	Liquor cerebrospinalis					Intracerebrale Kalkherde
							Xanthochromie	Eiweiß	Zellen pro mm³	Erreger Tpl.=Toxoplasmen	Übrige Befunde	
23	CALLAHAN, W. P. jr., RUSSEL, W. O., u. SMITH, M.G. USA., St. Louis, Miss. 1946 (3. Fall)	w.	3,4	mit 2 Mt. un-ter-s.	Durchfall währ. 6 Tg. Dyspnoe, Tachykardie, Krämpfe, steifer Blick. Ld.: ungefähr 2 Mon.	+ (bes. temp. u. occi-pit.)		Pandy: +++	31 Rund-kernige		L. Zucker: 73 mg-%	++
24	CALLAHAN, W. P. jr., RUSSEL, W. O., u. SMITH, M.G. USA., St. Louis, Miss. 1946 (4. Fall)	m.	2,6	mit 7 Wch un-ter-s.	Blut.Durchfall, Gewichtssturz, Hydrocephal., Zeichen von spastischer Lähmung. Ld.: 9 Woch.	+	6 Lumbal-Suboccipital- u. Ventrikelpunktionen — Ventrikelliquor charakterist. +	Pandy +++	84			++
25	CALLAHAN, W. P. jr., RUSSEL, W.O., u. SMITH, M.G. USA., St. Louis, Miss. 1946 (5. Fall)	w.	3	Ge-burt	Mutter: vagin. Blutungen im 2. Schwanger-schaftsmonat Pat.: Cyanose, Apnoe. Ld.: 3 St.	+						+ (mikr.)
26	PRATT-THO-MAS, H. R., u. CANNON, W.M. USA., Charleston, South Caro-lina 1946	m.	2,6	Ge-burt	Ödem der unt. Körperhälfte. Leber u. Milz ++, Ikterus. Ab 5. Tg. Ge-hirnreizung. Meteorismus. Ld.: 5 Tg.							

Fälle von im 1. Jahr tödlicher konnataler Toxoplasmose (To.) (Fortsetzung 4.)

Chorio-Retinitis (und andere Augenbefunde)	Klinisches Bild: Krämpfe = K. Nystagmus = N.	Temp. = T. Atmung = A.	Hämatologie	Serologische Teste	Klinische Diagnose	Anatomo-Pathologie: Zentral-nervensystem	Augen	andere Organe	Erreger-Nachweis Tpl. = Toxoplasmen	Spezielle Bemerkungen
Augen nicht unters.	allgem. Krämpfe, Nakkenst., Opisthotonus, gest. P.S.R., Nystagmus	A.: dyspn.	R. 4 260 000 W. 27 000 Neutro Stabf. 37% Neutro segm. 45% Ly 15% Mono 3% Serum Ca: 9 mg-% Serum P.: 5 mg-%		spast. Lähmg. Tetanus (Trismus) Therap. Serum.	Nur Schädel seziert. Erweit. Schläfen- und Hinterhörner. Kavernöse Nekrosen (Encephalomalacie) Granulomherde. Kalkeinlagerung.			Gehirn, frei u. in Pseudocysten.	
Augen nicht unters.	Zeichen einer Rückenmarksläsion: Halbseitenlähmung r., u. Lähmung d. l. Armes. Muskelatrophie der Beine ohne Refl.; Armreflexe + +	T.: 36° bis 38,4°	Hg 75% R. 4 280 000 W. 11 200 Neutro Stabf. 24% Neutro segm. 39% Ly 34% Mono 3% Blutungs-Zeit: 9′ Gerinngs.-Zeit: 3′		spastische Lähmung (Myelitis transversa durch Blutg?) Hypotrophie. Infekt. der ob. Luftw.	Weiße Gehirnsubst. malac., Seiten- und III. Ventrikel stark erweitert. Ependymitis im IV. Ventrikel. Intra- u. extracell. Kalk.		Blutung i. d. Blasenschleimh.	Gehirn u. Rückenmark	
Augen nicht unters.					zentrale Atemstörung	Falx u. Tentorium mit koagulierter Blutauflagerung. Subarachnoïdalblutung. Mäß. Erweiterung der Seitenventrikel. Arrosion d. Ventrikelwände. Calcium in Makrophagen.	mucopurulent. Exsud. der Bindehaut		Im granulomatösen Gehirngew.	15 Mt. nach d. Geburt, norm. Schwangersch.: Mutter u. Kind anscheinend gesund.
nicht unters.	Gehirnreizung K (ante mortem) N					Leptomeningit. stellenw. hämorrhag. Subarachnoïdalflüssigk. bräunlich verf., gelbbr. Rindenherd. Z. T. Gefäßthrombosen u. perivasculäre Blutungen. Granulome und Nekrosen in Gehirn und Rückenmark.		Blutung i. d. r. Pleura, Epikard Lungenalveolen, Magenschleimhaut. Myokardnekrose.	Gehirn + + (auch i. d. Plexus) Herz, Lunge, Leber, Milz, Nieren, Magen, Darmschleimhaut, Pankreas, Zwerchfell, Lymphdrüsen, Thymus.	

Tabelle 6. *Zusammenstellung der 74 bisher bekannten histo-parasitologisch nachgewiesenen*

Fall	Autor	Geschlecht	Geb.-Gewicht in kg	Beginn d.klin.Symptome	Krankheitsverlauf Lebensdauer = Ld.	Hydrocephalus	Xanthochromie	Eiweiß	Zellen pro mm³	Erreger Tpl. = Toxoplasmen	Übrige Befunde	Intracerebrale Kalkherde
27	GASSER, C., u. SCHWARZ, E. Schweiz, Zürich 1947	w.	1,9	Geburt	Blind geboren. Psycho-motor. Entwicklg. Störung. Mikrophthalmie m. konnatal. bds. Katarakt. Hypotonie Ld.: 11 Mt.	+++	L.C.S. 5mal untersucht, davon typisch. Bef.:	Pandy + Ges.Eiw.: 87 mg-%	$17^2/_3$, davon Ly $16^1/_3$ Polyn. $1^1/_3$		L.Zucker 72 mg-% NaCl: 423 mg-% Tryptoph. (+) Goldsol +	+++
28	HOGAN, M. J. USA, San Francisco 1947 (Fall C.J.)	m.		Geburt	Sogleich nach Geburt Brechanfälle, Zucken d. Glieder u. l. Facialislähmung. Ld.: $5^1/_2$ Wch.	+ langsam zunehmend						+ (röntg.) punktförm.
29	MAGNUSSEN, J. H., u. WAHLGREN, FR. Schweden, Stockholm 1947 (1. Fall)	m.	2,8	Geburt	asphyktische Frühgeburt d. Zange, Benommenheit oberfl. Atmung Ld. einige Std.	+++						+++
30	MAGNUSSEN, J. H., u WAHLGREN, FR. Schweden, Stockholm 1947 (2. Fall)	m.	2,6	Geburt	Frühgeburt, Stimme u. Atmung schwach. Cyanose Ld.: 2 Std.	+++						+++

Fälle von im 1. Jahr tödlicher konnataler Toxoplasmose (To.) (Fortsetzung 5.)

Chorio-Retinitis (und andere Augenbefunde)	Klinisches Bild — Krämpfe = K. Nystagmus = N.	Temp. = T. Atmung = A.	Hämatologie	Serologische Teste*	Klinische Diagnose	Anatomo-Pathologie — Zentralnervensystem	Augen	andere Organe	Erreger-Nachweis Tpl. = Toxoplasmen	Spezielle Bemerkungen
Strabism. conv., bds. Mikrophthalm. m. Cataracta compl. Ätiol.: intrauterine Schädigung n. Röteln i. gravid.? Hint. Synech. weisen auf ein. uveitisch. Prozeß			Hg. 74% R. 3 810 000 Ind. 0,95 W. 8600 Neutro stabf. 6% Neutro segm. 26% Eos. 5,5% Baso. 1,5% Mono. 3% Ly. 57,5% Plasmo. 0,5% Thromboc. norm.	Serum an Prof. SABIN geschickt, jedoch nicht mehr frisch genug zur Unters.	Differentialdiagnose schwankend zw. Embryopathia rubeolica und konnat. To. Für Röteln sprach ein rubeolenartig. Ausschlag der Mutter im 3. Schwangerschaftsmonat	Pigmentierte corticale Narbenherde. Hydrocephal. int. permagnus. subependymäre Veränderungen mit Kalk; solitäre Knötchen	Mikrophthalmie. Chorioretinitis macul. et generalisata mit Kalk zwischen Retina und Glaskörper. Cataracta complicata.	Mikr. Leberverkalkungen	Retina	To. Parasiten wurd. nachträglich in den Augenpräparaten einwandfrei festgestellt, wovon wir uns dank der Freundlichkeit der Autoren persönlich überzeugen konnten.
Bil. Mikrophth. bes. r. Bds. Reste d. Pupill.-membr. und Glaskörpertrüb. R.: Papille verschwommen, weißlich. L.: 2 extramacul. exsud. Chorioret. Herde						Charakt. Encephalomyelitis mit Hydrocephalus und Gehirnverkalk.	Unters. d. Bulbi — R.: Ret. verdickt, ödemat. in Papillengeg. Glaskörpertrüb. Hist.: akute Retinitis nasal v. N. opticus. Subakute Iridocyclitis. L.: retinit. Prozeß noch akuter als r., den N. optic. umfassend. Chorioidea und Vitreus stark mitergriffen.		R. Auge: extra- und intracell. in Retina nahe d. akut. Herd. L. Auge: zahlreich in Retina u. Chorioidea	Die anat.-path Befunde am r. Auge sind vom Autor 1947 publ. worden, diejenigen des l. Bulbus 1951. Den ophthalmolog. Untersuchungsber. verdankt er Dr. MARG. HENRY. Der Fall stand unter d. Beob. von Dr. PEARL SMITH und Dr. ED. SHAW vom Children's Hospital San Francisco.
				K.H.T. Mutter: +		Gehirnsubstanz auf ganz dünne Schicht über den erweitert. Ventrikeln reduziert. Zahlr. gelbliche Herde im Parenchym		Hyperplas. d. Milz u. Leber	Pseudocysten i. Gehirn	
				K.H.T. Mutter: +		Gehirn z. Großteil zerstört mit feinem Kalkkonkrementen			Pseudocysten im Gehirn	1½ u. 5 Jahre später 2 weitere Geburten von gesunden Kindern

* Kaninchen-Haut-Test (K.H.T.), Farbstoff-Test (F.T.), Komplement-Bindungs-Reaktion (Ko.B.R.), Toxoplasmin-Test (T'inT.).

Tabelle 6. *Zusammenstellung der 74 bisher bekannten histo-parasitologisch nachgewiesenen*

Fall	Autor	Geschlecht	Geb.-Gewicht in kg	Beginn d.klin.Symptome	Krankheitsverlauf Lebensdauer = Ld.	Hydrocephalus	Liquor cerebrospinalis					Intracerebrale Kalkherde
							Xanthochromie	Eiweiß	Zellen pro mm^3	Erreger Tpl.=Toxoplasmen	Übrige Befunde	
31	Magnussen, J. H., u. Wahlgren, Fr. Schweden, Stockholm 1947 (3. Fall)	w.	3,1	Geburt	Ödeme (gelbliche Gewebeflüssigk.) Ld. 1 Min.	+ + +						+ + +
32	Adams, F. H., Adams, J. M., Kabler, P., Cooney, M. USA, Minneapolis 1948 (1. Fall)	m.		Geburt	Kranioklasie wegen intraut. Hydrocephalus Ld. 0	+ + +						+ + +
33	Adams, F. H., Adams, J. M., Kabler, P., Cooney, M. USA, Minneapolis 1948 (2. Fall)	w.		2 Wch	Japaner Kind, Fieber, Durchfall, Anorexie Ld. ?		+		72			+ + +
34	Adams, F. H., Adams, J. M., Kabler, P., u. Cooney, M. USA, Minneapolis 1948 (3. Fall)	m.			Frühgeburt im 8. Mt. Progressiver Hydrocephalus Ld. 6 Mt.	+ + +	+		Pleocytose			
35	Binkhorst, P. G. Holland, Leiden 1948 (1. Fall, A.v.D.)	m.	2,1	10 Tg.	Ernährungsstörung. Exsiccose. Ikterus. Kopfumfang 36 cm. Lähmung d. r. Arms. Cyanose Ld. 8 Wch.	+ + +	+	l. Ventrikel: Ges.Eiw.: 34,82$^0/_{00}$ Alb.: 20,64$^0/_{00}$ Glob.: 14,18$^0/_{00}$	Zahlreich	Kultur steril Liqu.-sedim:. (May-Grünwald Giemsa) Toxoplasmen + +	Goldsol +	+ + +
36	Binkhorst, P. G. Holland, Leiden 1948 (2. Fall, A.Bk.)	m.		6 Wch	Beginn m. Fieber u. Krämpfen. Muskelzuckungen, Versteifung, Opisthotonus. Progress. Zunahme d. Schädelumfangs Ld.: 13 Wch.	+ + +	+	Ges. Eiw. 24$^0/_{00}$		Liqu.-sedim.: (Methylenblau) Toxoplasmen + +	Tryptoph. + Goldsol +	+ + +

Fälle von im 1. Jahr tödlicher konnataler Toxoplasmose (To.) (Fortsetzung 6.)

Chorio-Retinitis (und andere Augenbefunde)	Klinisches Bild		Hämatologie	Serologische Teste*	Klinische Diagnose	Anatomo-Pathologie				Spezielle Bemerkungen
	Krämpfe = K. Nystagmus = N.	Temp. = T. Atmung = A.				Zentral-nervensystem	Augen	andere Organe	Erreger-Nachweis Tpl. = Toxoplasmen	
				K.H.T. Mutter: +	Ery-throbla-stose, Toxo-plas-mose	Entzündliches Infiltrat im Gehirn mit Kalkablagergn.			Gehirn	Während der Schwangersch. hatte d. Mutter einen von Zek-ken befallenen Hund. 2 und 3 Jahre später gebar sie 2 gesunde Kinder
				K.H.T. Mutter: +	Disseminierte Granulome, Kalkeinlagerg.				Gehirn	Mutter im 8. Schwanger-schaftsmonat makulopapu-löser Ausschlag am ganzen Körper.
	K Zittern	T.: +	Leukocytose Eosino-philie 25%	K.H.T.: Pat.: — Mutter: — Vater: — (Serum ver-dorben ?)	Nekrotische Zonen m. Kalk				Gehirn, isoliert und i. Pseudo-cysten	
				K.H.T.: Pat.: + Mutter: + Vater: +	Ventrikel-erweiterung				Gehirn, Darm und Mesente-rium	Hydrocephalus auf Plexuskau-terisation zu-rückgegangen. Nebenbefund: Wilm'sch. Tum. der r. Niere.
+ (Mikro-phthal-mus) (Stra-bismus diverg)	K	T.: sub-norm. A.: Cheyne-Stockes	R. 3 490 000 W. 5 200 Eosino 6% Polyn. 37% Ly 57%	K.H.T. Mutter: +			Chorio-retinitis chronica		Pseudo-cysten im re. Auge	Ventriculogra-phie: Gehirn-höhlen erweit., Verklebung der Foramina Mon-roi. Liquorüber-impfg. a. Mäuse +, Tpl.Stamm isol. (Prof. Dr. P.H.van Thiel, Parasit. Lab. Univ. Leiden). Siehe auch v.Thiel u. Bou-wer (1949).
+ (Stra-bismus conver-gens)	K gesteig. Reflexe	T.: +	Leichte Leukocyto-se u. Lym-phocytose, Eos. 5%	K.H.T.: Mutter: +	Hydrocephalus int. (occlusivus) Chron. nekro-tisierende En-cephalitis		Reiz-erschei-nungen an Iris u. Ciliar-körper. Opticus Atroph.		Gehirn Unterhaut-gewebe Psoas und Zwerchfell	i. c. Liquor-übertragung auf Mäuse: positiv. Stamm bis hte. erhalten (Prof. Dr. J. D. Ver-linde, Instit. v. praevent. Geneeskde.,Lei-den). Dies. Fall auch v. J. Da-vel, P. v. D. Elst, J. Wins-ser, P. H. van Thiel u. J. D. Verlinde, publiz. (1948).

* Kaninchen-Haut-Test (K.H.T.), Farbstoff-Test (F.T.), Komplement-Bindungs-Reaktion (Ko.B.R.), Toxoplasmin-Test (T'inT.) .

Tabelle 6. *Zusammenstellung der 74 bisher bekannten histo-parasitologisch nachgewiesenen*

Fall	Autor	Geschlecht	Geb.-Gewicht in kg	Beginn d. klin. Symptome	Krankheitsverlauf Lebensdauer = Ld.	Hydrocephalus	Liquor cerebrospinalis					Intracerebrale Kalkherde
							Xanthochromie	Eiweiß	Zellen pro mm³	Erreger Tpl. = Toxoplasmen	Übrige Befunde	
37	HARWIN, M., u. ANGRIST, A. USA, New York 1948	m.	1,5	3 Tg.	Beginn mit Ikterus u. Krämpfen bei 6½-monatl. spont. Frühgeburt Ld.: 4 Tg.	+ +						+
38	KEAN, B., u. GROCOTT Ztr. Amerika Kanal-Zone 1948	m.	1		Frühgeburt von 6½-7 Mon., Cyanose, unregelmäßige Atmung Ld.: 9 Std.							
39	LELONG, M France, Paris 1948	w.	3	2½ Mt.	Mikrocephalus (34 cm), Verengerte Lidspalte, Mikrophthalmie Ld. ?	+ +		1 Gramm	40 Ly.			
40	RUCHMAN, I., u. JOHANSMANN, R. J. USA, Cincinnati, Ohio 1948 (Fall C.G.)	w.		Geburt	Reizbar seit Geburt. Krämpfe am 22. Leb.-Tag Ld.: 37 Tg.	+	+	Ges. Eiw.: 2100 mg-% (am 24.Leb. Tag) 3700 mg-% (am 31. Leb.-Tag)	9 mm³			+ (postmortal)

Fälle von im 1. Jahr tödlicher konnataler Toxoplasmose (To.) (Fortsetzung 7.)

Chorio-Retinitis (und andere Augenbefunde)	Klinisches Bild		Hämatologie	Serologische Teste*	Klinische Diagnose	Anatomo-Pathologie				Spezielle Bemerkungen
	Krämpfe = K. Nystagmus = N.	Temp. = T. Atmung = A.				Zentralnervensystem	Augen	andere Organe	Erreger-Nachweis Tpl.=Toxoplasmen	
	K			K.H.T. Mutter: +	Kongenitale Obliteration d. Gallenwege. Erythroblastose	In beiden Hemisphären runde eingefallene Herde von 1—4 cm Durchmesser. Mikroskopisch: Zahlreiche Granulome.	Chorioretinitis m. Pseudocysten		Gehirn Rückenm. Retina	Kanarienvögel u. Hund i. Haushalt
						Leptomening. haemorrhagica Gehirn gallertartig. Kleine gelbl. Herde neben Nekrosen. Granulomat. Reaktion. Kalkablagerg.	Chorioretinitis granulomatosa mit isolierten Tpl. und Pseudocysten. Entzündg. des N. opticus	Auge Trigeminus Niere Blase Parotis Zunge, Bein- u. Rückenmuskeln, N. femoralis		Gehirn + L. C.S. auf Meerschweinchen überimpft: Tod nach 10 Tg. an Toxoplasmose. Mutter 24jähr. Mit 16 J. 2 Fehlgeb. im 3. Mon. WA: neg. Vater 30jährig, Schlecht behandelte Lues. Fundus: geheilte Chorioretinitis. WA: +
						Hydrocephalus int. Cortex auf wenige mm reduziert mit zahlreichen weißlichen Knötchen. Histol:. Kalkherdchen mit zentraler Nekrose, umgeben von einem entzündlichen Infiltrat.			intracellulär im Gehirn	
nicht unters.	Spastizität. später schlaffe Beinlähmg	T.: 38,4		K.H.T.: Mutter: + Vater: + ält. Geschw. — jüngst. Geschw.: +	Der anatomopath. Teil der Beob. wird von JOHANSMANN u. RUCHMAN separat publ.		Charakterist. Chorioretinitis		Gehirnausstriche	2 Katzen und 1 Hund i. Haushalt. Eine Katze im Nachbarhaus starb unter Krämpfen 4 Tage vor dem Tod des Pat. Im gleich. Haus Kaninchenzucht u. wilde Ratten. Drei der letzteren waren bei der Untersuch. (auch serol.)'neg. —Gehirn, Leber u. Milz des Pat. auf Meerschw. u. Mäuse überimpft. Alle Mäuse m. Gehirnsubst. gingen ein. Der erhalt. C.G.-Stamm wurde d. 16 Passagen übertrag.

* Kaninchen-Haut-Test (K.H.T.), Farbstoff-Test (F.T.), Komplement-Bindungs-Reaktion (Ko.B.R.), Toxoplasmin-Test (T'inT.).

Tabelle 6. *Zusammenstellung der 74 bisher bekannten histo-parasitologisch nachgewiesenen*

Fall	Autor	Geschlecht	Geb.-Gewicht in kg	Beginn d. klin. Symptome	Krankheitsverlauf Lebensdauer = Ld.	Hydrocephalus	Liquor cerebrospinalis					Intracerebrale Kalkherde
							Xanthochromie	Eiweiß	Zellen pro mm³	Erreger Tpl. = Toxoplasmen	Übrige Befunde	
41	SMITT, O., und WINBLAD, ST. Schweden Malmö 1948	w.	2,4	Geburt	Frühgeburt 8. Monat. Am 2. Tag Ikterus, 1 Monat lang anhaltend, ebenso Erbr. Leber-Milzvergrößerg. schon bei Geburt. Diskrete Hautblutungen. Leichte Cyanose. Suboccip. Hautabsceß. (Staphyl. aur.) Ld. 8 Wch.	Klin. kein H. (Kopfumfang 32 cm)						
42	WALLGREN, A. Schweden, Stockholm 1948	w.	3	10 Tg.	Andauerndes Erbrechen Große Leber Ld. 44 Tg.	+ (38 cm mit 14 Tg.; progressiv bis 44 cm)						+ (autopt. mikrosk.)
43	WERTHEMANN, A. Schweiz Basel 1948 (Fall G.C.)	m.	2,1	Geburt	Frühgeburt v. 7. Mt. (46 cm) Cyanose, Schnappatmg., gen. Ödeme Ld. 1 Tg.		+	Pandy +++ ges.-Eiw.: 2,5 °/₀₀	13312/3 Myelogr.: Vacuolis. Elemente, Monoc., Lymphoïde Z., Erythroc., Kalkkonkremente, Lipoide.		HIYMANS-VAN DEN BERGH dir.: neg. indir.: pos.	
44	DEKKING, H.M. Holland, Groningen 1949	w.		mit 5 Mt. unters.	Frühgeburt im 8. Monat. Kachexie, Mikrophthalm., Blindheit, Idiotie Ld. 8 Mt.		+					++

Row 43: *Unters. postmortem* (spanning the Liquor cerebrospinalis columns).

Fälle von im 1. Jahr tödlicher konnataler Toxoplasmose (To.) (Fortsetzung 8.)

Chorio-Retinitis (und andere Augenbefunde)	Klinisches Bild		Hämatologie	Serologische Teste*	Klinische Diagnose	Anatomo-Pathologie				Spezielle Bemerkungen
	Krämpfe = K. Nystagmus = N.	Temp. = T. Atmung = A.				Zentralnervensystem	Augen	andere Organe	Erreger-Nachweis Tpl. = Toxoplasmen	
Enge Lidspalten, Mikrophthalmie	Reflexe normal	Hypothermie, Hyperthermie i. d. letzten Woche (40,5)	1. Hg. 115% R. 4160000 W. 7600 2. Hg. 64% R. 2450000 W. 3900 3. ante mort.: Hg. 50% R. 1400000 W. 4900 B.S. 38 mm Blutkultur: neg. W.A.: neg.	K.H.T.: Mutter: (5 Mt. nach Geb.) 5 Reakt. Dosen (Serum schlecht aufbebewahrt ?)	cyanotische Hautverfleckg. in den letzten Woch.	Hydrocephalus int. bes. Seitenventrikel. Periventrik. Fibrinoidnekrose. Cystische Herdnekrosen m. Verkalkung inmitten der Gehirnsubst. Mikrogyrie. Mikroskopie: verkalkt. Granulationsgew. m. peripherem entzdl. Infiltrat	nicht unters.	Leber ++ (195 g) uncharakt. entzündl. Einschmelzung und cirrhotische Veränderg. Milz + (82 g)	Gehirn: intracellul. Leber: intracellul. (selten)	4 Liter Fruchtwasser, Placentargewicht 880g
nicht unters.	K			K.H.T.: Mutter: +	Hydrocephalus infolge Tumor ?	Hydrocephalus internus, ganz dünner nekrotischer Rindenrest. Tumorartiger, z. T. erweichter Infiltrationsherd in d. Gegend der Basalganglien. Mikr. verkalkt. Nekr. u. perivasc. Granulome m. viel Paras. Gef.throm.	nicht unters.		Gehirn: (frei u. in Gruppen, extra- und intracellul.)	Eine 3 Mt. später erfolgte Schwangerschaft endete mit Spontanabort im 3. Mt. (Foetus u. Placenta konnten nicht untersucht werden)
	Hypotonie. Fehlende Greifu. Umklammergs.reflexe	T: unterkühlt			„Hydrops foetalis" (Rhesus bei Mutter jedoch +)	Großhirnhemisphären zu schlaffen Säkken reduziert. Leptomeninx verdickt, braungelb verfleckt. Gehirnmantel stellenweise nur 1 mm dick. Außer den Ventrikelhöhlen Zerfallsherde in der weißen Substanz. Mikrosk.: schwersteForm foetalerMeningo-Encephalitis mit cystischem Gewebezerfall	Bulbi makrosk. nicht merklich verändert. Bds. schwere Chorioretin.		am deutlichsten in den Bulbi (Pseudocysten)	Dieser Fall aus der FREUDENBERGschen Klinik wurde später auch von L. NEIDITSCH publiziert.
Bds. Mikrophthalmie r.: typisch. Maculaherd. l.: papillärer u. peripherer Herd mit Strangverbindung (konnat. falciforme Netzhautablösung vortäuschend)	N			K.H.T.: Kind ++		Nekroseherde im Gehirn	narbige Chorioretioitisherde bds. links: die histol. Unters. schließt die an. genommene Mißbildung aus		Gehirn	Mutter leichte Nephropathie in d. Schwangerschaft

* Kaninchen-Haut-Test (K.H.T.), Farbstoff-Test (F.T.), Komplement-Bindungs-Reaktion (Ko.B.R.), Toxoplasmin-Test (T'inT.).

Tabelle 6. *Zusammenstellung der 74 bisher bekannten histo-parasitologisch nachgewiesenen*

Fall	Autor	Geschlecht	Geb.-Gewicht in kg	Beginn d.klin.Symptome	Krankheitsverlauf Lebensdauer = Ld.	Hydrocephalus	Liquor cerebrospinalis					Intracerebrale Kalkherde
							Xanthochromie	Eiweiß	Zellen pro mm³	Erreger Tpl. = Toxoplasmen	Übrige Befunde	
45	EDMONDS, A. C Australien, Perth 1949	w.	2,8	2 Wch	Zangengeburt Krämpfe, Hydrocephalus Ernährungsschwierigkeiten. Ld.: 67 Tg.	+ + +	\<center\>Lumbalpunktion\</center\>					
							+	Ges.-Eiw.: 200 mg-%	150 Leuco.	Kultur: neg. Sediment: keine Erreger		
							\<center\>Ventrikelpunktion\</center\>					
							+ +	Ges.-Eiw.: 800 mg-%	38 Leucoc.		Druck sehr hoch	
46	GARD, S., MAGNUSSON, J. H., WAHLGREN, F. u. GILLE, G. Schweden, Stockholm 1949	w.	3,3	Geburt	Lethargisch s. Geb., „Feeding Problem", dunkler Urin, Milz u. Leber + + + Brachykardie Ld.: 43 Tg.	+ + + (Röntgenol. symm.)	\<center\>1. L. P. am 29. Lebenstag\</center\>					+
							+ +	Pandy + + + + Nonne + + + + Ges.-Eiw.: 377 mg-% Alb.: 271 mg-% Glob.: 106 mg-%	Polyn. 28 Mono 70 Rote 18	Kult.: neg. Sedimentausstrich: neg.	Druck: 8 cm W.A.: neg.	
							\<center\>2. L. P. am 32. Lebenstag.\</center\>					
							+ +	Pandy + + + + Nonne + + + +	Polyn. 130 Mono 360	Kult.: neg.		
47	KLIMA, M. Tschechoslowakei, Prag 1949	w.	2,5		geb. durch Sectio Caes. Ld. 25 Tg.							

Fälle von im 1. Jahr tödlicher konnataler Toxoplasmose (To.) (Fortsetzung 9.)

Chorio-Retinitis (und andere Augenbefunde)	Klinisches Bild Krämpfe = K. Nystagmus = N.	Temp. = T. Atmung = A.	Hämatologie	Serologische Teste*	Klinische Diagnose	Anatomo-Pathologie Zentralnervensystem	Augen	andere Organe	Erreger-Nachweis Tpl. =Toxoplasmen	Spezielle Bemerkungen
	K					Gehirn unter Druck, Gyri verwischt, an der Oberfläche verstreut gelbl. weiße Herde. Plastische Meningitis d. Basis. Gehirnmasse breiig. Hydrocephalus permagnus. Fibrinexsudat an den Ventrikelwänden. Mikrosk.: nekrotische Gewebeveränderungen		Milz + + Leber und Milz ohne Parasitennachweis.	Gehirn: Ausstrich mit freien Parasiten. Schnitte m. Pseudocyst.	
leichte Mikrophthalmie. Bds. Uveitis v. sekund. Typus	Hypotonie	T.: extreme nicht meßb. Hypothermie, später Poikylothermie (33,8 bis 40,8°)	am 25.L.Tg. Hg. 108% R. 4,62 Mill. W 4200 Neutro stabf. 18% Neutro segm. 19% Eosino 16% (Abs. 670) Ly 47% B.S 2 mm St. Prothromb. Index 15 WA.: neg. am 31. Tg.: W. 5900 Neutro stabf. 9% Neutro segm. 3% Eos. 22%(!) (abs.1 300) Ly 62% Mono 3% Prothromb. Ind. 100 (!!)	K.H.T.: Kind:+ Mutter: + F. T.: Kind:+ (1:800) Mutter: + (1:800)	Vermut. Diagn.: konnat. Toxoplasmosis	Frische subdurale Blutung. Viel gelbliche Flüssigkeit subarachnoidal. Hochgradige Ventrikelerweiterung. Graugelbe Erweichungsherde i. Großhirn. Mikr.: nekrotisierende Encephalitis mit Kalkkörnchen. Granulome im ganz. Rückenmark.	nicht unters.	Viscerale Organe ohne To.-Herde	Gehirn	Mutter nach d. Geburt Fieber. Aus dem Liqu. des Pat. 3mal, aus einer Leberbiopsie 1 Mal Tpl. im Tierversuch isoliert. Gehirn u. Milz aus der Leiche gingen ebenfalls an. Dieser Stamm („G. L") ist serologisch identisch mit d. amerikanischen „R. H" und „L. M."
				F. T.: Mutter: 1:800		Hydrocephalus int. mit entzündlichen Nekroseherden im Gehirn u. verlängert. Mark. Mikr. Augenbefund: R.: Iridocyclitis, Chorioiditis. Die abgelöste Netzhaut entspr. d. 5-6 wöch. Embryonalstadium Z. T. Bild der ablatio falciformis. L.: Chorioiditis, Netzhautablös., Makulaherd mit entzündlichem Strang gegen d. Glaskörper.	R. Mikrophthalmus		Retina (im abgelösten Teil)	An beiden Augen ist eine Entwicklungshemmung festgestellt. Für das re. Auge nimmt d. Autor eine Parasiteninvasion im 13 mm-Embryonalstad., für das l. Auge eine solche erst im 70-80 mm-Embryonalstadium an

* Kaninchen-Haut-Test (K.H.T.), Farbstoff-Test (F.T.), Komplement-Bindungs-Reaktion (Ko.B.R.), Toxoplasmin-Test (T'inT.).

Tabelle 6. *Zusammenstellung der 74 bisher bekannten histo-parasitologisch nachgewiesenen*

Fall	Autor	Geschlecht	Geb.-Gewicht in kg	Beginn d. klin. Symptome	Krankheitsverlauf Lebensdauer = Ld.	Hydrocephalus	Xanthochromie	Liquor cerebrospinalis Eiweiß	Zellen pro mm³	Erreger Tpl. = Toxoplasmen	Übrige Befunde	Intracerebrale Kalkherde
48	MANTZ, F. A., DAILY, H. R., AUS, M. C., GROCOTT, R. G. Z. Amerika, Ancon, Pan. 1949	w.	2,7	Tot-ge-burt	Placenta mit vergrößerten Kotyledonen v. gelber Farbe						L. blutig (Obdukt.)	+ (Obd.)
49	SCHORN, J. Deutschland, Gießen 1949 (Fall Fi A.) s. auch KOCH, FR., SCHORN, J. und ULE, G. (1951, 1. Fall)	w.		4 Wch	Aus angeblich. Gesundheit heraus plötzl. Durchfall, Krämpfe, Bewußtlosigkeit. Exitus innerhalb 24 Std. Ld. 3 Mt.		Pandy: —		14/3 Zell. vorw. Lymphoc.		Druck-vermindert	+ (histol.)
50	ZASUCHIN, D. H. SKVORTZOV, M. A., OSINOVSKI, H. I., ZASUCHINA, V. H., LEVITANSKAIA, P. B. und VACINA, S. Q. U.R.S.S., Moskau 1949	m.		4 Mt.	Beginn mit epileptiformen Krämpfen, Rezidiv im 7. Mon. Mit 12 Mon. plötzlich Coma, Hyperthermie, Exitus nach 8 Std. Ld.: 1 Jahr							
51	CARROL WYNTON, H. USA, Louisiana, Shreveport. 1950 (Fall L.H.)	m.	3,3	2 Wch	Negerkind. Geb. rechtzeitig Ld. 46 Tg.	gen. Hydrocephal. int. (Encephalograph.)	Ges.-Eiw.: 1,02 mg-%		im mm³ 34000 R. 25 W.	Ausstr.: Monocytoïde Phagocyten (m. Toxopl. ?)	L.Zucker: 53 mg-%	+ (postmortal)

Fälle von im 1. Jahr tödlicher konnataler Toxoplasmose (To.) (Fortsetzung 10.)

Chorio-Retinitis (und andere Augenbefunde)	Klinisches Bild		Hämatologie	Serologische Teste*	Klinische Diagnose	Anatomo-Pathologie				Spezielle Bemerkungen
	Krämpfe = K. Nystagmus = N.	Temp. = T. Atmung = A				Zentralnervensystem	Augen	andere Organe	Erreger-Nachweis Tpl.=Toxoplasmen	
				T' in T. Mutter: — Vater: — Ko.B.R. Mutter: +	Klinik und Obduktionsbef. legen die Diagn.: Erythroblastose mit Toxoplasmose nahe (vergl. Fall Steiner und Kaump [Nr. 14 dieser Tab.])	Leptomeningen verdickt, graugelb m. Cortex verwachsen. Subarachnoïd. Exsudat mit viel Toxoplasmen. Im Gehirn Nekroseherde m. Kalk (Kossa +)	Bds. Chorioretinitis, Ödem und Nekrose des N. opticus	Gen.Ödeme, Hämorrhagisches Exsudat in Pleura, Perikard u. Peritoneum, Splenomegalie. Cystische N.-Nieren m. Markblutg.	Freie Tpl. in Lungen u. Nervus optic. Pseudocysten in Gehirn, Zunge, Muskeln d. Schulter- und Kniegeg.	Mutter 2 Jahre vorher Fehlgeb. im 3. Monat. Gehirnstücke des Pat. einem Meerschweinch. mit Erfolg verimpft (Pseudocysten i. Herz, Leber, Muskeln und Nierenkanälchen.) Der Stamm seither durch Meerschweinchen-Passagen erhalten.
	Agonaler Krampf, Tod an Atemstillstand	Terminale Hyperthermie			Intoxikation	Cyst. Umwandlung des l. Ammonshorns, Gyrus fusiformis u. vord. Pol des Schläfenlappens. Dissem. gelblich-weiße Herde an der Mark-Rindengrenze, histol. aus Granulationsgew. mit fettbeladenen Zellen und Kalkeinlagerung. Nicht eitr.Leptomeningitis Pachymening. haemorrh.	nicht unters.	Schleimigeitrige Otitis media u. Mastoïditis bds.	Gehirn, (intracellul.) Nachweis schwierig	
		Terminale Hyperpyrexie				Hyperämie u. Ödem des Gehirns. Perivasculäre Exsudate. Kleine Nekroseherde m. degenerierten N.-Zellen ohne Umgebs.-reaktion in Stammgangl., Brücke und Medulla oblong.	nicht unters.	Interstit. Pneumon.	Gehirn, Leber (in Kupferschen Zell. als eosinophil. rundl. oder ovoïde Körperch.)	
Strabismus	allgem. Spastizität		Hg. 15 mg W. 23 000 Neutro 65% Ly 13,5% Mono 21% Baso 0,5%			starkes Geh.-ödem. Thalamusblutungen. Mikroskop.: multiple Nekrosen mit Kalkeinlag.	nicht unters.		Gehirn u. Lungen	

* Kaninchen-Haut-Test (K.H.T.), Farbstoff-Test (F.T.), Komplement-Bindungs-Reaktion (Ko.B.R.), Toxoplasmin-Test (T'inT.).

Tabelle 6. *Zusammenstellung der 74 bisher bekannten histo-parasitologisch nachgewiesenen*

Fall	Autor	Geschlecht	Geb.-Gewicht in kg	Beginn d. klin. Symptome	Krankheitsverlauf Lebensdauer = Ld.	Hydrocephalus	Liquor cerebrospinalis					Intracerebrale Kalkherde
							Xanthochromie	Eiweiß	Zellen pro mm³	Erreger Tpl. = Toxoplasmen	Übrige Befunde	
52	FRENKEL, J.K., u. NAFZIGER, H. C. USA, California, San Francisco 1950	?	?	Ge-burt	Wasserkopf mit Fontanellenspannung. R. Mikrophthalmie. Ld.: 5 Tg.		+				Ventrikel-liquor: eingedickt	
53	FREUDEN-BERG, E., und WERTHEMANN, A. Schweiz, Basel Dieser Fall (R. L.) wurde uns in dankensw. Weise persönlich mit-geteilt. 1950	w.	2,4	Ge-burt	Blasenspr. 30 St. vor Steiß-geb. Länge 44 cm ab 5. Tg. leicht Ikterus. An-fängl. bluthalt., dann stets en-teritische Stüh-le. Feeding problem. Fleck. Lungen-zeichn. Herz-dilatation. Ld. 38 Tg.	Kopf-umf. 37 cm. mit 3 Wch.	+	Pandy ++ Ges.-Eiw.: 1,6% (!)	60/3 Zellen 75% Mononucl.		Tryptoph. sehr stark +	+ (röntg.)
54	JELKE, H. Schweden, Gävle 1950 (Fall Mats K.)	m.	3	Ge-burt	abgestumpft, nur Wimmern Trinkschwie-rigkeit, Fonta-nellen gesp., vorgewölbt Ld. 5 Woch.	++	++ (Ventrikelpunktion)	Pandy +++ Nonne +++ (Spontan-koagulat.)	2200 dav. 1400 Polyn.	Kult.: neg. Sedim.: ohne Erreger, Tier-versuch: auf Toxopl. +	L. trüb. Ventrikel-druck: 17 cm W.A.: (+) Kahn: +++ Meinecke: neg.	++ sym-metr. (rönt-genolog post mortem)
55	KEMP, G. Deutschland, Bonn s. auch: PIEKARSKI, G. u. VON TÖRNE, H. (1950) 1950 (1. Fall M. R.)	m.	?	Ge-burt	Arztkind. „Dreieckschä-del", cerebral. Leiden mit Apathie, Be-wegungsarmut, Torticollis. Später Durch-fall. Zentrale Kreislauf- und Atemstörung. Ld.: 9 Mt.	++ (schein-bar Occlusi-vus)	(Lumbalpunktion)	Pandy +++ Ges.-Eiw.: 67,2 mg-%	5/3		L.Zucker: + Goldsol: +	○

Fälle von im 1. Jahr tödlicher konnataler Toxoplasmose (To.) (Fortsetzung 11.)

Chorio-Retinitis (und andere Augenbefunde)	Klinisches Bild — Krämpfe = K. Nystagmus = N.	Temp. = T. Atmung = A.	Hämatologie	Serologische Teste*	Klinische Diagnose	Anatomo-Pathologie — Zentral-nervensystem	Augen	andere Organe	Erreger-Nachweis Tpl. = Toxoplasmen	Spezielle Bemerkungen
		T.: regellos		K.H.T.: Mutter: + Vater: + T' in T.: Mutter: + Vater: + K.B.R.: Mutter: — Vater: — (25 J. nach † d. Pat.)		Bei der Schädeleröffnung Abfluß v. viel gelbl. Flüssigkeit m. dicken Fetzen. Kollaps der Großhirnhemisph., die weißliche, granuläre Herde aufweis. Mikrogyrie im r. Occipitallappen.	Bulbusgröße r < 1 Mikr.: bds. Netzhautdegeneration mit Zellinfiltraten (Granulomat. Retinit.)	Myokardit. toxoplasm., leichte interstitielle Pneumon. u. Nephritis, leichte Hepatitis und Splenitis	i. d. Netzhaut in Gruppen und Pseudocysten	Mutter: unstillbares Erbrech. während der Schwangersch. Der Fall kam schon 1923 zur Beobachtung, wurde aber erst fast 30 Jahre spät. im Lichte der To.forschg. diagnostiziert und publiziert. De facto fällt er zeitlich mit Jankus Beschr., die als 1., gilt, zusammen.
Bil. Mikro-Enophthalmus. Vorderkammer flach. R.: netzförm. Trüb. i. Linse hint. oder Vitreus vorne. L.: Kranzförmige Trübung in Pupillarebene (Membr. pupill. pers. ?)	K schwere vasomot. Stör.	Unterkühl.: Intermitt. Fieber während ganze Spitalaufenth.	W. 12600 Linksverschieb. (39,5% Stäbe)	K.H.T.: Patient: schwach + Mutter: + F. T.: Mutter: +	Konnat. Toxoplasmose mit multipl. Mißbild. an bd. Augen	Schwerste Meningo-Encephalitis m. Hydrocephalus internus u. cystischem Zerfall bes. d. mittler. und hinteren Großhirnpart. Schwere, vorwiegend frische Toxoplasmose auch v. Kleinhirn, Brücke u. Rückenm. mit Leptomeningitis spinal.	Schwerste, bes. rechtsseit. durch T. bedingte Chorioretinitis mit Mikrophthalmie. Entzündl. Gewebe i. Vitreus bes. rechts	Chron.entzdl. Herde i. Epikard u. i. Herzinterstit. Konfi. Bronchopneum. beid. Unterlappen Erythroblastose i. Leber, Nierenbeck. u. Pankreas. Kl. Nekrosen i. Hypoph.-Vorderl.	Pseudocyst. im Groß- u. Kleinhirn, Medulla obl., Thorakal- und Lumbalmark sowie recht zahlr. in beid. Bulbi	Mutter hatte stets mit Tieren zu tun. Bei der Obduktion wurde aus d. Gehirn ein Toxoplasmastamm isoliert (Hygiene-Institut [Prof. J. Tomcsik] Basel) und erfolgreich periodisch weiter überimpft (1. Stamm in der Schweiz, s. auch Fritz, W. (1951)
Mikrophthalmie, Enophthalmie, träge Pupillen-Reakt. auf Licht. Hornhauttrübung chronische Uveitis	Hypotonie P.S.R. + + Rossolimo +	T. 40,5° A.: mangelhaft, unregelmäß. Cyanose	Hb. 119% R. 5100000 W. 17700 Pol. 11500 Mono 6200 Prothromb. Index 84	Neutral. Test auf Chorioallant.: Pat. + Mutter: + + K.H.T.: Mutter: + + F. T. Mutter: + + (1:1600)		Gyri verwischt, weiche Hirnhäute auffalld. verdickt mit gelbweißen, undurchsichtigen Plaques. Gehirnmantel infolge d. Hydrocephalus äußerst reduziert. Alle 4 Ventrikel gedehnt und mit gallertartiger gelber Masse gefüllt	Unters. von Dr. F. Wahlgren — im untersuchten Auge: typ. zentr. Chorioretinitis, kleine Nekrosen mit Kalk, Opticus nicht veränd.	Leber, Milz Lungen ohne spez. Veränder.	nur in der Netzhaut	Aus Gehirn und Milz wurden Tpl. isoliert (Dr. Alm, Gotenburg). Es ist dies d. 5. Stamm in Schweden. Von der Mutter wurden Scheidenspülflüssigkeit sowie eine Abrasio der Uterusschleimhaut, jedoch erfolglos, inokuliert
Frühzeit. Sehstörgn., Fundus i.4.Mt. jedoch o. B. Mit 7 Mon. bereits narb. Chorioretinitis macul. (Prof. H. K. Müller)	Reflexanomal. Streckkrämpfe Erbrechen. Lähmg. d. Augenmuskeln u. d. li. Beins	T. + + A.: Cheyne-Stokes		F. T.: Mutter: + 1:144	Chorioretinitis pigmentosa, Amaurose, Hydrocephalus Encephalopathie, Dyspepsie	Basale cerebral. Leptomeningit. Hämosiderose d. inn. Dura. Hochgradiger Hydrocephalus int. (47,5 cm) chron. Ependymitis granul. der Kammern mit Obliteration d. Aquaeductus S.	charakt. chorioretinitische Herde bds.		Pseudocysten in Gehirn und Netzhaut (1-2 in jed. Schnitt!)	Diese und die folgend. Beob. figurieren auch in d. Kongreßmitteilungen v. Prof. Dr. O. Ullrich und Prof. Dr. H. K. Müller (Bonn)

* Kaninchen-Haut-Test (K.H.T.), Farbstoff-Test (F.T.), Komplement-Bindungs-Reaktion (Ko.B.R.), Toxoplasmin-Test (T'inT.).

Tabelle 6. *Zusammenstellung der 74 bisher bekannten histo-parasitologisch nachgewiesenen*

Fall	Autor	Geschlecht	Geb.-Gewicht in kg	Beginn d. klin. Symptome	Krankheitsverlauf Lebensdauer = Ld.	Hydrocephalus	Liquor cerebrospinalis					Intracerebrale Kalkherde
							Xanthochromie	Eiweiß	Zellen pro mm³	Erreger Tpl. = Toxoplasmen	Übrige Befunde	
56	KEMP, G. Deutschland, Bonn s. auch: PIEKARSKI, G., u. VON TÖRNE, H. (1950) 1950 (2. Fall U. M.)	w.	?	Geburt	Konnat. Hydrocephalus, Krämpfe ab 3. Mon. Kopfumf.: 54 cm (3 Mt.) bis 63.5cm (6½Mt.) Im 4. Monat pertussisartig. Husten m. röntgen. Lungenherden. Ld. 6½ Mt.	+++ (Occlusivus) K.J.-Probe)	(+) -	Wiederh. Lumbalpunktionen Pandy ++ Ges.-Eiw.: 36—72 mg-%	norm. bis 0/3		Goldsol + (Lueszacke)	○
57	RODNEY, M.B., MITCHELL, N., REDNER, B., u. TURIN, R. USA, New York 1950	m.	3,2	2 Tg.	Schwach. Schrei. Ikterus, schlaffe Lähmung d. Beine, Harnretention, Meteorismus Cyanose Ld. 12 Tg.	++	+	Pandy ++++	11			++
58	STROBEL, W. Deutschland, Lübeck 1950 (Fall S. Sto.) s. auch RIEBE, S. (1951) s. auch JEKKELN. E.(1950)	w.	2,7	24 Tg.	Zangengeburt. Am 24. Leb.-Tag ton.-klon. Krämpfe der Arme u. Beine. Hydrocephalus (38—43,8 cm in 18 Tagen) Ld. 43 Tg.	++ (klin.)	+	1. L.-Punktion Pandy +++ Ges.-Eiw.: Kafka 22,0 Alb.: 10,0 Glob.: 12,0 letzte L.-Punktion + Ges.-Eiw.: > 40 Glob. 15,0	55/3 7/3		Goldsol: + (Linkstypus)	+ (histol.)
59	VERLINDE, J. D., und MAKSTENIEKS, O. Holland, Leiden 1950 (Fall v.O.)			1 Tg.	Frühgeburt (14 Tage) Ld.: 43 Tg.	+	+	Nonne +++ Pandy +++	48—1198 Zellen	Toxoplasm. aus Liquor isoliert	Liquor-Zucker: 31—51 mg-%	+
60	VERLINDE, J. D., und MAKSTENIEKS O. Holland, Leiden 1950 (Fall M.G.)		2,8	1 Tg.	Frühgeburt (14 Tage) Ld. 23 Tg.		+	Nonne +++ Pandy +++	viel Zellen	Toxoplasmen aus dem Liquor isoliert		

Fälle von im 1. Jahr tödlicher konnataler Toxoplasmose (To.) (Fortsetzung 12.)

Chorio-Retinitis (und andere Augenbefunde)	Klinisches Bild		Hämatologie	Serologische Teste*	Klinische Diagnose	Anatomo-Pathologie				Spezielle Bemerkungen
	Krämpfe = K. Nystagmus = N.	Temp. = T. Atmung = A.				Zentral-nervensystem	Augen	andere Organe	Erreger-Nachweis Tpl. = Toxoplasmen	
abgelaufene herdförmige (zentr. und periph.) Chorioretinitis	N + + (horiz.) Rigidität der Beine		normale Werte	F. T.: Mutter: + Pat.: + 3 von 10 Geschw. +	Toxoplasmosis Hydrocephalus permagnus	Chronisch-granulierende Leptomening. cerebri. Ependymitis granularis der Hirnkammern mit Verklebung des Aquaeductus S. Hydrocephalus permagnus (2200 cm³) unt.Drck.	nicht unters.	Konfluierende bronchopneumon. Herde aller Lungenlappen. Chron. Erweiterung beider Herzkammern	Pseudocysten zwischen Exsudatzellen i. d. link.Lunge. Spärliche Einzelparasiten in d. Nieren	Bemerkenswert: im Gehirn kein Erregernachw. möglich. Rükkenmark und Liquor erfolglos Mäusen verimpft. Mutter auf 14 Schwangersch. 3 Fehlgeb. hinterein. Kont. m.Hund., Katz. u. Kan.
Chorioret. +	Lähmungen (Facialis Beine, l. Sternocleidomast.) N horiz.	T.: labil. A.: unregelmäßig	Hg. 18 g /100 cc R. 5680000 W. 14200 Keine Erythroblasten. Blutzucker 70 mg-%			Orangegelbe Flecken a. d. Konvexität. Im Gehirn gelbliche Nekroseherde m. Kalkkonkrementen. Cystische Erweichung i. d. Basalganglien. Miliare Granulome i. Cortex. Leptomening. To.	Alle Teile des Auges außer der Cornea entzündl. veränd. hauptsächl. Chorioidea u. Netzhaut	Myokarditis. Interst. Lungeninfiltrierung	Gehirn (einzeln u i. Pseudocysten) äußere Augenmuskeln, paravertebr. Muskulatur, Herzmusk., Hoden	
Bds. erhebliches Papillenödem u. mac. Chorioretin. Herde		T.: norm. A.: Cheyne-Stokes (terminal)	Hg 68% R. 3,3 Mill. Diff.: Jugendl.N. 5% Neutro stabf. 11% segm. 33% Eosino 8% Ly 41% Mono 2%	F. T.: Mutter: 7 Wch. post part. + 1:800 5 Mt. post. part. + 1:400		Verdickte Pia, herdweise gelbbräunliche verdickte Bezirke an der Hemisphärenoberfläche. Gehirnmark größtenteils z. einer Apfelgeleeartigen Gallerte erweicht, Gehirnmantel daher reduziert. Ventrikel eigtl. nicht erweitert. Histol. wie im Fall K. Sta. v. STROBEL (Nr. 70 dies. Tab.)	Frische herdförmige Chorioretinitis. Ödem der N. Opticusscheide		Gehirn u. Rückenmark (auch Lendenregion)	Mutter: 1 Jahr zuvor unvollst. Abort. Jetzt: vorzeitiger (3 Wochen) Blasensprung, was theor. eine genit. Infektion erwägen ließe. Dies. Fall wurd. uns von Dr. W. STROBEL persönlich für eine Übersicht d. Weltliteratur a. d.Ausstellung a.VI. Int.Pädiater-Kongreß, Zürich 1950. mitgeteilt
Synechien als Rest einer Iridocyclitis			Toxoplasmen aus Blut isoliert	F. T.: Pat.: 1:512 Mutter: 1:8192 Ko.B.R. Pat.: 1:32 Mutter: 1:16		Extensive Nekrose, besonders periventrikul. Zahlreiche granulomatöse Herde	nicht unters.		sehr viel Toxoplasmen in den Nekrosebezirken	
Chorioretinopathie						Periventrikul. Nekrose und herdförmiges Granulationsgewebe	nicht unters.		Sehr viel Toxoplasmen in d. Gehirnherden	

* Kaninchen-Haut-Test (K.H.T.), Farbstoff-Test (F.T.), Komplement-Bindungs-Reaktion (Ko.B.R.), Toxoplasmin-Test (T'inT.)

Tabelle 6. *Zusammenstellung der 74 bisher bekannten histo-parasitologisch nachgewiesenen*

Fall	Autor	Geschlecht	Geb.-Gewicht in kg	Beginn d.klin.Symptome	Krankheitsverlauf Lebensdauer = Ld.	Hydrocephalus	Liquor cerebrospinalis: Xanthochromie	Eiweiß	Zellen pro mm³	Erreger Tpl. = Toxoplasmen	Übrige Befunde	Intracerebrale Kalkherde
61	VERRON, G. Deutschland, Halle a. S. 1950 (1.Fall,P.Sch.) s. auch REISS, H. J., und VERRON, G. (1951)	m.	2,3	Geburt	Frühgeburt, Mikroceph., blaurote, zentral erhabene Maculae am ganzen Körper bes. an Handflächen und Fußsohlen. Leber-Milzschwellung, am 16. Tag Ikterus Mit 5 Wochen Durchfälle. Ld. 5 Wch.	+ (b. d. Obdukt.)	*Liquor:* +	Pandy +	22/3		WA: + ?	(+) (b. Obdukt.)
62	DEBRÉ, R., BERTRAND, I., BARGETON, E., u. MOZZICO-NACCI France, Paris 1951	w.	3,5	Geburt	Zange, Cyanose, Meningealblut. (L. P.). Hydrocephalus (38 cm) occlusus. 9. Tg.: Durchfall u. Exanthem des Gesichts und ganz. Körpers. Ld. 16 Tg.	+++	*1. Ventrikelpunktion:* + *2. Ventrikelpunktion:* + *3. Ventrikelpunktion:* +	Alb. 25,6 g-$^{0}/_{00}$ Alb. 25,6 g-$^{0}/_{00}$ Alb. 32 g-$^{0}/_{00}$	W. 16 R. 3200 W. (Ly) 11 R. 2900 W. 270 Ly 75% Poly. 23% End. 2% R. 15000		Bakt. Untersuch.: neg. Bakt. Untersuchg. neg.	+++ (8. Tag)
63	HOLDEN, W.S., u. WHITEHEAD, S. A. England, Liverpool 1951		2,1	Geburt	Ödeme, Hautblutungen, Hepato-Splenomegalie ohne Ikterus. Ld.: 15 min							+ Radiogr.: gebogene Schattenlin. i. Parieto-Occipit.-Geg.
64	JELKE, H. Schweden, Gävle 1951 (Fall M.B.K.)	m.	2,9	Geburt	Meningoencephalitis Ld. 25 Tg.	+ (seit Geburt)		Pandy +++ Nonne +++	2200 Zellen			+ (röntgenol.)
65	KLENERMANN, P. Südafrika Union, Durban 1951	m.		Geburt	Negerkind. Bald n. d. Geb. Husten, Speichelfl., Feeding problem.Persist. Nabelwunde. Vord.Fontanelle gesp. Trübe Augen. Exsikkose. Stühle dünn, wäßrig. Ld. 1½ Mt.		+	Glob. stark erhöht	Wenig Lymphoc.	Sed.: keine Erreger. Kulturen steril	Druck leicht erhöht. Chloride: 600 mg-%, Zucker: 69 mg-%	

Fälle von im 1. Jahr tödlicher konnataler Toxoplasmose (To.) (Fortsetzung 13.)

Chorio-Retinitis (und andere Augenbefunde)	Klinisches Bild		Hämatologie	Serologische Teste*	Klinische Diagnose	Anatomo-Pathologie				Spezielle Bemerkungen
	Krämpfe = K. Nystagmus = N.	Temp. = T. Atmung = A.				Zentralnervensystem	Augen	andere Organe	Erreger-Nachweis Tpl. = Toxoplasmen	
	Ton.-klon. Extremitäten-Krämpf.	T.: bis 39°	B.S.R. 14/26 Urin: Alb + Sed. Erythroc. gran. und hyal. Zyl.	K.H.T.: Mutter: neg. (? durch Versandt) F.T.: Mutter: + 1:144	Lues connata (am 1. Tg.)	Mikrencephal. Hydrocephalus int. chron. hämorrh. Leptomening. chronische u. frische encephalitische Veränderungen, Nekrosen und Verkalkungen. Ependymitis granularis.		Milz-Lebervergrößer., tox. Ikterus der Leberzellen. Interstit. Hepatitis, Nephritis und Pneumonieherde Ulceröse Colitis	Pseudocysten im Gehirn, Colon und Milz	Es liegt hier zum 2. Mal eine Beob. von Enterocolitis toxopl. vor (siehe auch BAMATTER (Nr. 20 dieser Tab., 1946.) Dieser und der nächste Fall v. VERRON wurden uns schon 1950 persönlich mitgeteilt
Mikrophthalmie Links: Chorioretinitis mit Atroph. und Pigment	Konst. Hypertonie. Erbrechen. Exitus unter Krämpfen	T.: bis 40,6		K.H.T.: Pat.: + Mutter: +	Neugebor.-Toxoplasmose	Verstrichene Gehirnwindungen. Hämorrh. Meningitis. Enorme Erweiterung d. S.-Ventrikel. Rindenverkalkungen. Mikrosk.: verkalkte Nekrosen, miliare Granulome. Perivasculäre Infiltrate	Links: Chorioretinit. Narben mit frischen Blutungen		Gehirn (frei u. in als echten Cysten aufgefaßten Gebilden)	
				Ko. B.R. 1:30				Placenta m. Ödem und Strukturanomalien	Myokard	
Mikrophthalmus					Charakt. Meningoencephalitis toxoplasmotica		charakt. Retinochorioiditis		Gehirn	Parasiten auch durch Isolierg. gefunden. Obdukt. Bef. durch Dr. F. WAHLGREN, Stockholm, erhoben.
Pupillen ungleich	Coma	Hypothermie (35,5°)		F.T. Mutter: 1:1024, Vater: < als 1:64	Vermutungs.-diag.: Tb. Meningitis (Penicillin, P.-Sulfathiazol, Streptomycin u. PAS.)	Hydrocephalus. Verstr. Nekros. i. Gehirn. Kein.Tb. Veränderung. Mikr.: Bedeut. Nekr. i. Bereich des 4. u. der S.-Ventr. m. gliom. Wucherungen. Viele Phagocytenzellen ent. Tpl. Ödem.Petechiale Hämorrhagien i.d.Ventr.-Wand		Keine für To. sprech. Veränderungen	Pseudocysten im Gehirn. Keine freien Tpl.	Diagnose von Dr. ALB.B.SABIN bestätigt i.Schnittpräparaten. Die serolog. Untersuch. stammt von Dr. H. A. FELDMAN, Syracuse (NewYork)

* Kaninchen-Haut-Test (K.H.T.), Farbstoff-Test (F.T.), Komplement-Bindungs-Reaktion (Ko.B.R.), Toxoplasmin-Test (T'inT.).

Tabelle 6. *Zusammenstellung der 74 bisher bekannten histo-parasitologisch nachgewiesenen*

Fall	Autor	Geschlecht	Geb.-Gewicht in kg	Beginn d. klin. Symptome	Krankheitsverlauf Lebensdauer = Ld.	Hydrocephalus	Liquor cerebrospinalis					Intracerebrale Kalkherde
							Xanthochromie	Eiweiß	Zellen pro mm³	Erreger Tpl. = Toxoplasmen	Übrige Befunde	
66	LELONG, M., LE TAN VINH, R. J., DES-MONTS und DUPRÉ-BOU-TELOUP, L. France, Paris 1951 (2. Fall P. P.)	m.	2,6	11. Tg.	Hydrocephalus (38,5 cm) Somnolenz, Wimmern, Ernährungs-schwierigkeit. Atrophie. Bradykardie. Hypothermie. Ld. 16 Tg.	+ +	+	L. P. Alb. 6,50 g-⁰/₀₀	Ly 12,6		Druck + +	+ + (b. der Obdukt)
67	NEIDITSCH, L., Schweiz, Basel 1951 (Fall G. T.)	w.		Ge-burt	Frühgeb. im 8. Mt. Tieflie-gende Augen. Merkwürdige Kopfform (Dysplasie), schlecht allge-mein. Zustand. Fontanelle gespannt. Milz + Ld. 26 Tg.	+		L. P. Nonne + + + Pandy + + + Ges.-Eiw.: 15⁰/₀₀	Leukocyt. 20/3		Kolloid. Kurven: pathol.	+ (bei d. Obdukt)
68	SCHORN, J. Deutschland, Gießen 1951 Persönl. Mitteilung			Ge-burt	Unmittelbar post partum Petechien von Stecknadel-kopf- b. Linsen-größe am ganzen Körper Ld.: 3 Wch.		+	Pandy + +	69/3 Zellen			
69	SCHRICK, E. USA, Calif., Oakland 1951 (Fall C. J. H.)	w.	1,7	5. W.	Frühgeb. Ikte-rus ab 5. Tag. Cyanose. Leber und Milz +, Anorexie, Anämie Ld. 69 Tg.	+ (ab 5. Wch.) nicht kom-munizie-render H (Ence-phalo-gramm)	1. L.-Punktion: +	Ges.-Eiw.: 675 mg-%	W. 69 davon Poly 48 Ly 21	Kult.: steril Aus-str.: neg.	Druck: + + L. Zucker 52 mg-%	
							2. L.-Punktion (ante mortem): +	Ges.-Eiw.: 1390 mg-%		Kult.: steril Aus-str.: neg.	L. Zucker: 18 mg-%	

Fälle von im 1. Jahr tödlicher konnataler Toxoplasmose (To.) (Fortsetzung 14.)

Chorio-Retinitis (und andere Augenbefunde)	Klinisches Bild Krämpfe = K. Nystagmus = N.	Klinisches Bild Temp. = T. Atmung = A.	Hämatologie	Serologische Teste*	Klinische Diagnose	Anatomo-Pathologie Zentralnervensystem	Augen	andere Organe	Erreger-Nachweis Tpl. = Toxoplasmen	Spezielle Bemerkungen
horiz. Nystagmus		T.: vor d. Tod 35,4°		F.T. Mutter: + 1:1600	konnat. Toxoplasmose	Gallertige Verdick. d. weich. Hirnhaut, Herdchen an der Gehirnoberfläche. Hydrocephalus permagnus (Seit.- u. III. Ventrikel) Ependymitis granularis. Mass. Nekros. der weiß. und grauen Subst., sowie der Stammgangl.	R. Auge: Chorioretinitis, nur in der Maculagegend	Im Herzmuskel diskrete Rundzelleninfiltrat.	Gehirn extra- und intracellul. Hypophyse: freie Parasiten. In Herzmuskelfasern Tpl.-Haufen	Bei der Mutter drohende Fehlgeburt im 8. Schwangersch.-monat. Bei d. Obdukt. wurden Mäuse mit Gehirnmaterial geimpft; dies führte zur Isolierung des 1. französischen Stammes, der dch. Passagen weitergezüchtet wird
Augen klein, Nystagmus, Strab. converg.	General. K. und vorübergeh. Facialislähmg. l.	T.: Zwisch. 35° und 38° Exitus bei starker Hyperthermie			Hydrocephalus Encephalomening.	Hintere 2 Dritt. des Großhirns u. beide Seitenventrikel sind dünnw. Höhlen. Verkalkte Nekrosemassen. Hydrocephalus. Mikrosk.: Encephalomeningitis, Erweichungs- u. Verkalkungsherde (auch Pseudo-Kalk)	nicht unters.		Gehirn (Pseudocysten)	
						Schwere Toxoplasma-Encephalomyelitis. Neben ausgedehnten frischen Nekrosen auch bandförmige Verkalkung unter Bevorzugung der grauen Substanz			Massenhaft i. Gehirn	Dieser Fall wird von Dr. J. SCHORN, vom Patholog. Institut Gießen, veröffentlicht
L. Lidödem u. Mikrophthalmus. Glas-Körpertrübung R. normal	Opisthotonus K (klon.)		Mit 1 Mon. Hg. 47% R. 2600000 W. 6000 Neutro Stabf. 10% Neutro segm. 40% Ly 32% Eosino 16% Baso 2% Ante mortem: Eosino 29%	Ko.B.T. Kind: neg. Mutter: nicht ausgef.	Vermut. Diagn. Toxoplasmose	Gehirnwände verdünnt durch den ausgedehnt. Hydrocephalus. An d. Gehirnoberfläche zahlreiche bis 2 cm große Erweichungsherde. „Schweizerkäsegehirn". Ventrikelinhalt fibrinartig. Mikrosk.: Coagulationsnekrosen mit Kalkeinlagen. Nicht eitrige Leptomening.	Linkes A.: Chorioretinitis mit Fibrindepots und Blutgn.	Ductus arteriosus und Vorhofseptum offen. Myokarditis. Blutbildungsherde in Leber u. Milz	Gehirn (Pseudocysten)	Mutter u. Vater 1 Mt. vor der Geburt des Pat. mit entzündlichen Erscheinungen d. Luftwege erkrankt.

* Kaninchen-Haut-Test (K.H.T.), Farbstoff-Test (F.T.), Komplement-Bindungs-Reaktion (Ko.B.R.), Toxoplasmin-Test (T'inT.).

Tabelle 6. *Zusammenstellung der 74 bisher bekannten histo-parasitologisch nachgewiesenen*

Fall	Autor	Geschlecht	Geb.-Gewicht in kg	Beginn d. klin. Symptome	Krankheitsverlauf Lebensdauer = Ld.	Hydrocephalus	Liquor cerebrospinalis					Intracerebrale Kalkherde
							Xanthochromie	Eiweiß	Zellen pro mm³	Erreger Tpl. = Toxoplasmen	Übrige Befunde	
70	STROBEL, W. Deutschland, Lübeck 1951 (Fall K. Sta.)	w.	2,8	Ge-burt	Frühgeb. im 8. Mt. Cyanose, Somnolenz. Am 17. Tag Er-brechen. Hydrocephalus (40,5) Ld.: 25 Tg.	+++	+	Pandy +++ Ges.-Eiw.: Kafka >40 Glob.: 19,9	47/3	Sedim.: keine Erreger	Goldsol + (Links-typus)	+++ (peri-ventri-kulär)
71	VERLINDE, J.D. Holland, Leiden 1951 persönl. Mitteil. (Fall J. H.)			1. Tg.	Frühgeburt (2 Mon.) Ld. 199 Tg.		+				Toxo-plasmen aus Liquor isoliert		+
72	VERLINDE. J.D Holland, Leiden 1951 persönl. Mitteil. (Fall W. V.)		3,2	1. Mt.			+	Nonne +++ Pandy +++	200—500 Zellen	Toxo-plasmen aus Liquor isoliert	Liquor-Zucker: 27—45 mg-%	
73	WAHLGREN, F. Schweden, Stockholm 1951 persönl. Mitteil. (Fall H.A.G.)	m.	3,3	Ge-burt	Schlechtes Gedeihen, schließlich Marasmus. Ld. 41 Tg.	+ (früh-zeitig)	+	Pandy +++ Nonne +++				+ (post-mortal)
74	WILLI, H. Schweiz, Zürich 1951	w.	1,5	Ge-burt	Lebensschw. Frühgeburt, winziges Gesicht, Petechien am Kopf und Stamm. Milzvergrößg. Ld.: 2 Tg.	+ (Kopf bei Geburt 33 cm. Birn-förmig. Gehirn-schädel)						+ (rönt-genolog. an der Gehirn-ober-fläche)

Fälle von im 1. Jahr tödlicher konnataler Toxoplasmose (To.) (Fortsetzung 15.)

Chorio-Retinitis (und andere Augenbefunde)	Klinisches Bild		Hämatologie	Serologische Teste*	Klinische Diagnose	Anatomo-Pathologie				Spezielle Bemerkungen
	Krämpfe = K. Nystagmus = N.	Temp. = T. Atmung = A.				Zentral-nervensystem	Augen	andere Organe	Erreger-Nachweis Tpl.=Toxoplasmen	
Mikrophthalmus u. schw. Uveitis r > l. Cataracta compl. mat. rechts. Membrana pupill. (?) persist. l.	Ton.-klon. Krämpfe lks., l.Facialisparese, Blasenlähmg.	T.: labil A.: Cheyne-Stokes	Hg. 84% R. 4,9 Mill. W. 14400 Neutro Stabf. 6% Neutro Segm. 45% Eosin. 21%! Ly 28% W.A.: —	F. T.: aus techn. Gründ. nicht ausg. K.B.R.: Mutter: +++ Vater: +++	Vermutgs.-diagn.: Toxoplasmose	Chron. Leptomeningitis, Hydrocephalus int. permagnus, chron. z. T. nekrotisierende Toxoplasma-Encephalomyelitis, Ependymitis granular. Ausgedehnte ält. entzündl. Herde im L. Mark m. Kalk		Interstit. Pneumonie m. Abszeßherden. Interst. Myokarditis, Nephritis und Myositis	Gehirn, Rückenm., Lunge, Leber, Auge (Linse)	Erregernachw. i. Knochenmk. nicht gelungen. Die pathol. Befunde werden von S. RIEBE u. E. JECKELN publiziert
Mikrophthalmie Aniridie, Katarakt, Synechien			Toxoplasmen aus Blut isoliert			Toxoplasmotische Gehirnveränderungen			Gehirn	
Chorioretinopathie						Toxoplasmotische Gehirnveränderungen			Gehirn	
Mikrophthalmus						Charakt. Meningoencephalitis mit Kalk	Retinochorioiditis u. Iridocycl.	Pneumonie	Gehirn	Parasiten auch durch Isolierung gefunden
Phänomen der untergehenden Sonne. Pupillenstarre	K. u. Zukkungen		Thrombocyten: 134000	K.H.T. Mutter: +		Nekrose des Großhirngewebes. Hydrocephalus internus u. externus ex vacuo. Mikr.: vereinz. Granulome in Lungen u. Nebennier. Dilatatio cordis,bes. re. Allg. Ikter. Splenomegalie	Herdförmige Chorioretinitis	Punktförmige Blutung in Haut, Thymus, Peri-, Epi- u. Endokard. Lungen, Pleura u. Periton.	Gehirn, Choroidea, Nebennieren, Lungen	Seit Jahren 2 Katzen als Haustiere. Augenhintergrund b. Mutter o. B.

* Kaninchen-Haut-Test (K.H.T.), Farbstoff-Test (F.T.), Komplement-Bindungs-Reaktion (Ko.B.R.), Toxoplasmin-Test (T'inT.)

Erläuterung und Nachtrag zur Tabelle 6.

Unsere Zusammenstellung ist ein Versuch, alle uns zugänglichen Beobachtungen der Welt-literatur chronologisch anzuführen. Dabei hielten wir uns streng an das Kriterium des histo-logischen Erregernachweises.

Außer diesen derart belegten Fällen sind aber noch zahlreiche konnatale Erkrankungs-formen bekannt, deren klinische und pathologisch-anatomische Bilder so weitgehend mit der T. übereinstimmen, daß ihre Einordnung unter diese Infektionskrankheit sich geradezu aufdrängt. Die eindrücklichsten hierhergehörigen Krankengeschichten seien an dieser Stelle kurz hervorgehoben. Sie betreffen einerseits erst nach dem 1. Lebensjahr verstorbene oder die beobachtete Krankheit überlebende Kinder, andererseits solche mit fehlendem oder nicht ganz einwandfreiem Parasitenbeweis. Für die systematische Eingliederung dieser Fälle ver-weisen wir auf Tab. 8.

Der erste einschlägige Bericht stammt von Guimarães (1943) und bezieht sich auf ein Mulattenmädchen mit Hydrocephalus, Krämpfen im 14. Monat, Gehirnverkalkungen und merkwürdigerweise auch *Knochenveränderungen* in Form von *Epiphysenstörungen der langen Röhrenknochen* (ähnliche osteopathologische Befunde sind von Glanzmann [1947] bei seiner 7 jährigen Pat. E. L. [s. unsere Abb. 18] erhoben worden). Die hier gelungene Isolierung eines Toxoplasmenstammes aus der Rückenmarksflüssigkeit ist an und für sich nicht ein absoluter Beleg für die toxoplasmogene Natur der Krankheit dieses Kindes; beweisend ist das zusätz-liche Aufzeigen der Erreger im Gewebeschnitt sowie hoher Antikörpertiter im Serum des Kindes und womöglich auch bei dessen Mutter (s. S. 779 u. 780).

Die Mitteilung eines besonders gut durchforschten und in dieser Arbeit mehrfach erwähnten (s. S. 689 u. S. 690) konnatalen T.-Falles (Kind Indro C.) verdanken wir Freudenberg (1947). Bei der Autopsie (Prof. A. Werthemann) wurde mit größter Sorgfalt der Parasitennachweis im Tierversuch angestrebt. Die Experimente, ebenso die histo-parasitologischen Unter-suchungen, fielen bei diesem bereits „verbrannten" Gehirn negativ aus [Werthemann: Schweiz. Z. Path. 11, 285 (1948), Fall 2]. Die hier im Feinschnitt erkannten schweren chro-nischen meningo-encephalomyelitischen Erscheinungen mit intensiven Verkalkungen und die ausgesprochene Chorioretinitis in beiden Bulbi lassen keinen Zweifel über die T.-Natur dieses angeborenen Leidens offen.

In einer weiteren Krankengeschichte wird von Adams, Adams, Kabler und Cooney ein 3 Wochen altes Mädchen vorgestellt. Es litt an einem Hydrocephalus, der mehrere Punk-tionen erforderte; *in einer Biopsie des Plexus chorioideus befanden sich Toxoplasmen.* Bei dem Patientchen traten ebenfalls Durchfälle auf. Der Neutralisationstest bei der Mutter und beim Kind war positiv. Letzteres starb mit 18 Monaten. Eine Obduktion konnte nicht aus-geführt werden.

Ein anderer wertvoller Beitrag zum Thema bildet die Veröffentlichung von Paul Giraud und seinen Mitarbeitern Farnarier, Ranque, Bernard und Robert in Marseille. Es ge-lang ihnen zum erstenmal in Frankreich aus dem Liquor eines hydrocephalen Säuglings Toxoplasmen zu isolieren. Das Mädchen litt an Ptosis seit den ersten Lebenswochen, an Krämpfen und beidseitiger Chorioretinitis. Der Tod erfolgte mit $2^1/_2$ Monaten. Eine Leichen-eröffnung war nicht möglich.

Wir können in diesem Abschnitt auch die Feststellungen zweier italienischer Autoren miteinbeziehen. Diejenige von Moro und Giuranna handelt von einem Mädchen, das mit 22 Monaten den Folgen einer Masernkomplikation erlag. Ehedem erweckten neuro-ophthalmo-logische Symptome bei ihm den Verdacht auf T. Der Farbstofftest fiel beim Kind 1:64 und bei der Mutter 1:256 positiv aus. Es wurde nach Toxoplasmen in Lunge und Milz gesucht. Trotz den klinischen Zeichen von spastischer Diplegie wurden im Gehirn keine pathologisch-anatomischen Anzeichen von T. vorgefunden.

Die andere Beobachtung erhob Mulè bei einem 13 tägigen Knaben mit Meningoencepha-litis, Krämpfen und li. Mikrophthalmie. Der Liquor enthielt im Ausstrich Toxoplasmen. Die Erreger sind auch in der Chorio-Allantois 12 tägiger, mit Patientenliquor geimpften Hühnerembryonen nachgewiesen worden. Autoptisch fehlten bei diesem Kinde die zur Diagnose wichtigen Anhaltspunkte.

Das Vollbild der konnatalen T. liegt im 2. Fall (M. N.) von Verron (1950[1]) vor (s. auch H. J. Reiss und G. Verron, 1951). Da die Lebensdauer des Kindes fast 2 Jahre betrug, wurde diese Beobachtung nicht in der obigen Zusammenstellung angeführt. Wir geben sie hier im Tabellenstil wieder:

Weiblicher Säugling, erkrankt im 3. Mt. Vergrößerung des Schädels. Psycho-motor. Be-hinderung. Mit $1^3/_4$ Jahren Vorwölbung von Stirn und Schläfen (K.-Umf. 52,5 cm). Geistig stumm, *völlig taub* (Otolaryngol.). Lumbal- und Suboccip.-Punktion: Xanthochromie 0, Pandy: neg., ges. Eiw.: 29 mg-%. Druck norm., L. Zucker: 56 mg-%, Normomastix: norm.,

---

[1] Dieser Fall wurde uns in verdankenswerter Weise von Verron bereits 1950 für die Ausstellung am 6. Internat. Pädiaterkongreß in Zürich mitgeteilt.

Ventrikelpunktion: Xanthochromie 0, ges. Eiw.: 48 mg-%, Alb.: 41 mg-%, E.Q.: 0,17 Tryptophan: neg. — Überimpf. von Liquor ohne Erfolg. Augen: mit $1^{3}/_{4}$ J.: fixiert nicht, Augenrollen, verzögerte Lichtreaktion. Bds. für Toxoplasmose susp. Maculaherde. Papillen o. B. — Patell.-Sehnenrefl. bds. $++$. Kö.-Temperatur ganz unregelmäßig (cerebral bedingt). Serologische Teste: F.T.: Mutter 1:144, Patient 1:144. Ventrikelliquor b. Pat. intracut. keine Reaktion. Klin. Diagn.: Toxoplasmose. Pathologische Anatomie: chron. Meningitis an der Hirnbasis. Hydrocephalus int. permagnus. Schwere granulierende Ependymitis. Herdförm. u. diffuse Verkalkungen. Chron. Encephalitis in allen Hirnteilen. Augen: chron. Chorioretinitis der Maculagegend rechts. Andere Organe: Lunge m. Pneumonieherden ohne Parasiten. Erreger-Nachweis: Zahlr. Pseudocysten in d. Retina u. Chorioidea. Isolierte Tpl. nur in d. Stammganglien.

Aus der Universitäts-Kinderklinik in Kiel veröffentlichten WALENZ und WESTPHAL zwei exakt beobachtete Fälle von konnataler T. Das erste Kind (S. P.-J.) betrifft einen Hydrocephalus per magnus mit Gehirnverkalkungen (s. Abb. 4) und mit beidseitigen ausgedehnten Augenhintergrundsveränderungen in Form einer Chorioretinitis pigmentosa atrophica. Die gelegentlichen Schwierigkeiten der Isolierung eines Parasitenstammes aus der Rückenmarksflüssigkeit treten auch hier deutlich hervor. Erst in der dritten oder vierten Passage konnten als Toxoplasmen aufgefaßte Gebilde im Peritoneum der Maus festgestellt werden.

Der 3. Fall dieser Autoren (R. L.) hatte schon am 3. Lebenstag eine li. Facialisparese und Spasmen in den Extremitäten; ferner fielen bei ihm Makrocephalie, Ikterus mit Hepatomegalie, beidseitige Papillenblässe und atrophische Chorioretinitis im li. Auge auf. Die Knochen zeigten eine diskrete Osteoporose. Diesmal finden die Beobachter Toxoplasmen im Liquorsediment. Serologisch stützte man sich auf einen Sabin-Feldman von 1:50 beim kranken Kind und 1:100 bei seiner Mutter. Die mit Liquor geimpften Hamster reagierten mit einem Titeranstieg bis 1:50. Das Patientchen starb am 109. Lebenstag. Die von DONTENWILL [Zbl. Path. 88, 43 (1951)] ausgeführte Hirnsektion ließ einen *fast ausschließlich auf das Cerebellum beschränkten, entzündlichen Prozeß mit schier völligem cystischem Organabbau* erkennen. Der Charakter der Gliawucherungen und die Kalkablagerungen sprechen ganz für T. Die histologische Aufdeckung der Protozoen gelang jedoch nicht.

DONTENWILL konnte überdies bei einer Totgeburt im 7. Monat mit Hydrocephalus internus und ausgedehnten Hirngewebsnekrosen T.-Pseudocysten auffinden. Bei der Mutter, einer 23jährigen Primipara, hörten die seit dem 5. Monat spürbaren Kindsbewegungen plötzlich auf und nach einer leichten Blutung kam es zum Blasensprung und zur Ausstoßung der Frucht. Nach FINKE (1951, Fall 5) fielen bei dieser Frau in der Nachkontrolle die WESTPHALsche Ko.B.R. mit $++++$ und der Sabin-Feldman mit 1:144 (PIEKARSKI) positiv aus. Im Hause dieser Patientin wurden Kaninchen, Katzen und Tauben gehalten.

Unter den pathologisch-anatomisch hervorragend erforschten Fällen von KOCH, SCHORN und ULE erwähnen wir den mit 7 Monaten verstorbenen Säugling Mi. I. Die aus der DE RUDDERschen Klinik in Frankfurt übernommenen klinischen Aufzeichnungen weisen anfänglich auf gastro-intestinale Erscheinungen, die dann aber in der Folgezeit cerebralen Symptomen (Tetraplegie, Chorioretinitis) Platz machten. Der in der 3. Lebenswoche aufgetretene viscerale Prozeß läßt hier allerdings auch an die Möglichkeit einer postnatal erworbenen T. denken. Das histo-pathologische Bild dieses Falles wird von den Autoren *als primäre Encephalitis gedeutet*, da sowohl die weichen Hirnhäute außerhalb der unterliegenden Herde und die Plexus, als auch die Ventrikelwände frei von entzündlichen Veränderungen geblieben sind. Die deutliche Bevorzugung der grauen Substanz betrachten KOCH, SCHORN und ULE als einen recht konstanten, sozusagen pathodiagnostischen Befund bei der Toxoplasmaencephalitis. Neben der besonderen Lokalisation der Herde fiel ihnen aber auch ihre charakteristische Form, d. h. die *bandartige Ausbreitung* in der Rinde auf. Solche ausgedehnten Veränderungen sind den Neuropathologen bei anderen Encephalitiden nicht bekannt. Die Gliaknötchen dagegen werden von den nämlichen Verfassern als unspezifisch betrachtet, da man sie bei den verschiedensten Allgemeininfektionen beobachten kann. *Die Toxoplasmaencephalitis wird schließlich von ihnen als eine nekrotisierende Entzündung mit ganz charakteristischer Lokalisation und Form ihrer Herde angesehen.*

Herr Prof. FREUDENBERG in Basel hat uns freundlichst über einen weiteren eigenen, noch nicht publizierten Fall (Irene W.) unterrichtet. Der 14tägige Säugling bekam plötzlich tetanieverdächtige Krämpfe. Calcium-, Phosphor- und Phosphatasewerte waren aber normal, ebenso das EKG. Die Lumbalpunktion ergab Zell- und Eiweißvermehrung (4,5°/₀₀, positive Tryptophanreaktion sowie schwer pathologische Kolloidkurven. Liquorzucker 40 mg-%. Im Augenhintergrund suspekte Herde. Neutralisations- und Dyetest bei der Mutter positiv, beim Kind negativ. Die Krampfbereitschaft bildet sich langsam zurück, die Muskelschlaffheit geht in Spastizität über mit Beugehaltung der oberen und Streckstellung der unteren Extremitäten. In der 8. Woche blutige Stühle. Erneute Lumbalpunktion bestätigt den ersten Befund. Dyetest nun auch beim Kinde fraglich positiv. Starke Anämie mit nur 50% Hg und 2,8 Mill. Erythrocyten. Exitus nach 2 Monaten Spitalaufenthalt.

Die klinische Diagnose Toxoplasmose wurde durch die Sektion bestätigt. Herrn Prof. Werthemann verdanken wir folgende pathologisch-anatomischen Angaben: Schwerer hämorrhagischer Hydrocephalus externus mit hochgradiger Verkleinerung des Gehirns. Leptomeningitis fibrosa, Pachymeningitis haemorrhagica mit Verklebungen zwischen den vorderen Hirnpolen und der Dura mater, der Basis und der Konvexität. Schwerste mit cystischer Erweichung verbundene Meningo-Encephalitis mit Pseudokalkablagerungen und teilweise Hämosiderose. Ausgedehnte, z. T. konfluierende hämorrhagische Bronchopneumonie mit Lungenblähung. Massige schleimige Colitis. Stauung der inneren Organe mit Zeichen von Anämie. Bei der sehr sorgfältigen histo-parasitologischen Untersuchung des Gehirns konnten keine Toxoplasmen gefunden werden. Prof. Werthemanns große Erfahrung über die sog. „burnt-out"-Fälle bietet hier alle Gewähr für *die Richtigkeit der pathologisch-anatomischen Diagnose, der dann und wann bei fehlenden oder mangelhaften serologischen und parasitologischen Unterlagen eben doch die ausschlaggebende Rolle zuerkannt werden muß.*

Der interessante Fall von Ruschitzka bei einem 18 Tage alten Knaben mit mächtigem Hydrocephalus internus, Verschluß des Aquaeductus Sylvii und Mikrophthalmus gehört auch noch in diesen Abschnitt. Histologisch werden im Gehirn subependymäre bandartige entzündliche Infiltrate z. T. mit Kalkniederschlägen beschrieben. Die pathologisch-anatomischen Veränderungen entsprechen jedenfalls ganz den bei der T. bekannten Befunden. Die Abbildungen der größtenteils als verkalkt betrachteten Parasiten sind weniger überzeugend, was wohl damit zusammenhängen mag, daß es sich hier bereits um einen Übergangsfall zu den „burnt-out"-Formen handelt. Die Diagnose wurde schon klinisch [Kinderklinik Glanzing in Wien (Prof. Dr. A. Reuss)] gestellt. Der Sabin-Feldman war bei Mutter und Kind positiv. Bemerkenswerterweise besaßen die Eltern des Knaben eine Angorahasenzucht. Zwei Jahre vor seiner Geburt gingen einige Tiere an unbekannter Krankheit zugrunde.

In Holland sind neben den in Tab. 6 als Nr. 71 und 72 eingeordneten Fällen im Verlindeschen Laboratorium noch zwei weitere unpublizierte Beobachtungen (v. O. und M. G.) von angeborener T. mit Erregernachweis im Liquor (bei v. O. auch im Blut) und histoparasitologischen Gehirnbefunden gemacht worden (briefliche Mitteilung von Prof. J. D. Verlinde vom 21. 9. 1951).

Unsere Zusammenstellung sollte schließlich auch den neueren Untersuchungsergebnissen in den großen nordamerikanischen T.-Forschungszentren Rechnung tragen. Einer mündlichen Auskunft Sabins folgend, betrug die Zahl der durch bezeichnende Dyetest- und Ko.B.R.-Titer sichergestellten, wohl meist konnatalen T. bereits im letzten Sommer über 100. Die serologischen Untersuchungen wurden in den Laboratorien Feldmans und denjenigen Eichenwalds ausgeführt. In 6 Fällen konnte Eichenwald autoptisch die parasitologische, histoparasitologische oder pathologisch-anatomische Bestätigung der Diagnose erlangen.

In lobenswerter Weise sind die Resultate der mühevollen und sehr umfangreichen Untersuchungen von den amerikanischen Autoren nicht zerstreut publiziert worden. Um so mehr dürfen wir mit Spannung deren zusammenfassenden Veröffentlichung entgegensehen.

Der hauptsächlichste Befund ist der Hydrocephalus. Mehrere Krankengeschichten weisen auf eine anfänglich rasche, durch wiederholte Liquorpunktionen kaum zum Stillstand zu bringende Vergrößerung des Kopfumfanges, die im Laufe von Wochen oder Monaten sehr erhebliche Maße annehmen kann. Neben dem klassischen sozusagen historischen Beispiel von Janků, der einen im Verlaufe des ersten Lebensjahres bis zu 75 cm angewachsenen Hydrocephalus permagnus beschrieb, erwähnen wir hier den von Walenz und Westphal beobachteten Neugeborenen mit einem Geburtsgewicht von 4100 g, einer Länge von 54 cm und einem Schädelumfang von 39 cm. Bei der Kontrolluntersuchung nach 14 Tagen betrugen die entsprechenden Werte bereits 4170 g, 56,5 cm und 45 cm. Die große Fontanelle nahm fast die gesamte vordere Schädeloberfläche ein und war gespannt. Das Kind wies greisenhafte Züge auf (s. Abb. 4). Nach 5 Monaten war der Kopfumfang auf 50 cm angewachsen.

In anderen Fällen ist die Ausbildung des Wasserkopfes viel weniger spektakulär. Das frühzeitige Erkennen eines solchen muß daher stets mit allen Mitteln (auch routinemäßig Diaphanoskopie!) erstrebt werden. Ein wichtiger Behelf mag hier manchmal das von Willi angegebene „Bulbusphänomen der untergehenden Sonne" sein, das auch in der Beobachtung von C. de Lange und von

Walenz und Westphal sehr deutlich als Ausdruck einer beginnenden Hydrocephalie hervorgestellt wird.

Die verhältnismäßig weniger zahlreichen Beobachtungen von Augenhintergrundsveränderungen in der obigen Tabelle werden durch die Tatsache erklärt, daß eben bis in die letzten Jahre die Diagnose intra vitam überhaupt nur recht selten gestellt worden ist. Die genaue ophthalmologische Untersuchung hat erst seit dem Bekanntwerden der menschlichen Toxoplasmoseerkrankungen ihren Eingang gefunden.

Auf die *Bedeutung des Schielens und des Nystagmus als Frühzeichen* einer konnatalen T.-Infektion werden wir bald noch eingehen (s. S. 736).

Viscerale Formen.

Im Schrifttum begegnet man mehreren Beschreibungen von Komplikationen seitens der Luftwege oder des Darmes, auch eventuell gleichzeitig, bei der subakut verlaufenden ophthalmo-encephalen angeborenen Toxoplasmose (Freudenberg u. Werthemann, Kemp, Verron, Callahan, Russell u. Smith u. a.). Bemerkenswert ist hier der von Kemp im vierten Monat beobachtete pertussisartige Husten mit röntgenologisch nachweisbaren Lungenherden bei einem Mädchen mit konnatalem Hydrocephalus occlusivus, Chorioretinitis und Nystagmus, das seit dem dritten Monat an Krämpfen und Beinspasmen litt. Die visceralen Erscheinungen könnten aber auch einmal ganz im Vordergrund stehen, deshalb *ist es gut, bei atypischen Pneumonien und ätiologisch unklaren Entero-Colitiden im ersten Säuglingsalter auch die Toxoplasmose-Differentialdiagnostik in Betracht zu ziehen.* Primäre, rein viscerale subakute Krankheitsbilder sind u.W. bis jetzt bei vor der Geburt stattgefundenen T.-Infektionen nicht bekannt.

c) Inaktive (chronische) Formen.

Wir haben bereits darauf hingewiesen, daß ein Teil der klinisch subakuten Formen der angeborenen Toxoplasmose am Leben bleibt. Im Zeitpunkt der abklingenden Infektion sind dann aber meist schon die sogenannten Defektheilungen (Schoeps) erkennbar. Andererseits gibt es eine Reihe von diaplacentar entstandenen Toxoplasmosen bei Kindern, die mit oder ohne äußere Merkmale der Infektion zur Welt kommen und bei denen jedwelcher klinische Ausbruch des Leidens zeitlebens ausbleibt. Im vorigen Abschnitt machten wir jedoch auf vereinzelte Beobachtungen aufmerksam, wo solche „kalten" Toxoplasmosen nach Wochen oder Monaten doch plötzlich aufflackerten. Unsere Übersichtstabelle enthält derartige Fälle (Schrick, Binkhorst [Fall A. Bk.], Lelong [Fall D. F.], Zasuchin et al.). Siehe ferner J. B. Mayer, S. 735.

Jetzt wenden wir uns den ins inaktive Stadium übergegangenen subakuten und den klinisch stumm gebliebenen erst später im Leben erkannten konnatalen Toxoplasmosen zu. Wir möchten der Bezeichnung „inaktiv" gegenüber „chronisch" den Vorzug geben, weil erstens die Möglichkeit eines Weiterbestehens von

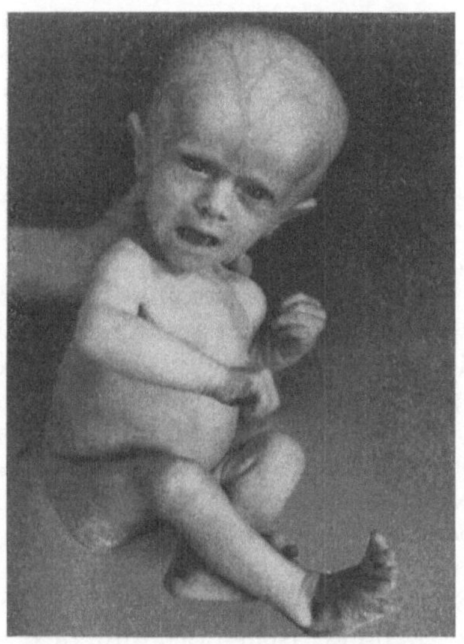

Abb. 4. Hydrocephalus permagnus bei konnataler Toxoplasmose. 14 Tage alter Knabe mit greisenhaften Zügen (Gewicht 4170 g. Länge 56 cm, Kopfumfang 45 cm). [Aus H. Walenz u. A. Westphal: Mschr. für Kinderheilk. 98, 329 (1950)].

Pseudocysten, ähnlich wie bei eingeschlossenen Tuberkelbacillen, einen bloßen Latenzzustand bedingen kann und weil es sich zweitens hier meist um Narbenbildungen ohne chronisches Fortschreiten handelt.

Solange sich die Krankheitserscheinungen perinatal oder frühpostnatal abspielen, ist die Annahme einer intrauterinen Übertragung wohl berechtigt. Ganz anders aber liegen die Verhältnisse, wenn es sich um Symptome handelt, die erst mehrere Monate oder sogar viele Jahre nach der Geburt festgestellt werden. Vor solchen Spätfällen erhebt sich dann jeweils die Doppelfrage: Handelt es sich wirklich um eine Toxoplasmose und inwieweit kann die konnatale Natur des Leidens als erwiesen gelten? Für die Antworten berufen wir uns auf die klinischen Feststellungen bei der Neugeborenen- oder Säuglingstoxoplasmose, deren Kardinalsymptome sich ja in mehr oder weniger ausgeprägter Residualform meist zeitlebens noch erkennen lassen. Erfahrungsgemäß scheint dieses besondere Syndrom, das wir *Embryopathia toxoplasmotica* genannt haben, für die angeborene Form des Leidens weitgehend charakteristisch zu sein.

Je weiter wir uns vom Geburtstermin entfernen, desto seltener wird der Erregernachweis im Liquor noch möglich sein. Der VERLINDE in einem Fall von BINKHORST gelungene Toxoplasma-positive Mäuseversuch nach Überimpfung des Liquors eines 6jährigen Mädchens mit Mikrophthalmus, bilateraler Chorioretinitis und geistigem Rückstand darf wohl als große Ausnahme gelten. Ophthalmoskopisch konnte interessanterweise bei diesem Kind ein Jahr zuvor ein frischer braunroter Maculaherd verfolgt werden, der von ganz kleinen, sich wieder zurückbildenden hellen Flecken umgeben war. Oder hätte es sich hier, wie vielfach angenommen worden ist, doch um eine akquirierte Form des Leidens gehandelt?

Die Diagnose der inaktiven Formen stützt sich also hauptsächlich auf bloße Restzustände einer auf die Fetalzeit zurückgehenden Infektion. Die Bemühungen der Toxoplasmoseforscher, den Nachweis der Antikörper mit immer besseren, spezifischeren Methoden führen zu können, ist daher wohl begreiflich.

Es steht nun fest, daß der Großteil der bis heute als Toxoplasmosen bekanntgegebenen Beobachtungen zu der inaktiven, konnatal bedingten Krankheitsform gehört. Nun beruhen aber lange nicht alle Publikationen auf dem Vollbild dieser Embryopathie. Vielen Beschreibungen lagen nur wenig ausgeprägte Gehirn-Augenveränderungen zugrunde. Andererseits sind auch häufig monosymptomatische Befunde der T.-Infektion beigerechnet worden.

Beim kritischen Studium des bereits beträchtlich angewachsenen kasuistischen Schrifttums über Toxoplasmose haben wir versucht, die Einzelfälle je nach der Vollständigkeit der erhobenen Symptomenreihe in abgestufte Gruppen einzuteilen, die sich immer mehr vom Vollbild, d. h. dem sichersten diagnostischen Kriterium entfernen. Neben der Auswertung der verschiedenen klinischen Bilder, die alle möglichen Kombinationen der Symptome enthalten können, gibt unsere kritische Einteilung (s. Tab. 8) aber auch Auskunft über den Krankheitsverlauf sowie über eine durch eventuelle Obduktion erfolgte Diagnosebestätigung. Ein Schlüssel erlaubt ohne weiteres, im zweiten Teil der Zusammenstellung die betreffenden Autorennamen aufzufinden.

Beim Übersehen der Weltliteratur fällt zuerst die sehr stark überwiegende Reihe der erkrankten Säuglinge, Kleinkinder, Kinder und Jugendlicher gegenüber dem viel weniger häufigeren Befallensein Erwachsener auf, was in einem gewissen Grad ja auch für den angeborenen Krankheitstyp spricht. Es kann aber auch einmal die Embryopathia toxoplasmotica erst im respektabeln Erwachsenenalter auffallen und zum Suchen nach Toxoplasmaantikörpern den Anlaß geben. So hat S. LIPPMANN aus der Basler Psychiatrischen Universitätsklinik (Prof. Dr. J. E. STAEHELIN) den Fall eines 43jährigen Mannes mit merkwürdigem Wasser-

kopf und intracerebralen Kalkschatten als wahrscheinliche Toxoplasmose deuten
können, obschon in dessen Krankengeschichte der im Alter von $5^{1}/_{2}$ Jahren
erwähnte meningitische Schub unter Zurücklassung von Augenbeschwerden,
Spasmen der Beine, Ikterus sowie ausgesprochener Oligophrenie anfänglich für
eine postnatal erworbene Encephalopathie sprachen. Das Schädeldach war verdickt, der rechte Bulbus phthisisch mit Horn-
hautleukom, der linke Opticus atrophisch
(s. Abb. 5).

*Inaktive Formen werden aber auch schon
öfters bei nur wenige Monate alten Säuglingen
beschrieben.* Der auf S. 694 erwähnte von
Cowen, Wolf und Paige beobachtete subakut verlaufende Fall ging im 5. Monat in ein
inaktives Stadium über unter Zurücklassung
der charakteristischen Krankheitszeichen:
Hydrocephalus internus, chorioretinitische
Narben, Gehirnverkalkungen und psycho-
motorischer Rückstand. Laut dem Bericht
erreichte das Kind jedenfalls das Alter von
14 Monaten.

Aus dem deutschen Schrifttum wollen wir
hier zwei weitere gute Beispiele von konnatalen subakuten Säuglingstoxoplasmosen anführen, die klinisch bis weit ins inaktive
Stadium hinein verfolgt werden konnten. Wir
denken vorerst an den eingehenden Bericht
J. B. Mayers, der als erster in Deutschland
auf diesem Gebiete gelten muß; eine bis zu
$5^{1}/_{2}$ Monaten sich normal entwickelnde Frühgeburt erkrankt plötzlich mit hochfieberhafter
spastischer Bronchitis und auch röntgenologisch sichergestellter Bronchopneumonie.
Wegen gleichzeitigen starken Beugekontrak-
turen der Extremitäten wurde zuerst an
Spasmophilie gedacht. Die beträchtliche Erhöhung des Liquoreiweißes, sowie die Feststellung von Blind- und Taubheit, erweckten
aber den Verdacht auf Hirnschädigung. Die
Rigidität der Muskulatur nahm weiter zu.
Neurologisch zeigten sich jetzt auch ausge-

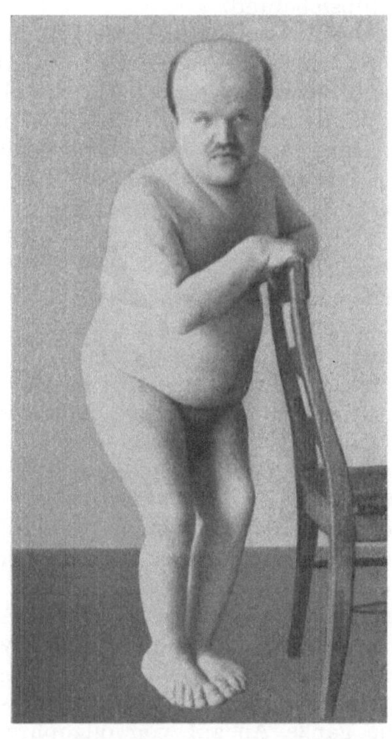

Abb. 5. Toxoplasmosis, wahrscheinlich konnataler Typus. (Fall von Dr. S.Lippmann, aus
der Psychiatrischen Universitäts-Klinik in
Basel [Prof. Dr. J. E. Staehelin]). 43jähr.
Mann, seit vielen Jahren in Anstaltsversor-
gung. Mit $5^{1}/_{2}$ J. „Meningitis" mit darauffolgenden Augenbeschwerden, Spasmen der
Beine, Ikterus, starkem Hydrocephalus und aus-
gesprochenerOligophrenie. Verdicktes Schädeldach. R. Auge: Phthisis bulbi und Leucoma
corneae. L. Auge: Opticusatrophie.

sprochene spastische Symptome. Eine später vorgenommene Augenhintergrunds-
untersuchung ließ nun beiderseits einen schiefen Sehnerveneintritt mit Opticusatrophie und links einen ausgedehnten chorioiditischen Pigmentherd in der
Peripherie erkennen. Das Pneumoencephalogramm ergab eine unvollkommene
Füllung, dagegen sah man auf den Röntgenbildern des brachymikrocephalen
Schädels ziemlich zentrale, symmetrische, feinschollige, offensichtlich nicht zu
den Plexus gehörende Kalkablagerungen. Im weiteren Verlauf löste sich der
Spasmus der Muskulatur etwas, jedoch machte die statische und geistige Entwick-
lung keinerlei Fortschritte. Das $1^{1}/_{2}$jährige, große, kräftige Kind glich in seinem
Gebaren einem 2 bis 3 Monate alten Säugling.

Die Feststellungen J. B. Mayers zeigen vor allem, das bei konnataler T.
gelegentliche Vorkommen eines sehr verspäteten klinischen Ausbruchs vom

akuten Typ, sodann das protrahierte subakute Stadium, das allmählich in die
inaktive Form übergeht. Der Bericht wirft aber auch die Frage auf, inwieweit
atypische Pneumonien in solchen Fällen als spezifisch gedeutet werden dürfen.

Die Affinität des Erregers zum Lungengewebe erlaubt wohl die Vermutung
dieser Relation, beweisend wären aber nur der Nachweis der Parasiten im Bronchialsekret (vgl. die Feststellungen beim Hund, S. 811) oder der histologische
Autopsiebefund.

Das zweite Beispiel betrifft einen von Wiedemann und Trentmann ebenfalls
sehr genau studierten Fall (A. Gr.). Er handelt von einem 6monatigen Jungen
mit Mikrocephalie (39 cm), Spitzbogengaumen und großen Ohren mit Tragus-
mißbildung rechts. Neurologisch wurden allgemeine spastische Starre der Muskulatur, Opisthotonus, Streckspasmen der Beine, Beugespasmen der Arme
und Nystagmus verzeichnet. Der leicht xanthochrome Liquor enthielt bei normaler Zellzahl 264 mg-% Eiweiß, davon Albumine 192, Globuline 72 mg-%.

Die anfänglich als Aderhautkolobome aufgefaßten Fundusveränderungen
erweckten bei den Autoren den Verdacht auf Toxoplasmose. Auf Grund von
beiderseitigen atrophischen chorioidalen Herden mit pigmentierten Rändern,
rechts maculär, links zahlreich nasal und infra-papillär, konnte der Ophthalmologe (Prof. Rohrschneider) die Vermutungsdiagnose bestätigen. Im Farbstofftest reagierte das Serum der Mutter 1:100, das des Kindes 1:20 positiv.
Aus dieser Beschreibung ersehen wir, *daß im Alter von $6^1/_2$ Monaten die äußeren
klinischen Erscheinungen sowohl, als auch die chorioretinitischen Narbenherde völlig
dem Bild der inaktiven Embryopathia toxoplasmotica entsprechen können, daß aber
andererseits die Xanthochromie und das hochgestellte Liquoreiweiß doch noch auf das
Vorhandensein eines noch nicht zur Ruhe gekommenen Gehirnprozesses hinweisen.*

Der größte Teil der beschriebenen angeborenen Toxoplasmosen betrifft jedoch
die im Kleinkindesalter oder bei Jugendlichen sehr oft zufällig „entdeckten"
oculo-cerebralen Schäden, deren Ausmaß alle Grade, von dem klinisch absolut
stummen, radiologisch kaum nachweisbaren Kalkknötchen im Gehirn, bis zu den
schwersten Amblyopien und geistigen Verfallszuständen umfassen kann. So ist
es auch begreiflich, daß es in dieser Gruppe neben geistig durchaus normalen,
eine ganze Anzahl von oligophrenen, ja sogar schwer idiotischen und häufig
krüppelhaften Kindern gibt.

Meistens wird die Diagnose durch den Augenarzt gestellt. Unter den ihm zugeführten Kleinen befinden sich häufig solche mit Strabismus oder Nystagmus, die
manchmal auch in kombinierter Weise auftreten. Unter den 10 Augentoxoplasmosen vom angeborenen Typus, die in der Genfer Universitäts-Augenklinik
untersucht wurden (Franceschetti-Bamatter), konnten 8mal Strabismus,
fast immer konvergierend (s. Abb. 6 u. 7) und 4mal horizontaler oder leicht rotato-
rischer Nystagmus festgestellt werden.

Granström und Magnusson (1949) berichten über Strabismus bei 10 Patienten im Alter von 5 bis 16 Jahren mit ein- oder beiderseitiger abgeheilter Maculaläsion. Davon wiesen 6 serologisch (damals noch mit dem Kaninchenhaut-Test)
neutralisierende Antikörper auf. Außer der Augenaffektion fielen bei den Untersuchten weder körperliche noch geistige Gebrechen auf. Anamnestisch fällt der
Beginn des Schielens nicht selten — auch nach unseren Erfahrungen — bereits
in die allererste Lebenszeit. Man tut daher gut, jeden Säuglingsstrabismus auch
ophthalmoskopisch abzuklären.

Manche „verkannte" Toxoplasmosekinder verraten ihr angeborenes Leiden
durch ihre Schwachsichtigkeit. Stärkere Grade äußeren sich schon nach einigen
Lebensmonaten, weniger ausgeprägte gewöhnlich beim Schuleintritt. Wir haben
1949 einen 21jährigen Bäcker (S. D., Fall 8 Franceschetti-Bamatter) beschrieben,

der gelegentlich wegen mangelnder Sehkraft des rechten Auges die Ophthalmologische Poliklinik aufsuchte und bei dem dann ein rechtsseitiger großer zentraler inaktiver chorioretinitischer Maculaherd festgestellt werden konnte.

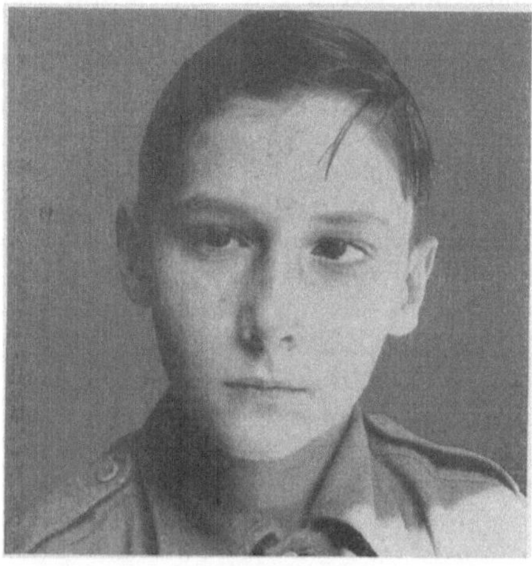

Abb. 6. Physiognomie bei konnataler Toxoplasmose. Pierre Sp., 10 J. Seit Geburt Schielen. Bds. retino-chorioiditische Herde (s. farbige Abb. 13 u. 14). Intracerebraler Kalkherd. Gute geistige Entwicklung (Fall 2 FRANCESCHETTI-BAMATTER).

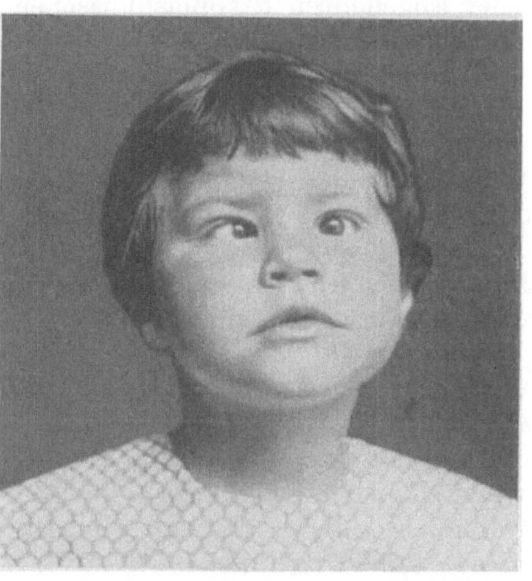

Abb. 7. Physiognomie bei konnataler Toxoplasmose. Brigitte Tr., 3 J. Seit Geburt Schielen, Epicanthus re, Sehschwäche und psycho-motorischer Rückstand. Bds. narbige Retino-Chorioiditis (Fall 11 FRANCESCHETTI-BAMATTER).

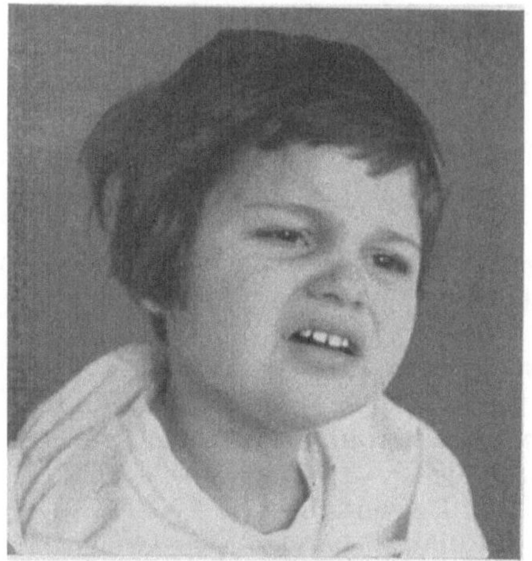

Abb. 8. Physiognomie bei konnataler Toxoplasmose. Josée Lo., 6 J. Verspätete motorische Entwicklung, Oligophrenie; ausgedehnte, inaktive Retino-Chorioiditis bds. Choreo-athetotische Bewegungen. Gehirnkalk (eig. Beobachtung, Fall 10 FRANCESCHETTI-BAMATTER).

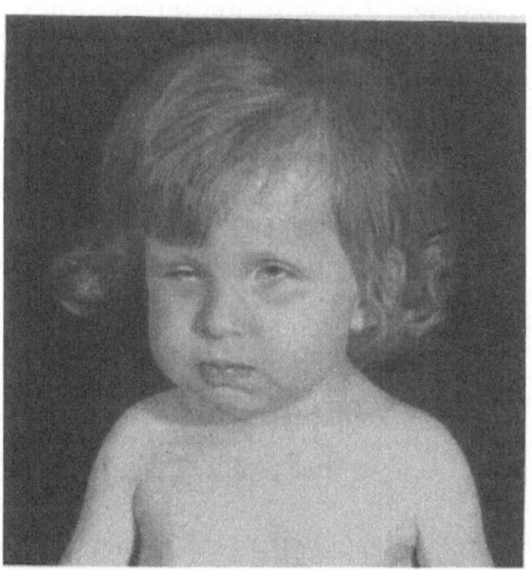

Abb. 9. Physiognomie bei konnataler Toxoplasmose. Marlyse Be., 2 J. Embryopathia toxoplasmotica: Katarakt des r. mikrophthalmen Auges mit hinteren Synechien. L. Auge mit retino-chorioiditischem Herd, der jedoch einer Mißbildung ähnelt. Hypotonie, geistig ganz zurückgeblieben (Fall 13 FRANCESCHETTI-BAMATTER).

Während akute Stadien der angeborenen Augentoxoplasmose wohl zu den recht seltenen Befunden gehören (s. Beschreibung S. 734 u. 756), ist der retino-chorioiditische, und vor allem der maculäre Narbenherd ein geläufiges Charakteristikum dieser Infektionskrankheit. Wir haben uns daher auf die Reproduktion solcher inaktiven Fundusveränderungen beschränkt. Franceschetti und Bamatter machten auf die Bedeutung der peripheren Fundusveränderungen aufmerksam, die in vielen Fällen die „pseudokolobomatöse" Natur der Maculaveränderung erkennen lassen. Die täuschende Ähnlichkeit des echten Aderhautkoloboms mit einer abgeheilten toxoplasmotischen zentralen Chorioiditis geht sehr schön aus der farbigen Abb. 20 hervor.

Wir wollen hier aber deutlich ausdrücken, daß der Augenhintergrundsbefund allein die Diagnose der konnatalen Toxoplasmose, und der Toxoplasmose überhaupt, nicht festlegen kann. Er gibt aber meistens den Anstoß zur Aufdeckung weiterer Defekterscheinungen, sei es am Auge selbst (Mikrophthalmie, Veränderungen am Sehnerven, Strangbildungen, Netzhautfalten, Andeutung von hinteren Synechien usw.), am Schädel (Anlagen zu Mikrocephalus, Hydrocephalus oder anderen Dyskranien, Gehirnverkalkungen usw.) oder in der psycho-motorischen Entwicklung des Patienten.

Gehirnverkalkungen sind röntgenologisch beim Lebenden nach unseren Berechnungen je nach den untersuchten Gruppen in 50 bis 60% bei der angeborenen abgeklungenen Toxoplasmose festgestellt worden. Es sind dabei aber auch zahlreiche, nicht sicher belegte klinische Beschreibungen mitgezählt. Nach Sabin und Feldman finden sie sich bei serologisch evidenter Toxoplasmose in 90% der Fälle. Wir möchten bei mikroskopischer Einschätzung einen wahrscheinlich noch höheren Hundertsatz annehmen.

Jedenfalls sprechen intracerebrale Kalkherde sehr für eine antenatale Infektion durch Toxoplasmen.

Die Lokalisation der Verkalkungsschatten kann sehr verschieden sein. Sie erlaubt keine diagnostischen Schlüsse. Ihre vielfach angegebenen topographischen Beziehungen zu den Plexus trifft wohl nur ausnahmsweise zu. Anordnung in gebogener Linienform im paramedianen Hirnbereich, wie beispielsweise im autoptisch kontrollierten Fall von Gasser u. Schwarz (s. Abb. 10) entspricht fast immer einer periventrikulären Ablagerung im Bereich der früheren nekrotischen Mantelzone (s. S. 782).

Eine Anzahl von Arbeiten über toxoplasmogenen Gehirnkalk wurden unter Mitarbeit von Röntgenfachärzten geschrieben (Dyke, Wolf, Cowen, Paige und Caffey, Schoeps u. a.).

Für den *isolierten Kalkbefund* im Gehirn gilt, was wir soeben für den monosymptomatischen chorioretinitischen Narbenherd gesagt haben: Vorsicht bei der diagnostischen Schlußfolgerung!

Elektroencephalographische Untersuchungen bei der Embryopathia toxoplasmotica liegen bereits in größerer Zahl vor (Levin u. Moore, Heuyer, Crémieux, Koupernik u. Lang, Kaplan, Blum u. Blumen, Allègre, Walenz und Westphal, eigene Beobachtungen mit M. Monnier usw.). Die Ergebnisse sind so variabel, daß wir daraus keine diagnostischen Regeln ableiten können. Die starken graduellen und lokalisatorischen Schwankungen bei der Ausbildung und Abheilung der Encephalitis toxoplasmotica erklären leicht nicht nur den Polymorphismus der klinischen Bilder, sondern auch die Vielgestaltigkeit der hirnelektrischen Aufzeichnungen.

Wie Monnier, Bamatter und Franceschetti auf der letztjährigen Tagung der Deutschen E. E. G. Arbeitsgemeinschaft in Heidelberg gezeigt haben, lassen sich vorläufig die E. E. G. Befunde bei der abgeheilten angeborenen T. folgendermaßen zusammenfassen: Die Veränderungen im Hirnstrombild sind hauptsächlich durch die Art, Verteilung, Ausdehnung und Intensität der Schädigung bedingt.

Es bestehen diffuse, kontinuierliche Dysrhythmien, meistens bilateral, manchmal auf einer Hemisphäre ausgiebiger verteilt. Oft ist eine mangelhafte Entwicklung des Alpha-Rhythmus im Bereich des occipitalen Sehzentrums zu erkennen. Fokalen Symptomen im E. E. G. in Form von Spitzen, scharfen Wellen oder umschriebenen Delta-Rhythmen wurde nur gelegentlich begegnet. Es besteht

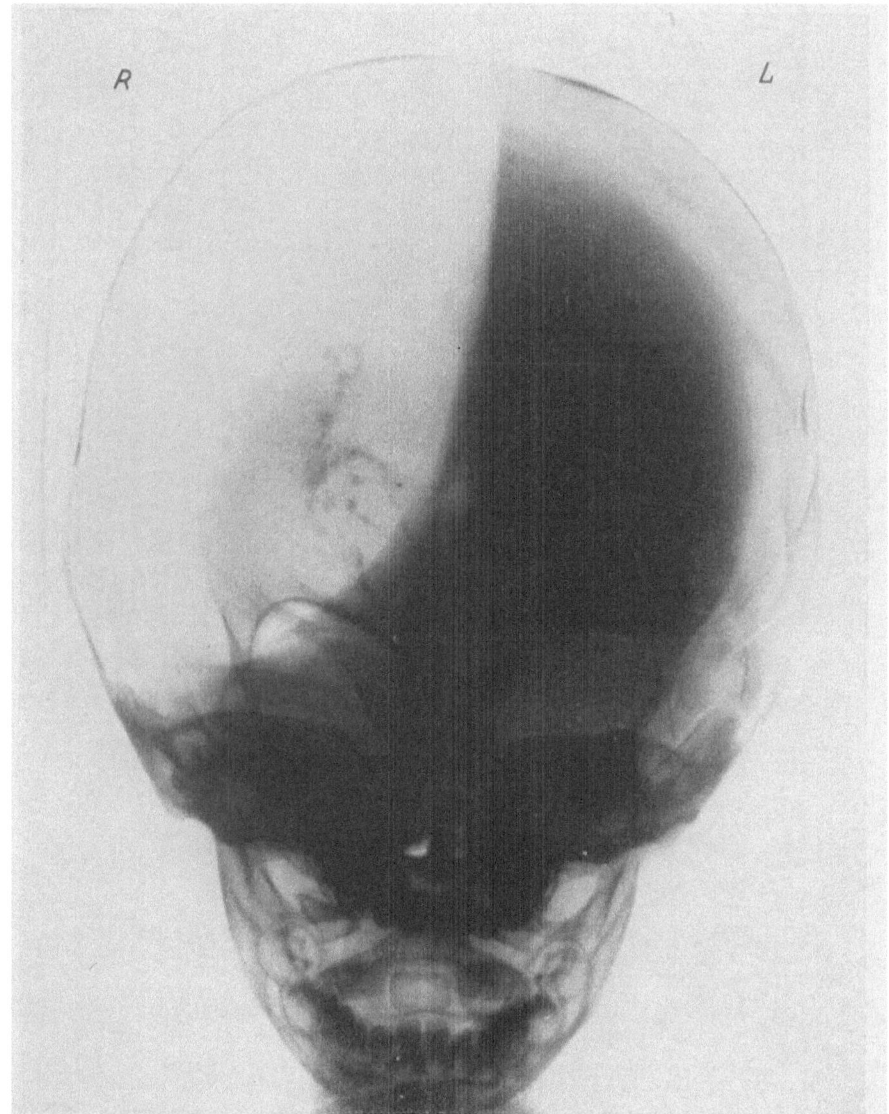

Abb. 10. Rechtsseitige Ventrikulographie bei einem 11monatigen Mädchen mit konnataler Toxoplasmose. Enorme Erweiterung des Seitenventrikels (nach dem Profilbild besonders im mittleren und hinteren Anteil). Kalkschatten z. T. als gebogene Linien in der paramedianen Gehirngegend. [Fall Sylvia Sch. aus C. GASSER u. E. SCHWARZ: Helvet. paediatr. Acta 2, 351—370 (1947)].

manchmal ein Zusammenhang zwischen der Lokalisation der Spitzen im E. E. G. und dem Sitz der Verkalkung im Röntgenbild (s. Abb. 11 u. 12).

Die starken Varianten im post-encephalitischen klinischen Gepräge der konnatalen Toxoplasmose sollen noch an Hand von drei persönlichen Beobachtungen belegt werden. Unser Fall P. S., den wir seit Geburt kennen, weist in beiden

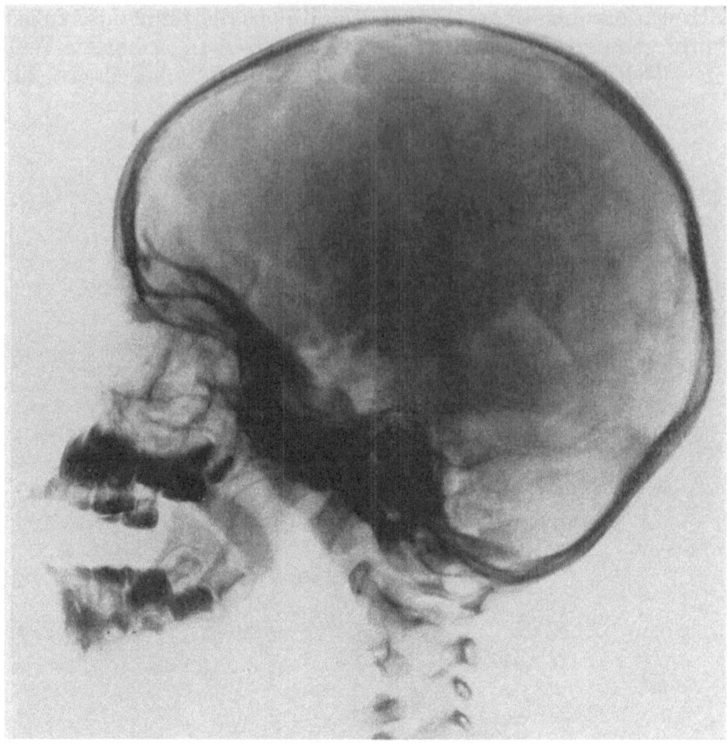

Abb. 11

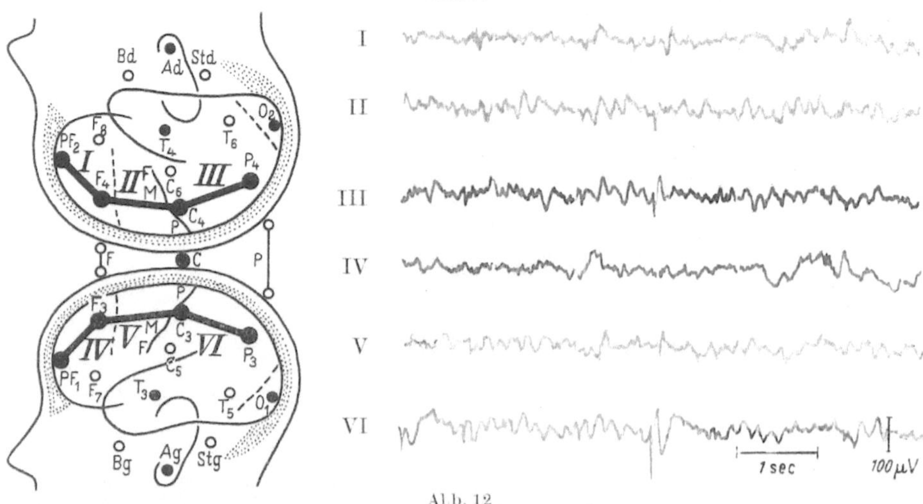

Abb. 12

Abb. 11 und 12. Zusammenhang zwischen dem Sitz eines i.c. Kalkherdes und der Lokalisation pathologischer Erscheinungen im E.E.G. bei konnataler Toxoplasmose. Josée Lo., 6 J. (s. a. Abb. 8). Verspätete geistige und motorische Entwicklung. Alte Retino-Chorioiditis bds. — Ausfahrende choreo-athetotische Armbewegungen. Abb. 11. Schädelröntgenbild, Profil l.: kleiner Kalkherd in der l. Parieto-Occipitalgegend. Abb. 12. E.E.G. mit Grundrhythmus 5—6 Hz in der parieto-occipitalen, temporo-occipitalen und centro-temporalen Gegend, abwechselnd mit 8 Hz Rhythmen. Gute Hemmungsreaktion. Dysrhythmische Tätigkeit im präzentralen Gebiet. Typische Spitzen und spitze Wellen in beiden temporalen und temporo-occipitalen Ableitungen, vorwiegend links, topographisch übereinstimmend mit dem Kalkherd im Grenzgebiet der l. Parietal- und Occipitallappen. (Eigene Beobachtung. Die E.E.G.-Untersuchungen verdanken wir Herrn Dozenten Dr. MARCEL MONNIER, Leiter des „Laboratoire de Neurophysiologie appliquée" in Genf).

Augen große chorioretinitische Narbenherde auf (s. farb. Abb. 13 u. 14). Das Schädelröntgenbild läßt mehrere bis hanfkorngroße stereoskopisch gut als im parieto-
occipitalen Gehirnteil liegende Kalkkörner erkennen. — Außer einem seit Geburt
bestehenden konvergierenden Strabismus (s. Abb. 6) und einem schwachen
Pendelnystagmus, besonders links, fanden wir bei ihm früher gesteigerte Patellarreflexe mit Fußklonus, sowie starke Tendenz zu leicht spastischem Fußspitzen-
gang. Dazu fiel bei ihm eine ganz ungewöhnliche psychomotorische Erregbarkeit

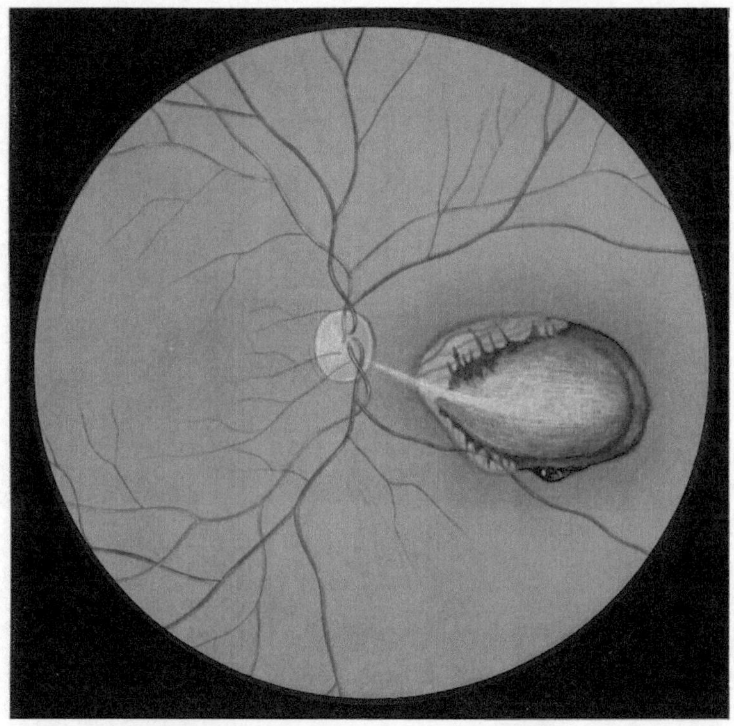

Abb. 13. Augenhintergrund bei abgeheilter konnataler Toxoplasmose. Rechter Fundus: Zentraler nasaler chorio·
retinitischer Narbenherd mit feinem präretinalem Strang zur Papille. Pierre S., 10jährig
(Fall 2 FRANCESCHETTI-BAMATTER). Siehe auch Abb. 6.

auf. Heute ist der Knabe 11jährig. Sein „Nerven"-Zustand hat sich weitgehend gebessert. Er ist ein guter und lieber Schüler. Sein körperliches Wachstum geht normal
vor sich. Im E. E. G. (Dozent Dr. M. MONNIER) ist noch jetzt ein fast völliges
Fehlen des Alpha-Rhythmus in den parieto-occipitalen Ableitungen festzustellen.

Wir sahen andererseits ein jetzt 3jähriges zu früh geborenes Mädchen aus
Algier (B. T., Fall 11 FRANCESCHETTI-BAMATTER), das seit der Geburt an Strabismus und Nystagmus leidet, und bei dem nun eine rechtsseitige Mikrophthalmie
(s. Abb. 7) sowie abgeheilte chorioretinitische Maculaherde beider Augen diagnostiziert werden konnten. Der körperliche Entwicklungsgrad entspricht ungefähr seiner Altersstufe, während psychisch eine mittelmäßige, jedoch nicht nur
durch die Amblyopie bedingte Minderwertigkeit, auch durch die psychologischen
Teste, erkennbar ist.

Das dritte Kind betrifft ein in Bamako (Franz. Westafrika) geborenes, jetzt
$6^1/_4$jähriges Mädchen, das zwei ältere gesunde Geschwister hat. Das klassische
Symptomenquartett ist bei ihr vollständig ausgebildet. Auf die Diagnose wurden

wir durch die Mikrocephalie, die Mikrophthalmie, aber vor allem durch die
ausgedehnten alten retino-chorioiditischen Herde in beiden Augen gelenkt.
Das sonst wohl proportionierte Kind hat einen eindrucksvoll schmerzlichen
Gesichtsausdruck (s. Abb. 8). Auffallend sind bei ihm neben der allgemeinen
Hypotonie (wir sahen in unserem Beobachtungsgut sowohl hypotonische als auch
hypertonische Zustände), periodische choreoathetoide Bewegungen beider Arme,

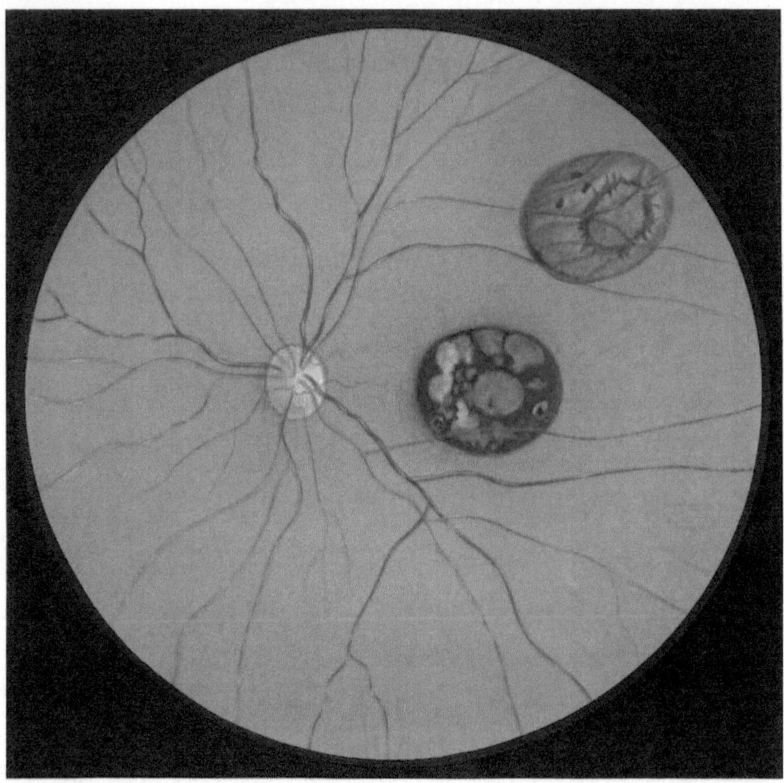

Abb. 14. Augenhintergrund bei abgeheilter konnataler Toxoplasmose. Linker Fundus: Pseudokolobom in der
Macularegion (der homolaterale periphere chorioretinitische Herd spricht gegen ein echtes Maculakolobom).
Gleicher Fall wie farb. Abb. 13.

besonders auch der Hände, deren Rechtwinkelstellungen bisweilen auffallend
an die rituellen Haltungen indischer Tempeltänzerinnen gemahnt. Das Laufen-
lernen erfolgte hier erst mit 3 Jahren, während das Sprechen bei dem auch
psychisch ganz stummen Kind vollkommen ausgeblieben ist.

Alle erwähnten Patienten und ihre Mütter hatten Toxoplasma-neutralisierende
Antikörper (Hygiene-Institut der Universität Basel, Prof. Dr. J. TOMCSIK). Ebenso
war der Dye-Test stets positiv mit Titer, die allerdings 1:64 nicht überschritten.

Wir haben bereits auf die *isolierten Augenhintergrundsveränderungen* und *Gehirnverkalkungen* und ihre restriktive diagnostische Bedeutung hingewiesen. Die gleichen
Überlegungen gelten für die monosymptomatischen Schädelmißbildungen.

Isolierte viscerale Kalkherde in Brust- und Bauchhöhle mögen bei angeborener
Toxoplasmose ausnahmsweise vorkommen (s. Abb. 32). Sie spielen praktisch
bei der Diagnose aber keine Rolle.

Toxoplasmose und Zwillingsschwangerschaft.

Anlehnend an die Besprechung der inaktiven Krankheitsformen seien uns noch ein paar kurze Bemerkungen über Zwillingsschwangerschaft und angeborene Toxoplasmose gestattet.

Aus den systematischen Mäuseversuchen von COWEN und WOLF (1950/51) geht u. a. die interessante Tatsache hervor, daß die Trächtigkeit als solche eine prädisponierende Wirkung auf die Infektionsbereitschaft für Toxoplasmen ausübt. Im nämlichen Sinne ist wohl beim Menschen das relativ häufige Befallensein in Paarlingsschwangerschaften, auf das wir schon vor Jahren ausdrücklich hingewiesen haben, aufzufassen.

Insgesamt sind bis jetzt 14 Zwillingspaare in der Literatur erwähnt. Angeblich sind 4 davon homozygot, 9 heterozygot und eines nicht definiert. In der homozygoten und in der heterozygoten Gruppe sind jeweils 3 mal beide Kinder befallen. Unsere Tabelle 7 auf S. 747 umfaßt kurz diese Beobachtungen, die z. T. von den Autoren nur ganz summarisch wiedergegeben worden sind.

Pathologische Erscheinungen bei Müttern von Toxoplasmosekindern.

Als Abschluß unserer Ausführungen über die angeborene T. möchten wir auch noch auf die wenigen bis jetzt mitgeteilten pathologischen Erscheinungen bei den Müttern von solchen Toxoplasmosekindern aufmerksam machen, wohl wissend, daß ihr ätiologischer Zusammenhang mit der Parasitose nicht erbracht werden kann.

Die ganz allgemein gültige Annahme eines vollkommen lautlosen Verlaufs der Schwangerentoxoplasmose darf wohl kaum als absolute Regel gelten. Zahlreiche Berichte aus dem Schrifttum erwähnen seitens der erwartenden Mutter eine schwer erträgliche Müdigkeit neben anderen subjektiven Beschwerden, wie unklare Leib- und Kopfschmerzen (PAIGE, COWEN und WOLF, Fall 5 A. M. T.; ZUELZER, Fall H.; FREUDENBERG, Fall C. J.; NEIDITSCH, Fall P. W.; BINKHORST, Fall C. v. d. L.; MAGNUSSON und WAHLGREN, Fall E.-12/1947 und Fall Le.-10/1947; BAMATTER, Fälle P. A. u. M. A.; KEMP, Fall U. M. u. a.). Von Hautexanthemen hören wir bei BINKHORST (Fall C. v. d. L.), WYLLIE, FISCHER u. CATHIE, GASSER u. SCHWARZ, BAMATTER u. a. Es wurden aber auch eigentliche Schwangerschaftsstörungen vermerkt, wie Hydramnios (JELKE, Fall V. W., MAGNUSSON und WAHLGREN, Fall H.-8/1947), Oligohydramnie (BAMATTER, Fall Sch.), Blutungen am Ende der Schwangerschaft (MAGNUSSON u. WAHLGREN, Fall H.-8/1947), frühzeitiger Blasensprung (STROBEL, Fall S. Sto.), und vor allem sehr häufig Frühgeburten (s. Tab.6, S. 698—729, ferner ZUELZER, Fall H.; ALM und MELLGREN, 2 Fälle; GRANSTRÖM und MAGNUSSON, Fall 2, 4 und 9/1949 und noch viele andere), wobei aber zwischen echten Frühgeburten und rechtzeitig, aber hypo- oder dystrophisch Geborenen unterschieden werden muß. Interessant ist ferner der von GASSER und SCHWARZ angegebene Befund, einer auffallend kleinen Frucht im 5. Monat, die dann „à terme", aber nur 1920 g schwer, zur Welt kam.

Andererseits liegen Berichte vor über ausgesprochene Schwächezustände bei Müttern nach Geburt eines embryopathischen Kindes, so von MAGNUSSON und WAHLGREN (3 Fälle) mit bis zu 8 monatelanger Arbeitsunfähigkeit, von JELKE u. a. — Eine eigene Beobachtung werden wir S. 793 u. ff. eingehender wiedergeben.

Seit Beginn der Forschung auf dem Gebiet der Menschentoxoplasmose ist dem spannenden Problem der mit der Schwangerschaft eng verbundenen Ätiopathogenese große Aufmerksamkeit geschenkt worden. Heutzutage kommt kaum noch eine Toxoplasmenembryopathie zur Beobachtung, ohne *daß auch bei der Mutter des Kindes eine eingehende Untersuchung durchgeführt würde.*

Was ist aber bis jetzt bei solchen Frauen organisch gefunden worden? Sehr wenig und eigentlich nichts Beweisendes. Die Feststellung pathologischer mütterlicher Merkmale ist aber durchaus nicht wertlos. Letztere könnten einmal auf Zusammenhänge hinweisen, die schließlich für die Abklärung der immer noch unbekannten Verbreitungsart dieser Infektionskrankheit von Bedeutung sind.

Die meisten Toxoplasmosekenner verhalten sich sehr skeptisch gegenüber der Annahme einer ätiologischen Identität zwischen den allerdings ganz seltenen

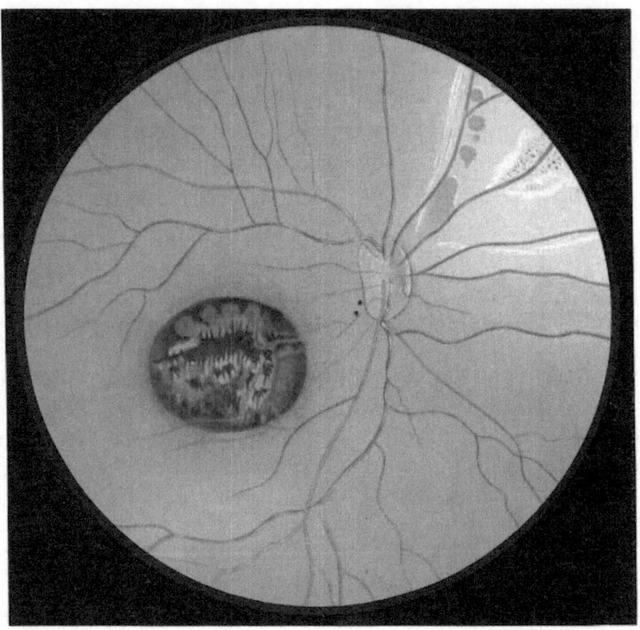

Abb. 15. Rechtsseitiges Fundusbild bei abgeheilter konnataler Toxoplasmose. Großer stark pigmentierter Maculaherd und schleierartige Veränderung im oberen nasalen Segment. Leichte Eindellung des temporalen Papillenrandes. Nora V., 15jährig (Fall 6 FRANCESCHETTI-BAMATTER). Siehe auch S. 745.

chorioretinitischen Augenhintergrundsveränderungen der Mutter und der erwiesenen Toxoplasmose-Embryopathie ihres Kindes. Im Lichte eines erst kürzlich durch WINNING[1] bekannt gewordenen Falles müssen solche ausgefallenen Beobachtungen doch wieder besprochen werden. Der Autor beschreibt ein beiderseitiges „Maculakolobom" bei einem Kind, dessen Mutter während der 12 Jahre zurückliegenden Schwangerschaft an einer akuten Chorioretinitis disseminata litt. WINNING nimmt ohne weiteres als Ursache der Augenleiden eine gemeinsam und gleichzeitig durchgemachte T.-Infektion an. Er stützt sich dabei auf die bei beiden festgestellten Serumantikörper.

Schon 1946 berichtet JOHNSON (Fall Q. S.) über eine linksseitige zentrale Chorioretinitis zu Beginn des 2. Monats der Schwangerschaft, die mit bald darauffolgender Fehlgeburt endete. Eine 2. Gravidität ein Jahr später hatte ein ausgesprochenes Rezidiv zur Folge. Das Kind war jedoch normal. Bei einer 3. Schwangerschaft 9 Monate nach der zweiten, flackerte der Herd neuerdings auf. Zur

---

[1] WINNING, C.H.O.M.: Toxoplasmosis (Presentation of cases) Ophthalmologica (Karger) **122,** 124 (1951).

Rettung des rechten Auges wurde die künstliche Unterbrechung vorgenommen. Beim Fetus fehlten pathologische Veränderungen.

Eine ähnliche Augenerkrankung finden wir bei einer Mutter im Beobachtungsgut BINKHORSTs. Eine 30jährige Frau erkrankte an doppelseitiger akuter Chorioretinitis, die links den ganzen hinteren Pol umfaßte. Ein Jahr später gebar sie ein Mädchen, das in beiden Augen maculäre Narbenherde und zudem Myopie, Strabismus convergens und Nystagmus aufwies.

Die obigen Krankengeschichten sind nicht genügend belegt, um irgendwelche Kausalzusammenhänge zwischen den Augensymptomen bei Mutter und Kind

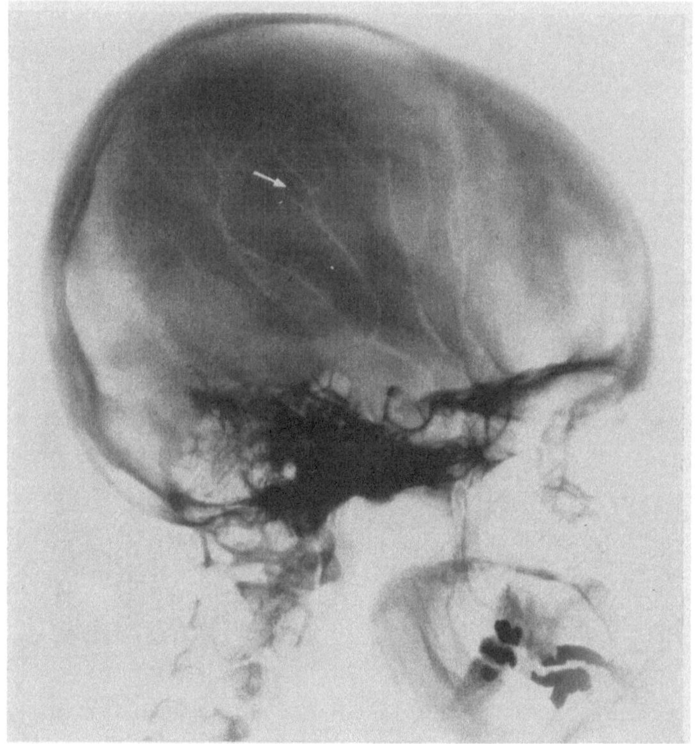

Abb. 16. Frau Vu., 36 J. (Mutter von Nora V., 15 J., mit Augentoxoplasmose). Im seitlichen Schädelröntgenbild ausgesprochene frontale Hyperostose (Nebula frontalia), in der Parietalgegend kleine, aber sicher nachgewiesene Kalkherdchen. (Eigene Beobachtung.)

anzunehmen. Bei allen betroffenen Personen sind beispielsweise keine Gehirnverkalkungen erwähnt. Ferner weist BINKHORST auf positive Tuberkulinproben bei seiner 30jährigen Augenpatientin hin.

Aus den eingangs geäußerten Überlegungen heraus *ist aber dennoch eine genaue Untersuchung des Augenhintergrundes bei allen Müttern von Toxoplasmosekindern angezeigt, ebenso wie das genaue Forschen nach i. c. Gehirnverkalkungen.* Wir haben einmal kalkdichte Schatten im Schädelröntgenbild einer 36jährigen Mutter festgestellt, deren 15jährige Tochter (Fall 6 u. 7 FRANCESCHETTI-BAMATTER) ganz für konnatale T. sprechende ophthalmologische und serologische Befunde zeigte (s. farb. Abb. 15). Als wohl zufällige Begleiterscheinungen sahen wir auf der Schädelaufnahme bei dem Mädchen eine Sellabrücke, einen stark erweiterten Sinus transversus, ferner ein völliges Fehlen der Anlage des

r. seitlichen Schneidezahns und eine hypoplastische Verkümmerung des korrespondierenden Zahnes links.

Über Kalkablagerungen im Gehirn einer 41 jährigen Mutter einer Fehlgeburt
(Fall M. G.), bei der im zweiten Lebensmonat bilaterale Chorioretinitis und ebenfalls Kalkschatten im Schädelinnern diagnostiziert wurden, berichtet Johnson
(1946). Angenommen, die i. c. Kalkherde seien immer der Ausdruck einer angeborenen Infektion, wären wir hier ja vor einem Toxoplasmosestammbaum mit
drei Generationen.

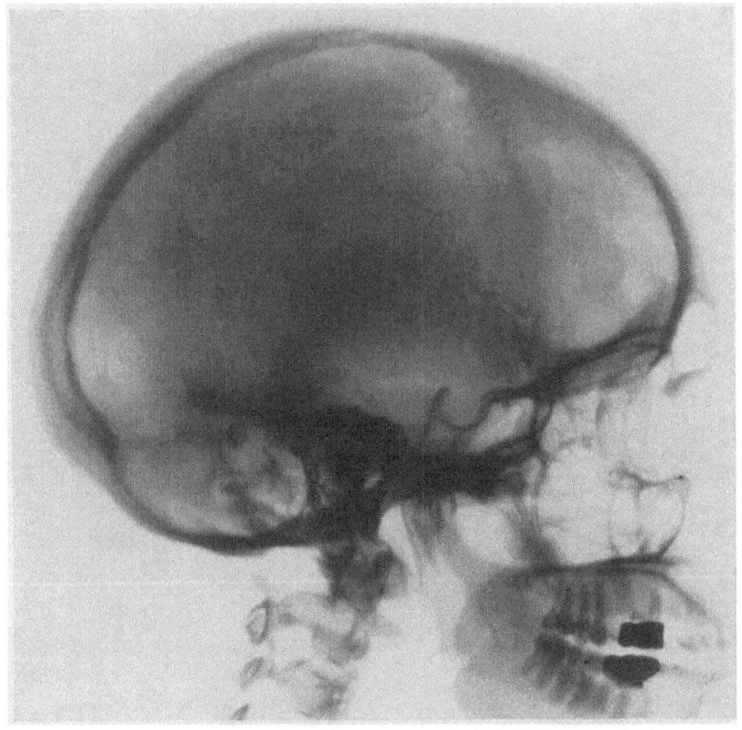

Abb. 17. Frau Tr., 28 J. (Mutter von Brigitte Tr., 3 J., mit konnataler Retino-Chorioiditis). Schädelröntgenbild,
Profil l.: deutliche Hyperostosis frontalis interna.

Abb. 16 und 17. Hyperostosis frontalis interna bei Müttern, die ein Kind mit konnataler Toxoplasmose geboren
haben.

Mehr hervorheben möchten wir *das gelegentliche Vorkommen von Hyperostosis frontalis interna* am Calvarium bei Müttern, die T.-kranke Kinder zur Welt
gebracht haben. Wir können hier zwei eigene Feststellungen dieser Art wiedergeben (s. Abb. 16 u. 17). Gleichzeitig machen wir auf eine durchaus gleichwertige
Erhebung Binkhorsts aufmerksam, die er in seiner Publikation (1948) mit sehr
guten Bildern belegt hat.

Auf hyperostotische Prozesse am Gehirnschädel bei Patienten mit vermut-
licher Toxoplasmose spielt auch schon Sabin in folgendem Passus an: ''There
were also 5 individuals, 10—69 years of age, with unexplained encephalopathies
presenting predominantly severe, persistent headaches, in some *associated with
hyperostosis frontalis interna*''.

In unserer Sammlung der osteo-pathologischen Besonderheiten bei sicherer
und suspekter Toxoplasmose befindet sich auch der Schädelröntgenfilm eines

21 jährigen Mannes, der sich viele Jahre mit Kaninchenzucht beschäftigte und am rechten Auge eine Chorioretinitis macularis sanata aufwies. Die Verdickung der Knochendecke ist bei ihm auffallend. Eine sehr schöne Hyperostose mit

gleicher Lokalisation wurde von GLANZMANN bei einem 7 jährigen Mädchen mit i. c. Kalkeinlagerungen und schweren beiderseitigen Augenveränderungen wiedergegeben (s. Abb. 18).

Wir gehen wohl nicht fehl in der Annahme, daß die soeben angeführten Besonderheiten am Schädelskelet Beziehungen mit der Grundkrankheit haben können. Ihre Pathogenese ist allerdings recht schwer zu erklären; denken wir nur an die verschiedenen Hypothesen, welche schon zum Verständnis für die Entstehung der Hyperostosis frontalis interna ausgebaut worden sind.

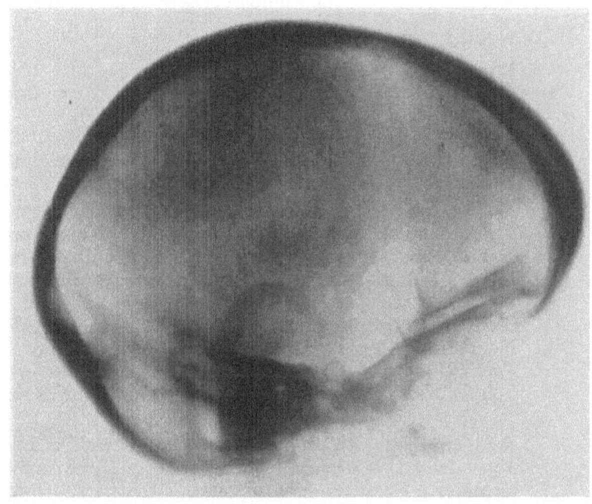

Abb. 18. Hyperostosis frontalis interna bei angeborener Toxoplasmose. Fleckige intrakranielle Verkalkungen in der Plexusgegend. Kind Erna L., 7 jährig. Beids. Mikrophthalmus und Enophthalmus. Getrübte brechende Medien. Erheblicher Intelligenzrückstand.
[Aus E. GLANZMANN: Bull. Schweiz. Akad. Med. Wiss. 2, 355 (1947).]

Tabelle 7.

Übersicht der 14 bekannten Zwillings-Schwangerschaften mit einer Beziehung zur konnatalen Toxoplasmose.

I. Eineiige Zwillinge.

1. Paar: ZUELZER (1944).
   Fall H. ♂ Zuerst geboren. Frühgeburt 1619 g. Ikterus, Körperexanthem. Tod nach 1 Monat. Pathologisch-anatomisch: charakteristische Encephalitis und Chorioretinitis toxoplasmotica (s. Tab. 6. S. 702, Nr. 15).
   Fall L. H. ♂ Zweitgeboren, 2495 g. Gelbsucht seit dem 3. Tag bis zum 5. Monat. Fieberschübe. Mit einem Monat Durchfall. Erhöhtes Liquoreiweiß. Multiple intracerebrale Kalkherde. Leichter Grad von Hydrocephalus. Ophthalmologisch beiderseitig: Mikrophthalmie, Hornhauttrübung, multiple weißliche erhabene maculäre Exsudationsherde, unscharf begrenzt, teilweise hämorrhagisch und Glaskörpertrübungen (Untersuchungen mit 1 und mit 2 Monaten). Im 7. Monat wird eine gehemmte psychische Entwicklung festgestellt. Intracerebrale Verkalkungen. Neutralisations-Test bei Pat. ++ und Mutter +++.
2. Paar: GRANSTRÖM (1950).
   ♂ 1. Am 6. 6. 1946 zu früh geboren, 2630 g. Strabismus conv. rechts mit sechs Monaten; maculäre Chorioiditisherde rechts mit $2^1/_2$ Jahren festgestellt.
   ♂ 2. Geb.-Gew. 2800 g. Strabismus conv. links mit 1 Jahr, Maculaherd wie bei 1, jedoch im linken Auge. Leichtes systolisches Herzgeräusch. Normales EKG (gleicher Befund bei Paarling 1).
   Die Augenveränderungen scheinen angeboren zu sein. Dye-Test: beide Zwillinge 1:25, Mutter und Vater ebenso 1:25.
   Anmerk.: Der Nachweis der Maculaläsionen in den schielenden Augen spricht hier für amblyopen Strabismus und gegen eine genotypische Asymmetrie im Sinne DAHLBERGS.
3. Paar: ABBOTT und CAMP (1947).
   Geschlecht? Bei beiden Paarlingen ausgedehnte dichte Kalkschatten im Gehirn und etwas weniger im Kleinhirn. Beiderseits aktive Chorioretinitis sowie angiomatöse Netzhautveränderungen. Neutralisationstest bei beiden Zwillingen positiv.

4. Paar: Vadala (1951).
♀ 1. Geb. am 28. 3. 1950. Mit 9 Monaten Hautausschlag, Nystagmus, Lethargie.
Beiderseitige Chorioretinitis, links stärker evolutiv als rechts.
♀ 2. Nicht krank, hat aber in Kontakt mit der Zwillingsschwester gelebt.
Beide Kinder: keine Gehirnverkalkungen, Farbstoff-Test negativ.

II. Zweieiige Zwillinge.

1. Paar: Bamatter (1946).
Fall A. M. ♀. Vollbild der konnatalen Toxoplasmose (s. Tab. 6 S. 704 Nr. 19 und ausführliche Beschreibung im Text S. 685).
Fall A. P. ♂. Rein viscerale Form der konnatalen T.: Enterocolitis ulcerosa toxoplasmotica (s. Tab. 6 S. 704 Nr. 20 und ausführliche Beschreibung im Text S. 692).

2. Paar: Bamatter (1949).
Fall W. H. ♂. [Fall 9 Franceschetti-Bamatter]. Mit 9 Jahren als tuberkulöse Chorioretinitis eingewiesen. Fundusbild rechts: pseudokolobomatöser, inframaculärer Narbenherd. Zwischen ihm und der Papille ein zweiter, viel kleinerer runder Herd; links: eine etwa 2 Papillendurchmesser betragende leicht ovaläre, ebenfalls pseudokolobomatöse Veränderung in der Maculagegend. Linsengroßer Kalkschatten in der rechten Occipitalregion. Das Pneumoencephalogramm zeigt ein *Cavum septi pellucidi*. Neutralisationstest (1946!) war deutlich positiv.
Fall H. ♀. Auf unsere Veranlassung wurde dieses Zwillingsmädchen eingehend, auch ophthalmologisch, untersucht und ganz ohne Defektheilungen befunden.

3. Paar: Farquhar (1950).
♀. Hydrocephalus und psychomotorisches Zurückbleiben mit 5 Monaten festgestellt. Nystagmus. R. Auge: Mikrophthalmus, Mikrocornea. Graugrüne Masse in der Vorderkammer. Fundus nicht sichtbar. L. Auge: Chorioretinitis im temporalen Bereich. Keine i. c. Verkalkungen. F.-T.: 1:512, Ko.-B.-R.: 1:40, Neutr.-Test +.
♂. Normale Entwicklung. Fundus: oberflächliche Atrophie in beiden Maculae. Keine Verkalkungen. F.-T.: 1:512, Ko.-B.-R.: 1:40, Neutr.-Test +.

4. Paar: Binkhorst (1948).
Fall H. T. ♂, 15jährig. Pathologische Augenbewegungen (Nystagmus) seit dem zweiten Monat, die abgeheilten Fundusherde seit dem 4. Jahr festgestellt, anfänglich als Maculakolobome diagnostiziert. Strabismus, Krämpfe, geistiger Rückstand, Stereotypien, Aggressivität. Erziehungsheim. Keine i. c. Verkalkungen. Neutr.-T.: Resultate nicht eindeutig.
♀. Strabismus convergens. I. c. Kalkherde, sonst ganz gesund. Neutr.-T.: Resultate nicht eindeutig.
Mutter: *Hyperostosis des Schädeldachs* (tabula interna). Neutr.-T.: negativ.

5. Paar: Tolentino (1948).
Fall M. M. ♀. Geboren 14. 7. 1946. Bilaterale narbige Chorioretinitis, Opticusatrophie rechts, Iriskolobom links. Mit 6 Monaten klonische Krämpfe. Mit 9 Monaten Bronchopneumonie. Mit 1 Jahr psychomotorischer Rückstand. Lebhafte Reflexe. Hydrocephalus internus. Keine i. c. Verkalkungen. Neutr.-T.: positiv (1948!).
♂ Normal.

III. Eiverhältnisse nicht bekannt.

Paige, Cowen u. Wolf (1942).
Fall R. ♂. Vollbild der Embryopathia toxoplasmotica (s. Tab. 6 S. 700 Nr. 11). Zwillingsbildung in Form eines Fetus papyraceus von 20 cm Länge.

Untersuchte Einzelzwillinge.
Wiedemann und Trentmann (1949).
12jährig. ♀. Seit jeher mit dem r. Auge schlecht gesehen. Wolkenschädel. Fundus: beiderseits zentrale, schwarzgelbe, rechts wabige Herdgruppen.
Zwillingsgeschwister nicht untersucht.
Mutter während der Schwangerschaft „schwerhörig" geworden und soll auch „etwas an den Augen" bekommen haben.
Crothers (1943) berichtet über 3 Zwillinge, davon hatten 2 Chorioretinitis, Gehirnverkalkungen und Krämpfe, der dritte nur i. c. Kalkherde. Neutr.-Test bei allen positiv (1943!).

Unter den 4 eineiigen Zwillingspaaren sind 3mal beide Kinder in ganz ähnlicher Weise betroffen, was übrigens *ein schwerwiegender Beweis für die diaplacentare Übertragung der Erreger* darstellt.

Bei VADALAs Paarlingen wies nur eines der Mädchen isolierte Augenerscheinungen auf. Möglicherweise verlief bei der Zwillingsschwester die intrauterine Infektion in einer klinisch unerkennbaren Form.

Unsere Betrachtung ergibt somit, daß Zwillingskinder einzeln oder zusammen auf dem Placentarweg durch Toxoplasmen infiziert werden können. Bei Doppelinfektion sind die pathologischen Erscheinungen bei den Befallenen hier und da nahezu spiegelbildlich, in manchen Fällen aber auch grundverschieden in bezug auf Lokalisation, Umfang und Ausgang.

B. Postnatale Toxoplasmose-Infektion.

a) Akute Formen.

Die fünf ersten Beobachtungen über erworbene Toxoplasmose fallen in die Zeit von 1940—1941 und betreffen zwei verschiedene Formen: einmal den *visceralen Typ beim Erwachsenen* (PINKERTON u. WEINMAN, 1 Fall, PINKERTON u. HENDERSON, 2 Fälle), dann die *meningoencephalitische Erkrankung beim größeren Kind* (SABIN, 2 Fälle). Beide Krankheitsbilder sind seither im Vergleich zu den konnatalen T. nur selten beschrieben worden. Sie stellen aber dessen ungeachtet Prototypen dar, die man kennen muß, um nicht an ihrer Diagnose vorbeizugehen. Betrachten wir zuerst die Fälle.

Beim Kind.

Die meningo-encephalitische, im Kindesalter erworbene Verlaufsform wurde von SABIN bei zwei Knaben mit 6 bzw. 8 Jahren beschrieben. Beim ersteren handelte es sich klinisch anfänglich um Kopfweh, Krämpfe, Erbrechen und Schwäche in den Extremitäten. Die neurologischen Prüfungen waren sozusagen negativ; vor allem fehlten Nackensteifigkeit, Kernig usw., dagegen waren Milz und alle Lymphdrüsen vergrößert. Im Liquor c. s. wurden zuerst 30 rundkernige Zellen gezählt. Während der zweiten und dritten Woche schwankte die Temperatur zwischen 37,2° und 38,2°. Die Zellen im Liquor nahmen bis auf 2200 mm³ zu, um dann wieder abzusinken; die chemischen Analysen ergaben dagegen normale Werte. Bald stellten sich Delirien, Muskelzuckungen und erneut Krämpfe mit Bewußtseinsverlust ein, und der Tod erfolgte am 30. Krankheitstag unter Hyperthermie bis zu 42° C.

Während die Übertragung von Rückenmarksflüssigkeit und Blut auf Tiere am 10. Tag resultatlos verlief, konnten die Parasiten aus dem Gehirn sowohl im Tierversuch als auch im histologischen Präparat nachgewiesen werden.

Der andere Knabe erkrankte während 10 Tagen an einer Encephalitis, die dann völlig in Heilung überging. Folgende Symptome sind bemerkt worden: Starke Stirnkopfschmerzen, Erbrechen, mehrmals generalisierte Krämpfe, Bewußtseinstrübung während einem Tag. Die Liquorauszählung zeigte 200—300 Lymphocyten, der Eiweißgehalt schwankte, erreichte die physiologische obere Grenze. SABIN hebt hier speziell hervor, daß der Status außer einer *Lymphdrüsenvergrößerung am Hals* und in den Inguinalfalten gar keine Besonderheiten enthielt.

Die Diagnose beruhte hier auf den mit der Rückenmarksflüssigkeit erhaltenen positiven T.-Meerschweinchenversuchen. Bei beiden Patienten SABINs waren die Augen nicht mitergriffen.

Anschließend seien sogleich zwei weitere einschlägige pädiatrische Fälle aus dem Schrifttum erwähnt, von denen die erste allerdings eine Augenmitbeteiligung aufweist. Erst 6 Jahre nach den beiden Beobachtungen SABINs kam in einem Flüchtlingslager Italiens ein neuer Fall von infantiler akuter Toxoplasmosis bei einem 9jährigen Mädchen ins klinische Gesichtsfeld. Robinson stellte bei ihm nach 14 Tagen hohen Fiebers folgende neurologische Veränderungen fest: Strabismus, Nystagmus, Chorioretinitis, Fehlen der Bauchdeckenreflexe, Kernigsches und Babinskisches Zeichen, Fehlen der Knie- und Achillessehnenreflexe. Im leicht coagulierbaren Lumbalpunktat fanden sich wiederholt „malariaähnliche" Parasiten, die, nicht zuletzt auf Grund der vorhandenen Pseudocysten, als Toxoplasmen erkannt werden konnten. Nach klinischer Erholung wurde auch der Liquor normal. Therapeutisch schienen hier Sulfathiazol und Emetin, während 12 Tagen verabreicht, erfolgreich zu sein. Neun Tage nach Absetzen der Medikamente traten abermals leichte Symptome auf, die jedoch nach 6 neuen Behandlungstagen definitiv verschwanden. Dieser seltenen Beobachtung würde sicher noch ein viel größerer Wert zukommen, wenn der Autor seiner Bekanntgabe einige Belege über die Augenhintergrundsveränderungen und deren Evolution beigegeben hätte.

Eine zweite Krankengeschichte mit ganz ähnlichen neurologischen Symptomen verdanken wir Dubois, Chevrel und Picot[1]. Bei einer 15jährigen aus Rennes stammenden Tochter wird im Sommer 1948 eine allgemeine Ermüdbarkeit als Folge einer Tb-Primoinfektion gedeutet. Am 10. August wird die Patientin zur Erholung auf ein Bauerngut in der Bretagne geschickt. Am 2. September plötzlicher Temperaturanstieg auf 39° C, mit relativer Pulsverlangsamung, Somnolenz und Störung im Bewußtsein. Am 6. September beginnt die Spitalbeobachtung: Fiebercontinua zwischen 39,5° und 40°; Adynamie, ausgesprochene Kopf- und Rückenschmerzen, Nackensteifigkeit, Hauthyperästhesie, Verstopfung, jedoch kein Erbrechen. Die Lumbalpunktion ergibt eine klare Flüssigkeit mit 272 meist lymphocytären Zellen, einem positiven Pandy und folgenden chemischen Werten: Eiweiß 0,95 g, Zucker 0,35 g, Chloride 6,05 g pro Liter. Im Sediment sieht man nach Methylenblaufärbung Toxoplasmen (Dr. Desmonts und Bestätigung durch A. B. Sabin).

Trotz Behandlung mit Penicillin, Streptomycin und Stovarsol verschlimmert sich der Zustand. Im Lumbalpunktat vom 14. 9. findet man 150 Lymphocyten, einige Polynucleäre, 1,25 g Eiweiß, 0,30 g Zucker und 6,72 g Chloride, jedoch keine Parasiten mehr. Zwei Tage darauf Koma mit rechter Halbseitenlähmung, Pupillendifferenz, linksseitiger Myosis und Ptosis, Gaumensegellähmung, Incontinentia, Atemstörung und Tod (16. Krankheitstag) unter Hyperthermie. Die Obduktion wurde verweigert.

Beim Erwachsenen.

Tödliche viscerale Toxoplasmose. Der Fall Pinkerton und Weinman betrifft einen 22jährigen peruanischen Arbeiter, der am 12. Krankheitstag starb und bei dem außer der Toxoplasmose im Z.N.S., in Herz, Lungen, Leber, Milz, Nieren, Nebennieren, Lymphknoten, Haut und Knochenmark auch noch eine Bartonelleninfektion bestand. Pinkerton-Hendersons Beobachtungen beziehen sich auf eine 43jährige Frau und einen 50jährigen Mann. Erstere starb 10 Tage, letzterer 28 Tage nach Beginn der Krankheit, die sich durch Fieber, Hautexantheme und atypische Pneumonie auszeichnete. Pathologisch-anatomisch wurden bei der Frau die Erreger in Lungen, Herz, Milz, Leber und Gehirn gefunden, beim Mann konnten aus den beiden zuletztgenannten Organen in Mäusen Toxoplasmen gezüchtet werden. Die Obduktion beim Mann zeigte positive Lungen-, Herz- und Milzbefunde; das Gehirn wurde nicht untersucht.

Eine neurale Toxoplasmose wird 1943 von Guimarães angegeben. Bei einem brasilianischen Neger bestanden während 37 Tagen Fieber, Beinlähmung, steifer

---

[1] Dieser interessante Bericht befindet sich in der Dissertation von Michel Dubois, Paris 1950.

Nacken, Dysphasie und Kopfschmerzen. Bei der Sektion wurden im Gehirn ausgebreitete Entzündungsherde mit miliaren, meist gefäßnahen Granulomen gefunden. Ähnliche Herde sah er im Myokard, in Leber, Hypophyse und Lunge. Gehirn und Herzmuskel enthielten Toxoplasmen.

Weitere eindrückliche Beobachtungen über akute Erwachsenentoxoplasmose wurden eigentlich erst in der letzten Zeit bekannt. Einerseits konnten mehrere *Laboratoriumsinfektionen* genau erfaßt und verfolgt werden (GARD u. MAGNUSSON, STRÖM, BENGTSSON, SABIN), andererseits kamen aber neuerdings auch Spontantoxoplasmosen beim Menschen zur Beobachtung, entweder als Allgemeinerkrankungen (FRANKE u. HORST) oder dann in Form einer Art Drüsenfieber.

Milz- und Lymphdrüsenvergrößerung wurden auch früher gelegentlich bei verschiedenen Verlaufstypen der Toxoplasmoseinfektion beschrieben. Es ist aber das Verdienst der nordischen Autoren MAGNUSSON, GARD und SIIM, *das klinische Bild der fieberhaften Lymphdrüsentoxoplasmose* in überzeugender Weise dargestellt zu haben.

Laboratoriumsinfektionen. Bei den erwähnten Laboratoriumsinfektionen hatten die Lymphdrüsenerscheinungen ebenfalls einen wesentlichen Anteil am Krankheitsgeschehen. Besonders eindrucksvoll ist die von STRÖM und BENGTSSON mitgeteilte Krankengeschichte der 22jährigen, seit dem 1. 8. 1949 angestellten Laboratoriumsgehilfin I. O., die sich beim Abpipettieren von Toxoplasmaexsudaten ansteckte.

Am 19. 8. 1949, morgens, fühlte sie schmerzhafte Schwellungen im Nacken, hernach Schmerzen über Augen und im Vorderkopf, bei einer Körpertemperatur von 38,6°. Am 20. 8. Schüttelfrost und 39,3 bis 40,3° Fieber, steigendes Kopfweh. Am folgenden Tag gleiche Beschwerden. Druckgefühl über den Augen. Am 21. 8. Spitaleintritt. Patientin scheint sehr mitgenommen. Temperatur 38,6°, Pharynx leicht gerötet. Den Kopfnickern entlang eine ganze Reihe von schmerzhaften erbsengroßen Lymphknötchen. Bindehaut rot und geschwollen, obere Augenlider ebenso. Herz ohne pathologischen Befund. Neurologisch: nur gesteigerte Beinreflexe. Am 22. 8. etwa 10 hellrote, erbsengroße, *maculopapulöse Hautefflorescenzen am Stamm.* Am 26. 8. *walnußgroße Lymphadenitis am l. Kieferwinkel, multiple bohnengroße Knoten am Hals, in den Achselhöhlen und in der Inguinalgegend.* Auf Brust und Abdomen hellrote bis rötlichbraune, erbsengroße, unregelmäßig verstreute Papeln.

Am 29. 8. werden im EKG (Standard- und Präcordialableitungen) die ersten Anzeichen eines *Myokardschadens* festgestellt, der elektrokardiographisch seinen Höhepunkt in der 2.—3. Krankheitswoche erreicht (zunehmende Rechtsverlagerung, pathologische T- und S-Figuren, QRS = 0,08 sec, QT = 0,4 sec, Sinusarrhythmie). Die EKG-Veränderungen sind von ziemlich ausgesprochenen subjektiven Beschwerden wie anginösen und präkordialen Schmerzen, Oppressionen und Anstrengungsdyspnoe begleitet, die noch ein halbes Jahr nach der Erkrankung mehr oder weniger ausgeprägt fortbestehen.

Anfang September ist das Hautexanthem noch gut sichtbar. Die Lymphdrüsenschwellungen werden schmerzhaft. Am 22. 9. stärkere, scharlachartige Schuppung an Händen und Füßen, Zurückgehen der Drüsentumoren. Seit Anfang November wieder Kopfwehattacken, ausgesprochene momentane Schwächegefühle wie plötzliches Insichhineinsinken. Diese Absenzen dauern bis Februar 1950.

Da es sich um eine grundlegende Beobachtung handelt, seien hier die Blutstaten, die Liquoruntersuchungen sowie die Dye-Test-Titer in chronologischer Reihenfolge wiedergegeben.

Blutbefunde.

Datum	Hg	Rote	Weiße	Stabk.	Segm.	Eos.	Bas.	Lymphoc.	Monoc.
22. 8.	10,3	3,96	3 600	20	42	1	—	29	8
27. 8.			5 300	21	30	1	1	39	8
3. 9.	10,5	4,45	10 000	8	49	—	—	42	1
14. 9.	11,5	4,96	9 800	4	45	1	—	44	6

Blutsenkung:

21. 8.	29. 8.	6. 9.	14. 9.	21. 9.	3. 10.	11. 10.
14	17	53	35	10	18	9

Blutkulturen, Widal, Kälteagglutination und Paul-Bunnel immer negativ. Im Urin keine pathologischen Elemente.

Lumbalpunktate.

Datum	Pandy	Nonne	Zellen	Polyn.	Mononucl.
22. 8.	+	+	0		
31. 8.	+	+	12	0	12
19. 9.	Spuren	—	7	0	7
3. 10.	+	Spuren	1	0	1

Dye-Test-Titer.

23. 8.	24. 8.	31. 8.	3. 9.	8. 9.	15. 9.	20. 9.	23. 9.
Neg.	Neg.	250	500	4000!	2000	2000	1000

3. 10.	12. 10.	27. 10.	17. 11.	15. 12.	17. 1.	17. 2.	
1000	2000	2000	2000	2000	1000	500	

Die periodischen Röntgenuntersuchungen der Lungen waren negativ, ebenso die ophthalmoskopischen Kontrollen.

Eine am 31. 8. ausgeführte *Lymphdrüsenbiopsie* zeigte eine unspezifische entzündliche Reaktion ohne Nekrosen und Pseudocysten. Einige halbmondförmige Körperchen konnten nicht mit Sicherheit als Toxoplasmen gedeutet werden.

Die Befunde STRÖMs bei einer *oralen Laborinfektion mit Toxoplasma* sind äußerst bedeutungsvoll, da sie mit großer Genauigkeit alle möglichen einschlägigen Untersuchungen einschließen. *Die Ansteckung hatte also eine akute Erkrankung mit 2 wöchigem Fieber, Conjunctivitis, allgemeinen Lymphdrüsenschwellungen, maculopapulösem Exanthem, Meningoencephalitis und Myokarditis zur Folge. Augenhintergrundskomplikationen sowie intracerebrale Verkalkungen fehlten.*

STRÖM erwähnt aber noch einen zweiten Fall, eine ebenfalls 22jährige Laborantin (A. M. S.) betreffend, bei der wiederholte Sabin-Feldman-Teste im Sommer 1949 negativ ausfielen. Am 10. 10. 1949 stach sie sich mit einer toxoplasmenhaltigen Nadel in den linken Ringfinger. Drei Tage später traten auf der gleichen Seite eine mittelgroße Axillardrüse und Schmerzen in der Cubitalgegend auf, bei ruhigem Verhalten der Stichstelle. Einmaliger Temperaturanstieg auf 38°. Nach einer Woche war die Patientin symptomfrei. Sie erhielt zuvor 10 g Elkosin auf 36 Std. verteilt. Der Dye-Test am 26. 10. war negativ. Im November fühlte sich die Frau wieder müde und unwohl, nahm aber ihre Arbeit bald wieder auf. Am 10. 1. 1950 ergab der Farbstoff-Test einen Titer von 1:2000. Eine Kontrolle am 23. 1. zeigte den nämlichen Wert. Der Ausfall der Reaktion beunruhigte die Patientin. Sie begab sich in Spitalbeobachtung. Als einzig erkennbares Symptom wurden erbsengroße Submandibular- und korngroße Axillar- und Inguinaldrüsen festgestellt. Der Augenhintergrund blieb normal, ebenso das EKG und EEG.

Die Toxoplasminproben wurden übrigens bei beiden Patientinnen ausgeführt. In Fall I. O. verliefen sie Anfang und Ende September, selbst in der Konzentration von 1:25, sozusagen negativ. Auch bei der zweiten Kranken war der Ausfall nicht eindeutig.

Bei der von MAGNUSSON beschriebenen Laboratoriums-Ansteckung stand die Lymphadenitis im Vordergrund des klinischen Geschehens.

In einem Vortrag in Basel (13. 9. 1951) erwähnte SABIN eine von FELDMAN serologisch genau verfolgte tödliche T.-Ansteckung bei einer technischen Gehilfin in einer amerikanischen Forschungsstation. Der Farbstofftest-Titer stieg beständig an und betrug am 73. Krankheitstag 1:32 768. Es bestand hier ebenfalls ein ausgesprochenes Hautexanthem.

In Westdeutschland haben sowohl PIEKARSKI als auch WESTPHAL auf das *Vorkommen von oligosymptomatischen Laborinfektionen*, die jeweils durch einen merklichen Serumtiteranstieg gekennzeichnet sind, hingewiesen.

Auf einer Blut-Lymphweginfektion beruht wohl auch die interessante Beobachtung KRINGELBACHs, bei der eine 62jährige Frau sich beim Präparieren eines Hasens in den Finger schnitt und 3 Tage hernach an einer akuten Encephalomyelitis erkrankte. Am 10. Tag konnten im Blut neutralisierende Antikörper, allerdings noch durch den K. H. T. (1949!), nachgewiesen werden. Eine Liquoruntersuchung fand nicht statt. Die Diagnose beruht hier wie bei vielen als Toxoplasmose beschriebenen Krankheitserscheinungen auf einer starken Vermutung, entbehrt aber jeden Beweises.

Lymphdrüsenfieber-Typus. Wir kommen nun zu den Spontan-Toxoplasmosen beim Erwachsenen. Wiederum sind es Schweden und Dänen, die zuerst eine Reihe solcher Fälle mitteilten. Nach ihren Ausführungen kann die Toxoplasmose als *reine Lymphdrüsenaffektion* auftreten. Hie und da sind aber wie beim ungewollten Menschenexperiment Drüsen- und Gehirnerscheinungen vereint.

Was für den Erwachsenen gilt, mag auch sicher für das Kindesalter in Betracht zu ziehen sein. MAGNUSSON spricht übrigens von einem 9jährigen Mädchen mit peripherer Lymphadenitis und Zeichen von Encephalitis. Der gleiche Autor beschreibt kurz 5 Erwachsenentoxoplasmosen mit mehr oder weniger akutem fieberhaftem Beginn, occipitalen, cervicalen und axillaren Lymphdrüsen. *Die monosymptomatischen Lymphadenitiden können der infektiösen Mononucleosis täuschend ähnlich sein* (2 Fälle). Bei Toxoplasmose war bis jetzt die Paul-Bunnel-Reaktion immer negativ. Zwei Patienten machten eine, den Fällen PINKERTON-HENDERSONs vergleichbare, ernste Erkrankung durch, die nach einem halben Jahr noch nicht zu Ende war. Eine andere ganz wichtige Feststellung MAGNUSSONs ist *das Vorkommen einer einseitigen akuten Chorioretinitis als einziger sichtbarer Ausdruck der T.-Infektion* bei einem 56 J. alten Mann, dessen Serum einen Sabin-Feldman von 1:2 000 und eine Ko. B. R. von 1:120 aufwies.

Sehr bemerkenswert ist aber auch die Beschreibung MAGNUSSONs einer Spontantoxoplasmose, welche zeitlich mit dem Eintritt der Schwangerschaft zusammenfällt. Die 23 jährige Frau bekam am 24. 6. 1949 nach vorausgegangenem Reizhusten 38° Fieber und Schüttelfrost. In den nächsten Tagen traten Schmerzen in der Nacken- und Submandibulargegend auf. Am vierten Tag verschwanden Fieber und Husten und als einziges Symptom blieben schmerzhafte, leicht angeschwollene Nackendrüsen übrig, die am 1. 7. etwa bohnengroß aussahen.

Blutsenkung 27 mm/1 Std. Vierzehn Tage später erschienen ebenso große Axillardrüsen. Im Blut: 46% Lymphocyten und 6% Eosinophile. Die Biopsie einer seitlichen Nackendrüse ergab keine spezifischen Anhaltspunkte. Am 27. 9. kam die Frau wegen beginnender Schwangerschaft zur geburtshilflichen Beobachtung. Die letzten Regeln werden zwischen dem 6. und 12. 6., also 12 Wochen vor dem Krankheitsbeginn, angegeben. Die Toxoplasminprobe fiel stark positiv, der Dye-Test 1:50 aus.

Diese Befunde veranlaßten MAGNUSSON und WAHLGREN, das histologische Lymphdrüsenpräparat nachzuprüfen. Sie fanden in der Tat Strukturelemente, die morphologisch Toxoplasmaparasiten glichen. Am 12. 11. betrug der Farbstoff-Titer bereits 1:2000, am 30. 12. sogar 1:4000, um dann im nächsten Halbjahr auf 1:1000 abzusinken.

Am 16. 3. 1950 gebar die Patientin ein gesundes Mädchen, in dessen Serum am 31. 3. ein Antikörpertiter von 1:2000 sowie eine Ko. B. R. von 1:12 bei negativem Toxoplasminhauttest vorgefunden wurde. Zur nämlichen Zeit hatte die Mutter einen Sabin-Feldman von 1:1000 und zum ersten Mal eine positive Ko. B. R. von 1:48.

Aus Dänemark berichtet SIIM über 7 Fälle von Lymphadenitis toxoplasmotica acuta bei 4 Knaben von 6—15 Jahren, 2 Mädchen von 3 bis 8 Jahren und bei einer 20 jährigen Tochter. Beim 8 jährigen Mädchen wurde eine Lumbalpunktion gemacht, die normale Werte ergab. Die Sabin-Feldman-Titer bei 6 Patienten erreichten die Stufe 1:6250, bei einem 6 jährigen Knaben 1:2500, während die Ko. B. R. 6 mal bis 1:128 und einmal bis 1:64 positiv ausfiel.

Fünf der pädiatrischen Beobachtungen sind in zwei Familienkreisen gemacht worden. Nach einer persönlichen Mitteilung SIIMs können die großen Lymphocyten, die bei dieser Toxoplasmoseform gefunden werden, nicht von den McKinlay-Zellen der infektiösen Mononucleosis unterschieden werden. SIIM verfügt jetzt über die Biopsieergebnisse bei 12 Patienten. Jedesmal war es möglich, charakteristische, bis jetzt ungeläufige pathologische Veränderungen bei Fehlen anderer spezifischer oder maligner Merkmale nachzuweisen.

Aus allen diesen verschiedenen Darstellungen gehen deutlich die hauptsächlichsten klinischen und serologischen Merkmale der erworbenen T.-Infektion hervor. Auf die Frage der Antikörperbildung werden wir später noch näher eingehen (s. S. 779).

Frühdiagnose der akuten Toxoplasmakrankheit (Meningo-Encephalitis mit oder ohne Allgemeinerscheinungen). In Deutschland ist nun FRANKE und HORST auch die sichere *Frühdiagnose der akuten Toxoplasmakrankheit* beim Erwachsenen in gewissen Fällen mit unklaren meningo-encephalitischen und allgemeinen Symptomen *durch den Erregernachweis im Liquor, in Hautläsionen oder in Lymphdrüsenpunktaten* gelungen. Während einem Jahr konnten die beiden Würzburger Kliniker bei elf Patienten diesen Beweis erbringen.

Beispielsweise wurde ein 50 jähriger Mann beobachtet, der seit Mitte Februar 1951 an zunehmendem Husten ohne Auswurf, mit Neigung zu Nachtschweißen und Hitzegefühl, litt. Am 22. 3. plötzlich hohes Fieber bis 41° mit unerträglichen Schmerzen im Kopf, Rücken, in den Beinmuskeln, Knie- und Fußgelenken. Wegen eines kleinfleckigen Exanthems wird er mit der Verdachtsdiagnose Typhus in die Klinik eingewiesen.

Der gesamte Körper, mit Ausnahme der Fuß- und Handflächen (vgl. PINKERTON-HENDERSON, Fall ♂ 50 J.), ist mit einem dichten kleinfleckigen polymorphen, lividroten, leicht papulösen Exanthem übersät. Über den Lungen diffuses Giemen und vereinzelte kleinblasige Rasselgeräusche. Milz wenig vergrößert. Leichte Nackensteifigkeit, Kernig und Brudzinski +. Im Lumbalpunktat 416/3 Zellen

(45% Neutro und 55% Lympho), Pandy +, Gesamteiweiß nach Kafka 2,1 bei 0,4 Glob. und 1,7 Alb. Leichter Rechtstyp der Normomastix-Reaktion. Im Standsediment des Liquors (vorsichtige May-Grünwald-Giemsa-Färbung, kürzer als für Blutausstriche!) können charakteristische Toxoplasmen (extracellulär) gesehen werden. Neben solchen Gebilden mit klassisch bogenförmiger Gestalt (s. Abb. 19) sind auch vereinzelt längliche Formen, zum Teil im Begriff der Teilung, mit den von Cross beschriebenen Granula zu sehen. Das eine Ende des Parasiten ist spitz, das andere erscheint etwas abgerundet und enthält den Kern.

Franke und Horst wiesen aber auch im Gewebesaft der Hautefflorescenzen, allerdings erst nach längerem Suchen, die nämlichen Erreger nach.

Das Lungenröntgenbild zeigt eine geringe rechtsseitige Verschattung.

Im Blut besteht eine leichte Leukocytose von 10200 bei 75% Segmentk., 6% Stäben mit vereinzelt toxisch granulierten Neutrophilen, 17% Lymphocyten und 2% Monocyten. Blutsenkung: 31/66 mm.

Das Ergebnis aller üblichen serologischen Untersuchungen war negativ. *Selbst der Sabin-Feldman-Test (Prof. Piekarski) blieb bei regelmäßiger Kontrolle 8 Wochen negativ.* Erst nach 2 Monaten wurde dann ein Titer von 1:72 festgestellt.

Sehr interessant ist die Feststellung der seit dem 14. Krankheitstag aufgetretenen feinen Glaskörpertrübungen mit frischen, später deutlicher werdenden Aufhellungsherden in der Maculagegend, besonders am linken Auge.

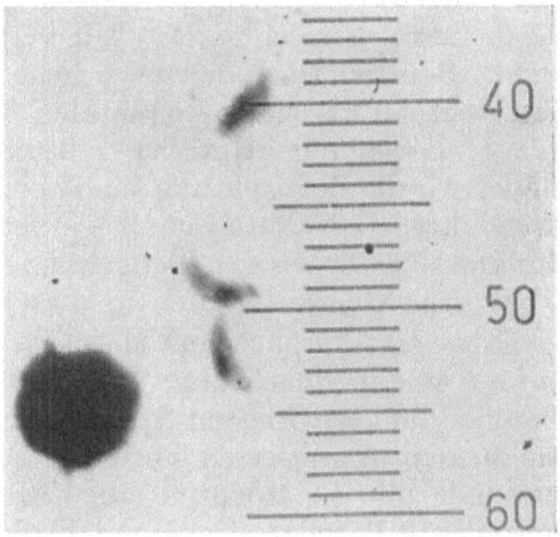

Penicillin und Streptomycin scheinen keine Wirkung zu haben. Vom 30. 3. bis 4. 4. bekommt der Patient täglich i. v. 8 g Solu-Supronalum. Schon am zweiten Behandlungstag kritischer Fieberabfall mit Abklingen der meningitischen und pulmonalen Symptome. Vom 4. 4. ab sind die Erreger im Liquor nicht mehr zu finden, während die Pleocytose noch eine Zeitlang andauert. Am 26. 5. konnte der Patient geheilt die Klinik verlassen.

Bei 3 weiteren ähnlichen akuten Fällen konnten Franke und Horst die Toxoplasmen in der Spinalflüssigkeit lange vor dem Positivwerden des Dye-Testes auffinden. Die Untersuchungen fanden bereits vor jeder therapeutischen Maßnahme statt, so daß der von Westphal und Mohr beschriebene „therapeutische" Titerschwund nicht in Betracht zu ziehen ist.

Jedenfalls ist das rechtzeitige Auffinden der Erreger, wie es Franke und Horst gelungen ist, von größter Bedeutung für die Frühbehandlung der erworbenen akuten Formen. Bei subakuten Erkrankungen fanden die genannten Autoren mehrmals die *Parasiten in Lymphdrüsenpunktaten oder in den Hautherden.*

Bei der noch sehr geringen Zahl von gesicherten Beobachtungen ist zur Zeit eine schematische Beschreibung der akquirierten Erwachsenentoxoplasmose kaum von Vorteil. Die angeführten sehr eindrücklichen Beobachtungen enthalten alle wesentlichen klinischen Anhaltspunkte und geben uns auch eine genügende Orientierung über die verschiedenartigen äußeren Krankheitserscheinungen, die bis jetzt erkannt worden sind.

Abb. 19. Charakteristische bogenförmige Toxoplasmen sowie ein Erythrocyt im Liquor einer an Encephalitis toxoplasmotica verstorbenen Kranken. 10 Teilstr. des Maßstabes = 11,5 μ. [Aus H. Franke u. H. G. Horst: Dtsch. med. Wschr. 76, 1049—1052 (1951).]

b) Chronische Formen.

Beim Kind.

Schubweiser Krankheitsverlauf (Differentialdiagnose zwischen angeborener und postnatal erworbener T.). BINKHORST stellte schon 1946 den Niederländischen Ophthalmologen ein 6jähriges Mädchen vor (s. auch S. 734), bei dem sowohl Mikrocephalie mit geistiger Minderwertigkeit, i. c. Verkalkungen, als auch am rechten mikrophthalmen Auge Strabismus, schwerer Astigmatismus und ein alter zentraler chorioretinitischer Herd bestanden. *Auf dieses Vollbild der angeborenen Toxoplasmose hatte sich im 5. Lebensjahr eine linksseitige akute Chorioiditis aufgepfropft*, deren Vorkommen den hier gelungenen Erregernachweis erklären ließe. Nach den Feststellungen VAN THIELs und VERLINDEs ergaben Liquorüberimpfungen ins Meerschweinchengehirn daselbst granulomatöse Veränderungen mit toxoplasmaähnlichen Zelleinschlüssen. Wir verstehen nun, warum dieser Fall von verschiedenen Beurteilern zu den erworbenen T. gerechnet worden ist, obschon der Autor ihn deutlich als einen konnatalen Typus mit vieljährigem chronischem Verlauf („only a seeming inactivity") beschrieb. Dieser Folgerung Rechnung tragend, haben wir die Beobachtung zuerst einmal unter den inaktiven angeborenen Formen angeführt. Der akute Schub — denn um einen solchen und nicht etwa um eine Reinfektion wird es sich hier gehandelt haben — verlangte jedoch, diesen wichtigen Toxoplasmosebericht auch in diesem Abschnitt kritisch in Betracht zu ziehen.

Eine erst kürzlich aus Mexiko erschienene Arbeit von DENA, SOTO u. LEON bringt eine Beobachtung, der ebenfalls eine merkwürdige Mischung von angeborenen und erworbenen Symptomen zugrunde liegt. Die Autoren selber rechnen sie zu den akquirierten Formen. Das jetzt $3^1/_4$jährige Mädchen (D. T. R.) kam erstmals mit 11 Monaten zur Untersuchung. Es wurden dann Kontrakturen, gesteigerte Patellarreflexe und Kalkschatten im Schädelröntgenbild wahrgenommen. Eine Toxoplasmose galt als möglich, das Fehlen von Fundusveränderungen (Dr. SOTO) und die mangelnden serologischen Unterlagen verzögerten jedoch die Diagnosestellung. Als einziges ophthalmologisches Symptom gab man damals Strabismus divergens alternans an. Der Kopfumfang war vergrößert (47 cm).

Die Lumbalpunktion zeigte: 4 Leukocyten, Pandy ++, Nonne +, Eiweiß 54,6 mg-%, Zucker 49 mg-%, Chloride 710 mg-%. Wa. zweifelhaft, Kahn und Kline dagegen negativ.

Merkwürdigerweise konnten nun nach $2^1/_4$ Jahren bei dem geistig stark zurückgebliebenen Kind evolutive chorioretinitische Herde diagnostiziert werden, die in der Publikation z. T. farbig wiedergegeben sind. Im Lungenröntgenbild erkennt man vergrößerte Hilusschatten sowie kleinere Parenchymverkalkungen. Die Ko. B. R. war positiv (Bericht von Dr. H. G. HOLT, Pädiatrische Abt. der Texas University Medical School, Galveston, USA).

In Anbetracht des sehr charakteristischen Syndroms möchten wir diesen Fall doch dem angeborenen Typus zurechnen und analog wie beim Patientchen BINKHORSTs an eine *schubweise verlaufende Krankheitsform* denken.

In das Kapitel der erworbenen chronischen Toxoplasmose gehören auch noch folgende wichtige Feststellungen:

Encephalitis mit psychischem Zerfall. Dank der Freundlichkeit von Prof. M. JACCOTTET in Lausanne war es uns möglich, mit ihm zusammen am 24. 2. 1952, ein an chronischer Encephalitis leidendes 10jähriges Mädchen (D. B.) zu untersuchen. Vor etwa einem halben Jahr sollen bei diesem Bewußtseinsstörungen und ein wenig später auch Zeichen von rechtsseitiger Hemiparese aufgetreten sein. Eine durch den Neurochirurgen (Prof. H. KRAYENBÜHL in Zürich) ausgeführte Ventrikulographie zeigte eine bilaterale mäßige Erweiterung der Seitenventrikel.

Im Liquor fielen keine pathologischen Veränderungen auf, jedoch wiesen bezeichnende Serotest-Titer auf das Bestehen einer toxoplasmotischen Infektion (Dozent Dr. C. GASSER, Oberarzt der Universitäts-Kinderklinik Zürich). Erneute von Prof. JACCOTTET veranlaßte serologische Untersuchungen beim kranken Mädchen und seinen Eltern ergaben hohe Sabin-Feldman-Titer. Im Hygiene-Institut Basel (Prof. Dr. J. TOMCSIK) war der Kaninchenhauttest bei Mutter und Kind positiv. Der Farbstofftest reagierte beim Kind bis 1:512 und bei der Mutter bis 1:1024. Einige Wochen darauf fand Prof. J. D. VERLINDE in Leiden im Dye-Test folgende Titer: Kind 1:1024, Mutter 1:4096 und Vater 1:512, während die Komplementbindungs-Titerwerte 1:8 beim Kind, 1:32 bei der Mutter und 0 beim Vater betrugen. Die entsprechenden 3 Seren wurden in dankenswerter Weise auch von Dr. H. A. FELDMAN in Syracuse (N. Y.) untersucht. Laut seinem Bericht vom 14. 3. 1952 kam er zu folgenden Resultaten: Dye-Test bei der jungen Patientin 1:256, bei deren Mutter 1:1024 und beim Vater 1:256.

Bemerkenswert ist hier die Anamnese laut der ein Hund dieser Familie vor ungefähr einem Jahr an einer unklaren Krankheit einging.

Bei der jungen Patientin besteht heute ein Dauerzustand: zunehmender geistiger Zerfall, Anzeichen von extrapyramidalen Störungen mit Hypertonie, besonders im l. Arm. Eine strenge Solu-Supronalkur (insgesamt 138 g im Zeitraum von $3^{1}/_{2}$ Wochen) hatte keine Besserung zur Folge.

Wenn auch nur serologisch belegt, verdient diese sehr interessante klinische Beobachtung JACCOTTETs unsere größte Aufmerksamkeit. Sie bildet in gewissem Sinne das pädiatrische Gegenstück zu dem im nächsten Abschnitt erwähnten NOETZELschen Fall.

Myokard- und Gehirntoxoplasmose als zufälliger Autopsiebefund. TOMLINSON beschrieb 1945 bei einem 10jährigen Mädchen, das an einer Sichelzellenanämie starb, toxoplasmaähnliche Protozoen im Gehirn und Herzmuskel ohne jedwelche Umgebungsreaktion in den betreffenden Geweben. TOMLINSON sieht in diesem Fall den Ausdruck der chronischen asymptomatischen Toxoplasmose beim Menschen. WEINMAN vermutete bereits das *Vorkommen solcher chronischer „Parasitenträger"*, nachdem er sie bei behandelten Mäusen, die eine akute Infektion überstanden, sah.

Die Untersuchungen TOMLINSONs werden durch diejenigen PLAUTs unterstützt, der bei einem 14jährigen, an einer subchronischen gelben Leberatrophie mit beginnender Cirrhosis verstorbenen Knaben, im Herzmuskel kleine, als Toxoplasmen gedeutete Mikroorganismen vorfand.

Beim Erwachsenen.

Isolierte (?) Muskel- (Myokard-) Toxoplasmose. Wir können hier gerade noch eine zweite Beobachtung PLAUTs wiedergeben. Bei einer 66jährigen, an postoperativer Peritonitis verstorbenen Frau, fand er wiederum im Myokard toxoplasmaverdächtige Einschlüsse.

Als einen *Grenzfall zwischen der akuten und der chronischen Form* muß hier anschließend die vielzitierte von SYVERTON und SLAVIN schier zufallsmäßig aufgedeckte *Muskeltoxoplasmose* eingefügt werden. Ein 65jähriger Mann hatte Fieber, Durchfall, Übelsein, Bauchkrämpfe und Schmerzen im re. Ellenbogen. Während der zweiten Krankheitswoche erschien ferner ein kleinfleckiges Exanthem am Stamm. Außer einer Lebervergrößerung und einer über ein Jahr anhaltenden Eosinophilie (26—45%), keine klinischen Besonderheiten. Wegen vermuteter Trichinosis wurde eine Gastrocnemiusbiopsie ausgeführt, die als Toxoplasmen anzusprechende Parasiten enthielt. Die Übertragung auf Meerschweinchen und Kaninchen gelang, jedoch nicht in überzeugender Weise. Der Bericht lehrt aber, daß in unklaren Fällen die histo-parasitologische Untersuchung der Skeletmuskeln in vermehrtem Maße angestrebt werden sollte.

Encephalitis unter dem Bild eines Pseudohirntumors. Zum Abschluß unseres Kapitels führen wir die außerordentlich wichtigen Ergebnisse des Noetzel- schen Falles an, auf die wir, was die pathologische Anatomie anbetrifft, später noch eingehen müssen.

Ein 19jähriger Bäckerlehrling wurde allmählich blaß und mager und litt neben seinem schlechten Aussehen an Appetitlosigkeit. Man dachte zuerst an Überarbeitung. Im Juni 1950 bekam er *zuckende Schmerzen in den Beinen*, sein *Gang wurde unsicher*. Daneben bestanden zeitweiser *Brechreiz*, jedoch ohne Er- brechen, sowie *Schwindel* und ausgesprochenes Durstgefühl. Ein Erholungsurlaub im Schwarzwald verlief ohne Besserung, so daß der Patient, *bleich* und *abgemagert*, am 23. 10. ins Konstanzer Krankenhaus aufgenommen werden mußte. Auffallende neurologische Erscheinungen fehlten. Die Lumbalpunktion förderte unter deut- lich erhöhtem Druck einen leicht *xanthochromen Liquor* mit 176/3 Zellen, vorwie- gend Lymphocyten, und einem Gesamteiweiß von 216 mg-%. Eine zweite Untersuchung einen Monat später ergab 638/3 Zellen und 312 mg-% Gesamteiweiß. Ophthalmoskopisch fand man eine tiefe Exkavation und blasse Papillen, besonders temporal. Im Blutbild: Leukocyten 5500, davon 6% Eosinophile. Blutsenkung 13/18. Das Krankheitsbild schien unklar und so wurde der Patient mit der Verdachtsdiagnose „Encephalomyelitis-Hirntumor" Prof. Riechert in die neuro- chirurgische Universitätsklinik Freiburg i. B. überwiesen. Jetzt stellte man bei dem ängstlichen, über Ort und Zeit nicht orientierten, oft auch benommenen jungen Mann eine leichte *Nackensteifigkeit* fest. Der *Visus war stark herabgesetzt*. Das Schädelröntgenbild hatte keine besonderen Merkmale. Es entwickelte sich eine *Abducensparese*. Die Rückenmarksflüssigkeit zeigte in der ersten Dezember- hälfte Zellwerte die von 93/3 bis 252/3 schwankten. Wegen dem Verdacht auf tuberkulöse Meningitis wurde eine Streptomycinkur begonnen. Zunehmende Kachexie sowie Herz- und Kreislaufinsuffizienz führten zum Exitus am 25. 12. (siehe Obduktionsbefund S. 788).

Diese Beobachtung Noetzels gehört zu den Hauptdokumenten der Toxo- plasmoseforschung. Sie zeigt, daß diese Infektionskrankheit, rein auf das Zentral- nervensystem beschränkt, also auch ohne Augenhintergrundsveränderungen, *einen protrahierten, auf Monate, vielleicht über ein Jahr sich ausdehnenden Verlauf* nehmen kann, *unter spärlichen klinischen Symptomen*, deren Differentialdiagnose die verschiedensten subakuten Encephalopathien in Betracht ziehen muß. *Wichtig scheint uns vor allem der Liquorbefund* und es ist wohl möglich, daß dieser, zusammen mit den serologischen Prüfungen, in derartigen Fällen die beste diagnostische Wegleitung zu geben vermag.

c) Inapperzepte Toxoplasmose.

In dieser Gruppe figurieren in erster Linie alle Mütter, die Kinder mit Toxo- plasmen-Embryopathie gebaren.

Ferner gehören hierher die zahlenmäßig kaum mehr zu erfassenden Fälle, die allein wegen der serologischen Ergebnisse als durchgemachte oder latente T-Infektionen aufgefaßt worden sind.

Es liegt kein Grund vor, den spezifischen Charakter der bei der T.-Diagnose gebräuchlichen Immunitätsreaktionen zu bezweifeln. Die relative Häufigkeit der positiven, mit dem Alter graduell zunehmenden Befunde, bei Fehlen jedes klini- schen Symptoms, darf uns nicht stutzig machen. Denken wir nur an die ganz ähn- lichen Erfahrungen bei der Tuberkulose, Histoplasmose, Coccidioidomykose usw.

Gerade die beiden zuletzt genannten durch Pilze verursachten Infektions-Krankheiten haben manche gemeinsamen Züge mit der Toxoplasmose, besonders auch dadurch, daß wir bei allen drei bis jetzt sozusagen keine sicheren ätiologischen Anhaltspunkte haben. Nach den Hauttesten mit Histoplasmin und Coccidioidomycin zu urteilen, sind diese Mykosen als inapperzepte Formen, allerdings nur in ganz bestimmten Gegenden Nordamerikas, recht stark verbreitet. Der Krankheitsausbruch dagegen ist, wie bei der Toxoplasmose, das viel seltenere Ereignis. Bei der Histoplasmose waren anfänglich, analog wie bei der Toxoplasmose, nur die spärlichen, tödlich verlaufenden Formen beim Kleinkind bekannt. Das ziemlich häufige Vorkommen von Lungenverkalkungen bei Tuberkulinnegativen erweckte dann den Verdacht auf die klinisch stumme Histoplasmoseinfektion.

Der stillen Feiung gegen Toxoplasmose wurde unter Zuhilfenahme der jeweils maßgebenden Teste von verschiedenen Seiten nachgegangen (SABIN, HEIDELMAN, RUCHMAN, FRENKEL, GARD u. MAGNUSSON, HOLMDAHL, SABIN u. FELDMAN, PIEKARSKI, WESTPHAL, THALHAMMER, VIVELL u. a.).

Mit der Sabin-Feldman-Reaktion beträgt die Häufigkeit positiver Reaktoren in der gesunden Bevölkerung (Cincinnati) altersmäßig verteilt nach SABIN und FELDMAN:

$$0-\ 5 \text{ Jahre} =\ \ 5\%$$
$$5-15 \text{ Jahre} = 10-15\%$$
$$15-20 \text{ Jahre} = 20-30\%$$
$$\text{darüber}\ \ \ \ \ = 50-70\%$$

Je nach Autor und Untersuchungsort variieren die Ergebnisse. Während WESTPHAL in Hamburg nur 2—3% serologisch positive Personen vorfand, gibt PIEKARSKI für Bonn als mittlere Werte 10—15% an. Ganz ähnliche Hundertsätze, 10—12%, ergaben sich nach BADER (zit. PIEKARSKI) für die unter gleichen ökologischen Bedingungen stehende Stadt Heidelberg. Bei einer ausgelesenen Landbevölkerung, die ständigen Umgang mit Tieren hat, stieg laut den Berichten PIEKARSKIs der Anteil der Seropositiven sogar auf 26%. Ganz interessant sind auch die neuerdings erschienenen Erhebungen VIVELLs für die Gegend von Freiburg i. B. Mit dem nämlichen Farbstofftest wurde daselbst eine im Vergleich mit den SABINschen Prozentzahlen merklich erhöhte Durchseuchungsfrequenz in allen Altersklassen angetroffen. Sie betrug für die Stufe 1—10 Jahre 20%, 11—20 Jahre 40%, 21—30 Jahre 50%, 30—40 Jahre 55% und über 40 Jahre sogar 82%. Die Unterschiede mögen zum Teil auf eine ungleiche Deutung der niederen Titerwerte beruhen, können aber andererseits doch auch als geographisch bedingt aufgefaßt werden.

Die obigen, von SABIN stammenden Bewertungen geben aber die in den beiden letzten Jahren sowohl in nordamerikanischen, als auch in europäischen Forschungszentren festgestellte mittlere Immunitätslage sehr gut wieder.

Wir verstehen den Rat SABINs, *bei diagnostischen Erwägungen die Bezeichnung „positiv“ unbedingt durch die Angabe der Titerhöhe zu ersetzen.* Nur so bekommen wir langsam Einsicht in die klinisch stummen Formen und wahrscheinlich auch in die epidemiologischen Verhältnisse bei der Toxoplasmose.

2. Die Bedeutung der Augenerscheinungen für die Diagnose.

Das sozusagen regelmäßige Vorkommen einer vorwiegend maculären Retino-Chorioiditis bei der konnatalen Toxoplasmose hat die spezielle Aufmerksamkeit der Ophthalmologen ganz allgemein auf das Bild der ätiologisch oft sehr schwer zu deutenden zentralen chorioretinitischen Narben gelenkt. In erster Linie wurden Kinder und Erwachsene, deren verdächtige Fundusherde überdies mit dem für Toxoplasmosis bekannten Symptomenkomplex verbunden waren, serologisch auf diese Krankheit hin untersucht. Dabei ergaben sich verhältnismäßig viel positive Fälle, was sich durch das mit zunehmendem Alter immer häufigere Vorkommen von neutralisierenden und cytoplasmaverändernden Toxoplasmaantikörpern auch bei „gesunden" Individuen erklären läßt. Ein hoher Antikörpertiter im Rahmen des charakteristischen klinischen Bildes der konnatalen Toxoplasmose oder auch bei monosymptomatischer verdächtiger Chorioretinitis spricht hingegen sehr für Toxoplasmose, besonders wenn sich auch das mütterliche Serum ähnlich verhält. Bis jetzt sind derartige Erhebungen meist nur bei der akuten und subakuten angeborenen Toxoplasmose, also im ersten Kindesalter, gemacht worden.

Im fortgeschrittenen Alter, d. h. bei der bereits abgeklungenen angeborenen Krankheitsform, wird die ätiologische Erklärung viel schwieriger, da der Antikörpertiter im Serum allmählich absinkt.

Bei der kritischen Übersicht des Schrifttums fanden wir es daher vorsichtiger, nur diejenigen als toxoplasmogen aufgefaßten Augenhintergrundsveränderungen, welche im Zusammenhang mit anderen kardinalen Symptomen angeführt worden sind, als ätiologisch einigermaßen sicherzustellen.

Seit der Beobachtung von ROBINSON bei einem 8jährigen Knaben schien es wahrscheinlich, daß auch die postnatal erworbene Toxoplasmainfektion mit retinochorioiditischen Herden auftreten kann. Die namhaften amerikanischen Toxoplasmose-Forscher zeigten allerdings bis jetzt eine gewisse Zurückhaltung gegenüber den Berichten über akute Augentoxoplasmose bei älteren Kindern und bei Erwachsenen. Ihre negative Einstellung stützt sich hier hauptsächlich auf das Fehlen hoher Antikörpertiter bei allen bis jetzt untersuchten Fällen von toxoplasmoseverdächtigen Augenleiden. *Ganz neuen europäischen Feststellungen zufolge scheint nun aber das Befallensein der Augen bei der Infektion von Erwachsenen gar nicht so selten zu sein.*

A. Fundusveränderungen bei angeborener Toxoplasmose.

Wir fassen hier zuerst die wichtigsten Augenerscheinungen bei der angeborenen Toxoplasmose zusammen (s. auch Tab. 6). Die grundlegenden Studien stammen hier wiederum von WOLF, COWEN und PAIGE; sie wurden 1942 in einer Sonderarbeit von diesen Autoren zusammen mit L. P. KOCH festgelegt.

Aus historischen Gründen verdient hier vorausgehend die Beobachtung JANKŮs (1923) der Erwähnung (s. auch Nr. 1 der Übersichtstab. S. 698). Bei dem seit dem dritten Monat blind befundenen, an progressivem Hydrocephalus permagnus leidenden Kleinkind, das mit etwa 16 Monaten starb, bestand ein linksseitiger Mikrophthalmus mit Behinderung der Bulbusbeweglichkeit. Ophthalmoskopisch wird re. ein großer, horizontaler, leicht konkaver, weißlicher, von Pigment umrandeter Maculaherd mit fehlenden Netzhautgefäßen angegeben. Der Sehnerv war grauweißlich verfleckt und die eintretenden Gefäße schmalkalibrig. Im li. Fundus fiel ein grau-blauer Reflex auf, der von der nasalen Peripherie bis zur Maculagegend, wo sich ein großer weißer, atrophischer, pigmentumsäumter Herd befand, reichte. Die nasale Veränderung hatte Ähnlichkeit mit den Bildern bei fortgeschrittener Netzhautablösung oder bei intraocularem Tumor. Die Opticuspapille war gräulich mit verschwommenem temporalen Rand.

Den Fall 2 (J. F.) von KOCH, WOLF, COWEN und PAIGE (1942) möchten wir wegen seinem Prototypcharakter etwas ausführlicher wiedergeben. Es handelt sich um einen mit Gelbsucht geborenen Knaben. Hepato-Splenomegalie, Hydrocephalus internus, intracerebrale Verkalkungen und psychomotorische Schädigung sind am 26. Lebenstag aufgefallen. Mit 31 Tagen wurde eine beiderseitige Chorioretinitis diagnostiziert. Das zentrale Sehvermögen schien nach dem dritten

Monat abzunehmen. Es traten immer stärker werdender Einstellnystagmus sowie konkomitierender Strabismus auf. Am linken Auge bestanden neben einer abgeflachten Vorderkammer Reste der Pupillarmembran. Die Pupillen waren gleich, nicht entrundet mit anfänglich guter Lichtreaktion. Mydriase re. > li. jedoch keine Synechien erkennbar. Links wird noch ein Lenticonus posterior erwähnt. Ophthalmoskopisch bemerkte man 28 Std. nach der Geburt leichtes temporales Papillenödem. Unter Mydriase am 31. Tag sah der Augenhintergrund folgendermaßen aus: re. Weiterbestehen des temporalen Papillarödems. Netz- und Aderhautgefäße normal bis in die Gegend eines großen eiförmigen, nicht ganz scharf begrenzten Maculaherdes, dessen temporaler Pol durch die Ansamm- lung von graubraunen retinalen Pigmentkörnern gebildet wurde. Etwas diskreter erstreckte sich die Pigmentation auch an der Peripherie des Herdes bis zu seinem nasalen Pol, wo sie mehr mosaikförmiges, rötlich-braunes, blutpigmentartiges Aussehen annahm. Die Größe des ganzen dunkelrötlich- bis blaubraun schimmern- den Herdes entsprach ungefähr 6 Papillendurchmessern horizontal und $3^1/_2$ vertikal.

In diesem durch Ödem und Hyperämie gekennzeichneten Focus entwickelte sich nun zusehends eine schmale, schlitzförmige, chorioretinitische, schließlich bis auf die Sklera atrophierende Zone mit Anhäufung von schwarzem Pigment an ihrem nasalen Ende. Ferner traten juxtapapillär 2 viel kleinere trübe, gelbliche, chorioretinitische Verfleckungen, höchstens einem Drittel Papillendurchmesser entsprechend, auf. Die Netzhaut schien hier akut vom Krankheitsprozeß er- griffen zu sein. Das dabei entstandene Ödem dehnte sich bis auf das papillo-macu- läre Faserbündel aus und schien somit ursächlich mit der Papillentrübung im Zusammenhang zu sein. Eine Anzahl peripapilläre, konzentrische, feine Streifen wiesen auf eine frühe gliomatöse Proliferation hin.

Während einer 9monatigen Kontrollzeit konnte die Ausbreitung der zentralen Chorioretinitis verfolgt werden. Am Ende des 5. Lebensmonats schien jedoch die eigentlich aktive Phase beendet zu sein. In dem blassen narbigen Bindegewebe waren verschieden große braun-schwarze Pigmentschollen verstreut. Am Rande des Herdes dagegen sah man einen unregelmäßigen schwarzen Pigmentstreifen. Die beiden juxtapapillären Flecken waren verschmolzen. Feine blasse binde- gewebige Verwachsungen führten zur temporalen Papillenhälfte, die bleich und leicht zerstört aussah. Vereinzelte normale Netzhautgefäße durchquerten die Peripherie des großen Herdes. Frische entzündliche Veränderungen fielen nicht mehr auf. Dagegen wurde der Narbencharakter der Maculaläsion sowie seine Pigmentierung immer ausgesprochener. Blässe und Atrophie des Opticus nah- men zu. Die brechenden Medien blieben immer klar.

Am li. Auge erschwerte der Lenticonus die Untersuchungen. Am 31. Tag schien die Papille etwas hyperämisch mit leichtem Ödem der temporalen Hälfte. Die Fundusverhältnisse waren sonst normal bis auf einen $4^1/_2$ auf $3^1/_2$ Papillen- durchmesser großen, unscharf begrenzten, ovoiden, etwa 2 D erhabenen Macula- herd. Die Netzhaut daselbst war ödematos, homogen trüb, dunkel-rötlich bis blau-braun aussehend. In der Herdmitte gerade über der Fovea bestand eine orangebraune runde Eindellung.

In den folgenden 9 Monaten bildete sich aus diesem frischen Herd eine atro- phische, pigmentierte, chorioretinitische Maculanarbe. Die zentrale Fundus- veränderung war schließlich in beiden Augen sehr ähnlich, nur schien die Evolution links etwa um einen Monat verzögert. Am li. Auge wurden überdies schon am 46. Tag zwei sehr ausgedehnte rundliche, leicht erhabene, völlig inaktive, chorio- retinitische Läsionen an der oberen Fundusperipherie entdeckt, deren äußere Abgrenzung nicht möglich war. Die kleinere von beiden, durch ihre blaßtrübe, grau-grüne Farbe gut abgegrenzt, war völlig pigmentlos. Die größere, ebenfalls pigmentfreie Läsion war trüb aquamarinfarbig und von einem zackigen bandförmigen Streifen pigmentfreier atrophischer Chorioretinitis scharf begrenzt. KOCH und Mitarbeiter faßten die großen pigmentlosen Bezirke als Bindegewebsproliferation auf, deren merkwürdige Verfärbung allerdings schwer zu deuten ist.

Die brechenden Medien waren auch hier stets ganz durchsichtig.

Diese ausgezeichneten ophthalmoskopischen Erhebungen enthalten alle wesentlichen Erscheinungen der akuten, subakuten und chronisch gewordenen Toxoplasmose. Pathogenetisch betrachtet bestehen kaum Unterschiede zwischen der angeborenen und der im späteren Alter erworbenen Erkrankung des Sehorgans. Pathomorphologisch hingegen hängen die Auswirkungen vom Entwicklungsstadium des ergriffenen Auges ab. Bei der relativ frühen Fetalinfektion (ungefähr 6. Monat) kann es zu schweren Schäden und Hemmungsbildungen kommen (s. Fälle GASSER u. SCHWARZ, Tab. 6 Nr. 27 u. Abb. 26 und KLIMA, Tab. 6 Nr. 47 u. S. 823). *Der Mikrophthalmus ist wohl der häufigste Ausdruck der Defektheilung.* Unter 78 Fällen von angeborener Augentoxoplasmose waren 37 Bulbi mikrophthalm und zwar 19 mal rechter- und 18 mal linkerseits (HOGAN). Der Krankheitsprozeß kann, wie es aus der oben angeführten Beobachtung einer sicher konnatalen Toxoplasmose von KOCH, WOLF, COWEN und PAIGE besonders deutlich hervorgeht, bereits im Zeitpunkt der Geburt chorioretinitische, bindegewebige Narben hinterlassen haben und dann aber während Wochen oder Monaten noch frische Herde produzieren. *Es ist auch durchaus möglich, daß bei konnataler Infektion die Bulbuslokalisation erst „postuterin" auftritt. Relativ spät nach der Entbindung beobachtete evolutive Fundusveränderungen könnten schließlich bei symptomenarmer angeborener Toxoplasmosis auch fälschlicherweise als eine im Säuglingsalter eingetretene Infektion aufgefaßt werden.*

Der Zeitpunkt der Diaplacentarübertragung, die Ausbreitungsform der Krankheit (vorwiegend neuraler oder vorwiegend visceraler Typus) sowie die fetale Widerstandskraft spielen neben anderen unbekannten Faktoren eine Rolle beim früheren oder späteren Ergriffensein des Auges. Über die Mitbeteiligung des vorderen Bulbusabschnittes im Krankheitsprozeß werden wir weiter unten berichten.

Das Schielen, welches *ein wichtiges Frühsymptom* der angeborenen Erkrankung des Sehorgans darstellt, wurde bereits auf S. 736 besprochen. Unter 78 Fällen zeigten nach HOGAN 33 Augen Schielstellung. Bei unserem Patienten P. S. z. B. fiel der ausgesprochene Strabismus convergens (s. Abb. 6) schon am ersten Lebenstag auf, in diesem Falle also lange vor dem Funktionieren der Blickeinstellung.

B. Fundusveränderungen bei postnatal erworbener Toxoplasmose.

Sichergestellte Berichte über akute Augentoxoplasmose bei Jugendlichen und Erwachsenen sind im Vergleich zu der ziemlich großen Zahl der beschriebenen angeborenen Krankheitsformen bis jetzt sehr selten. Sie scheinen sich in der allerletzten Zeit jedoch zu vermehren.

BINKHORST erwog schon 1947 die toxoplasmotische Natur solch „frischer" retino-chorioiditischer Herde, die er bei einem 5jährigen Mädchen und bei einer 30jährigen Frau beschreibt und abbildet.

Sodann berichtet W. STRAUB aus der ophthalmologischen Universitäts-Augenklinik in Tübingen 1949 über einen Fall von wahrscheinlich erworbener Erwachsenentoxoplasmose bei einem 38jährigen Mann, der schon 10 Jahre vorher beiderseitige leichte Glaskörpertrübung, frische chorioretinitische Herde mit etwas prominenten Wucherungen sowie stellenweise Pigmentierung und

Aderhautatrophie aufwies. In dem wegen Sekundärglaukom jetzt erblindeten li. Auge wurden in Serienschnitten Toxoplasmazelleinschlüsse nachgewiesen. Internistisch und neurologisch fielen beim Patienten keine krankhaften Erscheinungen auf.

Weiterhin zählt STRAUB eine Reihe von 27 erwachsenen Patienten mit verschiedenartiger Chorioretinitis und Iridocyclitis (16 Patienten), allerdings bloß auf Grund eines wenigstens 1:50 betragenden Sabin-Feldman-Titers zur erworbenen Toxoplasmose. Bemerkenswert scheint hier in einigen schweren Fällen die relativ günstige Heilungstendenz. Bei vier der Erkrankten sprechen intracerebrale Kalkschatten etwas eindrücklicher für die Toxoplasmen-Ätiologie.

Vor einigen Monaten hat auch PILLAT in Wien, ebenfalls an Hand von Bildern, eingehend auf die frische Fundustoxoplasmose des Erwachsenen hingewiesen. Nach ihm scheint die Potozoeninfektion neben Tuberkulose und Lues die häufigste Ursache für die Retino-Chorioiditis der Erwachsenen zu sein. Die verdienstvollen Beobachtungen von STRAUB und von PILLAT gewinnen zweifelsohne an Bedeutung im Lichte der von FRANKE und HORST erst kürzlich veröffentlichten Berichte über den Erregernachweis bei 11 akuten Erwachsenentoxoplasmosen (s. auch S. 755)

In 2 dieser klinisch mit meningo-encephalitischen Erscheinungen verlaufenden Fälle bildeten sich unter genauer ophthalmoskopischer Kontrolle beim einen Patienten (J. K.) zarte Glaskörpertrübungen mit frischen, später deutlich werdenden Aufhellungsherden in der Macularegion, besonders links, beim anderen Kranken (W. K.) im vorher regelrechten Augenhintergrund rechts unten peripherwärts und temporal oben streifige Pigmentierungen und feine chorioretinitische Herde aus.

Das Vorkommen einer Erkrankung des Sehorgans bei erworbener Toxoplasmosis im Erwachsenenalter darf durch diese wertvollen Erfahrungen der beiden Würzburger Internisten wohl als erwiesen gelten. Es scheint jedoch, daß sich solche Augenkomplikationen am ehesten bei der neuralen Infektionsform einstellen, denn bei den rein oder vorwiegend visceralen Toxoplasmosen (PINKERTON u. HENDERSON, PINKERTON u. WEINMAN, MAGNUSSON) ist die Mitbeteiligung des Auges nicht festgestellt worden. Andererseits erwähnt MAGNUSSON (1951) einen 56jährigen Mann mit monosymptomatischer akuter einseitiger Chorioretinitis bei dem der Farbstofftest-Titer 1:2000 und der Komplementfixierungs-Titer 1:120 betrugen.

Beim Studium des Schrifttums der Augentoxoplasmose fallen außer der sozusagen regelmäßig auftretenden Chorioretinitis sowie der bei angeborener Erkrankung sehr häufig angeführten Mikrophthalmie und dem Schielen auch noch eine Reihe mehr oder weniger konstant vorkommender Veränderungen im Sehorgan auf. Im Fundus werden Papillenödem (ADAMS, HORNS u. EKLUND; ADAMS, ADAMS, KABLER u. COONEY; KOCH, WOLF, COWEN, PAIGE u. a.) wie auch *meist temporale Blässe der Sehnerven* (WOLF, COWEN u. PAIGE; BINKHORST; LE BIHAN, BOISOT u. LAGARDE; DITTRICH; DEBRÉ u. Mitarb.; HOGAN, eigene Beobachtung u. a.) beschrieben. Viel seltener wird eine hyperämische Papille verzeichnet. Die *Opticusatrophie* wird in zahlreichen Veröffentlichungen hervorgehoben (KOCH, WOLF, COWEN u. PAIGE; ADAMS, ADAMS, KABLER u. COONEY; GLANZMANN; ALLÈGRE; HART, PAULLEY, RIVERS u. WESTLAKE u. a.). Dabei wird im allgemeinen zwischen dem primären und dem sekundären, häufig durch den Hydrocephalus ausgelösten Typus unterschieden. Nach HOGANs Zusammenstellung von 78 Fällen konnataler Augentoxoplasmose wurde eine totale oder partielle Opticusatrophie in 33 Augen festgestellt, 18mal rechts und 15mal links.

Ferner liegen auch Mitteilungen über *mißbildungsartige Veränderungen der Papille* vor, so von KREPLER (atypisches Kolobom) und eigene Beobachtung beim Kind Sch. (s. S. 794).

Wir haben außer der seinerzeit von JANKŮ als Kolobom aufgefaßten chorioretinitischen Fundusanomalie nur einen einzigen Bericht (HUTCHISON) über ein
echtes einseitiges, die Papille umfassendes Aderhautkolobom gefunden.

FRANCESCHETTI hat, das einer kolobomatösen Veränderung manchmal sehr
ähnliche, toxoplasmotische maculäre Fundusbild trefflich als „*Pseudokolobom*"
bezeichnet. Ausnahmsweise kann dessen Unterscheidung von der primären
Dysplasie große Schwierigkeiten bereiten (siehe unsere Beobachtung Kind Sch.,
Abb. 37 u. 38 sowie Abb. 49 u. 50).

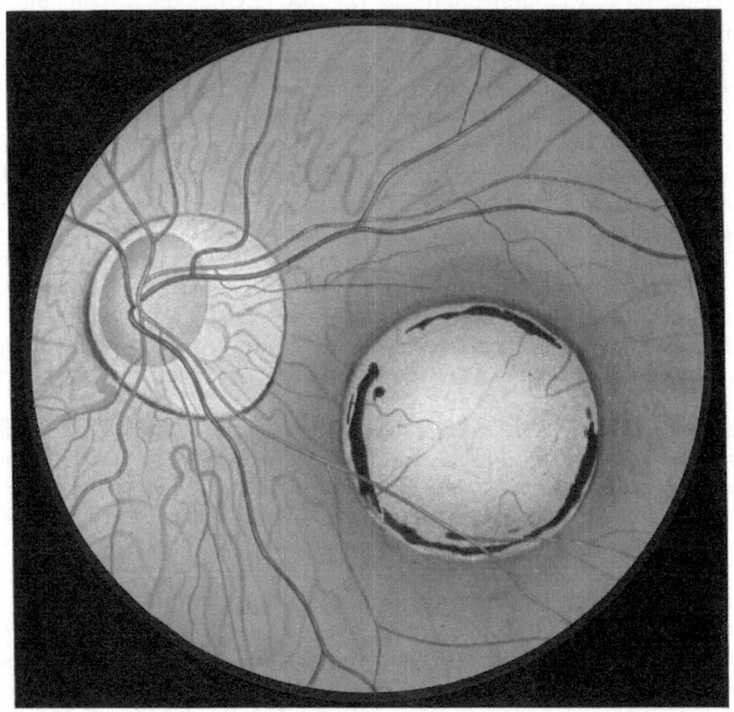

Abb. 20. Echtes Maculakolobom bei einer jungen Frau (eigene Beobachtung). Runde abgeheilte toxoplasmogene
Chorioretinitisherde können dieser Mißbildung sehr ähnlich sein.

Das echte Kolobom (s. Abb. 20) *kann auch in vereinzelten Fällen verbunden
mit Dyskranie, Mikro-Enophthalmie, cerebralen Defektbildungen und schwerer
Oligophrenie auftreten.*

Wir haben jüngst ein derartiges Kind (Jean P. C., 4¹/₂ monatig), das uns als
konnatale Toxoplasmose überwiesen wurde, encephalographisch und ophthalmologisch sehr genau untersucht. Äußerlich ist der Knabe durch eine dolichocephale
Dyskranie sowie durch ausgesprochene linksseitige Mikrophthalmie gekennzeichnet. Im Encephalogramm erkennt man links an der Gehirnoberfläche einen
fronto-parietalen Defekt. Der Augenhintergrund zeigt beiserseits eine mächtige,
weißlichgraue, scharf umrissene, mit regelmäßigem Pigmentsaum begrenzte
Aussparung, welche auch den Opticuseintritt miteinbezieht. Die Symmetrie und
das ganz homogene Aussehen der Herde sprechen hier sicher für *eine genetische
Mißbildung* und gegen Toxoplasmose. Die serologischen Untersuchungen beim
Kind und dessen Mutter fielen übrigens völlig negativ aus.

C. Miterkrankung des vorderen Augensegmentes.

Die bisherigen Ausführungen handelten vom Ergriffensein des hinteren Bulbusabschnittes, was bei der Toxoplasmose wie gesagt schier die Regel ist. Es liegen aber eine ganze Anzahl *Beschreibungen von Miterkrankung des vorderen Augensegmentes* vor. Wir finden schon bei Cowen, Wolf und Paige (1942, Fall M. B.) Angaben über eine beginnende rechtsseitige corticale *Linsentrübung* bei einem 4jährigen Mädchen mit li. Mikrophthalmus, Strabismus seit dem zweiten Lebensmonat und geistigem Rückstand. In beiden Fundi bestanden alte chorioretinitische Herde; im li. Auge sprachen ein perifokales leichtes Netzhautödem sowie diskrete Glaskörpertrübung für einen immer noch aktiven Krankheitsprozeß. Die intracerebralen Verkalkungen ihrerseits weisen hier auf den konnatalen Beginn der Toxoplasmose-Infektion hin.

Sodann beobachteten Magnusson und Wahlgren einen Knaben mit beiderseitigem Mikrophthalmus vom 6. Lebenstag ab. Er litt an Hydro-Porencephalie mit generalisierten Krämpfen; sein Liquor war xanthochrom, mit leichter Zellvermehrung und hochgestelltem Eiweiß. Das Röntgenbild wies streifenförmige Kalkschatten in der Plexusgegend auf. Mit ungefähr zwei Monaten sah man bei ihm auf beiden Seiten eine *Sekundärkatarakt*. Geistig blieb er zurück. In einem anderen Fall (Kind P. M.) sahen die schwedischen Autoren bei einem schon im zweiten Lebensjahr amblyopen Knaben mit 9 Jahren *hintere Synechien sowie Glaskörpertrübungen*, im li. Auge überdies chorioretinitische Herde. Bei der Nachuntersuchung mit 14 Jahren wurde eine bilaterale Amaurose mit totaler Katarakt und hinteren Synechien, kurz das Bild einer massiven chronischen Uveitis vorgefunden. Die sehr schwere Augenkomplikation ging mit intracerebralen Verkalkungen und ausgesprochen positivem Neutralisationstest einher. In zwei weiteren Fällen geben die gleichen Forscher folgende Befunde an: a) Knabe W. L. ist seit Geburt schwachsichtig. Mit 2 Jahren bil. Cataracta complicata, mit 10 Jahren re. Phthisis bulbi, li. totale Katarakt. Psychische Entwicklung minderwertig. Kaninchenhauttest einwandfrei positiv. b) Knabe A. Frühgeburt mit Pemphigus neonatorum (Toxoplasmosis?) und Hypoprothrombinämie. Mit $3^1/_2$ Monaten Nystagmus; mit 16 Monaten re. *Hornhauttrübung*, hintere Synechien und partielle hintere Katarakt. Linkerseits hintere Synechien, Irisatrophie, totale Katarakt. Geistig minderwertig. Neutralisationstest beim Kind und Mutter positiv.

Mehrere Beobachtungen von Katarakt bei Kindern mit Toxoplasmose hat auch Dekking gemacht. In einem Fall war das Kind mit einseitigem Star geboren, das andere Auge erkrankte nach 3 Monaten in nämlicher Weise.

Angaben über beiderseitige Linsentrübungen bei sichergestellter konnataler Toxoplasmose finden wir fernerhin bei Lelong. Er beschreibt bei einem 5monatigen Mädchen eine rechtsseitige Mikrophthalmie; mit 10 Monaten wurde eine beiderseitige Cataracta complicata secundaria festgestellt. Ebenso führt Lauria einen mit 2 Monaten beginnenden Hydrocephalus mit Gehirnverkalkungen bei einem Mädchen an, dessen mikrophthalme Augen mit 6 Monaten *Uveitis* sowie Linsentrübung erkennen ließen. Freudenberg (s. Neiditsch) zeigte an der Ausstellung des 6. Internationalen Pädiaterkongresses (Zürich 1950) einen 4jährigen Knaben mit Strabismus, beiderseitiger Amaurose und sekundärer Katarakt; er hatte mit 11 Monaten eine durch Liquorpunktion nachgewiesene Hirnhautentzündung mit Husten durchgemacht. Der Neutralitätstest war positiv. Die Vermutung einer postnatal erworbenen akuten Toxoplasmose ist hier wohl begründet. Auch Verlinde hat bei einem 4 Monate alten Säugling neben cerebralen Kalkherden Mikrophthalmus, Synechien sowie Katarakt gesehen.

Die Linsentrübung als Komplikation einer uvealen Entzündung kann aber auch nur einseitig auftreten. Wir haben etwa ein Dutzend solcher Feststellungen im

Schrifttum vorgefunden, nämlich bei Binkhorst; van Creveld, Arons u. Bruyne; Danis; Dittrich; Gifford; Heidelman; Jelke; Richard; Schrick; Straub; Strobel; Verlinde; Seyss-Wiesner.

Im Vordergrund der Augenerscheinungen kann auch *eine einseitige oder beider-seitige Iritis* stehen (Binkhorst; Farquhar; Gifford; Lauria; Lelong; Neiditsch; Riley u. Arneil, Hogan u. a.). Bei der Augentoxoplasmose Erwachsener wird die Regenbogenhauterkrankung von Drell und besonders von Straub erwähnt.

Die Entstehung von Glaskörpertrübungen beim frischen Netzhautprozeß erklärt sich ohne weiteres. Sie wurde wiederholt beschrieben (Adams, Adams, Kabler u. Cooney; Carrol-Wynton; Gomperts; Schwarz, Rose u. Fry, eigene Beobachtung u. a.). Schwarz, Rose u. Fry sahen sie sehr deutlich bei einem 6jährigen hydrocephalen Knaben, bei dem die bilateralen ausgesprochenen chorioretinitischen Veränderungen bereits abgeklungen waren. Auch Hogan bringt einen ganz ähnlichen Fall (Casus 4, ♂ M. F., 12 J.) mit Gehirnverkalkungen und re. abgeheilter Chorioretinitis. Im li. Auge traten nun mit 12 Jahren zwei akute zentrale chorioretinitische Herde auf, deren toxoplasmotische Natur vom Autor mit Recht nicht als bewiesen hingestellt wird. Wir haben ja bereits schon auf die schwierige ätio-pathogene Deutung solcher akuten Schübe bei Patienten mit konnataler Augentoxoplasmose hingewiesen (s. S. 756). Daß es sich hier nicht um bloße Ausnahmen handelt, geht aus der gerade erschienenen sehr schönen Monographie Hogans über Augentoxoplasmose hervor. Unter 78 Literaturfällen (darunter 8 eigene Beobachtungen) von angeborener T. wurden in 34 Augen akute Erscheinungen angegeben und zwar 16 mal im re. und 18 mal im li. Auge. Bei 64 dieser Patienten bestanden chorioretinitische Narben, 34 mal auf der re. und 30 mal auf der li. Seite. *Die erst kürzlich von Franke und Horst bei der akuten Erwachsenen-Toxoplasmose vorgefundenen Glaskörpertrübungen stellten die initialen Erscheinungen der Augenkomplikation dar.*

Glaukom im Gefolge einer Toxoplasmainfektion des Sehorgans wird von Gifford angegeben. Von Straub wurde das glaukomatöse li. Auge eines 38jährigen Mannes histologisch untersucht. Er fand die Parasiten im Ciliarkörper (s. auch S. 762).

Es sind auch *Augentoxoplasmosen mit Netzhautablösung* zur Beobachtung gekommen (Binkhorst [Fall Nr. 7, H. W.], Dittrich, Miettinen u. Oksala u. a.).

Wir haben gesehen, daß die Residuen der toxoplasmotischen Retino-Chorioiditis manchmal in Form von präretinalen Strängen im Augenhintergrund erkennbar sind (s. farbige Abb. 13).

Andererseits ist den Ophthalmologen seit langem das Bild der teratogenen angeborenen „falciformen" *Ablösung der Netzhaut* (Weve) bekannt. Dekking berichtet nun über ein 8monatiges Mädchen mit Mikrophthalmus und Nystagmus, das rechterseits einen abgeheilten chorioretinitischen Maculaherd, linkerseits an Stelle der Papille einen hellen, stark proeminenten Tumor aufwies, von dem aus ein weißer Strang gegen die nasale untere Peripherie ausging. Die histologischen Schnitte des linken Bulbus zeigen sodann, daß es sich diesmal nicht um jene bloße Retinafaltung über einem persistierenden Hyaloidgefäß handelt, wie sie von Weve, Ancona und Ida Mann beschrieben worden ist. Vielmehr sprechen hier die den Sehnerven verdeckende und strangbildende Netzhautproliferation, die Atrophie der Chorioidea sowie die feinen Bindegewebswucherungen gegen den Glaskörper für eine toxoplasmogene Entstehung der Fundusveränderung.

Gegebenenfalls sollten also Patienten mit angeborenen „falciformen" Netzhautfalten auch auf Toxoplasmose untersucht werden.

Als eine weitere Sonderform der Augentoxoplasmose müssen, ebenfalls nach DEKKING, manche als Pseudogliom aufgefaßte *konnatale totale Netzhautablösungen* angeführt werden. Eigene Beobachtungen dieser Art veranlaßten den holländischen Ophthalmologen auch die von BROENDSTRUP, POULSEN, HOLM, PETERS, (zit. nach DEKKING) POLLOCK (zit. nach DEKKING) sowie von MAGNUS veröffentlichten Fälle von Ablatio retinae vermutungsweise als Folgen einer T.-Infektion aufzufassen.

Wir haben schon 1949 auf die *Ähnlichkeit gewisser konnataler Augentoxoplasmosen mit dem Bilde der retrolentalen Fibroplasie* hingewiesen. Mit Prof. FRANCESCHETTI zusammen konnten wir letztes Jahr einen derartigen Fall genau studieren (s. Abb. 9 ,S. 737, sowie S. 792).

3. Kritische Zusammenstellung der Toxoplasmose-Kasuistik und Einordnung nach Krankheitsformen[1].

Tabelle 8.

Für die Abgrenzung der konnatalen von der postnatal erworbenen T. stützten wir uns auf die klinischen Kriterien, d. h. auf die beim angeborenen Leiden mehr oder weniger vollkommene Ausbildung des charakteristischen Syndroms.

Wir suchten einerseits, die als konnatal beschriebenen Fälle nach kritischer Prüfung in diesem Rahmen festzulegen und andererseits, auch für die unbestimmt gebliebenen Beobachtungen eine richtige Einteilung zu schaffen.

Unter II B″ wurden nur diejenigen als Toxoplasmose publizierten „Mütterfälle" inbegriffen, die von den Autoren jeweils einer besonderen klinischen Untersuchung unterzogen worden sind und solche, welche einen hohen Farbstofftest-Titer im Serum aufwiesen.

Das klinische Bild der postnatal erworbenen Toxoplasmose zeigt wesentliche Abweichungen vom konnatalen Syndrom, z. B. in bezug auf Haut-Lymphdrüsen-Blut-Darmerscheinungen usw. Wir haben deshalb auch unter der erworbenen T. die beiden Absätze p) „Mit Lymphdrüsenschwellung" und q) „Mit visceralen Symptomen" eingeführt. Im übrigen wurde aber absichtlich, zum Vergleich, der nämliche Symptomenschlüssel für beide Krankheitsformen angewendet. Der Hauptunterschied, d. i. das fast völlige Fehlen des „klassischen" Symptomenkomplexes bei der postnatal akquirierten T., geht sehr schön aus unserer Tabelle hervor.

I. KONNATALE TOXOPLASMOSE.

1. Belegte Beobachtungen.

Schlüssel			Zahl der Fälle
	A. *Tödliche Fälle.*		
I 1 Aa		a) Im 1. Lebensjahr gestorben (mit histo-parasitologischem Nachweis)	77
I 1 Ab		b) Im 1. Lebensjahr gestorben (ohne histo-parasitologischen Nachweis)	3
I 1 Ac		c) Nach dem 1. Lebensjahr gestorben (mit histo-parasitologischem Nachweis)	2
I 1 Ad		d) Nach dem 1. Lebensjahr gestorben (ohne histo-parasitologischen Nachweis)	2
	B. *Überlebende Fälle.*		
I 1 Ba	Evidente	a) Mit Gehirnverkalkungen, Augenerscheinungen, neuropsychischen Störungen u. Hydrocephalie . .	5
I 1 Bb		b) Mit Gehirnverkalkungen, Augenerscheinungen und neuro-psychischen Störungen	1
I 1 Bc		c) Mit Gehirnverkalkungen, Augenerscheinungen und Hydrocephalie	
I 1 Bd	Sehr wahrscheinliche	d) Mit Augenerscheinungen, neuro-psychischen Störungen und Hydrocephalie	1
I 1 Be		e) Mit Gehirnverkalkungen, neuro-psychischen Störungen und Hydrocephalie	

---

[1] Ergänzte Darstellung der von F. BAMATTER und H. HABEGGER am 1. Internat. Kongreß für klinische Pathologie in London, Juli 1951, gezeigten Übersicht.

Schlüssel		*Tabelle 8.* (Fortsetzung.)	Zahl der Fälle
I 1 Bf		f) Mit Gehirnverkalkungen u. Augenerscheinungen .	1
I 1 Bg		g) Mit neuro-psychischen Störungen u. Hydrocephalie	1
I 1 Bh		h) Mit Augenerscheinungen u. neuro-psychischen Störungen	1
I 1 Bi		i) Mit Gehirnverkalkungen u. Hydrocephalie . . .	
I 1 Bj	Wahr-schein-liche	j) Mit Augenerscheinungen u. Hydrocephalie . . .	2
I 1 Bk		k) Mit Gehirnverkalkungen u. neuro-psychischen Störungen	
I 1 Bl		l) Mit Gehirnverkalkungen	
I 1 Bm		m) Mit Augenerscheinungen	1
I 1 Bn		n) Mit neuro-psychischen Erscheinungen	
I 1 Bo		o) Mit Hydrocephalie	

2. Nicht sicher belegte Beobachtungen.

A. *Tödliche Fälle.*

I 2 Aa	a) Im 1. Lebensjahr gestorben	16
I 2 Ab	b) Nach dem 1. Lebensjahr gestorben	5

B. *Überlebende Fälle.*

I 2 Ba	a) Mit Gehirnverkalkungen, Augenerscheinungen, neuro-psychischen Störungen u. Hydrocephalie . . .	47
I 2 Bb	b) Mit Gehirnverkalkungen, Augenerscheinungen und neuro-psychischen Störungen	47
I 2 Bc	c) Mit Gehirnverkalkungen, Augenerscheinungen und Hydrocephalie	12
I 2 Bd	d) Mit Augenerscheinungen, neuro-psychischen Störungen u. Hydrocephalie	20
I 2 Be	e) Mit Gehirnverkalkungen, neuro-psychischen Störungen u. Hydrocephalie	2
I 2 Bf	f) Mit Gehirnverkalkungen u. Augenerscheinungen .	27
I 2 Bg	g) Mit neuro-psychischen Störungen u. Hydrocephalie	4
I 2 Bh	h) Mit Augenerscheinungen u. neuro-psychischen Störungen	37
I 2 Bi	i) Mit Gehirnverkalkungen u. Hydrocephalie . . .	1
I 2 Bj	j) Mit Augenerscheinungen u. Hydrocephalie . . .	3
I 2 Bk	k) Mit Gehirnverkalkungen u. neuro-psychischen Störungen	7
I 2 Bl	l) Mit Gehirnverkalkungen	4
I 2 Bm	m) Mit Augenerscheinungen	38
I 2 Bn	n) Mit neuro-psychischen Erscheinungen	8
I 2 Bo	o) Mit Hydrocephalie	1

II. POSTNATALE TOXOPLASMOSE.

1. Belegte Beobachtungen.

A. *Tödliche Fälle beim Kind.*

II 1 Aa	a) Mit neurologischen Symptomen	3
II 1 Ab	b) Mit visceralen u. anderen Symptomen.	1

A′ *Tödliche Fälle beim Erwachsenen.*

II 1 A′a	a) Mit neurologischen Symptomen	4
II 1 A′b	b) Mit visceralen u. anderen Symptomen.	3

B. *Überlebende Fälle beim Kind.*

II 1 Ba	a) Mit neurologischen Symptomen	2
II 1 Bb	b) Mit visceralen u. anderen Symptomen.	1

B′ *Überlebende Fälle beim Erwachsenen.*

II 1 B′a	a) Mit neurologischen Symptomen	14
II 1 B′b	b) Mit visceralen u. anderen Symptomen.	5

Tabelle 8. (Fortsetzung.)

2. Nicht sicher belegte Beobachtungen.   Zahl der
                                                                Fälle

		Zahl der Fälle
	A. *Tödliche Fälle beim Kind*	1
	A′ *Tödliche Fälle beim Erwachsenen*	2
Schlüssel	B. *Überlebende Fälle beim Kind*	
II 2 Ba	a) Mit Gehirnverkalkungen, Augenerscheinungen, neuro-psychischen Störungen u. Hydrocephalie . .	
II 2 Bb	b) Mit Gehirnverkalkungen, Augenerscheinungen und neuro-psychischen Störungen	
II 2 Bc	c) Mit Gehirnverkalkungen, Augenerscheinungen und Hydrocephalie	
II 2 Bd	d) Mit Augenerscheinungen, neuro-psychischen Störungen u. Hydrocephalie	2
II 2 Be	e) Mit Gehirnverkalkungen, neuro-psychischen Störungen u. Hydrocephalie	
II 2 Bf	f) Mit Gehirnverkalkungen u. Augenerscheinungen	
II 2 Bg	g) Mit neuro-psychischen Störungen u. Hydrocephalie	
II 2 Bh	h) Mit Augenerscheinungen u. neuro-psychischen Störungen	2
II 2 Bi	i) Mit Gehirnverkalkungen u. Hydrocephalie . . .	
II 2 Bj	j) Mit Augenerscheinungen u. Hydrocephalie . . .	
II 2 Bk	k) Mit Gehirnverkalkungen u. neuro-psychischen Störungen	
II 2 Bl	l) Mit Gehirnverkalkungen	
II 2 Bm	m) Mit Augenerscheinungen	
II 2 Bn	n) Mit neuro-psychischen Erscheinungen	
II 2 Bo	o) Mit Hydrocephalie	
II 2 Bp	p) Mit Lymphdrüsenschwellung	8
II 2 Bq	q) Mit visceralen Symptomen	1
	B′ *Überlebende Fälle beim Erwachsenen.*	
II 2 B′a	a) Mit Gehirnverkalkungen, Augenerscheinungen, neuro-psychischen Störungen u. Hydrocephalie	
II 2 B′b	b) Mit Gehirnverkalkungen, Augenerscheinungen und neuro-psychischen Störungen	
II 2 B′c	c) Mit Gehirnverkalkungen, Augenerscheinungen und Hydrocephalie	
II 2 B′d	d) Mit Augenerscheinungen, neuro-psychischen Störungen u. Hydrocephalie	
II 2 B′e	e) Mit Gehirnverkalkungen, neuro-psychischen Störungen u. Hydrocephalie	
II 2 B′f	f) Mit Gehirnverkalkungen u. Augenerscheinungen .	2
II 2 B′g	g) Mit neuro-psychischen Störungen u. Hydrocephalie	
II 2 B′h	h) Mit Augenerscheinungen u. neuro-psychischen Störungen	3
II 2 B′i	i) Mit Gehirnverkalkungen u. Hydrocephalie . . .	
II 2 B′j	j) Mit Augenerscheinungen u. Hydrocephalie . . .	
II 2 B′k	k) Mit Gehirnverkalkungen u. neuro-psychischen Störungen	
II 2 B′l	l) Mit Gehirnverkalkungen	
II 2 B′m	m) Mit Augenerscheinungen	17
II 2 B′n	n) Mit neuro-psychischen Erscheinungen	1
II 2 B′o	o) Mit Hydrocephalie	
II 2 B′p	p) Mit Lymphdrüsenschwellung	6
II 2 B′q	q) Mit visceralen Symptomen	1
II B″	*Mitgezählte Beobachtungen von „gesunden" Müttern mit Toxoplasmose-Kindern* . .	17

III. FÜR DIE EINORDNUNG UNTER I ODER II UNGENÜGEND
DEFINIERTE FÄLLE.

	Zahl der Fälle
A. Tödliche Fälle beim Kind.	1
A′ Tödliche Fälle beim Erwachsenen (Toxoplasmen = Zufallsbefund bei der Obduktion)	3

Tabelle 8. (Fortsetzung.)

Zahl der
Fälle

B. Überlebende Fälle beim Kind 10
B′ Überlebende Fälle beim Erwachsenen 13

Die Summe der oben angeführten Fälle darf selbstverständlich nicht absolut aufgefaßt werden. Sie vermittelt jedoch eine gute Orientierung über die T.-Kasuistik. Wenn wir die von SABIN mündlich erwähnten etwa 125 neuen nordamerikanischen, noch nicht publizierten Fälle serologisch gesicherter Toxoplasmosen (es handelt sich fast ausschließlich um konnatale Formen) hinzuzählen, so *ergibt sich hier ein Total von 624 bis jetzt veröffentlichten Beobachtungen, welche mit großem Übergewicht die angeborene T.-Infektion betreffen* (siehe auch S. 817).

DAS ZUM SYMPTOMENSCHLÜSSEL GEHÖRENDE AUTORENVERZEICHNIS.

I 1 Aa   Siehe Übersichtstabelle der 74 im 1. Lebensjahr tödlichen, histo-parasitologisch sichergestellten konnatalen Toxoplasmose, S. 698 u. ff. Ferner: DONTENWILL; VERLINDE (2 Fälle).

I 1 Ab   GIRAUD-RANQUE-BERNARD-ROBERT; MULE; WALENZ-WESTPHAL.

I 1 Ac   MORO-GUIRANNA (1:256); REISS-VERRON.

I 1 Ad   ADAMS-ADAMS-KABLER-COONEY; GUIMARÃES.

I 1 Ba   ROCA-GARCIA-CAMACHO-GAMBA-GOMEZ; VERLINDE-MAKSTENIEKS (1:4096). WALENZ-WESTPHAL (1:200); WOLF-COWEN-PAIGE-CAFFEY-DYKE (2 Fälle).

I 1 Bb   BINKHORST.

I 1 Bc

I 1 Bd   VERLINDE-MAKSTENIEKS (1:4096).

I 1 Be

I 1 Bf   VERLINDE-MAKSTENIEKS (1:4096).

I 1 Bg   SULKIN-LODOWSKI-HARTMAN.

I 1 Bh   WALENZ-WESTPHAL.

I 1 Bi

I 1 Bj   VERLINDE-MAKSTENIEKS (2 Fälle).

I 1 Bk

I 1 Bl

I 1 Bm   WINNING-HENKES (1:4096).

I 1 Bn

I 1 Bo

I 2 Aa   ALLÈGRE; ALM; DEBRÉ-MANDE-MOZZICONACCI-LAVAT; FREUDENBERG-WERTHEMANN (3 Fälle); KOCH-SCHORN-ULE; LAURIA; LIPPMANN; MUSSA; RIEBE (1:100); RUSCHITZKA; TANNER-BANCROFT-HARVEY; VIGNALOU; WEYERS (2 Fälle).

I 2 Ab   LE BIHAN-BOISOT-LAGARDE; FREEMAN-PRYOR; KREPLER (1:256); SCHORN; WALENZ-WESTPHAL.

I 2 Ba   ADAMS-ADAMS-EKLUND; ADAMS-ADAMS-KABLER-COONEY (2 Fälle); ALLÈGRE; BINKHORST (3 Fälle); DESCLAUX-MORLON; DOW; ENGLESON; FARQUHAR-TURNER (2 Fälle 1:1024 u. 1:152); FARQUHAR (1:10); HEATH-ZUELZER; HEUYER-CRÉMIEUX-KOUPERNIK-LANG; HELLBRÜGGE; HART-PAULLEY-RIVERS-WESTLAKE (2 Fälle); JELKE; JACOBY-SAGORIN; LELONG-ROSSIER-ALISON-LE TAN VINH-DESMONTS-BOULARD-RIBIERRE; MAGNUSSON-WAHLGREN; MOURIQUAND-BOULEZ-FAYARD-COMBE; NEIDITSCH-FREUDENBERG; RICCI; ROBERTSON; RUCHMAN (3 Fälle); SABIN; SCHWARZ-ROSE-FRY (4 Fälle); SEYSS-WIESNER (1:1024); STOPPELMAN-BLAAUW-VAN DOK (1:1024); SCHOEPS; TOLENTINO-BUCALOSSI; TOLENTINO; WALENZ (1:100); WALLGREN; WIEDEMANN-TRENTMANN; WIEDEMANN (2 Fälle); WILK-WILCZYNSKA; WINNING-FLIERINGA; WYLLIE-FISHER-CATHIE.

I 2 Bb   BINHKORST (2 Fälle); BRINI; BOESEN; CALMETTE-DÉODATI, GALLY; CARROL-WYNTON; DANIS (1:500); DEBRÉ-MANDE-MOZZICONACCI-LAVAT; DESCLAUX-MORLON; DITTRICH (2 Fälle); GIRAUD, H. (3 Fälle)[1]; GLANZMANN (3 Fälle); HEIDELMAN; HART-PAULLEY-RIVERS-WESTLAKE; HOLM (2 Fälle); HUTCHISON (1:100); JAMMES; JOHNSON; KAPLAN-BLUM-BLUMEN; LELONG-RENARD-JOSEPH-DESMONTS; LEVIN-MOORE; LICHSTEIN-SOLIS-COHEN; MILLER; MIFKA-SWOBODA; MAGNUSSON-WAHLGREN; MAYER, J. B.; NELSON-NANTZ; PESMES-DELBÈS; RILEY-ARNEIL; ROBERTSON; SCHWARZ-ROSE-FRY; SCHWARTZMAN-MAFFIA; SCHOEPS; STRAUB; RUCHMAN (2 Fälle); WIECK; WIEDEMANN (1:144 u. 1:500); WOLF-COWEN-PAIGE (3 Fälle);

---

[1] Siehe GIRAUD, H.: Contribution à l'étude de la toxoplasmose infantile. Thèse Marseille 1949.

I 2 Bc   CATHIE-DUDGEON; VAN CREVELD-ARONS-BRUYNES (1:1024); HOLDEN-WHITE-HEAD; HØLUND; JELIFFE (1:2000); JELKE (1:500); MOURIQUAND-BOULEZ-FAYARD-COMBE; PIEKARSKI (2 Fälle); RICHARD (1:1000); SCHOEPS; WIEDE-MANN.

I 2 Bd   ADAMS-ADAMS-KABLER-COONEY (2 Fälle); BINKHORST (3 Fälle); BLACK; BRINI; GLANZMANN; HEIDELMAN; NEIDITSCH-FREUDENBERG; SCHWARZ-ROSE-FRY; STANKOVIĆ-STANKOVIĆ; STRAUB (1:200); TOLENTINO; DE TONI; WIEDEMANN (4 Fälle); WIEDEMANN-TRENTMANN.

I 2 Be   LORENZ (1:100); PIEKARSKI.

I 2 Bf   ADAMS-ADAMS-KABLER-COONEY; ABBOTT-CAMP; APPELMANS-BRUTSAERT-DANIS (1:500); BAMATTER-FRANCESCHETTI (3 Fälle); BINKHORST; BONAMOUR (2 Fälle); BRUTSAERT-DANIS (1:100); GLANZMANN; HEIDELMAN (2 Fälle); HART-PAULLEY-RIVERS-WESTLAKE (2 Fälle); HUTCHISON; JOHNSON (5 Fälle); MATHESON-THJTTA-STEEN; SJÖGREN; DI SIENO; VAIL-STRONG; WIEDEMANN-TRENTMANN; WILSON-SMITH.

I 2 Bg   ALLÈGRE; HEIDELMAN (3 Fälle).

I 2 Bh   ABBOTT-CAMP; BAMATTER-FRANCESCHETTI (3 Fälle); BINKHORST (3 Fälle); DESCLAUX-MORLON; FOCHER (6 Fälle); HOLM; JOHNSON; KNAPP; MAGNUSSON-WAHLGREN (2 Fälle); NEIDITSCH-FREUDENBERG; NUTT-WRIGHT (1:1024); LE-FEBVRE-ROGER; PIEKARSKI (2 Fälle); ROMAGNY; RIEGER; STANKOVIĆ-STANKO-VIĆ (2 Fälle); STRAUB; STROBEL (2 Fälle 1:100 u. 1:400); WIEDEMANN-TRENT-MANN (2 Fälle); WIEDEMANN (2 Fälle); WOLF-COWEN-PAIGE; WEYERS (1:200).

I 2 Bi   SCHOEPS.

I 2 Bj   ALM; PIEKARSKI; WIEDEMANN.

I 2 Bk   DITTRICH; HART-PAULLEY-RIVERS-WESTLAKE; LICHSTEIN-SOLIS-COHEN; MOURIQUAND-BOULEZ-FAYARD-COMBE; KANABUSOWA; RUCHMAN; SCHMUTTER-MEIER.

I 2 Bl   JOHNSON; STROBEL (3 Fälle).

I 2 Bm   BAMATTER-FRANCESCHETTI; BERTOYE; BINKHORST (3 Fälle); GRANSTRÖM-MAGNUSSON (11 Fälle); GOMPERTS (2 Fälle); FARQUHAR (1:512); ISERLE-MARŠÁLEK; MIETTINEN-OKSALA; PIEKARSKI (3 Fälle); SABIN (4 Fälle); STRAUB (3 Fälle 1:100, 1:100 u. 1:100); STROBEL; VAIL-STRONG (3 Fälle); VADALA (2 Fälle); WINNING-HENKES (1:4096).

I 2 Bn   ADAMS-ADAMS-KABLER-COONEY; GIRAUD, H. (2 Fälle); STROBEL (2 Fälle); RIEGER; WEYERS (2 Fälle 1:100 u. 1:100).

I 2 Bo   SULAMAA.

II 1 Aa   CHEVREL-PICOT[1]; GARCIA; SABIN.

II 1 Ab   TOMLINSON.

II 1 A′a   FRANKE-HORST (WOLLHEIM); GARCIA; GUIMARÃES; NOETZEL.

II 1 A′b   PINKERTON-HENDERSON (2 Fälle); PINKERTON-WEINMAN.

II 1 Ba   SABIN; ROBINSON.

II 1 Bb   ANSARI-INOU.

II 1 B′a   FRANKE-HORST (WOLLHEIM) (13 Fälle); STRÖM-BENGTSSON (1:4000) (Laborato-riumsinfektion).

II 1 B′b   MAGNUSSON (1:250) (Abortus im 3. Monat: Toxoplasmen in den Fetalüber-resten).
MAGNUSSON (1:2000) (Laboratoriumsinfektion).
STRAUB (Toxoplasmen im Ciliarkörper).
STRÖM (1:2000) (Laboratoriumsinfektion).
SYVERTON-SLAVIN (Viscerale Symptome, Toxoplasmen in Muskelbiopsie).

II 2 A   KOCH-SCHORN-ULE.

II 2 A′   CALLAHAN-RANDELL; KOCH-SCHORN-ULE.

II 2 Ba

II 2 Bb

II 2 Bc

II 2 Bd   ADAMS-ADAMS-COONEY-KABLER (2 Fälle).

II 2 Be

II 2 Bf

II 2 Bg

II 2 Bh   ADAMS-ADAMS-KABLER-COONEY; FISHER, O. D.

II 2 Bi

II 2 Bj

---

[1] Siehe Thèse M. DUBOIS, Paris 1950.

II 2 Bk	
II 2 Bl	
II 2 Bm	
II 2 Bn	
II 2 Bo	
II 2 Bp	Magnusson (2 Fälle 1:500 u. 1:8000); Siim (6 Fälle, 5 × 1:6250 u. 1 × 1:2500) .
II 2 Bq	Sabin.
II 2 B'a	
II 2 B'b	
II 2 B'c	
II 2 B'd	
II 2 B'e	
II 2 B'f	Pfeiffer (2 Fälle).
II 2 B'g	
II 2 B'h	Brennan-Brown-Warren-Vranian; Frugoni; Mifka-Swoboda.
II 2 B'i	
II 2 B'j	
II 2 B'k	
II 2 B'l	
II 2 B'm	Appelbaum; Binkhorst; Drell (3 Fälle); Gifford; Magnusson (1:2000); Otten-Westphal-Kajahn; Pillat (4 Fälle); Rucker; Straub; Strong; Vail-Strong; Winning (Mutter v. Fall 1).
II 2 B'n	Kringelbach
II 2 B'o	
II 2 B'p	Gard-Magnusson (1:4000); Magnusson (3 Fälle 1:4000, 1:400 u. 1:800); Siim (2 Fälle mit 1:6250).
II 2 B'q	Magnusson.
II B''	Bamatter-Franceschetti (2 Fälle); Engleson; Finke (3 Fälle mit 1:100); Johnson; Magnusson-Wahlgren (5 Fälle); Strobel (2 Fälle 1:50 u. 1:800); Vadala; Westphal-Finke (1:100); Winning-Henkes (1:4096).
III A	Verlinde-Makstenieks.
III A'	Mantz-Dailey-Ans-Grocott; Plaut (2 Fälle).
III B	Lorenz (1:100); Piekarski (4 Fälle); Strobel (5 Fälle).
III B'	Lorenz (1:100); Otten-Westphal-Kajahn; Piekarski (8 Fälle); Westphal-Finke (3 Fälle 1:400, 1:200 u. 1:200).

N. B.: Die in Klammer angeführten Zahlen entsprechen dem Sabin-Feldman-Titer; sie sind ein wertvoller Beleg in zweifelhaften Fällen.

Abschluß Oktober 1951.

4. Zur Therapie der Toxoplasmainfektionen.

Das „primum sanare", Leitmotiv jedes ärztlichen Denkens, hat auch die Toxoplasmoseforscher seit jeher bewegt. Warren und Sabin untersuchten bereits 1942 die therapeutische Wirkung einer Reihe bekannter Protozoen-„Mittel" auch bei Toxoplasmen.

Unter den Akridinderivaten zeigte das Atebrin in vitro schon in der hohen Verdünnung von 1:50000 nach 3 stündiger Einwirkung einen infektionshemmenden Einfluß; mit Trypaflavin und Rivanollactat trat der Effekt etwas später ein. Ähnlich verhielten sich Kaliumantimonyltartrat, Optochin, Chininum hydrochloricum, Mapharsen, Neosalvarsan, Tryparsamid, während Stibosan, Sulfanilamid, Sulfathiazol und Sulfapyridine auch nach 24 Std. keine Störung der Infektiosität erkennen ließen. Die parenterale Zufuhr der zuerst genannten Stoffe war jedoch beim toxoplasmotischen Versuchstier wirkungslos. In einer zweiten Versuchsserie *gelang es Sabin und Warren, neben dem negativen „in vitro"-Effekt bei Mäusen mit Sulfathiazol und Sulfapyridin einen positiven „in vivo"-Effekt zu erzielen.* Diese Feststellung darf im Grunde genommen auch heute noch als die einzige bis jetzt erwiesene Behandlungsmöglichkeit der Toxoplasmose gelten. Von Summers, Frenkel, van Thiel wurde später in Tierversuchen eine nämliche Wirkung mit Sulfamethicin und Sulfadiazin gefunden. Knapp sah einen Vorteil in der Kombination von Supronal und Protocid.

Aus Amerika berichtet J. B. Cross über besonders eindrückliche tierexperimentelle Resultate mit Diasone-Abbott (disodium formaldehyde sulfoxylate diamino diphenyl sulfone) und Promin-Parke & Davis (p, p' diamino diphenyl sulfone N, N' [dextrose sodium sulfonate]). Diese Präparate, die auch schon bei der Lepra Verwendung fanden, führten bei ausgesprochen virulenten Mäuse-Toxoplasmosen zur Unterdrückung der klinischen Symptome und sogar zur Verhütung des chronischen Zustandes. Dabei schien Diasone weniger toxisch als Promin. Mehrere behandelte Tiere lebten über ein Jahr.

In der Humanmedizin finden wir verschiedene Einzelberichte über die heilenden Eigenschaften der Sulfonamide bei T., so von Robinson (Sulfathiazol und Emetin) Zuelzer, Freeman und Pryor (Sulfadiazin und Sulfamerazin), Nelson und Mantz (Sulfadiazin + Sulfamerazin + Sulfathiazol), Kugelmass (Sulfapyridin), de Toni (Sulfathiazol mit Antimon), Jelke (Sulfapyridin) und Koch (Supronal, 2 Fälle).

Diese Erfahrung haben sich auch Krause und Smith zunutze gemacht, indem sie bei toxoplasmoseverdächtigen Uveitiden eine Kombination von Sulfonamiden mit Typhusvaccine gebrauchten und damit auch bestimmte günstige Erfolge erzielen konnten.

Im Gegensatz dazu konnten Walenz u. Westphal, Winsser et al., Freudenberg u. a. keine therapeutischen Erfolge mit den Sulfasubstanzen erreichen. Wie schon bemerkt, sind im Tierversuch Atebrin und Antimonpräparate wirkungslos. Die von Schoeps, Sjøgren, Ramos, Ballabriga u. Oppenheimer, Straub, Dennig u. Hangleiter angegebenen Besserungen speziell bei Augentoxoplasmose dürfen wohl kaum verallgemeinert werden.

Begreiflicherweise sind auch sämtliche Antibiotica als Bekämpfungsmittel gegen die Infektionen erprobt worden, dies tierexperimentell und bei Menschen. Überzeugende günstige Resultate wurden nicht erreicht. Wir haben selber bei unseren Mäuseversuchen durch Chloromycetin den Typhus murinus zum Stillstand gebracht, ohne dabei dem serienweise übertragenen Toxoplasmastamm zu schaden. Terramycin wurde von Knapp wie auch von Grassi[1] beim Versuchstier erfolglos angewendet. Bohn und Koch sahen von ihm keine Wirkung auf den Serumtiter und die klinischen Symptome beim Menschen.

Über das *Aureomycin* ist viel geschrieben worden. Die meisten Untersucher verneinen seinen therapeutischen Wert. (Frenkel, Adams, Cooney, Adams u. Kabler [Proc. Soc. Exper. Biol. a. Med. 1949], Freeman u. Pryor, Vaglio u. a.). Bei weißen Mäusen und Kaninchen sahen Steen, Steen u. Käss, sowie Grassi (b. d. Maus) einen ziemlich ausgesprochenen Hemmungseffekt auf die Erreger.

Die zahlreichen verdienstvollen Studien Westphals und seiner Mitarbeiter beruhen hauptsächlich auf der titersenkenden Eigenschaft des Aureomycins, die nach ihnen als ein sehr konstantes Phänomen aufgefaßt wird. Wirkliche *Behandlungserfolge bei parasitologisch oder durch klinische Kardinalsymptome sicher gestellter Toxoplasmose sind bis heute nicht bekannt.* Aus ganz neueren Arbeiten (Finke, Hartl) geht übrigens die Inkonstanz solcher Titeränderungen durch das Antibioticum hervor. Auch Massenbach fand an der Göttinger Frauenklinik unter vier positiven Sabin-Feldman-Reaktionen nur einmal ein Negativwerden des Titers, während er zweimal unbeeinflußt blieb und einmal sogar anstieg. Westphal und Mohr beschreiben selber das mögliche Wiederansteigen der Titerwerte 2—4 Monate nach der zuerst durch Aureomycin erreichten Senkung.

Damit ist aber die therapeutische Wirkung des Mittels direkt in Frage gestellt. Ebenso scheint die von mehreren Seiten angeregte Aureomycinprophylaxie bei allen schwangeren Frauen mit positivem Dye-Test immer mehr als eine nicht genügend fundierte Maßnahme.

---

[1] Grassi, C.: Tiosemicarbazoni, aureomicina e terramicina nella toxoplasmosi sperimentale. Atti della Soc. Lombarda di Scienze Med. e Biol. 7, 23—27 (1951).

Wenn wir von der für das chronische Stadium von EICHENWALD und CUBONI empfohlenen Serotherapie sowie der FRENKELschen Toxoplasma-Antigen-Kombination mit unspezifischer Eiweißtherapie und Typhusvaccine absehen (erfolgsmäßig bedürfen diese Behandlungsmethoden noch der Bestätigung), *können wir bei der Toxoplasmosekrankheit gegebenenfalls nur zur adäquaten Anwendung von Sulfonamiden raten.*

Die erst neuerdings von FRANKE und HORST bei fünf akuten Ansteckungen der Erwachsenen erreichten, weitgehenden klinischen *Besserungen durch intravenöse Gaben von hohen Solu-Supronaldosen* (neutrale wäßrige 20%ige Supronal-Lösung: Kombination von 2 p-Aminobenzolsulfonamido-4-methylpyrimidin und 4-Aminobenzolsulfothiocarbamid-Salz des 4-Aminomethylbenzolsulfonamids zu gleichen Teilen) sind höchst beachtenswert. Auf 6 tägige Solu-Supronaltherapie (täglich 8 g i. v., Gesamtdosis 8 g) verschwanden beispielsweise bei einem 31 jährigen Patienten die Erreger im Liquor bei Normalisierung der Liquorpleocytose sowie der Blutsenkung.

MUDROW-REICHENOW wies bei der Maus nach, daß von allen untersuchten Sulfaverbindungen das Methyldebenal entschieden am wirksamsten war. Der Erfolg mit Supronal ist, wie es scheint, auf die in diesem enthaltene Methyldebenalkomponente zurückzuführen.

Es ist aber immer noch fraglich, ob die genannten Chemotherapeutica zu einer restlosen Ausheilung der T. führen, da auch mit 14 tägiger Verabreichung beim Tier keine kurative Wirkung erzielt werden kann (WESTPHAL, MUDROW-REICHENOW).

Das Nichtansprechen der Erreger auf Ultraschall wurde direkt von WESTPHAL (s. S. 778) zur Herstellung eines möglichst wirtszellenfreien Antigens aus dem Peritonealexsudat der Maus ausgenutzt.

In den Abschnitt über die Behandlung gehören auch noch die orthoptischen und orthopädischen Maßnahmen, die bei den Residualfällen in Frage kommen. Was die Strabismusoperation anbetrifft, sind die Erfahrungen der Genfer Augenklinik (Prof. A. FRANCESCHETTI) gut. Bei ausgesprochenen Beinspasmen verschaffen Tenotomien manchmal Erleichterung des Ganges. Psychopädagogische Bemühungen bei nicht totalen Hirnschäden sind wohl stets angezeigt.

III. Zur Parasitologie und Serologie.

Parasitologie.

Die Toxoplasmose-Forschung könnte zeitlich gut zweigeteilt werden. Die ersten 30 Jahre (1908—1938) wären dann die zoonotische, die übrigen bis zur Gegenwart die anthropozoonotische Epoche.

Allerdings schrieb schon 1928 LEVADITI „über bestimmte, übertragbare, im Auge und Nervensystem lokalisierte Protozoen beim Menschen" und meinte damit die Toxoplasmose (s. Fall JANKŮ, Tab. 6 Nr. 1). Mit seinen Mitarbeitern erforschte er dann auch die morphologischen und biologischen Eigenschaften dieses Erregers.

1935 begann seinerseits SABIN in Cincinnati ausgedehnte tierexperimentelle, parasitologische und serologische Untersuchungen mit seinem Meerschweinchenstamm.

Da wir in unserer Arbeit das Hauptgewicht auf die klinischen und pathologisch-anatomischen Kenntnisse über T. legten, müssen wir die folgenden Ausführungen auf die allerwichtigsten Punkte der Forschungsergebnisse beschränken und den Leser vielfach auf die zahlreichen Originalarbeiten verweisen (WOLF, COWEN und PAIGE [1939], PINKERTON und WEINMANN [1940], SABIN [1942], CALLAHAN et al. [1946], J. B. Cross [1947], Frenkel [1949] u. a.). Die meisten neueren Veröffentlichungen über Toxoplasmose enthalten übrigens einleitend die bereits klassisch gewordenen Angaben über Größe und Gestalt, Pathogenität, Vorkommen usw. des Erregers.

Wir möchten hier lieber kurz jene Fragen berühren, die gegenwärtig sowohl die Parasitologen als auch die Serologen eingehend beschäftigen. Zugegeben werden muß vor allem, daß wir über die systematische Stellung der Toxoplasmen, so gut als auch über ihren Entwicklungscyclus nichts Genaues wissen. Die sehr nahe liegende Zuteilung zu den Sarcosporidien wird beispielsweise von Weinmann sowie Kean und Grocott eher abgelehnt. Andererseits hat Mühlpfordt nachgewiesen, daß auch Sarcosporidien, wohl infolge ihrer biologischen Verwandtschaft mit den Toxoplasmen, zu einer positiven Toxoplasmareaktion führen können. Da aber beim Menschen die Sarcosporidieninfektion nur höchst selten vorkommt, bleibt diese Tatsache praktisch ohne Bedeutung.

Nach Westphal gehören die Erreger der T. jedenfalls nicht zu den Sporozoen (s. a. S. 815). Bis jetzt wird schlechthin die Längsteilung als einziger Fortpflanzungsmodus angenommen. Bestünde vielleicht doch nicht bei irgendeinem Zwischenträger ein Sexualstadium, das uns bis jetzt entgangen wäre?

Jedem, der sich mit T. beschäftigt, ist wohl der manchmal *große morphologische Unterschied zwischen freien und ,,encystierten" Parasiten* aufgefallen, besonders wenn letztere zu punkt- oder staubförmigen Gebilden reduziert sind.

Die Frage nach einem mikroskopisch nicht mehr erkennbaren Dauerstadium der T. ging Winsser und uns 1946 beim gemeinsamen Studium von Netzhautpseudocysten mit kaum mehr erkennbarem punktförmigem Inhalt sehr nahe. Andererseits fielen uns aber auch die nicht seltenen Größenunterschiede bei den freien, routinemäßig aus Tierpassagen gewonnenen Erregern auf[1]. Neuerdings sahen wir in Giemsagefärbten Milz- und Lungenausstrichen eines an T. eingegangenen wilden Hasen eine Menge besonders großer Pseudocysten mit voluminösen und ausgesprochen gut differenzierten Parasiten. Kürzlich hat Westphal solche Größendifferenzen auf eine ökologisch-morphologische Beziehung zurückgeführt: relative Erhöhung der Immunitätslage des Wirtsorganismus bewirkt Reduktion der Parasitengröße. Im peripheren Blut einer Maus mit reichlicher Parasitenausstreuung sind häufig breite, großzellige Toxoplasmen, bei einem Tier mit geringer Streuung dagegen eher schlanke Erreger zu finden. Andererseits könnte, ebenfalls nach Westphal, auch die Hemmung des Freiwerdens der Erreger aus der infizierten Wirtszelle als ein Zeichen gesteigerter Wirtsimmunität aufgefaßt werden (latente Infektion).

In einer demnächst erscheinenden Arbeit (Acta path. scand.) weist Siim auf feine Zelleinschlüsse in den Follikel-Reticulumzellen einer Lymphdrüsenbiopsie hin, die von einem 29jährigen Mann mit generalisierter Lymphadenitis und ausgesprochener serologischer Toxoplasmose stammt. Da wir die Reduktionsformen der T.-Parasiten nur schlecht kennen, sind solche Beobachtungen, wie Siim mit Recht betont, wenn auch noch nicht spruchreif, doch Wegweiser für künftige Untersuchungen.

Wir gestatten uns noch einige mehr praktische Bemerkungen.

In Thyrode-Lösung gelegte toxoplasmahaltige Gewebe oder Suspensionen solcher, können bei etwa 5° C bis 14 Tage lang infektiös bleiben. Die Erreger verlieren ihre Virulenz bei 15minutigem Erwärmen auf 50° C oder durch Aufbewahrung bei 37° C während 4 Tagen. Andererseits erliegen sie beim Gefrieren mit Kohlensäureschnee und nachfolgendem Auftauen.

---

[1] Originalfarbenaufnahmen dieser Beobachtung wurden von uns an der Ausstellung des 6. Internat. Pädiatr. Kongresses Zürich 1950, gezeigt.

Jacobs, Jones und Melton wiesen kürzlich nach, daß verhältnismäßig reichhaltige Toxoplasma-Suspensionen (100 Erreger pro 0,5 cm³) in physiologischer Kochsalzlösung schon nach 2stündiger Lagerung bei Zimmertemperatur bei Mäusen nicht mehr angingen. Einen nur wenig besseren Erfolg erzielten sie mit der Aufbewahrung bei 5° C. Durch Zugabe von 1% Neopepton oder 10% Serum zur Kochsalzlösung waren die Suspensionen auch nach 5stündigem Stehen noch 100% mäusepathogen. Eine verlängerte Lebenszeit der Tiere war nicht festzustellen. Nach 7 Std. war die Virulenz verringert, die Mäuse starben nur zum Teil oder zeigten ein verlängertes Überleben. Auch nach 24stündigem Verweilen bei Zimmertemperatur tötete eine nur wenig Parasiten haltende (10 pro 0,5 cm³) Serum-Kochsalz-Suspension zahlreiche Mäuse.

Der in unserer Monographie schon wiederholt angeführte, jüngst Franke und Horst mehrmals gelungene Erregernachweis im Liquor bei Erwachsenentoxoplasmose wird künftighin zweifelsohne auch von vielen anderen Ärzten versucht werden.

Ohne hier im einzelnen auf die technischen Feinheiten einzugehen, wie sie aus der ausführlichen Studie von J. B. Cross schön hervorgehen, möchten wir doch den Anweisungen von Franke und Horst Rechnung tragen. Nach ihnen müssen die Objektträger völlig sauber sein. Die staubsicher, 2—3 Tage luftfixierten Präparate werden vorsichtig mit der kombinierten, gepufferten May-Grünwald-Giemsa-Lösung etwas weniger lang als Blutausstriche gefärbt. *„Es ist im allgemeinen ein großer Aufwand von Zeit notwendig, um die im ganzen spärlichen Toxoplasmen im Untersuchungsmaterial zu finden"*. Für die Mikrophotographie werden mit Vorteil dunkle Grünfilter (Leitz-Wetzlar) verwendet. In Abb. 19 sind aus dem Liquor einer 45jährigen Kranken (H. A.) der Würzburger Med. Univ.-Klinik mit einer in vivo diagnostizierten Encephalitis toxoplasmotica 3 typische, davon 2 bogenförmige Toxoplasmen mit deutlich sichtbarem Kern dargestellt. Die spätere Obduktion dieser Patientin im Path. Institut der Univ. Würzburg (Direktor: Prof. Dr. E. Kirch) hat diese Diagnose pathologisch-anatomisch bestätigt.

Bei starker Vergrößerung sieht man im Protoplasma meist längsgeordnete *siderophile Körperchen*. Der *Parasitenkern* ist *im Feulgen-Test positiv* (Hydrolyse mit HCl-Lösung und Nachfärbung mit 1%iger blasser Rosanilinlösung bedingt Rotfärbung).

In frischen Präparaten aus infizierter Gehirnsubstanz oder Peritonealflüssigkeit der Maus erscheinen die Protozoen als bananenförmige, stärker lichtbrechende 4 bis 7 μ lange und 2 bis 4 μ breite Elemente. Ihre Beweglichkeit im künstlichen Medium ist passiver Natur: Sie rotieren oft um ihre Längsachse oder zeigen leichte Torsionsstellung am spitzeren Ende.

Wir wiesen seinerzeit mit Suter, Leuenberger und Roth (1948) auf die *sehr guten Bilder*, die Toxoplasmen-Nativpräparate *unter dem Phasenkontrastmikroskop* geben. Wir benutzten dazu allerdings das Peritonealexsudat der Maus (s. Abb. 2 u. 3). Inzwischen wurde diese Methode aber auch durch Rominger für den Nachweis der Erreger im menschlichen Liquor bei der konnatalen Krankheitsform mit gutem Erfolg angewendet.

Serologie.

Bereits zwei Jahre vor der Entdeckung der Neugeborenentoxoplasmose durch Wolf, Cowen und Paige (1938) wiesen Sabin und Olitsky im Serum bei Rhesusaffen nach experimenteller Toxoplasmen-Infektion neutralisierende Antikörper nach. Beim Kaninchen dagegen blieb unter den gleichen Bedingungen dieser Effekt aus. Des weiteren fand dann Sabin 1941 Immunstoffe auch im Blut toxoplasmakranker Kinder. In einem Fall zeigten auch Mutter, Vater und

Bruder einen positiven Neutralisationstest und das mütterliche Serum enthielt überdies komplementbindende Antistoffe.

Diese Feststellungen bilden das Fundament der Toxoplasmose-Serodiagnostik.

Heutzutage gilt an Stelle des sehr umständlichen, kostspieligen, zeitraubenden und quantitativ unzulänglichen Kaninchenhauttestes (geläufiger Neutralisationstest genannt) ganz allgemein der Nachweis der von SABIN entdeckten cytoplasmaverändernden Antikörper mit Hilfe des SABIN-FELDMANschen Farbstofftestes (Synonyme: Dye-Test, Farbtest).

Im Prinzip handelt es sich bei dieser Reaktion um folgendes: Nach einer, wenn auch inapperzepten Infektion mit Toxoplasma entstehen im Serum *spezifische thermostabile Antikörper*, welche in Gegenwart eines im normalen frischen menschlichen Serum vorhandenen zusätzlichen Faktors („accessory factor" von SABIN und FELDMAN, „Aktivator-Substanz" nach WINSSER) die Färbbarkeit der Toxoplasmen mit Methylenblau verhindern.

Die Toxoplasmen werden jeweilen bei Mäusen am 4. Tag nach intraperitonealer Infektion aus der etwa 3—30 Millionen Erreger in 1 cm³ enthaltenden Ascitesflüssigkeit gewonnen. Nach dem 4. Tag können Mäuseantikörper bereits die Anfärbbarkeit der Parasiten beeinträchtigen.

Im Gegensatz zu den T.-Antikörpern ist der akzessorische Faktor thermolabil. Er verschwindet nach 3tägiger Aufbewahrung bei Zimmertemperatur. Nach SABIN unterscheidet er sich vom Komplement. Quantitativ ist er spärlich vorhanden. Daher muß das bei der Reaktion zugeführte Normalserum stets mindestens 50% der Gesamtmischung ausmachen. Die Schwierigkeit besteht darin, antikörperfreies Aktivatorenserum zu bekommen. In der LELONGschen Klinik in Paris wurden unter Dr. DESMONTS 92 Normalseren speziell daraufhin untersucht, und zwar bei ganz jungen Säuglingen, Kindern und Erwachsenen. Keines dieser Seren entsprach den Anforderungen SABINs; selbst diejenigen mit ganz schwachen Titern hemmten die Färbung bei mindestens 20% der Toxoplasmen. Merkwürdigerweise war das auch der Fall mit Seren von gesunden Säuglingen zwischen 6 und 12 Monaten, bei denen einerseits doch noch keine T.-Antikörper zu erwarten wären und andererseits eventuell passiv von der Mutter übertragene Immunstoffe doch bereits verschwunden sein sollten.

Diese Feststellungen zeigen nun schon, *daß es sich beim Farbstofftest um eine delikate Laboratoriumsuntersuchung handelt.*

Der Gang der Prüfung spielt sich prinzipiell folgendermaßen ab:

Die oben besprochene toxoplasmenhaltige Peritonealflüssigkeit wird nicht länger als 1 Std. vor dem Versuch dem Tier entnommen und 5fach mit physiologischer Kochsalzlösung, welche Heparin 1:5000 (zur Verhinderung der Fibrinogenkoagulation im Exsudat) enthält, verdünnt.

1. Nach Anlegen einer Verdünnungsreihe des suspekten Serums von 1:16 bis 1:5000 wird davon in kleine Hämolyseröhrchen eine bestimmte Quantität, z. B. je 1 (oder 2)Tropfen eingeführt.

2. In jedes Röhrchen bringt man nun eine gleiche Quantität, d. h. 1 (oder 2) Tropfen Ascitesflüssigkeit.

3. In jedes Röhrchen kommen zuletzt noch 2 (oder 4) Tropfen Aktivator enthaltendes Normalserum; letzteres muß jedenfalls die Hälfte der schließlichen Mischung ausmachen.

Kontrollen, bestehend aus Ascites und Normalserum, werden ebenfalls hergestellt. Die Röhrchen kommen nun für eine Stunde in den Brutschrank bei 37°, sodann bringt man 0,02 cm³ der Mischung auf einen Objektträger unter Zufügung von 0,01 cm³ einer basischen (p_H 11) Methylenblaulösung. *Enthält das suspekte Serum wirklich spezifische Antikörper, so findet man mehr als die Hälfte der*

Toxoplasmen verändert: das Zellprotoplasma bleibt ungefärbt, während der Kern blau hervorsticht; die Bogenform wird ausgesprochener.

Man vergewissert sich noch über die Wirksamkeit des Methylenblaupräparates: Kern und Cytoplasma aller intracellulären Parasiten sollen gefärbt sein; in den Mischungen der Kontrollröhrchen müssen mindestens 90% der Parasiten vollkommen gefärbt erscheinen.

Bei positivem Ausfall wird dann der Höchst-Titer abgelesen. Nach Sabin sind Werte von 1:64 an aufwärts signifikant.

Für die ausführlichen theoretischen und praktischen Erwägungen zu diesem wichtigen und in der serologischen Wissenschaft ganz neuartigen Testverfahren verweisen wir auf die Originalbeschreibung von Sabin und Feldman. Von Winsser (1949) stammt die sehr praktische, als „Tropfenmethode" ausgearbeitete Modifikation des Sabin-Feldman-Tests. Diese Technik wird auch von Piekarski (1951) in seiner trefflichen Darstellung der Serologie der T. berücksichtigt.

Eine sehr bemerkenswerte Feststellung bezüglich des Farbstofftests wurde erst letzthin von Westphal bekanntgegeben. Die Färbbarkeit der Parasiten soll nämlich in hohem Grade von der Beschaffenheit des verwendeten Methylenblaus abhängen. Im Hamburger Tropeninstitut mit dem amerikanischen Farbstoff ausgeführte Proben mit bekannten positiven Seren ergaben im allgemeinen viel höhere Titerwerte als die gleichen Untersuchungen mit einheimischen Methylenblau-Präparaten. Die Schwankungen können dabei bis zu einem Verhältnis von 1:32 sein. Nach dieser Erkenntnis erfahren also retrospektiv zahlreiche, als T. angesprochene Fälle, die aber einen anscheinend zu niederen Titer aufwiesen, doch noch eine befriedigende serologische Abklärung. *In diesem Lichte betrachtet sind auch die auffallenden lokalen Unterschiede der Titerwerte bei den altersmäßigen Durchuntersuchungen der „gesunden" Bevölkerung begreiflich.* Ebenso finden die auseinandergehenden Auffassungen über die Grenztiterhöhe eine Auslegung. Während wie gesagt die amerikanischen Autoren erst Titerwerte von 1:64 ab als bezeichnend gelten lassen, sind im allgemeinen bei den deutschen Autoren auch schwächere Titer noch ausschlaggebend. Nach Vivell wäre die untere Grenze von dem positiven Ausfall der intracutanen Toxoplasminreaktion abhängig. Zudem darf nicht vergessen werden, daß die Antikörperbildung nach Antigenkontakt individuell verschieden sein kann.

Neben dem Dye-Test wird heute in allen Toxoplasmose-Laboratorien auch die *Komplement-Bindungsreaktion* durchgeführt. Wir können an dieser Stelle nicht auf die technischen Erwägungen dieser zuerst von den Amerikanern (Warren und Sabin, Warren u. Russ, Frenkel), dann in Holland (Verlinde, Winsser, Makstenieks), in England (MacDonald), in Schweden (Gard, Alm) und in Dänemark (Siim) erforschten Methode eingehen.

Im Bestreben, ein immer reineres, spezifischeres und haltbareres Antigen darzustellen, hat Westphal im vergangenen Jahr eine ganz neuartige Gewinnung eines solchen Extrakts ausgearbeitet. Durch fraktionierte Ultraschallbehandlung und gleichzeitige Ionisierung der cellulären Elemente des toxoplasmareichen Peritonealexsudates weißer Mäuse gelang ihm eine praktisch vollständige Trennung der Parasiten von den Wirtszellen[1]. Spezifitätsprüfungen ergaben nach Westphal eine sehr gute, grundsätzliche Übereinstimmung dieser Ko.B.R. mit dem Sabin-Feldman-Test. Bei an Toxoplasmose erkrankten Säuglingen und Kleinkindern wird jedoch der für die Reaktion spezifische Antikörper oft nicht gebildet, so daß jeweilen der positive Test der Mütter in Betracht gezogen werden muß. Zur Ergänzung seiner Ko.B.R. empfiehlt Westphal deshalb *bei*

---

[1] Laut einer persönl. Mitteil. vom 17. 3. 52 soll neuerdings das Präparat durch Verwendung von Meerschweinchen-Peritonealexsudat eine weitere Verbesserung erfahren haben.

Kindern auch die Durchführung eines Toxoplasma-Hauttestes. Die Herstellung der Antigenextrakte für beide Reaktionen wurde von den Farbwerken Hoechst in Frankfurt a. M.-Hoechst übernommen.

Da wir gerade von Hauttest sprechen, sei hier erwähnt, daß diese praktische, der Tuberkulinprobe ähnliche Immunitätsreaktion zuerst von FRENKEL (1949) angegeben worden ist. Während anfänglich mancherseits ihr diagnostischer Wert nur für grobe Reihenuntersuchungen geschätzt wurde, scheinen neuere vergleichende Prüfungen (FISHER; STUERMER, STEIN u. RANDALL, VIVELL u. a.) die von FRENKEL besagte sehr weitgehende Übereinstimmung zwischen der Toxoplasmin-Hautprobe und dem Dye-Test zu bestätigen.

Was nun die eigentliche Bildung der Toxoplasmose-Antikörper anbelangt, *ließen zahlreiche Tierversuche wie auch vereinzelte Berichte über genau verfolgte La-boratoriumsinfektionen beim Menschen* (SABIN, STRÖM, MAGNUSSON u. GARD [siehe S. 751]) *jeweilen schon nach wenigen Tagen post infectionem mit dem Farbtest das Auftreten von Antikörpern und deren relativ raschen und hohen Titeranstieg* (bis über 1:2000) *erkennen. Dagegen wird die Komplementbindungsreaktion gewöhnlich erst 3—4 Wochen später positiv; ein negativer Ausfall derselben spricht an sich also noch nicht gegen eine Toxoplasmainfektion.* Dieser Diskrepanz im Erscheinen beider Reaktionen kommt offenbar ganz allgemein bei der toxoplasmotischen An-

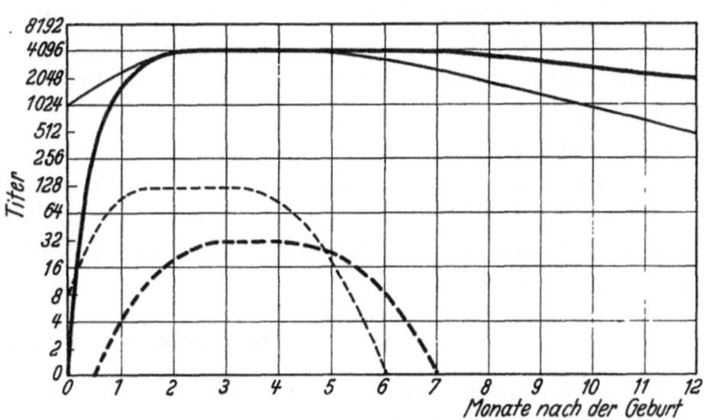

Abb. 21. Graphische Darstellung der sukzessiven Antikörper-Titer bei konnataler Toxoplasmose.

——————— Kind ⎱ cytoplasmaverändernde Antikörper
——————— Mutter ⎰
- - - - - - Kind ⎱ komplementbindende Körper
- - - - - - Mutter ⎰
[Nach J. D. VERLINDE u. O. MAKSTENIEKS: Ned. Tijdschr. Geneesk. 95, 2055 (1951).]

steckung eine *diagnostische* und vielleicht bis zu einem bestimmten Grad auch eine *prognostische Bedeutung* zu; in fatalen Fällen, mit darniederliegender Abwehr, scheint die Bildung von komplementbindenden Antistoffen jeweilen nur gering zu sein oder ganz zu fehlen (SABIN, VERLINDE u. MAKSTENIEKS).

Diese Betrachtung deutet darauf hin, daß den serologischen Untersuchungen bei der T. eine *dynamische Komponente* innliegt, denn erst der Vergleich der hintereinander erhaltenen Titerwerte und, wenn immer möglich, die Gegenüberstellung der Dye- und Komplementbindungstiter macht diese immunologischen Proben zur wertvollen Stütze der Diagnose (s. Abb. 21).

Zur sicheren Abklärung eines auf Toxoplasmose verdächtigen Leidens, handle es sich nun um die konnatale oder die extrauterin erworbene Krankheitsform, gehört entweder das histologische Aufzeigen ganz typischer Parasiten oder Parasitengruppen (Pseudocysten) oder der nach SABIN für diese Infektionskrankheit beweisende hohe Titer der nach ihm benannten Farbstoffreaktion. Allerdings soll die Titerhöhe nicht etwa als Ausdruck des aktiven Infektionsgrades aufgefaßt werden (s. a. GOTTLIEB, S. 821).

Nach dem nämlichen Autor darf man außer bei autoptisch charakteristischem Erregerbefund in Feinschnitten nur dann die Diagnose Toxoplasmose stellen. wenn neben den anamnestischen, klinischen, ophthalmoskopischen und radiologischen Befunden auch die Serologie eindeutig dafür spricht. *Die serologischen*

Ergebnisse an und für sich erlangen nur unter Mitbetrachtung der Krankengeschichte vollen Beurteilungswert. Das Alter des untersuchten Säuglings spielt hier eine Rolle, ebenso die genaue Anamnese (Kontakt mit Tieren!) bei vermuteter post-uteriner Toxoplasmainfektion.

Bei der Diagnose der angeborenen Erkrankungsform bietet die Feststellung hoher Farbstoffproben im mütterlichen Serum eine große, in manchen Fällen überhaupt die einzige Sicherung. Wir denken hier an diejenigen Beobachtungen, wo die Infektion der Mutter erst kurz vor dem Geburtstermin zur diaplacentaren Übertragung geführt hat, und somit die Antikörperbildung im kindlichen Organismus in der ersten Lebenszeit noch nicht deutlich ausgesprochen ist. Es gibt wohl auch intrauterine Frühfälle, die als „ausgebrannte" Toxoplasmosen zur Welt kommen und durch relativ schwache Farbstofftest-Titer gekennzeichnet sind. Theoretisch wären schließlich auch die während dem Geburtsakt oder erst durch die Muttermilch infizierten Kinder anfänglich antikörperfrei oder antikörperärmer als die konnatal erkrankten. Andererseits kann möglicherweise eine sehr ausgesprochene Antikörperproduktion bei der schwangeren Mutter die Ansteckung des Feten überhaupt verhindern. Die passiv übertragenen Antikörper nehmen erfahrungsgemäß beim Kinde nach der Geburt allmählich ab und sind nach dem 5. Monat gewöhnlich nicht mehr nachweisbar.

Jedenfalls erlangen Verdachtsmomente auf Toxoplasmose bei Neugeborenen oder Säuglingen durch den Nachweis hoher Titer im Mutterblut einen vollen diagnostischen Wert.

IV. Pathologische Anatomie.

Die grundlegenden Arbeiten auf diesem Gebiet stammen von WOLF und COWEN. Das Auge des Fachpathologen verhalf diesen Autoren, schon ihrer ersten Studie (1937) über einen Fall von Encephalitozoon-Encephalitis bei einem mit 29 Tagen verstorbenen Mädchen (Fall J. S., s. Tab. 6, Nr. 6) ein durchaus meisterhaftes Gepräge zu geben. Die umfassende makroskopische und histologische Beschreibung dieses Casus princeps enthält, besonders was Zentralnervensystem und Augen anbelangt, bereits alle wesentlichen anatomischen Merkmale der konnatalen Toxoplasmosis. Die Parasitenbefunde in Gehirn- und Fundusschnitten sind daselbst in kaum mehr zu übertreffender Weise mikrophotographisch festgehalten worden. Die beiden New Yorker Forscher, durch LEVADITI auf JANKÛs Beobachtung aufmerksam gemacht, schlossen diese auch gebührlich ihren Ausführungen ein. Der Prager Augenarzt hat durch seine bis in die feinsten Einzelheiten gehende pathologisch-anatomische Betrachtung der Augen seines Urfalles sich ebenfalls bleibende Verdienste gesichert.

Es ist schwer, zu diesen klassischen, damals nur ätiologisch unsicheren Organveränderungen noch Neues über das pathologisch-anatomische Geschehen bei dieser angeborenen Infektionskrankheit beizutragen.

WOLF u. COWEN, zusammen mit BERYL PAIGE, haben dann nach der ihnen gelungenen Identifizierung des Erregers in einem zweiten ganz ähnlichen Fall (Fall C. D., s. Tab. 6, Nr. 8) abermals ein hervorragendes Bild der *Encephalomyelitis toxoplasmotica* aufgestellt.

In dieser Veröffentlichung erkennt man auf einer beigegebenen farbigen Abbildung des Gehirns die u. E. sehr charakteristische Oberflächenveränderung in Form von braungelben bis rostbraunen Verfleckungen, manchmal leicht eingedellt, die sich bei Berührung eher weicher als die verschonten Gyruspartien anfühlen lassen. Wir haben diese *pathognomischen „Rostflecken"* auch in unserem Fall A. M. (s. Tab. 6, Nr. 19) vorgefunden. Sie erlaubten uns bei der Obduktion schon rein makroskopisch an der klinischen Verdachtsdiagnose Toxoplasmose festzuhalten.

Nicht selten bestehen auch Piaveränderungen in Form von verdickten oder verklebten Stellen, vor allem über den genannten Erweichungszonen. *Das Fehlen jedwelchen Eiters* an den Gehirnhüllen weist dann gewöhnlich beim Neugeborenen auf T. hin. Die *Leptomeningitis toxoplasmotica* ist also auch ein Charakteristikum (s. Abb. 22). Jedenfalls sind wir seinerzeit bei dem von H. MÜLLER 1939 publizierten Falle J. R. (s. Tab. 6 Nr. 7) lediglich durch die Beschreibung und Abbildung

dieser „aseptischen" Meningitis auf die richtige Diagnose gelenkt worden. Im Gegensatz zur Tuberkulose vermissen wir aber hier die pialen Knötchenbildungen. Dem hämatogenen Ausbreitungsweg entsprechend, spielt die weiche Hirnhaut mit ihren Einstülpungen eine große Rolle bei der Entstehung und Streuung des toxoplasmotischen Gehirnprozesses. Diese Verhältnisse lassen sich, wie auch aus unseren eigenen Erfahrungen hervorgeht, im Tierversuch sehr gut verfolgen.

Bei der Schädeleröffnung fällt dann meistens ein symmetrischer oder mehr einseitiger *Hydrocephalus* auf, der alle Grade erreichen kann. Ist dabei das Gehirn verkleinert (Mikrohydrocephalus), so hat sich gewöhnlich auch ein Hydrocephalus externus ausgebildet (siehe Abbildung 44). Da dermaßen pathologische Organe meist ohne weiteres in toto zur Fixierung eingelegt

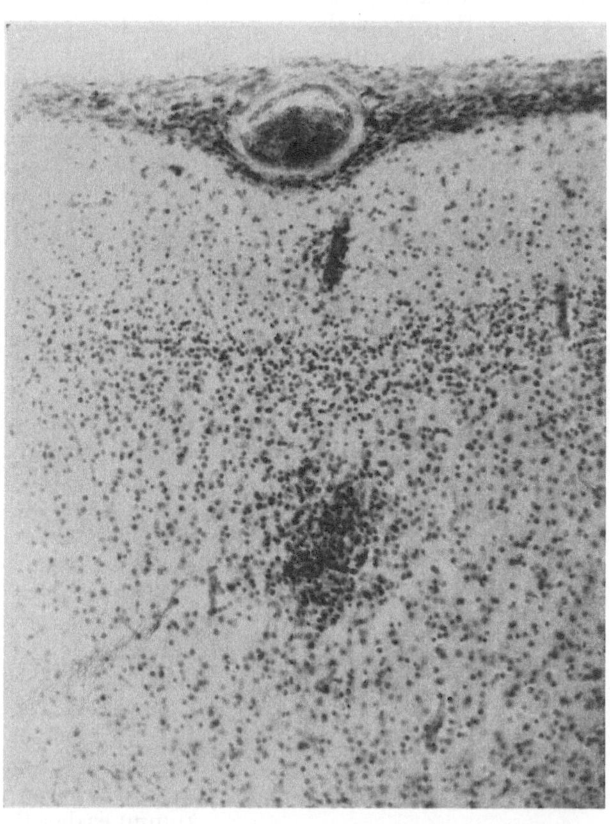

Abb. 22. Margrit Ash., Zwillingskind, am 27. Lebenstag an Meningo-Encephalomyelitis gestorben (s. Tab. 6 Nr. 19). Rechte obere Parietalregion. Oben im Schnitt Verdickung der Pia mit lympho-plasmacellulärer Infiltration und Venenstauung (Leptomeningitis toxoplasmotica). In der Subcorticalgegend charakteristisches Granulom (perivasculäres Mikrogliaknötchen). (Färbg. Hämat.- Eos. Vergr. 136fach.) Eigene Beobachtung.

werden, machen wir hier auf die Bedeutung des Frischpräparates aufmerksam. Es gelingt nämlich hie und da, die Parasiten besonders schön und unversehrt bereits im Abstrichsaft der Gehirnoberfläche darzustellen (LELONG). Wichtig ist ferner, gegebenenfalls *sofort Mäuse und Meerschweinchen intraperitoneal und womöglich auch intracerebral mit Liquor und aufgeschwemmten Gehirnpartikeln zu impfen.* Zusätze von Penicillin/Streptomycin dienen zur Verhinderung nicht toxoplasmotischer Superinfektionen.

Der Beschaffenheit der Gehirnflüssigkeit ist größte Achtung zu schenken. Sie erlaubt nämlich in weitgehendem Maße diagnostische Folgerungen. Dabei sind *Xanthochromie* (auch braungelbe bis schmutzigbraune Farbe), *hochgestelltes Eiweiß, Tryptophanreichtum, Bakterien- und Eiterfreiheit* ausschlaggebend.

Die Abdeckung der Schädelkapsel, auf deren Umfang und Form zu achten ist, kann uns aber auch das überraschende Bild der *„ausgebrannten"* angeborenen *Toxoplasmose* vor Augen führen, das Werthemann besonders gut beschrieben hat. Solche T.-Wasserköpfe sensu strictiori, bei denen die Hemisphären zu einem wassergefüllten membranösen, oft auch abgeteilten Sack reduziert sind, gleichen dann sehr der ätiologisch nicht abgeklärten sogenannten Hydranencephalie (Spielmeyer[1]; Edinger u. Fischer[2]; Watson; Wildi u. a.).

Ist der Hydrocephalus e vacuo bei Toxoplasmosis weniger ausgeprägt, so kann man häufig schon makroskopisch an der höckerigen Beschaffenheit der Ventrikelwände die schier obligate *Ependymitis granularis* diagnostizieren.

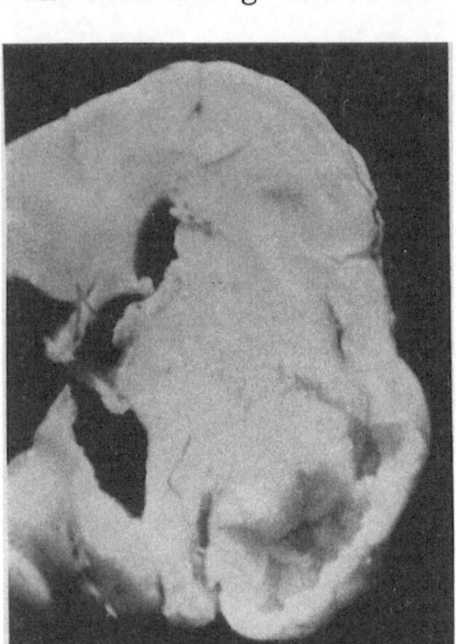

Abb. 23. Gleicher Fall wie Abb. 22. Frontalschnitt durch das Gehirn auf der Chiasmahöhe. Seitenventrikel daselbst nicht, III. Ventrikel jedoch erweitert mit feinzackigen Wandlinien (Ependymitis granularis). Im unteren Pol des re. Temporallappens eine durch Nekrose entstandene Kaverne ohne Verbindung mit dem Ventrikelsystem („Schweizerkäsegehirn"). Eigene Beobachtung.

Die Sektion des gehärteten Organs zeigt in der Regel typische makroskopische Veränderungen. Außer den mehr oder weniger erweiterten Hirnhöhlen fallen meist *disseminierte Nekroseherde* von verschiedener Größe auf. Nicht selten handelt es sich dabei geradezu um einen kavernösen Zerfall (s. Abb. 23). Solche merkwürdigen Löcher inmitten des Parenchyms haben uns veranlaßt von „Schweizerkäsegehirn" zu sprechen. Die Aushöhlungen sind z. T. mit krümeligem Detritus ausgefüllt, dem manchmal auch Kalkkonkremente beigemischt sind. Hie und da „spürt" man schon beim Schnitt kalkdichte Stellen im Gehirn. Röntgenologisch handelt es sich oft um symmetrische Verschattungen.

Die Histologie der konnatalen Toxoplasmose läßt jeweilen in ausgesprochenen Fällen bestimmte Hauptmerkmale erkennen, die eigentlich bis jetzt bei anderen angeborenen Encephalopathien nicht festgestellt worden sind. Einen solchen Sondercharakter weisen die *Veränderungen in der Ventrikelwandzone* auf. Bei subakutem Krankheitsverlauf kommt es daselbst zu konzentrischen Schichtbildungen unter dem zerstörten Ependymsaum, die als Schutzwall für darunter liegende Gehirnpartien betrachtet werden können. Frenkel sieht darin den histologischen Ausdruck einer Antigen-Antikörperwirkung in einer pathologisch entstandenen Blut-Liquorschranke. Aus Abb. 24 geht sehr deutlich der daselbst sich abspielende Gefäßprozeß hervor, den wir seinerzeit (1946) kurzgefaßt als *Periphlebitis, fibrinoïde Venenwandnekrose, Thrombophlebitis* und *perivenöse Blutung* beschrieben. Wir verstehen nun auch ohne weiteres die Liquorxanthochromie und den hämorrhagischen Charakter vieler toxoplasmotischer Nekrosen sowie die Hämosiderinablagerungen in älteren Herden, sei es im Gehirn, im Augenhintergrund oder im Intestinaltrakt. Ein makroskopischer Schnitt durch ein Hundegehirn (Fall von Fankhauser) mit einem blutig umsäumten nekrotischen subcorticalen Herd mag das noch illustrieren (Abb. 33). Nach Werthemann dürfte diese „*Vasculitis*", gefolgt von Nekroseherden, den Beginn des Erkrankungsprozesses markieren.

Als weitere, für Toxoplasmose sprechende histologische Veränderung müssen wir die *Granulome* anführen, die in der grauen und weißen Substanz des

---

[1] Arch. f. Psychiatr. **39**, 897 (1905). [2] Pflügers Arch. **152**, 535 (1913).

Gehirns und des Rückenmarks regellos auftreten können (s. Abb. 22). Nach ihnen benannten WOLF und COWEN die Krankheit zuerst „Granulomatöse" Encephalitis.

Diese granulomatösen Knötchen unterscheiden sich, wie FRENKEL mit Recht betont, von den epitheloidzelligen ähnlichen Gebilden bei der Tuberkulose, durch ihre mit Silberimprägnierung gut erkennbare vorwiegend mikrogliale Struktur. Wir verfügen wie FRENKEL über Präparate von T.-Encephalitis beim Menschen, beim Hund und bei Versuchstieren mit einwandfreien Gliaknötchen, die zum Teil faserige Wucherungen aufweisen. Sie enthalten auch Plasmazellen, Lymphocyten und nicht selten Eosinophile.

Ein anderer kardinaler Befund sind die feinen *Kalkeinlagerungen* in der Wandschicht der Nekrosenhöhlen; sie werden aber auch subependymär, weniger in den Plexus angetroffen. Wir haben 1946 bei unserem Fall A. M. auf die „Pseudo"-Kalknatur dieser Niederschläge hingewiesen, weil sie sich nicht nach Kossa färben ließen. Unter dem Begriff „*Pseudokalk*" beschrieb SPATZ (1922) Produkte eines noch nicht genau bekannten Stoffwechselvorgangs, denen die Eigenschaft, sich mit Kalksalzen zu imprägnieren, nur in fakultativer Weise zukommt. Ihre Grundsubstanz besteht immer aus Eiweiß, es können aber auch

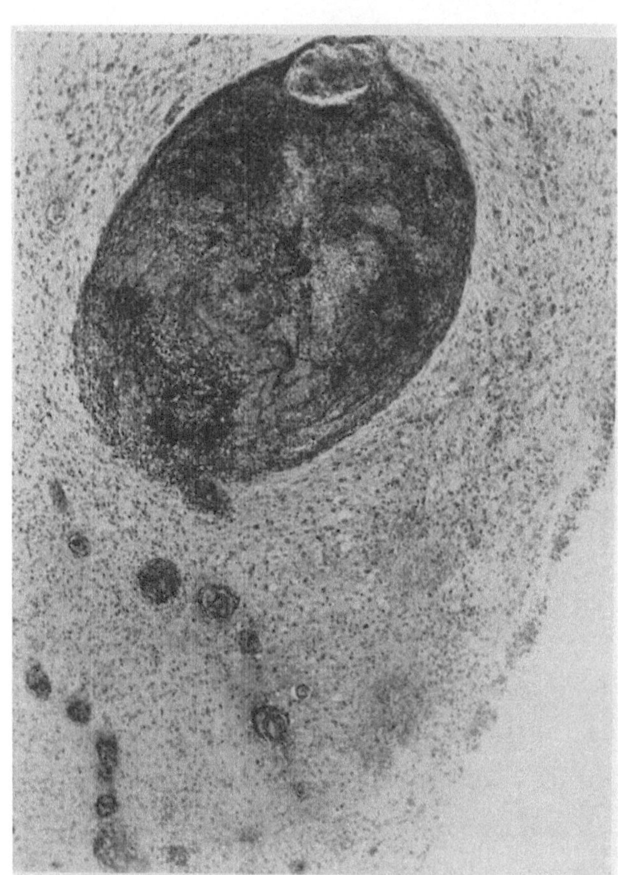

Abb. 24. Gleicher Fall wie Abb. 22 und 23. Mikroskopisches Bild aus der Gegend des III. Ventrikels. Rechts oben: nekrotische Ventrikelwand. Links: Stark erweiterte Vene mit Periphlebitis und beginnender fibrinoider Wandnekrose und Thrombose. Gestaute kleinere Venen rechts davon. (Färbg. Hämat. Eos. Vergr. 72fach.) Eigene Beobachtung.

hochwertige Lipoide beigemischt sein. Spuren von Pseudokalk kommen im Gehirn schon physiologisch, besonders im Pallidum, vor. Wir haben solche Pseudokalkpräzipitate bei der konnatalen Toxoplasmose reichlich sowohl intracellulär, als auch frei im Gewebe liegend angetroffen. Ihrer Gestalt nach sind sie häufig rundlich oder ovalär und können dann, bei Lagerung in Zellen, Pseudocysten ähnlich sein. Ihre Deutung als verkalkte Parasiten im Sinne ZUELZERs möchten wir jedoch ablehnen. Wir sahen auch in Hämatoxylin-Eosin-Präparaten ganze Rasen von kleinsten, freien Pseudokalkkörperchen, deren tiefblaue Farbe inmitten einer eher blassen, ausgedehnten fibrinoiden Nekrose in der Stammganglienzone stark kontrastierte.

An dieser Stelle möchten wir auch auf unsere eigenen *chemischen Calcium-bestimmungen* hinweisen, in makroskopisch kalkfreien, topographisch gleichen Gehirnpartien von zweieiigen Zwillingen, die an bewiesener Toxoplasmose starben. Der Knabe litt an toxoplasmotischer ulceröser Enterocolitis bei intaktem Zentralnervensystem. Das Mädchen ging an einer ganz charakteristischen Meningo-Encephalitis zugrunde. Die Gehirnsubstanz des letzteren wies in einer, wie gesagt makro- und mikroskopisch normal aussehenden Zone einen mehr als doppelt so hohen Calciumgehalt (0,298 mg CaO auf 1 g Gehirnsubstanz) auf als diejenige des Knaben (0,114 mg CaO), dessen Gehirn am Krankheitsprozeß unbeteiligt blieb. Bei der Toxoplasmose kann also eine sehr *wesentliche Erhöhung des Kalkgehaltes* bestehen, *bevor er mikroskopisch erkennbar wird.*

Bei der subakuten Form trifft man oft ausgesprochene *subependymäre Granulationsgewebsbildung*, also eine Vernarbungstendenz (siehe Abb. 25), während gleichzeitig in anderen Gehirnpartien noch deutlich der nekrotische Zerfall vorherrscht. Dies erklärt einerseits die Entstehung von „Defektheilungen", andererseits den schubweisen Verlauf, den die Encephalitis toxoplasmotica gegebenenfalls nehmen kann. Manche

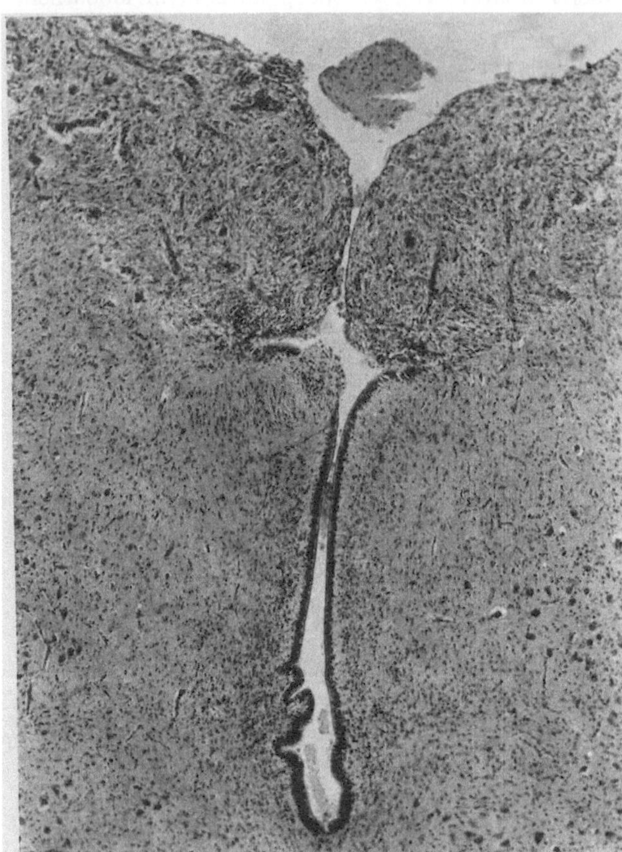

Abb. 25. Gleicher Fall wie Abb. 22—24. Schnitt durch die vordere Bulbusregion. Oben im Schnitt: Das zerstörte Ependym ist durch eine starke Wucherung der subependymären Glia ersetzt. Es handelt sich um ein Granulationsgewebe mit dichten Fasern und zahlreichen Gefäßbildungen. Untere Hälfte des Schnittes: hier am Eingang zum Aquädukt ist das Ependym noch gut erhalten, jedoch bemerkt man schon eine darunter beginnende Infiltration. (Färbg. Hämat.-Eos. Vergr. 48fach.) Eigene Beobachtung.

schwere Tetraspasmen im Gefolge dieser Krankheit lassen sich auch durch ausgedehnte infiltrative, stets nichteitrige Prozesse im Rindengebiet, bei völliger Verwischung der Hirnhautbegrenzung, erklären.

Zur Obduktion gehört auch in jedem einschlägigen Fall *die Untersuchung der Bulbi*, weil es eben vorkommt, daß die Erreger nur in den Augenschnitten und nicht im Gehirn angetroffen werden (Gasser u. Schwarz; Klima; Frenkel u. Nafziger; Freudenberg u. Werthemann).

Das vorwiegende Betroffensein der Maculagegend spricht für den nervösen Infektionsweg vom Gehirn zum Sehorgan (Werthemann). Andererseits muß aber auch an den hämatogenen Weg gedacht werden in Anbetracht des häufig

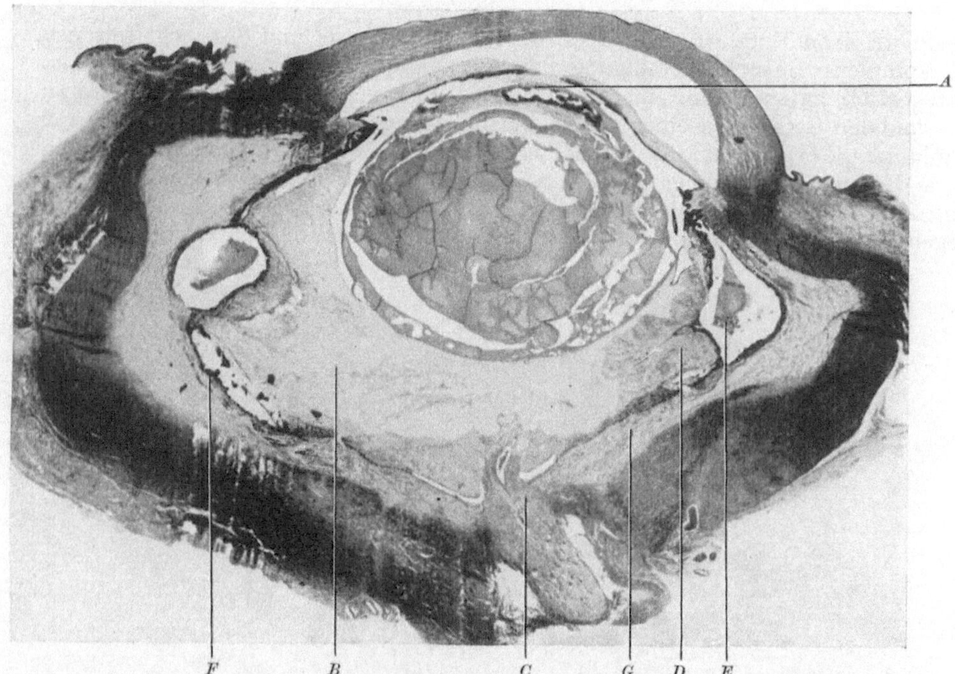

Abb. 26. Histologischer Befund in einem mikrophthalmen Auge bei konnataler Toxoplasmose. [Fall Sylvia Sch. von C. GASSER u. E. SCHWARZ: Helvet. paed. Acta 2, 351 (1947).] *A* Linse ohne Faseraufbau mit Kalkeinlagerungen in der gewucherten vorderen Linsenkapsel. *B* Hochgradig geschrumpfter Glaskörper. *C* Nervus opticus. *D* Polsterförmig gewucherte Retina mit cystischen Hohlräumen in der Pigmentzellage (*E*). *F* Kalkeinlagerungen zwischen Glaskörper und Retina. *G* Verbreiterte Chorioidea.

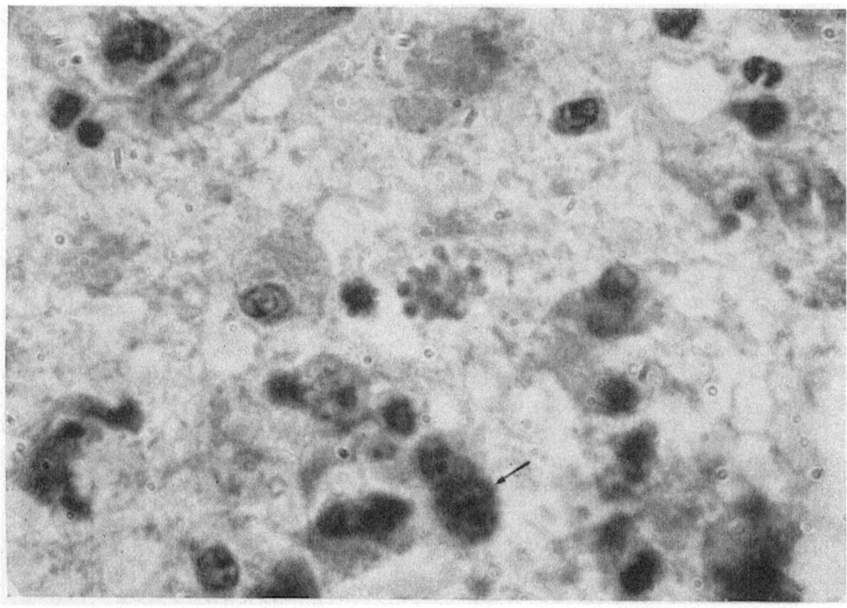

Abb. 27. Gleicher Fall wie Abb. 22—24. Nekroseherd im li. Temporallappen mit ca. einem Dutzend Toxoplasmen in Traubenform in der Mitte des Gesichtsfeldes und einer Pseudocyste mit etwa 20 Toxoplasmen in der unteren Mitte (s. Pfeil). (Färbg. Hämat. Eos., Vergr. Immersion.) Eigene Beobachtung.

symmetrischen Entwicklungsgrades der zentralen Herde und des nicht seltenen Vorkommens einer Mitbeteiligung des vorderen Augensegmentes. Hogan ist kategorisch, indem er eine Anschwemmung der Parasiten durch die retinalen und chorioidalen Gefäße mit einer streuenden Lokalisation in den feineren Kapillaren annimmt. Übrigens sind auch die schier spiegelbildlichen Augenhintergrundsveränderungen bei eineiigen Zwillingen unseres Erachtens ein deutlicher Hinweis auf die Bedeutung der Blutbahn bei der Bulbusinvasion. Die zentrale Fundusgegend bildet, besonders beim Fetus, einen punctum minoris resistentiae, der

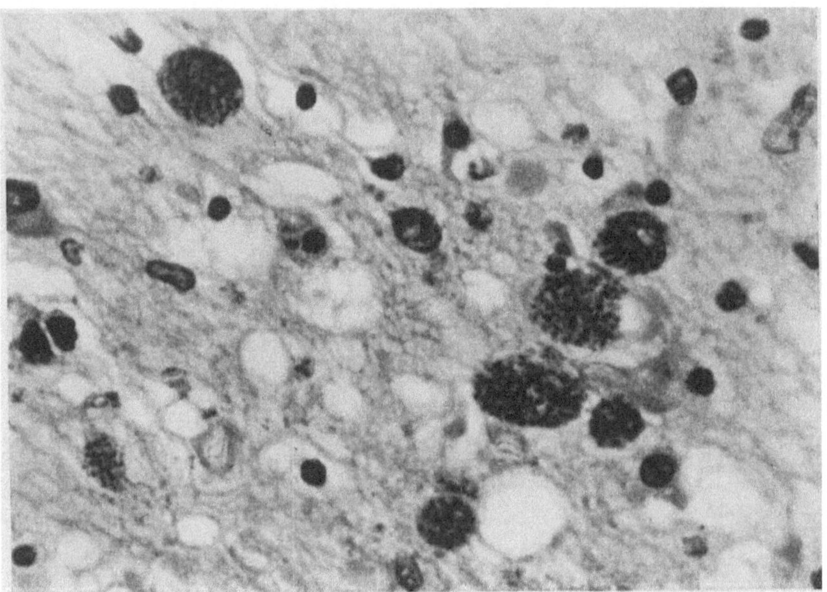

Abb. 28. Toxoplasma-Terminalkolonien, z. T. in Zerfall, in den li. Stammganglien. Vergrößerung 700fach. ♀ S. St. (s. Tab. 6 Nr. 58). Encephalomyelitis bei Toxoplasma-Infektion. Krämpfe, Hydrocephalus, Tod am 43. Lebenstag. [Aus S. Riebe: Beitr. pathol. Anat. 111, 272 (1951).]

für die Ausbreitung der Erreger und wahrscheinlich auch deren Toxine optimale Verhältnisse bietet.

Die Bulbusschnitte auf Maculahöhe lassen oft schon von bloßem Auge oder bei Lupenvergrößerung die polsterartig vorspringenden retinochorioiditischen Veränderungen erkennen. Bei starker Vergrößerung sieht man daselbst in evolutiven Fällen teils frische, teils in Organisation übergehende Blutungen, die mit ausgedehnter Nekrose sämtlicher Netzhautschichten einhergehen. Auffallend ist die Aufsplitterung des Pigmentepithels, die zu ganz unregelmäßiger Verstreuung von intra- und extracellulärem Pigment in die naheliegenden Schichten führt. Häufig finden sich größere Pigmentansammlungen am Herdrand, an der Übergangsstelle ins unbetroffene Netzhautgebiet. Gewöhnlich ist die Aderhaut weniger mitbetroffen. Sie ist wohl verdickt, hyperämisch und mit Rundzellen infiltriert, jedoch nicht nekrotisch.

Ein gutes Beispiel einer auch auf den vorderen Augenpol ausgedehnten konnatalen Toxoplasmose bietet der Fall von Gasser u. Schwarz (s. Abb. 26). *Bei oberflächlicher Betrachtung könnte man hier an Mißbildungen denken.* Die Verbildungen im Aufbau dieses Auges lassen sich aber als Folgen der fetalen Infektion, d. h. der entzündlichen Gewebsreaktionen in einem normal angelegten Organ erklären.

Für die Parasitenbefunde im Gehirn und Augenapfel verweisen wir auf die beigegebenen Abbildungen (Abb. 27—31).

In allen schon bei der Geburt verdächtigen Fällen sollte auch eine *sorgfältige Untersuchung der Placenta* stattfinden. Bis jetzt liegen diesbezüglich bloß wenige Aufzeichnungen über Brüchigkeit (HOGAN), Ödem (HOLDEN und WHITEHEAD), leukocytäre Infiltration (ENGLESON) usw. vor. HOLMDAHL sah einmal toxoplasmenverdächtige Elemente im Zusammenhang mit leukocytär-infiltriertem und nekrotischem Placentargewebe. Tatsächlich wissen wir aber nichts Bestimmtes über die Spuren, welche die Parasiten an ihrer Übertrittsstelle vom mütterlichen in den fetalen Organismus hinterlassen können.

Es bleibt uns noch die ganz kurze Besprechung der *visceralen Lokalisationen* übrig. In unserem ersten Zwillingsfall litt der Knabe (A. P., s. Tab. 6 Fall 20) an einer isolierten ulcerösen hämorrhagischen Enterocolitis. Die Dickdarmgeschwüre gehen bis in die Muscularis. In der Randzone der nekrotischen nicht eitrigen Bezirke besteht eine bandförmige Rundzelleninfiltration. Serienschnitte erlaubten uns, an mehreren Stellen Toxoplasma-Pseudocysten darzustellen[1].

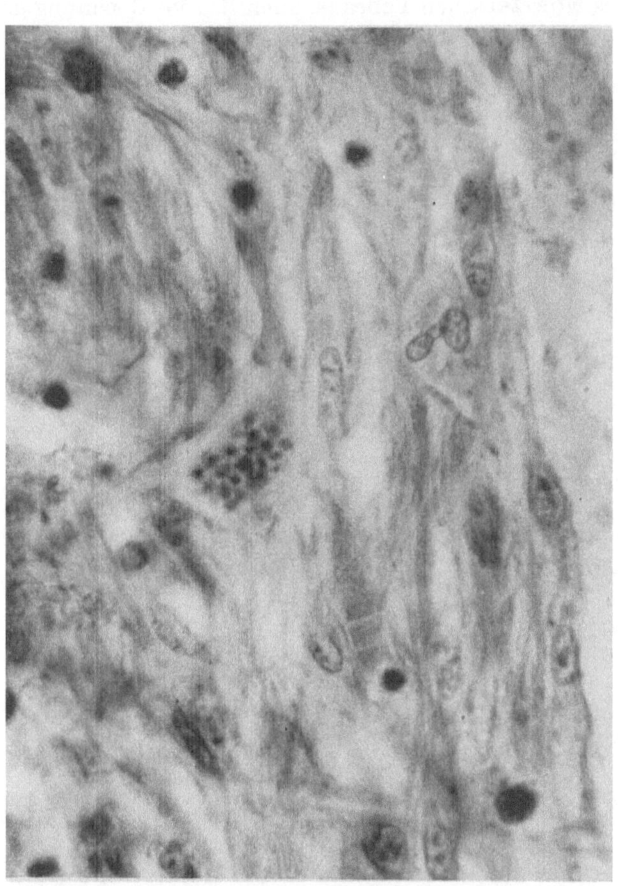

Abb. 29. Gleicher Fall wie Abb. 22—25 und 27. Li. Auge: Retinochorioiditis centralis toxoplasmotica. Das Bild zeigt den Rand eines nekrotischen Herdes. In der Mitte eine Pseudocyste (25/30 μ groß mit etwa 30 Parasiten); die Struktur (Kern und Protoplasma) der einzelnen Toxoplasmen ist sehr schön erkennbar. (Färbg. Hämat. Eos., Vergr. 1200fach.) Eigene Beobachtung.

Daß die angeborene T. auch Leberherde setzen kann, zeigt der Fall GASSER u. SCHWARZ in Form von einzelnen Kalkansammlungen, die wohl auf umschriebene frühere Nekrosen schließen lassen (s. Abb. 32). Bemerkenswert ist die Lokalisation im Bereich der GLISSONschen Scheiden, bei nur unmerklich verändertem Umgebungsgewebe.

Mehrfach ist auch bei konnataler T. das histologische Bild der Erythroblastose beobachtet worden (PRATT-THOMAS u. CANNON, MAGNUSSON u. WAHLGREN).

---

[1] Mikrophotographien dieser Präparate wurden von uns in der Ausstellung des 6. Int. Pädiatr. Kongresses in Zürich, 1950, sowie am 1. Internat. Kongreß für klinische Pathologie in London, Juli 1951, ausgestellt. Die ausführliche Publikation dieser Beobachtung erfolgt demnächst.

Blutbildende Herde in Leber, Milz und anderen Organen wurden hie und da angegeben.

Für alle weiteren autoptischen Erhebungen in den Brust- und Bauchorganen müssen wir auf die in Tab. 6 angeführten Beobachtungen hinweisen.

Der pathologischen Anatomie der erworbenen Toxoplasmose soll hier an Hand des Noetzelschen Falles (s. auch S. 758) Rechnung getragen werden. Da es sich um die erste Beobachtung von akquirierter und chronisch verlaufender Erkrankung in der Weltliteratur handelt, geben wir sie wörtlich in extenso wieder:

„Die Leichenöffnung, 9 Stunden nach dem Tode durchgeführt, ergab bei dem kachektischen 19 Jahre alten Mann an den Körperorganen außer einem alten, etwa pfefferkorngroßen tuberkulösen Primäraffekt in der re. Lunge als Zeichen des Linksversagens des Herzens ein akutes Lungenödem.

Im Ausstrich und kulturell konnten keine Bakterien nachgewiesen werden.

Das normal konfigurierte *Gehirn* zeigte bei zarten weichen Häuten über Konvexität und Basis mäßig abgeflachte Windungen. Im Bereich der Cisterna cerebellomedullaris ist das Foramen Magendi durch einen derben Bindegewebspannus verschlossen. Auf Frontalschnitten durch das Gehirn findet man einen erheblichen Hydrocephalus der Großhirnkammern. Dem Ependym der Seitenventrikel und der 4. Hirnkammer liegen grau-weiße, dicke, polsterartige Granulationen auf, welche im Wasser flottieren. Auch der Plexus ist mit solchen Massen bedeckt. Der im Anfangsteil leicht erweiterte Aquädukt ist durch diese Auflagerungen nahezu verschlossen. Im Hemisphärenmark lassen sich keine Erweichungen, Granulome oder Abscesse nachweisen. Das Rückenmark und seine Häute sind makroskopisch unauffällig.

Bei der *histologischen Untersuchung* ist der Aquädukt durch das Granulationsgewebe weitgehend zugewuchert. Nur im Dachteil ist das Ependym erhalten geblieben.

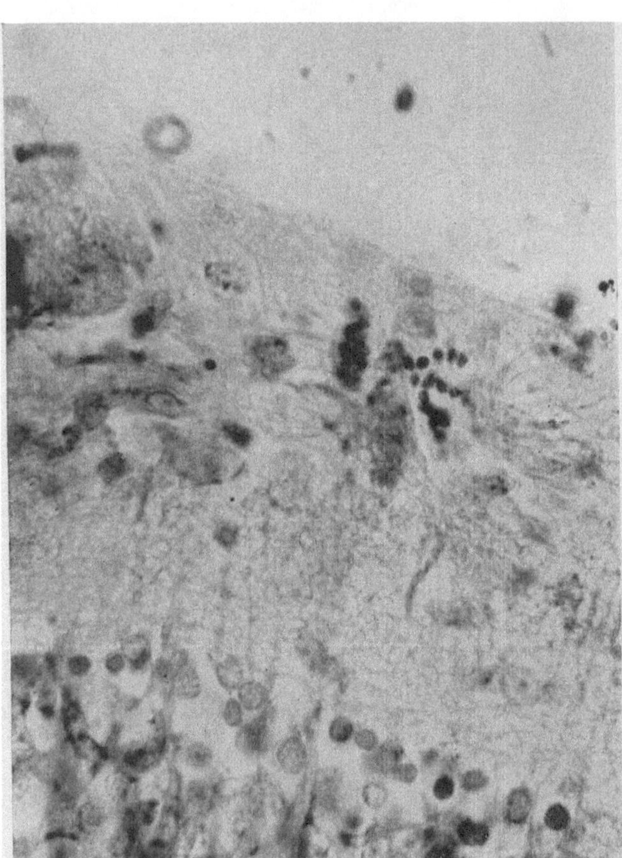

Abb. 30. Gleicher Fall wie Abb. 22—25, 27 und 29. Li. Auge: Retinochorioiditis centralis toxoplasmotica. Der Schnitt zeigt oben re. von der Mittellinie in der stark nekrotisierten Ganglienzellenschicht isolierte und gruppierte Toxoplasmen mit deutlichem Kern und hellerem Protoplasma. Unten: die innere Körnerschicht mit beginnender Nekrose. (Färbg. May-Grünwald-Giemsa, Vergr. Immersion 1200fach.) Eigene Beobachtung.

Das Ependym der Großhirnkammern ist an den untersuchten Stellen völlig zerstört und von einem mehrere Millimeter dicken Granulationsgewebe bedeckt. Aus dem Mark sprossen Capillaren in die Granulationen hinein. Um die Gefäße im subependymären Mark und innerhalb der Granulationen findet man lockere, z. T. erhebliche Rundzellinfiltrate. Dazwischen liegen in lockerer Anordnung Plasmazellen und vereinzelt auch mehrkernige Riesenzellen. An der Grenze zum Mark sind auch große, geblähte Astrocyten zu erkennen. *Das Mark und die Großhirnrinde sind von der Entzündung nicht betroffen. Kalkablagerungen werden weder in den Granulationen noch im Mark beobachtet.*

Vom 4. Ventrikel aus sind die angrenzenden Kleinhirnläppchen des Wurms und der Flocke an der Entzündung beteiligt. Ausgehend von den Infiltraten im 4. Ventrikel folgen entzündliche Zellmäntel den Gefäßen bis tief in die Molekularschicht. Die Purkinjezellen in diesem Bereich sind schwer geschädigt oder ausgefallen. An ihre Stelle ist eine reaktive Gliawucherung getreten. Auch hier werden keine Kalkablagerungen festgestellt.

Der oben beschriebene Bindegewebspannus in der Cisterna cerebello-medullaris besteht histologisch aus einem zellarmen feinfaserigen Bindegewebe mit einigen Lymphocyten um die Gefäße in der Nachbarschaft der Arachnoidea.

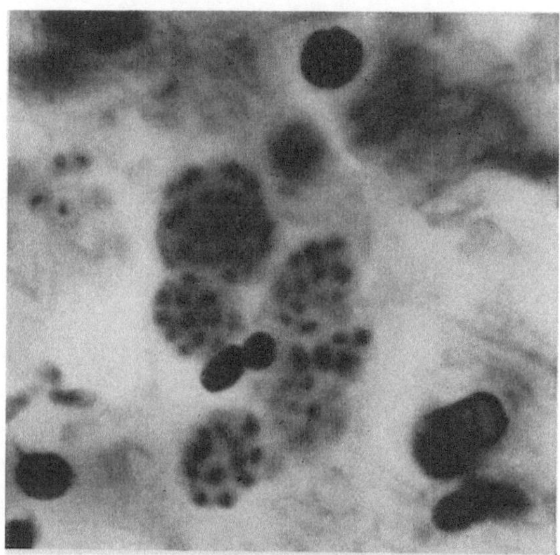

Abb. 31. Ruth L., mit 38 Tg. an konnataler Toxoplasmose gestorben (s. Tab. 6 Nr. 53). Ganze Gruppe von Pseudocysten in der erkrankten Netzhaut des li. Bulbus. Vergr. Immersion. Beobachtung von Prof. Dr. A. WERTHEMANN, Basel, der uns in dankenswerter Weise diese Aufnahmen zur Verfügung gestellt hat.

In den weichen Häuten des Gehirns und des Rückenmarkes sind nur geringe Lymphocytenansammlungen vorhanden. Diese beobachtet man vorwiegend in den Windungstälern unter Bevorzugung der Nachbarschaft von Gefäßen.

Nach längerem Suchen werden in den Granulationen der Seitenventrikel und im Aquädukt, dagegen nicht in den weichen Häuten von Gehirn und Rückenmark, kleine Kolonien von schiffchenförmigen typischen Toxoplasmen gefunden. Sie liegen manchmal auch vereinzelt oder in Grüppchen von 2—4 Erregern. Außerdem beobachtet man auch intracelluläre Parasiten, sog. Pseudocysten, welche sich durch ihre dunkle, rundliche, scharf konturierte Form eindeutig als Toxoplasmen identifizieren lassen.

Die Spinalganglien und die untersuchten Nerven des Plexus brachialis sind völlig frei von entzündlichen Veränderungen. Auch die Untersuchung von Herz, Lunge, Leber und Niere ergeben keine auffälligen Veränderungen. Es gelingt nicht, in diesen Organen Toxoplasmen nachzuweisen.

Die Augen konnten, da die Diagnose erst durch die histologische Untersuchung bekannt wurde, nicht mehr untersucht werden.

Dank dem Entgegenkommen von Herrn Professor KELLER (Kinderklinik Freiburg) konnte durch Herrn Dr. VIVELL zur Klärung der möglichen Infektionsquelle eine Untersuchung auf dem Hof, auf dem W. von 1947 bis 1949 lebte, durchgeführt werden. Der Bauer und dessen Ehefrau erwiesen sich als nicht infiziert. Bei dem Sohn ergab sich ein positiver Ausfall des Sabin-Feldman-Testes von 1:25. Auch bei den beiden auf dem Hof gehaltenen Hunden fiel der Test mit 1:25 positiv aus.

Untersuchungen auf dem Gut, auf dem der leibliche Bruder von W. lebt, ergaben von insgesamt 9 untersuchten Personen, bei dem Bruder selbst und bei

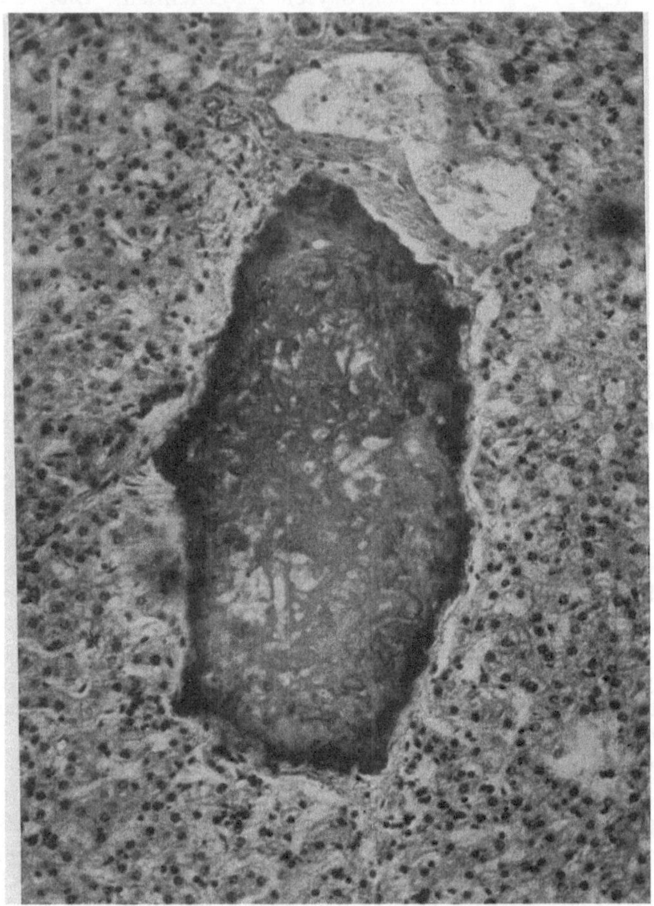

Abb. 32. Massive Leberparenchymverkalkung in der Portalgegend bei konnataler Toxoplasmose. Fall Sylvia Sch., 1 jährig (s. Tab. 6 Nr. 27). Beobachtung von C. GASSER u. E. SCHWARZ [Helvet. paediatr. Acta 2, 351—370 (1947)]. Wir verdanken den Autoren die Überlassung dieser Abbildung.

weiteren 4 Personen einen positiven Sabin-Feldman-Test mit einem Titer von 1:100''.

Die Feststellungen NOETZELs sind höchst bemerkenswert, insbesondere weil sie auch als epidemiologischer Abklärungsversuch gelten dürfen. Frappant am Obduktionsfall ist vor allem der rein auf die Ventrikelwandzone beschränkt gebliebene Krankheitsprozeß, bei ungefähr 1 jähriger Dauer des Leidens.

Jedenfalls sticht der Bericht NOETZELs von den 2 bis jetzt bekannten, jedoch akuten erworbenen T. (PINKERTON und WEINMAN, PINKERTON und HENDERSON) ab, indem er jede viscerale Mitbeteiligung vermissen läßt.

Zum Schlusse erwähnen wir noch die im Entstehen begriffene *vergleichende Pathologie der Menschen- und Tiertoxoplasmose.* Der Erfahrung FANKHAUSERs nach bilden die autoptisch erwiesenen Hundetoxoplasmosen meist eine Mischform von neuraler und visceraler Erkrankung, vom akuten oder subakuten Typ. Die Parasiten fand er z. T. im Bronchialsekret. Nichteitrige Bronchopneumonien, aber auch Hepatisation, sind nicht selten (s. Abb. 52). Pseudocysten wurden auch in der Ringmuskulatur des Dünndarms angetroffen. Liquorveränderungen und Hydrocephalus können nach FANKHAUSER von verschiedenem Grade sein. Die Gehirnveränderungen sind nicht ganz einheitlich. Nekroseherde mit hämorrhagischem Hof liegen vorwiegend in der grauen Rindensubstanz (siehe Abb. 33). Gefäßproliferationen scheinen charakteristisch zu sein. Die Diagnose wird durch das Auffinden von Pseudocysten gesichert (s. Abb. 34).

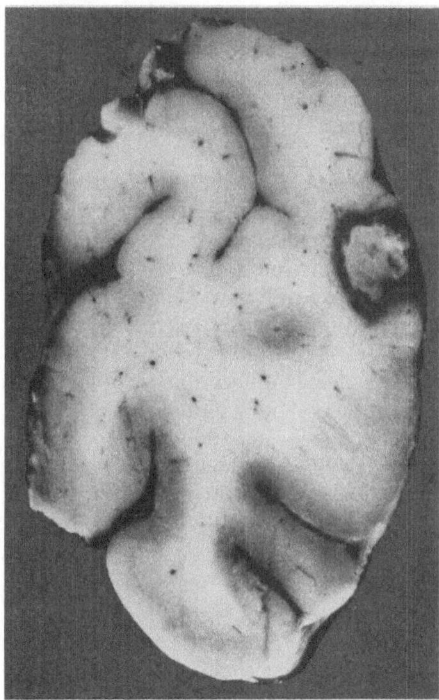

Abb. 33. Encephalitis toxoplasmotica beim Hund. Corticaler, zentral nekrotischer Herd mit Randblutung im Occipitallappen.
(Fall von Dozent Dr. med. vet. R. FANKHAUSER, Bern.)

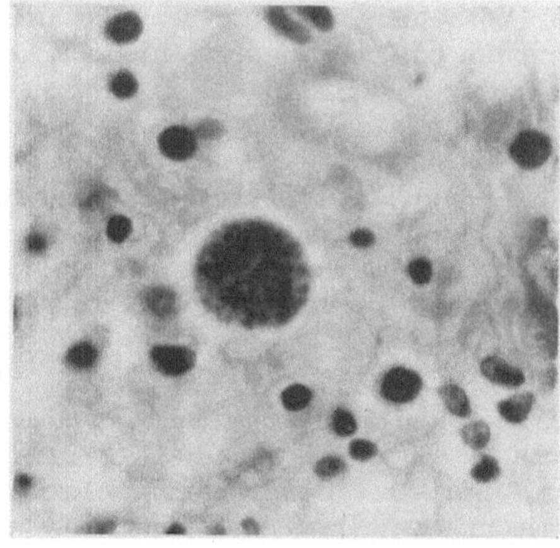

Abb. 34. Toxoplasma-Pseudocyste an der Peripherie eines encephalitischen Herdes beim Hund. (Hämat.-Eosin, Vergr. etwa 1000fach.)
(Fall von Dozent Dr. med. vet. R. FANKHAUSER, Bern.)

V. Differentialdiagnose.

Wir haben in den vorangehenden Abschnitten gelegentlich bereits auf Krankheitszustände verwiesen, die hie und da bei den diagnostischen Erwägungen gegenüber suspekten T.-Fällen in Frage kommen. Wir sahen, wie beim Neugeborenen die Parasitose unter dem Bild eines Geburtstraumas, einer Melaena, eines Icterus gravis oder haemolyticus, einer Blut-, Leber- oder Hautkrankheit, manchmal aber auch in Form irgendeiner bakteriellen allgemeinen oder auf das Zentralnervensystem beschränkten Infektion verlaufen kann.

1. Embryopathia rubeolaris. Bei den als Embryopathia toxoplasmotica imponierenden Krankheitstypen muß, so lange der ätiologische Beweis fehlt, differentialdiagnostisch immer auch an die durch *Röteln in der Schwangerschaft* zustandekommenden und manchmal der T. ganz ähnlichen Zustandsbilder gedacht werden (s. Fall GASSER u. SCHWARZ, Tab. 6 Nr. 27). Eine genaue Gegenüberstellung der beiden Syndrome (s. Tab. 9) erübrigt eine lange Beschreibung der Unterscheidungsmerkmale.

Die Aufstellung sollte allerdings auch noch zwei andere einschlägige Krankheiten mitberücksichtigen, nämlich

2. Die retrolentale Fibroplasie (Terry)

eine ihrem Ursprung nach bis jetzt unaufgeklärte Augenkrankheit. Sie kann *angeboren* sein, ist dann meistens beiderseitig und verbunden mit einer Gehirnschädigung (Dysplasia encephalo-ophthalmica [Krause]). Derartige Ophthalmo-Encephalopathien mit mehr oder weniger ausgesprochenen Anomalien wie Mikrophthalmus, Hydro- oder Mikrocephalus und geistiger Minderwertigkeit können von der T. nur parasitologisch und serologisch unterschieden werden.

Mit Herrn Prof. Franceschetti beobachten wir gegenwärtig ein Mädchen mit angeborener T. (s. Abb. 9), in dessen linkem Auge eine partielle retrolentale Membran besteht; durch die im oberen Segment freigebliebene Öffnung erkennt man deutlich einen chorioretinitischen Herd.

Die *postnatale Form der retrolentalen Fibroplasie* befällt fast ausschließlich Frühgeburten unter 1500 g. Die hinter der Linse entstehende weißliche Masse wird gewöhnlich erst zwischen dem 2. und 5. Lebensmonat bemerkbar. Während ihr Vorkommen in manchen nordamerikanischen Zentren bei 10—30% dieser unreifen Kinder erkannt worden ist, liegen aus Europa nur ganz wenige Berichte über das Leiden vor. Im Fundus solcher Frühgeburten stellt man hie und da im Beginn der Affektion neben angiomatösen Gefäßveränderungen auch Netzhautablösung fest. Letztere kommt aber auch bei der konnatalen Toxoplasmose vor. Komplikationen wie Iritis und Katarakt gehören bei beiden Krankheiten nicht zur Seltenheit. Differentialdiagnostisch sprächen gegebenenfalls Fieberschübe, Gehirnverkalkungen, zentrale chorioretinitische Herde sowie hohe Farbstofftiter im Serum für Toxoplasmose.

3. Das Sabin-Feldman-Syndrom.

Eine andere angeborene Erkrankung, die sowohl Gehirn als Auge ergreift und klinisch der T. völlig gleich sein kann, sie aber wahrscheinlich an Frequenz übertrifft, wurde von Sabin *und* Feldman *(1949) abgegrenzt.* Selbst die pathologisch-anatomischen Befunde weichen nur unwesentlich von toxoplasmotischen Veränderungen ab.

Zwar heben die beiden Autoren *merkwürdige exzentrische Gefäßwandverdickungen* hervor, die aus hyalinem, amorphem, granulärem oder fibrillärem acidophilen Material bestehen. Bei einem mit 8 Monaten verstorbenen Kind mit ausgesprochenem Hydrocephalus internus, diffuser i. c. Kalkeinlagerung und zahlreichen Erweichungsherden waren diese degenerativen Gefäßwandanomalien geradezu auffallend. Bei einem andern Kind mit Gehirnverkalkungen und chorioretinaler Atrophie bestanden nämliche Wandveränderungen an vielen Rindengefäßen.

Daneben konnten Sabin und Feldman weitere 19 aus Amerika (14) und Europa (5) stammende ganz ähnliche Ophthalmo-Encephalopathien, bei denen jedoch der Hirnkalk fehlte, kritisch überprüfen. Von den 21 Gesamtfällen zeigten 20 einen entweder völlig negativen Farbstofftest oder höchstens Titer unter 1:64.

Soweit *pathologisch-anatomische Feststellungen* vorliegen, *sprechen sie eher für Mißbildung und gegen eine entzündliche Ätiologie.* Bei einem 12monatigen Kind, das einer Bronchopneumonie erlag, wies das Gehirn Mikrogyrie und andere Entwicklungsstörungen der Oberfläche sowie multiple Cysten in einem proliferierten Plexus auf. In einem Auge lag retino-chorioiditische Atrophie, im andern, mikrophthalmen, eine retrolentale Masse im Glaskörper vor.

Im Kinderspital Zürich haben wir, dank der Freundlichkeit Professor Fanconis, einen hierhergehörigen Fall (R. Sch.) genau verfolgen können. Die klinischen und pathologisch-anatomischen Erscheinungen glichen durchaus der Toxoplasmose. Autoptisch blieb aber der Beweis dieser Infektionskrankheit aus.

Die Untersuchungen von SABIN und FELDMAN stellen uns also vor ein bisher unerforschtes konnatales Leiden, für dessen Zustandekommen vielleicht nicht nur *eine* Ursache, die Toxoplasmose aber jedenfalls nicht, in Frage kommt.

Hingegen wissen wir nun auch, daß bei Zusammengehen von Chorioretinopathie und Gehirnverkalkungen mit etwa 90% Wahrscheinlichkeit eine konnatale T. angenommen werden darf, und daß andererseits die isolierte Chorioretinopathie beim Säugling und Kleinkind in 90% der Beobachtungen nicht durch Toxoplasmose verursacht ist. Merken wir uns ferner das Vorkommen von i. c. Kalkherden in 5% beim Sabin-Feldman-Syndrom.

Im Einzelfall erlangt die richtige Diagnose volle Bedeutung, indem bei der nichttoxoplasmotischen Ophthalmo-Encephalopathie die Eltern auf die Möglichkeit ihrer Wiederholung in der Nachkommenschaft aufmerksam gemacht werden müssen. Bei der angeborenen Toxoplasmose ist das nicht nötig, da nach den bisherigen Erfahrungen *noch nie eine Mutter in mehr als einer Schwangerschaft toxoplasmakranke Kinder geboren hat.* Selbst bei ausgesprochen hohen Farbstofftitern während der Gravidität bleibt die Frucht verschont (siehe auch GOTTLIEB S. 821). Im weiteren Sinne dürfen also hohe Titerwerte nicht etwa immer als Gradmesser einer aktiven T.-Infektion aufgefaßt werden.

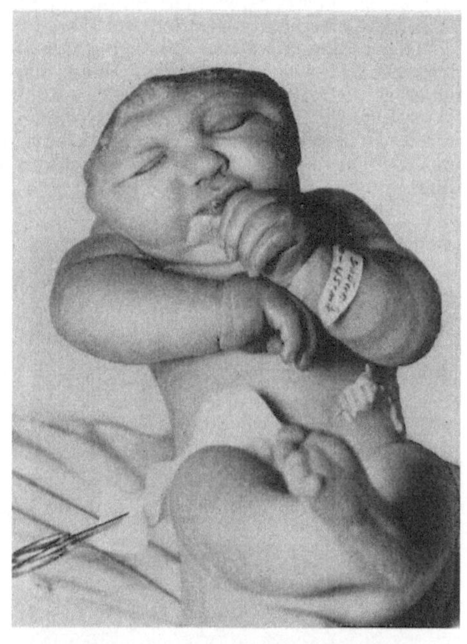

Abb. 35. Bébé Sch., 1 Tag alt. Wohl ausgetragenes, durch Kaiserschnitt geborenes Mädchen mit Pseudo-Anencephalie. Schädeldach völlig eingedrückt (Platykranie). Sofort nach der Geburt aufgetretener Saugreflex. Eigene Beobachtung.

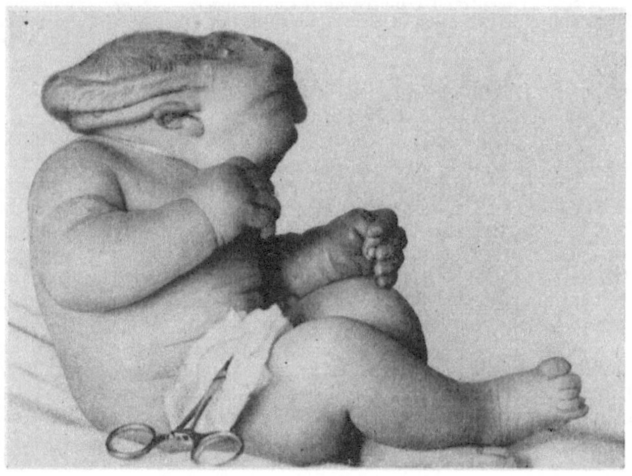

Abb. 36. Gleiches Kind wie Abb. 35. Seitenansicht. Totale Abplattung des Gehirnschädels bei intakter Kopfhaut. Eigene Beobachtung.

Hier möchten wir nun noch eine besonders lehrreiche einschlägige persönliche Beobachtung wiedergeben.

Am 22. März 1951 wurde ich von einer Privat-Frauenklinik zum Konsilium gebeten. Die Familie des betreffenden neugeborenen, ausgetragenen und kräftigen Mädchens (X. Sch.)

verdächtigte nämlich den Geburtshelfer, Herrn Dr. C. Waegeli, einen sehr erfahrenen älteren Dozenten unserer Fakultät, bei der nach Kaiserschnitt erfolgten Extraktion den kindlichen Kopf eingedrückt zu haben. Dieser sah wirklich so aus, als fehlte der ganze Hirnanteil, und es ist nicht verwunderlich, daß mir das Kind vom Frauenarzt und vom assistierenden Chirurgen, einem mir befreundeten Dozenten, als *Anencephalie* vorgestellt worden ist.

Gegen diese Diagnose sprachen unseres Erachtens der nahezu normale Gesichtsausdruck, der normale Abstand der Augenhöhlen, die völlig intakte, jedoch viel zu weit gewordene und daher seitlich zu faltigen Wülsten zusammengelegte, regelmäßig behaarte Kopfhaut sowie das wohlausgebildete aber völlig eingesunkene Schädeldach (s. Abb. 35 u. 36). Diese Kopfdeformität, die wir am besten als Platykranie oder Platymikrocephalie bezeichnen, zusammen mit den beiderseits festgestellten schweren Augenhintergrundsveränderungen vom Mißbildungstyp lenkten uns auf die Diagnose Toxoplasmosis. Die bei der Mutter sehr ausge-

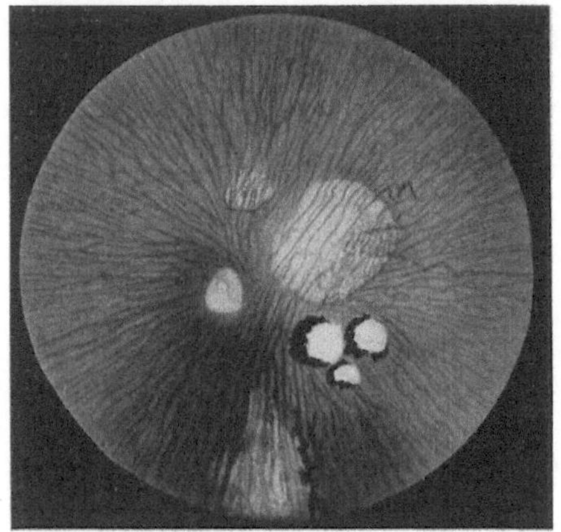

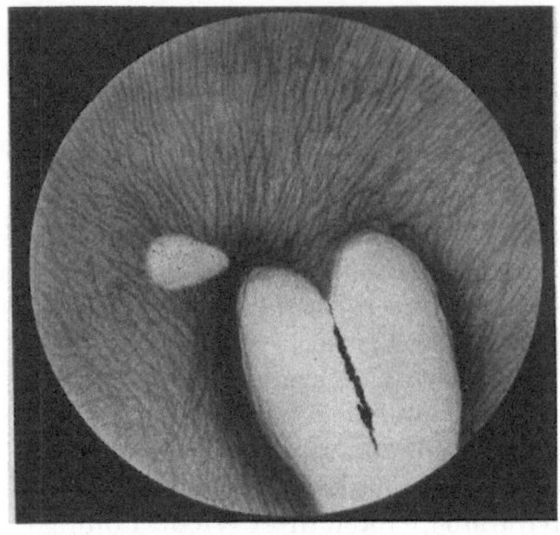

Abb. 37. Gleicher Fall wie Abb. 35 und 36. Augenspiegelbefund rechts: Papille und charakteristische Netzhautgefäße fehlen. Kleinere zentrale und periphere Herde mit Pigmentrand erinnern an toxoplasmogene chorioretinitische Läsionen. Eigene Beobachtung.

Abb. 38. Gleicher Fall wie Abb. 37. Augenhintergrund links: Fehlen von Papille und eigentlichen Netzhautgefäßen. Die kolobomartige große Aussparung sieht eher wie eine Mißbildung aus. Pigmentverschiebungen weniger ausgesprochen als rechts. Eigene Beobachtung.

sprochene Oligohydramnie schien als begünstigendes peristatisches Moment bei der Schädelkompression mitgewirkt zu haben.

Wegen dem Lidödem gestaltete sich das Augenspiegeln sehr schwierig. Beiderseits war der *Sehnerveneintritt nicht zu erkennen.* Ebenso eigenartig war das *Fehlen der Netzhautgefäße.* Links bestand ein die Papillarregion umfassender, großer, kolobomartiger, zweiköpfiger, weißgrauer Herd mit einem mittleren Pigmentstreifen und einem pigmentierten Saum (Abb. 38). Rechts: Am Ort des Papillarbildes sah man mehrere rundliche weiße bis grauweiße Herde verschiedener Größe und Beschaffenheit. Die kleineren, weißen, hatten einen ausgesprochenen Pigmentrand (Abb. 37). Jedenfalls handelte es sich um einen ganz merkwürdigen, seltenen ophthalmoskopischen Befund, aus dem die Entscheidung Mißbildung oder entzündliche Degeneration nicht ohne weiteres abzulesen war.

Dagegen ergab die Lumbalpunktion sogleich eine für angeborene Toxoplasmose ganz charakteristische Zusammensetzung. Wir fanden nämlich im Liquor: 248/3 Zellen, fast durchwegs rundkernige; Pandy +++, Eiweiß nach Kafka 131 mg-%, davon Globuline 44 mg-% und Albumine 87 mg-%, E. Q. 0,505; Zucker 14 mg-%: Tryptophan +; Goldsol-Reaktion nach Lange + (3 3 3 3 3 3 2 2 1 0 0). Im Meningogramm: Massenhaft lymphocytoide Zellen, die gut erhalten sind und einige monocytoide Zellen. Parasiten nicht nachweisbar.

Aus der Krankengeschichte entnehmen wir noch folgende nennenswerten Aufzeichnungen: Das Neugeborene hat sofort nach der Geburt am linken Daumen gesaugt (s. Abbildung 35), dann fällt es in einen dauernden Halbschlafzustand. Die „fetale" Flexionshaltung der Extremitäten ist wohl teilweise durch die Hypertonie bedingt. Die Arme werden zeitweise kräftig bewegt, die Beine viel weniger und der Kopf gar nicht. Das Kind gibt hie und da wimmernde Laute von sich, besonders beim Berühren der vorderen Schädelgegend, so, als ob dadurch ein gesteigerter Schmerz entstünde. Auffallend ist die Verlagerung der normalen Herztöne nach rechts. Das Thorax-Röntgenbild zeigt

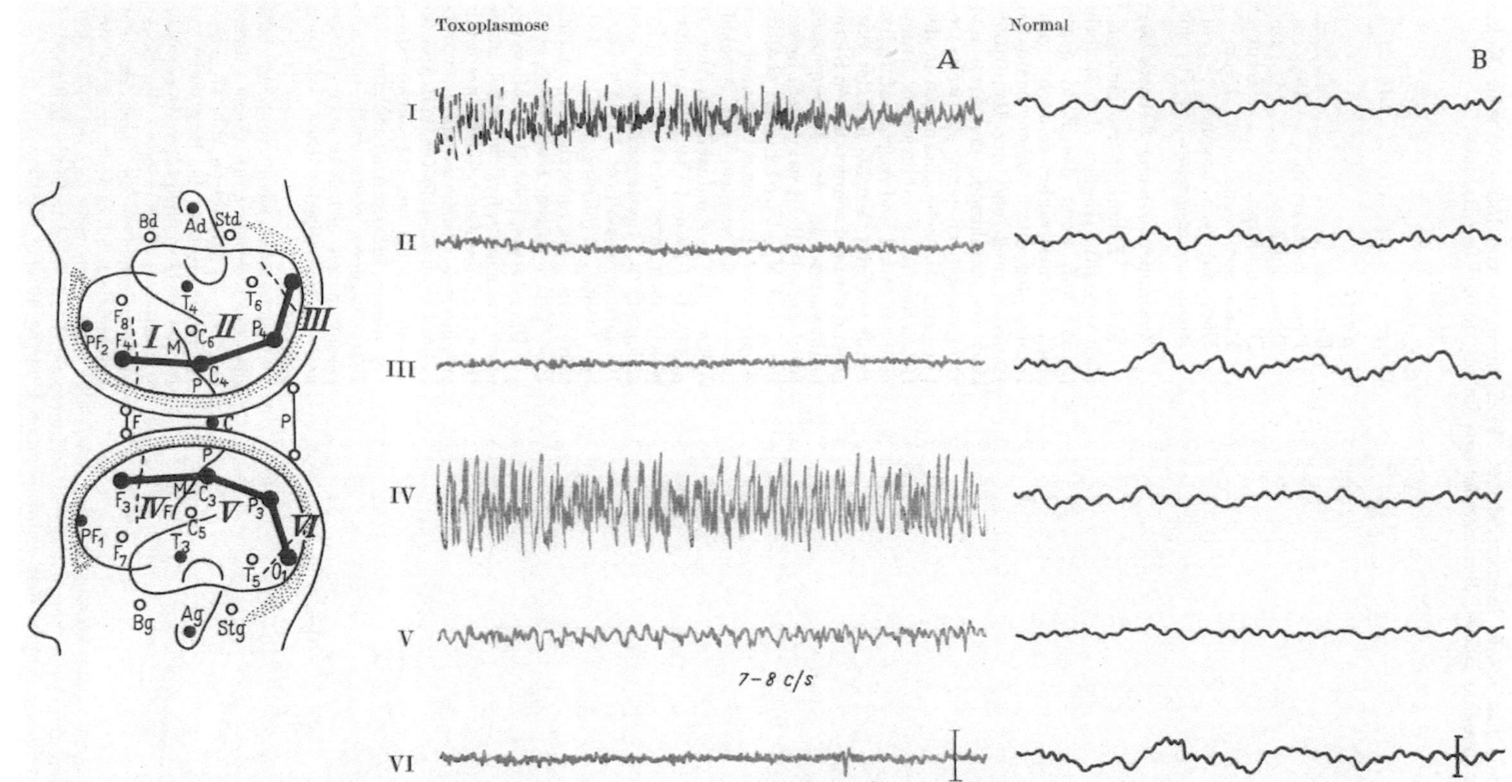

Abb. 39. Bébé Sch., 1 Tag alt. Konnatale Toxoplasmose mit schwerer Dyskranie. Elektro-encephalographische Untersuchungen. Die gehirnelektrische Tätigkeit des Pat. (A) unterscheidet sich von der normalen im gleichen Alter (B) durch das Fehlen der 6—9 c/s Rhythmen in allen Ableitungen; nur in der linksseitigen postcentralen Ableitung erkennt man einen organisierten Rhythmus 7—8 c/s sowie Spuren eines β-Rhythmus 14—16 c/s. Die in den präcentralen Ableitungen gefundenen Ausschläge sind muskulärer Natur (Kontraktion der Frontalmuskeln). Eigene Beobachtung (BAMATTER, MONNIER u. WILDI). E.E.G.-Untersuchungen durch Dozent Dr. M. MONNIER, Laboratorium für angewandte Neurophysiologie, Genf.

eine entsprechende fast totale Dextroposition. Tachyrhythmie von 150—160 min. Keine Cyanose, eher allgemeine Blässe, Blutmorphologie im physiologischen Rahmen.

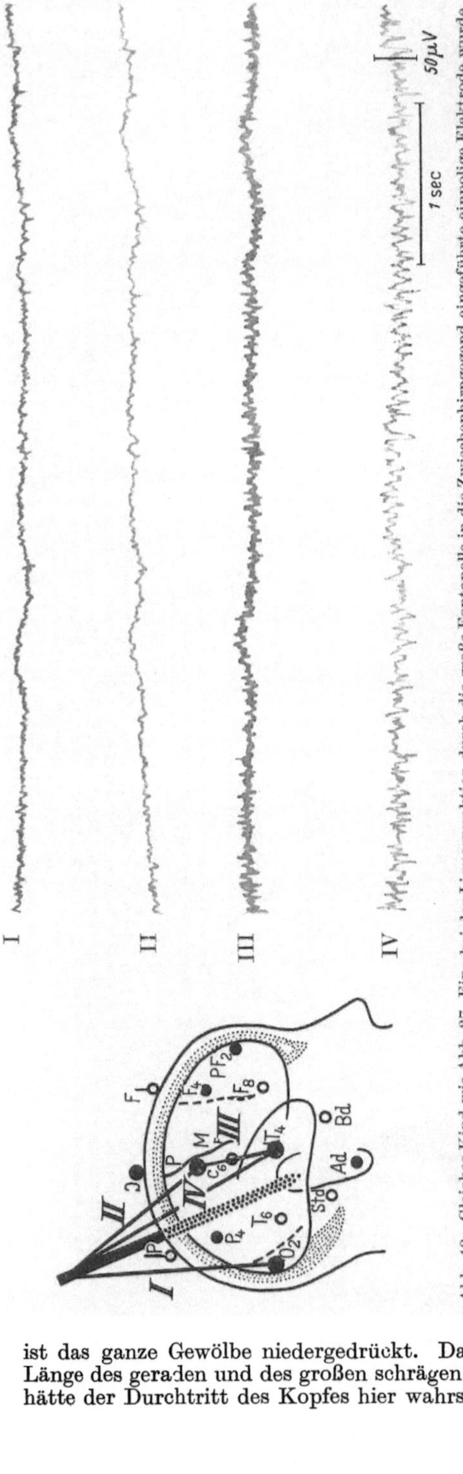

Abb. 40. Gleiches Kind wie Abb. 37. Eine bei der Liquorpunktion durch die große Fontanelle in die Zwischenhirngegend eingeführte einpolige Elektrode wurde mit den an der Kopfhaut fixierten Elektroden zusammengeschaltet. Abl. I und II zeigen keine elektrischen Erregungen. Dagegen erkennt man in Abl. IV einen deutlichen Rhythmus (7 c/s, 20 Mikrovolt), der auch in der oberflächlichen centro-temporalen Ableitung sichtbar ist. Eigene Beobachtung (BAMATTER, MONNIER u. WILDI). E.E.G.-Untersuchungen durch Dozent Dr. M. MONNIER, Laboratorium für angewandte Neurophysiologie, Genf.

Maße:

Geb.-Gew. . . . . 3370 g
Länge . . . . 46 cm

Kopf:

Umfang . . . . $36^1/_2$ cm
Diam. fronto-occip. . $15^1/_2$ cm
Diam. bipariet. . . . $9^1/_4$ cm
Diam. bitemp. . . . . . 8 cm
Diam. mento-occip. . 15 cm
Diam. suboccip.-bregm. . $7^1/_2$ cm
Diam. mento-bregm. . . $7^1/_2$ cm.

Zusammenfassender *Nervenstatus:*

Keine Lähmungserscheinungen, aber versteifte Glieder. Die Motorik „taut" auf, wenn das Kind gegen einen Wärmestrahler gebracht wird. Infolge der durch Ödem bedingten Hautspannung und der Hypertonie sind die Amplituden der Arm- und Beinbewegungen gering. Zeitweise treten ganz schwache Zuckungen in den flektierten und adduzierten Armen oder um Mund und Augen auf. Spitze Berührung des Gesichts und der Ohrgegend wird mit schmerzlichem Rictus beantwortet, an den Extremitäten führt sie zu Fluchtreaktionen. Rossolimo und Mendel-Bechterew positiv. *Kopfnerven:* I: reagiert prompt auf Aceton, viel weniger auf Alkohol-Äther. II: s. Fundusbild (s. Abb. 37 u. 38). III, IV und VI: linker Bulbus weicht nach unten und außen ab (physiologisch?). V: gesteigerte Druck- und Berührungssensibilität. VII: Chvostek bei bloßer Berührung. VIII: Aufschrecken bei plötzlichem Lärm. IX—XII: Positiver Saugreflex.

Über die von Prof. Dr. M. MONNIER in seinem neuro-physiologischen Institut aufgenommenen *elektro-encephalographischen Aufzeichnungen* unterrichten am besten die Original-Abb. 39 und 40. Es lag uns vor allem daran, bei dieser Pseudo-Anencephalie das Bestehen einer, wenn auch nur abgeschwächten hirnelektrischen Tätigkeit nachzuweisen. Dies ist auch gelungen.

Sehr eindrucksvoll sind ebenfalls die *Schädelröntgenaufnahmen* dieser seltenen Dyskranie (s. Abb. 41 u. 42). Im Profil erinnert das Kopfskelet geradezu an Museumspräparate gewisser prähistorischer Reptilien. Die Deckknochen scheinen alle regelrecht und symmetrisch entwickelt zu sein, nur ist das ganze Gewölbe niedergedrückt. Das Seitenbild zeigt auch sehr gut die besondere Länge des geraden und des großen schrägen Durchmessers. Bei Geburt auf natürlichem Weg hätte der Durchtritt des Kopfes hier wahrscheinlich Überraschungen geboten.

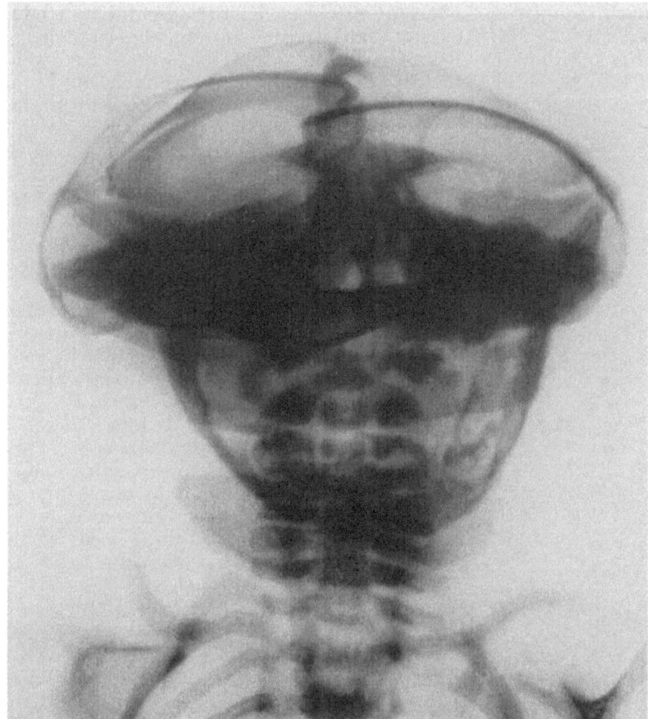

Abb. 41. Gleicher Fall wie Abb. 35—40. Schädelröntgenbild a. p. Das Dach des eingesunkenen Gehirnschädels wird von gut ausgebildeten, sich leicht überkreuzenden Fronto-Parietalknochen gebildet. Eigene Beobachtung.

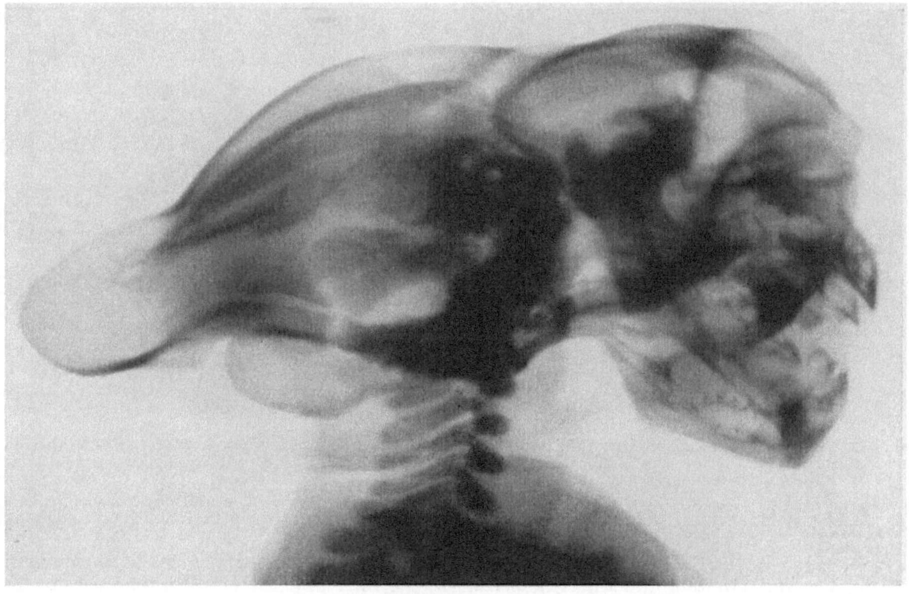

Abb. 42. Gleicher Fall wie Abb. 41. Seitliches Röntgenbild des Schädels. Auffallender Occipitalsporn. Das umgekehrte Größenverhältnis zwischen Gehirn- und Gesichtsschädel erinnert an Bilder aus der prähistorischen Tierwelt. Eigene Beobachtung.

Die 2 Std. nach dem am 4. Lebenstag erfolgten Exitus ausgeführte Obduktion (Pathologisches Institut: Prof. Dr. E. RUTISHAUSER) zeigte eine sehr ausgesprochene *symmetrische Mikrohydrocephalie* (s. Abb. 44). Die Großhirnhemisphären waren zu zwei kleinen, mit gelblichem, eiweißreichem Liquor angefüllten Blasen zusammengeschrumpft, mit an der Oberfläche erkennbaren pialen Verklebungen und feinsten Körnelungen (s. Abb. 46).

Die völlig normalen Verhältnisse an der Schädelbasis und die gut ausgebildeten Knochen des Gehirnschädels (s. Abb. 43 u. 45) sprachen, ebenso wie das vorher Gesagte, für die entzündliche Natur dieser Encephalopathie.

Die von uns ausgeführten *Liquorüberimpfungen* auf weiße Mäuse *führten* bei den intracerebral gespritzten Tieren *zur Isolierung eines Toxoplasmastammes*, allerdings erst in der 4. Passage (Dr. W. FRITZ, Hygienisches Institut der Universität Basel [Prof. J. TOMCSIK]).

Ein *mikroskopischer Übersichtsschnitt* durch das ganze Gehirn zeigt sehr deutlich das sogenannte „burnt-out"-Bild mit den extrem ausgeweiteten Seitenventrikeln, die von einem nur noch wenige Millimeter betragenden Gehirnmantel umgeben sind

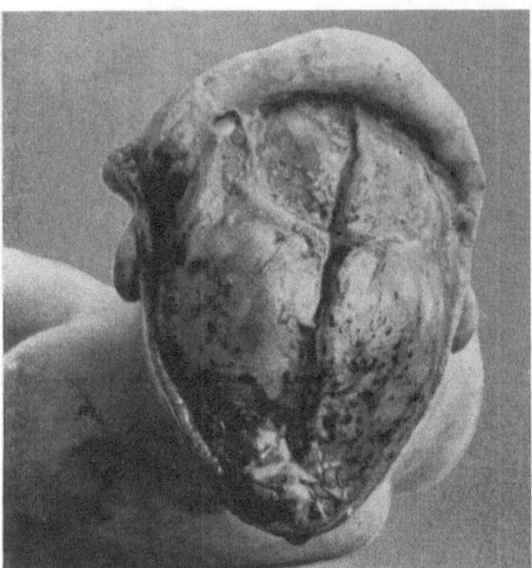

Abb. 43. Die Knochen des Schädeldaches sind gut entwickelt; das Occiput ist merkwürdig verlängert.

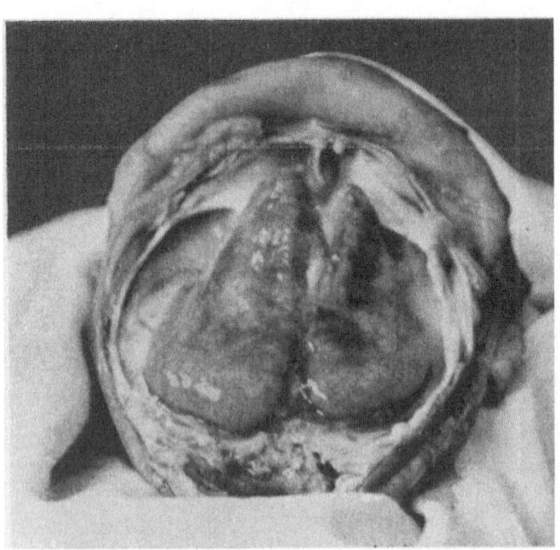

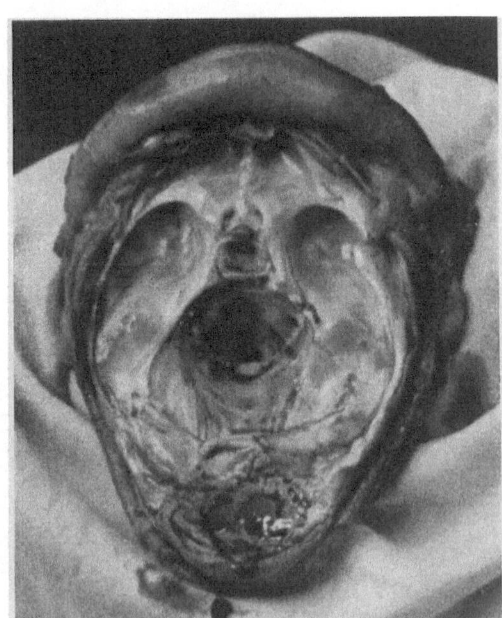

Abb. 44. Die Großhirnhemisphären sind auf zwei kleine symmetrische mit xanthochromem Liquor ausgefüllten Bläschen zusammengeschrumpft.

Abb. 45. Die ganz normale Konfiguration der Schädelbasis schließt hier eine primäre Konstitutionsanomalie aus.

Abb. 43—45. Gleicher Fall wie Abb. 35—42. Drei typische Aufnahmen bei der Schädeleröffnung. Eigene Beobachtung (BAMATTER, MONNIER u. WILDI). Obduktion im Pathologischen Institut Genf (Prof. Dr. E. RUTISHAUSER).

(s. Abb. 46). Wichtig für die Diagnose sind hier erstens die *nichteitrige Leptomeningitis* (s. Abb. 47) und zweitens die *Kalkeinlagerungen*, die im restlichen Großhirnparenchym, am Boden des vierten Ventrikels und im auch zu einem ganz schmalen Band zusammengedrückten Kleinhirn zu größeren Häufchen zusammengeballt sind (s. Abb. 46). Bei stärkerer Vergrößerung erkennen wir verschiedene Formen des Kalkniederschlages, der intracellulär häufig maulbeerförmige Gestalt annimmt und dann nicht, wie es oft schon geschehen ist, mit toxoplasmotischen sogenannten Terminalkolonien (J. B. Cross) verwechselt werden darf (s. auch S. 783).

Wir weisen noch mit besonderem Nachdruck auf den in der Leptomeninx ausgesprochenen Reichtum an Gefäßen allen Kalibers hin (s. Abb. 47). Wandveränderungen derselben, im Sinne der von Sabin und Feldman bei ihrem Syndrom beschriebenen, sind nicht vorhanden. Rundzellenansammlungen im Ventrikelwandbereich können beim Neugeborenen anlagemäßig bedingt sein. In unserem Fall handelt es sich aber um eigentliche Infiltrate mit Zellen, wie sie nur bei entzündlichen Prozessen angetroffen werden (s. Abb. 48).

Wir haben versucht, den zentralen Augenhintergrund am fixierten Organ nach Abtragung des oberen Bulbussegmentes im durchscheinenden Licht photographisch festzuhalten (siehe Abb. 49 u. 50). Der links, an Stelle der Papille bereits ophthalmoskopisch aufgefundene atrophische Herd ist hier, umgeben von strangförmigen Gebilden, gut erkennbar. Rechts sind, dem Spiegelbefund entsprechend, mehrere kleine Narbenherde im Papillenbereich zu sehen.

Unser Fall weist in vielen Beziehungen, und nicht zuletzt wegen den i. c. Verkalkungen, auf das klassische „burntout"-Bild der konnatalen Toxoplasmose hin. Zur Sicherstellung der Diagnose *fehlen uns aber hier die beiden postulierten Hauptbefunde, d. h. das histologische Aufzeigen typischer Parasiten oder Parasitengruppen (Pseudocysten) sowie der*

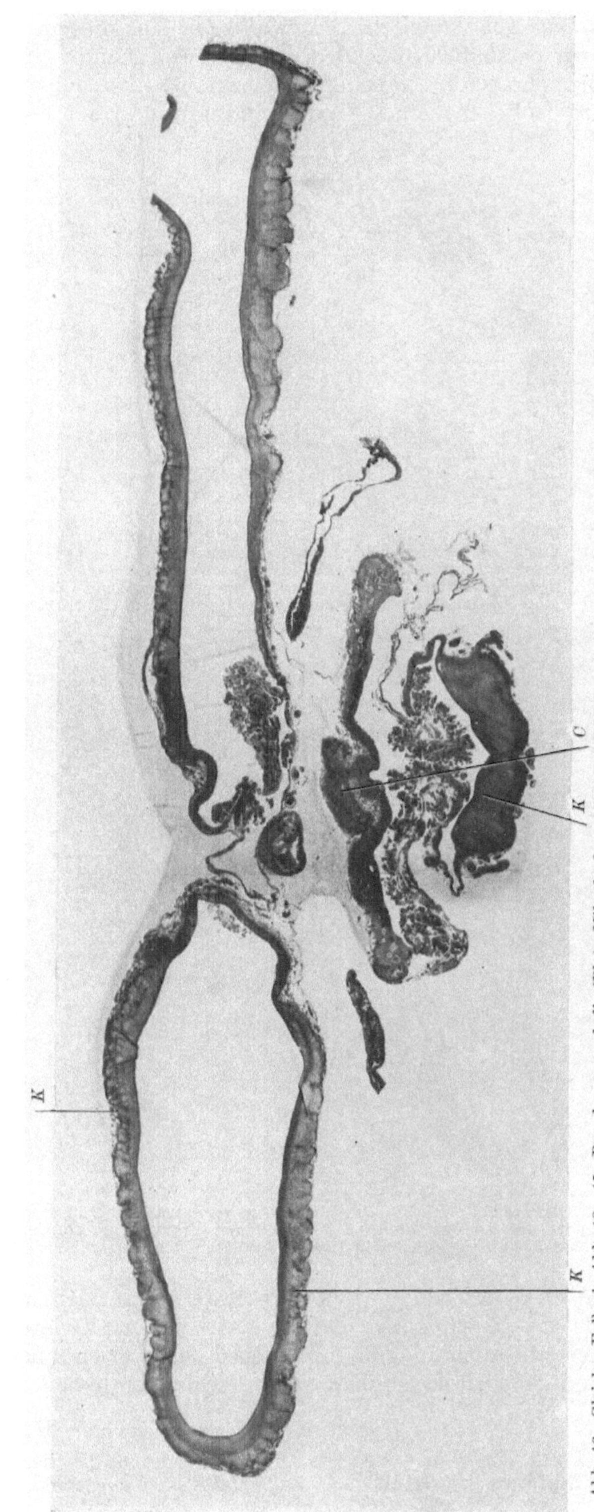

Abb. 46. Gleicher Fall wie Abb. 43—45. Pseudoanencephalie (Platy-Mikrohydrocephalie). Tod am 4. Lebenstag. Topographischer Frontalschnitt durch das Gehirn in der Gegend der Zirbeldrüse. Charakteristisches „burnt-out"-Bild: Bds. extreme Mikro-Hydrocephalie mit Schwund der weißen und grauen Substanz. Das Kleinhirn (C) ist zu einem schmalen Band zusammengedrückt, das Kalkeinstreuungen (K) enthält. Kalkkörnchen (K) finden sich auch im Boden des IV. Ventrikels. Eigene Beobachtung (Bamatter, Monnier u. Wildi). Obduktion im Pathologischen Institut Genf (Prof. Dr. E. Rutishauser).

beweisende hohe Titer des Farbstofftests. Aus diesem Grunde lehnte hier SABIN, dem wir persönlich diese Beobachtung eingehend vorlegen durften, die Diagnose Toxoplasmose ab. Nebenbei bemerkt, ist also selbst die durch Tierpassagen erreichte Isolierung eines Toxoplasmastammes, sei es aus während dem Leben

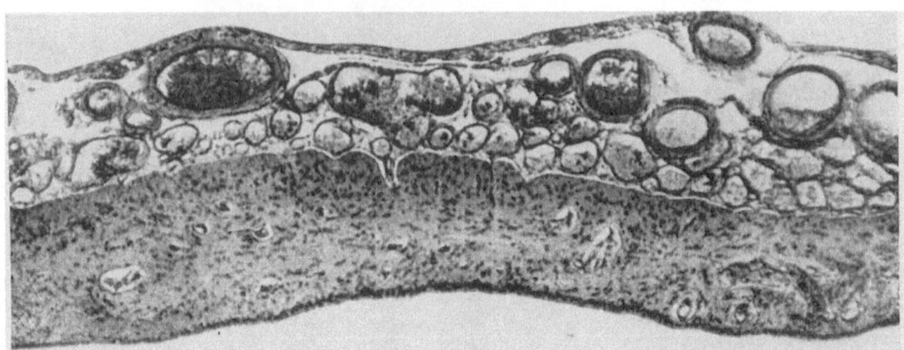

Abb. 47. Gleicher Fall wie Abb. 46. Histologischer Gehirnbefund. Schnitt bei schwacher Vergrößerung durch die ganz schmale Parietalhirnrinde. Leptomeningitis mit enormer Gefäßproliferation. Die Ependymschicht ist an dieser Stelle des Gehirns erhalten. Das histologische Bild entspricht demjenigen zahlreicher „burnt-out"-Fälle von konnataler Toxoplasmose. Eigene Beobachtung (BAMATTER, MONNIER u. WILDI). Obduktion im Pathologischen Institut Genf (Prof. Dr.E. RUTISHAUSER).

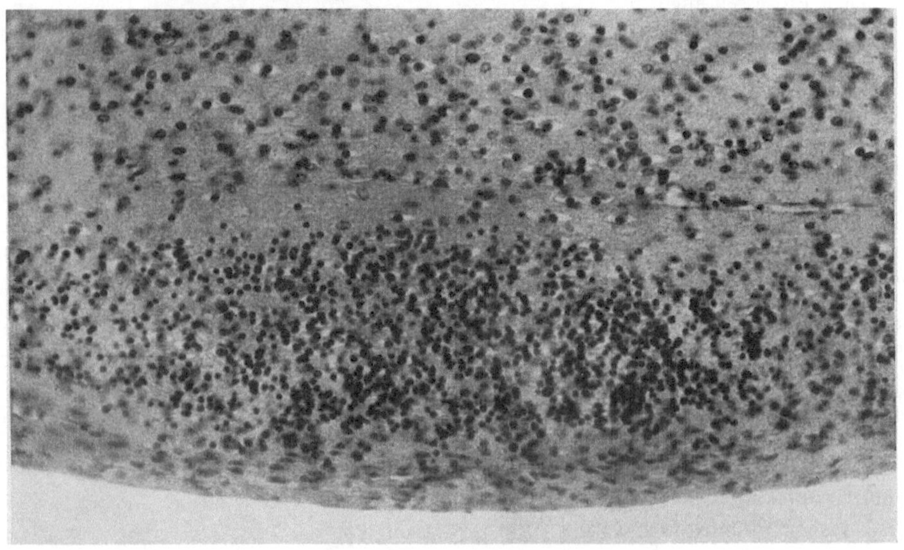

Abb. 48. Gleicher Fall wie Abb. 47. Subependymärer entzündlicher Herd mit vorwiegend Rundzellen und Ependymschwund aus der Zwischenhirngegend. (Hämat.-Eosin, Vergr. 240fach.) Eigene Beobachtung (BAMATTER, MONNIER u. WILDI). Obduktion im Pathologischen Institut Genf (Prof. Dr. E. RUTISHAUSER).

oder nach dem Tode gewonnenem Material, an sich noch nicht ein ätiologischer Beweis, da ja schließlich ein Versuchstier bereits latent infiziert sein kann und andererseits auch in gut geführten Laboratorien ausnahmsweise Toxoplasmen von anderen Prüfungsreihen sich verschleppen ließen.

Puerperalbeschwerden bei der Mutter.

Was nun den relativ niederen Dye-Test von 1:64 bei der Mutter unseres Patientchens anbetrifft, ist es ja wohl möglich, daß er mit einer anderen Technik höher ausgefallen wäre

(s. S. 778). Leider konnten wir die Frau nicht mehr zu einer neuen Blutentnahme bewegen. Von Bedeutung scheint uns aber die bei ihr von Dozent Dr. G. PIOTROWSKY verfolgte *Nacherkrankung in Form von ständigen Kopfschmerzen, Schwindel und Schwächegefühl* zu sein. Am 16. April (26 Tage post partum) ergab die Senkung 40/85, das Blutbild 9700 Weiße, mit 4% Stäben, 58,5% Segmentierten, 0,5% Eosinophilen, 24,5% kleinen Lymphocyten, 10,5% großen Lymphocyten und 2% Mononucleären. Der *Meningismus* war *deutlich ausgesprochen*. Die Lumbalpunktion wurde verweigert.

Unser Beispiel zeigt voll und ganz das oft schwierige Problem der Unterscheidung zwischen Toxoplasmose und Sabin-Feldman-Syndrom. Da wir in den vorausgegangenen Abschnitten, so weit wie möglich, nur erwiesene Fälle von

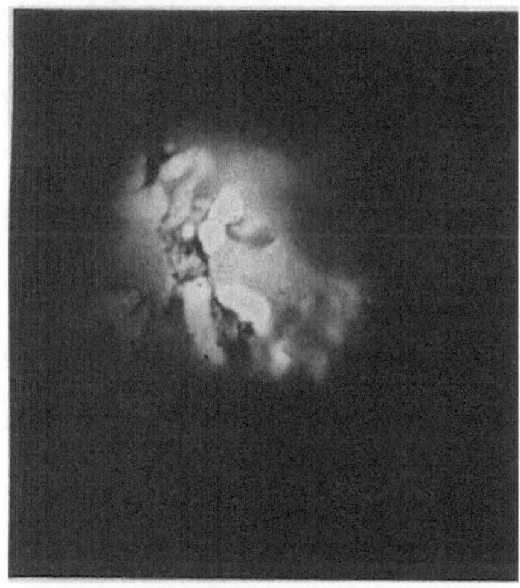

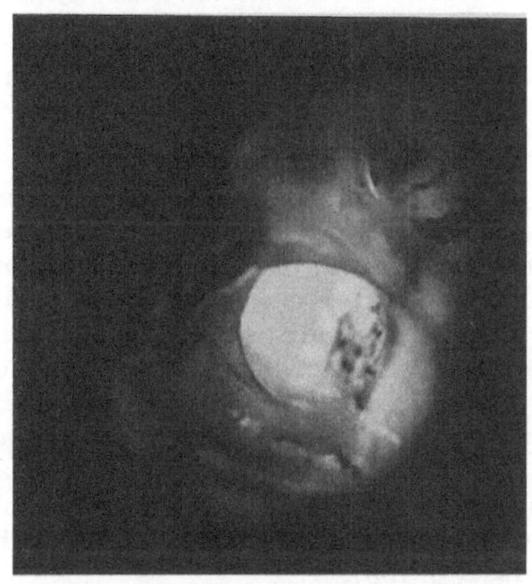

Abb. 49.   Abb. 50.

Abb. 49 und 50. Gleicher Fall wie Abb. 31—44. Postmortaler Augenbefund. Photographische Aufnahmen der zentralen Fundusgegend bei durch die kalottenartig eröffneten Bulbi durchscheinendem Licht. Abb. 49 re. Auge. Abb. 50 li. Auge. An Stelle der Papillen sieht man atrophische Bezirke, die von Strangbildungen (besonders im linken Fundus stark ausgebildet) überbrückt sind. Die aufgehellten Zonen sind von Pigmenthäufchen durchzogen oder begrenzt. Diese pathologischen Veränderungen sind einer primären Mißbildung sehr ähnlich.
Eigene Beobachtung.

toxoplasmotischer Infektion berücksichtigt haben, gehört unsere Pseudoanencephalie ins Kapitel der Differentialdiagnose, solange, bis es uns vielleicht doch in den unternommenen Serienschnitten gelingen wird, im Gehirn, Rückenmark oder in den Bulbi vorhandene T.-Parasiten zu entdecken.

4. Weitere, bei der Differentialdiagnose miteinzubeziehende Krankheiten.

Differentialdiagnostische Erwägungen können auch bei älteren Kindern oder Erwachsenen in Frage kommen, wo gegebenenfalls für Toxoplasmose sprechende Gehirnverkalkungen von alten Blutungen, Tuberkulomen[1], post-encephalitischen Veränderungen, Cysticercose, Trichinose, Torulose[2], Sturge-Weber-Krabbe-Syndrom und tuberöser Sklerose[3] (alle sehr selten!) abgegrenzt werden müssen.

Die von NEUHAUSER und TUCKER als Torulose beschriebenen drei Fälle von tödlicher Meningo-Encephalitis bei Neugeborenen mit Gehirnverkalkungen, Hydrocephalus und Chorioretinitis erwiesen sich bei der histo-parasitologischen

---

[1] s. WEENS, H. S.: Calcified intracranial tuberculomas. J. of Pediatr. St. Louis **33**, 328—335 (1948).

[2] s. MOSBERG, W. H. Jr. and J. G. ARNOLD, Jr.: Torulosis of the central nervous system: Review of literature and report of five cases. Annals Intern. Med. **32**, 1153—1183 (1950).

[3] s. KESSEL, F. K.: Some radiological and neurosurgical aspects of tuberous sclerosis. Acta Psych. et Neurol. **24**, 499—522 (1949).

und serologischen (bei 2 der Mütter) Nachkontrolle durch Sabin einwandfrei als angeborene Toxoplasmosen.

Aus eigener Erfahrung kennen wir noch andere, der konnatalen Toxoplasmose auffallend ähnliche Krankheitsbilder. Eine erste solche Beobachtung ($\male$ Jean-P. C.) haben wir bereits im Augenkapitel auf S. 764 erwähnt.

Beim zweiten Patientchen handelt es sich um ein $1^1/_2$jähriges, äußerst hypotrophisches, imbezilles Mädchen (A. G. N.) mit ausgesprochener Brachymikrocephalie und Mikrophthalmie. Im Augenhintergrund sahen wir beiderseits inframaculäre Netzhautherde, die nur bei ganz eingehender Betrachtung (in Narkose!) von einer chorioretinitischen Veränderung, wie sie bei Toxoplasmosis fast regelmäßig vorkommt, unterschieden werden konnte. Im Fundus finden sich fernerhin, diffus verstreut, feine Pigmentschollen, die ihrem Aussehen nach viel Ähnlichkeit mit der als Pseudoretinitis pigmentosa (Franceschetti und Bourquin) bezeichneten Fundustigrierung bei der Rötelnembryopathie aufweisen. Dieses merkwürdige Fundusbild, das sowohl Züge der Toxoplasmose, als auch der Rubeolenmißbildung aufweist, ist hier das Produkt einer *Röntgenschädigung in der ersten Schwangerschaftszeit*. Die Mutter dieses unehelichen Mädchens arbeitete als Röntgengehilfin und unterließ absichtlich jedwelche Schutzmaßnahmen bei ihrer Berufsarbeit.

Im Verlauf der erworbenen akut oder subakut verlaufenden Toxoplasmosis spielen differentialdiagnostisch die meist kleinfleckigen, *maculopapulomatösen*, *hauptsächlich die fieberhaften Exantheme* eine Rolle, ebenso wie generalisierte, schmerzhafte, wenn auch diskrete *Lymphdrüsenschwellungen*.

Die Auswirkung der toxoplasmotischen Ansteckung kann aber auch geradezu den Anschein einer infektiösen Mononucleose erwecken (s. S. 753).

In Gegenwart von vorwiegend meningo-encephalitischen Erkrankungsformen mag im Beginne die *Abgrenzung gegen zahlreiche andere abakterielle Hirnhautentzündungen*, aber auch gegen Tb-Meningitis (niederer Liquorzucker bei beiden!) gar nicht so einfach sein, umsomehr, weil der pathognostische Anstieg der Immunkörper oft erst geraume Zeit nach dem Initialstadium erfolgt (s. Franke und Horst, S. 755).

Beim protrahierten Gang der akquirierten T.-Infektion kann das klinische Bild mitsamt der Liquorreaktion das Bestehen eines Pseudohirntumors vortäuschen (s. Fall Noetzel, S. 758).

Differentialdiagnostisch sind selbstverständlich noch zahlreiche Leiden, die mit T. irgendwelche Ähnlichkeit aufweisen können, zu erwähnen. Einerseits würde aber eine ausführliche differentialdiagnostische Abschätzung von Partialsymptomen zu weit führen, und andererseits hätte eine rein schematische Darstellung der Verhältnisse wohl kaum einen praktischen Wert. Wir beschränken uns daher absichtlich bei der Besprechung der vergleichenden Diagnostik der T. auf die wichtigsten in Frage kommenden Krankheitsbilder.

Indem wir uns mit der ausführlichen Gegenüberstellung der beiden hauptsächlichsten, d. h. der toxoplasmotischen und der durch Röteln bedingten Embryopathien begnügten (s. Tab. 9), halten wir vor allem an den ätiopathogenetisch sichergestellten konnatalen Krankheitsformen fest. Andere intrauterin erworbene Infektionen gehören nach den bisherigen Erfahrungen zu den großen Ausnahmen. Dabei denken wir an *Varicellen*, *Mumps* und *Masern*. Inwieweit diese Virosen im Beginne einer Schwangerschaft Embryopathien zu bedingen vermögen, kann durch die ganz vereinzelt angegebenen und rein deduktiv diagnostizierten Fälle vorderhand nicht entschieden werden. Das mag auch für die *epidemische Hepatitis* gelten. Dessen ungeachtet sind aber genaue kasuistische Aufzeichnungen für die heute sehr aktuell gewordene Mißbildungsforschung äußerst wertvoll. Besonders eindrücklich ist z. B. der Bericht von Käss über einen mit 8 Wochen gestorbenen Knaben mit ausgesprochener äußerer Hydrocephalie und Großhirnschrumpfung sowie Mikrophthalmie. Die Mutter litt während dem 2. und 3. Graviditätsmonat an Hepatitis epidemica.

Tab. 9. *Differentialdiagnose zwischen Embryopathia toxoplasmotica und Embryopathia rubeolaris.*

	Embryopathia toxoplasmotica	*Embryopathia rubeolaris*
A. Klinische Symptome		
I. Augen		
1. Mikrophthalmie	ziemlich häufig	häufig
2. Katarakt	eher selten (Cataracta complicata nach Uveitis)	sehr häufig (axialer Typus mit frontaler Linsenabplattung)
3. Augenhintergrund	Chorioretinitis macularis („Pseudocoloboma"), paramacularis et peripherica	Pigmentveränderungen („Pseudoretinitis pigmentosa")
4. Sehkraft	häufig Schwachsichtigkeit	im allgemeinen gut (nach Operation einer eventuell vorhandenen Katarakt)
5. Strabismus	fast immer	gelegentlich
6. Nystagmus	eher selten	sehr häufig (besond. wenn Katarakt nicht frühzeit. entfernt)
II. Nervensystem		
1. Encephalomyelitis (akut, subakut oder chronisch)	regelmäßig (oft tödlich)	fehlt
2. „Phénomène digito-oculaire" (Franceschetti)	vorhanden bei doppelseitiger Sehschwäche	besonders ausgesprochen bei Katarakt
3. Psycho-mot. Störungen	± ausgesprochen (weniger psycho-somatische Störungen)	± ausgesprochen m. Hyperkinesien (oft psychosomatische Störungen)
4. Intracerebrale Verkalkungen	häufig (ungef. 50%)	fehlen
5. Hydrocephalie	häufig (oft H. internus permagnus)	ausnahmsweise (eher H. externus)
6. Liquor cerebrospinalis	xanthochrom, albumino-cytologische Dissoziation	normal
7. Taubheit	fehlt	sehr häufig
III. Schädel		
1. Form	manchmal Hydrocephalie oder Mikrocephalie	sehr häufig echte oder scheinb. Brachymikrocephalie
2. Hyperostose d. Schädeldaches	kann bestehen	fehlt
IV. And. Organe		
1. Herzmißbild.	fehlen	sehr häufig
2. Zahndysplas.	ausnahmsweise	häufig
3. „Satelliten"-Mißbildungen (Hypospadiase, Klumpfüße usw.)	fehlen	selten
B. Anatomo-pathologische Befunde		
I. Zentralnervensystem		
1. Makroskop. Herde	regelmäßig (Nekrosen, Erweichungen, Ventrikelerweiterung)	ausnahmsweise
2. Mikroskop. Herde	regelmäßig (Encephalomyelitis granulomatosa)	nicht pathognomonisch
II. Augen		
1. Entzündliche Veränderungen	regelmäßig	fehlen
2. Mißbildungen	wenn vorhanden eher als Produkt der Entzündung	häufig
III. Innenohr Aplasie od. Hypoplasie des Cortischen Organs	fehlt	häufig
IV. Herz Mißbildungen	fehlen	sehr häufig (offener Ductus arterio-venosus, Vorhofseptum- u. Kammerseptumdefekte)

Als Seltenheit sei noch die von LINDSAY und LUKE stammende Beobachtung einer tödlichen, wohl *diaplacentar übertragenen WEILschen Krankheit* angeführt. Etwa 38 Std. nach der Geburt wurde der männliche Neugeborene apathisch, cyanotisch, dyspnoeïsch; ferner traten Krämpfe und zunehmender Ikterus mit Leberschwellung auf. Eine derartige Symptomenkette ist auch bei der angeborenen Toxoplasmose öfters bezeichnet worden. Die Obduktionsbefunde (Leptospiren in der Leber!) beim Kind wie auch die positiven serologischen Ergebnisse bei dessen Mutter (L. icterohaemorrhagica 1:10000) erlaubten LINDSAY und LUKE die sichere Diagnosestellung.

In Malariagebieten mag auch die angeborene oder im früheren Säuglingsalter erworbene Plasmodieninfektion bei der Abklärung eines Toxoplasmosefalles differentialdiagnostisch in Frage kommen. Beweisend für *Malaria* ist der Nachweis der Erreger im Blut und die sofortige therapeutische Wirkung von injiziertem Chinin oder Atebrin.

Die *Tularämie* kann ebenfalls in der Schwangerschaft von der Mutter auf das Kind übergehen (LINDE). Diese ganz seltene Erkrankungsform hat weniger Bedeutung für die Differentialdiagnose der T. als die im späteren Leben durch das Bacterium tularense verursachte Infektion.

Pathogenetisch weisen manche Typen der Tularämie und der Toxoplasmose große Ähnlichkeit auf: Fieberhafte Lymphdrüsenschwellungen, Streuung auf dem Blutweg, atypische Pneumonien und Entero-Colitiden, generalisierte Prozesse mit Leber- und Milznekrosen, Meningoencephalitis usw. Zudem können auch die anamnestischen Angaben (allerart Tierkontakte) bei beiden Leiden dieselben sein. Zuverlässig für die Frühdiagnose der Tularämie ist der intradermale oder perkutane Hauttest mit einer entgifteten Aufschwemmung getöteter Tularämieerreger. Zur Feststellung einer frischen Toxoplasmose gehört, neben dem Parasitenbefund ein bezeichnender Titeranstieg im Sabin-Feldman-Test.

Die rasche Unterscheidung der beiden Infektionskrankheiten ist wegen der *Frühbehandlung* äußerst wichtig. Tularämie heilt mit Streptomycin. Toxoplasmose kann nach den jüngsten Erfahrungen von FRANKE und HORST durch Solu-Supronal eingedämmt werden.

Wir möchten schließlich noch kurz auf drei intrauterin übertragbare anstekkende Krankheiten hinweisen, die pathologisch-anatomisch vielleicht gelegentlich bei der Differentialdiagnose der T. eine Rolle spielen.

Da ist einmal die bereits erwiesene „*Generalized cytomegalic inclusion disease*" (WYATT, SAXTON, LEE und PINKERTON), eine Virus-Krankheit des Neugeborenen, deren histologisches Bild auch schon früher sehr gut von PETTAVEL, von FARBER und WOLBACH, wie auch von CAPPEL und McFARLAN beschrieben worden ist. Die betroffenen Kinder können tot auf die Welt kommen oder schon nach wenigen Lebenstagen unter ikterischen Erscheinungen mit Milzvergrößerung sterben. In den histologischen Präparaten der visceralen Organe findet man intracelluläre Einschlußkörperchen („protozoan-like bodies"), die vom Nichtkenner als Toxoplasmen mißdeutet werden können. Bemerkenswert ist ferner das von WYATT et al. beobachtete Vorkommen von Diarrhoen und ulceröser Enterocolitis in nämlicher Weise wie bei der T.-Infektion.

Ätiologisch viel weniger gesichert als die Einschlußkörperchenkrankheit sind die beiden folgenden Neugeborenenaffektionen. Ihre Beschreibungen sind übrigens jüngsten Datums. REISS, POTEL und KREBS faßten die im Schrifttum bisher ursächlich verschieden angesprochenen miliaren Knötchen (Pseudotuberkulose) bei Neugeborenen und Säuglingen, insgemein mit 15 eigenen Beobachtungen als eine nosologische Einheit, die „*Granulomatosis infantiseptica*" zusammen. Dabei soll es sich um eine wohl charakterisierte, diaplacentar übertragene Infektions-Krankheit handeln, deren Erreger, ein grampositives Stäbchen, von den Autoren den Namen Corynebacterium infantisepticum erhielt. Nach einer persönlichen Mitteilung (12. 11. 1951) von Herrn Dr. H. J. Reiss gehört das Bacterium, neueren Untersuchungen zufolge, wohl eher zu den Listerien.

Wie bei der Toxoplasmose kommt ein großer Teil der kranken Kinder als Frühgeburten zur Welt. Zudem beträgt die Lebensdauer, ähnlich der Toxoplasmose, zwischen einigen Tagen bis höchstens $^1/_2$ Jahr, in der Mehrzahl aber weniger als 2 Monate.

Die generalisierten granulomatösen, oft nekrotischen Herde können mit den toxoplasmotischen Organläsionen gewisse gemeinsame Züge haben. Die angeborene T. wird sich aber in der Regel von der Granulomatosis infantiseptica durch die Lokalisationen im Z.N.S. und Augenhintergrund leicht unterscheiden lassen.

Die uns zuletzt bekannt gewordene Infektionskrankheit des Neugeborenen soll nach Vaněk und Jírovec, durch *Pneumocystis carinii*, ein in die Sporozoenklasse gehörendes Protozoon, verursacht werden. Die beiden tschechischen Autoren konnten *bei atypischen plasmacellulären, interstitiellen Pneumonien* ganz frisch Geborener diese kleinen Parasiten intra-alveolär nachweisen. Zur Unterscheidung von Toxoplasmen dürften u. a. die hier vorkommenden 8 elementigen Sporenstadien wegweisend sein.

Nach den Virus-, Bakterien- und Protozoeninfektionen spielen bei der Differentialdiagnose der Toxoplasmose noch zwei, fast ausschließlich in Nordamerika verbreitete Pilzerkrankungen eine Rolle.

Die *Coccidioidomycosis* ist bei der schwangeren Frau schon ziemlich oft nachgewiesen worden. In einer ganz neuen Arbeit berichten Vaughan und Ramirez über 33 solche Fälle. In der Gravidität, besonders an deren Ende, kommt es relativ häufiger zu einer, manchmal tödlichen, hämatogenen Streuung. Die beiden kalifornischen Autoren sahen einmal eine, mit den betreffenden Hefepilzen infizierte Placenta. Über fetale Infektionen ist aber bisher nichts bekannt.

Bei der *Histoplasmose* darf der transplacentare Übertritt der Erreger bei einigen in den ersten Lebenswochen ausgebrochenen Erkrankungen wohl angenommen werden (Schlumberger u. Service). Die Säuglingshistoplasmose verläuft gewöhnlich unter dem Bild einer in vielen Punkten mit der konnatalen T. vergleichbaren Allgemeininfektion, die ganz im Gegensatz zu den im späteren Leben dominierenden Pulmonarformen steht. Der spezifische Hauttest bei Kind und Mutter wird bei vorliegender Histoplasmosis sicher aufschlußreich sein. Knochenmarkspunktionen erlauben hier öfters den Pilznachweis. Bei T. wird man mit Hilfe der bereits mehrfach erwähnten belegenden Testverfahren zur Diagnose gelangen.

Wir haben nun bei der differentialdiagnostischen Besprechung zahlreiche, eher seltene Infektionskrankheiten berücksichtigt, dabei die Lues und die Tuberkulose außer acht gelassen. Die *konnatale Tuberkulose* gehört aber zu den allergrößten Ausnahmen und wird meist schon wegen der offenbaren Erkrankung der Mutter richtig erkannt. Auch die *angeborene Syphilis* ist, wenigstens in unserem Beobachtungsbereich, geradezu eine Seltenheit geworden. Vergessen wir aber nicht, daß gegebenenfalls diese einst „klassischste" Form der diaplacentar übertragbaren Infektionskrankheiten nicht nur bei der klinischen, sondern auch bei der pathologisch-anatomischen Diagnose atypischer Toxoplasmosefälle vergleichend in Betracht gezogen werden muß (s. z. B. die Beobachtung Müllers, Tab. 6 Nr. 7).

Wir gestatten uns schließlich noch einen Hinweis auf die *Schwierigkeiten,* die sich gar nicht so selten *bei der Unterscheidung zwischen tuberkulöser und toxoplasmotischer Chorioretinitis* ergeben. So kann der mit zunehmendem Alter immer häufigere gleichzeitig positive Ausfall der beiden entsprechenden Immunitätsreaktionen den Untersucher in manchen Fällen zuerst stutzig machen. Während die toxoplasmogenen Fundusveränderungen bei der angeborenen inaktiven Erkrankungsform diagnostisch verhältnismäßig noch gut abzugrenzen sind, mag im Ophthalmoskop die ätiologische Deutung der kleinen frischen retino-chorioiditischen Herde hier und da recht problematisch werden. Es kommt dann jeweilen dem Titerverhalt der Toxoplasmose-Teste eine maßgebende Rolle zu.

VI. Einblick in die veterinärmedizinische Toxoplasmose-Forschung.

Ein klassisches Beispiel einer lange Zeit nur beim Tier bekannten und dann mit einemmal auch beim Menschen vorgefundenen Infektionskrankheit ist das Maltafieber. Aus den Erfahrungen der Gegenwart könnte hier auch die durch das New-Castle-Virus verursachte Krankheit beim Menschen angeführt werden. In der Tat ist doch die Hühnerpest eine auf der ganzen Welt verbreitete Geflügelseuche. Ihre Übertragung auf den Menschen und das dadurch verursachte okuloglanduläre Syndrom ist aber erst seit wenigen Jahren bekannt. Das Gegenteil kommt aber auch vor, wenn wir beispielsweise an die Poliomyelitis denken, die zuerst in der Humanmedizin eine weltumfassende Beachtung fand, um dann nachträglich auch die Veterinärwissenschaft in ihren Bann zu ziehen.

Gut vier Jahrzehnte hindurch blieb die Kenntnis der Toxoplasmen ein Kuriosum für mit tierexperimentellen Untersuchungen beschäftigte Forscher. Prof. Mooser gab mir einmal persönlich seinen Unmut zu verstehen anläßlich einer toxoplasmotischen Superinfektion, die ihm 1929 wichtige Meerschweinchenversuche mit Flecktyphus völlig zerstörte. Mit diesem Beleg ist auch klar dargetan, daß die Toxoplasmen nicht nur saprophytische Begleiter der Tierwelt (latente Formen!) zu sein brauchen, sondern daß ihnen eine, wenn auch nur selten seuchenmäßige, pathogene Bedeutung zukommt. Wir weisen hier nur ganz kurz auf das gelegentlich gehäufte Auftreten der T. bei wilden Ratten (Perrin, Brigham u. Pickens), bei aufgezüchteten Tauben und Kaninchen (Wiktor) sowie bei wilden Hasen (Christiansen, Christiansen u. Siim, Rubarth) hin.

Es handelt sich also erstens bei der Toxoplasmose um eine *Zoonose,* die dann zweitens auch als *Anthropozoonose* (im Sinne Frauchigers) erkannt worden ist.

Zahlreiche Beobachter suchten eine Erklärung für die fakultative Pathogenität des Protozoons bei Tieren, bei denen es sonst nur bland vorkommt. Chatton und Blanc stellten beim Gondi fest, daß nur die wenigstens 17 Tage in Gefangenschaft lebenden Tiere Toxoplasmen aufwiesen. Über 400 frei lebende Tiere figurieren als negative Kontrollen. Die gleichen Autoren erwähnen auch zwei Hunde im Pasteur-Institut Tunis, die anscheinend erst während ihrem Aufenthalt in einem neben den Kleintierställen gelegenen Raum infiziert worden sind.

Im gleichen Sinne sprechen auch diejenigen *Beobachtungen von Tiertoxoplasmosen, die in Zoologischen Gärten gemacht werden konnten.* So litt 1931 ein *Wombat* (tasmanisches Beuteltier) im Londoner Zoo an einer Encephalitis und mußte deshalb getötet werden. Die histologischen Gehirnveränderungen mit Parasiteneinschlüssen erlaubten Coutelen die Diagnose T. zu stellen. Ein Jahr darauf starb ein nämliches Tier an der gleichen Krankheit und wies pathologisch-anatomisch ganz identische Befunde auf.

Aus Basel berichtet Werthemann (siehe auch Neiditsch) über den gelungenen Toxoplasmennachweis bei zwei *Feldhasen* aus dem Zoologischen Garten: ein

Muttertier und sein $1^1/_2$jähriges Junges, wovon das erstere frei im Garten herum-
sprang, das andere sich im Stall aufhielt, zeigten nach der Obduktion in den
Schnitten von Lunge, Milz, Leber bzw. Lunge und Leber einwandfreie Pseudocysten. Mit dem Blut von drei Tieren des gleichen Stalles, die aber mit den eingegangenen Wildhasen nicht blutsverwandt waren, wurde der Neutralisationstest
ausgeführt; er fiel aber negativ aus.

Vor wenigen Tagen zeigte mir Dr. E. LEUENBERGER vom hiesigen Veterinär-
amt einen Feldhasen, der im großen Park des Genfer Völkerbundsgebäudes
abgemagert, im agonalen Zustand, an einem ausnehmend kalten Wintertag
aufgefunden wurde. Im frischen Präparat der Milz sahen wir in jedem Gesichtsfeld mehrere typische Toxoplasmen und im Ausstrich nach GIEMSA eine große
Zahl von prall mit sehr charakteristischen meist länglichen Parasiten beladenen
Pseudocysten. Merkwürdigerweise wurden in unserer Stadt, nach eifrigem Da-
nachfahnden, vor 2 Monaten die ersten 2 klinisch und histo-parasitologisch festgestellten Hundetoxoplasmen gefunden.

Über autoptisch-parasitologisch festgestellte Toxoplasmose bei einem *Murmel-
tier* mit Dünndarmgeschwüren aus dem Tiergarten Antwerpens schrieben ROD-
HAIN und HENDRIX. Leber- und Darmulcera wimmelten von Erregern, die auch
in den Mesenterialdrüsen vorhanden waren. Im gleichen zoologischen Park und
in demselben Murmeltierkäfig starben 3 *Eichhörnchen* in weniger als 10 Monaten
mit Toxoplasmen in der Milz. Der eine dieser gezüchteten T.-Stämme soll nach
RODHAIN, der den Immunisationskreuzversuch durchführte, bei der Maus nur
eine partielle Immunität bewirken.

Eine unserer Lehrschwestern hörte gelegentlich bei uns von Toxoplasmose bei
Eichhörnchen. Ihr Bruder, ein richtiger Medizinstudent, ließ sich das nicht
zweimal sagen und brachte ein kurz darauf im Hausgarten tot aufgefundenes
Eichhörnchen Herrn Prof. WERTHEMANN ins Pathologische Institut Basel. Das
Wildtier wies bei der Obduktion eine unzweifelhafte Organtoxoplasmose auf.

Erst kürzlich erschien von RATCLIFFE und WORTH eine zusammenfassende
Studie über T.-Infektionen bei ganz verschiedenartigen Bewohnern des Zoologischen Parks in Philadelphia. Darunter befanden sich eine ganze Reihe von
Pinguinen (Spheniscus magellanicus, S. humboldti, S. demersus). 1946 gingen
zuerst 4, etwas später noch 5 solcher Tiere, die in einem gemeinsamen Bassin
lebten, ein. Die ganze Serie stammte von derselben Einkaufsquelle. Merkwürdigerweise waren autoptisch Toxoplasmen nur bei den zuerst genannten 4 Tauch-
vögeln auffindbar. Das Pinguinsterben hatte aber damit nicht aufgehört. Im
darauffolgenden Jahr, nach der Neubesetzung des Geheges mit 14 Pinguinen,
starb einer davon nach drei Monaten. Lungen und Leber waren toxoplasmotisch.
Die 13 übrigen Tiere verendeten ebenfalls, ihre Organe waren aber parasitenfrei.
Zwei Jahre später wurden wieder 8 neuangeschaffte, ganz gesund aussehende
Tiere (S. demersus), am gleichen Ort zur Schau eingesetzt. Schon nach 10 Tagen
starb eines davon. Drei Wochen nach ihrer Ankunft im Garten waren alle Tiere
nicht mehr am Leben. Die Toxoplasmen waren histologisch, besonders in den
Lungenpräparaten, nachzuweisen. Von zwei anderen Pinguinarten (S. magellanicus und S. humboldti), die mit den 8 erwähnten Schwimmvögeln den Aufent-
haltsort teilten, starb der eine (S. m.), während der andere (S. h.) von der Krankheit unberührt schien. Außer den Pinguinen verlor der Tiergarten aber auch,
gerade im gleichen Zeitraum, noch eine junge erst 10tägige *Robbe*, bei der
histologisch sich Erreger vorfanden. Das Muttertier bewohnte das gemeinsame
Seehundbassin. Im ganzen gingen noch weitere 43 solcher Flossenfüßler ein,
ohne daß aber Toxoplasmoseerscheinungen bei ihnen festgestellt worden wären.
Ferner erlagen 2 *Wallaby*-Beuteltiere, 2 *Stachelschweine* (Coendou prehensilis)

und ein *Hyrax* (Procavia capensis) einer sichergestellten T. Von Interesse ist, daß die 5 angeführten Tiere vom gleichen Wärter betreut wurden und daß die drei zuletztgenannten eine gemeinsame Unterkunft hatten.

Aus dem Gesagten geht deutlich hervor, daß die gruppenmäßige Infektion jedesmal von einer bestimmten Quelle auszugehen schien. Die Pinguine bildeten das Hauptkontingent der Opfer, einzelne Säugetiere wurden aber in der betreffenden Zeitspanne auch mitergriffen. Höchstwahrscheinlich handelte es sich um Ansteckungen oder Verschleppungen von Tier zu Tier und nicht um ein gemeinsames Infektionsreservoir. Scheinbar wirkt die Gefangenschaft doch prädisponierend für den Krankheitsausbruch.

Es wäre in diesem Abschnitt noch über viel Interessantes aus der Veterinärmedizin über T. zu berichten. Ebenso verdienten die systematischen tierexperimentellen Studien Levaditis und seines Mitarbeiterstabes zur Abklärung der pathogenen Auswirkungen der toxoplasmotischen Infektion im Nervensystem und Auge des Kaninchens eingehendere Erwähnung. Der Rahmen unseres Beitrages verlangt aber, daß wir diesbezüglich auf das sehr ausführlich angegebene Schrifttum verweisen. Auf manche Punkte, z. B. die Hundetoxoplasmose und die Bedeutung der T. der Vögel werden wir im nächsten Kapitel noch zu sprechen kommen.

Die Übersicht der geographischen Verteilung der Tiertoxoplasmose auf der Erde (s. Tab. 12) dient auch zur Orientierung über die verschiedenen Tierarten, bei denen der Erreger bis jetzt gefunden worden ist.

VII. Die Frage der Übertragung vom Tier auf den Menschen.

Bevor wir dieser Fragestellung näher treten, wollen wir uns kurz die im Schrifttum angeführten vermuteten Zusammenhänge zwischen Tierkontakt und menschlicher Toxoplasma-Infektion vergegenwärtigen. Es gelingt vielleicht auf diese Weise, irgendwelche epidemiologischen Erwägungen anzustellen.

1. Die als Infektionsquellen verdächtigten Tiere.

In der Tat wird bei sehr vielen menschlichen T.-Erkrankungen eine vorausgegangene mehr oder weniger ausgesprochene Berührung mit Haustieren, darunter auch Vögel, wie auch mit Ratten und Mäusen oder gar mit Wildtieren angegeben. So berichteten beispielsweise schon 1942 Paige, Cowen und Wolf (4. Fall, R.) über eine *Verseuchung der* elterlichen *Wohnung durch Mäuse*. In zwei unserer eigenen Beobachtungen bestehen ganz ähnliche Anamnesen. Vor und während der Schwangerschaft lebte die Mutter des Knaben P. S. (Abb. 6) in einem durch Mäuse arg heimgesuchten Hause. Während der Erwartung des kleinen Mädchens J. L. (Abb. 8), unter afrikanischen Verhältnissen, mußte dessen Mutter das tägliche Brot vor dem Genuß sehr oft zuerst von *Mäusekot* befreien.

In *Kaninchenzüchter*-Familien sind wiederholt ophthalmologisch-serologisch (u. a. unsere eigene Beobachtung S. D., s. S. 736) oder rein serologisch (Sabin) T.-Symptome vorgefunden worden.

Erwähnenswert ist auch die Vorgeschichte der 16jährigen Patientin Y. M. (Fall 4 Franceschetti-Bamatter), deren Eltern in Port Liautey, Marokko, eine Tierausstopferei betreiben. Unter den verarbeiteten Säugern und Vögeln nennen wir nur Schakale, Panther, Füchse, Gazellen, sowie Adler und den afrikanischen Blauvogel. Gleichzeitig befaßten sie sich mit dem Ankauf von *frischen Tierfellen* und deren Wiederverkauf an Pelzhändler. Die Mutter vergaß nicht, die bereits sehr vorteilhafte Mithilfe der Tochter bei den allerdings nicht immer sehr sauberen Verrichtungen besonders hervorzuheben. Seit dem ersten Lebensjahr bestand

bei dem Mädchen Schwachsichtigkeit. Rechts hatte sie einen großen alten chorioretinitischen Maculaherd, links lagen zwei solche Narben, jedoch kleiner, im
nasalen Bereich. Die geistige Unterentwicklung deutete hier auf das Bestehen
einer konnatalen Toxoplasmose.

Mehrere Erfahrungen weisen auch auf die vermutliche *Rolle der Katzen* bei
der Übertragung der T. hin. Nach CHATTON und BLANC (1917) sollte die Katze
für die experimentelle T. empfänglicher sein als der Hund. Spontane Erkrankungen bei ihr sind jedoch bisher nur 4 mal beschrieben worden, also viel seltener
als beim Hund. Offenbar zeigen Katzen eine größere Resistenz gegen die natürliche T.-Infektion. Nach OTTEN, WESTPHAL und KAJAN blieb eine Gruppe solcher
seronegativ, obschon sie mit farbstofftestpositiven Hunden zusammengelebt
hatten. OLAFSON u. MONLUX beobachteten eine 1 jährige Katze, die nach einer
11 tägigen Fieberkrankheit mit Dyspnoe, Freßunlust und Abmagerung einging.
Autoptisch fanden sie vergrößerte, *nekrotische Mesenteriallymphdrüsen neben
Dünndarmgeschwüren und weißlichen Lungenknötchen.* Im Lymphdrüsenpräparat
lagen die Erreger einzeln oder gruppenmäßig in Leukocyten. In den Lungen-
schnitten erschienen sie in Monocyten und Epithelzellen. Bei einem angeblich
an Histoplasmose unter Lähmungserscheinungen verendeten Tier, bei dem
Kulturen aus Herzblut, Lungen, Leber und Milz negativ ausfielen, konnten
WICKHAM und CARNÉ im Gehirn und Rückenmark Pseudocysten auffinden.
Ganz interessant ist auch der retrospektiv von VERLINDE und MAKSTENIEKS
angenommene Kausalzusammenhang zwischen einer Encephalomyelitis toxoplasmotica certa (Pseudocysten in Gehirn und R.M.) bei einer Katze und einer
tödlichen Hydrocephalie mit Opticus-Atrophie bei einem 8 jährigen Mädchen,
das gleichzeitig unter dem nämlichen Dach wohnte. Sechs Jahre nach diesen
Vorkommnissen fiel bei 4 Personen der Familie, mit der die Katze lebte,
die Ko.B.R. sehr stark positiv aus, während der Dye-Test allerdings nur
1:20 betrug.

Unsere Zwillingsbeobachtung enthält ebenfalls eine eindrucksvolle Katzen-
einmischung (s. auch Tab. 6, Nr. 19 und 20). Die schwangere, ans Krankenlager
gebundene Frau erlaubte ihren beiden Katzen häufig den Aufenthalt unter der
Bettdecke. Dabei litt diese werdende Mutter an einem ausgedehnten Hautausschlag der Beine, dessen Juckreiz sie zu heftigem Kratzen veranlaßte. Angeblich
sollen die besagten Tiere früher *Ohrzecken* aufgewiesen haben. Während der
beschwerlichen Gravidität konnte sich die Frau nicht mehr wie früher um die
Entfernung dieser Ektoparasiten kümmern. Mit Mühe erreichten wir die Überlassung einer der Lieblingstiere. Serienschnitte der hauptsächlichsten Organe
ließen aber nirgends Toxoplasmen erkennen.

Allerart Vögel sind als Wirte der T.-Erreger bekannt. Die erste hierhergehörige
Angabe stammt wohl von ZIEMAN (1898), der in Milz- und Leberzellen eines
Finken Mikroorganismen, die solchen Parasiten entsprechen, beschrieb. Wir
können an dieser Stelle nicht auf die inhaltsreiche Geschichte der Vogeltoxo-
plasmosen eingehen. Es sei nur kurz gesagt, daß sich zahlreiche Parasitologen
mit der Abgrenzung des Erregers gegenüber Hämogregarinen, Eimerien und
Plasmodien beschäftigt haben. Die rein morphologische Betrachtung erlaubt
übrigens nur ausnahmsweise eine sichere Diagnose. Die Toxoplasmen der Vögel
sind meistens größer als der Typus gondii (6—12 anstatt 4—7). Sie parasitieren
auch Erythrocyten, wie das besonders schön von WOLFSON bei Entenembryonen
nachgewiesen werden konnte. Der Form nach sind sie hier runder als die Säuge-
tiertoxoplasmen. Von der Vogelmalaria unterscheiden sie sich durch das völlige
Fehlen von Pigment. *Bei Erkrankung der Vögel handelt es sich viel seltener um
Encephalomyelitiden als um Darmerscheinungen.* Dieser Tatsache mag u. E. auch

eine epidemiologische Bedeutung zukommen, da vielleicht, ähnlich wie bei der Ornithose[1], Exkremente bei der Verbreitung der Infektionskrankheit eine Rolle spielen. Durch die der Vogelwelt einzigartig zugedachten kontinentumspannenden Wanderungsmöglichkeiten fände so auch das ubiquitäre Vorkommen der Toxoplasmose auf unserem Erdball leicht eine Erklärung.

Unter Mitberücksichtigung der von Arantes, Reis und Nobrega, Levaditi und Schoen, Wolfson, Jacobs und Jones u. a. nachgewiesenen nicht seltenen *Parasitämie bei Vögeln*, die übrigens völlig asymptomatisch verlaufen kann, gelang auch das ganze Problem der Übertragung durch Ektoparasiten von einer Tierart auf die andere, insbesondere auch vom Vogel auf das Säugetier, in den Vordergrund.

Tabelle 10. *Übersicht der bis jetzt bekannten Spontan-Toxoplasmosen beim Hund.*
Die Zusammenstellung beruht auf den ergänzten Angaben von Bamatter und Fankhauser und figuriert in der Diss. unserer Assistentin Dr. H. Habegger.

Autor	Land	Fälle	Jahr	Bemerkungen
Mello	Italien	1	1910	
Carini	Brasilien (Sao Paulo)	1	1911	
Yakimoff	Deutschland (Berlin)	1	1911	spontan? (erh. früher Hundematerial gespr.)
Migliano	Brasilien	1	1912	
Carini u. Maciel	Brasilien (Sao Paulo)	2	1913	
Fedorovitch	Süd-Rußland	1	1916	
Chatton u. Blanc	Tunis (Pasteur-Institut)	1	1917	spontan? (erh. früher Hundematerial gespr.)
Boez	Frankreich (Straßburg)	1	1921	
Kantorowicz u. Lewy	Deutschland (Berlin)	5	1923	
Perdrau u. Pugh	England (London)	1	1930	
Nicolau u. Kopciowska	Frankreich (Paris)	1	1935	
Peters u. Yamagiwa	Deutschland (Berlin)	1	1936	von W. Scholz als T. erkannt n. einem Vortr. von Bamatter in Lausanne (1948)
MacHattie	Irak (Bagdad)	2	1938	
Hirato	Japan	2	1939	
Ray u. Raghovachari	Indien	1	1941	
Olafson u. Monlux	USA	4	1942	
Sjolte	Dänemark	1	1947	
Blanc u. Hintermann	Marokko (Casablanca)	1	1948	
Heeley[2]	England	1	1948	
Macintyre et al.	England (London)	1	1948	
Langham u. Sholl	USA	1	1949	
Fankhauser	Schweiz (Bern)	13	1950 bis 51	
Fankhauser et al.	Schweiz (Genf)	2	1951	nicht publ.
Frenkel	USA	2	1950	
Grocott	USA	1	1950	
Rubarth	Schweden (Stockholm)	2	1950	nicht publ.
Wickham u. Carne	Australien (Sydney)	3	1950	
+++ Edit.	USA (Angell Mem. Anim. Hosp.)	3	1950	
Jasper	USA	1	1951	

[1] Wir verweisen hier auf die soeben von G. H. Fallet bei Masson, Paris 1951, erschienene Monographie: «L'ornithose, variété nouvelle de Pneumonie atypique».

[2] Zit. n. Jacoby u. Sagorin.

Seit den Untersuchungen von REIS[1] wissen wir z. B., daß die *Taubentoxoplasmose* für Hühnchen, Mäuse, Meerschweinchen und Kaninchen pathogen sein kann. Immunseren von Säugetieren zeigten einen neutralisierenden Effekt beim Kaninchenhauttest mit den von den Tauben stammenden Erregern.

Eine nähere Beziehung zwischen Tauben als Parasitenstreuer und einem Fall von konnataler T. (s. Tab. 6 Nr. 38) vermuteten KEAN und GROCOTT. Es ist aber andererseits auch wieder hervorzuheben, daß bei der von WIKTOR in Stanleyville sehr genau verfolgten foudroyanten T.-Endemie in einem Taubenschlag keine Ansteckung von Menschen oder Tieren in der Umgebung aufgefallen war.

Sehr bemerkenswert ist auch eine briefliche Mitteilung (13. 2. 1952) Prof. A. BUSACCAs aus Sao Paulo, nach der es ihm in Zusammenarbeit mit P. NOBREGA gelungen ist, experimentell mit Toxoplasmen infizierte Tauben längere Zeit am Leben zu erhalten und bei diesen Tieren u. a. das Auftreten von frischen und evolutiven chorioidalen sowie retinitischen Herden zu beobachten. Die Parasiten konnten daselbst histologisch und in Serienübertragungen nachgewiesen werden.

Über *Spontantoxoplasmose beim Huhn* liegen gute morphologische Feststellungen von HEPDING und von FANKHAUSER vor. Letzterer gibt uns ein sehr genaues klinisches, pathologisch-anatomisches und histo-parasitologisches Bild der herdförmigen toxoplasmotischen Encephalitis beim Haushuhn. Obendrein konnte FANKHAUSER eine ganz nämliche Erkrankung bei einer Ente diagnostizieren.

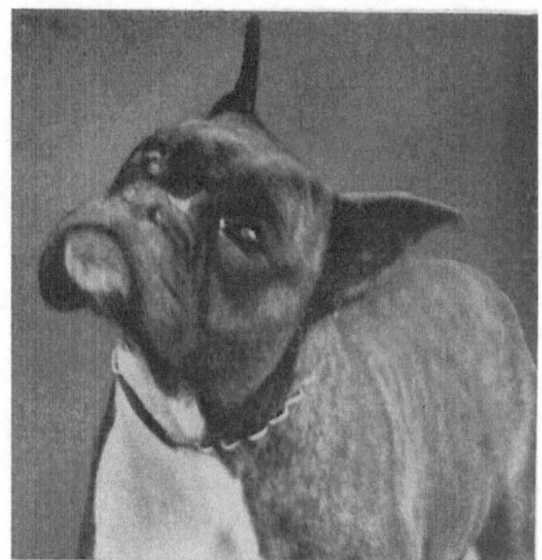

Abb. 51. Boxerhündin mit toxoplasmotischer Encephalitis. „Déviation conjunguée" nach links. Fall von Dozent Dr. R. FANKHAUSER, Bern.

Als Infektionsquelle für den Menschen wird immer mehr der Hund in Betracht gezogen. Es liegen tatsächlich verhältnismäßig zahlreiche Beobachtungen histoparasitologisch erwiesener T. bei diesem Haustier vor. Bei dem oft ausgesprochenen Zusammenleben von Hunden und Personen jeden Alters ließen sich Ansteckungen der Letztgenannten ohne weiteres erklären. Eine Übersicht der bisher bekanntgewordenen, durch Erregernachweis gesicherten 58 Spontantoxoplasmosen beim Hund bietet unsere Tab. 10. Auffallend darin sind die 13 von FANKHAUSER genau untersuchten Tiere, zu denen in den letzten Monaten noch weitere 5, der gleichen Infektion erlegene, hinzugekommen sind. Zwei davon stammen aus Genf. In dankenswerter Weise hat uns Dozent FANKHAUSER Präparate dieser Autopsien unterbreitet. Bei allen obduzierten Tieren beruht die Diagnose auf den nachgewiesenen, für T. charakteristischen Pseudocysten. FANKHAUSERs Material setzt sich aus neuralen, visceralen und Mischformen zusammen.

Alle Beobachtungen gehören zum akuten oder subakuten Verlaufstypus. Das völlige Fehlen von i.c. Verkalkungen mag damit in Zusammenhang stehen. Die sowohl im Bronchialschleim als auch in der Darmwand gelegentlich aufgefundenen Parasiten machen die große Streugefahr begreiflich. *Ja, wir müßten*

---

[1] Siehe Fußnote bei SABIN, Advances in Pediatrics, **1**, 5 (1942).

in den pneumonischen und enteritischen T.-Erkrankungen der Hunde geradezu die Infektionsquelle ,,par excellence`` für den Menschen erkennen.

Die Hundetoxoplasmose könnte nicht eindrücklicher dargestellt werden, als durch die 2 Abbildungen, welche wir der Freundlichkeit unseres Kollegen Fankhauser verdanken (Abb. 51 und 52).

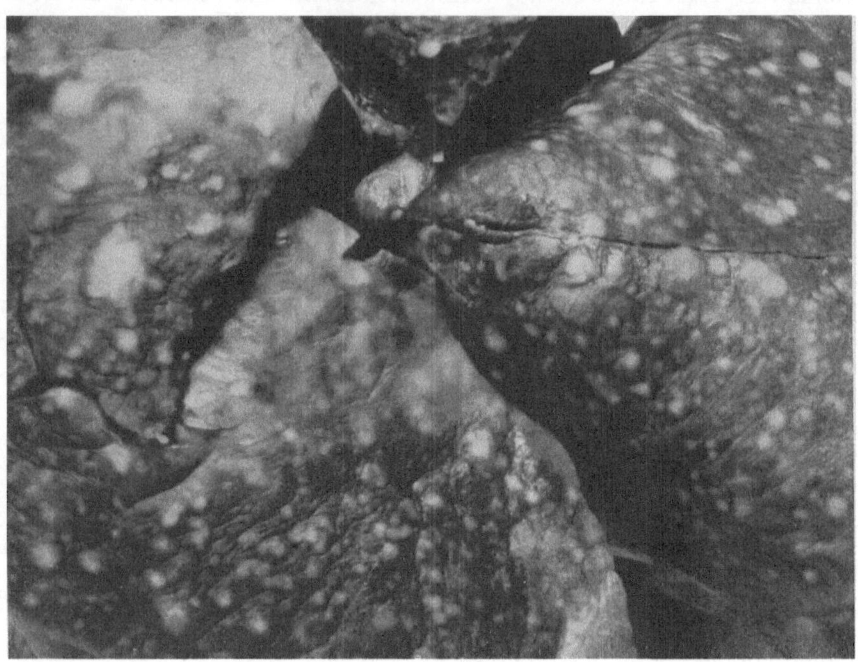

Abb. 52. Toxoplasmen-Pneumonie beim Hund. Generalisierte knötchenartige Aussaat; oben links eigentliche Hepatisation. Fall von Dozent Dr. R. Fankhauser, Bern.

2. Die serologischen Abklärungsversuche.

Von verschiedenen Seiten wurde versucht, die mögliche Beziehung zwischen Hunde- und Menschentoxoplasmose serologisch abzuklären. Westphal und Otten beobachteten zwei früher gegen Staupe geimpfte Schäferhunde von $1^1/_4$ und $2^1/_4$ Jahren mit Lähmungen und schwachen Reflexen der Hinterbeine. Der Farbstoff-Test stieg beim ersteren bis 1:100 und beim andern bis 1:800. Einer der Besitzer wies nun einen Sabin-Feldman-Titer von 1:400 auf. Ein Jahr zuvor verlor er bereits einen Hund, der die gleichen Symptome aufwies.

Systematische Untersuchungen von Otten, Westphal und Kajan ergaben, daß von 38 Personen, die Besitzer von 23 serofarbstoffpositiven Hunden waren, 23 positive Reaktionen zeigten. Die nämlichen Autoren halten 2—5% der Hamburger Hunde für serologisch positiv, was ungefähr nach Westphal den einschlägigen Untersuchungsresultaten in der dortigen Durchschnittsbevölkerung entspricht. Als eine Art Indizienbeweis für den Zusammenhang der latenten T. beim Hund und beim Menschen wird auch oft der von Otten nachgewiesene serologische Unterschied zwischen beamteten und praktizierenden Tierärzten zitiert: Von 6 Praktikern waren 5 positiv, von 14 Beamten jedoch nur 3. Allerdings darf ,,serologisch positiv`` nicht mit ,,sicher toxoplasmainfiziert`` übersetzt werden. Die wenigen serologischen Umgebungsuntersuchungen bei Tierhaltern und deren

Familienmitgliedern, in Fällen von gesicherter Hundetoxoplasmose, erlauben noch keine kausalen Rückschlüsse. Durchgehende Prüfungen sind aber weiterhin absolut angezeigt, ja sogar unumgänglich, wenn wir der fraglichen T.-Übertragung vom Hund auf den Menschen näher gelangen wollen. Gerade hier ist das enge Zusammenarbeiten von Veterinären und Ärzten nicht nur im Laboratorium, sondern auch in der Praxis von größter Bedeutung.

3. Die Rolle der Ektoparasiten.

Schon beim Studium der Toxoplasmose der Gundi im Pasteur-Institut Tunis, und besonders im Anschluß an eine solche daselbst beobachtete Spontanerkrankung eines Hundes, wurde an die *Übertragungsmöglichkeit durch blutsaugende Ektoparasiten* gedacht. So suchten 1917 CHATTON und BLANC unter den beim Gundi natürlich und während der Gefangenschaft vorkommenden Hautschmarotzern die fraglichen Vektoren der Toxoplasmainfektion. Sie kamen aber zu keinem Schluß.

In neuerer Zeit wurde dieser Frage auch experimentell nachgegangen. VAN THIEL versuchte die Toxoplasmoseübertragung durch Schmeißfliegen (Calliphora erythrocephala). Die Erreger konnten ungefähr 24 Std. im Fliegendarm nachgewiesen werden, während die Faeces keine lebensfähigen Toxoplasmen enthielten. Erbrechen von Mageninhalt auf Nahrungsmittel könnte also gegebenenfalls doch zu oralen Infektionen führen.

Die ersten Übertragungserfolge mit hämophagen Ektoparasiten meldete PIEKARSKI (Z. Paras. 1949). Wurden beispielsweise Mäuseflöhe (Ctenopsyllus segnis), die bis 3 Wochen lang von infizierten Mäusen toxoplasmahaltiges Blut aufsaugten, zermörsert und gesunden Mäusen intraperitoneal eingespritzt, so gingen letztere an T. ein. Ebensolche Versuche mit Wanzen (Cimex lectularia) ergaben noch 5 Std. nach der letzten Blutmahlzeit virulente Toxoplasmen in diesen Arthropoden. Der Nachweis der Erreger in den Ektoparasiten gelang hie und da auch nach Saugenlassen an toxoplasmakranken Kaninchen. Hingegen führte das Ansetzen infizierter Flöhe auf gesunde Mäuse nicht zur Ansteckung derselben.

Diese sehr verdienstvollen Experimente führten dann LAVEN und WESTPHAL mit Rattenflöhen (Nosopsyllus fasciatus) fort, weil sie in diesen Insekten besonders die Überträger vermuteten. Gleichzeitig bemühten sie sich um die Abklärung der *Parasitenstreuung im strömenden Blut.* Dazu erhielten weiße Mäuse intravenös steigende Mengen Peritonealexsudat einer nach i.p. Inokulation erkrankten Maus. Das Tier mit der stärksten Dosis starb bereits nach 80—90 Std., dasjenige mit der geringsten Dosis erst nach 148 Std. Fünf Minuten nach der Einspritzung und nachher alle 24 Std. wurden Blutproben entnommen. Bei diesem Vorgehen konnten bei der ersten Kontrolle noch freie Toxoplasmen aufgefunden werden. Nach einer darauffolgenden negativen Phase erschienen die Erreger einige Stunden vor dem Tode wieder in der Blutbahn, und zwar in größerer Zahl als unmittelbar vor dem Eingehen.

LAVEN und WESTPHAL unternahmen in einer weiteren Versuchsreihe *Infektionen mit dosierter Parasitenzahl* mit dem Ergebnis, daß auch nur ganz vereinzelte i. p. inokulierte T.-Parasiten bei der Maus zu einer 9- bis 10tägigen tödlichen Erkrankung führen können.

Damit waren die Vorbedingungen für das Mitspielen der Ektoparasiten bei der toxoplasmotischen Infektion eigentlich erfüllt. Die Rattenflohexperimente der genannten Autoren gingen jedoch nicht über die bereits von PIEKARSKI aufgezeigten Resultate hinaus. *Wohl führte das Auffressen toxoplasmahaltiger Flöhe bei einzelnen Versuchsmäusen zur Infektion. Die aktive Übertragung durch den Saugakt fehlt aber auch beim Rattenfloh.*

Tabelle 11.

Schematische Darstellung der Toxoplasmose-Infektion beim Menschen und im Tierreich.

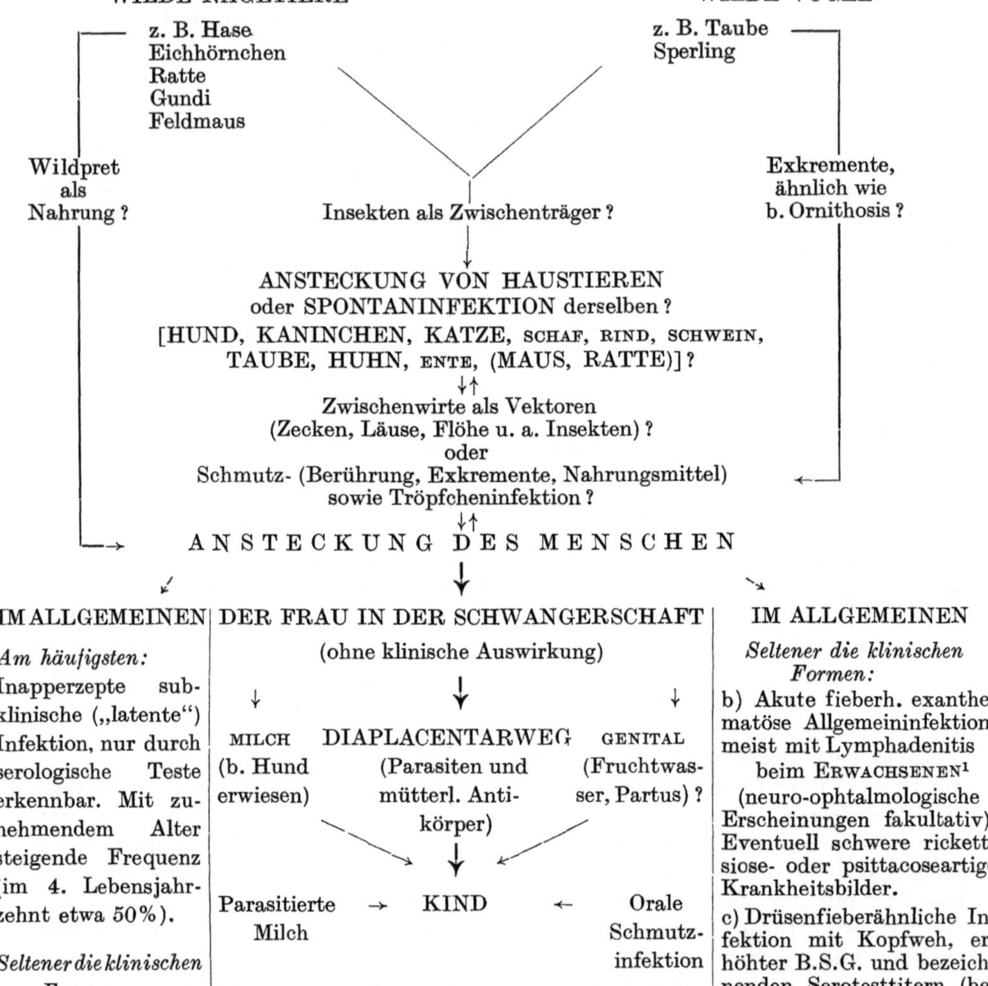

---

[1] Theoretisch können wohl alle beim Erwachsenen bekannten Krankheitsformen auch bei Kindern vorkommen.

Erst vor kurzem haben auch BLANC, BRUNEAU und CHABAUD aus dem Pasteur-Institut in Marokko bei verschiedenen blutsaugenden Arthropoden, nämlich bei einem Floh (Xenopsylla cheopis), einer Stechfliege (Stomoxys calcitrans) und einer Stechmücke (Aedes aegypti) sowie bei einer Zecke (Rhipicephalus sanguineus) besonders die Lebensdauer der Toxoplasmen im Verdauungstraktus zu bestimmen versucht. Bei allen diesen Ektoparasiten blieben die beim Blutsaugen am infizierten Tier aufgenommenen Erreger nur wenige Stunden virulent. Eine Weiterverbreitung durch den Arthropodenstich kam nicht zur Beobachtung.

Auch FRENKELs einschlägige Experimente mit 19 verschiedenen stechenden Gliederfüßlern führten zum nämlichen negativen Ergebnis[1].

Nach diesen Feststellungen beurteilt, *ist die Wahrscheinlichkeit der Toxoplasmose-Übertragung durch Arthropoden sehr gering.*

Damit wird aber auch aufs neue die Zugehörigkeit des Toxoplasma gondii zu den Sporozoen durchaus in Frage gestellt, da ja der Entwicklungscyclus aller Protozoen dieser Klasse ein Sexualstadium im Arthropodenorganismus voraussetzt.

Vorderhand ist jedenfalls die Vermutung einer *Dauerform der Toxoplasmaparasiten* nicht von der Hand zu weisen. Manche Involutionsstadien in den sog. Pseudocysten deuten, wie schon gesagt, auf eine derartige „biologische" Zustandsveränderung des Erregers hin.

Das Bestehen einer solchen Resistenzform würde auch die zahlreichen manifesten und die noch viel häufigeren latenten Toxoplasmosen bei Menschen, die ohne bekannten Kontakt mit der Tierwelt leben, erklären.

Auf Tab. 11 haben wir versucht, schematisch die mannigfaltigen direkten und indirekten Infektionswege bei dieser merkwürdigen Parasitose darzustellen.

VIII. Geographische Verbreitung.

Die gleichzeitige Entdeckung des T.-Erregers beim Gundi in Nord-Afrika und beim Kaninchen in Brasilien sowie die weiteren Beobachtungen ganz ähnlicher Spontaninfektionen beim Kaninchen in St. Louis (Senegal) durch BOURRET (1911), im unteren Kongo durch VAN SACEGHEM (1916) und beim Laphuromys ansorgei in Stanleyville durch SCHWETZ und GERINCK (1929), neben zahlreichen anderen einschlägigen Berichten aus warmen Ländern erweckten anfänglich den Eindruck, als handle es sich hier um eine exotische Krankheit.

Die Feststellung der Toxoplasmen beim Hund in Turin durch MELLO (1910) und in Berlin durch YAKIMOFF und KOHL-YAKIMOFF (1911) wiesen zwar bereits auf das Vorkommen des Parasiten auch in vom heißen Klima ganz unabhängigen Gegenden.

Der zufällige Nachweis der Spontantoxoplasmose bei einem Kaninchen in Paris durch LÉVADITI et al. (1929) und bei einem Meerschweinchen in Cincinnati durch SABIN (1935), wie auch die darauffolgenden grundlegenden experimentellen Arbeiten dieser Autoren, bestätigten durchaus diese Annahme. Als weiterer Beweis der *ubiquitären Natur der Parasitose* mußte dann bald hernach das Erkennen der ersten konnatalen Toxoplasmose bei einem Neugeborenen im Babies Hospital inmitten der Weltstadt New York gelten.

Wir haben verzichtet, kartenmäßig die geographische Verteilung der Tier- und Menschentoxoplasmose auf der Erde, so wie sie aus unseren Darstellungen am 6. Internat. Pädiater-Kongreß in Zürich 1950 und am 1.Internat. Kongreß für

---

[1] Der Bericht FRENKELs befindet sich am Schluß der Arbeit von BLANC, BRUNEAU und CHABAUD, Arch. Inst. Pasteur du Maroc 4, 303 (1951).

Tabelle 12. *Geographische Verteilung der Toxoplasmose im Tierreich.*

Europa:

	Deutschland	England	Belgien	Dänemark	Frankreich	Holland	Italien	Portugal	Rußland	Schweden	Schweiz
Fleischfresser											
Hund	8	3		1	2		1		1	2	18
Katze						1					
Wiesel		12									
Andere Fleischfresser	+	1									
Primaten											
Affe					2						
Nagetiere											
Gundi											
Kaninchen					+			+			
Hase				+					+		+
Ratte							+				
Maus					+		+				
Meerschweinchen					+						
Feldmaus											
Eichhörnchen		+	+								+
Murmeltier			+								
Andere Nagetiere											
Insektenfresser											
Maulwurf											
Spitzmaus					+						
Igel					+						
Horntiere											
Schaf											
Kalb											
Beuteltiere											
Wombat		1									
Wallaby											
Flossenfüßler											
Seelöwe											
Vögel	+	+			+		+		+		+
Reptilien		1			1						
Fische									2		

Panamerika und *Afrika:*

	U.S.A.	Argentinien	Brasilien	Franz. Guyana	Mexiko	Algerien	Belg. Congo	Gambia	Marokko	Tunesien	Senegal
Fleischfresser											
Hund	12		4						1	1	
Katze	2										
Wiesel											
Andere Fleischfresser	1										
Primaten											
Affe	3			1							
Nagetiere											
Gundi										36	
Kaninchen			+				+				
Hase							+				+
Ratte	+						+				
Maus	+										
Meerschweinchen	+		+		+		+				
Feldmaus											
Eichhörnchen									+		
Murmeltier											
Andere Nagetiere	+										
Insektenfresser											
Maulwurf											
Spitzmaus											
Igel											
Horntiere											
Schaf	+										
Kalb						+					
Beuteltiere											
Wombat											
Wallaby	2										
Flossenfüßler											
Seelöwe	1										
Vögel	+	+	+				+	+			
Reptilien											
Fische											

Asien, *Ozean.* und Total:

	Formosa	Indien	Niederl. Indien	Irak	Japan	Australien	Total
Fleischfresser							
Hund		1		2	2	3	62
Katze						1	4
Wiesel							12
Andere Fleischfresser							2
Primaten							
Affe							6
Nagetiere							
Gundi							36
Kaninchen		+		+			
Hase							
Ratte							
Maus							
Meerschweinchen							
Feldmaus					+		
Eichhörnchen							
Murmeltier							
Andere Nagetiere							
Insektenfresser							
Maulwurf					+		
Spitzmaus							
Igel							
Horntiere							
Schaf						+	
Kalb							
Beuteltiere							
Wombat							1
Wallaby							2
Flossenfüßler							
Seelöwe							1
Vögel		+			+		
Reptilien							2
Fische							2

klinische Pathologie in London 1951 hervorgeht, hier wiederzugeben. Die Infektionskrankheit kommt in allen Kontinenten und unter jedem Breitengrad vor. Örtlich gehäufte Beobachtungen stehen im allgemeinen in deutlichem Zusammenhang mit einem bereits daselbst bestehenden Forschungszentrum.

Mit dem besseren Bekanntwerden der Anthropozoonose werden sich aber auch unsere Kenntnisse über die wirklichen geobiologischen Einflüsse bei der Seuchenverbreitung erweitern. Genau geführte kartographische Aufzeichnungen sämtlicher in einem Bezirk oder Land vorgekommenen Fälle können auch für epidemiologische Erwägungen sehr wertvoll sein.

In der Humanmedizin liegen bis jetzt nur Vermutungen über epidemisches Auftreten der Toxoplasmose vor. Sie wurden erst kürzlich von WOLLHEIM geäußert und betreffen zwei Herde in ländlichen Gegenden Deutschlands mit Befallensein von Erwachsenen. Klinisch waren es einmal als Poliomyelitis mit Eosinophilie beschriebene Erkrankungen, das andere Mal schwere Kopfschmerzen, motorische und sensible Ausfälle bei 14 Patienten mit Splenomegalie. Der Sabin-Feldman-Test ergab bei dreien derselben Titer zwischen 1:36 und 1:144.

Es ist nicht ausgeschlossen, daß bei der von ATTINGER letzthin in einem ländlichen Teil der Schweiz beschriebenen epidemisch aufgetretenen, atypischen infektiösen Mononucleose mit diskreten Lymphdrüsenschwellungen und wesentlichen Störungen des Allgemeinbefindens Toxoplasmen als Erreger eine Rolle spielten. Diese Ätiologie wurde jedoch vom Autor nicht erwogen, daher fehlen hier auch die serologischen Unterlagen zur näheren Begründung unserer Verdachtsdiagnose.

In der Tschechoslowakei wurden von 1937 bis 1947 unter 707 meist in der kalten Jahreszeit eingegangenen Wildhasen 50 Toxoplasmose-Fälle (= 7%) vorgefunden. Davon entfallen auf die eigentlichen Hasenepidemiezeiten 547 Tiere, mit Toxoplasmennachweis in 9%. Die geographischen Angaben dieser 50 erwiesenen Hasentoxoplasmosen zeigen nun eine ausgesprochene Konzentrierung auf die Landesmitte, d. h. auf Mähren.

Die beigegebene Tab. 12, die wir der Dissertation unserer Assistentin Frl. Dr. H. HABEGGER entnommen haben, gibt einen guten Einblick in die geographische Streuung der Parasitose im Tierreich.

IX. Rückblick und Ausblick.

Gut ein Jahrzehnt lang nach der sensationellen Entdeckung der konnatalen Toxoplasmose beim neugeborenen Menschen durch WOLF, COWEN und PAIGE schien diese Infektionsweise fast gar die Regel zu sein. Die Zahl der erwiesenen Beobachtungen blieb aber gering und es sah aus, als handle es sich hier um ein eher seltenes Krankheitsbild.

Ein Blick auf unsere systematische Zusammenstellung der T.-Kasuistik (s. Tab. 8) zeigt sogleich das ausgesprochene Überwiegen der angeborenen Erkrankungsformen, die sich ja, dank der besonderen Symptomatologie, meist gut von den postnatal erworbenen, bis dahin nur ausnahmsweise festgestellten Toxoplasmosen abgrenzen lassen.

Der durch SABIN ausgearbeitete Nachweis der neutralisierenden Antikörper — eine weitere große Entdeckung in der T.-Forschung — führte zur Erkennung einer ganzen Reihe oligosymptomatischer, angeborener, wahrscheinlich toxoplasmogener Krankheitszustände und überdies zur Annahme einer ubiquitären, klinisch inapperzepten T.-Durchseuchung der Erdbevölkerung. Diese Ansicht steht fest, wenn auch der diagnostische Wert des Neutralisationstestes in den vergangenen 2—3 Jahren hinter demjenigen des Sabin-Feldman-Tests und der

Komplement-Bindungsreaktion völlig in den Schatten getreten ist. Die von Sabin hervorgerufene Umstellung auf dem Gebiete der serologischen Kenntnisse lassen jetzt allerdings manche, fast nur oder ausschließlich auf einer positiven Neutralisationsprobe beruhenden früheren Beobachtungen inaktiver Formen zweifelhaft erscheinen. In unserer kritischen Literaturübersicht liegt ein Versuch vor, die ehemals mit dem vorwiegend qualitativen, heutzutage als ungenügend erachteten Testverfahren erfaßten Fälle, je nach der Ausbildung des klinischen Symptomenkomplexes, diagnostisch als mehr oder weniger gesichert gelten zu lassen.

Eine möglichst vollständige Gegenüberstellung der jeweilen vorgefundenen klinischen Merkmale erlaubt aber schließlich auch ein Urteil über die Bedeutung der verschiedenen Erscheinungsformen der noch nicht restlos abgeklärten Anthropozoonose.

Besonders wertvoll für die Kenntnis des äußeren Wesens der Krankheit und seiner Spielarten ist das Studium der ätiologisch unzweifelhaften Beobachtungen. Dazu mag vor allem auch unsere tabellarische Wiedergabe der histo-parasitologisch erwiesenen, im ersten Lebensjahr gestorbenen Fälle von angeborener T. dienen. Aus ihr *ersieht man deutlich, daß neben der klassischen Symptomentrias einer Reihe von Nebenerscheinungen, wir erwähnen nur die Hautefflorescenzen, den Ikterus und die Leber- und Milzschwellung, doch auch eine gewisse diagnostische Rolle zukommt.* Bemerkenswerterweise werden manche dieser Satellitenzeichen wie z. B. die Hautexantheme und die Splenomegalie zu wichtigen, ja sozusagen zu kardinalen Stützpunkten bei der Erkennung der erworbenen T. Die allerneuesten einschlägigen Beobachtungen von Franke und Horst heben die *Mitbeteiligung der Haut am infektiösen Streuungsprozeß* speziell hervor, wie das schon Pinkerton und Henderson bei den ersten Fällen von Erwachsenentoxoplasmose getan haben. Neu ist jedoch der den erstgenannten Autoren in zwei von 14 Fällen gelungene Parasitennachweis in den Hautläsionen.

Die in Schweden (Magnusson und Gard), Dänemark (Siim) und Deutschland (Franke und Horst) in den vergangenen 2 Jahren besonders aber in der allerletzten Zeit immer zahlreicher werdenden Befunde akquirierter Erkrankungsformen rücken das ganze Problem der Toxoplasmosis in ein neues Licht. Nicht etwa, daß dadurch das Vorkommen der konnatalen Infektion fraglich würde. Theoretisch kommt es wohl eher mit dem vermehrten Auffinden der erworbenen Ansteckung auch zur häufigeren Feststellung der intrauterin übertragenen Parasitose. Es sind aber Anzeichen vorhanden, daß die zahlenmäßige Diskrepanz zwischen angeborener und erworbener Form zuungunsten der letzteren, wie sie aus unserer Tabelle 8 hervorgeht, mit der Zeit immer mehr sich verwischen wird.

Handelt es sich nun bei der T. um eine Infektionskrankheit, die im Begriffe ist, sich auszubreiten, oder sind wir durch die stets sich ergänzenden Erkenntnisse ihrer klinischen und serologischen Eigenarten heutzutage besser imstande, sie zu diagnostizieren?

Zur sachgemäßen Beantwortung des ersten Teils der Doppelfrage fehlen uns vorläufig die nötigen quantitativen Unterlagen, während der zweite Teil wohl bejaht werden darf.

Wenn auch das Schrifttum der vierziger Jahre hauptsächlich aus spärlichen, oft symptomengleichen Einzelbeobachtungen von konnataler T. besteht, darf daraus nicht auf einen Stillstand der Forschung geschlossen werden. *Die genaue Abklärung jedes neuen Falles trägt auch heute noch wesentlich zur Vervollständigung unseres Wissens über die Krankheit selber und schließlich auch zum Verständnis über deren Verbreitungsweise bei.*

Größere Aufmerksamkeit sollte aber in Zukunft der genauen Bezeichnung solcher Beobachtungen, am besten mit den Namensinitialen und eventuell mit dem Geburtsdatum der Patienten, geschenkt werden. Zahlreiche Einzelfälle kamen nämlich ohne genügende Benennung, in verschiedenen Fachgebieten, manchmal sogar wiederholt zur Veröffentlichung. Derartige Doppelspurigkeiten erschweren jeweilen die Übersicht und wirken eher verwirrend auf das epidemiologische Bild.

Es ist zwar verwunderlich, daß trotz dem morphologischen Vertrautsein mit dem Erreger uns die der toxoplasmotischen Infektion zugrundeliegenden epidemiologischen Zusammenhänge bis jetzt undurchsichtig geblieben sind. Dabei entbehren wir doch weder beim Tier noch beim Menschen eingehender klinischer und pathologisch-anatomischer Erfahrungen.

Vermehrte Aussichten, dem Übertragungsgeheimnis näher zu gelangen, erblicken wir einmal in den immer größeren Bemühungen, bei frischen Erkrankungsformen *den direkten Parasitennachweis möglichst frühzeitig an den bekannten Prädilektionsstellen (Liquor, Haut, Lymphdrüsen) zu versuchen.*

Aber *auch im Blute selber sollte regelmäßig nach dem Erreger geforscht werden.* Bei der experimentellen Toxoplasmose tritt die *Parasitämie* bei Mäusen und Kaninchen obligat etwa 3 bis 4 Tage vor dem Tode auf. Am Höhepunkt genügen bereits 0,5 cc einer 5000fach verdünnten Blutprobe, um eine gesunde Maus auf dem i. p. Weg anzustecken (Jacobs und Jones; vgl. auch Laven und Westphal, S. 813). Eine solch *massive Parasitämie* kommt aber bloß unter den akut erkrankten Tieren vor; die asymptomatisch Infizierten zeigen nur spärliche Blut-Toxoplasmen. *Bei Tauben und Hühnchen* erfolgt in der zweiten Woche nach der Inokulation *immer eine starke Blutausschwemmung*, die auch bei den klinisch stummen Formen nicht fehlt. Die davongekommenen Tiere wiesen noch nach $3^1/_2$ Monaten in Gehirn, Leber und Milz Parasiten auf. Im Rattenexperiment isolierten Jacobs und Jones sogar 7 Monate post infectionem die Erreger. Diese Tiere machen eine ganz leichte Erkrankung mit nur minimaler Blutstreuung durch.

Manwell und Drobeck infizierten Hühner und Tauben sowie mehrere Arten wilder Vögel mit dem bekannten Sabinschen R.H.-Stamm und riefen bei ihnen sowohl akute, als auch chronische Verlaufsformen hervor. Sie fanden einmal bei einem Bootschwanz (Quiscalus quiscala quiscala) noch nach 128 Tagen mäusepathogene Toxoplasmen. Das weist auf das mögliche Vorkommen einer chronischen Infektion bei wilden Vögeln hin. Andererseits konnten Manwell und Drobeck bei 2 jungen Tauben, die trotz der Nahrungsaufnahme aus dem Schnabel ihrer akut infizierten Mutter nicht erkrankten, nachträglich durch Parasiteninokulation eine chronische Toxoplasmose auslösen und während 6 Monaten, ganz ähnlich wie bei Säugetieren und beim Menschen, regelmäßig hohe Serumantikörpertiter bis über 1:1024 im Sabin-Feldman-Test nachweisen.

Absichtlich gehen wir an dieser Stelle nochmals auf die experimentelle Forschung ein, weil wir u. a. die Wichtigkeit der Blutuntersuchung bei der Toxoplasmose hervorheben wollen.

Das Auffinden der T.-Erreger in Blutausstrichen beim kranken Versuchskaninchen ist, wie wir aus eigener Erfahrung wissen, schon ziemlich schwierig. Solche Befunde beim Menschen dürfen wohl als Zufallstreffer gelten (Drenowski, Sulkin und Lodowski). Es ist jedoch nicht ausgeschlossen, daß bei frisch erkrankten Personen die Blutübertragung auf Laboratoriumstiere positive Resultate zeitigen kann. Bei Haustieren im Lebenskreis solcher Patienten sollten, wenn immer möglich, auch derartige Überimpfungen angestellt werden. In nämlicher Weise wie beim Menschen müßten dann periodisch ebenfalls bei diesen Tieren serologische Prüfungen stattfinden.

Wir haben im Abschnitt VII *die fragliche Rolle der Ektoparasiten* bei der T.-Verbreitung besprochen. Auch diesen Haut-Blutschmarotzern muß im konkreten Fall immer nachgegangen werden. Jacobs und Jones sehen in der uns umgebenden Vogelwelt ein wichtiges Toxoplasmenreservoir und suchen die verantwortlichen Überträger unter den, sowohl Vögel als auch Säugetiere befallenden Arthropoden.

Bei den visceralen Toxoplasmosen — wir denken besonders an kranke Hunde — wird man versuchen, den *Parasitennachweis auch im Bronchialsekret, in den Faeces und im Urin* zu führen. Überdies darf die *Möglichkeit einer vaginalen T.-Infektion* nicht vergessen werden.

In sehr verdienstreichen langjährigen Mäuseexperimenten haben Cowen und Wolf (1950/51) den histo-parasitologischen Beweis der Diaplacentarübertragung nach vaginaler T.-Infektion erbracht. Bei schwangeren Mäusen war die Ansteckungsfrequenz 3mal größer als bei nicht graviden Tieren. Die intrauterine Erkrankung kommt auf dem Umweg der Parasitämie und nicht durch ascendierendes Übergreifen zustande. Die primären entzündlichen Herde in der Vaginalschleimhaut erscheinen etwa 3 bis 5 Tage nach Einführung der Toxoplasmen in die Scheide, und nach weiteren 6 bis 8 Tagen findet man spezifische, hämatogene, teils nekrotische Herde sozusagen regelmäßig im Z.N.S. sowie in Lungen und Herz.

Am häufigsten erkrankten die Embryonen (57,6%), wenn die intravaginale Applikation von toxoplasmenhaltigem Mäusegehirn am 8. und 9. Schwangerschaftstag stattfand. Vaginalinfektion vor dem 7. Schwangerschaftstag führte zur Übertragung auf die Placenta; die Jungen wurden dann aber meist nicht lebensfähig geworfen. Nach dem 9. Tag infizierte tragende Mäuse brachten normale Jungen zur Welt.

Sehr bemerkenswert ist ferner, daß die toxoplasmotischen Gewebeveränderungen bei den Neugeborenen erst etwa vom 9. Lebenstag an nachzuweisen sind, während das Vorhandensein der Erreger bereits in Organaufschwemmungen von 17tägigen Embryonen infizierter Mäusemütter durch Tierversuche festgestellt werden konnte. Zudem wird noch die *große Ähnlichkeit der pathologisch-anatomischen Erscheinungen im Gehirn der durch primäre Vaginalinfektion diaplacentar angesteckten Jungen mit der menschlichen konnatalen Encephalitis toxoplasmotica* betont.

So verstehen wir die Vergleiche, die Cowen und Wolf zwischen ihren Tierversuchen und der angeborenen T.-Krankheit bei Menschen angestellt haben.

Allerdings drücken sich die sehr erfahrenen Forscher sehr vorsichtig aus, da die Versuchsergebnisse bei einer Tierart ja nicht ohne weiteres verallgemeinert und auf die Humanmedizin übertragen werden können.

Die auf dem Vaginalweg in so hohem Maße gelungene hämatogene Übertragung auf die Frucht ist aber dennoch eindrucksvoll, wenn man bedenkt, daß die gleichen Autoren 5 Jahre zuvor bei drei graviden Affenweibchen (Macaca mulatta) durch intracerebrale und intravenöse T.-Inokulationen vergeblich eine Erkrankung der Feten anstrebten.

Transplacentare Ansteckung der Jungen sah Weinman (1943) gelegentlich bei der experimentellen (nicht vaginal ausgelösten) chronischen Mäusetoxoplasmose, dieweil Adams, Adams, Kabler und Cooney die gleiche Feststellung auch beim Meerschweinchen machten.

Nach den Erfahrungen von Cowen und Wolf bei der Maus sind bei der vaginalen Infektion die Schleimhautveränderungen an den Eintrittspforten nicht sehr auffällig. Sollte diese Übertragungsart auch bei der schwangeren Frau Geltung haben, dürfte man wohl praktisch kaum auf das Erkennen solcher diskreten primären Läsionen an der Scheiden- oder Cervixoberfläche zählen. Das Vorkommen frühembryonaler Ansteckungen müßte dann eben durch den Parasitennachweis in den Fehlgeburten selber, im Auskratzungsmaterial oder in der Scheidenspülflüssigkeit bewiesen werden.

Die *Isolierung eines Toxoplasmastammes* gelang denn auch MAGNUSSON (1951) und GARD (pers. Mitteil. vom 14. 9. 1951) *aus den Eihautresten eines Spontanaborts* im 3. Monat *sowie* ALM (1948 und pers. Mitteil. vom 7. 3. 1951) *aus der Vagina* unter ganz ähnlichen Verhältnissen. Jedesmal wurden auch im mütterlichen Serum steigende und wieder abfallende Sabin-Feldman-Titer vorgefunden.

Diese beiden Feststellungen sind Wegweiser für künftige Nachforschungen bei unklaren Fällen, dürfen aber nicht verallgemeinert werden. Gerade die schwedischen Forscher (GARD und MAGNUSSON, GOTTLIEB, HOLMDAHL) haben, unabhängig voneinander, in ausgedehnten serologischen Reihenuntersuchungen gezeigt, *daß die Fehl- und Totgeburtlichkeit jedenfalls nicht in dem hohen Grade der Toxoplasmose zugeschrieben werden darf, wie er anfänglich von* WESTPHAL *und* SCHULTZ, *wie auch von* FINKE *angenommen worden ist.*

Nach HOLMDAHL ergaben die Serumteste bei 50% der unausgewählten Schwangeren positive Resultate, davon waren aber nur 3 bis 5% wegen ihrer Titerhöhe für eine inapperzepte toxoplasmotische Infektion bezeichnend. Ein Kausalzusammenhang zwischen der Häufigkeit positiver Serumreaktionen und der perinatalen Sterblichkeit, bzw. der Früh- und Fehlgeburtlichkeit konnte statistisch nicht erbracht werden. Während einer 3jährigen Beobachtungszeit, die 18000 Geburten umfaßte, wurde nur einmal eine konnatale T. diagnostiziert! Systematische Obduktionen der Totgeburten und der gestorbenen Neugeborenen deckten keine weiteren Fälle auf (z. T. pers. Mitteil. vom 9. 1. 1952).

Höchst bemerkenswert sind aber auch die Berichte GOTTLIEBs aus Stockholm. Er unterwarf 304 toxoplasminpositive Schwangere dem Serum-Farbstoff-Test und fand bei 11 dieser Frauen bezeichnende Titer zwischen 1:250 und 1:2000. In 8 der Fälle waren die Titerwerte während der Schwangerschaft angestiegen. Die Kinder der betreffenden ganz gesund aussehenden Mütter wurden im Sachs-Kinderspital untersucht und beobachtet, aber durchwegs als gesund erkannt.

Eine andere, ebenfalls mehr theoretische als praktische Frage betrifft die *Übertragung der Krankheit durch toxoplasmenhaltige Muttermilch*. Im Mäuseexperiment gelang es EICHENWALD 52% der so ernährten Jungen zu infizieren. WESTPHAL bestätigte dies auf dem serologischen Weg, indem er Milch von einer angesteckten säugenden Hündin Ratten einspritzte und bei ihnen dann toxoplasmogene Antikörper vorfand.

Retrospektiv müssen wir beispielsweise in unserem Zwillingsfall A. P. (s. Tab. 6 Nr. 20 und S. 704) diesen Infektionsmodus in Betracht ziehen. Beginn, Verlauf des Leidens sowie die Autopsiebefunde ließen hier theoretisch die Annahme einer intra-partum oder post-partum, eben durch die Muttermilch verursachten akuten Darminfektion wohl gelten. Das schlechte Befinden der Mutter, ihr ausgesprochener, jeder Therapie trotzender Hautausschlag usw., deuten vielleicht in diesem speziellen Fall auf eine aktive Krankheitsform mit Übertritt der Erreger in die Muttermilch hin.

Im allgemeinen weisen die Mütter von Säuglingen mit Toxoplasmose aber gar keine pathologischen Züge auf (vgl. auch S. 743) und andererseits ist unsere Beobachtung einer Enterocolitis ulcerosa toxoplasmotica bei einem Paarling doch ganz einzigstehend im Schrifttum.

Zur epidemiologischen Abklärung der T.-Infektion wurde bei zahlreichen erwiesenen Fällen auch die Familienangehörigen der Patienten auf spezifische Antikörper im Blut geprüft. Es sind auch bereits mehrere solche ,,*serologischen*

Stammbäume" aufgezeichnet worden. Die meisten gehören aber noch in die Zeit des Neutralisationstestes und erlauben daher, was die rein testmäßigen Feststellungen anbetrifft, keine sicheren Schlüsse (Johnson, Adams, Horns und Eklund, Kemp).

In neuerer Zeit wurden *verdächtige Familien und Sippen aber auch mit Hilfe des Farbstoff-Tests untersucht.* So führt Wollheim eine Familiengeschichte an, in der die 1:144 seropositive Mutter einen ersten, jetzt 19jährigen Sohn (F. T. 1:144) mit konnataler Toxoplasmose gebar. Nach einer Fehlgeburt folgten dann noch 3 Söhne (jetzt 17 J. mit F. T. 1:36, 16 J. mit F. T. 1:72 und 15 J. mit F. T. 1:144). Der 5. Sohn (8 J.) war seronegativ, die darauf folgende Tochter (6 J.) wurde nicht untersucht; zuletzt kam noch eine Fehlgeburt.

Eine sehr interessante einschlägige Beobachtung gibt Campbell (s. Lit. II) wieder. Sie betrifft eine klinisch gesunde, aber stark seropositive Mutter, deren erstes, hydrocephales Kind wegen Chorioretinitis, Opticusatrophie und geistigen Rückstandes in einer Blindenanstalt untergebracht ist. Ihr zweites Kind starb 3 Tage nach der Geburt an einer wahrscheinlich toxoplasmotischen Gelbsucht, während das dritte, jetzt 3monatige Kind, bei der Geburt Toxoplasma-Antikörper aufwies. Der gleiche Autor zusammen mit Clifton beschrieb ein *merkwürdiges familiäres*, in 3 Generationen erscheinendes, *chronisches Syndrom, das sich aus Meningoencephalitis, Chorioretinitis, intermittierendem Hautausschlag, zentraler Taubheit und Eosinophilie zusammensetzte.* Das Vollbild bestand jedoch nur bei der 49jährigen Mutter, ihrem 19jährigen Sohn und der 26jährigen Tochter. Das gleichzeitige Bestehen von entzündlichen Erscheinungen im Z.N.S., im Augenhintergrund und in der Haut, sowie die andauernden Kopfschmerzen, decken sich weitgehend mit den klinischen Zeichen der akquirierten Erwachsenentoxoplasmose. Das Fehlen von Gehirnverkalkungen bei diesen familiären Beobachtungen spräche ja auch eher für den erworbenen Krankheitstyp. Dagegen wurde Taubheit bis jetzt nur 2mal, d. h. von J. B. Mayer (s. S. 735) und Verron (Fall M. N., s. auch S. 730) bei der konnatalen T. angegeben. Etwas auffallend sind die relativ schwachen Serumtiter bei den Hauptbetroffenen der Campbell-Cliftonschen Sippe: Mutter: F. T. 1:32, Ko.B.R. 1:16; Sohn: F. T. 1:128, Ko.B.R. 1:16; Tochter: F. T. 1:32, Ko.B.R. 1:16.

Die Einreihung dieses durchaus seltenen Krankheitsbildes unter die Toxoplasmosen erfährt eine Unterstützung durch die Darstellung eines ganz ähnlichen Syndroms bei einem 30jährigen Mann durch Brennan, Brown, Warren und Vranian. Dieser Patient litt seit mehreren Jahren an generalisierten aus Knötchen, Bläschen und krustigen Narben bestehenden Hautefflorescenzen sowie Chorioretinitis und Eosinophilie. Die Ko.B.R. ergab einen Titer von 1:128. Therapeutisch schienen ganz wie in den Fällen von Campbell und Clifton allein die Sulfonamide eine, wenn auch nur vorübergehende Wirkung zu haben.

Bei unerklärten chronischen Hautaffektionen im Verein mit Augen- und Nervensymptomen sollte also immer auch mit allen besprochenen diagnostischen Mitteln *nach Toxoplasmose geforscht werden.*

Unser Überblick wäre unvollständig ohne *Mitbetrachtung der Entwicklungsstörungen,* welche durch die angeborenen Toxoplasmose zustandekommen.

Wir haben in vorausgehenden Arbeiten bereits die von uns seinerzeit vorgeschlagene Bezeichnung Embryopathia toxoplasmotica begrifflich umschrieben. *Die phenotypischen Defektzustände bei der T. sind sinngemäß keine echten Mißbildungen. Bei genauer Durchsicht lassen sich alle bis jetzt bei der konnatalen Erkrankungsform bekannt gewordenen Bildungsanomalien* — wir möchten lieber von „Verbildungen" sprechen — *schließlich als Folgen der stattgehabten Entzündung erklären.* Insofern ist der von Schoeps gewählte Ausdruck „Defektheilung" auch sehr bezeichnend. Er umfaßt aber weniger gut die sekundären Entwicklungshemmungen, wie z. B. die Dyskranien im Anschluß an die toxoplasmotische Hydrencephalitis oder die Mikrophthalmie sowie die Mikrocornea infolge der chorioretinitischen und uveitischen Prozesse. Das morphologische Produkt des intrauterinen Krankheitsgeschehens ist hier eben von besonderer Art und erfährt, als „Embryopathie" umschrieben, eine bezeichnende Stellung sowohl in der Klinik als auch in der pathologischen Anatomie.

Nach den bisherigen Erfahrungen in einem größeren Beobachtungskreis führt die konnatale T. jedenfalls nicht zu gesetzmäßigen Entwicklungsstörungen, wie sie bei wohl mehr zufälliger Häufung im kleineren Krankengut mancher Autoren leicht angenommen werden könnten. Wir denken beispielsweise an das Vorkommen der Hyperbrachymikrocephalie, welche von Focher unter 6 Fällen von angeborener Toxoplasmose 4 mal vorkam. Andere Hemmungserscheinungen in der Körperausbildung stellen lediglich Ausnahmen dar, so der von Wilson und Smith bei einem 3 jährigen Mädchen mit Mikrocephalie, Gehirnverkalkungen, Mikrophthalmie und Chorioiditis festgestellte proportionierte Zwergwuchs.

Anamnestisch und physionomisch können Röteln- und Toxoplasmenembryopathie zum Verwechseln ähnlich sein. Die Beobachtung von Gasser und Schwarz mag hier stets als Schulbeispiel gelten. Dabei findet doch die Fruchtschädigung das eine Mal im ersten Drittel, das andere Mal wahrscheinlich vorwiegend erst im letzten Drittel der Schwangerschaft statt. Trotz dem äußeren verwandten Aussehen sind die Entwicklungsanomalien bei beiden Embryopathieformen „innerlich" grundverschieden. *So ist bis heute kein einziger Fall von konnataler T. bekannt bei dem, wie bei den Rubeolenmißbildungen, auf Organisatorenstörung zurückgehende Dysembryoplasien vorgefunden worden wären.*

Die Augenveränderungen bei dem von Gasser und Schwarz beschriebenen Kind haben z. T., besonders im vorderen Bulbusabschnitt, mißbildungsähnlichen Charakter, sind aber durchaus embryopathogenetisch erklärbar. Klima nimmt in seinem Fall (s. Tab. 6 Nr. 47) auf Grund der festgestellten Entwicklungshemmungen — beurteilt nach der Beschaffenheit der Linsenfasern und des Vitreus — für das rechte Auge eine Parasiteninvasion im ersten, für das linke eine solche im dritten Schwangerschaftsmonat an. An Hand unserer eigenen Beobachtungen und derjenigen im Schrifttum werden wir demnächst versuchen, die von Klima vertretene Befürwortung einer ganz frühembryonalen Augentoxoplasmose zu widerlegen; auch bei seinem Patientchen lassen sich nämlich die beschriebenen und teilweise reproduzierten Verbildungen als Sekundärerscheinungen einer sicher erst in der zweiten Hälfte der Gravidität eingetretenen Entzündung deuten.

Selbstverständlich ist der von van Creveld, Arons und de Bruyne publizierte Situs inversus totalis nicht etwa eine Folge der bei diesem Säugling gleichzeitig diagnostizierten angeborenen Toxoplasmose, sondern, wie die Autoren das im Titel zum Ausdruck bringen, eine Kombination zweier Zustände. Das gleiche gilt auch für das *Zusammentreffen von konnataler T. und Mongolismus.* Der hier in Frage kommende Fall von Thiers und Romagny stützt sich, was die Parasitose anbelangt, auf unzulängliche Argumente; es fehlen sowohl die Chorioretinitis als auch die Gehirnverkalkungen.

Über ein merkwürdiges Mißbildungs-Syndrom berichtet Weyers (Fall 5, H. B.). Bei einem mit 14 Tagen verstorbenen Neugeborenen mit nur rechtsseitiger Dysostosis mandibulofacialis Franceschetti-Klein und bilateraler Gaumenspalte bestand im Liquor cyto-albuminäre Dissoziation. Der Tod erfolgte unter pneumonischen Erscheinungen. Die Hirnsektion ergab einen Hydrocephalus permagnus vom „burnt-out"-Typ. Histologische, auf T.-Infektion hinweisende Befunde liegen nicht vor.

An der Einreihung dieses Falles unter die konnatalen Toxoplasmosen, wie sie vom Autor bloß auf Grund eines 1:50 positiven Sabin-Feldman-Titers bei der Mutter gemacht worden ist, darf wohl nicht mehr festgehalten werden.

Ganz interessant sind auch die von BAMATTER, WIEDEMANN und TRENTMANN, sowie HELLBRÜGGE vorgefundenen *„feineren" Hirnanomalien im Gebiet des Septum pellucidum bei angeborener T.*

Soeben lenkt ZELLWEGER unsere Aufmerksamkeit auf die schwierige radiologische Differentialdiagnose zwischen Cavum septi pellucidi und Cavum vergae einerseits und der Cisterna interventricularis andererseits. Die zuletzt genannte Mißbildung geht in einer erschreckend hohen Frequenz mit schwerer geistiger Minderwertigkeit einher. Die Berichte von WIEDEMANN und TRENT-MANN wie auch von HELLBRÜGGE beziehen sich auf psychisch sehr unterentwickelte Kinder. Es müßten die hier angetroffenen Dysplasien im Septum pellucidum-Bereich auch noch differentialdiagnostisch gegen eine eventuelle Cisterna interventricularis abgegrenzt werden. In unserer eigenen Beobachtung ($\male$ W. H., Fall 9 FRANCESCHETTI-BAMATTER) läßt die pneumoencephalographische Aufnahmeserie ein der Lokalisation und der Begrenzung nach deutliches Cavum septi pellucidi erkennen. Andererseits ist der Knabe geistig sehr gut vorangekommen, was auch gegen eine Cisterna interventricularis spricht.

Die septalen Gehirnmißbildungen sind nach dem heutigen Stand unseres Wissens nicht als Auswirkung einer T.-Infektion im frühen Embryonalstadium zu bewerten. Die genaue Aufzeichnung aller im Verein mit angeborener Toxoplasmose vorkommenden Mißbildungen ist aber dennoch von großem Wert, und wäre es nur, um mit der Zeit Aufschluß über eine wohl mögliche, besondere Infektionsbereitschaft des fehlerhaft angelegten Z.N.S. zu erhalten.

Ganz allgemein gesprochen müssen heutzutage bei der Beurteilung von angeborenen Defektzuständen neben den genetischen Ursachen stets auch diaplacentar erworbene Infektionen in Betracht gezogen werden. Daß letztere zu mißbildungsähnlichen Veränderungen führen können, geht auch aus der soeben von FREUDEN-BERG, ROULET und NICOLE[1] publizierten hochinteressanten Beobachtung von angeborener, histologisch nachgewiesener Coxsackie-Myositis mit li. Hüftgelenkluxation und re. Schenkelhalszermalmung hervor. Besonders bemerkenswert dabei ist die noch $7^1/_2$ Monate nach der Geburt, und zwar zum ersten Mal beim Menschen überhaupt, gelungene Überimpfung des C-Virus vom Muskelgewebe auf Saugmäuse.

Die Toxoplasmose als sozial-medizinisches Problem.

In einer beachtlichen Zahl der Fälle führt die Embryopathia toxoplasmotica zu *schweren Sehstörungen und psychomotorischen Schäden.* Es liegen ebenfalls *vereinzelte Beobachtungen über Taubheit* vor.

Wenn auch im Vergleich zu anderen ätiologischen Faktoren die T. bei der Entstehung von Blindheit und geistigem Krüppeltum ursächlich seltener in Frage kommt, so verdient dessen ungeachtet diese Parasitose schon wegen ihrem ubiquitären Vorkommen und der Verbreitungsmöglichkeiten das volle Interesse der vorbeugenden Medizin. Die Erforschung der epidemiologischen Verhältnisse ist aber die Vorstufe jedes rationellen prophylaktischen Handelns. Daher gehört im weiteren Sinne auch die Aufdeckung der Ansteckungsquellen sowie die Abklärung der Übertragungsweise der Toxoplasmosis zum sozialhygienischen Arbeitsprogramm.

---

[1] E. FREUDENBERG, F. ROULET und R. NICOLE, Annales Paediatrici (Karger) **178**, 150 bis 161 (1952).

X. Schlußfolgerungen.

Die Ergründung der toxoplasmotischen Infektion verdanken wir einer Reihe von Forschern, deren Zahl aus dem Schrifttum hervorgehen mag.

Besondere Erwähnung verdienen auf dem Gebiet der experimentellen Toxoplasmose NICOLLE u. MANCEAU, MESNIL u. SARRAILHÉ, CHATTON u. BLANC, NICOLAU, LEVADITI, SABIN, MANWELL, in neuerer Zeit auch BIOCCA, EICHENWALD u. a. Die grundlegenden Arbeiten über die Erkrankung beim Menschen stammen von WOLF, COWEN u. PAIGE, SABIN, PINKERTON u. WEINMAN und PINKERTON u. HENDERSON. Wir möchten hier aber auch die vollkommene, nur ätiologisch offen gebliebene Beschreibung der Augenlokalisation durch JANKŮ hinzuzählen. In den letzten Jahren sind dann besonders beachtenswerte Beiträge von BINKHORST, ROBINSON, MAGNUSSON, GARD, FRANCESCHETTI, FREUDENBERG, WERTHEMANN, GLANZMANN, GASSER u. SCHWARZ, TOLENTINO, DE TONI, JACOBY u. SAGORIN, SIIM sowie von FRANKE u. HORST u. a. dazugekommen. Veterinärmedizinisch stehen unter der neueren Veröffentlichungen diejenigen von CHRISTIANSEN, FANKHAUSER u. OTTEN im Vordergrund. Unsere serologischen Kenntnisse bauen sich ganz auf die Entdeckungen SABINs auf. Zu seinem Mitarbeiterkreis gehören RUCHMAN, WARREN und FELDMAN. Auf unserem Kontinent wurden die serologischen Untersuchungsmethoden besonders durch WINSSER, VERLINDE, MAKSTENIEKS, GARD, MACDONALD, PIEKARSKI, WESTPHAL, SIIM u. a. gefördert.

Aus dem vielseitigen, zahlenmäßig ganz beträchtlichen Beobachtungsgut, sowie aus dem nicht minder gehäuften, manchmal für den Uneingeweihten etwas verwirrenden Schrifttum über Toxoplasmosis, lassen sich jetzt schließlich *folgende hauptsächlichsten Ergebnisse* aufzeichnen:

Die dem Studium der Menschentoxoplasmose lange vorausgegangenen einschlägigen Forschungen in der Tierwelt müssen heutzutage in vermehrtem Maße, am besten in Gemeinschaft mit der Humanmedizin, fortgeführt werden.

Wegen der weltweiten Verbreitung der Toxoplasmen unter Tieren und Menschen, bei Offenbleiben der epidemiologischen Frage, ist diese Anthropozoonose ein aktuelles biologisches Problem geworden. Zu seiner Abklärung gehört die enge Zusammenarbeit einer Reihe von Spezialisten. Die klinische Medizin, Ophthalmologie und Radiologie miteinbegriffen, und die Veterinärwissenschaft sind bei der Diagnose so wie bei der epidemiologischen Einschätzung weitgehend auf das Urteil des Pathologen, Serologen und Parasitologen angewiesen.

Bei der oft recht schwierigen Erkennung der Parasitose nicht nur am Krankenbett, sondern auch in histo-parasitologischen Präparaten, wird die den Antikörpertesten beigemessene immer größere Bedeutung ohne weiteres verständlich.

In geübten Händen ist der in bezeichnender Titerhöhe sicher spezifische Sabin-Feldman-Test, besonders unter Miteinbezug der Anamnese, ein vollwertiges diagnostisches Mittel geworden. Dies gilt speziell für die kurvenmäßigen Abmessungen. Eine vergleichende Gegenüberstellung der Verlaufstypen beider Reaktionen erlaubt oft Schlüsse über den Beginn und die Prognose der Erkrankung. Die FRENKELsche Intrakutanprobe behält für Gruppenuntersuchungen einen reellen Wert.

Bei der konnatalen T. erleichtert in vielen Fällen der serologische Mutter-Kind-Komplex die Diagnose, da bei undeutlichem (sehr selten!) oder nicht ausgeführtem Antikörpernachweis im kindlichen Serum der Test bei der Mutter die ätiologische Sicherstellung übernehmen kann.

Bei der akquirierten, akuten T.-Infektion kann ausnahmsweise der bezeichnende Titeranstieg im Farbstofftest erst einige Wochen nach Krankheitsanfang einsetzen, was dann zur Verpassung einer Frühbehandlung führen mag. Es muß daher in allen Fällen auch der direkte Erregernachweis in Liquor, Blut, Haut-efflorescenzen, Lymphdrüsen usw. unbedingt versucht werden.

Neuerdings sind nun mehrere Krankheitszustände mit fraglicher Ätiologie als toxoplasmogen erkannt worden. Sie verdienen unser besonderes Interesse, da es sich um erworbene Infektionen handelt, deren genaueres Studium höchstwahr-scheinlich auch auf die Verbreitungsweise der Anthropozoonose bald ein Licht werfen wird. Ihrer Frequenz nach erwähnen wir zuerst die öfters beschriebene Lymph-drüsenfieber-Toxoplasmose, dann die ausnahmsweise festgestellte isolierte Augen-infektion und schließlich die ebenfalls bis jetzt sehr seltene subakute bis chronische Encephalopathia toxoplasmotica, die wir auch als pseudotumorale Gehirntoxo-plasmose bezeichnen können. Solche Patienten fallen gewöhnlich durch mehr oder weniger schwere psychische Störungen, die bis zur Demenz fortschreiten können, auf.

Inwieweit monosymptomatische, enteritische und pulmonale Erscheinungen hinzuzuzählen sind, kann heute noch nicht entschieden werden. Bei diesen Erkrankungsformen beruft sich die klinische Diagnose auf den signifikanten Serumantikörpernachweis. Die Bedeutung der serologischen Teste zeigt hier weitgehende Parallelen mit der Wassermannschen Probe und den andern, bei der Luesabklärung üblichen Reaktionen. Wiederholt eindeutige Resultate, ohne klini-sche Gegensätzlichkeit, werden eben zur Basis für unser therapeutisches Eingreifen.

Trotz Annahme eines artmäßigen Zusammengehörens aller Toxoplasmen ist, wenn immer möglich, die Isolierung von neuen Stämmen — wir denken hier vor allem an die in letzter Zeit meist nur histo-parasitologisch und serologisch erwiesenen Hundetoxoplasmosen — durch Beimpfung artverschiedener und jeweilen meh-rerer Versuchstiere mit Probematerial anzustreben. Vergleichende immun-biologische Untersuchungen mit beim Menschen und gleichzeitig bei infektions-verdächtigen Tieren seiner Umgebung vorgefundenen Stämmen, könnten gegebenenfalls vielleicht wertvolle epidemiologische Fingerzeige sein.

Den Leser interessiert sicher auch die Frage der Zahl der bisher isolierten Toxo-plasmastämme. Aus persönlichen Mitteilungen der Herren VERLINDE, GARD und ALM wissen wir, daß insgesamt in Holland 9 Stämme menschlicher Herkunft (davon 8 im Instituut voor Praeventieve Geneeskunde, Leiden [Prof. J. D. VER-LINDE]), in Schweden 9 Stämme (6 im Karolinska Istitutet, Stockholm [Prof. S. GARD und Dozent Dr. BERGENHEM] und 3 im Bakteriologischen Laboratorium des Sahlgrenska sjukhuset, Gotenburg [Dr. L. ALM]) angeführt werden können. Auf die Schweiz (Hygiene Institut, Basel [Prof. J. TOMCSIK]) entfallen 3 derartige Stämme. · Laut den übrigen uns zugegangenen Berichten aus anderen europäischen Ländern und vor allem aus Nordamerika müssen dazu noch gut 30 weitere „Human"-Stämme zugezählt werden. Demnach liegen jetzt etwa 50 Beobachtun-gen von Menschentoxoplasmosen mit tierexperimentellem Erregernachweis vor.

Auf dem Gebiete der Geburtshilfe sind routinemäßige Laboratoriumsunter-suchungen zur Entdeckung der T. nicht vielversprechend. Dagegen ist hier *die gezielte Forschung*, wie sie schon 1949 in Finnland von ZILIACUS und WIST unter Mithilfe des schwedischen T.-Spezialisten GARD unternommen worden ist, durchaus am Platze. Bei Frauen mit auffallend hohen Dye-Test-Titern muß nach Fehlgeburten eventuell das Auskratzungsmaterial histologisch und auch tierexperimentell auf Parasitengehalt geprüft werden. Die gleiche Anregung gilt natürlich auch für Placenten bei Geburten toxoplasmoseverdächtiger Kinder.

Zu der gezielten T.-Forschung rechnen wir natürlich auch die modernen Anti-körperbestimmungen im Serum von Kindern mit angeborenen Gehirn- und Augen-anomalien sowie bei deren Müttern. Auf diese Weise wird mit der Zeit auch die Serologie einen wichtigen Beitrag liefern zur Kenntnis der, die Embryopathia toxoplasmotica charakterisierenden äußeren Erscheinungsformen.

Die Toxoplasmose ist heute nicht mehr, wie das vor einigen Jahren noch angenommen werden konnte, bloß eine wissenschaftlich interessante Rarität, sondern eine sehr ernst zu nehmende ansteckende Krankheit, welche heute trotz ihrer relativen Seltenheit, gerade so gut wie die Syphilis, die Aufmerksamkeit der Ärztewelt in Anspruch nehmen muß.

Die klinische Diagnose ist nur in den wenigsten Fällen möglich. Die serologischen Prüfungsverfahren sind für die diagnostische Abklärung meistens unerläßlich.

Dem Ausbau der Laboratoriumsdiagnostik ist daher in allen Ländern größte Achtung zu schenken. Die zur Erkennung der T. gebräuchlichen serologischen Methoden bedürfen großer Erfahrung und sind zudem kostspielig. Demzufolge ist es wohl rationeller, nur wenige, jedoch gut ausgerüstete Testzentren zu unterhalten. In der Schweiz z. B. konnte bis jetzt eine derartige T.-Station (im Basler Hygiene Institut [Prof. Dr. J. Tomcsik]) die praktische Durchführung der im Lande angeforderten Antikörpernachweise bewältigen. Allerdings bedeutet dies für ein wissenschaftliches Institut eine wesentliche Mehrbelastung.

Die Anwendung voneinander abweichender Testmethoden oder technischer Varianten der geläufigen Serumteste in den verschiedenen T.-Laboratorien erschwert die komparative Zusammenstellung der Untersuchungsresultate ungleicher Herkunft, oder macht sie überhaupt unmöglich. Darum wäre eine einheitliche, auf internationaler Basis beruhende Durchführung der Laborteste, unter Zuhilfenahme von „laufend" überprüften Standardseren, so wie wir das im letzten Sommer am I. Internationalen Kongreß für klinische Pathologie in London vorgeschlagen haben, dringend notwendig.

Von einer internationalen Stelle aus — wir denken an die Welt-Gesundheits-Organisation — könnte auch ganz allgemein die notwendige Aufklärung der Ärzte und Tierärzte über diese in unserem Wissensbereich doch eher neue und noch nicht überall genügend bekannte Anthropozoonose ausgehen.

Zur einer solchen Bekanntgabe gehört u. E. auch die Warnung vor Laboratoriumsinfektionen. Schon 1947, als wir in Genf mit den uns in freundlicher Weise von Winsser und Binkhorst überbrachten beiden Toxoplasmenstämmen (Sabins R.H.-Stamm und holländischer B.K.-Stamm) zu arbeiten begannen, hielten wir bei allen Tierversuchen an einer peinlich genauen, Menscheninfektionen verhütenden Technik fest. Wir hatten auch keine klinisch erkennbaren Ansteckungen zu beklagen.

Internationales Zusammenarbeiten verspräche obendrein eine bessere und raschere Orientierung über die geographische Ausbreitung der T.-Infektion und damit wahrscheinlich auch eine Förderung der epidemiologischen Erkenntnisse.

Schließlich mögen aber auch auf dem Gebiet der Toxoplasmose die prophylaktischen und fürsorgerischen Maßnahmen vielleicht ins Interessengebiet der internationalen Gesundheitsaufsicht gehören.

XI. Zusammenfassung.

Unter Miteinbezug des ganzen zugänglichen Schrifttums und gestützt auf eigene Beobachtungen, werden die verschiedenen klinischen Erscheinungsformen der angeborenen Toxoplasmose dargestellt.

Dabei kommen neben dem Vollbild auch die oligo- und monosymptomatischen Krankheitstypen der Embryopathia toxoplasmotica eingehend zur Besprechung.

Eine systematische Zusammenstellung der 74 bisher bekannten histo-parasitologisch nachgewiesenen Fälle von im 1. Jahr tödlicher konnataler Toxoplasmose enthält sowohl die klinischen und serologischen als auch die pathologisch-anatomischen Angaben.

In einer kritischen Übersicht wird versucht, auch die publizierten überlebenden, inaktiv gewordenen Formen der angeborenen T. nach dem klinischen Symptomenbild und soweit wie möglich auch nach dem Testausfall in evidente, sehr wahrscheinliche und nicht sicher belegte Beobachtungen einzuteilen.

Über pränatal entstandene T. bei Zwillingen liegen bereits mehrere Berichte vor; ihrer Bewertung wird Rechnung getragen.

Der in letzter Zeit immer mehr in den Vordergrund tretenden, die verschiedensten Altersstufen betreffenden erworbenen Toxoplasmosen wird alle Aufmerksamkeit geschenkt. Noch wenig bekannte Krankheitsbilder, wie Lymphdrüsenfiebertypus, isolierte Augeninfektion und protrahierte Encephalitis toxoplasmotica finden Mitberücksichtigung.

Die diagnostische Bedeutung des serologischen Antikörpernachweises wird dem derzeitigen Stand der Forschungsergebnisse gemäß unterstrichen. Als aufschlußreichste Methode darf gegenwärtig der Sabin-Feldman-Test gelten. Dieser Test stimmt bei Gruppenuntersuchungen zur Erkennung des Durchseuchungsgrades der „gesunden" Bevölkerung im allgemeinen mit der Komplementbindungsreaktion und bei Jugendlichen und Erwachsenen weitgehend auch mit der Toxoplasmin-Dermalprobe überein.

Pathologisch-anatomisch sind die wichtigsten Dokumente über die konnatale wie auch über die erworbene T. beim Menschen unter Einschluß der hauptsächlichsten Befunde aus der Tiermedizin der Arbeit eingegliedert worden.

Die differentialdiagnostischen Erwägungen beziehen sich sowohl auf die klinischen, als auch auf die makro- und mikroskopischen Obduktionsergebnisse.

Besondere Beachtung findet u. a. die Unterscheidung zwischen angeborener T. und Sabin-Feldman-Syndrom. Während das letztere genetisch bedingt sein kann und in späteren Schwangerschaften sich daher auf irgendeine Art wiederholen mag, ist bis heute außer den Zwillingsbeobachtungen kein einziger Fall von intrauteriner Toxoplasmoseinfektion bekannt, bei dem ein Geschwisterkind nachgewiesenermaßen die nämliche Krankheitsform gezeigt hätte.

Zur Sprache kommen ferner unsere wichtigsten Kenntnisse über die Toxoplasmose im Tierreich und daran anschließend die allerdings noch hypothetischen Anschauungen über die Infektionsübertragung vom Tier auf den Menschen.

Schließlich werden in einem Überblick und Ausblick die durch diese Anthropozoonose aufgeworfenen biomedizinischen Probleme hervorgehoben.

Namenverzeichnis.

Die *kursiv* gedruckten Seitenzahlen beziehen sich auf die Literatur.

Abbot s. W. M. Craig, *5*.
—, M. *408*, 471.
Abbott 747, 771.
—, Hodson s. Golden *160*.
—, H. L. 200.
—, H. Lyman s. Robert C. Moehlig, *162*, *188*.
—, J. M. 582.
—, I. M. s. G. Plaut, *547*
—, K. H., u. J. D. Camp *653*.
Abel 252.
Abelin *221*, *225*.
—, I. 317.
—, —, u. G. Bracher *299*.
Abelson 566, 588, 592, 594, 597.
— s. L. K. Diamond, *541*.
— s. Sanger *548*.
—, N. M. *539*.
Abeshouse 195.
— s. Goldstein *187*.
—, B. S. *320*, 346.
Abraham 456.
D'Abreu, F. s. J. C. Harland, *9*.
Acevedo, B. S. 380.
—, — — s. A. E. Bianchi, *375*.
Dell'Acqua, G. *117*.
Actley s. Ferrebee *225*.
Adair, D. s. P. S. Rhoads, *127*.
Adams 692, 763, 773, 820, 822.
—, Caroll, O., Edward L. Compere u. Jerome Jerome *157*.
—, F. H. *653*, 680, 702, 710, 730, 763, 766, 770, 771.
—, — —, J. M. Adams, M. Cooney u. P. Kabler. *675*.
—, — —, J. M. Adams, P. Kabler u. M. Cooney *653*.
—, — —, R. Horns u. C. Eklund *653*.
—, J. M. 702, 710, 730, 763, 766, 770, 771.
—, W., A. S. Alving, K. S. Grimson u. Ch. Scott *2*.
—, — s. A. S. Alving *2*.
—, — s. K. S. Grimson *9*.
—, —, u. J. Sandford *2*.
Adamson, J. D., u. S. Dubo *2*.
Addis, Marmorston, Codman u. Sellers *225*.

Addis, T. s. E. C. Persike, *13*.
—, — s. F. L. Reichart, *14*.
Adie, J. R. *670*.
Adler, K. J. *157*.
—, Sidney 195, 200.
—, — s. R. C. Moehlig *188*.
Adlersberg, D. 495.
—, —, u. O. Porges *489*.
Adson 19, 20, 21, 22.
—, A. W. *2*.
—, — —, u. E. V. Allen *2*.
—, — — s. E. V. Allen *2*.
—, — —, u. G. E. Brown *2*.
—. — — s. G. E. Brown *4*.
—, — — s. W. M. Craig *5*.
—, — —, W. McCraig u. G. E. Brown *2*.
—, — — s. E. E. Gambill *8*.
—, — — s. G. Rowntree *14*.
—, — —, W. Walters u. N. W. Barker *2*.
—, — — s. E. V. Allen *2*.
Aergerter, Ernest A. s. Herbert M. Stauffer *164*.
Agasse-Lafont, E. 194, 198.
—, — s. Oettinger *188*.
Agerty, H. A., R. S. Wiksman u. L. Kacher *539*.
Agren, O. *2*.
Ahlstroem, C. G. *365*, 368, 369, 374.
—, — — u. Welin *365*.
Ahrens, E. 312.
—, — ,u. H. G. Kunkel *299*.
Aidin, R. 620.
—, —, Corner u. G. Tovey *539*.
Akerren, *R. 539*, 624.
Akoun s. H. Tillier *165*.
Albers-Schönberg 82.
Albertini, A. 130.
—, —, u. A. Grumbach *117*.
v. Albertini, A. *2*, 51.
Alberty, R. A. s. H. F. Deutsch *541*.
Albrecht *299*, 312.
—, W. *186*, 205, 206.
Albright 165, 168, 172, 176, 177, 178.
— s. Barnwell *158*.
— s. Talbot *226*.
—, Fuller s. Joseph C. Aub *158*.
—, —, Esther Bloomberg u. Patrice H. Smith *157*.

Albright, Fuller, Charles H. Burnett, Patricia H. Smith u. William Parson *157*.
—, — s. Eduard C. Reifenstein *163*.
—, —, Beecher Scoville u. Hirsh W. Sulkowitch *157*.
—, —, Hirsh W. Sulkowitsch u. Esther Bloomberg *157*.
Alder, A. *375*, 397.
Aldrich, K. s. A. C. Bach *3*.
Alessandri, R., u. P. Valdoni *2*.
Alexander, F. s. K. A. Evelyn *6*.
—, J. E. s. E. Strauß *129*.
—, — F. 326, 328, 362.
—, — — s. R. Birchall *320*.
Alford, K. M. 631, 632.
—, — — s. D. P. Arnold *539*.
Alimurung 439.
—, M. M. s. A. A. Luisado *412*.
—, — —, M. B. Rappaport u. H. B. Sprague *408*.
Alison, F. 770.
—, — s. M. Lelong *660*.
Alken, C. E. *320*, 332, 333, 334.
Allègre, M. G. E. *653*, 738, 763, 770, 771.
Allen 227, 289, 290, 291, 296, 298.
— s. Dragstedt *223*.
— s. Gellhorn *220*.
—, A. W. s. W. M. Craig *5*.
—, E. V. s. A. W. Adson *2*.
—, — —, u. A. W. Adson *2*.
—, — —, J. S. Lundy u. A. W. Adson *2*.
—, F. H. 633, 637.
—, — —, L. K. Diamond u. J. B. Watrous *539*.
Allenby, K. D. *408*.
Allgöwer, M., u. W. Bloch *117*.
Alloiteau, J. J. s. M. Duvoir *159*.
Alm, L. *653*, 721, 743, 770, 771, 778, 821, 826.
Almeida, Dino de s. Santos R. Ferreira 69.
Almond, S. *117*, 155.
Almy u. Shorr *223*.
—, T. P. 502, 504, 506.

Almy, T. P., K. Swift u. E. Tolstoi *489*.
Alott, W. 586.
—, —, u. Hohnan *539*.
Alpern, E. Bryce *157*.
Alpert s. Zimmermann *224*.
—, L. K., A. S. Alving u. K. S. Grimson *2*.
Alslev, J. *117*.
Alt, H. L. 608, 613.
—, — — s. G. B. de Marsh *546*.
Althausen *226*.
—, Anderson u. Stockholm *224*.
— u. Stockholm *226*.
Altmora, V., E. W. Castivo-Rubio u. D. Battilana*408*.
Altschul, Rudolf, u. J. S. Brown *158*.
Altschule, M. D. s. H. A. Dervon *6*.
Alture-Werber, E. s. L.Loewe *124*.
Altzitzoglou *539*, 611, 612.
Alving, A. S. s. L. K. Alpert *2*.
—, — — s. W. Adams *2*.
—, — — ,W. Adams, K. S. Grimson, C. Scott u. J. Sandford *2*.
—, — — s. K. S. Grimson *9*.
—, — — s. M. Landawne *11*.
Alwens, W. 68.
Amelung, Walther 68, *69*, 74, 75, 76, 77, 80, 85, 86, 87, 93, 94, 101, 107, 108.
—, W., u. A. Mayer *69*.
Anchel, M. 315.
—, —, u. R. Schönheimer *299*.
Ancona 766.
Anderson s. Althausen *224*.
— s. Buell *224*, 225.
— u. Herring *224*.
— s. Houssay *223*.
—, Joseph, u. Herring *225*.
— u. Long *220*.
— s. Marx *223*.
— s. Stillman *225*.
— s. Stoesser *304*.
—, B. s. K. S. Grimson *9*.
—, D., u. Ch. S. Keefer *117*.
—, K. s. E. W. Goodpasture *676*.
—, Norman La Rue *158*, 182.
Andresen, P. H. *597*, 598.
—, — —, u. J. Kell *539*.
Ange 604.
Angrist, A. 712.
—, — s. M. Harwin *658*.
Anigstein, L. 681.
—, — s. J. B. Cross *676*.
Ans, M. C. 772.
—, — — s. F. A. Mantz *661*.

Ansari, N. 771.
—, —, u. A. Inou *653*.
Anselmino 257, 620, 629, 645.
— u. Hoffmann *539*.
—, K. J., u. M. A. von Finck *539*.
—, — —, Fr. Hoffmann u. L. Herold *158*.
Ansoff s. Barnes *225*.
Antipol *225*.
Antoynetti, L. *2*.
Apitz, K. *375*, 404.
Appelbaum, A. *653*, 772.
Appelmans 771.
—, M., P. Brutsaert, P. Ooms u. L. Mortel-Mans *653*.
Applegarth s. Bennett *225*.
Aragão, Henrique de Beaurepaire *670*, *675*.
Arantes, J. B. *670*, 681, 810.
Arasa, F. *117*, 138.
Arbuckle, Robert K. s. Herbert M. Stauffer *164*.
Arey *227*.
Argonz, J. s. E. B. Del Castillo *159*.
Aring, C. D. s. H. M. Merrit *661*.
—, — — s. H. Salzer *665*.
Arjona, E. s. C. Iménez-Diaz *123*.
Armbrust, C. A. s. S. A. Levine *412*.
Armstrong, C. D. s. A. L. Bloomfield *118*.
Arnand, M. *2*.
Arndt 239.
Arneil, G. C. 766, 770.
—, — — s. I. D. Riley *664*.
Arnold 28.
—, D. P. *539*, 631, 632, 637.
—, — —, u. K. M. Alford *539*.
—, J. G. jr. 801.
—, O. H. *3*.
Arntzenius, A. 610, 612, 628.
—, — s. C. de Lange *545*.
Aronheim *227*.
Arons, Ph. 766, 771, 823.
—, — s. S. van Creveld *655*.
Arredondo, F. O. *158*.
Arrigoni, A., u. A. Ciminata*3*.
Arter, H. 216.
—, — s. F. Koller *187*.
Aschaffenburg, R. 617.
—, — s. F. Thoenes *549*.
Ascher, L. *117*.
Aschner, Berta, u. Guido Engelmann *185*.
Aschoff 166.
Ascroft, P. B. *3*.
Ash, R. *408*, 462.
Ashby *539*, 552.
Asher u. Takahaschi *221*.
Ask 355.
— -Upmark, E. *3*, *158*.

Askanazy, M. *186*, 195.
—, —, u. E. Rutishauser *158*.
Assmann 462.
—, H. 138, 139.
—, — u. H. Moormann *117*.
Astrachan 612.
Attinger, E. *69*, *653*, 817.
Aub, Joseph C., Fuller Albright, Walter Bauer u. Elsie Rossmeisl *158*.
—, — — s. Walter Bauer *158*.
Aubert, A., u. C. Lerche *118*.
Aucowitz s. de Bodo *223*.
Audier, M. s. Ch. Matthei *125*.
Audin, H. s. J. Schmidt-Thomé *303*.
Augustine, D. L., D. Weinman u. J. MacAllister *675*.
Aus 592.
— s. P. G. Hattersley *543*.
—, M. C. 718.
Austin, B. R. 56.
—, — —, u. L. J. Frymire *3*.
Autenrieth 305.
Autrum, H. *408*.
Avery, N. C. s. H. Field *121*.
Axen 325.
Ayman, D., u. A. D. Goldshine *3*.
Aymann 37.
Azoulay, Y. 586.
—, — s. M. Zermati *551*.

Babaiantz, L. s. F. Bamatter *653*.
Bablet, J. *653*.
Bach, A. C., u. K. Aldrich *3*.
Bacq 59, 61.
—, J. L. M. L. Brouha u. C. Heymans *3*.
Bader *675*, 759.
Badtke, G. *3*.
Baehr, G. 137.
—, — u. I. E. Gerber *118*.
—, — s. I. E. Gerber *121*.
Baensch 190, 198.
Bailey, A. 578, 590.
—, — s. W. J. Kuhns *545*.
—, C. C. s. E. P. Joslin *491*.
Bailly, C. Cabell s. Elliot P. Joslin *161*.
Baker 494, 506, 509, 511, 513. 514.
—, A. N. 597.
—, — — s. P. Levine *546*.
—, C. 475.
—, —, u. J. R. Trounce *408*.
—, —, R. C. Breck, M. Campbell u. S. Sulzmann *408*.
—, G. F. 498.
—, T. W. *489*.
Bakse, C. J. A. *539*, 580.
Baldermann, M. *118*.
Baldridge, O. L. 148.

Baldridge, O. L. s. W. W. Stewart *129*.
Balfour u. Sprague *223*, 224.
—, A. *653*.
Ball 316.
— s. Samuels *223*, *225*, *302*.
Ballabriga, A. *653*, 682, 773.
—, —, u. W. Oppenheimer *653*.
—, — s. R. Ramos *663*.
Ballantyne, J. W. *539*, 552.
Ballowitz, Leonore 538, *539*, 582, 619.
Balmus, G. s. S. Nicolau *673*.
de la Balze, F. A. s. E. B. Del Castillo *159*.
Bamatter, F. *158*, 172, 652, *653*, *670*, 682, 688, 689, 699, 704, 725, 736, 737, 738, 741, 743, 744, 745, 748, 767, 771, 772, 795, 796, 799, 800, 808, 810, 824.
—, —, u. L. Babaiantz *653*.
—, —, R. Fankhauser, A. Franceschetti, E. Freudenberg, C. Gasser, E. Glanzmann, M. Jaccottet, E. Juillard, E. Schwarz, J. Tomcsik u. A. Werthemann *653*.
—, — s. A. Franceschetti *657*.
—, —, u. H. Habegger *653*.
—, — s. M. Monnier *662*.
—, —, E. Suter, M. Leuenberger u. W. Roth *675*.
Bancroff 770.
—, P. M. s. F. H. Tanner *667*.
Bandmann 56.
Bang *299*, 305, 308.
Bansi, H. W. *69*, 78, 81, 84, 89, 95, 105.
Barach, J. H. *489*.
Baranoff *226*.
Barany s. Sperber *226*.
Barash, L. *320*, 328.
Barbagallo, S. G. *675*.
Barbour, R. G. H. s. P. M. Rountree *127*.
Barclay s. Copp *227*.
—, A. E. s. J. Trueta *16*.
Bargeton, E. 692, 724.
—, — s. R. Debre *656*.
Barker 18, 35, 40.
— s. Crandall *221*, 227.
— s. Shorr *221*.
—, M. H. s. L. Davis *5*.
—, N. W. 346, 347.
—, — — s. A. W. Adson *2*.
—, — —, u. W. F. Braasch *3*.
—, — — s. N. M. Keith *10*.
—, — —, u. W. Walters *320*.
—, P. S. *118*.
Barner *489*, 509.
Barnes *225*.

Barnes, Ansoff u. Burr *225*.
—, Miller u. Burr *225*.
—, A. R. *118*.
Barney, J. J., u. H. S. Suby *320*.
Barnwell, Albright, S. Scoville u. S. Sulkowitch *158*.
Barny, J. J. 346.
de la Barrera, J. M. 681.
—, — —, u. A. Riva *670*.
Barror, L. M. 582.
Barrow, M. Leitch s. G. Plaut *547*.
Barta, L. *158*.
Bartelheimer *227*.
— u. Cabeza *226*.
—, H. *489*.
Bartels, C. C. s. J. A. Evans *6*.
—, E. C., J. L. Poppen u. R. L. Richards *3*.
Barthels 637.
Bartholomew, L. G., u. I. R. Nichols *118*.
Bartlett, Wick u. Mackay *221*.
Bartsokas, S. *653*.
Baserga, A. *375*, 378.
Bass, E. *408*.
—, —, u. G. Z. Rossner *408*.
Bassett, R. C. s. M. M. Peet *13*.
Bastien, J. s. H. Coumel *119*.
Bates *320*.
Battey, C. P. s. R. P. Glover *410*.
Battilana, D. s. V. Altmora *408*.
Battle, F. F. s. B. Moia *12*.
Battro s. Castex *409*.
Battrou, Braun-Menendez *408*.
Baty 555.
— s. L. K. Diamond *541*.
Bauer, J. 317.
—, —, u. J. D. A. Buttu *299*.
—, —, u. M. Schur *158*.
—, Julius *158*.
—, K. H. *69*, 83, 110.
—, Walter, u. Joseph C. Aub *158*.
—, — s. Joseph C. Aub *158*.
Bauman s. Samuels *223*.
— s. Stare *221*.
Baumann, J., u. P. Chiche *3*.
Baumgartner, A., u. P. Harvier *3*.
Baur-Fischer-Lenz *185*.
Bavetta u. Deuel *225*.
—, Hallman, Deuel u. Greely *225*.
Bayer 41.
—, O. 468.
—, —, E. Boden, H. Boeminghaus u. S. Effert *3*.
Bayon, A. s. B. Muller *125*.

Bean, W. 446.
—, W. E. s. S. W. Kumpe *411*.
Beardwood, J. T. jr. *489*, 494, 499, 500, 502, 504, 511, 513, 514, 528.
—, — — —, u. G. P. Rouse *489*.
Beattie, C. P. s. A. B. Nutt *662*.
de Beaurepaire, Henrique s. Aragão *670*, *675*.
Beaver, D. C. 604.
—, — — s. Ch. L. Schneider *548*.
Becher 348, 349, 352, 354, 359.
— s. H. Wirtz *323*.
—, E. *118*, 622.
—, — s. F. Küster *545*.
Bechgaard 35.
—, P. s. S. Hammarström *9*.
Beck 433.
— s. Cutler *409*.
—, C. 306.
—, — s. L. Wacker *304*.
Becker 619.
— u. Vogel *539*.
Beckermann, F. *118*, 138, 152.
Bedaux, L. M. C., u. C. D. Binkhorst *654*.
—, L. s. R. Brückner *655*.
Beek, Ed. S., u. J. Groen *489*.
Beekman, H. 691, 695.
—, — s. J. D. Verlinde *668*.
Begemann, H. s. L. Heilmeyer *376*.
Behrend, Albert *158*.
v. Behring, H. 315.
—, — s. R. Schönheimer *303*.
Bélak 59.
Belden, W. H. 192.
—, — —, u. A. R. Bernheim *186*.
Bell *228*, 297.
—, Best u. Haist *227*.
— s. McQuarrie *228*.
Bellis, L. 433.
Belloni, M. *653*.
Bendien 312.
— u. Snapper *299*.
Benecke, E. *539*, 554.
Benedetti, G. *375*, 380, 396.
Bengtsson, E. *654*, 751, 771, 793.
Bennecke, E. 365.
Benner 650.
Bennett, Applegarth u. Li *225*.
—, Carcia u. Li *225*.
— u. Koneff *225*.
—, Kreiss, Li u. Evans *223*, *225*.
— u. Laundrie *223*.
— u. Li *223*.

Bennett u. Roberts 223.
— s. Sprague 223.
Bennhold, H. 299, 312.
Bensley, E. H. s. A. F. Fowler 490.
—. — — s. J. M. Rabinowitch 492.
Benson s. Dixon 221.
Bequignon, R., u. L. Reinie 675.
Berardinelli, W. 165.
Berberich 27.
Berblinger, W. 118, 158, 166.
Berceanu, L. s. C. Paunesco 126.
Berg 316.
—, H. H. 320.
van den Berg, Hijmans 618.
Bergamini, R. s. S. M. Peck 126.
Bergenhem 826.
van den Bergh 714.
Berglund 20, 39.
—, H., S. Hammerström u. G. Norberg 3.
Bergman u. Drury 226.
— s. Lazarow 225.
Bergouignan, M. 654.
Beringer, A. 489.
Berlin, R. B. 539, 589.
Bernard, A. 3.
—, J. 375, 403, 634.
—, —, u. M. Bessis 539.
—, R. 730, 770.
—, — s. P. Giraud 658.
Berndt, H. 539, 594.
Berne, R. s. D. Weinman 679.
Berner, A. 158, 539, 622.
Bernhard u. Bullett 221, 222.
—, Fr. 69, 87, 110, 111.
—, K. 307, 308.
—, —, u. F. Bullet 299.
—, —, E. Schläpfer u. S.Wilk 299.
Bernheim, A. R. 192.
—, — — s. W. H. Belden 186.
— -Karrer 539, 552, 619.
Berning, H. 320, 489, 500, 504.
—, — s. Prévôt 322.
—, Heinrich, u. Hanna Walter 320.
Bernstein, A., u. H. Reber 118.
Berris, R. F. s. M. Franks 490.
Berthelsen, H. 368.
—, — s. A. Hyärre 366.
Berthold 539, 613.
Bertoni, G. 381.
—, —, u. R. Specie 375.
Bertoye, A. 682, 771.
—, —, L. Thevenin u. J. L. Bonnet 654.

Bertram 221, 230, 339.
—, F. 489, 494, 497, 500, 501, 504, 505, 506, 507, 508, 509, 511, 512, 513, 528.
Bertrand, I. 692, 724.
—, — s. R. Debre 656.
—, —, u. R. Tiffeneau 489.
Berwald, W., u. K. Devine 3.
Bessis, M. 539, 559, 565, 567, 581, 634.
—, — s. J. Bernard 539.
—, — s. J. Caroli 540.
—, —, u. P. Freixa 539.
—, —, u. Gorius 539.
Best s. Bell 227.
—, Campell u. Haist 227.
— u. Haist 220.
—, Haist u. Ridout 220.
— s. Haist 227.
—, C. H. 307, 309, 311, 316.
—, — —, u. J. Campbell 299.
—, — —, J. Ridout, C. C. Lucas u. J. M. Patterson 299.
—, — — s. W.Thalhimer 549.
—, Charles, Herbert u. Norman Burkle Taylor 158.
—, F. 185.
Bestin-Mourut 193.
Bethe-Bergmann s. M. Gildemeister 410.
— -Embden 419.
Bettex, M. s. M. Grob 410.
Beumer, H. 306.
—, —, u. F. Hepner 300.
—, —, u. Fr. Lehmann 300.
v. Beurden, A. s. v. Schoonhoven 413.
Beurich 441.
—, H. H., u. Maass 408.
Bey, B. s. Bloch 300.
Beyme, F. 654.
Biagi, F. 654.
Bianchi 380, 403.
—, A. E., G. Peco u. B. S. Acevedo 375.
—, C. 375.
—, —, u. L. Migone 375.
Bickel, G. 118.
Bickersteth 186, 204.
Bieling, R. 118, 675.
Bierhaus, H., u. F. Linder 3.
Bigelow 494.
— u. Lombard 489.
Bigger, J. A. 69, 80.
Bignall, J. R., J. W. Crofton u. J. A. B. Thomas 118.
Le Bihan, R., R. Boisot u. C. Lagarde 654.
Billi, A. 3.
Billings 131.
Billroth 74.
Binder, M. J., H. J. Gunderson, J. Cannon u. L. Rosove 118.

Bindewald, H. 539, 599.
Bind 186, 200.
—, James F., Joseph H. Globus u. Helmuth Simon 158.
—, R. J., L. B. Vandam u. F. D. Gray 408.
Bingold, A. C. 158, 167.
Binhold 69, 107.
Binkhorst 770, 771, 772, 825, 827.
—, C. D. 654, 682, 689, 690, 697.
—, — —, L. M. C. Bedaux, W. G. M. van der Valk, P. K. de Haas u. R. Brueckner 654.
—, — — s. R. Brückner 655.
—, — —, u. A. M. Lorentz de Haas 654.
—, P. G. 710, 733, 734, 743, 745, 746, 748, 756, 762, 763, 766.
Binkley, E. s. R. D. Manwell 672.
Biocca, E. 654, 675, 682, 825.
—, — s. Q. Mingoja 677.
—, —, u. P. Nobrega 675.
—, —, u. R. Pasqualin 675.
Biörck, G. 439, 475.
—, —, u. C. Crafoord 408.
—, — s. G. Nylin 412.
Biot 699.
Birch-Hirschfeld 186, 202.
Birchall, R. 326, 328, 362.
—, —, u. J. F. Alexander 320.
Bird 84.
—, Clarence E. 186, 203.
Birgmingham, M. s. H. Eagle 120.
Birkle, K. 375, 380.
Birkner, K. 3.
Bishop, G. H. s. P. Heinbecker 9.
Bittorf 408, 469.
— u. Trendelenburg 408.
Blaauw 770.
— -van Dok, S. s. M. R. Stoppelman 666.
Black, A.B., u. J.M. Malins 489.
—, B. G. H. 654, 771.
Blackburn, E. K. 381, 405.
—, — —, u. L. G. Lajtha 375.
Blackfan 555.
— s. L. K. Diamond 541.
Blackford, J. M., u. J. H. Wilkinson 3.
Blake, F. G. s. J. R. Goerner 121.
—, P. G. s. C. S. Keefer 123.
Blalock 433, 462.
—, A. 20, 84.
—, —, u. S. E. Levy 3.
—, — s. M. M. Ravitch 72.

Blalock, A. J. *408*.
Blanc, G. *670*, 806, 809, 810, 813, 815, 825.
—, —, u. J. Bruneau *675*.
—, —, J. Bruneau u. A. Chabaud *675*.
—, — s. E. Chatton *671*.
—, —, u. J. Hintermann *670*.
Bland, E. F. 139.
—, — — s. P. Oglesby *126*.
—, J. O. W. *654, 675*, 681.
Blas-Ferrainoli, E. s. Guzman-Rodriguez *160*.
Blasius, W. s. K. Neidhardt *12*.
Blatt, H. s. F. A. Nantz *677*.
Blegen 54.
Blevins, A. s. W. J. McNeal *125*.
Bliss *227*.
—, E. A. s. D. A. Long *124*.
Blitz, D. s. S. Spiger *128*.
Blix, G. 312.
—, —, A. Tiselius u. H. Svensson *300*.
Blixenkrone-Møller *222, 227*, 283.
Bloch 74, *300*, 306, 307, 316.
—, B. Bey u. D. Rittenberg *300*.
—, E. Borek u. D. Rittenberg *300*.
— u. Cramer *222*.
— u. D. Rittenberg *300*.
— s. Rittenberg *226*.
—, W. s. M. Allgöwer *117*.
Block 597.
— s. P. Levine *546*.
Blöch, J. *489*, 494, 495, 496, 508, 509, 510.
Blomfield *539, 552*.
Blondin s. Valery-Radot *16*.
—, S., u. Cl. Rouvillons *3*.
Bloom, W. L. s. P. K. Bondy *489*.
Bloomberg, Esther s. Albright *157*.
Bloomfield *223*.
—, A. L., C. D. Armstrong u. W. M. Kirby *118*.
—, — —, u. R. M. Halpern *118*.
—, — — s. F. L. Reichart *14*.
Bloor, W. *300*, 305, 311.
—, — s. H. Hodge *301*.
Bloxsom *539, 636*.
Blum 510, 738, 770.
— u. Caulaert *489*.
—, J. s. M. Kaplan *659*.
—, L. *489*, 578, 583, 594, 605, 629.
—, — s. S. S. Schneierson *128*.
—, — s. E. Witebsky *551*.
Blumberg *300, 309*.

Blumberger, Kj. *69*.
—, K. J. *408*, 440, 441, 452, 454.
—, — —, u. B. Meyer *408*.
Blume, J., A. Dönhardt u. O. Hülnhagen *408*.
—, — A. 456.
Blumen, E. 738, 770.
—, — s. M. Kaplan *659*.
Bobbitt u. Deuel *222*.
Bock 299.
—, M. 560, 595.
—, —, M. A. von Finck u. M. Eilers *539*.
Bockenheimer, Ph. *185, 186*, 204, 205, 215.
Bodechtel, G. *118*, 131.
Boden, E. 41, *118*, 138.
—, — s. O. Bayer *3*.
—, —, u. F. Loogen *118*.
de Bodo, Kurz, Aucowitz u. Kiang *223*.
Böe, J. s. H. Rasmussen *14*.
Boecker 382.
Böger 41, 42, 43, 66.
—, A., u. K. Wezler *3*.
—, — s. K. Wezler *17*.
Böhlke, E. *118*.
Böhme, W. *409*.
Böhmig 446.
—, R. *118*, 131, *409*.
Boehnke, M. *539*, 619.
Boeminghaus, H. *3*.
—, — s. O. Bayer *3*.
— -Zeiss 320.
Boenheim, Felix 157, *158*.
Boenne, B. R. s. G. F. Ellinger *409*.
Boesen, I. *654*, 770.
Boez, L. *670*, 810.
van Bogaert, Ludo 158, *186*, 195, 198, 200, 212, 215, 216, 217.
Bogan u. Morrison *227*.
— s. Wagner *227*.
Boger, W. *118*.
—, W. P., C. F. Kay, S. Eisman u. E. E. Yeoman *118*.
—, — — s. J. W. Crossen *119*.
—, — — s. S. H. Eisman *120*.
—, — —, u. H. F. Flippin *118*.
Bohn 474.
—, H. *4*.
—, —, u. E. Koch *654*.
Bohne, W. s. K. R. Ratliff *14*.
Bohnhoff, M. s. P. C. Miller *125*.
Bohrod, M. G. *654*.
du Bois 281.
Boisot, R. 763, 770.
—, — s. R. Le Bihan, *654*.
Boisseau, R., u. L. Nodenot *670*, 680.
Bokelmann *539*, 554.

Bokrétas s. Jendrassik *301*.
Boland u. Headley 224.
van Bolhuis 613, 621, 631, 635, 637, 638, 642.
—, J. G. s. J. J. van Loghem *546*.
—, — J. H. *539*.
Boller, R. *489*, 504, 512, 513.
Bolletti, M. 613.
—, — s. F. Rasi *548*.
Bonamour, M. J. *654*, 771.
Bonamy, M. 56.
—, — s. F. Joly *10*.
Bondi *409*.
Bondy, P. K., W. L. Bloom, V. S. Whitner u. B. W. Forrer *489*.
Bonfils, S. s. R. Boulin *490*.
Bonnet, F. s. L. F. Cueli *69*.
—, J. L. s. A. Bertoye *654*.
von Bonsdorff, B. *489*.
Boone, J. A. s. H. G. Smithy *413*.
Boorman, K. 560, 561, 587, 595.
—, —, u. B. Dodd *540*.
—, —, B. Dodd u. P. L. Mollison *540*.
—, —, B. Dodd u. R. H. Trinick *540*.
Borak, J., u. B. Doll *158*.
Borch-Johnsen, E. *4*.
Bordley, J., M. Goldston u. W. E. Dandy *4*.
Borek, E. 307.
—, — s. Bloch *300*.
Born, W. C. *670*.
Bornstein *221*.
— u. Nelson *221*.
—, S. 606.
—, —, u. M. Israel *540*.
von Boros *409*.
Borst, R. C. 320.
—, W. H., u. F. E. Revers *165*.
van den Bosch 574.
Bothe, A. E. 346.
Botsztejn 599.
— s. G. Fanconi *542*.
—, Ch. s. E. Uehlinger *366*.
du Bouchet *540*, 556.
Bouckaert, J. s. C. Heymans *10*.
Boulard 770.
— s. M. Lelong *660*.
Boulez 770, 771.
—, N. s. G. Mouriquand *662*.
Boulin 493, 494, 506, 511, 513.
— s. Labbé *491*.
—, R. *489, 490*.
—, —, u. P. Uhry *490*.
—, —, P. Uhry, F. W. Meyer u. S. Bonfils *490*.
Bourgignon, A. *654*.

Bourne, G. *4.*
Bourquin, J. B. *654*, 802.
Bourret, G. *670*, 815.
Bouwer, S. 711.
—, — s. P. H. van Thiel *667*, *679.*
Bowen 333.
— u. Kutzmann *320.*
Bowie, J. H. s. A. B. Nutt *662.*
Bowley, C. C. *540*, 597, 637.
—, — —, u. J. Dunsford *540.*
Boxer s. Stetten *221.*
Boyd, C. H., u. L. G. Lewis *4.*
—, L. J. s. D. Scherf *129.*
—, W. C. 583.
—, — — s. H. Sommer *549.*
Boyden, A. M. s. Nichols H. Minor *71.*
Boynton, R. D. *118.*
Braasch, W. F. *320*, 337, 339, 345, 347.
—, — — s. N. W. Barker *3.*
—, — —, u. Jakobsen *320.*
Bracher, G. 317.
—, — s. I. Abelin *299.*
Braden 35.
—, J. s. M. M. Peet *13.*
—, S., u. E. A. Kahn *4.*
Bradfield, E. W. C. *158.*
Bradford, G. T. 581, 582.
—, — — s. M. S. Sacks *548.*
Bradley, Charles s. Donovan J. McCune *162.*
Brady u. Gurin *222.*
Bräucker, W. *4.*
Braid, Francis *158*, 167.
Brailsford, James F. *158*, 167, 169.
Brakier, T. 501.
—, —, u. L. Brull *490.*
Brams, W. s. M. Grossmann *122.*
—, — A. s. S. R. Kaplan *123.*
Bramwell, C. *118.*
Brancato, G. G. *540*, 560.
Brandt, H. *654*, 682.
Brannan, D. D. s. A. D. Nichol *412.*
Brannon, E. S. s. J. V. Warren *73.*
Brass 30, 33.
Braun, S. 198.
—, — s. O. Crouzon *186.*
— -Menendez, E. *4*, 458.
— — s. Battrou *408.*
— — s. Orias *412.*
— — u. L. A. Solar *409.*
— -Vallon, S., u. E. Hartmann *658.*
von Braunbehrens, H. *69*, 86, 106.
Breck, R. C. s. C. Baker *408.*
Breidenbach, H. M. *654.*
Breitner 26.

Brendemoen, O. J., u. C. Brendemoen *540.*
Brennan, A. J. 772, 822.
—, — —, T. Brown, J. Warren u. G. Vranian *654.*
Brenner, W. *540*, 617, 642, 643.
Brentano, C. *490.*
—, —, u. D. v. Keiser *490.*
—, —, u. S. Markees *490.*
Breusch, F. 316.
—, — s. R. Schönheimer *303.*
Bricaire, H. s. L. de Gennes *121.*
Bridge *221*, 238.
Bridges, W. C., A. L. Johnson, R. H. Smithwick u. P. D. White *4.*
Brigham, B. 806.
—, — s. Th. Perrin *673.*
Bright, E. M. s. W. B. Cannon *4.*
Brincat s. Constantini *159.*
Brini, M. A. *654*, 770, 771.
Brink, W. R. s. F. W. Denny *120.*
—, — —, C. H. Rammelkamp, F. W. Denny u. L. W. Wannamaker *118.*
—, — — s. L. W. Wannamaker *129.*
Britton s. Corey *224.*
— u. Silvette *224.*
—, C. J. C. 380, 401.
—, — — — s. L. Whitby *378.*
Brobeck, Tepperman u. Long *228.*
— s. Tepperman *222.*
Brochier, A. s. M. Péhu *547.*
Brock *540*, 616.
Broderick, T. F. s. Guy A. Caldwell *158.*
Brody, H. 619.
—, — s. A. S. Wiener *550.*
Brömser-Ranke 435.
Broendstrup, P. *654*, 767.
Broh-Kahn u. Mirsky *227.*
— s. Mirsky *221*, *226*, *227.*
Broman, B. *540*, 552, 560, 561, 562, 576, 582.
Bromberg, J. M. 622, 628.
—, — —, u. J. Polishuk *540.*
Bromeis, H. *69*, 83.
Brooke, H. *158.*
Brooks *228.*
—, A. M. s. D. Scherf *413.*
Broome, R. A. s. K. S. Grimson *9.*
Brose, N. A. s. J. E. Thompson *16.*
Bross, W. H., H. Hilarowicz u. P. Kubikowski *4.*
Brouha, Z. M. L. s. J. Bacq *3.*
Brown 20, 179.
—, Lukens, Elkinton u. De Moor *227.*

Brown, Allan s. Pearl Summerfeldt *164.*
—, G. E., u. A. W. Adson *4.*
—, — — s. A. W. Adson *2.*
—, — —, u. W. McCraig *4.*
—, — —, W. M. Craig u. A. W. Adson *4.*
—, — — s. E. A. Hines *10.*
—, J. S. s. Rudolf Altschul *158.*
—, — W. s. C. H. Stuart-Harris *129.*
—, R. A. s. J. R. Cann *540.*
—, — G. s. D. W. Bruner *540.*
—, T. 772, 822.
—, — s. A. J. Brennan *654.*
—, W. E. s. W. M. Craig *5.*
Browne s. Venning *226.*
Brownell s. Hartman *225.*
—, K. s. F. Hartmann *301.*
Bruce u. Wien *226.*
Bruch, Hilde 170, 177, 178.
—, — s. Donovan J. McCune *162.*
Brucker 61.
Brückner, F. *409.*
—, R. *654.*
—, — s. C. D. Binkhorst *654.*
—, —, P. K. de Haas, W. G. M. van der Valk, L. Bedaux u. C. D. Binkhorst *655.*
Brügel, H. G. *490.*
Brüger, M. *490*, 511.
Brühl 456.
Brüning 19.
—, F. *4.*
—, L. *118*, 154.
Brug, S., J. K. den Heyer u. J. Haga *670.*
—, — L., u. J. J. Th. Vos *655.*
Brugsch, Th. 375, 402.
Brull, L. 501.
—, — s. T. Brakier *490.*
Brumpt, E. *670*, 680.
Brundage, O. s. R. Wall *129.*
Bruneau, J. 815.
—, — s. G. Blanc *675.*
Bruner, D. W. 565, 567.
—, — —, R. G. Brown, F. E. Hull u. A. S. Kinkaid *540.*
—, — —, E. R. Doll, F. E. Hull u. A. S. Kinkaid *540.*
—, — —, F. E. Hull u. E. R. Doll *540.*
Brunhoffer, A. s. J. Schwarzman *665.*
von Brunn, Max *158.*
Brunner 192, 193, 194, 195, 198, 358.
— s. Walther Spühler *322.*
—, A. *4.*
—, Hans *186.*
—, W. *4.*
—, Werner *186.*

Brunschwig *221*.
— s. Ricketts *221*.
—, A. *4*.
Brush *227*.
— u. McClure *227*.
Brutsaert, P. *655*, 771.
—, — s. M. Appelmans *653*.
—, —, u. P. Danis *655*.
—, —, u. G. Helderweirt *655*.
de Bruyne, G. I. 619.
—, — —, u. S. van Creveld *540*.
—, J. I. 766, 771, 823.
—, — s. S. van Creveld *655*.
Bryer, M. G. s. D. A. Long *124*.
Bryner, S. s. W. H. Clark *119*.
Bschorr, F. 448.
—, — s. K. Holldack *410*.
Bublitz s. Hausberger *222*.
Bucalossi, A. 682, 770.
—, — s. P. Tolentino *667*.
Bucco, G. *655*.
Buchanan 238, 282.
— u. Hastings *221*.
—, Hastings u. Nesbett *221*, *226*.
—, Sakami, Gurin u. Wilson *226*.
— s. Vennesland *221*.
—, D., u. C. Lara-Gonzalez *655*.
Bucher, O. *118*, 144.
—, —, H. Debrunner u. H. Städeli *118*.
Buchmann 618.
Buchner 232.
— u. Grafe *221*.
Büchmann, P. 402, *540*.
—, — s. R. Stodtmeister *377*.
Bueding, Fazekas, Herrlich u. Himwich *222*.
Bühler, Metaxas 599.
—, — s. G. Fanconi *542*.
Buell, Anderson u. Straus *224*, *225*.
Büngeler *540*, 555.
Bürch, W., P. Kotowski u. H. Lichte *409*.
Bürger *222*, 238, 252, 253, 297, 501.
— u. Klotzbücher *222*.
— u. Kohl *221*.
—, M. *300*, 304, 305, 314.
—, —, u. Winterseel *300*.
— -Prinz 324.
Buffat *4*.
Bullet, F. 307.
—, — s. K. Bernhard *299*.
Bullett s. Bernhard *221*, *222*.
Bunn, P. A. s. R. F. Farrington *120*.
Bunse, W. *69*, 74, 94, 100, 101, 112.
Burckhart 56.

Burdick, D. L. s. M. L. Phelps *14*.
Burgerhout 196.
Burgess *4*.
Burghele, Th. s. N. Hortolomei *10*.
Burke, F. *655*.
—, J. s. E. J. Wayne *129*.
Burkland, C. E. s. W. F. Leadbetter *322*.
Burnett, Charles H. s. Albright *157*.
Burnham 556, 557, 560.
— s. P. Levine *546*.
Burns, Lewis u. Kelsey *221*.
—, F. R. 636.
—, — — s. D. B. Landau *545*.
Burr s. Barnes *225*.
Burton s. Zaffaroni *224*.
Burwinkel, R. 138.
—, — s. W. H. Hauss *122*.
Busacca, A. 811.
Busch, Dietr. Wilh. Heinr. *158*, 169.
—, M. G. *540*, 552, 553.
Busser, F. 332.
—, — s. P. Fuolon *321*.
Butenandt, A. 304, 314.
—, —, u. H. Dannenberg *300*.
—, —, u. H. Paul *300*.
—, —, u. J. Schmidt-Thomé *300*.
Butler, A. M. *158*, 176, *320*, 346.
Buttitta, P. L. *670*, *676*.
—, — —, u. V. Terrana *676*.
Butts s. Samuels *225*.
Buttu, J. D. A. 317.
—, — — — s. J. Bauer *299*.
Buxton s. Conn *223*.
Bywaters, E. G. L. *119*.

Cabeza s. Bartelheimer *226*.
Cachin s. Valery-Radot *16*.
Caffey, J. 738, 770.
—, — s. C. G. Dyke *656*.
Calcins 358.
Caldwell, Guy A., u. T. F. Broderick *158*.
Calkins u. Howard *321*.
Call, R. A. 144.
—, — —, u. R. A. Gilbert *119*.
Callahan, W. P. jr. *655*, 683, 691, 692, 696, 697, 704, 706, 733, 771, 774.
—, — — —, W. O. Russell u. M. G. Smith *655*.
Callender, S. T. 575, 597.
—, — —, u. R. R. Race *540*.
Calmette 770.
Calmettes, Deodati, Deumie u. Jammes *655*.
—, — u. Gally *655*.
Calo, A. *4*.

Camacho 695, 770.
— -Gamba, J. s. M. Roca-Garia *664*.
Camelin, A. s. H. Coumel *119*.
—, —, A. Guibert, C. Noger u. A. Tarel *119*.
Cameron s. Looney *228*.
—, G. C., u. H. B. Maitland *670*.
Camon, A. B., M. H. Slatkin, B. Chester u. R. Moses *119*.
Camp, J. D. 747, 771.
—, — — s. K. H. Abbott *653*.
Campbell, A. M. G. *670*, 822.
—, — — — —, u. F. Clifton *655*.
—, D. *186*, 199.
—, E. H. s. L. W. Gorham *160*.
—, J. s. C. H. Best *299*.
—, M. s. C. Baker *408*.
Campell 258, 316.
— s. Best *227*.
—, Davidson u. Lei *223*.
— s. Haist *227*.
van Campenhout *223*.
Camurati *186*, 198.
Canabal, E. J., H. F. Warneford-Thomson u. P. D. White *4*.
Canale, P. *375*, 380.
Canali, G. *375*, 399.
Candela *223*.
Canelot, E. s. L. Langeron *11*.
Cann, J. R. 579.
—, — —, R. A. Brown, D. Carleton Gajdusek, J. G. Kirkwood u. Ph. Sturgeon *540*.
Cannon 20, 59.
—, J. s. M. J. Binder *118*.
—, W. B. *4*.
—, — —, H. F. Newton, E. M. Bright, V. Menkin u. R. M. Moore *4*.
—, — M. 706, 787.
—, — — s. H. R. Pratt-Thomas *663*.
Cantarow, Abraham *158*.
—, — s. Thomas Horwitz *161*.
Cappel, D. F. 804.
—, — —, u. M. N. MacFarlane *655*.
Cappell 558, 560, 571, 575, 577, 621, 626, 632.
— s. Race *548*.
—. D. F. *540*.
—, — —, u. M. N. McFarlane *540*.
—. M. D. 577.
Cappiello s. Russell *222*, *223*.
Cappon, D. *655*.
Capps, J. A. *119*.
Carcia s. Bennett *225*.

Card, W. J. *490*, 510.
Cardeza s. di Pietro *223*.
Carini, A. *670, 676*, 810.
—, —, u. J. Maciel *670*.
—, —, u. L. Migliano *670*.
Carné, H. R. 681, 809, 810.
—, — — s. N. Wickham *674*.
Carnes, Ragan, Ferrebee u. O'Neill *224*.
Caroli, J. 565.
—, —, M. Bessis u. Gorius *540*.
Caron, J. P. *655*.
Carpenter s. Rost *222*.
Carrol 718, 770.
— -Wynton, H. *655*, 766.
Carstanjen 646.
Carter, B. B. *540*, 561, 564, 594.
—, — —, u. J. Loughrey *540*.
—, — — s. J. Loughrey *546*.
—, Bettina 647, 648, 649.
Carul, H. O. 639.
—, — — s. E. M. MacKay *546*.
Casamayor, L. s. O. Marburg *661*.
Caspar 328.
Castellani, A. *655, 671*, 680.
Castex 454.
—, Battro u. Conzales *409*.
—, M. R. *119*.
Del Castillo u. Rapello *224*.
—, E. B., F. A. de la Balze u. J. Argonz *159*.
Castivo-Rubio, E. W. s. V. Altmora *408*.
Castleman 18, 28, 30, 32, 33, 40, 50, 61, 66.
—, B., u. R. H. Smithwick *4*.
—, — s. J. H. Talbott *16*.
Cates, J. E. *119*, 148.
—, — —, R. V. Christie u. L. P. Garrod *119*.
Cathcart 337.
Cathie, I. A. B. *540*, 649, 743, 770, 771.
—, — — — —, u. J. A. Dudgeon *655*.
—, — — — — s. W. G. Wyllie *670*.
Caulaert s. Blum *489*.
Cavallaro, A. L. s. O. Roth *127*.
Cazal, P. *375*, 397, 404.
Celentano, R. s. O. Roth *127*.
Cerletti, A. 452.
—, —, u. W. Weisel *409*.
Cesare 176.
—, Gabetti Dominico *159*.
Chabanier, H., C. Lobo-Onell u. P. Gaume *4*.
Chabaud, A. 815.
—, — s. G. Blanc *675*.

Chaikoff 233, 235, 242, 307, 311, 318.
— s. Chernick *221, 222*.
— s. Masaro *222*.
— s. Stillman *225*.
— s. Zilverschmidt *221*.
—, J. L. s. C. Entenman *301*.
—, L. s. M. C. Fishler *301*.
—, — s. A. Robinson *302*.
—. L. s. R. Srere *303*.
Chalatow *300*, 309.
Challiol, J. *69*.
Chalmers, A., u. A. Kamar *676*.
Chamberlain, C. T. 346.
—, — — s. C. L. Wilson *323*.
—, W. E. s. G. F. Ellinger *409*.
Chandler, C. A. s. D. A. Long *124*.
—, — —, u. E. B. Schoenbach *119*.
—, V. L. s. C. W. Price *126*.
Chang 508.
—, Harrop u. Schaub *490*.
Channon, H. J. *300*, 306, 309.
Chao, H. C. s. S. H. Liu *162*.
Chaparro, L. E. *655*.
Chapin, J. 619.
—, — s. Darrow *541*.
Chapman s. Wells *225*.
Chasis, H. 50.
—, — s. W. Goldring *8*.
Chatton, E. 806, 809, 810, 813, 825.
—, —, u. G. Blanc *671*.
Chauffard, A. *300*, 305, 307, 508.
—, —, Larville u. Grigaut *300*.
—, —, M. Le Conte u. M. Dorie *490*.
Chavez 45.
Chen, H. S. s. S. H. Liu *162*.
Cheng u. Sayers *224*.
Chernick u. Chaikoff *222*.
—, —, Masaro u. Isaeff *221*.
— s. Masaro *222*.
—, Masaro u. Chaikoff *222*.
Cherry s. Crandall *223*.
Chesner, Ch. 628.
—, —, u. J. A. Cicerrella *540*.
Chester, B. s. A. B. Camon *119*.
Chevalier, P. 380.
—, —, u. Z. Ely *375*.
Chevrel 750, 771.
Cheyne 699, 701.
Chi, H. I. s. S. H. Liu *162*.
Chiari 332.
Chiasserini, A. *4*.
Chiche, P. s. J. Baumann *3*.
Child, Ch. G. s. Fr. Glenn *8*.
Chiranji, J. s. K. V. Krishman *672*.

Chiu u. Needham *224*.
Chossat *159*, 182.
Choussat 195.
— s. Lebon *188*.
Chown *541*, 564, 589.
Chris, S. M. *4*.
Christeller, E. *185*, 192, 200.
Christian, R. M. s. L. E. Young *551*.
Christiansen, M. *671*, 806, 825.
Christie, R. V. *119*, 137, 138, 139, 143, 145, 148, 151.
—, — — s. J. E. Cates *119*.
Chu, C. M. 578.
—, — —, u. R. R. A. Coombs *541*.
Chudzik, E. 317, 318.
—, — s. R. Shipley *303*.
Chwalla, R. *321*.
Cibert, J., J. Perrin u. F. Rolland *5*.
Ciceri, C. *5*, 19.
Cicero, C. *5*.
Cicerrella, J. A. s. Ch. Chesner *540*.
Ciminata, A. s. A. Arrigoni *3*.
Claim 574.
Claireaux, A. *541*, 612, 613, 621, 624, 626.
Clark *225*, 574.
— u. MacKay *224*.
—, S. S. *5*.
—, W. H., S. Bryner u. L. A. Rantz *119*.
Cleland, W. P. *69*, 84, 110, 111.
Clemens, H. H. *655*.
Clifton, F. 822.
—, — s. A. M. G. Campbell *655*.
Clincky, G. C. s. A. C. Cohen *119*.
Clinton s. Thorn *223*.
—, E. s. F. Findley *7*.
Clousen 510.
— s. Iversen *491*.
Cluxton s. Sprague *224*.
Coatney, G. R. s. C. Cooper *676*.
Cocchi, Umberto *159*.
Cockayne *186*, 198.
Codman s. Addis *225*.
Coenen, F. *119*.
Cohen 192, 770, 771.
—, A. C., u. G. C. Clincky *119*.
—, B. *409*.
—, M. *5*.
Cohn, George M. 177.
—, — — s. Rita S. Finkler *160*.
Cohrs, P. *671*.
Cole s. Harned *228*.
Coleman, Mark *159*, 177.
—, V. R. s. J. B. Gunnison *122*.

Coleman, V. R. s. E. Jawetz 123.
Coles, A. C. 671.
Coley, Bradley L. 168, 203.
—, — —, u. G. S. Sharp 186.
—, — — ,u. Fred W. Stewart 159.
Collen, M. F. 490, 494, 499, 500, 502, 503, 504, 505, 507, 511, 512, 514, 515, 516, 517, 518, 520, 525, 526, 527, 529, 530, 531, 532, 533, 534, 536.
Collings 224.
Collins, B. C. 119.
—, D. H. 69, 82.
—, H. S. s. M. Finland 121.
Collis, W. R. 119.
Colowick s. Price 222.
— u. Sutherland 222.
Colquhoun, J. s. C. H. Stuart-Harris 129.
—, — s. E. J. Wayne 129.
Combe 770, 771.
Comfort s. Dixon 221.
— s. Priestley 221.
Compere, Edward L. s. Caroll O. Adams 157.
Cone, W. s. W. Penfield 13.
Conger, K. B. s. R. M. Nesbit 322.
Conley, J. E. 634.
—, — —, J. Erbes, F. J. Stoddard u. J. W. Free 541.
—, — —, u. F. Raine 5.
Conn u. Heinerman 228.
—, Heinerman u. Buxton 223.
—, Louis u. Johnston 225.
—, — u. Wheeler 225.
—, J. 317.
—, —, W. Vogel, L. Louis, S. Fajans 300.
Connel, J. F. jr. s. E. J. Pulaski 126.
Conor, M. 680, 681.
—, — s. C. Nicolle 673.
Console, A. D. s. B. S. Ray 14.
Constantini, Torreilles u. Brincat 159.
Conway, H. s. J. B. Rennie 126.
Constam, G. R. 490.
Conzales s. Castex 409.
Cookson, H. 422.
Coombs, C. F. 119.
—, R. R. A. 578, 592, 597.
—, — — — s. Chu 541.
—, — — —, u. A. E. Mourant 541.
Cooney, M. 692, 702, 710, 730, 763, 766, 770, 771, 773, 820.
—, — s. F. H. Adams 653, 675.

Cooney, M. s. P. Kabler 659.
Cooper, A. s. J. D. Verlinde 668.
—, C., G. R. Coatney u. C. A. Imboden 676.
—, F. W. jr. 82.
—, — — —, M. H. Harris u. J. W. Kahn 69.
—, M. B. 541, 606.
—, P. D., u. D. Rowley 119.
—, S. R. s. K. A. Evelyn 6.
Cope, Cuthbest L. 167, 171.
—, — — s. Murrey A. Falconer 159.
—, Oliver 159.
Copp u. Barclay 227.
Copper 691, 695.
Corby, R. S., u. G. C. Griffith 409.
Corcoran, A. C. 50.
—, — —, u. J. H. Page 5.
—, — — s. J. H. Page 13.
—, — — s. R. D. Taylor 16.
Cordier 380.
— s. Garnier 376.
Corey 224.
— u. Britton 224.
Cori 222, 231.
— u. Cori 226.
— s. Krahl 221.
— s. Price 222.
— s. Sutherland 221, 222.
Cormio, A. R. 671, 680.
Corneal, F. B., G. Hildick-Smith, M. B. Fell u. T. F. McNair Scott 119.
Corner s. R. Aidin 539.
Corrĕa, C. s. S. B. Pessŏa 673.
Corsten, M. 119.
Cortrius, M. R. s. M. J. Schlesinger 413.
Corvisart 80.
Cosacesio, A. 159.
Coudert s. H. Thiers 667.
Coulon, G. 655.
Coulston, F. s. R. D. Manwell 672.
Coumel, H., A. Camelin, J. Bastien u. H. Marc-Antoine 119.
de Courey, C., u. J. L. de Courey 5.
Coutelen, F. 671, 806.
Cowdry, E. V., u. F. M. Nicholson 671.
Cowen, D. 681, 682, 683, 685, 691, 692, 694, 696, 698, 699, 700, 735, 738, 743, 748, 760, 762, 763, 765, 770, 771, 774, 776, 780, 783, 808, 817, 820, 825.
—, — s. C. G. Dyke 656.
—, — s. F. L. P. Koch 660.
—, — s. H. B. Paige 662.
—, —, u. A. Wolf 676, 681.
—, — s. A. Wolf 669, 679.

Crafoord 82.
— s. S. Welin 73.
—, C. 439, 475.
—, — s. G. Biörck 408.
—, —, u. G. Nylin 409.
Craig 20, 21, 22.
— u. Faust 676.
—, W. M., u. Abbot 5.
—, — —, u. A. W. Adson 5.
—, — — s. A. W. Adson 2.
—, — —, u. A. W. Allen 5.
—, — —, u. W. E. Brown 5.
—, — — s. G. E. Brown 4.
Craighead, E. M. s. J. H. Wright 675.
Cramer s. Bloch 222.
— u. McCall 226.
—, Ch. s. J. B. Reuling 126.
Crandall 279, 280.
— u. Cherry 223.
— u. Lipscomb 227.
—, Lipscomb u. Barker 221, 227.
— s. Lipscomb 227.
— u. Mulder 221.
Crane, P. H. 439.
—, — —, Lerner u. E. A. Laerence 409.
Crastnopol, Ph., E. Goldberger, R. Marcus u. L. Ostrove 69.
Cremer, J. 365, 369.
Crémieux 738, 770.
— s. G. Heuyer 659.
Cressy, N. L., W. J. Lahey u. P. Kunkel 119.
van Creveld 613, 619.
—, S. 655, 766, 771, 823.
—, —, Ph. Arons u. J. I. de Bruyne 655.
—, — s. G. I. de Bruyne 540.
Crile 19.
—, G. W. 5.
Crofton, J. W. s. J. R. Bignall 118.
Cross, J. B. 676, 681, 755, 773, 775, 776, 799.
—, — —, u. L. Anigstein 676, 681.
—, — —, u. H. Joseph 676.
Crossen, J. W., W. P. Boger, C. C. Shaw u. A. K. Miller 119.
Crossiord, A. s. Georges Guillain 160.
Crothers, B. 655, 748.
Crouzon, O. 198.
—, —, S. Braun u. P. Delafontaine 186.
Cruickshank, R. 119.
Crusius, M. E. s. J. Schwarzman 665.
Cśepai, Karl, u. Stefan Pellathy 159.
Cuboni, E. 655, 676, 774.

Cueli, L. F., u. F. Bonnet *69*.
Cuellar, O. s. M. S. Mallen *125*.
Culbertson 41, 66.
—, J. W. s. R. W. Wilkins *17*.
Cummings, J. R. s. J. B. Gunnison *122*.
Currens, J. H. s. P. O. White *414*.
Curschmann 442.
—, H. *119*.
Curtin, M. *119*, 149.
Curtis, L. E. s. H. Lisser *162*.
—, W. S. 512.
—, — —, u. J. M. Dixson *490*.
Cushing 254, 291.
— u. Davidoff *227*.
— s. Davidoff *223*.
—, Harvey *159*, 168.
Custer, E. A. s. F. W. Denny *120*.
Cutbush 597, 608, 611, 633, 635.
—, Mollison u. Parkin *541*.
—, M. s. P. L. Mollison *547*.
Cutler 433.
— u. Beck *409*.
—, E. C. *5*.
von Czerny *186*, 189.

Da Costa, F. *69*.
Dage, Charles V. s. Franklin B. Peck *163*.
Dahlberg 747.
—, G., E. Jorpes, S. Kallner u. A. Lichtenstein *490*.
Dahle, Magnus *159*.
Dahr, P. *541*, 562, 563, 566, 568, 582, 583, 584, 585, 586, 588, 589, 591, 592, 595, 602, 606, 629, 650.
—, —, Kindler u. H. Knüppel *541*.
—, —, u. H. Knüppel *541*.
—, —, u. R. Manz *541*.
—, —, u. J. Wolff *541*.
Dailey, H. R. 718, 772.
—, — — s. F. A. Mantz *661*.
Dale 231.
Daley 561.
Damade, R. 380.
—, —, Ch. Dulong u. de Rosnay *375*.
Dameshek, W. *490*.
Dammermann *321*.
Dandy, W. E. s. J. Bordley *4*.
Daniel, P. M. s. J. Trueta *16*.
Danielopolu, D. *5*, 19.
Danis 766, 770, 771.
—, M. *655*.
—, P. *655*.
—, — s. P. Brutsaert *655*.
Dankner, A. s. R. J. Glaser *121*.
Dannenberg, H. 314.

Dannenberg, H. s. A. Butenandt *300*.
Danowsky, T. S. 510.
—, — —, A. W. Winkler u. J. P. Peters *490*.
Darèste *541*, 554.
Da Rocha-Lima, H. *678*.
Darrow *541*, 556, 619, 629.
— u. J. Chapin *541*.
—, E. M. s. W. D. Gingrich *676*.
Daser, Paul *186*.
Dauben s. Masaro *222*.
Dauber, W. D. s. R. Srere *303*.
Dausset 590.
Davel, J. 682, 689, 711.
—, —, P. van der Elst, J. Winsser, P. H. van Thiel u. J. D. Verlinde *656*.
—, — s. J. Winsser *669*.
Davenport, J. W. 571.
—, — — s. S. Haberman *543*.
David, C. s. C. Paunesco *126*.
Davidoff u. Cushing *223*.
— s. Cushing *227*.
—, Leo M. *159*.
Davidson 511.
— s. Campell *223*.
— s. Fullerton *491*.
Davies, C. F. 446.
—, D. H. S. s. C. Elton *671*.
Davis u. van Winkle *222*.
—, C. E., u. R. R. Steiner *409*.
—, L. 28.
—, —, u. M. H. Barker *5*.
—, —, H. A. Lindberg u. N. V. Treger *6*.
—, W. M. s. A. C. Herring *122*.
Dawis, R. W. s. L. E. Young *551*.
Dawson, M. H. 136.
—, — —, u. G. L. Hobby *119*.
—, — —, u. T. H. Hunter *119*.
Day, R. 627.
—, — s. J. B. Gerver *542*.
Dean, K. s. V. J. Dorset *120*.
Dearing 634.
— s. Lucas *546*.
Debré, R. 682, 692, 724, 763, 770.
—, —, I. Bertrand, E. Bargeton u. P. Mozziconacci *656*.
—, —, R. Mande, P. Mozziconacci u. J. Lavat *656*.
Debrunner, H. s. O. Bucher *118*.
Decker, H. R. *69*.
Decourt, Jaques, F. Masmonteil u. Ch. O. Guillaumin *159*.

Degener 621.
— u. Jaffé *541*.
Deisler 336.
Dekking, H. M. *656*, 682, 714, 765, 766, 767.
Delafontaine, P. 198.
—, — s. O. Crouzon *186*.
Delascio, D., u. P. Refinetti *656*.
Delbès, P. 770.
—, — s. P. Pesme *663*.
Delcourt, R. 380.
—, — s. Denolin-Reubens *375*.
Delius 47.
— u. Reindell *6*.
Della Santa, R. 401.
—, — s. H. Dubois-Ferriere *376*.
Delsol, J., u. M. Macheboeuf *300*.
Deltheil, J. *656*.
Demoullin, M. 167.
—, — s. F. Sommer *164*.
Dena, F. P. 756.
—, — —, R. Soto u. L. C. Leon *656*.
Deneke, Th. *69*, 82, 86, 87.
Denham 143.
Denk, W. *6*.
Dennig, H. 773.
—, —, u. H. Hangleiter *119*, *656*.
Denny, F. D. s. L. W. Wannamaker *129*.
—, — W. s. W. R. Brink *118*.
—, — —, L. W. Wannamaker, W. R. Brink, C. H. Rammelkamp u. E. A. Custer *120*.
Denolin-Reubens, R. 380.
—, —, u. R. Delcourt *375*.
Denstad, Torfinn *159*.
Denton, R. L. 578.
—, — — s. L. K. Diamond *541*.
Déodati 770.
— s. Calmettes *655*.
Dereymaker, A. *541*, 619, 620, 621, 626, 627, 636.
Derra, E. *6*, *409*, 433.
Dervon, H. A., u. M. D. Altschule *6*.
Desclaux, P. 770, 771.
—, —, u. C. Morlon *656*.
—, —, A. Soulairac u. C. Morlon *656*.
Descurel *159*, 169.
Desmonts 726, 750, 770, 777.
— s. M. Lelong *660*.
— s. R. J. Le Tan Vinsh *660*.
Detre, L. *490*, 508, 509.
Deuel 245.
— s. Balvetta *225*.
— s. Bobbitt *222*.

Deumie s. Calmettes 655.
Deutsch, H. F., R. A. Alberty, L. J. Gosting u. J. W. Williams 541.
Delue s. Lewis 225.
Devine, K. s. W. Berwald 3.
Dexter, L. s. E. Braun-Menendez 4.
Deyke, V. F., u. J. B. Wallace 119.
Diamond, L. K. 541, 555, 559, 562, 563, 578, 580, 588, 592, 594, 599, 606, 611, 612, 613, 614, 615, 616, 617, 631, 632, 633, 637, 642.
—, — —, u. Abelson 541.
—, — — s. F. H. Allen 539.
—, — —, Blackfan u. Baty 541.
—, — —, u. R. L. Denton 541.
Diaz s. Houssay 226.
—, Jimenez 225, 321, 326.
Dick 56.
—, G. F. 120, 136.
Dickgiesser, F. 602.
—, — s. E. Krah 545.
Dickson 193.
Dienst, C. 490, 541, 555, 595.
Dietrich, A. 120.
—, W. 120.
Diez, Julio 159.
Di Guglielmo 378, 379, 380, 394, 401, 403, 404, 405.
—, G. 376.
—, R. 376.
—, —, u. N. Quattrin 376.
Dillon, E. S. 494, 499, 504, 505, 509, 511, 512, 513, 514, 526.
—, — —, u. W. W. Dyer 490.
—, — —, H. E. Riggs u. W. W. Dyer 490.
Dimmling, Th. 120.
Dingle, J. H. s. L. W. Wanna-maker 129.
Dittrich, J. K. 656, 763, 766, 770, 771.
Dixon 512.
—, Comfort, Lichtman u. Benson 221.
— s. Waugh 221.
Dixson, J. M. s. W. S. Curtis 490.
Djordjevik, B. S., M. Mazo-vek u. V. Josipovic 120.
Dock 443, 445, 447.
Dockeray 605.
Dockerty s. Sprague 223.
—, Malcolm B. 172.
—, — —, Ralph K. Ghorm-ley, Roger L. Kennedy u. David G. Pugh 159.
—, — —, H. W. Meyerding u. G. T. Wallace 159.

Dodd, B. 560, 561, 587, 595.
—, — s. K. Boorman 540.
Doddis, G. A. s. D. M. Green 9.
Dodds 494, 508, 528.
— s. Green 223.
— u. Robertson 490.
Dömösi 308.
— u. Egyed 300.
Dönhardt, A. s. J. Blume 408.
Doering, G. 365, 369.
Doerr, W. 409, 462, 471.
Doflein-Reichenow 676.
Dohan 290, 291, 292.
— u. Lukens 226.
— s. Lukens 225, 226, 227.
—, F. C. s. F. W. Sundermann 492.
van Dok 770.
Dolger s. Herzstein 227.
Doll, B. s. J. Borak 158.
—, E. R. s. D. W. Bruner 540.
Domagk, G., u. C. Hegler 120.
Domenici, F. 542, 633, 634, 637.
Donati 19.
Donegan, C. K. 140.
—, — — s. E. S. Orgain 126.
Donhauser, J. L. s. L. W. Gorham 160.
Donovan s. Zimmermann 222.
—, C. E. 409.
Donowan, G. F. 417.
Dontenwill, W. 656, 731, 770.
Donzelot, E. 131, 138.
—, —, H. Kaufmann u. J. E. Escalle 120.
Dopheide, W. 336, 346.
—, — s. M. Staemmler 322.
Dorfman s. Hayno 224.
Dorie, M. s. Chauffard 490.
Doris, H. C. 6.
Dornedden 490, 495.
Dorner, G., u. H. Gros 120.
Dorset, V. J., C. G. Spicknall, L. L. Terry u. K. Dean 120.
Dosne s. Houssay 223.
— s. Selye 224.
Dougherty s. White 226.
Dow, R. S. 656, 770.
Dowand, J. W. s. W. J. Mac Neal 125.
Dowling, H. F. s. A. Merril 122.
—, — — s. J. A. Robinson 127.
—, — — s. W. W. Zeller 130.
Downs, Roger S., u. Virgil Scott 159.
Doyle 602.
— s. Wallace 550.
Dragsted, P. J. 120.
Dragstedt, Allen u. Smith 223.

Dragstedt, L. 311.
—, —, J. v. Prohaska u. H. Harms 300.
—, R. L. 6.
Drake 143.
Drell, J. M. 656, 766, 772.
Drenowski, A. K. 656, 819.
Drerup, Karl 186, 203.
Dressler, W. 6.
Driesens, W. s. H. Wild 130.
Driggs, Marshall, u. H. Spatz 159.
Drobeck, H. P. 819.
—, — — s. R. D. Manwell 672.
Drolet, G. J. 490.
Drosser, G. J. E. 603, 635.
—, — — — s. T. Primrose 548.
Drummond, R. J. 599, 627.
—, — —, u. A. G. Watkins 542.
Drury 222, 226, 240, 277.
— s. Bergman 226.
— s. Mackay 222.
— s. Pauls 222.
— s. Wick 227.
Dublin, L. J. s. E. P. Joslin 491.
Dubo, S. s. J. D. Adamson 2.
Dubois, M. 656, 750, 771.
—, Robert s. Marc Herlant 160.
— -Ferrière 186, 194.
— —, H. 401.
— —, —, u. R. Della Santa 376.
Dubreuilh 198.
— u. Laubie 186.
Ducroquet, R. s. H. Mondor 162.
Dudgeon, J. A. 771.
—, — — s. I. A. B. Cathie 655.
Duesberg, R. 376, 380, 403.
Duff, McMillam u. Wilson 223.
—, F. s. D. K. O'Donovan 162.
Duhem, P. 196.
—, — s. E. Lesne 188.
Dulong, Ch. 380.
—, — s. R. Damade 375.
Dumas, A. 6.
von Dungern 568.
— u. Hirszfeld 542.
Dunsford, J. 542, 597.
—, — s. C. C. Bowley 540.
Dupré-Bouteloup, L. 726.
—, — s. M. Lelong 660.
Durante 19.
Dustin, P. 376, 396.
Dutra s. Laipply 227.
de Duve 253.

de Duve s. Sutherland *222*.
Duvoir, M., G. Pommeau-Delille u. J. J. Alloiteau *159*.
Dvorak, T. G., u. W. H. Middleton *656*.
—, V. *656*.
Dworin, M. s. W. J. Gefter *121*.
Dworkin 59.
—, S. *6*.
Dyer, W. W. 494, 499, 504, 505, 509, 511, 512, 513, 514, 526.
—, — — s. E. S. Dillon *490*.
Dyke, C. G. 738, 770.
—, — —, A. Wolf, D. Cowen, B. H. Paige u. J. Caffey *656*.
de Dziembrowski, S. *6*.

Eagle, H. 144.
—, —, R. Fleischman u. A. D. Musselman *120*.
—, —, u. A. D. Musselman *120*.
—, —, E. Newman, A. D. Musselman, M. Robinson u. M. Birgmingham *120*.
East, E. N. 580, 581, 603, 649.
—, — —, u. C. M Mair *542*.
Ebbeke *542*, 618.
Eberhard, G. *542*, 610.
Eck, S. *409*.
Ecklin *542*, 552.
Eckstein 324.
—, A. *656*.
—, H. 309.
—, — s. H. Tucker *304*.
Ectors, Léon s. Marc Herlant *160*.
Edens, E. *409*, 462.
Edinger 782.
Editorial *6*, *159*.
Edmonds, A. C. 716.
—, — R. *656*.
Edmonson, H. A. 333, 334.
—, — —, H. E. Martin u. N. Evans *321*.
Edward, L. R. s. W. F. Larrabee *411*.
Edwards, Ermoine D. 564, 649.
—, — — s. Ph. B. Hoffman *544*.
—, J. C. s. F. Findley *7*.
van Eeden, J. H. *187*, 194.
Effert, S. s. O. Bayer *3*.
Effkemann 553.
— u. Werle *542*.
Efskind, F. *6*.
Egedy *6*.
Eggiman, P. *542*, 623.
Eggleston s. Krebs *221*.
Egyed 308.

Egyed s. Dömösi *300*.
Ehrström, R. *6*.
Eiber, H. B. 138.
—, — — s. L. Loewe *124*.
Eichenwald, H. *656*, *676*, 695, 732, 774, 821, 825.
Eilers, M. 560, 595.
—, — s. M. Bock *539*.
Einthoven 417.
Eisele, C. W. s. E. S. Petersen *126*.
Eisler *321*.
Eisman, S. s. W. P. Boger *118*.
—, — H., C. F. Kay, R. F. Norris u. W. P. Boger *120*.
Eitzen, Oliver s. Albert W. Mann *162*.
Eklund, C. 763, 770, 822.
—, — s. F. H. Adams *653*.
Elaut 20.
Elbel, H. 597.
—, —, u. O. Prokop *542*.
Elert *224*.
Elgart s. Mirsky *227*.
Elkinton s. Brown *227*.
Ellbogen s. Seneca *224*.
Ellinger, G. F., F. G. Gilliak, B. R. Boenne, W. E. Chamberlain u. W. Epward *409*.
Elliot, H. s. W. Gofmann *301*.
Elliott, H. 313.
Ellis, A. *6*.
—, L. B. 323.
—, — — s. P. E. Harken *410*.
—, — — s. J. S. Mansfield *322*.
Elman, C. 395.
—, —, u. S. Marshall *376*.
Elmslie *159*.
van der Elst, P. 682, 689, 711.
—, — s. J. Davel *656*.
—, — s. J. Winsser *669*.
Elton, C., D. H. S. Davies u. G. M. Findlay *671*.
Elwyn, H. *6*.
Ely, Z. 380.
—, — s. P. Chevalier *375*.
Embleton *228*.
Emerson *490*, 495.
Emery u. Schwabe *224*.
Emile-Weil, P. 378, 397.
—, —, u. S. Perles *376*.
Engasser, L. M. 594.
—, — — s. E. Witebsky *551*.
Engel *300*, 311.
—, R. *6*, *490*.
Engelien, H. *159*.
Engelking *187*, 206.
Engelmann, Guido s. Berta Aschner *185*.
Enger, R., F. Linder u. H. Sarre *6*.
Engle s. Tepperman *225*.

Engleson, G. *656*, 770, 772, 787.
Enteman s. Stillman *225*.
Entenman, C. 318.
—, —, J. L. Chaikoff u. D. B. Zilversmit *301*.
—, — s. M. C. Fishler *301*.
—, —, F. Lorenz, u. L. Chaikoff *301*.
Epping, H. *120*.
Eppinger 195.
Epstein, S. *409*.
Epward, W. s. G. F. Ellinger *409*.
Erbes, J. s. J. E. Conley *541*.
Erbslöh, F., u. L. Grün *120*.
Ercoli, N. *120*, 143.
Ernsthausen, W. 446.
—, —, K. Reissmann, E. v. Wittern *409*.
Errard, L. s. B. Muller *125*.
Ervin, D. M. s. L. E. Young *551*.
Esbach 331.
Escalle, J. E. s. E. Donzelot *120*.
Escamilla, R. F. s. H. Lisser *162*.
Eschbach, H. *120*.
Esente, L. *656*.
Essellier, A. F., R. L. Jeanneret u. B. J. Koszewski 488.
—, — —, B. J. Koszewski u. F. O. Gundersen *120*.
Esser, H., I. A. Horster u. F. E. Schmengler *120*.
—, —, u. F. E. Schmengler *120*.
Etienne, G. *187*, 193.
— -Martin s. F. Paliard *13*.
Etter, Lewis E. 176.
—, — —, u. John W. Hurst *159*.
Ettinger, J. s. Th. B. Massel *12*.
Euw 263.
— s. Reichstein *224*.
Evangelisti, T. *6*.
Evans *222*, *225*, 255.
— s. Bennett *223*, *225*.
— s. Haist *220*.
— s. Herring *223*.
— s. Ingle *225*, *227*.
— s. Li *223*.
— s. Marx *223*.
— s. Rice *221*.
— s. Simpson *228*.
—, E. 136.
—, — s. P. D. White *129*.
—, H. *6*.
—, J. A., u. C. C. Bartels *6*.
—, N. 333, 334.
—, — s. H. A. Edmonson *321*.
—, W. *409*.

Evelyn, K. A., F. Alexander u. S. R. Cooper *6*.
Everett, H. S. *6*.
Everist 571.
—, B. W. s. S. Haberman*543*.
Eversole, Gaunt u. Kendall *224*.
Ewert *6*, 47.
Eyquem, A. *542*, 567, 620.

Faahraeus, J. s. C. Kling *677*.
Fabritius, H., u. P. Mahn *6*.
Fahr 30, 31, 323, 355, 357.
— s. Bates *320*.
—, Th. *6*.
Fahrt *321*.
Fairbank, H. A. T. *159*.
Fajans, S. s. J. Conn *300*.
Falconer, Murrey A. 167, 171.
—, — —, u. Cuthbest L. Cope *159*.
Falkenheim s. H. Hodge *301*.
Fallet, G. H. 810.
Falta, W. *490*, 511.
Fanconi, G. *542*, 553, 599, 619, 642, 649, 793.
—, —, Botsztejn u. Metaxas Bühler *542*.
—, —, u. H. Zellweger *656*.
— -Wallgren *542*.
Fankhauser, R. *671*, 782, 791, 810, 811, 812, 825.
—, — s. F. Bamatter *653*.
Fanvel, J. s. Ph. Pagniez *162*.
Farber, G. 626.
—, —, u. S. B. Wolbach *542*.
—, S. 804.
—, —, u. S. B. Wolbach *656*.
Farina 74.
Farnarier, G. M. *656*, 730, 766, 770.
von Farnos *542*, 615.
Farquhar, H. C.*656*, 682, 766, 770, 771.
—, — —, u. W. M. L. Turner *656*.
—, J. W., u. J. C. Lewis *542*.
Farrant *226*.
Farrington, R. F., H. Hull-Smith, P. A. Bunn u. W. McDermott *120*.
Fasshauer, W. 317.
—, — s. S. Thaddea *304*.
Faust s. Craig *676*.
Favour, C. B., C. A. Janeway, J. Gibson u. S. A. Levine *120*.
Fawcette 591, 592.
— s. P. G. Hattersley *543*.
Faxén 613.
Fayard, C. 770, 771.
—, — s. G. Mouriquand *662*.
Fazekas s. Bueding *222*.
Feder, J. s. B. Zweifler *130*.
Federici, P. C. *656*.

Fedorovitch, A. L. *657*, 810.
Fehler 235.
Feigl *301*, 305.
Feind, C. R. s. E. P. Fowler jr. *121*.
Felder, S. L., u. L. Felder*121*.
Feldman 777, 778, 793, 799, 825.
— s. Gellhorn *220*.
—, Roberts, Susselman u. Lipitz *223*.
—, D. s. M. Grossman *122*.
—, F. 603, 604.
—, — s. V. Ginsberg *543*.
—, H. A. 725, 732, 738, 753, 757, 759.
—, — —, u. A. B. Sabin *657*.
—, — — s. A. B. Sabin *665*.
—, I., u. E. Gellhovn *6*.
—, P. F. s. S. M. Peck *126*.
Feldmann 59.
Fell, M. B. s. F. B. Corneal *119*.
Felts s. Masaro *222*.
Fenner, O. *121*, 138.
—, W. *121*.
Fensike, R. J. s. G. de Takats 16.
Ferlazzo, A. *542*, 614.
Ferner *223*, *228*, 297.
Ferrata s. Di Guglielmo *376*.
Ferrebee *226*.
— s. Carnes *224*.
—, Ragan, Actley u. Loeb *225*.
Ferreira Santos, R., A. Dino de Almeida u. F. C. Silva Telles 69.
Ferrero, Constantin *159*, 167, 178.
—, —, u. Cucco *159*.
Field, H. 136.
—, —, S. W. Hobler u. N. C. Avery *121*.
Fieschi, A. *376*, 380.
Fiese, M. J. *121*.
—, — — s. P. H. Pillsbury *126*.
Fieser 314.
—, L., u. M. Fieser *301*.
Fiessinger, N. s. P. E. Martin 12.
—, Noel, Henri-René Olivier, Denis Leroy u. Robert Messimy *159*.
Finck 560.
von Finck 595, 629, 645.
—, M. A. s. K. J. Anselmino *539*.
—, — — s. M. Bock *539*.
Findlay, G. M. s. C. Elton *671*.
—, — —, u. A. D. Middleton *671*.
Findley 21, 50.

Findley s. Wissler *220*.
—, F. *7*.
—, —, E. Clinton u. J. C. Edwards *7*.
—, —, J. C. Edwards, E. Clinton u. H. L. White *7*.
—, — M. *6*, *7*.
de Finis u. Houssay *226*.
von Fink 560.
Finke, L. *657*, 731, 772, 773, 821.
—, — s. A. Westphal *674*.
Finkelstein, Hermann *159*.
Finkler, Rita S. 177.
—, — —, u. George M. Cohn *160*.
Finland, M., H. S. Collins u. T. F. Paine *121*.
—, — s. M. Meads *125*.
—, — s. A. O. Seeler *127*.
Firestone, G. M. *121*.
Firica, T. s. A. Jianu 10.
Fischbach, H., H. Welch, E. Q. King, J. Levine, C. W. Price u. W. A. Randall *121*.
Fischer 591, 743, 782.
—, G. H. *7*.
—, Georg 74.
—, J. s. E. R. H. Kurz *124*.
—, L. s. W. D. Gerner *121*.
—, W. *542*, 555.
— -Wasels *409*.
Fischl, R. *657*, 682.
Fish, E. W. s. A. Fleming*121*.
Fishberg, A. M. *7*, 39, 41, 50, 52, 53, 66.
Fisher 286, *542*, 570, 571, 574, 770, 779.
— s. Ranson *228*.
— s. Scott *227*.
—, H. J. W. s. W. G. Wyllie *670*.
—, O. D. *657*.
—, S. H., u. D. Wilson *657*.
Fishler, M. C., C. Entenman, M. Montgomery, Laurence u. L. Chaikoff *301*.
—, — —, W. Reinhardt u. L. Chaikoff *301*.
—, — —, A. Taurog, C. Entenman u. L. Chaikoff *301*.
Fisk, R. T. 578.
—, — —, u. C. A. McGee *542*.
Fitzen s. Laipply *227*.
Fitzgerald, P. J. 380.
—, — —, G. K. Mallory u. F. Parker jr. *376*.
—, — — s. Herbert M. Stauffer *164*.
Flaxman, N. *7*, 35.
Fleckenstein s. Köhler *224*, *225*.
Fleisch, A. *490*, 494, 495.

Fleischman, R. s. H. Eagle *120*.

Fleming, A., u. E. W. Fish *121*.

Fletcher, A., u. J. W. Graham *490*.

Flett, D. M. *121*.

Flicker, David J. *160*.

Flieringa 770.

Flippin, H. F., R. L. Mayock, F. D. Murphy u. Ch. C. Wolferth *121*.

—, — — s. W. P. Boger *118*.

Flood, Randolph G. *160*.

Florentin s. Watrin *226*.

Florey, M. E. 136, 137.

—, — —, u. H. W. Florey *121*.

Flothow, P. G. 7.

Floyd s. Weinhouse *222, 227*.

Flynn, J. M. *490*, 497.

Foa, N. L. 7.

—, P. P., N. L. Foa u. M. M. Peet 7.

—, — —, W. W. Woods, M. M. Peet u. N. L. Foa 7.

Focher, L. *657*, 771, 823.

Foglia *220, 225, 227*.

— s. Houssay *223, 226, 227*.

Fong s. Marx *223*.

Fonio 615.

Fontaine 20.

—, R. s. R. Leriche *11*.

—, —, u. P. Mandel 7.

Forai, Elmer s. R. C. Murray *162*.

Force, H. s. B. Müller *125*.

Ford, Frank R., u. Harriet Guild *160*.

Forgass, P. *409*.

Forrer, B. W. s. P. K. Bondy *489*.

Forrest, H. A. *657*.

Forsham, P. H., G. W. Thorn, F. T. S. Prunty u. A. G. Hills *490*.

Forssmann, G. *365, 372*.

Forster 494.

Fortner, W. 421.

Fossen, A. *365*, 368.

Foster, N. B. *490*, 527.

— u. Lowrie *226*.

— s. Wilder *226*.

Fougoux, Ch. s. J. Terrasse *129*.

Fouler, A. F. s. J. M. Rabinowitch *492*.

Foulon, P. 332.

—, —, u. F. Busser *321*.

Fourest 369, 372.

— s. P. E. Weil *366*.

Fowler 28, 39, 50, 52.

—, A. F., E. H. Bensley u. J. M. Rabinowitch *490*.

—, E. F., u. G. de Takats 7.

Fowler, E. F. s. G. de Takats *15, 16*.

—, — P. jr., u. C. R. Feind *121*,

—, J. C. 681.

—, — — s. I. Ruchman *678*.

Frame u. Russell *222*.

Framm *542*, 620.

França, C. *671*.

Franceschetti, A. 652, 682, 683, 736, 737, 738, 741. 744, 745, 748, 764, 767, 771, 772, 774, 792, 802, 803, 808, 823, 824, 825.

—, —, u. F. Bamatter *657*.

—, —, s. F. Bamatter *653*.

—, —, u. D. Klein *160*.

—, — s. M. Monnier *662*.

Franchini, G. *671*.

Francka, W. F. 636.

—, — — s. D. B. Landau *545*.

François, J. *657*.

Frangenheim *160*.

—, P. *185, 187*, 193, 205.

Frank, E. *376*, 380.

Franke, H. *121*, 689, 691, 751, 754, 755, 763, 766, 771, 774, 776, 802, 804, 818, 825.

—, —, u. H. G. Horst *657*, 689, 691.

Frankland, A. W. *121*.

Franklin, K. J. s. J. Trueta *16*.

Franks, M. 532.

—, —, R. F. Berris, N. O. Kaplan u. G. B. Myers *490*.

Franz 357.

—, C. *69*, 76, 78, 85.

Frauchiger 806.

Frazier s. Wissler *220*.

Frechou, J. *187*.

Free, J. W. s. J. E. Conley *541*.

Freedman, Harold J. *160*, 168, 177.

Freeman 20.

—, N. E., u. J. H. Page 7.

—, — —, u. W. A. Jeffers 7.

—, P. 770, 773.

—, —, u. H. B. Pryor *657*.

Freemann, John King *160*.

Freesen, O. *376*, 380.

Freis, E. D., u. R. H. Smithwick 7.

Freixa, P. 567.

—, — s. M. Bessis *539*.

Frenkel, J. K. *657*, 720, 759, 772, 773, 775, 778, 779, 782, 783, 784, 810, 815.

—, — —, u. H. C. Naffziger *657*.

Freud *69*, 82.

Freudeberg 495.

Freudenberg, E. *542*, 619, *657*, 682, 688, 689, 690, 697, 715, 720, 730, 731, 743, 765, 770, 771, 773, 784, 824, 825.

—, — s. F. Bamatter *653*.

Freund, Ernst *160*.

—, —, u. C. B. Meffert *160*.

—, J. 583, *657*.

—, — s. K. J. Thomson *549*.

Freundlich, M. s. A. M. Wolf *551*.

Frey s. Long *223, 224*.

—, E. 41.

—, —, u. J. Frey 7.

—, — K. *70*, 74, 83, 110.

—, J. *7*, 41.

—, K. *410*.

—, W. 315.

—, —, u. C. Fromm *410*.

—, —, u. F. Suter *301*.

Freyberg, R. H., u. M. M. Peet 7.

Friedberg, Ch. K. *121*, 152.

Friedberger u. Fröhner *542*.

Friedemann, B., u. M. Prinzmetal 7.

Friedenwald, J. S. 8.

Friederiszick, F. K. *121*.

Friedl 190, 198.

Friedman s. Weinhouse *222*.

—, M. *121*.

—, — s. A. Selzer *15*.

von Friedreich, N. 321, 332.

Friedwold, W. F. s. J. G. Kidd *677*.

Frisch, A. W. 603, 604.

—, — —, u. V. Jackets *542*.

Fritsey 441.

Fritschy, W. s. F. Rupp *412*.

Fritz, J. M. 111.

—, — —, u. M. M. Newman 70.

—, W. *657, 671*, 721, 798.

—, — s. W. Roth *664, 678*.

Fritze, Eugen 117, *121*, 138, 139, 143.

—, — s. R. Schoen *128*.

Froehlich, F. s. R. Leriche *11*.

Fröhner s. Friedberger *542*.

Froilano s. U. Mello *673*.

Fromm, C. s. W. Frey *410*.

Frost, J. *409*, 410.

Frugoni, C. *657*, 772.

Fry, W. 766, 770, 771.

—, W. s. G. Schwarz *665*.

Frymire, L. J. 56.

—, — — s. B. R. Austin *3*.

Fuchs, K. *121*.

— -Rosenthal 686.

Fürth, E. *491*.

Fulde, E. *8*, 59.

Fuller, A. T. *121*, 133.

Fullerton 511.

—, Lyall u. Davidson *491*.

Funk 305.
—, P. *70*.
Furman, R. A. 639.
—, — —, H. K. Hellerstein u. V. V. Startzman *542*.
Furst, Nathan, James u. Robert Shapiro *160*.

Gabele, A. 133, 135, 136, 138, 139.
—, — s. K. Spang *128*.
Gabor, G. s. P. Gömöri *121*.
Gaillard, J. A. s. P. Giroud *676*.
Gainsborough, H. s. J. Gardner *301*.
Gajdusek, Carleton D. s. J. R. Cann *540*.
Galata, E. *8*.
Gally 770.
— s. Calmettes *655*.
Gamba 695, 770.
Gambill, E. E., E. A. Hines u. A. W. Adson *8*.
Gammeltoft *227*.
Gans, J. A. *8*.
Garcia, E. Y. *657*, 695, 770, 771.
Gard, S. *657*, 682, 690, 691, 697, 716, 751, 759, 772, 778, 779, 818, 821, 825, 826.
—, —, u. H. J. Magnusson *657*.
—, —, u. J. H. Magnusson *657*.
—, —, J. H. Magnusson, F. Wahlgren u. G. Gille *657*.
Gardner, J. 312.
—, —, H. Gainsborough u. R. Murray *301*.
Garin s. H. Thiers *667*.
Garlock, John H. *160*.
Garnier 380.
—, Cordier u. Sigwalt *376*.
Garrahan *542*, 620.
—, J. P. *657*.
Garrod, L. P. *121*, 148.
—, — — s. J. E. Cates *119*.
Garzon, H. L. 564, 585.
—, — — s. E. Halac *543*.
Gasser, C. 561. 596, *657*, 682, 688, 708, 738, 739, 743, 757, 762, 784, 785, 786, 787, 790, 791, 823, 825.
—, — s. F. Bamatter *653*.
—, —, u. A. Grumbach *542*.
—, —, u. E. Schwarz *657*, 689.
Gaston *221*.
Gasul, B. M. 346.
—, — —, J. M. Glasser u. A. Grossmann *321*.
Gaume, P. s. H. Chabanier *4*.
Gaunt s. Eversole *224*.

Gaupp, Vera *160*, 167.
Gaustad 333.
van Gautier 642.
Gautier, P., F. Thélin u. A. Vogt *542*.
Gavin, G. 307.
—, — s. E. W. McHenry *302*.
—, — s. F. Longenecker *302*.
Geerinck s. J. Schwetz *674*.
Gefter, W. J., I. E. Maher u. M. Dworin *121*.
Gehl, H. 435.
—, — s. P. Schölmerich *413*.
Gehlens 131.
Geiger, A. J. 143.
—, — — s. J. R. Goerner *121*.
—, W. *671*.
Geisinger, J. F. *321*, 328.
Geissendörfer, H. *8*.
—, — s. H. Niessen *12*.
van Gelderen, Ch. *8*.
Gellerstedt *227*, 286.
Gellhorn 59.
—, Feldman u. Allen *220*.
Gellhovn, E. s. I. Feldman *6*.
Gemmill *221*, 233.
— u. Haman *221*.
— s. Koepf *225*.
de Gennes, L., H. Bricaire, Cl. Laroche u. J. Nelhil *121*.
Genovese, P. D. 446.
Gensch, F. *70*, 108.
Gerber, J. E. 137.
—, — —, G. Schwartzmann u. G. Baehr *121*.
—, — — s. G. Baehr *118*.
Gerbi, C., u. R. Rizzi *8*.
Geremia, A. E. s. S. A. Levine *412*.
Gerinck 815.
Geriola, F. *376*, 380.
Gerlach, F. *676*.
Germer, W. D. *121*, 130, 131, 134, 138.
—, — —, L. Fischer u. H. F. v. Oldershausen *121*.
—, — — s. H. Widmann *130*.
Gershberg u. Long *223*.
Gerth, T. 447.
—, — s. K. Holldack *411*.
Gerver, J. B. 627.
—, — —, u. R. Day *542*.
Geyelin, H. R., u. W. Penfield *657*.
Geyer, Matthews u. Stare *222*.
Ghon, A. 366.
—, —, u. B. Roman *365*.
Ghormley, Ralph K. s. Malcolm B. Dockerty *159*.
Giambrone, I. 400.
—, — s. U. Reitano *377*.
Gibbon, Y. H. jr. s. J. Y. Templeton *413*.

Gibson 439.
—, J. s. C. B. Favour *120*.
Giesen, J. s. P. P. Koelzer *124*.
Gietzelt 184.
Gifford, B. L. *657*, 766, 772.
Gigon, A. s. V. Schilling *492*.
Gilbert 144.
—, J. s. W. S. Priest *126*.
—, R. 683.
—, — A. s. R. A. Call *119*.
Gilbey, B. E. *542*, 576, 597.
Gilchrist 35.
—, A. R. *8*, 153.
—, — — s. N. M. Keith *11*.
—, — — s. H. Matthew *125*.
Gildemeister, M. *410*, 416.
Gilder s. Philips *224*.
Gillan, R. H. *8*.
Gille, G. *658*, 690, 691, 697, 716.
—, — s. S. Gard *657*.
Gillespie, M. 381.
—, —, u. A. M. Ramsey *376*.
Gilliak, F. G. s. G. F. Ellinger *409*.
Gillies s. Kerr *322*.
—, J *8*.
Gingrich, W. D., u. E. M. Darrow *676*.
Ginsberg, V. 603, 604.
—, —, u. F. Feldman *543*.
Ginsburg *491*, 508.
Giraud, H. *658*, 771.
—, P. 682, 730, 770.
—, —, J. Ranque, R. Bernard u. P. Robert *658*.
Giroud, P., u. J. A. Gaillard *676*.
—, —, u. A. Grjebine *658*.
—, —, J. Jadin u. C. Reizes *658*.
Gittins s. Parsons *547*.
Gittleman, J. F. s. J. B. Pincus *163*.
Giuranna 730, 770.
—, U. s. L. Moro *662*.
Glabasnia s. Hausberger *226*.
Glagett s. Waugh *221*.
Glanzmann, E. *543*, 599, 610, 649, 658, 682, 730, 747, 763, 770, 771, 825.
—, — s. F. Bamatter *653*.
Glaser *226*.
—, R. 121, 139.
—, — J., A. Dankner, S. B. Mathes u. C. G. Harford *121*.
Glass, B. *543*, 598.
Glasser, J. M. 346.
—, — — s. B. M. Gasul *321*.
—, S. T., W. L. Mersheimer u. J. Shiner *70*.
Gleiss, J. 306.
—, —, u. K. Hinsberg *301*.

Glenn, Fr., Ch. G. Child u. G. J. Heuer *8*.
—, — s. G. J. Heuer *9*.
Globus, Joseph H. s. James F. Bing *158*.
Gloggengiesser, W. 365.
Gloor, W. *491*.
Glover, E. P. 433.
—, J. 307, 316.
—, — s. M. Scott *303*.
—, R. P., T. J. E. O'Neill u. C. P. Battey *410*.
Godtfredsen, E. *658*.
Göbel 310.
Goedbloed, J. *187*, 206.
Gömöri, P., u. G. Gabor *121*.
Göppert, F. *321*.
Goerner, J. R., A. J. Geiger u. F. G. Blake *121*.
Goetz, R. H. *8*.
Goetze, O. *70*, 83, 87.
Gofmann, W. 313.
—, —, F. Lindgren, H. Elliot, W. Mantz, J. Hevitt, B. Strisover, V. Herring u. Lyon *301*.
Gohar *225*.
Gohrbrandt *658*.
—, P. *321*, 323.
Goldberg, Minnie B. s. H. Lisser *162*.
Goldberger, E. s. Ph. Crastnopol *69*.
Goldblatt, H. 20, 21, 28, 309, 321, 347.
—, — s. P. György *301*.
—, —, J. Lynch, R. F. Hanzal u. W. W. Summerville *8*.
—, —, J. R. Kahn u. H. A. Lewis *8*.
Goldbloom, A. 564.
—, —, u. H. H. Lubinski *543*.
Goldeck, H. *376*, 397.
Golden, Ross u. Hodson Abbott *160*.
Goldhamer, Karl *160*.
Goldinger, J. M. s. E. S. Petersen *126*.
Goldman, M. L. s. H. A. Schroeder *15*.
Goldmann, M. L., u. H. A. Schroeder *410*.
Goldner s. Gomori *228*.
Goldring 50.
—, W., u. H. Chasis *8*.
Goldscheider *160*.
Goldshine, A. D. s. D. Ayman *3*.
Goldsmith, J. W. *543*, 648, 649.
Goldstein 195.
— u. Abeshouse *187*.
— s. Levin *222*.
—, O. s. R. Tompsett *129*.

Goldston, M. s. J. Bordley *4*.
Goldzieher, Max A. *160*.
Gollwitzer-Meier 453.
Gómez, G. E. 695, 770.
—, — — s. M. Roca-Garcia *664*.
Gomori *228*, 296, 297.
— u. Goldner *228*.
Gomperts, C. E. *658*, 766, 771.
Gonzales 454.
Goodmann, M. J. s. Nichols H. Minor *71*.
Goodpasture, E. W., u. K. Anderson *676*.
Goodrich, H. B. 636.
—, — — s. D. B. Landau *545*.
Goodwin, J. F., W. Steiner, W. J. Wayne *410*.
Goormaghtigh, N. *365*, 366.
Goos 418.
Gordon, E. B. 575, 582, 597.
—, — — s. A. S. Wiener *550*.
Goretzky 59.
—, L. *8*.
Gorham, L. W. 178.
—, — —, E. H. Campbell, W. P. Howard, J. L. Donhauser u. W. H. Rusti *160*.
Gorius 565, 581.
— s. M. Bessis *539*.
— s. J. Caroli *540*.
Gorr, T. G. 155.
—, — — s. M. Statland *129*.
Gosting, L. J. s. H. F. Deutsch *541*.
Gothwin 357.
Gotta s. Yrial *226*.
Gottlieb, T. *658*, 779, 821.
Gottsegen, G. 634.
—, —, u. B. Rona *543*.
Gottstein, A., u. F. Umber *491*.
Goudic, J. G., u. C. P. Lowther *121*.
Govaerts, J. *8*.
Graciun 367.
Graf, K. *121*.
—, W., F. Möller u. E. Mannheimer *410*.
Grafe 232.
— s. Buchner *221*.
—, E. *491*, 495.
—, —, u. C. Tropp *491*.
Graff, M. 315.
—, — s. R. Schönheimer *303*.
Grafflin u. Green *222*.
Graham, J. W. s. A. Fletcher *490*.
Gral s. D. W. Stetten *303*.
Grand, Milton J. H. s. Sidney D. Leadew *161*.
Granström, K. O. 736, 743, 747, 771.
—, — —, u. H. J. Magnusson *658*.

Grant, Francis C. s. Laurence M. Weinberger *164*.
Grantus s. Kerr *221*.
Grattan u. Jensen *224*.
Grauhan 332.
Graupner, G. H. s. G. de Takats *16*.
Gray, F. D. s. R. J. Bing *408*.
Graydon, J. J. 582.
—, — — s. R. T. Simmons *549*.
Grayman s. Mirsky *227*.
Greely *223*.
— s. Balvetta *225*.
Green s. Grafflin *222*.
—, Nelson, Dodds u. Smalley *223*.
—, C. A. *122*.
—, D. M. *8*.
—, — —, J. N. Nelson u. G. A. Doddis *9*.
Greene s. Wells *224*.
—, H. J. s. L. Loewe *124*.
Greental 686.
Greep s. Perlmutter *223*.
Gregor, Mck., u. A. Lee *9*.
Greifenstein, A. *366*, 368.
Greuter *543*, 616.
Griessmann, H. *70*, 83.
—, Heinz *187*, 194.
Griffith, G. C. s. R. S. Corby *409*.
Grigaut 305.
— s. A. Chauffard *300*.
Grill, J. s. F. D. Murphy *12*.
Grimson 21, 28, 39, 45, 51, 61.
—, K. S. *9*.
—, — — s. W. Adams *2*.
—, — — s. L. K. Alpert *2*.
—, — —, A. S. Alving u. W. Adams *9*.
—, — — s. A. S. Alving *2*.
—, — —, E. S. Orgain, B. Anderson, R. A. Broome u. F. H. Longino *9*.
—, — — s. H. Wilson *17*.
—, — —, H. Wilson u. D. B. Phemister *9*.
Grinell, E. L. s. E. A. Haunz *122*.
Grishman, A., s. L. Kapp *70*.
Griswold, A. 79.
—, —, u. Ch. H. Maguire *70*.
—, R. A. s. C. H. Maguire *71*.
Grjebine, A. s. P. Giroud *658*.
Grob 473.
—, M. *410*.
—, —, u. E. Rossi *410*.
—, —, E. Rossi u. M. Bettex *410*.
Grocott 712, 718, 772, 775, 810, 811.
—, L. *671*.
—, R. G. s. R. H. Kean *659*, 672.

Grocott, R. G. s. F. A. Mantz *661*.
Groedel s. Haenisch *321*.
—, F. M. *410*.
Groen, J. s. Ed. S. Beek *489*.
Groenblad, Ester *187*, 206.
Grohé, H. G. 86, 88, 106.
—, — — s. K. Spang *72*.
Grollman, A. s. B. Halpert *9*.
—, — s. E. E. Muirhaed *322*.
Gros, H. s. G. Dorner *120*.
Gross, A., u. E. Neudert *410*.
—, L. s. S. S. Lichtmann *124*.
Grosse-Brockhoff 468, 473.
—, F., G. Neuhaus u. A. Schade *410*.
Grossman, A. 346.
—, M. 140.
—, —, D. Feldman, L. N. Katz u. W. Brams *122*.
Grossmann, A. s. B. M. Gasul *321*.
—, Abraham s. Erich Uhlmann *164*.
Grove-Rasmussen, M. 560, 595.
—, —, F. Tudvad u. G. Jørgensen *543*.
Grubb, R. *543*, 578, 598.
—, —, u. W. T. J. Morgan *543*.
Gruber, S. 628.
—, — s. M. Jacobi *544*.
Grün, L. s. F. Erbslöh *120*.
—, — s. G. B. Roemer *127*.
—, — J. *122*.
Grünberg, A. 650.
—, — s. I. Schubert *549*.
Grütz, J. *301*, 309.
Grumbach 692, 705.
—, A. *122*, 154, *543*, 561, 596.
—, — s. A. Albertini *117*.
—, — s. C. Gasser *542*.
Grund 357.
Grundfast, T. M. 630.
—, — — s. A. S. Wiener *551*.
Grundorfer, J. *543*, 560.
Gubner, R. 313.
—, —, u. H. E. Ungerleider *301*.
Günther, G. W. *321*, 332, 334.
Guérin, M. 182, 403.
—, — s. Ch. Oberling *162*, *377*.
Di Guglielmo *543*, 555.
Guibert, A. s. A. Camelin *119*.
Guidon 194.
Guilbeau, G. T. 581, 582.
—, — — s. M. S. Sacks *548*.
Guild, Harriet s. R. Frank Ford *160*.
Guillain, Georges, A. Crossiord u. M. Ronzaud *160*.
Guillaumin, Ch. O. s. Jacques Decourt 159.

Guimarães 730, 750, 770, 771.
—, F. M., u. H. Meyer *676*.
—, — N. *658*.
Guinand-Doniol, J. 631.
—, —, u. F. Thélin *543*.
Gull, W. W., u. H. G. Sutton *9*.
Gundersen, F. O. s. Esselier *120*.
Gunderson, H. J. s. M. J. Binder *118*.
Gunnison, J. B., E. Jawetz u. V. R. Coleman *122*.
—, — — s. E. Jawetz *123*.
—, —, M. B. Luxen, J. R. Cummings u. M. S. Marshall *122*.
Gurevitch, J. 595.
—, —, Z. Polishuk u. D. Hermoni *543*.
Gurin s. Brady *222*.
— s. Buchanan *226*.
Guss, J. H. *122*.
Gutman, Alexander B. 192, 194, 198, 203, 205, 212, 213.
—, — — s. H. Haig. Kasabach *186*, *187*.
—, Ethel Benedict s. Alexander Gutmann *160*.
Gutmann, Alexander B., T. Lloyd Tyson u. Ethel Benedict Gutman *160*.
Guttmann *410*, 429.
—, L. *658*.
Guy, R. 579.
—, — s. J. M. Hill *544*.
Guzman-Rodriguez u. E. Blas-Ferrainoli *160*.
György, P. 309, 317, 318, *543*, 649.
—, —, u. H. Goldblatt *301*.
—, —, C. Rose u. R. Shipley *301*.
—, — s. R. Shipley *303*.

de Haas, Lorentz s. C. D. Binkhorst *654*.
—, P. K. s. C. D. Binkhorst *654*.
—, — — s. R. Brückner *655*.
Haas, W. *376*, 380.
Habegger, H. *658*, 767, 810, 817.
—, — s. F. Bamatter *653*.
Habelmann, G. *543*, 646.
Haberman, S. 571, 579, 586, 593.
—, —, J. M. Hill, B. W. Ewerist u. J. W. Davenport *543*.
—, — s. J. M. Hill *544*.
Habs 305.
Hadorn, W. 80.
—, —, u. A. Tillmann *70*.

Haenisch, Groedel u. Lossen *321*.
— -Holtusen *321*.
Haenkel 335.
Härlin, S. *122*.
Haga, J. s. S. Brug *670*.
Hage, W. *321*, 323, 324, 325.
Hagtvedt, J. *491*, 497, 500, 504.
Hahn, E. O. s. L. W. Wannamaker *129*.
—, H. *1*.
—, W. *70*.
Hahnel, W. *122*.
Haig, H. 213.
Haile, H. *543*, 599.
Hain, A. M. *160*, 179.
Haist s. Bell 227.
— s. Best 220, 227.
—, Campell u. Best 227.
—, Evans u. Kinash 220.
— s. Ham 227.
— u. Pugh 220.
Halac, E. 585.
—, —, u. H. L. Garzon *543*.
Halbrecht, J. *543*, 560, 596.
Hall, B. E. 509.
—, — — s. F. J. Heck *491*.
—, G. S. *160*.
—, W. E. B. *658*.
Hallam, J. W. *122*.
Hallman s. Bavetta 225.
Halperin 41.
—, M. H. s. R. W. Wilkins *17*.
Halpern, R. M. s. A. L. Bloomfield *118*.
Halpert, B., u. A. Grollman *9*.
Halshofer, L. *186*.
Ham u. Haist 227.
Haman s. Gemmill 221.
Hamberger, C. A. 82.
—, — — s. S. Welin *73*.
Hamburger, F. *543*, 591.
—, M. 145.
—, —, u. D. Muething *122*.
Hamilton, J. B. s. E. G. Robertson *664*.
— -Paterson, J. L. *376*, 395.
Hammarström, S. *9*, 35, 37, 44, 45, 47, 50, 57.
—, —, u. P. Bechgaard *9*.
Hammerström, S. s. H. Berglund *3*.
Hammond, George, u. Kenath H. Sponsel *160*.
Hampel s. Kerr 221.
Hamperl 355.
— u. Wallis *321*.
Hampton 176.
Hangleiter, H. 773.
—, — s. H. Dennig *119*, *656*.
Hanhart, E. *187*, 201.
Hanke, H. *187*, 192, 194, 195, 197, 212, 215.
—, Hans *160*, 166.

Hansen *658·*
—, Arnold E., Irvine McQuarne u. Mildred R. Ziegler *160.*
Hanssen, O. *376, 404.*
—, P. *491.*
Hansson, C. J. *658.*
Hantschmann, L. 138.
—, —, u. H. J. Trube *122.*
Hanzal, R. F. s. H. Goldblatt *8.*
Harbitz, Fr. *187, 202.*
Hardmann, T. G. s. J. P. Lanigan *161.*
Harford, C. G. s. R. J. Glaser *121.*
Harken, D. E. *70,* 75, 77, 84, 110.
—, — —, u. A. C. Williams *70.*
—, — —, u. P. M. Zoll *70.*
—, O. E. 433.
—, P. E., L. B. Ellis, P. F. Ware u. L. K. Normann *410.*
Harland, J. C., u. F. D'Abreu *9.*
Harms, H. s. L. Dragstedt *300.*
Harned u. Cole *228.*
Harris u. Harris *222.*
—, H. W. s. M. Meads *125.*
—, M. H. 82.
—, — — s. F. W. Cooper *69.*
—, T. N., u. S. Harris *122.*
Harrison, T. R., u. J. R. Williams *9.*
Harrop 508, 509, 510.
— s. Chang *490.*
—, Widenhorn u. Weinstein *491.*
—, G. A. *376,* 396, 401.
Hart 630, 631, 763, 770, 771.
—, E. W., J. W. Paulley, J. S. Rivers u. E. K. Westlake *658.*
von der Hart, M. 586
—, M. s. J. J. Loghem *546.*
Hartert, M. *410,* 415.
Hartl, H. *658,* 773.
Hartman 263, 770.
— u. Brownell *225.*
— s. Tatsher *224.*
—, L. W. s. S. E. Sulkin *666.*
Hartmann 317, *543,* 565.
—, A. F. *491,* 494, 513.
—, E., u. S. Braun-Vallon *658.*
—, F., K. Brownell, u. J. Thatcher *301.*
Hartroft, St. *301,* 309.
Harvay s. Latta *227.*
Harvey, A. M. 150.
—, — — s. P. Tumulty *129.*
—, H. E. 770.

Harvey, H. E. s. F. H. Tanner *667.*
—, W. P. s. S. A. Levine *411.*
—, — —, u. S. A. Levine *410.*
Harvier, P. 194, 380.
—, — s. A. Baumgartner *3.*
—, —, J. Mallarme u. Guy Ledoux-Lebard *187.*
—, —, J. de Melletier, G. H. Lavergne u. M. Lamotte *376.*
Harwerth, Hans-Günther 375.
Harwin, M. 712.
—, —, u. A. Angrist *658.*
Hasama *221.*
Haschen, R. J. *376,* 380.
Haslinger, K. *321,* 337.
Hasselmann *366,* 368.
—, C. M., H. O. Johne, F. Legler u. S. Heinrich *122.*
Hassin, G. B. *658.*
Hastings 233, 250.
— s. Buchanan *221, 226.*
— s. Topper *221.*
— s. Vennesland *221.*
— s. Villee *221.*
Hattersley 591, 592.
—, P., u. M. L. Fawcette *543.*
—, P. G., Aus u. Fawcette *543.*
Haugaard s. Stadie *221, 222, 227.*
Haunz, E. A., u. E. L. Grinell *122.*
Hausberger, Franz X. 220, *222, 224.*
— u. Bublitz *222.*
— u. Glabasnia *226.*
— u. Jachtorowycs *226.*
— u. Neuenschwander-Lemmer *222.*
Hausmann 552.
— s. Hoffmann *544.*
Hauss, W. H. 138.
—, — —, u. R. Burwinkel *122.*
Havlik, O. *676.*
Hawskley 621.
— u. Lightwood *543.*
— s. Parsons *547.*
Hayio s. Y. Yamaguchi *366.*
Hayles s. Sprague *223.*
Haynal, E. *122.*
Haynes s. Sutherland *222.*
Hayno, Dorfman u. Prins *224.*
Headley s. Boland *224.*
Heard, Lozinski u. Stewart *222.*
Heath, P. 770.
—, —, u. W. Zuelzer 658.
Hechter *224.*
—, Soskin u. Levine *221.*
Heck, F. J. 509.
—, — —, u. B. E. Hall *491.*
Heckermann, F. s. L. Psenner *165.*

Hecter *224.*
Hedfeld, A. *122,* 154.
Hedinger, C. *122.*
—, Ch. *70,* 80.
Hedon 288.
Heeley 810.
Hegglin *410.*
—, R. *491.*
Hegler, C. s. G. Domagk *120.*
Hegner, R., u. F. Wolfson *671.*
Heidelman, J. M. *658,* 759, 766, 770, 771.
Heiderer, W., u. O. Lürmann *9.*
Heidger, Peter *160.*
Heilmeyer 613, 617.
—, L. 136, 139, *366,* 374, 375, *376,* 379, 380, 381, 402, 403.
—, —, u. H. Begemann *376.*
—, —, u. W. Keiderling *122.*
—, — s. G. Reimold *126.*
—, —, u. W. Schoener *376.*
—, — s. A. Walter *129.*
Heiman s. Mirsky *222, 227.*
Heinbecker, P., u. G. H. Bishop *9.*
Heinerman s. Conn *223, 228.*
Heinlein, H. *301,* 306.
Heinrich 646.
—, K. *122,* 136, 138, 139.
—, S. s. C. M. Hasselmann *122.*
Heissen 614.
— u. Schalloer *543.*
Held, E. *321,* 329.
Helderweirt, G. s. P. Brutsaert *655.*
Helferich, L. S. s. G. de Takats *15.*
Helfet, Arthur J. *160,* 177.
Hellbrügge, T. *658,* 682, 693, 770, 824.
Hellerstein, H. K. 639.
—, — — s. R. A. Furman *542.*
Hellman 602.
— u. Hertig *543.*
Hellmann 554, 624.
—, L. M., u. G. R. Vosburgh *543.*
Hellner, Hans *160,* 173, *186, 187,* 190, 202.
Hellström, J. *321,* 324, 325.
Hellwich, K. *671.*
Helmholz, H. F. *321, 410,* 419.
Helve *226.*
Hemberg, C. A. *544,* 614.
Hemphill u. Reiss *224.*
Henderson *544,* 599.
— s. Seneca *224.*
—, R. G. 680, 749, 750, 753, 754, 763, 771, 790, 818, 825.

Henderson. R. G. s. H. Pinkerton 663.
Hendrix, H. 807.
—, — s. J. Rodhain 674.
Henkes 770, 771, 772.
Henneberg, G. 122.
Henry, Marg. 709.
—, N. W. 544, 588.
Henschen 465.
Henze, S. s. Otten 673.
Hepding, L. 671, 811.
Hepner, F. s. H. Beumer 300.
Herfarth, H. 70, 88, 106.
Herkel 428, 466.
— u. G. Zur 410.
—, W. 41.
—, —, Nürnberger u. Papageorgiou 9.
Herlant, Marc, Robert Dubois u. Léon Ectors 160.
Herman, C. s. R. D. Manwell 672.
—, C. M. 671.
Hermann, H., u. L. Sabadini 9.
Hermoni, D. 595.
—, — s. J. Gurevitch 543.
Herold, L. s. K. J. Anselmino 158.
Herrell, W. E. 122, 137.
Herring 226.
— s. Anderson 224, 225.
— u. Evans 223.
—, A. C. 139.
—, — —, u. W. M. Davis 122.
—, V. s. W. Gofmann 301.
Herrlich s. Bueding 222.
Herskovits, Eugen 187, 194.
Herson, R. N., u. F. L. Willington 410.
Hertel 367.
Hertig 554, 624.
— s. Hellman 543.
—, A. T. 381, 396, 401, 658, 691, 698.
—, — — s. T. G. Klumpp 376.
Hertwig, O. 544.
Hertz 613.
Hertzberg 333.
Herxheimer 227, 285.
Herz 544, 611.
Herzog, E. 9, 60.
—, Georg 186, 194, 203.
—, K. 396.
—, — s. W. Tischendorf 378.
Herzstein u. Dolger 227.
Hess 226.
—, G. G. 410.
—, O. 122, 135.
—, W. K. 410.
—, W. R. 61, 160, 443.
Hesse, E. 70.
—, S. 659.
Hetherington u. Ranson 228.
Hetzar, W. 70, 83.

Heuer, G. J. 9, 20.
—, — —, u. F. Glenn 9.
—, — — s. Fr. Glenn 8.
—, — — s. J. H. Page 12, 13.
—, J. 122, 135.
Heupke, W. 308.
—, —, u. J. Rost 301.
Heusner, A. 301, 314.
Heuyer, G. 738, 770.
—, —, Crémieux, Koupernik u. Lang 659.
—, —, S. Lebovici, Mme., Robert u. M. Martinetti 659.
Hevitt, J. s. W. Gofmann 301.
Hewitt, W. L. 321.
Heyer, H. E. s. G. de Takats 16.
den Heyer, J. K. s. S. Brug 670.
Heymans, C. 10, 59, 61.
—, — s. J. Bacq 3.
—, —, u. J. Bouckaert 10.
Heynemann, Th. 321, 324, 328.
Higbel, D. R. 346.
Higgins s. Ingle 224.
Higier, Heinrich 187, 200.
Hilarowicz, H. s. W. H. Bross 4.
Hilden, T. 10.
Hildick-Smith, G. s. F. B. Corneal 119.
Hill, J. M. 571, 579, 586, 593.
—, — —, u. S. Haberman 544.
—, — —, S. Haberman u. R. Guy 544.
—, — —, — — u. A. V. Orozco 544.
—, — — s. S. Haberman 543.
Hillenbrand, Hans Joachim 161.
Hiller s. Rosenblath 14.
—, F. 10, 51.
Hills s. Horrwitt 222.
— s. Stadie 222.
—, A. G. s. P. H. Forsham 490.
Himmelmann, W. 161.
Himsworth 228, 296.
— u. Scott 223.
Himwich s. Bueding 222.
— u. Nahum 221.
Hindemith 358.
— u. Rohde 321.
Hines, E. A. 10.
—, — —, u. G. E. Brown 10.
—, — — s. E. E. Gambill 8.
Hinsberg, K. 306.
—, — s. J. Gleiss 301.
Hintermann, J. 810.
—, — s. G. Blanc 670.
Hinton, J. W. 21, 45, 61.

Hinton J. W. s. J. W. Lord 12.
—, — —, u. J. W. Lord 10.
—, W. 10.
Hirato, K. 672, 810.
Hirsch, I. Seth 161.
Hirschl, J. A. 161.
Hirsh, H. L. s. A. Merril 122.
—, — — s. J. A. Robinson 127.
—, — — s. W. W. Zeller 130.
Hirszfeld 556, 560, 568, 650.
— s. v. Dungern 542.
—, H. 544.
—, —, u. H. Zborowski 544.
Hitzenberger u. L. Reich 321.
Hiymans 714.
Hjärre, A. 368.
—, —, u. H. Berthelsen 366.
Hoang-Xuan-Man 659.
Hobby, G. L. s. M. H. Dawson 119.
Hoberman 222.
Hobler, S. W. s. H. Field 121.
Hochrein, M. 10, 70, 80, 410, 459.
Hocks, H. 643.
—, — s. F. Küster 545.
Hodge, H. 310.
—, —, C. MacLachlan, W. Bloor, C. Stoneburg, M. Oleson u. R. Whiteheadt 301.
Hodina, L. 315.
—, — s. R. Schönheimer 303.
Hoede, K. 187, 202.
Hoefnagels s. Prick 663.
Hoel, J. 376, 380.
Hoelme 659.
Höpker, W. 491, 493, 499, 501.
Höring, F. O. 123, 132.
Höst, H. F. 10.
van der Hoeve, J. 659.
Hoff, Ferdinand 161.
Hoffman, Ph. B. 564.
—, — —, u. D. Ermoine Edwards 544.
Hoffmann 149, 257, 552, 620, 649.
— s. Anselmino 539.
— u. Hausmann 544.
—, Wellmann u. Sayre 123.
—, Fr. s. K. J. Anselmino 158.
Hofmeister 277.
Hogan, M. J. 659, 696, 708, 762, 763, 766, 786, 787.
—, — — s. F. B. Walsh 668.
Hogben 544, 560, 562.
—, L. s. I. A. H. Waterhouse 550.
Hohman, E. s. D. A. Ryland 14.
Holden, W. S. 724, 771, 787.
—, — —, u. A. S. Whitehead 659.

Holland, M. O. *123*, 147, 148.
Holldack, K. 407, *410*, 416,
    421, 422, 424, 440.
—, —, u. T. Gerth *411*.
—, — s. G. Ludwig *412*.
—, —, A. Weygand u. F.
    Bschorr *410*.
Holley, S. W. 206.
—, — — s. H. G. Wells *189*.
Holm, E. *659*, 767, 770, 771.
Holman, E. s. F. L. Reichart
    14.
Holmdahl 683, 759, 787, 821.
—, S. *659*.
—, S. C. *659*.
Holmgreen *221*.
Holovsky, M. *411*.
Holstein 495.
Holt *544*, 561.
—, H. G. 756.
Holten, C. *10*.
Holtusen s. Haenisch *321*.
Holubec, K., u. V. Tolar *70*.
Hølund, T. *659*, 771.
Holz, J. *672*.
Holzer, W., u. K. Polzer *411*.
Holzmann, D. *123*.
Hoppe-Seyler 307.
Horn s. Koepf *225*.
Hornbostel *411*, 442.
Horns, R. 763, 822.
—, — s. F. H. Adams *653*.
Horrwitt, Hills u. Kreisler *222*.
Horst, H. G. 689, 691, 751,
    754, 755, 763, 766, 771,
    774, 776, 802, 804, 818,
    825.
—, — — s. H. Franke *657*.
Horster, I. A. s. H. Esser *120*.
Hortolomei, N., Th. Burghele
    u. Olanescu *10*.
Horvey 195.
— u. Revecz *187*.
Horwitz *491*, 508.
—, Thomas, u. Abraham Can-
    tarow *161*.
Houser, H. B. s. L. W.
    Wannamaker *129*.
Houssay *223*, *226*, *227*, 229,
    254, 255, 258, 275, 290.
— u. Anderson *223*.
— s. de Finis *226*.
—, Foglia, Diaz u. Sara *226*.
—, —, Dosne u. Pasqualini
    223.
—, — u. Martinez *226*.
—, — u. Smith *227*.
—, —, Smyth, Rietti u.
    Houssay *223*.
— u. Martinez *227*.
—, Orias u. Sara *223*.
Howard 358, *544*, 580.
— s. Calkins *321*.
—, W. P. s. L. W. Gorham
    160.

Hsu, H. C. s. S. H. Liu *162*.
Hubert, Ed. s. C. Lian *412*.
Hubinont, P. O. *544*, 582,
    590, 591, 595.
—, — —, u. J. Snoeck *544*.
Huddlestun s. Levin *222*.
Hueber, E. *10*.
—, E. F. 138, 139.
—, — —, u. H. Saexinger
    123.
Hueck, W. *301*, 304, 308, 316,
    411.
Hülnhagen, O. s. J. Blume
    408.
Hürthle, R. 31.
Hugentobler, F. 622.
—, — s. F. Wuhrmann *551*.
Hughes 140, 149.
—, S. O. *123*.
—, W. s. A. Voureka *129*.
Huhn 330.
Huismans 88.
Hull, F. E. s. D. W. Bruner
    540.
— -Smith, H. s. R. F.
    Farrington *120*.
Hulphers, G., K. Lilleengen
    u. S. Rubarth *672*.
Hummel, R. *187*, 193.
—, Rudolf *161*.
Hun s. Sanger *226*.
Huneke, F. *123*, 154.
Hunt, M. L. 561, 563, 603,
    604.
—, — — s. S. P. Lucia *546*.
Hunter, T. H. *123*, 136, 139,
    143, 145, 146, 147, 149,
    150.
—, — — s. M. H. Dawson
    119.
Hurst, J. G. 560, 578, 595,
    596, 605, 629.
—, — — s. A. S. Wiener *550*,
    551.
—, John W. 176.
—, — — s. Lewis E. Etter
    159.
—, — — s. A. L. Messer *412*.
Hurwitz, G. s. S. R. Kaplan
    123.
Hutchison, S. *659*, 764, 770,
    771.
Huth, E. *544*, 553, 629.
Huxley *544*, 567.

Ikin, E. W., A. E. Mourant u.
    C. Plaut *544*.
Imamura *544*, 568.
Imboden, C. A. s. C. Cooper
    676.
Iménez-Diaz, C., E. Arjona u.
    E. Lopez-Garcia *123*.
Ingle *224*, *225*, *226*, 264, 266,
    277.
—, Evans u. Sheppard *227*.

Ingle, Higgins u. Kendall *224*.
—, Li u. Evans *225*.
— u. Nezamis *225*, *226*.
— u. Oberle *225*.
—, Prestrud u. Nezamis *222*,
    225.
—, Sheppard, Evans u. Kui-
    zenga *225*.
—, —, Oberle u. Kuizenga *225*.
Ingram s. Ranson *228*.
Inhoffen 314.
— s. Lettré *302*.
Innes, J. s. S. Thomson *129*.
Inou, A. 771.
—, — s. N. Ansari *653*.
Introzzi, A. S. *10*.
Irmer, W. *123*.
Isaac, S. 504.
Isaak, S. s. C. v. Noorden *492*.
Isaeff s. Chernick *221*.
— s. Zilverschmidt *221*.
Isberg, E. M. 44, 56.
—, — — s. M. M. Peet *13*.
Iserle, J. 771.
—, —, u. Ed. Marsalek *659*.
Israel 325.
— s. Valery-Radot *16*.
—, M. 606.
—, — s. S. Bornstein *540*.
Israels, M. C. G. *376*, 380.
Ivanaviciu, G. *123*.
Iversen 510.
— u. Clousen *491*.
Ivimey, M. *187*, 193.

Jaccottet, M. 756, 757.
—, — s. F. Bamatter *653*.
Jachtorowycs s. Hausberger
    226.
Jackets, V. 603, 604.
—, — s. A. W. Frisch *542*.
Jackson *225*, 374.
— s. Parker *366*.
— et al. 227.
Jacobi, M. 628.
—, —, A. Litvak u. S. Gruber
    544.
Jacobs 776, 819, 820.
—, J. E. *161*.
—, L., F. E. Jones u. M. L.
    Melton *676*.
— -Jones 681.
Jacobsen 345.
—, H. H., u. G. Vraa-Jensen
    161.
Jacoby, N. M. 682, 770, 810,
    825.
—, — —, u. L. Sagorin *659*.
Jadin, J. s. P. Giroud *658*.
Jaffé 621.
— s. Degener *541*.
—, Henry L. *161*, 165, 167,
    175, 179.
—, — — s. Louis Lichten-
    stein *162*.

v. Jagic *411*, 452.
Jahn, E. F. 564, 581, 582, 604.
—, — — s. M. S. Sacks *548*.
Jakobsen s. W. F. Braasch *320*.
James, J. D. 598.
—, — —, u. G. Plaut *544*.
Jammes *659*, 770.
— s. Calmettes *655*.
Jampolis, R. W. s. H. P. Jenkins *70*.
Janeway, C. A. s. C. B. Favour *120*.
Janicek, L. s. O. Thalhammer *667*.
Janker, R. *70*, 86.
Janku 732, 760, 764, 774, 780, 825.
—, J. *659*, 682.
—, L. 698, 699.
Jasper, E. *672*, 810.
Javert 561.
— s. P. Levine *546*.
Jawetz, E. 146, 147, 148, 149.
—, —, u. J. B. Gunnison *123*.
—, —, J. B. Gunnison, R. S. Speck u. V. R. Coleman *123*.
—, —, u. R. S. Speck *123*.
—, — s. J. B. Gunnison *122*.
Jay, A. R. s. V. M. Sborov *127*.
Jeanmaire, N. C., u. L. H. Martiarena *70*.
Jeanneret, R. L. 488.
Jeans, J. *411*.
Jeckeln, E. *659*, 722, 729.
Jeffers, W. A. s. N. E. Freeman *7*.
Jelke, H. *659*, 720, 724, 743, 766, 770, 771, 773.
Jelliffe, D. B. *659*, 771.
Jendrassik *187*, 200.
— u. Bokrétas *301*.
Jenkins, H. P., H. Owen, E. Senz u. R. W. Jampolis *70*.
Jensen s. Grattan *224*.
— s. Sheppels *225*.
—, J. *123*, 143, *301*, 316.
Jentzer, A. *10*.
Jerome, Jerome s. Caroll O. Adams *157*.
Jervis, G. A. *544*, 560.
Jianu, A., T. Firica u. C. Popesco *10*.
Jirovec, O. 805.
—, — s. Vaněk *668*.
Joachim, G. s. O. Weiss *414*.
Johansman 697.
Johansmann, R. J. 712, 713.
—, — — s. J. Ruchman *664*.
Johanssen, R. *10*.
Johansson, J. *544*, 564.

John 198, 201, 212.
—, E., u. U. Strasser *187*.
—, H. J. *491*, 494.
Johne, H. O. s. C. M. Hasselmann *122*.
Johnson 744, 746, 770, 771, 772, 822.
—, A. L. s. W. C. Bridges *4*.
—, C. *672*.
—, L. V. *659*.
—, M. J. s. E. A. Maass *125*.
Johnston s. Conn *225*.
Johow, R. *321*.
Joly, F. 56.
—, —, H. Martin u. M. Bonamy *10*.
—, Paul, u. Robert Vantrassel *161*.
Jones 132, 681, 776, 819, 820.
—, F. E. s. L. Jacobs *676*.
—, M. *123*.
—, T. D. s. W. J. MacNeal *125*.
—, V. s. R. D. Manwell *672*.
—, William A. *161*.
de Jong *544*, 634.
Jonxis, J. H. P. *659*.
Joppich *538*, *563*, 588.
Jores 324.
Jørgensen, G. 560, 595.
—, — s. M. Grove-Rasmussen *543*.
Jorpes, E. s. G. Dahlberg *490*.
Joseph 770.
— s. Anderson *225*.
— u. Perlmann *321*.
—, H. s. J. B. Cross *676*.
—, R. s. M. Lelong *660*.
—, Vera 177, 182.
—, — s. William Sternberg *164*.
Josipovic, V. s. B. S. Djordjevik *120*.
Joslin 226, 292, 293, 493, 494, 495, 496, 497, 498, 499, 500, 501, 502, 504, 505, 507, 509, 511, 512, 513, 514, 526, 533, 534, 535, 537.
—, A. P. s. E. P. Joslin *491*.
—, E. P. *491*.
—, — —, L. J. Dublin u. H. H. Marks *491*.
—, —, — — u. A. Marble *491*.
—, — —, H. F. Root, P. White, A. Marble u. C. C. Bailey *491*.
— — — — — u. A. P. Joslin *491*.
—, Elliot P., Howart F. Root, Priscillia White, Alexander Marble u. C. Cabell Bailly *161*.
Jouve, A. s. A. Lena *71*.

Jowett u. Quastel *222*.
Jüptner, H. *659*.
Jürgens 613.
—, R. *376*, 380, 381.
Jürgenssen, H. *659*.
Juillard, E. s. F. Bamatter *653*.
Julian, O. C. s. G. de Takats *16*.
Junghans, H. *70*.
Jungmann, P. *123*.
Junker, H. *321*, 333, 339.
Juretic, M. *659*.
Kabler, P. 692, 702, 710, 730, 763, 766, 770, 771, 773, 820.
—, — s. F. H. Adams *653*, *675*.
—, —, u. M. Cooney *659*.
Kacher, L. s. H. A. Agerty *539*.
Kämmerer, H., u. Wegner *123*.
Kaess, A. *659*, 773, 802.
—, E., u. E. Steen *677*.
Kafka 686, 794.
Kahn 528.
— u. Olmstedt *491*.
—, E. A. *10*.
—, — — s. S. Braden *4*.
—, J. R. s. H. Goldblatt *8*.
—, J. W. 82.
—, — — s. F. W. Cooper *69*.
Kaiserling, H. *10*, 59.
Kajahn, R. 772, 809, 812.
—, — s. E. Otten *673*.
Kakawa 355.
Kallberg, Hilda *187*, 193, 195.
Kallner, S. s. G. Dahlberg *490*.
Kamar, A. s. A. Chalmers *676*.
Kampmann, W. *10*, 34, 54.
Kanabusowa, I. *659*, 682, 771.
Kanther, R. *123*, 138.
Kantorowicz, R. *672*, 810.
Kaplan, M. 738, 770.
—, —, J. Blum u. E. Blumen *659*.
—, N. O. s. M. Franks *490*.
—, S. R., u. G. Hurwitz *123*.
—, — —, R. H. Roseman, L. N. Katz u. W. A. Brams *123*.
Kapp, L., u. A. Grishman *70*.
Kariher, D. H. *544*, 564, 605, 649.
—, — —, u. D. J. Miller *544*.
Karplus, J. P., u. A. Kreidl *161*.
Karrer s. Bernheim *539*.
Kartagener, M. *70*.
Kasabach 192, 198, 203, 205, 212, 213.
—, H. Haig., u. Alexander B. Gutman *186*.

Kasabach, H. Haig. s. H. B. Gutman *187*.
Kast *187*, 202.
Kato 613.
Katz, L. N. s. M. Grossman *122*.
—, — — s. S. R. Kaplan *123*.
Katzin 556, 557, 560, 561.
— s. P. Levine *546*.
— s. Long *224*.
Kauffmann, F. *123*.
Kaufmann, C. 312.
—, —, u. E. Lehmann *301*.
—, E. *321*, 332, *366*, 369.
—, H. s. E. Donzelot *120*.
Kaump, D. H. 702.
—, — — s. G. Steiner *666*.
Kay 192, 194, 440.
—, C. F. s. W. P. Boger *118*.
—, — — s. S. H. Eisman *120*.
—, — — s. H. F. Zinsser *414*.
Kaznelson, H. *659*.
Keagy, H. F. *672*.
Kean 775, 811.
—, B. 712.
—, B. H., u. R. G. Grocott *659*, *672*.
Keating s. Sprague *224*.
Keefer, C. S., P. G. Blake, J. S. Lockwood, P. H. Long, E. K. Marshall u. W. B. Wood *123*.
—, Ch. S. s. D. Anderson *117*.
Keel, M. *544*, 610.
Keen, J. A. *660*.
Keeton, R. W. s. G. de Takats *16*.
Kehl, R. *70*, 83.
Keidel, W. D. *411*, 457.
Keiderling, W. s. L. Heilmeyer *122*.
v. Keiser, D. s. C. Brentano *490*.
Keith, N. M. *10*, 18, 35, 40.
—, — —, H. P. Wagener u. N. W. Barker *10*.
—, —, — — u. J. W. Kernohan *10*.
—, — — s. H. P. Wagener *16*.
—, — —, B. Woolf u. A. R. Gilchrist *11*.
Kell, J. 598.
—, — s. P. H. Andresen *539*.
Keller, W. *660*, 789.
—, —, u. O. Vivell *660*.
Kelly, I. J., u. J. G. Shaffer *545*.
Kelsey s. Burns *221*.
Kemp, G. *660*, 691, 692, 697, 720, 722, 733, 743, 822.
—, — s. H. R. Wiedemann *669*.
Kendall *224*.
— s. Eversole *224*.
— s. Ingle *224*.

Kendall s. Reinecke *225*.
— s. Wells *224*, *225*.
Kennedy, R. L. J. 346.
—, Roger L. s. Malcolm B. Dockerty *159*.
Kenney, D. s. Ch. J. McGee *125*.
—, — s. W. S. Priest *126*.
Kepler s. Sprague *224*.
Kernohan, J. W. s. N. M. Keith *10*.
Kerr u. Gillies *322*.
—, Hampel u. Grantus *221*.
Kessel, F. K. 801.
Keutman s. Zaffaroni *224*.
Kiang s. de Bodo *223*.
Kidd, J. G., u. W. F. Friedwold *677*.
Kienböck 82, 86.
—, Robert *161*, *186*, 190, 192, 193, 194, 195, 196, 197, 201, 202, 203, 204.
—, —, u. Edmund Markovits *187*.
—, —, u. L. Meworach *161*.
Kienle, F. *376*, 380, *411*, 434.
—, Fr. *70*, 105, 106.
Kikawa *322*.
Kilch, G. A. *411*.
Killian 309.
— u. Marsh *301*.
—, H. *123*.
Kilner, J. *187*, 198, 212.
Kimmelstiel u. Wilson *322*.
Kinash s. Haist *220*.
Kindler s. P. Dahr *541*.
King, E. Q. s. H. Fischbach *121*.
—, S. *411*.
Kinkaid, A. S. s. D. W. Bruner *540*.
Kinney, T. D. s. P. O. White *414*.
Kinsell, Laurence H. s. Eduard C. Reifenstein *163*.
Kirby, W. M. s. A. L. Bloomfield *118*.
Kirch, E. 776.
Kirk, E. *491*, 513.
Kirkpatrick, H. J. R. s. R. C. Murray *162*.
Kirkwood, J. G. s. J. R. Cann *540*.
Kirschner, M. *11*, 22, 23, 24, *70*, 83.
Kirshbaum, Jack D. 167.
—, — — s. Daniel H. Levinthal *162*.
Kitzerow, G. s. Kohler *411*.
Klarfeld, B. *677*.
Klatchko, H. J. s. D. Weinman *679*.
Klebs *545*, 555.
Kleeberg *491*, 508.
Klein 823.

Klein s. Levin *222*.
— s. Stetten *221*, *222*.
—, D. s. A. Franceschetti *160*.
—, H. 565, 566, 568.
—, — s. H. Nachtsheim *547*.
—, W. *301*, 308.
Kleinfelder, H. *123*, 138, 146, 150, 151, 152.
—, — s. E. Wollheim *130*.
Kleinschmidt, H. *545*, 552, 619, 620, 628.
Klemme, R. M., u. R. D. Woolsey *11*.
Klemperer s. Soloman *221*.
Klenerman, P. *660*, 724.
Klestadt, W. *187*, 193.
Klien, Bertha A. *187*, 206.
Klima, M. *660*, 716, 762, 784, 823.
—, R. *376*, 403.
Kline, B. S. *545*, 624.
Kling, C., E. Wassén u. J. Faahraeus *677*.
Klinkert 305.
Klotzbücher s. Bürger *222*.
Klug s. Potter *226*.
Kluge, E. *322*, 355.
Klumpp, T. G. 381, 396, 401.
—, — —, u. A. T. Hertig *376*.
Knapp 771, 772, 773.
—, A. *660*.
—, W. *677*.
Kneeland, Y. jr. s. H. M. Rose *127*.
Kneise-Schober *322*.
Knöpfelmacher, W. *545*, 552.
Knoop 244.
Knowltown s. Ricketts *221*.
Knudson, O. *411*, 416.
Knüppel, H. 566.
—, — s. P. Dahr *541*.
Knuettgen, H. s. A. Westphal *669*.
Kobernick u. More *225*.
Koch 731, 770, 771, 773.
—, E. s. H. Bohn *654*.
—, F. L. P. *660*.
—, — — —, J. Schorn u. G. Ule *660*.
—, — — —, A. Wolf, D. Cowen u. B. H. Paige *660*.
—, Fr. *71*.
—, L. P. 760, 762, 763.
—, M. *187*, 200, 202.
—, W., u. A. Uribe *660*.
Kocher 116.
—, Albert *161*.
Köhler u. Fleckenstein *224*, *225*.
— u. Mönich *225*.
—, W. *411*, 421.
Köhn, K. *660*.
Koelzer, P. P., u. J. Giesen *124*.
Koenig 685.

Koepf, Horn, Gemmill u. Thorn 225.
— s. Lewis 225.
— s. Thorn 225.
Koeppen 161, 411.
Kohl 815.
— s. Bürger 221.
— -Yakimoff, N. s. W. L. Yakimoff 675.
Kohler u. G. Kitzerow 411.
Kohn, K. H., A. Milzer u. H. MacLean 124.
—, — — s. A. Milzer 125.
Koick, J. 411.
Kollarits, J. 187, 200.
Koller 449.
—, F. 216.
—, —, S. Rosin u. H. Arter 187.
Koneff s. Bennett 225.
Konjetzny 324, 357.
Kopciowska, A. s. S. Nicolau 678.
—, L. 810.
—, — s. S. Nicolau 673.
Koppen, K. 660.
Koppermann, E. 1, 11, 28, 34, 35, 43, 47.
—, — s. H. Sarre 15.
Kopylow, M. B., u. M. F. Renowa 161.
Korduba, M. 124.
Korn, R. 71.
Kornberg s. H. Hodge 301.
Kornblum s. Albright 157.
—, Karl 161.
Korotkoff 41.
Korth, C. 95.
—, —, u. H. Wirkus 71.
Koster, H. 308.
—, — s. A. Shapiro 303.
Koszewski, B. J. 488.
—, — — s. A. F. Esselier 120.
Kotowski, P. s. W. Bürch 409.
Koupernik 738, 770.
— s. G. Heuyer 659.
Kozlow, L. Ange 604.
—, — — s. Ch. L. Schneider 548.
Krämer 55.
—, R. 124, 155.
Krah, E. 602.
—, —, u. F. Dichgiesser 545.
Krahl u. Cori 221.
— u. Park 223.
Kramer, B. s. J. B. Pincus 163.
Krammer, J. s. H. Wolff 130.
Krasemann, E. 124.
Kraupse 324.
Kraus 19, 227.
Krause, A. C. 660, 773, 792.
—, — —, u. L. Smith 660.
Krayenbühl, H. 756.
Krebs u. Eggleston 221.

Krebs, A. 804.
—, — s. H. J. Reiss 663.
Krehl, L. 411, 443, 458.
Kreidl, A. s. J. P. Karplus 161.
Kreisler s. Horrwitt 222.
Kreiss s. Bennett 223, 225.
Krepler, P. 660, 763, 770.
Kries, Johannes V. 422.
—, V. 411.
Kringelbach, J. 660, 753, 772.
Krings, H. 619.
—, — s. F. Küster 545.
Krinsky, E. s. A. M. Pimenta 663.
Krishman, K. V., u. J. Chiranji 672.
Krohn, W. 71.
de Kromme, L. 561, 563, 596.
—, —, L. A. M. van der Spek u. H. Rottinghuis 545.
Kubikowski, P. s. W. H. Bross 4.
Kucharski 411, 419.
Kudicke, H. 660.
Küchmeister 357.
Kühns, W. J. s. M. S. Sacks 548.
Külbs 80.
Kürten, H. 124, 135.
Küster, F. 619, 622, 643.
—, —, u. E. Becher 545.
—, —, u. H. Hocks 545.
—, —, u. H. Krings 545.
Kufs, H. 186, 200.
Kugelmass, I. N. 660, 773.
Kugelmeier, L. M. 124.
Kuhlman s. Lewis 225.
Kuhns, W. J. 564, 578, 590, 604.
—, — —, u. A. Bailey 545.
Kuizenga s. Ingle 225.
Kukula 112.
Kumpe, C. 446.
—, S. W., u. W. E. Bean 411.
Kunkel, H. G. 312.
—, — — s. E. Ahrens 299.
—, P. s. N. L. Cressy 119.
Kupas, J. 95.
—, —, u. Stonkus 71.
Kurz s. de Bodo 223.
—, E. R. H., u. J. Fischer 124.
Kurzrock 161, 172.
Kussmaul, A. 161, 169.
v. Kuthy, A. s. Fr. Verzar 304.
Kutscha, V. 195.
Kutschera-Aichbergen 301, 312.
Kutzman 333.
Kux, E. 11, 26, 28, 54.
—, —, u. Vetter 11.
Kvale 358.

Kvale s. Roth 322.
Kylin 322.
—, E. 11.

La Barre s. Zunz 226.
Labbé 506, 510, 511.
— u. Boulin 491.
Laennec 414.
Laerence, E. A. s. P. H. Crane 409.
Laforet, W. 124.
Lagarde, C. 763, 770.
—, — s. R. Le Bihan 654.
Lagerlöff, H. s. E. Mannheimer 412.
Lagrèze, L. 545, 552, 598.
Lahey, W. J. s. N. L. Cressy 119.
Lahs, G. 545, 555.
Laipply, Fitzen, u. Dutra 227.
Lajtha, L. G. 381, 405.
—, — — s. E. K. Blackburn 375.
Lake, N. C. 11.
Lambert, R. K. 188, 206.
Lamotte, M. 380.
—, — s. P. Harvier 376.
Lancefield, R. 124, 133.
Landau, A. 660.
—, D. B. 636.
—, — —, H. B. Goodrich, W. F. Francka u. F. R. Burns 545.
—, R. 311.
—, — s. A. Welch 304.
Landawne, M., u. A. S. Alving 11.
Lande, H. 491, 502.
—, L. 545, 619, 620, 626.
Landes, G. 411.
—, — s. H. Wendt 129.
Landhoff 179.
Landoff, Gustav-Adolf 161.
Landois-Rosemann 411.
Landsteiner, K. 545, 557, 568, 582, 587.
—, —, u. P. Levine 545.
—, —, u. A. S. Wiener 545.
Lang 738, 770.
— s. G. Heuyer 659.
de Lange, C. 161, 545, 552, 555, 610, 612, 619, 621, 623, 628, 660, 682, 686, 697, 698, 732, 794.
—, —, u. A. Arntzenius 545.
Lange, F. 411.
—, J. 124.
—, Kurt 161.
Langenecker s. Schwenk 225.
Langeron, L., u. E. Canelot 11.
Langham 810.
—, R. F., u. L. B. Sholl 672.
Langley 649.
— s. E. Witebsky 551.

Langworthy, O. *545*, 620.
Lanigan, J. P., T. G. Hardmann u. J. D. Widdess *161*.
Lannelongue *188*, 194, 202.
Lans 499.
Laplane, M. R. 171.
—, — —, Melle Oehmichen u. M. F. Lhermitte *161*.
Lara-Gonzales, C. s. D. Buchanan *655*.
Laroche, Cl. s. L. de Gennes *121*.
Larrabee, W. F., R. Parker u. L. R. Edward *411*.
Larrey 74.
Larson, E. Y. s. E. Mannheimer *412*.
Larsson, E. L. *545*, 564.
Larville s. A. Chauffard *300*.
Lasowsky, J. M. *366*, 366.
Lasserre, Charles 176.
—, —, u. F. Piéchaud *161*.
Laszt, L. s. Fr. Verzar *304*.
Lathe 648.
Latta u. Harvay *227*.
Laubie s. Dubreuilh *186*.
Laubry, Chr. *411*.
Laundrie s. Bennett *223*.
Laur, O. 499.
—, O., u. F. Meythaler *491*.
Laurence s. M. C. Fishler *301*.
—, G. s. H. Mondor *162*.
Lauria, K. *660*, 682, 765, 766, 770.
Lauter *228*, 296.
Lavat, J. 770.
—, — s. R. Debre *656*.
—, — s. St. Thieffry *667*.
Laven, H. 681, 813, 819.
—, —, u. A. Westphal *677*, 681.
Laveran 680.
—, A. *672*.
—, —, u. A. Marullaz *672*.
—, —, u. M. Marullaz *677*.
—, —, u. Nattan-Larrier *672*.
—, Alphonse s. M. Phisalix *663*.
Lavergne, G. H. 380.
—, G. H. s. P. Harvier *376*.
Lavier, G. *660*.
Lawler, S. B. 575, 576.
—, — —, u. J. J. van Loghem *545*.
—, — D. s. R. R. Race *548*.
Lawrence, R. D. *491*, 506.
Lazansky, J. P., L. Robinson u. L. Rodofsky *124*.
Lazarow *228*, 298.
— u. Bergman *225*.
Lazzaro 380.
Leadbetter, W. F., u. C. E. Burkland *322*.

Leadew, Sidney D., u. Milton J. H. Grand *161*.
Leaman, W. G., M. B. Wikingsson, M. B. Webster u. C. C. Shaw *124*.
Learmonth, J. *11*.
Leary, T. *301*.
Leatham, A. *411*.
Leavitt, D. s. L. R. Wasserman *550*.
Leb *322*.
—, Anton *161*.
Leber, Th. *11*, 40.
Le Bihan, R. R. 763, 770.
—, — —, R. Boisot u. C. Lagarde *654*.
Lebon 195.
—, Choussat u. Vollenweider *188*.
Lebovici, S. Mme. s. G. Heuyer *659*.
Le Brouha 59, 61.
Le Conte, M. s. A. Chauffard *490*.
Le Coultre, B. 560, 582, 583, 586.
—, — s. J. J. van Loghem *546*.
Lecuire, J. *11*.
—, — s. P. Wertheimer *16*.
Ledoux-Lebard, Guy s. P. Harvier *187*.
Lee 804.
—, A., u. McGregor *11*.
—, — s. McGregor *9*.
—, J. 532.
—, —, D. Naidoo u. J. A. Torrens *491*.
—, R. S. 626.
—, — — s. J. P. Wyatt *551*, 670.
van Leeuwen, C. H. *161*, 168, 176.
Lefebvre, G. *660*, 771.
Leger, L. s. H. Mondor *162*.
Legler, F. s. C. M. Hasselmann *122*.
Legras *672*.
Lehman u. Schlossman *221*.
Lehmann 312.
—, E. s. C. Kaufmann *301*.
—, Fr. s. H. Beumer *300*.
—, K. *11*.
—, W. *124*.
Lehndorff, H. *545*, 555, 637.
Lehninger 222.
Lei s. Campell *223*.
Leichert, F. L. s. E. C. Persike *13*.
Leimbach 456.
Leitner, St. J: *376*, 399.
Lelong, M. *660*, 682, 712, 726, 733, 765, 766, 770, 777, 781.

Lelong, M., R. J. Le Tan Vinh, Desmonts u. L. Dupre-Bouteloup *660*.
—, —, G. Renard, R. Joseph u. Desmonts *660*.
—, —, A. Rossier, F. Alison, R. J. Le Tan Vinh, G. Desmonts, Boulard u. Ribierre *660*.
Lemaire, A. 380.
—, —, u. J. Mallarme *377*.
Lemmon, Ch. 39, 56, 61.
—, — s. J. L. Poppen *14*.
Lemser, H. *491*.
Lena, A., u. A. Jouve *71*.
Lenart *545*, 556, 563.
Lenggenhager, K. *71*.
Lentz, O. *377*, 405.
Leon, L. C. 756.
—, — — s. F. P. Dena *656*.
Leonard, J. C., u. A. W. Oughtersson *11*.
Leonhard, M. F. 564.
—, — — s. W. W. Zuelzer *551*.
Lepeschkin, E. *71*, 95, *411*, 428, 429.
Lepine, P. *672*.
—, — s. C. Levaditi *677*.
—, —, u. R. Schoen *677*.
Lepper, M. H. s. W. W. Zeller *130*.
Lerche, C. s. A. Aubert *118*.
Lère, J. s. J. Terrasse *129*.
Leriche, R. *11*, 20, 21, 22, 182.
—, —, R. Fontaine u. F. Froehlich *11*.
—, —, u. A. Policard *161*.
Lerner s. P. H. Crane *409*.
Leroy, Denis s. Noel Fiessinger *159*.
Lesné 196.
—, E., u. P. Duhem *188*.
Lesser 231, 238.
Lessmann, Franz, u. August Poth *162*.
Le Tan Vinh, R. J. 726, 770.
—, — —, u. Desmonts *660*.
—, — — s. M. Lelong *660*.
Letondal, P. *660*.
Letterer, E. *302*, 312.
Lettré 314.
— u. Inhoffen *302*.
Leuenberger, E. 807.
—, M. 689, 776.
—, — s. F. Bamatter *675*.
Leuibie 198.
Leupold, E. *302*, 304.
Levaditi, C. *660*, 681, 682, 699, 774, 780, 808, 810, 825.
—, —, P. Lepine u. R. Schoen *677*.
—, —, S. Nicolau u. R. Schoen *672*, *677*.

Levaditi, C, V. Sanchis-Bayarri, R. Lepine u. R. Schoen *677*.
—, —, — — u. R. Schoen *677*.
—, —, u. R. Schoen *677*, *681*.
—, —, R. Schoen u. V. Sanchis-Bayarri *672*.
Levens, H. *545*, *564*.
Levin 738, 770.
—, Goldstein, Huddlestun u. Klein *222*.
—, P., u. H. Moore *661*.
—, P. M. s. S. E. Sulkin *666*.
Levine s. Hechter *221*.
— s. Soskin *223*.
—, A. 476.
—, J. s. H. Fischbach *121*.
—, P. *545*, *546*, *556*, *557*, *560*, *561*, *562*, *563*, *568*, *570*, *580*, *581*, *582*, *592*, *597*, *602*, *603*, *606*, *651*.
—, —, Burnham, Katzin u. Vogel *546*.
—, —, Javert u. Katzin *546*.
—, —, Katzin u. Burnham *546*.
—, — s. K. Landsteiner *545*.
—, — s. Mohn u. Witebsky *546*.
—, —, Rauch u. Block *546*.
—, —, u. Stetson *546*.
—, —, Vogel, Katzin u. Burnham *546*.
—, —, M. Wigod, A. N. Baker u. R. Ponder *546*.
—, —, u. H. Wong *546*.
—, S. 446, 447.
—, S. A., u. C. A. Armbrust *412*.
—, — —s. C. B. Favour *120*.
—, — —, u. A. E. Geremia *412*.
—, — —, u. W. P. Harvey *411*.
—, — — s. W. P. Harvey *410*.
Levinson, S. A. 380.
—, — — s. L. R. Limarzi *377*.
Levinthal, Daniel H. 167.
—, — —, u. Jack D. Kirshbaum *162*.
Levitanskaja, P. B. 718.
—, — — s. D. H. Zachusin *670*.
Levy 612.
—, L. 137.
—, —, u. N. McKrill *124*.
—, S. E. 20.
—, — — s. A. Blalock *3*.
Lewin 355, 433.
Lewinsohn, S. O. s. A. M. Wolf *551*.
Lewis 56, 422, 443, 445, 447.
— s. Burns *221*.
—, Kuhlman, Delue, Koepf u. Thorn *225*.

Lewis s. Thorn *225*.
—, G., u. W. Dock *412*.
—, H. A. s. H. Goldblatt *8*.
—, J. C. s. Farquhar *542*.
—, J. K. s. F. L. Reichart *14*.
—, L. G. s. C. H. Boyd *4*.
Lewy 810.
Lezius *71*, 110.
Lhermitte, M. F. 171.
— — — s. M. R. Laplane *161*.
Li s. Bennett *223*, *225*.
— s. Ingle *225*.
—, Simpson u. Evans *223*.
— s. Simpson *228*.
Lian, C. *412*, 417, 424, 425, 438.
—, —, u. Ed. Hubert *412*.
Liang, T. G. s. G. Sayers *302*.
Lichstein, J. 770, 771.
—, —, u. L. Solis-Cohen *661*.
Lichte, H. s. W. Bürch *409*.
Lichtenstein, A. 478.
—, — s. G. Dahlberg *490*.
—, Louis *162*, 165.
—, —, u. Henry L. Jaffé *162*.
Lichtman s. Dixon *221*.
Lichtmann, S. S. *124*, 136, 152.
—, — —, u. L. Gross *124*.
Lichtwitz *492*, 510.
—, L. *322*, 348.
Lide, T. N. *661*.
Liebegott, G. *546*, 554, 610.
Liebermann, R. 560, 596.
—, — s. H. Yannet *551*.
Liebermeister, K. *124*.
Liebhold, R. A. 148.
—, — — s. M. H. Nathanson *125*, *126*.
Liechti, A. D. *162*, 167.
Lièvre, J. A. *162*.
Lifson s. Lorber *226*.
—, Lorber, Sakami u. Wood *226*.
— s. Wood *226*.
Lightwood 621.
— s. Hawskley *543*.
Lilleengen, K. s. G. Hulphers *672*.
Lillie 309.
— u. Mitarb. *302*.
Limarzi, L. R. 380.
—, — —, u. S. A. Levinson *377*.
Linares-Garzon *546*, 561, 564.
Lindberg, H. A. 28.
—, — — s. L. Davis *6*.
Linde 804.
Linder, F. *11*.
—, — s. H. Bierhaus *3*.
—, — s. R. Enger *6*.
—, Fr. *322*.
—, L. A. s. G. von Zeipel *670*.
Lindgren, F. 313.

Liudgren, F. s. W. Gofmann *301*.
Lindner, E. 18, 37, 40, 64.
—, — s. H. Sarre *15*.
—, K. *188*, 206.
Lindsay 194, 804.
—, S., u. J. W. Luke *661*.
Linton, R. R., F. D. Moore, F. A. Simeone, C. E. Welch u. J. C. White *11*.
Lipitz s. Feldman *223*.
Lipmann s. Utter *222*.
Lippman, R. W. s. E. C. Persike *13*.
Lippmann *546*, 611.
— u. Tuttle *222*.
—, S. *661*, 734, 770.
Lipscomb 279, 280.
— u. Crandall *227*.
— s. Crandall *221*, *227*.
Lisser, H., L. E. Curtis, R. F. Escamilla u. Minnie B. Goldberg *162*.
—, Hans s. William A. Reilly *163*.
Litchfield, H. R. *661*.
Litkoff s. Schneeberg *226*.
Litvak, A. 628.
—, — s. M. Jacobi *544*.
Liu, S. H., H. I. Chi, H. C. Hsu, H. C. Chao u. H. S. Chen *162*.
Ljunggren, H. *412*.
Lloyd, R. I. *661*.
Lobačev *71*.
Lobo-Onell, C. s. H. Chabanier *4*.
— u. D. Munoz *11*.
Lockwood J. S. s. C. S. Keefer *123*.
Lodowski C. H. 770 819.
—, — — s. S. E. Sulkin *666*.
Loeb s. Ferrebee *225*.
Löhr, H. H. 1, 34, 55.
—, — — s. R. Zenker *17*.
Loewe, L. 132, 136, 137, 138, 141.
—, —, u. H. B. Eiber *124*.
—, —, H. B. Eiber, E. Alture-Werber u. M. Kozak Shore *124*.
—, —, N. Plummer, C. F. Niven u. J. M. Sherman *124*.
—, —, P. Rosenblatt, H. J. Greene u. M. Russel *124*.
—, —, A. E. Sobel u. E. Alture-Werber *124*.
Löwenstein u. Weissmann *11*.
van Loghem, J. J. *546*, 560, 562, 576, 582, 583, 586, 593, 608, 613, 631, 633, 635, 637, 638, 642, 647.
—, — —, J. G. van Bolhuis, J. H. Soeters u. G. M. H. Veeneklaas *546*.

van Loghem J. J., u. B. Le
    Coultre *546.*
—, — —, u. M. v. d. Hart*546.*
—, — — s. S. B. Lawler *545.*
Lombard *162,* 494.
— s. Bigelow *489.*
Lombardini *71,* 106.
Long 146, *227,* 257, 262, 302,
    317.
— s. Anderson *220.*
— s. Brobeck *228.*
— u. Frey *223.*
— s. Gershberg *223.*
—, Katzin u. Frey *224.*
— u. Lukens *224.*
— s. Sayers *223.*
— s. Shippley *223.*
— s. Tepperman *222, 225.*
—, D. A. *124.*
—, — —, E. A. Bliss, E. A.
    Schoenbach, C. A. Chand-
    ler u. M. S. Bryer *124.*
—, — —, C. A. Chandler,
    E. A. Bliss, M. G. Bryer
    u. E. B. Schoenbach *124.*
—, H. s. G. Sayers *302.*
—, P. H. s. C. S. Keefer
    123.
Longcope, W. T. *322,* 345,
    348, 349.
—, — —, u. W. L. Winken-
    werder *322.*
Longenecker, F., G. Gavin u.
    McHenry *302.*
Longino, F. H. s. K. S. Grim-
    son *9.*
Loogen, F. 138.
—, — s. E. Boden *118.*
Looney u. Cameron *228.*
Looser, E. *188,* 193.
Lopez-Garcia, E. s. C. Imé-
    nez-Diaz *123.*
Lorber, Lifson u. Wood *226.*
—, —, Wood, Sakami u.
    Shreeve *226.*
— s. Lifson *226.*
— s. Wood *226.*
Lord, J. W. 21, 45, 61.
—, — —, u. J. W. Hinton *12.*
—, — — s. J. W. Hinton *10.*
Lorentz de Haas, A. M. s.
    C. D. Binkhorst *654.*
Lorenz, F. 318.
—, — s. C. Entenman *301.*
—, K. *661,* 771, 772.
Lossen s. Haenisch *321.*
Lotmar, F. *661.*
Loughrey, J. 594, 649.
—, —, u. B. B. Carter *546.*
—, — s. B. B. Carter *540.*
Louis s. Conn *225.*
—, L. s. J. Conn *300.*
Love, J. G. *12.*
—, T. R. *12.*
Lowrie s. Foster *226.*

Lowther, C. P. s. J. G. Goudie
    121.
Lozinski s. Heard *222.*
Lu, W. C. s. J. F. Waldo *129.*
Lubinski, H. H. 564, 591.
—, — — s. A. Goldbloom
    543.
—, — —, u. H. C. Portmuff
    546.
Lucas 634.
— u. Dearing *546.*
—, C. C. s. C. H. Best *299.*
—, H. s. G. Schettler *303.*
Lucia, S. P. 561, 563, 603,
    604.
—, — —, u. M. L. Hunt *546.*
Luciani, A. *412.*
Ludwig, G. 422.
—, —, u. K. Holldack *412.*
Lübke 456.
Lüdin, H. *377,* 380, 381, 400,
    404.
Lürmann, O. s. W. Heiderer
    9.
Lüttgens, W. F. *124.*
Lugovoy, I. K. 638.
—, — — s. I. B. Wexler *550.*
Luisado, A. A., u. P. Montez
    412.
—, — —, u. M. M. Alimurung
    412.
Luke 804.
—, J. W. s. S. Lindsay *661.*
Lukens 262, 290, 291, 292.
— s. Brown *227.*
— u. Dohan *225, 226, 227.*
—, Dohan u. Wolcott *227.*
— s. Dohan *226.*
— s. Long *224.*
— s. Stadie *221.*
Lundback *226*
Lundsgard, Nilsen u. Orskov
    221.
Lundy, J. S. s. E. V. Allen *2.*
Lusk *226,* 280.
Lutati, U. V. 622.
—, — — s. D. Origlia *547.*
Lutembacher, R. *412.*
Luther, Helmut 68, *71,* 76, 77.
Luxen, M. B. s. J. B. Gunni-
    son *122.*
Luz, K. *492,* 494.
Lyall 511.
— s. Fullerton *491.*
Lynch, J. s. H. Goldblatt *8.*
Lyon s. W. Gofmann *301.*
—, E. *188,* 195, 216.

Maas, H. *412.*
Maass 441.
— s. H. H. Beurich *408.*
—, E. A., u. M. J. Johnson
    125.
MacAllister, J. s. D. L.
    Augustine *675.*

MacDonald, A. *661,* 682, 778,
    825.
MacFarlane, J.O., u. I. Ruch-
    man *677.*
—, M. N. s. D. F. Cappel *655.*
MacGinty, Smith, Wilson u.
    Worrel *224.*
Mach 456.
—, R. S. 183, *492,* 510.
—, — —, u. E. Rutishauser
    162.
MacHattie, C. *672,* 810.
Macheboeuf, M. *302,* 312.
—, — s. J. Delsol *300.*
—, — u. F. Tayeau *302.*
—, —, u. Vanand *302.*
Maciel 810.
—, J. s. A. Carini *670.*
MacIntyre 810.
—, A. B., D. J. Trevan u.
    R. F. Montgomerie *672.*
MacKay *222.*
— s. Bartlett *221.*
— u. Drury *222.*
MacKay s. Clark *224.*
—, E. M., H. O. Carul u.
    A. U. Wick *546.*
Mac-Kay, L. A. *71.*
Mackenzie, Hector W. G. *162.*
MacLachlan, C. s. H. Hodge
    301.
MacLean, H. s. K. H. Kohn
    124.
MacLeod 239.
MacNeal, W. F. s. F. G. Novy
    673.
de Maestri, A. *661.*
Maffei, W. E. s. A. M.
    Pimenta *663.*
Maffia, A. 770.
—, — s. J. Schwarzman *665.*
Magath 279.
— s. Man *226.*
Magil 27.
Magnus, H. *661,* 767.
— -Levi 239.
Magnusson 682, 690, 691,
    697, 736, 743, 753, 754,
    763, 765, 770, 771, 772,
    779, 787, 818, 821, 825.
—, H. J. *661.*
—, — — s. S. Gard *657.*
—, — — s. K. O. Granström
    658.
—, — —, u. F. Wahlgren *661.*
—, J. H. 708, 710, 716, 743,
    751, 759.
—, — — s. S. Gard *657.*
Magrassi, F. *377,* 403.
Maguire, C. H. 79.
—, — —, u. R. A. Griswold
    71.
—, — — s. A. Griswold *70.*
Maher, I. E. s. W. J. Gefter
    121.

Mahn, P. s. H. Fabritius *6.*
Maiboridin *322.*
Mainka *546,* 629.
Mair, C. M. 580, 581, 603, 649.
—, — — s. E. N. East *542.*
Maitland, H. B. s. G. C. Cameron *670.*
Makstenieks, O. *661,* 689, 690, 691, 695, 722, 770, 772, 778, 779, 809, 825.
—, — s. J. D. Verlinde *679.*
Malaguzzi 647.
— -Valeri, O. *546.*
Malam s. Shorr *221.*
Maliner, M. M. *125,* 155.
Malins, J. M. s. A. B. Black *489.*
Malkin, A., u. John Piters *165.*
Mallarmé, J. 380.
—, — s. P. Harvier *187.*
—, — s. A. Lemaire *377.*
Mallen, M. S., u. O. Cuellar *125.*
Mallet, M. *672.*
— -Guy, P., A. Trillat u. P. Marion *162.*
—, S. P. s. P. D. White *130.*
Mallory 323.
—, G. K. 380.
—, — — s. P. J. Fitzgerald *376.*
—, — — s. J. S. Mansfield *322.*
Man 279.
— u. Magath *226.*
Manceaux, L. 680, 681, 825.
—, — s. C. Nicolle *662.*
—, — s. C. Nicolle *673.*
Mande, R. 770.
—, — s. R. Debre *656.*
Mandel, P. s. R. Fontaine *7.*
Mandl, F. *12.*
Manen, J. G. van *661.*
Mann, Albert W., Oliver Eitzen u. E. P. McNamee *162.*
—, I. *661,* 766.
Mannheimer 610.
—, E. *412,* 417, 439, 442, 471, 475, 477, 478, 480, *661.*
—, — s. W. Graf *410.*
—, —, E. Y. Larson, T. Möller, H. Lagerlöff u. L. Werkö *412.*
Manon, J. M. s. J. F. Waldo *129.*
Manouelian, J., u. J. Viala *677.*
Mansfield, J. S. 323.
—, — —, G. K. Mallory u. L. B. Ellis *322.*
Mantz, F. A. 718, 772, 773.
—, — —, H. R. Dailey, M. C. Ans u. R. G. Grocott *661.*

Mantz, F. A. s. T. L. Nelson *662.*
—, W. s. W. Gofmann *301.*
Manwell 681, 819, 825.
—, R. *677.*
—, R. D. *672.*
—, — —, F. Coulston, E. Binkley u. V. Jones *672.*
—, — —, u. H. P. Drobeck *672.*
—, — — s. C. Herman *672.*
Manz, R. 629.
—, — s. P. Dahr *541.*
Marandon, G. s. B. Müller *125.*
Marble, Alexander s. Elliot P. Joslin *161, 491.*
Marburg, O., u. L. Casamayor *661.*
Marc-Antoine, H. s. H. Coumel *119.*
Marchesani 324.
Marchionini 324.
Marcus, R. s. Ph. Crastnopol *69.*
Margolies 429, 434, 447.
— s. E. Wolfferth *414.*
Mariani, G. *661, 677.*
Marion, P. s. P. Mallet-Guy *162.*
Marix 620.
Markees, S. s. C. Brentano *490.*
—, —, u. A. Menczer *492.*
—, —, u. F. W. Meyer *492.*
Marker, R. 315.
—, —, E. Wittbecker, R. Wagner u. D. Turner *302.*
Markham, F. S. *672.*
Markovits, Edmund 193.
—, — s. Robert Kienboeck *187.*
Marks 494.
— u. Young *226, 227.*
—, H. H. s. E. P. Joslin *491.*
—, — — s. M. Spiegelmann *492.*
Marmorston s. Addis *225.*
Marotel, G., u. Pierron *672.*
Marrazi *224.*
Maršálek 771.
Marsalek, Ed. s. J. Iserle *659.*
Marsh 309.
— s. Killian *301.*
— s. Stadie *222.*
de Marsh, B. G. 608, 613.
— —, — —, H. L. Alt u. W. F. Windle *546.*
Marshall, E. K. s. C. S. Keefer *123.*
—, M. S. s. J. B. Gunnison *122.*
—, S. 395.
—, — s. C. Elman *376.*
Marson, G. F. 381.

Marson, G. F. u. M. J. Meynell *377.*
Martiarena, L. H. s. N. C. Jeanmaire *70.*
Martin 56.
—, H. s. F. Joly *10.*
—, H. E. 333, 334.
—, — — s. H. A. Edmonson *321.*
—, J. *12.*
—, P. E., u. N. Fiessinger *12.*
— -Etienne 45.
Martinetti, M. s. G. Heuyer *659.*
—, Robert s. G. Heuyer *659.*
Martinez 226.
— s. Houssay *226, 227.*
Martini 18.
—, P. 365, 412.
Marullaz, A. s. A. Laveran *672.*
—, M. *672.*
—, — s. A. Laveran *677.*
van Marwyck, 140.
Marx *188,* 201.
—, Anderson, Fong u. Evans *223.*
Masaro, Chaikoff, Chernick u. Felts *222.*
—, — u. Dauben *222.*
— s. Chernick *221, 222.*
— s. Zilverschmidt *221.*
Masel, J. *492.*
Masing 30.
Masmonteil, F. s. Jacques Decourt *159.*
Mason s. McArthur *226.*
— u. Sprague *223.*
— s. Sprague *223, 224, 225.*
—, H. L. s. J. W. McArthur *492.*
Massel, Th. B., J. Ettinger u. J. R. Voskamp *12.*
Massell 155.
von Massenbach *661,* 773.
Mastenieks, O. s. J. D. Verlinde *668.*
—, — s. J. Winsser *679.*
Matalone, V. 400.
—, — s. U. Reitano *377.*
Mathes, S. B. s. R. J. Glaser *121.*
Matheson 771.
—, K., Th. Thjtta u. E. Steen *661.*
Mathew 140.
Mathews, M. W. 136.
—, — — s. P. D. White *129.*
Matson, G. A. 582.
—, — —, u. C. L. Piper *546.*
Mattersdorf, G. *546,* 555.
Matthei, Ch., M. Audier u. M. Tristani *125.*
Matthes 209.
—, K. 138.

Matthes, K. u. K. M. Wolf *125*.
Matthew, H. 153.
—, —, u. A. R. Gilchrist *125*.
Matthews s. Geyer *222*.
Mau 324.
Mayer, A. 101.
—, — s. W. Amelung *69*.
—, J. B. *661*, *682*, *733*, *735*, *770*, *822*.
—, O. *188*, 205.
Mayock, R. L. s. H. F. Flippin *121*.
Mazovek, M. s. B. S. Djordjevik *120*.
Mazzarino, C. A. 575.
—, — — s. A. S. Wiener *550*.
McArthur 509.
—, Sprague u. Mason *226*.
—, J. W., R. G. Sprague u. H. L. Mason *492*.
McCall s. Cramer *226*.
McCance, R. A. 510.
—, — —, u. E. M. Widdowson *492*.
McClure *546*, *606*.
— s. Brush *227*.
McColloch, Ch. 108.
—, — s. George N. J. Sommer *72*.
McCordock, H. A. 626.
—, — —, u. M. G. Smith *541*.
McCullogh, N. B. s. E. S. Petersen *126*.
McCune, Donovan J. 170, 177, 178.
—, — —, u. Charles Bradley *162*.
—, — —, u. Hilde Bruch *162*.
McDermott, W. s. R. F. Farrington *120*.
—, — s. R. Tompsett *129*.
McEntegart, M. G., u. J. S. Porterfield *125*.
McEwen, C. *125*, 131.
McFarlan 804.
McFarlane s. Race *548*.
—, A. S. *302*, 312.
—, M. N. 560, 626.
—, — — s. D. F. Cappell *540*.
McGavack, Thomas Hodge 157.
McGee, C. A. 578.
—, — — s. R. T. Fiske *542*.
—, Ch. J., W. S. Priest u. D. Kenney *125*.
—, — — s. W. S. Priest *126*.
McGrath, John s. D. K. O'Donovan *162*.
—, R. s. W. J. McNeal *125*.
McGregor s. A. Lee *11*.
—, A. L. *12*.
McHenry s. F. Longenecker *302*.
—, E. W. *302*, 307.

McHenry, E. W. u. G. Gavin *302*.
—, — —, u. J. Patterson *302*.
McKay *302*, 317, 639.
McKeown, H. S. *11*, *660*.
McKrill, N. 137.
—, — s. L. Levy *124*.
McLean, H. s. A. Milzer *125*.
—, — s. J. G. Schlichter *128*.
McMahon 177.
McMillam s. Duff *223*.
McNally, J. 560.
—, — s. S. H. Polayes *548*.
McNamee, E. P. s. Albert W. Mann *162*.
McNeal, W. J., u. A. Blevins *125*.
—, — —, — — u. R. McGrath *125*.
—, — —, — — u. C. A. Poindexter *125*.
—, — —, J. W. Dowand u. T. D. Jones *125*.
McQuarne, Irvine s. Arnold E. Hansen *160*.
McQuarrie, Bell, Zimmermann u. Wright *228*.
— s. Stoesser *304*.
Meads, M., H. W. Harris u. M. Finland *125*.
Medes s. Weinhouse *222*, *227*.
van der Meer, D. 368, 369, 372.
—, —, u. J. Zeldenrust *366*.
Meessen *71*.
Mettert, C. B. s. Ernst Freund *160*.
Meilinger 441.
—, J. s. R. Sarre *413*.
Meillère, J., u. H. R. Olivier *12*.
Meisner, W. *661*.
Meleney, H. D. *672*.
de Melletier, J. 380.
—, — s. P. Harvier *376*.
Mellgren, J. *661*, *743*.
Mellinghoff, H. *546*, *552*, *554*.
Mello, U. *673*, 810, 815.
—, —, u. de Froilano *673*.
Melton 776.
—, M. L. s. L. Jacobs *676*.
Melville, R. S. 33, 50.
—, — — s. J. H. Talbott *16*.
Menczer, A. s. S. Markees *492*.
Mendez 45.
Meneghini *220*.
Menkin, V. *322*, 334.
—, — s. W. B. Cannon *4*.
Mense *677*.
Mentl 106.
— u. Pour *71*.
Meranze s. Schneeberg *226*.
Meredith, Thomas N. s. Henry W. Thomas *164*.

Merril, A. 155.
—, —, J. J. Vivino, H. F. Dowling u. H. L. Hirsh *122*.
—, — J. s. J. V. Warren *73*.
Merrit, H. M., u. C. D. Aring *661*.
Merritt, Erwin A. *162*.
Mersheimer, W. L. s. S. T. Glasser *70*.
Mesnil, F. *673*, *680*, *825*.
—, —, u. A. Sarrailhe *677*.
Mesquita 591.
—, M. P., u. V. L. Ribeiro *546*.
Messeloff, C. R. *412*.
Messer, A. L., J. W. Hurst, M. B. Rappaport u. H. B. Sprague *412*.
Messimy, Robert s. Noel Fiessinger *159*.
Meworach, L. s. Robert Kienboeck *161*.
v. Meyenburg, H. 497.
Meyer, B. s. K. J. Blumberger *408*.
—, F. W. s. R. Boulin *490*.
—, — — s. S. Markees *492*.
de Meyer, G. s. M. Oppenheim *126*.
Meyer, H. s. F. M. Guimaraes *676*.
—, —, u. X. M. de Oliveira *677*.
—, —, u. W. Roth *677*.
—, K. F. *673*.
—, M. 205.
—, — s. Nager *188*.
—, O. O. s. C. J. Thill *129*.
—, W. C. *661*.
— -Bisch *492*, 508.
— -Borstel 195.
—, H. *162*, 171.
— -Krahmer 445.
Meyerding, H. W. s. Malcolm B. Dockerty *159*.
Meynell, M. J. 381.
—, — — s. G. F. Marson *377*.
Meythaler, Fr. 185, 499.
—, — s. O. Laur *491*.
Michael, J. C. *662*.
Michaelis, L. *546*, 613.
Michon, L. *12*.
Mickal, A. *662*.
Middleton, A. D. s. G. M. Findlay *671*.
—, H. N. *71*.
—, W. H. s. T. G. Dvorak *656*.
—, W. S. *125*.
Miettinen, M. 766, 771.
—, —, u. A. Oksala *662*.
Mifka, P. 770, 772.
—, —, u. W. Roth *662*.

Mifka, P. u. W. Swoboda *662.*
Migliano, L. *673,* 810.
—, — s. A. Carini *670.*
Migone, L. 403.
—, — s. C. Bianchi *375.*
Mihailide, D. s. C. Paunesco *126.*
Miller *225, 227,* 288.
— s. Barnes *225.*
— u. Wilson *227.*
—, A. K. s. J. W. Crossen *119.*
—, D. J. 564, 605.
—, — — s. D. H. Kariher *544.*
—, M. C. *662,* 770.
—, O. P. *125.*
—, P. C., u. M. Bohnhoff *125.*
Millington s. Weinhouse *222.*
Millman u. Russell *223.*
Milloff, B. s. J. A. Robinson *127.*
Milzer, A., K. H. Kohn u. H. McLean *125.*
—, — s. K. H. Kohn *124.*
—, — s. J. G. Schlichter *128.*
Mingoja, Q., u. E. Biocca *677.*
Minkowski 279, 280, 287, 288.
Minor 57, 66.
—, Nichols H., A. M. Boyden u. M. J. Goodmann *71.*
Mintz, W. *71,* 88, 106.
Mirsky *222,* 292.
— u. Broh-Kahn *221, 226.*
— s. Broh-Krahn *227.*
—, Heiman u. Broh-Kahn *227.*
—, — u. Swadesh 222.
—, Nelson, Elgart u. Grayman *227.*
Miscall *71,* 82.
Misgeld, F. J. *125,* 138.
Mitchel, G. H. G. *12.*
Mitchell, H. S. *125.*
—, N. 722.
—, — s. M. B. Rodney *664.*
— -Nelson *546,* 611, 613.
Mociconacci 692.
Moehlig, R. C. *188,* 195, 200, 201.
—, — —, u. H. L. Abbott *188.*
—, — —, u. Sidney Adler *188.*
—, Robert C. *162,* 171.
—, — —, u. H. Lyman Abbott *162.*
—, — —, u. Frederick Schreiber *162.*
Moehlmann, Theodor *162.*
Moeller, C. 562.
—, —, u. L. Runge *546.*
—, F. s. W. Graf *410.*
—, T. s. E. Mannheimer *412.*
Mönich s. Köhler *225.*

Moeschlin, G. *366,* 369.
—, S. *377,* 378, 379, 380, 381, 393, 395, 396, 397, 399, 400, 401, 403, 404.
—, —, u. K. Rohr *377.*
Mohn 580.
— s. P. Levine *546.*
—, J. F. s. E. Witebsky *551.*
Mohnike *227.*
Mohr *71.*
—, W. 755, 773.
—, —, u. A. Westphal *662.*
Moia, B., u. F. F. Battle *12.*
Moldawsky 613.
Molle, W. 404.
—, — s. E. H. Sterne *377.*
Mollison 559, 560, 561, 562, 571, 574, 576, 580, 581, 587, 595, 597, 605, 608, 611, 629, 630, 633, 635, 645.
— s. M. Bessis *539.*
— s. Cutbush *541.*
—, P. L. *547.*
—, — — s. K. Boorman *540.*
—, — —, u. M. Cutbush *547.*
—, — —, A. E. Mourant u. R. R. Race *547.*
—, — —, u. J. C. S. Paterson *547.*
Moloney, W. C. *547,* 649.
Moncke, C. *125.*
Mondor, H., R. Ducroquet, L. Leger u. G. Laurence *162.*
Monlux, W. S. 809, 810.
—, — — s. P. Olafson *673.*
Monnier, M. 738, 740, 741, 795, 796, 799, 800.
—, —, F. Bamatter u. A. Franceschetti *662.*
Montez, P. s. A. A. Luisado *412.*
Montgomerie, R. F. s. A. B. MacIntyre *672.*
Montgomery 597.
— s. Walsh *550.*
—, M. s. M. C. Fishler *301.*
Montigel u. Verzar *226.*
Montlaur 612.
de Moor, s. Brown *227.*
Moore 691, 738, 770.
—, F. D. s. R. R. Linton *11.*
—, H. s. P. Levin *661.*
—, M. T. 702.
—, — — s. N. W. Winkelmann *669.*
—, R. M. s. W. B. Cannon *4.*
Moormann, H. 138, 139.
—, — s. H. Assmann *117.*
Mooser, H. *662, 673,* 806.
Morawitz, P. *125.*
More s. Kobernick *225.*
Morer 79.
Morgagni 74.

Morgan, I, M., R. W. Schlesinger u. P. K. Olitsky *677.*
—, W. T. J. 598.
—, — — — s. R. Grubb *543.*
Moritsch, H. s. O. Thalhammer *679.*
Morlon, C. 770, 771.
—, — s. P. Desclaux *656.*
Moro, L. 730, 770.
—, —, u. U. Giuranna *662.*
Morris, L. *12.*
Morrison s. Bogan *227.*
—, W. H. *188.*
Mortel-Mans, L. s. M. Appelmans *653.*
Morton 56.
—, J. A. 578.
—, — —, u. M. M. Pickles *547.*
—, R. 316.
—, — s. M. Scott *303.*
Mosberg, W. H. jr. 801.
Moses, R. s. A. B. Camon *119.*
Mosonyi, L., u. E. Oblatt *125.*
Mourant 559, 561, 562, 571, 574, 576, 581, 582, 587, 592, 597, 605.
— s. M. Bessis *539.*
—, A. E. *547.*
—, — — s. R. R. A. Coombs *541.*
—, — — s. E. W. Ikin *544.*
—, — — s. P. L. Mollison *547.*
Mouriquand, G. 770, 771.
—, —, N. Boulez u. C. Fayard *662.*
Mozziconacci, P. 724, 770.
—, — s. R. Debre *656.*
Mudrow-Reichenow, L. *662,* 774.
Müglich, H. *71.*
Mühlpfordt, H. *677.*
—, H. s. A. Westphal *679.*
Mueller, J. H. *302,* 308.
— 599.
Müller A. *322,* 337.
—, A. H. *71,* 88, 106.
—, B., G. Marandon u. H. Force *125.*
—, Fr. v. 418.
—, H. 682, 691, 781, 805.
—, Hans 698.
—, H. K. *662,* 721.
Muething, D. 145.
—, D. s. M. Hamburger *122.*
Muirhaed, E. E., J. Vanatta u. A. Grollmann *322.*
Mulder s. Crandall *221.*
Mulé, F. *662,* 730, 770.
Muller, B. 139.
—, —, A. Bayon u. L. Errard *125.*
Mundt, Erich 365, 368.

Mundt, Erich u. A. Schaede *366*.
Munoz, D. s. Lobo-Onell *11*.
Murano, G. *662*.
Murphy, F. D. s. H. F. Flippin *121*.
—, — —, u. J. Grill *12*.
Murray, J. *547*, 648, 649.
—, L. M. *125*.
—, R. s. J. Gardner *301*.
—, R. C., H. J. R. Kirkpatrick u. Elmer Forai *162*.
—, R. G. E. *662*.
Mussa, B. *662*, 770.
Musselman, A. D. s. H. E. Eagle *120*.
Mussgnug, H. *71*, 80.
Mustakallio, Sakari *162*, 167.
Muth, H. *125*.
Myers, G. B. s. M. Franks *490*.
—, W. K. *125*.

Nabholz, H. *377*, 380.
Nachtsheim, H. *565*, 566, 568.
—, —, u. H. Klein *547*.
Naegele, C. F. *125*.
Naegeli, O. *377*, 397, 403.
Nafziger, H. C. 720, 784.
—, — — s. J. K. Frenkel *657*.
Nager *188*, 205.
— u. M. Meyer *188*.
Nahum s. Himwich *221*.
Naidoo, D. s. J. Lee *491*.
Naito, Inasaburo *188*.
Nantz, F. A. 770.
—, — —, u. H. Blatt *677*.
Nass, A. L. C. *662*
—, C. A. G. *662*.
Nasse 138.
Natelson, S. 638.
—, — s. I. B. Wexler *550*.
Nathanson, L. 206.
—, — s. B. Seligman *189*.
—, M. H. 148.
—, — —, u. R. A. Liebhold *125*, *126*.
Nattan-Larrier s. A. Laveran *672*.
Naumann, W. *71*, 86.
Naunyn, B. *492*.
Nazarowa 613.
Nebelhör, R. *12*.
Necker *322*, 324, 325, 326.
Needham s. Chiu *224*.
Neff, G. *71*, 106.
Nègre, E. *71*.
Neidhardt, K., u. W. Blasius *12*.
Neiditsch, L. *662*, 696, 715, 726, 743, 765, 766, 770, 771, 806.
Neigus, I. 610, 624.
—, I. s. S. Wolfe *551*.

Nelhil, J. s. L. de Gennes *121*.
Neller, James Lock *162*.
Nelson *223*, *226*.
— s. Bornstein *221*.
— s. Green *223*.
— s. Mirsky *227*.
—, Reich u. Samuels *224*.
—, J. N. s. D. M. Green *9*.
—, T. L. 770, 773.
—, — —, u. F. A. Mantz *662*.
Nesbett s. Buchanan *221*, *226*.
Nesbit, R. M., u. K. B. Conger *322*.
Neslith, R. M. s. K. R. Ratliff *14*.
Neudert, E. s. A. Gross *410*.
Neuenschwander-Lemmer s. Hausberger *222*.
Neuhaus 473.
—, G. s. F. Grosse-Brockhoff *410*.
Neuhauser, Ed. 801.
—, —, u. A. Tucker *662*.
Neuhof, H. *12*.
Neureuther, G. *126*.
Neveu Lemaire, M. *673*.
Newburgh *228*, 294.
Newell, J. L., u. R. H. Smithwick *12*.
Newman 56.
—, E. s. H. Eagle *120*.
—, M. M. 111.
—, — — s. J. M. Fritz *70*.
Newton, H. F. s. W. B. Cannon *4*.
Nezamis s. Ingle *222*, *225*, *226*.
Nichol, A. D., u. D. D. Brannan *412*.
Nichols, I. R. s. L. G. Bartholomew *118*.
Nicholson, F. M. s. E. V. Cowdry *671*.
Nicolau, s. *673*, *677*, *678*, *680*, 810, 825.
—, —, u. G. Balmus *673*.
—, —, u. L. Kopciowska *673*, *678*.
—, — s. C. Levaditi *672*, *677*.
— —, u. A. Ravelo *678*.
Nicole, R. *12*.
Nicolle, C., u. M. Conor *673*,
—, —, u. L. Manceaux *662*, *673*.
—, Charles 680, 681, 824, 825.
— -Conor 680, 681.
Nielsen *492*, 508.
— s. Lundsgard *221*.
Niessen, H., u. H. Geissendörfer *12*.
Niestrate, H. *377*, 380.
Nissen, R. *12*, 25, 26.
Nissl 621.
Nitsch, K. *126*.

Nitsche, O. s. W. Noeller *673*.
Niven, C. F. s. L. Loewe *124*.
—, — — u. J. C. White *126*.
Nobrega, P. *662*, 681, 810, 811.
—, — s. E. Biocca *675*.
—, —, u. J. Reis *678*.
—, — s. J. P. Reis *674*.
Nodenot, L. 680.
—, — s. R. Boisseau *670*.
Nöller, W. *678*.
—, —, u. O. Nitsche *673*.
Noetzel, H. *662*, 757, 758, 790, 802.
Noger, C. s. A. Camelin *119*.
Nonnenbruch, W. *12*, 40, 50, *412*.
v. Noorden, C. 504, 510.
—, —, u. S. Isaak *492*.
Norberg, G. s. H. Berglund *3*.
Nordenfeldt *12*, 47.
Nordmann, M. *71*, 80.
Nordmeyer 602.
Norman, L. R. 433.
Normann, L. K. s. P. E. Harken *410*.
Norris, R. F. s. S. H. Eisman *120*.
Nottbohm, H. s. M. Seelemann *127*.
Novak, Emil *162*, 178.
Novy, F. G., u. W. F. MacNeal *673*.
Nowack, S. J. G., u. S. J. Walker *12*.
Nürnberger 41.
— s. W. Herkel *9*.
Nussey, A. M. *547*, 627.
Nutt, A. B. 682, 771.
—, — —, T. Wright, J. H. Bowie u. C. P. Beattie *662*.
Nylin, G., u. G. Biörk *412*.
—, — s. C. Crafoord *409*.
Nyman, O. H. *126*.

Oberle s. Ingle *225*.
Oberling, Ch. 182, *366*, 367, 373, 403.
—, —, u. M. Guérin *162*, 377.
Oberst, B. 428, 429.
Oblatt, E. s. L. Mosonyi *125*.
O'Brien, W. A. s. L. E. Young *551*.
Ochoa u. Rossiter *226*.
Ocklitz, H. W. 634, 646.
—, — —, u. H. H. Schmitz *547*.
O'Donovan, D. K., F. Duff, T. D. O'Farrell u. John McGrath *162*.
Oehme, C. *12*, 407.
Oehmichen, Melle 171.
—, — s. M. R. Laplane *161*.
Öttinger 194, 198.

Öttinger u. E. Agasse-Lafont 188.
O'Farrell, T. D. s. D. K. O'Donovan 162.
Ogilvie 228, 295.
Oglesby, P. 139.
—, —, E. F. Bland u. P. D. White 126.
Ohlsen, Thayer et al. 225.
— s. Thorn 225.
Ohm, R. 412.
Ohnesorge, G. 71, 106.
Oksala, A. 766, 771.
—, — s. M. Miettinen 662.
Olafson, P. 809, 810.
—, —, u. W. S. Monlux 673.
Olanescu s. Th. Burghele 10.
v. Oldershausen, H. F. s. W. D. Germer 121.
Oleson, M. s. H. Hodge 301.
Olinger, M. G. 126.
Olitsky, P. K. 681, 776.
—, — — s. I. M. Morgan 677.
—, — — s. A. B. Sabin 678.
Olivecrona, H. 12, 20.
d'Oliveira, G. 366, 367, 368.
—, X. M. s. H. Meyer 677.
Oliver 74.
Olivier, H. R. s. J. Meillère 12.
—, Henri-René s. Noel Fiessinger 159.
Olmstedt s. Kahn 491.
Olsen s. Sutherland 222.
—, M. S. s. H. A. Schroeder 15.
O'Neill s. Carnes 224.
—, T. J. E. s. R. P. Glover 410.
Ooms, P. s. M. Appelmans 653.
Opitz 462.
—, H. 547, 625.
Oppenheim, H. 162.
—, M., u. G. de Meyer 126.
Oppenheimer 773.
— s. R. Ramos 663.
—, W. s. A. Ballabriga 653.
Orgain, E. S. 140.
—, — —, u. C. K. Donegan 126.
—, — — s. K. S. Grimson 9.
Orias u. Braun-Menendez 412.
— s. Houssay 223.
Origlia, D. 622.
—, —, u. U. V. Lutati 547.
Orlandelli, M. 662.
Orozco, A. V. 586.
—, — — s. J. M. Hill 544.
Orskov s. Lundsgard 221.
Ortega, L. 662.
Orten s. Sayers 223.
Osborn, D. A. 547, 604.
Osgood, Ellis C. 162.
Osinovski, H. I. 718.

Osinowsk, H. I. s. D. H. Zachusin 670.
Ossipow 71, 110.
Oster, J. 322.
Osterwald, K. H. 412.
Ostrove, L. s. Ph. Crastnopol 69.
Otila, E. 547, 620.
Ott, H. 377.
Otten, E. 673, 772, 809, 812, 825.
—, —, u. R. Kajahn 673.
—, —, G. Piekarski u. A. Westphal 673.
—, —, A. Westphal u. S. Henze 662.
Ottenberg 547, 555.
Oughtersson, A. W. s. J. C. Leonard 11.
Owen, H. s. H. P. Jenkins 70.
Owens, L. B. 494, 499, 504, 505, 514, 528, 536.
—, — —, u. S. S. Rockwern 492.
van Oye, E. s. E. Peel 678.

Pache, H. D. 547, 629.
Page 20, 50.
— u. Warren 227.
—, J. H., u. A. C. Corcoran 13.
—, — — s. A. C. Corcoran 5.
—, — — s. N. E. Freeman 7.
—, — —, u. G. J. Heuer 12, 13.
—, — — s. R. D. Taylor 16.
Paget, J. 189, 202.
Pagniez, Ph., A. Plichet u. J. Fanvel 162.
Pahud 441.
—, J. J. s. F. Rupp 412.
Paige 681, 682, 683, 685, 691, 694, 696, 699, 700, 735, 738, 743, 748, 760, 762, 763, 765, 770, 771, 774, 776, 780, 808, 817, 825.
—, B. s. A. Wolf 679.
—, B. H. s. C. G. Dyke 656.
—, — — s. F. L. P. Koch 660.
—, — — s. A. Wolf 669.
—, H. B., D. Cowen u. A. Wolf 662.
Paine, T. F. s. M. Finland 121.
Paliard, F., u. Etienne-Martin 13.
Palmer, R. S. 13, 21, 35, 39, 45, 46.
—, — —, u. R. H. Smithwick 13.
Palmgren, Axel 188, 196.
Palumbo 58.
du Pan, Martin 162.
Papadopol, S. s. C. Paunesco 126.
Papageorgiou 41.

Papageorgiou s. W. Herkel 9.
Parade, G. W. 71, 95, 106.
—, — —, u. B. Rating 71.
Paradiso, F. 380.
—, —, u. R. Reitano 377.
Paraense, W. L. 678.
Paraf, A. 377, 380, 381.
Pardee 95.
Paré, Ambroise 74.
Parhon, C. J., u. Tomorug 163.
Parisel, Ch. s. J. Snapper 163.
Park s. Krahl 223.
Parker 374, 380.
— u. Jackson 366.
—, F. 329, 346, 347.
—, — s. S. Weiss 323.
—, — jr. s. P. J. Fitzgerald 376.
—, R. s. W. F. Larrabee 411.
Parkes-Weber, F. 377, 381, 396, 401.
Parkin 597.
— s. Cutbush 541.
Parrish s. Zimmermann 224.
Parrott, R. H. s. O. Roth 127.
Parson, William s. Albright 157.
Parsons 547, 553, 557, 629.
—, Hawksley u. Gittins 547.
Pasqualin, R. s. E. Biocca 675.
Pasqualini s. Houssay 223.
Patel, J. 13.
Paterson, J. C. 580.
—, J. C. S. s. P. L. Mollison 547.
Patiuo-Camargo, L., J. de Zulueta u. G. Toro-Mejia 673.
Patrassi 355.
Patten, Ralph F. 163.
Patterson, J. 307.
—, — s. E. W. McHenry 302.
—, — M. s. C. H. Best 299.
Pattro 454.
Paul, Fritz 163.
—, H. s. A. Butenandt 300.
Paulley, J. W. 763, 770, 771.
—, — — s. E. W. Hart 658.
Paullin, J. E. 13.
Pauls u. Drury 222.
Paunesco, C., C. David, S. Papadopol, L. Berceanu, D. Mihailide, A. Tiucra u. B. Theodoresco 126.
Payne 223.
—, F. s. A. B. Reese 663.
Pearlma, M. D. 663.
Pearlman 194, 307, 316.
—, J. s. A. Robinson 302.
—, W. H. 302.
Peck, F. B. 492, 493, 514, 530.
—, Franklin B., u. Charles V. Dage 163.

Peck, S. M. 149.
—, — —, S. Siegel u. R. Bergamini *126*.
—, — —, u. P. F. Feldman *126*.
Peco, G. 380.
—, — s. A. E. Bianchi *375*.
Pecora, L. J. 33, 50.
—, — — s. J. H. Talbott *16*.
Pedersen, K. O. *547*, 579.
Peel, E., u. E. van Oye *678*.
Peet, M. M. *13*, 20, 23, 24, 26, 27, 31, 34, 35, 39, 40, 43, 44, 45, 46, 50, 51, 52, 53, 56, 57, 61, 66.
—, — — s. P. P. Foa *7*.
—, — — s. R. H. Freyberg *7*.
—, — —, u. E. M. Isberg *13*.
—, — —, E. M. Isberg u. R. C. Bassett *13*.
—, — —, W. W. Woods u. J. Braden *13*.
—, — — s. W. W. Woods *17*.
Péhu *547*, 555.
—, M., u. A. Brochier *547*.
Pellathy, Stefan s. Karl Csépai *159*.
Pemberton s. Wilder *226*.
Penati, F. *377*, 380, 403, 404.
Pende, N. *13*, 19.
—, —, u. V. Pende *663*.
Penfield, W., u. W. Cone *13*.
—, — s. H. R. Geyelin *657*.
Penik, R. M. *13*.
Pennell, S. *547*, 560, 629, 650.
Perdrau 810.
—, J. R., u. L. P. Pugh *673*.
Perera, G. A. *13*.
Perlés, S. 369, 372.
—, — s. P. Émile-Weil *376*.
—, — s. P. E. Weil *366*.
Perlmann s. Joseph *321*.
—, Robert M. *163*.
Perlmutter u. Greep *223*.
— s. Stadie *221*.
Perrin 806.
—, J. s. J. Cibert *5*.
—, T. L. *678*.
—, Th., B. Brigham u. E. Pickens *673*.
Persike, E. C., R. W. Lippman, T. Addis, F. L. Leichert u. V. Richards *13*.
Pesme, P., u. P. Delbès *663*.
Pesmes 770.
Pessõa, S. B., u. C. Corrêa *673*.
Peter 646.
—, C. *71*, 108.
Petermann, M. G. *663*.
Peters 767, 810.
—, G., u. S. Yamagiwa *673*.
—, J. P. s. T. S. Danowsky *490*.

Peters, R. *547*, 556, 610.
Petersen, E. S., N. B. McCullogh, C. W. Eisele u. J. M. Goldinger *126*.
Petrányi, G. *377*, 402.
Petschacher 131.
Pettavel 804.
Pette 324.
Pettenkofer 282.
Pfannenstiel *547*, 552, 598.
Pfeffer, K. H. 1, *14*, 28, 34, 35, 36, 43, 51, 52, 54, 59, 60, 62.
—, — —, u. Hj. Staudinger *14*.
Pfeiffer, R. *663*, 772.
Pfiffner *224*, 263.
Phelps, M. L., u. D. L. Burdick *14*.
Phemister, D. B. s. K. S. Grimson *9*.
Philipp, E. *322*, 328.
Philips u. Gilder *224*.
Philpott, N. W. 603, 635.
—, — — s. T. Primrose *548*.
Phisalix, M. *663*.
Pic, A. *188*.
Picena, J. P. *377*, 380.
Pick, L. *163*, 167, 168.
Pickens 806.
—, E. s. Th. Perrin *673*.
Pickering, G. W. *14*, 60, 67.
—, — —, u. M. Prinzmetal *14*.
Pickles, M. M. *547*, 578.
—, — — s. J. A. Morton *547*.
Picot 750, 771.
Piéchaud, F. 176.
—, — s. Charles Lasserre *161*.
Piekarski, G. *663*, *673*, *678*, 681, 682, 720, 722, 731, 753, 755, 759, 771, 772, 778, 813, 825.
—, — s. E. Otten *673*.
—, —, u. H. Toerne *678*.
—, —, u. A. Westphal *663*, *678*.
Pierach, H. *412*.
Pieri, G. *14*, 19.
Pierron s. G. Marotel *672*.
di Pietro u. Cardeza *223*.
Pillat, A. *663*, 763, 772.
Pillsbury, P. H., u. M. J. Fiese *126*.
Piltz, Fr. *71*, 74, 76, 77, 79, 82, 87, 105, 112.
Pimenta, A. M., E. Krinsky, C. P. da Silva u. W. E. Maffei *663*.
Pincus *222*, *224*, 293, 638, 639.
— s. White *228*.
—, J. B., J. F. Gittleman u. B. Kramer *163*.
—, I. B. s. I. B. Wexler *550*.

Pinkerton, H. 626, 682, 699, 749, 750, 753, 754, 763, 771, 774, 790, 804, 818, 825.
—, —, u. R. G. Henderson *663*, 680.
—, —, u. D. Weinman *663*.
—, — s. J. P. Wyatt *551*, *670*.
Pinkus, L. R. *547*, 631.
de Pinzon, T. s. E. de Rodaniche *674*.
Piotrowsky, G. 801.
Piper, C. L. 582.
—, — — s. G. A. Matson *546*.
Pirisi, B. *663*.
Piters, John s. A. Malkin *165*.
Pitfield *547*, 552.
Pittaluga, G. *377*, 380.
Pixell, H. M. L. *673*, 680.
Plate, L. *673*.
Platt, R. *14*.
Plattner, H. C. *492*, 506, 508, 510.
Plaut 598, 610.
—, A. *663*, 757, 772.
—, C. s. E. W. Ikin *544*.
—, G. 582.
—, — s. J. D. James *544*.
—, —, M. Leitch Barrow u. I. M. Abbott *547*.
Plekkes s. Sayers *223*.
Plichet, A. s. Ph. Pagniez *162*.
Plimmer, H. G. *678*.
Plötner 617.
Plotz, J. *322*, 362.
Plumb, R. T. s. K. R. Ratliff *14*.
Plummer, N. s. L. Loewe *124*.
Pluvinage, R. *663*.
—, — s. A. Wolf *669*.
Podres 74.
Poindexter, C. A. s. W. J. MacNeal *125*.
Polayes, S. H. *548*, 560.
—, — —, u. J. McNally *548*.
Poli, E. *377*, 380.
Policard, A. 182.
—, — s. R. Leriche *161*.
Polishuk 595, 622, 628.
—, J. s. J. M. Bromberg *540*.
—, Z. s. J. Gurevitch *543*.
Pollitzer *548*, 556, 595.
Pollock 767.
Pollstrup, J. s. J. F. Waldo *129*.
Polzer, K. s. W. Holzer *411*.
Pomerantz, N. s. R. Wallach *129*.
Pommeau-Delille, G. s. M. Duvoir *159*.
Ponder, R. 597.
—, — s. P. Levine *546*.
Ponomarew, M. A. *72*, 80.
Ponsold 589.

Ponteva, E. *492*, 494, 495, 496.
Pontoni, L. *377*, 380.
Popesco, C. s. A. Jianu *10*.
Popjak, J. *302*, 308, 311.
Poppen, J. L. *14*, 21, 39, 56, 61.
—, — — s. E. C. Bartels *3*.
—, — —, u. Ch. Lemmon *14*.
Porges 495.
—, O. s. D. Adlersberg *489*.
Porte 95.
Porter s. Stoerk *225*.
Porterfield, J. S. s. M. G. McEntegart *125*.
Portmuff, H. C. 591.
—, — — s. H. H. Lubinski *546*.
Posselt, Adolf *163*, 179.
Potel, J. 804.
—, — s. H. J. Reiss *663*.
Poth, August s. Franz Lessmann *162*.
Potter u. Klug *226*.
—, E. L. *548*, 582, 606, 628.
Poulsen, G. *663*, 767.
Pour 106.
— s. Mentl *71*.
Power s. Sprague *223*, *224*, 225.
Praetorius *322*.
Prag, S. *663*.
Prakken, J. R. 142.
—, — —, u. Ma. *126*.
Pratt 787.
— -Thomas, H. R. 706.
— —, — —, u. W. M. Cannon *663*.
Prawirohardzo, S. *548*, 626.
Prenz, H. *492*, 504.
Prestrud s. Ingle *222*, *225*.
Prévôt, Robert 320, *322*, 350.
—, R., u. H. Berning *322*.
Preziosi, P. *663*.
Price, Cori u. Colowick *222*.
—, C. W. 147.
—, — —, W. A. Randall, H. Welch u. V. L. Chandler *126*.
—, — — s. H. Fischbach *121*.
Prichard, M. M. L. s. J. Trueta *16*.
Prick, J. J. G., u. J. A. M. Prick-Hoefnagels *663*.
Priesel, Richard, u. R. Wagner *163*.
Priest, W. S. 140.
—, — —, u. Ch. J. McGee *126*.
—, — — s. Ch. J. McGee *125*.
—, — —, J. M. Smith, Ch. J. McGee, J. Gilbert u. D. Kenney *126*.
Priestley, Comfort u. Radcliffe *221*.

Priestley s. Sprague *223*.
Primrose, T. 603, 604, 635.
—, —, G. J. E. van Drosser u. N. W. Philpott *548*.
Prins s. Hayno *224*.
Prinzmetal, M. s. B. Friedemann *7*.
—, — s. G. W. Pickering *14*.
v. Prohaska, J. s. L. Dragstedt *300*.
Prokop, O. 590, 597, 648.
—, — s. H. Elbel *542*.
—, —, u. F. Schleyer *548*.
Proom, H. *548*.
Prowazek, S. V. *678*.
Pruitt, R. D., u. F. Valencia *72*.
Prunty, F. T. S. s. P. H. Forsham *490*.
Pryor, H. B. 770, 773.
—, — — s. P. Freeman *657*.
Psenner, L., u. F. Heckermann *165*.
Pugh 810.
— s. Haist *220*.
—, David G. *163*.
—, — — s. Malcolm B. Dockerty *159*.
—, L. P. s. J. R. Perdrau *673*.
Pulaski, E. J., u. S. F. Seeley *126*.
—, — —, u. J. F. Connel jr. *126*.
Pupo, Cardenas M. D. *163*.
Putschar, W. *322*, 327, 336, 337.

Quastel *221*.
— s. Jowett *222*.
Quattrin, N. *377*, 379, 380, 381, 401.
—, — s. Di Guglielmo *376*.

Rabinowitch, J. M. 497, 502, 503, 504, 505, 507, 509, 511, 512, 513, 514, 515, 516, 520, 523, 525, 526, 527, 528, 529, 530, 531, 532, 533, 534, 536, 537.
—, — —, A. F. Fouler u. E. H. Bensley *492*.
—, — — s. A. F. Fowler *490*.
Rabl, R. 132, 133.
—, —, u. M. Seelemann *126*.
—, — s. M. Seelemann *127*.
Race 559, 560, 561, 562, 563, 564, 570, 571, 574, 575, 576, 577, 580, 581, 582, 587, 597, 605.
— s. M. Bessis *539*.
—, Cappell u. McFarlane *548*.
—, R. R. *548*.
—, — — s. S. T. Callender *540*.
—, — — s. P. L. Mollison *547*.

Race R. R., R. Sanger u. S. D. Lawler *548*.
—, — — s. R. K. Waller *550*.
—, Taylor *548*.
Radcliffe s. Priestley *221*.
Raffaele, G. *673*, *678*.
Ragan s. Carnes *224*.
— s. Ferrebee *225*.
Raghovachari, K. 810.
—, — s. H. N. Ray *674*.
Rahn, J., u. F. Schenetten *412*.
Raine, F. s. J. E. Conley *5*.
Rallo, A. *663*.
Ramirez 805.
—, H. s. J. E. Vaughan *668*.
—, O. s. F. A. Simeone *15*.
Rammelkamp, C. H. s. W. R. Brink *118*.
—, — — s. F. W. Denny *120*.
—, — — s. L. W. Wannamaker *129*.
Ramos, R. 773.
—, —, A. Ballabriga u. Oppenheimer *663*.
Ramsay 381.
—, A. M., u. J. Vahrman *126*.
Ramsey, A. M. s. M. Gillespie *376*.
Randall 771, 779.
—, J. H. s. V. M. Stuermer *666*.
—, W. A. s. H. Fischbach *121*.
—, — — s. C. W. Price *126*.
—, W. Spears s. George M. Wyatt *165*.
Ranque, J. *663*, 730, 770.
—, — s. P. Giraud *658*.
Ranquini, J. H. *678*.
Ransohoff, J. *188*, 203.
Ranson, Fisher u. Ingram *228*.
— s. Hetherington *228*.
Rantz, L. A. s. W. H. Clark *119*.
Rapello s. Del Castillo *224*.
Rappaport, B. 437, 439.
—, M. B. s. M. M. Alimurung *408*.
—, — — s. A. L. Messer *412*.
—, — — s. B. G. Wells *414*.
Raschkoff, I. A. s. L. R. Wasserman *550*.
Rasi, F. 613.
—, —, u. M. Bolletti *548*.
Rasin, K. *673*, 681.
Rasmussen, H., u. J. Böe *14*.
Rast, H. 197, 198, 212.
—, —, u. F. Parkes Weber *188*.
—, — s. Cockayne *186*.
Ratcliffe, H. L. 807.
—, — —, u. C. B. Worth *673*, *674*.
Rating, B. 95, 106.

Rating, B. s. G. W. Parade *71*.
Ratliff, K. R., R. M. Neslith, R. T. Plumb u. W. Bohne *14*.
Rauch 597.
— s. P. Levine *546*.
Raule, W. 418.
Rautmann, H. *126*, 136, *548*, 552.
Ravelo, A. s. S. Nicolau *678*.
Ravina, A. *126*.
Ravitch, M. M. 84.
—, — —, u. A. Blalock *72*.
Ray, B. S., u. A. D. Console *14*.
—, H. N. 810.
—, — —, u. K. Raghovachari *674*.
Rayband 194.
Razzi, A. s. P. Tolentino *667*, *679*.
Reber, H. s. A. Bernstein *118*.
von Recklinghausen, F. *163*, 180, *188*, 202.
Redner, B. 722.
—, — s. M. B. Rodney *664*.
von Redtwitz *163*.
Reese, A. B., u. F. Payne *663*.
Refinetti, P. s. D. Delascio *656*.
Rehn, E. *72*, 75, 83, 99, 108, 110, 111.
—, Ludwig 69, *72*, 73, 74, 76, 82, 85, 88, 94.
Rehsteiner 599.
Reich s. Nelson *224*.
—, L. s. Hitzenberger *321*.
Reichart, F. L., V. Richards, E. Holman, A. L. Bloomfield, T. Addis, D. A. Rytand u. J. K. Lewis *14*.
Reichenow s. Doflein *676*.
Reichstein 263.
— u. Euw *224*.
Reid, Smith u. Young 227.
Reifenstein, Eduard C., Laurence H. Kinsell u. Fuller Albright *163*.
Reilly, William Anthony, u. Hans Lisser *163*.
Reimold, G. 136.
—, —, u. A. Walter *126*.
—, —, L. Heilmeyer u. A. M. Walter *126*.
—, — s. A. Walter *129*.
Rein 61.
Reinand, T. *663*.
Reindell 47, 452.
— s. Delius *6*.
Reinecke 316.
— u. Kendall 225.
— u. Roberts 222.
— s. Samuels *223*, 302.
Reinhardt, W. s. M. C. Fishler *301*.

Reinie, L. s. R. Bequignon *675*.
Reis, J. P., u. Nobrega *674*, 681.
—, — — s. P. Nobrega *678*.
Reischauer *163*.
Reiss *302*, 317.
— s. Hemphill *224*.
—, Winter u. Valdescas 225.
—, H. J. 724, 730, 770, 804, 805, 810.
—, — —, J. Potel u. A. Krebs *663*.
—, — —, u. G. Verron *663*.
—, M. *186*, 204.
Reissmann, K. s. W. Ernsthausen *409*.
Reitano 380, 400.
—, F. s. F. Paradiso *377*.
—, U., I. Giambrone u. V. Matalone *377*.
Reizes, C. s. P. Giroud *658*.
Remé *163*.
Remen, L. *492*, 508.
Remington s. Swingle 225.
Remy, R. 396.
—, — s. G. Schlepper *377*.
Renard, G. 770.
—, — s. M. Lelong *660*.
Rennie, J. B. 139.
—, — —, u. H. Conway *126*.
—, — —, u. C. J. Young *126*.
Renowa, M. F. s. M. B. Kopylow *161*.
Renton, P. H. 576
—, — —, s. F. Stratton *549*.
Retsch, H. H. *548*, 608, 611.
Reuling, J. B., u. Ch. Cramer *126*.
Reuss, A. 732.
Revecz 195.
— s. Horvey *187*.
Revers, F. E. s. W. H. Borst *165*.
Rhoads, P. S. 155.
—, — —, W. R. Schram u. D. Adair *127*.
Rhode 75, 110, 111, 358.
Rhymer, J., u. G. J. Wallace *127*.
Ribeiro, V. L. 591.
—, — — s. M. P. Mesquila *546*.
Ribierre 770.
— s. M. Lelong *660*.
Ricci, H. N. *663*, 770.
Rice u. Evans 221.
Richard, J. *663*, 766, 771.
Richards, R. L. s. E. C. Bartels *3*.
—, V. s. E. C. Persike *13*.
—, — s. F. L. Reichart *14*.
Richardson u. Young 227.
Richburg, P. L. s. E. Strauss *129*.

Richter u. Schmidt *221*.
— O. 72, 106.
—, R. *664*, 682, 698.
Ricketts 232.
—, Brunschwig u. Knowltown 221.
— u. Stare 221.
Ridley, H. *664*.
Ridout s. Best 220.
—, J. s. C. H. Best 299.
Riebe, S. *664*, 722, 729, 770, 786.
—, —, u. W. Strobel *664*.
Riechert 758.
Rieder, W. *14*.
Rieger, H. *664*, 771.
Rienhoff 25.
Riesman, D. *14*.
Riesser 223, 226.
Rietti s. Houssay 223.
Riewerts, Eriksen K. *127*.
Riggs, H. E. 504.
—, — — s. E. S. Dillon *490*.
Riley, I. D. 766, 770.
—, — —, u. G. C. Arneil *664*.
Rimbaud, L., H. Serre u. A. Vedel *163*.
Rittenberg u. Bloch 226.
— s. Schoenheimer 221.
—, D. 306, 307, 308, 315, 316.
—, —, u. K. Bloch *302*.
—, — s. Bloch *300*.
—, —, u. R. Schönheimer *302*, *303*.
—, — s. A. Shapiro *303*.
Riva, A. 681.
—, — s. J. M. de la Barrera *670*.
Rivers, J. S. 763, 770, 771.
—, — — s. E. W. Hart *658*.
Rizzi, R. s. C. Gerbi *8*.
Robb, James Milton *163*.
Robb-Smith, A. H. T. *366*.
Robbins, W. C. 146.
—, — —, u. R. Tompsett *127*.
Robert, P. 730, 770.
—, — s. P. Giraud *658*.
Roberts 192, 225.
— s. Bennett 223.
— s. Feldman 223.
— s. Reinecke 222.
Robertson 494, 508, 528.
— s. Dodds *490*.
—, E. G. *664*, 770.
—, — —, u. J. B. Hamilton *664*.
—, R. W. 72.
—, T. *127*.
Robinson, A. 307.
—, —, J. Pearlman, S. Ruben u. L. Chaikoff *302*.
—, A. H. *188*, 198.
—, J. A., H. L. Hirsh, B. Milloff u. H. F. Dowling *127*.

Robinson, J. A. s. W. W. Zeller *130*.
—, L. s. J. P. Lazansky *124*.
—, M. s. H. Eagle *120*.
—, P. *664*, 750, 760, 771, 773, 825.
—, R. H. M. s. F. R. Selbie *127*.
Robson, Kenneth, u. J. W. Todd *163*.
—, J. T. *664*.
Roca 695, 770.
Roca-Garcia, M., J. Camacho-Gamba u. G. E. Gomez *664*.
da Rocha-Lima, H. *678*.
Rochlin *14*.
Rockwern, S. S. 494, 504, 505, 514, 528, 536.
—, — — s. L. B. Owens *492*.
de Rodaniche, E., u. T. de Pinzon *674*.
Rodhain, J. *664*, *674*, *678*, 807.
—, —, u. H. Hendrix *674*.
Rodney, M. B. 722.
—, — —, N. Mitchell, B. Redner u. R. Turin *664*.
Rodofsky, L. s. J. P. Lazansky *124*.
Roemer, G. B. *127*, 131.
—, — —, u. L. Grün *127*.
Rösch, H. 99, 111.
—, — s. F. Ruf *72*.
Roessle, R. *366*, 366, 368.
Rössler, H. *412*, 462, 476.
Roger 771.
Roggenkämper *664*.
Rogoff u. Stewart *224*.
Rohde s. Hindemith *321*.
—, C. *72*.
Rohr 374.
—, K. *377*, 378, 380, 381, 399, 402, 403, 404, *548*, 610.
—, — s. S. Moeschlin *377*.
Rohrschneider 736.
— s. H. R. Wiedemann *669*.
Rojas, F., R. H. Smithwick u. D. White *14*.
Rokitansky *412*, 477.
Rolland, F. s. J. Cibert *5*.
Rolleston *548*, 552.
Romagny 771, 823.
— s. H. Thiers *667*.
—, G. *664*.
Roman, B. 366.
—, — s. A. Ghon *365*.
Romberg, E. *412*, 462.
Rominger 689, 776.
Rona, B. 634.
—, — s. G. Gottsegen *543*.
Ronzaud, M. s. Georges Guillain *160*.
Roome, N. W. s. H. Wilson *17*.

Root, Stotz u. Carpenter *222*.
—, Howart F. s. Elliot P. Joslin *161*, *491*.
Rose, C. s. P. György *301*.
—, E. K. 766, 770, 771.
—, — — s. G. Schwarz *665*.
—, H. M., u. Y. Kneeland jr. *127*.
Roseman, R. H. s. S. R. Kaplan *123*.
Rosenberg, M. J. *127*, 143.
Rosenblath *14*, 51.
Rosenblatt, P. s. L. Loewe *124*.
Rosenbusch, F. *674*.
Rosenfeld 597.
Rosenheim, O. 315.
—, —, u. T. Webster *302*.
Rosenow 154.
Rosenthal 686.
Rosin, S. 216.
—, — s. F. Koller *187*.
Rosling, E. *14*.
de Rosnay 380.
— s. R. Damade *375*.
Rosove, L. s. M. J. Binder *118*.
Ross s. Weil *223*.
Rossi, E. 473.
—, — s. M. Grob *410*.
—, F. *14*.
Rossier 80.
—, A. 770.
—, — s. M. Lelong *660*.
Rossiter s. Ochoa *226*.
Rossmeisl, Elsie s. Joseph C. Aub *158*.
Rossner, G. Z. s. E. Bass *408*.
Rost, J. s. W. Heupke *301*.
Rostoski, O. *14*, 18.
Roth 358.
— u. Kvale *322*.
—, G. M. *14*, 57.
—, O. 155, *377*, 380.
—, —, A. L. Cavallaro, R. H. Parrott u. R. Celentano *127*.
—, W. 689, 776.
—, — s. F. Bamatter *675*.
—, —, u. W. Fritz *664*, *678*.
—, — s. H. Meyer *677*.
—, — s. P. Mifka *662*.
Rotter, W. 380.
—, — s. W. Siede *377*.
Rottinghuis, H. 563.
—, — s. L. de Kromme *545*.
Roulet 824.
—, F. *366*, 366, 368.
Rountree, P. M. *127*.
—, — —, R. G. H. Barbour u. E. F. Thomson *127*.
Rouse, G. P. 494, 499, 500, 502, 504, 511, 513, 514, 528.
—, — — s. J. T. Beardwood jr. 489.

Routier, A. *412*.
Rouvillons, Cl. s. S. Blondin 3.
Rovsing 325.
Rowland, R. S. 178.
Rowley, D. s. P. D. Cooper *119*.
Rowntree, G. 19.
—, —, u. A. W. Adson *14*.
Rubarth, S. *674*, 806, 810.
—, — s. G. Hulphers *672*.
Ruben, S. 307.
—, — s. A. Robinson *302*.
Rubin, M. I. 578, 583, 594, 605, 629.
—, — — s. E. Witebsky *551*.
Rubio, G. T. *548*, 614.
Rubner 281.
Rubritius, H. *322*, 325.
Ruchman, I. *664*, 681, 697, 712, 713, 759, 770, 771, 825.
—, —, u. J. C. Fowler *678*, 681.
—, —, u. R. J. Johansmann *664*.
—, — s. J. O. MacFarlane *677*.
—, — s. A. B. Sabin *665*.
Ruckensteiner, Ernst *165*.
Rucker, C. W. *664*, 772.
de Rudder, B. 731.
Rüdoff 360.
Rüger, I. *548*, 637.
Rüsch, G. *492*, 500.
Ruf, F. 99, 111.
—, —, H. Rösch u. L. Walz *72*.
Ruiz-Sanchez, F., u. A. Ruiz-Sanchez *127*.
Rummert, O. *188*, 196.
Runge, L. 562.
—, — s. C. Moeller *546*.
Rupp, F. 441.
—, —, W. Fritschy u. J. J. Pahud *412*.
Ruschitska, E. *664*, 732, 770.
Rushton, Martin A. *163*.
Russ, S. B. 778.
—, — — s. J. Warren *679*.
Russek, H. J., J. L. Southworth u. B. L. Zohman *14*.
—, — — s. J. L. Southworth *15*.
Russel 683, 691, 692, 696, 733.
—, M. s. L. Loewe *124*.
—, W. O. 704, 706.
—, — — s. W. P. Callahan jr. *655*.
Russell *223*, *225*, *226*.
— u. Cappiello *223*.
— u. Capprillo *222*.
— s. Frame *222*.
— s. Millman *223*.
— u. Wilhelmi *223*, 225.

Russell, D. S. *664.*
Rust *548,* 619.
Rusti, W. H. s. L. W. Gorham *160.*
Rutishauser, E. 180, 182, 183, 798, 799, 800.
—, — s. M. Askanazy *158.*
—, — s. R. S. Mach *162.*
Ryerson, F. S. *664.*
Ryland, D. A., u. E. Hohman *14.*
Rytand, D. A. 448.
—, — — s. F. L. Reichart *14.*
—, F. A. *413.*

Saba, P. Z. s. E. Strauss *129.*
Sabadini, L. s. H. Hermann *9.*
Sabatini, G. *188,* 198.
Sabin, A. B. *664, 678,* 680, 681, 682, 694, 705, 709, 725, 732, 738, 746, 749, 750, 751, 753, 759, 770, 771, 772, 774, 776, 777, 778, 779, 792, 793, 799, 800, 802, 808, 811, 817, 818, 825, 827.
—, — —, u. H. Feldman *665.*
—, — — s. A. Feldman *657.*
—, — —, u. P. K. Olitsky *678,* 681.
—, — —, u. J. Ruchman *665,* 681.
—, — — s. F. B. Walsh *668.*
—, — —, u. J. Warren *665, 678.*
—, — — s. J. Warren *679.*
—, — S. *322.*
van Saceghem, R. *674,* 815.
Sachs, H. W. 564, 581, 582, 596, 605.
—, — —, u. H. Trentmann *548.*
Sacks, M. S. 564, 604.
—, — —, J. A. Guilbeau, G. T. Bradford u. E. F. Jahn *548.*
—, — —, W. J. Kuhns u. E. F. Jahn *548.*
Sänger, M. *548,* 555.
Säuberli, H. *492.*
Saexinger, H. 138, 139.
—, — s. E. F. Hueber *123.*
Saggese, V. *665.*
Sagorin, L. 770, 810, 825.
—, — s. N. M. Jacoby *659.*
Sakami s. Buchanan *226.*
— s. Lifson *226.*
— s. Lorber *226.*
Salcedo, J. 316, 319.
—, — s. D. W. Stetten *303.*
Salomonsen, L. *548,* 610, 617, 625.
Salzer, H. *163.*
—, —, J. M. Scheinkes u. C. D. Aring *665.*
Samson *548.*

Samson, P. C. *72,* 76, 77, 80, 81, 82, 83.
Samuels 316.
—, Butts, Schott u. Ball *225.*
— s. Nelson *224.*
—, Reinecke u. Ball *223,* 302.
—, — u. Bauman *223.*
Sanchis-Bayarri, V. s. C. Levaditi *672, 677.*
Sandford, J. s. W. Adams *2.*
—, — s. A. S. Alving *2.*
Sandmeyer 288.
Sanger 575, 576, 597.
— u. Abelson *548.*
— u. Hun *226.*
—, R. s. R. R. Race *548.*
Sangiorgi, G. *665, 674,* 682.
Sante, L. R. *665.*
Santeliges de la Mora *127.*
Santorinus 74.
Santoro, G. *14.*
Sar, E. s. B. Zweifler *130.*
Sara s. Houssay *223, 226.*
Sarrailhe, A. *678,* 804, 825.
—, — s. F. Mesuil *677.*
Sarre, H. 1, *14,* 15, 18, 28, 29, 34, 35, 37, 40, 41, 43, 61, 64, 95, 99.
—, — s. R. Enger *6.*
—, —, u. E. Koppermann *15.*
—, —, u. E. Lindner *15.*
—, —, u. H. H. Westermann *72.*
—, —, u. H. Wirtz *14.*
—, R. 441, 454.
—, —, u. J. Meilinger *413.*
Sassuchin, D. *678.*
Satinsky, V. P. s. W. Schaefer *72.*
Satoh, Tohoku *221.*
Sattler, W. s. A. Schuback *128.*
Sauerbruch, F. *72,* 74, 75, 110, 116.
Sauls, H. C. s. C. Smith *128.*
Saxén, E. *127.*
Saxton, J. 626.
—, — s. J. P. Wyatt *551, 670.*
Sayers 317.
— s. Cheng *224.*
—, Plekkes, Orten u. Orten *223.*
—, Sayers, White u. Long *223.*
—, G., A. Sayers, T. G. Liang u. H. Long *302.*
Sayre s. Hoffmann *123.*
Sborov, V. M., A. R. Jay u. C. J. Watson *127.*
Schade, A. s. F. Grosse-Brockhoff *410.*
Schaede 473.
—, A. 368.
—, — s. Erich Mundt *366.*
Schäfer 617, 632.

Schaefer, H. *413.*
—, K. H. *548.*
—, W., u. V. P. Satinsky *72.*
Schalloer 614.
— s. Heissen *543.*
Schaub 508.
— s. Chang *490.*
Scheinker, J. M. s. H. Salzer *665.*
Scheitlin, M., E. Seiferle u. H. Stünzi *674.*
Schellong, F. *15,* 43, 154, *413,* 438.
—, —, u. Th. Soestmeyer *128.*
Scheminzky, F. *413,* 446.
Schenetten, F. s. J. Rahn *412.*
Scherf, D., u. L. J. Boyd *129.*
—, —, u. A. M. Brooks *413.*
—, E. *413.*
Scherff 429.
Schettler, Gotthart 299, *302, 303,* 305, 307, 308, 310, 311, 312, 317, 318.
—, —, u. F. Goebel *303.*
—, —, u. H. Lucas *303.*
—, —, u. J. Schmidt-Thomé *303.*
Scheurlen *188,* 193.
Schieck-Brueckner s. F. Best *185.*
Schiff *548,* 568.
Schilling, V. *492,* 509.
Schinz 190, 198.
—, H. R. s. E. Uehlinger *366.*
Schinz-Baensch-Friedl *186.*
Schirduan, M. *128, 665.*
Schirmer, H. *188,* 202.
Schiro, H. 404.
—, — s. E. H. Sterne *377.*
Schittenhelm 362.
Schjerning 74.
Schläpfer, E. s. K. Bernhard *299.*
Schleicher, J., u. H. Wiegand *72.*
Schlepper, G. 396.
—, —, u. R. Remy *377.*
Schlesinger, M. J., u. M. R. Cortrius *413.*
—, Philip T. *163.*
—, R. W. s. I. M. Morgan *677.*
Schleyer, F. 597.
—, — s. O. Prokop *548.*
Schlichter, J. G. 140.
—, — —, H. McLean u. A. Milzer *128.*
Schlomka, G. *72,* 80, 105.
Schlossman s. Lehman *221.*
Schlumberger, H. G. *163,* 167, 181, 805.
—, — —, u. A. C. Service *665.*
Schmengler, F. E. s. H. Esser *120.*

Schmid, D. O. *128.*
Schmidt *221.*
— s. Richter *221.*
—, H. *128.*
—, L. 360.
—, M. B. *303*, 314, *665.*
—, W. *128.*
— -Thomé, J. *303*, 305, 306, 310, 311.
—, —, u. H. Augustin *303.*
—, — s. A. Butenandt *300.*
Schmidt-Voigt, J. *413.*
— -Weyland, P. *72*, 106.
Schmidtmann, K. W. *548*, 578, 587.
Schmieden, V. 116.
—, — s. Fr. Volhard *73.*
Schmitt 56.
Schmitz, H. H. 634, 646.
—, — — s. H. W. Ocklitz *547.*
Schmorl, G. *188*, 192, 193, 194, 200, 206.
Schmuttermeier, E. *665*, 771.
Schnabl, E. s. O. Thalhammer *679.*
Schneeberg, Litkoff, u. Meranze 226.
Schneider 35, *322*, 604, 636.
—, Ch. L., D. C. Beaver, L. Ange Kozlow u. W. W. Zuelzer *548.*
—, E. *72*, 194, 195.
—, —, u. E. Widmann *188.*
—, H. *72*, 84, 111.
—, K. W. *128.*
Schmeierson, S. S., u. L. Blum *128.*
Schöllmerich 435.
Schölmerich, P., u. H. Gehl *413.*
Schoen, R. 117, 136, 138, 139, 143, *188*, 196, 202, *322*, 325, 332, 349, *674*, 681.
—, —, u. E. Fritze *128.*
—, — s. P. Lepine *677.*
—, — - s. C. Levaditi *672*, *677.*
Schoenbach, E. B. s. C. A. Chandler *119.*
—, — — s. D. A. Long *124.*
Schönenberg, H. *665.*
Schoener, W. 379, 380.
—, — s. L. Heilmeyer *376.*
Schoenfeld *163.*
—, W. *128.*
Schönheimer 240, 245.
— u. Rittenberg *221.*
—, R. 305, 306, 307, 308, 315, 316.
—, — s. M. Anchel *299.*
—, —, u. H. v. Behring *303.*
—, —, u. F. Breusch *303.*
—, —, u. L. Hodina *303.*
—, —, D. Rittenberg u. M. Graff *303.*
—, — s. A. Shapiro *303.*

Schönheimer, R. u. W. Sperry *303.*
Schoenwerth *72*, 75, 78, 83.
Schoeps, J. *665*, 682, 733, 738, 770, 771, 773, 822.
Schörcher, F. *15*, 61.
Schörner, W. *322*, 332.
Schöttler *549*, 565.
Scholder, Bernard M. *163.*
Scholz, W. 810.
v. Schoonhoven u. A. v. Beurden *413.*
Schorn, J. *665*, 682, 718, 726, 727, 731, 770, 771.
—, — s. F. L. P. Koch *660.*
Schott s. Samuels 225.
Schottmüller 328.
—, H. *128*, 130, 132, 133, 134.
Schrader, E., u. A. Westphal *665.*
Schram, W. R. s. P. S. Rhoads *127.*
Schramm, G. 308.
—, —, u. A. Wolff *303.*
Schreck, W. *128.*
Schreiber, Frederick s. Robert C. Moehlig *162.*
Schrick, E. *665*, 691, 726, 733, 766.
Schröder *72*, 106.
—, H. A. *15.*
—, — — s. M. L. Goldmann *410.*
—, — —, M. L. Goldman u. M. S. Olsen *15.*
—, — —, u. J. M. Steele *15.*
Schuback, A., u. W. Sattler *128.*
Schubert, I. 650.
—, —, u. A. Grünberg *549.*
Schueller, A. *189*, 194, *665.*
Schütz, E. *413*, 430, 448.
Schulten, H. *128*, 136.
Schultz, A. *303*, 312.
—, C. H. 648.
—, — — s. A. M. Wolf *551.*
—, H. *413*, 440, *549*, 553.
—, Willi *665*, 682, 821.
—, — s. A. Westphal *669.*
Schulz, F. *377*, 404.
Schulze, E. *128.*
Schuppli, R. *128.*
Schur, M. s. J. Bauer *158.*
Schuster, J. *674.*
Schwab, M. *549*, 580.
Schwaiger, M. *72*, 85, 112.
Schwander, J. D. 107.
Schwartz 561.
—, Ph. *15*, 51, *665*, 682.
Schwartzman 770.
—, J. *665.*
—, —, A. Maffia, M. E. Crusius u. A. Brunhoffer *665.*
Schwartzmann, G. s. J. E. Gerber *121.*

Schwarz 682, 688, 766, 770, 771, 784, 785, 786, 787, 790, 791, 823, 825.
—, E. *377*, 396, 689, 708, 738, 739, 743, 762.
—, — s. F. Bamatter *653.*
—, — s. C. Gasser *657.*
—, G., E. K. Rose u. W. Fry *665.*
—, —, u. J. Wendell *665.*
—, M. *186.*
Schwenk u. Langenecker 225.
Schwetz, J. 815.
—, —, u. Geerinck *674.*
Schwiegk, H. *128*, *413*, 454.
Scott 56, 286.
— u. Fisher 227.
— s. Himsworth 223.
—, C. s. A. S. Alving 2.
—, Ch. s. W. Adams 2.
—, H. W. jr., u. J. M. Williams jr. *127.*
—, M. 307, 316.
—, —, J. Glover u. R. Morton *303.*
—, T. F. McNair s. F. B. Corneal *119.*
—, Virgil s. Roger S. Downs *159.*
Scoville, Beecher s. Albright *157.*
—, S. s. Barnwell *158.*
Seabury, J. H. *127.*
Searle 235.
Seckel *221*, 224.
—, H. *549*, 634.
Secretan, J. P. *163*, 166.
Sedgenidse, G. A. *163*, 176, *189*, 204, 212, 213.
Seeger, P. B. *72.*
Seelemann, M. *127*, 132, 133.
—, —, u. H. Nottbohm *127.*
—, —, u. R. Rabl *127.*
—, — s. R. Rabl *126.*
Seeler, A. O., C. Wilcox u. M. Finland *127.*
Seeley, S. F. s. E. J. Pulaski *126.*
Segall, H. *72.*
Sehestedt *492*, *495.*
Seiferle, E. s. M. Scheitlin *674.*
Selander, P. *549*, 608.
Selbie, F. R. 133.
—, — —, R. Simon u. R. H. M. Robinson *127.*
Sel'Covskij, P. L. *15.*
Seligman, B. 206.
—, —, u. L. Nathanson *189.*
Sellers s. Addis 225.
Selwyn *549*, 591.
Selye 59, *224.*
— u. Dosne *224.*
—, Hans *163*, *492*, 509.
Selzer, A., u. M. Friedman *15.*

Semans, J. H. *322*, 346.
Seneca, Ellbogen, Henderson u. a. *224*.
Senor, J. C. *665*.
Senz, E. s. H. P. Jenkins *70*.
Sergent, E. *678*.
Serr 31.
Serre, H. s. L. Rimbaud *163*.
Service 805.
—, A. C. s. H. G. Schlumberger *665*.
Seyfarth 613.
Seyss, R., u. E. Wiesner *665*, 766, 770.
Shaffer, J. G. s. I. J. Kelly *545*.
Shannon, E. W. *15*.
Shapiro u. Wertheimer *222*.
—, A. 308.
—, —, H. Koster, D. Rittenberg u. R. Schönheimer *303*.
—, R. *72*.
—, Robert s. Nathan Furst *160*.
Sharimanian, S. S. *15*.
Sharney, L. 634.
—, — s. L. R. Wasserman *550*.
Sharp, G. S. 203.
—, — — s. B. L. Coley *186*.
Sharr, P. s. M. Yettra *165*.
Shatin, H. 583.
—, — s. H. Sommer *549*.
Shaw, C. C. s. J. W. Crossen *119*.
—, — — s. W. G. Leaman *124*.
—, Cunliffe, R. *15*.
—, Ed. 709.
Sheehan, H. L. 322.
Shellard, B. T. *163*.
Sheppard s. Ingle *225, 227*.
Sheppels u. Jensen *225*.
Sherman, J. M. *127*.
—, — — s. L. Loewe *124*.
Shiner, J. s. S. T. Glasser *70*.
Shipley *225*.
—, R. 317, 318.
—, —, E. Chudzik u. P. György *303*.
—, — s. P. György *301*.
Shippley u. Long *223*.
Sholl 810.
—, L. B. s. R. F. Langham *672*.
Shore, Kozak, M. s. L. Loewe *124*.
Shorr s. Almy *223*.
— u. Barker *221*.
—, Sweet u. Malam *221*.
Shreeve s. Lorber *226*.
Shuemaker 553.
— s. Wintrobe *551*.
Shumacker, H. B. *15*.

Shumacker, H. B. u. H. H. Ziperman *15*.
Siebeck, R. *15*, 28.
Siebert, W. *413*.
Siede, W. 380.
—, —, u. W. Rotter *377*.
Siedek *72*, 106.
Siefart, G. *549*, 555.
Siegel, S. s. S. M. Peck *126*.
Siegert, R. *549*, 562, 605, 648.
—, —, u. W. Spielmann *549*.
Siegmund, H. 88, 89, *127*, *666*.
Sieler 347.
Siemens 116.
Sieno, A. di *666*, 771.
Sigwald 380.
Sigwalt s. Garnier *376*.
Siim, J. Chr. *666*, 751, 754, 772, 775, 778, 806, 818, 825.
Sikl, H. *666*.
da Silva, C. P. s. A. M. Pimenta *663*.
Silvermann, J. J. *72*.
Silvette s. Britton *224*.
Simeone, F. A. s. R. R. Linton *11*.
—, — —, u. O. Ramirez *15*.
Simmons, R. T. 582.
—, — —, u. J. J. Graydon *549*.
Simon, Helmuth s. James F. Bing *158*.
—, R. s. F. R. Selbie *127*.
Simpson *223*.
—, Evans u. Li *228*.
— s. Li *223*.
Singleton 109.
Sjögren, H. *666*, 771, 773.
Sjöstram, P. *549*, 639.
Sjolte, I. P. *674*, 810.
Skvortzov, M. A. 718.
—, — — s. D. H. Zachusin *670*.
Slatkin, M. H. s. A. B. Camon *119*.
Slavin, H. B. 757, 771.
—, — — s. J. V. Syverton *666*.
Slotkin 328.
Smalley s. Green *223*.
Smathers, H. M. *72*.
Smith 476, 626, 683, 691, 692, 696, 733, 771, 773, 823.
— s. Dragstedt *223*.
— s. Houssay *227*.
— s. MacGinty *224*.
— s. Reid *227*.
—, C., H. C. Sauls u. C. F. Stone *128*.
—, C. H. 560.
—, —M. *549*.
—, J. F. s. B. D. R. Wilson *669*.

Smith, J. M. s. W. S. Priest 126.
—, K., u. F. G. Wood *413*.
—, L. s. A. C. Krause *660*.
—, M. G. 704, 706.
—, — — s. W. P. Callahan jr. *655*.
—, — — s. H. A. McCordock *541*.
—, Patricia H. 176.
—, — — s. Albright *157*.
—, Pearl 709.
—, S. M. *189*, 198.
Smithwick, R. H. *15*, 18, 19, 20, 21, 24, 25, 26, 27, 28, 30, 31, 32, 33, 34, 39, 40, 41, 43, 44, 46, 50, 56, 57, 58, 61, 66.
—, — — s. W. C. Bridges *4*.
—, — — s. B. Castleman *4*.
—, — — s. E. D. Freis *7*.
—, — — s. J. L. Newell *12*.
—, — — s. R. S. Palmer *13*.
—, — — s. F. Rojas *14*.
—, — — s. J. H. Talbott *16*.
—, — — s. J. E. Thompson *16*.
—, — — s. J. G. White *17*.
—, — — s. R. W. Wilkins *17*.
Smithy 433.
—, H. G., J. A. Boone u. J. A. Stallworth *413*.
Smits *226*.
Smitt, O. *666*, 691, 714.
—, —, u. S. Winblad *666*.
Smyth s. Houssay *223*.
Snapper 312.
— s. Bendien *299*.
—, J. *163*, 178, 179, *366*, 368.
—, —, u. Ch. Parisel *163*.
Snoeck, J. 582.
—, — s. P. O. Hubinont *544*.
de Snoo *549*, 554, 605.
Snyder 574.
Snyderman, R., u. J. S. Tipping *128*.
Sobel, A. E. s. L. Loewe *124*.
Sobotka *303*.
Sobottka 314.
Sobrinho, José *163*.
Sörensen 590.
Soestmeyer, Th. s. F. Schellong *128*.
Soeters, J. H. 613, 631, 635, 637, 638, 642.
—, — — s. J. J. van Loghem *546*.
Sofoterov 85.
Solandt, D. Y. s. W. Thalhimer *549*.
Solar, L. A. s. Braun-Menendez *409*.
Solis 770, 771.
Solio-Cohen, L. s. J. Lichstein *661*.
Soloman s. Vennesland *221*.

Soloman, Vennesland u. Klemperer *221*.
Sommer 583.
—, F. 167.
—, —, u. M. Demoullin *164*.
—, George N. J. 108.
—, — — —, u. Ch. McColloch *72*.
—, H. E. s. K. J. Thomson *549*.
—, —, H. S. Shatin u. W. C. Boyd *549*.
Somogyi *223*.
Sonn, E. B. 605, 629, 650.
—, — — s. A. S. Wiener *550*.
— -Gordon 597.
Sonnenberg, W. *189*, 193.
Soria *666*.
Soskin *226*, 256, 276, 279, 280.
— s. Hechter *221*.
— u. Levine *223*.
Sosman *164*.
Soto, R. 756.
—, — s. F. P. Dena *656*.
Soulairac, A. s. P. Desclaux *656*.
Southworth, J. L., u. H. J. Russek *15*.
—, — — s. H. J. Russek *14*.
Soutter 433.
Spang, K. *72*, 86, 88, 106, 133, 135, 136, 138, 139.
—, —, u. A. Gabele *128*.
—, —, u. H. Grohé *72*.
Sparapani, G. *674*.
Spatz, H. s. Marshall Driggs *159*.
Spatz, J. *666*, 783.
Specht 82.
Specie, R. 381.
—, — s. G. Bertoni *375*.
Speck, R. S. s. E. Jawetz *123*.
Speiser, F. *189*, 203.
van der Spek, L. A. M. 561, 563, 596.
—, — — — s. L. de Kromme *545*.
Sperber u. Barany *226*.
Sperry 305, 306, 308, 314.
—, W. s. R. Schönheimer *303*.
— s. Waelsch *222*.
—, W. M. *303*.
Spicknall, C. G. s. V. J. Dorset *120*.
Spiegelberg-Wiener *549*. 555.
Spiegelmann, M. 494.
—, —, u. H. H. Marks *492*.
Spielmann, H. *128*.
—, W. *549*, 578, 596, 605, 648.
—, — s. R. Siegert *549*.
Spielmeyer, W. *666*, 782.
Spiger, S., u. D. Blitz *128*.
Spink, W. W., u. E. M. Yow *128*.

Spitzer, A. *413*.
Splendore, A. *674*, 680.
Sponsel, Kenath H. s. George Hammond *160*.
Spoto, P. *666*.
Sprague 437, 439.
— s. Balfour *223*.
— s. Baltour *224*.
—, Hayles, Mason, Power u. Bennett *223*.
—, Kepler, Keating u. Power *224*.
— s. McArthur *226*.
— u. Mason *224*.
— s. Mason *223*.
—, Power, Mason u. a. *224*, *225*.
—, —, — u. Cluxton *224*.
—, Priestley u. Dockerty *223*.
—, H. B. s. M. M. Alimurung *408*.
—, — — s. A. L. Messer *412*.
—, — — s. B. G. Wells *414*.
—, R. G. s. J. W. McArthur *492*.
Sprenger, O. *72*, 105.
Spühler 358.
—, Walther u. Brunner *322*.
—, O. *72*.
Srere, R. 307.
—, —, L. Chaikoff, u. W. D. Dauber *303*.
Stadie *222*, 249, 251.
— u. Haugaard *227*.
—, Haugaard u. Hills *222*.
—, —, Marsh u. Hills *222*.
—, — u. Perlmutter *221*.
— u. Zapp *221*.
—, Zapp u. Lukens *221*, *226*.
Stadler, H. *189*, 199, 215, 216.
Städeli, H. s. O. Bucher *118*.
Staehelin, A. *128*, 153.
—, J. E. 734.
Staemmler *189*, 204, 205.
—, M. *322*, 336, 346.
—, —, u. W. Dopheide *322*.
Stahel, R. *377*, 380, 393, 396, 405.
Stahl, R. *129*, 138.
Stahnke, E. *189*, 200.
Stalder, G. *666*.
Stallworth, J. A. s. H. G. Smithy *413*.
Stalmann, A. *164*, 176.
Stammler 355.
Stancu 574.
Stanković, M. u. I. *666*, 771.
Starck, Hugo *164*.
Stare 232, 250.
— u. Bauman *221*.
— s. Geyer *222*.
— s. Ricketts *221*.
Stark, G. *549*, 602.
Startzman, V. V. 639.
—, — — s. R. A. Furman *542*.

Statland, M. 155.
—, —, u. T. G. Gorr *129*.
Staudinger, Hj. 43, 60.
—, — s. K. H. Pfeffer *14*.
Stauffer, Herbert M., Robert K. Arbuckle u. Ernest A. Aergerter *164*.
—, — —, u. Patrick J. Fitzgerald *164*.
Stead jr., E. A. s. J. V. Warren 73.
Steele, J. M. s. H. A. Schroeder *15*.
Steen, E. *666*, *678*, 771, 773.
—, —, u. E. Käss *678*.
Steen, E. s. E. Kaess *677*.
—, — s. K. Matheson *661*.
Steffens, W. 69, *72*, 73, 74, 75, 76, 77, 78, 82, 84, 85, 86, 87, 88, 89, 90, 93, 94, 100, 101, 105, 108, 109, 111, 112.
Stefko *225*.
Stehr, L. *73*.
Stein, R. J. 779.
—, — — s. V. M. Stuermer *666*.
Steinbrinck, W. *666*.
Steiner, G. 702.
—, —, u. D. H. Kaump *666*.
—, R. E. 442, 446.
—, E. R. s. C. E. Davis *409*.
—, W. s. J. F. Goodwin *410*.
Steinmann 54.
Stemmermann, Wilhelm 185, *189*, 207.
Stephenson, W. V. s. D. Vail *668*.
Stepp 305.
—, Wilhelm *164*.
Sternberg *164*, 175, 177, 182.
—, William H., u. Vera Joseph *164*.
Sterne, E. H. 404.
—, — —, H. Schiro u. W. Molle *377*.
—, J. *15*.
Stetson 556, 557.
— s. P. Levine, *546*.
Stetten 238, 240, 242, 250.
— u. Boxer *221*.
— u. Klein *221*, *222*.
—, D. W. 307, 316, 319.
—, D. W., u. Gral *303*.
—, — —, u. J. Salcedo *303*.
Stetter, R. *674*.
Steuer, E. I. 200.
—, — — s. Fr. Struwe *189*.
Steurer 324.
Steven, E. M. *549*, 580.
Stewart 56.
— s. Heard *222*.
— s. Rogoff *224*.
—, Fred W. 168.
—, — — s. Bradley L. Coley *159*.

Stewart, W. W. 148.
—, — —, u. O. L. Baldridge *129*.
Stieglitz, E. J. *15*.
Stillman, Enteman, Anderson u. Chaikoff *225*.
Stock, F. E. *15*.
Stockholm s. Althausen *224, 226*.
Stoddard, F. J. s. J. E. Conley *541*.
Stodtmeister, R. *377*, 402, 403.
—, —, u. P. Büchmann *377*.
Stöhr, jr. 60.
Stoerk u. Porter *225*.
Störmer, A. *73*, 75, 76, 77, 81, 82, 86, 87, 92, 95, 101, 110, 112, 113.
Stoesser 311.
—, McQuarrie, Anderson *304*.
Stokes 699, 701.
Stone, C. F. s. C. Smith *128*.
—, D. M. 381.
—, — —, u. D.Woodman *378*.
Stoneburg, C. s. H. Hodge *301*.
Stonkus 95.
— s. J. Kupas *71*.
Stoppelman, M. R. 770.
—, — —, u. S. Blaauw-van Dok *666*.
Storti, E. 403.
—, —, u. R. Storti *378*.
—, R. 403.
Stotz s. Root *222*.
Stoudensky, A. *322*, 332.
Stoyanoff s. Waelsch *222*.
Strahl *549*, 567.
Strandberg 206.
Straschesko, N. D. *129*.
Strasser, U. 198, 201, 212.
—, — s. E. John *187*.
Stratton *549*, 575, 576, 606, 649.
— s. E. Witebsky *551*.
—, F., u. P. H. Renton *549*.
Straub, H. *413*.
—, W. *666*, 762, 763, 766, 770, 771, 773.
Straus s. Buell *224, 225*.
Strauss *492*, 497, 509.
—, E., P. L. Richburg, P. Z. Saba u. J. E. Alexander *129*.
Strausz *129*.
Strisover, B. s. W. Gofmann *301*.
Strisower 235.
Strobel, W. *666*, 682, 696, 697, 722, 723, 728, 743, 766, 771, 772.
—, — s. S. Riebe *664*.
Ström, J. *666*, 751, 752, 771, 779.

Strong, J. *666*, 771, 772.
—, J. C. s. D. Vail *668*.
Struwe, Fr. 200.
—, —, u. E. I. Steuer *189*.
Stuart-Harris, C. H., J. Colquhoun u. J. W. Brown *129*.
Stünzi, H. s. M. Scheitlin *674*.
Stuermer, V. M. 779.
—, — —, R. J. Stein u. J. H. Randall *666*.
Sturgeon, Ph. s. J. R. Cann *540*.
Suberg 642.
Suby, H. S. 346.
—, — — s. J. J. Barney *320*.
Süpfle 359.
Süsskind, B. *492*, 495.
Sugishita *549*, 568.
Sulamaa, M. *666*, 771.
Sulkin, S. E. 770, 819.
—, — —, u. P. M. Levin *666*.
—, — —, C. H. Lodowski u. L. W. Hartman *666*.
Sulkowitsch, Hirsh W. s. Albright *157*.
—, S. s. Barnwell *158*.
Sulzmann, S. s. C. Baker *408*.
Summerfeldt, Pearl 179.
—, —, u. Allan Brown *164*.
Summers, W. A. *678*, 772.
Summerville, W. W. s. Goldblatt, H. *8*.
Sundermann, F. W., u. F. C. Dohan *492*.
Susselman s. Feldman *223*.
Suter 689, 776.
—, A. *128*.
—, E. s. F. Bamatter *675*.
—, F. 315, *322*, 325, 328.
—, — s. W. Frey *301*.
Sutherland 253.
— s. Colowick *222*.
— u. Cori *221, 222*.
—, Cori, Haynes u. Olsen *222*.
— u. de Duve *222*.
Sutton, D. *666*.
—, H. G. s. W. W. Gull *9*.
Svensson, H. 312.
—, — s. G. Blix *300*.
Swadesh s. Mirsky *222*.
Sweeny, M. A. 681.
—, — — s. E. L. Walker *674*.
Sweet s. Shorr *221*.
Swift, K. 506.
—, — s. T. P. Almy *489*.
Swingle u. Remington *225*.
Swisher, S. N. s. L. E. Young *551*.
Swoboda, W. 770, 772.
—, — s. P. Mifka *662*.
Syller 74, 76.
Syverton, J. V. 757, 771.
—, — —, u. H. B. Slavin *666*.
Szego u. White *223*.

Taddia, L. *674*.
Takahaschi s. Asher *221*.
de Takats, G. *15*, 28, 39, 50, 52.
—, —, u. E. F. Fowler *15, 16*.
—, — s. E. F. Fowler *7*.
—, —, G. H. Graupner, E. F. Fowler u. R. J. Fensike *16*.
—, —, u. L. S. Helferich *15*.
—, —, H. E. Heyer u. R. W. Keeton *16*.
—, —, O. C. Julian u. E. F. Fowler *16*.
Talbot, Albright u. a. *226*.
Talbott, J. H. 33, 50.
—, — —, B. Castleman, R. H. Smithwick, R. S. Melville u. L. J. Pecora *16*.
Tallenberg *492*, 509.
Talmage, W. G. *73*.
Tammann, H. *16*.
Tanner, F. H. 770.
—, — —, P. M. Bancroff u. H. E. Harvey *667*.
Tarel, A. s. A. Camelin *119*.
Tatsher u. Hartman *224*.
Tauber 606.
— u. Vanotti *549*.
Taurog, A. s. M. C. Fishler *301*.
Taussig, H. B. *413*, 471, 475, 477, 478.
Tavernier, L. *164*.
Tayean, F. s. M. Macheboeuf, M. *302*.
Taylor 560, 561, 570.
— s. Race *548*.
—, Hermon *164*.
—, Norman Burkle s. Charles Best *158*.
—, R. D., A. C. Corcoran u. J. H. Page *16*.
Tehver *223*, 253.
Tejning *220*.
Telles, Silva F. C. s. Santos R. Ferreira *69*.
Templeton, J. Y. 475.
—, — —, u. Y. H. Gibbon jr. *413*.
Teppermann s. Brobeck *228*.
—, Brobeck u. Long *222*.
—, Engle u. Long *225*.
— 317.
—, J., u. H. Teppermann *304*.
Terbrüggen *223, 228*, 297.
Terrana, V. s. P. L. Buttitta *676*.
Terrasse, J., Ch. Fougoux u. J. Lère *129*.
Terry, L. L. s. V. J. Dorset *120*.
—, T. L. *189*, 206, *667*.
Terzani, E. *378*, 380.
Thaddea, S. 317.

Thaddea, S. u. W. Fasshauer *304*.
Thalhammer, O. *667*, *679*, 759.
—, —, u. L. Janicek *667*.
—, —, E. Schnabl u. H. Moritsch *679*.
Thalhimer, W. 630.
—, —, D. Y. Solandt u. C. H. Best *549*.
Thalmann, Walter *189*, 200, 201, 202, 215.
Thannhauser, Siegfried J. *164*, 178, *304*, 305, 306, 307.
Thatcher, J. s. F. Hartmann *301*.
Thayer s. Ohlsen 225.
Thelen, A. *322*, 333.
Thélin, F. 631, 642.
—, — s. Gautier *542*.
—, — s. J. Guinand-Doniol *543*.
Theodoresco, B. s. C. Paunesco *126*.
Thevenin, L. s. A. Bertoye *654*.
Theze, J. *667*.
Thibaudeau, R. *667*.
Thieffry, St. *667*.
—, —, u. J. Lavat *667*.
van Thiel, P. H. *667*, *679*, 682, 689, 711, 756, 772, 813.
—, — —, u. S. Bouwer *667*, *679*.
—, — — s. J. Davel *656*.
—, — — s. J. Winsser *669*.
Thiel, R. *16*, 39.
Thiers, H. 823.
—, —, Coudert, Romagny u. Garin *667*.
—, —, u. G. Romagny *667*.
Thill, C. J., u. O. O. Meyer *129*.
—, — — s. O. O. Meyer *129*.
Thjtta, Th. 771.
—, — s. K. Matheson *661*.
Thoenes, F. *549*, 614, 615, 617.
—, —, u. R. Aschaffenburg *549*.
Thoma, Kurt H. *164*, 167.
Thomas, Henry W., Thomas N. Meredith u. Harry L. Wunderly *164*.
—, J. A. B. s. J. R. Bignall *118*.
—, W. C. *667*, 787.
Thompson, J. E., N. A. Brose u. R. H. Smithwick *16*.
Thomson 442.
—, E. F. s. P. M. Rountree *127*.

Thomson,, K. J. 583.
—, — —, J. Freund, H. E. Sommer u. A. W. Walter *549*.
—, S., u. J. Innes *129*.
Thorling *549*, 552.
Thorn u. Clinton 223.
— s. Koepf 225.
—, Koepf, Lewis u. Ohlsen 225.
— s. Lewis 225.
—, G. W. s. P. H. Forsham *490*.
Thorogood 252.
— u. Zimmermann 223.
Thurau *549*, 622.
Tiber, A. M. *492*, 494, 495.
Tibierge, G. *189*.
Tidswell, Frank s. Vickers, Wilfried *164*.
Tietze, A. *129*.
Tiffeneau, R. s. J. Bertrand *489*.
Tiitinen, E. *165*.
Tillier, H., u. Akoun *165*.
Tillmann, A. 80.
—, — s. W. Hadorn *70*.
Timm, C. *413*, 440.
Timpanelli, A. s. R. Tompsett *129*.
Timpe, O. *164*.
Tipping, J. S. s. R. Snyderman *128*.
Tipton 225.
Tischendorf, W. *366*, 369, 396, *549*, 562.
—, —, u. K. Herzog *378*.
Tiselius, A. 312.
—, — s. G. Blix *300*.
Tiucra, A. s. C. Paunesco *126*.
Tobler, W. *164*.
Todd, J. L., u. S. B. Wolbach *679*.
—, — W. s. Kenneth Robson *163*.
v. Toerne, H. *667*, 682, 720, 722.
—, — s. G. Piekarski *678*.
Tohoku s. Satoh 221.
Tolar, V. s. K. Holubec *70*.
Tolentino, P. *667*, *679*, 682, 748, 770, 771, 825.
—, —, u. A. Bucalossi *667*.
—, — s. A. Razzi *667*, *679*.
Tolstoi, E. 506.
—, — s. T. P. Almy *489*.
Tomaki *549*, 563.
Tomcsik, J. 721, 742, 757, 798, 826, 827.
—, — s. F. Bamatter *653*.
Tomlinson, W. Z. *667*, 757, 771.
Tompsett, R. 146.
—, —, u. W. McDermott *129*.
—, — s. W. C. Robbins *127*.

Thompsett, R., A. Timpanelli, O. Goldstein u. W.McDermott *129*.
de Toni, G. *667*, 682, 771, 773, 825.
Tooner, M. W. *164*.
Topper u. Hastings 221.
Toro-Mejia, G. s. L. Patiño-Camargo *673*.
Torreilles s. Constantini *159*.
Torrens, J. A. s. J. Lee *491*.
Torres, C. M. *667*, 698, 699.
Torri, O. *189*, 202.
Totze, R. *679*.
Tovey, G. s. R. Aidin *539*.
Tower, S. 61.
—, — s. W. H. L. Westbrook *16*.
Traina, I. *549*, 613.
Transmontano Pelouro, J. *674*.
Traube 465.
Travernier 179.
Treger, N. V. 28.
—, — — s. L. Davis *6*.
Trendelenburg 221, 416, 469.
— s. Bittorf *408*.
—, F. *413*.
Trentmann, H. 597, 682, 683, 736, 748, 770, 771, 824.
—, — s. H. W. Sachs *548*.
—, — s. H. R. Wiedemann *669*.
Trevan, D. J. s. A. B. Mac Intyre *672*.
Trias de Bes, L. *129*.
Trillat, A. s. P. Mallet-Guy *162*.
Trincas, M. *16*.
Trinick, R. H. 560, 595.
—, — — s. K. Boorman *540*.
Tristani, M. s. Ch. Matthei *125*.
Trommer, B. *189*, 202.
Tropp, C. 495.
—, — s. E. Grafe *491*.
Trounce 475.
—, G. R. 439.
—, J. R. s. C. Baker *408*.
Trube, H. J. 138.
—, — — s. L. Hantschmann *122*.
Trueta, J., A. E. Barclay, K. J. Franklin, P. M. Daniel u. M. M. L. Prichard *16*.
Tscherne *549*, 554.
Tucker, A. 801.
—, — s. Ed. Neuhauser *662*.
—, H. 309.
—, —, u. H. Eckstein *304*.
Tudvad, M. 560, 595.
—, — s. M. Grove-Rasmussen *543*.
Tuerkischer u. Wertheimer 221, 222.

Tullis, J. L. *492*.
Tumulty, P. 150.
—, —, u. A. M. Harvey *129*.
Turin, R. 722.
—, — s. M. B. Rodney *664*.
Turner 332.
—, D. 315.
—, — s. R. Marker *302*.
—, G. G. *73*.
—, W. M. L. 682, 770.
—, — — — s. H. C. Farquhar *656*.
Tuttle s. Lippmann *222*.
Tyner *228*.
Tyson, T. Lloyd s. Alexander Gutmann *160*.

Uegaki, J. *674*.
Uehlinger *186*, 190, 191, 198
—, E. *164*, 167, 173, 177, *366*, 374.
—, —, Ch. Botsztejn u. H. R. Schinz *366*.
Uhlenbruck, P. *73*, 95.
Uhlmann, Erich, u. Abraham Grossmann *164*.
Uhry, P. 494, 506, 513.
—, — s. R. Boulin *490*.
Ule, G. *668*, 718, 731, 770, 771.
—, — s. F. L. P. Koch *660*.
Ulland, Gunnar *164*.
Ullerich, K., u. A. Westphal *668*.
Ullmann, H. *492*, 495.
Ullrich, O. *668*, 682, 721.
Ulrich, H. C. *413*.
Umber, F. *492*, 494, 495.
—, — s. A. Gottstein *491*.
Ungeheuer, E. *73*.
Unger 563, 564, 575, 647, 648, 649.
—, L. J. s. A. S. Wiener *550*.
—, — T. *550*.
Ungerleider, H. E. 313.
—, — — s. R. Gubner *301*.
Unghvary, L. *73*.
Upmark 355.
Urban *304*, 305, 306.
Uribe, A. s. W. Koch *660*.
Ursu 367.
Utter, Lipmann u. Werkman *222*.

Vacina, S. G. s. D. H. Zasuchin *670*.
—, S. Q. 718.
Vadala, A. J. *668*, 748, 749, 771, 772.
Vaglio, N. *668*, 773.
Vahlquist, B. *550*, 617, 618, *668*.
Vahrman, J. s. A. M. Ramsay *126*.
Vail, D. *668*, 771, 772.
—, —, J. C. Strong u. W. V. Stephenson *668*.

Valdescas s. Reiss *225*.
Valdoni, P. *16*.
—, — s. R. Alessandri *2*.
Valencia, F. s. R. D. Pruitt *72*.
Valeri 647.
Valery-Radot, Blondin, Israel u. Cachin *16*.
van der Valk, W. G. M. s. C. D. Binkhorst *654*.
—, — — — s. R. Brückner *655*.
Valsava 440.
Vanand s. M. Macheboeuf *302*.
Vanatta, J. s. E. E. Muirhaed *322*.
Vandam, L. B. s. R. J. Bing *408*.
Vaněk 805.
— u. O. Jirovec *668*.
Vanotti 606.
— s. Tauber *549*.
Vantrassel, Robert s. Paul Joly *161*.
Varadi *378*, 404.
—, St. *366*.
v. Varga, L. *129*.
Vargues, R. 586.
—, — s. M. Zermati *551*.
Vartiainen, J. *492*, 494, 495.
Vaughan 805.
—, J. E., u. H. Ramirez *668*.
—, V. C. *550*, 629.
Vecchio, F. *668*, 682.
Vedel, A. s. L. Rimbaud *163*.
Veeneklaas, G. M. H. *550*, 608, 613, 631, 635, 637, 638, 642.
—, — — — — s. J. J. van Loghem *546*.
v. Vegh, P. *378*, 380.
Velten 482.
Vennesland s. Soloman *221*.
—, Soloman, Buchanan u. Hastings *221*.
Venning u. Browne *226*.
Vercellone, A. *304*, 308.
Verhaart, W. J. C. *668*.
Verhage, J. *668*.
Verhoeff, F. H. *189*.
Verlinde, J. D. *668*, *679*, 682, 689, 690, 691, 695, 711, 722, 728, 732, 734, 756, 757, 765, 766, 770, 772, 778, 779, 809, 825, 826.
—, — — s. J. Davel *656*.
—, — —, u. O. Mastenieks *668*, *679*, 689.
—, — —, O. Mastenieks, H. Beekman u. A. Cooper *668*.
—, — — s. J. Winsser *669*.
Verron, G. 682, 691, 692, 693, 724, 725, 730, 733, 770, 822.
—, — s. H. J. Reiss *663*.
Versé, M. *304*, 308, 309, 312.
Verzàr 263, 264, 272.

Verzàr s. Montigel *226*.
— s. Wang *224*.
—, Fr. 308.
—, —, u. A. v. Kuthy *304*.
—, —, u. L. Laszt *304*.
Vesell, H. *413*.
Vetter *224*.
— s. E. Kux *11*.
Viala, J. s. J. Manouelian *677*.
de Vicariis *550*, 611.
Vickers, Wilfried, u. Frank Tidswell *164*.
Vidal 590.
Viersma, H. J. *16*.
Vignalou, P. *668*, 770.
du Vigneaud 311.
Vignolo-Lutati, U. *668*.
Villee 233, 250.
— u. Hastings *221*.
Villegas, A. G. *668*.
Virchow, R. *668*.
—, Rudolf s. F. von Recklinghausen *163*.
Visiu, E. *413*, 438.
Vivell, O. *668*, 759, 778, 779, 789.
— s. W. Keller *660*.
Vivino, J. J. s. A. Merril *122*.
Vocke 352.
Vögtli *224*.
Voelcker *323*, 342.
Vogel *550*, 560, 597, 619, 642.
— s. Becker *539*.
— s. P. Levine *546*.
—, W. 317.
—, — s. J. Conn *300*.
Vogt *223*, *224*.
—, A. s. P. Gautier *542*.
—, M. 553.
Voit 281, 282.
Volhard, F. *323*, 363.
—, Franz 1, *16*, 17, 18, 19, 20, 29, 32, 40, 41, 49, 61, 79, 94.
—, —, u. V. Schmieden *73*.
Volk s. Weinhouse *222*.
Vollenweider 195.
— s. Lebon *188*.
Vos, J. J. Th. *668*, 700.
—, — — — s. S. L. Brug *655*.
Vosburgh, G. R. 602.
—, — — s. L. M. Hellmann *543*.
Voskamp, J. R. s. Th. B. Massel *12*.
Vossschulte, K. *16*, 61.
Votta, Enrique A. *164*.
Voureka, A. 140.
—, —, u. W. Hughes *129*.
Vraa-Jensen, G. s. H. H. Jacobsen *161*.
Vranian, G. 772, 822.
—, — s. A. J. Brennan *654*.
de Vries *668*.
—, S. J. *550*, 611.

Wachs, E. *164.*
Wacker, L., u. C. Beck *304.*
Waegeli, C. 794.
Waelsch, Sperry u. Stoyanoff *222.*
Wagener, H. P. *16,* 18, 35, 40, *668.*
—, — —, u. N. M. Keith *16.*
—, — — s. N. M. Keith *10.*
Wagner, White u. Bogan *227.*
—, B. M. *129,* 140.
—, R. 315.
—, — s. R. Marker *302.*
—, — s. Richard Priesel *163.*
Wahlgren, F. *668,* 689, 691, 697, 708, 710, 716, 721, 725, 728, 743, 754, 765, 770, 771, 772, 787.
—, — s. S. Gard *657.*
—, — s. H. J. Magnusson *661.*
Wakerlin, G. E. *16.*
Waldbott, G. L. *129,* 144.
Waldo, J. F., J. M. Manon, W. C. Lu u. J. Pollstrup *129.*
Walenz, H. *668,* 682, 697, 731, 732, 733, 738, 770, 773.
—, —, u. A. Westphal *668.*
Walker 369.
—, E. L. 681.
—, — —, u. M. A. Sweeny *674.*
—, S. J. s. S. J. G. Nowack *12.*
Wall, R., u. O. Brundage *129.*
Wallace 602.
—, Wiener u. Doyle *550.*
—, G. J. s. J. Rhymer *127.*
—, G. T. s. Malcolm B. Dockerty *159.*
—, J. B. s. V. F. Deyke *119.*
Wallach, R. u. N. Pomerantz *129.*
Waller 564.
—, M. 562.
—, — s. R. K. Waller *550.*
—, R. K. 562.
—, — —, u. R. R. Race *550.*
—, — —, u. M. Waller *550.*
Wallerstein, H. *550,* 631.
Wallgren s. Fanconi *542.*
—, A. *668,* 682, 691, 714.
Wallis 355.
— s. Hamperl *321.*
Walsh 597.
— u. Montgomery *550.*
—, F. B., M. J. Hogan u. A. B. Sabin *668.*
Walter, A., G. Reimold u. L. Heilmeyer *129.*
—, A. M. 136, 138, 583.
—, — — s. G. Reimold *126.*
—, A. W. 583.
—, — — s. K. J. Thomson *549.*
—, Hanna 324.
—, — s. Heinrich Berning *320.*

Walters, W. 346.
—, — s. A. W. Adson *2.*
—, — s. N. W. Barker *320.*
Walther 358.
—, H. E. *366.*
Walz, L. *16,* 34, 47, 99, 111.
—, — s. F. Ruf *72.*
Walzberg, U. *674.*
Wang u. Verzar *224.*
Wanke, R. *164,* 189, 203.
Wannamaker, L. W. 155.
—, — —, C. H. Rammelkamp, F. D. Denny, W. R. Brink, H. B. Houser, E. O. Hahn u. J. H. Dingle *129.*
—, — — s. W. R. Brink *118.*
—, — — s. F. W. Denny *120.*
Warburg *413.*
Ware, P. F. 433.
—, — — s. P. E. Harken *410.*
Warnatz *164.*
Warneford-Thomson, H. F. s. E. J. Canabal *4.*
Warren *227,* 285, 296.
— s. Page *227.*
—, J. 772, 778, 787, 822, 825.
—, — s. A. J. Brennan *654.*
—, —, u. S. B. Russ *679.*
—, —, u. A. B. Sabin *679.*
—, — s. A. B. Sabin *665, 678.*
—, J. V., E. S. Brannon, E. A. Stead jr u. A. J. Merill *73.*
Wartenberg, Robert *164.*
Wassen, E. s. C. Kling *677.*
Wasserman, L. R. 634.
—, — —, u. L. Sharney *550.*
—, — —, I. A. Raschkoff, L. Sharney, T. F. Yoh u. D. Leavitt *550.*
Waterhouse, I. A. H. 560, 562.
—, — — —, u. L. Hogben *550.*
Watkins, A. G. 599, 627.
—, — — s. R. J. Drummond *542.*
Watrin u. Florentin *226.*
Watrous, J. B. 633, 637.
—, — — s. F. H. Allen *539.*
Watson, C. J. s. V. M. Skorov *127.*
—, E. *668,* 782.
de Watteville, H. 683.
Wauchope, G. M. *129.*
Waugh, Dixon u. Glagett *221.*
Wayne, E. J. 141.
—, — —, J. Colquhoun u. J. Burke *129.*
—, W. J. s. J. F. Goodwin *410.*
Weber 212.
—, A. *73,* 90, *413,* 416, 417, 425, 428, 429, 434, 435, 447, 453, 459, 466, 468.
—, F. Parkes *164,* 197, 198.
—, — — s. Cockayne *186.*

Weber, F. Parkes s. H. Rast *188.*
—, I. C. 74.
—, M. 205.
Webster, M. B. s. W. G. Leaman *124.*
—, T. 315.
—, — s. O. Rosenheim *302.*
Wedding, E. S. *129.*
Wedekind, P. *668.*
Weens, H. S. 801.
Wegmüller, Th. *413,* 480.
Wegner s. H. Kämmerer *123.*
Weigenand, L. *413.*
Weil *164.*
— u. Ross *223.*
—, P. E. 369, 372.
—, — —, S. Perlés u. Fourest *366.*
— -Malherbe *222.*
Weinberger, Laurence M., u. Francis C. Grant *164.*
Weinhouse, Medes u. Floyd *222, 227.*
—, Millington u. Friedman *222.*
—, — u. Volk *222.*
Weinman, D. *668,* 682, 749, 750 757, 763, 771, 790, 820, 825.
—, — s. D. L. Augustine *675.*
—, —, u. R. Berne *679.*
—, —, u. H. J. Klatchko *679.*
—, — s. H. Pinkerton *663.*
Weinmann 699, 774, 775.
Weinstein 509, 510.
— s. Harrop *491.*
—, L. *129.*
Weintraud *164.*
Weisel, W. 452.
—, — s. A. Cerletti *409.*
Weiss 494.
—, O., u. G. Joachim *414.*
—, S. *16,* 329, 346, 347.
—, —, u. F. Parker *323.*
—, T. *493,* 494.
Weissmann s. Löwenstein *11.*
Weitz, W. *414.*
Welch 311.
— s. H. Hodge *301.*
—, A., u. R. Landau *304.*
—, C. E. s. R. R. Linton *11.*
—, H. s. H. Fischbach *121.*
—, — s. C. W. Price *126.*
Welin 374.
— s. C. G. Ahlstroem *365.*
—, S. 82.
—, —, C. A. Hamberger u. Crafoord *73.*
Wellmann s. Hoffmann *123.*
Wells 225.
— u. Chapman 225.
— u. Greene *224.*
— u. Kendall *224, 225.*
—, B. G., M. B. Rappaport u. H. B. Sprague *414.*

Wells, G. 437.
—, H. G. 206.
—, — —, u. S. W. Holley *189*.
Welt u. Wilhelmi *223*.
Wendell, J. s. G. Schwarz *665*.
Wendt, H., u. G. Landes *129*.
Wenkebach *414*, 483.
Wenyon, C. M. *679*, 680.
Werkman s. Utter *222*.
Werkö, L. s. E. Mannheimer *412*.
Werle 553.
— s. Effkemann *542*.
Wertheimer *221*, 243.
— s. Shapiro *222*.
— s. Tuerkischer *221*, *222*.
—, P. *16*, 20.
—, —, u. J. Lecuire *16*.
Werthemann, A. *669*, 682, 691, 699, 714, 720, 730, 732, 733, 770, 782, 784, 789, 806, 807, 825.
—, — s. F. Bamatter *653*.
Wessel 323.
Westbrook, W. H. L., u. S. Tower *16*.
Westerbrook 61.
Westerborn, A. *16*.
Westermann, H. H. 68, *73*, 84, 95, 99, 110, 114.
—, — — s. H. Sarre *72*.
Westlake, E. K. 763, 770, 771.
—, — — s. E. W. Hart *658*.
Westphal 51.
—, A. *669*, *679*, 681, 682, 697, 731, 732, 733, 738, 753, 755, 759, 770, 772, 773, 774, 775, 778, 809, 812, 813, 819, 821, 825.
—, —, u. L. Finke *674*.
—, —, u. H. Knuettgen *669*.
—, — s. H. Laven *677*.
—, — s. W. Mohr *662*.
—, —, u. H. Mühlpfordt *679*.
—, — s. E. Otten *662*, *673*.
—, — s. G. Piekarski *663*, *678*.
—, — s. E. Schrader *665*.
—, —, u. Willi Schultz *669*.
—, — s. K. Ullerich *668*.
—, — s. H. Walenz *668*.
Wetmore, P. *674*.
Wetzel 646.
Wetzel-Albers, I. *493*, 494, 499.
Wetzler-Böger 435.
Weve, H. *669*, 766.
Wexler, I. B. 560, 562, 578, 581, 594, 595, 596, 630, 631, 632, 633, 634, 635, 636, 637, 638, 639, 642, 645, 647.
—, — —, I. B. Pincus, S. Natelson u. I. K. Lugovoy *550*.
—, — — s. A. S. Wiener *550*, *551*.

Weyer, F. *679*.
Weyers, H. *669*, 770, 771, 823.
Weygand, A. 448.
—, — s. K. Holldack *410*.
Wezler, K. 41, 42, 43, 66.
—, —, u. A. Böger *17*.
—, — s. A. Böger *3*.
Wheeler s. Conn *225*.
—, W. E. 564.
—, — — s. W. W. Zuelzer *551*.
Whitby, L. 380, 401.
—, —, u. C. J. C. Britton *378*,
White *17*, 18, 21, 65, 136, 139. *164*, 293, 462.
— u. Dougherty *226*.
— u. Pincus *228*.
— s. Sayers *223*.
— s. Szego *223*.
— s. Wagner *227*.
— u. White *227*.
—, D. s. F. Rojas *14*.
—, H. L. s. F. Findley *7*.
—, J. C. *17*.
—, — — s. R. R. Linton *11*.
—, — — s. C. F. Niven *126*.
—, — —, u. R. H. Smithwick *17*.
—, P. s. E. P. Joslin *491*.
—, Priscillia s. Elliot P. Joslin *161*.
—. P. D. s. W. C. Bridges *4*.
—, — — s. E. J. Canabal *4*.
—. — —, u. S. P. Mallett *130*.
—, — —, M. W. Mathews u. E. Evans *129*.
—, — — s. P. Oglesby *126*.
—, P. O., J. H. Currens u. T. D. Kinney *414*.
—, S. *189*.
Whitehead, A. S. 771, 787.
—, — — s. W. S. Holden *659*.
—, S. A. 724.
Whiteheadt, R. s. H. Hodge *301*.
Whitner, V. S. s. P. K. Bondy *489*.
Wick s. Bartlett *221*.
— u. Drury *227*.
—, A. U. 639.
—, — — s. E. M. MacKay *546*.
Wickham 809, 810.
—, N., u. H. R. Carne *674*, 681.
Wiczynska 682.
Widdess, J. D. s. J. P. Lanigan *161*.
Widdowson, E. M. 510.
—, — — s. R. A. McCance *492*
Widenhorn 509, 510.
— s. Harrop *491*.
Widmann, E. 194, 195.
—, — s. E. Schneider *188*.
—, H. 138.
—, —, u. W. D. Germer *130*.
Wieck, Chr. *669*, 770.

Wiedemann, H. R. *669*, 682, 683, 736, 748, 770, 771, 824.
—, — —, u. G. Kemp *669*.
—, — —, u. Rohrschneider *669*.
—, — —, u. H. Trentmann *669*.
Wiegand, H. s. J. Schleicher *72*.
Wieland, E. *164*.
Wien s. Bruce *226*.
Wiener 555, 556, 557, 558, 560, 562, 563, 564, 568, 569, 571, 572, 574, 575, 577, 578, 579, 581, 582, 587, 590, 594, 595, 596, 597, 599, 602, 603, 605, 619, 624, 629, 630, 631, 632, 633, 634, 635, 636, 637, 642, 645, 647, 650, 651.
— s. Spiegelberg *549*.
— s. Wallace *550*.
—, A. S. *550*.
—, — —, u. H. Brody *550*.
—, — —, u. E. B. Gordon *550*.
—, — —, u. T. M. Grundfast *551*.
—, — —, J. G. Hurst u. E. B. Sonn *550*.
—, — —, s. K. Landsteiner *545*.
—. — —, u. E. B. Sonn *550*.
—, — —, u. E. B. Sonn-Gordon *550*.
—, — —, L. J. Unger u. C. A. Mazzarino *550*.
—, — —, u. I. B. Wexler *550*, *551*.
Wiesener 617.
Wiesner, E. 766, 770.
—, — s. R. Seyss *665*.
Wigod, M. 597.
—, — s. P. Levine *546*.
Wikingsson, M. B. s. W. G. Leaman *124*.
Wiksman, R. S. s. H. A. Agerty *539*.
Wiktor, T. J. *674*, 806, 811.
Wilbrandt, R. *73*, 80.
Wilcox, C. s. A. O. Seeler *127*.
Wilczynska 770.
Wild, H., u. W. Driesens *130*.
Wildegans, V. *164*.
Wilder *226*.
—, Foster u. Pemberton *226*.
—, R. M. *493*, 502, 504.
Wildi, E. *669*, 782, 795, 796, 798, 799, 800.
—, G. *189*, 206.
Wilhelmi s. Russell *223*, 225.
— s. Welt *223*.
Wilk 770.
—, S. s. K. Bernhard *299*.

Wilk-Wilczynska, M. *669*, 682.
Wilkings 66.
Wilkins, R. W. *17*, 41, 42.
—, — —, J. W. Culbertson u. R. H. Smithwick *17*.
—, — —, u. M. H. Halperin *17*.
Wilkinson, A. G., u. K. Zinnemann *130*.
—, J. F. *378*, 386, 404.
—, J. H. s. J. M. Blackford *3*.
Willi, H. *551*, 628, 637, *669*, 691, 728, 732.
Williams, A. C. s. D. E. Harken *70*.
—, J. M. jr. s. H. W. Scott jr. *127*.
—, J. R. s. T. R. Harrison *9*.
—, J. W. s. H. F. Deutsch *541*.
Willington, F. L. s. R. N. Herson *410*.
Willis 57.
Wilson 771, 823.
— s. Buchanan *226*.
— s. Duff *223*.
— s. Kimmelstiel *322*.
— s. MacGinty *224*.
— s. Miller *227*.
—, B. D. R., u. J. F. Smith *669*.
—, C. L. 346.
—, — —, u. C. T. Chamberlain *323*.
— D. s. S. H. Fisher *657*.
—, H. s. K. S. Grimson *9*.
—, —, N. W. Roome u. K. S. Grimson *17*.
Winblad, S. 691, 714.
—, — s. O. Smitt *666*.
Windaus, A. *304*, 304, 305, 306, 315.
Windholz, Frank *165*.
Windle, W. F. 608, 613.
—, — — s. G. B. de Marsh *546*.
Winkelman 691.
—, N. W. 702.
—, — —, u. M. T. Moore *669*.
Winkelmann 331.
Winkenwerder, W. L. s. W. T. Longcope *322*.
van Winkle s. Davis *222*.
Winkler, A. W. 510.
—, — — s. T. S. Danowsky *490*.
Winning 744, 770, 771, 772.
—, C. H. O. M. 744.
Winsser, J. *669*, *674*, *679*, 682, 689, 711, 773, 775, 778, 825, 827.
—, — s. J. Davel *656*.
—, —, u. O. Mastenieks *679*.
—, —, u. P. H. van Thiel *669*.
—, —, Ph. van Thiel, J. D. Verlinde, J. Davel u. P. v. d. Elst *669*.
Winter s. Reiss *225*.

Winterseel s. M. Bürger *300*.
Wintrobe 553.
— u. Shuemaker *551*.
—, M. *378*, 380, 396, 401.
Wipple *221*.
Wirkus, H. s. C. Korth *71*.
Wirtz, H. *323*, 348.
—, — s. H. Sarre *14*.
Wischnewsky 73, 82.
Wisselinck *493*, 508.
Wisser, P. 1.
Wissler 599.
—, Findley u. Frazier *220*.
Wist 826.
—, A. s. H. Zilliacus *670*.
Witebsky 578, 580, 583, 594, 605, 625, 629, 649.
— s. P. Levine *546*.
—, E., Langley u. Stratton *551*.
—, —, u. J. F. Mohn *551*.
—, —, M. I. Rubin u. L. Blum *551*.
—, —, M. I. Rubin, L. M. Engasser u. L. Blum *551*.
Withe, P. F. *414*.
Wittbecker, E. 315.
—, — s. R. Marker *302*.
v. Wittern, E. s. W. Ernsthausen *409*.
Witzgall, J. *130*, 138.
Woerner *220*.
Wohlenberg 54.
Wohlwill *669*, 682.
Wolbach, S. B. 626, 804.
—, — — s. G. Farber *542*, *656*.
—, — — s. J. L. Todd *679*.
Wolcott s. Lukens *227*.
Wolf *130*, 138.
—, A. 681, 682, 683, 685, 691, 692, 694, 696, 698, 699, 700, 735, 738, 743, 748, 760, 762, 763, 765, 770, 771, 774, 776, 780, 783, 808, 817, 820, 825.
—, —, u. D. Cowen *669*, 681.
—, —, D. Cowen u. B. Paige *679*.
—, — s. D. Cowen *676*.
—, — s. C. G. Dyke *656*.
—, — s. F. L. P. Koch *660*.
—, —, u. B. H. Paige *669*.
—, — s. H. B. Paige *662*.
—, —, u. R. Pluvinage *669*.
—, — M. 648, 650.
—, — —, C. H. Schultz, M. Freundlich u. S. O. Lewinsohn *551*.
—, K. M. s. K. Matthes *125*.
Wolfe, S. 610, 624.
—, —, u. I. Neigus *551*.
Wolferth 429, 434, 447.
—, Ch. C. s. H. F. Flippin *121*.
Wolff, A. 308.
—, — s. G. Schramm *303*.

Wolff, H., u. J. Krammer *130*,
—, J. *551*, 552, 554, 555, 557, 612, 613, 619.
—, — s. P. Dahr *541*.
Wolfferth, E., u. Margolies *414*.
Wolffs 204.
Wolfschlag, H. J. *679*.
Wolfson, F. *674*, *675*, *680*, 681, 809.
—, — s. R. Hegner *671*.
Wollheim, E. 148, *670*, 771, 817, 822.
—, —, u. H. Kleinfelder *130*.
Wong, H. 581, 582.
—, — s. P. Levine *546*.
Wood 227, 282.
— s. Lifson *226*.
—, Lifson u. Lorber *226*.
— s. Lorber *226*.
—, F. D., u. S. F. Wood *675*.
—, F. G. s. K. Smith *413*, 476.
—, P. H. *73*.
—, W. B. s. C. S. Keefer *123*.
Woodman, D. 381.
—, — s. D. M. Stone *378*.
Woods, A. C. *670*.
—, W. W. 35.
—, — — s. P. P. Foa *7*.
—, — —, u. M. M. Peet *17*.
—, — — s. M. M. Peet *13*.
Woolf 35.
—, B. s. N. M. Keith *11*.
Woolsey, R. D. s. R. M. Klemme *11*.
Worrel s. MacGinty *224*.
Worth, C. B. 807.
—, — — s. H. L. Ratcliffe *673*.
—, — — s. H. L. Ratcliffe *674*.
Wright 62, 771.
— s. McQuarrie *228*.
—, J. H., u. E. M. Craighead *675*.
—, T. s. A. B. Nutt *662*.
Wünsche, H. W. *73*.
Wuhrmann, F. *493*, 507, 622.
—, —, u. Ch. Wunderly *493*.
—, —, Ch. Wunderly u. F. Hugentobler *551*.
Wunderly, Ch. 622.
—, — s. F. Wuhrmann *493*, *551*.
—, Harry L. s. Henry W. Thomas *164*.
Wyatt 804.
—, George M., u. W. Spears Randall *165*.
—, J. P. 626.
—, — —, J. Saxton, R. S. Lee u. H. Pinkerton *551*, *670*.
Wyllie, W. G. 743, 770.
—, — —, H. J. W. Fisher u. I. A. B. Cathie *670*.
Wynton, H. 718, 766, 770.
Wyss, H. *130*.

Yaguda *551*, 555.
Yakimoff, W. L. *675*, 810, 815.
—, — —, u. N. Kohl-Yakimoff *675*.
Yamagiwa, S. 810.
—, — s. G. Peters *673*.
Yamaguchi, Y., u. Hayio *366*.
Yannet, H. 560, 596, 619.
—, —, u. R. Liebermann *551*.
—, — s. H. M. Zimmermann *551*.
Yeoman, E. E. s. W. P. Boger *118*.
Yettra, M., u. P. Sharr *165*.
Ylppö, A. *551*, *552*, 610.
Yoh, T. F. s. L. R. Wasserman *550*.
Yosida *551*, 568.
Young 226, 227, 255.
— s. Marks *226*, *227*.
— s. Reid *227*.
— s. Richardson *227*.
—, C. J. s. J. B. Rennie *126*.
—, L. E. 566, 568.
—, — —, R. M. Christian, D. M. Ervin, R. W. Dawis, W. A. O'Brien, S. N. Swisher u. C. L. Yuile *551*.
Yow, E. M. s. W. W. Spink *128*.
Yrial u. Gotta *226*.
Yudkin, A. *670*.
Yuile, C. L. s. L. E. Young *551*.

Zachusin, D. H. 682, 697, 718, 733.
—, — —, M. A. Skvortzov, H. I. Osinowsk, V. Zasuchina, P. B. Levitanskaja u. S. G. Vacina *670*.
Zachusina, V. H. 718.
—, — s. D. H. Zasuchin *670*.

Zadik, P. *130*.
Zaffaroni, Burton u. Keutman *224*.
Zapp s. Stadie *221*, *226*.
Zarrow *224*.
Zawisch-Ossenitz, C. *164*, 182.
Zborowski, H. 556, 560.
—, — s. H. Hirszfeld *544*.
von Zeipel, G., u. L. A. Linder *670*.
Zeitlin, A. *189*, 193.
Zeldenrust, J. 368, 369, 372.
—, — s. D. van der Meer *366*.
Zeller, W. W., M. H. Lepper, J. A. Robinson, H. L. Hirsh u. H. F. Dowling *130*.
Zellweger, H..670, 824.
—, — s. Fanconi *656*.
Zenker, R. 1, *17*, 17, 19, 22, 23, 24, 25, 26, 27, 33, 34, 35, 57.
—, —, u. H. H. Löhr *17*.
Zermati, M. 586.
—, —, R. Vargues u. Y. Azoulay *551*.
Zheutlin, B. *130*.
Zibordi 646.
Ziedses des Plantes, B. G. *670*.
Ziegler, E. *551*, 553, 612, 613, 615, 616, 622, 623.
—, Mildred R. s. Arnold E. Hansen *160*.
—, R. F. *414*.
Ziemann, H. *675*, 809.
Zierl, F. *189*, 199.
Zilliacus, H. *670*, 826.
—, —, u. A. Wist *670*.
Zillmer s. W. Hetzar *70*.
Zilverschmidt, Chaikoff, Masaro u. Isaeff *221*.
Zilversmit, D. B. s. C. Entenman *301*.

Zimmermann 252.
— u. Donovan *222*.
—, Parrish u. Alpert *224*.
— s. McQuarrie *228*.
— s. Thorogod *223*.
—, H. M. 619.
—, — —, u. H. Yannet *551*.
Zinnemann, K. s. A. G. Wilkinson *130*.
Zinner 440.
Zinsser, H. F., u. C. F. Kay *414*.
Ziperman, H. H. s. H. B. Shumacker *15*.
Zöllner, N. *551*.
Zohman, B. L. s. H. J. Russek *14*.
Zoll, P. M. s. D. E. Harken *70*.
Zollinger, H. N. *17*, 51.
—, H. U. *551*, 554, 555, 599, 606, 610, 616, 619, 621, 623, 628.
Zondek, H. *73*, 86.
Zontschew, Wassil I. *493*, 494.
Zorbach, Heinz *189*, 205.
Zoutendyk, A. *551*, 582.
Zuckschwert 382.
Zülzer 262.
—, W. s. P. Heath *658*.
Zuelzer, W. W. 564, 604, 630, *670*, 691, 692, 702, 743, 747, 770, 773, 783.
—, — — s. Ch. L. Schneider *548*.
—, — —, W. E. Wheeler u. M. F. Leonhard *551*.
de Zulueta, J. s. L. Patiño-Camargo *673*.
Zunz u. La Barre 226.
Zur, G. 428, 466.
—, — s. Herkel *410*.
Zweifler, B., E. Sar u. J. Feder *130*.

Sachverzeichnis.

ACTH und Fettstoffwechsel 269, 270.
— — Kohlenhydratstoffwechsel 257, 266, 267.
Actinomyces bei Endocarditis lenta 132.
Adenosindiphosphat und KH-Stoffwechsel 248.
Adenosintriphosphat und KH-Abbau 247, 248.
Adrenalin und Diabetes mellitus s. unter Diabetes mellitus.
„Alarm-Reaktion" und Sympathektomie 59.
ALBRIGTHsches Syndrom 165.
Alloxan-Diabetes 252, 253, 297.
Anästhesietest zur Herdsuche bei Endocarditis lenta 154.
Angina pectoris traumatica 80.
anginöse Beschwerden nach Herzschuß 108.
„Angioid streaks" bei Morbus PAGET 206.
Anspannungszeit des Herzens 441.
— — —, Unterteilung in Umformungs- und Druckanstiegszeit 452.
antilipotrope Substanzen 309.
Anti-Rh-Seren s. Rh-Faktor.
Antistreptolysintiter bei Polyarthritis 131.
Arbeitsfähigkeit nach Herzsteckschuß 113.
argentophile Zellen des Pankreas 253.
Arrhythmia absoluta traumatica 80.
apoplektiformer Insult und Sympathektomie 51, 52.
— —, Indikationsstellung zur Operation 64, 65.
— —, postoperative Resistenzschwäche 52.
Augenhintergrund bei Hypertonie 29.
— — —, Beeinflussung der Veränderungen durch Sympathektomie 39.
— — —, Beziehungen zum Schweregrad der Hypertonie 40.
— — — und Indikationsstellung zur Sympathektomie 64.
— — — und Nierenfunktion 49.
— — Toxoplasmose s. Toxoplasmose.
Aureomycin bei Endocarditis lenta 145, 146, 147, 149.
—, Tagesdosen 155.
Aureomycinschutz zur Fokalsanierung 155.
Austauschtransfusion s. fetale Erythroblastose.
Austreibungszeit des Herzens 441.
Acetessigsäure und Kohlenhydratabbau 249.

Bacitracin 145, 147.
Bacterium coli bei Endocarditis lenta 131.
— influenzae bei Endocarditis lenta 131.
Bacteriurie 325.
Bactericidieversuch zur Bestimmung von Streptococcus viridans 133.

„Basaldruck" bei Hypertonie 37, 39.
BECKsche Trias bei Herztamponade 79.
Benemid, Verwendung bei Penicillintherapie 142.
Biotin und Cholesterinsynthese 307.
Biotinfettleber 307.
Bleivergiftung bei Herzsteckschuß 112.
blockierende Antikörper 578, 580.
Blutdruckzügler und Hypertonie 61.
Bluttransfusion bei fetaler Erythroblastose 628.
Blutungsneigung bei Penicillintherapie 144.
Brenztraubensäure und Glucoseabbau 248.
BRILL-SYMMERssche Erkrankung 369.

Calciumstoffwechsel und endokrines System 179.
Caronamid, Verwendung bei Penicillintherapie 142, 150.
—, Wirkungslosigkeit bei Streptomycintherapie 148.
Cerebralsklerose und Sympathektomie 51, 65.
Chloromycetin bei Endocarditis lenta 145, 146, 147, 149.
Cholestan 314.
Cholestanol 314.
Cholesterin 304 ff.
—, Ausscheidung 314.
—, chemische Konstitution 313.
—, Depotstellen 310.
—, Eiweißbindung 312.
—, Esterase 308.
—, freies 311, 312.
—, Halbwertszeit nach Deuteriumverfütterung 306.
—, Intermediärstoffwechsel 313.
—, quantitative Bestimmung 305, 306.
—, Resorption 307, 309.
—, —, Bedeutung der Galle 308.
—, —, Bedeutung verschiedener Fette 309.
—, Speicherung in der Leber 311.
—, Synthese im Organismus 306.
—, —, Ort 307.
— und Arteriosklerose 312, 313.
— — Diagnose der Hyperthyreose 318.
— — Fettleber 309.
— — Fettresorption 308.
— — Gallensäuren 316.
— — Hormone 316.
— — Hungerzustand 310.
— — Nebennierenrinde 317.
— — Phosphorlipoidsynthese 311.
— — Provitamin D_3 316.
— — Schilddrüse 317, 318.
— — Steroidsynthese 316.
— — Sexualhormone 316, 318.

Cholesterin und Vitamin-B-Komplex 307.
—, verestertes 311, 312.
Chorioretinitis bei Toxoplasmose 685.
Clearance-Methode, Feststellung von Niereninsuffizienz 33.
Cold pressor-Test 29.
Coma diabeticum 448 ff.
— —, Alkalireserve bei 494.
— —, Altersverteilung 499.
— —, Definition 493, 494.
— —, Häufigkeit 499.
—, —, Korrelation zwischen Blutzucker und Grad der Hypotonie 518.
— —, — — Rest-N und Blutzuckerhöhe 517.
— —, Letalität 500, 501.
— —, Prognose 502.
— —, —, Abhängigkeit von Alkalireserve 512, 513, 514.
— —, —, — — Areflexie 506.
— —, —, — — auslösender Ursache 504.
— —, —, — — Bewußtseinsstörung, Tiefe und Dauer 504, 505.
— —, —, — — Bluteiweißveränderungen 507.
— —, —, — — Blutbild 508, 509.
— —, —, — — Blutzuckerhöhe 511, 512.
— —, —, — — Dauer des Diabetes 503.
— —, —, — — Exsiccose 506.
— —, —, — — kardiovasculären Symptomen 506, 507.
— —, —, — — KUSSMAULscher Atmung 506.
— —, —, — — Nierentätigkeit 510, 511.
— —, —, — — Rest-Stickstoffhöhe im Blut 511.
— — —, Beurteilung durch „Severitäts-Index" 514.
— —, —, — — „Sofort-Severitäts-Index" 518, 523.
— —, —, — — Einzelfaktoren 519, 520.
— —, Todesursachen 502.
— —, Ursachen 500.
Commotio cordis 75, 80, 114.
— —, Herzmuskelschädigung durch 81.
Concretio cordis nach Herzschuß 94.
Contre-coup des Herzens nach Lungensteckschuß 75, 80.
Contusio cordis 80.
Cortison und Stoffwechsel 262, 263, 265, 269, 270, 287.
Cryptoerythroblastosen EMILE-WEIL 379.
CUSHING, Sympathektomie bei 65.

Depot-Penicillin bei Endocarditis lenta 142, 143, 150.
Diabetes mellitus 220 ff.
— —, arteriovenöse Blutzuckerdifferenz bei 233.
— —, Energiequellen bei 282, 283.
— —, Glykogenbildung bei 236.
— —, — in Fettdepots 239.
— —, „Hungerdiabetes" 277.
— —, Ketonkörper bei 244.

Diabetes mellitus, Leberglykogen bei 237, 238.
— —, —, Bedeutung von Kalium für Glykogenese 238.
— —, Letalität 496.
— —, Minderwertigkeitstheorie 276.
— —, Morbidität 494, 495.
— — nach experimenteller Hyperglykämie 291.
— — — Pankreasresektion 288, 289, 290.
— — — Sympathektomie 54.
— —, Pathogenese 285.
— —, Pankreashistopathologie 285, 286.
— —, pankreotropes Hormon 257.
— —, Oxydationsfähigkeit für Glucose 233, 234, 235, 236.
— —, respiratorischer Quotient bei 231, 233.
— —, Todesursachen 497, 498.
— —, Überfütterung, Bedeutung für Pathogenese 293, 294.
— —, Überproduktionstheorie 276.
— — und diabetogenes Prinzip HOUSSAY 275.
— — — Eiweißstoffwechsel 245, 246.
— — — Ernährungsform 296.
— — — Fettstoffwechsel 239, 281, 293.
— — — Fettsynthese aus Kohlenhydraten 240, 242.
— — — Glukagon s. Glukagon.
— — — Hypophysen-Nebennierenrinden-System 287, 288.
— — — Hypophysenvorderlappen 254, 274, 289.
— — — Insulin s. Insulin.
— — — Körpergewicht 293.
— — — Lebensstandard 295.
— — — Nebenniere 259.
— — — Adrenalin 259.
— — — Rinde 260.
— — — —, Auswirkung der verschiedenen Rindenhormone 261, 262, 263.
— — — Störung der Gluconeogenese nach Hypophysektomie 257.
— — — Zelltypen des Pankreas 296, 297.
— — — Zuckerverbrauch 277.
— —, Wesen der Stoffwechselstörung 276 ff.
Digitalistherapie nach Herzschuß 111.
Digitonin-Methode zum Cholesterinnachweis 305.
Diodrast, Verwendung bei Penicillintherapie 142.
DOCA und Kohlenhydratstoffwechsel 260, 261, 263.
—, Wirkungsmechanismus 264.
DUFFY-Faktor 598.
D:N-Quotient im Urin 279, 280.

Einflußstauung bei Herztamponade 79.
Eiweißstoffwechsel bei Diabetes mellitus 245, 246.
— und Insulin 246, 274.
EKG-Veränderungen, Beeinflußbarkeit durch Hydergin 47, 66.

EKG-Veränderungen bei Herzmuskelschädigung nach Herzschuß 100, 102, 105.
— bei posttraumatischer Perikarditis 95.
— nach Sympathektomie 47, 66.
— und Lokalisation des Herzschusses 105.
— — — von intrakardialen Fremdkörpern
107.
Embolieneigung nach Penicillintherapie 144.
Embryopathia toxoplasmotica s. Toxoplas-
mose.
Empyem bei Herzsteckschuß 87.
Endokarditis nach Herzschuß und Opera-
tionsindikation 110.
Endocarditis lenta 130 ff.
— —, „abakterielle Fälle" 133, 138.
— —, — —, Prognose 134, 137.
— —, Ausgangsherde 131.
— —, Erreger 132.
— —, —, Art 132, 134.
— —, —, Differenzierung 132.
— —, —, Penicillinempfindlichkeit 140.
— —, —, Resistenzbestimmung 133, 134.
— —, —, Züchtung 133.
— —, Glomerulonephritis bei 133.
— —, Häufigkeitszunahme 130, 134.
— —, Herdsanierung 153, 155.
— —, Herzinsuffizienz bei 153.
— —, Indikation zur Therapie mit Anti-
bioticis 152.
— —, Leukocytenaggregation nach FRITZE
131.
— —, Mechanismus der Klappeninfektion
131.
— —, —, Bedeutung der Klappenvasculari-
sierung 131.
— —, Mortalität 152, 153.
— —, — und Art des Vitiums 152.
— —, Pathogenese 130.
— —, —, Bedeutung von Inanition 135.
— —, —, — — Resistenz des Organismus
130.
— —, Phagocytosevermögen der Leuko-
cyten 131.
— —, Prognose 152.
— —, — und Therapiebeginn 145.
— —, Prophylaxe 154.
— —, Reinfektion 142.
— —, Rezidive 142, 153.
— —, Therapie, allgemeine 151.
— —, — mit Antibioticis 149.
— —, — — —, Antagonismus von Anti-
bioticis 147.
— —, — — Bluttransfusionen 151.
— —, — — Penicillin 136, 149.
— —, — — —, bactericider Spiegel 141.
— —, — — —, bakteriostatischer Spiegel
141.
— —, — — —, Behandlungsschema nach
CHRISTIE 137, 138.
— —, — — —, Blutspiegel 143, 144.
— —, — — —, Dauertropfinfusion 140,
142, 149.
— —, — — —, Dosis 142.
— —, — — —, — bei „abakteriellen Fäl-
len" 138, 142.

Endocarditis lenta, Therapie mit Penicillin,
Dosis und Heilungsquote 139.
— —, — — —, Kombination mit Supronal
139.
— —, — — —, Mitosehemmung 144.
— —, — — —, Nebenwirkungen 144.
— —, — — —, therapeutischer Spiegel und
Keimempfindlichkeit 141.
— —, — — Pyripher 151.
— —, — — Streptomycin 145.
— —, — — — bei „abakteriellen" Fällen
146.
— —, — — —, Dosierung 148.
— —, — — —, Kombination mit Aureo-
mycin 147.
— —, — — —, — — Penicillin 146, 147,
150.
— —, — — —, Nebenwirkungen 148.
— —, — — —, Resistenzentwicklung der
Keime 146.
— —, — — Sulfonamiden 136, 148
— —, Todesursachen 144, 145.
— —, Verlaufsformen 131.
endoskopische Operation der Hypertonie
nach CUX 26.
energetisch-dynamische Herzinsuffizienz 441.
Enterokokken bei Endocarditis lenta 132,
140, 146.
epileptiforme Anfälle bei Herzschuß 107.
„Erfordernishochdruck" 19.
Erythrämie, experimentelle 403.
Erythroblastose 379.
—, fetale 538 s. a. Rh-Faktor.
—, —, Aborthäufigkeit bei 598, 603.
—, —, Anämie bei 607.
—, —, Analogie-Erkrankungen bei Tieren
564.
—, —, — — Hunden 566.
—, —, — — Kaninchen 565.
—, —, — — Rindern 564.
—, —, anatomischer Befund 602, 621, 623.
—, —, Bilirubinspiegel 618, 623.
—, —, — und Kernikterus 618, 619.
—, —, Blutbild 611.
—, —, —, Erythroblastämie 612.
—, —, —, Formabweichungen der Ery 613,
614.
—, —, —, osmotische Resistenz der Ery 615.
—, —, —, Reticulocytenzahl 613.
—, —, —, Thrombocytenzahl 615.
—, —, —, weißes 616, 617.
—, —, Blutbildungsherde, heterotope 610.
—, —, Blutneubildung 608, 617.
—, —, Blutungen in Haut und Schleimhäute
616.
—, —, Blutungs- und Gerinnungszeit 616.
—, —, Differentialdiagnose 624.
—, —, Eisenablagerungen im Gewebe 606.
—, —, Eiweißlabilitätsreaktionen bei 622.
—, —, Häufigkeit 561.
—, —, —, Bedeutung der Erbformeln 562.
—, —, —, — — Sensibilisierbarkeit 562.
—, —, Hydrops congenitus bei 606, 607,
627.
—, —, — —, Differentialdiagnose 627, 628.

Erythroblastose, fetale, Hydrops congenitus, klinische Symptomatologie 628.
—, —, Icterus gravis bei 605, 607, 617, 625, 626.
—, – , — —, Differentialdiagnose 625.
—, —, — —, klinische Symptomatologie 625, 626, 627.
—, —, Jolbins Antigen 597.
—, —, Kell-Antigen 597.
—, —, Kernikterus bei 618, 619, 620.
—, —, —, Folgezustände 621, 626.
—, —, —, Pathogenese 620, 621.
—, —, —, Symptomatologie 626.
—, —, Knochenmarksbefunde 610.
—, —, Konglutininmenge des kindlichen Blutes im Verlauf der Erythroblastose 605.
—, —, Lebenserwartung nach bereits vorausgegangener Erythroblastose 602.
—, —, Leberfunktion bei 621, 622, 623.
—, —, Letalität 637.
—, —, Neugeborenenanämie bei 607, 617, 624.
—, —, —, Differentialdiagnose 625.
—, —, —, Symptomatologie 624.
—, —, Nierenveränderungen bei 623.
—, —, Pankreasfibrose, cystische, bei 599.
—, —, Pathogenese, ältere Theorien 552.
—, —, —, Antigen-Antikörperreaktion 555.
—, —, —, —, ABO-Agglutination 556, 595, 560, 561.
—, —, —, —, Faktoren MNP 561, 596.
—, —, —, —, Kell-Antigen 597.
—, —, —, —, Rh-Faktor 556, 568 ff.
—, —, Placentaveränderungen bei 624.
—, —, Rh-Sensibilisierung des Kindes, Zeitpunkt und Mechanismus 606.
—, —, Schweregrad und mütterlicher Antikörpertiter 603, 604.
—, —, Sensibilisierungsgeschwindigkeit gegen Rh-Faktor 557, 559.
—, —, Serumeisenspiegel bei 617, 618.
—, —, Serumeiweißveränderungen 622.
—, —, Symptomatologie 605 ff.
—, —, Therapie 628 ff.
—, —, —, Austauschtransfusion 630.
—, —, —, —, ABO-Gruppenwahl des rh-Spenders 633.
—, —, —, —, Auswirkungen auf Anämie 642, 644, 645, 646.
—, —, —, —, — — Blutbild 643, 646.
—, —, —, —, — — kindlichen Bilirubinspiegel 641.
—, —, —, —, — — Serum-Calcium 638.
—, —, —, —, — — Serumproteine 639.
—, —, —, —, Blutmenge, infundierte 633, 634.
—, —, —, —, Indikationsstellung 635.
—, —, —, —, Infusionsmethodik 631, 632, 633.
—, —, —, —, Letalität nach 637.
—, —, — bei nicht Rh-bedingten Erythroblastosen 650.
—, —, —, Bluttransfusion 628.
—, —, —, —, Wahl der Blutart 629, 630.
—, —, —, —, Indikationsbereich 630.

Erythroblastose, fetale, Therapie, Bluttransfusion mit gewaschenen und suspendierten Ery 629.
—, —, —, medikamentöse Behandlung 649.
—, —, — mit Rh-Haptenen 647, 648.
—, —, — — —, Gewinnung der Rh-Haptene 648.
—, —, —, Schnittentbindung, vorzeitige 635.
—, —, —, —, Indikationsstellung 636.
—, —, —, Vaccinebehandlung zur Herabsetzung der Rh-Antikörperbildung 647.
—, —, Testmethoden zum Nachweis von Rh-Unverträglichkeit 587.
—, —, Todesursachen 624.
—, — und Rh-Faktor s. Rh-Faktor
—, —, Vorgeschichte, Bedeutung vorausgegangener Geburten 598.
—, —, —, — früherer Bluttransfusionen 599, 602.
Erythroleukämie 378 ff.
—, akute Form 381.
—, — —, Anämie 393, 394.
—, — —, Blutbild 393, 394.
—, Differentialdiagnose 393, 400.
—, — gegen Erythroblastosen 395, 396.
—, — — hämolytische Anämien 396.
—, — — perniziöse Anämie 396, 397.
—, — — Polycythaemia vera 396.
—, — — symptomatische Erythroleukämien 397, 399.
—, Kasuistik 381.
—, klinisches Bild 393.
—, Pathogenese 400.
—, Stellung zu anderen Erythroblastosen 401.
—, Sternalmark 394.
—, Therapie 400.
Erwerbsfähigkeit nach Herzsteckschuß 113.
erythroleukämoide Knochenmarksreaktion 399.
extrarenales Nierensyndrom und Sympathektomie 50.
Extraton, protodiastolischer 425, 426.
—, systolischer 424.

Faktoren MNP und fetale Erythroblastose 591, 596.
Fettsäureresorption 296.
Fettstoffwechsel und ACTH 269, 270.
— bei Diabetes 281.
— und Insulin 240, 241, 244, 274.
— — Nebennierenrinde 269.
Folsäureantagonisten bei akuter Erythroleukämie 400.
Frühmortalität bei Herzsteckschuß 84.
Frühoperation bei Herzsteckschuß 84.
Fundus hypertonicus und Nierengefäßveränderungen 32.

Galopprhythmus 423.
—, Entstehungsursachen 423, 424, 425.
Ganglionektomie bei Hypertonie 19.
Gefäßveränderungen der Niere und Einteilung der Hypertonie 30.
Geschoßart und Herzsteckschuß 76.

Geschoßart und Infektionsgefahr 77.
Geschoßbahn bei Herzschuß 108.
Geschoßembolie 82, 114.
—, retrograde 82.
Geschoßentfernung, prophylaktische 111.
Geschoßwanderung 112.
Glattwandgeschoß bei Herzsteckschuß 76.
Glucagon 252.
—, Bildungsort 252, 253.
—, chemische Eigenschaften 252.
—, Gewinnung 252, 253.
—, physiologische Bedeutung 253.
—, Sekretionsauslösung 252.
— und initiale Insulinhyperglykämie 252.
Glucoseabbau 247 ff.
Glucose-1-phosphat 247, 248, 249.
Glucose-6-phosphat 247, 248, 249.
Graviditätspyelitis 324.
Grenzstrang, lumbaler, Zugang bei Resektion
    nach LERICHE 22.
—, —, — — — — PEET 23.
—, —, — — — — SMITHWICK 25.
—, thorakaler, transpleuraler Zugang 21.
Gonokokken bei Endocarditis lenta 132.

Hämangiome bei Morbus PAGET 202.
Hämatothorax bei Herzschuß 87.
Hämoperikard bei Herzschuß 79.
Haltungshypotonie 28.
Hauttemperatur nach Sympathektomie 42, 56.
HEGGLIN-Syndrom 441, 442.
Heparin-Therapie bei Endocarditis lenta 148.
Herddiagnostik bei Endocarditis lenta 154.
Herdsanierung bei Endocarditis lenta 153.
—, Schutz durch Antibiotica 155.
Herzfunktion und Indikation zur Sympath-
    ektomie 64, 65.
Herzgeräusche, diastolische 436, 437, 438, 439.
—, kontinuierliche 439.
—, systolische 435.
—, zeitliches Auftreten 435.
Herzklappenfehler, traumatischer 88, 89.
Herzminutenvolumen nach Sympathektomie
    41, 66.
Herzmuskelschwäche nach Herzsteckschuß
    99, 111.
Herzruptur nach Herzschuß 112.
Herzschallschreibung s. Phonokardiographie.
Herzsteckschuß 73 ff.
—, anatomischer 74, 75, 77.
—, Arbeitsfähigkeit 113.
—, Auskultationsbefund 78, 79.
—, Definition 74, 75.
—, Diagnose 78.
—, EKG-Befund bei 95, 100, 102, 105.
—, Empyem bei 87.
—, epileptiforme Anfälle bei 107.
—, Frühmortalität 84.
—, Frühoperation 84.
—, Frühsymptome 78.
—, Geschoßembolie 82.
—, Geschoßsitz 77.
—, Häufigkeit 75.
—, Herzbeuteltamponade 79, 84.
—, —, Diagnostik 79, 114.

Herzsteckschuß, Indikation zur Operation
    im Frühstadium 83, 84.
—, Indikation zur Operation im Spätstadium
    109.
—, Klappenverletzung bei 88.
—, „klinischer" 74, 77.
—, Leistungsfähigkeit nach 78.
—, parakardialer 75.
—, Perikarditis bei 92.
—, Prognose 112.
—, Rentenneurose bei 108.
—, Rhythmusstörungen bei 78.
—, Röntgendiagnostik 86.
—, Schocksymptome bei 78.
—, Septumperforation bei 88.
—, Spätstadium 85.
—, Therapie 109.
—, —, chirurgische 114.
—, —, interne 111.
— und Herzmuskelschwäche 99.
— — Lungenschußfolgen 87.
—, vegetative Störungen bei 108.
—, Zwerchfellhernie bei 88.
Herztöne 417.
—, 1. Ton, Ursachen seiner Betonung und
    Abschwächung 443.
—, — —, Verhalten der Amplitude 447, 448,
    450.
—, — —, Verzögerung bei Mitralstenose
    451.
—, — —, zeitlicher Beginn 448, 449, 450.
—, 2. Basistöne bei Pulmonalsklerose 462.
—, — —, Intensitätsunterschiede 452, 459,
    460.
—, — —, Spaltung 453, 455.
—, 3. Herzton 425.
—, 4. Herzton (Vorhofston) 425.
—, Extratöne 423.
—, —, protodiastolische 425, 426.
—, —, systolische 424.
—, Frequenzbereich 417.
—, Lautstärke 417.
—, Mitralöffnungston 428, 466, 467.
—, —, Entstehung 429, 432, 433.
—, paukender 1. Ton 432.
Herzwandaneurysma 84, 101.
Hexokinase 247.
Hilussteckschplitter 75.
Hormone und Einfluß auf KH-Stoffwechsel
    257.
HOUSSAY-Tier 254.
Hungerdiabetes 183.
Hungerosteoporose 183.
Hydergin, Wirkung auf EKG-Veränderungen
    nach Sympathektomie 48.
Hydrocephalus bei Toxoplasmose s. Toxo-
    plasmose.
Hydrops congenitus s. fetale Erythroblastose.
Hypertelorismus, Abgrenzung gegen poly-
    ostotisch-fibröse Dysplasie 175.
Hypertonie, Beurteilung vor Operation 28.
—, blasser Hochdruck 18, 32.
—, essentielle 19.
—, Gruppeneinteilung 29, 33.
—, Häufigkeit 18.

Hypertonie, maligne 18, 29, 71.
—, neurogene 61.
—, Nierenbefund bei 18.
—, operative Therapie 19 ff.
—, — —, endoskopisches Verfahren nach Cux 26.
—, — —, Erfolg 33.
—, — —, Methode nach Adson-Craig (subdiaphragmatische Resektion des Splanchnicus und oberen lumbalen Grenzstranges) 21.
—, — —, — Leriche 20.
—, — —, — — Peet (subdiaphragmatische Grenzstrang- und Splanchnicus-Resektion) 22, 34, 43.
—, — —, — — —, Komplikationen 23, 24.
—, — —, — — —, Vorteile 24.
—, — —, — — Rienloff-Nissen (transpleurale Sympathektomie) 25.
—, — —, — — — Smithwick (radikale thorakolumbale Sympathicus- und Splanchnicus-Resektion) 25, 34.
—, — —, Mortalität 36.
—, — —, Narkoseverfahren 26, 27.
—, — —, Prognose bei verschiedenen Hypertonieformen 28.
—, — —, Sterblichkeitsquote 18.
—, — — und Ulcusentstehung 54.
—, — —, Wirkung auf Augenhintergrundsveränderungen 39, 64.
—, — —, — — Beschwerden 51, 63.
—, — —, — — Blutdruck 37, 60, 63.
—, — —, — — cerebrale Veränderungen 51, 63.
—, — —, — — EKG-Veränderungen 46, 47.
—, — —, — — Hämodynamik 41.
—, — —, — — Hauttemperatur 56, 57.
—, — —, — — Herzgröße 44, 64.
—, — —, — — Lebenserwartung 34, 35.
—, — —, — — Letalität 36.
—, — —, — — Nierenfunktion 49, 64.
—, — —, — — orthostatische Regulationsstörungen 43.
—, — —, — — psychische Veränderungen 54.
—, — —, — — Sexualfunktion 55.
—, prognostische Beurteilung 28.
— und Nervensystem 60.
hypodynamer Symptomenkomplex und Sympathektomie 43.
Hypophysenvorderlappen 275.
— und Diabetes 254.
— — Fettstoffwechsel 316.

Icterus gravis s. fetale Erythroblastose.
Infarkt-EKG bei Herzschuß 106.
Infektabwehr und vegetativer Tonus 59.
Infektionsgefahr bei Herzsteckschuß 77.
Insulin 229 ff.
—, Abbau im Organismus 230.
—, adäquater Sekretionsreiz 229.
—, Bedarf pro die 230.
—, Bildungsort 229.
—, Gehalt des Pankreas bei Diabetes 286.

Insulin, Inkretmenge und Ernährung 230.
—, Sekretion 229.
—, —, Steigerung nach Thyroxin 274.
—, —, Steuerung 230.
—, Stoffwechselwirkung 231, 251.
—, —, Glucoseoxydation 231.
—, —, —, Prüfung durch isotope Glucose 233.
—, Toleranz und Körpergewicht 295.
—, Überdosierung, Wirkung auf KH-Stoffwechsel 292.
—, —, — — Pankreas 292.
— und arteriovenöse Blutzuckerdifferenz 233.
— — Eiweißstoffwechsel 246, 274.
— — Fettstoffwechsel 240, 241, 244, 274.
— — Gewebsatmung 233.
— — Glykogenbildung 236, 237, 238.
— — Hyperthyreose 272.
— — — Sekretionsvermehrung nach Thyroxin 274.
— — Ketonkörper 244, 245.
— — RQ-Veränderungen 231, 232.
—, Wirkungsmechanismus 247.
—, —, Bindung an Zellstrukturen 251.
—, —, chemische Theorien 247.
—, —, — —, Hemmung der Hexokinase 249.
—, —, — —, — — Phosphorylisierung 250.
—, —, physikalische Theorie 247.
—, —, — Permeabilitätstheorie 247.

Kernikterus s. fetale Erythroblastose.
Ketonkörper bei Diabetes mellitus 244, 245.
Knochenveränderungen bei polyostotischer fibröser Dysplasie 165.
Kohlenhydratstoffwechsel und ACTH 257, 266, 267.
Kollaps bei Operation von Herzsteckschüssen 27.
Konglutination 578.
Kopfschmerzen bei Hypertonie, Beeinflussung durch Sympathektomie 53.
Koprostanol 315.
Krebsscher Citronensäurecyclus 249.
Kreislaufanalyse nach Wezler und Böger 41.
—, Fehlermöglichkeiten 41.
Kryptagglutinoide 579.
kurativer Erfolg nach Sympathektomie 63, 64.
Kymographie bei Herzsteckschuß 86.

Lachgas bei Operation der Hypertonie 27.
Leber und Kohlenhydratstoffwechsel 276.
Leontiasis ossea bei Paget 201, 204.
Leriche, Operationsverfahren bei Hypertonie 20.
Leuko-Aggregationsreaktion nach Fritze 131.
lipotrope Faktoren und Cholesterin 311.
Lokomotivgeräusch bei Herzsteckschuß 79.
Lues, Beziehungen zum Morbus Paget 202.
Lungensteckschuß und Herzschädigung 75.

Mediastinalsteckschuß 75.
Megaloblasten bei akuter Leukämie 403, 404.
„Megaloblastenleukämie" 404.
Meningokokken bei Endocarditis lenta 132.
Micrococcus catarrhalis bei Endocarditis lenta 132.
MINORsche Probe 57.
Minutenvolumen des Herzens nach Sympathektomie 42, 43.
— — — nach Diät-Ruhebehandlung 43.
Mitbewegungen von Herzsteckschüssen 86.
Mitralöffnungston 428, 466, 467.
Mortalität bei Endocarditis lenta 152, 153.
— — Frühoperation von Herzsteckschuß 83, 85.
— — operativer Therapie der Hypertonie 36.
Mosaikstruktur des Knochens bei Morbus PAGET 191, 201.
Myocarditis disseminata traumatica 80, 99, 100.
myoglykostatischer Effekt des Hypophysenvorderlappens 258.

„Nachkriegsendokarditis" 133.
Narkose, intratracheale, bei Operation der Hypertonie 21.
Nebenniere und Cholesterinstoffwechsel 317.
— — Diabetes mellitus 259, 260, 270, 271, 275.
Nebennniereninsuffizienz, relative, nach Sympathektomie 59.
— und Insulinbedarf 260.
Nebennierenrindensteroide 262, 263.
— und Eiweißmobilisierung 267.
Nebennierenrindentumor und Sympathektomie 65.
Nervus vagus, Resektion bei Sympathektomie nach RIENLOFF-NISSEN 25.
Neugeborenenanämie s. fetale Erythroblastose.
Neuralgien, postoperative, nach Sympathektomie 28.
Neurofibromatose bei Morbus PAGET 200.
— — polyostotischer fibröser Dysplasie 174, 178.
neurogener Hochdruck (GRIMSON) 61.
Niere, anatomische Veränderungen und Grad der Niereninsuffizienz 30.
—, Funktion und Indikation zur Sympathektomie bei Hypertonie 49, 50.
— s. a. Pyelonephritis.
Novocain-Penicillin bei Endocarditis lenta 142.

Obliteration des Herzbeutels nach Herzschuß 94.
OLLIERsche Krankheit, Abgrenzung gegen polyostotische fibröse Dysplasie 175.
operative Therapie bei Herzschuß 114.
— — — —, extrapleurales Verfahren 115.
— — — —, transpleurales Verfahren 115.
— — der Hypertonie s. Hypertonie.
Osteoporosis circumscripta cranii 215.

Ostitis deformans PAGET 180, 185ff.
— — —, Ätiologie 194.
— — —, alkalische Serumphosphatase bei 190, 195.
— — —, Altersverteilung 192, 193.
— — —, „Angioid streaks" bei 206.
— — —, Beziehungen zur Hypophyse 196, 200.
— — —, — — Osteoporosis circumscripta cranii 194.
— — —, — — Schilddrüse 195.
— — —, Differentialdiagnose gegen Hämangiome des Knochens 191.
— — —, — — Knochenlues 191.
— — —, — — Knochentuberkulose 191.
— — —, — — multiple Skeletcarcinose 191.
— — —, — — Osteodystrophia fibrosa generalis 190.
— — —, — — Osteomyelitis 191.
— — —, Erblichkeit 196.
— — —, geographische Verteilung 193.
— — —, Geschlechtsverteilung 192.
— — —, Häufigkeit 192.
— — —, —, familiäre Häufung 197, 216.
— — —, klinisches Bild 190.
— — —, Kombination mit Augenerkrankung 199.
— — —, — — amaurotischer Idiotie 199.
— — —, — — heredodegenerativen Erkrankungen 198.
— — —, — — Neurofibromatose 200.
— — —, — — Status dysraphicus 209.
— — —, Kopfform 213.
— — —, Lokalisationsstellen 192, 194.
— — —, Mosaikstruktur des Knochens bei 190.
— — —, monoostotische Fälle 193, 194.
— — —, Otosklerose bei 205.
— — —, polyostotische Fälle 190, 194.
— — —, sarkomatöse Entartung 202.
— — —, Stoffwechselstörungen bei 200.
— — —, Tumordeutung (Präsarkomatose) 200, 203.
— — — und Geschwülste, benigne 202.
— — — — Leontiasis ossea 204.
— — — — Lues hereditaria 202.
— — — — Mißbildungen 201.
— — — — Schädelhyperostosen, familiäre 215.
— — — — Vitamin A-Haushalt 194.
— fibrosa generalisata RECKLINGHAUSEN 173, 190, 202.
— — — —, hereditäre Belastung bei 205.
Otodystrophia otosclerotica 205.
Otosklerose bei Morbus PAGET 205.
Oxalsäure und KH-Abbau 248.

p-Aminohippursäure, Verwendung bei Penicillintherapie 142.
PAGETsche Erkrankung s. Ostitis deformans.
Paradiphtheriebacillen bei Endocarditis lenta 132.
parakardialer Herzsteckschuß 75, 77.
Panzerherz nach Herzschuß 94, 95.

Papillitis necroticans 332.
PARDEE-T bei Perikarditis 95, 99.
paroxysmale Tachykardie bei Hilusstecksplitter 107.
PEETsche Operation der Hypertonie 20, 22.
PENDEsche Operation der Hypertonie 19.
Penicillin bei Endocarditis lenta 136, 141.
— — — —, Heilungsquote 137.
— — — —, Kombination mit Streptomycin 147.
— — — —, — — Sulfonamiden 139.
— — — — und Erregerempfindlichkeit 140.
Penicillinase 141.
Pentothaltest 29.
Pericarditis traumatica 80, 84, 85, 92, 94, 110.
— — und EKG-Veränderungen 95, 106.
— — — Penicillintherapie 111.
Perikardsplitter 77, 92, 94.
— und Infektionsgefahr 77, 84.
— — Rhythmusstörung 107.
Perikardverwachsungen 92.
Perinephritis 337.
Peripyelitis 337.
Periureteritis 337.
Phäochromocytom und Sympathektomie 65.
Phagocytosevermögen der Granulocyten bei Endocarditis lenta 131.
Phonokardiographie 405 ff.
—, akustische Krankheitszeichen der Herzfehler 465 ff.
—, bei Aorteninsuffizienz 468, 481.
—, — —, Kombination mit Aortenstenose 468.
—, — —, — — Mitralvitium 468.
—, — Aortenisthmusstenose 476.
—, — Aortenstenose 469, 481.
—, — Dextrokardie 483.
—, — Ductus arterios. BOTALLI 473, 475, 476, 486.
—, — — — —, Abgrenzung gegen Aortenvitium 474.
—, — — — — —, — — arteriovenöses Aneurysma der Lunge 475.
—, — — — — —, — — Pericarditis 474.
—, — EISENMENGER-Syndrom 479, 480, 486.
—, — FALLOTscher Tetralogie 477, 478, 486.
—, — Kammerseptumdefekt 483, 484, 486.
—, — LUTEMBACHER-Syndrom 485, 486, 487.
—, — Mitralinsuffizienz 465.
—, — —, funktionelle 466.
—, — Mitralstenose 466.
—, — —, präsystolisches Crescendogeräusch 467.
—, — —, protodiastolisches Geräusch 467.
—, — Pulmonalinsuffizienz 470.
—, — Pulmonalstenose 480, 481, 486.
—, — Transposition der großen Gefäße 482, 483.
—, — Trikuspidalinsuffizienz 470.

Phonokardiographie, bei Vorhofsseptumdefekt 485, 486.
—, Messung von Intensitätsunterschieden 442.
—, Methoden, Auskultation 415.
—, —, Herzschallschreibung 416.
—, —, Verstärkerauskultation 416.
—, Scheidung von Aorten- und Pulmonalanteil des 2. Basistones 457.
—, Scheidungsvermögen von Tonintervallen 456.
— s. a. Herztöne.
PICKsches Syndrom 92, 94.
Pigmentverschiebung bei polyostotischer fibröser Dysplasie 168.
Pneumokokken bei Endocarditis lenta 132.
Polycythaemia vera 379.
polyostotische fibröse Dysplasie 157.
— — —, Ätiologie 177.
— — —, Altersverteilung 166.
— — —, Autopsie 177.
— — —, Beziehungen zum Hypothalamus 178.
— — —, — — Kreislaufsystem 182.
— — —, — zur Ernährung 182.
— — —, — — HAND-SCHÜLLERschen Erkrankung 179.
— — —, — — Neurofibromatose 178.
— — —, — — Ovarialfunktion 181.
— — —, Blutchemie bei 169.
— — —, Cystenbildungen im Knochen 166.
— — —, Differentialdiagnose gegen Hypertelorismus 175.
— — —, — — Hyperparathyreoidismus 173.
— — —, — — Neurofibromatose 174, 178.
— — —, — — OLLIERsche Krankheit 175.
— — —, — — Ostitis fibrosa cyst. gener. 173.
— — —, — — PAGETsche Erkrankung 174.
— — —, — — SCHÜLLER-CHRISTIANsche Erkrankung 175.
— — —, Exophthalmus bei 171.
— — —, Kalkspiegel bei 169.
— — —, Knochenveränderungen 165.
— — —, Kombination mit anderen Knochenerkrankungen 167.
— — —, — — endokrinen Störungen 171.
— — —, Leontiasis ossea 167.
— — —, Mosaikstruktur des Knochens 166.
— — —, neurologische Erscheinungen 171.
— — —, Phosphatasespiegel 169.
— — —, Phosphorspiegel des Blutes 170.
— — —, Pigmentationen der Haut 168.
— — —, Sarkomentstehung bei 168, 179.
— — —, Therapie 177.
— — — und Cholesterinstoffwechsel 179.
— — — — Gravidität 169.
— — — — Intellekt 171.
— — — — Ovarialfunktion 181.
— — — — Pubertas praecox 168.
— — —, Vererbung 176.
— — —, Vorkommen 172.

Präcipitintest zur Differenzierung der Streptokokken 133.
Procain-Penicillin bei Endocarditis lenta 141, 142.
Prognose bei Herzschußträgern 112.
Prolaktin und Blutzucker 257.
Proteus bei Endocarditis lenta 132.
psychische Veränderungen nach Sympathektomie 54.
Pulswellengeschwindigkeit und Sympathektomie 42.
Pyelonephritis 323 ff.
—, akute Form 327.
—, — —, Diagnose 328.
—, — —, klinisches Bild 327, 328.
—, — —, Röntgenbefund 328, 329.
—, — —, Urämie bei 329.
—, — —, Urinbefund 328.
—, chronische Form 336.
—, — —, anatomischer Befund 336, 337.
—, — —, Augenhintergrundsveränderungen 348.
—, — —, Erreger 338.
—, — —, Gefäßbeteiligung 347.
—, — —, Hypertonie bei 345, 346.
—, — —, Kelchdilatation bei 342, 343.
—, — —, Nierenbeckendruck bei 347.
—, — —, Röntgendiagnostik 341, 343, 344.
—, — —, Todesursachen 347.
—, — —, Urinbefund 338, 339.
—, — —, urologischer Befund 340, 341.
—, Einteilung 326, 327.
—, Erreger 325.
—, Geschlechtsverteilung 324.
—, Häufigkeit 323.
—, Harnstauung bei 326.
—, hypogenetische Form 355.
—, — — und renaler Zwergwuchs 355.
—, klinisches Bild 361.
—, Papillitis necroticans bei 332.
—, — —, anatomischer Befund 333.
—, — —, Diagnose 334.
—, — — und Diabetes 332, 333, 334.
—, Pathogenese 326.
—, perakute Form 327.
—, Schrumpfniere bei 330, 337, 348, 349.
—, Seitenverteilung 325.
—, Therapie 361.

Rauhwandgeschoß bei Herzsteckschuß 76.
Reizleitungsstörungen bei Herzschüssen 107.
Rentenneurose nach Herzschuß 108.
respiratorischer Quotient bei Diabetes 231, 232.
— — — Hyperthyreose 273.
— — — Morbus ADDISON 268.
— — — — —, Einfluß der Steroide 268.
— — des Zentralnervensystems 233.
Retinitis angiospastica 41.
Retothelsarkom 366 ff.
—, Blutbild 372.
—, Differentialdiagnose gegen Agranulocytose 373.
—, — — Lymphogranulomatose 372.
—, — — Lymphosarkom 373.

Retothelsarkom, Differentialdiagnose gegen Reticuloendotheliose 373.
—, Formen 368.
—, klinisches Bild 368.
—, Organpunktate 369.
—, Therapie 374.
Rh-Faktor 568 ff.
—, Antikörper, bivalente, komplette 569, 579.
—, —, blockierende, monovalente 578, 580.
—, —, Verteilung auf das elektrophoretische Eiweißspektrum 579.
—, Antiseren 569, 576, 591.
—, —, Anti-Hr 570.
—, —, Anti-Rh$_0$ 569.
—, —, Anti-rh 570.
—, —, Herstellung und Aufbewahrung der Seren 582.
—, Entdeckung 568.
—, Genlokalisation im Chromosom nach FISHER 574.
—, Genotypen der Faktoren nach FISHER 571, 574.
—, — nach WIENER 570.
—, Häufigkeit des Vorkommens verschiedener Rh-Antiseren 576.
—, — einzelner Faktoren 573, 574, 581.
—, Konglutination, spezifische 578.
—, — und Protein X 579, 605.
—, —, unspezifische 578.
—, Konglutinine 578.
—, Kryptagglutinoide 579.
—, Nomenklatur und Definition der Rh-Faktoren nach FISHER 570, 575, 576.
—, — — — — — — — WIENER 569.
—, — — — — — —, tabellarische Übersicht 571, 572, 573.
—, Rh-Typen und Konstellationen 569, 570, 571, 572, 573, 575, 576, 580, 581.
—, — — —, Vorkommen bei verschiedenen Völkern 581.
— s. a. fetale Erythroblastose.
—, „Standardseren" 569.
—, Testmethoden zum Nachweis von Rh-Antikörpern 589.
—, — — — — — bei blockierenden Antikörpern 590.
—, — — — — — — Untergruppenantikörpern 591.
—, — — — — — —, COOMBS-Test 592.
—, — — — — — —, Gewinnung und Konservierung von Test-Erythrocyten 592.
—, — — — — — —, Reagglutinationstest 594.
—, — — — — — —, Titerbestimmungen 592.
—, — — — — — Rh-Faktoren 587.
—, — — — — — —, Capillarmethode 589.
—, — — — — — —, Objektträgermethode 588.
—, — — — — — —, Röhrchenmethode 587.
—, Testseren 582.
—, —, Gewinnung menschlicher 583, 584, 586.
—, —, — tierischer 582, 583.

Rh-Faktor, Testseren, Mindesttiter 583.
Rhizostomie intraspinale nach ADSON 20.
Rhythmusstörungen bei Herzschuß 78, 108.

SABIN-FELDMAN-Syndrom 792.
SABIN-FELDMAN-Test s. Toxoplasmose.
sarkomatöse Entartung bei Morbus PAGET 202.
SAUERBRUCHsche Handgriffe bei Herzoperation 116.
Schilddrüse und Cholesterinstoffwechsel 317, 318.
— — Eiweißmobilisierung 273.
— — Fettstoffwechsel 274.
— — KH-Stoffwechsel 272.
SCHMIDT-THOME-Methode der Cholesterinbestimmung 306.
Schock nach Herzschuß 78.
SCHÖNHEIMER-SPERRY-Mikromethode der Cholesterinbestimmung 305.
Schwangerschaft und Sympathektomie 56.
Schweißsekretion nach Sympathektomie 56.
—, Störung nach Herzschuß 108.
Septumperforation bei Herzschuß 88.
Sexualfunktion nach Sympathektomie 55, 66.
Severitätsindex bei Coma diabeticum 493, 514.
—, Bedeutung für Beurteilung des Krankengutes 530.
—, — — Prognosestellung 529.
Sklerosen, Beeinflussung durch Sympathektomie 49.
—, maligne 30, 32, 43.
SMITHWICKsche Operation der Hypertonie 25, 34.
Splanchnicus, operative Auffindung 20, 22, 23, 25.
—, Resektion 19.
— und Adrenalinsekretion 19.
Staphylokokken bei Endocarditis lenta 132, 145, 149.
„Steroid-Diabetes" 266, 271.
Streptococcus viridans 130, 132, 140, 145, 149.
Streptokokken bei Endocarditis lenta 132, 133, 146, 148.
Streptomycin bei Endocarditis lenta 145, 148.
Sulfonamide bei Endocarditis lenta 136.
—, Kombination mit Penicillin 139.
Sympathektomie 17 ff.
—, Auswahl der Kranken 62.
—, beiderseitige, lumbale 19.
—, Indikationsstellung 62.
—, partielle lumbale nach GRIMSON 21.
—, Resektionsbereich 21.
— s. a. Hypertonie
—, totale, thorakale 21.
— und Anpassungsvermögen 59.
— — Infektabwehr 59.
— — Nebennierenrindenfunktion 59.
— — Regulationsvermögen des Kreislaufes 20.
— — Sympathicotonus 60.
—, Zielsetzung 62.

Terramycin bei Endocarditis lenta 145, 146, 147, 148.
—, Tagesdosis 149.
Therapie bei Endocarditis lenta 117 ff.
— — fetaler Erythroblastose 628.
— — Herzschuß 109.
— — —, chirurgische 114.
— — —, interne 111.
— — Toxoplasmose 772.
—, operative, der Hypertonie 21 ff.
Toxoplasmose 552 ff.
—, akute Formen 685, 749.
—, „akzessorischer Faktor" bei Farbtest 777.
—, Antikörper 777.
—, —, zeitliches Auftreten 779.
—, Augenbefund 688, 736, 737, 759, 784.
—, —, Fundusveränderungen bei angeborener Toxoplasmose 760.
—, —, — — erworbener Toxoplasmose 762.
—, —, Glaskörpertrübungen 765, 766.
—, —, Glaukom 766.
—, —, Linsenerkrankungen 765.
—, —, Netzhautablösung 766, 767.
— beim Hund 810, 811, 812.
— bei Zwillingsschwangerschaften 747.
—, Bronchopneumonie bei 691.
—, chronische Form 733, 756.
—, Differentialdiagnose 791, 801.
—, — gegen Embryopathia rubeolaris 791, 792, 803.
—, — — „generalized cytomegalic inclusion disease" 804.
—, — — Histoplasmose 805.
—, — — Meningitiden 802.
—, — — retrolentale Fibroplasie 792.
—, — — SABIN-FELDMAN-Syndrom 792.
—, DYE-Test 777.
—, Ektoparasiten, Bedeutung für Übertragung 813, 815.
—, elektroencephalographische Befunde 738, 739.
—, elektrokardiographische Befunde 751.
—, Encephaloretinopathie 685, 694, 731, 780, 793.
—, Enterocolitis toxoplasmotica 692.
—, Entwicklungsstörungen 822, 823.
—, Epidemiologie 684.
—, Erreger 775, 776.
—, —, Empfindlichkeit gegen äußere Einflüsse 775, 776.
—, —, Entdeckung 680.
—, —, Färbung 776.
—, —, Größe 776.
—, —, Nachweis im Liquor 689, 695, 755.
—, —, — in Blutausstrichen 819.
—, —, — — Lymphdrüsenpunktaten 754.
—, —, Stämme 826.
—, Formen 685.
—, —, akute Form 749.
—, —, — —, Laborinfektion 751.
—, —, — —, Lymphdrüsenfiebertyp bei Erwachsenen 753.
—, —, — —, meningoencephalitische Form beim Kind 749.

Toxoplasmose, Formen, akute Form, viscerale Form bei Erwachsenen 750.
—, —, chronische Formen 756.
—, —, — — beim Erwachsenen 757.
—, —, — — — Kind 756.
—, —, inapperzepte Formen 758.
—, —, konnatale Formen 685, 767.
—, —, postnatale Formen 749.
—, Gehirnverkalkungen 688, 738.
—, geographische Verbreitung 815, 816, 817.
—, Grenztiter 778.
—, Häufigkeit 683, 759.
—, Hautblutungen bei 691.
—, Hautexanthem bei 691, 751.
—, Hauttest 778.
—, Hydrocephalus 694, 695, 732, 781.
—, Hyperostosis frontalis interna bei Müttern 746, 747.
—, Ikterus bei 791.
—, Infektionsquellen 808, 811.
—, Infektionswege 814.
—, Kalkschatten des Cerebrum im Röntgenbild 688, 738, 783, 793.
—, —, Häufigkeit des Nachweises 688.
—, Kaninchenhauttest 777.
—, Komplementbindungsreaktion 778, 779.
—, —, Antigengewinnung 778.
—, Krampfzustände bei 695.
—, Krankheitsbeginn 696.
—, Laborinfektionen 751.
—, Lähmungen bei 697.
—, Liquorveränderungen 688, 695, 781.
—, —, Erregernachweis im Liquor 689.
—, —, Tryptophanprobe im Liquor 689.
—, Liquorüberimpfung auf Tiere 690, 691.
—, Lungenerkrankungen bei 691.
—, Lymphdrüsenbeteiligung 751, 752, 753.
—, Mikrophthalmus bei 762.
—, Muskeltoxoplasmose 757.
—, Myokardschädigung bei 693.
—, Parasitämie 819.
—, Parasitenträger 757.
—, Parasitologie 774.
—, —, Beziehung zu Sacrosporidien 775.
—, pathologische Anatomie 780.
—, — —, Augenbefund 784, 786.
—. — —, Colon 787.
—, — —, Hirnbefund 780.
—, — —, —, Calciumgehalt 784.
—, — —, —, Ependymitis granularis 782.

Toxoplasmose, pathologische Anatomie, Hirnbefund. Granulome 782, 783, 784.
—, — —. —, histologischer Befund 782.
—, — —, —, Hydrocephalus 781, 782.
—, — —, —, Kalkeinlagerungen 783.
—, — —, —, Leptomeningitis toxoplasmotica 781.
—, — —, —, Nekroseherde 782.
—, — —, —, „Rostflecken" 780.
—, — —, Placenta 787.
—, Pseudocysten 734, 775.
—, Pseudokolobom bei 764.
—, psychischer Zerfall bei Encephalitis toxoplasmotica 756.
—, Sabin-Feldman-Test 777, 778.
—, Stoffwechselstörungen 689.
—, Strabismus bei 762.
—, subakute Formen 693.
—, Temperaturregulationsstörung bei 689, 690, 697.
—, Therapie 772.
—, — mit Atebrin 772.
—, — — Aureomycin 773.
—, —, Serotherapie 774.
—, —, Sulfonamide 772, 773.
—, Tiererkrankungen 680, 681, 806, 808.
—, Toxoplasminproben 753.
—, Übertragung auf Tiere 819, 820.
—, — vom Tier 808.
— und Schwangerschaftsbeschwerden der Mutter 743.
—, veterinärmedizinische Bedeutung 806.
—, Zusammenstellung, tabellarische 698—729.
traumatische Herzschädigung und Folgezustände 80.

Vagotomie bei operativer Therapie der Hypertonie 25.
vegetative Störungen bei Herzschuß 108.
Veratrum 18.
Verspätungssymptom bei Aortenisthmusstenose 476, 477.
Vitamin A-Haushalt bei Morbus Paget 194.
— B-Komplex und Cholesterinsynthese 307.
Vitium, traumatisches 88, 90.

Wachstumshormon des Hypophysenvorderlappens 257, 258, 284.
Widerstand, elastischer, nach Sympathektomie 41, 42.
—, peripherer, nach Sympathektomie 42, 43.